U. K. Lindner
Symptomorientierte Krankheitslehre
Vom Gesunden zum Kranken

U. K. Lindner

Symptomorientierte Krankheitslehre

Vom Gesunden zum Kranken

Lern- und Handbuch für Pflege
und nichtärztliche, medizinische Berufe

In 16 thematischen Lerneinheiten
mit 216 Abbildungen,
1063 ausgewählten lexikalischen Begriffen,
364 Fragen und Antworten zur Selbstkontrolle
und 11 Dialogen mit den Patienten

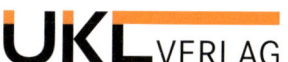

Dr. med. Udo K. Lindner
Internist
Dozent für die Ausbildung in der Gesundheits- und Krankenpflege
Herrenweg 56
69151 Neckargemünd
udo.lindner@t-online.de

ISBN-10 3-00-018135-0 im Verlag Udo Klaus Lindner
1. Auflage 2006

Dieses Werk ist urheberrechtlich geschützt. Die dadurch begründeten Rechte, besonders die Verteilung von Kopien und Entnahme von Abbildungen oder Tabellen, der Vervielfältigung auf anderen Wegen und der elektronischen Speicherung bleiben vorbehalten. Für jede Vervielfältigung dieses Werkes in Teilen oder als Ganzes gelten die gesetzlichen Bestimmungen des Urheberrechts der BRD vom 09. September 1965 in der jeweils geltenden Fassung. Vervielfältigungen sind grundsätzlich vergütungspflichtig. Zuwiderhandlungen unterliegen den Strafbestimmungen des Urheberrechtsgesetzes.

Die Wiedergabe von Gebrauchsnamen, Handelsnamen, Warenbezeichnungen usw. in diesem Buch berechtigen auch ohne besondere Kennzeichnung nicht zur Annahme, dass solche Namen im Sinne der Warenzeichen- und Markenschutzgesetzgebung als frei zu betrachten wären und daher von jedermann benutzt werden dürften.

Zur Produkthaftung: Für Angaben über Dosierungsanweisungen und Applikationsformen wird keine Gewähr übernommen. Die Angaben erfordern vom Anwender im Einzelfall die Prüfung auf Richtigkeit anhand aktueller Literaturstellen oder durch den Hersteller.

Konzeptionelle Beratung: Jörg Künkel, Agentur KünkelLopka, Heidelberg
www.kuenkellopka.de
Layout: Andrea Mehlem, Mannheim
Grafik: Rose Baumann, Diplom-Designerin, Schriesheim
Website Realisation: Michael Grüterich, xmachina
www.xmachina.de
Satz: Satz-Druck-Service Reichenthaler, Leimen
www.satz-druck-service.de
Druck: Strauss GmbH, Mörlenbach

Gedruckt auf säurefreiem Papier

*In Liebe
für Jeannette,
meine Frau.*

*Ohne deine tatkräftige Unterstützung
und ohne deinen Rat und Rückhalt,
hätten wir unseren Weg
nicht gehen können.*

Vorwort

*Die Kunst zu heilen, kann viele Leiden lindern,
doch schöner ist die Kunst, die es versteht,
die Krankheit am Entstehen schon zu hindern.*

Max von Pettenkofer
(1818-1901)

Warum dieses Buch ...

... wo es doch schon viele Bücher zum Thema gibt? Die Bibliothek der Pflegewissenschaften ist in den letzten Jahren ebenso gewachsen wie die Anforderungen an die Ausbildung in der Pflege. Die Position der Pflege ist gestärkt, ihre Verantwortung in Klinik und Ambulanz wächst stetig. Ausbildung und Verantwortung werden getragen von Wissen, von Lernen und Verstehen.

Mit jeder Erneuerung medizinischen Wissens stellt sich die Frage nach dessen Sicherheit (woher weiß ich, dass es stimmt?) und dessen Relevanz (ist es für mich wichtig und wofür?). In aktuellen Lehrbüchern werden Informationen überarbeitet und auf ihren Zweck überprüft. Dieser Zweck heißt nach dem Krankenpflegegesetz von 2003 das Gesunde zu erhalten, den Weg zur Krankheit rechtzeitig zu erkennen und zu verhindern und die Merkmale gesundheitlicher Störungen in allen Altersstufen wahrzunehmen. Ein weiterer Anspruch ist es, den Auftrag der Pflege in Worte zu fassen, im Examen als Fallbeispiel zu erörtern und für die kompetente Beratung des Patienten die professionelle Sprache zu wählen.

Dazu soll dieses Buch helfen. Weil die Ansprüche so vielgestaltig sind, ist es umfangreich geworden. Dabei wurde der Stoff vieler medizinischer Lehrbücher für die Pflege aus den Fachgebieten Anatomie, Dermatologie, Geriatrie, HNO, Innerer Medizin, Neurologie, Ophthalmologie, Orthopädie, Pädiatrie, Physiologie und Psychiatrie aufgenommen, in Lerneinheiten den Anforderungen der Pflege entsprechend verflochten und auf das Wesentliche komprimiert. Die Gliederung des Buches entspricht den Möglichkeiten seiner Nutzung (→ Anleitung) als Lernbuch, zur Examensvorbereitung und als aktuelles Nachschlagewerk.

Ein wissenschaftliches Fehlurteil kann dabei ausgeräumt werden: „Der Mangel an körperlicher Bewegung beim Lesen in Verbindung mit der gewaltsamen Abwechslung von Vorstellungen und Empfindungen führe zu Schlaffheit, Verschleimung, Blähungen und Verstopfung in den Eingeweiden, die namentlich beim weiblichen Geschlecht auf die Geschlechtsteile wirkt". Nein, hier irrt der Pädagoge Karl G. Bauer, als er 1791 auf diese Erkenntnisse stieß. Sie können sich mit diesem Buch beruhigt und ohne Schaden für Ihre Gesundheit beschäftigen.

Und Sie werden sehen: es wird Ihnen in vielerlei Hinsicht nützlich sein.

Neckargemünd, im Juni 2006 UKL

Anleitung und Tipps

ANLEITUNG

Gebrauchsanweisung zu diesem Buch

In diesem Buch müssen Sie blättern – auf dem Weg zu den Zusammenhängen heißt es immer wieder blättern. Die Randmarken mit den Hinweisen auf die Lerneinheiten erleichtern die Orientierung. Wenn sich wesentliche Aussagen zu wiederholen scheinen, ist dies kein Hinweis auf die geistigen Einschränkungen des Autors (→ Demenz, LE 5 und Lexikon LE 5 in Ü2), sondern im jeweiligen Zusammenhang beabsichtigt. Dieses Buch soll Ihnen helfen

- Als Lernbuch
- Zum Nachschlagen
- Zur Beratung Ihres Patienten
- In der Vorbereitung auf das Examen

Lernen Sie ohne Ballast. Lesen Sie nach, was Sie im Unterricht erfahren haben. Sie müssen nicht jedes Wort auswendig lernen, aber Sie sollten die Sprache der Klinik und die aus Tradition und Gewohnheit gewachsenen Wendungen in der Medizin verstehen. Sehen Sie alle Informationen unter den Gesichtspunkten der Pflege mit Blick auf die Krankheitsmerkmale, mit Blick auf die Fragen Ihres Patienten und mit Blick auf die Planung Ihres Handelns.

Lerneinheiten (LE): Strukturierter Text mit straffer Gliederung zur optimalen Leserführung und raschem Erfassen der Inhalte.

Lexikon: Jede Lerneinheit endet mit Stichworten; diese → Stichworte stehen im Text und wollen, dass sie von Ihnen in wenigen Worten erklärt werden können. Stellen Sie sich vor, Ihr Patient fragt Sie, was die Fachbegriffe bedeuten. Geben Sie ihm eine professionelle Antwort. Bringen Sie Ihre Empfehlungen und Erklärungen auf den Punkt. In rund 1000 Begriffen ist die klinische Medizin zusammengefasst.

Im Dialog: Jede Lerneinheit, die sich mit Krankheiten beschäftigt, ist in die Antwort auf fünf Fragen zusammengefasst worden. Dabei handelt es um nichts anderes als Schubfächer, denen Sie eine Checkliste mit gezielten Fragen nach den Merkmalen, nach Untersuchungsgang und Therapie sowie nach der Differenzialdiagnostik entnehmen. Die Schlüsselfrage gilt der Ausschlussdiagnose und stellt sich nach den Hinweisen für die Gesundheit eines Organsystems; besonders für das Examen kann sich diese Rubrik als sehr hilfreich erweisen.

Fragen und Antworten: Die Kernaussagen der Lerneinheiten sind in 364 Fragen und deren Beantwortung zusammengestellt; beide dienen zum Training und stellen eine essentielle Übersicht dar.

Leitsymptome: Unabhängig von den Lerneinheiten der Organsysteme sind die subjektiven und objektiven Symptome, die auf eine Erkrankung hinweisen, zusammengefasst; vielleicht ist die Übersicht 1 am Ende des Buches dessen wichtigster Teil.

Laborwerte: Die Zusammenstellung der Werte und eine kurze Information, was sie aussagen, dienen zu Ihrer Orientierung und sind zum Nachschlagen gedacht – bitte nicht auswendig lernen.

Das Buch sollte nach Ihrem erfolgreichen Examen nicht in der Ecke verstauben oder nur noch als Stütze für ihren wackligen Küchentisch dienen. Benutzen Sie es als Nachschlagewerk. Dafür sind die zahlreichen Tabellen und Abbildungen gedacht.

Lernen Sie entspannt – das geht wirklich! – und mit Freunden zusammen. Erklären Sie laut die Stichworte, antworten Sie auf die Fragen und treten Sie mit Ihrem Patienten in den Dialog. Bemühen Sie sich immer, in ausformulierten ganzen Sätzen zu antworten. Notieren Sie am Rand des Buches (wenn es Ihnen gehört, sonst besser nicht), was im Unterricht an pflegerelevanten Informationen vermittelt wird. Sie werden sehen, wie schnell das Netz Ihres Wissens wächst und immer fester verknüpft wird. Aller Anfang ist schwer. Doch am Ende scheint alles so leicht – besonders, wenn Sie das bestandene Examen feiern.

Wenn Ihnen dieses Buch dabei hilft, hat es seinen Zweck erfüllt. Viel Erfolg und Freude am Beruf wünscht Ihnen

Ihr UKL

Inhalt

LE 1	Pflegerelevante Grundlagen der Anatomie und Physiologie	1
LE 2	Grundsätze der Krankheitslehre	45
LE 3	Die Haut	125
LE 4	Bewegung	163
LE 5	Wachsen, Reifen, Altern	217
LE 6	Herz und Kreislauf	283
LE 7	Gefäßkrankheiten	379
LE 8	Atmung	443
LE 9	Niere und Genitalsystem	497
LE 10	Verdauungssystem	563
LE 11	Stoffwechsel	675
LE 12	Hormonsystem	733
LE 13	Blut und Abwehrsystem	777
LE 14	Nervensystem	829
LE 15	Störungen der Bewegung	905
LE 16	Die Sinne	949

Übersicht 1	993
Leitsymptome	995
Laborwerte	1011
Abkürzungen	1023
Übersicht 2	1031
Lexikon	1033
Nachgefragt: die Antworten	1115
Im Dialog: fünf Fragen	1177
Anhang	1217
Literaturliste	1219
Sachverzeichnis	1221
Danksagung	1235

Pflegerelevante Grundlagen zu Anatomie und Physiologie

Lerneinheit 1

Der Ursprung des Lebens	3
Was heißt Leben?	3
Explosion der Lebensformen	4
Homo sapiens – Der moderne Mensch	6
Die Zelle als lebendiger Grundstein	9
Literarische Vorbemerkung über Zellen	9
Gene und Vererbung	10
Chromosomen	11
Zellstruktur und Organellen	12
Zellteilung	15
Gewebe	18
Epithelgewebe	18
Binde- und Stützgewebe	19
Muskelgewebe	22
Nervengewebe	25
Das Phänomen der Erregung	27
Membranpotenzial	27
Aktionspotenzial	28
Übersicht zur Anatomie der Menschen	29
Organsysteme	29
Topografische Grundbegriffe	35
Übersicht zur Physiologie des Menschen	37
Chemie im Körper	37
pH-Wert	37
Wasser als Lebensgrundlage	38
Organische Verbindungen	39
Osmose, Diffusion und Transportvorgänge	39
Körperwärme	40
Im Fokus	41
Pflegerelevante Grundlagen	41
Nachgefragt	42
Lexikon	43

Lerneinheit 1

Pflegerelevante Grundlagen

Der Ursprung des Lebens

Was heißt Leben?

Was „Leben" bedeutet, lässt sich ganz genau weder philosophisch noch naturwissenschaftlich erklären. Biologische Kriterien lassen jedoch verbindliche Definitionen zu: diese sind allen Formen des Lebens auf diesem Planeten gemeinsam:
- ein Stoffwechsel (Metabolismus),
- die Fähigkeit sich zu vermehren (Reproduktion) und
- die Möglichkeit, das Erbgut zu verändern (Mutation).

Jeder lebendige Organismus lässt sich von seiner Umwelt deutlich abgrenzen. Die kleinste abtrennbare Einheit ist die → **Zelle**. Selbst die primitivsten zellulären Organismen unterliegen einer geregelten biologischen Ordnung und sind auf Stoffwechsel und Energieaustausch mit ihrer Umgebung angewiesen. Alle Lebensvorgänge werden durch energiereiche Moleküle, Eiweiße und Nukleinsäuren, komplexe Zucker, Fette und Phosphate gesteuert. Über die Nukleinsäuren wird das Erbgut der Lebewesen weiter getragen und auch verändert. Darüber hinaus besitzen alle Lebensformen
- die Fähigkeit zu Wachstum und Differenzierung sowie
- zur Reizaufnahme und
- zur Reizbeantwortung.

Das Erbmaterial des menschlichen Körpers liest sich wie eine Chronik der Evolution. Bereits vor mehr als 3,5 Milliarden Jahren existierten erste primitive Lebensformen auf der Erde. Primitive Blaualgen wurden im alten Sedimentgestein dieser Zeit nachgewiesen. Über die Entstehung dieser ersten Lebensformen besteht in den Wissenschaften jedoch kein Einklang. Teilschritte einer möglichen chemischen Evolution organischer Bausteine sind 1953 im Laboratorium im sog. Miller-Experiment nachgewiesen worden. Hier konnte unter den Bedingungen der Uratmosphäre die Entstehung von Eiweißen und Kernsäuren als zellulären Bausteinen rekonstruiert werden. Doch führen diese Modelle in keiner Weise stringent bis zur komplexen Form des modernen Menschen.

Der Mensch selbst ist eine ausgesprochen junge Erscheinung im Evolutionsprozess der Natur. Unsere spezifischen Merkmale, wie das große Gehirn und die aufrechte Körperhaltung haben sich vor nicht einmal 5 Millionen Jahren entwickelt. Die Hautanhangsgebilde wie die Haare sind dagegen über 65 Millionen Jahre alt.

Mit den Methoden von Molekularbiologie und Gentechnik wird die Hoffnung verknüpft, das Geheimnis des Lebens entschlüsseln zu können. Man ist heute aber weit davon entfernt, das umfangreiche Genom eines Lebewesens in der Retorte komplett zu erzeugen. Der Bauplan menschlicher Gene wurde jedoch vor wenigen Jahren vollständig analysiert. Ein Höhepunkt dieser Entwicklung war 1977 die Klonierung eines Schafes aus einer entkernten Eizelle und der Körperzelle aus dem Euter eines erwachsenen Schafes. Die ethische Problematik, Leben in der Retorte zu erzeugen, wird in der Öffentlichkeit breit diskutiert.

Jede höhere Lebensform ist an die Organisation von einem → **Gewebe** geknüpft und diese steuern den Stoffwechsel, die Erregbarkeit und die Kommunikation innerhalb eines Organismus und mit seiner Umwelt. Die Kommunikation wird über nervöse Impulse, Hormone und das Immunsystem gesteuert. In den Lerneinheiten 13 und 14 wird hierauf detailliert eingegangen. Äußere Reize (Sensorik) beantwortet der Organismus durch eine motorische Reaktion über muskuläres, kontraktiles Gewebe. Bei höheren Organismen setzen Kontraktionsprozesse einen Stützapparat aus Bindegewebe und Knochen voraus. Ein weiteres Kriterium komplexen Lebens ist das → **Wachstum**. Beim Menschen erstreckt sich dieser Prozess von der Geburt bis zum Ende der Pubertät mit Schluss der Epiphysenfugen über rund 20 Jahre. Wachstum bedeutet aber nicht nur Vermehrung von Zellen (→ **Hyperplasie**), sondern auch die Vergrößerung von Zellen (→ **Hypertrophie**). Die Reproduktion körpereigener Zellen erfolgt durch Zellteilung, ebenso die Fortpflanzung und damit die Vererbung.

Mit jedem Leben ist auch der Tod verbunden. Über Altern und Sterben wird in Lerneinheit 5 eingegangen. Bereits während der Differenzierungsprozesse vermag der Körper unvollständige Zellteilungen zu erkennen und dem programmierten Zelltod, der → **Apoptose** zuzuführen. Während die Jugend jeder Lebensphase durch die Mitose geprägt ist (s. u.), gewinnt mit dem Alter die Apoptose die Überhand. Alter kann somit als Verlust der Kontrollmechanismen einer gesunden Differenzierung verstanden werden und es scheint so, dass jedem höheren Lebewesen mit seiner Geburt auch die Stunde seines Sterbens einprogrammiert ist.

Explosion der Lebensformen

Die Formen heutigen Lebens sind viel größer als zu irgendeinem anderen Zeitpunkt. Derzeit sind mehr als 1,5 Millionen Arten lebender Tiere beschrieben. Die Biologen schätzen die tatsächliche Gesamtzahl besonders unter Einbezug der Tropen auf bis zu 50 Millionen. 75% aller Arten leben auf dem Land. Nach bestimmten Merkmalen, wie Zahl der Gewebe, Organe, Symmetrie des Körpers, Körperhöhlen und Knochenbau werden die Lebewesen in unterschiedliche Stämme eingeteilt. Der Mensch gehört zu den Wirbeltieren (Vertebraten) aus dem Stamm der Chordatiere. Als Vertebrum wird beim Mensch der Wirbelkörper bezeichnet. Diese Form des Lebens hat sich vor rund 550 Millionen Jahren im sog. Kambrium entwickelt. Die Explosion der Lebensformen in dieser Zeit stellt die Wissenschaft vor zahlreiche Rätsel. Als eines der entscheidenden Kriterien gilt, dass Bakterien für Sauerstoff auf der Erde gesorgt hatten und so ein Wachstums- und Differenzierungsschub ausgelöst wurde. Vom Menschen oder einem menschenähnlichen Lebewesen kann man zu dieser Zeit jedoch noch lange nicht sprechen.

Für unser Zeitempfinden schlägt die Uhr der Evolutionsbiologie sehr langsam. Die Geschichte der kleinen Säugetiere, kaum größer als eine Maus, macht zwei Drittel der gesamten Evolution aus. Und doch wurden vor fast 100 Millionen Jahren die Voraussetzungen für das „Säugetier Mensch" geschaffen. Je kleiner die Tiere waren, desto größer war ihre Oberfläche im Verhältnis zur Körpermasse und umso höher auch ihr Wärmeverlust. Im Rahmen der Evolution entwickelte sich der heute beim Menschen vorherrschende Energiehaushalt (LE 11), denn Säugetiere verbrauchten mehr Nahrung als Reptilien. Es entwickelten sich die großen Kiefernmuskeln und die gegeneinander ausgerichteten Backen- und Mahlzähne, (Prämolaren und Molaren, LE 10), die die Nahrung effektiver zerteilten und so einer effizienten Verdauung zuführen konnten. Im weiteren Verlauf bildeten sich Milchdrüsen aus, so dass das zahnlos geborene Säugetier erste Nahrung zu sich nehmen konnte. Die Laktation gilt als Schlüsselpunkt in der Entwicklung der Säugetiere. Man spricht bei Lebewesen, die ihre Jungen säugen bzw. stillen von Mammalia.

In der viele Millionen Jahre dauernden Entwicklung vielfältiger tierischer Stämme siegten schließlich die Beuteltiere und jene Tiere, die eine Plazenta aufwiesen. Bei Plazentatieren entwickelte sich der freibewegliche Schultergürtel, der eine größere und flexiblere Bewegungsfreiheit ermöglichte. Die weitere Entwicklung der Arten wurde von → **Darwin** in seiner Evolutionstheorie niedergelegt. Als Motor der Fortentwicklung beschrieb er das Ringen um die Existenz (struggle for life), die als Darwin'sche Selektion bekannt ist. Individuen, die sich mit den besten Eigenschaften an die jeweilige Umwelt anpassen konnten, sollten in den Folgegenerationen überleben (survival of the fittest). Selektion und Mutation, Veränderungen und Rekombinationen im Erbgut, sind nach Darwin die Triebfedern der Evolution.

Evolutionsbiologische Uhr	
Vor 3500 Mio. Jahren	Entstehung von Bakterien (*Archaikum*)
Vor 2000 Mio. Jahren	Bildung von einfachen Pflanzen und Pilzen (*Proterozoikum*)
Vor 560 Mio. Jahren	Erste Tierformen (*Kambrium*); Entstehen der Wirbelkörper
Vor 360 Mio. Jahren	Fische (*Karbon*)
Vor 320 Mio. Jahren	Amphibien
Vor 320 Mio. Jahren	Vögel und Reptilien (*Dinosaurier*)
Vor 100 Mio. Jahren	Energiestoffwechsel der Warmblüter
Vor 65 Mio. Jahren	Entstehung der Säugetiere; Ausbildung von Hautanhangsgebilden wie Haaren (*Känozoikum*)
Vor 5 Mio. Jahren	Auftreten der Primaten mit aufrechtem Gang; Entwicklung von Nägeln zum Schutz der Finger und Zehen
Gestern	Der moderne Mensch: Homo sapiens

Als Pionier der modernen Klassifizierungssysteme in der Biologie, sowohl für Pflanzen als auch für Tiere gilt der schwedische Botaniker Carl Linné. Bereits 1758 veröffentlichte er seine klassische Studie „Systema naturae", in der er die verschiedenen Ordnungen der Säugetiere aus der Klasse der Mammalia darstellt. Von ihm stammt die Bezeichnung für die Gattung Mensch: Homo sapiens, was als „der weise Mann" übersetzt werden kann. Frauen sind damit auch gemeint.

Homo sapiens – Der moderne Mensch

Um das Wesen des Menschen zu beschreiben, genügt es nicht, sich auf die physische Ordnung seiner Gliedmaßen und Körperstrukturen zu beschränken, sondern man muss zwangsläufig die typischen menschlichen Eigenschaften herausarbeiten. Dazu gehören
- Bewusstsein von Vergangenheit und Geschichte
- Fähigkeit zum Gedächtnis
- Intelligenz
- Sprache und Gestik
- kulturelles Selbstbewusstsein und
- soziale Rollenbildung und Einordnung in gesellschaftliche Prozesse

Der antike Denker Aristotoles sprach vom Menschen als vom *Zoon politicon*, einem Wesen, das zur Bildung von Gemeinschaften fähig ist.

Der Ursprung des Menschen

In der Familie der Hominidae werden alle lebenden Menschenaffen und Menschen zusammengefasst. Die Trennung von Menschen und Menschenaffen erfolgte vermutlich vor rund 4–6 Millionen Jahren. Diese Berechnung wurde möglich durch den Vergleich der Schädel, Kiefer und Zähne fossiler und moderner Skelette. Die ersten → **Primaten** sind wohl im Bereich der Tropen und Subtropen entstanden. Sie lebten auf Bäumen und entwickelten in Anpassung an ihren Lebensraum 5 Finger am Ende jeden Gliedes, die auf das Greifen spezialisiert waren. Die sensiblen Enden der Gliedmaßen waren durch Nägel geschützt. Die 5 Finger und das Schlüsselbein sind Merkmale der frühesten Säugetiere. Zur Fortbewegung, Beutesuche und Erkennung von Raubtieren entwickelten die meisten Primate scharfe Augen und eine gute Spürnase. Die Augen blickten nach vorne und überlappten das Gesichtsfeld. Im Gehirn entwickelte sich eine dreidimensionale Perspektive. Die Augen selbst sitzen nun in einer knöchernen Höhle und liegen vom Gehirn getrennt.

Zunehmend entwickelte sich das Gehirn, das durch ein komplexes System von Nervensträngen und Bahnen Informationen aus der Umwelt verarbeitet und motorische Reaktionen auslöst. Das Gehirn des Menschen wiegt nur rund 2% des gesamten Körpergewichts, verbraucht jedoch 20% des Energiehaushalts. Ob die Entwicklung des Menschen mehr vom Gorilla oder den Schimpansen ausgeht, lässt sich molekurbiologisch nicht eindeutig beantworten. Genetische Untersuchungen ergaben, dass der Mensch 98,4% seiner DNS mit dem Schimpansen und 97,7% mit dem Gorilla gemein hat. In jedem Fall bedeutet diese Erkenntnis, dass die Unterschiede im Erscheinungsbild der Physiologie, Intelligenz und dem Verhaltensmuster des Menschen gegenüber dem afrikanischen Affen nur durch rund 2% unterschiedliche DNS geprägt ist.

Dem Lauf der Evolution passte sich der Mensch an neue Lebensräume und eine vielseitige Ernährung an. Liegen seine Ursprünge vermutlich in den Waldgebieten, so lebte er zunehmend im freieren Gelände und einem gemäßigten Klima. Seine Ausbreitung in kältere Klimazonen führte zur verstärkten Nahrungszufuhr durch Fleisch, vor allem in den Wintermonaten, wenn Pflanzenfutter selten zu finden war.

In der Entwicklung des Menschen zeigten sich als Besonderheit die Streckhemmung des Armes am Ellenbogen und die Opponierbarkeit des Daumens, so dass die Hände zunehmend zu flexibel benutzbaren Werkzeugen wurden. In der Ausrichtung vom Gang auf allen Vieren entwickelt sich der *Homo erectus* (aufrecht gehender Mensch) aus dem schließlich der Homo sapiens hervorging. Schon vor rund 2 Millionen Jahren wurde die Art Mensch als *Homo habilis* (geschickter Mensch) beschrieben, denn er war im Stande einfache Steinwerkzeuge herzustellen. Mit dem Homo habilis wuchsen Gehirn, Gesicht und Zähne. Es ist anzunehmen, dass er weniger ein Jäger als noch ein Aasfresser war. Der Homo habilis teilte seinen Lebensraum mit Säbelzahntigern, die mit ihren dolchähnlichen großen Zähnen das Fleisch zerreißen, aber keine Knochen zerbrechen konnten. Vermutlich ließen sie große Mengen an Fleisch und Knochenmark zurück, das dem frühen Menschen als Nahrung diente.

Das anatomische Erbe der Primaten	
Seit 100.000 Jahren	hohe Stirn
Seit 1,8 Mio. Jahren	Stabilität des Kniegelenks beim aufrechten Gang und Form des Fußes
Seit 3,5 Mio. Jahren	breites Kreuzbein (Os sacrum)
Seit 5 Mio. Jahren	Finger- und Zehennägel
Seit 15 Mio. Jahren	Streckhemmung und Stabilität im Ellenbogengelenk
Seit 18 Mio. Jahren	Daumen ist opponierbar (die Fingerkuppen von Daumen und Zeigefinger können sich berühren)
Seit 25 Mio. Jahren	Verlust des Schwanzes
Seit 35 Mio. Jahren	Zähne und Gebiss
Seit 40 Mio. Jahren	Augen liegen geschützt in der Augenhöhle (Orbita)

Homo sapiens

Der Homo sapiens zeichnet sich nun durch eine Gehirnentwicklung aus, die es ermöglichte, sich an eine reichliche Nahrungsquelle zu erinnern, und die Gruppe dieser Nahrungsquelle zuzuführen. Weiter wurden Angriff und Verteidigung gegenüber Lebensfeinden koordiniert und die Lebensgestaltung einem komplizierten Organisationsablauf unterzogen. Das klassische Merkmal des menschlichen Gehirns ist sein unsymmetrischer Aufbau, der wohl daher stammt, dass wichtige Funktionen sowohl über die linke als auch über die rechte Hemisphäre des Gehirns abgewickelt wurden und beide Lappen koordiniert arbeiten mussten. Diese Teilung der geistigen Arbeit macht aus den meisten Menschen Rechtshänder, rund 20% sind Linkshänder. Kein anderer Primat kennt diese Spezialisierung. Im gleichen Zug entwickelte sich das Sprachzentrum, so dass die Kommunikation über Mimik und Gestensprache hinausging.

Das Gehirnvolumen des Homo sapiens steigerte sich gegenüber dem Homo habilis von rund 850 ml auf über 1000 ml. Nach dem Fundort in Mauer bei Heidelberg (1907) wurde der erste Homo sapiens als *Homo heidelbergensis* bezeichnet. Er gilt als das älteste bekannte Hominidenexemplar Europas. Sein Alter wird auf über 200000 Jahre geschätzt.

Neanderthaler

Das erste Volk, das sich dem Leben am Rand der eiszeitlichen Welt anpasste, waren die Neandertaler. Sie lebten in der Zeitspanne von 200000–35000 Jahren vor der Zeitrechnung. Benannt wird diese Menschengruppe nach dem Skelettfund aus dem Jahre 1856 in Neanderthal in der Nähe von Düsseldorf. Er besiedelte Gesamteuropa und Westasien. Angenommen wird, dass er sich aus dem Homo heidelbergensis entwickelt hat. Wir müssen uns einen Menschen mit einem bulligen gedrungenen Körper, einem großen Brustkasten bei Männern und Frauen und schweren Muskeln vorstellen. Die Männer waren etwa 1,70 m groß und wogen rund 70 kg, die Frauen etwa 1,60 m bei ca. 54 kg Gewicht. Die Beinknochen waren dick und gedrungen. Funde von Fossilien zeigen Spuren von Arthrosen und Verletzungen. Neben den Augen sprangen kräftige Knochenwülste hervor. Die Nase war größer als je bei einem Menschen zuvor und danach; man nimmt an, dass sie als ein System zur Erwärmung der kalten Luft auf dem Weg in die Lunge besonders ausgeprägt entwickelt war (LE 8.1). Diese frühen Menschen benutzten Bohrer, scharfe Spitzen, Messer und Handäxte und kannten auch die erste Verwendung von Holz. Der Gebrauch von Feuer war bekannt und Steinschaber weisen darauf hin, dass Felle zur Herstellung von Kleidern oder Schutzbedeckungen benutzt wurden. Zum ersten Mal in der Geschichte der Menschheit beerdigten Neanderthaler ihre Toten. Einige Skelette zeigen Spuren von Verletzungen oder Krankheiten und können als Hinweise darauf gesehen werden, dass es so etwas wie eine erste Krankenpflege bzw. Unterstützung für verletzte Menschen gab. Über die Sprachfähigkeit des Neanderthalers ist wenig bekannt, doch bestand bereits ein Zungenbein, das auf eine Kehle (Larynx) hinweist, die dem modernen Menschen entspricht.

Cro-Magnon Menschen

Vor rund 30000 Jahren verschwanden die Neanderthaler plötzlich. An ihre Stelle traten die Menschen, die nach ihrem Fundort in Südfrankreich, Cro-Magnon, bezeichnet werden. Ihre Werkzeuge sind viel komplizierter als die der Neanderthaler. Diese Menschen waren groß gewachsen, hatten lange Beine und schmale Hüften. Sie verfügten über Fähigkeiten, die denen moderner Menschen vergleichbar sind: komplexe Gesellschaftsstrukturen, Sprachsymbole, Zeremonien und die Fähigkeit Kunstwerke herzustellen. Die ersten Höhlenmalereien und der Gebrauch von Farbstoff, wie Ocker sind erstmals bei ihnen bekannt. Unter fossilen Gegenständen wurden auch Flöten und Pfeifen gefunden, so dass anzunehmen ist, dass der Cro-Magnon musizierte.

Noch heute tragen wir das anatomische Erbe unserer Vorfahren seit Hunderten von Millionen Jahren mit uns.

Die Zelle als lebendiger Grundstein

Literarische Vorbemerkung über Zellen

LE 1

Der amerikanische Schriftsteller Bill Bryson hat sich Gedanken über die Voraussetzungen des Lebens gemacht und folgendes über die Zelle geschrieben; eine bessere Beschreibung kann ich mir nicht vorstellen und darf zitieren aus „Eine kurze Geschichte von fast allem" (Goldmann-Verlag, 2004):

„Es beginnt mit einer einzigen Zelle. Sie teilt sich, wird zu zwei Zellen, aus zwei werden vier, und so weiter. Nach nur 47 Verdoppelungen sind zehn Billiarden (10^{16} oder 10.000.000.000.000.000) Zellen im Körper entstanden und bilden einen Menschen. Während der Entwicklung gehen dabei eine Menge Zellen verloren, so dass sich über die exakte Zahl nur Vermutungen anstellen lassen.

Jede einzelne Zelle weiß genau, was sie tun muss, damit der Mensch vom Augenblick der Empfängnis bis zum letzten Atemzug am Leben bleibt und ernährt wird. Vor unseren Zellen haben wir keine Geheimnisse. Sie wissen mehr über uns als wir selbst. Jede trägt ein vollständiges Exemplar der genetischen Anweisungen – der Bauanleitung für den Körper. Eine Zelle braucht nie daran erinnert zu werden, dass sie auf den ATP-Spiegel achten soll. Das und Millionen anderer Dinge tut sie ganz automatisch. Jede lebende Zelle ist ein kleines Wunder. ...

Heute wissen wir einiges darüber, wie Zellen ihre Aufgaben erfüllen: wie sie Fett ablagern, Insulin produzieren und viele der anderen Tätigkeiten ausführen, die notwenig sind, damit ein so kompliziertes Gebilde wie der menschliche Organismus am Leben bleibt. Aber unsere Erkenntnisse sind nur bescheiden. In uns arbeiten mindestens 200000 verschiedenartige Proteine, aber was sie im Einzelnen tun, wissen wir nur von 2%. ...

Die Zellen lassen sich nach Größe und Form in über 100 verschiedene Typen unterscheiden: von bis zu einem Meter langen Nervenzellen bis zu den winzigen Erythrozyten oder den lichtempfindlichen Stäbchen der Netzhaut. Das Größenverhältnis der Zellen zeigt sich nirgendwo so deutlich wie im Augenblick der Empfängnis, wo es eine einzige Samenzelle mit der Eizelle zu tun bekommt, die 85000mal so groß ist wie sie selbst (was die Vorstellung von der Eroberung durch dem Mann in einem anderen Licht erscheinen lässt). ...

Die meisten Zellen bleiben nur rund einen Monat erhalten, diese Regel hat aber einige bemerkenswerte Ausnahmen. Leberzellen können mehrere Jahre überleben, die Bestandteile in ihrem Inneren werden jedoch alle paar Tage erneuert. Gehirnzellen leben solange wie der ganze Mensch. Rund 100 Milliarden von ihnen bekommen wir bei der Geburt mit, und mehr werden es später auch nicht. Schätzungen zufolge gehen in jeder Stunde unseres Lebens 500 von ihnen verloren; wer also noch ernsthaft nachdenken möchte, sollte keinen Augenblick verlieren. Das Gute dabei ist allerdings, dass die einzelnen Bestandteile der Gehirnzellen ständig erneuert werden, so dass wahrscheinlich keine Einzelkomponente älter als ungefähr einen Monat ist. Man hat sogar die Vermutung geäußert, dass kein einziges Stückchen von uns, nicht einmal ein einzelnes verlorenes Molekül, vor 9 Jahren schon zu ins gehört hat. Es fühlt sich vielleicht nicht so an, aber auf der Ebene der Zellen sind wir alle sehr jung. ...

Angenommen wir würden eine Zelle besichtigen: Sie würde uns nicht gefallen. Würde man sie soweit vergrößern, dass die Atome ungefähr die Abmessungen von Erbsen haben, wäre die [durchschnittliche; Anmerkung von UKL] Zelle eine Kugel von rund 800 m Durchmesser, die durch ein Gerüst von Tragebalken in Form gehalten wird. Im Inneren würden Millionen von Gegenständen, manche so groß wie ein Basketball, andere mit den Ausmaßen von Autos, hin und her flitzen wie Gewehrkugeln. ... Jeder DNA-Strang wird durchschnittlich alle 8,4 sec, also 10000mal am Tag, angegriffen oder beschädigt. Chemische Substanzen und andere Objekte prallen mit ihm zusammen oder trennen ihn einfach, und jede derartige Verletzung muss schnell wieder geflickt werden, damit die Zelle nicht zugrunde geht. ...

Eine typische Zelle enthält rund 20000 verschiedene Proteine und davon sind rund 2000 jeweils mit mindestens 50000 Molekülen vertreten. „Das heißt, selbst wenn wir nur diejenigen Proteine betrachten, die mit mehr als 50000 Molekülen vorhanden sind, kommen wir auf mindestens 100 Millionen Proteinmoleküle in einer einzigen Zelle. Diese gewaltige Zahl vermittelt uns eine Vorstellung von der riesigen Vielfalt der biochemischen Vorgänge in uns". ...

In verschiedenen Quellen wird die Zellzahl des menschlichen Organismus mit 10^{14}, anderen mit 10^{17} angegeben. Für unsere Aufgabenstellung beim gesunden wie beim kranken Menschen kommt es darauf aber nicht so genau an.

Gene und Vererbung

Die Gesamtheit aller → **Gene** in einem Individuum wird als → **Genom** bezeichnet. Das menschliche Genom umfasst schätzungsweise 100000 Gene. Entdeckt wurde der Bauplan der Organismen, die DNS, die in der typischen Doppelspirale, der Helix, im Zellkern aufgerollt ist, 1953 von James Watson und Francis Crick. Die Gene sind in den → **Chromosomen** lokalisiert. Der → **genetische Code** (s. u.) setzt die Anordnung von 4 sog. Basen voraus:
- Thymin
- Cytosin
- Guanin
- Adenin

Dabei bilden Thymin und Adenin sowie Cytosin und Guanin jeweils ein Basenpaar (→ **Nukleotid**). Eine Doppelspirale wird also aus zwei Strängen gebildet, die durch diese Basenpaare zusammengehalten werden. Sie sind an einen Zucker gebunden (Desoxyribose). der der DNS den Namen gibt. Der Abstand der Stränge in der Spirale beträgt rund 1 nm (10^{-9} m). Zu einem einzelnen Gen gehören rund 1000 bis 10000 Basenpaare, also 300 bis 3000 Basentriplets (s. u.).

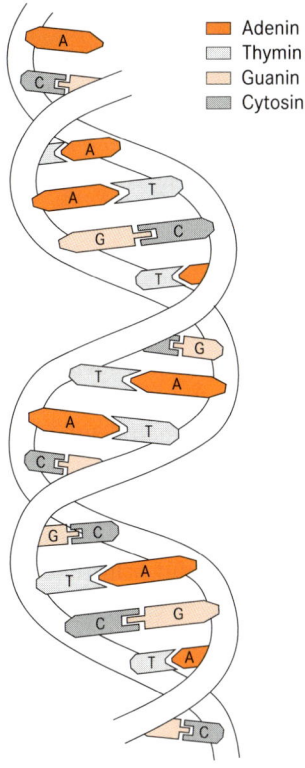

◀ **Abb. 1.1.**
DNA-Helix. Das Erbgut ist im Doppelstrang der DNA in vier Basen kodiert; Thymidin (T) und Adenin (A) sowie Guanin (G) und Cytosin (C) bilden jeweils ein Nukleotid

Chromosomen

Im menschlichen Zellkern sind 46 Chromosomen enthalten. Von diesem paarigen Chromosomensatz spricht man auch vom diploiden Chromosomensatz. Durch spezielle Labormethoden lassen sich die Chromosomen der Länge und ihren Einschnürungen nach unterscheiden. Diese Methode wird als → **Karyogramm** bezeichnet. *Heterologe* Chromosomen (→ **Gonosomen**) sind die Geschlechtschromosomen. Sie sind das 23. Chromosomenpaar. Die anderen Chromosomen, *homologe* Chromosomen werden als → **Autosomen** bezeichnet.

Die Gonosomen bestimmen das Geschlecht des Menschen:
- Weiblich: XX Chromosomen
- Männlich: XY Chromosomen

Die Chromosomenarme sind durch eine zentrale Einschnürung (Zentromer) miteinander verbunden. Ihr chemischer Bestandteil ist die Desoxyribonukleinsäure (DNS; englisch DNA). Aneinandergereiht ergeben die DNS-Stränge aller Chromosome eines Menschen eine Länge von über 2 m. Die biochemische Zellmasse von DNS und Proteinen wird als → **Chromatin** bezeichnet. Während der Zellteilung ist sie mit dem Lichtmikroskop sichtbar; sonst ist sie weitgehend aufgelockert und homogen.

> **Aufgaben der DNS**
>
> - Speicherung der genetischen Informationen (Erbgut, genetischer Code)
> - Steuerung der individuenspezifischen Eiweißsynthese durch Übertragung genetischer Informationen auf die Synthese der Aminosäuren
> - Verdopplung (Replikation) der genetischen Informationen bei der Zellteilung

Genetischer Code

Eiweiße sind aus Aminosäuren zusammengesetzt. Grosse Proteine haben mehrere 1000 Aminosäuren. Die Anordnung der Aminosäuren für die individuenspezifische Bildung von Proteinen ist im genetischen Code hinterlegt. Für alle auf der Erde bekannten Lebewesen ist die Verschlüsselung einer Aminosäure durch drei aufeinander folgende Nukleotide identisch. Man spricht von einem → **Triplet** oder Codon. Die Gesamtheit der Triplets für ein Protein wird als Gen bezeichnet. Damit wird durch das Gen definiert, aus wie vielen Aminosäuren ein Eiweiß besteht und in welcher Reihenfolge und räumlichen Anordnung die Aminosäuren Schritt für Schritt eingebaut werden müssen.

Nach Erkenntnissen moderner genetischer Forschung scheinen jedoch fast 96% der DNS in jeder Zelle nicht für die Eiweißbiosynthese notwendig zu sein. Im Englischen werden sie als junk-DNA, als „Schrott-DNS" bezeichnet. Woher diese ungeheure Menge genetischer Informationen stammt und wofür sie dient, ist unklar.

Zellstruktur und Organellen

Wie faszinierend der Blick durch die Mikroskopie der Zelle sein kann, hat der amerikanische Schriftsteller Bill Bryson in unübertrefflicher Weise beschrieben. Zusammenfassend lässt sich feststellen, dass die Zelle der Grundbaustein des menschlichen Körpers wie aller anderen Lebewesen, auch der Pflanzen, ist. Die Zelle ist die kleinste lebendige, selbständige Einheit mit allen Kriterien des Lebens. Die Größe der Zellen schwankt erheblich. Zellen des Bindegewebes sind nur rund 5 µm groß, die weibliche Eizelle wäre mit 150 µm (0,15 mm), mit dem Auge sichtbar. Nervenzellen können bis zu 1 m lang werden.

> **Eigenschaften und Aufgaben der Zelle**
>
> - Stoffwechsel für den Bau der Zellstruktur
> - Stoffwechsel für Energiebedarf der Zelle
> - Zellteilung für Vermehrung
> - Kommunikation mit anderen Zellen im Gewebsverband bzw. mit dem Organismus

Jede Zelle wird von der Zellmembran (s. u.) umschlossen. Im Mittelpunkt der Zelle liegen der Zellkern, das Zytoplasma und die Zellorganellen. Hierbei werden unterschieden:

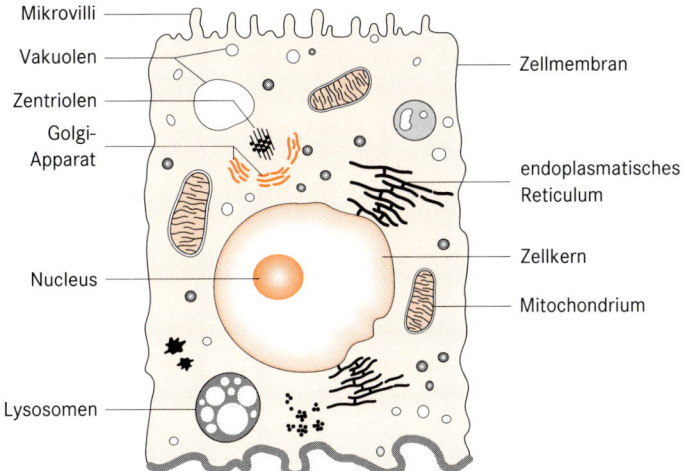

◀ **Abb. 1.2.**
Zelle. Die Zelle ist mit ihren Organellen die kleinste Einheit des Lebens

- Endoplasmatisches Retikulum
- Ribosomen
- Golgi-Apparat
- Lysosomen
- Zentriolen
- Mitochondrien
- Zellkern

Endoplasmatisches Retikulum (ER)

Es handelt sich um ein Netzwerk aus röhren- oder bläschenförmigen Gebilden, die von der sog. Einheitsmembran umgeben sind. Das → **endoplasmatische Retikulum** (beim Muskel heißt es sarkoplasmatisches Retikulum) stellt einen eigenständig umgrenzten Hohlraum innerhalb des Zytoplasmas dar. Es dient dem Stofftransport innerhalb der Zelle. Aufgereihte kleine Körnchen auf dem endoplasmatischen Retikulum werden als → **Ribosomen** bezeichnet. Liegen diese zahlreich vor, spricht man vom *rauhen ER*. Es kommt überall dort vor, wo eine intensive Eiweißsynthese stattfindet. Fehlen diese Ribosomen, so spricht man vom *glatten ER*. Die einzigen Zellen, die kein ER aufweisen, sind die Erythrozyten (rote Blutkörperchen; LE 13).

Ribosomen

Diese auf dem endoplasmatischen Retikulum aufgelagerten Körnchen dienen der Eiweißbiosynthese. Hier werden die im genetischen Code markierten Aminosäuren zu Peptiden und Proteinen aneinandergereiht. Wesentlicher Stoff der Ribosomen ist die r-RNA (ribosomale RNA).

Golgi-Apparat

Wie das ER ist der → **Golgi-Apparat** ein eigenständiges inneres Hohlraumsystem innerhalb der Zelle. An seiner Einheitsmembran werden Stoffe in kleinen Vesikeln aufgenommen und wieder ausgeschleust. Stoffe, die vom Golgi-Apparat „verpackt" werden, können als kleine Vesikel durch die Zellmembran nach außen geschleust werden. Durch den Golgi-Apparat wird die Zellmembran (s. u.) fortlaufend regeneriert.

Lysosomen

Bei diesen kleinen, kugelförmigen Gebilden handelt es sich um die Verdauungsorgane der Zelle. In ihnen sind Enzyme enthalten, mit denen die Zelle ihre Teilstrukturen abbauen und regenerieren kann. Bei der Zerstörung von Zellen können die in den → **Lysosomen** enthaltenen Enzyme entzündliche Prozesse unterhalten; dies ist z.B. beim Dekubitus der Fall.

Zentriolen

Die → Zentriolen werden auch Zentralkörperchen genannt und sind kleine zylindrische Gebilde mit einer Wand aus Mikrotubuli. Ihre Rolle werden sie bei der Zellteilung (s. u.) spielen, wenn sie ein Gerüst aus Spindelfasern aufbauen, das den Chromosomen in der neuen Zelle ihren Platz zuweist.

Mitochondrien

Die Mitochondrien werden landläufig als die Kraftwerke der Zelle bezeichnet. Hier wird durch Verbrennung von Glukose die Zellatmung zur Energiegewinnung durchgeführt. Der eigentliche biologische Brennstoff ist das Adenosintriphosphat, ATP. Je mehr Energie eine Zelle benötigt, desto reicher ist sie mit Mitochondrien ausgestattet. Das Prinzip der Zellatmung ist in LE 8 beschrieben.

Zellkern (Nucleus)

Alle Zellen, außer den roten Blutkörperchen (Erythrozyten) besitzen einen Zellkern. Sehr große Zellen weisen auch mehrere Kerne auf und Skelettmuskelzellen sogar 1000 und mehr. In den Zellkernen liegen die Chromosomen und der Nucleolus, das Kernkörperchen. Hier wird ribosomale RNS (rRNS) produziert. Ohne Zellkern ist die Zelle zur Teilung nicht imstande.

Zellmembran

Wenn wir von Zellen und Geweben sprechen, denken wir an deren Funktion für den Gesamtorganismus. Die Funktionsabläufe finden im Zellinneren statt. Dieses ist durch die Zellmembran von der „Außenwelt" abgegrenzt. Der Raum außerhalb der Zelle wird als Extrazellularraum oder als → **Interstitium** bezeichnet. In der Entwicklung des Lebens spielt die Zellmembran mit der Abgrenzung der Zellinnenwelt von der Außenwelt des extrazellulären Raums die entscheidende Rolle. Die Zellmembran ist aus einer doppelten Schicht von Lipiden (Phospholipide und Cholesterin) aufgebaut. In diese doppelte Lipidschicht sind Eiweißmoleküle eingebaut. Wenn wir später von → Rezeptoren sprechen, meinen wir diese membranständigen Proteine.

Rezeptoren

Rezeptoren haben unterschiedlichste Aufgaben und dienen u.a. dem Durchtritt von Wasser, Salzen und anderen Stoffen. Sie sind die Schlüssel für die Informationsvermittlung durch Hormone und die Transmitter von Nervenimpulsen.

Die Außenschicht der Zelle ist von einer dünnen Lage aus Zuckermolekülen überzogen, die Biologen sprechen von der Glykocalyx. Der genaue Bau dieser Glykocalyx ist Voraussetzung dafür, dass der Körper seine Zellen als körpereigen oder körperfremd erkennt. Störungen in der Struktur der Zellmembran sind der Grund für Immunerkrankungen (LE 13). Obwohl die Zellmembran kompliziert aufgebaut ist, ist sie mit 7,5 nm (1 nm ist 1 Millionstel mm) sehr dünn.

Transportmechanismen

An der Zellmembran finden die unten beschriebenen Transportmechanismen statt. Ein „aktiver" Transport bedeutet den Energieverbrauch und den Transport von Substanzen durch die Zellmembran hindurch. Hierzu dienen Eiweiße als Transportsystem. Das entscheidende Merkmal für den Zellinnenraum gegenüber der Außenwelt, zu der neben dem Interstitium auch das Plasma des Blutes gehört, ist der Unterschied in der Verteilung von Kalium- (K^+) und Natriumionen (Na^+). Im Zellinneren sind über 98% des Körperkaliums und 99,5 % des Körpermagnesiums konzentriert. In der Flüssigkeit von Interstitium und Plasma dominiert das Salz Natrium. Wasser kann die Zellmembran frei passieren. Der zelluläre Wassergehalt – rund 80% des Körperwassers befindet sich intrazellulär – wird vor allem durch Eiweiße im Zellinnern und die Natriumkonzentration im Extrazellulärraum bestimmt. Der Aufbau der Zellmembran mit einer im Zellinneren negativen Ladung und das Verhältnis von Na^+ und K^+ zwischen Zellinnerem und Zelläußerem ist Voraussetzung für die Erregbarkeit der Membran (s. u.).

Zellteilung

Bei der Zellteilung wird zwischen → **Mitose** und → **Meiose** unterschieden. Die Mitose ist die häufigste Art der Zellteilung und führt zu zwei völlig erbidentischen Tochterzellen. Die in den Chromosomen enthaltene DNS wird hierbei verdoppelt (Replikation).

Mitose

Die Mitose verläuft in vier Phasen ab.
- **Prophase.** Im Zellkern werden die Chromosomen verdichtet und sind im Mikroskop sichtbar. Die Zentriole bildet die Zentralspindel.

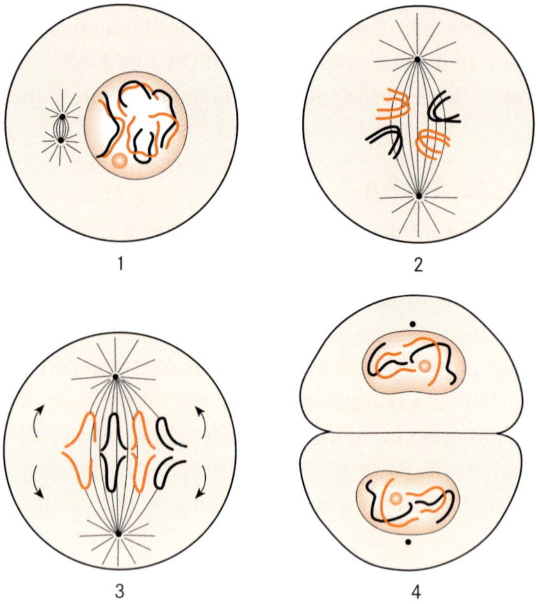

Abb. 1.3. ▶
Ablauf der Mitose. Die Replikation der DNA in der Mitose läuft in 4 Phasen ab: Prophase (1), Metaphase (2), Anaphase (3) und Telophase (4); die einzelnen Schritte sind im Text beschrieben

- **Metaphase.** Nachdem sich die Zentralspindel gestreckt hat, wandern die Chromosomen zu gegenüberliegenden Punkten in der Zelle, den Zellpolen. Nun wird die Trennung der Chromosomen in zwei Paare sichtbar.
- **Anaphase.** Die geteilten Chromosomen, die jeweils den kompletten ursprünglichen Chromosomensatz enthalten, rücken auseinander und wandern zu den Zellpolen. Der Chromsomensatz hat sich nun verdoppelt; ein → **diploider** Chromosomensatz ist entstanden.
- **Telophase.** Die Chromosomen, die zu Spiralen aufgerollt waren, lockern sich nun wieder und sind nur noch als diffuse Masse erkenntlich (Chromatin). Die Zelle bildet eine Kernmembran um die neu entstandenen Chromosomen. Die Zelle selbst wird in zwei Hälften geteilt und durch eine Zellmembran getrennt.

Der gesamte Ablauf der Mitose hat etwa 60 min gedauert. In jeder Sekunde finden im Körper rund 300000 Mitosen statt, die meisten im Knochenmark für die Blutbildung. Nach abgeschlossener Mitose beginnt die Zelle zu wachsen; Voraussetzung hierfür ist eine intensive Eiweißsynthese in der Zelle.

Der Zeitraum, in der sich die Zelle nicht teilt, wird als Interphase bezeichnet. Die gesamte Interphase wird in Abschnitte G1, S und G2 unterteilt. Die G1-Phase dauert hierbei am längsten. Die S-Phase (Synthese-Phase) dient der Verdoppelung der DNS und damit der Bildung der Chromatiden als Voraussetzung für eine neue Mitose. Bevor diese Mitose einsetzt, erfolgt die G2-Phase. In der Therapie von Krebs durch Zytostatika (LE 2) spielen diese Phasen eine entscheidende Rolle.

Meiose

Unter Meiose versteht man die Reifeteilung der Zelle, also die Entwicklung von Spermium und Eizelle. Hierbei wird der Chromosomensatz nicht verdoppelt, sondern im Gegensatz zur Mitose entsteht nur ein → **haploider** Satz mit 23 einfachen Chromosomen. Der Zellteilungsprozess selbst läuft in 2 Schritten ab bei denen der doppelte (diploide) Chromosomensatz zweimal halbiert wird. Beim Mann entstehen so aus einer unreifen Keimzelle vier Spermien mit einem haploiden Chromosomensatz. Bei der Frau wird nur einer dieser Chromosomensätze für die reife Eizelle verwandt, während drei haploide Chromosomensätze als Polkörperchen funktionslos zurückbleiben.

Zu den Phänomenen der Meiose gehört, dass die Chromatiden auseinander brechen und wieder zerschmelzen können. Dabei kommt es zu einer Neuverknüpfung (Rekombination) der Gene und einer Durchmischung des Erbguts. Diese Prozesse sind der Grund dafür, dass jedes Individuum, das aus der Verschmelzung von Spermium mit der Eizelle entsteht, für sich einzigartig ist.

Genetische Dominanz

Häufig bestimmt bei einem Paar von Genen ein einzelnes Gen die Wirkung des anderen. Man spricht dann von genetischer Dominanz. Das schwächere Gen wird als rezessiv bezeichnet. Die Blutgruppengene A oder B sind hierfür ein Beispiel. Werden beide Gene eines Chromosomenpaares wirksam, spricht man von Codominanz. Liegt das Gen auf einem der 22 nicht geschlechtsgebundenen Gene, liegt ein autosomaler Erbgang vor. Ist der Erbgang autosomal dominant, so kommt bereits ein Gen zur Wirkung. Auf diese Weise können Erberkrankungen übertragen werden. Beim autosomalen rezessiven Erbgang kommt die Krankheit erst zum Ausbruch, wenn kein kompensierendes Gen vorhanden ist. Zu den autosomal rezessiven Erbgängen zählt die Mukoviszidose (LE 8). Der Träger eines autosomal rezessiven Gens ist klinisch gesund.

Geschlechtsgebundene Erbgänge

Hier spielt die Dominanz nur bei den weiblichen Genen, XX, eine Rolle. Auf dem X-Chromosom können sowohl rezessive als auch dominante Gene angesiedelt sein. Für das Y-Chromosom sind diese Erbgänge nicht bewiesen. Ein Beispiel einer x-chromosomal rezessiven Vererbung ist die Hämophilie (LE 13). Als Erbträgerin zählt hierbei die Mutter, da sie das X-Chromosom beisteuert. Überträgerinnen eines kranken Gens werden als Konduktorinnen bezeichnet.

Chromosomenaberrationen

Werden während der Meiose die Chromosomen nicht vollständig getrennt, kommt es zu pathologischen Zahlen der Chromosomen beim Kind. In den meisten Fällen stirbt der Embryo ab. Eine Ausnahme ist die Trisomie 21 bei der das Chromosom Nr. 21 dreimal vorhanden ist. Man spricht vom Down-Syndrom, das gehäuft bei älteren Müttern (ab 40 Jahren) auftritt. Eine Trisomie 21 tritt bei Müttern zwischen 20–30 Jahren bei 1:15000 Schwangerschaften auf, bei Frauen >40 bei jedem 20. Kind.

Gewebe

Unter Geweben versteht man den organischen Zusammenschluss von Zellen, die auf gleiche Weise differenziert sind und in einem Organ gemeinsam eine Teilfunktion ausüben. Es werden 4 Gewebearten unterschieden:
- Epithelgewebe
- Binde- und Stützgewebe
- Muskelgewebe
- Nervengewebe

Epithelgewebe

Das → **Epithelgewebe** bildet die inneren und äußeren Oberflächen unseres Organismus, aber auch die Drüsen und Sinnesorgane. Epithel schützt den Körper, ermöglicht aber auch die Stoffaufnahme und die Stoffausscheidung. Als Drüsen bzw. Teile der Sinnesorgane vermittelt es den Kontakt mit der Außenwelt des Körpers. Die Aufgaben des Epithels bestimmen seine Form: Es kann einschichtig, kubisch, mehrschichtig verhornt u.a. gestaltet sein. An inneren Oberflächen ist ein Transport kleiner Teile wie Staubpartikel durch Flimmerepithel möglich, in den ableitenden Harnwegen kommt ein Übergangsepithel (Urothel) als Schutz gegen den salzhaltigen Urin vor.

Beispiele für Epithel	
Einschichtiges Plattenepithel	Endothel der Gefäße
Einschichtiges kubisches Epithel	Tubuli der Niere
Einschichtig hochprismatisches Epithel	Mukosa des Dünndarms
Mehrschichtig verhorntes Plattenepithel	Epidermis der Haut
Mehrschichtiges Flimmerepithel	Luftröhre und größere Bronchien
Übergangsepithel (Urothel)	ableitende Harnwegen und Blase

Mikroskopische Ausstülpungen der Zellmembranen werden als → **Mikrovilli** bezeichnet. Durch sie wird die Oberfläche stark vergrößert. Einerseits können so große Stoffmengen z.B. im Dünndarm, aufgenommen werden, andererseits können sie in manchen Fällen durch koordinierte wellenförmige Bewegungen mit rund 20 Schlägen/s einen Flüssigkeitsstrom von Schleim erzeugen und Staub aus den Luftwegen zum Kehlkopf befördern. Beim Urothel der ableitenden Harnwege sind die obersten Epithelschichten dicht gepackt und schützen so vor dem säure- und salzaggressiven Harn. Die maligne Entartung des Epithels wird als Karzinom bezeichnet (LE 2).

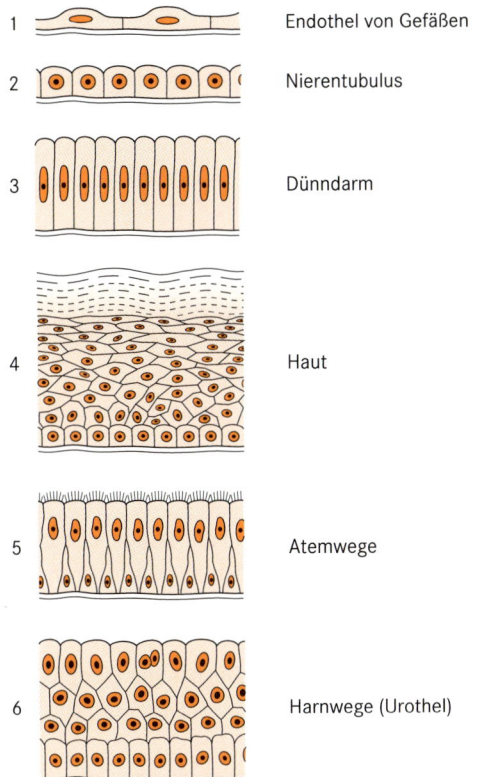

◀ **Abb. 1.4.**
Epithelgewebe. Epithelgewebe ist die Grenze zwischen Innen- und Außenwelt des Körpers und kommt in verschiedenen Formen vor: (1) einschichtiges Plattenepithel in den Gefäßen, (2) einschichtiges kubisches Epithel in den Nierentubuli, (3) einschichtig hochprismatisches Epithel im Dünndarm, (4) mehrschichtig verhorntes Plattenepithel in der Haut, (5) mehrschichtiges Flimmerepithel in den Atemwegen, (6) mehrschichtiges Übergangsepithel (Urothel) in den ableitenden Harnwegen

Binde- und Stützgewebe

So unterschiedlich diese Gewebe im Organismus sind, so stammen sie doch alle aus einem gemeinsamen Urgewebe, dem Mesenchym. Das Bindegewebe setzt sich aus Zellen und einer mehr oder weniger flüssigen bis festen Substanz in dem Zwischenzellraum zusammen. Die Aufgaben des Bindegewebes sind vielfältig und können sowohl der Formgebung und Stützfunktion des Körpers dienen als auch Stoffwechsel und Abwehraufgaben übernehmen.

Bindegewebszellen. Im Gewebe fixierte Bindegewebszellen werden als → **Fibroblasten** bzw. Fibrozyten bezeichnet. Durch ihre Vermehrung kann es einerseits zur Wundheilung, andererseits auch zum Organumbau, wie z.B. bei der Leberzirrhose kommen. Der größte Teil des Bindegewebes liegt in der Zwischenzellsubstanz. Diese teilweise flüssige, teilweise feste Substanz hat eine hohe Wasserbindungsfähigkeit; durch sie wird das Bindegewebe elastisch, z.B. beim Knorpel in den Gelenken und bei den Zwischenwirbelscheiben (Bandscheiben).

Bindegewebsfasern. Bei den Bindegewebsfasern lassen sich drei Typen unterscheiden:
- *Kollagene* Fasern, die sehr reißfest sind und höchste Belastungen aushalten können; dazu gehören die Sehnen oder das feste Gewebe der Fußsohle

Funktionen des Bindegewebes

- **Verbindung der Organteile.** Alle Organe, die Gefäßstränge und Nervenbündel sind durch Bindegewebe eingehüllt. Bindegewebe stabilisiert die Gelenke und kann als Sehnen die Kraft der Muskeln auf das Skelett übertragen
- **Stoffwechsel.** Der Stoffaustausch erfolgt im Interstitium durch die Nährstoffe per Diffusion aus dem Blut; das Bindegewebe sorgt für die Verteilung der Nährstoffe
- **Wasserspeicher.** Die Mehrzahl des Wassers im Interstitium liegt in den Spalträumen des Bindegewebes. Sammelt sich das Wasser hier vermehrt an, spricht man von einem Ödem
- **Wundheilung.** Der Reparationsprozess einer Wunde durch Granulationsgewebe und später die Narbenbildung geht vom Bindegewebe aus
- **Abwehrfunktion.** Mobile, frei bewegliche Bindegewebszellen, die zu den weißen Blutkörperchen (Leukozyten; LE 13) gehören, sind Teil des Immunsystems. Sie haben die Aufgabe der Phagozytose

- *Elastische* Fasern sind dehnbar und finden sich vor allem in der Lunge, den herznahen großen Gefäßen und in der Haut. Wenn wir den Puls tasten, spüren wir die elastische Welle in der Wand der Gefäße, die durch den Herzschlag ausgelöst wurde
- *Retikuläre* Fasern lassen sich stark biegen und bilden das Gerüst von Lymphknoten und Milz

Je nach seiner Dichte wird das Bindegewebe als locker- und faserarm bzw. als straff und faserreich bezeichnet. *Straffes* Bindegewebe findet sich bei den Organkapseln in der harten Hirnhaut (Dura mater), in den Sehnen und Muskelfaszien.

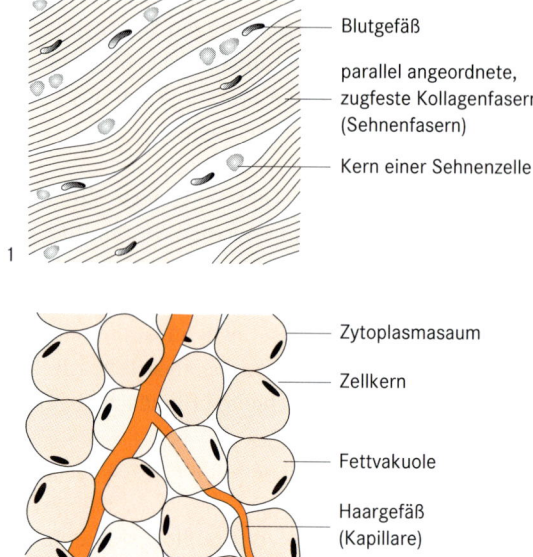

Abb. 1.5. ▶ Straffes Bindegewebe und Fettgewebe. Straffes Bindegewebe (1) kommt z.B. in Sehnen vor, das Fettgewebe (2) mit den charakteristischen Siegelringzellen dient der Speicherung unverbrauchter Energie

Fettgewebe

Eine Sonderform des retikulären Bindegewebes ist das Fettgewebe, das als Ablagerung für nicht verbrauchte Nährstoffe in Form von Fett ein Energiedepot darstellt, andererseits aber dem Kälteschutz und dem mechanischen Schutz der Organe dient. Das Speicherfett hat einen sehr hohen Brennwert und entsteht überwiegend aus Kohlenhydraten (LE 11). → **Speicherfett** wird gebildet, wenn ein Überschuss an Kohlenhydraten vorliegt oder die Energiezufuhr in der Nahrung durch Fette oder Alkohol größer als der Bedarf ist. Heute wird angenommen, dass Fettzellen, die in der frühen Kindheit angelegt sind, das ganze Leben über als Fettspeicher bestehen bleiben. Davon zu unterscheiden ist das → **Baufett**, das an unterschiedlichen Organen als Polstermaterial vorhanden ist (z.B. Hand, Fuß, Gesäß, hinter den Augen und in den Wangen). Auch die Niere ist von Fett umgeben; die Fettkapsel schützt sie vor mechanischen Erschütterungen. Eine Sonderform ist das → **braune Fettgewebe**, das nur beim Neugeborenen vorkommt und der Wärmeregulation dient. Im Gegensatz zum älteren Kind ist das Neugeborene nicht fähig, durch Muskelzittern die Körperwärme zu erzeugen.

Stützgewebe

Zu den typischen Stützgeweben gehören Knorpel und Knochen, aber auch das Gewebe, das den Zähnen ihren Halt im Kiefer gibt. Beim Knorpel wird zwischen hyalinem, elastischem und Faserknorpel unterschieden. Allen drei Typen des Knorpels ist gemeinsam, dass sie keine Blutgefässe besitzen und nur durch Diffusion mit Nährstoffen versorgt werden. Die Nährstoffe gelangen über eine dünne Knorpelhaut, die mit Kapillaren ausgestattet ist, in das Knorpelgewebe oder werden direkt aus der umgebenden Flüssigkeit aufgenommen. Dies ist bei Gelenken der Fall. Wenn die Knorpelhaut nicht vorhanden ist, kann der Knorpel sich nicht regenerieren und es kommt z.B. zur Arthrose.

→ **Hyaliner Knorpel** findet sich als Überzug von Gelenken aber auch an den Rippen oder im vorderen Teil des Nasenseptums. Auch das Skelett des Kehlkopfes und die Trachea, sowie die großen Bronchien sind aus hyalinem Knorpel gebildet. Der hyaline Knorpel in den Wachstumsfugen (Epiphysenfugen) wird nach Abschluss der Wachstumsphase durch Knochen ersetzt. Hyaliner Knorpel besitzt keine Knorpelhaut und ist nur schwer regenerierbar. → **Elastischer Knorpel** findet sich beim Menschen in der Ohrmuschel und im Deckel des Kehlkopfes (Epiglottis). Knorpelgewebe mit einem hohen Anteil an kollagenen Fasern wird als → **Faserknorpel** bezeichnet; es kann mit großem Druck belastet werden und findet sich u.a. in den Zwischenwirbelscheiben (Anulus fibrosus) und in den Kniegelenken als Meniskus.

Knochengewebe

Die Knochen bzw. das Skelett geben unserem Körper seine äußere Form und verleihen ihm die Stabilität. Außer im Bereich der Gelenkknorpel ist der Knochen von einer Haut (→ **Periost**) überzogen. Die Zellen des Knochens werden als → **Osteozyten** genannt. Sie sind von einer Extrazellularsubstanz umgeben, die reich an Kalziumphosphat und Kalziumkarbonat ist. Durch sie besteht der Knochen zu rund 25%

aus Wasser. Die in das Knochengewebe eingelagerten anorganischen Mineralien geben ihm seine physikalische Härte. So hart und stabil der Knochen auch wirkt, ist er doch eine lebende Substanz, die durch Stoffwechselprozesse (LE 12) in Abhängigkeit ihrer Belastung verformbar ist. Aufbau und Wachstum eines Knochens werden in LE 4 beschrieben.

Im mikroskopischen Bild zeigt sich der Aufbau des Knochens durch Lamellensysteme; man spricht vom Lamellenknochen (z.B. Röhrenknochen). Die Bildung des Knochens z.B. beim Embryo, aber auch nach einer Fraktur, erfolgt als Geflechtknochen. Das Geflecht entsteht durch den Verlauf der Kollagenfasern und dem parallelen Aufbau der Blutgefässe. Aus diesem harten, faserreichen Bindegewebe entstehen nun einerseits Bindegewebsknochen (direkte → **Ossifikation**), oder über eine Zwischenstufe mit der Bildung von Knorpel, der dann verknöchert, ein Ersatzknochen (indirekte Ossifikation). Gegenüber dem Lamellenknochen ist der Geflechtknochen relativ weich und kommt überwiegend beim Neugeborenen vor. Bei einem Erwachsenen besteht das stabile Skelett (LE 4) aus Lamellenknochen.

Muskelgewebe

Dieses Gewebe setzt sich aus Zellen zusammen, die die Fähigkeit zur Kontraktion haben, d.h. dieses Gewebe kann seine Länge aktiv verkürzen. Die Kontraktion wird über die Erregung (s. u.), bestimmte kontraktile Proteine und Kalziumionen gesteuert. Muskeln ermöglichen die Beweglichkeit des Skeletts und sorgen ab dem ersten Lebensjahr durch Zittern für die Wärmebildung im Organismus.

Muskulatur kommt im Körper in drei Formen vor:
1. Glatte Muskulatur
2. Quergestreifte Muskulatur
3. Herzmuskulatur

Glatte Muskulatur

Sie findet sich in den Wänden der Hohlorgane des Magendarmtraktes, der Genitalorgane und der Blutgefässe. Glatte Muskulatur ist nicht willkürlich bewegbar, sondern wird über das autonome Nervensystem gesteuert. Glatte Muskulatur kontrahiert sich langsam und im Magendarmtrakt in Form gleichmäßiger peristaltischer Wellen. Ihr Kontraktionszustand (Muskeltonus) kann sehr lang andauern.

Quergestreifte Muskulatur

Legt man einen Skelettmuskelstreifen unter das Mikroskop, so fallen regelmäßige Querstreifen im längs verlaufenden Gewebe auf. Hier sind die Moleküle regelmäßig und in großer Zahl angeordnet. Diese Anordnung kommt durch zahlreiche Myofibrillen mit den → **kontraktilen Proteinen** Aktin und Myosin zu Stande. Die Skelettmuskulatur macht beim Menschen >40% seines Körpergewichtes aus. Der tastbare Muskel, der im einfachsten Fall zwei Knochen über ein Gelenk miteinander verknüpft

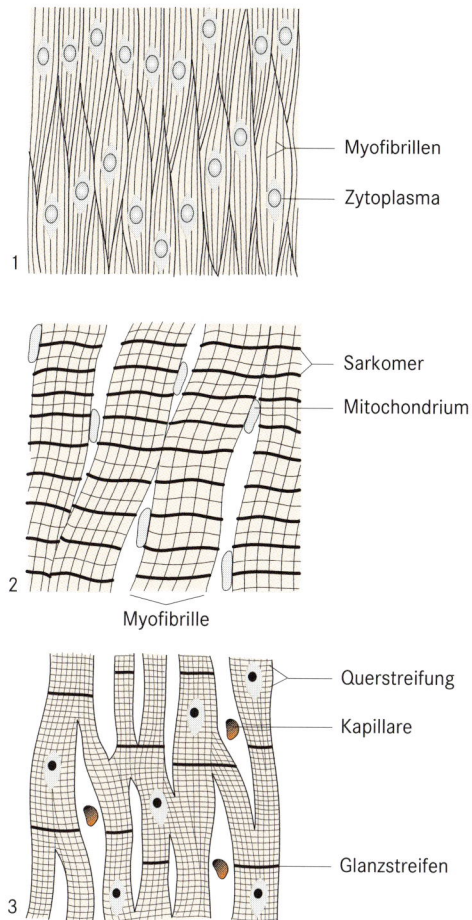

◀ **Abb. 1.6.**
Muskelgewebe. Muskulatur kommt im Körper in drei Formen vor: (1) glatte Muskulatur, (2) quergestreifte Muskulatur v.a. als Skelettmuskeln und (3) Herzmuskulatur

und bewegen lässt, ist von einer Muskelfaszie aus straffem Bindegewebe umgeben. Wird diese Muskelfaszie verletzt, quillt der Muskel wie Pudding aus seiner Hülle hervor. Der einzelne Muskel besteht aus vielen Faserbündeln, diese wiederum sind von Tausenden von Muskelfasern aufgebaut. Eine Muskelfaser entspricht einer Muskelzelle, die bis zu 20 cm Länge erreichen kann. Zellen dieser Größe besitzen mehrere Zellkerne und sind von einem ausgeprägten → **endoplasmatischen Retikulum** durchsetzt. Hier wird es als → **Sarkoplasma** bezeichnet. Unter elektronenmikroskopischer Auflösung erkennt man in der Skelettmuskelzelle ein längliches Röhrensystem, das als L-System (longitudinales System) bezeichnet wird. In ihm ist Kalzium gespeichert. Durch Einstülpungen der Zellmembran von außen in die Tiefe kann der Erregungsimpuls (s. u.) bis zum L-System gelangen und über die Freisetzung von Kalzium (Ca^{2+}) die Kontraktion auslösen. Diese Einstülpungen der Zellmembran werden als transversales tubuläres System (T-System) bezeichnet.

Herzmuskulatur

Im Gegensatz zum Skelettmuskel sind Herzmuskelzellen netzartig untereinander verbunden, d.h. dass durch ihre Verkürzung keine Strecke reduziert, sondern ein Volumen verkleinert wird. Der Erregungsimpuls wird über den gesamten Herzmuskel durch elektrische Kontakte zwischen den Zellen, sog. Glanzstreifen, rasch ausgebreitet. In Ankoppelung an das vegetative Nervensystem besitzt das Herz darüber ein eigenes Erregungsbildungs- und -leitungssystem (LE 6.1). Die weitere Eigenschaft des Herzmuskels ist seine Fähigkeit spontane Erregungen auszulösen. Im EKG können diese als Extrasystolen erkannt oder bei der Palpation des Pulses gefühlt werden. Die Störungen des Herzrhythmus können auch beim Gesunden vorkommen.

Mechanismus der Muskelkontraktion

An die Kontraktion eines Muskels sind drei Bedingungen geknüpft:
- Vorhandensein von freiem, ionisiertem Kalzium (Ca^{2+})
- Myosin
- Aktin

Die sich in die Zelle einstülpenden T-Tubuli bilden den Rand der kontraktilen Einheiten, der → **Sarkomere**. Ein Sarkomer wird auf beiden Seiten von sog. Z-Scheiben begrenzt; diese Z-Streifen bilden die Querstreifung des Skelettmuskels und geben ihm seinen Namen. Unter den Z-Streifen kann man einen Aufhängemechanismus für die Aktinmoleküle sehen. Zwischen den längs gestreckten Aktinen sind die Myosinproteine gelagert. Beide kontraktilen Eiweiße sind beim erschlafften Muskel räumlich voneinander getrennt. Sobald Ca^{2+} beide Eiweiße erreicht, kommt es automatisch zu einer biochemischen Reaktion mit der Folge, dass Aktin und Myosin sich verbinden und dabei ihre Länge räumlich kürzen. Dieser Prozess ist passiv. Um die biochemische Reaktion zwischen Aktin und Myosin wieder zu lösen, müssen ATP-Moleküle und Magnesium (Mg^{2+}) zugeführt werden. Aus dieser Erkenntnis stammt die verbreitete Ansicht, dass Magnesium ein „Muskelweichmacher" sei. Für die physiologischen Vorgänge trifft diese Beschreibung auch zu, durch die orale Einnahme von Magnesium wird ein so angestrebter Effekt jedoch nicht erreicht. – Der Energie verbrauchende Prozess bei der Muskelarbeit ist also nicht die Kontraktion, sondern die Erschlaffung. Die Verbindung von elektrischer Erregung und Kontraktion wird als → **elektromechanische Koppelung** bezeichnet.

Die Kenntnis dieser Vorgänge ist deshalb wichtig, weil Störungen des Kalziumhaushaltes sich in Kontraktionsstörungen oder einer Spastik der Muskulatur bemerkbar machen. Für regelmäßige Kontraktionen sind ein geregelter Stoffwechsel und eine störungsfreie Durchblutung notwendig. Wenn der Sauerstoff für die ATP-Produktion nicht ausreicht, kommt es zu einer Ansäuerung des Muskels mit Laktat, wobei der Muskel rasch ermüdet. Die Kontraktionsgeschwindigkeit der Skelettmuskulatur ist bei jedem Menschen verschieden, denn wir haben schnelle und langsame Muskelfasern. Talentierte Sportler, z.B. Sprinter, zeichnen sich durch einen hohen Anteil der schnellen Muskulatur aus.

Der Skelettmuskel ist im Gegensatz zum Herzmuskel fähig, seine Verkürzung beizubehalten. Man spricht von einer isometrischen Kontraktion. Der Herzmuskel dage-

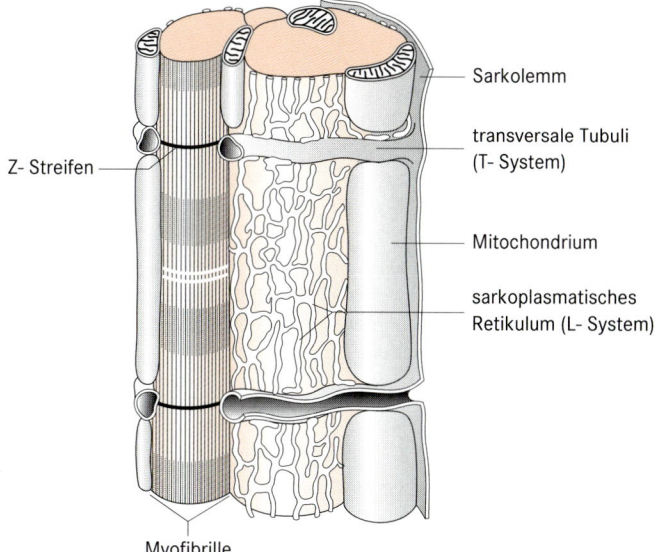

◄ **Abb. 1.7. Feinstruktur des Muskels.** Die kontraktilen Proteine Aktin und Myosin (s. Abb. 1.6) sind in den Sarkomeren angeordnet; für die Kontraktion ist die Freisetzung von Kalzium aus dem L-System (longitudinale Tubuli, sarkoplasmatisches Retikulum) nötig; hierzu wird das Aktionspotenzial über das T-System (transversale Tubuli) in die Muskelzelle geleitet

gen behält seinen Verkürzungszustand nicht, sondern erschlafft jedes Mal nach einer Kontraktion. Wie gesagt: Voraussetzung für die Muskelarbeitarbeit ist die Sauerstoffversorgung des Blutes. Bei schwerer körperlicher Arbeit kann die Sauerstoffmenge um das rund 20fache gesteigert werden. Die Muskeldurchblutung wird über den Sympathikus des autonomen Nervensystems geregelt. Durch regelmäßiges Training kann der Querschnitt einer Muskelzelle erhöht werden; man spricht von einer → **Hypertrophie**. Beim Skelettmuskel geht mit dem Muskelzuwachs auch eine Steigerung der Durchblutung durch Zunahme der Zahl der Kapillaren einher. Beim Herzmuskel ist das nicht der Fall; ab eine bestimmten Größe, der kritischen Herzgröße, wird das Myokard nicht mehr ausreichend durchblutet und „insuffizient" (LE 6.2).

Dass die Kontraktion ein passiver Prozess ist, zeigt sich an der Leichenstarre (Rigor mortis), die etwa 2 Stunden nach Eintritt des Kreislaufstillstandes eintritt. Grund hierfür ist, dass die Eiweiße im Kontraktionszustand durch einen Mangel an ATP nicht mehr gelöst werden können und dass durch den Zerfall des sarkoplasmatischen Retikulums weiter Kalzium freigesetzt wird, was wiederum zu einer Verkürzung von Aktin- und Myosinelementen führt. Die Lösung der Leichenstarre erfolgt durch den Gewebszerfall, Autolyse, der temperaturabhängig eintritt.

Nervengewebe

Nervenzellen werden als Neurone, das im Nervengewebe liegende Bindegewebe als → **Glia** (Neuroglia) bezeichnet. Die Nervenzellen stellen die Strukturen für die Aufnahme von Reizen, deren Weiterleitung und deren Beantwortung dar. Der Aufbau des Nervensystems wird in LE 14 beschrieben.

Eine Nervenzelle – unser Gehirn besitzt rund 25 Milliarden davon – besteht aus drei Teilen:

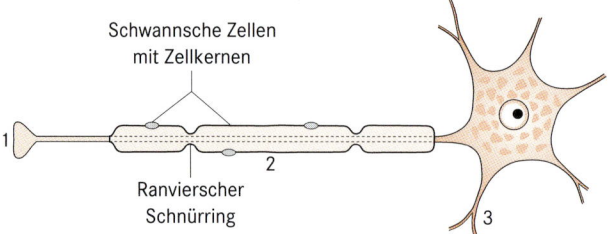

Abb. 1.8. ▲ **Nervenzelle.** Der lange Nerv selbst wird als Neurit oder Axon (2) bezeichnet; Schwann'sche Zellen bilden die Markscheide, die durch Ranvier-Schnürringe unterbrochen wird und eine schnelle Erregungsleitung ermöglicht; mit anderen Nerven steht die Zelle über Synapsen (1) in Kontakt; eingehende Impulse empfängt sie über den Dendritenbaum (3)

- → **Soma** (Zellleib)
- → **Neurit** (abführender langer Teil der Nervenzelle, der eigentliche Nerv, der auch als → **Axon** bezeichnet wird)
- → **Dendrit** (verzweigte Strukturen, die eingehende Impulse aufnehmen)

Für die Funktion der Nerven entscheidend ist die Geschwindigkeit, mit der sie Erregungen weiterleitet. Schnelle Nerven haben eine dicke → **Markscheide** (Myelinhülle; *Schwann*-Scheide), die in bestimmten Abständen Einschnürungen, die *Ranvier*-Schnürringe aufweist. Durch die Markscheiden werden Erregungen sehr schnell mit rund 120 m/s ausgebreitet. Sog. marklose Nerven leiten die Erregung wesentlich langsamer. Die Nervenzelle empfängt durch bis zu 1000 Dendriten pro Zelle ihre Informationen von anderen Neuronen. Diese werden dann zum Soma weitergeleitet und dort verarbeitet. Der Kontakt der Nervenzellen untereinander erfolgt über → **Synapsen**. Die Synapse zwischen einem Nerv und dem Muskel wird als → **motorische Endplatte** bezeichnet.

Synapse

Im nächsten Abschnitt wird über das Phänomen der Erregung der Membranen gesprochen. Erregungen sind elektrische Impulse, die zwischen zwei Zellen durch biochemische Schalter weitergegeben werden. Diese biochemischen Schalter heißen Synapsen. Kommt eine elektrische Erregung auf das vordere (präsynaptische) Ende einer Nervenzelle, werden dort Stoffe, Neurotransmitter (biochemische Überträgerstoffe), freigesetzt. Diese führen nach Diffusion durch den synaptischen Spalt an der postsynaptischen Membran, die zur folgenden Nervenzelle gehört, erneut zu einer Erregung. Auf diese Weise können Erregungen nur in eine Richtung übertragen werden. Die Funktion des Nervensystems erklärt sich durch die Art der Überträgerstoffe, die eine Erregung an den Rezeptoren der postsynaptischen Membran auslösen.

Erregungen können dazu führen, dass ein elektrisches Signal entsteht oder verhindert wird. Auf diese Weise werden erregende (→ **exzitatorische**) von hemmenden (→ **inhibitorischen**) Synapsen unterschieden. Zu den → **Neurotransmittern** zählen Substanzen wie Azetycholin, Noradrenalin, Adrenalin, Dopamin oder die Gammaaminobuttersäure (GABA), die für die Entstehung von Erkrankungen, wie Morbus

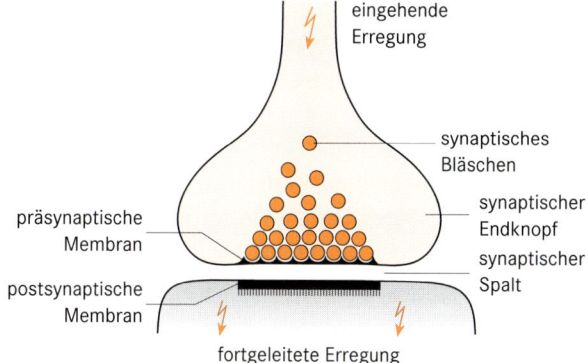

◀ **Abb. 1.9.**
Synapse. Synapsen sind biochemische Schalter zwischen zwei Nervenzellen oder als motorische Endplatte zwischen Nerv und Muskelzelle; die Ausbreitung des Aktionspotenzials erfolgt durch die Neurotransmitter nur in Richtung der postsynaptischen Membran

Parkinson oder Depressionen (LE 2) eine wesentliche Bedeutung haben und medikamentös beeinflusst werden können. Die Funktion und Entwicklung des zentralen Nervensystems, die Lernprozesse im weitesten Sinn, werden durch die Ausbildung von Synapsen durch die Schilddrüsenhormone gefördert.

Im Laufe des Lebens steuern sie die Gedächtnis- und Lernfunktionen, die umso schlüssiger ablaufen, je häufiger sie benutzt werden. Der Verlust von Synapsen bzw. deren Störung führt zum Funktionsverlust des Nervengewebes.

Gliazellen

Das Bindegewebe des Nervensystems wird als → **Glia** oder Neuroglia bezeichnet. Im zentralen Nervensystem (ZNS) kommen hierbei unterschiedliche Zellsysteme vor:
- **Oligodendrozyten** bilden die Myelinscheiden der Nerven im zentralen Nervensystem. Die langen Neurone werden im ZNS als Bahnen bezeichnet
- **Astrozyten** sind das eigentliche Stützgewebe des zentralen Nervensystems und bilden die sog. Blut-Hirn-Schranke. Hierunter kann man eine kontrollierende Grenze verstehen, bei der bestimmte Stoffe und Medikamente aus der Blutbahn nicht in das ZNS eindringen können
- **Ependym** kleidet die Hohlräume im Gehirn (Ventrikel) und im Rückenmark (Spinalkanal) aus. In den Adergeflechten (LE 14) wird der Liquor des ZNS produziert

Das Phänomen der Erregung

Membranpotenzial

Jede Zelle ist ein in sich abgeschlossener Organismus, der durch die Zellmembran von seiner Außenwelt abgegrenzt wird. Zwischen dem Zelläußeren und dem Zellinneren besteht eine elektrische Spannung, das → **Membranpotenzial**. Dieses wird im Wesentlichen durch die Proteine der Zellmembran und die Verteilung der intra- und extrazellulären Ionen erzeugt. Zu Beginn der Lerneinheit wurde darauf hingewiesen, dass das dominierende extrazelluläre Elektrolyt das Natrium (Na^+), das dominierende intrazelluläre das Kalium (K^+) ist. Nun können diese kleinen Salzionen ohne weiteres die Zellmembran verlassen und wollen dies wegen der hohen Konzentrationsunterschiede auf beiden Seiten der Zellmembran auch tun. Nahezu 30% des Grundumsatzes (LE 11) werden für energieabhängige Pumpsysteme, die sog. Natrium-Kalium-Pumpe verwandt, um den Gradienten dieser Elektrolyte aufrecht zu erhalten. Je nach Gewebe beträgt das Membranpotenzial -70 bis -90 mV (MiIllivolt).

Aktionspotenzial

Trifft ein schwacher elektrischer Reiz eine Zellmembran, so kann bei Nerven und Muskelgewebe ein erstaunliches Phänomen beobachtet werden: das → **Aktionspotenzial** (AP). Aktionspotenziale sind die Signale, mit denen das Nervensystem unseres Körpers mit den Organen und mit unserer Umwelt in Verbindung tritt. Die Frequenz der Aktionspotenziale im Nervensystem, die bis zu 500/s erreichen kann, ist die Sprache, mit der die Sinnesorgane gereizt und im Gehirn als Wahrnehmungen verstanden werden. Über das AP werden die Synapsen erregt. Wenn ein EKG abgleitet wird (LE 6.1), messen wir die Summe der APs, die auf die Haut projiziert werden.

Depolarisation und Repolarisation

Ein Aktionspotenzial bedeutet das rasche Einströmen von Na^+ über wenige Tausendstel Sekunden in das Zellinnere, wobei sie nah der Zellmembran eine Potenzialumkehr erzielen. In ebenfalls wenigen Millisekunden wird durch einen Ausstrom von K^+ das Membranpotenzial wieder hergestellt. Die Veränderungen des Membranpotenzials zu positiven Werten, also der Natriumeinstrom, wird als → **Depolarisation**, die Rückführung des Membranpotenzials als → **Repolarisation** bezeichnet.

Schwellenpotenzial

Für die Auslösung eines Aktionspotenzials ist wichtig, dass die Zellmembran ihre Empfindlichkeit verändern kann. Man spricht vom → **Schwellenpotenzial** oder der Membranschwelle. Dies ist ein Wert, bei dem das Aktionspotenzial ausgelöst wird. Grundsätzlich gibt es keine kleinen oder großen Aktionspotenziale, sondern nach dem „Alles oder Nichts-Gesetz" wird ein Aktionspotenzial ausgelöst oder es unterbleibt. Für kurze Zeit ist die Zellmembran nach einem Aktionspotenzial nicht erregbar; man spricht von der Refraktärzeit.

Die Kenntnis dieser Prozesse ist besonders für die Entstehung von Herzrhythmusstörungen entscheidend. Hier spielen auch Störungen vor allem des Kaliumhaushaltes die wesentliche Rolle und sind eine der Hauptursachen für die Ausbildung von Arrhythmien neben der zellulären Hypoxie (Sauerstoffmangel). In LE 6.1 sind diese Mechanismen im Zusammenhang mit dem EKG noch einmal beschrieben.

Übersicht zur Anatomie der Menschen

Was heißt Anatomie? Das Wort leitet sich aus dem griechischen Wort für Auseinanderschneiden oder Zergliedern ab. Die Anatomie als Wissenschaft ist sehr alt. Die antiken Erkenntnisse, die sich bis heute in der Sprachbildung der anatomischen Begriffe festgehalten haben, wurden jedoch erst in der Renaissance wieder aufgenommen. Im Mittelalter galt es als ketzerisch, wenn man Leichen öffnete. Die Grundlage der modernen Anatomie bildet das Lehrbuch von Andreas Vesal, dem Leibarzt von Karl V. aus dem Jahre 1543. Anatomie beschränkt sich jedoch nicht nur auf die Beschreibung von Körperformen und Organen, sondern auf deren funktionalen Zusammenhalt und ihre Wechselwirkung. In diesem Sinn ist die Anatomie Voraussetzung dafür, die klinischen Merkmale von Krankheiten als Funktionsstörungen zu begreifen.

Für die Organe des Menschen, wie die aller Wirbeltiere, lassen sich 3 große Gruppen beschreiben:
- Organe, die dem Körper seine typische Gestalt und Bewegungsart verleihen. Unter dem Begriff *Bewegungsapparat* versteht man Knochen, Gelenke und Muskeln.
- Organe, die direkt den *Stoffwechsel* zum einen und die *Fortpflanzung* zum anderen steuern. Dazu gehören die Atmungsorgane, Herz und Kreislauf, das Urogenitalsystem mit den Nieren, das Hormonsystem und die Geschlechtsorgane.
- Organe, die mit der *Umwelt* kommunizieren, bzw. den Menschen gegen die Umwelt abgrenzen. Dazu gehören die Haut, die Sinnesorgane und das Nervensystem.

Diese inneren Organe, die Eingeweide, liegen im Inneren des Körpers in den Leibeshöhlen. Der Begriff „Eingeweide" für die inneren Organe stammt aus der Sprache der Jäger und bezeichnet diejenigen Teile des Wildes, die den Hunden zur Nahrung, die als „Weide" bezeichnet wurde, vorgeworfen wurde.

Zu unterscheiden sind drei große Höhlen im Körper:
- Brusthöhle
- Bauchhöhle
- Beckenhöhle

Die Beckenhöhle gehört anatomisch zur Bauchhöhle und bezeichnet jenen Teil, der im kleinen Becken liegt.

Organsysteme

Der Körper besteht aus Zellen, die sich zu → **Geweben** spezialisiert haben. Das Zusammenspiel der Moleküle, die Gesetze von intra- und extrazellulärem Raum, die Phänomene der Erregung und Potenziale, das Geheimnis des genetischen Codes und der differenzierte Stoffwechsel in seiner Fähigkeit sich an die Leistung des Organismus anzupassen, machen das Besondere eines Organs aus.

Organe sind als → **Organsysteme** in den Körper eingebunden, z.B. das Herz in den Kreislauf, die Lungen und Atemwege in die Atmung oder die Hormondrüsen in komplexe Steuerprozesse. Störungen der Organfunktionen machen sich als Symptome bzw. Merkmale einer Krankheit bemerkbar. Krankheiten lassen sich nur auf der Grundlage der anatomisch-physiologischen Grundlagen verstehen (LE 2). Krankheiten sind Störungen des Gesunden. Beim Gesunden „schweigen die Organe" formulierte es der französische Pathologe Charcot.

In den Fachgebieten der Medizin und ihren Teilgebieten werden die Organsysteme nach diagnostischen und therapeutischen Kriterien unterschieden. Ein umfassendes Wissen über alle Gebiete lässt sich heute kaum erwerben; in der klinischen Medizin wie in der Pflege sind für bestimmte Tätigkeiten deshalb Spezialisierungen erforderlich. In alphabetischer Reihenfolge werden die Organsysteme kurz beschrieben.

Organsysteme des Körpers

- Organsystem Atmung
- Organsysteme Geschlechtsorgane
- Organsystem Haut
- Organsysteme Herz-Kreislauf und Blut
- Organsystem Hormone
- Organsystem Immunsystem
- Organsystem Nervensystem
- Organsysteme Nieren und Ausscheidung
- Organsysteme Sinnesorgane
- Organsystem Skelett (Stütz- und Bewegungsapparat)
- Organsystem Verdauungssystem

Organsystem Atmung (Fachgebiete Pulmologie, HNO)

Das gesamte luftleitende System der Atemwege, zu dem auch die Nase und der Mund gehören, die Lungen und die Muskulatur der Atmung zählen zu diesem Organsystem. Es wird in LE 8 beschrieben. Seine zentralen Aufgaben sind:
- Aufnahme der Atemluft und deren Reinigung, Befeuchtung und Erwärmung
- Gasaustausch (Sauerstoff, O_2, und Kohlendioxid, CO_2) in den Alveolen
- Regulation des pH-Werts (s. u.) im Blut v. a. zusammen mit den Nieren

Organsysteme Geschlechtsorgane (Fachgebiet Gynäkologie, Urologie)

Die Geschlechtsorgane und ihre Krankheiten werden in diesem Buch zur Krankheitslehre nur am Rand gestreift. Die Anatomie dieses Organsystems ist in LE 9 integriert worden, die Hormone sind z. T. in LE 12 beschrieben. Gynäkologische und urologische Krankheitsbilder stellen sowohl in Diagnostik als auch hinsichtlich der Pflege spezielle Aufgaben dar und werden als eigene Fächer unterrichtet. Die Nut-

zer dieses Lernbuchs mögen diese Auslassung akzeptieren. Zu den Aufgaben dieser Organsysteme gehört:
- Ausbildung der weiblichen und männlichen Geschlechtsmerkmale
- Prägung der sexuellen Lust (Libido)
- Fortpflanzung
- Stillen des Säuglings (Laktation)

Organsystem Haut (Fachgebiet Dermatologie)

Zur Haut gehört die gesamte Körperoberfläche mit den Hautanhangsgebilden wie Haare und Nägel, aber auch die in der Haut enthaltenen Drüsen (LE 3). Das Aufgabengebiet der Haut ist u.a.:
- Schutz vor mechanischer Belastung
- Schutz vor Wasserverlust
- Schutz vor Strahlenbelastung, v.a. UV-Licht
- Schutz vor Wärmeverlust und vor Kälte
- Sinnesorgan für Schmerzreize, Berührungen und Scherkräfte
- Mitwirkung in der Bildung des aktiven Hormons Vitamin D

! **Merke**
Wir „atmen" nicht durch die Haut! Der Begriff Hautatmung stammt aus überholten Vorstellungen von der Funktion dieses Organsystems.

Organsysteme Herz-Kreislauf und Blut (Fachgebiete Kardiologie, Angiologie, Hämatologie)

In den Mittelpunkt dieser eng zusammenwirkenden und gemeinsam über das Kreislaufzentrum im Hirnstamm regulierten Organsysteme steht das Herz als Kreislaufpumpe, die die Blutmenge den Anforderungen des Körpers anpassen muss. Für die Funktion dieser Systeme sind die Zusammensetzung des Blutes und das Gleichgewicht von Gerinnung und Fibrinolyse entscheidend. Kardiovaskuläre Störungen machen mehr als die Hälfte der Pflegegründe, der Morbidität und der Mortalität in unserer Gesellschaft aus. In den LE 6, 7 und 13 sind die gesunden Voraussetzungen und krankhaften Störungen dieser Organssysteme beschrieben. Die wesentlichen Aufgaben sind:
- Sicherstellung des benötigten Blutvolumens für die Arbeit des Organismus (Herzzeitvolumen)
- Stoff- und Gastransport im Körper
- Regulation des Blutdrucks im Zusammenspiel mit den Nieren und dem Hormonsystem
- Unterscheidung der Individuen durch Blutgruppen
- Sicherstellung und Steuerung der Gerinnung
- Regulation der Körpertemperatur und Abtransport erhöhter Wärmemengen
- Biologische Kontrolle des Körpers durch das lymphatische System
- Zusammenspiel mit dem Immunsystem

Organsystem Hormone (Fachgebiete Endokrinologie, Gynäkologie, Urologie)

Die Funktion, Stoffe und anatomischen Strukturen der endokrinen Hormondrüsen sind in LE 12 beschrieben. Im klinischen Alltag werden die Funktionen der Sexualhormone und Geschlechtsorgane von Gynäkologen und Urologen untersucht und behandelt. Hormone sind Steuer- und Botenstoffe für fast alle Vorgänge im Körper. Im Zusammenwirken mit dem Nervensystem steuern sie den Stoffwechsel, den Energiehaushalt und die zentralen Aufgaben von Salzen und Wasser im Organismus. Alle Hormondrüsen stehen direkt oder über mehrere Schaltungen mit dem Zentralnervensystem (Hypothalamus) in Verbindung. Die hormonellen Aufgaben sind altersabhängig. U. a. gehört dazu:

- Steuerung des Stoffwechsels, v.a. Glukosehaushalt
- Stimulation und Regulation von Wachstum
- Regulation des Energiestoffwechsels
- Regulation von Wasser- und Salzhaushalt
- Regulation des Kalziumstoffwechsels
- Bildung der Sexualhormone
- Blutbildung
- Anpassung des Organismus an Stresssituationen

Organsystem Immunsystem (Fachgebiete Hämatologie, Immunologie, Infektionskrankheiten)

Die Funktionen der körpereigenen Abwehr sind eng an die Organsysteme Herz-Kreislauf und Blut gekoppelt. Die Möglichkeiten der Abwehrreaktionen, die permanent in unserem Organismus geschehen und nur bei Fehlverhalten des Immunsystems als Allergien oder Immunkrankheiten sichtbar werden, sind in LE 13 zusammengefasst. Zu diesem Organsystem gehören Milz, Lymphknoten, bis zur Pubertät der Thymus und das gesamte System der immunkompetenten Zellen in den Organen, das als retikuloendotheliales System (RES) zusammengefasst wird. Die Aufgaben des Organsystems lassen sich gliedern in:

- Identifikation köpereigener und –fremder Moleküle (*Antigene*, Freund-Feind-Erkennung)
- Erstellung des immunologischen Gedächtnisses
- Abwehr pathologischer (krankmachender) feindlicher Erreger durch unspezifische und gezielte, spezifische Maßnahmen (u.a. Bildung von *Antikörpern*)
- Heilungs-, Reparatur- und Regenerationsprozesse durch die Mechanismen der Entzündung

Organsystem Nervensystem (Fachgebiete Neurologie, Psychiatrie)

Das Nervensystem wird durch das Zentralnervensystem (ZNS) in Gehirn und Rückenmark, das vegetative Nervensystem (VS) und die peripheren Nerven repräsentiert (LE 14). Seine zentrale Aufgabe ist die Steuerung aller Organsysteme und die Reaktion des ganzen Menschen auf äußere Reize bzw. Sinneseindrücke und deren bewusste oder unbewusste, motorische Beantwortung. Dies erfolgt z. T. als Reflex aber auch als komplexe Reaktion. Mit den herkömmlichen Methoden lässt sich das Nervensystem als Sitz der Seele oder Psyche nur unzulänglich beschreiben, doch macht gerade die Seele das Einzigartige des Menschen in seiner Evolution aus. Die Sinnesorgane Auge und Ohr mit dem Gleichgewichtssinn sind eng an das ZNS angebunden bzw. dessen anatomische Teile. Das VS steht eng im Zusammenspiel mit dem Organsystem der Hormone. Störungen der nervalen Funktionen sind sowohl in LE 14 als auch als motorische Störungen in LE 15 beschrieben. Die Aufgaben dieses in der Hierarchie des Körpers an der Spitze angesiedelten Organsystems sind u.a.:

- Erkennen (bewusst oder unbewusst) von Einflüssen auf den Körper
- Sinneswahrnehmungen und deren Bewertung
- Steuerung des Sozialverhaltens
- Regulation aller Organsysteme in Zusammenwirkung mit dem Organsystem Hormone
- Menschsein durch Gefühle und Emotionen
- Individualität und Kommunikation durch Gestik und Sprache
- Ort der Intelligenz, Kreativität und des Denkens
- Sitz der Erinnerung und der Fähigkeit für Lernvorgänge
- Sitz psychischer (seelischer) Eigenschaften

Organsysteme Nieren und Ausscheidung (Fachgebiete Nephrologie, Urologie)

Die Bildung des Harns und seine Ausscheidung durch die Miktion sind die wesentlichen Merkmale, durch das sich das Organsystem von Nieren und ableitenden Harnwegen zeigt. In LE 9 sind die anatomischen und physiologischen Voraussetzungen und ihre Störungen beschrieben. Diese Funktion ist das Ergebnis vielfältiger Steuerprozesse, an denen die Nieren selbst, aber auch zentralnervöse und hormonelle Vorgänge beteiligt sind. Beim Mann sind die ableitenden Harnwege mit der Ejakulation verbunden. Die Nieren sind an der Bildung mehrerer Hormone beteiligt; zu ihren Aufgaben gehören:

- Ausscheidung der harnpflichtigen Substanzen und Entgiftung des Körpers (der Begriff „Entschlackung" ist sehr volkstümlich und trifft die komplexen Vorgänge nicht genau)
- Regulation des Blutdrucks
- Regulation des Wasserhaushalts
- Regulation des Salzhaushalts
- Regulation des pH-Werts (Säure-Basenhaushalt) zusammen mit der Lunge
- Bildung renaler Hormone
    - Aktivierung des Hormons Vitamin D für den Kalziumstoffwechsel
    - Erythropoeitin für die Blutbildung
    - Renin für die Regulation des Blutdrucks und Stimulierung von Hormonen der Nebennierenrinde

Organsysteme Sinnesorgane (Fachgebiete HNO, Ophthalmologie, Neurologie)

Methodisch erfordert die Untersuchung von Augen und Ohren ein spezielles Instrumentarium und eigenständige Messmethoden. In LE 16 werden Anatomie, Funktion und Störungen dieser Sinnesorgane erklärt. Wie bei allen Sinnen dienen die Sinnesorgane als Transformatoren für die physikalischen Reize in Erregungen (s. o.). Die Wahrnehmung der Sinneseindrücke und ihre Bewertung, d.h. die Erkenntnis z.B. von Lauten, Geräuschen, Sprache, Bildern, Gegenständen usw. erfolgt im Gehirn und ist an Lernprozesse geknüpft. Insofern wirken Sinnesorgane als Teilsystem des Nervensystems. Ihre Aufgaben lassen sich beschreiben als:

- Aufnahme physikalischer Reize durch die speziellen Gewebe und Umwandlung in Erregungsimpulse
- Anpassung an die Reizintensität
- Wahrnehmung in spezifischen Regionen des Zentralnervensystems
- Erkenntnis (Verständnis) der Eindrücke und ihre
- logische Bewertung

Organsystem Skelett (Fachgebiete Orthopädie, Rheumatologie)

Nicht nur die Knochen, sondern auch das gesamte Stütz- und Bindegewebe, die Muskeln, Bänder, Sehnen, Gelenke und ihre Teilstrukturen bilden dieses Organsystem. Je nach operativem oder konservativem Behandlungsansatz befassen sich verschiedene medizinische Fächer mit diesem Organsystem. In LE 4 und 15 wird auf die gesunden Strukturen und Funktionen bzw. auf deren Krankheiten eingegangen. Das Aufgabengebiet dieses Organsystems ist u.a.:

- Haltung, Stabilität und Stützung für den Körper
- Voraussetzung für die Beweglichkeit des Skeletts
- Gleichgewicht im Zusammenspiel mit dem Gehirn
- Speicher v.a. für Kalzium
- Konstanterhaltung der Körperwärme durch die Muskelfunktion (beim Erwachsenen; beim Neugeborenen übernimmt diese Funktion das braune Fettgewebe)
- Blutbildung im roten und weißen Knochenmark

Organsystem Verdauungssystem (Fachgebiet Gastroenterologie)

Bemessen nach Gewicht und Volumen sind die Organe des Verdauungstrakts die größten und schwersten des Körpers. Sie umschließen den gesamten Speiseweg von der Aufnahme im Mund bis zur Ausscheidung und sind mit dem System von Leber und Galle verbunden. Das Teilgebiet der *Hepatologie* befasst sich mit den letztgenannten. Die Verdauung setzt sich aus der mechanischen Zerkleinerung der Speisen, der Verflüssigung, dem Schlucken, der Desinfektion der Nahrung, der chemischen Aufspaltung und zuletzt der Resorption, d.h. der Aufnahme in die Blutbahn, zusammen. Erst dann können Nährstoffe ihren Beitrag für Bau und Stoffwechsel des Organismus entfalten. In LE 10 und 11 sind die einzelnen Schritte erklärt. Die häufigen Zivilisationserkrankungen wie Herzinfarkt und Schlaganfall entstehen v.a. auf dem Boden von Stoffwechselstörungen. Die Steuerung des Organsystems Verdauung erfolgt über zentralnervöse und vegetative Impulse sowie über Hormone, die lokal im Darmgewebe erzeugt werden. Zu den Aufgaben dieses Organsystems zählen:

- Aufnahme der Nahrung und ihre Zerkleinerung
- Schlucken und Nahrungstransport
- Chemische Aufspaltung
- Resorption der in Moleküle zerlegten Nahrung in das Blut
- Ausscheidung nicht verdauter Nahrungsbestandteile
- Regulation des Stoffwechsel der Kohlenhydrate, Eiweiße und Fette
- Entgiftung und Elimination von körpereigenen, abgebauten Stoffen und zugeführten Substanzen
- Synthese der körpereigenen Bau- und Betriebsstoffe
- Regulierung des körpereigenen Milieus

Topografische Grundbegriffe

Die Lagebezeichnungen der Organe im Körper werden als topographische Anatomie beschrieben. Um sich auf der Körperoberfläche zu orientieren und die Lage z.B. von Organen, der Knochen des Skeletts und Muskeln zu beschreiben, werden traditionelle Begriffe benutzt. Besonders in operativen Fächern finden diese Begriffe im Alltag Anwendung und sollten bekannt sein; das Auswendiglernen erübrigt sich, denn in der Praxis eignet man sich diese Terminologie rasch an.

Bezeichnungen zur Richtung

Anterior	vorne (auch ventral)
Dexter, dextra	rechts
Distal	vom Körpermittelpunkt entfernt
Dorsal	hinten (auch posterior)
Fibular	auf der Seite des Wadenbeins (*Fibula*, Wadenbein)
Frontal, Frontalebene	vorne, Ebene in Lage der Stirn
Inferior	unten (auch kaudal)
Kaudal	unten (*Cauda*, Schwanz)
Kranial	oben (*Kranium*, Schädel)
Lateral	seitlich (*Latus*, Seite)
Medial	zur Mitte des Körpers zeigend
Okzipital (occipital)	zum Hinterkopf zeigend (*Okziput*, Hinterkopf)
Palmar	Richtung der Handfläche
Plantar	Richtung der Fußsohle
Posterior	hinten (auch dorsal)
Proximal	zum Körpermittelpunkt hin weisend (Gegenteil von distal)
Radial	zur Seite der Speiche am Unterarm (Radius, Speiche)

- Sagittal, Sagittalebene — von vorn nach hinten (Sagittus, Pfeil)
- Sinister, sinistra — links
- Superior — oben (auch kranial)
- Tibial — auf der Seite des Schienbeins (Tibia, Schienbein)
- Transversal, Transversalebene — Ebene im Quertschnitt des Körpers
- Ulnar — auf der Seite der Elle (Ulna, Elle)
- Ventral — vorne (Ventrum, Schnabel)

Bezeichnungen zur Bewegung

- Abduktion — Bewegung vom Körper weg
- Adduktion — Bewegung zum Körper hin
- Anteversion — Vorwärtsbewegung von Arm und Bein
- Extension — Streckung in einem Gelenk
- Flexion — Beugung in einem Gelenk
- Pronation — Innendrehung von Hand oder Fuß

  Merke
  als ob man ein Brot von oben fasst

- Retroversion — Rückwärtsbewegung von Arm und Bein
- Rotation — Drehung von Arm oder Bein
  Innenrotation — Drehung nach innen
  Außenrotation — Drehung nach außen
- Supination — Außendrehung von Hand oder Fuß

  Merke
  als ob man Suppe aus der Hand trinken würde – schlechte Tischsitte

Übersicht zur Physiologie des Menschen

Chemie im Körper

Wie jede Materie, ob organischen oder anorganischen Ursprungs besteht auch der Organismus aus chemischen Elementen, die sich zu komplexen Molekülen zusammensetzen. Die häufigsten im Körper vorkommenden Elemente sind:
- **(O) Sauerstoff** unentbehrlich für die Energiegewinnung in der Atmungskette, in den Zellen (LE 8)
- **(C) Kohlenstoff** im Kohlendioxyd und in den Kohlehydraten enthalten
- **(H) Wasserstoff** wesentlicher Bestandteil von Wasser und als H+-Proton Träger der Säureeigenschaften des Plasmas und anderer Körpersubstanzen
- **(N) Stickstoff**

Diese vier Elemente machen >95% unserer Körpermasse aus. Bei den *Mineralien* stehen im Vordergrund:
- **(Ca) Kalzium** nötig für die Knochenstabilität, die elektromechanische Koppelung der Muskelkontraktion, die Steuerung synaptischer Übertragungen, Grundfaktor für die Blutgerinnung und Cofaktor bei vielen immunologischen Prozessen
- **(P) Phosphor** als Phosphat Bestandteil von ATP, der Knochenmasse und Bestandteil der Nukleinsäuren
- **(K) Kalium** dominierendes intrazelluläres Elektrolyt. Störungen des Kaliumhaushalts führen zur Instabilität der Erregung und zu Herzrhythmusstörungen
- **(Na) Natrium** dominierendes extrazelluläres Elektrolyt. Es bestimmt im Wesentlichen den Wassergehalt des extrazellulären Raumes
- **(Mg) Magnesium** Vorkommen zu 99,5 % intrazellulär, wobei es für die Relaxation des Muskels eine große Rolle spielt; es ist auch für die Funktion vieler enzymatischer Prozesse notwendig

Über die Funktion der Spurenelemente siehe LE 11 und die Laborwerte in Übersicht 2.

pH-Wert

Wenn wir von H^+-Ionen sprechen, meinen wir Protonen. Protonen werden nicht sichtbar und sind so winzig, dass ein Kaffeelöffel voll Protonen ebenso viele enthalten würde, wie es vermutlich Moleküle im Atlantischen Ozean an Wasser gibt. Doch diese winzigen Atompartikel spielen die entscheidende Rolle im lebendigen Organismus. Seitens der Natur ist es so eingerichtet, dass Wasser, H_2O, teilweise molekular aufgespalten ist. Das bedeutet, dass eines von 70 Millionen Atomen Wasser in der Form von OH^- und H^+ (bzw. H_3O^+) vorliegt. Dieser natürliche Vorgang der Aufspaltung des Wassers bestimmt den pH-Wert, der neutral den Wert 7 beträgt. (Die Zahl 7 stammt von den 7 Nullen beim Wert 10.000.000 und bezeichnet einen negativ dekadischen Logarithmus – ich hatte schon zu der Schulzeit Beschwerden, mit diesem Begriff korrekt umzugehen. Wir sollten den Wert 7 für einen neutralen PH einfach als elementare Gegebenheit akzeptieren).

Azidose und Alkalose

Nimmt die Zahl der H^+-Ionen zu, reagiert der Körper im sauren Bereich und der pH-Wert sinkt. Bei einem pH-Wert <7 sprechen wir von einer → **Azidose**. Die zusätzlichen H^+-Ionen stammen überwiegend von Säuren. Wenn im Körper der Begriff Säure auftaucht, muss daran gedacht werden, dass hier H^+ freigesetzt werden und eine Azidose eintritt. Umgekehrt führen Reaktionen, die H^+-Ionen aufnehmen, zu einer Verminderung der H^+-Konzentration und damit zu einem Anstieg des pH-Werts >7. Man spricht von einer → **Alkalose**.

pH-Wert	
■ Azidose	pH sinkt; H+-Ionenmenge ist erhöht
■ Alkalose	pH steigt; H+-Ionenmenge ist erniedrigt

Der pH-Wert des Menschen liegt zwischen 7,36 und 7,44 und wird über Puffersysteme exakt geregelt. Das Leben ist außerhalb der physiologischen Grenzen des pH-Werts nur erschwert oder gar nicht möglich. Ein Absinken des pH-Werts <7,09 und ein Anstieg auf >7,9 ist mit dem Leben nicht vereinbar bzw. löst die intensivmedizinische Behandlung aus. Die Regulation des pH-Werts erfolgt sowohl über die Atmung (LE 8) als auch über die Niere (LE 9). Als wichtigster Puffer gilt das Bikarbonat (HCO_3^-). Was sich an dieser Stelle noch recht kompliziert und sogar abschreckend anhört, wird im Zusammenhang mit der Krankheitslehre verständlich. Die Regulation des pH-Werts im Säuren-Basenhaushalt wird in LE 8 beschrieben.

Wasser als Lebensgrundlage

Unser Körper besteht zu fast 70% aus Wasser. Beim Kind sind es sogar 75%. Die Verteilung des Wassers im Körper eines Erwachsenen findet in drei großen Räumen statt
- in den Zellen (intrazellulär) 70%
- außerhalb der Zellen (extrazellulär, interstitiell) 25%
- im Plasma des Blutes 5%

Wenn wir Blut abnehmen, bekommen wir also nur über 5% des Wasserhaushalts unseres Körpers eine Information. Wasserverlust oder Verschiebungen aus diesen Räumen führt zu schweren bis lebensbedrohlichen Erkrankungen. Auf die Regulation des Wasserhaushaltes ist in LE 9 eingegangen.

Organische Verbindungen

Im Mittelpunkt der Energiegewinnung stehen Kohlenhydrate. Die durch die Sonnenenergie in chemische Bindungen hineingelegte, gespeicherte Energie kann durch die zelluläre Verbrennung unter Verwendung von Sauerstoff in ATP, dem Brennstoff unserer Zellen, umgewandelt werden. Den Energiegewinnungsprozess unserer Zelle nennt man die Atmungskette oder oxydative Phosphorylierung. In Lehrbüchern der Biochemie ist sie auch als Zitratzyklus beschrieben. Für uns wichtig zu wissen ist, dass das Molekül Sauerstoff hierbei als Elektronenfänger, als Oxydationsmittel, dient und die Energiegewinnung in Form von ATP ohne Sauerstoff nicht möglich ist. Die verschiedenen Kohlhydrate, Fette und Struktur der Proteine, deren Bedeutung und Stoffwechsel, sind in LE 11 beschrieben.

Osmose, Diffusion und Transportvorgänge

Osmose
Osmose beschreibt den Austausch von Flüssigkeiten durch eine Membran, wobei die Membran zwei Lösungen unterschiedlicher Konzentration trennt. Die Konzentrationen werden von mehr oder weniger großen Molekülen gebildet, von denen nur kleine Moleküle die Membran durchdringen können. Weil sie nur halbdurchlässig ist, wird sie als semipermeabel bezeichnet. Osmotische Vorgänge spielen im Organismus eine große Rolle (vor allem beim Wassertransport) und werden therapeutisch bei der Dialyse (LE 9.2) eingesetzt.

Diffusion
Diffusion beschreibt die Ausbreitung von kleinmolekularen Substanzen in einer Flüssigkeit. Von Natur aus haben alle Substanzen die Eigenschaft sich gleichmäßig in einem Milieu zu verteilen, insofern die Schwerkraft diesem Prozess nicht entgegengesetzt gerichtet ist. Diffusion findet im Körper durch den Austausch von Atemgasen im Gewebe, sowohl der Lunge als auch der Mikrozirkulation statt. Im Körper werden die Diffusionsprozesse dabei durch aktive, Energie verbrauchende Mechanismen unterstützt.

Transportvorgänge
Überwiegend liegen aktive, Energie verbrauchende Prozesse vor. Das bedeutet, dass Stoffe durch die Zellmembran unter Verbrauch von Energie transportiert werden. Dabei können Stoffe auch gegen Konzentrationsgradienten transportiert werden. Bei größeren Molekülen werden die Teilchen durch Ausläufer des Zytoplasmas umschlossen und als kleines Bläschen oder *Vesikel* (→ **Endozytose**) transportiert. Ist ein solches Bläschen in die Zelle hineintransportiert, wird es dort von Lysosomen abgebaut. Vor allem in Reparaturprozessen und bei Infektionen spielen diese Mechanismen eine entscheidende Rolle. Werden ganze Zellen durch eine Endozytose aufgenommen,

spricht man von der → **Phagozytose**. Hierauf sind viele Zellen spezialisiert. Sie werden als Makrophagen bezeichnet. Transportprozesse durch vesikuläre Strukturen aus der Zelle heraus, werden als Exozytose bezeichnet.

Körperwärme

Das Leben hängt an dünnen Fäden. Zu diesen Fäden gehören u.a.
- die exakte Regulation des PH-Werts,
- der Sauerstoffgehalt des Blutes und
- die Körpertemperatur.

Die physiologische Körpertemperatur schwankt um 10tel Grade um 37°C. Schon bei Veränderung um wenige Grade nach unten oder oben, kommt es zu ausgeprägten Funktionsstörungen des Körpers und einer Bewusstseinseintrübung. Die Körperprozesse sind <35° und >41,5° nicht mehr geordnet möglich, bzw. können vom Körper nicht mehr kompensiert werden.

Die Körpertemperatur wird durch Regulation über das zentrale Nervensystem exakt im physiologischen Bereich gehalten. Die Wärme im Körper entsteht durch Stoffwechselprozesse vor allem in der Leber, aber auch durch die Muskelbewegung, willkürlich z.B. bei Sport oder unwillkürlich beim Zittern. Die Aktivität des Stoffwechsels lässt sich als Grundumsatz (LE 11) messen. Dieser ist von der Funktion der Schilddrüse abhängig.

Oben wurde darauf hingewiesen, dass Neugeborene die Fähigkeit der Wärmeproduktion durch Muskelzittern nicht besitzen und dafür braunes Fettgewebe als rasche Energiemobilisation besitzen.

Entstandene Wärme muss im Körper wieder abgeführt werden. Die Wärmeabgabe erfolgt durch Durchblutung der Haut und Abgabe der Wärme an die Umgebungsluft der Hautoberfläche (Konvektion). Die Wärmeleitung durch Gewebe und Stoffe hindurch wird als Konduktion bezeichnet. Ein entscheidender Prozess in der Abgabe von Wärme ist die Verdunstung. Durch starkes Schwitzen wird Verdunstungskälte und damit Wärmeentzug der Haut erzeugt. Der durch aktive Regulation vom Körpertemperaturregulationszentrum ausgelöste Prozess kann zu erheblichen Flüssigkeitsverlusten führen. Das Wärmeregulationszentrum liegt im Hypothalamus und bekommt seine Informationen über Thermorezeptoren aus dem Körperinneren (Kerntemperatur) und der Körperoberfläche (Schalentemperatur). Durch Regulationsprozesse kann die Körpertemperatur in der Schale abgesenkt, d.h. die Durchblutung gedrosselt werden. Es ist bekannt, dass sich Erfrierungen am schnellsten in Zehen, Fingern, Ohren und Nase abspielen. Hier kann der Gefäßdurchmesser besonders eng gestellt und damit die Temperatur abgesenkt werden. Der Temperatursollwert von 37° im Zentrum des Körpers ist im Hypothalamus gespeichert.

Das Krankheitsmerkmal Fieber tritt auf, wenn im Wärmeregulationszentrum der Sollwert verändert wird und der Körper sich auf eine höhere Körpertemperatur einreguliert. Auslöser sind Substanzen, die als Pyrogene bezeichnet werden. Diese entstehen im Immunprozess durch die Abwehr von Bakterien oder Viren. Die Erhöhung der Körpertemperatur durch direkte Wärmeeinwirkung, z.B. bei langem Aufenthalt in der Sonne, wird als Hyperthermie bezeichnet. Kurzzeitig kann der Körper sie durch starkes Schwitzen kompensieren, langfristig führt die Überwärmung des Körpers zum Tod.

IM FOKUS 1

Pflegerelevante Grundlagen

In dieser ersten Lerneinheit werden der Begriff Leben, die Grundlagen des Lebens sowie die Frage nach dem Ursprung des Menschen zu beantworten versucht. Leben bedeutet dass Zellen, Gewebe und Organismus die Fähigkeit zum Stoffwechsel, zur Vermehrung, zur Mutation, zu Wachstum sowie zur Reizaufnahme und Reizbeantwortung aufweisen. Grundlage der Kontinuität und Vererbung des Lebens liegt in der Genetik und im genetischen Code, der in den Chromosomen der Zellkerne seit Millionen von Jahren vererbt wurde. Leben bedeutet einerseits Wachstum und Differenzierung, andererseits aber auch Untergang, Sterben und Tod. Diese Prozesse sind im Erbgut festgeschrieben. Die Selbstkontrolle der Zelle als programmierter Zelltod ist die Apoptose.

Die Analyse des menschlichen Erbguts, des Genoms, weist auf die biologischen Wurzeln des Menschen, die mehrere hundert Millionen Jahre biologische Entwicklung umschreiben hin. Ist die Entwicklung des aufrechten Gangs bei den Primaten ein Prozess, der vor rund 5 Millionen Jahren begann, so tritt der moderne Mensch, der Homo sapiens, erst seit gestern auf die Bühne der biologischen Arten. Im Vordergrund stand die Entwicklung des Gehirns, die auseinander liegenden, geschützten Augen mit der Fähigkeit eines räumlichen Bildes, die Entwicklung der Hände als geschickte Werkzeuge (Opponierbarkeit der Daumen), die Stabilität in Ellbogen und Kniegelenken , sowie die Entwicklung des Großhirns. Die Meilensteine von Homo heidelbergensis, Neanderthaler und Cro Magnon Menschen markieren seit rund 200000 Jahren die Erforschung des Werdegangs des Menschen.

Dem Menschen wie allen anderen Lebewesen liegen Zelle und Gewebe als Struktur zu Grunde. Die Zellen mit ihren Bestandteilen – endoplasmatisches Retikulum, Ribosomen, Golgi-Apparat, Lysosomen, Zentriolen, Mitochondrien und Zellkern – haben die Aufgabe für den Stoffwechsel zum Bau der Zelle, ihrem Energiebedarf, der Zellteilung und der Kommunikation mit Zellen im Gewebsverband des Organismus zu sorgen. Wachstum und Vermehrung setzen die Zellteilung als Mitose mit diploidem Chromosomensatz und Meiose (Reifungsteilung) mit haploidem Chromosomensatz voraus.

Zellen schließen sich zu Gewebearten zusammen. Hier wird das Epithelgewebe, Binde- und Stützgewebe, Muskelgewebe und Nervengewebe unterschieden. Beim Bindegewebe spielt das Fettgewebe, Knochengewebe und der Knorpel eine besondere Rolle. Die unterschiedlichen Muskelgewebe – quergestreifter Skelettmuskel, Herzmuskel und glatter Muskel – erlauben unterschiedlich schnelle und anhaltende Verkürzungsarten dieses hoch spezifizierten Gewebes. Der komplexe Gesamtorganismus aus zahllosen Zellen erfordert die Steuerung über das Nervensystem. Nerven arbeiten im Zusammenschluss über Synapsen, die über Aktionspotenziale untereinander in

Verbindung stehen. Eine besondere Synapse ist die motorische Endplatte als biochemischer Schalter zwischen motorischem Nerv und Muskelgewebe.

In dieser Lerneinheit wird die Zusammenstellung und Aufgabe der unterschiedlichen Organsysteme des Menschen dargestellt. Weiter werden wesentliche topografische Begriffe beschrieben. Zur Übersicht dienen Hinweise auf die Chemie unseres Körpers mit anorganischen und organischen Verbindungen, dem PH-Wert und der Beschreibung der Diffusionsprozesse, sowie der Regulation der Körperwärme.

NACHGEFRAGT 1

1. Durch welche Kriterien lässt sich der Begriff Leben beschreiben?

2. Was versteht man unter dem Begriff Gen?

3. Nennen Sie Bestandteile und Aufgaben einer Zelle

4. Worin liegt der Unterschied von Mitose und Meiose?

5. Welche Formen von Gewebe gibt es? Welche Aufgaben nehmen sie wahr?

6. Nennen Sie die verschiedenen Arten von Muskelgewebe

7. Was ist eine Synapse?

8. Was bedeuten die Begriffe Supination und Pronation?

9. Was versteht man unter Azidose und Alkalose?

10. Wie wird die Körpertemperatur reguliert?

LEXIKON 1

Können Sie diese Begriffe erklären?
Lesen Sie im Lexikon in Übersicht 2 nach ...

A
Aktionspotenzial
Alkalose
Apoptose
Autosomen
Axon
Azidose

B
Baufett
Braunes Fettgewebe

C
Chromatin
Chromsomen

D
Darwin
Dendrit
Depolarisation
Diploid

E
Elastischer Knorpel
Elektromechanische
    Koppelung
Endoplasmatisches
    Retikulum
Endozytose
Epithelgewebe
Exzitatorisch

F
Faserknorpel
Fibroblasten

G
Gene

Genetischer Code
Genom
Gewebe
Glia
Golgi-Apparat
Gonosomen

H
Haploid
Hyaliner Knorpel
Hyperplasie
Hypertrophie

I
Inhibitorisch
Interstitium

K
Karyogramm
Karzinom

L
Lysosomen

M
Markscheide
Meiose
Membranpotenzial
Mikrovilli
Mitochondrien
Mitose
Motorische Endplatte

N
Neurit
Neurotransmitter
Nukleotide

O
Organsystem
Ossifikation
Osteozyten

P
Periost
Phagozytose
pH-Wert
Primaten

R
Repolarisation
Rezeptoren
Ribosomen

S
Sarkomer
Sarkoplasma
Schwellenpotenzial
Soma
Speicherfett
Synapse

T
Triplet

U
Urothel

W
Wachstum

Z
Zelle
Zentriolen

Grundsätze der Krankheitslehre 2

Lerneinheit 2

Gesundheit und Krankheit	47
Was ist Gesundheit?	47
Was ist Krankheit?	47
Prävention	48
Wie Krankheit entsteht	51
Endogene und Exogene Ursachen	
Krankheitsdisposition	52
Zeichen und Verlauf von Krankheit	53
Allgemeine Krankheitszeichen	53
Symptome	61
Therapie	63
Untersuchungsmethoden (Diagnostik)	64
Anamnese	64
Allgemeine körperliche Untersuchung	66
Bildgebende Verfahren	68
Sonografie	68
Röntgen	69
Magnetresonanztomografie	70
Szintigrafie	71
Endoskopie	71
Funktionsdiagnostik	72
Laboruntersuchungen	72
Diagnoseschlüssel	73
Was heißt Krebs?	73
Benigne und maligne Tumoren	75
Was wir über die Entstehung von Krebs wissen	76
Beurteilung von Malignomen	79
Mammakarzinom	80
Prostatakarzinom	82
Zervixkarzinom	83
Krebstherapie	83
Psychische Krankheiten	87
Somatoforme Störungen	89
Schmerzsyndrome	90
Suchtkrankheiten	90

Schizophrenie	92
Affektive Störungen	94
Therapien bei psychischen Krankheiten	95

Übersicht zu den Infektionen 97

Grundverständnis der Infektionen	97
Leitsymptom Fieber	97
Viren	100
Bakterien	104
Parasiten	106

Ausgewählte Infektionskrankheiten 107

Infektionen durch Zecken: Lyme-Borreliose und FSME	107
Gonorrhoe	108
Lepra	109
Leptospirose	109
Malaria	109
Pfeiffer'sches Drüsenfieber (infektiöse Mononukleose)	110
MRSA	110
Milzbrand	110
Pest	111
Pocken	111
Syphilis (Lues)	111
Tetanus	112
Tollwut	113
Tonsillits	113
Toxoplasmose	115

Impfungen 115

Grundzüge der Therapie mit Antibiotika 116

Im Fokus 119

Nachgefragt 120

Lexikon 122

Lerneinheit 2

Grundsätze der Krankheitslehre　　LE 2

Gesundheit und Krankheit

Was ist Gesundheit?

Nach einer Definition der Weltgesundheitsorganisation WHO von 1948 ist → **Gesundheit** „ein Zustand des völligen körperlichen, seelischen und sozialen Wohlbefindens". In Erweiterung dieser Definition wurde der Fakt des beruflichen Wohlbefindens hinzugefügt. In einer Definition des vor über 150 Jahren in Paris lebenden französischen Neuropathologen Charcot beschreibt dieser Gesundheit als „das Schweigen der Organe". Diese Definition beinhaltet, dass der, der sich noch gesund fühlt, schon krank sein kann, sich Gesundheit von Krankheit also durch die Anwesenheit von Krankheitsmerkmalen bzw. Symptomen und Beschwerden manifestiert. Insofern erfordert der Zustand der Gesundheit die ständige Fürsorge zu deren Erhaltung voraus.

Zwischen dem Begriff Gesundheit und Krankheit bestehen Nuancen; so kann eine Behinderung vorliegen oder eine Heilung fehlerhaft erfolgt sein (→ **Defektheilung**), wobei sich der Mensch diesen Fehlern anpassen kann ohne dass er seine Lebensqualität als beeinträchtigt empfindet. Ein solcher Defekt kann z.B. der Verlust einer Extremität sein. Der Behindertensport und die Leistungen bei den Paraolympics zeigen die Fähigkeiten des Menschen, sich an seine unvermeidlichen Lebensbedingungen durch eine innere Einstellung und orthopädische Techniken zu adaptieren.

Weiter können Risikofaktoren vorliegen und eine Krankheit begünstigen. Sie werden nicht bemerkt und stören weder das körperliche noch das seelische Wohlbefinden. Und doch sind sie schlummernde Krankheitsauslöser. Im kritischen Rückblick auf die über ein halbes Jahrhundert alte WHO-Definition von Gesundheit würde diese als eine utopische Betrachtung bezeichnet, denn der Begriff Wohlbefinden lässt sich sicher nie vollständig erzielen. Zahllose soziale und seelische Gründe, jede Art der Belästigung und jede Form von Konflikten können das Wohlbefinden stören und – seien diese Gründe auch noch so subjektiv – das Erleben von Krankheit auslösen.

Wie in LE 1 dargestellt, setzt Gesundheit voraus, dass sich unser Körper in einem physiologischen Funktionszustand der Zellen und Gewebe befindet. Dieses interne Gleichgewicht bezeichnet man als die → **Homöostase**. Störungen der Homöostase zeigen sich in charakteristischen Krankheitszeichen (s. u.).

Was ist Krankheit?

In der Krankheitslehre werden die Entstehungsfaktoren von Krankheiten als → **Ätiologie** oder als systematische Zuordnung von beschreibenden Merkmalen von Krankheiten in der → **Nosologie** dargestellt. Im weitesten Sinn beschäftigt sich die → **Pathologie** mit der Lehre von abnormen und krankhaften Vorgängen und Zuständen im Körper. Je nach Methodik und Fragestellung werden hier unterschiedliche pathologische Teilgebiete unterschieden; z.B. die pathologische Anatomie, die Pathohistologie, die Pathophysiologie, die Pathobiochemie, die Neuropathologie, die Zytopathologie usw. Unter → **Pathogenese** versteht man die Entstehung und Entwicklung eines krankhaften Geschehens im Gegensatz zu direkt auslösenden Ursachen in der Ätiologie.

Krankheit kann unterschiedlich beschrieben werden; vier Definitionen haben sich herauskristallisiert:
- Ein subjektives oder objektives Vorliegen körperlicher oder geistig-seelischer Störungen bzw. jede empfundene Veränderung der Gesundheit oder des Wohlbefindens.
- Ein sozialrechtlicher Begriff der jeden Zustand beschreibt, der einerseits Krankenpflege notwendig macht oder eine Arbeits- bzw. Erwerbsunfähigkeit zur Folge haben kann. Störungen der Gesundheit können hierbei auf körperlicher, seelischer oder geistiger Grundlage entstehen.
- Krankheiten lassen sich unterteilen als Erbkrankheiten, Autoimmunerkrankungen, Berufserkrankungen, Infektionserkrankungen usw. Hierbei werden verschiedene Aussagen zur Entstehung, sozialen Bedeutung, Therapierbarkeit und Prognose getroffen.
- Unter Krankheit versteht sich ein übergeordnetes Etikett für eine Gruppe von Krankheitsabläufen mit ähnlichen Symptomen. Hierbei kommt es zu Krankheitsbezeichnungen, die weder in ihrem Entstehungsprozess noch in ihrer Entwicklung klar abgegrenzt sind, wie z.B. das chronische Müdigkeitssyndrom, das Burnout-Syndrom oder das Hyperaktivitätssyndrom. Der Begriff Krankheit als Etikett weist also auch auf das zeitgemäße Verständnis von Krankheitsprozessen hin.

Zwischen Gesundheit und Krankheit steht die Gesundheitserhaltung bzw. die Prävention.

Prävention

Der Begriff → **Prävention** lässt sich am einfachsten mit Vorbeugung übersetzen. Natürlich wäre es irreal anzunehmen, man könne jeder Erkrankung vorbeugen, doch muss alles getan werden, um ursächliche Faktoren die zur Erkrankungen führen, zu erkennen und die Menschen müssen darüber aufgeklärt werden, wie Krankheiten verhindert werden können. Ein einfaches Beispiel für Prävention ist es, wenn man an einem Balkon ein Geländer anbringt, damit man nicht herabstürzt. Ebenso einleuchtend ist die Situation, dass jede Form der Überernährung zu Übergewicht (Adipositas, LE 11) führt, wodurch Krankheiten im Bewegungs- und Stützapparat und im Herzkreislaufsystem riskiert werden.

Prävention gilt heute als sozialpolitischer Auftrag. Der gesetzliche Auftrag lautet, die Bevölkerung über die Risiken, die Erkrankungen auslösen, zu informieren und über Maßnahmen zu deren Vermeidung aufzuklären. Gesundheitsvorsorge be-

> **Stufen der Prävention**
>
> - Gesundheit ohne dass Risikofaktoren bestehen
>   Ziel: Vermeidung von Risikofaktoren
> - Gesundheit mit bestehenden Risikofaktoren, **primäre** Prävention
>   Ziel: Beseitigung der Risikofaktoren
> - Akute Erkrankung liegt vor: **sekundäre** Prävention
>   Ziel: Vermeidung des erneuten Auftretens der Krankheit
> - Chronische Erkrankung liegt vor: **tertiäre** Prävention
>   Ziel: Vermeiden von Krankheitsfolgen

deutet dabei nicht nur dem einzelnen Menschen eine bestimmte statistische Lebensdauer zu erhalten, sondern ihm auch in seinem Lebenszeitraum Selbständigkeit und Lebensqualität zu garantieren.

Zu den großen Volkskrankheiten zählen vor allem Diabetes mellitus, arterielle Hypertonie und Manifestationen der Arteriosklerose als Schlaganfall, koronare Herzerkrankung und Herzinfarkt. In den LE 6, 7 und 11 werden die Risikofaktoren für diese Krankheitsbilder beschrieben (nach dem Stand gesicherten Wissens, wie dieses zum Zeitpunkt der Drucklegung dieses Buches vorliegt).

Die Gesundheitsvorsorge erfolgt in mehreren Stufen. Eine sekundäre Prävention wird auch als → **Prophylaxe** bezeichnet. Hierbei geht es direkt darum, eine Akuterkrankung zu vermeiden. Beispiele für häufige prophylaktische Maßnahmen sind

- Dekubitusprophylaxe: Vermeiden von Durchblutungsstörungen der Hautgefäße mit Drucknekrosen bei länger bettlägrigen Patienten (LE 3)
- Prophylaxe gegen Obstipation: Vermeidung einer Darmträgheit durch harten Stuhl bei Immobilität oder durch Medikamente, wie Opioide (LE 10.2)
- Pneumonieprophylaxe: Vermeidung einer Lungenentzündung (LE 8)
- Thromboseprophylaxe: Vermeidung von Gerinnungsereignissen, vor allem in den tiefen Venen durch längere Bettruhe z.B. nach Operationen (LE 7.2)

! Merke

Die mit hohem Prozentsatz genannten Erkrankungen sind besonders häufige Pflegegründe und spielen als Fallbeispiele auch für das Staatsexamen eine wichtige Rolle. Relevante Krankheiten sind auch auf der Innenseite des Einbands hinten zusammengefasst.

Häufige Krankheiten, die internistische stationäre Pflege erfordern

(Die Daten stammen aus Zahlen der Deutschen Krankenhausgesellschaft von 2002; die Diagnosen wurden nach ICD-10 für ein Krankenhaus der Regelversorgung mit 100-120 allgemeininternistischen Betten zusammengestellt; die durchschnittliche Verweildauer lag bei 9-11 Tagen)

- **34,7%** Herz- und Gefäßerkrankungen (LE 6 und 7), besonders
  - Herzinsuffizienz
  - Koronare Herzkrankheit und Herzinfarkt
  - Herzrhythmusstörungen
  - Komplikationen der arteriellen Hypertonie
  - Periphere arterielle Verschlusskrankheit (paVK)

- **21,0%** Neurologische und psychiatrische Krankheiten (LE 14), besonders
  - zerebrovaskuläre Insuffizienz und Stroke
  - Schwindel und Synkopen (s. Leitsymptome in Ü 1)
  - Bewegungsstörungen
  - Suchtkrankheiten

- **13,5%** Gastroenterologische Erkrankungen (LE 10) und Stoffwechselstörungen (LE 11), besonders
  - Ulkuskrankheit und chronische Gastritis
  - Morbus Crohn
  - Colitis ulcerosa
  - Kolorektales Karzinom
  - Hepatitis
  - Cholezystitis und Cholelithiasis
  - Pankreaserkrankungen

- **9,3%** Hämatologische Erkrankungen (LE 13) und Tumoren, besonders
  - Anämien
  - Leukämien
  - Morbus Hodgkin und maligne Lymphome
  - Störungen der Blutgerinnung
  - Krebserkrankungen (s. u.)

- **7,8%** Erkrankungen der Atemwege (LE 8), besonders
  - Bronchitis und Asthma bronchiale
  - COPD
  - Pneumonie
  - Bronchialkarzinom

- **3,6%** Endokrinologische Erkrankungen (LE 12), besonders
  - Diabetes mellitus
  - Erkrankungen der Schilddrüse

- **3,1%** Infektionen (s. u.)

- **1,6%** Erkrankungen der Niere (LE 9), besonders
  - Nierensteine
  - Harnwegsinfekte
  - Chronische Niereninsuffizienz
  - Glomerulonephritis

- **0,7%** Rheumatologische Erkrankungen (LE 15)
- **4,7%** Notfälle

Wie Krankheit entsteht

Einem Krankheitsprozess liegt eine von drei → **Krankheitsursachen** zugrunde:
- Endogene (innere) Ursachen
- Exogene (äußere) Ursachen
- Disposition für Krankheit

Endogene Ursachen

Erbkrankheiten. Hierzu zählen vererbte Erkrankungen mit Schädigungen einzelner Gene z.B. Bluterkrankheit (Hämophilie, LE 13) oder Mukoviszidose (LE 8).

Angeborene Fehlbildungen. Man spricht von konnatalen Krankheiten z.B. angeborene Herzfehler (LE 6.2) und andere Missbildungen.

Autoimmunerkrankungen. Die Ursachen der Reaktion des Organismus mit einer abgeschwächten oder überschießenden Antwort des Abwehrsystems auf innere und äußere Faktoren liegen noch im Dunkeln, doch auch sie zählen zu den endogenen Ursachen von Krankheit. Auf diese Störungen wird in LE 13 eingegangen.

Degenerative Prozesse. Bei degenerativen Prozessen, wie z.B. der Bildung von Arthrosen in großen oder kleinen Gelenken spricht man von einer familiären Disposition. Die Erbmerkmale solcher Krankheitsanlagen sind noch unzureichend erforscht, lassen sich aber in der Familienanamnese deutlich erkennen. Zu solchen familiären Dispositionen zählen auch die koronare Herzerkrankung bzw. andere Manifestationen der Arteriosklerose. Bei diesen Patienten müssen bestehende Risikofaktoren sehr ernst genommen werden.

Exogene Ursachen

Äußere Ursachen von Krankheit lassen sich in den meisten Fällen nachvollziehen und können – zumindest theoretisch – vermieden werden.

Physikalische Ursachen. Jede äußere Gewalteinwirkung wie z.B. ein Verkehrsunfall, ein Sturz oder thermische Einflüsse wie Verbrennung oder Unterkühlung führt zu einer Erkrankung. Man spricht dann von einem → **Trauma.**

Chemische Ursachen. Die Einwirkung ätzender Substanzen, wie Säuren oder Laugen auf die Haut oder Schleimhäute löst einen lokalen oder systemischen Krankheitsprozess aus. Dazu gehört auch eine Rauchgasvergiftung oder die Exposition des Körpers gegen Allergene in der Folge einer meist bekannten allergischen Reaktion. Diese Prozesse werden durch die familiäre Disposition für die Allergie unterstützt.

Mikrobiologische Ursachen. Hierunter werden alle Infektion mit Bakterien, Viren, Parasiten oder Prionen zusammengefasst. Die verschiedenen Infektionskrankheiten werden in dieser Lerneinheit und bei den einzelnen Organsystemen beschrieben.

Psychische Ursachen. Störungen des Erlebens, der Wahrnehmung, Konflikte, Überforderungen, Zwänge und Ängste können zur Krankheit führen. Hierbei werden funktionell vegetative Beschwerden von exogenen Psychosen unterschieden. Auf die psychischen Erkrankungen wird weiter unten in dieser Lerneinheit eingegangen. Erkrankungen des Nervensystems werden in LE 14 beschrieben.

Iatrogene Ursachen. „Iatros" bedeutet im Griechischen „Arzt". Das Wort findet sich z.B. in Päd*iat*er oder Psych*iat*er. Unter → **iatrogen** verursachten Krankheiten werden alle Störungen zusammengefasst, die durch medizinische Maßnahmen ausgelöst werden. Nebenwirkungen von Medikamenten sind nicht immer vermeidbar, wie z.B. die Gabe von Kortikosteroiden bei Immunerkrankungen oder nach Organtransplantationen mit der Folge eines Cushing-Syndroms (LE 12). Die Kunstfehler fallen auch unter diese Kategorie.

Soziale Faktoren. Armut macht krank, ist eine unwidersprochene Erkenntnis. Aber auch die plötzliche Vereinsamung durch Verlust eines Partners, Arbeitslosigkeit oder die Unfähigkeit, sich auf eine Lebensphase wie z.B. die Berentung einzustellen, kann zu Krankheit führen.

Umweltfaktoren. Der Begriff Umwelt wird oft unpräzise als Erklärung für Krankheit eingesetzt. Zweifellos macht fortgesetzter Lärm ebenso krank, wie eine erhöhte Staubbelastung der Luft. Letztendlich sind diese Faktoren als physikalische oder chemische Ursachen zu identifizieren. Auslösende Faktoren wie z.B. Elektrosmog, Erdstrahlen, Magnetfelder und andere Phänomene werden zwar emotional diskutiert, doch fehlt meistens eine wissenschaftlich nachvollziehbare Begründung.

Nachvollziehbar und verständlich ist das Bestreben des Menschen, für jede Krankheit eine Erklärung zu finden. Dass Krankheiten idiopathisch auftreten können, ist zwar Fakt, gilt aber nicht als befriedigende Erklärung und löst Zweifel an Kompetenz und Qualität der „Schulmedizin" aus. Durch viele wissenschaftlich ungeklärte Fragen zur Krankheitsentstehung und die Verbreitung von medizinischem Wissen über öffentliche Medien (wobei nicht alles stimmen muss, was gedruckt oder im Internet recherchiert wird), werden alternativen und auch fragwürdigen Methoden der Medizin Tür und Tor geöffnet.

Krankheitsdisposition

Alter. Die Häufigkeit von Krankheiten ist in den verschiedenen Lebensphasen völlig unterschiedlich. Als Beispiel für diese Altersdisposition ist das Lernvermögen des Abwehrsystems zu nennen, da Kinder an Erkältungskrankheiten rund 10mal so häufig erkranken wie Erwachsene. Auf typische Erkrankungen der verschiedenen Altersphasen wird in LE 5 eingegangen.

Geschlecht. Viele Krankheiten sind geschlechtsspezifisch. Hierzu tragen unterschiedliche physiologische Parameter hierzu, so z.B. der erhöhte Hämatokrit (LE 13) von Männern gegenüber Frauen; erstere weisen allein dadurch eine erhöhte Neigung für kardiovaskuläre Erkrankungen und damit eine kürzere Lebensdauer auf. Zahlreiche Immunerkrankungen treten bei Frauen häufiger auf als bei Männern; in wieweit die unterschiedlichen Hormone hierfür ursächlich sind, ist im Einzelfall nicht geklärt.

Ethnische Faktoren. Verschiedene ethnische Gruppen (den Begriff „Rassen" in Bezug auf Menschen möchte ich wegen seines Missbrauchs in der jüngsten Geschichte vermeiden) lösen charakteristische Erkrankungen aus. Hier spielen auch geographische Gegebenheiten wie das Leben in den Tropen oder Subtropen eine Rolle. Zu den typischen ethnischen Krankheiten zählen z.B. die Sichelzellanämie (LE 13), die fast nur bei der schwarzen Bevölkerung vorkommt, zahlreiche Formen der Hepatitis (LE 10.2), die eine hundertprozentige Durchseuchung in tropischen Gebieten aufweist, die sog. Tropenkrankheiten, regional spezifische Infektionen oder Stoffwechselerkrankungen, die überwiegend in umschriebenen Volksgruppen auftreten.

Zeichen und Verlauf von Krankheit

Allgemeine Krankheitszeichen

Um Krankheiten und ihre Krankheitszeichen verstehen zu können, ist die Kenntnis der unterschiedlichen Gewebe des Körpers wichtig (LE 1). Man kann allgemein Krankheit als eine Unfähigkeit der Anpassung des Organismus an äußere Bedingungen interpretieren. Im Rahmen physiologischer Gesetzmäßigkeiten reagieren der Or-

Todesursachen in Deutschland	
(Daten aufgrund der ärztlichen Leichenschau; statistisches Bundesamt 2003)	
Herz- und Kreislauferkrankungen	388040 (58,2%)
Krebs	161873 (24,3%)
Atemwegserkrankungen	38095 (5,7%)
Magen- und Darmerkrankungen	21722 (3,2%)
Erkrankungen des Zentralnervensystems	15095 (2,3%)
Unfälle	14342 (2,2%)
Nierenerkrankungen	4762 (0,7%)
Andere Todesursachen	22340 (3,4%)

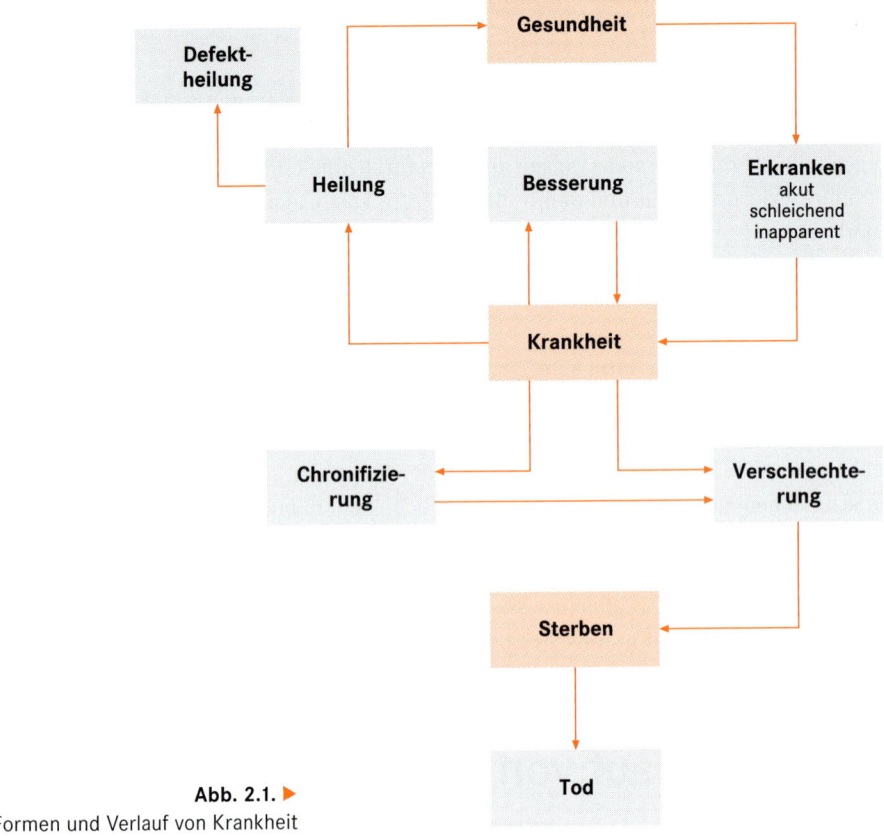

Abb. 2.1. ▶
Formen und Verlauf von Krankheit

Allgemeine Krankheitszeichen des Organismus

- Änderung der Größe mit Atrophie, Hypertrophie und Hyperplasie (Tumorbildung)
- Entzündung
- Ablagerung
- Nekrosebildung (mit unterschiedlichen Formen von Metaplasie und Dysplasie)
- Ödem
- Fibrose

---

ganismus bzw. seine Gewebe auf äußere Einflüsse im Sinne einer Kompensation. Bei den Zellteilungen sind die verschiedenen Gewebe nur unterschiedlich fähig, über das ganze Leben hinweg gealterte Zellen zu ersetzen. Altern kann man so als Verlust der physiologischen Regeneration verstehen.

Atrophie

Hierunter versteht man die Rückbildung eines normalen, gesunden Gewebes bzw. Organs. Eine Atrophie entsteht meist durch mangelnde Herausforderung des Gewebes, so z.B. von Muskulatur, wenn sie durch Bewegungsmangel oder z.B. Ruhigstel-

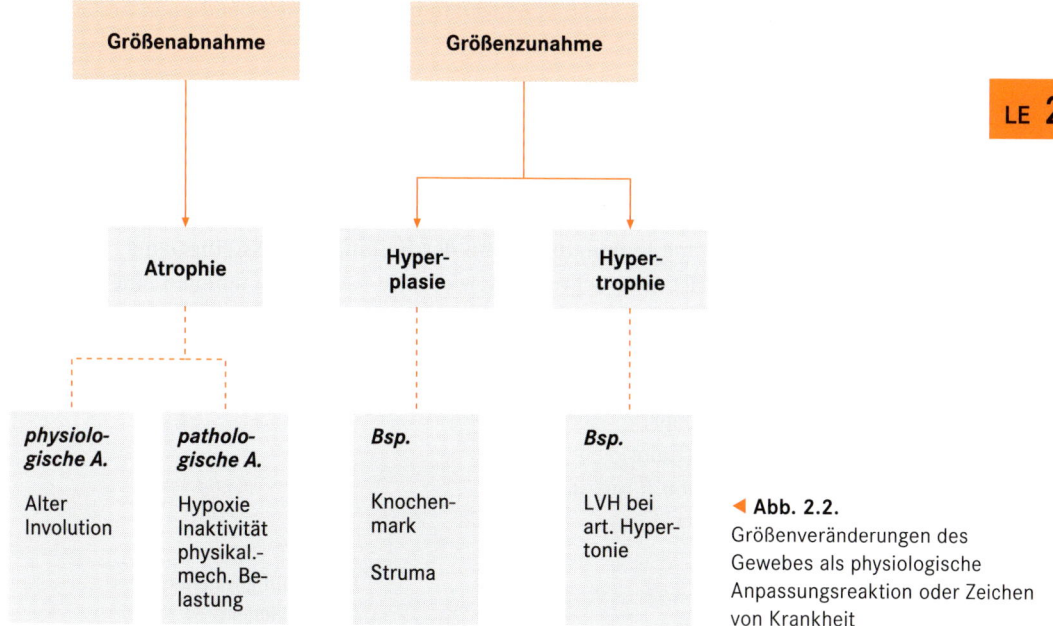

◀ Abb. 2.2.
Größenveränderungen des Gewebes als physiologische Anpassungsreaktion oder Zeichen von Krankheit

lung nicht beansprucht wird. Auch Sauerstoffmangel des Gewebes kann zu einer Atrophie führen. Im Gegensatz zu diesen pathologischen Ursachen kommt eine physiologische Atrophie im Alter als sog. Involution vor.

Hypertrophie

Im Gegensatz zur Atrophie stellt die Hypertrophie wie auch die Hyperplasie eine Größenzunahme des Gewebes dar. Unter einer Hypertrophie versteht man die Zunahme der Zellgröße und dadurch auch eine Größenzunahme des Gewebes bzw. des Organs bei gleich bleibender Zellzahl. Eine Hypertrophie entsteht in einem Gewebe, dessen Zellen sich nur begrenzt teilen können. Dies ist vor allem in der Muskulatur der Fall. Ein klassisches Beispiel für Hypertrophie ist Bodybuilding mit Zunahme der Muskelmasse. Auch bei einem Bluthochdruck kommt es zu einer Vergrößerung des Herzmuskels. Der Unterschied zur Skelettmuskulatur ist hier jedoch die eingegrenzte Durchblutung. Während beim Skelettmuskel mit der Muskelzunahme eine verstärkte Durchblutung einhergeht, wird der Herzmuskel bei einer Vergrößerung nicht mehr ausreichend mit Blut versorgt: man spricht von der kritischen Herzgröße (LE 6.2).

Hyperplasie

Bei einer Hyperplasie kommt es zu einer Vermehrung der Zellzahl. Ein Beispiel ist das Wachsen der Schilddrüse (Struma, LE 12) durch hormonellen Einfluss und in geringem Maß auch eine Zellzunahme der Skelettmuskulatur bei Ausdauertraining. Hier überwiegt jedoch die Hypertrophie gegenüber der Hyperplasie. Alle Tumoren sind Ausdruck einer Hyperplasie. Auf die besonderen Modelle der Tumorentstehung mit gutartigen bzw. bösartigen Eigenschaften (benigner oder maligner Tumor) wird weiter unten eingegangen.

Entzündung

Eine → **Entzündung** stellt ein generelles Verfahren unseres Körpers dar, um sich gegen Schädigungen aller Art, z.B. Infektionen, Überlastungen oder Verletzungen, zu wehren. Über eine Entzündung kann der Heilungsprozess eingeleitet, aber auch die Größe der Verletzung begrenzt werden. Die Kardinalsymptome einer Entzündung sind
- Schmerz (Dolor)
- Rötung (Rubor)
- Schwellung (Tumor)
- Überwärmung (Kalor)
- Gestörte Funktion (Functio laesa)

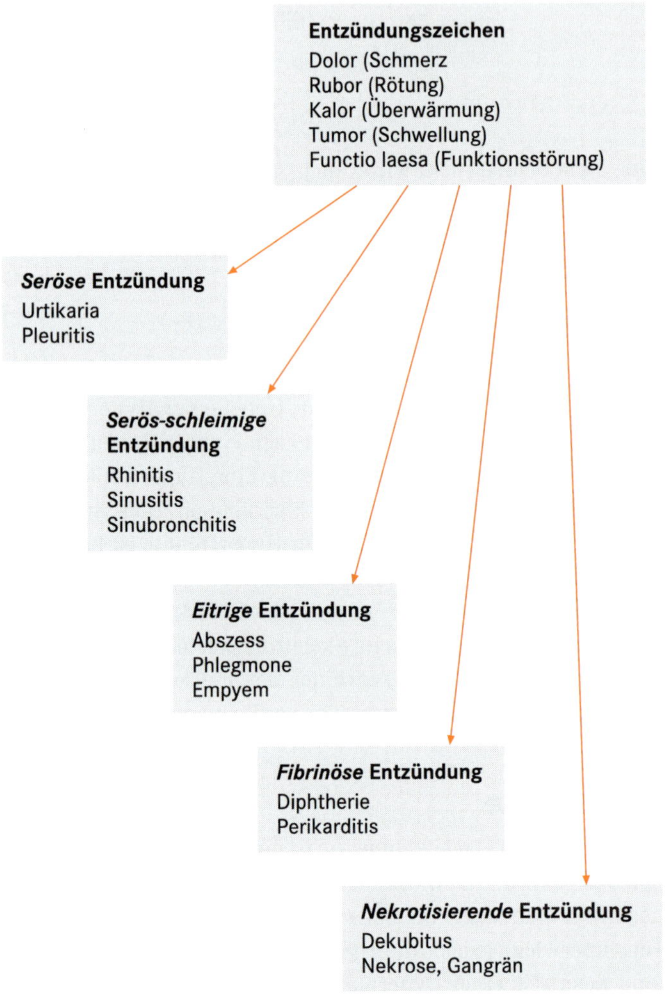

Abb. 2.3. ▶
Formen der Entzündung

Entzündungszeichen
Dolor (Schmerz)
Rubor (Rötung)
Kalor (Überwärmung)
Tumor (Schwellung)
Functio laesa (Funktionsstörung)

***Seröse* Entzündung**
Urtikaria
Pleuritis

***Serös-schleimige* Entzündung**
Rhinitis
Sinusitis
Sinubronchitis

***Eitrige* Entzündung**
Abszess
Phlegmone
Empyem

***Fibrinöse* Entzündung**
Diphtherie
Perikarditis

***Nekrotisierende* Entzündung**
Dekubitus
Nekrose, Gangrän

Allen Symptomen gemein ist die Freisetzung von Entzündungsstoffen (Mediatoren) durch einen auslösenden schädigenden Reiz, eine → **Noxe**. Solche Noxen können Zellbestandteile bei Verletzung von Geweben sein, äußere Fremdkörper, wie Schmutz oder Pflanzenbestandteile, die in eine Wunde geraten, Chemikalien aller Art, Infektionsauslöser, wie Bakterien, Viren, Parasiten oder Pilze bzw. deren Gifte (→ **Toxine**). Oft treten Entzündungsreaktionen auch im Rahmen eines Autoimmunprozesses idiopathisch auf. Das bedeutet, man kennt ihre Ursache nicht. Der Begriff → **idiopathisch** bedeutet, dass ein Prozess aus sich heraus, also ohne erkennbaren Grund, entsteht.

Durch den Entzündungsmechanismus wird das unspezifische humorale wie zelluläre Abwehrsystem angeregt (LE 13). Im Sinne eines Reparaturprozesses wird die Vermehrung von Zellen (→ **Proliferation**) ebenso angestoßen wie die Stimulation der Ausschwemmung weißer Blutkörperchen (neutrophile Granulozyten sind u.a. neben Makrophagen die Träger der unspezifischen Abwehr). Die durch eine Noxe ausgelöste Zellschädigung führt zur Freisetzung von sog. Gewebshormonen, den Prostaglandinen: diese lösen eine erhöhte Durchlässigkeit der Gefäßwand mit lokalem Ödem (Tumor) aus und wirken auf die Schmerzrezeptoren (Nocizeptoren) in der Epidermis (LE 3). Der Begriff „Tumor" wird im Zusammenhang mit der Entzündung also völlig anders verwandt als wir es weiter unten kennen lernen.

Entzündungsverlauf. Ein lokal umschriebener entzündlicher Prozess zeigt sich als lokale Schwellung durch ein Ödem in Folge des erhöhten Flüssigkeitsdurchtrittes durch die veränderte Gefäßwand, eine Rötung durch die gesteigerte Durchblutung und eine Überwärmung der betroffenen Stelle aus dem selben Grund, sowie durch einen mehr oder weniger ausgeprägten lokalen Schmerz. Wenn die auslösenden Ursachen für eine Entzündung ausreichend groß sind bzw. mit der Zeit weiter zunehmen, kommt es zu einer gesamtkörperlichen Reaktion. Hierbei werden die weißen Blutkörperchen, vor allem die neutrophilen Leukozyten aktiviert und es kommt zu einer Leukozytose (näheres hierzu in LE 13). Im Verlauf der Abwehrreaktion (spezifische und unspezifische Reaktion) werden über B-Lymphozyten und daraus hervorgehenden Plasmazellen spezifische Antikörper, sog. Immunglobuline, erzeugt. In deren Vorfeld entstehen Eiweiße als Ausdruck der akuten Entzündung. Man spricht von den akute-Phase-Proteinen. Am wichtigsten ist hier das C-reaktive Protein (→ **CRP**). Dieses CRP kann wie eine Markierung für die weiteren Aktivitäten des Immunsystems verstanden werden. Hierzu gehören das Komplementsystem und die Blutplättchen (Thrombozyten). Auf all diese Zellen und Gewebe wird in LE 13 eingegangen. Zerfallende Zellbestandteile, aber auch die Mediatoren der Entzündung wirken auf das Temperaturregulationszentrum im Hypothalamus und können so Fieber auslösen. Substanzen, die Fieber erzeugen, werden als → **Pyrogene** bezeichnet.

Formen der Entzündung. Die Entzündung hat das Ziel, die durch eine Noxe ausgelöste Störung wieder zu reparieren, zu heilen. Im ersten Schritt wird nach etwa einem halben Tag das Bindegewebe aktiviert und die Zahl der Fibroblasten gesteigert. Aus Fibroblasten (LE 1) entstehen Kollagenfasern als Gerüst für neue Blutgefässe (Kapillarisierung). Innerhalb von wenigen Tagen entsteht ein gefäßreiches sog. Granulationsgewebe. Bei einem Übergewicht der auslösenden Noxe bzw. der Unfähigkeit des Körpers ihr entgegenzutreten kommt, es zur chronischen Entzündung. Chronische

Entzündungen können für den Patienten asymptomatisch schleichend eintreten und lange unbemerkt bleiben. Die Beschwerden stellen sich dann zögerlich ein, verlaufen unter dem Bild der allmählichen Verschlechterung und können über das ganze Leben andauern.

Seröse Entzündung. Bei einer serösen Entzündung kommt es zur Ansammlung von eiweißreicher Flüssigkeit im Gewebsraum bzw. Interstitium. Man spricht von einem → **Exsudat**. Beispiele hierfür ist die Urtikaria (Urtica ist der lateinische Name für die Brennnessel, die bekanntlich juckende Quaddeln nach sich zieht). Auch die Entzündung der Pleura, die Pleuritis, zählt zu den serösen Entzündungen. Geht die Entzündungsreaktion mit einer erhöhten Schleimbildung einher, spricht man von einer serös-schleimigen Entzündung. Dies ist vor allem bei Entzündungen des respiratorischen Epithels der Atemwege, bei Schnupfen, Sinubronchitis oder einer Nasennebenhöhlenentzündung, Sinusitis, der Fall.

Eitrige Entzündung. Von einer eitrigen Entzündung bzw. Bildung von Eiter spricht man, wenn es zu einer gesteigerten Ansammlung von Leukozyten im Bereich der Entzündung kommt. Solche eitrigen Entzündungen werden vor allem durch pyogene Bakterien (Staphylokokken oder Streptokokken; s. u.) ausgelöst. Je nach anatomischer Lokalisation wird hier zwischen Empyem, Abszess und Phlegmone unterschieden. Beim → **Empyem** bildet sich der Eiter in einem anatomisch vorgegebenen Hohlraum, wie z.B. dem Pleuraspalt, der Gallenblase, in einem Gelenkspalt u.a. Ein → **Abszess** dagegen liegt in einem anatomisch nicht vorgegebenen Gewebe vor. Hier wurde durch die Entzündung das Gewebe zerstört und mit Eiter gefüllt. Häufig sind Staphylokokken die Ursache. Bei einer → **Phlegmone** liegt eine flächig ausgedehnte Entzündung vor. Eine Entzündung mit Bildung einer Phlegmone lässt sich nicht exakt abgrenzen und kann sich auf dem Blut- und Lymphweg ausdehnen. Ursache sind hier meist Streptokokken. Es besteht immer sehr hohes Fieber.

Besondere Entzündungsformen sind nekrotisierende Prozesse mit Absterben des Gewebes, wie z.B. bei einem → **Gangrän**. Auch die Bildung von Fibrin, z.B. bei Entzündung des Herzbeutels oder der heute eher seltenen Diphtherie, gehören zu den fibrinösen Entzündungen. Kommt es durch eine Entzündung zu einem Gewebsdefekt, spricht man von einem → **Ulkus**. Charakteristisch hierfür ist das Geschwür des Magen- oder Zwölffingerdarms (LE 10.2).

Ablagerungen

Durch den Stoffwechsel der Gewebe kann es innerhalb von Zellen, aber auch außerhalb zu Ablagerungen kommen. Die Ursachen dieser Phänomene sind im Anpassungsversuch des Zellstoffwechsels und durch eine gesteigerte Funktion der Lysosomen und anderer zellulärer Funktionen zu sehen. Bei den intrazellulären Ablagerungen steht die Fettleber durch übermäßige Zufuhr von Kalorien, vor allem in Form von Alkohol oder bei Diabetes mellitus mit erhöhten Blutzuckerspiegeln klinisch im Vordergrund. Unter dem Einfluss verschiedener Hormone, vor allem des Insulins, versucht der Körper sich so an die Luxusversorgung mit Energie anzupassen. Hinzu kommt, dass das erhöhte Kalorienangebot durch die üblichen Verbrennungsprozesse in den Zellen nicht bearbeitet werden kann, wodurch oxidative Schädigungen des Gewebes resultieren.

Beispiele für extrazelluläre Ablagerungen sind zahlreich. Anzuführen wären die Speicherung von Bilirubin, dem Abbauprodukt des Farbstoffs Häm im Hämoglobin in der Haut (Ikterus). Die „Verkalkung" in Form von arteriosklerotischen Plaques in den Gefäßen ist ebenfalls eine extrazelluläre Ablagerung. Über ihr Zustandekommen wird an vielen Punkten noch immer gerätselt, doch sind die Risikofaktoren hierfür bekannt (LE 6 und 7):
- inhalatives Rauchen
- Diabetes mellitus
- arterielle Hypertonie
- erhöhte Blutfettwerte (LDL-Cholesterin) und
- genetische Faktoren.

Bei erhöhtem Anfall kristalliner Salze, wie z.B. der Harnsäure aus dem Abbau von Nukleinsäuren, können sich diese im Verlauf einer Gicht in der Haut als sog. Gichttophi oder als Harnsäuresteine in den ableitenden Nierenwegen ablagern. Die Anlagerung von Kalk ist eine Spätfolge chronischer Entzündungsprozesse und kann u.a. zur Diagnostik der Tuberkulose und verkalkten Lymphknoten herangezogen werden.

Nekrose

Bei einer → **Nekrose** nehmen die Zellschädigungen ein solches Ausmaß an, dass die Zelle abstirbt (Zelltod). Ursachen für diesen Prozess sind in erster Linie
- Sauerstoffmangel
- UV- und radioaktive Strahlung
- Verbrennung oder Verätzung
- Einwirkung von Giften (z.B. Knollenblätterpilz mit Absterben der Leberzellen)
- Abstoßungsreaktion nach Transplantation

In jeder Zelle ist genetisch ein Programm festgelegt, dass die Differenzierung der Zelle nach der Mitose kontrolliert. Merkt die Zelle durch ihre Tumorsuppressorgene, in denen diese Kontrollmechanismen programmiert sind, dass die Mitose fehlerhaft oder unvollständig ist, kann sie sich selbst dem „programmierten Zelltod" zuführen. Man spricht von der → **Apoptose**.

Metaplasien und Dysplasien. Starke, schädigende Einflüsse auf die Zelle können auch zu einem Verlust an Differenzierung führen und die Umwandlung eines Gewebes auslösen. Vor allem die Plattenepithelien erfahren eine solche Verwandlung. Man spricht von einer Metaplasie. Metaplasien sind grundsätzlich als Präkanzerosen anzusehen. Ist der Aufbau eines Gewebes im mikroskopischen Feinbau gestört, spricht man von einer Dysplasie. In der mikroskopischen Gewebsuntersuchung (Histologie) befinden sich hier verschieden große Zellen mit unterschiedlich aussehenden Zellkernen. Ursächlich ist eine gestörte Mitoserate anzusehen; auch diese Veränderungen sind als Vorstufen für bösartige Tumoren anzusehen (s. u.).

Ödem

Unser Körper besteht zu 70% aus Wasser, das in drei großen Räumen gebunden ist; die Verteilung variiert leicht mit dem Alter:
- 5% des Körperwassers sind im Plasma überwiegend an Eiweiß gebunden
- 15% sammelt sich im Interstitium und ist hier im Bindegewebe (Wasserspeicher!) gebunden
- 80% findet sich in der Zelle selbst

Unter einem → **Ödem** versteht man eine überschüssige Flüssigkeitsansammlung im interstitiellen Gewebe. Die Ursachen hierfür sind sehr unterschiedlich.

Hydrostatisches Ödem. Bei einem hydrostatischen Ödem ist der intravasale (hydrostatische) Druck erhöht. Hierbei wirken verstärkte Drucke auf die Gefäßwand, die ab 25 mm Hg für Wasser durchlässig wird. Sind beispielsweise die Venenklappen undicht, lastet bei längerem Stehen eine Wassersäule auf den venösen Gefäßen oder ist der Druck in den Kammern des Herzens erhöht, tritt Wasser in das umgebende Interstitium. Das Ödem bei Varikosis oder ein Lungenödem bei einer hochgradigen Linksherzinsuffizienz (LE 6.2) sind hierfür Beispiele.

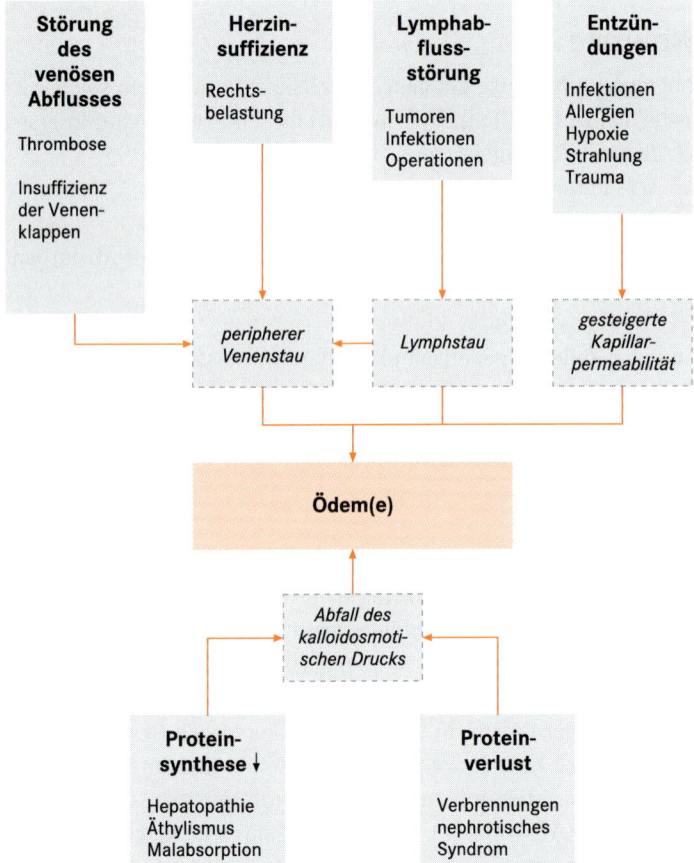

Abb. 2.4. ▶ Leitsymptom und Ödem

Ödeme durch Eiweißmangel. Durch Albumine, relativ klein molekulare Proteine im Plasma, wird Wasser elektrostatisch gebunden. Durch Eiweißmangel wird die Wasserbindungskapazität vermindert und freies Wasser tritt durch die Gefäßwand in das Interstitium. Die Wasserverschiebung muss dabei nicht direkt als Ödem sichtbar werden, sondern Wasser kann sich diffus im gesamten Körper verteilen, so dass lediglich eine Gewichtszunahme, z.B. bei Niereninsuffizienz oder Glomerulonephritis bemerkt wird. Andere Ursachen für einen Eiweißmangel können eine Fehlernährung, extreme Hungerzustände oder eine Synthesestörung vom Albumin in der Leber sein. Die Wasserbindung durch Eiweiße wird als → **kolloidosmotischer Druck** bezeichnet. Sinkt dieser Druck bei gleichzeitiger Druckerhöhung z.B. im Pfortadersystem, so können erhebliche Wassermengen im Bauchraum aus dem Gefäßsystem verschoben werden und es tritt ein → **Aszites** auf. Dies ist beispielsweise bei Leberzirrhose mit portaler Hypertension der Fall (LE 10.2).

Entzündliche Ödeme. Durch die oben beschriebenen Entzündungsprozesse kommt es zu einer Veränderung der Permeabilität der Gefäßwand und Wasser kann austreten. Dieses lokale Ödem entspricht dem Kriterium „Tumor", also einer Schwellung durch eine entzündliche Reaktion. Ein Beispiel dafür ist die Schwellung nach einem Insektenstich.

Fibrose

Die Zunahme von kollagenem Bindegewebe im Gewebe wird als → **Fibrose** bezeichnet. Ihre Ursachen können Entzündungen, die über längere Zeit anhalten, sein. Ein Beispiel hierfür wäre die Veränderung von Gelenken bei einer chronischen Polyarthritis. Je eiweißreicher die interstitielle Flüssigkeit ist, desto rascher treten auch fibrotische Veränderungen der Haut bei Ödemen auf. Besonders bei Lymphödemen zeigt sich dies durch Verhärtungen (Indurationen) der Haut. Diese Ödeme sind dann nicht mehr „wegdrückbar". (LE 7.2). Eine länger dauernde Entzündung des Lebergewebes (chronische Hepatitis) mit Befall der Periportalfelder führt zu einer Bindegewebsvermehrung der Leber und dem Bild der Leberzirrhose. Das Organ ist verhärtet und verkleinert als „Schrumpfleber" tastbar.

Symptome

Von der Sprache her bedeutet → **Symptom** eine Begleiterscheinung, also ein Zeichen mit dem ein Krankheitsprozess erfassbar wird bzw. durch das er sich zeigt. Das Erscheinungsbild eines Symptoms kann dabei subjektiv und objektiv sein.

Subjektive Symptome

Es handelt sich um Beschwerden, die der Patient empfindet, die von außen aber nicht sichtbar sein müssen. Dazu gehören alle Formen von Schmerzen, Erschöpfung, Müdigkeit, Schwindel, das Gefühl verminderter Leistungsfähigkeit, Abgeschlagenheit, Schwermut usw. Gerade weil subjektive Symptome schwer fassbar sind, müssen sie

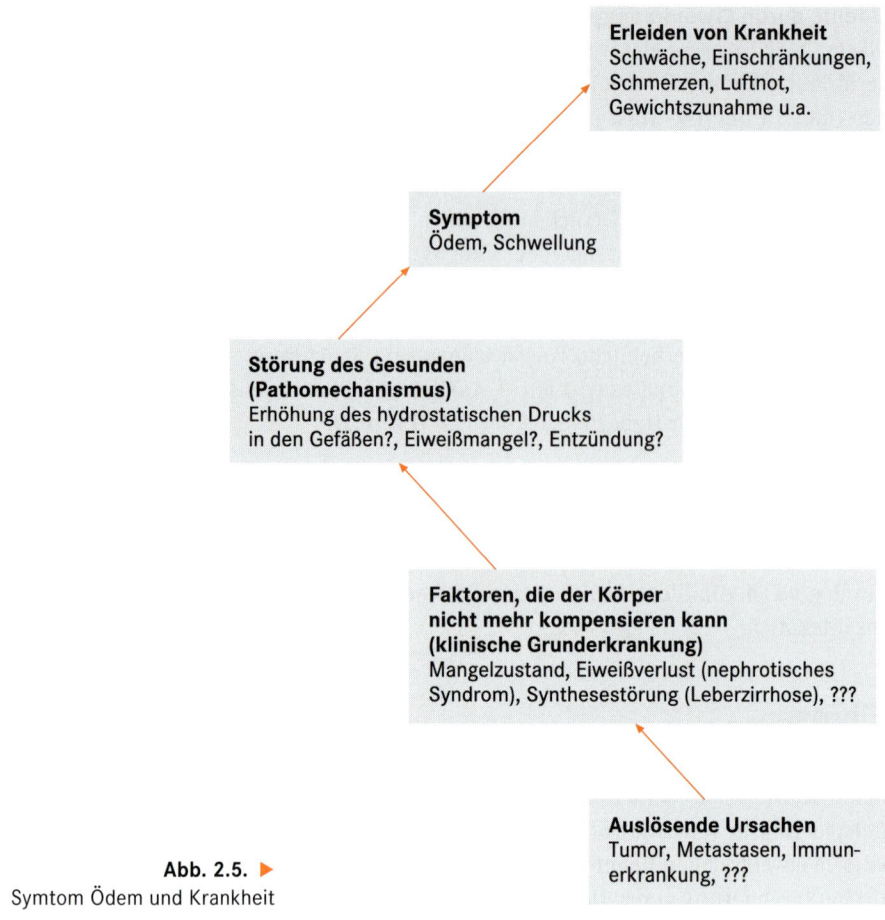

Abb. 2.5. ▶
Symtom Ödem und Krankheit

ernst genommen und durch eine exakte Anamnese und gezielte Diagnostik objektiviert werden.

Objektive Symptome

Hier liegen wahrnehmbare Merkmale eines Krankheitsgeschehens vor. Im klinischen Alltag wird zwischen Symptom und Befund nicht präzise unterschieden. In beiden Fällen wird durch das Wahrnehmungsvermögen oder durch Untersuchungstechniken eine organische Veränderung erkenntlich. Objektive Symptome sind z.B. Veränderungen der Hautfarbe oder der Hautkonsistenz, Fieber, tastbare Lymphknoten oder Resistenzen bei der Untersuchung des Abdomens, Geräusche bei der Auskultation, aber auch Husten, Erbrechen, Diarrhö, sichtbare Entzündungszeichen u.a.

Leitsymptom

Weist ein objektives Symptom mit hoher Wahrscheinlichkeit direkt auf eine Krankheit hin, wird es als Kardinal- oder Leitsymptom bezeichnet. Im einfachsten Fall ist

> **6 Fragen an ein Symptom**
>
> 1. Wie kommt das Symptom zustande?
>   = Frage nach der **Pathogenese**; Bsp.: Fieber durch Stoffe, die im Rahmen der Abwehr entstehen (Pyrogene) oder bei Tumoren
> 2. Weist das Symptom auf eine Gewebs- oder Zellveränderung hin?
>   = Frage nach der **Pathomorphologie**; Bsp.: Schwellungen, tastbare Tumoren, Organvergrößerungen u.a.
> 3. Weist das Symptom auf eine Funktionsstörung hin?
>   = Frage nach der **Pathophysiologie**; Bsp.: Ödeme durch Druckerhöhung in den Gefäßen, durch Entzündungen oder durch Eiweißmangel
> 4. Wodurch wurde das Symptom ausgelöst?
>   = Frage nach der zugrunde liegenden Krankheit (**Ätiologie**); Bsp.: Gelbsucht (Ikterus) bei Lebererkrankungen, Gallensteinen u.a.
> 5. Ist das Symptom charakteristisch für eine bestimmte Krankheit?
>   = Frage nach dem **Kardinalsymptom**; Bsp.: belastungsabhängige Luftnot (Belastungsdyspnoe) bei Linksherzinsuffizienz
> 6. Ist das Symptom charakteristisch für verschiedene Krankheiten?
>   = Frage nach der Differenzialdiagnose; Bsp.: Luftnot (Dyspnoe) bei Erkrankungen des Herzens oder der Atemwege u.a.

ein solches Leitsymptom eine Wunde bei einem traumatologischen Geschehen oder der Ikterus für einen erhöhten Anfall an Bilirubin durch Stoffwechselstörungen der Leber oder Abflusshindernisse im Gallengangsystem. Eine Luftnot (Dyspnoe) unter Belastung gilt als Leitsymptom für die Linksherzinsuffizienz. Auch bei Leitsymptomen müssen andere Möglichkeiten für deren Entstehung in Betracht gezogen werden.

Das Muster unterschiedlicher Symptome kann sich zu einem charakteristischen → **Syndrom** vereinigen. Auf diesen Begriff wurde bereits oben eingegangen.

Therapie

Jede symptomatische Erkrankung wird eine Therapie bzw. einen therapeutischen Versuch auslösen. Voraussetzung hierfür ist die präzise Diagnosestellung (Abb. 2.6), die einfachste Form der Therapie ist bereits das Gespräch und die Zuwendung mit dem Patienten. Im Allgemeinen wird in der klinischen Medizin unter Therapie eine medikamentöse, operative oder physikalische Therapie verstanden. Eine besondere Form der Therapie ist die Psychotherapie. Jede Therapie stellt eine Einflussnahme auf den Krankheitsprozess dar und muss in ihren Wirkungen exakt beobachtet werden. Das Therapieergebnis sichert die Diagnose bzw. führt die Verdachtsdiagnose zur eigentlichen Diagnosestellung über. Jeder Therapie gehen die Anamnese, die Untersuchung, die spezifische apparative Diagnostik mit den Bild gebenden Verfahren und der Prüfung der Organfunktionen zur Erhebung der Diagnose bzw. der Differenzialdiagnose voraus. In diesem Zusammenhang wird unter Therapie die Umsetzung von gesi-

> **Krankheitsfolgen**
>
> Entsprechend der ICIDH der WHO (1980) werden Krankheit und ihre Folgen in vier Stufen eingeteilt
>
> - Krankheit (**Disease**): Störung physiologischer Vorgänge
> - Schädigung (**Impairment**): Verlust einer körperlichen, geistigen oder seelischen Funktion
> - Funktionsbeeinträchtigung (**Disability**): eingeschränkte oder aufgehobene Fähigkeit eine Tätigkeit in normaler Weise durchzuführen
> - Behinderung (**Handicap**): Benachteiligung, die teilweise oder vollständig verhindert, dass die normal geltende Rolle entsprechend Alter, Geschlecht und soziokulturellen Aufgaben eingenommen werden kann
>
> ICIDH = International Classification of Impairment, Disabilities and Handicaps

chertem Wissen über Krankheitsprozesse verstanden. Auf alternative Therapien der sog. Paramedizin, auf die Wirkung von Plazebo und auch auf die Homöopathie wird hier nicht eingegangen. Dagegen ist festzustellen, dass zahlreiche Methoden der Naturheilkunde auch Bestandteil der klinischen Therapien sind.

Untersuchungsmethoden (Diagnostik)

Anamnese

Auch dieser Begriff stammt aus dem Griechischen und kann mit Erinnerung übersetzt werden. Im Wort Anamnese steckt der Name der griechischen Göttin → **Mnemosyne**, einer der Nebenfrauen von Zeus, die in der Antike als die Personifikation des Gedächtnisses verehrt wurde. Eine korrekt durchgeführte Anamnese kann den diagnostischen Prozess verkürzen und ökonomisch gestalten. Die → **Anamnese** gliedert sich in unterschiedliche Schritte:
- Eigenanamnese
- Medikamentenanamnese
- Allgemeine Vorgeschichte
- Familienanamnese
- Soziale Anamnese

Eigenanamnese

Hier berichtet der Patient über die aktuellen Beschwerden und seine Beobachtungen. Es werden vor allem die auslösenden Aspekte geschildert, die zum Krankenhausaufenthalt bzw. zur Behandlungsnotwendigkeit geführt haben. Aus Schilderung von Lokalisation, Verlauf und Intensität der Symptome lassen sich Leitmerkmale ableiten. Auch die Chronik der Beschwerden, d.h. vorausgehende und für den Patienten nicht unmittelbar im Zusammenhang mit der jetzigen Erkrankung stehenden Symptome werden erfragt und erfasst. Im anamnestischen Gespräch ist es im ersten Schritt jedoch wichtig, sich auf die aktuelle Situation zu konzentrieren und die allgemeine Vorgeschichte erst in einem zweiten Schritt zu erfragen.

Medikamentenanamnese

Genau dokumentiert werden müssen die bisher eingenommenen Medikamente und deren Dosierung. Hierbei ist zu erfragen, ob Wirkungen oder Nebenwirkungen beobachtet wurden, ob diese immer gleich gewesen sind oder die Wirkung bzw. unerwünschte Wirkungen im Zusammenhang mit anderen Faktoren standen.

Allgemeine Vorgeschichte und Familienanamnese

An dieser Stelle werden die bisherigen Erkrankungen, operativen Eingriffe und Krankenhausaufenthalte erfragt. Neben der Art und Häufigkeit der Nahrungsaufnahme werden auch die vegetativen Funktionen wie die Ausscheidungen und das Schlafverhalten erfragt. Die Familienanamnese schließt sich in diesem Zusammenhang an, d.h. welche Erkrankungen traten gehäuft in der Familie auf. Besonders wichtig ist die Frage nach den häufigen Zivilisationskrankheiten wie Hochdruck und Diabetes mellitus bei direkten Verwandten.

Faktoren der Anamnese

- Welche aktuellen Beschwerden liegen vor?
  Wo sind sie lokalisiert?
  Wie stark sind sie?
- Wie lange liegen die Beschwerden schon vor und wie haben sie sich verändert?
- Welche begleitenden Faktoren gehen mit den Beschwerden einher?
- Welche Medikamente werden zurzeit eingenommen?
- Wie ist die Vorgeschichte des Patienten verlaufen?
- Gibt es besondere Ereignisse in der Familienanamnese?
- Wie lässt sich die soziale Anamnese des Patienten beschreiben? Was ist sein Beruf und wie sieht sein Arbeitsplatz aus? Wo wohnt er? Wodurch fühlt er sich zu Hause gestört? Ist er zufrieden? Bestehen Konflikte?

Psychosoziale Anamnese

In diesen Zusammenhang gehört die Frage nach dem Beruf und der Belastbarkeit, nach der Lebenszufriedenheit und den privaten Aktivitäten und Hobbies, durch die der Patient sein Leben gestaltet.

Die Durchführung einer Anamnese und vor allem deren Dokumentation erfordert Zeit und Ruhe. Aus dem Gesagten geht hervor, dass eine Anamnese ein Vorgehen in mehreren Schritten ist.

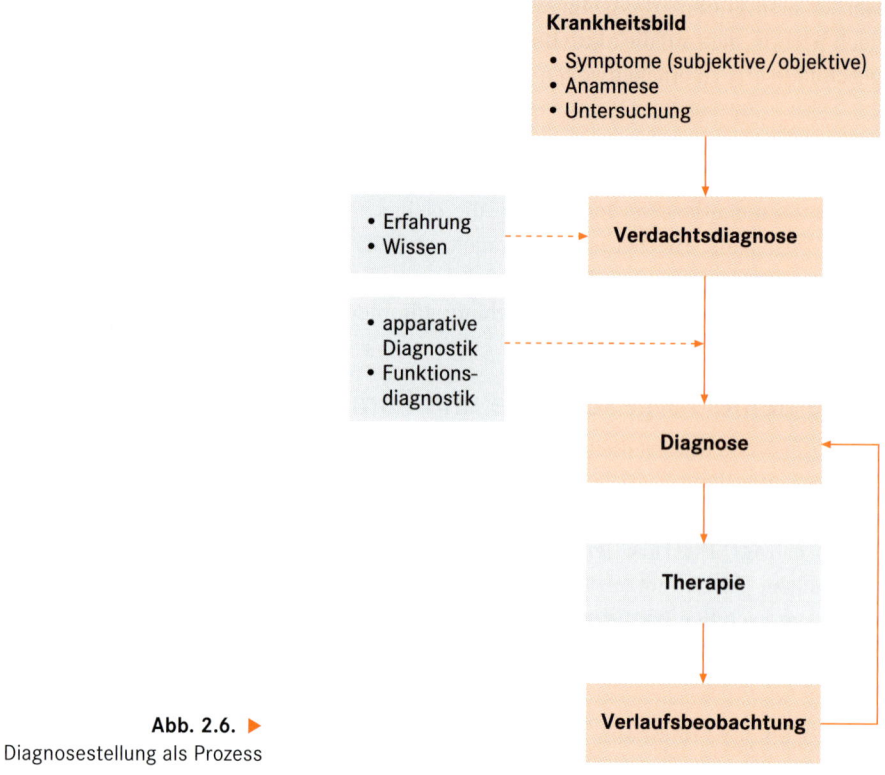

Abb. 2.6. ▶
Diagnosestellung als Prozess

Allgemeine körperliche Untersuchung

Methoden der körperlichen Untersuchung

Inspektion: Gesamteindruck des Patienten, Allgemeinzustand (AZ) und Ernährungszustand (EZ), Körperhaltung und Körpersprache, Hautfarbe

Palpation: Körpertemperatur, lokale Überwärmung, Pulse (LE 7.1), Beschaffenheit der Haut (LE 3), Schwingung der Lungen, feines Zittern des Patienten, Muskeltonus, Reiben von Gelenken, tastbare Leberverhärtung bei Zirrhose

Perkussion: seitengleiche Dämpfung über den Lungen, Beurteilung der Lungengrenzen und deren Verschieblichkeit bei der Atmung, Lebergröße, Dämpfungen über dem Bauchraum, Klopfschmerzhaftigkeit der Nierenlager und der Wirbelsäule

Auskultation: mit Hilfe des Stethoskops Beurteilung der Atemgeräusche, der Herztöne und des Herzrhythmus im Vergleich mit dem tastbaren Puls, der Darmgeräusche, Suche nach Strömungsgeräuschen v.a. über der A. carotis, „Scratch-Test" zur Beurteilung der Lebergröße

Inspektion

In vielen Befundberichten liest man die Abkürzungen AZ und EZ. Darunter werden global der Allgemeinzustand und der Ernährungszustand beschrieben. Ein guter Allgemeinzustand (AZ) weist auf eine gepflegte, hygienisch nicht vernachlässigte Person hin, ein guter Ernährungszustand (EZ) kann dabei ein normales Gewicht oder ein leichtes Übergewicht bezeichnen. Für den ersten Eindruck ist auch die Frage nach der geistigen Orientierung des Patienten wichtig. Während der Untersuchung kann auch die Frage nach Auffälligkeiten, wie leichten Behinderungen, Gangstörungen, Schwächen usw. gestellt werden.

Palpation

Durch die Sinnesorgane der Fingerspitzen des Untersuchers werden erste Aussagen über Körpertemperatur und Puls getroffen. Die Stellen an denen der Puls gefühlt werden kann, sind in LE 7 beschrieben. Zur → **Palpation** gehört auch die Erhebung des Stimmfremitus; darunter wird die Prüfung des Schwingungsverhaltens der basalen Lungenabschnitte verstanden. Durch Auflegen der Handflächen auf den unteren Thorax am Rücken spürt man die Schwingungen der freien Lunge, wenn der Patient die Zahl neunundneunzig laut ausspricht. Ebenso kann durch die Palpation der Herzspitzenstoß getastet werden; liegt dieser außerhalb der Medioclavicularlinie besteht ein Hinweis auf eine Herzvergrößerung. Bei einer Schilddrüsenüberfunktion (Hyperthyreose) lässt sich ein Schwirren der Schilddrüse tasten. Palpatorisch lässt sich feststellen, ob die Bauchdecken weich und eindrückbar sind, ob eine Abwehrspannung besteht, ob tastbare Befunde vorliegen, ob Lymphknoten tastbar sind usw.

Perkussion

In der Musik kennen wir als **Percussion** das moderne Schlagzeug, bei der klinischen Untersuchung werden hierbei die Qualitäten des Klopfschalls beschrieben, die vor allem Hinweise auf die Dichte des Lungengewebes ergeben. Das Erheben eines ein- oder gleichseitig veränderten Schallbefundes kann Hinweis geben auf einen Pleuraerguß, eine Verwachsung oder auf ein Emphysem (LE 8.2). Auf einfache Weise lässt sich bei einem gewölbten Abdomen durch Perkussion feststellen, ob eine Flüssigkeitswelle bei Aszites frei im Bauchraum schwappt. Nach wenig Übung lassen sich durch → **Perkussion** die Herzgrenze und der Durchmesser der Leber ermitteln. Noch einfacher gelingt dies durch den Scratch-Test, bei dem das Reibegeräusch der Fingerkuppe auf der Haut des Patienten über der Leber mit dem aufgelegten Stethoskop deutlich die Organgrenzen markiert. Wie bei allen Verfahren setzt auch dieses Handwerk etwas Übung voraus. Doch sind diese Untersuchungstechniken weniger kompliziert als es beim ersten Versuch scheinen mag. Und sie bedürfen keinen technischen Aufwand – von einem Stethoskop abgesehen.

Auskultation

Mit dem Stethoskop können die Herztöne und ggf. pathologische Herzgeräusche wahrgenommen werden. Die → **Auskultation** informiert über die Qualität der Atemgeräusche und krankhafte Befunde, wie Rasselgeräusche oder Lokalisation eines Stridors (rauhes, pfeifendes Atemgeräusch über den oberen Luftwegen). Über den Palpationsstellen der Pulse lassen sich bei einer arteriellen Stenose Strömungsgeräusche wahrnehmen. Dies trifft besonders auf die A. carotis, aber auch für die Aorta und die A.

femoralis zu. Ebenso wichtig ist die Beurteilung der Darmgeräusche, vor allem wenn Verdacht auf einen Ileus (LE 10.2) besteht.

Bildgebende Verfahren

Zu den bildgebenden Verfahren gehören
- Sonografie (Ultraschalldiagnostik, Doppler-Untersuchungen)
- Röntgen und Durchleuchtung
- Computertomografie
- Magnetresonanztomografie (MRT, Kernspin)
- Nuklearmedizinische Verfahren (Szintigrafie)

Sonografie

Wenn man einen Trinkhalm in ein durchsichtiges Glas mit Wasser steckt, wirkt dieser an der Grenze von Luft und Wasser geknickt. Dieses Phänomen kommt dadurch zustande, dass das Licht in Luft und Wasser, also unterschiedlichen dichten Medien, eine unterschiedliche Ausbreitungsgeschwindigkeit hat. Genau dieses Phänomen wird auch bei Schallwellen benutzt, d.h. sie brechen sich an Geweben unterschiedlicher Dichte und werden an diesen Grenzflächen reflektiert. Während der Untersuchung werden permanent hochfrequente, für das Ohr nicht wahrnehmbare Schallwellen ausgesandt und deren „Echo" mit der Schallsonde wieder empfangen. Mittels eines Computers werden die Signale dann in Grautöne oder Farbwerte umgewandelt. Die sonografische Untersuchung ist absolut ungefährlich und kann beliebig oft wiederholt werden. Ihre Grenze hat die Methode allerdings überall dort, wo vermehrt Luft zwischen Organ und Schallkopf liegt. Um Streuverluste des Schalls zu vermeiden, wird die Schallsonde auf der Haut des Patienten deshalb in ein luftundurchlässiges Gel getaucht. Für unterschiedliche Organe stehen unterschiedliche Schallsonden mit verschiedenen Frequenzbereichen zur Verfügung. Die Interpretation der Befunde hängt von der Erfahrung des Untersuchers ab. Besonderheiten der Sonografie sind u.a. die Echokardiografie, bei der die Bilder des sich ständig bewegenden Herzens EKG-gesteuert „eingefroren" werden müssen, um sie zu beurteilen. In besonderen Fällen wird die Schallsonde in der Speiseröhre des Patienten positioniert (transösophageale Echokardiografie, TEE) um von dort einen präzisen Einblick durch den linken Herzvorhof in den Klappenapparat und die Kammern des Herzens zu gewinnen. Eine weitere Sonderform ist der Einsatz der Schallwellen als gepulster Doppler bei den Gefäßen. Die Schallwellen werden hier durch die Strömung des Blutes richtungsabhängig auf die Sonde reflektiert und ermöglichen eine Aussage über Strömungsrichtung und Strömungsgeschwindigkeit. Diese Signale lassen sich farbkodiert umsetzen und ergeben dann Informationen in der sog. Farbdoppler-Untersuchung. Kombiniert mit der Echokardiografie lassen sich am Herzen so die Strömungsrichtungen durch die Herzklappen oder pathologische Shuntvolumina erfassen.

Röntgen

Mit der Entwicklung der Kathodenstrahlröhre konnte Wilhelm Röntgen, ein Physiker aus Würzburg, der für seine Entdeckungen 1901 den ersten Nobelpreis für Physik erhielt, die X-Rays nachweisen. Die Röntgenstrahlen entstehen durch eine Hochspannung in einer Glasröhre, in der ein Vakuum herrscht, über eine beheizte Kathode, die Elektronen auf die gegenüberliegende Anode abgibt. Als „Bremsstrahlung" wird aus dieser Anode die Röntgenstrahlung freigesetzt. Sie wird durch ein Fenster in der Röntgenröhre gelenkt und durchdringt außer Blei und Gold jede Materie. Eine konventionelle Röntgenaufnahme entsteht durch Strahlenabschwächung der Gewebe auf den belichteten Film in verschiedenen Graustufen. Wie bei einer Kamera lässt sich die Tiefenschärfe der Röntgenstrahlen einstellen und ergibt dann ein Schichtbild (→ **Tomografie**). Bei der reinen Durchleuchtung erfolgt das Ergebnis der Röntgenuntersuchung direkt am Bildschirm und die Bildverstärkungstechniken ermöglichen eine geringe Röntgendosis, die allerdings bei länger anhaltenden Untersuchungen, wie z.B. einer Koronarangiografie zu einer höheren Strahlenbelastung führt. In der untenstehenden Tabelle sind die unterschiedlichen Belastungen durch die Röntgenuntersuchung dargestellt. Durch Kontrastmittel können Röntgenstrahlen absorbiert werden und erscheinen dann als weißer Kontrast im Röntgenbild: Beim Kolonkontrasteinlauf wird dies durch Barium erzielt.

Bei der Computertomografie (CT) werden mittels eines leistungsstarken Rechners Schnittbilder des Körpers zu Röntgenbildern zusammengesetzt. Diese Verfahren haben heute einen hohen Reifegrad erlangt und lassen z.B. im High-Resolution-CT dünne Schichtbilder mit hoher Schärfe des Gesamtbildes erstellen. Beim Spiral-CT bewegt sich der Tisch mit dem Patienten durch die CT-Röhre, die sich wie eine Schraube um den Patienten dreht, so dass entsprechend der Vorschubgeschwindigkeit ein dreidimensionales Bild ermittelt werden kann.

Alle Röntgenuntersuchungen und ihre Techniken unterliegen den Bestimmungen des Strahlenschutzes, in dem die Maßnahmen zum Schutz des Lebens vor der

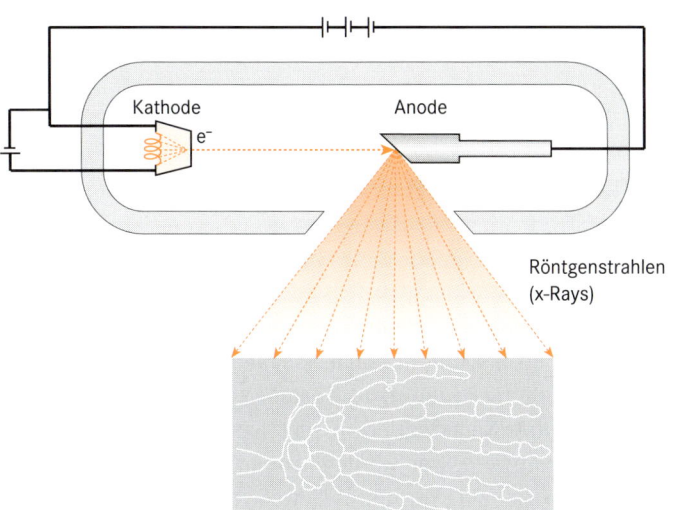

◀ **Abb. 2.7.**
Prinzip der Röntgenröhre

Strahlendosis bei der Röntgenuntersuchung

(Dosis in Millisievert, mSv; 1 mSv entspricht der Energie von 1 Joule/kg, die auf das Gewebe einwirkt)

<0,01	Zähne
<0,05	Thoraxübersicht
<0,1	Extremitäten, Schädel
<1,0	Mammografie in 2 Ebenen, Beckenübersicht
<1,5	Abdomenübersicht
<2,0	LWS in 2 Ebenen
bis 2	Phlebografie (Kontrastmitteluntersuchung der Venen)
bis 4	CT Kopf
bis 5	iv-Galle
bis 7	Urogramm
bis 10	CT der Wirbelsäule und des Skeletts
bis 18	Kolonkontrastaufnahme
bis 20	Angiografie
bis 25	CT des Abdomens

schädlichen Wirkung ionisierender Strahlen geregelt werden. Für alle diagnostischen und therapeutischen Strahlenarten sind Grenzwerte der maximal zulässigen Dosis festgelegt, wobei das Alara-Prinzip gilt: „as low as reasonably achievable" (so niedrig wie vernünftigerweise erreichbar). Die Strahlendosis wird in milli-Sievert, mSv, angegeben, wobei ein Sievert der Energie entspricht, die ein Joule auf ein kg Gewebe ausübt.

Strahlenschutz ...

- ... umfasst alle Maßnahmen zum Schutz des Lebens vor der schädlichen Wirkung ionisierender Strahlen
- ... schreibt Grenzwerte für die maximal zulässige Dosis von Strahlen vor (Dosisgrenzwerte)
- ... vermeidet eine unnötige Strahlenexposition und Kontamination von Personen, Sachgütern und der Umwelt
- ... befolgt das ALARA-Prinzip: Die Dosierungen sind so niedrig, wie sie vernünftigerweise erreichbar sind (**as** **l**ow **as** **r**easonable **a**chievable)

Magnetresonanztomografie

Als Spins werden die Impulse eines Magnetfeldes bezeichnet. Deswegen heißt diese Methode auch *Kernspin*tomographie. Es handelt sich hierbei um eine Untersuchung ohne ionisierende Strahlung, bei der der Patient in einem starken Magnetfeld liegt in dem sich Protonen (H^+) wie Eisenspäne in einem Magnetfeld ausrichten. Durch Impulse mit hoher Frequenz wird die Ordnung der Protonen (Wasserstoffionen, Hydroniumionen) gestört und bei ihrer Neuorientierung im Magnetfeld bilden sich elektromagnetische Felder aus, die nun gemessen werden können. Eine unterschiedliche Protonendichte und Verteilung weist auf erkranktes Gewebe hin. Die Durchführung dieser Untersuchung und ihrer Interpretation erfordert hohes Fachwissen nicht nur in der Medizin, sondern auch in biophysikalischen Fragen. Für den Patienten auffallend ist die Lautstärke dieser Untersuchung, die durchaus Angst einflössend sein kann. Der hohe Geräuschpegel entsteht durch die tief frequenten Brummtöne der Transformatoren, die zur Erzeugung des elektromagnetischen Feldes notwendig sind und die Pumpen, die die Anlage mit flüssigem Helium kühlen. Zusätzlich ertönt durch die eingeschalteten Impulstakte ein lautes Geräusch als ob ein Hammer auf einen Amboss klopft. Bei allen Patienten mit Metallteilen im Körper, sei es ein Herzschrittmacher, eine Pumpe, eine Metallplatte u.a. kann diese Untersuchung nicht durchgeführt werden, da sich das Metall wie in der Mikrowelle stark erhitzen würde.

Szintigrafie

Bei dieser speziellen nuklearmedizinischen Methode werden Radionuklide injiziert. Es handelt sich meist um kurzlebige Substanzen, die Gammastrahlen abgeben; diese werden in spezifischen Geweben gespeichert und deren radioaktive Strahlung wird durch die Szintillationskamera (Gammakamera) erfasst. Dabei handelt es um eine Art Geiger-Zähler. Entsprechend der Dichte der Strahlungsimpulse werden farbige Bilder zusammengesetzt, die der Menge des aufgenommen radioaktiven Materials entsprechen. Die radioaktive Strahlung durch diese Methode ist äußerst gering und liegt unterhalb der kosmischen Radioaktivität, die beispielsweise im Hochgebirge herrscht. Einsatz findet diese Methode zur Untersuchung der Schilddrüse, als Lungenperfusionsszintigrafie, als Nierenszintigrafie, als Szintigrafie des Skeletts zur Metastasensuche oder als Myokardszintigrafie. Bei den entsprechenden Lerneinheiten über diese Organsysteme wird auf die Interpretation und den Stellenwert dieser Methode hingewiesen.

Endoskopie

Endoskopische Verfahren haben vor allem im Bereich der gastroenterologischen Diagnostik (Untersuchung des Magen-Darmtraktes) eine zentrale Bedeutung erlangt (LE 10.2). Theoretisch lassen sich alle Abschnitte des Magen-Darmtraktes durch direkten Einblick über eine bewegliche Schlauchoptik beurteilen. Im Bereich der Gastroenterologie werden hierbei die Ösophago-Gastro-Duodenoskopie (ÖGD) zur Untersuchung von Speiseröhre, Magen und Zwölffingerdarm unterschieden; ebenso häufig wird eine Koloskopie zur Untersuchung des Kolon durchgeführt. Hierbei lassen sich mit hochflexiblen Instrumenten auch das Ileum, der letzte Abschnitt des Dünndarms, untersuchen. Mittels Rektoskopie und Proktoskopie lassen sich der Mastdarm und der Analkanal beurteilen. Eine Sonderform der Endoskopie ist die ERCP (endoskopische retrograde Cholangio-Pankreatografie), die als klassische Untersuchungsmethode für Erkrankungen des Pankreas und des Gallengangsystems gilt. Besondere Formen der Endoskopie sind die Bronchoskopie und der Einsatz des Laparaskops, durch das minimale invasive Operationen durchgeführt werden können. Auch die Spiegelung des Kehlkopfs mit dem Laryngoskop zählt zu den endoskopischen Techniken, die besonders in der Notfallmedizin zur Intubation eingesetzt wird.

Funktionsdiagnostik

Mittels der Funktionsdiagnostik werden Organsysteme auf ihre Leistungsfähigkeit hin untersucht. Entscheidend ist die Fähigkeit des Organismus, sich an Belastungssteigerungen anzupassen bzw. sich von einer erhöhten Belastung wieder zu erholen. Mittels der Funktionsdiagnostik werden weitgehend dynamische Prozesse untersucht. Entsprechend den Besonderheiten eines Organsystems und seiner Gewebe erfordern die einzelnen Untersuchungen den Einsatz spezifischer Techniken. In den einzelnen Lerneinheiten sind die Untersuchungsmethoden und das diagnostische Vorgehen im Einzelnen dargestellt. Zu den wichtigsten diagnostischen Verfahren zählt in der klinischen Medizin das EKG zur Beurteilung des Herzrhythmus und der Physiologie der Erregungsbildung. Spezielle Verfahren sind das Belastungs-EKG (Ergometrie), das Langzeit-EKG und invasive Verfahren wie die elektrophysiologische Untersuchung (EPU) oder Herzkatheterverfahren. Typische Belastungsuntersuchungen sind neben der Ergometrie die Stressechokardiografie und die Spiroergometrie. Zu einfachen funktionsdiagnostischen Untersuchungen gehören aber auch ohne apparativen Aufwand die Ratschow'sche Lagerungsprobe bei Durchblutungsstörung der unteren Extremität und der Schellong-Test zur Überprüfung der Kreislaufanpassung bei Verdacht auf Orthostasestörung (darunter versteht man einen zu tiefen Blutdruck, der den Anforderungen des Kreislaufs an die Körperhaltung nicht entspricht, LE 7).

Laboruntersuchungen

Die Interpretation von Laborwerten steht im Zusammenhang mit den einzelnen Lerneinheiten. Auf einige Entzündungsparameter, wie z.B. das C-reaktive Protein ist oben bereits eingegangen worden. Eine Übersicht zur schnellen Interpretation der Blutwerte findet sich in Übersicht 2 am Ende des Buches. Zu den wesentlichen labordiagnostischen Messungen gehören:

- Blutkörperchensenkungsgeschwindigkeit (BKS), (LE 13)
- Bestimmung der Blutparameter (großes und kleines Blutbild)
- Nierenretentionswerte (Kreatinin und Harnstoff)
- Bestimmung von Harnsäure, Elektrolyten (Natrium, Kalium und Kalzium)
- Bestimmung der Laborwerte für den Leberstoffwechsel (Transaminasen, GOT, GPT, y-GT)
- Untersuchung des Pankreas (Lipase und Amylase)
- Untersuchung des Zellstoffwechsels durch Bestimmung der Kreatinkinase (CK), des Troponins und der LDH für den Zellstoffwechsel (besonders wichtig beim Herzinfarkt)
- Parameter für die Blutgerinnung (Quicktest und PTT)
- Bestimmung der Glukose, nüchtern und unter Belastung; in Zusammenhang mit dem Langzeit-Parameter HbA1c (Diabetes, LE 11.2)
- Eiweißelektrophorese
- Bestimmung der Blutfette getrennt nach Triglyzeriden und Lipoproteinen
- Untersuchungen des Stuhls

- Spezielle Analysen und Abstriche im Bereich der Zytologie und Virologie
- ... und viele andere spezielle Labordaten, Essays, Immunparameter und Kulturen

Diagnoseschlüssel

Alle Krankheiten und Diagnosen müssen nach geltender Rechtsprechung nach dem → **ICD-10,** International Classification of Diseases in der 10.Auflage, verschlüsselt werden. Hierbei handelt es sich um einen Diagnoseschlüssel, der von der WHO auf dem Boden internationaler Krankheitsklassifikationen und verwandter Gesundheitsprobleme erstellt worden ist. Durch das Deutsche Institut für Medizinische Dokumentation und Information (DIMDI) wurde im Auftrag des Bundesministeriums für Gesundheit eine deutsche Ausgabe in 3 Bänden herausgegeben. Bereits seit den siebziger Jahren gilt dieses Schlüsselverzeichnis als Standard für die nosologische Dokumentation. Inzwischen ist aus seiner freiwilligen Handhabung jedoch eine gesetzliche Vorschrift geworden. In der ICD-10 werden Krankheiten nach Haupt- und Nebengruppen geordnet und mit insgesamt 4 Ziffern verschlüsselt. Nach diesem Diagnoseschlüssel lassen sich Krankheiten einheitlich und unbenommen von der Interpretation der medizinischen Terminologie beschreiben.

Was heißt Krebs?

Der Name „Krebs" stammt von Hippokrates, der vor rund 2400 Jahren auf dem Marktplatz seiner Heimatinsel Kos eine Frau sah, bei der das Mammakarzinom zu einer venösen Stauung der Hautgefäße der Brust geführt hatte und ihn an das Bild eines Krebses (Karkinos) erinnerte.

Die häufigsten Krebsformen in Deutschland

Frauen
- Mammakarzinom
- Uteruskarzinom (Zervix- und Corpuskarzinom)
- Kolorektales Karzinom

Männer
- Bronchialkarzinom
- Prostatakarzinom
- Kolorektales Karzinom

An den Folgen von Krebs bzw. malignen Erkrankungen sterben fast 25% aller Menschen in Deutschland. Die wissenschaftlich gesicherte, Evidenz basierte Medizin konnte in den letzten Jahrzehnten trotz enormer Forschungsanstrengungen nur unbefriedigende Erfolge im Kampf gegen Krebs aufweisen. Umso mehr orientieren sich die Patienten auch an alternativen Heilmethoden.

Zu den erfolgreich therapierbaren malignen Erkrankungen gehören das Hodenkarzinom und die akute lymphatische Leukämie. Bei beiden Neubildungen lassen sich Vollremissionen in über 90% erzielen. Gute Therapieergebnisse liegen auch für den Morbus Hodgkin vor, der aber häufig zu Zweitkarzinomen führt. Zu den prognostisch ungünstigen Tumoren zählen das kleinzellige Bronchialkarzinom und die akute myeloische Leukämie, bei denen durch Therapie nur in 50–70% eine Remission erzielbar ist und das 5Jahresüberleben im Durchschnitt bei 10–20% liegt.

Krebs – Häufigkeiten

Die häufigsten Krebsarten sind kursiv hervorgehoben *(nach Greten 2000)*

	Männer (%)	† (in %)	Frauen (%)	† (in %)
Malignes Melanom	3	2	3	1
Mundhöhlenkarzinom	3	2	2	1
Bronchialkarzinom	17	34	12	22
Pankreaskarzinom	2	4	2	5
Magenkarzinom	3	3	–	–
Kolorektales Karzinom	13	10	13	11
Mammakarzinom	–	–	32	18
Prostatakarzinom	28	13	–	–
Ovarialkarzinom	–	–	4	6
Uteruskarzinom	–	–	8	4
Npl der Harnwege	9	5	4	3
Leukämie/Lymphome	8	8	6	8
Andere	14	19	14	22

Begriffsbestimmungen

Wenn wir von Krebs sprechen, müssen einige Begriffe bekannt sein:
- **Tumor.** Das Wort bedeutet in der griechischen Übersetzung einfach Schwellung und gilt in diesem Zusammenhang als eines der Zeichen für Entzündung (s. o.). In Zusammenhang mit Krebs ist die Zunahme von Zellen (Hyperplasie) gemeint
- **Krebs.** Jede Form einer Zellvermehrung in Organen oder im Knochenmark, der eine unkontrollierte, krankhafte Mitoserate zugrunde liegt; die Zellen sind dabei nicht vollständig differenziert
- **Neoplasie.** Wörtlich übersetzt Neubildung, gemeint ist aber ein bösartiger Tumor
- **Maligne.** Das Wort bedeutet bösartig und bezeichnet einen Tumor, der infiltrierend in seine Umgebung hineinwächst, sie zerstört und Metastasen bilden kann (s. Tabelle unten)

- **Semimaligne.** Ein bösartiger Tumor, der nicht metastasiert
- **Benige.** Ein gutartiger Tumor, der das umgebende Gewebe nicht zerstört, sondern allenfalls durch seine Größe verdrängt
- **Karzinom-** Maligne Tumoren des Epithelgewebes
- **Sarkom.** Maligne Tumoren des Bindegewebes
- **Metastase.** Zellen eines bösartigen Tumors mit dessen Eigenschaften, die lymphogen, hämatogen, kanalikulär oder durch Implantation ausgestreut werden können. Metastasen können klinisch eher bemerkt werden als der Primärtumor selbst. Im klinischen Alltag werden Metastasen auch Filiae (Töchter) genannt und man spricht von einer Filialisierung
- **Präkanzerosen.** Veränderung des Gewebes, wie z.B. Polypen im Dickdarm, die ein hohes Risiko für eine maligne Entartung in sich tragen

Benigne und maligne Tumoren

Gutartige Tumore finden sich häufig auf der Haut oder der Schleimhaut als Papillome oder einfache Warzen (Verucca vulgaris), die Folge einer Virusinfektion sind. Adenome können vom Drüsen bildenden Epithel ausgehen, Lipome vom Fettgewebe, Fibrome vom Bindegewebe und ein Myom von der glatten Muskulatur (häufig in der Gebärmutter: Uterus myomatosus). Der Unterschied zwischen gutartigen und bösartigen Tumoren ist in der folgenden Tabelle zusammengefasst.

Im Zweifelsfall wird eine Gewebsprobe (Biopsie) entnommen und das Material histologisch untersucht. Das biologische Verhalten lässt sich dann an der Mitose und Differenzierung der Zellen erkennen. Je undifferenzierter eine Neoplasie ist, desto gefährlicher und lebensbedrohlicher wird sie.

Unterschiede benigne und maligne Tumoren		
	Benigne	Maligne
Wachstum	Eher langsam	Meist schnell
Abgrenzung	Scharf, abgekapselt	Unscharf, keine Rücksicht auf Organzgrenzen
Verschieblichkeit	Gut verschieblich	Mit Umgebung verbacken
Organfunktion	Bleibt erhalten	fällt zunehmend aus
Auswirkungen	Gering	Deutliche Merkmale – Tumorkachexie – Anämie und Eisenmangel – Fieber – Paraneoplasie
Lebensgefahr	Keine	Hoch
Metastasen	Keine	Können vorhanden sein
Histologie	Differenziertes Gewebe intakteZellen Unauffällige Mitosen Expansives Wachstum	Undifferenziertes Gewebe Entartete Zellen Zahlreiche, pathologische Mitosen Infiltrierendes Wachstum

Was wir über die Entstehung von Krebs wissen

In der nachfolgenden Tabelle sind verschiedene Ursachen für häufige bösartige Neubildungen in den westlichen Ländern genannt. 10% aller Karzinome werden genetisch verursacht. In 50% aller bösartigen Neubildungen ist die Ursache nicht bekannt.

Modelle der Karzinogenese		
	Beispiel	Ursache
Genetisch	Mammakarzinom	BRCA-1, BRCA-2-Gen
	Kolorektales Karzinom	MLH-1-, MSH-2-Gen
Chronische Entzündung	Kolorektales Karzinom	Colitis ulcerosa
	Chronische Gastritis	Magenkarzinom
Ernährung	Kolorektales Karzinom	Fettreiche Nahrung
		Ballaststoffmangel
Immunstörung	Morbus Hodgkin	Epstein-Barr-Virus?
	Lymphome	?
Chemisch	Larynxkarzinom	Rauchen
	Bronchialkarzinom	
	Ösophaguskarzinom	Alkoholabusus
Physikalisch	Hautkrebs	UV-Strahlung
	Leukämie	Radioaktive Strahlung
Bakterien	Magenkarzinom	Helicobacter pylori
Viren	Leberzellkarzinom	Hepatitis-C-Virus
	Zervixkarzinom	Human papilloma Virus
	Lymphome	Epstein-Barr-Virus

Im gesunden Körper des Erwachsenen entstehen pro Sekunde rund 300000 Mitosen. Nicht alle davon sind biologisch korrekt abgelaufen, so dass wir davon ausgehen müssen, dass in unserem Körper in jeder Sekunde Tumorzellen entstehen. Eigentlich müsste die Frage lauten: „Warum bekommen wir *keinen* Krebs?" – Epidemiologische Daten zeigen, dass mit steigendem Alter auch die Häufigkeit an Krebs zunimmt. Offenbar ist der gesunde Organismus im Stande, die entstehenden Tumorzellen durch Tumorsuppressorgene zu erkennen und auszuschalten. Die Vernichtung von Zellen mit einer gestörten Mitose wird als programmierter Zelltod bzw. → **Apoptose** bezeichnet. Alter (LE 5) kann als Verlust dieser Fähigkeiten verstanden werden.

Tumorwachstum

Initiationsphase. Wenn eine einzige Zelle eine pathologische Mitose erfährt und sich nicht ausreichend differenziert, spricht man von einer *Präneoplasie* (Initiationsphase).

Promotionsphase. Im Rahmen der Promotionsphase werden mehrere Zellen präneoplastisch verändert, wobei die Tumormasse auf rund eine Million Zellen ansteigt. Bei einem Gewicht von rund 100 g (10^9 Zellen) kann der Tumor sichtbar werden. Dann liegt eine frühe diagnostische Schwelle vor, wobei anzunehmen ist, dass bei vielen Tumoren bereits viele Jahre seit der Initiation zurückliegen.

Progressionsphase. Mit der weiteren Progression wird das Malignom sichtbar und das Tumorwachstum beschleunigt sich. Die meisten Tumoren werden ab einer Größe von 10^{12} Zellen und einem Gewicht von zwischen 100–1000 g entdeckt. Meist handelt es sich dann um ein Spätstadium.

Invasionsphase. Mit der Phase der Invasion kommt es zur Metastasierung und der generalisierten Krebskrankheit. Der Patient weist die charakteristischen Symptome eines Tumors auf (s. u.).

Metastasierung

Lymphogen. Ein Beispiel für die lymphogene Metastasierung ist das Mammakarzinom; Tumorzellen gelangen über die Lymphbahn zu den regionalen Lymphknoten und vermehren sich dort als Lymphknotenmetastase. Über die großen Lymphbahnen können sie über die V. cava in die Blutbahn gelangen (Aufbau des Lymphsystems s. LE 7.1).

Hämatogen. Eine Tumorzelle durchdringt die Basalmembran der Gefäße, gelangt in das Gefäßlumen und über die Blutbahn in den Körper. Über eine Reaktion mit Thrombozyten kommt es zu einer Anheftung an der Gefäßwand an anderer Stelle und zum Durchtritt ins Gewebe mit der Bildung einer Metastase. Metastasen vom V. cava Typ bilden z.B. das Nierenzellkarzinom oder Sarkome. Über die Pfortader mit Lebermetastasen metastasiert bevorzugt das kolorektale Karzinom, andere Tumoren können arteriell metastasieren, so z.B. das Magenkarzinom.

Implantationsmetastasen. Sie entstehen durch Kontakte des Tumors mit serösem Gewebe, wie z.B. dem Peritoneum oder der Pleura. Zur Vermeidung solcher Metastasen auch durch die Instrumente während einer Operation, werden neoadjuvante oder adjuvante Therapien (s. u.) durchgeführt.

Kanalikulär. Über Drüsengänge können sich Tumoren lokal ausbreiten; dies ist bspw. der Fall beim Urothelkarzinom über die ableitenden Harnwege, beim Bronchialkarzinom über die kleinen Bronchien, beim Mammakarzinom über das System der Milchgänge usw.

Leitsymptome bei Krebserkrankung

Kommt es zur Bildung von Tumorzellen und Tumorwachstum, so macht sich dieser Prozess klinisch nur zögerlich und fast immer zu spät bemerkbar. Folgende Symptome werden häufig beobachtet:
- Leistungsknick, der oft mit starker Anspannung oder beruflicher Belastung kurz vor der Rente erklärt wird; oft erinnern sich die Patienten nicht mehr, wann die Symptome begonnen haben

- Gewichtsabnahme mit unbeabsichtigtem Verlust von mehr als 10% des Ausgangsgewichtes in 6 Monaten (Tumorkachexie)
- Schmerzen unklarer Herkunft, die bei >30% aller Tumoren auftreten
- Ekel vor Fleisch; eine Idiosynkrasie vor Fleisch, bzw. Wurst tritt besonders beim kolorektalen Karzinom und beim Magenkarzinom auf; in Verbindung mit anderen Symptomen muss bei Menschen, bei denen Wurst und Fleisch zum täglichen Speiseplan gehören, auch an ein Malignom gedacht werden
- Veränderte Stuhlgewohnheiten
- Blut im Stuhl oder Blut im Urin
- Blutiges Erbrechen
- Blutungen in der Menopause
- Anhaltender Husten und Heiserkeit
- Knoten in der Brust
- Tastbare, nicht verschiebliche Lymphknoten
- Wundheilungsstörungen
- Hautveränderungen
- Leichtes, anhaltendes atypisches Fieber
- Eisenmangelanämie (hypochrome Anämie; LE 13)

Paraneoplasien

Sehr häufig zeigen sich Tumoren durch → **Paraneoplasien**, tumorferne Symptome. Das heißt, dass Krankheitszeichen entstehen, die keinen direkten Zusammenhang zu einem Tumor oder seinen Metastasen haben. In >20% treten Paraneoplasien beim kleinzelligen Bronchialkarzinom auf. Sie gehen der Diagnose eines Tumors meist voraus. Beispiele für Paraneoplasien sind:

- Endokrine Störungen. Beim Bronchialkarzinom kann ein Stoff ähnlich dem Hypophysenhormon ACTH erzeugt und das klinische Bild eines Cushing-Syndroms ausgelöst werden (LE12). Ein Nierenzellkarzinom kann vermehrt Erythropoeitin bilden und damit eine Polyglobulie erzeugen (LE 9, 13)
- Tumoren können eine Polyneuropathie bewirken und zu motorischen und sensorischen Störungen mit Empfindungsstörungen und Lähmungen führen
- Bei manchen Malignomen treten Hautveränderungen und Muskelschmerzen (Myalgien) auf und erinnern an einen schmerzhaften Weichteilrheumatismus (Dermatomyositis); beim Bronchialkarzinom findet sich häufig eine Myalgie der rumpfnahen Muskulatur
- Gerinnungsstörungen treten vor allem beim Pankreaskarzinom auf; die Patienten bekommen Thrombosen und weisen eine Verbrauchskoagulopathie auf (LE 13)

Liegt ein Tumor ohne spezielle Krankheitszeichen vor, spricht man von einer **A-Symptomatik**. Bei einer → **B-Symptomatik** liegen unspezifische Krankheitszeichen mit Fieber über 38°, Gewichtsverlust und Nachtschweißigkeit vor.

Tumormarker

Wichtige Tumormarker sind in nachfolgender Tabelle zusammengestellt. Bei diesen Stoffen handelt es sich um Substanzen im Blut oder im Urin, die normalerweise gar nicht oder nur in geringer Menge vorliegen. Die → **Tumormarker** werden von Krebszellen gebildet; ihr Spiegel steigt bei Tumorwachstum im Untersuchungsmaterial an. Mit Ausnahme des PSA (Prostata spezifisches Antigen) eignen sie sich nicht zur primären Diagnostik, sondern nur zur Verlaufsbeobachtung.

Tumormarker (Bsp.)

- **CEA** (carcinoembryonales Antigen):
  kolorektales Karzinom, Karzinome von Gallenblase und Pankreas; erhöht auch bei starken Rauchern
- **HCG** (humanes Choriogonadotropin):
  Hodenkarzinom
- **α-Fetoprotein:**
  Leberzellkarzinom, Hodenkarzinom; erhöht auch bei Leberzirrhose
- **PSA** (Prostata spezifisches Antigen):
  Prostatakarzinom
- **CA 125:** Ovarialkarzinom
- **CA 19-9:** Pankreaskarzinom
- **CA 15-3:** Mammakarzinom
- **Calcitonin:**
  parafollikuläres (medulläres) Schilddrüsenkarzinom (C-Zellkarzinom)
- **AP** (Alkalische Phosphatase):
  Osteosarkom, Knochenmetastasen

Beurteilung von Malignomen

Nach internationaler Übereinkunft werden Größe und Verhalten eines Tumors, der Befall stationärer Lymphknoten und das Vorliegen von Fernmetastasen in der → **TNM-Klassifikation** zusammengefasst. Die Aktualisierung dieser Klassifikation steht unter der Aufsicht der UICC (Union internationale contre le Cancer), einer Abteilung der WHO mit Sitz in Paris. Einige Tumoren werden direkt in sog. UICC-Stadien beurteilt. Der diagnostische Vorgang dieser Beurteilung wird als → **Staging** beschrieben. Ohne das Staging eines Tumors kann weder seine Prognose noch dessen Therapie beurteilt bzw. geplant werden. Wird das Tumorstadium vor der Behandlung angegeben, bezeichnet man es als pTNM.

Neben dem Staging wird ein Grading des Tumors durchgeführt; hierbei wird histologisch der Differenzierungsgrad beschrieben:
- **G1** – gute Differenzierung mit geringem Wachstum und geringer Infiltration des Tumors
- **G2** – mäßige Differenzierung, bei der nur noch ein erfahrener Pathologe den Ursprung des Gewebes erkennen kann
- **G3** – schlechte Differenzierung, bei der die Zellen mikroskopisch nicht mehr sicher einem bestimmten Gewebe zuzuordnen sind; die Diagnose muss durch ande-

> ### Einteilungen (Klassifikationen) von Krebs
>
> **TNM-Schema**
> T   Beschreibung von Ausdehnung und Verhalten des Primärtumors
> N   Beschreibung von Ausdehnung und Verhalten der regionären Lymphknoten
> M   Beschreibung von Fernmetastasen
>
> **Histologisches Grading**
> G1 bis G4 – Mikroskopische Beschreibung der Differenzierung des Tumorgewebes durch die Histopathologie (G1 = gut differenziert, d.h. der Ursprung des Tumors lässt sich erkennen; G4 = undifferenziertes Gewebe)
>
> **Chirurgische Resektion**
> R0 bis R2: Untersuchung des Operationspräparats mit Beschreibung, ob Tumor komplett entfernt wurde oder ob Tumorreste noch mikroskopisch oder makroskopisch in das gesunde Gewebe ragen

re Verfahren, wie z.B. Immunhistochemie oder Fluoreszenzmarkierung gesichert werden
- **G4** – Anaplasie mit komplett unreifen Zellen mit bizarren Zellkernen, verstärkter Anfärbung und Polymorphie, bei der jede Zelle anders aussieht; ein Tumor mit dem Grading G4 wird als anaplastisches Karzinom oder Sarkom bezeichnet; er weist eine schlechte Prognose auf

Mammakarzinom

Das Mammakarzinom geht vom Drüsengewebe oder den Milchgängen der Mamma aus. Das Karzinom ist der häufigste Krebs bei Frauen, dessen Auftreten mit dem Lebensalter zunimmt. In 10% aller Karzinome liegen genetische Faktoren vor, weiter gelten ein hoher Fettkonsum und Adipositas, sowie eine früh einsetzende Menarche als Risikofaktoren. In Abhängigkeit von der Größe des Primärtumors kommt es zur lymphogenen Metastasierung. Für die Beurteilung der Prognose gilt neben der Zuordnung im TNM-Schema die Frage nach dem Vorliegen von Östrogenrezeptoren und dem Vorliegen eines krankheitsfreien Intervalls von mehr als 2 Jahren. Je kleiner der Primärtumor ist und je mehr Hormonrezeptor-positives Gewebe vorliegt, desto besser ist die Prognose. Mehr als 10 befallene Lymphknoten oder Lebermetastasen gestalten die Prognose zweifelhaft.

> ### Symptome des Mammakarzinoms
> - Sicht- oder tastbare Knoten in der Brust
> - Veränderungen der Haut; Orangenhaut
> - Einziehungen der Brustwarze
> - Sekretion aus der Mamille
> - Schmerzen
> - Tastbare, axilläre Lymphknoten

Diagnose. Die Diagnostik wird durch Palpation, Sonografie und bei Verdacht durch die Mammografie gestellt. Die Mammografie weist eine Sensitivität von rund 90% auf. Hier zeigen sich Mikroverkalkungen oder kleine sternförmige Verschattungen. Weitere diagnostische Methoden sind die Thermografie, zytologische Untersuchungen des mamillären Sekretes und die Probeexzision zur histologischen Beurteilung. Oft kann hierbei ein Carcinoma in situ (CIS) entdeckt werden, dieses kann von den Drüsenläppchen (Carcinoma lobulare in situ) oder von den Milchgängen (Carcinoma ductale in situ) ausgehen. Ein solcher Befund ist ausgesprochen günstig.

TNM Klassifikation Mammakarzinom

Tis	Carcinoma in situ (nicht infiltrierendes, intraduktales Ca.)
T0	kein Tumor nachweisbar
T1	Tumor <2 cm
T1a	keine Fixation an Faszie des M. pectoralis major
T1b	Fixation an Faszie des M. pectoralis major
T2	Tumor >2 cm, <5 cm
T2a	keine Fixation an Faszie des M. pectoralis major
T2b	Fixation an Faszie des M. pectoralis major
T3	Tumor >5 cm
T3a	keine Fixation an Faszie des M. pectoralis major
T3b	Fixation an Faszie des M. pectoralis major
T4	Tumor jeder Größe mit Infiltration in Brustwand oder Haut
T4a	Fixation an Brustwand
T4b	mit Ödem, Infiltration oder Ulzeration der Haut oder mit Satellitenknoten in der gleichen Brust
T4c	Kombination von T4a und T4b
N0	keine palpablen homolateralen axillären Lymphknoten
N1	palpable, bewegliche, homolaterale axilläre Lymphknoten
N1a	LK werden als nicht befallen betrachtet
N1b	LK werden als befallen betrachtet
N2	homolaterale axilläre Lymphknoten sind an anderes Gewebe fixiert
N3	homolaterale supra- und infraklavikuläre Lymphknoten oder Armödem
M0	keine Fernmetastasen
M1	Fernmetastasen vorhanden einschl. tumoröser Hautinfiltrationen außerhalb des Brustdrüsenbereichs

▶ **Therapie.** Im Mittelpunkt der Therapie des Mammakarzinoms steht die Entfernung der Brustdrüse und der axillären Lymphknoten. Die Senologen, Spezialisten für die Erkrankung der weiblichen Brust, treffen sich jährlich zur internationalen Konferenz von St. Gallen, wo Empfehlungen über die weitere Chemo- und Hormontherapie gegeben werden. Die Entscheidung über die individuelle Therapie einschließlich der Bestrahlung hängt vom Erkrankungsstadium (pTNM-Status) ab. Eine Hormontherapie ist nur dann effektiv, wenn der Tumor rezeptorpositiv ist. Mit kurativem Ansatz wird die Chemotherapie als Hochdosis-Chemotherapie durchgeführt. Die Behandlung ist für die Patientinnen sehr belastend und muss mit ihnen Schritt für Schritt besprochen werden. Wenn brusterhaltend operiert wurde, wird eine Bestrahlung im Bereich der Axilla und anderer Lymphabflussgebiete durchgeführt. Häufig kommt es postoperativ zu einem Lymphödem des Arms (LE 7.2), das eine Nachbehandlung durch Drainage und Kompressionsmaßnahmen erfordert. Bei einem metastasierten Mammakarzinom wird die Prognose zweifelhaft.

Prostatakarzinom

Das Prostatakarzinom ist der häufigste bösartige Tumor beim Mann mit einem Altersgipfel um 70 Jahre und erstem Auftreten um 50 Jahre. Leitsymptom ist die Blasenentleerungsstörung mit erhöhter Restharnbildung. Häufig treten frühzeitig Skelettmetastasen auf, die pathologische Frakturen und Knochenschmerzen auslösen. Manche Karzinome wachsen sehr langsam und lösen nicht zwingend therapeutische Maßnahmen aus. Man spricht vom *latenten* Prostatakarzinom. Ein Karzinom, das sich durch Metastasen zeigt bei unauffälligem Organbefund wird als *okkultes* Karzinom bezeichnet.

Diagnose. Die wichtigste Maßnahme ist die rektale, digitale Untersuchung, bei der rund 70% aller Karzinome entdeckt werden. Ist der Tumormarker PSA (Prostata spezifisches Antigen) über den Normwert von 2 ng/ml auf >10 ng/ml erhöht, liegt bei einem positiven rektalen Tastbefund mit hoher Wahrscheinlichkeit ein Karzinom vor. Die Diagnose wird histologisch durch eine Prostatabiopsie gesichert.

▶ **Therapie.** Die Therapie besteht in der radikalen operativen Entfernung der Prostata zusammen mit den Samenblasen und den Lymphknoten im Becken. Liegen keine Metastasen vor, ist dadurch eine komplette Heilung (Vollremission) möglich. Eine weitere therapeutische Möglichkeit ist die Brachytherapie durch Installation radioaktiver Nadeln, die das Gewebe von innen her zerstrahlen. Da das Wachstum durch Testosteron gefördert wird, wird häufig eine Hormontherapie mit Antiand-

TNM Klassifikation Prostatakarzinom	
T0	kein Tumor nachweisbar
T1	Tumor weder tastbar noch sichtbar
T2	Tumor begrenzt auf Prostata
T2a	Tumor begrenzt auf einen Lappen
T2b	Tumor auf beide Lappen ausgedehnt
T3	Tumor hat Kapsel durchbrochen
T3a	Kapseldurchbruch unilateral oder bilateral
T3b	Befall der Samenblase(n)
T4	Tumor an andere Strukturen außer Samenblase fixiert (Blasenhals, Sphincter externus, Rektum, Levatormuskeln (LE 4), Beckenwand)
N1	regionäre Lymphknoten vorhanden
M1a	Fernmetastasen in Form nichtregionärer Lymphknoten
M1b	Knochenmetastasen
M1c	Metastasen an anderen Lokalisationen

rogenen (z.B. Androcur®) angeschlossen. Eine Chemotherapie hat keinen Einfluss auf die Überlebenszeit. Bei Knochenmetastasen kann palliativ die Bestrahlung hilfreich sein. Hauptnebenwirkungen der Behandlung sind die Inkontinenz, klimakterische Beschwerden durch die Antiandrogene und das Auftreten einer Gynäkomastie.

Prognose. Die Prognose liegt bei radikaler Prostatektomie nach 10 Jahren bei rund 80% Überlebensrate und sinkt bei lokal fortgeschrittenem Karzinom auf 30–60%. Liegen Fernmetastasen vor, so sinkt die Überlebensrate auf unter 5 Jahre.

Zervixkarzinom

Das Zervixkarzinom ist der häufigste Tumor bei Frauen nach dem Mammakarzinom. Ursächlich spielen die Infektion mit Human Papilloma Virus (HPV), Sexualhygiene, sexuelle Aktivität und Rauchen eine Rolle. Fast immer handelt es sich um Plattenepithelkarzinome. Im Frühstadium kann der Tumor durch Zytodiagnostik, Kolposkopie und Nachweis des HPV erfolgen. Bei Verdacht auf ein Malignom wird eine Konisation mit Histologie des Biopsats durchgeführt. Häufig können hierbei ein Carcinoma in situ erkannt und damit beseitigt werden. Bei Nachweis von HPV und pathologischer Zytologie wird bei abgeschlossener Familienplanung die Hysterektomie empfohlen. Bei fortgeschrittenem Karzinom erfolgt eine Kombinationstherapie aus Strahlentherapie und Hysterektomie. Die Chemotherapie zeigt wenig Ergebnisse.

Prognose. Bei einem Carcinoma in situ liegt die 5Jahres Überlebensrate bei 100%, sinkt aber im Stadium T1 (Karzinom noch auf den Uterus begrenzt) auf rund 75%, bei Ausbreitung bis zur Beckenwand auf rund 30% und bei Infiltration umgebender Beckenorgane auf <7% ab.

Krebstherapie

Die Behandlung maligner Tumoren besteht in der Kombination von Operation, Strahlentherapie, Chemotherapie und – wenn möglich – Hormontherapie.

Chemotherapie

Eine Chemotherapie wird heute üblich als Kombinationschemotherapie durchgeführt. Besonders beim Mammakarzinom kann mit der Frage der Prognoseverbesserung eine Hochdosis-Chemotherapie durchgeführt werden; hierzu werden zuvor aus dem Knochenmark Stammzellen entnommen und der Patientin für ihre Blutbildung wieder zugeführt. Die Chemotherapie wird mit Zytostatika durchgeführt, wobei für jeden Tumor Protokolle der wissenschaftlichen Fachgesellschaften vorliegen. Darin werden die Therapiezyklen, die Kombination der Medikamente und deren Dosierung präzise vorgeschrieben.

> **Begriffe in der onkologischen Therapie**
>
> - **Kurative Therapie**
>   Es wird eine Heilung angestrebt
> - **Palliative Therapie**
>   Eine Heilung ist nicht möglich; das Ziel der Therapie ist der Erhalt der Lebensqualität und die Milderung der Krankheitssymptome
> - **Adjuvante Therapie**
>   Nach einer Operation (meist kurativ) wird eine kurzfristige Chemo- oder Strahlentherapie durchgeführt, um das Risiko von Metastasen und eines Lokalrezidivs zu senken
> - **Neoadjuvante Therapie**
>   Vor einer Operation wird eine Chemo- oder Strahlentherapie mit dem Ziel eingesetzt, Metastasenzellen zu beseitigen und den Primärtumor zu verkleinern
> - **Komplette Remission (CR)**
>   Vollständige Rückbildung und Verschwinden des Tumors und all seiner klinischen und biochemischen Zeichen
> - **Partielle Remission (PR)**
>   Alle messbaren Tumorparameter sind >50% zurückgegangen
> - **Tumorstillstand**
>   Der Tumor scheint sich nicht verändert zu haben
> - **Tumorprogression**
>   Der Tumor ist gewachsen
> - **Tumorrezidiv**
>   Der Tumor ist erneut aufgetreten, obwohl zuvor eine komplette Remission bestand

Zytostatika sind Substanzen die zu den Gruppen Alkylanzien, Antimetaboliten, Alkaloiden, Antibiotika u.a. gehören. Allen diesen Medikamenten ist gemein, dass sie eine geringe therapeutische Breite und keine tumorspezifische Wirkung aufweisen. Sie wirken direkt auf die Mitose, wobei davon ausgegangen wird, dass die Tumorzelle sich schneller teilt als das gesunde Gewebe und somit gesundes Gewebe eher überleben kann. Das Nebenwirkungsspektrum ist ausgesprochen groß. Lokale Nebenwirkungen treten durch Paravasate mit Schwellung und schmerzhafter Rötung auf. Unter einem Paravasat versteht man die unabsichtliche Applikation der Infusion in das Interstitium neben dem Gefäß.

Systemische Nebenwirkungen zeigen sich in Übelkeit und Erbrechen, Haarausfall (Alopecie), Haut- und Schleimhautveränderungen mit Stomatitis und Durchfall durch Beeinträchtigung der physiologischen Darmflora, Leukozytopenie und Thrombozytopenie (Abfall der Laborwerte für weiße Blutkörperchen und Blutplättchen). Um der Leukozytopenie und der damit einhergehenden Schwächung des Abwehrsystems zu entgegnen, wird therapeutisch G-CSF (stimulierendes Protein für die Leukozytenbildung) gegeben. Die Spermatogenese und Eireifung werden beeinträchtigt. Spätwirkungen der Chemotherapie sind das Auslösen von Mutationen mit dem Risiko erneuter Malignome. Alle Zytostatika sind potentiell karzinogen. Durch Cisplatin kann eine Polyneuropathie ausgelöst werden, ebenso eine Herzinsuffizienz (Kardiomyopathie, LE6.2). Bei Kindern kann es unter Chemotherapie zu Wachstumsstörungen kommen.

Überlebensraten unter Chemotherapie

Der erste Wert gibt die komplette Remission an, der zweite Wert informiert über das 5Jahres-Überleben

Kleinzelliges Bronchialkarzinom (LE 8)	60%	10%
Akute myeloische Leukämie (LE 13)	70%	20%
Non-Hodkin-Lymphome III/IV (LE 13)	80%	30%
Morbus Hodgkin III/IV (LE 13)	80%	70%
Akute lymphatische Leukämie (LE 13)	90%	50%
Hodenkarzinom	90%	75%

Strahlentherapie

Durch hochenergetische ionisierende Strahlungen soll eine biologische Strahlenwirkung besonders auf schnell wachsende Tumoren ausgelöst werden. Tumoren sind unterschiedlich strahlenempfindlich (s. beiliegende Tabelle). Zur Hautschonung wird häufig eine Mehrfeldbestrahlung durchgeführt, wobei das Organ aus verschiedenen Richtungen bestrahlt wird. Bei einer fraktionierten Strahlentherapie wird die Gesamtstrahlendosis in kleinen Dosen appliziert. Beim Schilddrüsenkarzinom lässt sich eine Radiojodtherapie durchführen (LE 12). Nebenwirkungen der Strahlentherapie sind Organfibrosen, Hautschädigungen und ein „Strahlenkater".

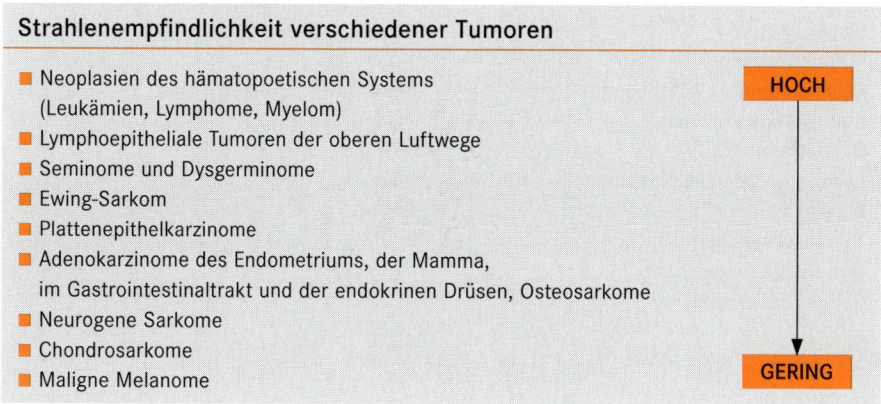

Strahlenempfindlichkeit verschiedener Tumoren

- Neoplasien des hämatopoetischen Systems (Leukämien, Lymphome, Myelom)
- Lymphoepitheliale Tumoren der oberen Luftwege
- Seminome und Dysgerminome
- Ewing-Sarkom
- Plattenepithelkarzinome
- Adenokarzinome des Endometriums, der Mamma, im Gastrointestinaltrakt und der endokrinen Drüsen, Osteosarkome
- Neurogene Sarkome
- Chondrosarkome
- Maligne Melanome

HOCH → GERING

Hormontherapie

Eine Hormontherapie wird in Abhängigkeit von Hormonrezeptoren beim Mammakarzinom mit Antihormonen (Antiöstrogen, Tamoxifen), beim Endometriumkarzinom und beim Prostatakarzinom (s. o.) durchgeführt.

Immuntherapie

Die Immuntherapie durch Zytokine, die das physiologische Abwehrsystem stimulieren sollen, steckt noch in den Kinderschuhen. Eingesetzt werden hier vor allem die Zytokine Interleukin II (Proleukin®) und Interferon-α (Roferon®).

Supportive Therapie

Begleittherapien zur Vermeidung von Nebenwirkungen bei onkologischer Therapie werden als supportive Therapie bezeichnet. Dazu gehört die Gabe von Medikamenten gegen Erbrechen und Übelkeit, sowie Sedativa, die Schmerztherapie (LE 14), die Gabe von Wachstumsfaktoren zur Blutneubildung, psychologische Betreuung, Psychotherapie und die gezielte Behandlung von Nebenwirkungen.

Tumorlyse-Syndrom

Bei einer Polychemotherapie, bei großen Tumoren oder rasch wachsenden Tumoren kann es zu einem raschen Zellverfall kommen, bei denen große Mengen intrazellulären Materials freigesetzt werden kann. Dieser onkologische Notfall zeigt das klinische Bild mit Tachykardie, Arrhythmien, Anstieg der Harnsäure bis zum akuten Gichtanfall, Anurie, Dyspnoe mit Einschränkung der respiratorischen Parameter, Eintrübung, Niereninsuffizienz und Gefahr des Multiorganversagens.

Sterben durch Krebs
Quelle: Statistisches Bundesamt 2003: Jährliche Todesrate

Bronchialkarzinom	39105
Kolorektales Karzinom	20363
Mammakarzinom	18010
Pankreaskarzinom	12819
Magenkarzinom	12388
Prostatakarzinom	11422
Keine eindeutige Zuordnung	8747
Kolorektales Karzinom	7856
Ovarialkarzinom	5910
Leber- und Cholangiokarzinom	5705
Blasenkarzinom	5451
Nierenzellkarzinom	5006
Non-Hodgkin-Lymphom	4568
Ösophaguskarzinom	4523
Summe	161873

Malignome, die in anderen LE beschrieben werden

Bronchialkarzinom	LE 8.2
Gallenblasenkarzinom	LE 10.2
Hepatozelluläres Karzinom	LE 10.2
Kolorektales Karzinom	LE 10.2
Lymphome	LE 13.2
Magenkarzinom	LE 10.2
Morbus Hodgkin	LE 13
Nierenzellkarzinom	LE 8.2
Ösophaguskarzinom	LE 10.2
Pankreaskarzinom	LE 10.2
Schilddrüsenkarzinom	LE 12

Psychische Krankheiten

Über lange Zeit wurden in Deutschland psychische Erkrankungen unterteilt in
- Exogene Psychosen
- endogene Psychosen und
- Neurosen

Exogene Psychosen. Durch Infektionserkrankungen und Immunstörungen wie z.B. die multiple Sklerose (LE 14), Durchblutungsstörungen des Gehirns, wie z.B. vaskuläre Demenz (LE 5) oder Stoffwechselerkrankungen, wie z.B. Morbus Wilson (LE 10) kann es zu Funktionsstörungen des zentralen Nervensystems und des Gehirns kommen.

Endogene Psychosen. Im Gegensatz dazu lassen sich endogene Psychosen nicht pathophysiologisch erklären.

Neurosen. Abnorme Variationen der Seele können im weitesten Sinn als Neurose bezeichnet werden. Darunter versteht man das Problem des Patienten, einen seelischen Konflikt zu lösen. Störungen der Persönlichkeit und Suchtverhalten zählen ebenfalls zu dieser Gruppe.

Die Einteilung psychischer Erkrankungen erfolgt heute zum einen nach dem ICD 10 (s. o.), zum anderen nach DSM IV (diagnostic and statistical manual of mental disorders). Die römische IV steht für die vierte Ausgabe. Im Konzept des DSM IV werden neben medizinischen Faktoren auch soziale Faktoren für die Entstehung von Erkrankungen berücksichtigt.

LE 2

Psychopathologische Befunde(Störungen)

- **Orientierungsstörung**
  Patient weiß nicht genau wo er ist, wie er heißt, welche Tageszeit herrscht oder warum er sich in einer Situation befindet; kann er sich überhaupt nicht zurechtfinden, liegt eine *Desorientiertheit* vor
  Hinweis auf Demenz oder organische Psychose
- **Aufmerksamkeitsstörung bzw. Konzentrationsstörung**
  Patient nimmt die bestehende Situation nicht oder nur eingeschränkt wahr bzw. erlebt sie anders als sie tatsächlich ist
  Hinweis auf depressive Verstimmung oder organische Psychose
- **Gedächtnisstörung**
  Patient kann sich Fakten nicht merken oder sich nicht mehr erinnern; eine Störung des *Kurzzeit*gedächtnisses liegt vor, wenn die Erinnerung nur wenige Stunden anhält, eine Störung des *Langzeit*gedächtnisses, wenn in der Erinnerung der Zeitraum vor Monaten oder Jahren ausgelöscht ist; Gedächtnislücken werden auch als → **Amnesie** bezeichnet
  Hinweis auf organische Psychose bei Störung des Langzeitgedächtnisses, eine retrograde Amnesie kann nach einem Schädel-Hirn-Trauma auftreten
- **Denkstörung**
  Patient weist verwirrende, unlogische oder sprunghafte Gedankengänge auf, wobei die Störung formal sein kann, wenn die Gedanken oder Aussagen in keiner Beziehung zuein-

ander stehen (Ideenflucht); bei einer *inhaltlichen* Störung sind die Gedanken verwirrt und nicht logisch; es kann zu Wahn- und Zwangsvorstellungen kommen

Formen des Wahns:

Verfolgungswahn: Patient bezieht alle Reaktionen seiner Mitmenschen auf sich, sieht sie gegen sich gerichtet und fühlt sich bedroht (Beziehungswahn)

Verarmungswahn: ständige Angst vor finanziellem Ruin

Schuldwahn: Patient leidet unter der Vorstellung, dass er gegen übergeordnete moralische und religiöse Gebote verstoßen hat und unrecht handelt

Hypochondrie: Angst krank zu sein oder sterben zum müssen, auch wenn keine krankhaften Befunde vorliegen

Ängste: Befürchtungen und Wahnvorstellungen bestimmen den realen Alltag; wenn Ängste sich gegen bestimmte Objekte oder Situationen richten, spricht man von einer → **Phobie**

Zwänge: Patient muss bestimmte Handlungen immer wiederholen und ist unfähig ihnen auszuweichen, obwohl er das Zwangsverhalten als quälend empfindet

- **Wahrnehmungsstörung**

Patient leidet unter → **Halluzinationen**, d.h. unter Sinneseindrücken, die nicht wirklich bestehen; das können auch Stimmen sein, die zum Patienten sprechen; davon abzugrenzen ist die → **Illusion**, bei der ein Sinneseindruck falsch verstanden wird, z.B. im Fieberwahn
Hinweis auf Schizophrenie

- **Bewusstseinsstörung**

Patient ist schläfrig oder benommen und dadurch vermindert aufmerksam; man spricht von einer *quantitativen* Bewusstseins- oder Vigilanzstörung; werden die Gedanken verändert oder ist die Wahrnehmung eingeengt, liegt eine *qualitative* Bewusstseinsstörung vor; diese können sich als Störung der Orientierung, der Aufmerksamkeit, des Gedächtnisses und des Denkens zeigen

Hinweis auf organische Schädigung des ZNS durch z.B. diabetisches Koma, Delir, Intoxikationen, organische Psychosen u.a.

- **Affektstörung**

Patient leidet an Stimmungsschwankungen oder Gefühlsstörungen; man spricht auch von emotionalen Störungen; die Schwankungsbreite gestörter Affekte ist groß und reicht von ausgeprägten Depressionen über Störungen des Selbstwertgefühls bis zur Euphorie (besonderes Glücksgefühl)

Hinweise auf reaktives Verhalten unbewältigter Erlebnisse, aber auch auf Schizophrenie

- **Ich-Störung**

Patient kann zwischen sich selbst und seiner Umwelt nicht richtig unterscheiden bzw. abgrenzen; er erlebt diese Störung als Störung seiner Person: Depersonalisation, wobei er sich selbst fremd ist, als Gedankenentzug, bei dem ihm andere seine Gedanken stehlen oder als Beeinflussung durch andere Kräfte, die ihm Befehle erteilen

- **Antriebsstörung**

Patient fehlt es an Energie, etwas zu tun; diese Antriebsarmut kann bis zum → **Stupor** reichen, der totalen Bewegungslosigkeit; ein gesteigertes Antriebsverhalten zeigt sich in Distanzlosigkeit, Überaktivität und Kontrollverlust; es wird als → **Manie** bezeichnet
von den Antriebsstörungen sind *psychomotorische Störungen* abzugrenzen; hierunter versteht man Störungen des Bewegungsablaufs wie Stereotypien oder ungewöhnlichen, abrupten Bewegungen bis zur → **Katalepsie**, bei der der Patient in eine Starre fällt

- **Persönlichkeitsstörung**

Patient weist eine abnorme Persönlichkeit auf, die mit großer Wahrscheinlichkeit durch frühkindliche Entwicklungsstörungen verursacht wurde; die Störung kann sich in vielen Variationen der o. g. Störungen zeigen und von depressiven Verstimmungen bis zum manisch übersteigerten Geltungsbedürfnis reichen, bei der der Patient immer im Mittelpunkt stehen muss (histrionische Persönlichkeitsstörung); sie kann sich als Bulimie oder Anorexia nervosa (LE 10.2) äußern, als narzistische Kränkung, als unerwartet distanziertes Verhalten anderen gegenüber oder als Zwangsstörung; eine impulsive oder instabile Persönlichkeit wird auch als → **Borderline-Störung** bezeichnet; viele psychosomatische, funktionelle Störungen wie Herzneurose, Reizdarm, Reizmagen (funktionelle Dyspepsie) u.a. werden dadurch verursacht

Merke: Die Diagnose einer funktionellen Störung darf erst gestellt werden, wenn organische Erkrankungen sicher ausgeschlossen sind

Somatoforme Störungen

Konversionsneurose

Ursache dieser vielfältigen Störung ist ein Konflikt, der zu einem unbewussten Abwehrmechanismus, der Konversion, führt. Dieser Mechanismus wird auch als dissoziative Störung bezeichnet. Klinisch zeigen sich am häufigsten Störungen der willkürlichen Motorik und der Sinneswahrnehmungen: Riech- und Hörstörungen, Schwindelattacken, Gangstörungen, Tics, Sprachstörungen, aber auch vegetative Symptome wie Bauch- oder Herzschmerzen und überhaupt erhöhte Schmerzsymptomatik.

▶ **Therapie.** Psychotherapie. Liegt der Grund der Konversionsstörung mehr als 2 Jahre zurück, erweist sich die Erkrankung oft als Therapie resistent.

Psychovegetatives Syndrom

- Müdigkeit und Erschöpfung
- Schlafstörungen
- Angst
- Schwindelattacken
- Depressionen
- Kopfschmerzen

Psychovegetative Störung

Früher wurde dieses Krankheitsbild als psychovegetative Dystonie bezeichnet und umschließt alle psychosomatischen Erkrankungen. Am häufigsten sind der Magen-Darmtrakt und das Herzkreislaufsystem befallen.
Die Symptome von funktionellen Störungen des Gastrointestinaltrakts (LE 10) sind
- Schluckstörungen
- Symptome des Reizmagens (funktionelle Dyspepsie)
- Appetitlosigkeit
- Reizdarmsyndrom

Störungen des Herzkreislaufsystems (LE 6) zeigen sich im Bild der Herzneurose durch
- paroxysmale Tachykardie
- häufige supraventrikuläre Extrasystolen

- Stenokardien
- Atemnot

Inwieweit die essentielle Hypertonie den funktionellen Störungen zuzuordnen ist, wird kontrovers diskutiert.

Essstörungen. Die Anorexia nervosa und die Bulimie sind bei den gastrointestinalen Erkrankungen in LE 10.2 beschrieben.

Schmerzsyndrome

Psychogene Schmerzsyndrome sind definiert durch mehr als über ein halbes Jahr bestehende Schmerzen, ohne dass eine Ursache erkenntlich wird. Der Begriff „psychogener Schmerz" steht derzeit jedoch in Diskussion und es ist umstritten, ob er zu den somatischen Störungen zuzuordnen ist. Jede Form von Schmerz, egal welcher Ursache, kann durch Angst, Depressionen oder andere emotionale Beeinträchtigungen verstärkt werden. Auch Schuldgefühle können Schmerzen auslösen bzw. als Schmerzen empfunden werden. Jede Form des Schmerzes muss ein individuelles therapeutisches Schmerzkonzept auslösen. Die Therapie mit Analgetika nimmt in einem solchen multimodalen Konzept nur einen therapeutischen Teilaspekt ein und darf in keinem Fall an erster Stelle stehen.

Suchtkrankheiten

Sucht beschreibt das Bestreben, eine Substanz bzw. ein Medikament, Alkohol periodisch einzunehmen oder bestimmte Handlungen immer wieder durchzuführen. Wird ein Suchtmittel nur sporadisch eingenommen, besteht kein körperliches Gesundheitsrisiko. Geht der Genuss von Suchtmitteln jedoch in den Missbrauch über, tritt eine *psychische* → **Abhängigkeit** auf, weil ohne deren Wirkung die seelische und soziale Zufriedenheit nicht erreicht werden kann. Bei ersten körperlichen Entzugssymptomen spricht man von einer *physischen* Abhängigkeit der Sucht. Dies ist besonders bei der Alkoholkrankheit oder Drogenentzug häufig der Fall. Psychisch und physisch abhängig machen vor allem Alkohol und Barbiturate, sowie Abkömmlinge des Morphins.

Alkoholkrankheit

Nach aktueller Schätzung sind rund 3% der Bevölkerung in Deutschland alkoholkrank. Bei den Ursachen spielen eine erbliche Veranlagung ebenso eine Rolle (Verwandte von Alkoholikern haben ein 4fach erhöhtes Risiko für den Alkoholismus) wie neurologische Ursachen, Störungen im Dopamin-Stoffwechsel des Gehirns und soziale Ursachen. Schwelende Konflikte bzw. Krisen im persönlichen Umfeld können das Suchtverhalten beschleunigen. Die Einteilung des Trinkverhaltens nach Jellinek ist in der folgenden Tabelle zusammengestellt.

Alkoholisches Trinkverhalten nach Jelinek

- **α-Trinker**
  Der Alpha-Trinker ist der typische Problemtrinker, der bei Konflikten zum Alkohol greift, nicht die Kontrolle verliert und keine Organschäden aufweist
- **β-Trinker**
  Der Beta-Trinker sitzt regelmäßig am Stammtisch und trinkt eben mit, weil die anderen es auch tun; er übertreibt nicht und weist keine Organschäden auf
- **γ-Trinker**
  Der Gamma-Trinker ist süchtig und seelisch wie körperlich vom Alkohol abhängig und oft betrunken; er leidet unter Entzugssymptomen, wenn er nicht trinken kann; Organkomplikationen liegen vor (LE 10.2)
- **δ-Trinker**
  Der Delta-Trinker trinkt zwar regelmäßig, aber nie so viel, dass er im Rausch die Kontrolle verliert; allerdings ist er vom Alkohol abhängig; er ist ein Gewohnheitstrinker, der seine Grenzen noch kennt
- **ε-Trinker**
  Der Epsilon-Trinker wird auch als Quartalssäufer bezeichnet; er gibt periodisch exzessivem Alkoholkonsum mit schweren Rauschzuständen hin

Die organischen Komplikationen durch Alkohol, vor allem die alkoholische Fettleber, werden in LE 10.2 beschrieben. Neben der Erkrankung der Leber treten als Organkomplikationen vor allem zerebrale Symptome, eine erhöhte Gefahr für Pneumonien und bei hochprozentigem Alkoholkonsum das Risiko für Ösophagus und Magenkarzinom sowie die die akute Pankreatitis auf. Bei bestehender Disposition können das Auftreten einer Gicht (LE 11) und der arteriellen Hypertonie (LE 7) begünstigt werden.

▶ **Therapie.** In jedem Fall muss die Kontrolle des Trinkverhaltens Ziel der Therapie sein, wenn eine komplette Abstinenz nicht erreicht werden kann. Die Angehörigen und Lebenspartner sind in diese Behandlung einzubeziehen und es ist die Mitwirkung der Selbsthilfegruppe der anonymen Alkoholiker anzustreben. Die Behandlungsphase kann mehrere Jahre andauern, wobei zu Beginn der Therapie die Einsicht des Patienten stehen muss, sich einer Behandlung überhaupt zu unterziehen An diese *Motivationsphase* schließt sich die *Entgiftungsphase* an, die bei einem Entzugssyndrom stationär durchgeführt wird. Die *Entwöhnungsphase* und die Phase der *Nachsorge* erfolgen im ambulanten Bereich unter Mitwirkung der oben genannten Selbsthilfegruppe. Die Unterstützung der Entwöhnung durch Medikamente, die die Alkoholwirkung verstärken (Antabus®) ist ihren Nebenwirkungen nach umstritten. Die Prognose der Alkoholabhängigkeit ist mäßig: nach 2 Jahren sind etwa 50% der Patienten rückfällig geworden.

Delir. Wird bei einem alkoholabhängigen Patienten die Alkoholzufuhr z.B. bei stationärer Aufnahme abrupt unterbrochen, kann es zum *Entzugsdelir* kommen. Das *Prädelir*, das bis zu 2 Wochen andauern kann, zeigt sich durch einen Tremor der Hän-

de, hohe Reizbarkeit und starkes Schwitzen. Das → **Delir** selbst ist charakterisiert durch folgende Merkmale
- Fieber
- Schweißausbrüche
- Brechreiz (Emesis)
- Diarrhö
- Dyspnoe mit Tachykardien
- Anstieg des Blutdrucks

Weiter besteht häufig eine ausgeprägte Gangunsicherheit mit Sturzgefahr. Der Patient ist desorientiert und leidet unter halluzinativen Wahrnehmungsstörungen. Viele der Patienten reagieren sehr aggressiv. Medikamentös wird stationär Distraneurin® unter strenger medizinischer Kontrolle gegeben. Bei starken Angstzuständen und Unruhe erweist sich Haloperidol (Haldol®) als wirkungsvoll. Wichtig ist eine ausreichende Flüssigkeitszufuhr und zur die Gabe von Vitamin B. Ein Delir stellt einen lebensbedrohlichen Zustand dar.

Medikamentenabhängigkeit

Man spricht hiervon, wenn Patienten Medikamente ohne medizinische Indikation einnehmen. Besonders in Medikamenten zur Asthmatherapie, Appetitzüglern und Abführmitteln sind Stimulanzien mit Amphetamin ähnlicher Wirkung enthalten. Sie führen zu einer psychischen Abhängigkeit mit → **Toleranzentwicklung**, das heißt für den gleichen Effekt muss der Patient immer höhere Dosen einnehmen. Organische Nebenwirkungen sind vor allem eine Tachykardie und Schlafstörungen.

Die Gefahr von Schlafmitteln, vor allem Barbituraten, liegt in der anhaltenden Müdigkeit und dem morgendlichen Hang-Over. Diese Substanzgruppe zeigt eine schnelle Toleranzentwicklung mit physischer und psychischer Abhängigkeit. Bei Überdosierung kann es zu Herz- und Atemstillstand kommen.

Viele Schmerzmittel, Analgetika, wirken auch euphorisierend. Sie zeichnen sich durch eine hohe Toleranzentwicklung bei schneller Dosissteigerung aus. Ihre Nebenwirkungen sind vor allen Dingen Allergien und die Entwicklung einer Gastritis und der Ulkuskrankheit (LE 10). Vor allem bei Benzodiazepinen besteht eine hohe psychische Abhängigkeit; bei Entzug kommt es häufig zu starker Unruhe, Alpträumen, anfallsähnlichen Attacken und Symptomen wie bei exogener Psychose.

Schizophrenie

Ursächlich ist diese Erkrankung nicht zu erklären. Es gibt verschiedene Theorien die zu ihrer Entstehung herangezogen werden. Zwillingsstudien zeigen, dass die Neigung zu Schizophrenie genetisch relevant ist. Doch reicht diese Erklärung für die Manifestation der Erkrankung nicht aus. Allen Formen dieser endogenen Psychose gemein sind der Verlust der Ordnung des Denkens, der Wahrnehmung und eine Störung der Gesamtpersönlichkeit. Das Hauptmanifestationsalter bei Männern liegt um 25 Jahre, bei Frauen um 30 mit einem zweiten Altersgipfel in der Postmenopause.

Alle Formen der → **Schizophrenie** weisen drei gemeinsame Verlaufsphasen auf:
1. Unspezifisches *Vorstadium*
2. *Plus-Symptome (postive Symptome)*
   Im Vordergrund stehen Wahrnehmungsstörungen, Halluzinationen, vor allem optisch und akustisch und Körperhalluzinationen, die als Dysästhesien wie Brennen und Kribbeln beschrieben werden. Gehäuft treten auch Illusionen auf (irrtümliche Interpretation von Sinneswahrnehmungen). Die Patienten berichten hierbei über Gedankenentzug und Personalisationsstörungen.
3. *Minus-Symptome (negative Symptome)*
   Hier ist der Mangel von Emotionen, die üblicherweise in bestimmten Situationen auftreten, charakteristisch. Der Patient ist unfähig Emotionen wie Wut, Angst oder Freude zu äußern: oft tritt ein Wechselbad der Gefühle ein. Man spricht von der *Affektlabilität*. Treten diese Gefühle stark vermindert oder überschießend auf, spricht man von einer *Affektinkontinenz*. Das Verschwinden der Affekte kann bis zur *Apathie*, also der Teilnahmslosigkeit und Gefühlsleere, gehen. Stimmt die Affektreaktion mit den Gefühlserlebnissen nicht überein, spricht man von einer *Parathymie* (paradoxe Affekte). Im Verlauf der Erkrankung treten psychomotorische Störungen, wie Katatonie und eine innere Abkapselung, Autismus, auf. Auch formale Denkstörungen, häufig verbunden mit einer mangelnden Bedeutungszuordnung für Worte und Sprache, finden sich. Man spricht vom *Begriffszerfall* und häufig bilden die Patienten auch neue Wörter mit unklarer Bedeutung: *Neologismen*.

▶ **Therapie.** Je nach Form der Psychose und Hinweisen auf die Ursache müssen Arzneimitteltherapie, Psychotherapie und die Betreuung im sozialen Umfeld Hand in Hand gehen. Indikation für die medikamentöse Therapie vor allem mit Neuroleptika sind die positiven Symptome, bei starken Angststörungen werden auch Tranquilizer gegeben. Die *Neuroleptika* unterscheiden sich in der Intensität ihrer Wirkung.

- Hochpotente Neuroleptika wirken besonders bei psychotischen Spannungen und Erregungszuständen und können den formalen Gedankengang ordnen. Ein Beispiel hierfür ist Haloperidol (Haldol®). Ihre Nebenwirkungen liegen in Wirkung auf das extrapyramidale System mit Dyskinesien, Rigor, Tremor und Hypokinese – man spricht von einem pharmakogenen Parkinsonsyndrom (LE 15).
- Zu mittelstarken Neuroleptika gehört Clozapin (Leponex®), das als atypisches Neuroleptikum bezeichnet wird, da es sich im Wirkspektrum gegenüber anderen Medikamenten unterscheidet. Vor allem weist es keine Nebenwirkungen auf das extrapyramidale System auf. Regelmäßig müssen aber Agranulozytosen (LE 13) ausgeschlossen werden.
- Die Neuroleptika mit niedriger Potenz wirken sedierend und nur in geringem Maß antipsychotisch. Dazu gehören Promethazin (Atosil®), Levomepromazin (Neurocil®) u.a. Ihre Nebenwirkungen liegen im vegetativen Bereich mit Mundtrockenheit oder verstärktem Speichelfluss, Anpassungsstörungen der Linse, Obstipation und starkem Schwitzen.

Affektive Störungen

Manie

Manische Zustände treten fast immer als Teil einer → **bipolaren affektiven Störung** auf, d.h. manische und depressive Phasen wechseln sich ab. Bei der → **Manie** liegt eine gehobene Stimmungslage mit Antriebssteigerung, Denkstörungen und Wahnvorstellungen vor. Charakteristisch ist, dass die Patienten ihre Fähigkeiten oder finanziellen Ressourcen überschätzen. Die Manie kann sich auch in erhöhter Aggressivität (gereizte Manie) zeigen. Wesentliche Symptome sind:

- Ideenflucht
- Wahnvorstellungen (z.B. Größenwahn)
- Antriebssteigerung (Redeschwall, Bewegungsdrang)
- Realitätsverlust (Störung der Selbstkritik)
- Kontrollverlust bei alltäglichen Handlungen
- Gefahr von finanzieller Verschuldung
- Sexuelle Exzesse
- Abrupter Abbruch von sozialen Kontakten

Die Intensität dieser Symptome läuft in unterschiedlichen Symptommustern ab, die von heiterer Manie mit Übermut und grenzlosem Optimismus bis zur Verworrenheit mit Ideenflucht und Halluzinationen gehen kann.

▶ *Therapie.* Gabe von Neuroleptika und Lithium. Die Nebenwirkung der Lithiumtherapie liegen im Bereich gastrointestinaler Störungen, Einfluss auf den Hormonhaushalt der Schilddrüse, Gewichtszunahme und Herzrhythmusstörungen. Blutbildkontrollen, Kontrolle der Schilddrüsenwerte und des EKG sind regelmäßig nötig.

Depression

Hier liegt eine krankhafte Stimmungsstörung vor, wobei zahlreiche körperliche Symptome diese Affektstörung begleiten. Im Gegensatz zur normalen Trauer sind Depressionen durch die besondere Schwere und Dauer der Gefühlsstörung gekennzeichnet. Ihre Ursache ist vielfältig und kann als reaktive Depression auf Verlusterlebnisse oder Konflikte, als Altersdepression, als neurotische Depression, als Depression im Wochenbett oder auch als Depression bei affektiver Psychose beschrieben werden. Typisch für alle Formen der Depression ist die innere Leere, das Gefühl überflüssig und schuldig zu sein und die Unfähigkeit sich zu freuen. Die Verknüpfung aus negativer Selbstprognose, gestörter Selbstwertschätzung und allgemein negativer Einschätzung des tagespolitischen Geschehens wird als *depressive Triade* bezeichnet. Mit der Depression einhergehen häufig Antriebsstörungen, die bis zum depressiven Stupor führen. Angststörungen und Denkstörungen sind ebenso häufig wie ein Verarmungswahn und hypochondrische Zustände. Körperliche Symptome sind vor allen Dingen Schlaflosigkeit, Muskel- und Gliederschmerzen, Anspannungen mit vegetativen Zeichen, wie Wechsel von Diarrhö und Obstipation, Herzrhythmusstörungen und

Libidostörungen. Besonders schwierig zu erkennen ist die larvierte Depression, bei der körperliche Symptome die depressive Grundstimmung überdecken.

▶ **Therapie.** Die Entscheidung über die Therapie hängt von der Aufdeckung der Ursachen und dem Verständnis der depressiven Symptomatik des Patienten ab. In der Akutbehandlung sind antidepressive Medikamente unverzichtbar; bei chronischer Depression wird Lithium eingesetzt. Darüber hinaus werden psychotherapeutische Verfahren in Kombination mit anderen physikalischen Maßnahmen angewandt. Antidepressiva werden auch als Thymoleptika bezeichnet. Im Gegensatz zu sedierenden Medikamenten weisen sie kein Suchtpotential auf. Unterschieden werden tri- und tetrazyklische Antidepressiva, die im zentralen Nervensystem den Re-Uptake von Serotonin und Noradrenalin in die Synapsen hemmen. Beispiele hierfür sind Amitriptylin (Saroten®), Imipramin (Trofranil®) oder Maprotilin (Ludiomil®). Zu ihren Nebenwirkungen gehören eine Fülle von anticholinergen Effekten mit Tachykardie, orthostatischer Hypotonie, nachlassender Speichelfluss, Glaukomneigung, Zittern und Miktionsstörungen. Deswegen sind Arrhythmien und eine Vergrößerung der Prostata sowie das Vorliegen eines Glaukoms Kontraindikationen für die Therapie mit trizyklischen Antidepressiva.

Zu den moderneren Medikamenten gehören die selektiven Serotonin sowie die Re-Uptake-Hemmer, die besser verträglich sind bei gleicher Wirkung wie die vorgenannte Medikamentengruppe. Ihre Nebenwirkungen liegen vor allem in gastrointestinalen Symptomen und allgemeiner Unruhe.

Therapien bei psychischen Erkrankungen

Die Behandlung psychischer Erkrankungen erfolgt auf drei Wegen:
- Psychotherapie
- medikamentöse Therapie (Pharmakotherapie)
- sozialtherapeutische Behandlung (Soziotherapie)

Psychotherapie

Mehr als 200 verschiedene psychotherapeutische Verfahren stehen zur Verfügung. Für alle gemeinsam ist die Bedingung, dass zwischen Patient und Therapeut ein vertrauensvolles Verhältnis entsteht.

Gesprächstherapie. Die einfachste Form der Psychotherapie ist das professionelle Gespräch, das sich durch Zuhören, Aufmerksamkeit und authentische Anteilnahme auszeichnet. In jedem Fall muss der Patient sich angenommen und verstanden fühlen. Bei *tiefenpsychologischen* Verfahren werden die Wurzeln von Symptomen auf Grund ihrer individuellen Ursachen und Entwicklung analysiert. Im Sinne des Verständnisses von Sigmund → **Freud** sind die Krankheitssituationen Ausdruck der Konflikte der Vergangenheit. Die Erarbeitung dieser frühkindlichen Krisensituationen dauert mehrere hundert Stunden, bei 3–5 Sitzungen pro Woche. Die *Psychoanalyse* allein wird heute selten eingesetzt, lebt jedoch in der tiefenpsychologisch fundierten Psychotherapie weiter. Sie ist im Gegensatz zur reinen Psychoanalyse zeitlich begrenzt und wird vom Therapeuten aktiv gestaltet.

Gesprächspsychotherapie. In der Gesprächspsychotherapie nach C. Rogers wird der Patient als eigenständige Persönlichkeit akzeptiert, mit der Vorstellung, dass er alle Möglichkeiten zu seiner Heilung in sich trägt. Deswegen wird hier der Begriff Patient vermieden und der Kranke als „Klient" bezeichnet. Der Gesprächsverlauf geht vom Klienten aus, wobei das „Spiegeln" der Gesprächstechnik im Mittelpunkt steht: der Therapeut reflektiert die Aussagen des Klienten in eindeutigen Worten und formuliert verständlich und klar die Schwerpunkte der Gedanken des Klienten.

Verhaltenstherapie. Bei der Verhaltenstherapie werden lernpsychologische Erkenntnisse zur Behandlung psychischer Erkrankungen eingesetzt. Hier werden nicht nur auffällige Verhaltensmuster, sondern auch innere Vorgänge im Patienten in die Konditionierung einbezogen. Der Patient muss aktiv mitarbeiten und alternative Verhaltensweisen trainieren. Typische Indikationen für die Verhaltenstherapie sind Angststörungen, Zwangsverhalten, chronische Konfliktsituationen aber auch die Suchterkrankungen.

Andere Therapieformen. Sonderformen der Psychotherapie sind die Gruppentherapie als offene oder geschlossene Gruppe, mit dem Rollenspiel eines Psychodramas mit dem Ziel der freien emotionalen Entfaltung in sog. Encounter-Gruppen oder als Verhaltenstherapie. Zur Psychotherapie gehört auch die Paar- und Familientherapie. Unterstützt wird die Psychotherapie durch Entspannungsverfahren, zu denen auch das autogene Training u.a. Methoden, wie Tanztherapie, Musiktherapie, Kunsttherapie, Ergotherapie und viele mehr gehören.

Pharmakotherapie

Auf Psychopharmaka wurde bei den einzelnen Erkrankungen eingegangen. Im Mittelpunkt stehen die Gruppe der antipsychotisch wirkenden Neuroleptika, der stimmungsanhebenden Antidepressiva und der beruhigenden Tranquilizer (Sedativa).

Soziotherapie

Das Spektrum sozialtherapeutischer Maßnahmen reicht von der Intervention bei akuten Krisen, etwa bei Suizid oder akuten Konflikten über die Betreuung durch Sozialarbeiter und Behörden in der Bewältigung von beruflichen Herausforderungen und alltäglichen Belastungen.

Übersicht zu den Infektionen

Grundverständnis der Infektionen

Infektionen bedeuten die Auseinandersetzung des Organismus mit einem Erreger. In den meisten Fällen läuft diese Bekanntschaft ab, ohne dass es zum Auftreten von Krankheitszeichen kommt. Wenn die Verwendung des Begriffes Infektion aus dem Lateinischen *inficere* (etwas Schädliches hineintun) zu recht verwandt wird, bedeutet das, dass unser Körper mit den meisten Infektionen gut umzugehen versteht. Infektionen entstehen durch Mikroorganismen wie Viren, Bakterien, Pilze oder Einzeller tierischer Herkunft (Protozoen) aber auch durch Würmer (Helminthosen, LE 10.2) oder gar durch Gliederfüssler (Arthropoden). Infektionen durch die zuletzt genannten werden als parasitäre Erkrankungen bezeichnet.

Ob aus einer Infektion eine Krankheit wird, hängt von der → **Pathogenität** des Erregers ab, d.h. der Frage, ob der Mensch für einen Erreger empfänglich oder ihm gegenüber resistent ist. Es kann aber auch sein, dass der Erreger für den Menschen nicht pathogen ist.

Die Zeit, die zwischen Infektion des Menschen und Auftreten erster Symptome dauert, nennt man → **Inkubationszeit**. Die Inkubationszeiten sind für viele Infektionen charakteristisch und können z.B. bei der Hepatitis B so lang sein, dass man sich an die Infektion selbst nicht mehr erinnert. Das charakteristische Reaktionsmuster auf eine Infektion ist die Entzündung (s. o.). Diese kann lokal begrenzt ablaufen oder sie breitet sich über den gesamten Körper aus: Man spricht von einer → **Sepsis**. Die Infektionswege können sehr unterschiedlich sein. Bei einer *direkten Infektion* wird ein Erreger von einem Menschen auf den anderen übertragen. Dies ist z.B. bei Virusinfektionen wie einem Schnupfen oder bei zahlreichen Geschlechtskrankheiten der Fall. Eine *indirekte Infektion* bzw. indirekte Übertragung kommt zustande durch Schmierinfektionen, durch Intoxikationen mit Lebensmittel, bei Einnahme von mit Fäkalien verseuchtem Wasser, durch Stechmücken (z.B. Malaria) u.a.

Jede Infektion ist unterschiedlich ansteckend. Tritt eine Infektion in der Bevölkerung verbreitet, aber örtlich begrenzt auf, spricht man von einer → **Epidemie**. Dies kann durch den Genuss von Salmonellen verseuchter Nahrung in einer Kantine auftreten, wobei meist alle Gäste betroffen sind. Treten Infektionen in bestimmten Regionen immer wieder auf, wie z.B. die Malaria nach den Monsunregen in den Tropen, spricht man von einer → **Endemie**. Infektionen, die sich räumlich nicht begrenzen lassen, führen zu einer → **Pandemie**. Zu diesen Pandemien zählten die großen Seuchen wie Pest und Pocken, die durch hygienische Maßnahmen und Impfprogramme heute weitgehend ausgerottet sind.

Leitsymptom Fieber

Das Leitsymptom aller Infektionen ist die Erhöhung der Körpertemperatur, das → **Fieber**. Es entsteht durch die Einwirkung von Pyrogenen, d.h. Fieber erzeugenden Stoffen. Meist handelt es sich um Zerfallsbestandteile von Erregern oder deren Toxi-

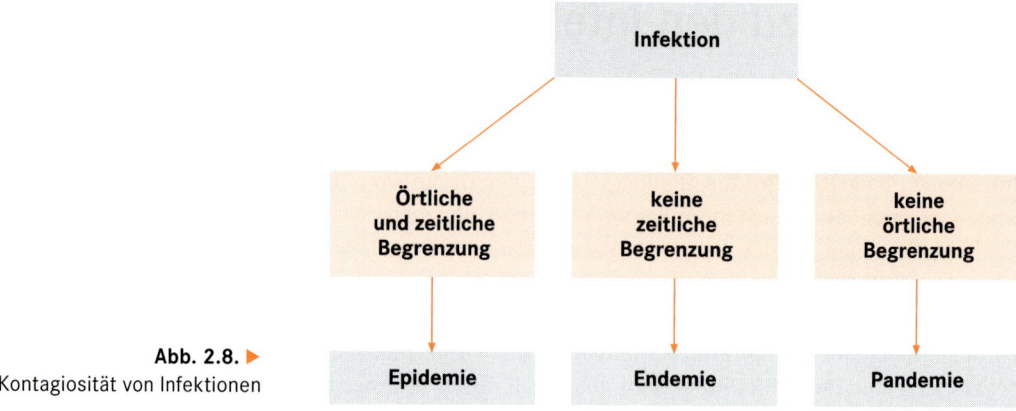

Abb. 2.8. Kontagiosität von Infektionen

ne. Im Rahmen der körpereigenen (unspezifischen humoralen) Abwehr, wird durch sog. Interferone ebenfalls eine Sollwertverstellung im Körpertemperaturzentrum bewirkt. (s. Abb. 3.4). Wenn die Sollwerte der Temperatur im Hypothalamus nach oben korrigiert werden, reagiert der Organismus mit einer gesteigerten Wärmebildung. Hierbei wird vor allem die Haut vermindert durchblutet und es kommt zu Schüttelfrost. Die Erhöhung der Herzfrequenz ist Ausdruck der gesteigerten Kreislaufarbeit bei Fieber.

Fieberverlauf. Der Verlauf des Fiebers ist für zahlreiche Krankheiten charakteristisch. Je höher Herzfrequenz und Atemfrequenz sind, desto eher muss fiebersenkend eingegriffen werden. Besonders bei Patienten mit Herzinsuffizienz oder bei Kindern, die Fieberkrämpfe aufweisen, muss mit fiebersenkenden, antipyretischen Maßnahmen eingegriffen werden. Der Fieberverlauf gibt Hinweis auf die Art der Infektion: für lange Zeit anhaltende erhöhte Temperaturen um 38° kann für einen Tumor sprechen, aber auch bei Tuberkulose oder Morbus Hodgkin vorkommen.
Fieberschübe, die über mehrere Tage anhaltend und von einem mehrtägigen fieberfreien Intervall unterbrochen sind, sind charakteristisch für Malaria, aber auch für die Borreliose oder Erkrankungen der Gallengänge (Cholangitis). Starke Fieberschwankungen (intermittierendes Fieber) treten auf z.B. bei einem oberen Harnwegsinfekt (Pyelonephritis) oder einer Sepsis. Hierbei schwankt das Fieber innerhalb weniger Stunden um mehrere Grade. Kontinuierlich hohes Fieber tritt bspw. bei Pneumonien durch Virusinfekte oder bei Scharlach bzw. bei einem Erysipel auf; hierbei schwankt die Körpertemperatur um nur 1° bei hohem Ausgangswert.
   Wenn der Körper auf die Infektion reagiert, der Sollwert angestiegen ist und nun Gegenmaßnahmen eingeleitet worden sind (sei es therapeutisch oder durch den Organismus selbst), kommt es zu einem Abfall des Fiebers. In dieser Phase gibt der Organismus über die Haut verstärkt Wärme ab: die Haut ist gerötet und der Patient schwitzt stark. Ein rascher Temperaturabfall wird auch als „Crisis" bezeichnet und kann mit ausgeprägten Kreislaufregulationsstörungen einhergehen. In dieser Phase ist der Patient sehr müde und erschöpft.
   Exantheme (LE 3) sind typische Hinweise auf Infektionserkrankungen und können für bestimmte Infektionen z.B. Windpocken, Masern, Scharlach u.a. charakteris-

tisch sein. Auch viele Immunreaktionen des Körpers gehen mit Hautveränderungen einher, so die Hepatitis oder Erkrankungen wie Morbus Crohn und Colitis ulcerosa (LE 10.2). Im Rahmen der körpereigenen Abwehr kommt es zu einer Hypertrophiereaktion der regionalen Lymphknoten, die bei akuten Infektionen schmerzhaft geschwollen und verschieblich sind: im Gegensatz dazu ist das bei malignen Lymphomen (LE 13) nicht der Fall.

Erregernachweis

Der Nachweis eines infektiösen Erregers kann sich als schwierig gestalten. Typische Hautausschläge, charakteristische Inkubationszeiten und symptomatische Verlaufsmuster können einerseits einfach zur Diagnosestellung führen, andererseits können nicht charakteristische Verläufe die eindeutige Diagnose auch vereiteln. Auch verlaufen viele Infektionen bei den einzelnen Individuen unterschiedlich intensiv. Bei vielen Infektionserkrankungen z.B. der Pneumonie ist nur in 50% der Fälle ein Erregernachweis möglich. Der Erregernachweis erfolgt überwiegend durch die Anlage einer Bakterienkultur in charakteristischen Kulturmedien, in denen die Keime zur Vermehrung angeregt werden. Die Züchtung der Bakterienkultur erfolgt dann im Brutschrank unter für den Keim optimalen Verhältnissen. Die Anlage einer Blutkultur ist bei allen Formen von Sepsis und ungeklärtem Fieber indiziert. Allerdings muss dieses Vorgehen meist wiederholt werden, um zu einem Ergebnis zu kommen. Es versteht sich, dass die Blutkultur *vor* Beginn einer antibiotischen Therapie angelegt werden muss. Mit diesen Kulturen kann auch eine Resistenzprüfung zur Festlegung der spezifischen Therapie durchgeführt werden. Allerdings dauert diese Methode mehrere Tage. Besonders bei sehr langsam wachsenden Bakterien, wie z.B. bei Tuberkulose, kann das Ergebnis einer Resistenzprüfung bis zu 8 Wochen dauern. In den meisten Fällen wird bei Infektionserkrankungen die Therapie auf Grund der klinischen Erfahrung erfolgen. Besonders schwierig ist der Nachweis von Viren, die in Wirtszellen angezüchtet werden müssen und zum Nachweis komplizierte biochemische Verfahren benötigen. Hierzu zählt der Nachweis von DNA, virusspezifischer Antikörper und durch Immunfluoreszenz mikroskopisch nachweisbarer Virusbestandteile.

Labordaten

Der Körper reagiert bei der Abwehr von Infekten mit einer typischen Immunantwort, die in der akuten Phase von IgM-Molekülen getragen wird; diese sind als akute-Phase-Proteine nachweisbar. Im Mittelpunkt der klinischen Diagnostik steht das bereits erwähnte sehr spezifische C-reaktive Protein (CRP), aber auch die weniger spezifische Beschleunigung der Blutkörperchensenkung (BKS, BSG). Das CRP wird heute gegenüber der Blutkörperchensenkung bevorzugt. Vor allem spricht sie wesentlich rascher an. Weitere Hinweise auf eine Infektion sind Veränderungen der Leukozytenzahl, wobei eine Leukopenie (Abfall unter 4000/µl) oder Leukozytose (Anstieg auf über 11000/µl) typisch ist. Dabei tritt häufig eine Linksverschiebung auf, d.h. die stabkernigen Granulozyten sind vermehrt (LE 13). Parasitäre Erkrankungen zeigen sich durch eine Erhöhung der Zahl eosinophiler Granulozyten (Eosinophilie). Die Bedeutung dieser Reaktion ist jedoch ist jedoch nicht geklärt.

> **Häufige Infektionen der Organsysteme**
>
> **Atemwege** (LE 8.2)
> - Schnupfen durch Rhinoviren
> - Tonsillitis und Pharyngitis durch Streptokokken
> - Pneumonie z.B. durch Streptokokkus pneumoniae
> - Grippe durch Influenzaviren
> - Tuberkulose durch Myobakterium tuberculosis
>
> *Weltweit starben im Jahr 2002 >5 Mio. Menschen an Infekten der Atemwege*
>
> **Harnwege** (LE 9.2)
> - Oberer und unterer Harnwegsinfekt (Pyelonephritis und Zystitis) durch Colibakterien
>
> **Intestinaltrakt** (LE 10.2)
> - Gastroenteritis durch Salmonellen, Shigellen, Vibrionen, Rota-Viren u.a.
> - Diarrhö bei Infektion mit Würmern (Helminthosen)
> - Gastritis bei Befall mit Helicobacter pylori
>
> *Weltweit starben im Jahr 2002 >2 Mio. Menschen an Infekten der Verdauungsorgane (ohne Hepatitis)*
>
> **Haut** (LE 3) und STD (sexuell transmittable diseases, Geschlechtskrankheiten, s. u.)
> - Furunkel und Karbunkel durch Staphylokokkus aureus
> - Erysipel durch Streptokokken
> - Akne durch Propionibakterien
> - Gasbrand durch Clostridium perfringens
> - Gonorrhö durch Gonokokken
> - Syphilis durch Treponema pallidum
> - AIDS durch HIV
>
> *Weltweit starben im Jahr 2002 >2,7 Mio. Menschen an AIDS; damit ist der HIV der Erreger, der die meisten Todesfälle verursacht*
>
> **ZNS** (LE 14)
> - Kinderlähmung durch Polio-Viren
> - Meningitis durch Meningokokken
> - Herpes zoster durch Varizellen-Virus

Viren

Bei Viren handelt es sich um mikroskopisch kleinste Erreger, die allein nicht leben können, sondern für ihre Vermehrung eine Wirtszelle benötigen. Im Verhältnis zu einem Bakterium sind Viren Winzlinge: so beträgt die Größe eines Schnupfenvirus z.B. nur 1/50 eines normalen Bakteriums. Die meisten Viren sind mit einem Kernfaden aus RNA oder DNA aufgebaut und werden von einer Eiweißhülle, dem Kapsid umschlossen. Die Einteilung der Viren kann auf Grund dieser Kapside aber auch ihrer Kernsäurenstruktur oder ihre Form erfolgen. Je nach bevorzugtem Infektionsort werden Viren als enterotrop (Infektion des Intestinums), dermatotrop, (Infektion der Haut) oder neurotrop (Infektion des Nervensystems) bezeichnet.

Zu den wichtigsten Viren, die für den Menschen pathogen sind, gehören
- Adenoviren
- Rhinoviren

- Grippeviren
- Rota-Viren
- Herpes-Viren
- Zytomegalie-Virus
- Epstein-Barr-Virus
- Hepatitis-Viren
- Humaner Immundefizienz-Virus (HIV)

Adenoviren. Es handelt sich um Viren, die nur aus einer DNA bestehen. Sie führen zu akuten Infekten der Atemwege, vor allem bei Kindern und Jugendlichen, können aber auch eine ansteckende Entzündung der Bindehaut und der Hornhaut des Auges auslösen.

Rhinoviren. Sie sind die wichtigsten Erreger des einfachen Schnupfens, der durch Tröpfcheninfektion übertragen wird.

Grippeviren. Weltweit sind Influenzaviren verbreitet. Sie unterscheiden sich nach unterschiedlichen Typen, wobei hierzulande besonders Typ A und Typ B des Virus vorkommen. Der Influenzavirus löst die Virusgrippe aus, die von grippalen Infekten durch Adenoviren unterschieden werden muss. Die echte Grippe ist bei älteren und immungeschwächten Patienten eine schwer verlaufende Erkrankung. Etwa alle 10 Jahre rechnet man mit einer Grippeepidemie, die sich dadurch erklärt, dass die Oberfläche des Virus ihre Antigenstruktur im Kapsid verändert. Diese Antigene werden als Neuraminidase und Hämagglutinin bezeichnet. Neu auftauchende Mutationen können vom Abwehrsystem des Körpers nicht erkannt werden und lösen so den epidemischen Verlauf aus. Die Inkubation der Grippe liegt bei etwa 3 Tagen und die Krankheit weist ein deutliches Krankheitsgefühl mit Arthralgien und Myalgien (Gelenk- und Muskelschmerzen), sowie hohem Fieber auf. Als Komplikation kann es zur Pneumonie oder Myokarditis kommen. Da die Therapie nur eingeschränkt möglich ist, ist die aktive Schutzimpfung für Risikopatienten zu empfehlen. Dazu gehören alle Menschen mit chronischen Erkrankungen, Diabetes mellitus, Patienten >60 Jahre und Menschen, die ein erhöhtes Ansteckungsrisiko wie z.B. medizinisches Personal, aufweisen. Zur Therapie stehen Hemmer der Neuraminidase zur Verfügung. Das älteste Medikament ist das Amantadin, das gegen Influenza A wirkt.

Rotaviren. Es handelt sich um Erreger, die nur aus einer Kernsäure (doppelsträngige RNA) bestehen. Sie sind Auslöser von teilweise epidemischen Gastroenteritiden (Durchfallserkrankungen) bei kleinen Kindern (<4 Jahre). Ihre Übertragung erfolgt durch fäkale Schmierinfektion. Da Rotaviren bei Durchfallserkrankungen zu einer massiven Exsikkose führen können, ist die Erkrankung bei Nachweis des Erregers meldepflichtig.

Herpes-Viren. Zu dieser Virusgruppe gehören unterschiedliche Erreger, die gemein haben, dass sie nicht stabil sind und deshalb nicht lange ansteckend sind. Allerdings können sie lebenslang im Körper überleben und bei Immunstörungen immer wieder erneute Erkrankungen auslösen. Herpes-simplex Viren kommen weltweit verbreitet vor und lösen Infekte von Haut und Schleimhaut aus. Charakteristisch sind die schmerzhaften Aphthen der Mundschleimhaut, aber auch gefährliche Entzündungen der Hornhaut des Auges (Keratitis). Schwächen des Abwehrsystems, Therapie mit Kortikosteroiden, Einfluss von UV-Strahlen und Zustand nach fieberhaften Infekten begünstigen die Infektion. Ein anderer Herpes-simplex Virus verursacht Genitalinfektionen durch den Geschlechtsverkehr.

Zu den Herpes Viren gehört auch der Virus, der die Windpocken auslöst (LE 5); eine Aktivierung der Windpocken (Varizellen) kann als Zweiterkrankung die Gürtelrose (Herpes zoster) auslösen. Der Virus überlebt im Spinalganglion, so dass die einseitige Ausbreitung exakt im Verlauf des Nervensegmentes mit Anhieb auf die richtige Diagnose weist. Die Entzündung der Nervenbahn geht meist mit starken Schmerzen einher. Besonders gefährlich ist bei Herpes zoster der Befall der Trigeminusäste (Gesichtsrose).

Zytomegalie-Virus. Der Zytomegalie-Virus (CMV) zählt ebenfalls zur Gruppe der Herpes Viren. In den Tropen und Subtropen liegt eine Durchseuchung mit fast 90% vor. Die Infektion verläuft meist asymptomatisch, kann sich aber als grippaler Infekt äußern. Bei einer Schwächung des Immunsystems und in der Schwangerschaft kann der CMV wieder aktiv werden. Besonders Patienten mit HIV und bei Zustand nach Organtransplantation durch immunsuppressive Therapie liegt eine hohe Gefährdung vor. Der Virus wird plazentar übertragen. Eine Infektion mit Zytomegalie-Viren vor der Geburt ist eine der häufigsten Ursachen für eine Schwerhörigkeit oder geistige Behinderung.

Epstein-Barr-Virus (EBV). Vor rund 40 Jahren wurde dieser Virus erstmals entdeckt. Er zählt ebenfalls zur Gruppe der Herpesviren und befällt die B-Lymphozyten. Das Krankheitsbild ist als infektiöse Mononukleose oder Pfeiffer'sches Drüsenfieber bekannt. Die Lymphknoten im Halsbereich sind vergrößert tastbar, Leber und Milz schwellen an. Je jünger der Patient ist, desto harmloser verläuft die Erkrankung. Erwachsene weisen als Hinweis auf die systemische Immunreaktion Fieber und häufig ein Exanthem auf. Der EBV kann durch Speichel und als Tröpfcheninfusion übertragen werden (man spricht von der „kissing disease"). Besonders problematisch ist der Organbefall mit Pyelonephritis (LE 8.2), Myokarditis (LE 6.2), Enzephalomeningitis (LE 14/2), Hepatitis (LE 10.2) oder Panzytopenie (LE 13). Bei normalem Immunstatus limitiert sich die Erkrankung selbst und heilt innerhalb von 2 Wochen aus.

Hepatitis Viren. Die entzündliche Reaktion der Hepatozyten führt zum Krankheitsbild der Hepatitis. Hierzulande kommen überwiegend die Virustypen A, B und C vor (HAV, HBC und HCV). Während Hepatitis A nur akut verläuft, können Hepatitis B in 10% und Hepatitis C in >80% auch chronisch verlaufen. In diesem Fall ist der Körper nicht imstande, den Virus zu eliminieren. Die Formen der akuten und chronischen Hepatitis sind ausführlich in LE 10.2 dargestellt.

HIV. Anfang der achtziger Jahre wurde das humane Immundefizienzvirus erstmals beschrieben. Es wird ausschließlich über den frischen Kontakt mit Blut, Sperma und Vaginalflüssigkeit übertragen. Zwei Drittel der Patienten stammen aus Gruppen, die homosexuell oder promiskuitiv sind. Eine zweite große Gruppe bilden iv-Drogenabhängige. Eine Übertragung des Virus durch Bluttransfusionen gilt heute als ausgeschlossen. Der Virus befällt die T-Lymphozyten und Nervenzellen; die Krankheit weist sich durch eine unterschiedlich lange Latenzzeit aus, die klinisch weitgehend stumm bleibt. Es kann etwa 6 Wochen nach Infektion zu einer akuten HIV Erkrankung kommen, die meist grippeähnlich abläuft. So bleibt die Infektion meist stumm, wenn kein Antikörper (Anti-HIV) diagnostisch nachgewiesen wird. Erst nach einer jahrelangen Latenzzeit kommt es zum Ausbruch von AIDS, einer Erkrankung, die tödlich verläuft. Diese Erkrankung wird im Zusammenhang mit dem Immunsystem in LE 13 beschreiben.

Prionenerkrankungen

In der öffentlichen Diskussion standen die Creutzfeldt-Jakob-Erkrankung und die bovine spongiöse Enzephalopathie (BSE) breit in der Diskussion. Diese Erkrankungen werden durch Prionen ausgelöst. Als Erreger gelten infektiöse Eiweiße bzw. Eiweißbestandteile. Man spricht von sog. slow virus-Infektionen, die vor allem das Zentralnervensystem befallen. Sie haben eine jahrelange Inkubationszeit und verlaufen sehr langsam, wobei die Erkrankung meist erst nach dem Tod durch die Obduktion nachgewiesen wird.

Therapie bei Viruserkrankungen

Zahlreiche Viruserkrankungen sind nicht direkt behandelbar, lassen sich aber durch Virustatika beeinflussen. Zu den therapeutischen Prinzipien dieser Therapie gehören
- dass sich der Virus nicht an die Körperzelle anbinden kann
- dass die Bildung viruseigener Enzyme blockiert wird
- dass seine Vermehrung gehemmt wird
- dass der Virus nicht aus der Wirtszelle freigesetzt wird

Für die unterschiedlichen Viren sind diese Therapien jedoch unterschiedlich wirksam. Folgende Medikamente stehen zur Verfügung und werden vor allem bei der HIV-Infektion und AIDS (LE 13) oder chronischer Hepatitis eingesetzt:
- Aciclovir (Zovirax®)
  Besonders wirksam bei Herpes simplex-Infektionen und Herpes zoster
- Ganciclovir
  Vor allem bei Infektionen mit dem Zytomegalievirus durch Hemmung der viruseigenen Nukleinsäuresynthese
- Acydothymidin (Retrovir®)
  Dieses Medikament steht im Mittelpunkt der Therapie bei HIV-Infektion; es blockiert die reverse Transkriptase des Retrovirus und verhindert damit eine Umwandlung der Virus-RNA in die DNA des Menschen
- Amantadin
  Prophylaktische Therapie bei Influenza A durch Verhinderung des Eindringens des Virus in die Wirtszelle (wenn es rechtzeitig gegeben wird)

- Interferon-α
  dieses körpereigene Zytokin wirkt durch Steigerung der körpereigenen unspezifischen humoralen Abwehr und findet vor allem bei der chronischen Hepatitis Einsatz (ausführlich beschrieben in LE 10.2).

Bakterien

Bakterien sind Zellen ohne Zellkern; an dessen Stelle befindet sich ein Kernäquivalent aus DNA. Zu den besonderen Strukturen der Zellmembran gehören bei einigen Bakterien Geißeln, die ihnen eine Fortbewegung ermöglicht, so z.B. beim Choleraerreger. Bakterien ohne eine Zellwand nennt man → **Mykoplasmen**. Die Bakterien werden in Kugelbakterien (→ **Kokken**) sowie in stäbchen- und schraubenförmige Bakterien (→ **Spirochäten**) eingeteilt. Im klinischen Alltag werden die Bakterien auch entsprechend der Färbung nach Gram unterteilt; lassen sich die Erreger mit Blau einfärben, werden sie als grampositiv, bei roter Einfärbung als gramnegativ bezeichnet.

Zu den grampositiven Kokken gehören Staphylokokken und Streptokokken, zu den gramnegativen Gonokokken u.a. Grampositive Stäbchen sind z.B. der Erreger des Milzbrandes und des Wundstarrkrampfes (Clostridien). Auch die Erreger der Lepra und der Tuberkulose zählen hierzu. Gramnegative Stäbchen sind die Erreger des Keuchhustens (Pertussis) oder Hämophilus influencae. Eine Besonderheit ist die Bakteriengattung des Helicobacter pylori, der entscheidend bei der Entstehung der chronischen Gastritis und beim Magenkarzinom mitwirkt. Seine Entdeckung wurde im Jahr 2005 mit dem Nobelpreis für Medizin ausgezeichnet.

Spirochäten. Die Spirochäten lösen vor allem Geschlechtskrankheiten und die Leptospirose aus. Auch die neben der Frühsommer-Meningoenzephalitis (FSME) durch Zecken übertragene Borreliose wird durch Spirochäten verursacht.

Mykoplasmen. Sie führen vor allem zu Atemwegsinfektionen und seltenen Harnwegsinfekten.

Pilze

Die human pathogenen Pilze werden in drei Gruppen eingeteilt
- Sprosspilze
- Schimmelpilze
- Hautpilze (Dermatophyten; LE 3)

Sprosspilze

Candida. Die Gruppe der Sprosspilze wird auch als Hefen bezeichnet und hat ihren Namen davon, dass sich die Pilze durch Sprossung vermehren: die Tochterzellen wachsen aus den Mutterzellen heraus. Der typische Vertreter ist Candida albicans, der das Bild des Soors im Mund oder im Bereich von Anal- und Genitalregion auslöst.

Hierzu gehört auch die Windeldermatitis. Ein Kandidabefall innerer Organe tritt nur bei immungeschwächten Patienten auf. Hierzu gehören alte Menschen mit hoher Komorbidität, Diabetiker, Patienten mit HIV-Infektion, Patienten unter Zytostatika und immun suppressiver Therapie bei Tumoren oder Zustand nach Organtransplantation. Problematisch ist ein Soorbefall der Speiseröhre, der mit heftiger Dysphagie einhergeht oder die Pilzinfektion der Atemwege als Soorpneumonie.

▶ Therapie. Die lokale Applikation des Antimykotikums Nystatin (Moronal®) führt fast immer zum Erfolg. Bei Befall innerer Organe müssen systemisch wirkende Medikamente oral gegeben werden.

Kryptokokkus. Die Infektion mit dem Hefepilz Kryptokokkus neoformans tritt selten und fast nur bei Patienten mit HIV Infektion auf. Der Pilz kommt in der Erde, vor allem wenn sie Kot von Vögeln enthält, vor. Er wird durch Einatmung aufgenommen und erzeugt die Lungenkryptokokkose. Es handelt sich um eine sehr schwere Erkrankung, die häufig durch hämatogene Streuung zu einem Befall des zentralen Nervensystems mit schlechter Prognose führt. Die Gefahr der Kryptokokkose ist der Grund dafür, dass Patienten mit HIV Infektion oder Tumoren unter Zytostatikatherapie keine Gartenarbeit durchführen sollen und im privaten Umfeld möglichst keine Vögel gehalten werden dürfen.

Schimmelpilze

Die Erkrankung Aspergillose wird durch den Schimmelpilz Aspergillus ausgelöst. Sie befällt vor allem die Lungen, denn die Sporen des Pilzes werden über die Atmung aufgenommen. Er wächst in Heu, Kompost, Erde u.a. Bevorzugt befällt der Pilz pathologische „Hohlräume" der Lunge, wie z. B: Kavernen bei Tuberkulose oder Bronchiektasen bei COPD (LE 8.2). Eine Konzentration von Pilzen in solchen Höhlen wird als Aspergillom bezeichnet. Kommt es zu einer Ausbreitung des Pilzes über die gesamte Lunge, treten hohes Fieber, Hustenattacken und Hämoptysen (Bluthusten) auf. Die Therapie einer solchen Organmykose erfolgt durch die Gabe von Amphotericin. Häufig müssen Aspergillome der Lunge auch lokal gespült oder operativ entfernt werden. Eine Sepsis durch Pilze oder Befall des ZNS verläuft meist letal.

Dermatophyten

Eine Hautpilzerkrankung, → **Dermatomykose**, ist eine der häufigsten Zufallsbefunde bei Patienten, die stationär aufgenommen werden. Die Dermatophyten, Hautpilze, können die Hornsubstanz der Oberhaut auflösen und dadurch Infektionen der Haut begünstigen. Klinisch werden die Dermatophyten nach den betroffenen Körperregionen eingeteilt. Eine Hautpilzerkrankung wird auch als *Tinea* bezeichnet:
- Tinea corporis: Pilzerkrankung der Haut von Körperstamm und Extremitäten
- Tinea capitis: Pilzerkrankung des behaarten Kopfes
- Tinea pedis: Pilzerkrankung der Füße, v.a. mit Befall zwischen den Zehen als Interdigitalmykose
- Onychomykose (Tinea unguium): Pilzbefall der Nägel

▶ **Therapie.** Die Therapie erfolgt mit lokalen Mitteln entsprechend der Hartnäckigkeit der Hautinfektion unter Betracht der Begleitumstände. Vor allem ein Diabetes mellitus muss konsequent therapiert werden. Die Hauterkrankungen sind in LE 3 zusammengestellt.

Parasiten

Unter einem Parasiten versteht man einen Schmarotzer, der sich auf Kosten eines anderen Organismus ernährt. In der Biologie werden pflanzliche und tierische Parasiten (Phytoparasiten und Zooparasiten) unterschieden. Diese Ein- oder Mehrzeller können dauerhaft (als *stationäre* Parasiten) oder nur vorübergehend (als *temporäre* Parasiten) vorkommen. Stationär heißt nicht, dass sie auf Station vorkommen, sondern dass die Parasiten immer im Organismus vorhanden sind. Entscheidend für die klinische Bedeutung ist ihre Pathogenität. Als Beispiel einer parasitären Erkrankung wird in der Auswahl der Infektionserkrankungen unten die Malaria beschrieben. Zu den parasitären Erregern gehören

- Protozoen
- Würmer (Helminthen)
- Arthropoden

Protozoen

Amöben. Für den Menschen pathogen sind besonders Amöben (Entamoeba histolytica), die charakteristischerweise eine Infektion bei Reisen in die Tropen auslöst. Grund dafür ist das oft versehentliche Trinken von fäkal verunreinigtem Trinkwasser oder das Essen von Obst und Gemüse, das mit verunreinigtem Wasser gewaschenen wurde. Leitsymptom der Amöbiasis sind blutig schleimige Durchfälle mit dem Bild der Amöbenruhr (LE 10.2).

Plasmodien. Die Malaria als klassisches Beispiel einer Plasmodieninfektion wird unten beschrieben.

Pneumocystis carinii. Als opportunistische Infektion bei Patienten mit HIV Infektion kommt es im Stadium von AIDS zur Infektion mit Pneumocystis carinii, einer Pneumonie, die mit hohem Fieber, schwerer Dyspnoe, Tachypnoe und hartnäckigem Husten einher geht.

Toxoplasmen. Zu den parasitären Erkrankungen gehört auch die Infektion mit Toxoplasmen, die Toxoplasmose. Der Erreger wird durch den Verzehr von rohem Fleisch aufgenommen, löst jedoch selten schwere Krankheitssymptome aus. Er verbleibt zeitlebens im Organismus. Gefährlich ist die Infektion des ungeborenen Kindes mit der Gefahr der Totgeburt oder des Aborts. (Zu dieser Erkrankung s. a. den Abschnitt bei den ausgewählten Infektionskrankheiten).

Trichomonaden. Vor allem in öffentlichen Bädern kommt es zu einer Infektion mit Trichomonaden, die sich durch Juckreiz im Genitalbereich und vaginalem Ausfluss äußert. Um einen „Pingpong-Effekt" zu vermeiden, müssen stets beide Geschlechtspartner behandelt werden. Hierzu wird Methonidazol (Clont®) eingesetzt. Häufig kommt es zu einer lästigen Entzündung der Harnröhre (Urethritis).

Helminthosen

Die Wurmerkrankungen, die sich überwiegend als Symptome des Gastrointestinaltrakts manifestieren, werden ausführlich in LE 10.2 beschrieben.

Arthropoden

Bei den Arthropoden handelt es sich um Läuse, Milben und Flöhe. Die Erkrankungen sind in LE 3 beschrieben.

Ausgewählte Infektionskrankheiten

Im Folgenden werden ausgewählte Infektionskrankheiten beschrieben. Im Anschluss findet sich eine Liste mit den Infektionen, die in den Lernfeldern der verschiedenen Organe genannt werden.
- Borreliose und FSME (Infektionen durch Zecken)
- Gonorrhoe
- Lepra
- Leptospirose
- Malaria
- Milzbrand
- Morbus Pfeiffer
- MRSA
- Pest
- Pocken
- Syphillis (Lues)
- Tetanus
- Tollwut
- Tonsillitis
- Toxoplasmose

Infektionen durch Zecken: Lyme-Borreliose und FSME

FSME. Beide Erkrankungen werden durch Zecken übertragen. Bei der Frühsommer-Meningoenzephalitis FSME handelt es sich um eine Viruserkrankung, die mit rund 100 Neuerkrankungen jährlich recht selten ist. Infizierte Zecken treten regional und meist unterhalb einer Höhe von 400 m auf. Die Erkrankung verläuft in 2 Phasen: zuerst tritt eine meist 1-2 Wochen anhaltende grippale Phase auf, der sich dann eine Meningitis oder Enzephalitis anschließt. Diese können zu Lähmungserscheinungen führen. In 90% heilt die Erkrankung aus, die Letalität beträgt jedoch rund 2%. Eine aktive Immunisierung ist bei gefährdeten Personen (Waldarbeitern, Naturfreunde u.a.) angezeigt. Die Impfung erreicht einen fast 100%igen Schutz. Eine passive Impfung nach Infektion ist innerhalb von 2 Tagen möglich, erreicht aber nur einen 70%igen Schutz.

Lyme-Borreliose. Der Erreger der Borreliose, die in der amerikanischen Kleinstadt Lyme im US Staat Connecticut erstmals vor rund 30 Jahren entdeckt wurde, wird nach seinem Entdecker benannt: Borrelia Burgdorferi. Auch sie wird durch die Zecke (Ixodes ricinus) übertragen. Die Borrelieninfektion zeigt sich bis 4 Wochen nach der Infektion durch ein Erythema chronicum migrans, eine ringförmige Rötung, die sich allmählich auf dem Körper ausbreitet und zentral abblasst. Diese Hauterscheinung verschwindet meist von selbst ohne dass Symptome auftreten. Bei 50% der Patienten kommt es jedoch innerhalb von Monaten bis Jahren zu einer Arthritis vor allem im Bereich der Kniegelenke, die zwar in den meisten Fällen innerhalb weniger Wochen wieder abklingt, bei 10% jedoch zu einer chronischen Arthrose führt. Häufig bestehen zentralnervöse Symptome mit Parästhesien und Lähmungserscheinungen. Selten tritt eine oft letal verlaufende Myokarditis mit Rhythmusstörungen auf.

Gonorrhoe

Ursache für die Gonorrhoe, die auch als „Tripper" bekannt ist, sind Gonokokken. Diese Erreger sind auch als Neisserien bekannt. Durch die Verwendung von Kondomen ist die Erkrankung heute sehr selten geworden. Die Übertragung durch die Benutzung der Toilette gilt als unwahrscheinlich. Bei Infektion der genitalen Schleimhaut, aber auch des Rektums, kommt es zu einer eitrigen Entzündung. Typisch ist die Entzündung der Harnröhre, die bei Männern besonders schmerzhaft ist. Da dieses Symptom mit eitrigem Ausfluss aus der Harnröhre besonders Männer zum Urologen führt, wird diese Erkrankung hier häufiger diagnostiziert, kommt aber bei beiden Geschlechtern vor. Chronische Folgen können Prostatitis, Epididymitis (Entzündung der Nebenhoden) und Entzündungen von Tuben und Ovarien mit Infertilität sein. Die Infektion wurde früher mit Penicillin behandelt. Die häufige prophylaktische Einnahme dieses Antibiotikums vor Urlaubsreisen gilt als Ursache dafür, dass heute eine zunehmende Resistenzentwicklung des Erregers besteht und nun auf Cephalosporinpräparate umgestiegen werden muss. Besonders problematisch ist die Übertragung der Gonokokken auf das Neugeborene mit der Folge einer Erblindung (die „Neugeborenenblenorrhoe" war früher die häufigste Ursache für die kindliche Erblindung). Seit Einführung der Prophylaxe nach Credé durch Einträufeln von 1%iger Silbernitratlösung in die Augen ist die frühkindliche Erblindung deutlich zurückgegangen.

Lepra

Weltweit ist die Infektion durch das Myobakterium leprae verbreitet. Die Ansteckung ist jedoch sehr gering und erfolgt durch einen über längere Zeit bestehenden körperlichen Kontakt. Die Inkubation kann über mehrere Jahre sich erstrecken. Das Krankheitsbild entwickelt sich in Abhängigkeit der hygienischen Verhältnisse bzw. der körpereigenen Immunsituation. Der Erreger weist eine besondere Affinität zur Hautoberfläche und oberflächlichen peripheren Nerven auf. So ist das klinische Erscheinungsbild mit der tuberkuloiden Lepra (asymmetrische Hautflecken mit verminderter Pigmentierung) oder der lepromatösen Lepra mit Muskelschwäche und Verstümmelungen sehr variabel. Der Erreger lässt sich durch Tuberkulostatika (z.B. Rifampicin) effektiv behandeln.

Leptospirose

Die spiralförmigen Bakterien Leptospiren werden vor allem von Ratten ausgeschieden. Durch direkten Kontakt bei Tierärzten oder Arbeitnehmern in Schlachthäusern bzw. durch Kontakt mit tierischem Urin bei Kanalarbeitern oder Wassersportlern (z.B. in Seitenarmen von Flüssen mit geringer Strömung) kommt es nach Infektion innerhalb von 14 Tagen zu grippeähnlichen Symptomen. Die Erkrankung kann bis zu einer der Hepatitis ähnlichen Leberschwellung mit Ikterus führen. Auch Nieren und Milz können betroffen sein. Es besteht Meldepflicht. Die Therapie erfolgt durch Penicillin.

Malaria

Malaria stellt weltweit die Haupttodesursache dar. Die geschätzten jährlichen Neuerkrankungen schwanken zwischen 200–500 Millionen Menschen. Der Erreger ist ein Plasmodium, ein Einzeller ähnlich den Amöben, der den Protozoen, zugeordnet wird (s. o.). Der Überträger ist die weibliche Anophelesmücke. Wird der Mensch gestochen, gelangen *Sporozoiten* über die Speicheldrüse der Mücke in das Blut des Menschen und werden in der menschlichen Leber umgewandelt. Hier erfolgt die Umwandlung in die sog. *Gammetozyten*, die bei einem erneuten Stich von der Mücke wieder aufgenommen werden. Aus den Gammetozyten entstehen in der Mücke erneute Sporozoiten. Je nach Form des Erregers entstehen unterschiedliche klinische Bilder

- *Malaria tertiana*
  Fieber über 3 Tage durch Plasmodium vivax oder Plasmodium ovale
- *Malaria quartana*
  Fieber über 4 Tage durch Plasmodium malariae
- *Malaria tropica*
  Typisches tropisches Wechselfieber durch Plasmodium falciparum

Die klassischen Symptome sind kurzes hohes Fieber mit Schüttelfrost, Kopf und Gliederschmerzen, häufig eine Hepatosplenomegalie mit unterschiedlich intensivem Ikterus. Auch eine Anämie ist möglich. Besonders gefährlich ist die Malaria tropica mit einem fulminanten Verlauf und der Gefahr des akuten Todes. Aktuelle Schätzungen sprechen davon, dass sich jährlich durch den Tourismus rund 1000 Bundesbürgern infizieren mit Malaria infizieren. Die Mortalität liegt dabei bei ca. 0,5%. Die Malariaprophylaxe wird bei Reisen in die Tropen grundsätzlich empfohlen. Sie muss vor Antritt der Reise begonnen und auch nach der Rückkehr fortgesetzt werden, bis der letzte Zyklus der Sporozoiten im menschlichen Körper abgeschlossen ist. Die verschiedenen Medikamente richten sich nach den Erfahrungen der aktuellen Resistenzentwicklungen.

Pfeiffer'sches Drüsenfieber (infektiöse Mononukleose)

Ursache für das Pfeiffer'sche Drüsenfieber ist der Epstein-Barr-Virus (EBV), der zu den Herpesviren zählt (s. o.). Im Zusammenhang mit diesem Virus wird vor allem in Afrika das Burkitt-Lymphom diskutiert, ein malignes Lymphom (LE 13). Die hohe Durchseuchung in Afrika korreliert auch mit der hohen Inzidenz an Morbus Hodgkin. Die Krankheitszeichen sind oben beschrieben.

MRSA

Es handelt sich hierbei um grampositive Staphylokokken, wobei sich seit etwa 15 Jahren Stämme des Staphylokokkus aureus als multiresistent und besonders widerstandsfähig gegenüber dem Antibiotikum Methicillin erwiesen haben (MRSA: **Me**thicillin **r**esistenter **S**taphylokokkus **a**ureus). Der Hauptübertragungsweg sind infizierte Hände beim medizinischen Personal, wobei besonders der nasale Raum klinisch stumm chronisch besiedelt und ständige Infektionsquelle sein kann. Für die Infektion mit MRSA gibt es in den Kliniken Protokolle zum Vorgehen und zur Vorbeugung. Das Problem liegt nicht nur in der massiven Resistenz gegenüber allen Antibiotika, sondern die Keime weisen eine hohe Widerstandskraft gegenüber Trockenheit und Wärme auf und können sich über Monate auf Kleidung, Oberflächen, Instrumenten usw. halten.

Milzbrand

Immer wieder wird von der Gefahr berichtet, dass der Bazillus anthrazis als „Biowaffe" eingesetzt werden könnte. Seinen Namen hat die Erkrankung durch die anthrazitartig (Farbe von Kohlen) dunkle Verfärbung der Milz bei obduzierten Tieren. Die meisten Infektionen verlaufen im Bereich der Haut bei kleinen Verletzungen ab. Es kann in seltenen Fällen zu einer Milzbrandsepsis kommen, die fast immer tödlich verläuft. Infektionen der Haut müssen chirurgisch saniert werden. Bei Befall der Lunge kommt es zu einer schweren, lebensgefährlichen Pneumonie und bei Befall des Darmes zu einer hämorrhagischen Enteritis. Dieser Verlauf des Milzbrands ist ebenso wie die Sepsis überwiegend tödlich.

Gasbrand. Vom Milzbrand abzusetzen ist das Krankheitsbild des Gasbrandes, das durch Clostridien ausgelöst wird. Nach der Infektion kommt es zu einer schmerzhaften Blasenbildung mit einer großflächigen Entzündung, die früher als Brand bezeichnet wurde. Beim Streichen über die Hautpartien hört man ein Knistern. Milzbrand und Gasbrand werden durch Erreger ausgelöst, deren Sporen sich über Jahrzehnte unter extremen Umgebungsverhältnissen halten können. Es sind Anaerobier, die sich vor allem in tiefen Wunden ausbreiten können. Deswegen müssen tiefe verschmutzte Wunden grundsätzlich saniert werden. Bei Infektion mit Gasbrand wird häufig eine Sauerstoffdrucktherapie durchgeführt (Druckkammer mit hoher Sauerstoffkonzentration). Das Krankheitsbild des Tetanus (Wundstarrkrampf), das ebenfalls durch Clostridien ausgelöst wird, ist weiter unten beschrieben.

Pest

Der schwarze Tod des 14. Jahrhunderts, die erste beschriebene Pestepidemie, ist in den Geschichtsbüchern verankert. Auslöser ist das Bacterium yersinia pestis. Es wird über Nagetiere und deren Parasiten, wie Flöhe oder Zecken übertragen. Besonders die Wanderratte verursachte den großen Pestzug des Mittelalters. Klinisch zeigt sich eine Anschwellung der Lymphknoten (Bubonenpest) etwa eine Woche nach Infektion, die mit hohem Fieber, Schüttelfrost und Kopfschmerzen einhergeht. Die Lungenpest, die durch Tröpfcheninhalation ausgelöst wird, zeigt innerhalb von wenigen Stunden ein hochakutes klinisches Bild mit letalem Verlauf innerhalb von Stunden bis Tagen. Die Pest tritt heute selten auf, doch werden immer wieder über lokale Endemien berichtet. Therapeutisch wirken Tetrazykline und andere Antibiotika mit breitem Spektrum.

Pocken

Seit rund 20 Jahren gelten die Pocken weltweit als ausgerottet. Allerdings liegen aus manchen Gebieten Afrikas, (z.B. Äthiopien und Somalia) nur unbefriedigende Daten vor. Bis Ende der siebziger Jahre wurde gegen die Pocken noch bundesweit geimpft. Aus Angst vor Einsatz von Pockenviren (Orthopoxvirus variola) wird in den Ländern der westlichen Welt jedoch noch immer ein Impfstoff produziert und bevorratet.

Syphilis (Lues)

Auslöser dieser Geschlechtskrankheit ist der Erreger Treponema pallidum, eine Spirochäte. Die Erkrankung ist seit dem 15. Jahrhundert als Lustseuche (Lues) oder französische Krankheit bekannt. Vor Einführung der Therapie mit Penicillin war sie ein unerwünschtes Souvenir nach dem Besuch von Bordellen. Berühmte Persönlichkeiten wie Friedrich Nietzsche, Heinrich Heine oder Ludwig van Beethoven starben an den Folgen der Syphilis. Das Krankheitsbild verläuft unbehandelt in drei Stadien.

- **Stadium I**
  Verhärtetes Ulcus (harter Schanker), sog. Primäreffekt. Hierbei besteht eine Schwellung der Leistenlymphknoten. Da keine weiteren Symptome bestehen, wird dieses Stadium meist nicht erkannt bzw. nicht ernst genommen. In vielen Fällen heilt das erste Stadium auch von selbst aus, kann aber übergehen in das
- **Stadium II**
  Ausgedehntes nässendes Exanthem mit Befall der Schleimhäute, das den Patienten meist zur Behandlung motiviert. Aber auch dieses Stadium kann unbehandelt folgenlos ausheilen.
- **Stadium III**
  Zum Teil nach Jahrzehnten und ohne dass sich der Patient an den Anlass seiner Infektion erinnert, kann es zur *Neurolues*, dem Befall des zentralen Nervensystems kommen. Dieser Zustand wird auch als progressive Paralyse (Tabes dorsalis) bezeichnet. Leitsymptome sind Gangstörungen, Einschränkungen der Denkfähigkeit, Gedächtnisstörungen und Befall der inneren Organe mit Veränderungen von Gefäßwänden und Gefahr der Bildung von Aneurysmen.

▶ Therapie. Therapie der Wahl in allen Stadien der Syphilis ist die Gabe von Penicillin über zwei Wochen. Alle Geschlechtserkrankungen sind meldepflichtig (ohne Nennung der Personennamen). Der Patient ist aber zur Behandlung verpflichtet. Bei unklaren neurologischen Krankheitsbildern wird heute noch die Durchführung eines Treponema-pallidum-Hämagglutinationstests (TPHA-Suchtest) empfohlen.

Aus einem Studentenliedchen

... Die Gonokokke sitzt und lauscht
Wie der Urin vorüberrauscht.
Am anderen Ufer – siehe da –
Treponema pallida ...

Tetanus

Ähnlich dem Gasbrand s. o. wird das Krankheitsbild durch Clostridien (Clostridium tetani) übertragen. Hierzulande spielt die Erkrankung dank der ausgedehnten Impfprophylaxe keine Rolle, weltweit sterben aber am Wundstarrkrampf mehr als eine Million Menschen. Der Erreger kommt überall (ubiquitär) vor. Er wird mit Bagatellverletzungen aufgenommen und vermehrt sich im Eintrittsbereich der Wunde. Hier produzieren die Clostridien ihr Gift: das Tetanustoxin. Es wird über die Blutbahn verteilt und wirkt auf die Zwischenneurone der motorischen Vorderhornzellen (LE 14). Diese Neurone hemmen die motorischen Zellen; entfällt ihre Funktion, kommt es zu unkontrollierten spastischen Krämpfen. Die Inkubationszeit kann sehr kurz sein (2 Tage). Sie ist umso kürzer je höher die produzierte Toxinmenge ist. Je kürzer die Inkubationszeit, desto höher ist die Letalität. Klinisch sieht man einen zunehmenden Tetanus der Skelettmuskulatur mit Beginn im Kopfbereich und der Gesichtsmuskulatur (Teufelsgrinsen, Risus sardonicus). Durch Lähmung der Atemmuskulatur ersticken die Patienten.

▶ **Therapie.** Eine passive Impfung ist nur möglich, wenn das Toxin die Nervenzellen noch nicht erreicht hat. Die Grundimmunisierung (aktive Impfung) erfolgt mit abgeschwächtem Toxin (Tetanol®) in drei Schritten innerhalb eines Jahres und sollte innerhalb von 5–10 Jahren aufgefrischt werden. Im Fall einer Verletzung wird bei unklarem Impfstatus die aktive Impfung erneut durchgeführt und zusätzlich als passive Immunisierung ein Immunglobulin (Tetagam®) injiziert.

Tollwut

Die Tollwut (Lyssa, Rabies) wird durch den Tollwutvirus ausgelöst. Es handelt sich um eine immer letal verlaufende Erkrankung. Die Erkrankung wird überwiegend über Rotwild und Füchse übertragen, wobei der Virus über den Speichel der erkrankten Tiere ausgeschieden wird. Mit Tollwut infizierte Tiere zeigen ein typisch artfremdes Verhalten, so den Verlust vor Scheu vor Menschen, vermehrten Speichelfluss, Krampfanfälle und ausgesprochen aggressives, angriffslustiges Verhalten. Beim Menschen beginnt die Erkrankung mit Dysästhesien, der später generalisierte Krämpfe und unkontrollierte Muskelspasmen folgen. Psychisch imponieren eine Erregung und eine Achalasie (nervale Schluckstörung); charakteristisch ist der Speichelfluss aus dem Mund. Der Tod tritt meist durch Atemlähmung ein.

▶ **Therapie.** Da die Behandlung der Tollwut nicht möglich ist, kommt der Impfprophylaxe größte Bedeutung zu. Exponierte Personen, wie Jäger, Tierärzte, Waldarbeiter u. a. sollten mit Tollwutimpfstoff dreimal hintereinander i.m. geimpft werden (Auffrischung nach rund 5 Jahren). Kommt es zu Kontakt mit einem Tollwut erkrankten Tier und es besteht kein Impfschutz, so muss eine Simultanimpfung durchgeführt werden, wobei sechs Mal der Tollwutimpfstoff gegeben wird, dazu ein Tollwut-Hyperimmunglobulin. Dieses wird auch in die Bisswunde bei Verletzungen eingebracht.

Tonsillitis

Die akute Angina tonsillaris bzw. Tonsillitis entsteht überwiegend durch Streptokokken, kann aber auch als Begleitinfektion bei Virusinfekten auftreten. Die typischen Symptome sind starkes Krankheitsgefühl, Halsschmerzen und hohes Fieber. Die Schluckbeschwerden strahlen bis in die Ohren aus. Die Lymphknoten im Kieferwinkel sind druckschmerzhaft vergrößert. Der Erregernachweis kann durch einen Schnelltest erfolgen.

▶ **Therapie.** Die Therapie erfolgt durch die Gabe von Penicillin über etwa 8–10 Tage. Bei kurz aufeinander folgenden Tonsilliden ist eine Tonsillektomie anzu-

Liste der Infektionskrankheiten in anderen LE

Cholera	LE 10.2
Cholezystitis	LE 10.2
Diphtherie	LE 5
Drei-Tage-Fieber	LE 5
Endokarditis	LE 6.2
Erysipel	LE 3
FSME	LE 14.2
Gastritis	LE 10.2
Gastroenteritis	LE 10.2
Glomerulonephritis	LE 9.2
Gonorrhoe	LE 3
Helminthosen	LE 10.2
Hepatitis	LE 10.2
Herpes simplex	LE 3
HIV-Infektion (AIDS)	LE 13.2
Influenza	LE 7.2
Laryngitis	LE 7.2
Masern	LE 5
Meningitis	LE 5
Mumps	LE 5
Mykosen	LE 3
Myokarditis	LE 6.2
Pedikulose (Läuse)	LE 3
Perikarditis	LE 6.2
Pertussis	LE 5
Pharyngitis	LE 7.2
Pneumonie	LE 7.2
Poliomyelitis	LE 5
Pyelonephritis	LE 9.2
Rhinitis	LE 7.2
Röteln	LE 5
Salmonellen-Infektion	LE 10.2
Scharlach	LE 5
Shigellen-Infektion	LE 10.2
Sinusitis	LE 7.2
Skabies	LE 3
Syphilis	LE 3
Thyreoiditis	LE 12
Tracheobronchitis	LE 7.2
Tuberkulose	LE 7.2
Typhus	LE 10.2
Varizellen	LE 5
Zystitis	LE 9.2

raten. Auch wenn eine Tonsillitis nicht komplett ausheilt, sollten die Gaumen bzw. Rachenmandeln entfernt werden. Für die Körperabwehr besteht hierdurch kein Nachteil, da über den Waldeyer'schen Schlundring ausreichend lymphatisches Gewebe am Beginn des Magen-Darmtraktes vorhanden ist. Die Gefahr einer chronischen Tonsillitis liegt in der Auslösung des rheumatischen Fiebers, der Endokarditis oder einer Glomerolonephritis.

Toxoplasmose

Der Erreger Toxoplasma gondii löst meist keine Krankheitssymptome aus. Für Patienten mit einer Schwächung des Immunsystems (Patienten mit HIV Infektion oder bei Zustand nach Organtransplantation) oder für Ungeborene ist die Erkrankung bedrohlich. Eine angeborene Toxoplasmose ist meldepflichtig. Wenn es zur Erkrankung bei Immunschwäche kommt, liegen überwiegend unspezifische Symptome, wie Abgeschlagenheit, Fieber, Kopfschmerzen und Müdigkeit vor. Selten kommt es zu einer Chorioretinitis mit Sehstörungen und Hirnleistungsstörungen. Der Erreger vermehrt sich innerhalb des retikuloendothelialen Systems und kann Zysten bilden, in denen der Erreger zeitlebens überleben kann. Die Diagnose wird serologisch gestellt. Die Prognose ist bei nicht immun geschwächten Patienten günstig, außer es liegen neurologische Symptome vor. Therapeutisch werden Antibiotika gegeben, allerdings erreichen Antibiotika die Erreger innerhalb von Zysten nicht.

Impfungen

Passive Immunisierung

Bei Impfungen wird die passive und aktive Immunisierung unterschieden. Bei der → **passiven Immunisierung** werden funktionsfähige Abwehrproteine, Antikörper, injiziert, wobei zwischen homologen und heterologen Impfseren unterschieden wird. Homologe Seren stammen vom Menschen, bei heterologen Seren wurden die Antikörper von anderen Säugetieren produziert. Die Schutzwirkung gegen Erreger hält solange an, wie das Serum im Körper zirkuliert. Der Nachteil einer passiven Impfung ist ihre relativ kurze Wirkung, die nicht immer hundertprozentig vorliegt. Eine klassische passive Impfung ist die Gabe von Tetagam®, einem Antikörper gegen Clostridium tetani. Auch bei Hepatitis A und B, Tollwut, Röteln, Varizellen, Masern u.a. kann passiv immunisiert werden. Der Mechanismus der Antikörperbildung wird in LE 13 beschrieben.

Aktive Immunisierung

Bei der → **aktiven Immunisierung** wird eine Antikörperbildung in der geimpften Person provoziert. Die aktive Impfung erfolgt mit
- Lebenden, aber abgeschwächten Erregern

> **Impfstoffe für aktive Impfungen**
>
> - **Toxine**
>   Tetanus, Diphterie
> - **Erregerbestandteile** (Antigene)
>   Hepatitis B, Keuchhusten
> - **tote, inaktivierte Erreger**
>   Cholera, Hepatitis A, Virusgrippe, Keuchhusten, Tollwut, Kinderlähmung
> - **lebende, abgeschwächte Erreger**
>   BCG-Impfung gegen Tuberkulose (LE 8.2), Masern, Mumps, Röteln, orale Schluckimpfung, Windpocken, orale Typhusimpfung

- toten Erregern
- Bestandteile von Erregern auf die der Körper mit Bildung von Antikörpern reagiert
- Produkte des Erregers, wie z.B. Toxine bei der aktiven Wundstarrkrampfimpfung

Bei jeder aktiven Impfung mit Lebendimpfstoffen kann eine Infektion ausgelöst werden. Von dieser Impfkrankheit ist die → **Impfreaktion** zu unterscheiden. Letztere wird durch eine Stimulation des Immunsystems verursacht und löst ein leichtes Fieber, Rötung der Impfstelle und allgemeine grippale Symptome aus.

Impfplan

Für Erwachsene gilt, dass sie in 10jährigem Abstand gegen Diphtherie und Tetanus mit einem Kombinationsimpfstoff immunisiert werden sollen. Weitere Impfungen, z.B. gegen Cholera, Typhus, Gelbfieber, Hepatitis, FSME, Tollwut u. a. richten sich nach den Reiseaktivitäten und beruflichen Risiken der betreffenden Menschen und müssen individuell entschieden werden. Eine Zusammenstellung für Impfungen bei Fernreisen findet sich in der nachstehenden Tabelle.

Grundzüge der Therapie mit Antibiotika

Antibiotika sind Medikamente, die gegen Bakterien wirksam sind. Wenn sie die Vermehrung von Bakterien blockieren, spricht man von einer → **bakteriostatischen Wirkung**, wenn sie Bakterien abtöten, von einer → **bakteriziden Wirkung**. Viele Antibiotika wirken dadurch, dass sie einem Bakterium Substanzen für dessen Stoffwechsel anbieten und diese zu Strukturdefiziten des Bakteriums und dessen Zelltod führen. Ein Beispiel hierfür ist das Penizillin, das vom Bakterium in die Zellmembran eingebaut wird und zu dessen Untergang führt. Diese Stoffe sind natürliche Bestandteile der Erreger und werden, wie das Penizillin, aus Pilzen gezüchtet. Andere Antibiotika werden synthetisch hergestellt.

> **Impfungen bei Fernreisen**
>
> Generell sollten die Impfungen gegen **Tetanus** und **Diphtherie** aufgefrischt werden; bei Reisen nach Afrika und Südasien ist auch die erneute **Poliomyelitis**-Impfung zu empfehlen
>
> - **Hepatitis A**
>   Zuverlässige Impfung mit Totimpfstoff, die nach Auffrischung (nach 6–12 Monaten) über 10 Jahre anhält
> - **Hepatitis B**
>   Zuverlässige Impfung mit Totimpfstoff, die intitial dreimal erfolgt (Erstimpfung, nach 1 Monat und nach 6–12 Monaten); Anhalten über 10 Jahre
> - **Gelbfieber**
>   Zuverlässige Impfung mit Lebendimpfstoff, die 10 Tage nach der Immunisierung wirkt; schwere Allergien gegen Hühnereiweiß können auftreten, sind aber selten
> - **Cholera**
>   Totimpfstoff, der zweimal innerhalb von 2–6 Wochen gegeben werden muss; keine 100%ige Wirkung
> - **Typhus**
>   Oral gegebener Lebendimpfstoff (1Kapsel Typhoral® an den Tagen 1, 3 und 5 vor dem Essen); Wirkung zu 70%
> - **Tollwut**
>   Bei Reisen in Entwicklungsländer mit Totimpfstoff intramuskulär (4 Impfungen innerhalb eines Monats nötig); zuverlässige Wirkung über 5 Jahre; bei Tierbiss muss aufgefrischt werden
> - **Japan-B-Enzephalitis**
>   bei Trekkingreisen in Südostasien für Menschen, die „nachts mit Mücken und Schweinen im Reisfeld schlafen"; der Impfstoff gegen die tückische Enzephalitis ist in Deutschland noch nicht zugelassen, wird hier aber z.B. bei Entwicklungshelfern oder Soldaten eingesetzt
> - **Malaria**
>   Prophylaxe durch orale Medikamente, (z.B. Lariam®) die schon vor der Reise, dann regelmäßig bis 3 Wochen nach der Reise eingenommen werden müssen

Für die Wirksamkeit der antibiotischen Therapie ist die Auswahl des richtigen Medikaments entscheidend. Diese basiert auf der Erfahrung mit Infektionskrankheiten zum einen, und auf dem Erregernachweis zum anderen. Klinisch gilt der Grundsatz, dass eine Erkrankung umso breiter antibiotisch behandelt wird, je schwerer sie ist. Besondere Sorgfalt in der antibiotischen Therapie muss bei Abszessen und anatomisch abgeschirmten Organbezirken, wie dem ZNS oder dem kaum durchbluteten Endokard gelten. Bei Infektionen des zentralen Nervensystems ist zu bedenken, dass durch die Blut-Hirn-Schranke maximal ein Drittel der Serumspiegel eines Antibiotikums erreicht werden können.

Nebenwirkungen durch Antibiotika treten oft durch Schädigung der physiologischen Bakterienbesiedelung der Haut, der Schleimhäute, des Genitale und des Kolon auf. Verschiedene Antibiotika sind ab einer bestimmten Konzentration toxisch und können Schädigungen im Bereich der Blutbildung oder im Innenohr auslösen.

Wie lange ein Antibiotikum gegeben wird, richtet sich nach der Infektion: während eine Tuberkulose über 6-9 Monate therapiert werden muss, kann die Gonorrhoe mit nur einer einmaligen Behandlung bekämpft werden.

Resistenzentwicklung

Eine Resistenz liegt vor, wenn ein Antibiotikum den Zielerreger nicht schädigen oder beeinflussen kann. Diese Resistenz kann von Anfang an vorhanden sein oder sich aber durch Mutation des Bakteriums entwickeln. Ein besonderes Beispiel ist die Infektion mit MRSA (s.o.). Bei MRSA liegen Stämme von Staphylokokkus aureus vor, die auf keines der üblichen Antibiotika ansprechen. Oft ist als einziges Präparat nur noch das Glykopeptid Vancomycin wirksam.

Diese Auflistung repräsentiert nur einen kleinen Teil unterschiedlicher Antibiotika und deren Wirkungen. Bei den verschiedenen Infektionen werden unterschiedliche therapeutische Strategien angesprochen.

Beispiele für typische Antibiotika

- **Penizillin**
  bakterizide Wirkung durch Hemmung des Zellwandstoffwechsels des Bakteriums; wirksam bei grampositiven Kokken und Stäbchen sowie gramnegativen Kokken und Spirochäten

- **Aminopenicillin** (z.B. Binotal®)
  Wirkung wie Penicillin, auch gegen Hämophilus influenzae, Salmonellen und Shigellen

- **Cephalosporine**
  Im Lauf der Weiterentwicklung dieser Substanzen werden verschiedene Generationen unterschieden; alle Cephalosporine wirken bakterizid durch Hemmung der bakteriellen Zellwandsynthese; die Medikamente der ersten Generation wirken auf Streptokokken und Staphylokokken sowie Enterobakterien; die Medikamente der zweiten Generation weisen ein erweitertes Wirkspektrum auch auf gramnegative Stäbchen und gramnegative Anaerobier auf; Cephalosporine der dritten Generation(z.B. Cephotaxim, Claforan®) zeigen eine zusätzliche Wirkung auf Salmonellen, Proteus und Klebsiellen. Die modernsten Cephalosporine der vierten Generation wirken auch auf Pseudomonas und Staphylokokken

- **Tetrazykline** (Doxycyclin)
  Sie hemmen die Proteinsynthese des Bakteriums und weisen ein sehr breites Wirkspektrum auf

- **Makrolide** (z.B. Erythromycin)
  Sie wirken wie Penizillin zusätzlich auch gegen Mykoplasmen, Helicobacter pylori und Chlamydien

- **Gyrasehemmer** (z.B. Cibrobay®, Tarivid®)
  Diese Stoffe hemmen die bakterielle DNS-Synthese und weisen ein breites Spektrum bei gramnegativen und grampositiven Erregern auf

- **Sulfonamide**
  Sie werden häufig in Kombination mit Pyrimidinen gegeben (Trimethoprim, z.B. Cotrim®, Eusaprim®) und hemmen die bakterielle Folsäuresynthese wodurch sie bakterizid wirken; besondere Indikationen gelten für Harnwegsinfekte

IM FOKUS 2

Grundsätze der Krankheitslehre

LE 2

In dieser umfassenden Einführung in die Krankheitslehre werden die Begriffe Gesundheit, Krankheit und Prävention definiert. Für eine sinnvolle Prävention ist es wichtig, die Ursachen für Krankheiten zu kennen. Diese werden in endogene und exogene Ursachen sowie eine Disposition für Krankheit unterschieden. Durch aktuelle Zahlen werden sowohl die Morbidität als auch Mortalität in Deutschland beleuchtet, wobei die Herzkreislauferkrankungen eine zentrale Rolle spielen.

Die gestörte Anpassungsfähigkeit des Organismus bei Krankheit manifestiert sich in allgemeinen Krankheitszeichen, so Veränderungen der Größe eines Gewebes, Ablagerungen, Nekrose, Entzündung, Ödem und Fibrose. Im klinischen Alltag zeigen sich diese Veränderungen beim Patienten als Krankheitsmerkmale bzw. Symptome, die in subjektive, objektive und Leitsymptome unterschieden werden.

Der Prozess der Untersuchung ist ein systematisches Vorgehen zur Sicherung einer Diagnose. Untersuchungsverfahren schließen die körperliche Untersuchung, bildgebende Verfahren und die Labor- sowie die Funktionsdiagnostik ein. Die unterschiedlichen Prinzipien der bildgebenden Verfahren, ihr Stellenwert für die Erkrankungen verschiedener Organsysteme und ihre Einwirkungen auf den Organismus wurden dargestellt. Entsprechend den rechtlichen Vorschriften werden alle Diagnosen nach dem ICD 10 verschlüsselt.

Im zweiten Block dieser Einführung wird auf den Begriff Krebs eingegangen. Nach aktuellen Zahlen sind die Krebshäufigkeiten und ihre Mortalität dargestellt. Benigne werden von malignen Tumoren unterschieden. Die Modelle der Karzinogenese wurden erläutert. Besonderes wichtig ist die Klassifikation von Tumoren im TNM-Schema entsprechend den Methoden des Staging. Die wichtigsten Karzinome und die Prinzipien der Krebstherapie sind beschrieben worden. Ebenso finden sich Hinweise auf die Malignome, die in anderen Lerneinheiten beschrieben werden.

Der dritte große Abschnitt dieser Lerneinheit gilt den psychischen Erkrankungen, ihrer Einteilung und den Störungen. Besonders herausgearbeitet wurden die Suchterkrankungen, die Schizophrenie und die affektiven Störungen (Manie und Depression).

Im letzten Absatz der Einführung in die Krankheitslehre wurden die Infektionen beschrieben. Dargestellt werden einzelne Viren, Bakterien und Parasiten, sowie die therapeutischen Prinzipien bei diesen Infektionen. Die wichtigsten Infektionskrankheiten sind kurz dargestellt bzw. es werden Hinweise gegeben, wo Infektionen in anderen Lerneinheiten beschrieben werden. Die Lerneinheit schließt mit einer Übersicht über Impfungen und die Grundzüge der Therapie mit Antibiotika.

NACHGEFRAGT 2

1. Definieren Sie den Begriff Gesundheit
2. Was versteht man unter Krankheit?
3. Was bedeutet Prävention? Nennen Sie Beispiele
4. Welche Erkrankungen treten in der internistischen Pflege am häufigsten auf?
5. Nennen Sie vier typische körperliche Zeichen für Krankheit
6. Beschreiben Sie den Begriff Entzündung und erläutern Sie die Verlaufsformen
7. Wodurch kommt es zur Entstehung eines Ödems?
8. Was ist ein Symptom?
9. Nennen Sie die Methoden der allgemeinen körperlichen Untersuchung
10. Welche bildgebenden Verfahren kennen Sie? Worin unterscheiden sie sich?
11. Was bedeutet ICD-10?
12. Was sind die Unterschiede von malignen und benignen Tumoren?
13. Nennen Sie Ursachen für die Entstehung von Krebs (4 Modelle mit Beispielen)
14. Was sind Tumormarker?
15. Welche Formen von Krebs kommen in Deutschland am häufigsten vor?
16. Was versteht man unter dem TNM-Schema?
17. Welche allgemeinen Krankheitsmerkmale weisen auf einen Tumor hin?
18. Nennen Sie Symptome, die auf ein Mammakarzinom hinweisen
19. Wie werden Malignome behandelt?
20. Was bedeutet semimaligner Tumor?
21. Erklären Sie den Begriff Paraneoplasie

22. Welche Wahnvorstellungen kennen Sie?

23. Durch welche allgemeinen Symptome zeichnet sich ein psychovegetatives Syndrom aus?

24. Nennen Sie die Verhaltenstypen bei Alkoholgenuss nach Jelinek

25. Erklären Sie den Begriff Delir

26. Was bedeutet Toleranzentwicklung bei Sucht?

27. Was versteht man unter positiven Symptomen bei Schizophrenie?

28. Erklären Sie den Begriff Parathymie

29. Durch welche Merkmale zeigt sich eine Manie?

30. Welche Nebenwirkungen haben Neuroleptika?

31. Was versteht man unter einer bipolaren Störung?

32. Was versteht man unter einer Infektion?

33. Erklären Sie die Begriffe Epidemie, Endemie und Pandemie

34. Wie entsteht Fieber? Wie reagiert der Organismus darauf?

35. Wie zeigen sich Infektionen bei Laboruntersuchungen?

36. Was ist ein Virus?

37. Nennen Sie bedeutende humanpathogene Viren

38. Was ist ein Bakterium? Welche Formen kennen Sie?

39. Nennen Sie drei Erreger und die durch sie ausgelösten Krankheiten im Gebiet der Parasitosen

40. Erklären Sie den Unterschied von passiver und aktiver Immunisierung

LEXIKON 2

Können Sie diese Begriffe erklären?
Lesen Sie im Lexikon in Übersicht 2 nach ...

A
Abhängigkeit bei Sucht
Abszess
Aktive Immunisierung
Amnesie
Anamnese
Apoptose
Aszites
Ätiologie
Auskultation

B
Bakteriostatisch
Bakterizid
Benigne
Bipolare Störung
Borderline Störung
B-Symptomatik

C
CRP

D
Delir
Dermatomykose

E
Empyem
Endemie
Entzündung
Epidemie
Exsudat

F
Fibrose
Fieber
Filiae
Freud, Sigmund

G
Gangrän
Gesundheit

H
Halluzination
Homöostase

I
Iatrogen
ICD-10
Idiopathisch
Illusion
Impfreaktion
Inkubationszeit

K
Katalepsie
Kokken
Kolloidosmotischer Druck
Kurativ

M
Maligne
Manie
Mnemosyne
Mykoplasmen

N
Nekrose
Neoplasie
Nosologie
Noxe

O
Ödem

P
Palliativ
Palpation
Pandemie
Paraneoplasie
Passive Immunisierung
Pathogenese
Pathogenität
Pathologie
Perkussion
Phlegmone
Phobie
Prävention
Proliferation
Prophylaxe
Pyrogene

S
Schizophrenie, negative Symptome
Schizophrenie, positive Symptome
Semimaligne
Sepsis
Spirochäten
Staging
Stupor
Symptom
Syndrom

T
TNM-Schema
Toleranzentwicklung
Tomografie
Toxin
Trauma
Tumormarker

U
Ulkus

Im Dialog...

... Fünf Fragen an Krebs und Infektionen — LE 2

1. Bin ich krank? Habe ich Krebs? Leide ich an einer Infektion?

2. Wie wird nach Krebs gefahndet? Wie werden Infektionen untersucht?

3. Welche Symptome weisen auf eine bösartige Erkrankung oder auf eine Infektion hin?

4. Welche Erkrankungen können sonst vorliegen?

5. Wie wird Krebs behandelt? Was unternimmt man gegen Infektionen?

Können Sie Ihrem Patienten auf diese Fragen antworten?
Sehen Sie in Übersicht 2 nach.

Die Haut

Lerneinheit 3

Aufbau der Haut	**127**
Oberhaut (Epidermis)	127
Lederhaut (Korium)	128
Unterhaut	129
Hautanhangsgebilde	**129**
Schweißdrüsen	129
Talgdrüsen	129
Duftdrüsen	130
Haare	130
Nägel	131
Die Haut als Sinnesorgan	**132**
Injektionen in die Haut	**133**
Therapie bei Hautkrankheiten	**134**
Wirkstoffe	134
Verbände	135
Hautpflege bei Strahlen- und Chemotherapie	136
Verbrennungen und Wunden	**137**
Verbrennungen	137
Wundheilung	140
Dekubitus – eine besondere Wunde	142
Allergisches Ekzem	**142**
Atopisches Ekzem	143
Urtikaria	145
Andere Ekzeme und Dermatosen	**146**
Arzneimittelexanthem	146
Kontaktekzem	146
Seborrhoisches Ekzem	146
Dermatosen	147
Infektionen der Haut	**147**
Furunkel	147
Erysipel	148
Warzen	148
Gürtelrose (Herpes zoster)	149

Pilzerkrankungen	**149**
Candida albicans (Soor)	149
Schimmelpilzinfektionen	150
Dermatomykosen	150
Erkrankungen der Hautanhangsgebilde	**151**
Akne	151
Erkrankungen der Haare	152
Psoriasis	**153**
Die Haut bei systemischen Erkrankungen	**154**
Blasenbildende Dermatosen	154
Systemischer Lupus erythematodes (SLE)	154
Sklerodermie	155
Dermatomyositis	155
Parasiten	**155**
Pediculosis	156
Milben	156
Tumoren der Haut	**157**
Gutartige Tumoren	157
Maligne Tumoren	157
Im Fokus	**159**
Nachgefragt	**160**
Lexikon	**161**

Lerneinheit 3

Die Haut LE 3

Aufbau der Haut

Die Haut setzt sich aus drei Schichten zusammen
- Oberhaut (→ **Epidermis**)
- Lederhaut (→ **Korium** oder Dermis)
- Unterhaut (→ **Subkutis**)

Das Wort „Haut" hat eine sprachliche Verwandlung aus dem Indogermanischen erfahren. Auf Englisch heißt sie „skin". Das Wort bedeutet umhüllen und verbergen und ist im englischen Verb „to hide" enthalten. Die Worte Kutis und Dermis stammen aus dem Lateinischen bzw. dem Griechischen. Romanische Sprachen nennen die Haut „peau", was von „pellis" stammt; wir kennen die Wurstpelle oder den Pelz, der ja auch eine behagliche Sonderform der Haut darstellt. Mit der Haut sind viele volkstümlichen Redewendungen verbunden: Man kann aus der Haut fahren oder nicht aus ihr herauskommen, man will nicht in eines anderen Menschen Haut stecken und manchmal geht einem etwas unter die Haut.

Die Haut im eigentlichen Sinne besteht nur aus der Oberhaut und der Lederhaut. Die Oberhaut setzt sich überwiegend aus mehrschichtigem verhorntem Plattenepithel (Abb. 1.4) zusammen. Die Lederhaut wird durch zugfestes und elastisches Bindegewebe geformt, während die Subkutis vom Fettgewebe beherrscht wird.

Oberhaut (Epidermis)

Vom Aussehen her lässt sich die Haut in zwei Typen unterscheiden, nämlich die → **Leistenhaut**, die überwiegend an den Handflächen, (palmar) und den Fußsohlen

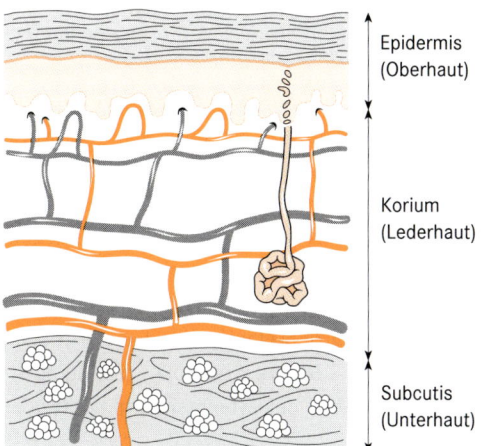

◀ **Abb. 3.1.**
Aufbau der Haut.
Die Schichten der Haut sind Epidermis (Oberhaut), Korium (Lederhaut) und Subkutis (Unterhaut)

(plantar) vorkommt. Hier weist sie parallele Leisten und Furchen auf. Die übrige Haut des Körpers besteht aus der → **Felderhaut**; sie ist so benannt, da hier die Haut in gleichförmige Abschnitte aufgeteilt zu sein scheint. Die beiden Hauttypen unterscheiden sich dadurch, dass die Leistenhaut keine Hautanhangsgebilde, wie die Haare und Talgdrüsen enthält, dafür aber reichlich mit Schweißdrüsen ausgestattet ist.

Im Bereich der Felderhaut ist das verhornte Plattenepithel nur 0,1–0,2 mm stark, während es palmar und plantar rund 1 mm (bis 1,5 mm) dick sein kann. Unter der Hornschicht liegen als unterste Zelllagen der Oberhaut das Stratum basale und das Stratum granulosum/spinosum. In diesen Schichten findet die Regeneration der Oberhaut statt: hier teilen sich fortlaufend die Zellen wobei neu entstandene Zellen an die Oberfläche der Haut wandern, wo sie verhornen. Ältere Hornschuppen werden dabei abgestoßen. Die oberste Hornschicht (Stratum corneum) besteht aus Zellen ohne Zellkern und Organellen, die mit Keratin gefüllt sind.

In der Oberhaut sind → **Merkel-Zellen** und Melanozyten gelegen. Die Merkel-Zellen sind Sinneszellen (s. u.); sie finden sich überwiegend an sensiblen Stellen wie den Fingerspitzen. Die Melanozyten enthalten die Pigmente der Haut, die für die charakteristische Hautfarbe und ethnische Zugehörigkeit verantwortlich sind. Die Keratinschicht des Plattenepithels verleiht der Haut ihre Stabilität und gibt den mechanischen Schutz. Weiter ist sie wasserabweisend. In der darunter liegenden Körnerschicht(Stratum granulosum) sind die Zellen noch sehr ölhaltig und verleihen der Haut ihre äußere Geschmeidigkeit

Lederhaut (Korium)

Die Lederhaut weist zwei Schichten auf, die Papillarschicht (Stratum papillare) und die Netzschicht (Stratum reticulare). Die Lederhaut (Korium) verleiht der Haut ihre Reißfestigkeit und Elastizität. Im Bereich von Handflächen und Fußsohlen beträgt ihre Dicke bis zu 2,5 mm, während sie am Auge oder der Vorhaut des Penis nur 0,3 mm stark ist.

Die Papillarschicht ist besonders reich an Bindegewebe mit elastischen Fasern. Deren Alterungsprozess führt zum typischen Faltenbild der Haut (das sich nahezu resistent gegen alle kosmetischen und noch so teuren Applikationen zeigt). In ihr liegen die → **Meissner'schen Tastkörperchen** als Berührungsrezeptoren. Besonders zahlreich sind sie in den Fingerspitzen.

In der Netzschicht der Haut liegen zahlreiche Gefäße (Wärmeregulation), Fett, die Hautanhangsgebilde mit Haarfollikeln, Talgdrüsen und die Gänge der Schweißdrüsen. Sie bestehen aus einer Kombination von kollagenen und elastischen Fasern. Diese Fasern verlaufen in bestimmte Richtungen, die man Spaltlinien (im chirurgischen Alltag auch *Langer-Linien*) nennt. Das System der Spaltlinien spielt eine große Rolle für operative Eingriffe: wird eine Spaltlinie quer durchtrennt, so klafft die Wunde auseinander, ist die Schnittrichtung jedoch parallel zu ihnen geführt, so lassen sich die Wundränder leicht adaptieren. Risse in den elastischen Fasern führen bei Überdehnung zu Zerreißungsstreifen, die den → **Striae distensae** (Striae abdominales). Sie können in der Schwangerschaft auftreten, bei extremer Adipositas oder dem Cushing-Syndrom (LE 12).

Unterhaut

Die Subkutis setzt sich überwiegend aus Fett und Bindegewebe zusammen. Ihre Aufgabe ist die Fixation der Haut an die darunter liegenden Körperteile, v.a. an die Faszien der Muskeln oder an den Gelenkapparat. Das Unterhautfettgewebe dient als Polsterung gegen die unter der Haut gelegenen Organe, es isoliert gegen Wärmeverluste und speichert im Fett Energie sowie Wasser. Es enthält die Schweißdrüsen und die → **Vater-Pacini-Körperchen**.

Hautanhangsgebilde

Schweißdrüsen

Schweißdrüsen sind schlauchförmige Drüsen, die sich in der gesamten Haut finden mit Ausnahme der Lippen und an der Glans penis. Die Schweißproduktion erfolgt durch die aktive Ausscheidung von Natrium mit nachfolgender passiver Wassersekretion. Mit der Rückresorption von Natrium kann die Konzentration des Schweißes bestimmt werden. Durch die Verdunstung dieses wässrigen Schweißes wird dem Körper pro Liter Schweiß die Energiemenge von rund 580 kcal entzogen. Das Schwitzen stellt einen zentralen Mechanismus für die rasche Wärmeabgabe (Abb. 3.4) dar. Der Schweiß ist sauer und bildet damit einen Teil des Abwehrsystems gegen Bakterien. Der pH-Wert der Haut beträgt ca. 4,5. Mit Verlust des Säureschutzes durch übermäßiges Waschen wird die Haut trocken und infektionsanfällig. Ziel der Hautpflege ist deshalb die konsequente Rückfettung.

Talgdrüsen

Als sog. Haarbalgdrüsen ist jedes einzelne Haar mit einer Talgdrüse ausgerüstet (Abb. 3.2). Eine übermäßige Talgproduktion führt zur → **Seborrhoe**. Unabhängig von den Haaren treten Talgdrüsen im Bereich des Lippenrots, der Nase, der Glans penis und der Schamlippen auf. Die besonders weit gestellten Drüsenmündungen im Bereich der Gesichtshaut lassen sich als „Mitesser" (Komedonen) gut erkennen. Im Bereich der Leistenhaut fehlen die Talgdrüsen. Das von ihnen produzierte Sekret ist besonders reich an Fetten (v.a. Cholesterin) und Proteinen. Das Fett entsteht durch den Zellzerfall, so dass der Talg eine flüssige Mischung aus Zellresten und Fett enthält. Er macht Haut und Haare geschmeidig und wasserdicht und wird durch übermäßige Anwendung von Seife ebenso wie der Säureschutz der Haut zerstört. Als typische Erkrankung der Talgdrüsen gilt die Akne (s. u.). Auch das Ohrschmalz (Cerumen) ist das Ergebnis der Talgproduktion im Gehörgang und dient zu dessen Reinigung. Als Ohrschmalzpropf kann es den Gehörgang verlegen.

Duftdrüsen

Die Funktion dieser spezialisierten Schweißdrüsen tritt erst mit Einsetzen der Pubertät auf. Sie sind besonders zahlreich im Bereich von Achselhöhle, Genital- und Analbereich. Sie produzieren Duftstoffe (Pheromone), die den typischen Geruch eines Menschen ausmachen. Diese Drüsen sind besonders gefährdet für Infektionen. Staphylokokken können einen Schweißdrüsenabszess auslösen. Die Pheromone spielen eine besondere Rolle für die Kommunikation unter Menschen, die nahezu unbewusst abläuft. Dies hat im volkssprachlichen Begriff „Man kann jemanden nicht riechen" seinen Niederschlag gefunden.

Haare

Im gesamten Bereich der Felderhaut kommen Haare vor. Zwischen ihnen ist die Luftströmung reduziert, so dass die behaarten Körperstellen gut gegen Wärme und Kälte isolieren. Gleichzeitig vergrößern sie die Verdunstungsoberfläche für Schweiß und dienen damit der Wärmeabgabe. Als physiologische Funktion reduzieren sie die Reibungsstellen im Bereich der Achselhöhle und der Schamgegend. Als Sinnesorgan registrieren sie feinste Berührungen und haben als geschlechtsspezifische Behaarung auch eine Signalwirkung.

Das Haar besteht aus dem sichtbaren Haar, dem Haarschaft und der Haarwurzel. Die Haarwurzel ist der schräg in der Haut steckende Teil des Haares. An ihrem Ende liegt die Wachstumszone, in die Melanozyten eingelagert sind; sie geben dem Haar seine natürliche Farbe. Mit Verlust dieser Pigmentierung werden die Haare grau. Weiße Haare bedeuten, dass Luftblasen in die Hornsubstanz eingeschlossen wurden.

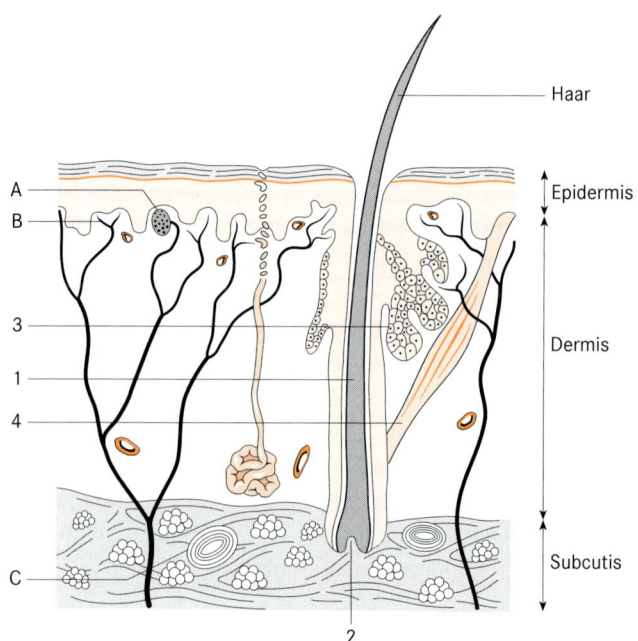

Abb. 3.2. ▶
Haare. Haar mit Haarwurzel (1), Haarfollikel (2), Talgdrüse (3), Haarmuskel (4) sowie mit angrenzenden Sinnesrezeptoren: Meißner-Tastkörperchen (A), Nozizeptoren (B) und Vater-Pacini-Körperchen (C)

Das untere Ende der Haarwurzel wird als Haarfollikel bezeichnet. Die Form des Haarfollikels, ob gerade oder gekrümmt, gibt dem Haar ebenso seine Form; Locken sind somit genetisch angelegt. Zu den Anhangsorganen der Haare gehören kleine Muskeln, die das Haar aufrichten können (M. arrector pili). Es handelt sich um glatte Muskelzellen, die von der Papillarschicht der Lederhaut zum Haarfollikel ziehen. Ihre Funktion, die Haare zu sträuben, spielt beim Menschen keine Rolle, findet sich aber volksmundlich in der Aussage wieder, dass einem die Haare „zu Berge stehen", wenn man erregt ist. Die *Gänsehaut* entsteht dadurch, dass die Haut an den Ursprüngen der Haarmuskeln eingezogen wird.

Bei den Haaren wird zwischen dem Flaum (Wollhaar, Lanugo) und dem *Terminalhaar* unterschieden. Wollhaare finden sich beim Neugeborenen und nehmen beim Erwachsenen zunehmend ab. Terminalhaare stellen das typische Haarkleid dar und wachsen besonders früh am Kopf und an den Augenbrauen. Das Muster der Terminalhaare wird durch die Sexualhormone geprägt. So entsteht beim Mann die Glatze durch den Einfluss des Testosterons. In der Menopause kann es durch Androgenüberschuß bei Frauen zu einer männlichen Behaarung kommen; man spricht vom Hirsutismus (im Lateinischen bedeutet das Wort *hirsutus* struppig). Terminalhaare können etwa 3–5 Jahre existieren und wachsen etwa 1 cm im Monat. Der Haarverlust liegt bei 70–100 Haaren am Tag.

Nägel

Hier liegen Hornplatten vor, die von der Oberhaut gebildet werden. Nägel sind mit den Haaren verwandt. Von ihrer Entwicklung her sind sie als Schutz der Fingerkuppe angelegt, ermöglichen aber auch durch ihr Widerlager in der Nagelmatrix die feine Tastempfindung. Diese Matrix stellt das Nagelbett dar, aus dem der Nagel entsteht. Die unter dem Nagel liegende Haut wird als Nagelbett bezeichnet, die seitli-

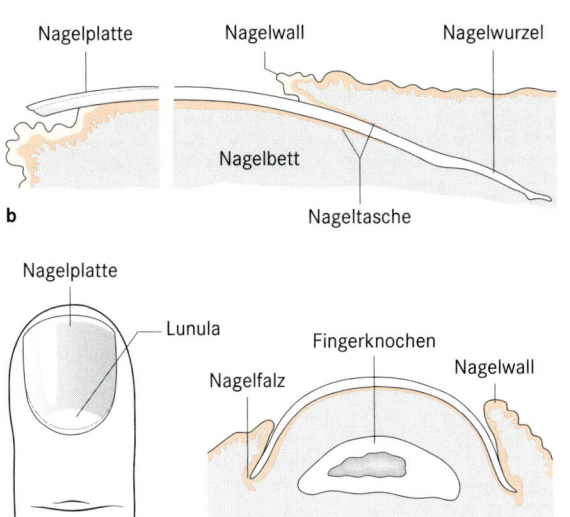

◀ Abb. 3.3.
Nägel. Nägel sind Hornplatten zwischen Nagelwall und Nagelbett.

chen Hautwülste um den Nagel herum, als Nagelwall. Halbmondförmig erscheint am proximalen Nagelteil die Lunula (kleiner Mond). Die Farbe des Nagels wird von der Sauerstoffversorgung der Mikrozirkulation geprägt. Bei schweren Durchblutungsstörungen ist die Nagelbildung gestört und zeigt sich durch quer verlaufende Linien am Nagel. Das Nagelwachstum beträgt rund 1mm pro Woche.

Die Haut als Sinnesorgan

Die Haut ist das größte Sinnesorgan des Körpers .Diese Sinne werden dem Zentralnervensystem durch spezielle Rezeptoren vermittelt. Die Sinnesrezeptoren der Haut werden eingeteilt, ob sie mit einer Kapsel versehen sind, ohne Kapsel vorkommen oder ob es sich um freie Nervenendungen handelt. Freie Nervenendigungen in der Haut werden als → **Nozizeptoren** bezeichnet; sie leiten die Empfindungen von Schmerz und Temperatur (Hitze oder Kälte). Die → **Merkel-Zellen** und Merkel-Tastscheiben (Gruppen von Merkel-Zellen) in der Oberhaut sind für die Druckempfindung bei Berührungen verantwortlich. Es handelt sich um kapsellose Rezeptoren.

Sinnesorgane der Haut

Druck
- Merkel-Zellen/Scheiben in der Oberhaut
- Ruffinikörperchen in der Schleimhaut mit mehrschichtigem Plattenepithel; sie kommen besonders in der Leistenhaut und dem Bereich der Gelenke vor

Berührung
- Meissner-Tastkörperchen in der Lederhaut, besonders ausgeprägt in den Lippen und Augenlidern, sowie in der Glans penis
- Genitalnervenkörperchen in der Haut der äußeren Geschlechtsorgane
- Vater-Pacini-Körperchen; während die Meissner-Tastkörperchen niederfrequente Berührungen (ca. 20 Hz) aufnehmen, werden über die Vater-Pacini-Körperchen hochfrequente Berührungen (100–1000 Hz) wahrgenommen. Sie finden sich v.a. in der Dermis und der Unterhaut, in Gelenkkapseln, Sehnen, im Peritoneum sowie in der Pleura; Berührungen werden auch über die Haare wahrgenommen

Schmerz und Temperatur
- Sie werden über freie Nervenendungen in der Epidermis, in Haarfollikeln, in den Schleimhäuten und den serösen Häuten (Pleura, Perikard, Peritoneum), aber auch im Periost und den Gelenkkapseln wahrgenommen

---

Nervenendkörpchen mit einer Kapsel sind die → **Meissner-Tastkörperchen** in der Lederhaut, die Genital-Nervenkörperchen, die Ruffini-Körperchen in der Schleimhaut und die → **Vater-Pacini-Körperchen** in der Subkutis; alle Rezeptoren reagieren auf Berührungen, wobei die Vater-Pacini-Körperchen im Gegensatz zu den Meissner-Körperchen hochfrequente Vibrationen aufnehmen.

Die Sinnesorgane der Haut sind besonders bei einer Polyneuropathie z.B. durch Diabetes mellitus, beeinträchtigt. Eines der Frühsymptome des Diabetes mellitus (LE 11)

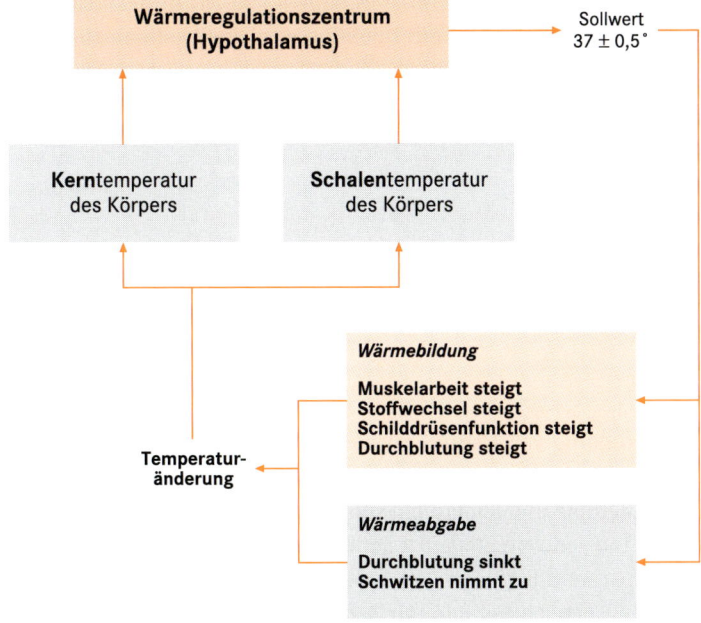

◀ Abb. 3.4.
Wärmeregulation des Organismus

ist die Polyneuropathie mit gestörtem Vibrationsempfinden; durch die dadurch herabgesetzte Berührungsempfindlichkeit besteht eine erhöhte Sturzgefahr.

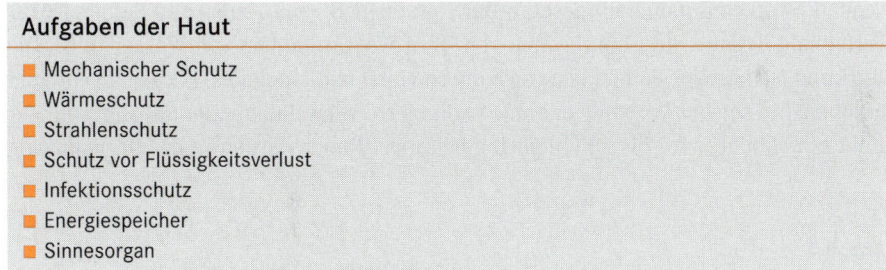

Injektionen in die Haut

Die intradermale (intrakutane, → **i.c.**) Injektion erfolgt in die oberen beiden Hautschichten Epidermis und Korium. Diese Technik wird vor allem bei Allergietestungen angewandt. Eine subkutane (→ **s.c.**) Injektion erfolgt in das Unterhautfettgewebe und ist besonders für die Applikation von Medikamenten geeignet, die langsam resorbiert werden sollen, wie z.B. Insulin. Auch Heparin in der Thromboseprophylaxe wird subkutan injiziert. Bevorzugte Einstichstellen sind die Bauchhaut und der Bereich der Oberschenkel, wo die Subkutis besonders ausgeprägt ist. Die Punktion der in der Subkutis gelegenen, z. T. tastbaren oder sichtbaren Venen, wird als intravenöse (→ **i.v.**) Injektion bezeichnet. Sie dient für die Gabe von Medikamenten, die rasch wirksam werden sollen: über intravenöse Verweilkanülen können Infusionen angelegt werden. Bei der intramuskulären (→ **i.m.**) Injektion wird das Medikament in die Muskulatur gegeben. Diese dient als vorübergehender Speicher und gibt den Wirkstoff langsam in die Blutbahn ab. Bevorzugte Injektionsstelle ist die Gesäßmuskulatur oder bei Impfungen, die Muskulatur am Oberarm (M. triceps).

Therapie bei Hautkrankheiten

Wirkstoffe

Im Mittelpunkt der Behandlung von Hauterkrankungen steht die äußerliche, lokale Therapie (topische Therapie mit Externa). Daneben werden systemisch Medikamente gegeben oder eine Lichttherapie und andere physikalische oder balneologische Maßnahmen durchgeführt. Eine zentrale Stelle bei äußerlich wirksamen Medikamenten nehmen die Kortisonpräparate (LE 12) ein. Bei äußerlicher Anwendung und sachgemäßem Einsatz weist die Kortisontherapie nur selten Nebenwirkungen auf. Allerdings darf sie nicht zu kosmetischen Korrekturen, z.B. zur scheinbaren Verbesserung einer Akne (s. u.) angewandt werden.

Die Behandlung von Hautkrankheiten erfolgt durch verschiedene Zubereitungen, wobei vor allem zwischen festen, flüssigen und fetten Substanzen unterschieden wird (Abb. 3.5). Flüssige Lösungen werden vor allem zum Austrocknen von nässenden Hautkrankheiten eingesetzt. Der Unterschied von Cremes und Salben ist ihr Fettgehalt; Cremes sind Emulsionen von Öl in Wasser, Salben von Wasser in Öl. Die Wirkung fetthaltiger Salben lässt sich durch einen abdichtenden Okklusionsverband erhöhen. Ein solcher Verband, der eine verlängerte Verweildauer der Substanz auf der Haut ermöglicht, wird bis zu einem Tag belassen. Puder werden in der Dermatologie

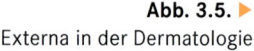
Abb. 3.5.
Externa in der Dermatologie

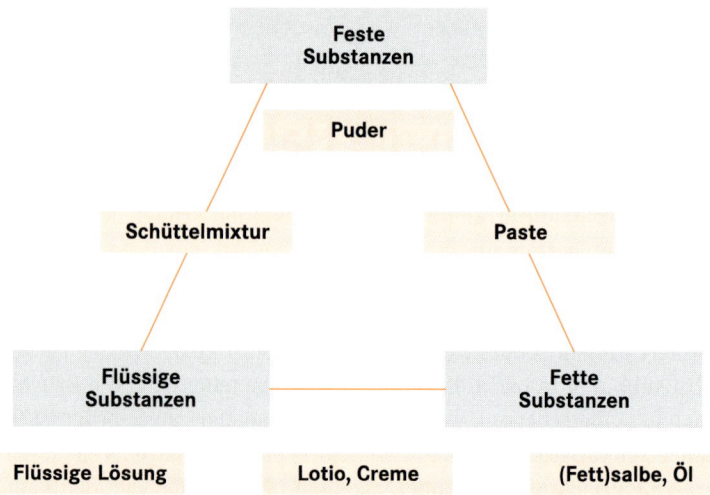

kaum noch eingesetzt, da sie die Haut stark austrocknen und keine Vorteile gegenüber Schüttelmixturen haben. In der nachfolgenden Tabelle sind verschiedene Wirkstoffe und ihre Konzentration in der Dermatotherapie zusammengestellt.

Wirkstoffe bei Hautkrankheiten	
Keratolytisch (gegen Verhornung)	
■ Salizylsäure	3–10%ige Konzentration
■ Harnstoff (Urea)	4–20%ige Konzentration
Antientzündlich	
■ Teere	5–30%ige Konzentration
■ Kortikoide	(siehe LE 12)
Gegen Juckreiz	
■ Polidocanol	5–10%ige Konzentration
Antimikrobiell	
■ Chlorhexidin	0,5–1,5%ige Konzentration
■ Benzoylperoxid	5–10%ige Konzentration

Kortikosteroide. Auf die unterschiedliche Wirkintensität von Glucokortikosteroiden wird in LE 12 ausführlich eingegangen. Im klinischen Alltag werden die Kortikosteroide in schwache, mittelstarke, starke und sehr starke Substanzen unterschieden (man spricht von den Gruppen 1 bis 4). Für die Behandlung mit Kortisonderivaten gilt der Grundsatz: Je stärker die Wirksamkeit, desto kürzer muss die Anwendungsdauer sein. Als Nebenwirkungen finden sich vor allen Dingen → **Teleangiektasien** (irreversible Erweiterungen kleiner Hautgefäße), eine Atrophie der Haut und vermehrter Haarwuchs. Deshalb dürfen kortisonhaltige Cremes nur sehr zurückhaltend im Gesicht eingesetzt werden. Bei klinischer Gabe kann es zu einem Cushing-Syndrom kommen (LE 12).

Verbände

Tuchverband. Eine typische Verbandstechnik bei stationärer Behandlung ist der Tuchverband. Hierbei wird ein Leintuch über die dick eingesalbten Körperstellen gelegt. Der Patient sollte 1 Stunde ruhig liegen. Der Effekt der Wirkstoffaufnahme wird weiter durch Wärme erhöht. Vor allem bei Hauttrockenheit erweist sich diese Verbandtechnik als sehr effektiv.

Kompressionsverband. Kompressionsverbände werden vor allem bei venöser Insuffizienz (LE 7) und zur Entstauung bei einem Lymphödem angelegt. In jedem Fall müssen vor Anlegen eines Kompressionsverbandes arterielle Durchblutungsstörungen ausgeschlossen sein. Der Verband wird immer von proximal nach distal, beginnend am Fuß, angelegt. Er muss eng anliegen, jedoch so locker, dass noch ein Zeigefinger unter den Verband geschoben werden kann. Nach jedem Anliegen eines Kompressionsverbandes muss die Sensibilität der Zehen kontrolliert werden.

Okklusionsverband. Wenn das behandelte Hautareal mit einer Polyäthylenfolie abgedeckt wird, wird die Wirkstoffaufnahme gesteigert. Okklusionsverbände werden jedoch nicht regelmäßig benutzt.

Druckverband. Vor allem nach operativen Eingriffen wird ein Druckverband angelegt, um spätere Blutungen zu verhindern. Gerade bei lokalen Eingriffen führen lokale Anästhetika zu einer Gefäßverengung und verhindern unmittelbar postoperativ eine Blutung. Wenn deren Wirkung nachlässt, kommt es zur Gefäßerweiterung mit Blutungsgefahr.

Hautpflege bei Strahlen- und Chemotherapie

Strahlentherapie. Um Hautschäden zu verhindern, wird bei Strahlentherapie üblicherweise die Mehrfeldbestrahlung durchgeführt. Dabei wird der Tumor aus unterschiedlichen Richtungen bestrahlt, dennoch sind Hautschädigungen unvermeidbar. Sie werden wie in der nachfolgenden Tabelle zusammengestellt in 4 Grade eingeteilt. Wichtig ist, dass Patienten bei Strahlentherapie im bestrahlten Areal nicht mit ätherischen Ölen eingerieben werden sollen (z.B. zur Atemstimulation), da die Haut hierauf stark reagieren kann. Dies gilt auch für die dem Bestrahlungsfeld gegenüberliegende Seite des Körpers! Die bestrahlte Haut sollte so selten wie möglich mit Wasser in Berührung kommen, da die Haut zusätzlich ausgetrocknet wird. Natürlich ist ein „sanftes" Waschen möglich. Wunden bei Schädigung Grad IV durch die Bestrahlung werden mit Ringerlösung gereinigt; deren Elektrolyte fördern die Regeneration des Gewebes. Bei Infektionen wird mit Braunol® o. ä. zweimal täglich desinfiziert. Die Wundränder sollten mit Bepanthen®-Salbe o. ä. abgedeckt werden.

Hautschädigung nach Strahlentherapie

Einteilung nach RTOG (Radiation Therapy Oncology Group)
Aus: Die Schwester/Der Pfleger (2001) 40: 117

- Grad 0   keine Veränderung seit der Aufnahme
- Grad I   schwaches Erythem, Haarausfall, trockene Schuppung, reduziertes Schwitzen
- Grad II   schmerzempfindliches Erythem, fleckige, feuchte Abschuppung, mäßiges Ödem
- Grad III feuchte Abschuppung, Ödem mit Dellenbildung, Ulzerationen
- Grad IV   großflächiges Ulzerationen, Blutungen, Nekrosen

Chemotherapie. Für den Patienten besonders belastend ist der Verlust der Haare durch die toxischen Wirkungen der Zytostatika. Der Haarausfall ist fast immer voll reversibel. Allerdings können sich die Form und Farbe der Haare hinterher unterscheiden. Der Einsatz sog. „Chemo-Caps", mit Gel gefüllten Kopfkappen, die rund 20 min vor der Behandlung in gekühltem Zustand wie eine Bademütze aufgesetzt werden, kann das Anfluten toxischer Substanzen im Bereich der Kopfhaut reduzieren und den Haarausfall vermindern. Allerdings liegt die Wirkung nur bei Zytostatika mit einer kurzen Halbwertzeit (<30 min) vor. Die Akzeptanz bei den Patienten für diese Technik ist gemischt. Die meisten Hautveränderungen bei Tumoren werden nicht durch die Chemotherapie, sondern als Paraneoplasie (LE 2) durch das Malignom selbst ausgelöst. Vor allem eine gleichzeitige Strahlentherapie kann zu fortgeschrittenen Hautveränderungen führen. In jedem Fall muss sich der Patient vor Sonnenexposition schützen und darauf achten, dass rückfettende Lotionen beim Duschen benutzt werden. Besonders wichtig ist die Intimpflege bei Chemotherapie.

Einteilung von Hautschäden		
I	Rötung, Schwellung, Schmerz	Ausheilung
II	Blasenbildung	Gefahr der Infektion
III	Nekrose	Narbenbildung, Analgesie, Gefahr der Infektion

Verbrennungen und Wunden

Verbrennungen

Der Begriff Verbrennung schließt alle Schäden an Körpergeweben durch Hitze, Flammen oder heiße Flüssigkeiten, sowie durch elektrischen Strom ein (hier müssen auch späte Auswirkungen auf die Erregungstätigkeit des Herzens kontrolliert werden). Der → **Schweregrad einer Verbrennung** hängt von der Tiefe und der Ausdehnung der Schädigung ab. Hierbei werden 3 Schädigungsgrade unterschieden:
- Grad 1: Rötung, wie bei einem Sonnenbrand
- Grad 2: Blasenbildung
- Grad 3: Gewebszerstörung einschließlich der Subkutis

Wenn von einer Verbrennung 4. Grades gesprochen wird, wird damit die Verkohlung subkutaner Strukturen wie Muskeln, Gelenkanteile oder Knochen bezeichnet. Ab 3. Grad werden die Nozizeptoren der Haut zerstört und das verbrannte Areal wird schmerzunempfindlich.

Neunerregel

Das Ausmaß der Verbrennung wird beim Erwachsenen durch die → **9%-Regel** (Neunerregel) beschrieben. Diese wurde bereits 1947 von Wallace aufgestellt. Der prozentuale Anteil der Körperoberfläche ist in Abb. 3.7 dargestellt. Kleinere Verbrennungen lassen sich nach der Größe der Handfläche abschätzen: die Fläche der ganzen Hand des Patienten einschließlich der Finger beträgt etwa 1% seiner Körperoberfläche.

Wenn man von einer *leichten* Brandverletzung spricht, bezeichnet man damit Verbrennungen 1. Grades bis rund 20% der Körperoberfläche (KOF) beim Erwachsenen und 10% beim Kind. Verbrennungen 2. Grades dürfen bis maximal 10% bei Erwachsenen und 5% bei Kindern umfassen. Bei Verbrennungen 3. Grades darf die Verbrennungsfläche nicht mehr als 2% der KOF betragen. *Schwere* Brandverletzungen liegen vor, wenn bei Erwachsenen eine Verbrennung 2. oder 3. Grades mit einer Ausdehnung von >20% KOF vorliegt bzw. über 10% bei Kindern. Die Abschätzung der Größe des Verbrennungsareals ist für die weitere Behandlung und Beurteilung der Prognose des Patienten wichtig.

Problem Schock

Bei einer Verbrennung verliert die Haut ihre Funktionen. Sie reagiert lokal mit einer sofort einsetzenden Entzündungsreaktion. Auch eine Verbrennung 1. Grades führt zu einer Erhöhung der Kapillarpermeabilität mit der Folge einer Volumenverschiebung in den extravasalen Raum. Mit zunehmender Ausdehnung der Schädigung kommt es zu einem pathophysiologischen Kreislauf der in einem Volumenmangelschock endet (Abb. 3.6).

▶ **Therapie.** Jede Verbrennung soll bis zum Eintreffen des Notarztes mit kaltem Wasser gekühlt werden und besonders bei Verbrühungen muss anliegende Kleidung sofort entfernt werden. Bei Verbrennungen sollen anhaftende Kleidungsstücke jedoch belassen werden. Kaltes Wasser bedeutet aber nicht Eiswasser oder gar die Gabe von Kühlpackungen. Durch letztere kann eine Unterkühlung hervorgerufen werden. Ziel der Kaltwasserbehandlung ist die rasche Senkung der Gewebstemperatur. Eine Infektionsgefahr besteht bei Leitungswasser nicht. Als nächster Schritt muss so schnell wie möglich ein großlumiger iv-Zugang zur Infusionsthe-

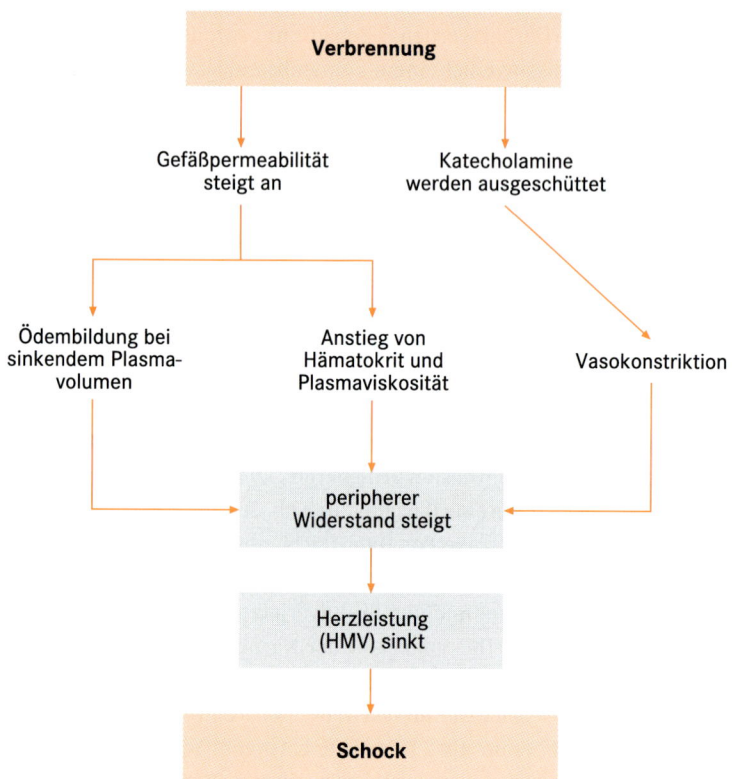

Abb. 3.6. ▶ **Entwicklung eines Schocks bei Verbrennungen.** Pathomechanismus der Schockentstehung bei ausgedehnten Brandverletzungen

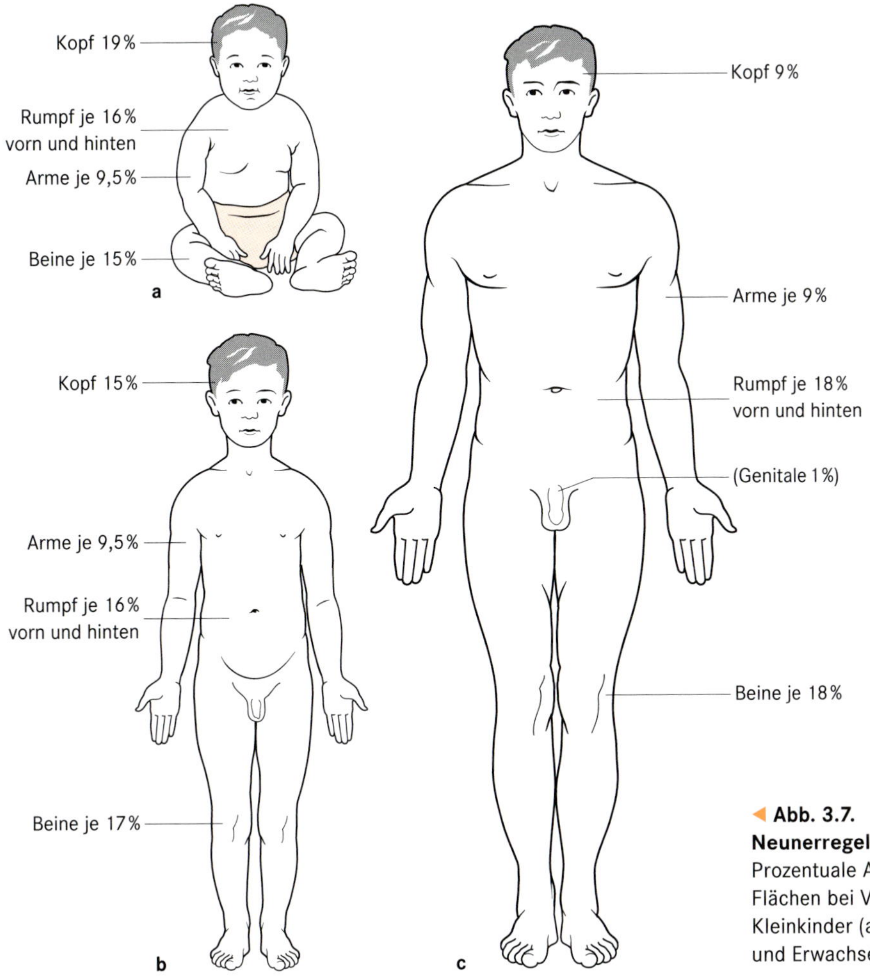

◀ **Abb. 3.7.**
Neunerregel nach Wallace.
Prozentuale Abschätzung der Flächen bei Verbrennungen: Kleinkinder (a), Schulkinder (b) und Erwachsene (c)

rapie gelegt werden. Bei Hinweis auf Schock oder Inhalationstrauma wird neben Schmerzmitteln auch Sauerstoff gegeben und der Patient wird intubiert. In der Notaufnahme werden die Brandblasen unter sterilen Bedingungen eröffnet und entfernt. Bei zirkulären Verbrennungen 3. Grades müssen Entlastungsschnitte angelegt werden, um die lokale Durchblutung zu gewährleisten.

Die weitere Behandlung der Brandwunden als offene oder geschlossene Wundbehandlung wird im Verbrennungszentrum entschieden. Mit Ausnahme leicht verbrannter Hautpartien sollen alle Brandverletzten stationär aufgenommen werden. Im weiteren Verlauf werden nach Wundbehandlung die Hautdefekte durch autologe Deckung behandelt. Die Hautoberfläche kann durch die sog. Meshgraft-Bildung vergrößert werden. Hierbei wird die zu transplantierende Haut gitternetzartig aufbereitet, um mit einem kleinen Transplantat eine möglichst große Fläche ersetzen zu können. Im Rahmen der Rehabilitation wird die frühzeitige Mobilisation des Patienten angestrebt. Kompressionsbandagen helfen, die Ausbildung von hypertrophen Narben und Narbenkontrakturen zu vermindern. Besonders Kinder reagieren häufig mit Kelloidbildung. In der Wachstumsphase kann es bei Kindern zu Deformierungen des Skeletts kommen. In 2% der Patienten tritt bei Narbenhypertrophie ein Plattenepithelkarzinom auf.

Verbrennungsindex

Summe aus Alter des Patienten plus

a) Verbrennung I°/II° der KOF in % mal 0,5 oder
b) Verbrennung III° der KOF in % mal 1

Prognose

Die Prognose einer Brandverletzung hängt vom Alter des Patienten und dem Grad der Verbrennung ab. Beim Verbrennungsindex wird eine Summe gebildet aus der Größe des verbrannten Areals und dem Alter des Patienten. Die betroffene KOF in Prozent wird bei Verbrennungen 1. und 2. Grades halbiert, während bei Verbrennungen 3. Grades die ganze verbrannte KOF zum Alter addiert wird.

Beispiel: Hat ein Patient von 40 Jahren eine Verbrennung 2. Grades mit 20% betroffener KOF, so ergibt sich für den Verbrennungsindex 40+10=50. Besteht eine Verbrennung 3. Grades, ergibt sich für die Formel 40+20=60. Ein Index <60 bedeutet eine günstige Prognose. Ein Index >90 stellt eine schlechte Prognose dar. Verbrennungen von rund 2/3 der KOF sind tödlich.

Wundheilung

Per Definitionem bedeutet Wundheilung den Defektverschluss durch vernarbendes Bindegewebe und Regeneration des Epithels. In einer Hautwunde kann die neue Oberhaut nur von der vorhandenen Haut ausgehen. Ist die Haut oder darunter liegendes Gewebe zerstört, wird eine Bindegewebsnarbe als Ersatz gebildet.

Primäre Wundheilung

Wenn die Wundränder genau aneinander liegen und sich alle drei Schichten der Haut berühren, so wachsen diese einfach wieder zusammen. Voraussetzung ist, dass das Gewebe nicht abgestorben oder bakteriell infiziert ist. Ist die Wunde nicht älter als 6 Stunden, können glatte Wundränder aneinander gelegt und fixiert werden. Bei tiefen Wunden muss beachtet werden, dass keine Hohlräume entstehen. Dann wird eine offene Wundbehandlung nötig. Dies gilt für tiefe Schnittwunden, Bissverletzungen, stark verschmutzte oder infizierte Wunden und Wunden mit Fremdkörpern. Gesäuberte Wunden heilen aus der Tiefe heraus. Das neue Gewebe hat die Eigenschaft zu schrumpfen, so dass die Wunde zusammengezogen wird.

Hautanhangsgebilde können in einer Wunde nicht mehr ersetzt werden, weswegen Narben immer unbehaart sind. Der Wundverschluss, nach Säuberung und Ausschneiden der Wundränder erfolgt durch unterschiedliche Nahttechniken (Abb. 3.8).

Die einfachste Form der Naht ist die Knopfnaht, bei der Epidermis und Korium mit einem Faden zusammengezogen werden. Bei der Rückstichnaht wird ein Faden durch das Korium und die Epidermis gelegt.

Primäre Wundheilung kann erfolgen
... wenn die Wundränder glatt sind und eng aneinander liegen
... wenn die Wunde sauber ist und sicher keine Nekrosen bestehen
... wenn das Wundareal gut durchblutet ist

Kleine Wunden oder chirurgisch versorgte Wunden werden steril abgedeckt. Nach etwa 24 Stunden werden nicht kontaminierte Wunden durch körpereigenes Fibrin verklebt und sind gegen Infektionen geschützt. Die Richtzeit für die Entfernung der Wundnähte hängt von der Körperregion ab. Sie beträgt am Hals rund 3–5 Tage, gelenknah können die Fäden bis 14 Tage belassen bleiben. Wunden, die über Gelenken liegen, müssen um eine primäre Wundheilung zu erreichen, durch eine Schiene ruhig gestellt werden. Näheres hierzu und zu den Verfahren der sekundären Wundversorgung ist Gegenstand des Chirurgieunterrichts.

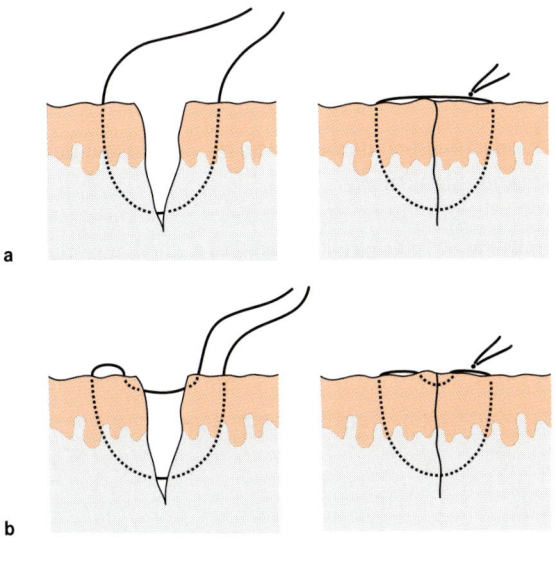

◀ Abb. 3.8.
Wundverschluss mit unterschiedlichen Nahttechniken. (a) Knopfnaht mit Einstich von außen mit Durchstich von Epidermis und Korium; (b) Rückstichnaht mit Durchstich von Epidermis und Korium in zwei Phasen, (c) Intrakutane Naht

Dekubitus – eine besondere Wunde

Durch über längere Zeit konstant herrschenden Druck und Störungen von Stoffwechsel oder Mikrozirkulation kann ein Dekubitus ausgelöst werden. Die Dekubitusprophylaxe zählt zu den herausragenden Fragen der Pflege und ist ein wichtiger Gegenstand der Pflegeforschung und des Qualitätsmanagements im Krankenhaus. Faktoren, die Ausmaß und Zeitfaktor für die Dekubitusentstehung bestimmen sind

- Alter des Patienten
- Körpergewicht
- Wasserhaushalt
- Rauchen
- Medikamente (langfristige Einnahme von Kortikoiden oder Betablockern)
- Erkrankungen wie Diabetes mellitus oder Anämien
- Fieber
- Infektionen
- hochgradige Herzinsuffizienz

Je kräftiger ein Druck auf der Haut lastet und je weniger subkutane Fettpolster vorliegen, desto schneller kann sich die Schädigung an den charakteristischen Stellen entwickeln. Das Risiko für einen Dekubitus kann durch verschiedene quantifizierte Skalen ermittelt werden (z.B. Skala nach Braden oder nach Norton).

Die Schweregrade eines Dekubitus entsprechen den Schädigungen der Hautstrukturen:

- Grad 1: umschriebene, scharf begrenzte Rötung
- Grad 2: Blasenbildung
- Grad 3: Schädigung der Haut einschließlich der Subkutis mit Nekrosenbildung
- Grad 4: Mitschädigung subkutaner Strukturen

Die Prophylaxe und auch Therapie eines Dekubitus bestehen in der konsequenten Druckentlastung und Mobilisierung; ist diese nicht möglich, müssen Hilfsmittel zum Lagewechsel des Patienten, Druckentlastung neben den Grundsätzen der Wundversorgung und der Hautpflege eingesetzt werden. Da dies ein zentrales Thema der Pflege ist, legt der Autor eine kreative Pause ein, erspart diesem Buch einige Seiten und empfiehlt, die Unterrichtsskripten und weitere Fachbücher zu repetieren.

Allergisches Ekzem

Jede Entzündung der Haut wird als Dermatitis oder Ekzem bezeichnet. Die Veränderungen der Haut werden auch als → **Effloreszenzen** bezeichnet. Die Primäreffloreszenz ist das Bläschen. Häufig zeigt sich die Entzündung der Haut als juckende Rötung. Nur bei einer Superinfektion liegen Pusteln vor. Bei einem chronischen Ekzem wird die Haut verdickt und vergröbert; man spricht von einer → **Lichenifikation**. Zu den chronischen Veränderungen gehören auch die Einrisse (Rhagaden). Diese Veränderungen treffen auf alle Formen der Ekzeme zu.

> **Grundbegriffe der Dermatologie**
>
> **Die genannten Veränderungen der Haut werden als Effloreszenzen bezeichnet**
> - Bulla: Blase, auch Vesicula genannt; mit interstitieller Flüssigkeit gefüllter Hohlraum; z.B. bei Varizellen oder Gürtelrose und Verbrennungen 2. Grades
> - Crusta: Krusten bestehen aus eingetrockneten Sekreten
> - Ekzem: Entzündung der Haut mit Rötung und Juckreiz; man spricht auch von einer Dermatitis
> - Erythem: Rötung der Haut durch eine Gefäßerweiterung, z.B. bei Verbrennung 1. Grades
> - Exanthem: Fachbegriff für Ausschlag unterschiedlicher Ursachen mit verschiedenen Effloreszenzen je nach Erkrankung
> - Erosion: oberflächlicher Substanzverlust, der nur die Epidermis betrifft und folgenlos abheilt
> - Lichenifikation: flächenhafte Verdickung der Haut mit groben Hautspaltlinien, z.B. bei chronisch atopischer Dermatitis
> - Macula: Ein Fleck durch Farbveränderung im Niveau der Haut, z.B. als Nävus oder Sommersprossen
> - Nävus: allgemeine Bezeichnung für Muttermal, das angeboren sein kann oder erst später auftritt; in der Klinik wird darunter der Nävuszellnävus verstanden: gutartige Vermehrung von Pigmentzellen, die vom malignen Melanom unterschieden werden muss
> - Papula: Hautknötchen durch Verdickung von Ober- und Lederhaut unterschiedlicher Ursache
> - Plaque: flächenhafte Erhebung der Haut über ihre Oberfläche, z.B. bei Psoriasis
> - Pustula: mit Eiter gefüllte Blase, z.B. bei Akne vulgaris
> - Rhagade: schmaler Einriss der Haut, der bis ins Korium reicht
> - Squama: Schuppe durch Abschilferung der Hornschicht der Oberhaut
> - Ulzeration: vernarbender Substanzdefekt aller Hautschichten, z.B. bei Ulcus cruris oder Dekubitus
> - Urtica: eine Quaddel, die durch ein lokales Ödem entsteht, z.B. bei Urtikaria

Bei Allergien kann es durch eine Sensibilisierung zur Ausbildung eines Ekzems kommen. Allergien (LE 13) können durch Störungen des Immunsystems, v.a. durch die Gedächtniszellen bei Allergenkontakt ausgelöst werden oder treten bei Patienten mit allergischer → **Atopie** auf. Allergene Stoffe kommen in der Natur und im Alltag durch allerlei Stoffe zur Reinigung und in der Kosmetik zahlreich vor. Der Nachweis von Allergenen erfolgt durch die epikutane Testung.

Atopisches Ekzem

Atopische Ekzeme (endogene Ekzeme) treten bei einer erblichen Disposition auf. Diese Patienten leiden häufig an Neurodermitis, einem jahreszeitlich bedingten Heuschnupfen oder an Asthma bronchiale. Die Neurodermitis mit trockenen, schuppenden, durch Kratzspuren häufig infizierten, geröteten Hautarealen an der Beugeseite der großen Gelenke ist eine typische Kinderkrankheit. Die genetische Disposition für diese Atopien liegt bei 10% der Bevölkerung vor. Allerdings muss nicht bei jedem Betroffenen eine Allergie auftreten. Klimatische Umstellungen, Infektionen und psychische Faktoren können ein atopisches Ekzem „aufblühen" lassen. Der Verlauf selbst und seine Schübe sind sehr unterschiedlich. Es besteht eine hohe Rate an Spontanheilungen.

Der Nachweis einer Anlage für eine Atopie ist schwer; durch das klinische Labor kann die Disposition nicht nachgewiesen werden. Die Diagnose Neurodermitis oder atopisches Ekzem liegt vor, wenn drei Major- oder Minorkriterien vorliegen. Leitsymptome des atopischen Ekzems sind Juckreiz und trockene Haut. Durch Kratzen kann es zu Superinfektionen kommen. Bevorzugt befallene Stellen sind die Beugeseiten der großen Gelenke, aber auch das Gesicht und der Hals. Im Bereich der Augen kann es durch chronische Entzündungen zu einer Pigmenteinlagerung kommen; die Patienten weisen dann typische „Ränder" unter den Augen auf. Kommt es zu solchen Hautveränderungen im Bereich des Halses, werden die bräunlichen Verfärbungen als „dirty neck" bezeichnet. Patienten mit endogenem Ekzem sind besonders gefährdet für Infektionen mit Herpesviren, die zu einem ausgedehnten Ekzema herpeticatum führen können.

Neurodermitis (atopisches Ekzem)

Majorkriterien
- Juckreiz
- Lokalisation an Beugeseiten der großen Gelenke
- Chronisch rezidivierender Verlauf
- Positive Familienanamnese

Minorkriterien
- Trockene Haut
- Ekzem der Augenlider
- Empfindlichkeit gegen Nickel
- Unverträglichkeit für Wolle
- Rhagaden der Unterlippe und des Ohrläppchens
- Schwitzende Hände
- Asthma bronchiale
- Rhinokonjunktivitis

▶ **Therapie.** Im Vordergrund stehen die Minderung des Juckreizes (Pruritus) und damit die Verhinderung von Superinfektionen. Entscheidend ist die konsequente Rückfettung der Haut durch Ölbäder und die Anwendung von Seifenersatz (Syndet). Im akuten Schub muss die Entzündung durch lokale Kortikosteroide unter Kontrolle gebracht werden. Viele Patienten zeigen eine deutliche Besserung durch Lichtbehandlung mit UVA und Klimakuren. Zitrusfrüchte und Nüsse können eine Atopie verschlechtern. Warum das so ist, ist nicht geklärt. Zu den modernen Konzepten gehört die Zufuhr von Gamma-Linolensäure. Diese essentielle Fettsäure kommt im Zellstoffwechsel dieser Patienten weniger vor als bei Normalpersonen. Auch die lokale Anwendung von Tacrolimus (Protopic®) führt zu einer lokalen Besserung. In wie weit die Stimulation der Darmflora eine Atopie beeinflusst, wird in der Literatur unterschiedlich beschrieben.

Urtikaria

Die charakteristisch durch die Brennnessel (Urtica) ausgelöste Nesselsucht ist eine Allergie vom Typ 1 (LE 13). Die Ursache der Symptome liegt in der Wirkung von Histamin, das aus den Mastzellen ausgeschüttet wird. Die Urtikaria als systemische Erkrankung manifestiert sich durch wechselnde Lokalisation der Haut. Sie kann als akute Form in weniger als 6 Wochen oder in einer chronischen Form über einen längeren Zeitraum verlaufen. Wodurch sie ausgelöst wird, lässt sich nicht immer nachvollziehen. Physikalische Reize können ebenso wie körperliche Anstrengungen zur Urtikaria führen. Nur in rund 30% der Fälle ist die Ursache bekannt.

▶ **Therapie.** Die Behandlung erfolgt durch Nahrungskarenz und symptomatische, den Juckreiz stillende Maßnahmen. Antihistaminika wirken in erster Linie gegen den Pruritus. Bei chronischer Urtikaria hat sich die Darmreinigung bewährt.

Quincke-Ödem

Eine Sonderform des atopischen Ekzems ist das Quincke-Ödem, das vor allem zu einer Anschwellung der Mundschleimhaut und der Lippen führt. Selten wird auch die Larynxschleimhaut befallen, was dann aber zu einer lebensbedrohlichen Okklusion der oberen Atemwege führen kann. Die voluminösen Anschwellungen im Gesicht und an den Lippen sind für den Patienten äußerst beunruhigend. Die Auslöser des Quincke-Ödems, das auch als angioneurotisches Ödem zu den psychosomatischen Erkrankungen zählt, sind nicht bekannt. Therapeutisch werden Kortikosteroide und Antihistaminika gegeben. Bei drohender Atemnot muss frühzeitig intubiert werden.

Veränderungen der Hautfarbe		
■ Rot	Ursache	Erweiterung oder Vermehrung von Gefäßen; bei roten Punkten auch Petechien (LE 13)
	DD	Exanthem bei Virusinfektion, Erysipel, Nävus, flammeus, Verbrennung 1. Grades, Ekzem
■ Braun	Ursache	Vermehrung von Melanin bzw. Melanozyten
	DD	Sommersprossen, Café-au-lait-Flecken, Nävus
■ Weiß	Ursache	Pigmentverlust, Vitiligo, Albinismus, Gefäßkonstriktion, Vermehrung von Bindegewebe (Sklerose)
	DD	Anämie, Raynaud-Syndrom, Sklerodermie

Andere Ekzeme und Dermatosen

Arzneimittelexanthem

Viele Medikamente können Hautreaktionen und ein Arzneimittelexanthem hervorrufen. Oft lässt sich ein einzelner Wirkstoff nicht als Auslöser identifizieren. Das ist vor allem bei älteren Patienten oft der Fall, wenn mehrere Medikamente eingenommen werden. Das klinische Ausmaß des Exanthems ist sehr unterschiedlich und kann von Rötung bis zur Blasenbildung mit Hautlösung (Lyell-Syndrom) kommen. Das medikamentöse → **Lyell-Syndrom** wird vor allem durch Sulfonamide, Allopurinol, Antibiotika und Barbiturate ausgelöst. (Der Krankheitsbegriff wird auch für das durch Staphylokokken ausgelöstes Lyell-Syndrom bei Säuglingen und Kleinkindern benutzt. In der Pädiatrie ist es als Morbus Ritter von Rittershain beknannt). Wenn Arzneimittelreaktionen sehr heftig ablaufen, kann es zu einer Entzündung der Gefäße (Vaskulitis) kommen. Bei einer allergischen Vaskulitis wird die Gefäßwand durch Immunkomplexe geschädigt. Dabei kann sie für Blut permeabel werden und Hämatome auslösen. Medikamente, die verdächtig sind ein Exanthem auszulösen, müssen in jedem Fall abgesetzt werden.

Kontaktekzem

Durch Kontakt mit Fremdstoffen kann es zu einem toxischen oder auch allergischen Ekzem kommen. Das chronisch toxische Kontaktekzem tritt nach jahrelangem Kontakt mit einer Noxe (LE 2) auf. Dies können Haushaltsreiniger sein, Waschmittel, Gips (Berufsekzem bei Maurern), Haarfärbemittel (Berufsekzem im Friseurhandwerk) und zahllose andere Stoffe. Ekzeme, die durch pflanzliche Stoffe ausgelöst werden, zeigen sich meist im distalen Bereich der Extremitäten, berufliche Ekzeme an den Händen, Ekzeme durch Textilien an den entsprechend bekleideten Körperstellen. Phototoxische Ekzeme entstehen durch Kontakt mit Stoffen, die durch die Einwirkung von Licht zur toxischen Wirkung gebracht werden. Das degenerative Ekzem älterer Menschen ist die Folge des Wasserverlusts der Haut in Verbindung mit unzureichender Rückfettung.

Seborrhoisches Ekzem

Hier liegt eine Schuppung und Rötung im Bereich der Hautgebiete vor, die reich mit Talgdrüsen versehen sind. Ungeklärt ist, warum fast immer jüngere Männer betroffen sind. Eine Infektion mit einem Hefepilz wird vermutet. Beim seborrhoischen Ekzem kommt es meist zu einer starken Schuppenbildung der Kopfhaut. Medikamente gegen Pilze (Imidazolderivate) sprechen gut an. Häufig sind selenhaltige Shampoos erfolgreich.

Dermatosen

Photodermatosen

Hierbei handelt es sich um entzündliche Ekzeme, die durch Licht verursacht werden. Eine klassische Form der → **Photodermatose** ist die Wiesengräserdermatitis; sie entsteht, wenn Pflanzenstoffe (Psoralene) durch Sonnenbestrahlung (UVA-Licht) biochemisch verändert werden und dann z. T. heftige Hautreaktionen auslösen. Die Patienten leiden unter starkem Juckreiz und Brennen. Die Hautveränderungen sind scharf begrenzt und bilden sich nach 2–4 Wochen zurück. Allerdings bleibt häufig eine Hyperpigmentierung zurück. Der Verlauf ist individuell verschieden. Therapeutisch werden lokale Kortikosteroide gegeben.

Polymorphe Lichtdermatose

Die Reaktion auf Sonnenlicht kann bei manchen Menschen besonders im Frühjahr und Frühsommer auftreten. Die Haut reagiert auf UV-Licht durch kleine juckende Papeln. Wodurch diese Überempfindlichkeit auf Licht entsteht, ist ungeklärt. Die Therapie zielt gegen die Linderung des Juckreizes ab. Kortikosteroide sind selten notwendig. Meist bilden sich die Veränderungen nach wenigen Tagen bis Wochen von selbst zurück. Betroffene Patienten sollten konsequent auf Lichtschutz achten. Manchmal ist eine Lichtdesensibilisierung mit langsam steigender Lichtexposition hilfreich.

Vitiligo

Hierunter versteht man einen Pigmentverlust der Haut, die meist an den Handgelenken beginnt und sich durch kleine weiße Flecken auszeichnet; diese fließen allmählich zu größeren Gebieten zusammen (Weißfleckenkrankheit). Mit steigendem Alter nimmt die Häufigkeit an → **Vitiligo** zu. Ihre Ursache ist nicht klar. Es wird angenommen, dass es sich um ein Autoimmunereignis mit Zerstörung der Melanozyten handelt. Therapeutische Versuche durch UV-Bestrahlung oder der Kombinationstherapie mit Gabe der Aminosäure Phenylalanin und Bestrahlung durch UVA-Licht (PAUVA-Therapie) kann eine Wiederherstellung der Pigmente erzeugen, wenngleich die Erfolge der Behandlung insgesamt unbefriedigend sind. Die Patienten mit Vitiligo müssen konsequent die Sonne meiden, da die betroffenen Hautstellen sich nicht gegen UV-Licht schützen können.

Infektionen der Haut

Furunkel

Ein → **Furunkel** ist die Folge einer Entzündung der Haarfollikel durch den Zusammenfluss mehrerer Einzelherde zu einer großen Entzündung. Die Entzündung wird im Deutschen auch als Eiterbeule bezeichnet. In den meisten Fällen sind Staphylokokken die Ursache, selten können auch Pilze (s. u.) ein Furunkel auslösen. Die klassischen Lokalisationen sind die Oberschenkel, das Gesäß und das behaarte Gesicht. Einzelne Pusteln sollten eröffnet werden. Systemisch werden Antibiotika gegeben und die Haut wird lokal desinfiziert. Vereinigen sich mehrere Furunkel zu einem großen Entzündungsherd, spricht man von einem → **Karbunkel**. Dies ist besonders im Bereich des Nackens der Fall. Furunkel im Bereich der Oberlippe sind besonders gefürchtet, da sie in den venösen Hirnsinus streuen können. Deshalb ist bei Furunkeln und Karbunkeln neben der Antibiose Bettruhe indiziert. Infektionsherde werden chirurgisch durch Inzision geöffnet.

Erysipel

Diese Erkrankung ist auch als Wundrose bekannt. Dabei liegt eine oberflächliche Entzündung der Haut vor, die durch Eindringen von Bakterien in die Lymphspalten der Lederhaut entsteht. Fast immer sind Streptokokken (ß-hämolysierend), aber auch Staphylokokken die auslösenden Erreger. Die Haut ist stark gerötet, heiß und schmerzempfindlich. Die Patienten bekommen plötzlich Fieber mit Schüttelfrost und schwerer allgemeiner Krankheitssymptomatik. Im Labor zeigt sich ein deutlicher Anstieg der Entzündungsparameter (LE 2). Die Differenzierung zwischen einer Thrombophlebitis und einem → **Erysipel** kann sich als schwierig erweisen. Allerdings sind die Patienten bei Thrombophlebitis selten akut und schwer krank. Die Therapie des Erysipels erfolgt durch die Gabe von Penizillin bis zur Ausheilung und lokalen, kühlenden Umschlägen. Unbedingt muss eine bekannte Eintrittspforte saniert werden. Besonders problematisch ist die Behandlung chronisch-rezidivierender Erysipele, da hier Antibiotika über einen langen Zeitraum gegeben werden müssen. Bei solchen Patienten muss immer nach Pilzbefall zwischen den Zehen (Interdigitalmykose) gefahndet werden.

Warzen

Warzen sind benigne Tumoren, die durch humane Papillomaviren (HPV) ausgelöst werden. Hierbei handelt es sich um eine Gruppe von Viren, deren einzelne Vertreter auch ursächlich für das Zervixkarzinom (LE 2) gelten. Einfache Warzen werden als Verrucae vulgares bezeichnet; sie treten vor allem an den Händen und Fußsohlen auf. Plantar können sie weit in die Tiefe reichen: man spricht dann von Dornwarzen, die sehr schmerzhaft sein können. Besonders Patienten, die zur Atopie neigen, infizieren sich leicht mit HPV. Dieser Infekt zeigt eine hohe Spontanremission auf. Eine Therapie kann durch salizylsäurerehaltige Pflaster oder milchsäurehaltigen Tinkturen erfolgen. Dornwarzen müssen oft chirurgisch entfernt werden. Genügt die lokale Beseitigung mit Externa nicht, können Warzen unter Lokalanästhesie mit dem scharfen Löffel, dem Elektrokauter, durch lokale Kälte oder mit dem CO_2-Laser entfernt werden.

Bei Kindern und Patienten unter immunsuppressiver Therapie finden sich häufig sog. Dellwarzen (Mollusca contagiosa), die sich bei Kindern mit Neurodermitis auch über die gesamte Haut erstrecken können. Ursache ist eine Virusinfektion, die nach Abheilung lebenslange Immunität zurücklässt. Auf der Haut sieht man in Gruppen stehende kleine Papeln mit einer zentralen Eindellung. Aus diesen kleinen Warzen kann sich infektiöses Sekret entleeren. Die Therapie besteht im Ausquetschen oder Abtragen mit dem scharfen Löffel. Nach dem Ausquetschen werden die Warzen desinfiziert. Es ist darauf zu achten, dass Schmierinfektionen vermieden werden.

Gürtelrose (Herpes zoster)

Bei der Gürtelrose handelt es sich nicht im eigentlichen Sinn um eine Infektion, sondern um die Reaktivierung des Windpockenvirus (Varizella zoster Virus). Nach der Erstinfektion im Kindesalter bleibt der Virus in den Spinalganglien der peripheren Nerven (LE 14) lokalisiert und kann durch eine Schwäche des Immunsystems oder im Alter reaktiviert werden. Entsprechend dem Spinalganglion und seinem peripheren Nerven bleibt die Hautreaktion streng begrenzt auf ein Dermatom. Fast immer tritt sie einseitig auf und überschreitet nicht die Mittellinie. Klinisch beginnt das Krankheitsbild mit starken Neuralgien; die Diagnose lässt sich durch das typische bläschenförmige Ekzem (Windpocken, LE 5) leicht stellen. Komplikationen können eine Zostermeningitis oder -enzephalitis sein. Besonders problematisch ist die Beteiligung der Augen bei Befall des ersten Astes des N. trigeminus (V. Hirnnerv). Die Neuralgien können auch nach Abheilen des Exanthems über mehrere Monate anhalten. Therapeutisch wird ein Virostatikum z.B. Aciclovir, gegeben. Je früher die Therapie begonnen wird, desto geringer manifestiert sich der Zosterfolgeschmerz. Wie die Windpocken sind auch die Zosterbläschen hochinfektiös.

Pilzerkrankungen

Wie in LE 2 beschrieben, sind humanpathogen besonders Sprosspilze, Schimmelpilze und Dermatophyten, die sog. Hautpilze. Pilze sind weder Tiere noch Pflanzen, sind kaum differenziert und bilden dabei doch einen Lebensbereich, der über 100000 Arten zusammenfasst. Sie bilden als Organismus ein fein verzweigtes Flechtwerk, das Myzel. Mit dem bloßen Auge sind die feinen Verzweigungen kaum sichtbar, dafür aber der Fruchtkörper des Pilzes. Hier werden Sporen produziert, die im submikroskopischen Bereich (<10 nm) liegen. Ein Nanometer ist der millionste Teil eines Millimeters.

Candida albicans (Soor)

Der wichtigste Vertreter der Sprosspilze, die auch Hefepilze genannt werden, ist Candida albicans, der bei jedem Menschen auf der Haut existiert. Damit eine Infektion mit diesem Pilz auftritt, muss das Abwehrsystem geschwächt sein. Diabetes mellitus, AIDS, eine immunsuppressive Therapie, maligne Tumoren oder hohes Alter können der Infektion Vorschub leisten. Meist findet sich eine kutane Candidose im Bereich von Achselhöhle oder Leiste, bei Kindern auch als typischer Säuglingssoor (Windeldermatitis). Charakteristisch sind weiße, schuppende Hautveränderungen mit Entzündungsreaktion. Um das Kerngebiet des Pilzes entstehen weitere Satellitenherde. Auch die Nägel oder die äußeren Geschlechtsorgane können befallen sein. Eine Erkrankung innerer Organe durch Sprosspilze tritt nur bei schwerster Immunschwäche auf.

Pityriasis versicolor. Eine Sonderform der Sprosspilzerkrankungen ist die Pityriasis versicolor. Die Sporen des Pilzes siedeln sich häufig auf der Haut von Patienten mit seborrhoischem Ekzem an. Bei starkem Schwitzen findet der Pilz ein optimales Milieu zu seiner Vermehrung vor. Auf der Haut bilden sich dann kreisförmige, schuppende Pigmentsstörungen. Auch der behaarte Kopf kann befallen sein. Die Therapie erfolgt lokal durch übliche Pilzmedikamente wie Clotrimazol (Canesten®), Ketokonazol (Nizoral®), Bifonazol (Mycospor®) u.a. Mit einer Therapie 1-2mal täglich über 4-6 Wochen wird die Haut meist völlig pilzfrei. Bei Organbefall und therapieresistenten Zuständen müssen die Antimykotika oral gegeben werden.

Schimmelpilzinfektionen

Schimmelpilze vermehren sich an warmen feuchten Orten mit schlechter Belüftung. Die verschiedenen Formen des Schimmelpilzes haben gemeinsam, dass sie alle Allergien, z.B. ein Asthma bronchiale (LE8.2), auslösen können. Als Krankheitsbilder können auch eine Rhinitis, eine Konjunktivitis oder die Symptome einer Gastroenteritis auftreten. Schimmelpilze, die mit der Nahrung (z.B. verschimmeltes Brot) aufgenommen werden sind durch ihre Mykotoxine sehr giftig. Ein Beispiel für die hohe Potenz dieser Pilzgifte ist die Substanz Amatoxin des Knollenblätterpilzes, der zum akuten Leberversagen (LE 10.2) führen kann. Die Gifte des Schimmelpilzes Aspergillus gelten als kanzerogen für das Bronchialkarzinom. Die Inhalation von Aspergillus-Sporen, die sich über Jahrtausende humanpathogen erhalten können, ist vermutlich die Todesursache vieler Archäologen, die vor 100 Jahren altägyptische Königsgräber erforscht haben („Rache des Pharao").

Dermatomykosen

Fadenpilze, sogenannte Dermatophyten, lösen zahlreiche Pilzinfektionen der Haut aus. Die Erkrankung wird nach der Lokalisation als Tinea corporis oder → **Tinea pedis** bezeichnet. Bei einem Befall der Fingernägel spricht man von einer → **Onychomykose**. Dermatomykosen werden durch Immunstörungen und durch eine Störung der Mikrozirkulation bei z.B. Diabetes mellitus begünstigt. Es zeigen sich kreisförmige Herde, die ein rötliches Zentrum und eine Rand betonte Schuppung aufweisen.

Meist juckt die Erkrankung nicht. Dieser Herd wächst bei der Tinea corporis konzentrisch. Bei der Tinea pedis im Bereich der Zwischenzehenräume finden sich schuppige, z. T. nässende, entzündliche Areale. Bei der Onychomykose ist der Nagel gelblich verfärbt, verdickt und bröckelt ab. Wenn der behaarte Kopf befallen ist, brechen die Haare leicht ab, so dass kreisrunde Areale mit stumpfen Haaren und pustulöser Haut entstehen (Trichophytie). Für die Behandlung der Interdigitalmykose (Tinea pedis) ist wichtig, das dieser Bereich trocken gehalten und ausreichend belüftet wird (keine Synthetikstrümpfe). Wirksam bei allen Formen der Tinea ist die Gabe eines lokalen Breitspektrumantimykotikums. Therapieresistente Dermatomykosen müssen in jedem Fall dem Hautarzt vorgestellt werden. Dies gilt besonders für therapieresistente Onychomykosen, die häufig systemisch oral therapiert werden müssen. Die früher praktizierte Nagelextraktion ist therapeutisch wegen Gefahr der Matrixschädigung wenig sinnvoll.

Erkrankungen der Hautanhangsgebilde

Akne

Die Entzündungen der Talgdrüsen treten vor allem in der Pubertät durch die hormonelle Stimulierung über Androgene auf. Die Stellen der Haut an denen Talgdrüsen reichlich vorkommen, sind Prädilektionsstellen für die → **Akne vulgaris**: Gesicht, Brust und Rücken. Im Lauf der pubertären Hormonumstellung wird die Aktivität der Talgdrüsen gesteigert. Von einer Prä-Akne spricht man, wenn es zu einer → **Seborrhoe** (verstärkter Talgfluss) kommt. Häufig wird der Ausflussgang der Drüse verschlossen; dann liegt eine Komedonenakne vor. Die Komedonen sind durch einen schwarz verfärbten Tropf (aus Melanin) zu erkennen. Bei Störung des Talgabflusses kann es zu einer Vermehrung der natürlich vorkommenden Proprionibakterien kommen. In diesem Fall tritt die Akne in ein entzündliches Stadium über und es bilden sich Aknepapeln und Pusteln. Diese Aknepusteln werden als Eiterpickel häufig ausgedrückt.

Wenn das umliegende Gewebe an der Entzündung beteiligt wird, und die Entzündung über längere Zeit anhält, kann es zu bindegewebigen Umbau der Haut kommen, die dann verhärtet und vernarbt aussieht (→ **Lichenifikation**). Diese Akne conglobata kann lebenslang Narben hinterlassen. Zu anderen Formen der Akne gehört die sogenannte Kosmetikakne durch über längere Zeit angewandte fetthaltige Kosmetika, die zu einem Verschluss der Follikelmündungen führen. Diese Form der Akne tritt meist erst 10 Jahre nach der Pubertät auf.

▶ **Therapie.** Die Therapie der Komedonenakne erfolgt durch kosmetische Öffnung der Talgdrüsengänge. Durch Einsatz von Seifenersatzsubstanzen (Syndets) kann die Bakterienzahl verringert werden. Oft genügt dies bereits als therapeutische Maßnahme. Bei intensiver Komedonenakne werden keratolytisch lokal wirkende Substanzen eingesetzt. In einem weiteren Schritt kann ein Derivat von Vitamin

A, Tretinoin, lokal aufgetragen werden. Vitamin A-Säure reagiert jedoch auf der Haut mit starker Rötung und Schuppung. Bei ausgeprägten Entzündungen werden Antibiotika wie Erythromycin oder Tetrazyklin als alkoholische Lösungen lokal aufgetragen. Oft ist eine systemische Antibiotikatherapie mit gering dosierten Tetrazyklinen nötig. Allerdings müssen sie über mindestens ein Vierteljahr gegeben werden. Reichen diese Maßnahmen nicht aus, wird bei Frauen das antiandrogen wirkende Cyproteronacetat (z.B. Diane 35®) eingesetzt. Für weitere therapieresistente Fälle kann ein anderer Abkömmling der Vitamin-A-Säure, Isotretinoin (z.B. Roaccutan®) gegeben werden. Diese Substanz zeigt zahlreiche Nebenwirkungen und ist teratogen, d.h. schädigend auf den Embryo in der Schwangerschaft. Deshalb muss die Einnahme von Isotretinoin immer mit einem Kontrazeptivum kombiniert werden.

Inwieweit die Nahrungszufuhr einen Einfluss auf die Akne hat, gilt als ungesichert. Häufig wird die Hypothese aufgestellt, dass fettreiche Ernährung ein auslösender Faktor für die Entstehung einer Akne sei. Dies ist weder gesichert noch wahrscheinlich, denn die Fettausscheidung über die Talgdrüsen steht in keiner Beziehung zur Ernährung. Man muss auch wissen, dass die Entstehung einer Komedonenakne rund 2–3 Monate in Anspruch nimmt und über diesen langen Zeitraum nicht mehr sicher festgestellt werden kann, was der Patient damals gegessen hat.

Erkrankungen der Haare

Haarausfall

Der Verlust von mehr als 100 Haaren täglich wird als → **Alopezie** bezeichnet. Durch Hormonumstellungen ist er 2–4 Monate nach einer Schwangerschaft besonders hoch. Einen Haarausfall begünstigen Medikamente wie Zytostatika, Schilddrüsen blockierende Medikamente(Thyreostatika), Allopurinol, einige Lipidsenker und Betablocker. Auch Störungen des Eisenstoffwechsels und chronische Infekte (die zu einer hypochromen Anämie führen; LE 13) können mit Haarausfall einhergehen. Die typische Haarform mit Geheimratsecken und Glatzenbildung beim Mann ist als androgenetische Alopezie zu verstehen. Ein kreisrunder Haarausfall wird als Alopecia areata bezeichnet. Die Ursache ist meist unbekannt, wobei der Haarausfall schubweise verläuft. Finden sich unscharf begrenzte haarlose Areale auf dem behaarten Kopf, kann eine Trichotilomanie angenommen werden, das zwanghafte Auszupfen der Haare bei neurotischen Patienten. Bei unklarer Alopezie Haarausfalls sollte beim Hautarzt ein Trichogramm (mikroskopische Untersuchung der Wachstumsphasen der Haare; 40–50 Haare werden fachgerecht epiliert) und gleichzeitig eine Blutentnahme zur Bestimmung der Hormonspiegel einschließlich der Schilddrüsenhormone und der Werte für Zink und Eisen erfolgen.

Hypertrichose, Hirsutismus

Eine verstärkte Körperbehaarung ohne Beteiligung der Sexualregionen wird als → **Hypertrichose** bezeichnet. Deren Ursachen sind häufig unbekannt, doch kann die verstärkte Behaarung durch chronische Entzündungen stimuliert werden. Die verstärkte Haarbildung besonders bei Frauen in sog. androgenabhängigen Regionen wie Oberlippe, Kinn, Brust und Oberschenkel wird als → **Hirsutismus** bezeichnet. Als Ursachen gelten eine gesteigerte Androgenempfindlichkeit der Follikelzellen der Haare und andere endokrine Faktoren, Störungen der Funktion der Nebennierenrinde (LE 12), die Einnahme von Anabolika oder Hormonstörungen des Eierstocks.

Psoriasis

Mit einer Häufigkeit bei bis zu 3% kommt die Psoriasis vulgaris (Schuppenflechte) in der Gesamtbevölkerung vor und ist damit eine der häufigsten Hauterkrankungen. Doch nicht alle Menschen mit einer Neigung für die → **Psoriasis** erkranken auch. Voraussetzung für den Ausbruch der Schuppenflechte ist neben der genetischen Disposition ein auslösendes Trauma, z.B. eine Infektion oder psychische Faktoren. Als betroffene Stellen sind die Streckseiten der großen Gelenke bevorzugt. Charakteristisch sind scharf begrenzte, rötliche, runde Plaques mit einer groben laminären, wie Silber glänzenden Schuppung. Die Größe der Plaques ist sehr variabel; sie können auch großflächig zusammenlaufen. Auch der behaarte Kopf und die Gehörgänge können von der Psoriasis betroffen werden. Bei Befall der Nägel liegen sog. Tüpfelnägel vor, bei der sich die Nägel auch ablösen können (Onycholyse). Der Zerfall eines Nagels wird als Krümelnagel bezeichnet. In mehr als 5% der Psoriasis kommt es zu einer Gelenkbeteiligung. Bei der Psoriasis arthropathica können die rheumatischen Beschwerden im Vordergrund stehen und die Hautphänomene der Schuppenflechte sogar ganz fehlen. Die klassischen Entzündungsparameter im Labor sind häufig negativ, das HLA B27, ein Hinweis im Blut auf immunbedingte Krankheiten wie Morbus Crohn (LE 10.2) oder Morbus Bechterew (LE 15), ist meist erhöht.

▶ **Therapie.** Zentrales Ziel der Therapie ist die Ablösung der Schuppung und die Reduktion der Zellteilungsrate. Erst wenn die Schuppen abgelöst sind, kann eine Lichttherapie durchgeführt werden. Zur Auflösung der Hornschichten (Keratolyse, s.o. bei dermatologischen Externa) wird Vaseline mit Salizylsäure oder Harnstoff verwandt. Als klassisches Medikament gilt Dithranol (Cignolin®) das unmittelbar auf der Haut des Psoriasisherdes den Zellumsatz senkt. Wenn das Medikament länger als 30 Minuten auf der Haut verbleibt, wird die Wäsche braun verfärbt; diese Verfärbungen sind durch die üblichen Waschprozesse nicht zu beseitigen. Lokal können auch Vitamin-D-Derivate werden. Ebenfalls entzündungshemmend und die Mitoserate senkend ist die Bestrahlung mit UV-Licht. Bei der Photochemotherapie wird langwelliges UVA mit einer Licht sensibilisierenden Medikation verknüpft. Man spricht bei der PUVA in der Kombination von Psoralen und UVA. Durch Psoralen (Meladinine®) wird die Lichtempfindlichkeit der Haut stark erhöht. Zur Lichtbehandlung müssen die Patienten deshalb UV-dichte Brillen anlegen, um die Netzhaut nicht zu gefährden. Bei stärkeren Formen der Schuppenflechte werden auch immunsuppressive Medikamente, wie Methotrexat (z.B. MST®) oder Cyclosporin (z.B. Sandimmun®) gegeben.

Hauterkrankungen, die nicht zur Psorias gehören, aber wie diese aussehen, werden als Parapsoriasis bezeichnet. Auch hier wird eine Lichttherapie versucht.

Die Haut bei systemischen Erkrankungen

Zahlreiche systemische Erkrankungen manifestieren sich an der Haut. Die Haut kann beim Diabetes mellitus ebenso wie bei der Niereninsuffizienz oder der chronischen Hepatitis mit erkranken.

Blasenbildende Dermatosen

Der → **Pemphigus vulgaris** ist die häufigste Erkrankung mit der Bildung von unterschiedlich großen Hautblasen durch eine Entzündungsreaktion. Während beim Pemphigus vulgaris die Blasen schlaff sind, sind sie beim bulösen Pemphigoid prall gefüllt. Ursachen sind Antikörper, die auch im Rahmen einer Paraneoplasie auftreten können. Im Zusammenhang mit der Zöliakie (Sprue), die in LE 10.2 bei der Malassimilation beschrieben ist, kann es zu einer Dermatitis herpetiformis Duhring kommen. Auf der Haut des ganzen Körpers finden sich kleine, prall gefüllte Bläschen, die in Gruppen zusammenstehen. Meist sind Männer vor dem 60. Lebensjahr betroffen. Auch durch die Zufuhr von Jod kann diese Dermatitis ausgelöst werden.

Erkrankungen des Bindegewebes werden als Kollagenosen bezeichnet; viele dieser Immunkrankheiten manifestieren sich auch an der Haut. Drei der wichtigsten Kollagenosen werden hier genannt:
- Lupus erythematodes
- Sklerodermie
- Dermatomyositis

Systemischer Lupus erythematodes (SLE)

Bei dieser Kollagenose ist die Haut des gesamten Körpers befallen, aber sie kann sich auch an inneren Organen mit Beteiligung der Lunge als Lungenfibrose (LE 8.2) oder am Bindegewebe des Herzens mit Herzrhythmusstörungen manifestieren. Charakteristisch ist ein schmetterlingsförmiges Exanthem des Gesichts, das zusammen mit neurologischen Symptomen, Arthralgien (Gelenkschmerzen) mit Entzündungsreaktion und geschwollenen Lymphknoten auf die Diagnose hinweist. Auch klagen die Patienten über Myalgien (Muskelschmerzen). Als Ursache werden Antikörper gegen Bestandteile der Zellkerne angenommen (antinukleäre Antikörper, ANA). Die Therapie des Lupus erythematodes erfolgt durch Kortikoide in Kombination mit Immunsuppression. Im Gegensatz zum systemischen LE ist der diskoide LE nur auf die Haut beschränkt. Hier finden sich derbe rote Plaques mit Zeichen der Hautatrophie. Die

Haut selbst ist besonders an Licht exponierten Stellen rau: Gesicht, Ohr und Oberkörper. Häufig leiden die Patienten an einer hohen Schmerzempfindlichkeit der Herde (Hyperästhesie). Antikörper für die Ursache dieser Form des Lupus erythematodes konnten nicht nachgewiesen werden. Die Therapie erfolgt lokal mit Kortikosteroiden; die Patienten müssen unbedingt auf Lichtschutz achten.

Sklerodermie

Unter einer Sklerose versteht man eine Zunahme des Bindegewebes. Bei der Sklerodermie ist die Haut bindegewebig verhärtet und atrophiert. Fast immer besteht hier eine ausgeprägte Raynaud-Symptomatik (LE 7.2) mit Regulationsstörungen der Durchblutung der Finger bis hin zum Leichenfinger (Digitus mortuus). Im Laufe des Krankheitsverlaufes legt sich die Haut wie ein fest gespanntes Tuch über die Gelenke und reduziert deren Beweglichkeit. Im Gesicht entsteht auf diese Weise durch Verlust der Mimik ein Maskengesicht. Die Reaktion auf die Antikörper, die für diese Erkrankung verantwortlich sind, kann wie der SLE auch innere Organe befallen. Eine Sonderform der Sklerodermie ist das CREST-Syndrom mit *C*alzinosis, *R*aynaud-Symptomatik, Erkrankung des Ösophagus (*E*sophagus), *S*klerodaktylie und *T*eleangiektasien.

Dermatomyositis

Durch Autoimmunprozesse kann eine Entzündung der Skelettmuskeln mit Muskelschwäche und -schmerzen, vor allem im Schulter- und Beckenbereich ausgelöst werden. Die ersten Symptome werden oft durch Treppensteigen oder das Tragen schwerer Gepäckstücke ausgelöst. Im Gesicht und am Oberkörper treten livide (fliederfarbe), flüchtige Erytheme auf. Betroffen sind fast immer junge Erwachsene. Häufig ist eine Dermatomyositis Ausdruck einer Paraneoplasie. Wenn eine Dermatomyositis mit Gewichtsverlust einhergeht, muss nach einem Tumor gesucht werden. Antikörper, die diese Erkrankung auslösen, können häufig nachgewiesen werden. Die Therapie erfolgt durch Immunsuppression.

Parasiten

In LE 2 wurden die parasitären Infektionen beschrieben. Als Parasiten werden Schmarotzer bezeichnet, die auf Kosten eines anderen Organismus existieren. In der klinischen Medizin hat sich der Begriff Parasit für tierische Erreger, wie Protozoen, Würmer oder Arthropoden (Gliederfüßler) eingebürgert. Die Wurmerkrankungen werden bei den Darmkrankheiten (Gastroenteritis) in LE 10.2 behandelt. Deshalb stehen hier im Vordergrund Erkrankungen durch Läuse und Milben.

Pediculosis

Die Infektionen durch Läuse werden als → **Pediculosis** bezeichnet. Die häufig vorkommenden Erreger sind:
- Kopflaus (Pediculosis capitis)
- Kleiderlaus
- Filzlaus (Pediculosis pubis)

Läuse werden durch direkten Kontakt der Menschen untereinander übertragen. Sie legen ihre Eier als Nissen in die Haare oder in die Nähte von Kleidern. Das Leitsymptom ist der starke Juckreiz, der zu Superinfektionen mit Hautveränderungen wie bei einem Ekzem führen kann. Bei einem isolierten Ekzem im Bereich des Nackens muss immer an einen Lausbefall gedacht werden. Die Nissen sind mit dem bloßen Auge sichtbar. Zur Therapie stehen zahlreiche antiparasitäre, lokale Mittel zur Verfügung: Kopfläuse werden mit Jacutin® als Gel oder Waschlotion für die Kopfhaut behandelt; die Nissen werden mit einem feinen Kamm entfernt. In der Naturheilkunde ist der Extrakt von Chrysanthemen (Goldgeist forte®) zur Haarwäsche bekannt und bewährt. Bei Kleiderläusen wird Jacutin® als Duschlösung für den gesamten Körper benutzt, die Kleider müssen heiß gewaschen bzw. gereinigt und heiß gebügelt werden. Vor allem bei Lausbefall im Kindergarten ist immer auf Pingpong-Effekte durch erneute Ansteckung zu achten.

Milben

Die Erkrankung durch Milben, → **Scabies**, wird durch die Krätzmilbe ausgelöst, die in der Hornschicht der Epidermis Gänge gräbt, in die sie Eier und Kot ablegt. Die Eiablage der weniger als 0,5 mm großen Milbe erfolgt etwa 4 Tage nachdem sie sich in die Haut eingegraben hat; die Larven werden innerhalb von 10 Tagen geschlechtsreif. Die Infektion erfolgt durch körperlichen Kontakt infizierter Menschen. Über Kleidung oder Bettwäsche scheint die Erkrankung nicht übertragen zu werden. Fast immer leben die betroffenen Patienten unter reduzierten hygienischen Verhältnissen. Der klinische Hinweis auf eine Milbenerkrankung ist der heftige Juckreiz, der mit massiven Kratzspuren einhergeht, die sich bei Befall der Genitale auch im Bereich der Leistenregion und Schamgegend finden. Die bekannten lokalen antiparasitären Mittel wirken sehr gut gegen Scabies, doch besteht der Juckreiz durch Antigene gegen die Milben auch noch nach der Therapie. Zur Prophylaxe müssen die Patienten unbedingt auf die Körperhygiene hingewiesen werden.

Tumoren der Haut

Gutartige Tumoren

LE 3

Der Unterschied von benignen und malignen Tumoren ist in LE 2 beschrieben worden. Zu den gutartigen Hauttumoren gehören seborrhoische Keratosen, sog. Alterswarzen, die als bräunlich pigmentierter Tumor über die Haut hinausragen. Bei dunkler Verfärbung muss immer ein malignes Melanom ausgeschlossen werden. Störende Verhornungen können mit dem scharfen Löffel abgetragen werden. Die gutartige Ansammlung von Bindegewebe kann als Fibrom getastet werden; in jedem Fall muss es über den Muskeln oder im Fettgewebe der Unterhaut verschieblich sein. Leberflecken (Nävus) bilden sich aus Melanin produzierenden Zellen; sie können angeboren sein oder entstehen im Laufe des Lebens. Jeder Mensch hat bis zu 30 Nävi auf der Hautoberfläche. Wenn ein Nävus in kurzer Zeit seine Farbe oder die Größe ändert, muss er histologisch untersucht werden. Ein Nävus <5 mm und mit regelmäßiger Pigmentierung kann als harmlos betrachtet werden. Tumorverdächtige Hautveränderungen werden nach der ABCDE-Regel beschrieben.

ABCDE-Schema zur Beurteilung von Hauttumoren	
A	Asymmetrie
B	Begrenzung
C	Color (Farbe)
D	Durchmesser
E	Erhabenheit

Maligne Tumoren

Basaliom

Aus dem Stratum basale der → **Epidermis** bildet sich das → **Basaliom**, ein semimaligner Tumor (LE 2). Er wächst lokal destruktiv, bildet aber keine Metastasen. Sehr spät kann er auch Knorpel und Knochen angreifen. Je nach Lokalisation gestaltet sich die chirurgische Entfernung dann schwierig. Oft wird das Basaliom vom Patienten über mehrere Jahre als eine harmlose Verhornung verkannt. Nach Diagnosestellung muss das Basaliom vollständig operativ oder durch Bestrahlung entfernt werden, da es sonst rasch rezidivieren kann.

Malignes Melanom

Das → **maligne Melanom** tritt in der Mehrzahl der Fälle als superfiziell spreitendes Melanom (SSM) auf. Die Häufigkeit maligner Melanome hat sich in den letzten 20 Jahren dramatisch gesteigert. Histologisch liegt eine mangelnde Differenzierung

der Melanozyten vor. Als Risikofaktoren für das maligne Melanom gelten mehrere Faktoren:
- Zahl der Nävi: Bei Menschen mit >100 Nävi ist das Risiko stark erhöht
- Atypische Naevi mit unscharfer Begrenzung und inhomogener Pigmentierung
- Häufige Sonnenbrände; die Zunahme maligner Melanome scheint durch das Schönheitsideal, braungebrannt zu sein, erklärt werden zu können. Mit der Dauer der Sonnenexposition und der Zahl der Sonnenbrände nimmt das Risiko für das maligne Melanom signifikant zu
- Abnahme der Ozonschicht: Durch das Ozon in der Stratosphäre wird das besonders energiereiche und gefährliche UVC-Licht herausfiltert; die Wechsel in der Stärke dieses Schutzfilters und das Auftreten eines Ozonlochs begünstigen die Häufigkeit der malignen Melanome

Hinweise auf ein malignes Melanom bestehen, wenn ein Nävus durch bestimmte Eigenschaften auffällt:
- Pigmentsstörungen
- variables Farbmuster
- Asymmetrie seiner Form
- unscharfe oder unregelmäßige Begrenzung
- Durchmesser >5mm

▶ **Therapie.** Die Therapie liegt in der operativen Entfernung des Tumors, der mit 1,5 cm Abstand vom Nävus im gesunden Gewebe exzidiert werden muss. Zusammen wird der Sentinel-Lymphknoten, der „Wächter-Lymphknoten" entfernt. Die ausgedehnten Operationsflächen können eine Hauttransplantation erforderlich machen. Therapien mit Zytostatika oder das Immunsystem modulierenden Substanzen sind noch in der Erprobung.

Malignes Melanom		
58%	Superfiziell spreitendes Melanom	(SSM)
21%	Noduläres Melanom	(NM)
9%	Lentigo-maligna-Melanom	(LM)
4%	Akral-lentiginöses Melanom	(ALM)
8%	Nicht klassifizierbares Melanom	(UCM)

Für die Prognose entscheidend sind Eindringtiefe und Dicke des Tumors. Die Dicke des Tumors wird im *Bressloff-Index* angegeben, die Eindringtiefe in die Haut nach dem *Clark-Level.* Je dicker das maligne Melanom ist und je tiefer es in die Haut eingedrungen ist, desto ungünstiger wird die Prognose. Eine Nachsorge über mehrere Jahre ist notwendig, da das maligne Melanom noch sehr spät, (z. T. nach >10 Jahren) Metastasen bilden kann.

IM FOKUS 3

Die Schichten der Haut heißen Oberhaut (Epidermis), Lederhaut (Korium) und Unterhaut (Subkutis). Von ihrem Aussehen her, lässt sich die Epidermis in die Leistenhaut und die Felderhaut unterscheiden. Die Leistenhaut ist die durch Leisten und Furchen geprägte Haut der Fußsohlen und Handflächen, sie enthält Schweißdrüsen, aber keine Hautanhangsgebilde. Der Rest des Körpers des Erwachsenen ist mit Felderhaut ausgestattet. In der Oberhaut sind Melanozyten mit Pigment und Merkel'sche Tastzellen enthalten. Das Korium besteht aus der Papillarschicht und der Netzschicht. Hier bekommt die Haut ihre Reißfestigkeit und Elastizität und hier altert sie auch am deutlichsten. Die Kapillarschicht ist gut durchblutet (Wärmeregulation) und enthält die Meissner'schen Tastkörperchen als Berührungsrezeptoren, die besonders zahlreich in den Fingerspitzen sind. Risse in dieser elastischen Schicht können zu Zerreißungsstreifen (Striae distensae) führen. Die Subkutis besteht überwiegend aus Fett und Bindegewebe, enthält die Vater-Pacini-Körperchen und Schweißdrüsen. Durch Schwitzen wird Verdunstungskälte erzeugt; der Schweiß dient auch zur bakteriellen Abwehr durch seinen sauren pH-Wert von rund 4,5. In der Felderhaut finden sich Haare, die mit Talgdrüsen ausgestattet sind und das Haar einfetten können. Die übermäßige Talgproduktion wird als Seborrhoe bezeichnet, die eine Infektion der Talgdrüsen, die Akne, begünstigt. Zu den Hautanhanggebilden gehören neben Talgdrüsen auch die Nägel, Hornplatten, die von der Oberhaut gebildet werden und mit den Haaren verwandt sind.

Die Haut ist das größte Sinnesorgan des Körpers und reagiert auf Druck, Berührung, Schmerz und Temperatur. Druckrezeptoren sind die Merkelzellen, Berührungsrezeptoren, die Meissner'schen Tastkörperchen und die Vater-Pacini-Körperchen, Schmerz und Temperatur werden über freie Nervenendigungen in der Epidermis, die Nozizeptoren geleitet. Zu den Aufgaben der Haut gehört vor allem der mechanische Schutz, der Wärmeschutz, Strahlenschutz, Schutz vor Flüssigkeitsverlust, Infektionsschutz, Energiespeicher und ihre Funktion als Sinnesorgan. Durch einen i.c, s.c und i.m. Zugang bei Injektionen ist die Haut wichtig für verschiedene Therapien. Die Therapie von Hauterkrankungen erfolgt durch unterschiedliche Zubereitungen, wobei vor allem zwischen festen, flüssigen und fetten Substanzen unterschieden wird. Gegen Verhornung wirken keratolytische Substanzen, vor allem Salizylsäure und Harnstoff; gegen Entzündungen werden vor allem leicht wirkende Kortikoide eingesetzt.

Verbrennungen werden ihrem Schweregrad nach in 3 Grade eingeteilt, ihrem Ausmaß nach aber auch durch die Neunerregel für Erwachsene beschrieben. Das Hauptproblem der Verbrennung ist die Entwicklung eines Schocks durch Flüssigkeitsverschiebungen in den Extravasalraum. Die Prognose lässt sich durch Schweregrad der Verbrennung, ihr Ausmaß nach der Neunerregel und das Alter des Patienten bestimmen. Die Haut steht im Mittelpunkt von Wundheilungen: wenn die Wundränder glatt sind, eng aneinander liegen, nicht infiziert und gut durchblutet sind, können die Hautschichten wieder voll regeneriert werden und zusammen wachsen. Bei Ekzemen wird unterschieden zwischen dem atopischen (endogenen) Ekzem, z.B. Neurodermitis, Urticaria, Arzneimittelekzem, Kontaktekzem, seborrhoischem Ekzem und unterschiedlichen Dermatosen, z.B. Lichtempfindlichkeit bei Photodermatose.

Infektionen der Haut sind vor allem das Erysipel durch Streptokokken, aber auch die Entzündung der Haarfollikel durch Staphylokokken, die zu einem Furunkel bzw.

bei Zusammenschluss mehrerer Furunkel zu einem Karbunkel führen. Zu den gutartigen Tumoren der Haut gehören auch Warzen, die durch Human-Papilloma-Viren entstehen. Die Reaktivierung des Windpockenvirus kann zu Gürtelrose (Herpes Zoster) führen. Bei den Infektionen durch Pilze spielen eine wichtige Rolle die Sprosspilze mit Candida albicans, die den Soor auslösen, Schimmelpilzinfektionen, die durch Mykotoxine bei oraler Zufuhr giftig wirken und Dermatophyten, Fadenpilze, die unterschiedliche Hautpilzerkrankungen, Tinea pedis und Tinea corporis, aber auch die Onychomykose auslösen. Zu den Erkrankungen der Hautanhangsgebilde gehört neben der Onychomykose die Akne, eine Infektion der Haarfollikel bei übermäßiger Talgproduktion oder der Haarausfall, wie er durch Hormonumstellungen, Medikamente oder chronische Entzündungen ausgelöst werden kann. Oft ist die Ursache unklar. Verstärkte Körperbehaarung wird als Hypertrichose bezeichnet. Ist die Behaarung vor allem in androgen relevanten Körperregionen, wie Oberlippe, Kinn, Brust und Oberschenkel verstärkt, wird sie als Hirsutismus bezeichnet.

Die Psoriasis, Schuppenflechte, ist eine genetische Erkrankung, die durch exogene Auslöser, wie Infektion oder psychische Stresssituationen klinisch relevant wird. An den Streckseiten der großen Gelenke (im Gegensatz zum atopischen Ekzem, das sich an der Beugeseite manifestiert) finden sich schuppende, rötlich entzündlich begrenzte Plaques, die den gesamten Körper, auch die behaarten Stellen, betreffen können. In dieser Lerneinheit wurde dargestellt, dass die Haut bei allen systemischen Erkrankungen mit betroffen sein kann.

Zu den parasitären Erkrankungen zählt vor allem die Infektion durch Läuse (Pediculosis) und durch Milben (Scabies).

Zu den bösartigen Tumoren der Haut gehören das Basaliom, ein semi-maligner Tumor, der nicht metastasiert, aber lokal destruktiv wird, und das maligne Melanom. Letzteres nimmt durch die gesteigerte Sonnenexposition und den Tourismus in sonnenintensive Länder dramatisch zu. Eine Zahl von mehr als 100 Nävi, ein Pigmentverlust, atypische Begrenzung und ein Durchmesser >5 mm eines Nävus muss immer auf ein malignes Melanom untersucht werden. Die Prognose hängt von der Dicke des Tumors und der Eindringtiefe in die Haut ab. Am häufigsten kommen die superfiziell spreitenden Melanome vor.

NACHGEFRAGT 3

1. Aus welchen Schichten setzt sich die Haut zusammen?

2. Welche Hautanhangsgebilde kennen Sie?

3. Beschreiben Sie die Haut als Sinnesorgan

4. Welche Aufgaben hat die Haut?

5. Wie wird der Schweregrad einer Verbrennung beschrieben?

6. Welche Voraussetzungen müssen für eine primäre Wundheilung vorliegen?

7. Welche Kriterien weisen auf eine Neurodermitis hin?

8. Erklären Sie den Begriff Erysipel

9. Was ist eine Akne?

10. Welche Risiken liegen einem malignen Melanom zugrunde? Wann muss man an ein malignes Melanom denken?

LE 3

LEXIKON 3

Können Sie diese Begriffe erklären?
Lesen Sie im Lexikon in Übersicht 2 nach ...

A
Akne
Alopezie
Atopie

B
Basaliom

D
Dekubitus

E
Effloreszenzen
Epidermis
Erysipel

F
Felderhaut
Furunkel

H
Hirsutismus
Hypertrichose

I
i.c.
i.m.
i.v.

K
Karbunkel
Korium

L
Leistenhaut
Lichenifikation
Lyell-Syndrom

M
Malignes Melanom
Meissner-Tastkörperchen
Merkel-Zellen

N
Nävus
Neuner-Regel
Neurodermitis
Nozizeptoren

O
Onychomykose

P
Pediculosis
Pemphigus vulgaris
Photodermatose
Psoriasis

S
s.c.
Scabies
Seborrhoe
Striae distensae
Subkutis

T
Teleangiektasie
Tinea pedis

V
Vater-Pacini-Körperchen
Verbrennung, Schweregrad
Vitiligo

Bewegung

Lerneinheit 4

Das Skelett	**165**
Schädel	165
Wirbelsäule und Wirbel	170
Thorax	173
Schultergürtel und obere Extremität	174
Das Becken	178
Untere Extremität	180
Knochen und Gelenke	**184**
Knochenaufbau	184
Knochenwachstum	186
Gelenke	188
Skelettmuskulatur und Bewegung	**190**
Aufbau eines Skelettmuskels	190
Innervation und Kontraktion	194
Mimische Muskulatur	196
Muskeln von Rücken, Thorax und Abdomen	197
Muskulatur von Schultern und oberer Extremität	201
Muskeln des Beckens und Beckenboden	204
Muskeln der unteren Extremität	207
Bewegungsablauf	**210**
Reflexe	210
Willkürbewegung und Bewegungsmuster	211
Im Fokus	**212**
Nachgefragt	**214**
Lexikon	**215**

Lerneinheit 4

Bewegung LE 4

Jede vernünftig betriebene Bewegung ist Voraussetzung für den Erhalt der Gesundheit und Vermeidung von Krankheiten (LE 2). Die Zivilisationsseuchen Diabetes mellitus und arterielle Hypertonie haben ihre Hauptursachen im Bewegungsmangel. Durch angemessenes Bewegungstraining werden die wesentlichen Funktionswerte des Organismus im Gesunden stabilisiert und beim Kranken verbessert. Unter regelmäßiger aktiver Bewegung ...

- ... wird das Schlagvolumen des Herzens vergrößert
- ... wird der Puls in Ruhe gesenkt
- ... steigt der Puls unter Belastung weniger an
- ... werden Herz und Organe besser durchblutet
- ... nimmt die Fähigkeit für die Sauerstoffaufnahme zu
- ... wird die Atemkapazität gesteigert
- ... wird das Risiko für Arteriosklerose gesenkt
- ... kommt die Osteoporose im Alter seltener vor
- ... lassen sich Anspannungen und Ängste vermindern

Wenn diese medizinischen Fakten auch eindeutig sind, so ist es eine Tatsache, dass sich zwei Drittel der Bevölkerung in der westlichen Welt nicht ausreichend bewegen. Jedes fünfte Schulkind weist Übergewicht auf und fast 20% der Männer und 25% der Frauen weisen einen Body Mass Index (BMI, LE 11.2) >30 kg/m² auf. Bewegungsmangel scheint auf Tradition zu beruhen: Nach einem Beitrag im Deutschen Ärzteblatt von 2003 ist der Zusammenhang zwischen körperlicher Inaktivität von Eltern und Kindern im Freizeitverhalten nachgewiesen. Dass rund 20% aller Gesundheitskosten mit Bewegungsmangel im Zusammenhang stehen, verwundert deshalb nicht. Bewegung steht im Mittelpunkt des gesunden Lebens. In dieser Lerneinheit werden die Strukturen und Mechanismen, die Voraussetzung für die normale Bewegung sind, dargestellt.

Das Skelett

Schädel

Der knöcherne Teil des Kopfes (→ **Caput**) wird als Schädel (→ **Cranium**) bezeichnet. Anatomisch werden der Hirnschädel (Neurocranium) und der Gesichtsschädel (Viscerocranium) unterschieden. Wie aus Abb. 5.1 hervorgeht, beträgt beim Neugeborenen der Kopf rund ein Viertel der Gesamtkörpergröße; diese Proportion reduziert sich auf rund ein Achtel beim Erwachsenen.

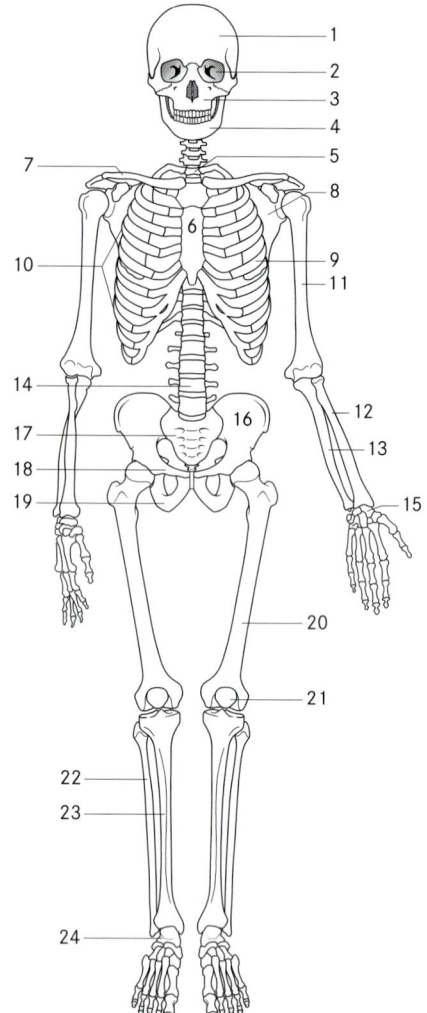

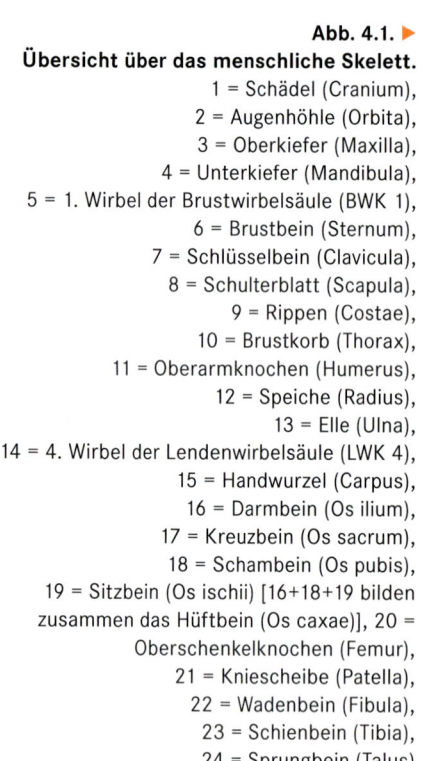

Abb. 4.1. ▶
Übersicht über das menschliche Skelett.
1 = Schädel (Cranium),
2 = Augenhöhle (Orbita),
3 = Oberkiefer (Maxilla),
4 = Unterkiefer (Mandibula),
5 = 1. Wirbel der Brustwirbelsäule (BWK 1),
6 = Brustbein (Sternum),
7 = Schlüsselbein (Clavicula),
8 = Schulterblatt (Scapula),
9 = Rippen (Costae),
10 = Brustkorb (Thorax),
11 = Oberarmknochen (Humerus),
12 = Speiche (Radius),
13 = Elle (Ulna),
14 = 4. Wirbel der Lendenwirbelsäule (LWK 4),
15 = Handwurzel (Carpus),
16 = Darmbein (Os ilium),
17 = Kreuzbein (Os sacrum),
18 = Schambein (Os pubis),
19 = Sitzbein (Os ischii) [16+18+19 bilden zusammen das Hüftbein (Os caxae)], 20 = Oberschenkelknochen (Femur),
21 = Kniescheibe (Patella),
22 = Wadenbein (Fibula),
23 = Schienbein (Tibia),
24 = Sprungbein (Talus)

Die Knochen des Hirnschädels werden durch Suturen, Knochennähte, verbunden. Wie unten im Abschnitt über Gelenke ausgeführt wird, ist eine → **Sutura** eine unbewegliche Verbindung zweier Knochen durch Bindegewebe. Die Lücken zwischen den Schädelknochen beim Neugeborenen werden als Fontanellen bezeichnet. Die große oder vordere → **Fontanelle** wird von den Scheitelbeinen und den paarig angelegten Stirnbeinen gebildet, die kleine, hintere Fontanelle von den Scheidelbeinen und dem Hinterhauptsbein. In den Fontanellen ist der arterielle Puls tastbar und manchmal auch sichtbar. Diese manchmal sichtbare Rhythmik gab den Schädelöffnungen ihren Namen (*fontanus*, lat. die Quelle). Das Schädeldach aus kräftigen Knochen wird auch als Kalotte bezeichnet. Über dem Schädeldach ist die Haut an einer Sehnenplatte fixiert. Die unverschiebliche Haut mit Unterhaut und Sehnenplatte wird als Kopfschwarte bezeichnet. An dieser Sehnenplatte setzen die Sehnen von mimischen Muskeln, sowie die des Stirnrunzlers (Venter frontalis des M. occipitofrontali,) an. Die

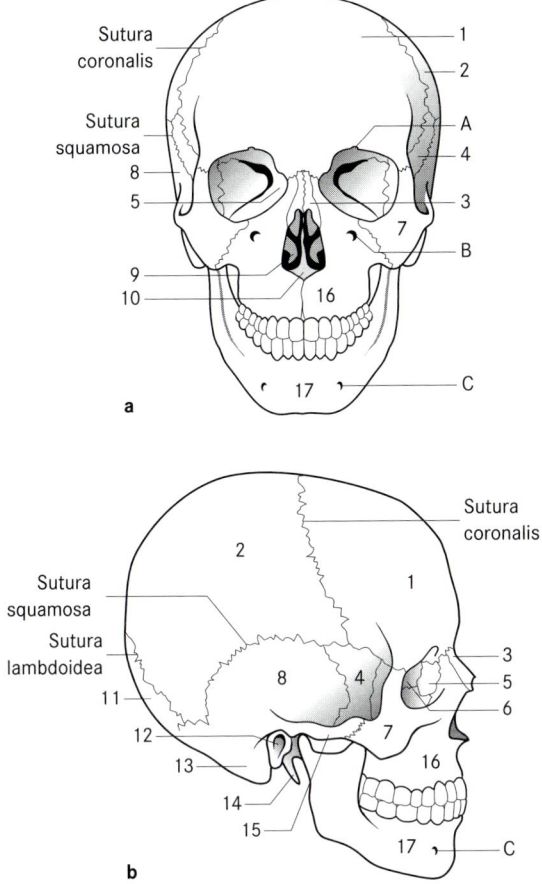

Abb. 4.2. ▲ **Schädel.** (a) Ansicht frontal, (b) Ansicht lateral. 1 = Stirnbein (Os frontale), 2 = Scheitelbein (Os parietale), 3 = Nasenbein (Os nasale), 4 = Keilbein (Os sphenoidale), 5 = Tränenbein (Os lacrimale), 6 = Siebbein (Os ethmoidale), 7 = Jochbein (Os zygomaticum), 8 = Schläfenbein (Os temporale), 9 = Nasenöffnung mit Nasenmuscheln (Conchae nasales), 10 = Pflugscharbein (Vomer), 11 = Hinterhauptbein (Os occipitale), 12 = Öffnung des äußeren Gehörgangs (Meatus acusticus externus), 13 = Warzenfortsatz (Processus mastoideus, Teil von 8), 14 = Griffelfortsatz (Processus styloideus, Teil von 8), 15 = Jochbeinbogen (Arcus zygomaticus, Teil von 8), 16 = Oberkiefer (Maxilla), 17 = Unterkiefer = (Mandibula), A = Foramen supraorbitale (Durchtritt für 1. Ast des N. trigeminus: N. ophthalmicus), B = Foramen infraorbitale (Durchtritt für 2. Ast des N. trigeminus: N. maxillaris), C = Foramen mentale (Durchtritt für 3. Ast des N. trigeminus: N. mentalis aus dem N. mandibularis)

Terminalhaare (s. LE 3) sind hier besonders lang und kräftig; die Haarwurzeln reichen tief in die Unterhaut. In Abhängigkeit familiärer Anlagen und des Testosteronspiegels erstreckt sich der unbehaarte Bereich der Stirn bis zu den Scheitelbeinen als Glatzenbildung.

Hirnschädel

Os frontale (Stirnbein). Es ist paarig angelegt, verknöchert jedoch bereits nach dem ersten Lebensjahr. Im Stirnbein liegen das Dach der Augenhöhle und die Stirnhöhlen (Sinus frontalis, Abb. 8.2).

Os ethmoidale (Siebbein). Die Siebbeinplatte schiebt sich zwischen die beiden Dächer der Augenhöhle und weist etwa 20 Löcher für den Durchtritt der Riechnerven auf.

Os sphenoidale (Keilbein). Der überwiegende Teil des Keilbeins ist nur im Inneren der Schädelbasis sichtbar. Die Keilbeinflügel liegen über dem Jochbeinbogen vor dem Schläfenbein. Das Keilbein umschließt die Keilbeinhöhle (Sinus sphenoidalis), der neurochirurgisch einen Zugang für die Hypophysenchirurgie bietet. Es formt den →
Türkensattel als knöchernen Schutz für die Hypophyse. Während der sichtbare größere Keilbeinflügel an der Wand der Schläfe beteiligt ist, bilden die kleinen Keilbeinflügel im Inneren des Schädels den Kanal für den Sehnerven (N. opticus). Der Name des Keilbeins scheint auf einen mittelalterlichen Schreibfehler zurückzuführen zu sein, denn der Knochen ähnelt dem Bild einer Wespe (griech: sphéx); in der Übersetzung wurde aus dem „x" ein „n" und aus dem Wespenbein wurde das Keilbein. Wie es manche Fehler an sich haben, erhalten sie sich über die Jahrhunderte.

Os occipitale (Hinterhauptsbein). Im Mittelpunkt des Hinterhauptbeins liegt das Foramen magnum durch dass das zentrale Nervensystem den Schädel verlässt und Rückenmark mit Gehirn verbindet. Die im Inneren an das Hinterhauptbein anliegenden Hirnwindungen stellen das primäre Sehzentrum dar; hier endet die Sehbahn des Auges (LE 14, 16).

Os temporale (Schläfenbein). Seinen Namen hat dieser Schläfenknochen von den an dieser Stelle zuerst ergrauten Haaren als Hinweis auf die Alterung. Das Schläfenbein besteht aus drei Teilen:
- Schuppe (Pars squamosa),
- Processus mastoidius (Warzenforsatz) und
- Arcus zygomaticus (Jochbeinbogen)

Der Teil mit dem Warzenfortsatz wird als Pars petrosa (Felsenbein) bezeichnet und gilt als einer der härtesten Knochen des Skeletts. Er beherbergt das Innenohr und das Gleichgewichtsorgan (LE 16). Die Schläfenschuppe ist teilweise dünn wie Papier und einer der schwächsten Stellen des knöchernen Schädels.

Gesichtsschädel

Maxilla. Der Oberkiefer beherbergt den Sinus maxillaris (Kieferhöhle); unter dem Auge ist das Foramen infraorbitale tastbar. Hier tritt der N. maxillaris, der zweite Ast des N. trigeminus (V) durch. An seinem unteren Rand befinden sich die Zahnfächer des Oberkiefers (Alveolen), wobei einzelne Zahnwurzeln in die Kieferhöhle hereinragen können.

Manibula. Der Unterkiefer ist in seinem gesamten Verlauf von außen gut tastbar. Etwa in Höhe des Foramen intraorbitale lässt sich das Foramen mentale tasten: hier tritt der N. mentalis, der Kinnnerv aus dem dritten Ast des N. trigeminus, aus. An seinem oberen Rand finden sich die Zahnfächer für die Zähne des Unterkiefers.

Knochen des Schädels (Abb. 4.2)

Hirnschädel
- Stirnbein (Os frontale)
- Hinterhauptsbein (Os occipitale)
- Scheitelbein (Os parietale)
- Schläfenbein (Os temporale)
- Siebbein (Os ethmoidale)
- Keilbein (Os sphenoidale

Gesichtsschädel
- Unterkiefer (Mandibula)
- Oberkiefer (Maxilla)
- Jochbein (Os zygomaticum)
- Nasenbein (Os nasale)
- Tränenbein (Os lacrimale)
- Pflugscharbein (Vomer)
- Gaumenbein (Os palatinum)
- Untere Nasenmuschel (Concha nasalis inferior)

Nähte des Schädels

- **Sutura lambdoidea** (Lambdanaht)
  Verbindung von Hinterhauptsbein mit beiden Scheitelbeinen
  (Os occipitale – Ossa parietalia)

- **Sutura squamosa** (Schuppennaht)
  Verbindung von Schläfenbein mit Scheitelbein
  (Os temporale mit Os parietale)

- **Sutura sagittalis** (Pfeilnaht)
  Verbindung der Scheitelbeine
  (Ossa parietalia)

- **Sutura coronalis** (Kranznaht)
  Verbindung Stirnbein mit Scheitelbeinen
  (Os frontale mit Ossa parietalia)

- **Fontanellen**
  Große Fontanelle (tastbar bis zum 2. Jahr)
  zwischen Stirnbeinen des Kindes und Scheitelbeinen
  Kleine Fontanelle (tastbar bis 2.-3. Monat)
  zwischen Hinterhauptsbein und Scheitelbeinen

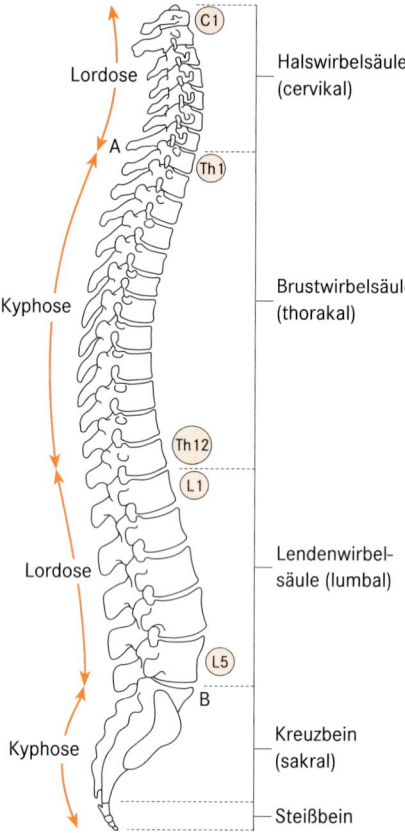

Abb. 4.3. ▶
Wirbelsäule. Die Wirbelsäule (Columna vertebralis) stellt die Hauptkörperachse des Skeletts dar. Sie besteht aus 4 Teilen: Halswirbelsäule, HWS, mit 7 WK (Zervikalwirbel, Brustwirbelsäule, BWS, mit 12 WK (Thorakalwirbel), Lendenwirbelsäule, LWS, mit 5 WK (Lumbalwirbel), Kreuzbein mit 5 zusammengewachsenen WK (Sakralwirbel); an diese schließt sich das Steißbein Os coccygeum (C) an; der 7. Halswirbel ist als Vertebrum prominens deutlich unter der Haut tastbar (A); der Übergang von LWS zum Kreuzbein verläuft in einem Knick, der als Promontorium (B) bezeichnet wird; die Krümmungen der Wirbelsäule werden als *Lordose* der HWS und LWS und als *Kyphose* der BWS bezeichnet

Os palatinum (Gaumenbein). Es bildet den hinteren Teil des knöchernen Gaumens und mit einer senkrechten Platte einen Teil der Nasenhöhlenwand. Hier grenzt es die Nase von der Kieferhöhle ab.

Os zygomaticum. Das Jochbein, das sich über den Jochbeinbogen des Schläfenbeins mit diesem verbindet, begrenzt die Augenhöhle seitlich. Die Form des Jochbeins bestimmt entscheidend die Kontur des Gesichts.

Concha nasalis inferior. Die untere Nasenmuschel wird aus einem eigenen Knochen gebildet, im Gegensatz zu der aus Knorpel bestehenden mittleren und oberen Nasenmuschel.

Wirbelsäule und Wirbel

Der menschlichen Wirbelsäule (Columna vertebralis) kommen vielfältige Aufgaben zu. Die Wirbelkörper dienen der Stütze des Körpers oberhalb des Beckengürtels, verleihen durch die senkrechte Ausrichtung den Sinnesorganen des Kopfes eine umfassende Wahrnehmung, schützen das Rückenmark und stellen ein Federsystem dar, das

das Zentralnervensystem vor Erschütterungen schützt. Durch ein komplexes, fein gegliedertes Muskelsystem ist die Wirbelsäule in allen Bewegungsebenen beweglich. Wie in allen anderen Plattenknochen wird in ihrem roten Knochenmark Blut gebildet. Als Überbleibsel der biologischen Entwicklung sind bis zu 5 Wirbel als Rest des ehemaligen Schwanzes unserer biologischen Vorfahren zum nicht sichtbaren Steißbein verschmolzen. Wie Abb. 4.3 zeigt ist die Wirbelsäule in 5 Abschnitte gegliedert:
- Halswirbelsäule (HWS): 7 Zervikalwirbel (C1-C7)
- Brustwirbelsäule (BWS): 12 Brustwirbel (Th1-Th12)
- Lendenwirbelsäule (LWS): 5 Lendenwirbel (L1-L5)
- Kreuzbein: 5 verschmolzene Sakralwirbel (S1-S5)
- Steißbein : 3–5 verschmolzene Coccygealwirbel (Co1-Co3-5)

Die Wirbelsäule ist wie ein zweifaches S gekrümmt; HWS und LWS weisen einen nach vorn gerichteten Bogen, → **Lordose**, die BWS einen nach hinten gerichteten Bogen, eine → **Kyphose**, auf. Ein markanter Tastpunkt ist der 7. Halswirbel, → **Vertebra prominens**, von dem aus sich die anderen Dornfortsätze unter der Haut abzählen lassen. Die Knickstelle zwischen LWS und Kreuzbein wird als → **Promontorium** bezeichnet. Ist die Wirbelsäule nach der Seite (pathologisch) gekrümmt, spricht man von einer → **Skoliose**.

Wirbelkörper

Ein Wirbel besteht aus drei Teilen:
- Wirbelkörper,
- Wirbelbogen und
- Fortsätzen.

Die Wirbel mit Ausnahme der ersten und zweiten Halswirbels, Atlas und Axis, weisen jeweils 7 Fortsätze auf:
- 1 Dornfortsatz (Processus spinosus),
- 2 Querfortsätze (Processus transversus) und
- 4 Gelenkfortsätze, je 2 oben und je 2 unten an beiden Seiten des Wirbels (in Abb. 4.4 mit A und B bezeichnet).

Besonders mächtig und hoch sind die Lendenwirbel, während die Halswirbel (Cervikalwirbel) klein und filigran gebaut sind. Der Dornfortsatz des 7. Halswirbels wölbt sich besonders deutlich unter der Haut vor und ist eine markante Tastmarke (Vertebra prominens). In den Querfortsätzen der Halswirbel finden sich Öffnungen für den Durchtritt der Wirbelarterie (A. vertebralis); diese versorgt von hinten das Gehirn mit Sauerstoff, während von vorn die A. carotis interna beidseits dem Gehirn Blut zuführt (LE 7). Besondere Halswirbelkörper sind der → **Atlas**, der 1. Halswirbel, der keinen Wirbelkörper und keinen Dornfortsatz aufweist. Der Atlas bildet mit dem Os occipitale Gelenkflächen für den Schädel. Der zweite Halswirbel wird als → **Axis** bezeichnet. Aus seinem Wirbelkörper reicht ein zahnförmiger Zapfen (Dens axis) nach oben. Unter einem Genickbruch wird die Fraktur dieses Dens axis mit Penetration in das verlängerte Rückenmark und Zerstörung der hier angesiedelten Regulationszentren für Kreislauf und Atmung verstanden. Eine solche Verletzung hat den sofortigen Tod zur Folge.

Als Anomalien können eine Sakralisation und eine Lumbalisation der LWS vorkommen. Bei der Sakralisation ist L5 mit dem Kreuzbein verschmolzen, bei der Lumbalisation besteht ein freier erster Sakralwirbel. Beide Veränderungen haben klinisch keine Bedeutung. Ist der Wirbelbogen bei der Geburt nicht geschlossen und der Wirbelkanal nach hinten geöffnet, spricht man von einer → **Spina bifida**. Häufig geht diese Veränderung mit Missbildungen der Schutzhäute des Rückenmarks, einer Meningocele, oder des Rückenmarks selbst, einer Myelocele, einher (Abb. 5.3).

Das aus dem Griechischen stammende Wort für Wirbel heißt Spondylos. Nach ihm sind Erkrankungen der Wirbelsäule genannt:

- Spondylitis bedeutet Wirbelentzündung,
- Spondylarthritis, Entzündung der Wirbelgelenke,
- Spondylosis, eine degenerative Erkrankung der Wirbelsäule
- Spondylolisthesis, eine Verschiebung der Wirbel übereinander mit Gefahr der Kompression der Spinalnerven

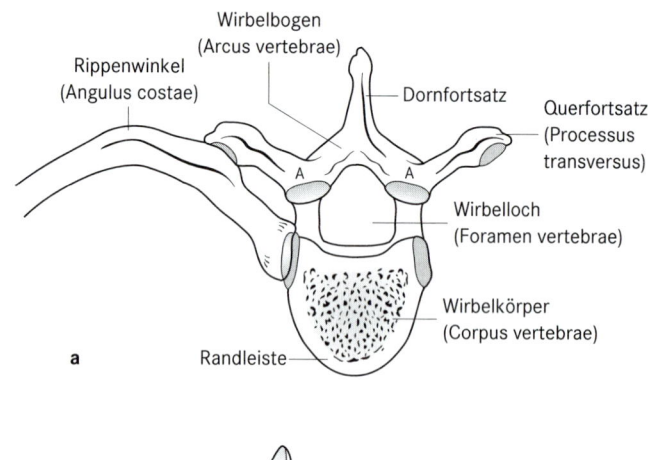
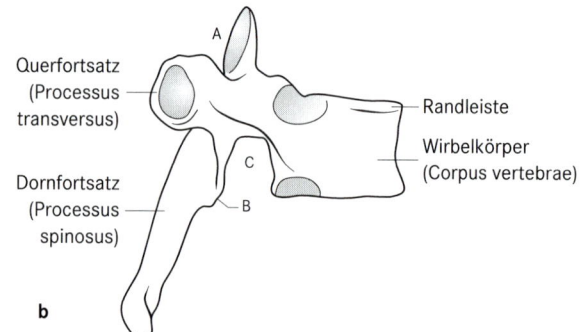

Abb. 4.4. ▶ **Brustwirbelkörper.** (a) von oben und (b) in seitlicher Ansicht. Jeder Wirbel weist 7 Fortsätze auf: 1 Dornfortsatz (Processus spinosus), 2 Querfortsätze und 4 Gelenkfortsätze für die Beweglichkeit der Rippen (oberer Gelenkfortsatz = A, unterer Gelenkfortsatz = B); die Bewegungsebene der Rippen wird durch die Gelenke von Gelenkfortsätzen und Rippengelenken bestimmt; die Masse der Wirbel machen die Wirbelkörper aus, die vom 1. HWK bis zum 5 LWK immer dicker werden; zwischen den Wirbeln liegen Öffnungen für den Aus- und Eintritt der Spinalnerven in das Rückenmark (C)

Bewegungssegmente

Die aus 24 Wirbeln bestehende Wirbelsäule kann in einzelne Bewegungssegmente unterteilt werden. Jedes Bewegungssegment umfasst die Bandscheibe (Zwischenwirbelscheibe), die Zwischenwirbellöcher, die Wirbelbogengelenke und den die Wirbel verbindenden Bandapparat. Die Funktionsstörungen der Bandscheiben werden im Zusammenhang mit dem Bandscheibenvorfall in LE 15 besprochen. Vom Prinzip her sind Bandscheiben wie Wasserkissen aufgebaut und bestehen aus einem derben äußeren Faserring (Anulus fibrosus) und einem weichen Gallertkern im Inneren (Nucleus pulposus). Die Bandscheiben sind für die Abfederung von Bewegungen und Speicherung elastischer Energie wichtig. Die Wirbelkörper werden vorn und hinten durch Längsbänder fixiert. Auch zwischen den einzelnen Quer- und Dornfortsätzen ziehen sich Bandverbindungen. Durch die Vielzahl der bindegewebigen Verbindungen mit reichlich elastischen Fasern wird unabhängig von der Stabilität der Muskulatur die Form der Wirbelsäule aufrechterhalten.

Thorax

Der knöcherne Thorax wird von der Brustwirbelsäule, den Rippen und dem Brustbein gebildet (s. Abb. 4.5).

Brustbein (Sternum)

Das → **Sternum** setzt sich aus drei Teilen zusammen:
- Manubrium sterni (Handgriff des Brustbeins),
- Corpus sterni (Brustbeinkörper) und
- Processus xiphoidius (Schwertfortsatz).

Seinen Namen hat das Sternum wohl vom römischen Kurzschwert bekommen. Als topografische Punkte sind sowohl der Oberrand des Sternums am Manubrium sterni als auch der Winkel zwischen Manubrium und Corpus sterni tastbar. Für die Identifikation der Zwischenrippenräume (s. u.) ist dies von Bedeutung. Hinter dem Sternum liegt das Herz mit dem Herzbeutel (LE 6). Bei einer Sternalpunktion muß darauf geachtet werden, dass das Sternum nicht durchstochen und das Perikard nicht verletzt wird.

Rippen (Costae)

Von der Brustwirbelsäule gehen 12 Rippenpaare ab, die in → **echte Rippen** (Costae verae) und → **falsche Rippen** (Costae spuriae) unterteilt werden. Echte Rippen sind die Rippenpaare 1–7. Die falschen Rippen 8–12 haben keine direkte Verbindung zum Sternum. Sie verbinden sich mit diesem durch den aus Knorpel bestehenden Arcus costalis oder sie enden als Rippen 11 und 12 frei in der Bauchwand. Vom Thorax sind die Zwischenrippenräume (Intercostalräume, ICR) tastbar. Für Pleurapunktionen und das Anlegen des EKG ist die Identifikation des richtigen Zwischenrippenraumes wichtig. Das Abzählen beginnt am sichersten am Angulus sterni. Die hohe Variabilität des Ansatzes des Schlüsselbeines (Clavicula), das die zweite Rippe oft überdeckt,

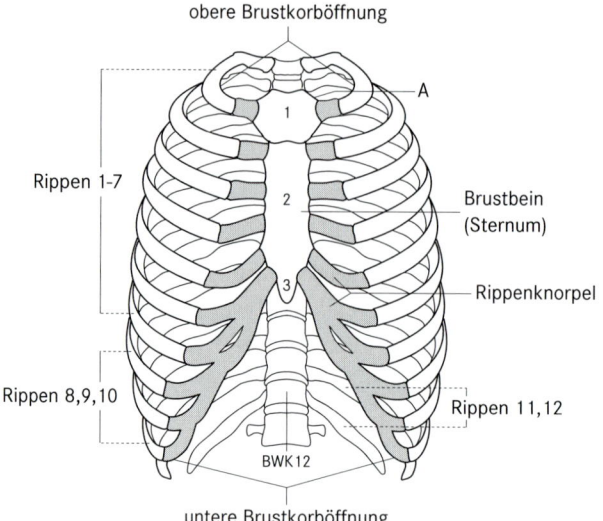

Abb. 4.5. ▲ **Thorax.** Der Brustkorb umschließt die Thoraxhöhle und schützt auch die Bauchorgane, die im oberen Abdominalraum liegen; er wird vom Brustbein (Sternum), den Rippen (Costae) und der Brustwirbelsäule gebildet; die ersten 7 Rippen sind als „echte" Rippen mit dem Sternum verbunden, während die Rippenpaare 8–10 den tastbaren Rippenbogen bilden; die Rippen 9–12 werden als „falsche" Rippen bezeichnet; zwischen Sternum und echten Rippen bildet Knorpelgewebe die Kostosternalgelenke; das Sternum wird vom Griff (1 = Manubrium sterni), dem Körper (2 = Corpus sterni) und dem Schwertfortsatz (3 = Processus xiphoideus) gebildet; das Schlüsselbein (Clavicula) setzt individuell variabel am Griff an (A)

lässt den ersten ICR nicht immer sicher tasten. Ein sicherer Tipp (Anwendung in der Notfallmedizin) ist es, den Oberrand des Manubrium sterni zu tasten, zwei Querfinger nach unten und dann im 45° Winkel zur Seite zu gleiten; der tastende Finger erreicht dann sicher den zweiten ICR.

Die echten Rippen sind mit Sternum und Wirbelsäule über Gelenke verbunden, während die falschen Rippen wie gesagt nur an der Wirbelsäule ansetzen. Über diese Gelenke nehmen die Rippen und mit ihnen der gesamte Thorax an den Atembewegungen teil. Durch eine Aufwärtsbewegung bei der Inspiration wird der Thorax vergrößert. Diese Mechanismen sind in LE 8 (Atmung) beschrieben.

Schultergürtel und obere Extremität

Schultergürtel

Der Schultergürtel besteht aus zwei Knochen, dem Schlüsselbein (→ **Clavicula**) und dem Schulterblatt (→ **Scapula**). Über diese beiden Knochen sind die Arme am Thorax flexibel befestigt. Durch Schultergürtel und Schultermuskeln lässt sich der Schulterumfang variieren.

Clavicula. Das Schlüsselbein ist ein variabel geformter und variabel mit dem Sternum verbundener Knochen. Es ist durch die Haut in der ganzen Länge abtastbar. Medial setzt es am Sternum, lateral am Acromion (Schultereck) der Scapula an. Zu den seltenen, angeborenen Erkrankungen gehört das Fehlen der Schlüsselbeine. Diese als Dysosthosis cleidocranialis bezeichnete Erkrankung ermöglicht es den Betroffenen die Schultern vor der Brust zusammenzuklappen. Allerdings sind bei dieser genetischen Erkrankung auch andere ossäre Störungen vorhanden. Eine Fraktur der Clavicula erfolgt fast immer im mittleren Drittel, wobei durch den M. sternocleidomastoideus das mediale Bruchstück nach kranial gezogen wird. Durch einen Rucksackverband kann das mediale Bruchstück wieder herabgedrückt und die Fraktur ruhig gestellt werden.

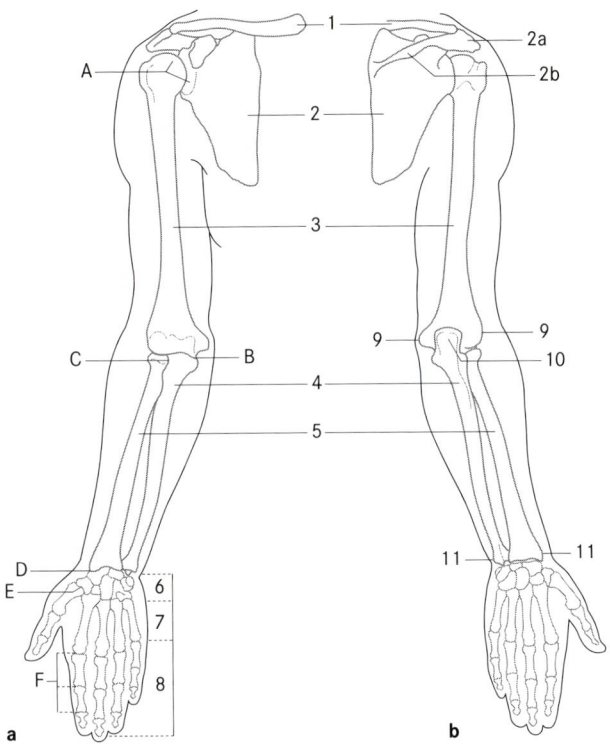

Abb. 4.6. ▲ **Skelett der oberen Extremität.** Die Knochen von Arm und Hand sind von vorn (a) und hinten (b) dargestellt; 1 = Schlüsselbein (Clavicula), 2 = Schulterblatt mit Schultereck (Akromion, 2a) und der Spina scapulae (2b), 3 = Oberarmknochen (Humerus), 4 = Elle (Ulna), 5 = Speiche (Radius), 6 = Handwurzelknochen (Carpus), 7 = Mittelhandknochen (Ossa metacapalia), 8 = Fingerknochen (Phalangen), 9 = Epicondylen des Oberarms, 10 = Olekranon, 11 = am Handgelenk sicht- und tastbare distale Vorsprünge von Radius und Ulna (Processus styloideus radii und ulnae) A= Schultergelenk (Humerus und Skapula), B = Ellenbogengelenk (Humerus und Ulna; der Radius ist nur passiv beteiligt), C = Gelenk zwischen Radius und Ulna (proximales Radioulnargelenk) für Supination und Pronation, D = Handgelenk (Radius, Ulna und proximale Reihe der Handwurzelknochen; s. Abb. 4.21), E = Daumengelenk (Os metacarpale I und proximale Phalanx I), F = Fingergelenke (PIPs: proximale Interphalangealgelenke, DIPs: distale Interphalangealgelenke)

Scapula. Die Besonderheiten der Innen- und Außenfläche des Schulterblatts sind in Abb. 4.6 dargestellt. Das äußere freie Ende des Schulterblatts, das Acromion (Schultereck, Schulterhöhe) steht gelenkig mit der Clavicula in Verbindung. Auf der Rückseite des Schulterblatts zieht sich ein lang gestreckter Fortsatz vom mittleren Rand bis zum Schultergelenk, die Spina scapulae. Deren äußerster Fortsatz wird als Rabenschnabelfortsatz (Processus coracoideus) bezeichnet. Die Gelenkverbindung des Oberarmknochens (Humerus) mit dem Schulterblatt ist das Schultergelenk (Articulatio humeri), dessen Pfanne eine kleine Aushöhlung der Scapula bildet. Sie ist wesentlich kleiner als der Kopf des Humerus und über eine Gelenklippe aus Faserknorpel flächenmäßig vergrößert. Zahlreiche Schleimbeutel vermindern die Reibung der Muskeln und Sehnen an diesem zarten Gelenk. Durch die relativ schlaffe Kapsel und die im Verhältnis zum Gelenkkopf kleine Gelenkfläche können Luxationen des Schultergelenks häufig auftreten; meist findet sich eine Verlagerung des Humeruskopfes nach anterior, wobei der Oberarm in abgespreizter Zwangshaltung positioniert ist.

Schultergelenk

Das Schultergelenk zwischen Humerus und Scapula erlaubt Bewegungen in allen Ebenen (Bezeichnungen nach der Neutralnullmethode):
- Abduktion/Adduktion: 180° – 0° – 20-40°
- Anteversion/Retroversion: 170° – 0° – 40°
- Innen-/Außenrotation: 90° – 0° – 60°

Oberarm

Der Oberarm wird auch als → **Brachium** bezeichnet und gibt z.B. der A. brachialis ihren Namen. Der längste Knochen der oberen Extremität ist der Oberarmknochen (→ **Humerus**). Proximal befindet sich der Oberarmkopf (Caput humeri), der mit der Scapula gelenkig verbunden ist. Distal verbreitert sich der Humerus zum durch die Haut tastbaren Oberarmknorren, den Epicondylen. Zwischen den Epicondylen liegt die Gelenkfläche des Ellenbogengelenks. Diese Gelenkfläche ist als Oberarmrolle (Trochlea humeri) gestaltet und führt die Elle (Ulna). Der eigentliche Ellbogen der Elle, der die Streckbewegung im Ellenbogengelenk hemmt, heisst → **Olecranon**.

An den Epicondylen setzen kräftige Unterarmmuskeln an, die bei spezifischen Sportarten überlastet werden und zu einer sog. Insertionstendinose führen können. Ein typisches Beispiel ist der Tennisellenbogen mit Ausgang am lateralen Epicondylus durch Überlastung der Ansätze der Unterarmstreckmuskeln.

Ellenbogengelenk (Articulatio cubiti)

Es wird vom Humerus, der Elle (→ **Ulna**) und der Speiche (→ **Radius**) gebildet, an der Beugung- und Streckbewegung nehmen nur Humerus und Elle teil. Die Drehbewegungen der Hand im Ellenbogengelenk (Supination und Pronation) werden im Dreh-Scharniergelenk (Zapfengelenk) zwischen Elle und Speiche zum einen und Oberarm und Radius zum anderen durchgeführt. Alle Teilgelenke des Ellenbogengelenks werden von einer gemeinsamen Gelenkkapsel geschützt. Von der Kapsel gehen unterschiedliche Verstärkungsbänder aus; hervorzuheben ist das Ligamentum anulare radii, das ringförmig den Radiuskopf an der Ulna fixiert. Eine Verschiebung des Radiuskopfes aus der Fixation durch dieses Band ist die häufigste Luxation bei kleinen Kindern.

Bewegungsebenen im Ellenbogengelenk (Neutralnullmethode):
- Beugung/Streckung (Humerus und Ulna): 150° – 0° – 5°
- Supination/Pronation (Radius und Ulna): 90° – 0° – 90°

Unterarm

Der Unterarm wird von 2 Knochen gebildet, der Elle (Ulna) und der Speiche (Radius). Die Elle führt die Streck- und Beugebewegungen mit dem Humerus im Ellenbogengelenk und dominiert den Unterarm proximal. Das Handgelenk wird überwiegend von der Speiche gebildet. Fortsätze von Elle und Speiche lassen sich am Handgelenk als Handknöchel tasten. Auf der Seite des Daumens findet sich der Processus styloideus des Radius, auf der Seite des kleinen Fingers der Außenknöchel als Caput ulnae bzw. Processus styloideus der Ulna. Die Elle gab auch dem gleichnamigen Längenmass ihren Namen und diente zur Abmessung. Allerdings sind die in der Literatur angegebenen Längenmaße sehr variabel und reichen von 50–80 cm. Mit Einführung des Meters als allgemein verbindliches Längenmass konnte mehr Sicherheit erzielt werden.

Handgelenk und Hand

Die Handwurzel wird als Carpus bezeichnet. Sie besteht aus 8 Handwurzelknochen. Die Handwurzelknochen lassen sich in zwei Reihen (proximale und distale Reihe) anordnen. Das proximale Handgelenk wird als Radiocarpalgelenk von der distalen Seite des Radius und der proximalen Reihe der Handwurzelknochen gebildet. In ihm sind alle Bewegungsgrade möglich, nach dorsal und palmar kann die Hand um je 90° gebeugt bzw. dorsal extendiert werden (90° – 0° – 90°). Eine Abduktion ist sowohl nach radial als auch nach ulnar möglich. Die Radialbewegung ist gegenüber der Ulnarbewegung eingeschränkt (Abduktion radial/ulnar: 20° – 0° – 40°). Diese Form des Gelenks wird als Eigelenk bezeichnet (Abb. 4.13). Über dem Handwurzelknochen ist besonders das Kahnbein (Os scaphoideum) hervorzuheben. Mehr als die Hälfte aller Frakturen der Handwurzel betreffen das Kahnbein. Besonders problematisch ist diese Fraktur, weil sie im Röntgenbild erst nach 1–2 Wochen sichtbar wird. Die Frakturheilung kann sich über 12 Wochen hinziehen und erfordert die Ruhigstellung in der Gipsschiene. Die Kahnbeinfraktur zählt zu den am langsamsten heilenden Frakturen. Als Berufserkrankung ist die Lunatummalazie (Nekrose des Mondbeins) anerkannt. Sie tritt besonders auf bei Arbeit mit heftigen Erschütterungen auf, wie z.B. Arbeiten mit dem Presslufthammer.

Die röhrenförmigen Mittelhandknochen verbinden den Carpus mit den einzelnen Fingern. Als Besonderheit ist das Gelenk zwischen der Handwurzel (Os trapezium) und dem Mittelhandknochen des Daumens (Carpometacarpalgelenk I) hervorzuheben; es ist ein → **Sattelgelenk** mit zwei im rechten Winkel aufeinander stehenden

Hauptachsen. Dieses Gelenk ermöglicht die Opposition des Daumens bzw. das Zusammenlegen von Kleinfingerspitze und der Spitze des Daumens.

Handwurzelknochen (Ossa carpi)

Proximale Reihe
- Kahnbein (Os scaphoideum)
- Mondbein (Os lunatum)
- Dreiecksbein (Os triquetrum)
- Erbsenbein (Os pisiforme)

Distale Reihe
- Großes Vieleckbein (Os trapezium)
- Kleines Vieleckbein (Os trapezoideum)
- Kopfbein (Os capitatum)
- Hakenbein (Os hamatum)

An die Mittelhandknochen schließen sich die freistehenden Finger an. Sie bestehen außer dem Daumen aus drei → **Phalangen** (Abb. 4.21). Die Gelenke der Finger werden als proximales Interphalangealgelenk (→ **PIP**) bzw. distales Interphalangealgelenk (→ **DIP**) bezeichnet. Die Fingergelenke DIPs und PIPs werden durch kräftige Seitenbänder zu reinen Scharniergelenken. Da die Seitenbänder in der Nähe des Fingerrückens entspringen, sind sie in Streckstellung entspannt, während sie bei Beugung der Finger gestrafft werden. Beim entspannten Menschen sind die Finger der locker gehaltenen Hand deshalb gestreckt; die angedeutete Beugung wird durch den Zug der kräftigen Unterarmbeugemuskeln und die kurzen Handbeuger hervorgerufen. Die Beugemuskeln der Hand sind wesentlich stärker als die Streckmuskulatur.

Das Becken

Über das Becken sind die Beine mit der Wirbelsäule verknüpft. Während der Schultergürtel nur durch Muskelschlingen und dadurch äußerst beweglich aufgehängt ist, ist der Beckengürtel in einem stabilen knöchernen Ring mit der Wirbelsäule verbunden. Die Verbindung vom Becken zur Wirbelsäule erfolgt über das Kreuzbein (Os sacrum), das an das → **Hüftbein** (Os coxae) anschließt. Das Hüftbein besteht aus drei einzelnen Knochen, die beim Kind noch durch knorpelige Wachstumsfugen getrennt sind, beim Erwachsenen aber zu einem einheitlichen Knochen verschmelzen:
- Darmbein (Os ilium)
- Sitzbein (Os ischii)
- Schambein (Os pubis)

Die Verbindung zwischen Darmbein und Kreuzbein erfolgt über das Iliosakralgelenk durch kräftige Bänder. Dadurch ist die Beweglichkeit dieses echten Gelenks (s. u.) völlig aufgehoben. Erkrankungen der Iliosakralgelenke finden sich bei vielen immunologischen Krankheitsbildern, wie bei Morbus Bechterew oder bei Morbus Crohn (LE 10.2). Der Darmbeinkamm (Crista iliaca) kann seitlich am Becken getastet werden. Vorne ist als markanter Punkt die → **Spina iliaca anterior superior** (oberer vorderer Darmbeinstachel) tastbar. Tastbare Punkte des Beckens sind beim sitzenden Menschen auch der Sitzbeinhöcker (Tuber ischiadicum) und die Spina iliaca posterior superior (hinterer oberer Darmbeinstachel), der meist als kleines Grübchen am Rücken imponiert. Vorn schließt sich das Becken durch die Symphyse, die wie eine Zwischenwirbelscheibe aus Faserknorpel aufgebaut ist.

Abbildung 4.7 illustriert die Engstellen des Beckens, die vor allem für den Geburtsprozess entscheidend sind. Der Beckeneingang wird vor allem durch das Promontorium, den Übergang der LWS zum Kreuzbein, bestimmt. Der Beckeneingang

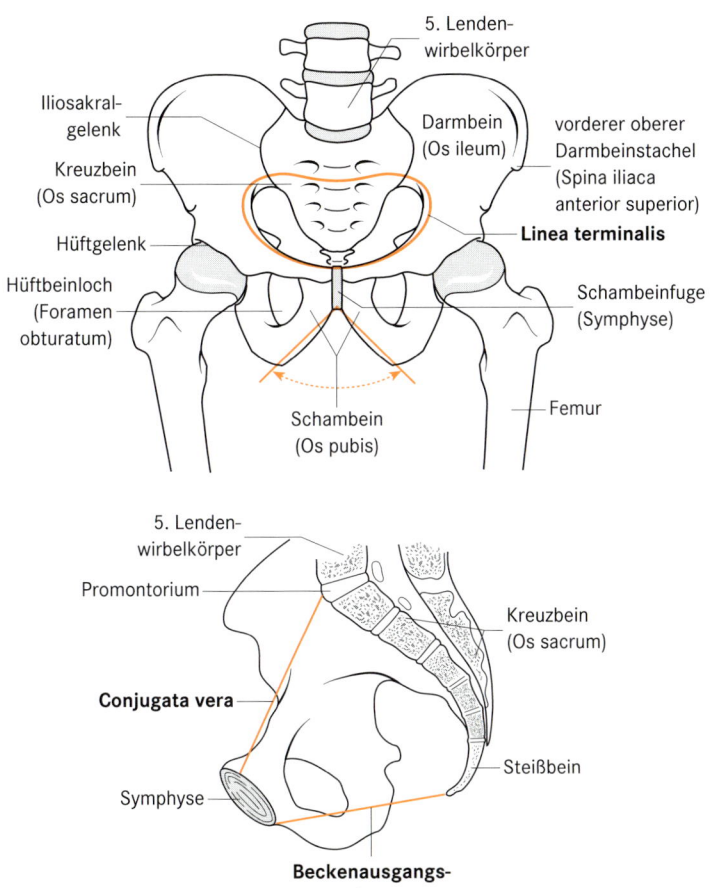

Abb. 4.7. ▲ **Knöchernes Becken.** (Blick von oben und in sagittaler Ansicht). Das Becken wird von beiden Hüftbeinen (Os coxae, vgl. Abb. 4.1) und dem Kreuzbein (Os sacrum) gebildet; Hüft- und Kreuzbein sind durch Gelenke miteinander verbunden, allerdings ist dieses Gelenk durch straffes Bindegewebe immobil; im Röntgenbild ist es als Iliosakralfuge zu erkennen; vorn sind die Schambeine durch die aus Knorpel bestehende Symphyse verbunden; ein markanter topografischer Punkt ist der vordere obere Darmbeinstachel (Spina iliaca anterior superior); der obere Rand des Beckens, die *Linea terminalis,* trennt das große vom kleinen Becken; die Engstelle des Beckens wird durch die *Conjugata vera* beschrieben (Durchmesser zwischen Promontorium und Symphyse); der Winkel, den beide Schambeine bilden weist auf das Geschlecht hin: Schambeinwinkel ♀ 70°, ♂ 60°

ist im Längsdurchmesser kürzer als im Querdurchmesser. Der Beckenausgang wird vorn vom Unterrand der Symphyse und hinten vom Steißbein begrenzt. Das Steißbein selbst weist eine gewisse Beweglichkeit auf. Am Oberrand der Symphyse bis zum Promontorium wird die Conjugata vera (kleiner Beckendurchmesser) gemessen. Er beträgt etwa 11 cm. Die obere Begrenzung des Beckeneingangs wird als Linea terminalis bezeichnet. Der Unterschied von männlichem und weiblichem Becken lässt sich am Winkel der Schambeinbögen (Arcus pubis) erkennen:

- Schambeinwinkel männlich ca. 60°
- Schambeinwinkel weiblich ca. 75°

Untere Extremität

Hüftgelenk

Das Hüftgelenk wird vom Hüftbein (Os coxae) und dem Knochen des Oberschenkels (Femur) gebildet. Der → **Femur** ist weitaus größer und kräftiger als der vergleichbare Oberarmknochen Humerus. Besondere Merkmale des Femur sind die Höcker, an denen die kräftigen Muskeln des Oberschenkels ansetzen; sie werden als Trochanter major und minor bezeichnet. Der Trochanter major ist lateral am Oberschenkel zu tasten. Wie in Abb. 4.7 zu sehen ist, setzt der Kopf des Femur schräg an der Hüftpfanne (Acetabulum) an. Der Winkel zwischen Femurhals (Collum femoralis) und der längs verlaufenden Diaphyse des Röhrenknochens wird als Kollodiaphysenwinkel bezeichnet; beim Erwachsenen beträgt er etwa 128°. Ist er kleiner, spricht man von einer *Coxa vara,* ist er größer von einer *Coxa valga*. Beim Kind liegt physiologisch eine Coxa valga mit vergrößertem Winkel von rund 150° vor.

In der Mitte der Hüftpfanne treffen die drei einzelnen Knochen des Hüftbeins zusammen. Vor Beendigung der Wachstumsphase ist die Y-förmige Fuge, die Darmbein, Schambein und Sitzbein bilden, im Röntgenbild noch gut sichtbar. Der Femurkopf wird im Acetabulum nahezu halbkugelartig umfasst, wobei der Rand der Hüftpfanne durch eine Gelenklippe aus Faserknorpeln noch verstärkt wird. Die geläufige Bezeichnung Nussgelenk für das Hüftgelenk kommt daher, dass der Hüftkopf von seiner Pfanne wie eine Nuss von ihrer Schale umschlossen wird.

Beweglichkeiten im Hüftgelenk
- Extension/Flexion: 10° – 0° – 130°
- Abduktion/Adduktion: 40° – 0° – 30°
- Außenrotation/Innenrotation: 50° – 0° – 40°

Innerhalb des Oberschenkels verläuft der Femur in schräger Richtung von oben lateral nach unten medial. Am proximalen Ende ist der Trochanter major seitlich am Oberschenkel tastbar. Das distale Ende des Femur wird von den tastbaren Gelenkknochen (Epicondylus medialis und lateralis) bestimmt.

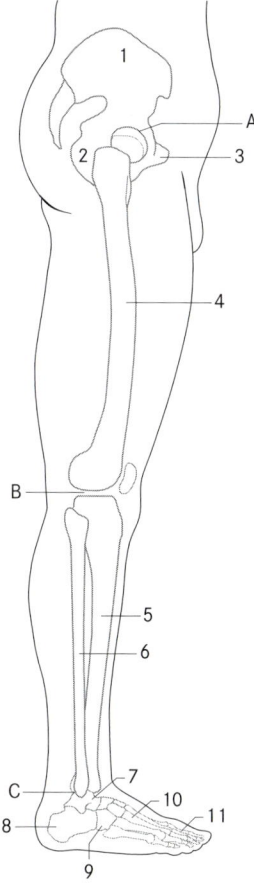

◀ Abb. 4.8 .
Skelett der unteren Extremität. (Blick von der Außenseite).
1= Darmbeinschaufel des Os coxae, 2 = Sitzbein (Os ischii),
3 = Schambein (Os pubis), 4 = Oberschenkelknochen (Femur),
5 = Schienbein (Tibia), 6 = Wadenbein (Fibula), 7 = Sprungbein (Talus), 8 = Fersenbein (Calcaneus), 9 = Fußwurzelknochen (Tarsus, hier ist das Würfelbein, Os cuboideum, zu sehen),
10 = Mittelfußknochen (Ossa metatarsalia), 11 = Phalangen der Zehen,
A = Hüftgelenk (Os coxae und Femur),
B = Kniegelenk (Femur und Tibia),
C = oberes Sprunggelenk (Tibia, Fibula und Talus).

Kniegelenk

Am Kniegelenk sind Femur, Tibia und die → **Patella** beteiligt. Über die in das Gelenk eingebauten Menisken, werden die Gelenkflächen zwischen Femur und Tibia präzise aufeinander abgestimmt. Die Patella ist das größte Sesambein des menschlichen Körpers, also ein Teil des Kniegelenks und nicht des Skeletts. Sie ist in die Sehne des M. quadriceps femoris (s. u.) eingelagert, unten rund geformt und oben mit einer Spitze versehen. Die Patella nimmt die Last des Muskeldrucks bei Streckung im Kniegelenk auf. Sie verhindert das seitliche Abgleiten der Quadrizepssehne und hebt die Sehne von ihrer Unterlage ab, wodurch Reibungsverluste vermindert werden. Unterhalb der Patella ist am Schienbein deutlich die kräftige Tuberositas tibiae zu tasten. Hier setzt die Sehne des M. quadriceps femoris an.

Menisken. Die → **Menisken** können als bewegliche Gelenkpfannen verstanden werden. Sie bestehen aus kräftigem Faserknorpel, die als halbe, nach innen geöffnete Ringe mit Bändern in der Mitte des Kniegelenks fest verankert sind. Durch die Menisken lässt sich das Kniegelenk in Einzelgelenke zwischen Femur und Meniskus zum einen und Meniskus und Tibia zum anderen unterscheiden. Das mächtigste Ge-

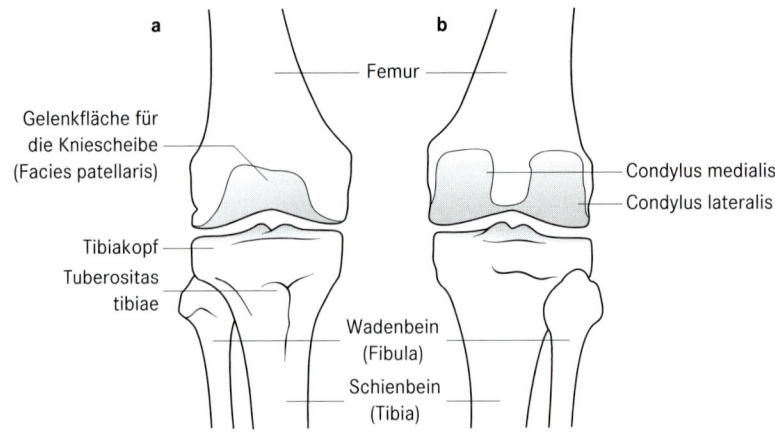

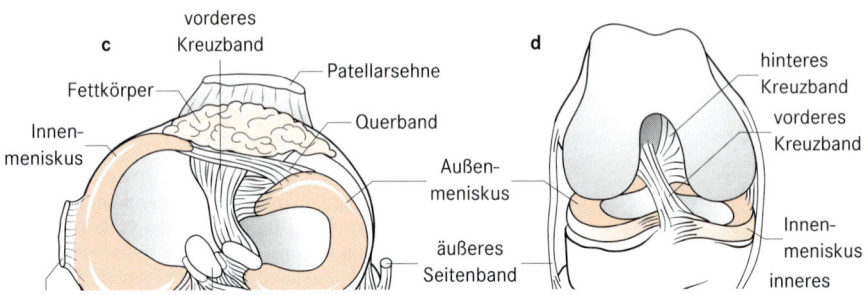

Abb. 4.9. ▲ **Kniegelenk.** (a) von vorn, (b) von hinten, (c) Gelenkraum von oben, (d) in den Gelenkraum von vorn. Das größte Gelenk des Menschen wird von den Gelenkflächen des Femur und der Tibia gebildet; zwischen die hyalinen Gelenkknorpel dieser Knochen sind der Innen- und Außenmeniskus aus Faserknorpel eingelagert; der Innenmeniskus ist mit dem inneren Seitenband verwachsen und dadurch einer erhöhten Verletzungsgefahr ausgesetzt; die Kreuzbänder fixieren das Kniegelenk in gestrecktem Zustand, während in gebeugter Haltung leichte Drehbewegungen des Unterschenkels möglich sind; an der Tuberositas tibiae setzte die Patellarsehne des Oberschenkels an (Streckbewegung); die Kniescheibe (Patella) gehört als Sesambein zum Gelenk und ist nicht Teil des Skeletts

lenk unseres Körpers wird von einer starken Kapsel umspannt; kräftige Seitenbänder, das innere und äußere Seitenband, stabilisieren das Gelenk zusätzlich. Der Innenmeniskus ist mit dem inneren Seitenband verwachsen; bei abrupten Drehbewegungen z.B. beim Skifahren ist deswegen ein Einriss besonders des Innenmeniskus möglich. Zwischen Femur und Tibia wird das Kniegelenk durch → **Kreuzbänder** stabilisiert. Beim gestreckten Bein sind die Kreuzbänder gestrafft, beim rechtwinklig abgewinkelten Kniegelenk verlaufen sie so locker, dass der Unterschenkel gegen Oberschenkel rotiert werden kann. Diese Rotationsbewegung lässt sich nach der Neutralnullmethode von außen nach innen mit 30°-0°-10° beschreiben. Zum Kniegelenk gehören auch verschiedene Schleimbeutel (s. u.), die individuell unterschiedlich ausgebildet sind. Sie stehen mit dem Gelenkspalt in Verbindung mit der Folge, dass sich Ergüsse innerhalb des Kniegelenks im Bereich der Bursa suprapatellaris ausdehnen können und eine „tanzende Patella" als klassisches Merkmal für einen Kniegelenkerguss hervorrufen. Vom äußeren oberen Rand der Patella aus lässt sich die Bursa suprapatellaris und damit ein Erguss des Kniegelenks leicht punktieren.

Unterschenkel und Fuß

Der Unterschenkel wird von Schienbein und Wadenbein, → **Tibia** und → **Fibula** gebildet. Die Haupttraglast wird vom Schienbein getragen. An der Fibula entspringen mehrere der Unterschenkelmuskeln; über den Innenknöchel wirkt sie bei der Federung im oberen Sprunggelenk mit. Am Kniegelenk spielt die Fibula keine Rolle. Die Vorderkante des Schienbeins ist unter der Haut gut tastbar und durch ihr Periost überaus empfindlich. Distal ist die Tibia als Außenknöchel zu tasten. Die Knöchel

LE 4

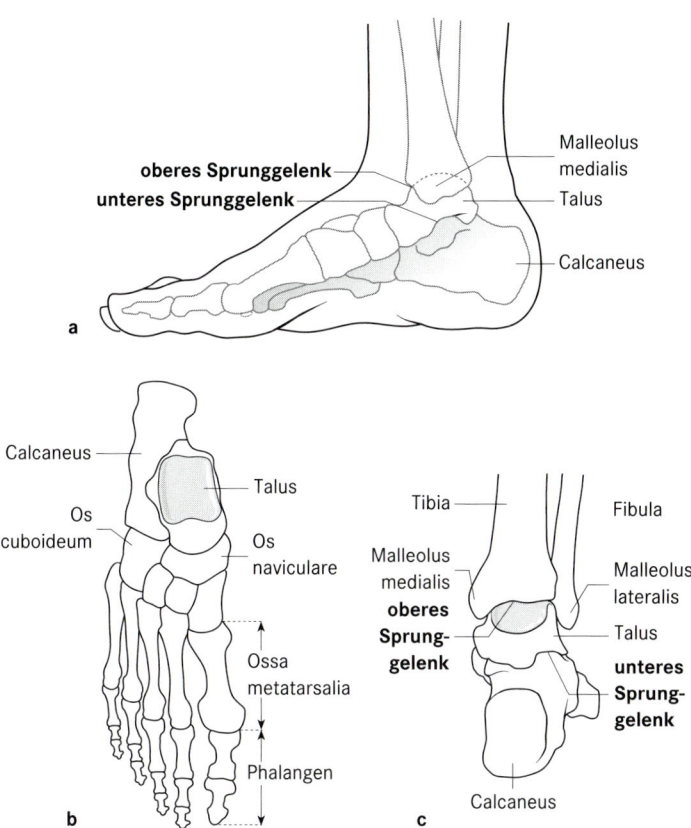

Abb. 4.10. ▲ **Fuß- und Sprunggelenke.** (Ansicht (a) von der Seite, (b) von oben und (c) von hinten. Das *obere Sprunggelenk* verbindet den Unterschenkel mit dem Fuß und wird von Tibia und Fibula mit dem Sprungbein (Talus) gebildet; die tastbaren Außenknöchel sind die Außenpunkte der Malleolengabel, in der die Dorsal- und Plantarflexion des Fußes erfolgt. Zwischen Talus, Fersenbein (Calcaneus) und dem Kahnbein (Os naviculare) des Mittelfußes wird das *untere Sprunggelenk* gebildet; es ermöglicht die Supination und Pronation des Fußes; die Abbildung zeigt das Fußgewölbe, das eine Abfederung des Körpergewichts in Querrichtung über die Mittelfußknochen und in Längsrichtung von den Zehen bis zur Ferse ermöglicht; beim Stehen liegt die Fußfläche knöchern an nur 3 Stellen auf: Ferse und proximale Enden der Basisphalangen von Groß- und Kleinzehe

werden als Malleolen bezeichnet. Die → **Malleolengabel** bildet das → **obere Sprunggelenk** (Abb. 4.10) zusammen mit dem Sprungbein (→ **Talus**). Im oberen Sprunggelenk, das als Scharniergelenk funktioniert, sind Bewegungen des Fußes als Dorsalextension oder Plantarflexion möglich. Neutralnullmethode: Plantarflexion/Dorsalextension: 50°-0°-30°.

Die Fußwurzelknochen werden als Ossa tarsalia bezeichnet, ähnlich wie die Handwurzelknochen liegen sie in zwei Reihen nebeneinander. An die distale Reihe schließen sich die Mittelfußknochen (Ossa metatarsalia) an. Ein besonderer Knochen der Fußwurzel ist das Fersenbein (→ **Calcaneus**). Es ist der größte Fußwurzelknochen, der als Ferse tastbar ist und auf dem wir u.a. stehen. Auf seiner Oberfläche liegt das Sprungbein. Ein weiterer Fußwurzelknochen, das Kahnbein (Os naviculare), bildet zusammen mit Talus und Calcaneus das → **untere Sprunggelenk.** Im unteren Sprunggelenk sind Supination und Pronation des Fußes möglich. Die Pronation beträgt etwa 20°, die Supination ist bis 40° möglich.

An die Mittelfußknochen schließen sich die Phalangen der Zehen an. Gegenüber den Fingern ist die Großzehe nicht opponierbar. Die Zehen weisen auch eine schwächere Plantarflexion und eine geringere Abduktion als die Finger auf. Zwischen Calcaneus und Mittelfußknochen erstreckt sich das Fußgewölbe, das in Längs- und Querrichtung wie ein Federsystem die Belastungen des Körpers abpuffert. In Längsrichtung wird die Fußsohle durch die Sehnen der Beugemuskeln wie eine Bogensehne gestrafft. Die Fußsohle selbst entspricht der Aponeurosis plantaris, einer Sehnenplatte aus straffem Bindegewebe. Die Querwölbung wird vor allem durch den M. fibularis longus stabilisiert. Fehlformen des Fußes entstehen bei pathologischen Winkeln von Fuß und Unterschenkel im oberen Sprunggelenk und Störungen des Fußgewölbes; sie werden in LE 15 bei Störungen der Bewegung beschrieben.

Knochen und Gelenke

Knochenaufbau

In LE 1 wurde das Knochengewebe als Teil des Bindegewebes beschrieben; hier findet sich nun die Darstellung des Knochens als ein Organ mit Stoffwechsel, Wachstum und differenzierten Aufgaben. Nach ihrer Form werden die Knochen eingeteilt in:
- Röhrenknochen (lange Knochen, z.B. Humerus, Femur)
- platte Knochen (z.B. Schädeldach, Sternum, Scapula)
- unregelmäßige Knochen (Knochen der Schädelbasis, Wirbel, Rippen)

Früher sagte man „Bein" anstelle des modernen Wortes „Knochen", das „pressen" oder „drücken" bedeutet. Im Englischen heißt es heute noch *„bone"*. Das lateinische Wort *Os* meint sowohl einen „Knochen" als auch den „Mund".

Röhrenknochen

Ein Röhrenknochen wird anatomisch in mehrere Abschnitte unterteilt:
- Die → **Epiphyse** ist auf beiden Seiten das Gelenkende des Knochens; nur die Phalangen haben keine Epiphysen. Die Epiphysen sind mit einem Überzug aus hyalinem Knorpel versehen
- Die Wachstumszonen der Röhrenknochen bilden sich als → **Epiphysenfuge** im Röntgenbild ab. Beim jugendlichen Skelett erscheint die Wachstumszone als eine Lücke in der Epiphyse; beim Erwachsenen erscheint sie nur als linienartige Verdichtung (Epiphysenlinie)

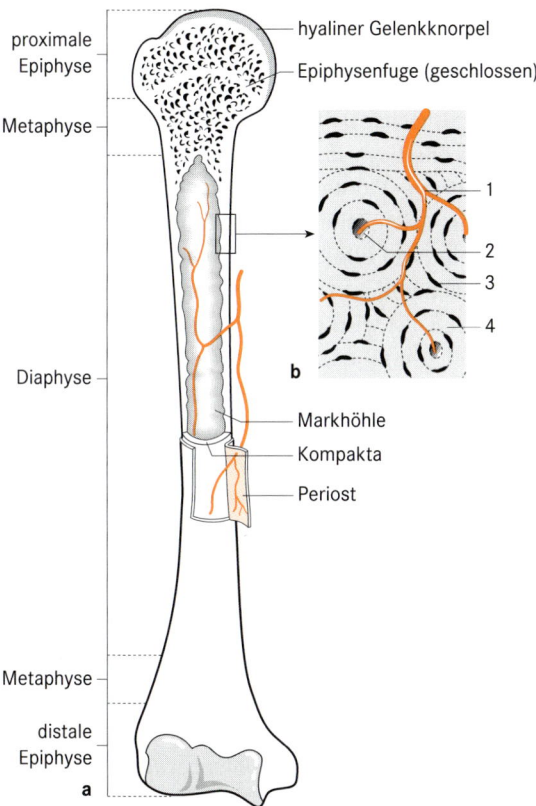

Abb. 4.11. ▲ **Struktur eines Röhrenknochens am Beispiel des Humerus.** (a) Ein Röhrenknochen weist an seinen Enden die *Epiphysen* und in der Mitte die *Diaphyse* (Knochenschaft) auf; dazwischen liegen die *Metaphysen*. Die Epiphysen werden zur Metaphyse durch die Epiphysenfugen, die Wachstumszonen des Knochens begrenzt. Die Epiphysen setzen sich aus der *Spongiosa* zusammen; hier sind die Knochenbälkchen (Trabekel) wie das filigrane Pfeilersystem einer gotischen Kathedrale den Zug- und Druckkräften entgegengerichtet; in der Spongiosa erfolgt die Bildung der roten Blutkörperchen (Erythrozyten). In der Diaphyse liegt in der Markhöhle das weiße Knochenmark. Die Wand wird von kräftiger Knochensubtanz, der *Kompakta*, gebildet. Außen wird der Knochen vom sensiblen *Periost* umkleidet. (b) Die mikroskopische Darstellung der Kompakte zeigt im Querschnitt die Osteone als strukturelle Einheit des Knochengewebes (LE 1). Für seine Aufgaben zur Blutbildung und Speicher im komplexen Kalziumhaushalt ist es reich durchblutet: 1 = Kapillare im Volkmann-Kanal, 2 = Kapillare im Havers-Kanal, 3 = Osteozyten, 4 = Bruchstücke alter Osteone (Schaltlamellen)

- Der Knochenschaft wird als → **Diaphyse** bezeichnet. Bei den Röhrenknochen enthält sie die Markhöhle mit Fettgewebe (gelbes Knochenmark) oder Gewebe für die Bildung der roten Blutkörperchen (rotes Knochenmark; LE 13)
- An die Wachstumszonen des Röhrenknochens grenzt die → **Metaphyse an**

Durchblutung des Knochens

Der Knochen ist ein lebendiges Organ, das ständigen Umbauvorgängen unterliegt und im Organismus im Mittelpunkt des Kalziumhaushalts und der Blutbildung steht. Als spezialisiertes Stützgewebe kann er sich an alle Druck- und Zugbelastungen anpassen. Seine Aufgaben erfordern eine intensive Blutversorgung, wobei die Variabilität der Durchblutung der Knochen dabei hoch ist. Wie Abb. 4.11 zeigt, bilden die Blutgefässe des Knochens ein Netz aus quer verlaufenden Kanälen (Volkmann-Kanälen), den Arteriolen des Knochens. Im mikroskopischen Bild erscheint der Aufbau des Knochens durch Lamellen (Lamellenknochen). Diese Lamellen werden als → **Osteone** bezeichnet. Im Zentrum des Osteons liegt das Blutgefäß zur Knochenernährung (Havers-Kanal). Um das Osteon herum sind die Osteozyten als Knochenzellen angeordnet. Von innen nach außen siedeln sich Zellen für die Bildung von Knochensubstanz (→ **Osteoblasten**) im Osteon an und bilden Schicht um Schicht den neuen Knochen bzw. sorgen für dessen Regeneration. Der Knochenabbau und die Freisetzung von Kalzium aus dem Skelett (LE 12) wird durch die „knochenfressenden" → **Osteoklasten** bewirkt; es handelt sich um große, mit zahlreichen Mitochondrien und mehreren Zellkernen ausgestattete Zellen. Die Osteone selbst haben eine Größe von rund 1 cm.

Diese Strukturen liegen in der sog. → **Kompakta** des Knochens, der eigentlich tragenden Schicht, die im Bereich der Diaphyse besonders kräftig ist. Am Rand der Markhöhle bildet die Kompakta zarte Knochenbälkchen (Trabekel), die → **Spongiosa**. Ähnlich dem System der Strebepfeiler einer gotischen Kathedrale verlaufen die kleinen Trabekel (Stützwerk) entlang der Zug- und Druckkräfte. Im Inneren des Trabekelwerks liegt das Knochenmark.

Die Markhöhle besteht beim Erwachsenen aus gelbem Knochenmark (Fettmark), während beim Kleinkind noch rotes Knochenmark vorkommt. Beim Erwachsenen findet sich rotes Knochenmark nur in der Spongiosa der Epiphysen, sowie in kurzen Plattenknochen und unregelmäßigen Knochen. Um den Knochen herum zieht sich die Knochenhaut (→ **Periost**). Das Periost umhüllt den Knochen vollständig mit Ausnahme der mit hyalinem Knorpel überzogenen Gelenkflächen. Es ist reich mit Blutgefässen und sensiblen Nerven versorgt („Sinnesorgan Schienbeinvorderkante").

Knochenwachstum

Die meisten Knochen entstehen aus Knorpelgewebe, wenige Knochen aus Bindegewebe. Dazu gehören das Schädeldach und die Mehrzahl der Gesichtsknochen. In den Epiphysen kommt es durch „enchondrale Ossifikation" durch Umbau des knorpelig vorgebildeten Knochens zur Ausbildung eines allmählich wachsenden Knochens. In zeitlich festgelegter Reihenfolge erfolgt das Wachstum im Säuglings- und Kindesalter in den Knochenkernen der Hand- und Fußwurzelknochen, sowie in den Epiphysen. Aus den knorpeligen Knochenkernen des Röntgenbildes der Hand lässt sich beim Kind das Skelettalter errechnen. Das Längenwachstum des Knochens erfolgt solange wie in der Epiphysenfuge Knorpel in Knochen umgebaut wird. Am Ende der Wachstumszeit wird auch dieser Knorpel vollständig durch Knochen ersetzt.

Körpergröße. Das Längenwachstum wird durch das hypophysäre Wachstumshormon Somatotropin und die Schilddrüsenhormone (LE 12) gesteuert. Die Geschlechtshormone wirken dagegen hemmend auf das Längenwachstum. Das Wachstum wird mit dem Ende der Pubertät abgeschlossen. Das Längenwachstum hat in den letzten 100 Jahren um rund 1 mm pro Jahr zugenommen. Für die gesteigerte Körpergröße der Menschen wird die verbesserte Ernährung, bessere hygienische Bedingungen, aber auch eine zunehmende Reizüberflutung verantwortlich gemacht. Die Wachstumsgeschwindigkeit ist in den Lebensphasen verschieden: sie ist sehr schnell im ersten Lebensjahr und wird dann langsamer bis in der Pubertät ein zweiter Wachstumsschub erfolgt. Die Körpergröße ist bei Frauen mit rund 20 Jahren, beim Mann mit rund 22 Jahren erreicht. Durch Verlust des Wassergehaltes der Bandscheiben nimmt die Körpergröße mit dem Alter wieder ab. Dieses Phänomen zeigt sich auch in den Unterschieden der Körpergröße, die am Morgen etwa 2–3 cm größer ist als am Abend.

Dickenwachstum. Das Dickenwachstum der Röhrenknochen geht vom Periost aus. Man spricht von der membranösen Ossifikation. Es spielt sich das gesamte Leben über ab, wird nach der Pubertät jedoch langsamer. Durch das Zusammenspiel von knochenaufbauenden Zellen (Osteoblasten) und abbauenden Zellen (Osteoklasten) bleibt die Rindenschicht des Knochens gleich dick. Während seines Wachstums bildet sich der Knochen aus dem bindegewebigen Geflechtknochen zum Lamellenknochen mit den oben beschriebenen Osteonen um. Im Dickenwachstum lagert das Periost Knochen in konzentrisch verlaufenden Lamellen an das Osteon herum an. Die Bruchstücke alter Osteone werden als Schaltlamellen bezeichnet.

Die Knochensubstanz verändert sich mit dem Körpergewicht und der körperlichen Aktivität. So kann es bei Sportlern zu einer Aktivitätshypertrophie oder bei Patienten durch längere Ruhigstellung zu einer Inaktivitätsatrophie der Knochen kommen. Entscheidend für diese Stoffwechselprozesse im Knochen sind die Elemente Kalzium und Phosphat, das *Hormon* Vitamin D (LE 9 und LE 12), das Parathormon und Kalzitonin. Im Kindesalter wird das Knochenwachstum vor allem über die Schilddrüse mit stimuliert.

Frakturheilung

Bei einem Knochenbruch (Fraktur) wachsen die Bruchstücke nur zusammen, wenn das Gewebe ruhig gestellt ist. Der Knochen selbst bildet einen stützenden Verband um den Bruchspalt, den → **Kallus**. Dieser entwickelt sich in mehreren Phasen: nach dem Wachsen eines gefäßreichen Bindegewebes, das den Bruchspalt füllt, differenzieren Bindegewebszellen zu Osteoblasten und bilden den festen knöchernen Kallus. Damit wird die Knochensubstanz wieder stabilisiert. Mit der Zeit wird die schützende Knochenmanschette dann wieder abgebaut und der Knochen erhält seine ursprüngliche Form wieder. Dieser Mechanismus wird in der *primären Frakturheilung* durch die Osteosynthese, bei der die Knochenenden genau aneinander gepresst werden, unterstützt. Bei einer *sekundären Frakturheilung*, wird über chronisch rezidivierende Entzündungen, wenn die Knochen nicht eng aneinander liegen, ein „Reizkallus" gebildet, der über Monate hinweg chondral ossifiziert.

Gelenke

Als Gelenk wird die Verbindung zweier Knochen beschrieben. Von der Sprache her meinte man damit die Fähigkeit zur Biegung eines Körperteils; das Wort „lanka" ist ein alter Begriff für die Taille, an der sich der Körper am elegantesten verbiegen kann. Daher stammt das deutsche Wort für Gelenk. Der lateinische Begriff heißt *Articulatio*, der griechische *Ærthron*, woraus Arthrose und Arthritis wurden.

Bei den Gelenken werden *echte* Gelenke (Diarthrosen) von *unechten* Gelenken (Synarthrosen) unterschieden. Bei einem echten Gelenk sind beide Knochen durch einen Gelenkspalt voneinander getrennt. Die Gelenkkörper sind proximal und distal mit hyalinem Knorpel überzogen. Der Gelenkspalt ist mit einer Gelenksschmiere (→ **Synovia**) gefüllt. Das Gelenk selbst wird durch eine Kapsel aus straffem Bindegewebe fixiert. Echte Gelenke können durch zusätzliche (inkonstante) Teile verstärkt werden. Hierzu gehören:

- Gelenkbänder (z.B. das Lig. iliofemorale, das zwischen Os ilium und Femur ein Zurückkippen des Oberkörpers beim Stehen verhindert und das stärkste Band unseres Körpers ist)
- Gelenklippen zur Vergrößerung der Gelenkkapsel, wenn der Kopf größer als die Pfanne ist (z.B. Schultergelenk) oder zur Unterstützung der Führung des Gelenkkopfes in der Pfanne (z.B. Hüftgelenk)

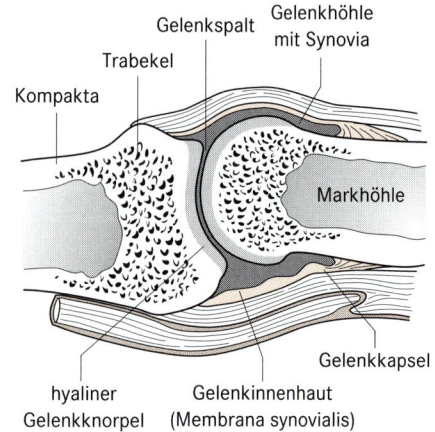

Abb. 4.12. ▶
Aufbau eines Gelenks.
Ein echtes Gelenk besteht aus zwei durch das Gelenk verbundenen Knochen, die hier mit hyalinem Knorpel überzogen sind; dazwischen liegt der schmale *Gelenkspalt*, in dem ein Unterdruck herrscht; die Knochen werden durch die *Gelenkkapsel* aus straffem Bindegewebe fixiert: deren Innenhaut, die *Synovialmembran* sezerniert die Gelenkschmiere (Synovia); die Knochen bewegen sich dadurch reibungsfrei; inkonstante Teile können die Gelenkfunktion unterstützen: Bänder, Sesambeine, Schleimbeutel u.a.

- Gelenkscheiben (z.B. Menisken am Kniegelenk, die die Gelenkflächen unterteilen und optimieren)
- Schleimbeutel (Bursa articularis), die meist Ausstülpungen der Gelenkkapsel sind und einen Reserveraum für die Synovialflüssigkeit darstellen, aber auch zur Gelenkentlastung beitragen
- Gelenkmuskeln, die die Gelenkkapsel straffen können (z.B. Anteile des M. brachialis am Ellenbogengelenk)

Nach ihrer Beweglichkeit werden die Gelenke in Kugelgelenk, Eigelenk, Scharniergelenk, Zapfengelenk, Sattelgelenk oder planes Gelenk unterschieden (Abb. 4.13); Beispiele hierfür sind in der Abbildungslegende genannt. Die Beweglichkeit von Gelenken wird nach der schon mehrfach erwähnten Neutralnullmethode beschrieben.

Die Stellen, an denen zwei Knochen zusammentreffen, aber kein bewegliches Gelenk bilden, werden als unechte Gelenke bezeichnet. Hierbei werden unterschieden:
- Syndesmosen: Die Knochen sind durch Bindegewebe verbunden; hierzu zählt die Membran zwischen Ulna und Radius bzw. Tibia und Fibula oder auch die Schädelnähte
- Synchondrosen: Die Knochen werden durch Knorpelgewebe verbunden: dazu zählen die Bandscheiben oder die Schambeinfuge (Symphyse), aber auch die Verbindungen der Rippen mit dem Sternum

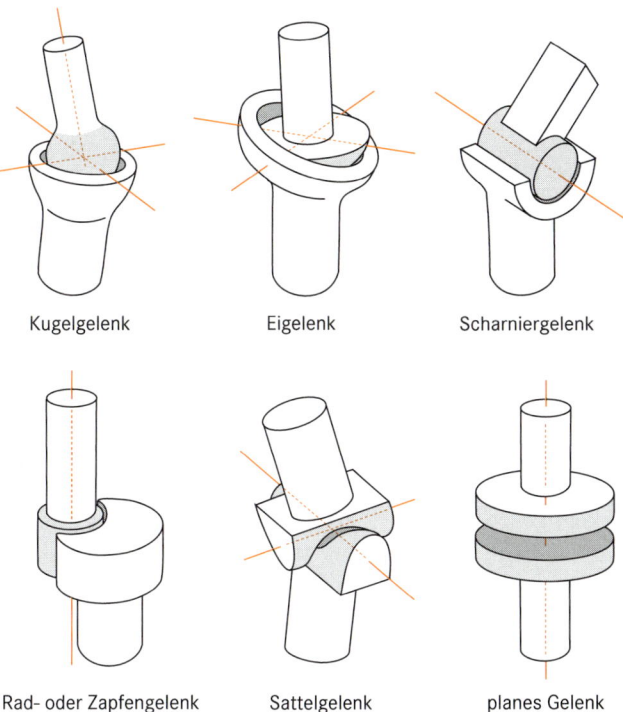

◀ Abb. 4.13.
Gelenkarten. Nach ihren Bewegungsmöglich-keiten (Freiheitsgraden) lassen sich die Gelenke unterscheiden: Kugelgelenk (z.B. Hüftgelenk), Eigelenk (z.B. Handgelenk), Scharniergelenk (z.B. Ellenbogengelenk), Zapfengelenk (z.B. Rotation im Ellbogengelenk), Sattelgelenk (z.B. Daumengrundgelenk) oder planes Gelenk (z.B. kleine Wirbelgelenke)

- Synostosen: Hierbei verknöchern einzelne Knochen miteinander nach dem Abschluss der Wachstumsprozesse. Ein Beispiel hierfür ist die Bildung des Os coxae aus dem Darmbein, dem Schambein und dem Sitzbein. Auch die Verknöcherung der Epiphysenfugen stellt anatomisch eine Synostose dar
- Amphiarthrose: Hierunter versteht man echte Gelenke, die durch straffes Bindegewebe in ihrer Beweglichkeit stark eingeschränkt werden. Ein Beispiel hierfür ist das Sacroiliacalgelenk zwischen Kreuz- und Hüftbein

Skelettmuskulatur und Bewegung

Aufbau eines Skelettmuskels

Die verschiedenen Arten des Muskelgewebes und die Mechanismen der Kontraktion, die elektromechanische Koppelung, wurden in LE 1 beschrieben. Hier soll nun die Feinstruktur des Muskels als Motor der Bewegungen und mit seinen Verbindungen zum Skelett oder Ansätzen in der Haut erklärt werden. – Das lateinische Wort *musculus* ist die Verkleinerungsform für *mus*, die Maus. Muskel bedeutet also das „Mäuschen". Dieses nette Bild findet sich in einem alten lexikalischen Begriff wieder, wo der M. gluteus maximus als „größtes Arschbackmäuslein" erklärt wurde. Auch das griechische *my's* bedeutet Maus.

Prinzipiell verbindet ein Skelettmuskel zwei Knochen miteinander und bewegt sie entsprechend den Freiheitsgraden des Gelenks (Abb. 4.13). Zwischen Knochen und Muskel sind Sehnen gespannt, die die Muskelkraft auf das Gelenk übertragen.

Aufgaben der Muskulatur
- Bewegungsabläufe
- Wärmebildung
- Venöse Muskelpumpe

Muskelarten

Als Muskelbauch wird der tastbare Anteil des Muskels bei der Kontraktion bezeichnet. Natürlich ist der Muskel nur bei oberflächlicher Lage zu tasten. Nach Zahl der Muskelbäuche werden einköpfige, zweiköpfige (z.B. M. biceps brachii) oder dreiköpfige Muskeln (z.B. M. triceps brachii) unterschieden. Mit einer gemeinsamen Sehne, aber sich mehrfach aufteilenden Muskelbäuchen, kann der Muskel wie eine Säge aussehen (z.B. M. serratus anterior, Abb. 4.18). Ein einzelner Muskel kann auch mehrere Sehnen aufweisen, wie z.B. die Beugemuskeln der Finger. Ein Beispiel für einen Muskel mit mehreren Bäuchen und dazwischen geschalteten Sehnen ist der gerade Bauchmuskel (M. rectus abdominis, Abb. 4.19), der uns mit dem Waschbrettbauch auszeichnet (wenn ich mich selbst mal nicht als Beispiel nehme).

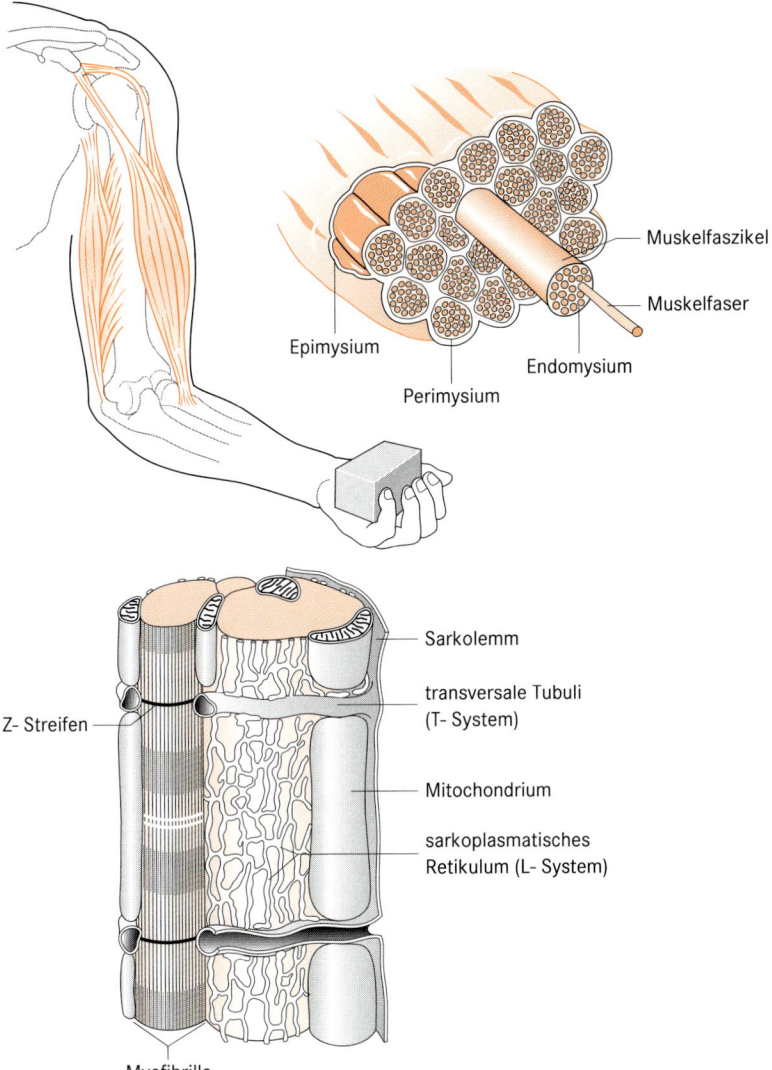

Abb. 4.14. ▲ **Aufbau eines Skelettmuskels.** Die Form des Körpers wird u.a. durch die Muskulatur charakterisiert. Unter der Haut sind die einzelnen Muskeln von einer Faszie aus straffem Bindegewebe umhüllt. Innerhalb dieser *Muskelfaszie* liegen Muskelfasern in Bündeln, die ebenfalls von Faserhüllen, dem *Perimysium*, umschlossen werden, zusammen. Bindegewebe als *Endomysium* umschließt einzelne Zellbündel. Die Muskelfaser entspricht der Muskelzelle (vgl. Abb. 1.6 und 1.7). Diese bindegewebigen Hüllen des Muskels setzen als Sehne am Knochen an und lösen je nach Gelenkform eine definierte Bewegung aus

Synergisten und Antagonisten

Bei vielen Bewegungsabläufen laufen Muskeln mit unterschiedlicher Innovation in einem harmonischen Bewegungsspiel zusammen. Die Beugung im Ellenbogengelenk ist beispielsweise eine gemeinsame Aktion von M. biceps brachii, M. brachialis und M. brachio radialis, (Abb. 4.20). Bei einer Bewegung wird durch die Kontraktion auf

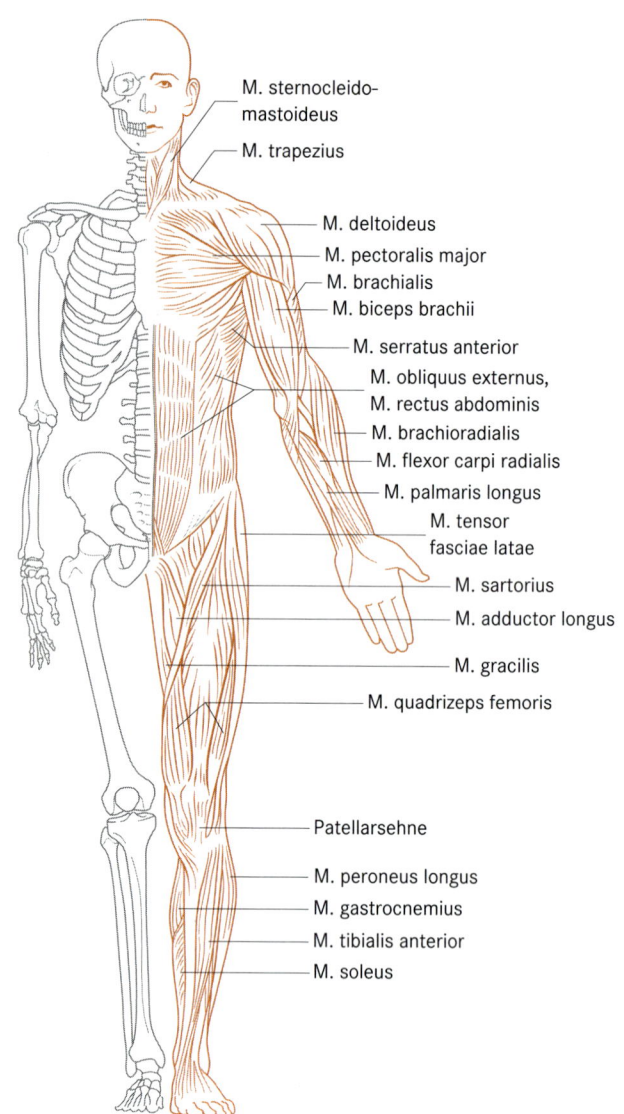

Abb. 4.15. ▶
Muskelmensch. (Ansicht von vorn). Die unter der Haut liegenden Muskeln geben der Körperoberfläche besonders an den Extremitäten die typischen Konturen. Die hier benannten oberflächlichen Muskeln lassen sich bei deren Anspannung abgrenzen

der einen Seite, eine Muskeldehnung auf der dem Gelenk gegenüber liegenden Seite erzielt. Durch die Dehnung eines Muskels wird dessen Vorspannung provoziert, wobei Muskelspindeln als Sinnesorgane der Muskulatur die Dehnung registrieren, die Information dem Zentralnervensystem zuführen und automatisch eine reflektorische Kontraktion ausgelöst bzw. vorbereitet wird. Auf diese Weise werden elegante Bewegungsabläufe wie das Gehen oder rhythmische Schwingen der Arme ermöglicht. Auch der Erhalt des Gleichgewichts wird über den Mechanismus von Spieler und Gegenspieler, Synergisten und Antagonisten garantiert. In diesem Sinn kann man die Rückenmuskeln und Gesäßmuskeln auf der einen Seite und die Bauchmuskeln und Flexoren im Hüftgelenk auf der anderen Seite als Teams in einem gemeinsamen Bewegungskonzept sehen.

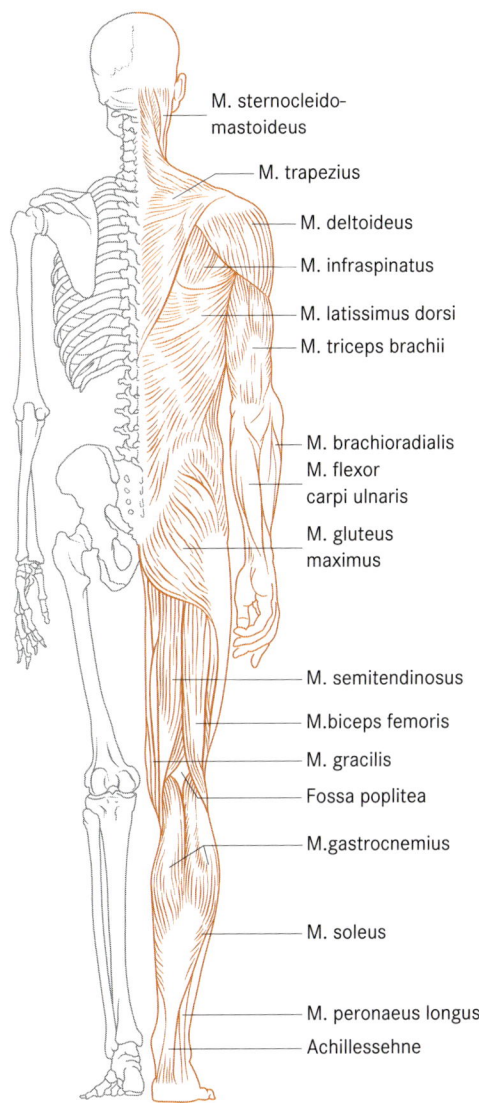

◀ **Abb. 4.16.**
Muskelmensch. (Ansicht von hinten).

Die bisher beschriebenen Muskeln werden als Bewegungsmuskeln bezeichnet. Sie dienen der Durchführung mehr oder weniger schneller Bewegungen, die aber nur für eine begrenzte Zeit durchgeführt werden können. Die Ausdauer eines Muskels hängt dabei von zwei Faktoren ab:
- Durchblutung des Muskels, v.a. Ausprägung der Mikrozirkulation
- Speicherung von Glykogen als Energiereservoir

Die Skelettmuskeln setzen sich aus unterschiedlichen Fasern zusammen:
- Aerobe, langsame Fasern (slow fibers) für Ausdauerbewegungen und statische Belastung
- Anaerobe, schnelle Fasern (fast fibers) für kurze, schnelle Bewegungsabläufe

Ob ein Mensch eher als Sprinter geboren ist oder sich doch besser für den Marathonlauf entscheidet, hängt vom Verteilungsmuster langsamer und schneller Fasern ab. Daneben gibt es auch Haltemuskeln, die weniger der Bewegung als der Fixierung einer Positionierung dienen. Zu diesen Haltemuskeln gehören die Muskeln des Rückens und des Bauches; sie werden durch ein engmaschiges Kapillarnetz ausgiebig mit Sauerstoff versorgt. Ihre rote Farbe erhalten sie durch den Muskelsauerstoffspeicher, Myoglobin. Man kann sagen, dass rote Muskeln überwiegend aerobe Haltemuskeln und weiße Muskeln überwiegend anaerobe Bewegungsmuskeln sind.

Innervation und Kontraktion

Der angespannte, tastbare Muskel setzt sich aus Tausenden von Muskelfasern, die zu Muskelfaszikeln gebündelt sind, zusammen. Die Muskelfaserbündel werden vom *Perimysium* umhüllt. Muskelfasern, entsprechen einzelnen Muskelzellen und werden vom *Endomysium* begrenzt. Die äußere Hülle des Muskels, die ihm bei Anspannung auch seine Form verleiht, ist das *Epimysium*. Die Durchblutung eines Muskels erfolgt vom Epimysium aus. Über das Epimysium ist noch die Muskelfaszie aus straffem Bindegewebe gelegt. Verletzungen dieser Muskelfaszie führen zu einem Hervorquellen des Muskels der in nicht kontrahierter Form die Konsistenz von Wackelpudding aufweist. Der eigentliche kontraktile Mechanismus liegt in der Funktion der Muskelzelle (Muskelfaser), wo es durch Freisetzung von Kalzium zu einer Verkürzung der aneinander liegenden Aktin- und Myosinproteine (→ **kontraktile Proteine**) kommt.

Der auslösende Mechanismus für eine Muskelkontraktion ist wie in LE 1 beschrieben, die Freisetzung von Kalzium in der einzelnen Muskelfaser. Ca-Ionen sind im longitudinalen System (L-System), das auch als sarkoplasmatisches Retikulum bezeichnet wird (Abb. 4.14) gespeichert. Über das durch das T-System in die Tiefe gelangende Aktionspotenzial kommt es im Mechanismus der Depolarisation zur Freisetzung von Kalzium aus diesem Speicher. Dadurch reagieren die kontaktilen Proteine, verkürzen ihre molekulare Formation und damit das Sarkomer. Die Verkürzung eines Muskels ist ein rein passiver Prozess. Als Beweis hierfür mag das Auftreten einer Totenstarre (→ **Rigor mortis**) genannt werden. Hier kommt es durch die gestoppten energetischen Prozesse zu einem Zerfall der Membranen des sarkoplasmatischen Retikulums, es wird Kalzium freigesetzt und der Muskel kontrahiert sich irreversibel. Die Lösung der Totenstarre ist dann das erste Zeichen des Verwesungsprozesses bzw. der Denaturierung der kontraktilen Proteine (Autolyse).

Der eigentliche schweißtreibende Prozess bei muskulärer Tätigkeit ist die Erschlaffung des Muskels, wobei für jedes Molekül Kalzium das von den kontraktilen Proteinen entfernt werden muss, drei Moleküle ATP erforderlich sind. Die Rolle des Elektrolyts Magnesium, das in seiner Menge zu 99,5 % intrazellulär im Muskelgewebe gespeichert ist, besteht in der Verdrängung von Kalzium aus den Bindungsstellen im Sarkomer. Aller klar? An dieser Stelle wäre es ratsam den Abschnitt über den Mechanismus der Muskelkontraktion beim Kapitel Muskelgewebe in LE nochmals nachzulesen.

Den Impuls für die Kontraktion erhält jede Muskelfaser durch eine motorische Nervenfaser, die an der motorischen Endplatte endet. Die Übertragersubstanz (Transmitter) zwischen Nerv- und Muskelzelle ist das Azetylcholin. Je nachdem wie fein sich die motorischen Nervenfasern in der Muskulatur verzweigen, kann eine Bewegung sehr fein ablaufen oder sie lässt sich nur grob steuern. Die feinsten Bewegungen sind in der Zunge und der Augenmuskulatur möglich, da hier eine einzelne Nervenfaser nur wenige Muskelfasern versorgt. Bei der Oberschenkelmuskulatur sind es weit über tausend Muskelfasern, die durch Verzweigung einer einzelnen Nervenfaser innerviert werden.

Die Kontraktion eines Muskels kann sowohl isotonisch als auch isometrisch erfolgen. Bei einer isotonischen Kontraktion spannt sich der Muskel an und verkürzt sich. Bei einer isometrischen Kontraktion tritt eine Muskelanspannung auf, es kommt jedoch zu keiner sichtbaren Bewegung. Die Kraftentwicklung sowohl bei isotonischer als isometrischer Kontraktion liegt bei 5–10 kg /cm² Faserquerschnitt. Wird die maximale Kraft um etwa den Faktor 2,5 überschritten, kommt es zur Zerreißung einzelner Muskelfasern. Das Ergebnis ist ein über Tage anhaltender Muskelkater. Ein → **Muskelkater**, der länger als 4–5 Stunden anhält, ist Ausdrucks eines Trainingsfehlers und kein Beweis für eine besonders sportliche Disziplin! Muskelschmerzen nach sportlichen Aktivitäten, vor allem wenn sie ungewohnt sind, sollten nach einigen Stunden wieder abklingen, weil die Ursache der Übersäuerung des Muskels durch anaerobe Stoffwechselprozesse dann beseitigt ist. Die isometrische Kontraktion ist das Ergebnis der Verschmelzung von vielen Einzelzuckungen, die sich aber nicht als Bewegung im Gelenk zeigen. Diese Dauerkontraktion wird als → **Tetanus** bezeichnet.

Wie schon beschrieben wird der Gleichgewichtssinn und vor allem das Kleinhirn über den Spannungszustand der Muskeln durch → **Muskelspindeln**, (sog. Propriozeptoren) informiert. Für einfache reflektorische, aber auch komplexe Prozesse in der Steuerung des Gleichgewichts sind diese Muskelspindeln entscheidend. Die Propriozeptoren der Muskeln kommen sowohl als Muskelspindel als auch als entsprechende Rezeptoren in Sehnen, im Periost und in den Gelenken vor. Die Muskelspindel ist ein etwa 3–8 mm langes spindelförmiges Organ aus spezialisierten Muskelfasern, die auch als intrafusale Muskelfasern bezeichnet werden. Werden sie gereizt, bekommt das Rückenmark über den sensorischen Nerv eine Information, die direkt auf α-Motoneurone (LE 14) umgeschaltet wird (monosynaptischer Reflex; s. u.). Die Vorspannung der Muskelfasern kann durch ein eigenes motorisches Nervensystem, die γ-Fasern gesteuert werden. Bei hoher γ-Vorspannung werden geringste Reaktionen sofort reflektorisch beantwortet. Für das sportliche Training ist die Vorspannung über das γ-System entscheidend für Reaktionsfähigkeit und Schnelligkeit. Das System der γ-Motoneurone gehört zum extrapyramidal-motorischen System (s. u). Es wird wichtig, um häufige Bewegungsstörungen zu verstehen (LE 15).

Um die Kontraktion eines Muskels auf ein Gelenk zu übertragen, sind Sehnen erforderlich. Das lateinische Wort *tendo* beschreibt die Spannung, die auf einer Sehne lastet. Sehnenfasern sind wesentlich dünner als Muskelfasern, so dass ein mächtiger Muskel durch eine Sehne auch an einer kleinen Knochenstelle ansetzen kann. Sehnen selbst bestehen aus fasrigem, straffen Bindegewebe und haben höchste Reißfestigkeit. Die Ruptur einer Sehne ist immer die Folge von Vorschädigungen und nicht Ausdruck einer momentanen Fehlbelastung.

Die Sehnen nehmen ihren Ursprung im Interstitium der Muskelzelle, haben also keinen direkten Kontakt zu den Muskelfasern. Am Knochen werden sie direkt mit den kollagenen Fasern des Periosts verflochten und sind darüber hinaus im Knochen verankert. Die Sehnen großer Muskeln mit hohem Kraftaufwand reichen bis in den Bereich der äußeren Knochenlamellen. Sehnen werden von lockerem Bindegewebe (Peritendineum) umgeben. Bei großen Sehnen gleiten diese in eigenen Hüllen (Vagina tendinis); diese Sehnenscheiden sind mit seröser Flüssigkeit gefüllt und können sich bei Überlastung, bzw. intensiven ungewohnten Tätigkeiten entzünden; man spricht von einer Sehnenscheidenentzündung (Tendovaginitis). Die zu den Gelenkstrukturen zählenden Sesambeine, wie z.B. die Patella (s. o.) dienen zur Umlenkung der Sehnen während ihres Verlaufes am Knochen. Um Druck- und Reibekräfte zu mindern, sind an Sesambeinen oft zusätzlich die Schleimbeutel eingebaut.

Mimische Muskulatur

Unter Mimik verstehen wir die Darstellung der Einheits von Leib und Seele durch den Gesichtsausdruck, der Gefühle und Stimmungen vermitteln kann. Die nonverbale Kommunikation durch die Mimik sagt mehr als viele Worte – und ist meist ehrlicher. Mimik entsteht durch unwillkürliche Bewegungen der Gesichtsmuskeln, wobei Körperbewegungen als Gestik die emotionale Botschaft unterstreichen. Mimische Muskeln sind in der Haut und nicht am Knochen befestigt. Sie weisen gar keine oder nur kurze Sehnen auf und ordnen sich überwiegend um die Körperöffnungen im Kopfbereich herum. Alle mimischen Muskeln werden vom VII. Hirnnerv, N. facialis, ver-

Mimische Muskulatur	
■ **Stirnrunzeln**	M. corrugator supercilii
■ **Augenlider schließen**	M. orbicularis oculi
■ **Ärgern**	
Nasenstirnfalte bilden	M. procerus
Mundwinkel nach unten ziehen	M. depressor anguli oris
■ **Nase rümpfen**	M. nasalis
■ **Schmollen**	
Unterlippe nach unten ziehen	M. depressor anguli oris
■ **Küssen**	M. orbicularis oris
■ **Wange aufblasen** (Trompeten)	M. buccinator (Wangenmuskel)
■ **Lachen und Lächeln**	
Mundwinkel heben	M. zygomaticus major
Oberlippe heben	M. zygomaticus minor
Mundwinkel nach hinten ziehen	M. levator anguli oris, M. risorius
■ **Grübchen am Kinn**	M. mentalis

sorgt. Die wichtigsten Aufgaben der mimischen Muskulatur sind in der nachfolgenden Tabelle zusammengestellt.

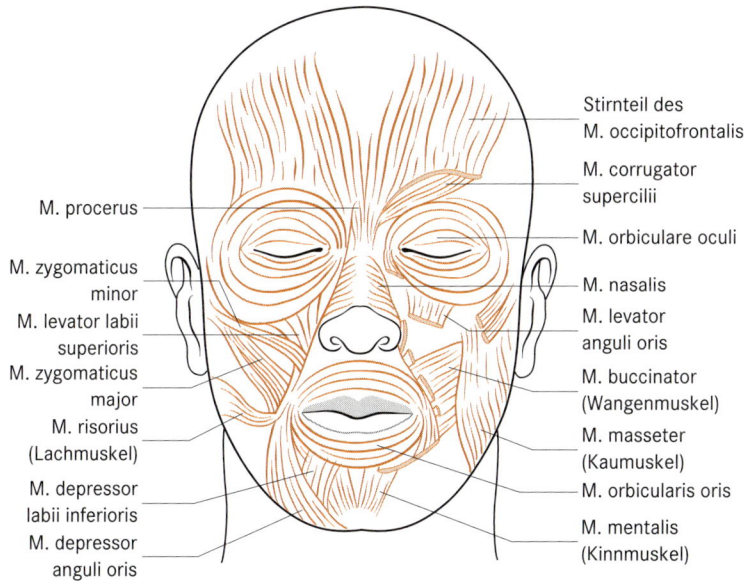

Abb. 4.17. ▲ **Mimische Muskulatur.** Die Mimik ist neben der Sprache das wichtigste Mittel des Menschen für die Kommunikation. Die mimischen Muskeln werden über den 7. Hirnnerv (VII: N. facialis) innerviert. Mimische Muskeln verknüpfen keine Gelenke, sondern verwurzeln mit ihren Sehnen in der Haut und vermitteln den Gesichtsausdruck. Eine *Fazialisparese* führt zur (einseitigen) Lähmung der mimischen Muskeln: herabhängender Mundwinkel, hängendes Augenlid (Ptosis), Unfähigkeit zu Pfeifen oder die Stirn zu runzeln

Zu mimischen, bzw. Ausdrucksstörungen zählen z.B. ein herabhängender Mundwinkel bei Lähmung des N. facialis, eine starke Faltenbildung der Stirn bei Lähmung des Oberlidhebers, ein offen stehender Mund bei Behinderung der Nasenatmung oder ein wie beim Erstaunen geöffnetes Auge bei Exophthalmus durch eine endokrine Orbitopathie (LE 12). Die Kaumuskulatur wird im Zusammenhang mit dem Verdauungsprozess in LE 10 besprochen.

Muskeln von Rücken, Thorax und Abdomen

Hals und Nacken

Die Bewegungen von Halswirbelsäule und Kopf sind von der Statik der Halswirbelsäule abhängig und werden einerseits von der vorderen Halsmuskulatur, andererseits von der hinteren tiefen Hals- und Nackenmuskulatur unterstützt. Zur Halsmuskulatur zählen u.a. der dem Hals eine charakteristische Struktur gebende *M. sternocleidomastoideus* (Kopfwender), der wie sein Name sagt, vom Processus mastoideus zum Ansatz des Schlüsselbeins am Brustbein zieht. Über alle Muskeln des Halses spannt sich das Platysma, ein flächenförmiger Muskel, der in die Haut eingelassen ist. Vom unteren Zungenbein entspringt die untere Zungenbeinmuskulatur (*infrahyale Muskulatur*) zur Innenseite von Sternum, Schlüsselbein und den ersten Rippen, wodurch

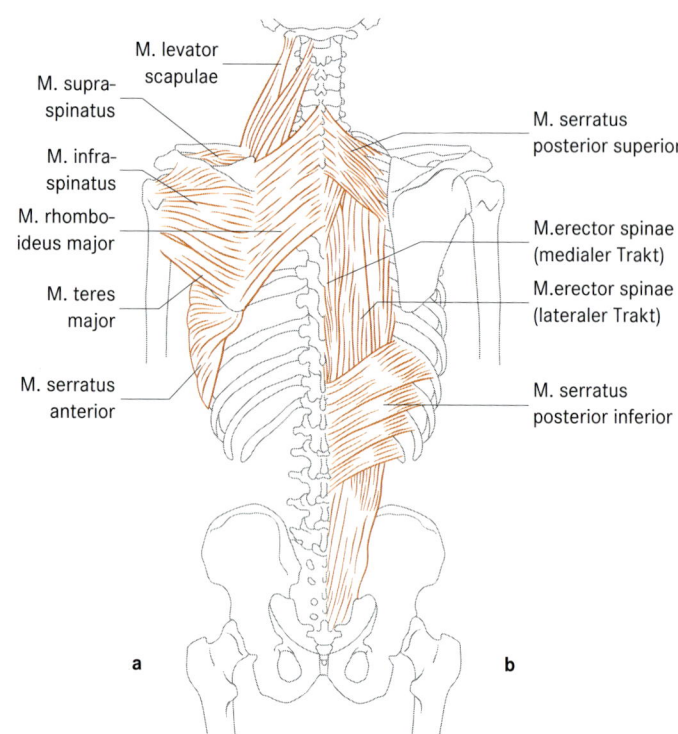

Abb. 4.18. **Rückenmuskulatur.** In Abb. 4.16 sind die obersten Schichten der dorsalen Muskeln dargestellt; hier werden die mittleren Schichten einschließlich der Schulterblattmuskulatur (a) und die tiefen Muskellagen des *M. erector spinae* gezeigt (b). Die oberen Muskelschichten des Rückens dienen zur Bewegung der Arme, der Mobilität des Schultergürtels und z.T. als Atemhilfsmuskeln (LE 8); die verschiedenen Muskelstränge der Wirbelsäule, die insgesamt als *autochthone Rückenmuskulatur* oder M. erector spinae bezeichnet werden, ermöglichen feinste Bewegungen der Wirbelkörper und der Wirbelsäule

sie als Atemhilfsmuskulatur für die Inspiration gilt. Die obere Zungenbeinmuskulatur bildet u.a. den Mundboden.

Bewegungen des Schulterblatts und des Schlüsselbeins

Vordere Schultergürtelmuskulatur

- M. subclavius (Unterschlüsselbeinmuskel)
  zieht das Schlüsselbein nach unten
- M. pectoralis minor (kleiner Brustmuskel)
  zieht Schulterblatt nach vorn und ist Atemhilfsmuskel
- M. serratus anterior (vorderer Sägezahnmuskel)
  dreht Schulterblatt nach oben und zur Seite

Hintere Schultergürtelmuskulatur

- M. trapezius (Kapuzenmuskel)
  zieht das Schulterblatt nach innen und oben
- M. levator scapulae (Schulterblattheber)
  hebt das Schulterblatt
- Mm. rhomboideus major et minor (großer und kleiner Rautenmuskel)
  zieht Schulterblatt nach innen und oben

Rückenmuskeln

Die Rückenmuskeln werden in zwei Gruppen eingeteilt:
- Tiefe Rückenmuskeln (autochthone Rückenmuskeln)
- Oberflächliche Rückenmuskeln

LE 4

Die tiefen Rückenmuskeln gliedern sich in kleine Muskeln, die von den Querfortsätzen zu den Dornfortsätzen ziehen, die zwischen den Dornfortsätzen positioniert sind oder zwischen den Querfortsätzen. Über die gesamte Länge der Wirbelsäule vom Becken bis zum Kopf zieht sich der *M. erector spinae* (Abb. 4.18). Die Muskeln liegen in mehreren Schichten übereinander und lassen sich in der anatomischen Präparation nicht exakt voneinander abgrenzen. Durch die kurzen Muskeln, die Quer- und Dornfortsätze miteinander verbinden, sind Rotationsbewegungen der Wirbelsäule möglich. Zur oberflächlichen Rückenmuskulatur zählen die Muskeln, die am Schultergürtel ansetzen und die in der nachfolgenden Tabelle beschrieben sind.

Thorax

Zu den zentralen motorischen Aufgaben des Thorax gehört seine Mitwirkung bei der Atmung. Die Atemmechanik ist in LE 8.1 beschrieben. Muskeln, die am oberen Thorax bzw. Schultergürtel angreifen und Bewegungen im Schultergelenk durchführen, können bei Fixation der Arme als Atemhilfsmuskulatur dienen. Hierzu zählen der große und kleine Brustmuskel (*M. pectoralis major und minor*), der Sägezahnmuskel (*M. serratus*) und der Treppenmuskel (*M. scalenus*). Die äußere vordere Kontur

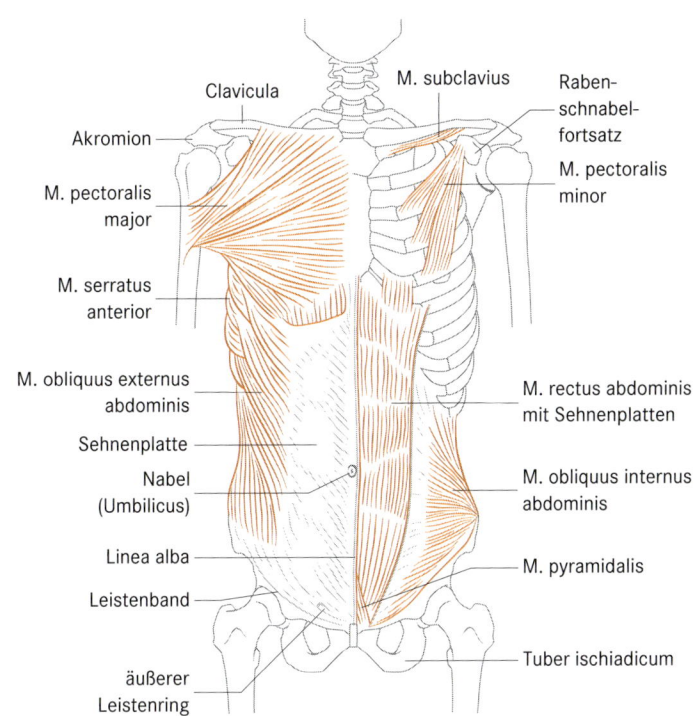

◀ Abb. 4.19.
Muskeln von Thorax und Bauchwand. Die Bauchmuskeln bilden einen Muskelpanzer zum Schutz der Bauchorgane und können sowohl die „Bauchpresse" bewirken als auch den Oberkörper nach vorn neigen (unter Mithilfe des M. iliopsoas) und den Rumpf drehen. Die obere Thoraxwand wird vom M. pectoralis major bestimmt; er kann mit seinen Muskelfasern den Oberarm nach vorn heben (Anteversion), zum Körper führen (Adduktion) und nach innen drehen (Innenrotation)

des Oberkörpers wird vom Trapezmuskel (*M. trapezius*), Schultermuskel (*M. deltoideus*) und großem Brustmuskel (M. pectoralis major) geprägt. Alle Muskeln dienen der Beweglichkeit des Schultergürtels bzw. des Oberarms (s. u.). Mit unterschiedlichen Faseranteilen können diese Muskeln unterschiedliche Bewegungen durchführen. Die äußere Kontur des Oberkörpers im Schulterbereich wird dorsal vom M. trapezius, M. deltoideus sowie vom von der Wirbelsäule zur Achselhöhle ziehenden M. latissimus dorsi geprägt. Im Bereich der Seiten des Thorax imponiert der Sägezahnmuskel, M. serratus anterior.

Bauchwand

Der klassische Waschbrettbauch wird, wenn nicht bei Adipositas durch Fettschichten getarnt, vom geraden Bauchmuskel (*M. rectus abdominis*) gebildet. Seine zentrale Aufgabe ist die Längsverspannung der vorderen Bauchwand und die Mitwirkung beim Aufrichtens des Oberkörpers aus der Rückenlage. Seitlich strahlen die schrägen Bauchmuskeln (*M. obliquus internus/ externus*) in die Bauchwand ein; sie unterstützen die Längsverspannung der vorderen Bauchwand und ermöglichen eine Seitwärtsneigung und Rotationsbewegung des Rumpfes. Aus unteren Fasern des M. obliquus internus zieht der *M. cremaster* (Hodenheber) zum Samenstrang und zum Hoden. Er kann die Hoden an den Rumpf heranziehen. Im Cremasterreflex lässt sich die Bewegung der Hoden durch Streichen über die Innenseite des Oberschenkels auslösen. An der Innenseite der Rippen 7–12 und bis hinab zum Leistenband zieht sich der quer liegende Bauchmuskel (*M. transversus abdominis*); er spielt für die Bauchpresse bei Stuhlgang, Presswehen und forcierter Exspiration u.a. eine wichtige Rolle.

Leistenkanal. Der Leistenkanal durchsetzt die Bauchwand schräg und stellt eine etwa 5 cm lange Verbindung zwischen Bauchhöhle und Leistenregion dar.
- Vorderwand: Faszie des äußeren schrägen Bauchmuskels
- Hinterwand: innere Bauchwandfaszie und Ausstrahlung des Leistenbandes
- Oben: Unterrand des queren und inneren schrägen Bauchmuskels
- Unten: Leistenband

Bei Frauen zieht sich das Lig. teres uteri durch den Leistenkanal, beim Mann Blutgefäße und Nerven des Hodens sowie der Samenstrang. Das äußere Ende des Leistenkanals wird als Leistenring bezeichnet und lässt sich am Leistenband medial deutlich tasten. Ist diese anatomische Lücke überproportional groß, so kann es bei Anspannung der Bauchpresse zu einem → **Leistenbruch** kommen. Man spricht auch von der Inguinalhernie. Da die männliche Bauchwand schwächer gebaut ist als die weibliche, kommt der Leistenbruch bei Männern etwa 9mal so häufig vor.
- Bruchsack: Peritoneum und Faszien; er kann bei indirekten Hernien bis ins Scrotum reichen
- Bruchinhalt: Teil des großen Netzes des Dünndarms (Ometum majus; LE 10.1) und Darmschlingen
- Differenzierung: Durch die Bruchpforte nach direkten (medial der epigastrischen Gefäße) und indirekte (lateral der Gefäße) Hernien; die meisten Hernien sind indirekte Hernien

Muskulatur von Schultern und oberer Extremität

Die verschiedenen Schichten der Rückenmuskulatur, die oben beschrieben worden sind, dienen zum einen der Beweglichkeit des Oberarms und der Schultergelenke, zum anderen der Beweglichkeit des Schulterblattes und damit des Schultergürtels. Bei der Schultergürtelmuskulatur wird eine vordere und hintere Muskulatur unterschieden.

Zur vorderen Schultergürtelmuskulatur zählen u.a. der kleine Brustmuskel (*M. pectoralis minor*) und der vordere Sägezahnmuskel (*M. serratus anterior*). Beide bewegen das Schulterblatt nach vorn. Bei fixiertem Schulterblatt durch Fixation des Oberarms können sie den Thorax anheben und dienen damit der inspiratorischen Atemhilfsmuskulatur.

Zur hinteren Schultergürtelmuskulatur (Abb. 4.18) gehören der Schulterblattheber (*M. levator scapulae*) und der Rautenmuskel (*M. rhombdoideus*). Sie sind an der Beweglichkeit des Schulterblattes beteiligt und können es nach oben bzw. medial bewegen. Durch die verschiedenen Faserverlaufsrichtungen des M. trapezius, dessen

LE 4

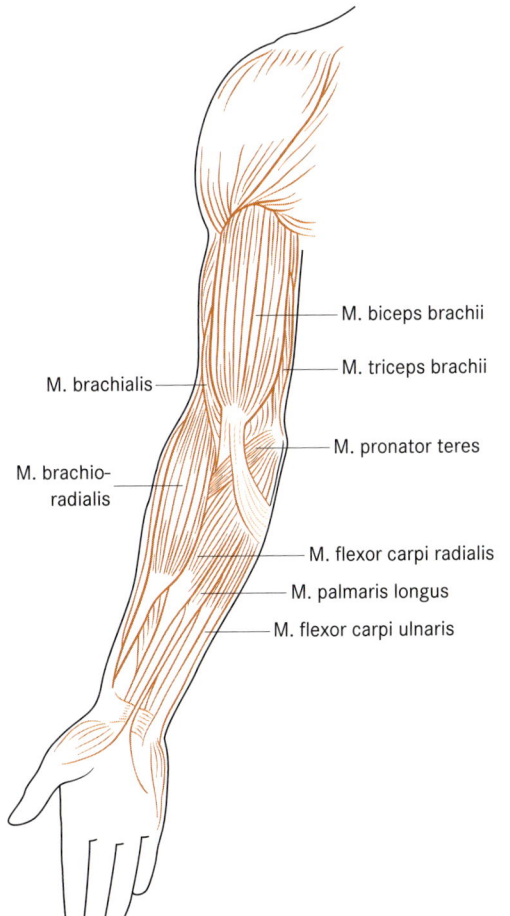

◀ **Abb. 4.20.**
Muskeln der oberen Extremität

Verlauf Hals und Schulter seine charakteristische Form gibt, ist das Schulterblatt in allen Bewegungsebenen flexibel. Die äußere Form der Schulter wird vom Deltamuskel (*M. deltoideus*) geprägt. Durch seine vielfältigen Faserverläufe ist er in allen Bewegungsebenen der Schulter beteiligt.

Oberarm

Die äußere Form des Oberarms (Brachium) wird u.a. vom zweiköpfigen Armmuskel (*M. bizeps brachii*) gebildet. Zusammen mit den Muskeln M. brachialis und M. brachioradialis beugt er den Oberarm im Ellbogengelenk. Während die letztgenannten Muskeln träge sind und als „Kraftbeuger" bezeichnet werden, kann der Bizeps schnelle Bewegungen durchführen. Gleichzeitig ist er der stärkste Supinator am rechtwinklig gebeugten Arm. Am Arm sind Beugebewegungen kraftvoller auszuführen als die Streckungen. Die Supination ist eine kraftvollere Bewegung als die Pronation.

Die beiden Köpfe des M. bizeps brachii entspringen getrennt im Bereich des Schultergelenks, wobei die lange Sehne in einer Knochenrinne über den gesamten Humeruskopf bis zur Spina scapulae führt. Der kurze Bizepskopf setzt am Processeus coracoideus (Rabenschnabelfortsatz) der Scapula an. Der Verlauf der langen Bizepssehne in ihrem Knochenkanal kann Anlass zahlreicher „rheumatischer" Erkrankungen sein. Man spricht vom Schulter-Arm-Syndrom (Periarthritis humeroscapularis), das mit zunehmendem Alter häufiger auftritt. Eine Tendovaginitis, eine Schleimbeutelentzündung (Bursitis) oder eine Insertionstendinitis sind ebenso häufige Befunde bei Überlastungen oder degenerativen Veränderungen der Schulter.

Streckbewegungen im Ellenbogengelenk werden dominiert durch den dreiköpfigen Armmuskel (*M. trizeps brachii*), der als Antagonist zum Bizeps fungiert.

Unterarm

Die Gestalt des Unterarms wird von 4 Muskelgruppen geprägt. Dominierend sind die Beuge- und Streckmuskeln von Handgelenk und Fingern, sowie die Muskeln, die eine Pronation bzw. eine Supination auslösen. Zu den unter der Haut sichtbaren oberflächlichen Muskeln gehören:

- M. pronator teres: Pronation und Flexion im Ellenbogengelenk
- M. flexor carpi radialis: zieht vom medialen Epicondylus des Humerus zur Basis des zweiten Mittelhandknochens und unterstützt die Palmarflexion im Handgelenk sowie die radiale Abduktion
- M. palmaris longus: der lange Hohlhandmuskel strahlt vom medialen Oberarmknorren ausgehend in die Palmaraponeurose ein, die er anspannt; im Handgelenk unterstützt er die Flexion
- M. flexor carpi ulnaris: bewirkt die Ulnarabduktion im Handgelenk

Hand und Finger

In Abb. 4.21 ist die Besonderheit der Beweglichkeit der Finger dargestellt. Besonders kräftige Muskeln sind die Beugemuskeln der Finger: der M. flexor digitorum superficialis spaltet sich in vier Sehnen für die Finger 2–5 auf und setzt an der mittleren

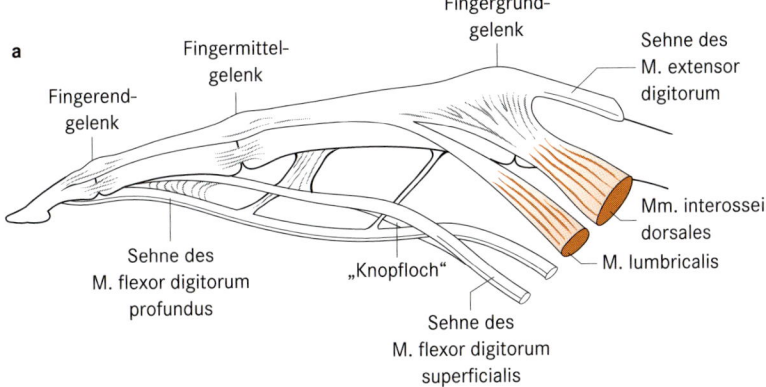

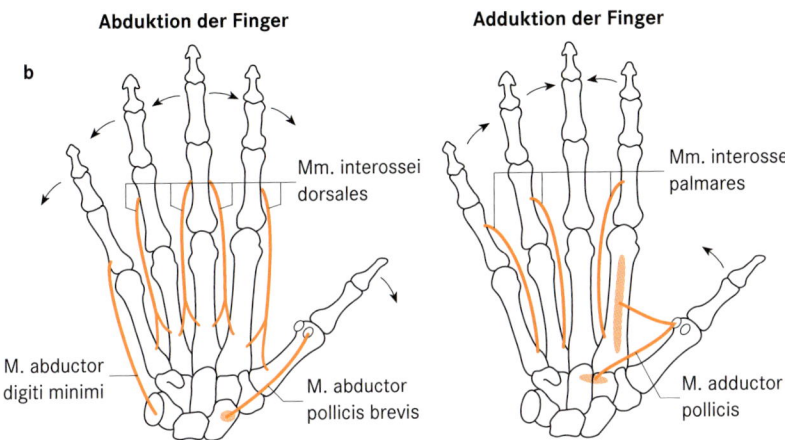

Abb. 4.21. ▲ **Handmuskeln.** (a) Beugung der Finger: Die Sehne des tiefen Fingerbeugers (M. flexor digitorum profundus) läuft durch einen Spalt in der Sehne des oberflächlichen Beugemuskels (M. flexor digitorum superficialis); an dieser Stelle können sich Sehnenknötchen verhaken und das Phänomen des „schnellenden Fingers" auslösen. (b) Die Abduktion (Spreizen) und Adduktion der Finger erfolgt durch die Mm. interossei; Daumen und Kleinfinger weisen durch eigene Muskeln eine zusätzliche Beweglichkeit auf (vgl. Abb. 4.6)

Phalanx an. Der tiefe Fingerbeuger (*M. flexor digitorum profundus*) setzt an den Endphalangen der Finger an. Dabei ziehen die Sehnen des tiefen Beugemuskels durch eine knopflochartige Aufspaltung der Sehne des oberflächlichen Muskels. Durch Sehnenknötchen kann es hier zu einer Verhakung im Bewegungsablauf und einem „schnellenden Finger" kommen.

Der kleine Finger und der Daumen besitzen eigene Streckmuskeln, der Daumen zusätzlich einen eigenen Abduktionsmuskel. Die Opponierbarkeit des Daumens gegenüber den anderen Fingern der Hand, wird durch den *M. opponens pollicis* ermöglicht. Die Abduktion und Adduktion der Finger werden durch kurze Handmuskeln (*Mm. interossei* palmares et dorsales und *Mm. lumbricales*) ermöglicht. Die palmaren Interossealmuskeln führen zu einem Zusammenziehen der Finger, die dorsalen Interossealmuskeln zu einer Abduktion.

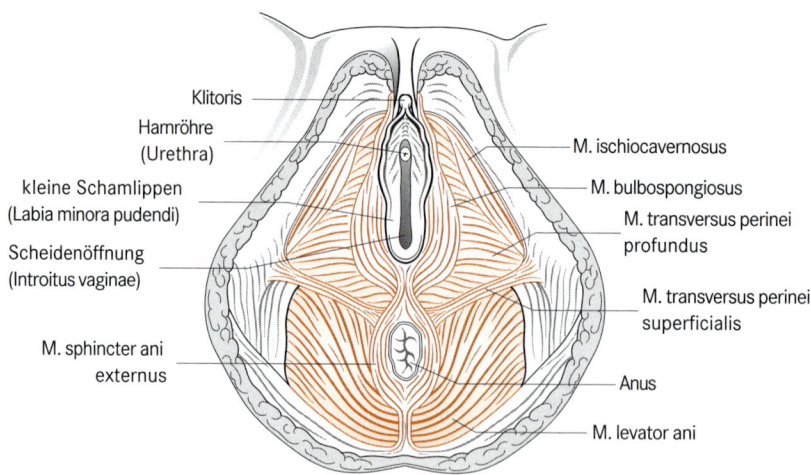

Abb. 4.22. ▲ **Beckenboden (Diaphragma pelvis und Diaphragma urogenitale).** Hier ist der weibliche Beckenboden dargestellt: auf den Muskelschichten des Beckenbodens liegt das Gewicht der Beckenorgane; wenn die Muskeln erschlaffen kann eine Inkontinenz von Blase und Mastdarm begünstigt werden; durch den M. bulbospongiosus und M. sphincter ani externus wird eine Schlinge in Form einer „8" gebildet; in der Mitte des Damms (Perineum) ist eine zentrale Sehnenplatte gespannt

Muskeln des Beckens und Beckenboden

Die Beckenhöhle ist ein Teil der Bauchhöhle, wobei beide Höhlen von knöchernen Strukturen (Wirbelsäule und Becken, sowie Teile des Thorax) vor allem aber von Muskeln umhüllt werden. Der Beckenboden ist Teil eines muskulären Systems, das die Organe von Bauch und Beckenraum umschließt. Auf dem Beckenboden lastet das Gewicht der inneren Organe dieser Körperhöhle. Die Muskelplatte des Beckenbodens wird auch als Diaphragma pelvis bezeichnet. Es ist eine nach unten gewölbte Muskelplatte, die die Form des Zwerchfells widerspiegelt. Der Beckenboden wird von Harnröhre, Vagina und Analkanal durchbrochen (Abb. 4.22).

Zum Diaphragma pelvis gehören M. sphincter ani externus und M. levator ani. Der M. sphincter anis externus (äußerer Schließmuskel) entspricht per definitionem nicht einem Sphinktermuskel, da er keine ringförmigen Muskelfasern, sondern nur gegenläufige Schlingen aufweist. Entsprechend dem Zifferblatt beim Patienten in Rückenlage durchtreten die Gefäße bei 4, 7 und 11 Uhr den M. levator ani und äußeren Sphinktermuskel. An diesen Stellen bilden sich bevorzugt Hämorrhoiden.

Zu den Muskeln des Beckenbodens zählen der *M. bulbospongiosus*, der den Scheideneingang einengen kann und die Glandula vestibularis major (Bartolinische Drüse) auspresst. Weiter komprimiert er den hinteren Teil des Harnröhrenschwellkörpers und unterstützt damit die Entleerung der Harnröhre am Ende der Miktion, sowie die Ejakulation. Auch wirkt er bei der Erektion mit. Die quer verlaufenden Dammmuskeln (*M. transversus perinei* superficialis und profundus) tragen zur Verspannung des Beckenbodens bei. Der *M. ischiocavernosus* komprimiert den hinteren Teil von

Klitoris bzw. Penis und verstärkt dadurch die Erektion. Die wesentlichen Muskeln sind in der nachfolgenden Tabelle zusammengefasst.

> **Muskeln des Beckenbodens**
>
> - M. transversus perinei superficialis (oberflächlicher querverlaufender Dammmuskel) verläuft zwischen beiden Sitzbeinhöckern
> - M. transversus perinei profundus (tiefer querverlaufender Dammmuskel) bildet das Diaphragma urogenitale (vorderer Teil des Beckenbodens), verläuft zwischen den Schambeinen
> - M. bulbospongiosus (Muskel des Harnröhrenschwellkörpers) bildet zusammen mit dem äußeren Schließmuskel des Anus eine 8förmige Schleife um Scheide und Anus (Abb. 4.22)
> - M. ischiocavernosus (Schwellkörpermuskel) verläuft seitlich am Beckenboden vom Sitzbein zu Penis oder Klitoris
> - M. levator ani (Hebermuskel des Anus) bildet den hinteren Teil des Beckenbodens

Hüftmuskulatur

Die Muskeln im Hüftgelenk bewegen den Femur gegenüber dem Hüftbein bzw. Heben und Senken das Becken je nach Stand- und Spielbein. Die oberflächlichen und tiefen Muskeln, die am Becken angreifen, sind in den Abb. 4.23 und 4.24 dargestellt. Die Strecker sind im Hüftgelenk stärker als die Beuger. Beim aufrechten Stand geht die Linie der Schwerkraft exakt durch das Hüftgelenk. Da der Oberkörper über diese Linie hinausragt, neigt der Körper dazu, nach vorne zu kippen, so dass kräftige, kompensierende Muskeln erforderlich sind. Auch bei Bewegungen, wie z.B. Treppensteigen oder bergaufwärts Gehen sind die Strecker besonders gefordert: während die Beugemuskeln im Hüftgelenk das Bein anheben, müssen sich die Streckmuskeln dem gesamten Körpergewicht stellen und es nach oben stemmen. Insgesamt ist die Streckmuskulatur 5mal so kräftig ausgeprägt wie die Beugemuskulatur.

Der zentrale Streckmuskel ist der große Gesäßmuskel (*M. glutaeus maximus*), der über Muskel- und Sehnenfasern (Tractus iliotibialis) die Extension im Kniegelenk unterstützt. Darunter liegen der M. glutaeus medius und M. glutaeus minimus, die beide im Hüftgelenk das Bein abduzieren, aber auch die Innen- und Außenrotation, je nach Faseranteil, unterstützen können. Der M. glutaeus medius ist der wichtigste Muskel für die intramuskuläre Injektion. Ist er gelähmt, fällt die Abduktion im Hüftgelenk weg, damit kann das Bein beim Gehen nicht mehr angehoben werden und es kommt zu einem Watschelgang, bei dem der Oberkörper zur Seite wippt, um das Becken kippen zu können.

Die Beugung im Hüftgelenk erfolgt vor allen Dingen durch den *M. iliopsoas* (Darmbein-Lendenmuskel), der von den Wirbelkörpern Th 12-L 4 zum Trochanter minor des Femur zieht. Er wird vom M. iliacus, der von der Spina iliaca anterior inferior und der Gelenkkapsel des Hüftgelenks zum Trochanter minor zieht, unterstützt. Am Oberschenkel wird die Flexion durch den geraden Schenkelmuskel (*M. rectus femoris*) als Teil des *M. quadrizeps femoris* unterstützt. Die Beugemuskeln im Hüftgelenk sind also gleichzeitig Streckmuskeln im Kniegelenk. Die Sehne des M. quadriceps femoris ist die Patellarsehne und läuft über die Patella zur Tuberositas tibiae.

Eine besondere Bedeutung kommt der Abduktion und Adduktion des Oberschenkels zu. Abb. 4.23. zeigt die 5 Adduktoren des Oberschenkels. Dieser Muskelgruppe kommt auch eine wichtige Aufgabe beim Gehen zu: sie sichern die Statik des Oberkörpers, wenn das Becken beim Gangbild durch Anheben eines Beines gekippt wird. Durch den Adduktorenkanal ziehen die großen Gefäße der unteren Extremität, wie z.B. A. und V. femoralis.

Bewegungen im Hüftgelenk

Beugung

- M. iliopsoas (Darmbeinlendenmuskel)
  setzt sich aus M. psoas major und M. iliacus zusammen, verläuft von der LWS zum Femur
- M. rectus femoris (gerader Oberschenkelmuskel)
  verläuft vom oberen Darmbeinstachel über Vorderseite des Oberschenkels bis zur Tibia; beugt in der Hüfte und streckt als Teil des M. quadriceps femoris im Kniegelenk
- M. quadriceps femoris (vierköpfiger Oberschenkelmuskel; s.o.)
  die anderen drei Teile des Muskels bilden mit ihm zusammen die Patellarsehne

Streckung

- M. glutaeus maximus (großer Gesäßmuskel)
  zieht vom Darmbein hinten zum Femur und stabilisiert als mächtiger Muskel die aufrechte Haltung; er gibt dem Gesäß die Kontur
- M. biceps femoris (zweiköpfiger Oberschenkelmuskel)
  verläuft dorsal über Hüft- und Kniegelenk und beugt auch im Kniegelenk

Abduktion

- M. glutaeus medius (mittlerer Gesäßmuskel) und
- M. glutaeus minimus (kleinster Gesäßmuskel)
  beide liegen fast ganz bedeckt unter dem M. gluaeus maximus; sie kippen das Bein beim Gehen und wirken mit bei Rotationsbewegungen; der M. glutaeus medius ist Ort für i.m. Injektionen

Adduktion (Abb. 4.23)

- M. adductor magnus (großer Oberschenkeladduktor)
- M. adductor longus (langer Oberschenkeladduktor)
- M. adductor brevis (kurzer Oberschenkeladduktor)
- M. gracilis (schlanker Muskel)
- M. pectineus (Kammmuskel)

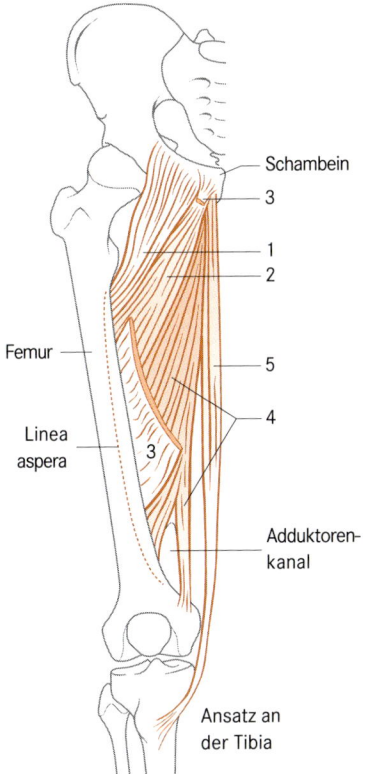

◀ **Abb. 4.23.**
Adduktoren des Oberschenkels. Die Beine werden durch fünf Muskeln geschlossen gehalten: 1 = M. pectineus, 2 = M adductor brevis, 3 = M. adductor longus, 4 = M. adductor magnus, 5 = M. gracilis

Muskeln der unteren Extremität

Oberschenkel

Die äußere Form des Oberschenkels wird durch eine derbe Faszie aus Bindegewebe, Fascia lata, die über die Muskeln des Oberschenkels gestülpt ist, gebildet. An der Außenseite des Oberschenkels befindet sich der *Tractus iliotibialis*, in den auch M. gluteus maximus einstrahlt: durch eigene Muskeln wird er angespannt. Besonders bei Sprintern ist dies deutlich sichtbar.

Während die Streckung im Kniegelenk überwiegend durch den M. quadrizeps femoris erfolgt, werden Beugung und Außenrotation über den M. bizeps femoris. Der M. quadrizeps femoris wird durch den N. femoralis versorgt. Dieser kräftige Nerv (Abb. 14.15) läuft lateral von V. und A. femoralis im Leistenband; bei seiner Lähmung ist die aktive Streckung des Beins im Kniegelenk nicht mehr möglich. Beim Stehen muss das Bein über den Tractus iliotibialis und den Gluteus maximus gesichert werden.

Die Rautenform der Kniekehle (*Poplitea*) wird von vier Muskeln gebildet:
- Proximal: M. bizeps femoris, M. semitendinosus und M. semimembranosus
- Distal: beiden Köpfe des M. gastrocnemius

In der Tiefe der Kniekehle liegt die A. poplitea direkt an der Gelenkkapsel; hier ist der Puls tastbar.

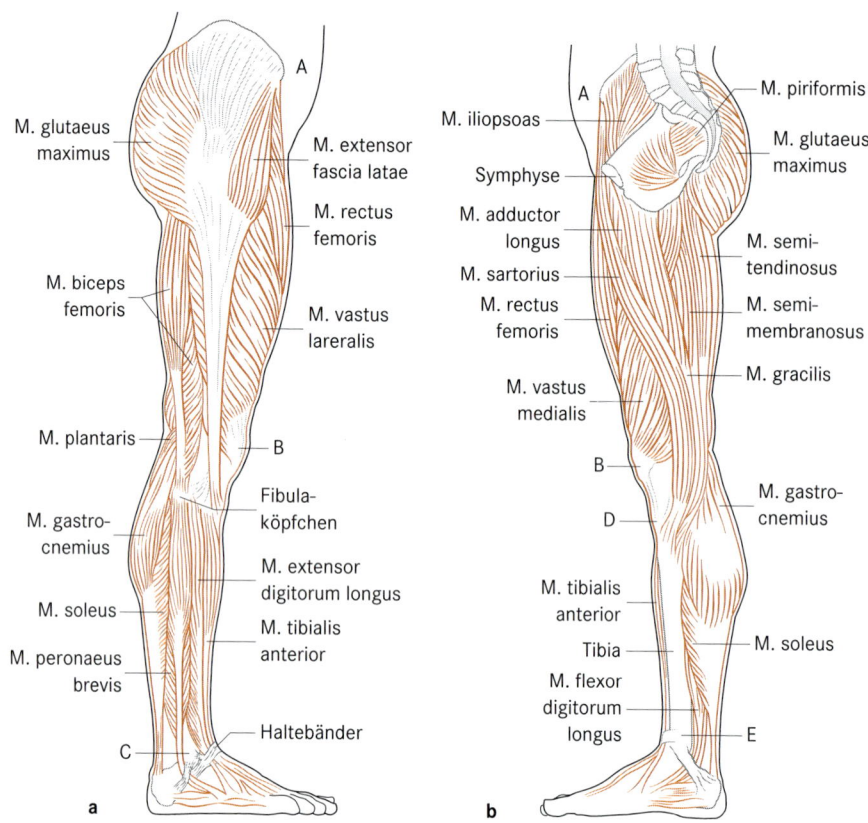

Abb. 4.24. ▲ **Muskeln des Beins** in lateraler (a) und medialer Sicht (b). Topografische Punkte sind A = Spina iliaca anterior superior, B = Kniescheibe, C = Außenknöchel (Fibula), D = Tuberositas tibiae (Ansatz der Patellarsehne), E = Innenknöchel (Tibia)

Unterschenkel

Die Muskeln des Unterschenkels bewegen das obere und untere Sprunggelenk, sowie die Gelenke der Zehen. Sie werden als lange Fußmuskeln zusammengefasst und unterschieden in oberflächliche und tiefe Beuger (Flexoren), die seitlich gelegene Peroneusgruppe und die vorn liegende Gruppe der Extensoren. Die Muskeln verlaufen in nur wenig dehnbaren Muskellogen (Kompartimenten). Kommt es zu einer entzündlichen Schwellung oder Einblutung in diese kammerähnlichen Räume, so kann es zu einer Kompression der Muskulatur und einer Minderversorgung kommen. Die Durchblutungsstörung kann bis zur Nekrose führen. Ein Spannungsgefühl und Schmerzen nach einer Verletzung sind die Hinweise auf ein drohendes Kompartmentsyndrom. Die Untersuchung von Puls, Sensibilität und Motorik ist deshalb bei Verletzungen und nach Anlage enger Verbände notwendig.

Der mächtigste Muskel am Unterschenkel, der die Wade bildet, ist der *M. triceps surae* (dreiköpfiger Wadenmuskel). Er setzt sich aus dem Wadenmuskel (*M. gastrocnemius*) und dem Schollenmuskel (*M. soleus*) zusammen. Gemeinsam bilden sie die Achillessehne, die am Tuber calcanei des Fersenbein ansetzt. Innerviert wird dieser

Muskel durch den N. tibialis. Er führt zu Plantarflexion und zur Pronation des Fußes. Dieser Muskel ist sowohl in Kraftentwicklung im Sprunggelenk als auch für die dauerhafte Standfestigkeit bei bewegungslosem Stehen wichtig. Die Achillessehne zählt neben Lig. iliofemorale zu den kräftigsten Geweben des Körpers.

Fuß

Die Dorsalextension des Fußes, das Anheben des Fußrückens, wird über den M. tibialis anterior und den M. extensor hallucis longus (langer Großzehenstrecker) durchgeführt. Unterstützt wird die Bewegung durch den M. extensor digitorum longus. Die Plantarflexion des Fußes im oberen Sprunggelenk wird über die Fibularismuskeln (M. fibularis longus und brevis) durchgeführt. Eine ältere Bezeichnung für M. fibularis ist auch M. peronaeus.

Alle Beugemuskeln im oberen Sprunggelenk unterstützen die Supination, alle Streckmuskeln die Pronation, für die das untere Sprunggelenk zuständig ist.

Vergleichbar den Händen kommen an den Füßen kurze Muskelgruppen vor, wobei die Großzehe, Hallux, eigene Muskeln für die Beugung, Abduktion und Adduk-

---

Zusammenspiel der Muskeln

Anteversion und Strecken des Arms
- M. deltoideus (dreieckiger Schultermuskel)
- M. pectoralis major (großer Brustmuskel)
- M. triceps brachii (dreiköpfiger Oberarmmuskel)
- Extensoren (Streckmuskeln) am Unterarm

Strecken des Beins
- M. iliopsoas (Hüft-Lendenmuskel)
- M. quadriceps femoris (vierköpfiger Oberschenkelmuskel)
- Streckmuskeln des Unterschenkels

Rumpfbeugen
- M. iliopsoas (Hüft-Lendenmuskel)
- M. rectus abdominis (gerader Bauchmuskel)
- M. latissimus dorsi (breiter Rückenmuskel)
- M. triceps brachii (dreiköpfiger Oberarmmuskel)

Liegestütze
- M. erector spinae (autochthone Rückenmuskeln)
- M. latissimus dorsi (breiter Rückenmuskel)
- M. glutaeus maximus (großer Gesäßmuskel)
- M. pectoralis major (großer Brustmuskel)
- M. triceps brachii (dreiköpfiger Oberarmmuskel)

Klimmzüge
- M. biceps brachii (zweiköpfiger Oberarmmuskel)
- M. brachioradialis (Oberarmmuskel)
- M. trapezius (trapezförmiger Muskel)
- M. latissimus dorsi (breiter Rückenmuskel)
- Flexoren (Beugemuskeln) am Unterarm

tion aufweist. Der stärkste Fußmuskel ist M. abductor hallucis, dessen Muskelbauch am medialen Fußrand gut zu tasten ist. Wie bei den Händen können die Zehen in geringem Maße gespreizt und adduziert werden. Hierfür sind Kurzmuskelgruppen und die Mm. interossei dorsales verantwortlich.

Die Fußsohle wird von der Plantaraponeurose gebildet, die mit der Sehnenplatte der Hand (Aponeurosis palmaris) vergleichbar ist. Durch die Sehnen der langen Unterschenkelmuskeln, die am Fuß angreifen, wird das Fußgewölbe in Längs- und Querrichtung gespannt. Fehlstellungen und Ermüdungen des Fußes werden in LE 15 (Störungen der Bewegung) besprochen.

Bewegungsablauf

Reflexe

Ohne die Versorgung mit den dazugehörigen Nerven, kann sich der Muskel nicht kontrahieren. Für den Erhalt des Gleichgewichts tragen sensorische Impulse aus der Muskulatur, die über Muskelspindel vermittelt werden, entscheidend bei. Diese Impulse werden als somato-sensorische Information über die Hinterwurzel der Spinalnerven an das Rückenmark geleitet und stehen auf der Segmentebene des

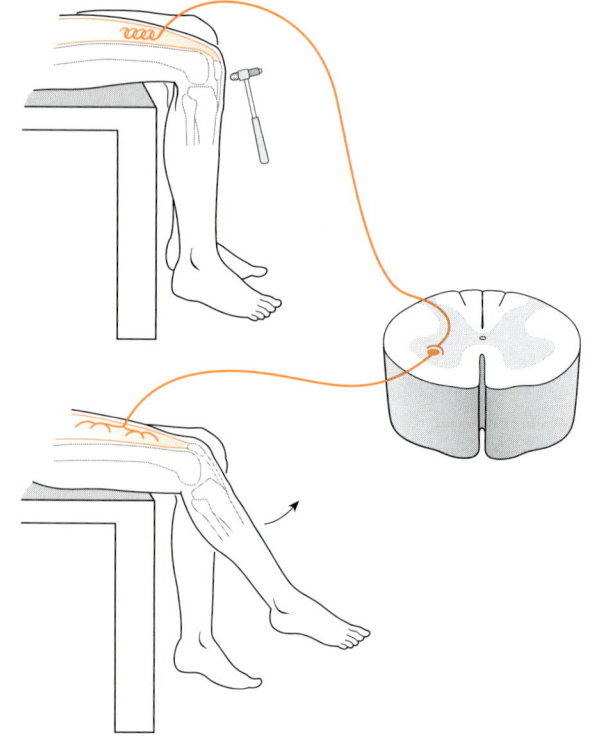

Abb. 4.25. ▶
Eigenreflex. Beim Patellarsehnenreflex (PSR) werden durch das Reflexhämmerchen die Muskelspindeln im M. quadriceps femoris gedehnt und leiten diesen Reiz über *sensible* Fasern zum Rückenmark. Reflektorisch wird über das motorische Neuron des Vorderhorns im Rückenmark die *motorische* Faser erregt und löst eine leichte Kontraktion des Muskels aus; da nur eine Synapse zwischen Erregung und Impulsantwort liegt, spricht man von einem *monosynaptischen* Reflex

Rückenmarks mit der motorischen Vorderhornzelle direkt in Verbindung. In LE 14 (Nervensystem) sind die anatomischen Details näher beschrieben. Wird eine → **Muskelspindel** durch kurze Dehnung, beispielsweise ausgelöst über einen Reflexhammer, erregt so kommt es zu einer monosynaptischen Umschaltung auf die entsprechenden motorischen Endplatten und der Muskel antwortet mit einer kurzen Kontraktion. Reflektorische Prozesse spielen für die Harmonie der Bewegungsabläufe, wie sie oben im Abschnitt über Synergisten und Antagonisten beschrieben worden sind, eine große Rolle. Die Testung der Reflexe ist für die neurologische Untersuchung von großer Bedeutung, da sie eine exakte segmentale Zuordnung von sensorischen und motorischen Ausfällen gestatten. Der häufigste Reflex ist der Patellarsehnenreflex. Andere Reflexe werden in LE 14 beschrieben.

Willkürbewegung und Bewegungsmuster

Jede Bewegung setzt sich aus einer bewussten geplanten Bewegung und einem im ZNS programmierten Handlungsmusters zusammen. Für willkürliche Bewegungsabläufe ist die Funktion der vorderen Zentralwindung (→ **Gyrus praecentralis**) der Großhirnrinde verantwortlich. Die dort liegenden Rindenzellen 'Pyramidenzellen', leiten Impulse aus dem primär motorischen Cortex über entsprechenden Segmenten auf Rückenmarksebene bis zu den motorischen Vorderhornzellen (α-Motoneurone). Alle Muskelgruppen des Körpers sind somatotop auf dem motorischen Cortex der vorderen Zentralwindung angeordnet, wobei Muskeln mit feiner Beweglichkeit einen größeren Raum einnehmen als weniger sensible Muskeln (Abb. 14.6 und 14.7).

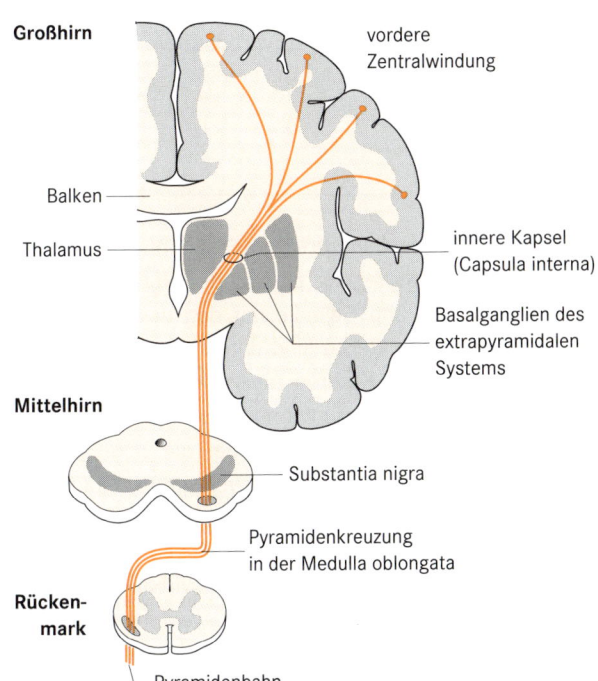

◀ **Abb. 4.26. Willkürmotorik und Pyramidenbahn.** In der vorderen Zentralwindung der Großhirnrinde (Gyrus praecentralis des Cortex cerebri) sind die Muskelgruppen des Skeletts lokalisiert, wobei die Motorik von Hand, Mimik und Sprache rund 80% dieses Teils des zerebralen Cortex beanspruchen; die willkürmotorische Bahn läuft durch die innere Kapsel (Capsula interna zwischen den Basalganglien und dem Thalamus; LE 14), kreuzt die Seiten in Höhe des verlängerten Marks (Medulla oblongata) und zieht dann zu den motorischen Synapsen in den Vorderhornzellen des Rückenmarks

Willkürmotorik. Impulse, die von der vorderen Zentralwindung ausgelöst werden, laufen in der → **Pyramidenbahn** durch das Großhirn, passieren hier zwischen Basalganglien und Thalamus die innere Kapsel (Capsula interna; Abb. 4.26), ziehen durch das Mittelhirn, wo sie in Höhe der Medulla oblongata auf die Gegenseite kreuzen, um dann im Rückenmark bis zu ihren Motorneuronen zu laufen. Die hier genannten Strukturen des Zentralnervensystems werden LE 14 erläutert. Störungen der Pyramidenbahn führen zum Verlust der Feinkoordination: statt eines präzisen Pinzettengriffs mit Opposition von Daumen und Zeigefingerkuppe kommt es dann zum „Massengriff" bei dem alle Finger gleichzeitig gebeugt werden. Mit Ausfall der Pyramidenbahn treten motorische Reflexmuster zu Tage, die sonst unterdrückt sind, wie z.B. das Babinski-Zeichen, das bei mechanischer Reizung des Fußaußenrandes zu einer Dorsalbewegung der Großzehe mit Spreizung der Zehen führt.

Bewegungsmuster. Das morphologische Substrat für harmonische Bewegungsprogramme sind die Basalganglien und das Kleinhirn (LE 14), wo alle beabsichtigten Bewegungen in Bewegungsprogramme umgesetzt werden. Die Bedeutung dieser Bewegungssteuerung zeigt sich vor allem bei klinischen Störungen, wie z.B. Tremor, Rigor und Hypokinese beim Morbus Parkinson (LE 15) oder Ataxien bei Funktionsstörungen des Kleinhirns. Gegenüber der Pyramidenbahn als Willkürmotorik wird das Konzept automatischer Handlungsabläufe als → **extrapyramidales System** beschrieben. Die neue Literatur wehrt sich allerdings gegen die Trennung von pyramidaler und extrapyramidaler Motorik, da beide Systeme im Zentralnervensystem sehr eng miteinander verbunden sind. Individuelle Bewegungsmuster, wie z.B. beim Musizieren oder sichtbar in persönlichen Gesten bzw. der jedem Menschen eigenen Handschrift, wird nicht nur vom pyramidal/extrapyramidalen System, sondern auch von emotionalen Faktoren und dem Thalamus beeinflusst. Die physiologische Beschreibung dieser Systeme ist LE 14, die Störungen der Bewegung LE 15 vorbehalten.

IM FOKUS 4

In dieser Lerneinheit wurden die morphologischen Strukturen und physiologischen Voraussetzungen geschildert, die nun jeder Bewegung zu Grunde liegt. Das Gerüst für alle Bewegungsabläufe sind die Knochen und Gelenke mit den daran ansetzenden Muskeln des Skeletts. Die knöchernen Strukturen sind unterschieden nach dem Schädel mit Hirnschädel, dessen Knochen durch Suturen zusammengehalten werden und dem Gesichtsschädel als Träger der Öffnungen für Atmung und Nahrungszufuhr, sowie Ansatz der mimischen Muskulatur. Die Wirbelsäule bildet mit Schulter- und Beckengürtel, sowie der oberen und unteren Extremität zwei große funktionale Einheiten. Die Wirbelsäule weist typische Krümmungen auf (Lordosen der HWS und LWS und eine Kyphose der BWS). Als topografisches Merkmal ist die Vertebra prominens, der 7. Halswirbel, hervorzuheben. Die Wirbelsäule setzt sich aus 24 Wirbeln und dazwischen gelagerten Zwischenwirbelscheiben (Bandscheiben) als Bewegungssegmenten zusammen. Das komplexe System der autochthonen Rückenmuskulatur ermöglicht Bewegungen in allen Ebenen. Über gelenkige Rippen ist der Thorax mit der BWS verbunden, wobei sieben echte Rippenpaare über Knorpelgewebe mit dem Brustbein verknüpft werden. Weitere fünf falsche Rippen haben keine direkte Verbindung zum Sternum. Dem Thorax aufgelagert ist der Schultergürtel mit Clavicula und Scapula.

Über den Schultergürtel und das Schultergelenk ist der Arm in allen Bewegungsebenen frei beweglich. Der Arm (Brachium) besteht aus Oberarm mit dem Humerus und Unterarm mit Ulna und Radius. Im Ellenbogengelenk dominiert die Ulna, im Handgelenk führt der Radius, der mit der Handwurzel ein Eigelenk bildet. Von der Handwurzel gehen die Mittelhandknochen, von diesen die fünf Finger ab, wobei der Daumen über ein Sattelgelenk kreisende Bewegungen und vor allem eine Opponierbarkeit aufweist.

Das Becken wird von beiden Hüftbeinen, die sich aus Sitzbein, Schambein und Darmbein zusammensetzen gebildet. Sie schließen den Beckengürtel hinten über das Kreuzbein (Verbindung über die Iliosakralfuge) und vorne über die Symphyse. Der Oberschenkel ist mit dem Becken über das Hüftgelenk im Acetabulum als Gelenkpfanne verbunden. Zwischen Femur und Tibia liegt das Kniegelenk, das durch die kräftige Muskulatur des M. quadrizeps femoris gestreckt wird. Zur Entlastung der Patellarsehne ist die Patella als Sesambein eingelagert. In gebeugtem Zustand können im Kniegelenk leichte Rotationsbewegungen durchgeführt werden. Die stabilisierenden Kreuzbänder sind hierbei gelockert. In das Kniegelenk eingelagert, sind zur Unterstützung der Gelenkflächen die Menisken; der innere Meniskus ist mit dem inneren Seitenband verwachsen und dadurch besonders für Verletzungen gefährdet.

Der Unterschenkel wird von Tibia und Fibula gebildet, wobei die tragende Statik ganz von der Tibia übernommen wird. Im Fußgelenk bilden Tibia und Fibula zusammen mit dem Sprungbein (Talus) das obere Sprunggelenk für Dorsal- und Plantarflexionen; der Talus ist mit dem Fersenbein (Calcaneus) im unteren Sprunggelenk für Supination- und Pronationsbewegungen verbunden. An die Fußwurzelknochen schließen sich die Mittelfußknochen und die Zehen an. Das Fußgewölbe wird über Muskelsehnen als elastisches Gewölbe längs und quer verspannt.

In Vertiefung der in LE 1 geschilderten Merkmale des speziellen Knochengewebes wird hier der Aufbau eines typischen Röhrenknochens mit Epiphyse, Epiphysenfuge, Diaphyse und Metaphyse geschildert. Der Knochen wird aus lamellenartigen Osteonen gebildet, in deren Mitte ein zentrales Gefäß (Havers-Kanal) liegt. Der Knochenaufbau erfolgt durch Osteoblasten, der Abbau durch Osteoklasten. Die eigentlich tragende Struktur eines Knochens ist die kräftige Kompakta, von deren inneren Rand in der Markhöhle die Spongiosa ausgeht. Hier erfolgt die Blutbildung. Umhüllt ist der Knochen von einem reichlich mit Blutgefässen und Nerven versorgten Periost. Beim Knochenwachstum sind Längs- und Dickenwachstum zu unterscheiden. Die Verbindung von Knochen untereinander wird als Gelenk bezeichnet. Hierbei werden echte und unechte Gelenke unterschieden. Zu einem echten Gelenk gehören der Gelenkspalt, der mit Synovia gefüllt ist und die Gelenkkapsel, oft verstärkt über Gelenkbänder und Gelenkklippen. Bei den meisten Röhrenknochen werden die Epiphysen von hyalinem Knorpel überzogen. Bei den unechten Gelenken werden Syndesmosen, Synchondrosen, Synostosen und Amphiathrosen unterschieden.

Die Skelettmuskulatur führt nicht nur Bewegungen in den Gelenken durch, sondern dient auch zur Wärmebildung und funktioniert als Muskelpumpe für den venösen Rückstrom zum Herzen. An den Gelenken der Röhrenknochen arbeiten die Muskeln als Synergisten und Antagonisten mit einer harmonisch ablaufenden Streckung und Beugung, wie er z.B. für ein harmonisches Gangbild entscheidend ist. Für die Funktion des Muskels sind nervöse Impulse über motorische Nerven entscheidend. Die Kontraktion selbst erfolgt als elektromechanische Koppelung über die Freisetzung von Kalzium in das Sarkomer, wo die kontraktilen Proteine Aktin und Myosin den eigentlichen Verkürzungsprozess durchführen. Mit jeder Muskeldehnung werden Muskelspindeln als sensorische Organe des Muskels aktiviert und melden über sensorische Nerven dem Rückenmark und den Kerngebieten des extrapyramidalen Systems sowie dem Kleinhirn Informationen, die für die Muskelvorspannung und den Erhalt des Gleichgewichts entscheidend sind. Durch das Auslösen von Reflexen kann die Funktion dieser Strukturen und die Schaltung auf segmentaler Rückenmarksebene geprüft werden. Die wichtigen Muskeln für Bewegungsabläufe im Bereich der Mimik, Rückenbewegung, Bewegung im Schultergürtel, sowie den Gelenken der oberen und unteren Extremität wurde im Einzelnen beschrieben.

NACHGEFRAGT 4

1. Nennen Sie vier Argumente, warum Bewegung vernünftig ist und die Gesundheit erhält

2. Welche Knochen bilden den Schädel? Unterscheiden Sie Hirn- und Gesichtsschädel und nennen Sie jeweils 5 Knochen

3. Was sind Schädelnähte, wie heißen sie und welche Knochen verbinden sie?

4. Beschreiben Sie Funktion, Form und Teile der Wirbelsäule

5. Welche Knochen bilden den Oberarm?

6. Was bezeichnen die Abkürzungen DIP und PIP?

7. Welche Knochen bilden das Becken?

8. Nennen Sie Skelettteile und Funktion des oberen Sprunggelenks

9. Welche Knochen bilden das untere Sprunggelenk; was ist seine Funktion?

10. Erklären Sie folgende Begriffe:
    a) Epiphyse
    b) Metaphyse
    c) Osteoklast
    d) Kompakta
    e) Spongiosa

11. Welche Bestandteile weist ein echtes Gelenk auf? Nennen Sie drei Strukturen, die ein echtes Gelenk verstärken können

12. Was versteht man unter – nennen Sie ein Beispiel
    a) Syndesmose?
    b) Synostose?
    c) Synchondrose?
    d) Amphiarthrose?

13. Welcher Unterschied besteht zwischen isotonischer und isometrischer Kontraktion?

14. Nennen Sie vier Muskeln, die am Thorax ansetzen

15. Welche Muskeln bilden die Bauchwand?

16. Nennen Sie zwei Muskeln, die an der Anteversion des Arms beteiligt sind

17. Wie kann es zu einem „schnellenden" Finger kommen?

18. Welche Muskeln beugen und welche strecken im Hüftgelenk?

19. Was ist die Tuberositas tibiae?

20. Welche Strukturen müssen gesund sein, damit eine willkürliche Bewegung ausgeführt werden kann?

LE 4

LEXIKON 4

Können Sie diese Begriffe erklären?
Lesen Sie im Lexikon in Übersicht 2 nach ...

A
Atlas
Axis

B
Brachium

C
Calcaneus
Caput
Clavicula
Cranium

D
Diaphyse
DIP

E
Echte Rippen
Epiphyse
Epiphysenfuge
Extrapyramidales System

F
Falsche Rippen
Femur
Fibula
Fontanelle

G
Gyrus präcentralis

H
Hüftbein
Humerus

K
Kallus
Kompakta
Kontraktile Proteine
Kreuzbänder
Kyphose

L
Leistenbruch
Lordose
Kompakta
Kontraktile Proteine
Kreuzbänder
Kyphose

L
Leistenbruch
Lordose

M
Malleolengabel
Menisken
Metaphyse
Muskelkater
Muskelspindel

O
Oberes Sprunggelenk
Olecranon
Osteoblasten
Osteoklasten
Osteon

P
Patella
Periost

Phalangen
PIP
Promontorium
Pyramidenbahn

R
Radius
Rigor mortis

S
Sattelgelenk
Scapula
Skoliose
Spina bifida
Spina iliaca ant. sup.
Spongiosa
Sternum
Sutura
Synovia

T
Talus
Tetanus
Tibia
Türkensattel

U
Ulna
Unteres Sprunggelenk

V
Vertebrum prominens

Wachsen, Reifen, Altern 5

Lerneinheit 5

Kindheit — **219**
Kindliche Entwicklung — 219
Angeborene Erkrankungen — 225
Leitsymptome bei Kindern — 230
Infektionskrankheiten im Kindesalter — 233
Krämpfe und Kopfschmerzen — 239
Geistige und seelische Störungen bei Kindern — 241
Kindstod — 251

Adoleszenz — **253**
Normale Entwicklung in der Pubertät — 253
Störungen der Pubertät — 254

Alter — **257**
Physiologisches Altern — 258
Ernährung im Alter — 259
Alter und Bewegung — 261
Häufige geriatrische Erkrankungen — 263
Sturz und Sturzprävention — 269
Therapie im Alter — 271
Demenz — 271
Inkontinenz — 274
Sterben und Tod — 275

Im Fokus — **280**

Nachgefragt — **281**

Lexikon — **282**

Lerneinheit 5

Wachsen, Reifen, Altern — LE 5

Kindheit

Kindliche Entwicklung

Die kindliche Entwicklung verläuft in drei Schritten:
- **Wachstum.** Das Kind wächst in der Länge und in seinen Körperproportionen, es bekommt mehr Muskeln und es entwickelt seine Sprache
- **Differenzierung.** Über das Wachstum hinaus entwickelt sich das Kind morphologisch und physiologisch individuell; die Sprache wird logischer und entwickelt sich zusammen mit der Motorik: das Kind lernt zu begreifen. Im Lauf früher Prägungen und durch den Einfluss der Hormone identifiziert sich das Kind sexuell
- **Spezifizierung.** Das Kind und der Adoleszente nehmen Prägungen ihrer Umwelt auf, erlernen die Feinheiten der Muttersprache, entwickeln einen persönlichen Schreibstil und formen sich zum Erwachsenen. Dieser Prozess wird in der Pubertät abgeschlossen.

Schritte der kindlichen Entwicklung (nach Koletzko, 2003)

Motorische Entwicklung

Bis 6 Monate	Hände ansehen und in den Mund stecken
6–8 Monate	dreht sich auf den Bauch
6–9 Monate	sitzt frei nach Hilfe beim Aufsetzen
8–11 Monate	krabbelt
8–12 Monate	selbständiges Aufsetzen
9–12 Monate	aufrechter Gang mit Abstützen an Möbeln
10–14 Monate	freies Stehen
11–16 Monate	freies, selbständiges Gehen

Soziale Entwicklung

1–3 Monate	Blickkontakt und „soziales" Lächeln
ab 6 Monate	Fremdeln
ab 12 Monate	Versuche selbständig zu essen
ab 16 Monaten	Speisen werden gekaut
ab 18 Monate	selbständiges Essen und Ausziehen
ab 21 Monate	Benutzung des eigenen Namens
ab 24 Monate	tagsüber besteht Kontinenz
ab 27 Monate	Benutzung des „Ich" beim Sprechen

Sprachliche Entwicklung
- 7–12 Monate — Laute werden nachgeahmt
- 10–18 Monate — die Worte „Mama" und „Papa" werden bewusst eingesetzt
- 12–18 Monate — erste eigene Worte
- ab 15 Monaten — Benutzung von Präpositionen
- ab 19 Monaten — erste kurze Sätze

Entwicklung beim Spielen
- 3–15 Monate — alle Spielzeuge werden in den Mund gesteckt
- 3–24 Monate — die Spielzeuge werden mit den Händen untersucht
- ab 9 Monaten — Behälter werden ein- und ausgeräumt
- ab 15 Monaten — Stapeln von Bausteinen
- ab 24 Monaten — Rollenspiel mit einer Puppe

Apgar-Index

(benannt nach der US Ärztin Virginia Apgar, 1909–1974, die ihn 1952 erstmals benutzte)

	0	1	2
Herzfrequenz	Asystolie	<100/min	>100/min
Atmung	keine	Unregelmäßig	Regelmäßig
Hautfarbe	blass	Stamm rosig, aber Extremitäten zyanotisch	Rosig
Muskeltonus	schlaff	Extremitäten leicht gebeugt	Aktive Bewegungen
Reflexe beim Absaugen	keine	Grimassieren	Niesen, Husten, Schreien

Bewertung
9–10 Punkte	optimal lebensfrisch
8–7	normal lebensfrisch
6–5	leichte Einschränkung
4–3	mittelgradige Einschränkung
2–0	schwere Einschränkung

Die Schritte der kindlichen Entwicklung sind in der folgenden Tabelle für Motorik, soziales Verhalten, Sprache und Spielverhalten dargestellt.

Das Neugeborene

Die amerikanische Kinderärztin Virginia Apgar führte 1952 erstmals das → **Apgar-Schema** für die Untersuchung des Neugeborenen und seiner vitalen Funktionen ein. 1, 5 und 10 Minuten nach der Geburt werden beim Kind Herzfrequenz, Atmung, Hautfarbe, Muskeltonus und die Reaktion auf Reflexe beim Absaugen geprüft und nach einem Punkteschema bewertet. Darüber hinaus wird der pH-Wert des Blutes in der Nabelschnur bestimmt. Dieser liegt wesentlich niedriger als beim Erwach-

senen, beim Neugeborenen auf jeden Fall aber >7. Die somatischen Reifezeichen des Neugeborenen sind:
- Vollständig entwickeltes Knorpelgerüst der Ohrmuscheln
- Ausbildung der Brustdrüsen mit einem Durchmesser von etwa 10 mm
- Bei Jungen Deszension der Hoden im Leistenkanal
- Bei Mädchen Entwicklungen der großen Labien, die die kleinen Labien überdecken
- Fingernägel überragen die Fingerkuppe
- Über der ganzen Fußsohle sind Falten sichtbar

Definitionen in der Perinatalmedizin

- **Gestationsalter**
  Schwangerschaftsdauer, normal ca. 280 Tage
- **Frühgeborenes**
  Gestationsalter <260 Tage bzw. vor 37. SSW (Schwangerschaftswoche)
- **Reifes Neugeborenes**
  Gestationsalter 260–293 Tage bzw. Geburt in 37.–41. SSW
- **Übertragenes Neugeborenes**
  Gestationsalter >293 Tage bzw. Geburt ab 42. SSW
- **SGA-Neugeborenes** (small gestational age)
  Geburtsgewicht <10. Perzentile der Normalverteilung
- **AGA-Neugeborenes** (appropriate for gestational age)
  Geburtsgewicht zwischen 10.–90. Perzentile
- **LGA-Neugeborenes** (large for gestational age)
  Geburtsgewicht >90. Perzentile

Das normale Geburtsgewicht liegt zwischen 2500 und 4200 g. Aussagestärker als dieser Wert ist jedoch das auf das Gestationsalter (Schwangerschaftsdauer) bezogene Geburtsgewicht. Die einzelnen perinatalen Definitionen sind in der nachfolgenden Tabelle zusammengestellt.

Motorik des Neugeborenen

Die Nahrungsaufnahme des Neugeborenen wird durch mehrere Reflexe sichergestellt: im Suchreflex sucht das Neugeborene mit dem Mund die Brustwarze der Mutter, sobald Wangen oder Lippen mit der Haut in Kontakt kommen. Diese Suchbewegungen können auch durch den Finger ausgelöst werden. Spürt das Neugeborene die Wärme der mütterlichen Brust, so dreht es den Kopf der Brust zu und bereits am 5. Tag nimmt das Neugeborene den spezifischen Geruch der Mutter wahr. Berühren die Lippen des Kindes die Brustwarze, so saugt es sich mit Ober- und Unterkiefer an dieser fest und streicht mit der Zunge die Milchzisternen aus. Die Saug und Atembewegungen während des Trinkens werden durch den Schluckreflex bestimmt. Nach 1–2 Schluckbewegungen macht der Säugling einen Atemzug. Da er hierbei ausschließlich durch die Nase atmet, kann ein banaler Schnupfen zu einem Trinkhindernis führen. Das Neugeborene verbraucht in den ersten Lebenstagen mehr Kalorien als ihm zugeführt werden und scheidet auch mehr Flüssigkeit aus als es trinkt. Der daraus resultierende Gewichtsverlust beträgt bei den meisten Kindern rund 5% des Geburts-

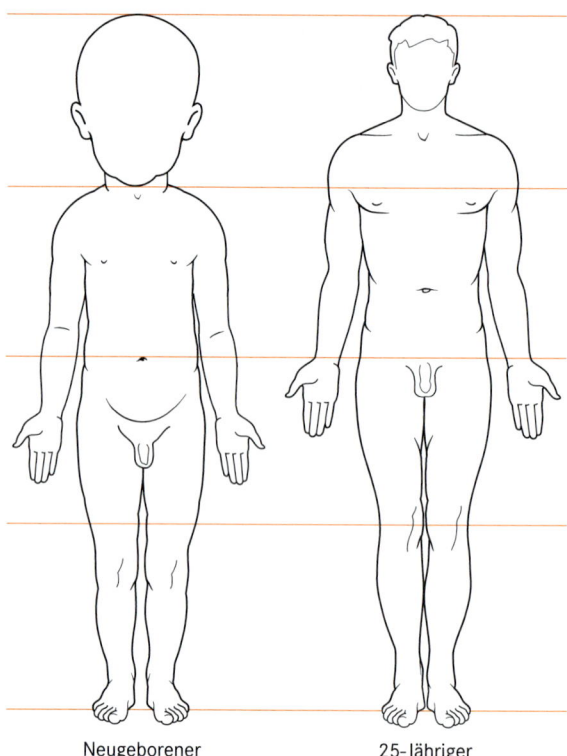

Abb. 5.1. ▶
Veränderungen der körperlichen Proportionen während des Wachstums

Neugeborener   25-Jähriger

gewichtes, das nach 5–10 Tagen wieder erreicht wird. Dann erst setzt das Körperwachstum ein. Die wichtigsten Neugeborenenreflexe sind
- Mororeaktion und
- Greifreflex.

Bei der → **Mororeaktion** wird das Kind aus der sitzenden Stellung rasch um etwa 30 Grad nach hinten bewegt. Hierbei streckt und abduziert es die Arme mit einer anschließenden Beugung und Adduktion. Im *Greifreflex* wird bei Druck auf die Innenfläche der Hände eine Beugung der Finger oder Zehen ausgelöst. Die frühkindlichen Reflexe verschwinden nach 6 Monaten. Treten sie noch später auf, weisen sie auf eine zerebrale Schädigung hin.

Schlafzyklus. Der durchschnittliche Schlafzyklus des Säuglings dauert etwa 50 Minuten und verlängert sich im Erwachsenenalter auf 90–120 Minuten. Der Rhythmus von Schlafen und Wachen baut sich im Lauf der ersten beiden Lebensjahre auf. Das gesamte Schlafbedürfnis des Neugeborenen variiert zwischen 14–20 Stunden. Bis zum Erwachsenenalter reduziert es sich auf durchschnittlich 7–8 Stunden.

Körpergröße. Das Größenwachstum des Kindes nimmt nach der Geburt stetig ab und erreicht erst während der Pubertät eine neue Geschwindigkeit (pubertärer Wachstumsspurt). Bis zur Pubertät sind Mädchen und Jungen etwa gleich groß. Das Pubertätseintrittsalter liegt bei Mädchen etwa bei 10,5, bei Jungen bei 12,5 Jahren. Durch prozentuale Vergleiche lässt sich die Wachstumsgeschwindigkeit von Jungen und Mädchen altersgemäß vergleichen. Die Körpergröße auf der 90.Perzentile bedeutet z.B. dass 90% anderer Kinder kleiner sind, 10% aber größer. Der Normbereich liegt zwischen 3 und 97%. Die Perzentilen werden als → **Somatogramm** dargestellt, so dass in jedem Altersabschnitt der Normbereich ermittelt werden kann.

Die Langzeitbeobachtungen über einen Zeitraum von rund 150 Jahren zeigen, dass die Kinder mit jeder Generation größer werden. Ursachen hierfür mögen verbesserte hygienische Verhältnisse, die Gesundheitsvorsorge und die optimierte Ernährung sein. Damit einhergehend scheint eine Vorverlegung der Pubertät zu erfolgen. Vor der Pubertät wirken die Kinder lang gestreckt, da die Beine gegenüber dem Wachs-

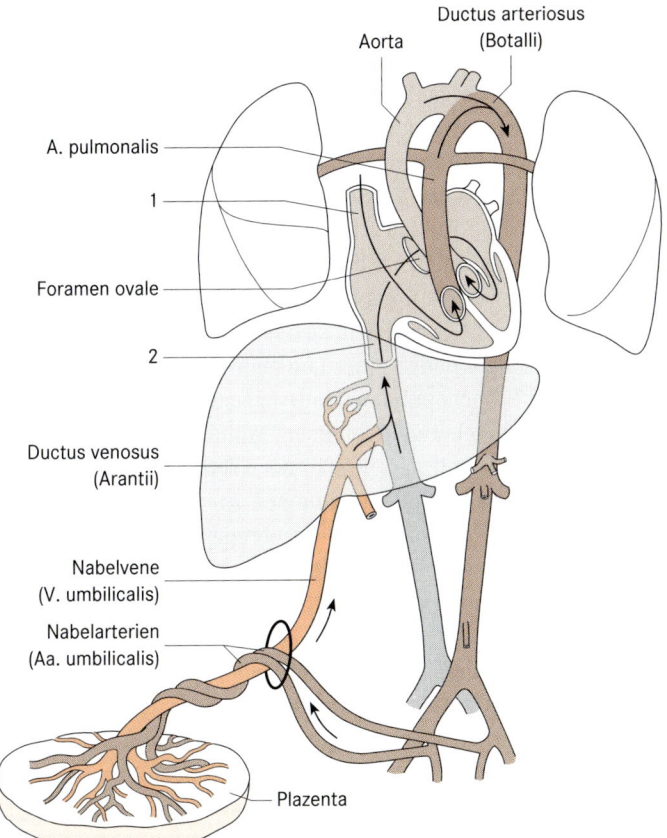

Abb. 5.2. ▲ **Embryonaler Kreislauf.** Ab der 6. Woche pumpt das Herz des Kindes Blut durch seinen Körper; das mit Nährstoffen und Sauerstoff angereicherte Blut fließt über die Nabelvene (V. umbilicalis) von der Plazenta in die kindliche Leber und von hier über den Ductus Arantii in die untere Hohlvene. Das Foramen ovale zwischen den Vorhöfen lässt das Blut aus dem rechten direkt in das linke Herz strömen; das Blut aus dem rechten Ventrikel strömt nur zu einem geringen Teil in die nicht belüftete Lunge, während der Hauptanteil über den Ductus Botalli zwischen A. pulmonalis und Aorta in den Körperkreislauf gelenkt wird. Die fetale Mikrozirkulation wird durch arteriovenöses Mischblut versorgt. Der Rückfluss zur Plazenta erfolgt über zwei Nabelarterien (Aa. umbilicales), die aus beiden inneren Beckenarterien (A. iliaca interna) entspringen ; 1 = obere Hohlvene, 2 = untere Hohlvene

tum anderer Skelettteile rascher wachsen. Mit Einsetzen der pubertären Wachstumsphase normalisieren sich die Proportionen. Wachstumsstörungen lassen sich durch Röntgenaufnahmen der Hand bestimmen. Hier zeigt sich die Knochenreife bzw. das Knochenalter des Kindes. Die Knochenreifung selbst korreliert mit der vermutlichen Körperendgröße, so dass bei normal wachsenden Kindern eine Vorhersage ihrer zukünftigen Körpergröße möglich wird. Mit dem Knochenwachstum erfolgt auch das Wachstum der Zähne. Die Milchzähne brechen als Schneidezähne mit etwa 5–8 Monaten durch (1.Dentition; LE 10).

Krankheitsrisiken des Frühgeborenen

Etwa 7% aller Geburten erfolgen vor der vollendeten 37. Schwangerschaftswoche. Die zentralen Probleme bei Frühgeborenen sind v.a. das Atemnotsyndrom (RDS, → **respiratory disstress syndrome**) das auch als hyalines Membranensyndrom bezeichnet wird. Seine Ursache liegt in der Unfähigkeit des Frühgeborenen ausreichend Surfactant zu bilden. Der *Surface active agent,* der von den Pneumozyten Typ II (LE 8.1) gebildet wird, ist qualitativ und quantitativ vermindert. Eine ausreichende Bildung des Surfactant erfolgt üblicherweise ab der 35. Schwangerschaftswoche. Besonders Kinder von diabetischen Müttern sind für ein RDS gefährdet. Durch die Gabe von natürlichem Surfactant kann der Gasaustausch bei RDS deutlich gebessert und die Sterblichkeit gesenkt werden. Eine weitere Komplikation ist der persistierende Ductus arteriosus, ein angeborener Herzfehler, bei dem sich der Ductus Botalli nach der Geburt nicht schließt (LE 7.2). Auf dem Boden einer Lungenunreife oder bei maschineller Beatmung kann es zu einer bronchopulmonalen Dysplasie mit Entwicklung einer Rechtsherzinsuffizienz des Frühgeborenen kommen. Weiter werden die Kinder durch die Frühgeborenenretinopathie mit dem Risiko der Erblindung bedroht. Als Ausdruck eines unreifen Atemzentrums können sie einen Atemstillstand (Apnoe) bis zu 10 Sekunden entwickeln. Rund 30% aller Frühgeborenen zeigen dieses Phänomen in der ersten Woche.

Über die Hälfte der Neugeborenen entwickelt bis zum dritten Tag nach der Geburt einen Ikterus (Ikterus neonatorum), der nach dem 5. Lebenstag wieder abklingt (Definition des Ikterus s. LE 10). Die Ursache des → **Neugeborenenikterus** liegt in einer enzymatischen Schwäche der kindlichen Leber in den ersten Tagen. Eine Behandlung ist in den meisten Fällen nicht notwendig; wenn die Bilirubinwerte stark ansteigen, wird eine Phototherapie mit blauwelligem Licht durchgeführt. Bei einer Blutgruppenunverträglichkeit zwischen Mutter und Kind kann es zu einem Morbus haemolyticus neonatorum kommen. Auch die als Rhesus-Erythroblastose bezeichnete Erkrankung zeigt sich typischerweise ab der zweiten Schwangerschaft (beim Rhesussystem, LE 13, müssen die Antikörper gegen die Erythrozytenantigene erst gebildet werden). Durch die Gabe eines Anti-D Immunglobulins unmittelbar nach der Geburt kann die Sensibilisierung der rhesusnegativen Mutter bei einem rhesuspositiven Kind in den meisten Fällen vermieden werden.

Angeborene Erkrankungen

Genetische Defekte

Down-Syndrom. Beim → **Down-Syndrom**, das auch als Trisomie 21 bezeichnet wird, kommt das Chromosom 21 dreimal vor. Diese genetische Störung ist in bis zu 10% häufiger bei Müttern, die über 38 Jahre alt sind. Es zeichnet sich aus durch Fehlbildungen im Bereich des Kopfes mit Mongolenfalte, einem verbreitertem Augenabstand (Hypertelorismus), einer flachen breiten Nasenwurzel, dem offen stehenden Mund, der gefurchten Zunge und häufig einem kurzen Hals. Bei den Fingern zeigen sich breite Hände mit kurzen Fingern, einer Vierfingerfurche und am Fuß eine Sandalenlücke zwischen erstem und zweitem Zeh. Die Kinder sind geistig behindert, weisen verzögerte Reflexe auf und eine muskuläre Hypotonie. Häufig finden sich Hüftdysplasien (s. u.) und angeborene Herzfehler, vor allem ein Ventrikelseptumdefekt, VSD (LE 6.2).

Klinefelter-Syndrom. Die Kinder weisen 47 Chromosomen durch ein doppelt vorkommendes X-Chromosom bei männlichem Karyotyp (XXY) auf. Selten kommen auch drei oder vier X-Chromosomen vor. Meist besteht ein Großwuchs. Die Entwicklung in der Pubertät ist verzögert oder reduziert. Bei Jungen finden sich kleine Hoden und eine Gynäkomastie bei weiblichem Behaarungstyp. Häufig besteht eine verzögerte Sprachentwicklung und ein auffälliges Verhalten mit Kontaktscheu. Die geistige Entwicklung kann normal sein.

Angeborene Fehlbildungen des Magen-Darmtrakts

Drehungsanomalien. Bei den meisten Kindern liegen Drehungsanomalien als Zeichen von fetalen Entwicklungsstörungen des Darms im Bereich des Nabels vor. Diese Fehlbildungen können klinisch unerkannt bleiben. Bei einer Trisomie 21 finden sich diese Fehlbildungen und eine Duodenalstenose in rund 20%.

Duodenalstenose. Bei einer Duodenalstenose kommt es ab dem ersten Lebenstag zu galligem Erbrechen. Bei einer Ösophagusatresie tritt häufig eine Fistelbildung zur Trachea auf. Das Neugeborene aspiriert dann die Nahrung und reagiert mit starkem Husten und einer Zyanose. Wegen der Aspirationen wegen muss frühzeitig operiert werden.

Morbus Hirschsprung. Beim Morbus Hirschsprung sind die Nerven und Ganglienzellen, die für die Motorik des Darms verantwortlich sind, nicht entwickelt. Daraus resultiert eine Darmstenose mit Stauung des Stuhls. Proximal der Stenose kommt es zu einem Megakolon. Bei den Kindern fällt das aufgetriebene Abdomen bei einer Entleerungsstörung des Stuhls auf.

Pylorusstenose. Bei einer Pylorusstenose kommt es zum schwallartigen Erbrechen und Dehydratation ab der zweiten Lebenswoche. Überwiegend sind Jungen betroffen. Die Diagnose wird in der Ultraschalldiagnostik gestellt. Bei schweren Fällen muss operiert werden. Nach der 14. Lebenswoche kann eine spontane Rückbildung der hypertrophischen Stenose erfolgen.

Fehlbildungen der Niere und des Genitale

Fehlanlagen der Niere, wie sie oft erstmals im Erwachsenenalter diagnostiziert werden, klinisch aber stumm bleiben können, sind in LE 9.2 beschrieben.

Nierenzysten. Bei den Säuglingen ist das Abdomen vorgewölbt und die Niere ist deutlich tastbar. Oft ist die Erkrankung mit einer angeborenen Leberfibrose kombiniert. Der Blutdruck ist erhöht, und die Nieren können so groß werden, dass die Atmung erschwert ist. Die Nierenfunktion kann bis zur Oligurie reduziert sein. In jedem Fall ist eine frühzeitige Nephrektomie und Dialysebehandlung notwendig. Die Indikation für die Dialyse kann je nach Abhängigkeit der Nierenfunktion bis in das Jugend- oder frühe Erwachsenenalter hinausgeschoben werden. Die polyzystische Niere ist eine Erberkrankung, die sowohl rezessiv als auch autosomal dominant vererbt wird.

Hydronephrose. Eine Harnabflussstauung kommt bei Kindern am häufigsten durch eine Abgangsstenose des Ureters vor. Hierbei bestehen fibrotische Verwachsungen zwischen Nierenbecken und Ureter. Meist ist die Hydronephrose bereits im pränatalen Ultraschall zu erkennen. Je nach Ausmaß der Stauung muss frühzeitig operiert werden. Bei einer Fehleinmündung des Ureters in die Blase kann es zu einem Rückfluss von Urin in den Harnleiter kommen. Man spricht von einem vesiko-urethralen Reflux. Die Diagnose wird häufig nach rezidivierenden Harnwegsinfekten gestellt. Bei einer Erweiterung des Ureters und Harnstau im Nierenbecken muss operativ interveniert werden.

Phimose. Bei männlichen Neugeborenen besteht fast immer eine Verklebung der Vorhaut. Diese löst sich in den ersten Lebensjahren spontan. Von einer angeborenen → **Phimose** spricht man, wenn die Engstelle der Vorhaut bis zum dritten Lebensjahr besteht und bei der Miktion ein deutlicher Ballon zu sehen ist. Bei einer Phimose lässt sich das Präputium nicht über die Glans zurückstreifen. Bei rezidivierenden Entzündungen im Bereich der Glans penis oder Entzündungen der Vorhaut, wird eine Zirkumzision durchgeführt. Eine rezidivierende Entzündung durch eine Phimose kann zu einer Balanitis führen. Hierbei ist der Penis in seinem distalen Drittel entzündlich gerötet und schmerzhaft geschwollen.

Bei einer → **Hypospadie** mündet die Urethra nicht an der Spitze des Penis, sondern häufig an der Unterseite bzw. im Bereich der Hoden. Meist fehlt das Corpus spongiosum des Penis. Die Erektionsfähigkeit ist gestört oder unmöglich.

Lagestörungen des Hodens. Ein Maldeszensus testis, ein unzureichender Abstieg der Hoden in das Scrotum findet sich bei jedem zehnten männlichen Neugeborenen und noch häufiger bei Frühgeborenen. Beim Pendelhoden steigt der Hoden zwar ab, kann aber durch den M. cremaster in den Hodenkanal gezogen werden. Beim Gleithoden ist es möglich den Hoden im Scrotum zu positionieren, es kommt aber zu einem Zurückgleiten nach der Untersuchung. Bis zum Ende des zweiten Lebensjahres sollten beide Hoden im Scrotum positioniert sein. Oft lässt sich dies durch die Gabe von HCG (Humanes Chorion Gonadotropin) als Nasenspray oder durch i.m. Injektionen erzielen. Häufig besteht bei Neugeborenen eine Hydrozele, die als deutliche Schwellung des Scrotums ohne Entzündungsreaktion erscheint. Erst wenn die Wasseransammlung im Hoden bis zum zweiten Lebensjahr anhält, muss operativ eingegriffen werden.

Angeborene Störungen des Skeletts

Die angeborenen Skelettfehlbildungen werden auch als Osteochondrodysplasien bezeichnet. Hier kann es im Rahmen von Wachstumsstörungen bei enchondraler Ossi-

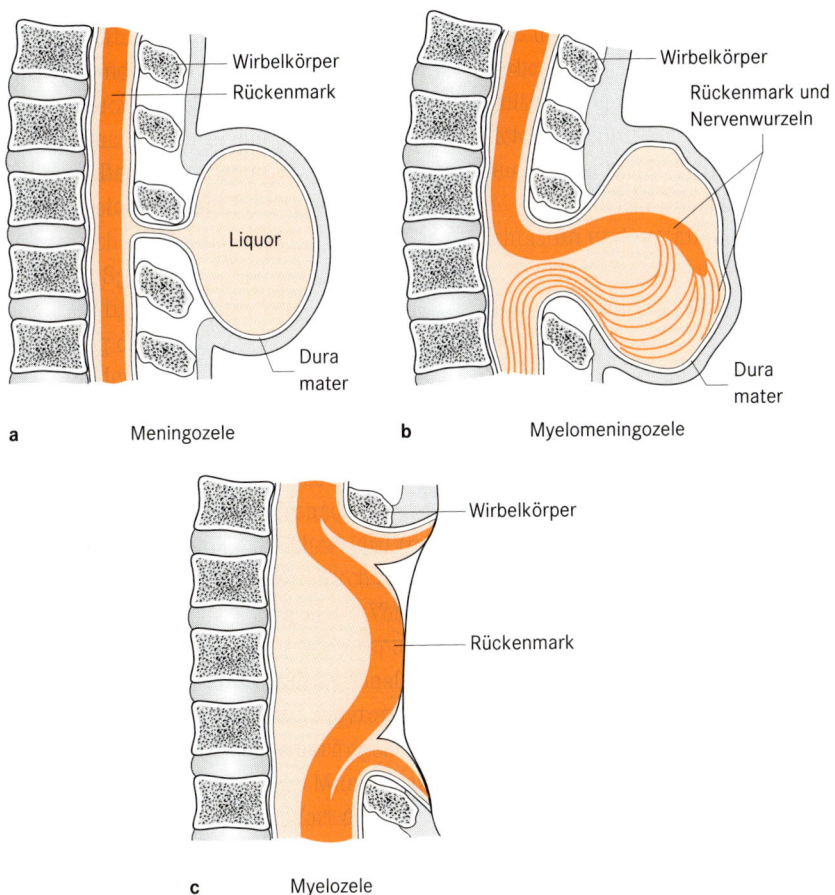

Abb. 5.3. ▲ **Spina bifida.** Bei einem unvollständigen Schluss des Wirbelbogens kann es zu Vorwölbungen von Häuten des Rückenmarks und lokalem Gewebe kommen. (a) **Meningozele**: Die mit Liquor gefüllte Dura ist vorgewölbt, (b) **Myelomeningozele**: Rückenmark und Nervenwurzeln sind in die Vorwölbung eingelagert, (c) **Myelozele**: Das Rückenmark wölbt sich wie eine Hernie vor

fikation zu einer Chondrodystrophie kommen, einer ausgeprägten Beeinträchtigung des Längenwachstums bei normal dicken Knochen. Diese Entwicklungsstörung betrifft auch die Schädelbasis und die Entwicklung der Gesichtsknochen, so dass es zu einer Vorwölbung der Stirn über die sattelförmig verformte Nase kommen kann. Problematisch ist eine Liquorabflussstörung, die zu einem Hydrozephalus führen kann. Meist besteht eine ausgeprägte Lordosierung der LWS. Die geistige Entwicklung der Kinder ist normal.

Glasknochenkrankheit. Man spricht bei der Glasknochenkrankheit von der Osteogenesis imperfecta, einer angeborenen Erkrankung des Bindegewebes, die auch Sehnen, die Skleren des Auges und den Zahnschmelz betrifft. Das beherrschende Symptom ist die hohe Frakturneigung bei Störungen der Zahnentwicklung. Jedes Bagatelltrauma kann zu einem Knochenbruch führen. Die mangelnde Dichte der Knochen führt zu einer Verbiegung der Röhrenknochen. Eine kausale Therapie besteht nicht.

Marmorknochenkrankheit. Im Gegensatz zur Osteogenesis imperfecta liegt bei der Marmorknochenkrankheit (Osteopetrosis) eine vermehrte Knochendichte vor. Diese wird verursacht durch eine unzureichende Aktivität der Osteoklasten. Insgesamt findet sich eine Ernährungsstörung des Knochens mit einer erhöhten Frakturneigung. Problematisch ist dabei die zu kleine Markhöhle im Knochen, so dass die Blutbildung überwiegend in Leber und Milz vorgenommen wird. Eine Therapie ist nicht bekannt.

Vorsorgeuntersuchungen		
■ U1	postpartal	Apgar und Reifezeichen
■ U2	Tag 3–10	Fehlbildungen?, Hüftgelenke?, Stoffwechselscreening
■ U3	Wo 4–6	Körpermaße, Organstatus
■ U4	Mo 3–4	Körpermaße, Organstatus, Impfungen
■ U5	Mo 6–7	Körpermaße, Organstatus, Sinnesorgane
■ U6	Mo 10–12	Organstatus, Ernährung, Sinnesorgane, Sprachentwicklung
■ U7	Mo 21–24	Körpermaße, Organstatus, Sinnesorgane, Sprache, Verhalten
■ U8	Mo 43–48	wie U7
■ U9	Mo 60–64	wie U8, Impfstatus, Schulreife?

Dysostosen. Bei Dysostosen kommt es zur Fehlentwicklung einzelner Knochen. Häufig finden sich Craneosynostosen, d.h. ein vorzeitiger Verschluss der Schädelnähte (LE 4). Je nach Befall einer Sutura kann es zu einem Turmschädel mit erhöhtem Schädelinnendruck kommen. Fehlstellungen der Gesichtsknochen kommen dabei häufig vor. Bei einer fehlenden oder hypoplastischen Clavicula kommt es zu einer abnormen Beweglichkeit im Schultergürtel; die Kinder können die Schultern nach vorne drehen bis sie sich berühren. Man spricht von einer Dysostosis cleidocranialis. Ist die Achse der Wirbelkörper und der Bewegungssegmente nicht korrekt angelegt, kann es zu einer seitlichen Verbiegung (Skoliose) kommen. Diese kann sich als Buckel oder Lendenwulst zeigen. Ist der Wirbelbogen eines Wirbelkörpers nicht komplett geschlossen, liegt eine Spondylolyse vor. Je nach Ausmass dieses Defekts kann es zu einem

Gleiten des Wirbelkörpers nach vorn kommen, einer Spondylolisthesis. Dieser Befund kann mit ausgeprägten neurologischen Störungen durch spinale Kompression einhergehen. Fehlbildungen der Gliedmassen werden als Dysmelie bezeichnet. Wenn die langen Röhrenknochen fehlen, Hand oder Fuß also direkt am Rumpf ansetzen, spricht man von einer Phokomelie, den „Robbengliedmaßen". Bei einer Polydaktylie liegen mehr als fünf Finger oder Zehen vor.

Dysplasie des Hüftgelenks. Überwiegend sind Mädchen ($♀ : ♂ = 5 : 1$) von der angeborenen Hüftgelenksdysplasie betroffen. Durch die Ultraschalldiagnostik können Fehlstellungen bereits beim Neugeborenen erkannt werden. Bei Verdacht auf Hüftgelenksdysplasie muss das Kind dem Pädiater oder Kinderorthopäden zugeführt werden. Die Therapie besteht in der Abduktionsstellung der Oberschenkel durch Spreizhöschen. Meist bildet sich die angeborene Fehlstellung innerhalb der ersten vier bis fünf Monate zurück.

Die angeborenen Herzfehler sind in LE 6.2 beschrieben.

Kleinkindesalter

Zwischen dem zweiten und fünften Lebensjahr erweitert das Kind seine geistigen Kompetenzen mehr als später in jeder anderen Altersperiode. Vor allem entwickelt es ein Verständnis für räumliche und zeitliche Begriffswelten, sowie kausale Zusammenhänge in den alltäglichen Geschehnissen. Damit wird das Kind zunehmend selbständig. Der Appetit nimmt ab dem zweiten Lebensjahr stetig ab. Allerdings bestehen hier durch familiäre Einflüsse große Unterschiede im Essverhalten. Bis zu dem vierten und fünften Lebensjahr wird häufig ein plötzliches nächtliches Erwachen mit akuten Ängsten (→ **Pavor nocturnus**, Angstschrecken) beobachtet. Es gehört in diesem Alter zum normalen Schlafverhalten. Vegetative Zeichen mit starkem Schwitzen, Tachykardie, vertiefter Atmung und ängstlich verwirrtem Gesichtsausdruck begleiten den Pavor nocturnus. Bei einem solchen Anfall schläft das Kind wieder rasch ein, ohne die Bezugspersonen wahrgenommen zu haben und erinnert sich am nächsten Tag nicht mehr daran. Psychische Erkrankungen gehen damit nicht einher. Pavor nocturnus darf nicht mit Angstträumen verwechselt werden.

Der wichtigste motorische Meilenstein ist das freie Gehen im zweiten Lebensjahr. Mit dem dritten Lebensjahr lernt das Kind Treppen zu steigen, Dreirad zu fahren und in den weiteren Jahren bis zum fünften Lebensjahr auf einen Turm zu klettern. Das Verhalten wird durch die zunehmende Selbstwahrnehmung erweitert. Im Alter zwischen 18 und 24 Monaten entwickelt das Kind die Gefühle von Geborgenheit oder Verlassenheit als bewusste Wahrnehmung. Im Verlauf des dritten Lebensjahres werden 50% der Kinder tagsüber kontinent, weitere 40% im vierten Lebensjahr. Die nächtliche Kontrolle der Blase wird bei vielen Kindern erst später erlangt; etwa 10% der Jungen und 5% der Mädchen nässen mit 5 Jahren noch ein.

Erste Zeitvorstellungen entwickeln sich im 4. Lebensjahr. Das zeitliche Vorstellungsvermögen wird dann bis zum Schuleintrittsalter weiter geformt. Erstes mathematisches Denken erfolgt im spielerischen Vergleich mit Gegenständen, die sortiert, gruppiert und eingeordnet werden können. Vor allem Begriffe scheinen erst mit dem Schuleintritt wahrgenommen zu werden. Die meisten Kinder können bis 5 Jahre nicht mehr als fünf Begriffe in logischem Kontext aneinanderreihen. Kausalzusammenhänge werden etwa im dritten oder vierten Lebensjahr entwickelt. Zweijährige Kinder meinen sich selbst, wenn sie ihren Vornamen benutzen. Mit Eintritt in den Kindergarten ist die Sprache soweit entwickelt, dass die Kinder den täglichen Umgang mit grammatikalisch korrekten Sätzen bewältigen können.

Mittelwerte für Kreislaufwerte				
	1. Tag	1 Jahr	6 Jahre	12 Jahre
Atemfrequenz/min	45	35	25	20
Herzfrequenz/min	30	115	95	85
RR syst (mm Hg)	80	85	90	100
RR diast	50	60	90	70

Schulalter

Im Schulalter verläuft das Wachstum kontinuierlich und relativ langsam. Zwar findet im Alter um sieben Jahre ein erstes Längenwachstum (1. Streckung mit Wachstumsspurt) auf, doch ist sie meist so geringfügig, dass sie nicht wahrgenommen wird. Zwischen fünf und sieben Jahren kommt es zur zweiten Dentition (LE 10.1). Es fällt auf, dass die Mandeln gegenüber dem späteren Alter vergrößert sind. Während der gesamten Schulzeit werden Koordination und Muskelkraft weiter entwickelt. Bis zum zehnten Lebensjahr ist die Sprachentwicklung weitgehend abgeschlossen; allerdings können etwa 10% der Kinder grammatikalisch noch keine korrekten Sätze bilden.

Leitsymptome bei Kindern

Diarrhö

Akute Diarrhö. Sie wird am häufigsten durch Rotaviren verursacht, in 5% durch Bakterien, wobei am häufigsten Salmonellen vorkommen. Seltene Erreger sind enteropathogene E. coli (LE 10.2). Eine plötzliche Diarrhö geht bei Kindern meist mit Erbrechen, Bauchschmerzen, Fieber und Gewichtsabnahme einher. Gefährlich ist die Dehydratation mit Elektrolytentgleisung und der Gefahr der Azidose. Bei schweren Infektionen kann es zu einer Durchwanderungsperitonitis kommen. Auch Infektionen wie eine Otitis, Harnwegsinfektionen u.a. können zu Diarrhöen führen. Die Diagnose erfolgt im Blutbild und durch Erregernachweis (Schnelltests auf Viren, Parasitennachweis im Stuhl und Antikörper auf spezifische bakterielle Erreger).

Chronische Diarrhö. Ursachen für chronisch rezidivierende Durchfälle sind alle Formen der Malassimilation bzw. Malabsorption (LE 10.2). Dazu gehören eine Pankreasinsuffizienz bei z.B. Mukoviszidose und die Zöliakie. Auch ist an den Morbus Crohn zu denken. Ein Enterokinasemangel, Nahrungsmittelallergien oder hormonaktive Tumoren können ebenso zu chronischen Diarrhöen führen. Komplikationen sind Mangelerscheinungen vor allem durch Vitamin- und Eiweißmangel und – je nach betroffenem Abschnitt des Dünndarms – Resorptionsstörungen für Elektrolyte, Kohlenhydrate und Fette. Immer muss eine Exsikkose befürchtet werden. Die Diagnose erfolgt durch Ausschluss der möglichen Krankheitsursachen (Blutbild, Elektrophorese, Stuhluntersuchung, Schweißtest, Dünndarmbiopsie u.a.).

Störung des Körpergewichts bei Kindern

Untergewicht	Adipoitas
■ Vernachlässigung	■ Überernährung
■ Fehlernährung	■ Essstörungen bei Tumoren des Zwischenhirns
■ Pylorusstenose	
■ Malassimilation (z.B. bei Zöliakie, LE 10.2)	■ Hypothyreose
■ Mukosviszidose	■ Mangel an Somatotropin
■ Rezidivierende Infekte	■ Morbus Cushing
■ Tumoren	
■ Übermäßige Bewegung	
■ Hyperthyreose	
■ Diabetes mellitus	

Erbrechen

Erbrechen kann bei Neugeborenen auf Ösophagusstenosen oder eine Achalasie der Kardia (LE 10.2) hinweisen. Zusammen mit akuten Krankheitssymptomen ist Erbrechen ein Vorstadium bei Gastroenteritis, Otitis, Harnwegsinfektionen, Appendizitis u.a. Bei älteren Kindern muss auch eine Bulämie in Erwägung gezogen werden. Ein spastisches, gussartiges Erbrechen findet sich bei Kindern bis 6 Monaten bei der hypertrophischen Pylorusstenose (s.o.). Erbrechen zusammen mit Störungen des ZNS kommt bei akuter Meningitis oder Enzephalitis vor, bei Schädel-Hirntrauma, Medikamentenintoxikation (vor allem Digitalis), bei der Migräne des Schulkindes und beim diabetischen Koma. Blutiges Erbrechen ist Hinweis auf eine Entzündung der Speiseröhre, eine Gastritis oder auf Gerinnungsstörungen. Zu den Komplikationen gehören neben der Dehydratation auch eine metabolische Azidose und die Hypokaliämie.

Fieber

Besonders bei Kindern ist die Erhöhung der Körpertemperatur über 38° ein unspezifisches und häufig auftretendes Symptom. Die Ursachen sind meist Infektionen, aber auch Durstfieber, Sonnenexposition, Tumoren oder Kollagenosen. Besonders häufige Erkrankungen sind Infektionen der Atemwege, die Otitis media, eine Gastroenteritis (mit Diarrhö) und akute Harnwegsinfekte. Akut einsetzendes Fieber zusammen mit Kopfschmerzen, Nackensteifigkeit kann auf eine Meningitis oder Enzephalitis hinweisen.

Gelenkschmerzen

Zur Diagnosestellung ist die eingehende Untersuchung der Gelenke und des gesamten Körpers notwendig. Rheumatische Erkrankungen gehen häufig mit Hautveränderungen und Augenbeteiligung einher. Spezifische Hinweise ergeben sich aus dem Labor. Besondere Krankheitsbilder mit Gelenkschmerzen sind

- Verletzungen
- Fehlhaltungen
- Gerinnungsstörungen mit Gelenkeinblutung (Hämophilie A, B; LE 13)
- Septische Arthritis durch Staphylokokken oder Hämophilus influenzae bzw. bei Osteomyelitis
- Tumoren
- Aseptischen Knochennekrosen
- Spondylarthritis (HLA B 27 positiv)
- Rheumatisches Fieber mit erhöhtem Antistreptolysintiter
- Jugendliche rheumatoide Arthritis
- Psoriasis
- Kollagenosen
- Morbus Crohn

Ikterus

Zu den verschiedenen Formen des Ikterus s. den Abschnitt über die gastrointestinalen Leitsymptome in LE 10.2. Bei Kindern und jungen Erwachsenen muss auch an angeborene, vererbte Hyperbilirubinämien gedacht werden. Beim Morbus Gilbert-Meulengracht kann der Ikterus durch Fasten provoziert werden. Er geht hier mit Bauchschmerzen und Abgeschlagenheit einher. Neben unkonjugierten Hyperbilirubinämien gibt es auch konjugierte Formen wie das Dubin-Johnson-Syndrom oder das Rotor-Syndrom. Beide gehen mit Müdigkeit, Bauchschmerzen und Durchfällen einher. Ein Ikterus kann sich auch bei angeborenen Stoffwechselstörungen wie der Mukoviszidose, dem Antitrypsinmangel, Morbus Wilson und Hämochromatose einstellen. Letztgenannte sind bei der Leberzirrhose in LE 10 beschrieben. Ein cholestatischer Ikterus mit acholischen (farblosen) Stühlen findet sich bei Gallengangshypoplasien, kindlichen Gallensteinen oder einer Cholangitis.

Kopfschmerzen

Neben dem allgemeinen Untersuchungsbefund ist die Anamnese für die Differenzialdiagnose von Kopfschmerzen von größter Bedeutung. Bei einer intrakraniellen Drucksteigerung nimmt der Kopfschmerz langsam, aber progredient zu. Es kommt zu Schwindel, Erbrechen unter neurologischer Begleitsymptomatik. Bei einer Meningitis tritt der Kopfschmerz akut auf, zusammen mit neurologischer Symptomatik und Fieber. Bei Schulkindern müssen auch psychovegetative Kopfschmerzen in Erwägung gezogen werden. Alle Infektionen können von Kopfschmerzen begleitet werden. Sind die Kopfschmerzen lokalisiert, lässt sich bei einer Halbseitensymptomatik an die Migräne denken, bei Schmerzen im Bereich des Gesichtes an eine Sinusitis oder Erkrankungen der Zähne, bei Ausstrahlung in die Ohren an eine Otitis media oder an eine Parotitis, bei Kopfschmerzen im Bereich der Orbita an Sehstörungen und bei isolierten Kopfschmerzen im Nackenbereich auch an ein Zervikalsyndrom durch Haltungsfehler.

Obstipation

Akute Obstipation. Beim kindlichen Fieber kommt es zu einer akuten Obstipation durch den Flüssigkeitsentzug. Akut kann ein Stuhlverhalt auch bei allen abdominellen Erkrankungen, bei Hungern, bei Ernährungsstörungen (Schokoladenexzess an Weihnachten oder Ostern) oder durch veränderte Ernährungsgewohnheiten auf Reisen entstehen. Bei der Untersuchung findet sich eine mit Stuhl gefüllte rektale Ampulle.

Chronische Obstipation. Seitens des Stoffwechsels und der Hormone ist an eine Schilddrüsenunterfunktion (Hypothyreose, LE 12), an einen Hypoparathyreoidismus (LE 12), aber auch an einen Diabetes insipidus, eine seltene Intoxikation mit Vitamin D oder eine Hypokaliämie zu denken. Häufig finden sich funktionelle Störungen durch Fehlernährung, Flüssigkeitsmangel, aber auch durch Laxantienabusus oder psychogen bedingt. Auch das zwanghafte Training zur frühen Sauberkeit kann eine Obstipation auslösen. Durch wasserreiche Ernährung und ausreichende Flüssigkeit, gelegentlich die Gabe von Weizenkleie, lässt sich das Problem beheben.

Wachstumsstörungen

Großwuchs. Ein Kind ist zu groß, wenn es die 97. Perzentile der Wachstumskurven überschreitet (s. o.). Genetisch kann dies beim Klinefelter-Syndrom auftreten, ebenso konstitutionell oder durch Störungen der Hypophysenfunktion mit Akromegalie durch einen Überschuss an Somatotropin. Ein Testosteronmangel führt zum eunuchoiden Hochwuchs. Ebenso findet sich bei kindlicher Hyperthyreose ein beschleunigtes Längenwachstum.

Kleinwuchs. Kinder sind zu klein, wenn sie beim Längenwachstum die 3. Perzentile der Wachstumskurven unterschreiten. Ursachen sind u.a. Ernährungsmangel, angeborene Hirnschädigungen mit Hypothalamus oder Hypophysenfehlfunktion, eine Schilddrüsenunterfunktion, ein Morbus Cushing (LE 12), Diabetes mellitus (LE 11), chronische Erkrankungen der Leber oder den Nieren. Wachstumsstörungen gehen auch mit Skelettanomalien einher.

Infektionskrankheiten im Kindesalter

Infektionskrankheiten und pathogene Keime sind in LE 2 beschrieben worden. Besonders in der Kindheit auftretende Infektionen sind hier zusammengestellt:
- Röteln (Rubeolen)
- Ringelröteln (Erythema infectiosum)
- Windpocken (Varizellen)
- Mumps (Parotitis epidemica)
- Masern (Morbilli)
- Pfeiffer-Drüsenfieber (infektiöse Mononukleose)

- Zytomegalie
- Kinderlähmung (Poliomyelitis)
- Keuchhusten (Pertussis)
- Diphtherie
- Scharlach (Scarlatina)
- Dreitagefieber (Exanthema subitum)
- Meningitis

Röteln

Für Kinder und Erwachsene sind → **Röteln** (Rubeolen) eine harmlos verlaufende akut fieberhafte Erkrankung. Es finden sich regionale Lymphknotenschwellungen und ein kleinflächiges Exanthem. Die Infektion mit dem RNA-Virus erfolgt durch Tröpfcheninfektion oder über die Plazenta. Die konnatale Rötelninfektion führt zu schwerster Embryopathie mit zahlreichen Fehlbildungen:

- Taubheit (in ca. 90%)
- Herzfehler (in ca. 70%)
- Katarakt (in ca. 30%)

Daneben kann es zu Enzephalitis und geistiger Retardierung, sowie Zahndefekten kommen. Wegen der Missbildungsgefahr bzw. der Gefahr der zerebralen Schädigung bei Kleinkindern durch Röteln, ist eine frühzeitige Impfung (zusammen mit Masern und Mumps nach dem 15. Lebensmonat) angezeigt. Die Immunität gegen Röteln lässt sich serologisch feststellen (Antikörpertiter >1:16).

Ringelröteln

Bei den Ringelröteln (Erythema infectiosum) liegt eine Infektionskrankheit im Kindesalter vor. Meist tritt sie in lokalen Epidemien auf. Die Ansteckungsgefahr ist jedoch gering. Ohne Beeinträchtigung des Allgemeinbefindens fällt ein Ausschlag im Gesichtsbereich auf, wobei der Mund frei gelassen wird. Das Exanthem geht dann auf die Extremitäten, vor allem auf die Streckseiten von Armen und Beinen und das Gesäß über. Kreisförmige oder girlandenartige Rötungen mit zentralem Abblassen entwickeln sich fortschreitend. Die gesamte Ausschlagsdauer beträgt etwa 8 Tage. Komplikationen treten nicht auf.

Windpocken

Der Erreger der → **Windpocken** (Varizellen) gehört zur Gruppe der Herpesviren. In LE 2 wurden sie in Zusammenhang mit dem Herpes Zoster bereits beschrieben. Die Inkubationszeit liegt bei 2–3 Wochen. Die Übertragung erfolgt durch Tröpfcheninfektion. Die Infektion beginnt bereits 2 Tage vor Auftreten des Hautausschlages! Der Ausschlag befällt die Haut, kann aber auch die Schleimhäute als Enanthem befallen. Das Exanthem juckt sehr stark, wobei sich die roten kleinen Flecken in kleine Bläschen umbilden. Das unterschiedliche Stadium dieser Effloreszenzen führt zum typischen Bild des Sternenhimmels. Die Bläschen verkrusten und fallen nach etwa

10 Tagen ohne Folgen ab. Werden die Bläschen wegen des starken Juckreizes aufgekratzt, kann es zu Narben kommen. Durch das Aufkratzen können Sekundärinfektionen mit eitrigen Komplikationen entstehen. Das Windpockenvirus bleibt zeitlebens im Körper und sitzt im Bereich der Spinalganglien. Durch Stressmechanismen, Infektionen, Traumen oder Intoxikationen kann es reaktiviert werden. Das Windpockenexanthem zeigt sich dann als bandförmige, einseitige Ausbreitung im Bereich des betroffenen Dermatoms. Besonders gefährlich ist eine Gürtelrose im Bereich der Trigeminusäste. Im Vordergrund der Symptomatik stehen nach Abheilen des Exanthems stärkste Neuralgien.

Mumps

Die Parotitis epidemica wird durch Myxoviren ausgelöst und betrifft die Speicheldrüsen, vor allem die Ohrspeicheldrüse (Parotis, LE 10.1). Nach einer Inkubationszeit von 2–3 Wochen tritt eine meist einseitige Parotisschwellung auf, in der Regel folgt die andere Seite nach einigen Tagen. Befallen werden vor allem Kinder zwischen dem vierten und zehnten Lebensjahr. Die Hälfte der Infektionen verläuft klinisch inapparent, wobei Immunität resultiert. Laborchemisch findet sich häufig ein Anstieg von Amylase und Lipase als Zeichen der begleitenden Pankreaserkrankung. Zu den Komplikationen der Parotitis epidemica gehört die Hodenentzündung (Orchitis), eine der Hauptursachen der männlichen Infertilität. Bei kleineren Kindern ist die häufigste Komplikation eine seröse Meningitis (s. u.). Ab dem 12. Lebensmonat wird zusammen gegen Masern und Röteln, auch gegen → **Mumps** geimpft.

Impfempfehlungen

- **ab 3. Monat**
  Diphtherie, Tetanus, Keuchhusten (3 mal im Abstand von 4 Wochen)
  1. Impfung Hepatitis B, Poliomyelitis, Haemophilus influenzae
- **ab 5. Monat**
  2. Impfung Hepatitis B, Poliomyelitis, Haemophilus influenzae
- **ab 12. Monat**
  4. Impfung Diphtherie, Tetanus, Keuchhusten
  3. Impfung Hepatitis B, Poliomyelitis, Haemophilus influenzae
- **ab 15. Monat**
  1. Impfung Masern, Mumps, Röteln (2. Impfung nach 4 Wochen)
- **ab 6. Jahr**
  Auffrischung Diphtherie, Tetanus
- **ab 10. Jahr**
  Auffrischung Poliomyelitis
- **ab 11. Jahr**
  Auffrischung Diphtherie, Tetanus, Hepatitis B
- **alle 10 Jahre**
  Auffrischung Diphtherie, Tetanus

Masern

Der Masernvirus verursacht eine akute fieberhafte Erkrankung mit ausgeprägter respiratorischer Symptomatik, Konjunktivitis, sowie einem Exanthem (meist auch mit Enanthem). Der RNA-Virus der → **Masern** (Morbilli) ist höchst ansteckend. Bereits ein kurzer Kontakt über eine Entfernung von 5 Metern genügt zur Infektion. Klinisch zeigt sich ein Prodromalstadium mit Infektion der oberen Luftwege und Fieber um 39°. Es kommt zu einer Konjunktivitis und die Kinder klagen unter hellem Licht. Etwa am 3. Tag treten an der Wangenschleimhaut die Koplik'schen Flecken auf. Diese weißen Flecken wirken wie Kalkspritzer auf der Mundschleimhaut. Die Kopliks verschwinden kurze Zeit nach Auftreten des Masernexanthems. Dieses beginnt hinter den Ohren und breitet sich über das Gesicht und von kranial nach kaudal über den Körper aus. Mit der Ausbreitung des Exanthems kommt es zu einem erneuten Fieberanstieg bis 40° und höher. Die Kinder sind schwer krank. Symptome einer Superinfektion sind neben Lymphknotenschwellungen auch eine Splenomegalie. Als Komplikationen können eine Enzephalitis, eine Otitis media und eine Laryngitis auftreten. Die Letalität der Masernenzephalitis liegt bei etwa 20%, wobei die Inzidenz bei älteren Kindern deutlich abnimmt. Pneumonien können durch eine bakterielle Superinfektion entstehen. Gegen die Masern wird die Lebendimpfung nach dem 15. Lebensmonat durchgeführt (meist zusammen mit Mumps und Rötelnimpfung).

Pfeiffer'sches Drüsenfieber

Die infektiöse Mononukleose wird durch den Epstein-Barr-Virus, EBV, hervorgerufen. Der Erreger zählt zu den Herpesviren (LE 2). Die Inkubation liegt bei 1–2 Wochen. Symptomatisch bestehen Fieber und manchmal Halsschmerzen wie bei einer Tonsillitis. Die Differenzialdiagnose zur Tonsillitis stellt sich durch die Lymphknotenschwellungen in Achselhöhlen und Leistenbeugen. Fast immer ist die Milz tastbar. Die Diagnose wird durch eine Monozytose (Anstieg der Monozyten im Blut, LE 13) im Differentialblutbild gesichert. Seltene Komplikationen sind Myokarditis, Polyneuropathie, Nephritis oder eine Meningoenzephalitis. Da die Übertragung über den Speichel erfolgt, wird das Pfeiffer'sche Drüsenfieber auch als „Kissing-Disease" bezeichnet. Die Prognose der Erkrankung ist gut. Die Durchseuchung der Bevölkerung liegt bei rund 80% und die Erkrankung hinterlässt lebenslange Immunität. In Ländern mit einer hohen Durchseuchung mit EBV (Schwarzafrika) korrelieren die Zahlen von EBV-Infektionen mit dem Auftreten des Burkitt-Lymphoms, einem malignen Lymphom (LE 13), und ebenso häufigen nasopharyngealen Karzinomen.

Zytomegalie

Auch die Zytomegalieviren (ZMV, CMV) gehören zu den Herpesviren. Die Infektion erfolgt intrauterin oder perinatal, bei älteren Kindern auch durch die Muttermilch oder Speichel und anderen engen Kontakt. Bei akuter Infektion tritt Fieber und schweres Krankheitsgefühl mit generalisierten Lymphknotenschwellungen und Hepatosplenomegalie auf. Bei älteren Kindern und jungen Erwachsenen verläuft die Zytomegalie meist asymptomatisch. Wie beim Windpockenvirus können auch die Zytomegalieviren nach Infektion im Körper verweilen und bei Immunschwäche wieder reaktiviert werden. Bei Transplantationen sind CMV-Infektionen die am meisten gefürchtete Komplikation. Pränatale CMV-Infektionen gelten als häufigste Ursache für Schwerhörigkeit oder geistige Retardierung.

Poliomyelitis

Die Erreger der Poliomyelitis, die auch als → **Kinderlähmung** bekannt ist, gehört als RNA-Virus zu den Enteroviren; es sind drei verschiedene pathogene Stämme bekannt. Die Infektion erfolgt fäkaloral als Schmierinfektion, wobei die Polioerkrankung früher überwiegend im Sommer und Herbst auftrat. Seit Einführung der Schluckimpfung 1961 ist die Kinderlähmung selten geworden. Bei Infektion kam es zu einem Befall der motorischen Vorderhornzellen des Rückenmarks (LE 14) oder des Hirnstamms mit einer innerhalb von wenigen Stunden einsetzenden morgendlichen Lähmung bei einem am Vorabend noch gesunden Kind. Die Lähmungen bildeten sich nach wenigen Tagen zurück oder es kam als Dauerschädigung zur Atrophie und Kontrakturen der Muskulatur. Die Impfung erfolgt heute nach *Salk* mit einem abgetöteten inaktivierten Virus durch i.m. Injektion oder durch den trivalenten Lebendimpfstoff nach *Sabin* (trivalent bedeutet, dass alle drei Virusstämme enthalten sind). Die Sabin-Impfung erfolgt als orale Schluckimpfung.

Keuchhusten

Der → **Keuchhusten** (Pertussis) ist eine bakterielle Infektionserkrankung des Kindes, die über Tröpfcheninfektion übertragen wird. Die Erkrankung verläuft in drei Stadien:
- Stadium katarrhale
- Stadium konvulsivum
- Stadium decrementi

Bereits zum Beginn des ersten Stadiums besteht eine hohe Ansteckungsgefahr. Das Stadium katharale dauert nach einer Inkubationszeit von rund 1–2 Wochen ebenfalls etwa 14 Tage. Im darauf folgenden Stadium, das bis zu 8 Wochen anhalten kann, kommt es zu den typischen Hustenanfällen mit deutlichem ziehendem Inspirium und starker Atemnot, die zu einer Zyanose führen kann. Im Stadium decrementi, das bis zu 4 Wochen anhält, lässt der Husten nach und es tritt eine deutliche Erholung ein. Mädchen erkranken öfter als Jungen; die Ursache dafür ist unklar. Die häufigsten Komplikationen des Keuchhustens sind Pneumonien und schwere Bronchitiden. Die Therapie erfolgt durch Erythromyzin. Heute wird nach dem 3. Lebensmonat zusammen mit Diphtherie und Tetanus aktiv geimpft.

Diphterie

Es liegt eine bakterielle Infektionskrankheit mit membranösen Belegen auf den Tonsillen und der Schleimhaut des Nasen- und Rachenraums vor. Die Symptome werden durch Toxine der Bakterien ausgelöst und es kann zu Komplikationen im Bereich von Herz und Nieren kommen. Die Übertragung erfolgt als Tröpfcheninfektion nach einer Inkubationszeit von 2–6 Tagen. Dann kommt es zu einer schweren Erkrankung mit Fieber und den Symptomen einer Erkältung. Typisch sind ein faulig süßlicher Mundgeruch, schmerzhafte Schwellungen der regionalen Lymphknoten (Kieferwinkel) und dicke grau-weißliche Membranen auf den Tonsillen. Befällt die Diphtherie den Larynx kommt es zur Heiserkeit bis Stimmverlust, bei bellendem Husten (Krupp-Husten) mit inspiratorischem Stridor und Gefahr der Erstickung. Die Therapie erfolgt durch sofortige Gabe von Penizillin, wobei eine frühe Diagnosestellung entscheidend ist. Prophylaktisch wird heute aktiv geimpft.

Scharlach

Es handelt sich um eine Infektion durch Streptokokken. Bei Infektion besteht eine Tonsillitis mit Enanthem der Schleimhaut im Gaumen- und Rachenbereich. Etwa nach 1 Tag kommt es zum typischen Exanthem, das sich von den Achselhöhlen und Leisten über den gesamten Körper ausbreitet. Die Zunge ist anfangs belegt, wandelt sich aber dann zur typischen Himbeerzunge um. Das Exanthem beginnt innerhalb einer Woche zu schuppen und die Haut löst sich in groben Lamellen ab. Die Schuppung kann bis zu zwei Monate anhalten. Eine seltene Form ist das toxische Scharlach mit hohem Fieber, Delir und Krampfanfällen. Die Therapie erfolgt durch Penizillin, wobei auch Familienangehörige mit behandelt werden. Das erkrankte Kind wird isoliert bis die Erkrankung abklingt. Folgen von → **Scharlach** können das rheumatische Fieber mit Myokarditis, rheumatoider Arthritis und einer Glomerulonephritis sein.

Dreitagefieber

Das Exanthema subitum, wie das plötzlich auftretende über drei Tage anhaltende Fieber bezeichnet wird, wird durch Herpesviren verursacht. Häufig tritt die Erkrankung epidemisch auf. Nach einer kurzen Inkubation von etwa 3–5 Tagen kommt es zu abruptem hohem Fieberanstieg bei geringen Symptomen eines respiratorischen Infektes. Das Fieber bleibt über drei bis vier Tage bei über 40 bestehen. Häufig treten Fieberkrämpfe auf. Nach 3 Tagen kommt es zum abrupten Fieberabfall und damit einhergehend zu einem Exanthem, das sich schlagartig innerhalb von einer Stunde über den gesamten Körper ausbreitet. Das Exanthem blasst sehr rasch wieder ab. Komplikationen finden sich sehr selten. Die Therapie erfolgt symptomatisch.

Meningitis

Das Auftreten einer Meningitis korreliert mit reduzierten hygienischen Verhältnissen. In über 30% sind die Kinder unter 5 Jahre alt. Das klinische Bild wird weniger durch den Erreger (Hämophilus influenzae, Meningokokken, Streptokokken) als durch das Alter des Kindes bestimmt. Die Erkrankung beginnt schlagartig nach kurzer Inkubationszeit mit typischen → **Meningitiszeichen**: hohes Fieber, Erbrechen, Kopfschmerzen und Krämpfe. Bei Säuglingen ist die Fontanelle gespannt. Ältere Kinder zeigen eine Nackensteifigkeit und pathologische Reflexe. Besonders gefürchtet ist die Meningokokkenmeningitis, die zu einem Waterhouse-Friderichsen-Syndrom führen kann. Es geht mit hohem Fieber, Bewusstseinseintrübung und Schock einher. Dabei treten hämorrhagische Komplikationen mit ausgedehnten Sugillationen (flächenförmigen Hautblutungen) und Petechien (punktförmige Blutungen) auf. Nebenniereninfarkte sind häufig. Das Krankheitsbild führt häufig zum Tod. Insgesamt beträgt die Letalität der bakteriellen Meningitis rund 20%. Bei etwa 25% der Kinder bleiben Residuen wie eine Hörminderung, Lähmungen, Anfallsleiden oder Intelligenzdefekte zurück. Die Diagnostik wird durch Lumbalpunktion gesichert (trüber Liquor bei Granulozytose und stark erhöhten Proteinen). Die Therapie erfolgt in einer schnellstmöglichen Antibiotikagabe.

Kinderkrankheiten mit Exanthem

Differenzialdiagnose

Masern
- Prodromi: 3–5 Tage
- Exanthem: Zusammenlaufen großer Flecken mit Beginn hinter den Ohren, dann über den Rumpf zu den Extremitäten absteigend; Koplik'sche Flecken der Mundschleimhaut vor Ausbruch des Exanthems
- Fieber: zweigipflig
- Blutbild: Leukopenie, Lymphopenie

Röteln
- Prodromi: 1–2 Tage
- Exanthem: Flecken mittlerer Größe; typischer Beginn am Kopf, dann spärliche Ausbreitung am Rumpf
- Fieber: leicht
- Blutbild: Leukopenie, Lymphozytose

Scharlach
- Prodromi: keine
- Exanthem: feinfleckig mit Beginn in Achsel- und Leistenregion, blasses Munddreieck
- Fieber: akut einsetzend, dann hoch
- Blutbild: Leukozytose mit Eosinophilie

Exanthema subitum
- Prodromi: 3–4 Tage
- Exanthem: kleinfleckig überwiegend am Rumpf, das nach Abfall des Fiebers am 3. Tag auftritt
- Fieber: 3 Tage
- Blutbild: Leukopenie mit ausgeprägter Lymphozytose

Allergisches Exzem (LE 3)
- Prodromi: keine
- Exanthem: Quaddelbildung, Urtikaria
- Fieber: nein
- Blutbild: Eosinophilie

Krämpfe und Kopfschmerzen

Bei Neugeborenen zeigen sich Krampfanfälle weniger als generalisierte, sondern als lokalisierte Muskelzuckungen. Oft imponiert ein Neugeborenenkrampfanfall wie eine Myoklonie (eine muskuläre Zuckung ohne Bewusstseinsverlust). Prognostisch günstig sind die „Fünf-Tagekrämpfe", die zwischen dem dritten und siebten Lebenstag auftreten. Allerdings entwickelt jedes 10. Kind mit Neugeborenenkrämpfen später eine Epilepsie. Auszuschließen sind metabolische Störungen, zerebrale Ischämien, Blutungen, Infektionen, eine Dehydratation, eine Polyglobulie (Vermehrung der roten Blutkörperchen) und Fehlbildungen. Gehäuft treten Krämpfe bei Neugeborenen bei drogenabhängigen Müttern auf.

Bei rund 3% aller Kinder zwischen dem ersten und fünften Lebensjahr treten → **Fieberkrämpfe** auf. Auslöser sind rasch ansteigende Temperaturen bei Atemwegsinfektionen, Otitis, Masern und Dreitagefieber (s. o.). Es scheint eine familiäre Bereitschaft für Fieberkrämpfe zu geben. Entzündliche Störungen des Gehirns liegen hierbei nicht vor. Fieberkrämpfe weisen einen generalisierten tonisch-klonischen Charakter auf. Selten sind fokale Anfälle zu beobachten. Die Prognose von Fieberkrämpfen ist gut. Bei rund 5% der Kinder entwickelt sich allerdings eine Epilepsie. Prognostisch ungünstig sind

- Familiär gehäuft auftretende Epilepsie
- Hinweise auf zerebrale Vorschädigung
- Mehr als dreimaliges Auftreten von Fieberkrämpfen
- Anfälle, die länger als 15 Minuten dauern
- Fokale Anfälle
- Neurologische Herdsymptome
- Auftreten des ersten Fieberkrampfes bereits vor dem ersten Lebensjahr oder nach dem fünften Lebensjahr

Fieberkrämpfe werden mit Diazepam als Rektiole und durch Senkung der Körpertemperatur durch Paracetamol oder/und Wadenwickel behandelt.

Epilepsie

Grand Mal. Unter einem Grand Mal versteht man einen großen generalisierten Anfall. Die meisten Epilepsien mit Grand Mal beginnen im Kleinkindesalter oder in der Pubertät. Bei älteren Kindern treten die Anfälle meist nach dem Aufwachen (Aufwachepilepsie) auf. Charakteristisch für den Grand Mal ist der schnelle Beginn. Ohne Aura stürzen die Patienten bewusstlos zu Boden und bieten einen generalisierten zunächst tonischen, dann klonischen Krampf mit ausgeprägten vegetativen Zeichen, wie Tachykardie, Pupillenerweiterung, Schweißausbruch, starkem Speichelfluss mit Schaum vor dem Mund und Gefahr des Atemstillstandes. Oft kommt es zu Inkontinenz von Darm und Blase. Der Anfall mündet im Terminalschlaf. Treten die Anfälle in kurzen Abständen gehäuft auf, spricht man von einem Grand Mal-Status.

Petit Mal. Bei einem Petit Mal (einem primär generalisiert kleinem Anfall) kommt es ohne Aura zu einer Bewusstseinsreduktion bis zu 30 Sekunden. Die Kinder weisen einen starren Blick auf, sie unterbrechen ihre Tätigkeit, die Augen wenden sich nach oben und häufig werden Kopf oder Rumpf nach hinten gebeugt. Es kommt zu rhythmischen Zuckungen der Arme im Schultergürtel. Orale Automatismen sind möglich.

Der Petit Malanfall wird auch als → **Absence** bezeichnet. Tritt er häufiger auf, spricht man von einem Petit Malstatus.

Partialanfall. Fokale Anfälle zeigen Funktionsstörungen in umschriebenen Hirnarealen. Im EEG finden sich dann umschriebene Aktivitäten der Großhirnrinde; man spricht von Partialanfällen. Bei der klassischen Jackson-Epilepsie, die im Kindesalter selten ist, beginnt der Anfall in einem umschriebenen Bezirk und breitet sich dann auf andere Partien der gleichen Körperhälfte aus. Bei kleineren Kindern zeigen sich fokalmotorische Anfälle oft von Anfang an als Beteiligung der gesamten Körperseite (Halbseitenanfall). Sensorisch fokale Anfälle zeichnen sich durch akustische (Hyperacusis), optische, olfaktorische oder gustatorische Zeichen aus; dabei treten Wahrnehmungsstörungen des Gehörs, des Sehens, des Riechens und des Geschmacks auf.

Bei Säuglingen zwischen dem zweiten und achten Lebensmonat finden sich häufig sog. Blitz-Nick-Salaam-Anfälle (→ **BNS-Krämpfe**, West-Syndrom). Diese sind durch eine häufig parallel zueinander auftretende Anfallssymptomatik gekennzeichnet:
- Blitzkrämpfe: Arme und Beine werden blitzartig nach vorne oder oben geworfen
- Nickkrämpfe: Der Kopf führt eine Beugebewegung durch
- Salaam-Krämpfe: Es kommt zu einer langsamen Streckung und Verschränkung der Arme vor der Brust bei nach vorn geneigtem Kopf und Oberkörper

Die Prognose der BNS-Krämpfe ist zweifelhaft.

Migräne bei Kindern

Fast immer ist die kindliche Migräne auf familiäre Disposition und genetische Faktoren zurückzuführen. Bis in die Pubertät sind Mädchen häufiger als Jungen betroffen. Selten leiden Kinder unter dem fünften Lebensjahr unter einer Migräne. Der Verlauf entspricht der Migräne bei Erwachsenen. Bei der klassischen Migräne (mit Aura; LE 14) zeigt sich der Anfall durch eine neurologische Symptomatik. Vorzeichen sind Reizbarkeit, Blässe, Flimmerskotome, Empfindungsstörungen und Sprachstörungen. Bei der einfachen Migräne fehlen die Zeichen der Aura. Bei einer Basilarismigräne kommt es zu Schwindel und Bewusstseinsstörungen bei motorischer Ataxie (LE 15, Abb. 14.18). Differenzialdiagnostisch müssen Raumforderungen und Blutungen, sowie Infektionen der ZNS ausgeschlossen werden. Die Therapie erfolgt durch die frühzeitige Einnahme von ASS oder Paracetamol. Fast alle Kopfschmerzen bei Kindern reduzieren sich nach dem Schlafen.

Geistige und seelische Störungen bei Kindern

Autismus und Asperger-Syndrom

Autismus ist definiert als ein vollkommener Rückzug in die eigene Erlebnis- und Gedankenwelt, wobei die Außenwelt vollkommen ausgeschlossen wird. Der Patient ist unfähig mit der Umgebung in Kontakt zu treten. Der frühkindliche → **Autismus** ist vom → **Asperger-Syndrom** abzugrenzen. Während beim frühkindlichen Autismus häufig eine Sprachretardierung, ein reduziertes Sprachverständnis und eine häufige unreflektierte Wiedergabe von Worten (Echolalie) auftreten, findet sich beim Asperger-Syndrom eine normale Sprachentwicklung bei oft überdurchschnittlicher Intelligenz. Während der Autismus beide Geschlechter betrifft, sind vom Asperger-Syndrom überwiegend Jungen betroffen. Die ersten Symptome werden meist im zweiten bis dritten Lebensjahr festgestellt. Ein typisches Merkmal des Asperger-Syndroms ist die verzögerte motorische Entwicklung: das betroffene Kind lernt zu sprechen, bevor es zu laufen beginnt. Bei diesen Kindern fällt auf, dass sie sich mit anspruchsvollen technischen Dingen beschäftigen, ihr Spezialwissen aber selten in logische Zusammenhänge einbringen können.

Der frühkindliche Autismus zeigt sich durch lange und unerklärliche Schreiphasen von Kindern. Hierbei ist die Mimik gestört, die Kinder vermeiden den Blickkontakt und wenden sich später von den eigenen Eltern ab. Auf Veränderungen ihrer Situation reagieren sie panisch oder autoaggressiv. Eine allgemeine Therapiestrategie gibt es für alle Formen des Autismus nicht. Grundsätzlich sind heilpädagogische, verhaltenstherapeutische und sensomotorische Übungen in Kombination sinnvoll. Die Hippotherapie (Reiten als Therapie) scheint optimal zu sein. In jedem Fall müssen die Eltern in die Therapie einbezogen werden, um emotionale Blockaden gegenüber ihren Kindern zu vermeiden.

Hyperkinetisches Syndrom

Das hyperkinetische Syndrom wird in der englischen Literatur einheitlich mit dem Aufmerksamkeitsdefizitsyndrom genannt, da Störungen der Aufmerksamkeit mit einer Hyperaktivität und Impulsivität verbunden sind. Die Störung zeigt sich meist vor dem sechsten Lebensjahr. Überwiegend sind Jungen betroffen. Klassische Symptome sind die schnelle Ablenkbarkeit und ziellose motorische Aktivitäten. Die Stimmung wechselt rasch, die Kinder bekommen Wutanfälle und haben sich nicht unter Kontrolle. Durch dieses Verhalten sind sie häufig in Unfälle einbezogen. In der Gruppe, sei es im Kindergarten oder in der Schule, werden sie durch ihr Verhalten isoliert, wodurch die Entwicklungsstörung weiteren Vorschub bekommt. Bei Diagnose motorischer Überaktivitäten und spastischen Bewegungen muss immer ein Hypoparathyreoidismus (Unterfunktion der Nebenschilddrüsen, LE 12) ausgeschlossen werden. Ob es ein Hyperaktivitätssyndrom noch im Erwachsenenalter gibt, wird in der klinischen Psychologie derzeit diskutiert.

Oligophrenie

Hierunter wird eine geistige Behinderung bzw. eine Intelligenzminderung verstanden. In einem abwertenden Sprachverständnis spricht man auch vom Schwachsinn. Bei Oligophrenie sind die geistigen Fähigkeiten eingeschränkt und die Sprachentwicklung verlangsamt. Soziale Kontakte entwickeln sich spät oder gar nicht. Die Kinder und später die Erwachsenen sind auf Hilfe angewiesen. Der Versuch einer qualitativen und semiquantitativen Zuordnung der geistigen Behinderung wird durch den Intelligenzquotienten (IQ) beschrieben.

IQ. Die Grundlage für die Ermittlung des IQ ist der von Binet eingeführte Binet-Simon-Test, in dem je nach Alter des Kindes unterschiedliche Testlösungen bewertet werden. Der Intelligenzquotient ist ein Globalmaß zur Bestimmung der allgemeinen, geistigen Leistungsfähigkeit des Menschen. Durch Bezug des Intelligenzalters mit dem Lebensalter wird ein Faktor 100 als normal definiert. Die methodische Ermittlung dieses Wertes hat vielerorts Anlass für Kritik gegeben. Heute wird der IQ als eine Abweichung vom Mittelwert maximal zu erreichender Testpunkte in einer Eichungsstichprobe bewertet. Insofern ist der Begriff IQ eine veraltete Beschreibung. Rund 3% der Bevölkerung weisen eine reduzierte Intelligenz auf. Im Vordergrund der Symptomatik steht die Schwierigkeit abstrakt zu denken und Erfahrungswerte zu sammeln bzw. Erlerntes auf neue Situationen anzuwenden. Die kognitiven Funktionen wie Erkennen und Denken laufen langsam ab und die Patienten sind in ihrer Konzentration eingeschränkt bzw. lassen sich leicht ablenken. Das Gedächtnis selbst kann dabei erstaunlich gut sein. Allerdings ist der Zeitbegriff selbst häufig eingeschränkt und zeitliche Angaben werden oft nicht umgesetzt bzw. nicht verstanden. Die sprachliche Entwicklung ist entsprechend der Intelligenzminderung reduziert. Die Therapie einer Intelligenzstörung erfolgt in den seltensten Fällen kausal. In jedem Lebensalter muss eine Hypothyreose (LE 12) ausgeschlossen werden. Allerdings sind geistige Behinderungen durch eine Schilddrüsenunterfunktion zum Diagnosezeitpunkt meist irreversibel. Umso wichtiger ist die Förderung von Entwicklung und die sonderpädagogische Betreuung. Der Familienberatung und den Selbsthilfegruppen kommen größte Bedeutungen zu.

Intelligenzminderung nach ICD 10

- Schwerste IQ-Minderung: 0–19
  Der Mensch verhält sich wie ein Säugling
- Schwere IQ-Minderung: 20–34
  Der Mensch verhält sich wie ein 5jähriges Kind
- Mittelgradige IQ-Minderung: 35–49
  Der Mensch verhält sich wie ein 7jähriges Kind
- Leichte IQ-Minderung: 50–69
  Die geistige Entwicklung entspricht einem 12jährigen Kind

Inkontinenz

Enuresis. Das Einnässen wird als Störung definiert, wenn es noch nach dem vierten Lebensjahr auftritt. Bei einer *primären* → **Enuresis** war das Kind nie trocken, bei der *sekundären* Enuresis kommt das erneute Einnässen nach etwa 6 Monaten wieder vor. Bei nächtlichem Einnässen wird von einer Enuresis nocturna gesprochen, beim Einnässen am Tag von der Enuresis diurna. Während eine primäre Enuresis meist eine Reifungsstörung des ZNS beinhaltet, ist die sekundäre Enuresis Hinweis auf eine Regression bzw. eine Konfliktentwicklung, wie Problemen im familiären Umfeld durch Geburt eines Kindes oder häufigem Streit der Eltern. Natürlich müssen ein Diabetes mellitus und ein seltener Diabetes insipidus ausgeschlossen werden. Die Gabe des analogen Medikamentes für das ADH, Desmopressin (Minirin®) hilft auch bei Kindern, wenn kein hypothalamischer Defekt vorliegt. Bei der Therapie muss eine Überwässerung jedoch kontrolliert werden. Nahezu jede Enuresis heilt von selbst mit wachsendem Alter aus.

Enkopresis. Erfolgt die Entleerung des Darms ohne Kontrolle nach dem vierten Lebensjahr liegt eine → **Enkopresis** vor. Die Definition für eine *primäre* und *sekundäre* Enkopresis entspricht der Enuresis. Nach Ausschluss von parasitären Erkrankungen, einer Fehlanlage des Sphinkters, einer Sphinkterschwäche oder neurologischen Störungen muss nach anderen emotionalen Besonderheiten und Verhaltensstörungen gefahndet werden. Eine Enkopresis stellt eine schwere Erkrankung dar, und weist auf den hohen Leidensdruck der Kinder hin. Üblicherweise heilt sie meist bis zur Pubertät von selbst aus.

Stottern

Rund 1% aller Kinder stottern, wobei die Sprachstörung bei einem Drittel der Patienten anhält. Wenn auch die frühkindliche Sprachentwicklung normal ist, so kommt es zum Stottern meist im dritten oder vierten Lebensjahr. In der Anamnese ist auf familiäre Häufung zu achten, aber auch auf posttraumatische Reaktionen auf bestimmte Ereignisse im Leben des Kindes. Das Entwicklungsstottern bis zum 4. Lebensjahr gilt nicht als behandlungsbedürftig, außer es liegt eine verzögerte Sprachentwicklung vor. Stottern Kinder über das vierte Lebensjahr hinaus weiter, muss die Behandlung einsetzen, da sonst die Sprachstörung fixiert wird.

Tics

Rund 10% aller Kinder im Schulalter weisen Tics auf. 90% der Störungen finden sich vor dem 12. Lebensjahr. Dabei wird zwischen motorischen und vokalen Tics unterschieden. Kommen beide zusammen vor, spricht man von einem Tourette-Syndrom. Das Tourette-Syndrom, das Gegenstand vor allem der Kriminalromane der englischen Schriftstellerin Minette Walters ist, zeigt sich durch unkontrollierte heftige Bewegungen, die mit obszönen Äußerungen verknüpft werden. Während passagere Tics nur unter Anspannung auftreten, kommt es zu chronischen Tics bei hyperkinetischen Syndromen. Häufig stehen familiäre Belastungen im Hintergrund. Für das Tourette-Syndrom wird eine genetische Disposition vermutet. Hyperkinetische Syndrome zeigen in unkontrollierter Impulsivität und Wutanfällen. Die Therapie von Tics besteht in erster Linie in der Minderung von Stresssituationen; wenn sie über längere Zeit anhalten oder ein Tourette-Syndrom besteht, ist eine psychotherapeutische Behandlung und eine medikamentöse Unterstützung notwendig.

Tumore bei Kindern

Grundsätzlich liegt das Überleben bei Kindern mit Krebserkrankungen höher als bei Erwachsenen. Bezogen auf 100000 Kinder unter 15 Jahren erkranken jährlich

15 an Krebs. Die Häufigkeit kindlicher Tumoren ist in nachfolgender Tabelle zusammengefasst.

Im Folgenden werden einzelne Tumoren kurz besprochen. Auf die akute myeloische Leukämie (AML), Morbus Hodgkin und Non-Hodgkin-Lymphome wird in LE 13 eingegangen.

Kindliche Tumore (<15 Jahre) – Häufigkeit und mittleres Alter

Quelle: Deutsches Kinderkrebsregister, Dt. Ärzteblatt (2005), 20

27,5%	akute lymphatische Leukämien (4,7 Jahre mittleres Alter, 76% Überlebenswahrscheinlichkeit nach 5 Jahren in Prozent)
9,6%	Astrozytome (6,8 Jahre)
8,3%	Neuroblastome (1,4 Jahre; 59%)
6,0%	Non-Hodgkin-Lymphome (8,6 Jahre; 79%)
5,9%	Nephroblastome (2,9 Jahre; 6%)
5,1%	Morbus Hodgkin (12 Jahre; 94%)
4,9%	akute myeloische Leukämie (4,7 Jahre; 39%)
4,9%	primitive neuroektodermale Tumoren des ZNS (6 Jahre)
3,7%	Rabdomyosarkome (5,2 Jahre; 66%)
2,3%	Osteosarkome (11,8 Jahre; 66%)
2,1%	Ewing-Sarkome (11 Jahre)
2,1%	Ependymome (3,6 Jahre)

Akute lymphatische Leukämie (ALL)

Bei der ALL liegt überwiegend eine tumorartige Vermehrung von unreifen B-Lymphozyten vor. Die meisten Erkrankungen treten im Alter von 5 Jahren auf. Wie bei allen Leukämien sind die Leukozytenzahlen massiv erhöht und liegen bei der → **ALL** weit über 50000. Die Symptome werden bestimmt durch eine Verdrängung der normalen Blutbildung im Knochenmark, so dass es bei Mangel an roten Blutkörperchen zur Anämie kommt, durch Funktionsverlust der weißen Blutkörperchen zu Infektionen und Vergrößerung der lymphatischen Organe (Leber, Milz und Lymphknoten). Ein Abfall der Thrombozyten bedingt Petechien, Zahnfleischbluten, Nasenbluten und Hämatome. Weiter kann es zu Gelenkschmerzen kommen und bei Infiltration des ZNS zu Kopfschmerzen und Symptomen einer Hirndrucksymptomatik. Die Diagnose stellt sich durch die erhöhte Zahl der Leukozyten. Das „Katastrophenenzym" LDL (Laktatdehydrogenase) ist ebenso erhöht wie die Harnsäure, die durch den gesteigerten Abbau von Chromatin gebildet wird. Eine Hyperkaliämie weist auf ein Tumorlysesyndrom (LE 2) hin.

Für die ALL charakteristisch ist im peripheren Blutes auftreten sehr früher, unreifer Zellen in Form von Myelozyten oder Metamyelozyten, neben einem hohen Prozentsatz reifer Lymphozyten. In diesem Fall spricht man von den Hiatus leukämicus. Die Zellen der Entwicklungsstufe zwischen unreifen und ausgereiften Zellen fehlen hierbei.

▶ **Therapie.** Die Therapie der ALL richtet sich nach dem durch Knochenmarkspunktion gewonnenen Subtyp der Leukämie, wobei Alter, Leukozytenzahl und Nachweis von chromosomalen Veränderungen die Prognose bestimmen. Im Mittelpunkt der Therapie steht die Chemotherapie mit Zytostatika, wobei vier Therapieziele verfolgt werden:

- **Remissions- bzw. Induktionstherapie.** Ziel der Therapie ist die Vollremission, d.h., dass nach der Therapie keine Tumorzellen mehr nachgewiesen werden dürfen. Dies bedeutet allerdings nicht, dass keine Tumorzellen mehr vorhanden sind (nach aktueller Schätzung befinden sich vermutlich noch bis zu 109 maligne Zellen in der Blutbahn). Durch die Remissionstherapie lassen sich 99,9% aller Tumorzellen zerstören. Die Kombination der Zytostatika richtet sich nach der Vorgabe internationaler Protokolle, die hier nicht detailliert ausgeführt werden sollen. Meist tritt eine Knochenmarksaplasie (Agranulozytose) und häufig eine weitere Thrombozytopenie auf.
- **Konsolidierung.** Hier wird die nach der Induktionstherapie erzielte Verbesserung weiter stabilisiert mit dem Ziel noch vorhandene Tumorzellen zu zerstören. Dies kann geschehen durch einen erneuten Zyklus der Induktionstherapie oder eine Transplantation von hämatopoetischen Stammzellen in Form einer Knochenmarkstransplantation (s. u.).
- **Erhaltungstherapie.** Über einen längeren Zeitraum werden Zytostatika gegeben, um noch vorhandene residuale Blasten in ihrer Zellteilung zu hemmen. Diese Form der Therapie kann bis zu drei Jahren andauern.
- **Rezidivtherapie.** Wenn es zu einem Rezidiv kommt, wird eine erneute Induktionstherapie (Reinduktion) durchgeführt, allerdings sind die zu erwartenden Remissionen geringer als in der Erstbehandlung. Bei älteren Patienten wird die Rezidivtherapie mit palliativer Zielsetzung verfolgt. Bei Kindern stehen immer kurative Ansätze im Vordergrund.

Zusätzlich zur Chemotherapie wird bei der ALL eine ZNS-Bestrahlung durchgeführt, da die Zytostatika die Bluthirnschranke nicht komplett passieren können.

Knochenmarktransplantation (KMT). Im Rahmen der Konsolidierungstherapie oder bei Patienten mit prognostisch ungünstigen Subtypen einer Leukämie, wird eine Knochenmarktransplantation durchgeführt. Im Vorfeld muss eine myeloablative Therapie eingeleitet werden, d.h. dass alle blutbildenden Zellen des Patienten zerstört werden müssen. Dies erfolgt durch eine Kombination aus Zytostatika und Strahlentherapie (Ganzkörperbestrahlung). Im Knochenmark werden anschließend hämatopoetische Stammzellen angesiedelt. Eine Regeneration des Blutbildes erfolgt innerhalb von 10–14 Tagen. Optimal ist eine *autologe* Transplantation von Stammzellen, wobei vor der myeloablativen Therapie patienteneigene Stammzellen entnommen werden. Im Labor werden die Patientenstammzellen dann von anderen Zellen durch ein Antikörperselektionsverfahren getrennt. Bei der *allogenen* Transplantation muss genügend kompatibles Blut von Fremdspendern zugeführt werden. Die KMT erfordert die Behandlung in sog. life-islands, komplett isolierten Behandlungseinheiten, in denen alle Gegenstände, Bücher, Spielzeug u.a. vor Einbringen in den Isolationsraum sterilisiert werden müssen. Die Pflege erfolgt unter absolut sterilen Bedingungen und gestaltet sich so äußerst aufwändig. Für den Patienten ist die Situation psychisch äußerst belastend.

Insgesamt liegt die Heilungschance bei einer akuten lymphatischen Leukämie bei über 60%. Bei Kindern erreicht die Heilung 90%. Mit steigendem Alter sinkt die Prognose.

Astrozytome

Mit über 10% sind Astrozytome die zweithäufigsten Tumoren im Kindesalter. Astrozyten sind Teil des Bindegewebes des ZNS, der Neuroglia. Meist handelt es sich um histologisch geringgradig maligne, langsam wachsende und gut abgrenzbare Tumoren (LE 14). Überwiegend kommen sie im Kleinhirn vor. Wenn sie chirurgisch komplett entfernt werden können, ist das Kind geheilt. Gefährlich sind Infiltrationen in den Hirnstamm, die nicht komplett reseziert werden können und bestrahlt werden müssen. Symptomatisch stehen allgemeine Hirndrucksymptome, wie Kopfschmerzen, Nüchternerbrechen und ein abnormes Kopfwachstum (Perzentilensprung des Säuglings) im Vordergrund. Tumoren der hinteren Schädelgruppe weisen eine zerebrale Ataxie, Fallneigung, Gangstörung und eine Kopfschiefhaltung auf.

Neuroblastom

Neben den Leukämien und Gliomen ist das Neuroblastom der dritthäufigste maligne Tumor im Kindesalter. Ursprung der Tumorzellen sind sympathische Zellen im Nebennierenmark und in den Grenzstrangganglien. Etwa 70% der Primärtumoren liegen im Abdomen, 25% im Thorax, der Rest im Becken. Überwiegend wird die Diagnose vor dem vierten Lebensjahr diagnostiziert. 40% der Neuroblastome treten im ersten Lebensjahr auf. Je nach Lokalisation ist das klinische Bild sehr unterschiedlich. Bei Tumoren des Abdomens imponiert die Vorwölbung, bei thorakalen Neuroplastomen tritt oft ein Horner-Syndrom mit Myosis, Ptosis und Enophthalmus auf. Bei Erwachsenen findet sich dies häufig beim Bronchialkarzinom.

Bei Blastomen , die direkt an den Spinalganglien sitzen, kann es zu einer Kompression des Spinalnerven mit Parästhesien, Paraplegie und Inkontinenz führen. Die Metastasierung findet bevorzugt in den Knochen und in das Knochenmark statt. Auch orbitale Metastasen mit einem einseitigen Exophthalmus sind möglich. In der Diagnostik finden sich ein massiver Anstieg der Katecholamine im Blut, sowie ihrer Ausscheidungsprodukte im 24-Stunden-Urin (vor allem Vanillinmandelsäure). Die Prognose des Neuroblastoms hängt vom Alter, dem Stadium und den genetischen Besonderheiten ab. Bei Säuglingen beträgt die Überlebenswahrscheinlichkeit 85%, bei Kindern >1 Jahr nur noch rund 40%. (Die Prognose ist ablesbar am Nachweis von N-MYC-Protoonkogen). Therapeutisches Ziel ist die chirurgische Resektion der Tumormasse; anschließend wird eine Chemotherapie und/oder Strahlentherapie durchgeführt. Bei Knochenmarkmetastasen sinkt die Prognose auf maximal 20%; das trifft auch zu, wenn eine autologe Stammzelltransplantation durchgeführt wird. Problematisch ist, dass die Reaktion auf eine Chemotherapie mit dem Zeitverlauf der Tumorerkrankung abnimmt.

Nephroblastom

Dieser Tumor wird auch als → **Wilms-Tumor** bezeichnet. Es handelt sich um den häufigsten bösartigen soliden Tumor im Kindesalter. Überwiegend sind die Patienten jünger als 5 Jahre. Oft ist der Tumor mit einer angeborenen Nierenfehlbildung verknüpft. Histogenetisch entwickelt sich der Tumor aus Resten früherer Nierenanlagen. Nephroblastome wachsen rasch und sind häufig sehr groß. Sie können die Nierenkapsel durchbrechen und ins Nierenbecken einbrechen. Dann besteht als Leitsymptom eine Hämaturie. Der Tumor metastasiert hämatogen besonders in die Lunge. Bei Einbruch in die Nierenvene kann es wie beim Nierenzellkarzinom des Erwachsenen (LE 9.2) zu langen Tumorzapfen im Bereich der V. cava inferior kommen. Bei Kleinkindern fällt der Wilms-Tumor schnell durch die Vorwölbung des Abdomens auf. Die Heilungsrate liegt bei rund 80%, wobei vor operativer Entfernung des Tumors eine Chemotherapie durchgeführt werden muss. Dadurch wird der Tumor in seiner Größe reduziert und lässt sich besser operieren. Die betroffene Niere muss dann komplett entfernt werden. Das Nephroblastom reagiert sehr sensibel auf eine Bestrahlung, doch wird auf die Strahlentherapie mit Blick auf die Spätfolgen weitgehend verzichtet. Allerdings muss bei Lymphknotenbefall oder einem Tumor im Stadium III mit Durchbruch der Nierenkapsel die Bestrahlung erfolgen.

Osteosarkom

Das → **Osteosarkom** betrifft überwiegend die Metaphysen der langen Röhrenknochen (LE 4), wobei am häufigsten das distale Femurende und die proximale Tibia befallen sind. Das Leitsymptom des Tumors sind Knochenschmerzen, die über die Zeit an Intensität zunehmen und von Schwellungen im Bereich des Tumors begleitet werden. Die Diagnose wird nach einer Röntgenaufnahme und Ganzkörperszintigraphie durch Histologie gesichert. Durch die Kombination von Chirurgie und adjuvanter Chemotherapie ist das metastasenfreie Überleben auf >50% angestiegen. Die Chemotherapie muss über mehrere Wochen erfolgen. Nach einer Operation werden Metallendoprothesen implantiert oder es wird eine autologe Knochentransplantation durchgeführt. Für den Erhalt des Kniegelenks stehen unterschiedliche orthopädische plastische Verfahren zur Verfügung. Liegen Organmetastasen vor, werden auch diese chirurgisch entfernt. Die Heilungsrate von Kindern mit Lungenmetastasen liegt bei über 30%.

Ewing-Sarkom

Nach dem Osteosarkom ist das → **Ewing-Sarkom** der zweithäufigste Knochentumor bei Kindern. Die meisten Tumoren treten an den flachen Knochen des Thorax und des Beckens auf. Die Tumoren metastasieren in Knochen und Knochenmark und wie das Osteosarkom auch in die Lunge. Nach histologischer Diagnosesicherung wird die operative Sanierung nach vorausgehender Chemotherapie durchgeführt. Im Gegensatz zum Osteosarkom sind die Ewing-Sarkome sehr strahlensensibel, so dass die Operation durch die Strahlentherapie ersetzt werden kann. Die Wahrscheinlichkeit des Überlebens liegt bei Metastasenfreiheit bei 60%, bei metastasierten Ewing-Sarkomen bei 25%.

Kindesmisshandlung

Die Misshandlung von Kindern kann sich in unterschiedlicher Form zeigen. Zwischen Vernachlässigung und Verwahrlosung, körperlicher Misshandlung, sexuellem Missbrauch bis zum Münchhausen-by-proxy-Syndrom erstreckt sich das gesamte Spektrum eines gestörten elterlichen Verhaltensmusters, dass zu unterschiedlichen Symptomen führt.

Vernachlässigung und Verwahrlosung

Für Säuglinge und Kleinkinder, die von ihren Eltern abhängig sind, bedeutet jede Vernachlässigung schwerste Konsequenzen. Im Vordergrund stehen das Untergewicht und die mangelnde Zunahme der Körpergröße. Sowohl Ernährungsstörungen als auch emotionale Defizite in der elterlichen Zuwendung können Wachstumsstörungen auslösen. Problematisch ist, dass Eltern, die ihre Kinder vernachlässigen, keine Vorsorgeuntersuchungen wahrnehmen. Insofern wird die Diagnose oft erst spät, z.B. im Kindergarten gestellt. Erste Hinweise auf eine Vernachlässigung zeigen sich dann vor allem im Auftreten von psychosozialen Störungen. Ein ungepflegtes Erscheinungsbild, Körpergeruch, Pilzinfektionen und ein schlechter Zahnstatus können auf eine Vernachlässigung hinweisen.

Battered-Child-Syndrom

Dieser Begriff beschreibt die körperliche Misshandlung von Kindern, vor allem bei Säuglingen und Kleinkindern. Die in den Medien veröffentlichten Statistiken zur Kindesmisshandlung sind wenig nützlich, da sie unter einer enormen Dunkelziffer stehen. Die in der pädiatrischen Literatur formulierten Schätzungen liegen bei bis zu 5 Fällen schwerer körperlicher Kindesmisshandlung auf 1000 Geburten pro Jahr. Hiervon sind Kinder <4 Jahren betroffen. Die Mortalität der Kindesmisshandlung wird mit 10% geschätzt. Man schätzt weiter, dass 50% aller Frakturen bei Kindern im ersten Lebensjahr durch Misshandlung und 10% aller Unfälle bei Kindern unter 5 Jahren Folge von Misshandlungen sind. Das Muster von Hautveränderungen weist auf den zweifelhaften Unfallcharakter hin. Die Form, das Ausmaß und die Farbe von Hämatomen lassen Rückschlüsse auf ihre Entstehung bilden. Richtungsweisend sind radiologische Ergebnisse am Skelett, besonders an Extremitäten, Rippen und Schädel, die durch Stürze des Kindes bei Aufschlagen und groben Zugriff entstehen.

Charakteristisch sind periostale Verkalkungen als Folge von Blutungen in die Knochenhaut nach brutalem Festhalten der Kinder. Bei jedem Verdacht auf Kindesmisshandlung muss eine Röntgenuntersuchung des Skeletts erfolgen. Eine besondere Problematik sind Schädelhirntraumen für kleine Kinder; kräftiges Schütteln kann zu einer Zerreißung der Venen mit Bildung subduraler Hämatome führen. Auch retinale Blutungen können die Folge sein. Seltener werden stumpfe Bauchtraumen als Folge der Misshandlung beschrieben. Chronisch misshandelte Kinder weisen oft ein typisches Bild einer ernsten und ängstlichen Wachsamkeit (frozen watch fullness) gegenüber Erwachsenen auf. Kindesmisshandlung tritt in allen sozialen Schichten auf; auslösend sind Konfliktsituationen wie Finanznot, Arbeitslosigkeit, Alkoholabhängigkeit oder Drogenabusus. Häufige ungewollte Schwangerschaften forcieren die Problematik.

Sexueller Missbrauch

Wie oft sexueller Missbrauch von Kindern vorkommt, lässt sich nicht sicher nachweisen, da der Begriff des sexuellen Missbrauchs bzw. der sexuellen Misshandlung nicht eindeutig definiert ist und zum anderen die Dunkelziffer naturgemäß extrem hoch ist. Die internationalen Daten schwanken erheblich und liegen nach Lentze et al. (2001) bei $0{,}75\%_0$; im englischen Kinderschutzregister von 1995 und nach aktuellen Befragungen bei erwachsenen Frauen wird von rund 10–15% berichtet. Über den sexuellen Missbrauch von Jungen gibt Lentze eine Zahl von ca. 8% an.

Der sexuelle Missbrauch reicht von sexueller Belästigung wie durch Streicheln oder Küssen sexuell relevanter Körperteile bis zur Masturbation des Kindes. Nicht immer muss es zum Geschlechtsverkehr mit Kindern kommen. Für den sexuellen Missbrauch ist weniger das Alter des Kindes und die gesetzliche Altersgrenze von 14 Jahren entscheidend, als die individuelle Situation. Als Täter kommen Männer wesentlich häufiger in Frage als Frauen. Fast immer sind die Täter Familienangehörige oder gute Bekannte. Fremde scheinen kaum eine Rolle zu spielen. Im Mittelpunkt der Problematik steht der familiäre Inzest, der bereits im frühen Kindesalter beginnen kann. Die Vater-Tochter-Konstellation ist den Müttern meist bekannt und wird sogar häufig durch sie gefördert. Die Diagnosestellung muss im Zusammenspiel zwischen Arzt, Rechtsmedizinern und Psychologen erfolgen. Die jüngsten Erfahrungen zeigen, dass viele Andeutungen oder Aussagen von Kindern einerseits wahr sein können, andererseits aber auch durch eine übereifrige Fürsorge induziert werden. Nach aktuellen Angaben zerbrechen mehr als die Hälfte aller Ehen innerhalb eines Jahres, wenn ein Partner des sexuellen Missbrauchs beschuldigt wurde. Auch kommt es zu schweren Belastungen für die betroffenen Familien, wenn nach der umstrittenen tiefenpsychologischen Behandlung (recovered memory therapy) bei Jugendlichen und Erwachsenen verdrängte Erinnerungen an eine angebliche sexuelle Misshandlung aufgedeckt werden.

Münchhausen-by-proxy-Syndrom (MbpS)

Unter dem „Münchhausen-Syndrom" versteht man eine Situation, in der ein Patient Symptome erfindet, um Untersuchungen und bestimmte Therapien zu erzwingen. Wenn dieses Muster von Aufsichtspersonen an einem Kind praktiziert wird, spricht man vom → **Münchhausen-by-proxy-Syndrom.** Englische Zahlen sprechen von einer jährlichen Inzidenz eines schweren MbpS von 3 Fällen auf 100000 Kinder. Nachgewiesen werden kann ein MbpS, wenn ein Kind retrospektiv mehrere unnötige Untersuchungen und Therapien erdulden musste, im Nachhinein aber falsche Aussagen und Manipulationen an den Untersuchungsbefunden nachgewiesen werden können. Der Erfindungsreichtum der Schuldigen an einem MBPS ist unbegrenzt; problematisch ist, dass häufig in der Medizin versierte Personen die Verursacher sind. In der nachfolgenden Tabelle sind induzierte Symptome und mögliche Ursachen gegenübergestellt.

Warnsignale für ein Münchhausen-by-proxy-Syndrom sind, wenn Symptome nur in Anwesenheit der Mutter oder der Bezugsperson auftreten und wenn die Symptome der Mutter anscheinend weniger Sorgen bereitet als dem medizinischen Personal. Auch wenn Bezugspersonen aufwändigen, v. a. invasiven diagnostischen Maßnahmen sofort und begeistert zustimmen oder diese sogar fordern, sollte man an ein MbpS denken. Erschwert wird die Diagnostik dadurch, dass die Mütter sich engagiert um die pflegerischen Maßnahmen ihres Kindes kümmern und das Personal durch ihre ruhige und kompetente Art im Umgang mit dem Kind zu beeindrucken scheinen. In 90% der Fälle sind Mütter die Verursacher eines MbpS, wobei wie gesagt, meist eine medizinische Vorbildung vorliegt. Mit der Diagnose eines MbpS muss sehr sorgfältig umgegangen werden, weil die Konfrontation der verursachenden Personen mit dem Verdacht dazu führen kann, dass sie die Klinik verlassen, um an anderem Ort wieder aufzutauchen und die Situation erneut beginnt. Insofern ist die Rezidivrate hoch und die Prognose des MbpS zweifelhaft.

Symtome bei MbpS und mögliche Ursachen

Nach Keller: Monatszeitschrift Kinderheilkunde (1997) 145

- **Anfälle und Schwindelattacken**
  durch Vergiftungen oder Druck auf Karotissinus
- **Blutungen** (Hämatemesis, Hämaturie und genitale Blutungen)
  Auflagerung von mütterlichem Blut, Gabe von Marcumar®, Verschmieren von kindlichem Blut
- **Fieber**
  erwärmtes Fieberthermometer, Injektion von kontaminiertem Material in die Venen, manipulierte Temperaturkurven
- **Durchfälle**
  Gabe von Abführmitteln
- **Erbrechen**
  Gabe von Salz oder Emetika
- **Bluthochdruck**
  Manipulation von Blutdruckkurven
- **Hautausschläge**
  mechanische Einwirkung auf die Haut, Verätzen, Anwendung von Farbstoffen, Verstärkung einer bestehenden Neurodermitis durch Kratzen
- **Gedeihstörung**
  Bewusste Unterversorgung mit Nahrung, Gabe verdünnter Nahrung oder Unterbindung der Ernährung über die Magensonde

Kindstod

In der Tabelle über die häufigsten Todesursachen in Deutschland am Ende dieser Lerneinheit, sind die drei häufigsten aktuellen Todesursachen auch bei Säuglingen und Kindern genannt. Der plötzliche Kindstod ist die häufigste Todesursache im Säuglingsalter. Seit 1970 gibt es die Diagnose sudden infant death syndrome (SIDS).

Die Definition des → **SIDS** fordert eine Obduktion, die allerdings in Deutschland eher selten durchgeführt wird ist: nur jedes zweite Kind mit SIDS wird obduziert. Dennoch wird die Diagnose sehr häufig gestellt. Wie die nachfolgende Tabelle zeigt, konnte die Säuglingssterblichkeit in den letzten Jahren immer mehr gesenkt werden und liegt derzeit noch bei etwa 5 Todesfällen auf 1000 Geburten. Der plötzliche Kindstod zeigt eine typische Häufung im 2.-4. Lebensmonat, in dem 75% der Kinder sterben. Rund 95% aller Todesfälle treten vor dem 10.Lebensmonat auf. Nach aktuellen Daten sterben über 60% der Säuglinge in der Zeit zwischen sechs und zwölf Uhr morgens.

Zu den Risikofaktoren für das SIDS gehören sowohl Faktoren seitens der Eltern bzw. des Kindes selbst.

Definition des SIDS

Plötzlicher Tod eines Säuglings oder Kleinkindes, der auf Grund der Anamnese unerwartet eintritt und bei dem eine gründliche postmortale Untersuchung keine adäquate Todesursache zu zeigen vermag.

Elterliche Faktoren für SIDS
- Die Mutter raucht während der Schwangerschaft mehr als 20 Zigaretten/Tag
- Der Vater raucht mehr als 20 Zigaretten/Tag während die Mutter schwanger ist
- Beide Eltern sind starke Raucher; das Risiko ist wesentlich höher als wenn die Mutter allein Raucherin ist
- Die Mutter nimmt Drogen in der Schwangerschaft ein
- Alter der Mutter <20 Jahre
- Alter der Mutter >35 Jahre
- Viele vorausgegangene Schwangerschaften
- Weniger als die Hälfte der Vorsorgetermine wurden wahrgenommen
- Die Mutter hat keine Berufsausbildung
- Die Mutter ist alleinstehend

Kindliche Faktoren für SIDS
(Die kindlichen Faktoren werden in der Reihenfolge ihrer Gefährlichkeit genannt)
- Kopf durch Bettzeug bedeckt
- Kind schläft im Bett der Mutter, Mutter ist Raucherin
- Kind schläft in Bauchlage
- Kind schläft die ganze Nacht über im Bett der Eltern
- Kind schläft unter einer dicken Bettdecke
- Kind schläft im Bett der Mutter (Mutter ist Nichtraucherin)

Auf diese Risikofaktoren ergeben sich eindeutige Empfehlungen
- Kinder müssen zum Schlafen auf den Rücken gelegt werden
- Eine rauchfreie Umgebung für das Kind muss sicher gestellt werden
- Kinder sollen solange wie möglich gestillt werden
- Überwärmung muss vermieden werden: Raumtemperatur maximal 20°, eine dünne Decke für das Kind ist ausreichend
- Die Bettdecke darf dem Kind nicht über den Kopf gleiten

- Das Kind muss in den ersten sechs Monaten in einem eigenen Bett schlafen; dieses darf durchaus im Schlafzimmer der Eltern stehen

Nach einem plötzlichen Kindstod ist die Mortalitätsrate für Geschwister, die anschließend geboren werden, um den Faktor 1,6 bis 5 erhöht. Da prospektive Untersuchungen zeigen, dass am plötzlichen Kindstod verstorbene Säuglinge eine eingeschränkte Herzfrequenzvariabilität, Tachykardien im Schlaf und häufig paroxysmale Tachykardien (LE 6) aufweisen, sollte bei der Vorsorgeuntersuchung U 2 bei Risikokindern ein EKG abgeleitet werden. Kalziumstörungen zeigen sich oft durch ein sog. QT-Syndrom, hierbei ist im EKG die QT- Zeit verlängert. Ab dem 10. Lebensmonat nimmt das Risiko für SIDS ab.

Veränderung der Säuglingssterblichkeit	
(Todesfälle auf 1000 Geburten)	
1870 Deutsches Reich	235
1910 Deutsches Reich	162
1977 BRD	20
1977 DDR	16
1982 BRD	11
1989 BRD und DDR	8
1991 Deutschland	7
1995 Deutschland	5

Adoleszenz

Normale Entwicklung in der Pubertät

Mit der Adoleszenz werden die Entwicklung und das Wachstum abgeschlossen. Der hormonell ausgelöste Reifungsprozess in der → **Pubertät** bewirkt den letzten Wachstumsspurt, das Auftreten sekundärer Geschlechtsmerkmale und das individuelle Persönlichkeitsprofil des erwachsenen Menschen. Das Auftreten erster Geschlechtsmerkmale ist bei Jungen und Mädchen unterschiedlich.

Das wesentliche Merkmal der Pubertät ist der Wunsch nach Selbstbestimmung und einer kritischen Haltung gegenüber den bisherigen traditionellen Werten der Familie. Parallel verändert sich das Schlafverhalten und es tritt innerhalb der Familie ein veränderter Lebensrhythmus des Jugendlichen auf.

Mädchen

In der Pubertät beginnt die Wachstumsphase im Mittel mit 9,6 Jahren, erreicht einen Gipfel mit etwa 12 Jahren und findet mit rund 16 Jahren einen Abschluss. Die Mädchen haben am Ende der Pubertät zu 99% die Erwachsenengröße erreicht. Die Brustentwicklung (Thelarche) beginnt etwa mit 11 Jahren, die Axillarbehaarung setzt mit 12 Jahren ein. Mit rund 14 Jahren ist die Entwicklung der geschlechtstypischen Körpermerkmale abgeschlossen. Die erste Regelblutung, die Menarche tritt im Durchschnitt mit etwa 13 Jahren ein, wobei beobachtet wird, dass sich dieser Zeitpunkt im Vergleich mit früheren Generationen immer mehr nach vorne verschiebt. Zwischen 11-18 Jahren tritt eine Akne auf (LE 3). Die genannten Zahlen variieren im Durchschnitt um 2,5 Jahre. In der Pubertät nimmt bei Mädchen vor allem der Fettanteil am Körpergewicht zu, während bei den Jungen das Muskelgewebe wächst. Im ersten Jahr nach der Menarche haben nur rund 10% der Mädchen einen normalen Zyklus, der sich bis im 5.Jahr nach der ersten Regelblutung auf die Normdauer von rund 28 Tagen einstellt.

Jungen

Die Pubertät zeigt sich bei Jungen durch eine Vergrößerung der Hoden, die vor der Pubertät 1-2 ml und nach der Pubertät mindestens 3 ml betragen. Mit der Hodenvergrößerung entwickeln sich das Genitale und die Behaarung im Schambereich und der Axilla. Gegen Ende der pubertären Entwicklung kommt es zu ersten Ejakulationen. Mit etwa 17 Jahren wird die Größe des Erwachsenenalters erreicht. Bis zum 18. Lebensjahr tritt bei einem Drittel der Jungen eine Akne auf. Das Bartwachstum und die Behaarung des Körpers entwickelt sich bis etwa Mitte 20. Im Vergleich zu Mädchen ist die Pubertätsentwicklung der Jungen durch eine größere Variabilität gekennzeichnet. Im Alter von 12-15 Jahren sind gleichaltrige Jungen sehr unterschiedlich entwickelt. Zu Beginn der Pubertät kann ein relativer Östrogenüberschuss bei mehr als der Hälfte der Jungen zu einer einseitigen Vergrößerung der Brustdrüsen führen. Diese Gynäkomastie verschwindet innerhalb von 1-2 Jahren wieder, kann aber in diesem Alter zu einer großen seelischen Belastung für die Jungen werden. Durch die Vergrößerung des Kehlkopfes (LE 8) kommt es zur Absenkung der Stimmhöhe und durch ungleiches Wachstum beider Stimmbänder zum Stimmbruch.

Störungen der Pubertät

Pubertas praecox

Eine echte → **Pubertas praecox**, d.h. das verfrühte Auftreten pubertärer Merkmale wird durch die Ausschüttung von Gonadotropinen (LH und FSH; LE 12) verursacht. Häufig tritt diese Störung idiopathisch auf. Kleine Adenome im Hypothalamus sind im CT oder MRT in rund 50% bei Jungen (in 20% bei Mädchen) nachweisbar. Zu den Merkmalen der Pubertas praecox gehört die frühe Fertilität der Kinder. Durch den frühzeitigen Schluss der Epiphysenfugen wachsen sie nicht länger und sind als Erwachsene kleinwüchsig. Entgegen ihrem körperlichen Erscheinungsbild weisen sie psychisch ein dem Alter entsprechendes Verhalten auf. Die unterschiedliche körperliche und seelische Entwicklung führt zu großen Spannungen in Familie und Schule. Therapeutisch werden LHRH-Analoga in monatlicher, subkutaner Depotform verabreicht. Unabhängig von dieser Form der Pubertas praecox kann es zu einer Pseudopubertas kommen. Diese wird durch eine erhöhte Androgenproduktion beim z.B. adrenogenitalen Syndrom (LE 12) verursacht. Bei Jungen kommt es hierdurch zu einer verfrühten Pubertät, bei Mädchen zu einer gegengeschlechtlichen Entwicklung.

Erste Pubertätsmerkmale	
Mädchen	53 % Pubesbehaarung
	18 % Brustentwicklung
Jungen	41 % Entwicklung der Genitalie
	20 % Hoden >3ml
	8 % Pubesbehaarung

Pubertas tarda

In wieweit einer verspäteten Entwicklung der Pubertät, Pubertas tarda, ein Krankheitswert zuzuordnen ist, ist offen. Von einer Pubertas tarda spricht man, wenn Pubertätszeichen nach dem 14.Lebensjahr bei Mädchen oder dem 15. bei Jungen auftritt. Meist ist die Ursache eine familiär bedingte Entwicklungsverzögerung. Ursachen einer Pubertätsverzögerung können sein:
- Hypogonadismus
- Hypothyreose
- Mangel an Somatotropin
- Diabetes mellitus
- Cushing-Syndrom
- Alle Erkrankungen mit Malassimilation
- Chronische Entzündungen

Hypogonadismus

Man spricht von einem Hypogonadismus, wenn die Keimdrüsen geschädigt sind. Klinisch zeigt sich dies in der Pubertät durch Ausbleiben des Stimmbruchs, einer schwach ausgebildeten Muskulatur und gesteigertem Längenwachstum der Extremitäten. Der späte Schluss der Epiphysenfugen bzw. das Ausbleiben des Epiphysenfugenschlusses kann zu Hochwuchs führen. Durch Mangel an Testosteron tritt früh eine Osteoporose auf. Als häufigste Ursache gilt das Klinefelter-Syndrom (s. o). Zur Prophylaxe der Osteoporose muss Testosteron gegeben werden, die Infertilität lässt sich dadurch aber nicht beseitigen.

Kryptorchismus

Wenn die Hoden beim Jungen nicht zu tasten sind (→ **Kryptorchismus**), fehlen sie entweder ganz oder liegen in der Bauchhöhle. Liegt der Hoden im Leistenkanal, wird er als Leistenhoden bezeichnet. Spätestens zum Ende des zweiten Lebensjahres müssen Leistenhoden oder auch Gleithoden therapiert werden, da sonst die Gefahr der Infertilität besteht. Therapeutisch wird HCG in wöchentlicher Injektion verabreicht.

Die ideale Praxis

„Welche Anforderungen stellen Jugendliche an eine optimal gestaltete Praxis bzw. Ambulanz?"
(Quelle: Lentze et al., Pädiatrie, Springer 2001)

Mädchen	Jungen
1. Farbfreudigkeit	1. Schöne Arztassistentin/Krankenschwester
2. Freundliches Personal	2. Keine Wartezeit
3. Helle Räume	3. Musik
4. Bilder	4. Getränke
5. Modern	5. Modern
6. Pflanzen	6. Helle Räume
7. Gemütlich	7. Freundliches Personal
8. Hygienisch	8. Bequeme Stühle
9. Warm	9. Viele Zeitschriften
10. Kein Medizingeruch	10. Informationen
11. Viele Zeitschriften	11. Hygienisch
12. Musik	**12. Gemütlich**

Aufzählung in der Reihenfolge nach Wichtigkeit

Entwicklungsphasen in der Adoleszenz

Selbstständigkeit
- 10–13 Jahre: emotionale Lösung von den Eltern
- 13–16 Jahre: Zweifel an familiären Wertvorstellungen
- über 17 Jahre: Autonomie; Eltern werden Partner

Beziehungen
- 10–13 Jahre: Freunde unter dem eigenen Geschlecht
- 13–16 Jahre: Freunde beim anderen Geschlecht
- über 17 Jahre: Knüpfen von individuellen Beziehungen

Körperschema
- 10–13 Jahre: Anpassung an pubertäre Veränderungen
- 13–16 Jahre: Ausprobieren verschiedener Vorbilder
- über 17 Jahre: Ausbildung der Persönlichkeit

Sexualität
- 10–13 Jahre: Neugier
- 13–16 Jahre: Experimente
- über 17 Jahre: Vertrauen und Intimität

Kognitive Entwicklung
- 10–13 Jahre: konkretes Denken
- 13–16 Jahre: Anfänge von abstraktem Denken
- über 17 Jahre: eigene Identität, eigenständige Gedanken

Berufsplanung
- 10–13 Jahre: idealistische Vorstellungen
- 13–16 Jahre: konkrete Wünsche
- über 17 Jahre: realistische Pläne

Wenn nach etwa 5 Wochen kein Therapieerfolg eintritt, muss eine Fixation des Hodens im Scrotum (Orchidopexie) durchgeführt werden.

Alter

In allen Ländern der Industriestaaten und Ländern mit starkem wirtschaftlichem Wachstum stagniert die Zunahme der Bevölkerung bei vermehrter Lebensdauer der Menschen. Das „kollektive Altern" der gesamten westlichen Welt und aller Industriestaaten resultiert aus
- Zunahme der Lebenserwartung
- Wachsender Anteil älterer Menschen
- Geburtenrückgang

Der Begriff Alter

Beim Begriff Alter muss zwischen dem biologischen → **Alter** und dem biografischen Alter unterschieden werden. Das *biologische* Alter entspricht dem eingeschätzten Gesundheitszustand eines Menschen, das *biografische* Alter ergibt sich aus dem Geburtsdatum, aber auch dem Vergleich zur Altersgruppe selbst, dem Rentenstatus u.a. Dabei ist Alter ein psychischer und sozialer Prozess. Psychische Faktoren die zum Altern beitragen, sind u.a. die Unzufriedenheit mit den erreichten Lebenszielen oder der Stagnation beruflicher oder sozialer Entwicklungen.

Die mangelnde Sinnfindung und zweifelhafte Selbstbewertung können ein „alterstypisches" Verhalten auslösen. Krisen, die diesen Prozess beschleunigen, sind der Eintritt der Berentung, schwere und chronische Erkrankungen oder der Tod nahe stehender Personen, vor allem des Partners. Das traditionelle Rollenverhalten und die veränderte Finanzsituation im Alter können zur sozialen Isolation führen. Dieser Prozess wird durch Krankheit oder eingeschränkte Mobilität forciert.

Der Altersprozess ist ein universales Geschehen, das für alle höheren Lebewesen zutrifft. Grundsätzlich sind alle Alterungsprozesse irreversibel. Nach modernem Verständnis sind Altersprozesse familiär genetisch angelegt. Mit der Geburt ist die maximale Lebenserwartung des Individuums definiert. Die molekularbiologischen Prozesse des Alterns in der Zelle werden gegenwärtig intensiv und kontrovers diskutiert. In wie weit die Theorie der freien Zellradikale, die das Altern auslösen, zutrifft und in wie weit dieses beeinflusst werden kann, ist offen. In LE 2 wurde die Überlegung aufgeworfen, in wieweit Altern durch den Verlust der Tumorsuppressorgene und damit die im Alter erhöhte Inzidenz an Krebs im Einklang stehen.

Lebenserwartung

Frauen, die im Jahr 2000 geboren wurden, haben eine durchschnittliche Lebenserwartung von 79 Jahren, Männer von 75. Zum Zeitpunkt des 30-jährigen Krieges (1618-1648) betrug die Lebenserwartung höchstens 30 Jahre. Seit 1950 ist Zahl der 80-85jährigen Menschen um das 2,3fache angestiegen, die Zahl der 85-90Jährigen um das 3,5fache und die Zahl der 90–95Jährigen um das 6,5fache. Seit Ende des 2. Weltkrieges leben die Menschen in Deutschland im Durchschnitt 15 Jahre länger.

Physiologisches Altern

Das Alter und die mit ihm verbundenen Veränderungen zeigen sich dadurch, dass die Herausforderungen an Leistung oder Erhalt des inneren Körpergleichgewichts, der Homöostase, nicht mehr oder schlechter kompensiert werden. Der Abfall der Leistungsfähigkeit bzw. der Leistungsreserven unterschiedlicher Organe tritt zu verschiedenen Zeitpunkten auf. Doch zeigen die Kurven der Leistungsmaxima, dass mit rund 30–32 Jahren der Alterungsprozess als Verlust physiologischer Reserven einsetzt. Am Herzen zeigt sich dies, dass die maximale Herzfrequenz unter Belastung abnimmt: während ein 20Jähriger noch durch Training etwa 200/min erreichen kann, ist die maximale Trainingsfrequenz eines 85Jährigen maximal 170/min erreicht. Häufig wird am Herz beobachtet, dass im Bereich des Erregungsleitungssystems Bindegewebe eingelagert wird mit der Folge, dass AV-Blockbilder (LE 6.2) entstehen. Mit Abnahme der Elastizität der Gefäße kommt es zum systolischen Blutdruckanstieg. Dieser Elastizitätsverlust zeigt sich auch im Lungenparenchym mit Abnahme der spirometrisch gemessenen Vitalkapazität (LE 8), im gleichen Maß ist auch die Sekundenkapazität reduziert. Durch Verminderung des Hustenreflexes und der mukoziliären Clearance sind ältere Menschen für Pneumonien mehr gefährdet.

Verdauungstrakt. Mit steigendem Alter nimmt die Motilität des Gastrointestinaltraktes ab. Es kann zur Dysphagie (Schluckstörung; LE 10) führen. Die Atrophie der Magenschleimhaut geht mit einer verminderten Produktion von Intrinsic Faktor, Magensäure und Pepsin einher. Die Folge sind Resorptionsstörungen. Einschränkungen der Leberfunktion müssen bei der Arzneimitteltherapie im Alter ebenso wie Einschränkungen der Nierenfunktion berücksichtigt werden (s. u.).

ZNS und Sinnesorgane. Bei jedem älteren Menschen ist nachzuweisen, dass die Nervenzellen das Abnutzungspigment Lipofuszin einlagern und im ZNS Plaques nachweisbar sind. Auch bei gesunden älteren Menschen lassen sich neurofibrilläre Veränderungen (Alzheimer Fibrillen) nachweisen. Das bedeutet nicht, dass mit dem Alter intellektuelle Fähigkeiten eingeschränkt werden. Allerdings ist die maximale Nervenleitgeschwindigkeit reduziert. Typische Altersveränderungen sind eine → **Presbyakusis**, die Unfähigkeit hohe Frequenzen wahrzunehmen; ebenso zeigt sich eine Abnahme von Geruch und Geschmack. Durch Elastizitätsverlust der Linse kommt es zum Unvermögen der Akkomodation (LE 16; Abb. 16.7) und der typischen Alterskurzsichtigkeit (→ **Presbyopie**).

Weitere Einflüsse. Im Alter verändert sich die Aktivität sowohl von Osteoblasten als auch Osteoklasten mit der Folge, dass der Kalksalzgehalt der Knochen abnimmt und eine → **Osteoporose** auftreten kann. Die Muskelmasse wird reduziert und teilweise durch Fettgewebe ersetzt. Die Haut zeigt eine Reduktion des subkutanen Fettgewebes und Verminderung der Hautdurchblutung sowie der Schweißdrüsen. Die Folge der verminderten Talg- und Schweißproduktion sind eine erhöhte Infektanfälligkeit. Charakteristisch ist auch eine Vitiligo (LE 3). Als charakteristischer Einschnitt der Lebensphase gehört bei Frauen die Menopause, die beim Mann nicht in dieser Dramatik einsetzt. Beim Mann kann der Testosteronspiegel bis zum 90.Lebensjahr die Höhe eines 30Jährigen halten. Die Fertilität sinkt jedoch mit dem Alter. Für die sexuellen Aktivitäten muss dies nicht zutreffen. Um das Alter von 80 Jahren ist die Zahl der Nephrone um ein Drittel gegenüber einem 60Jährigen reduziert. Die damit einhergehende Reduktion der glomerulären Filtrationsrate (LE 9) hat Konsequenz für die Arzneimitteltherapie. Viele Medikamente weisen bei älteren Menschen eine höhere Halbwertszeit auf. Die Veränderungen des Blutbildes sind im Alter relativ moderat. Allerdings tritt etwa nach 40 Jahren eine Abnahme der Lymphozyten um 25% auf. Vor allem sind hier die T-Lymphozyten (LE 13) betroffen. Damit einhergehend ist eine Abnahme der Funktion der B-Zellen und Verlust der Immunkompetenz.

> **Veränderungen und Erkrankungen im Alter**
>
> Physiologische Veränderungen des Organismus im Lebensabschnitt zwischen 30 und 75 Jahren sind
> - Gehirngewicht nimmt um 44% ab; die Folge sind sinkende kognitive Leistungen
> - Zerebrale Durchblutung sinkt um 20%
> - Nervenleitgeschwindigkeit reduziert sich um 10%; die Folge sind verlangsamte Reaktionen und Reflexe
> - Maximale Herzfrequenz ist um 25% niedriger; als dessen Folge sinkt die körperliche Belastung
> - Herzindex (Herzzeitvolumen; LE 6.2) ist rund 30% kleiner
> - Glomeruläre Filtrationsrate als Parameter für die Nierenfunktion (LE 9) verringert sich um 30%; dadurch wird die renale Ausscheidungen von Medikamenten verzögert
> - Maximale Sauerstoffaufnahme sinkt um 60% mit der Folge reduzierter Leistungsreserven
> - Vitalkapazität nimmt um 44% ab; die Gefahr für eine Pneumonie steigt
> - Auftreten einer Osteoporose durch Verlust an Knochenmineralien: beim Mann Abnahme um 15%, bei Frauen um 30%
> - Muskelmasse verringert sich um 30%
> - Ausdauer sinkt um 30%
> - Gesamtkörperwassergehalt sinkt um 18%; dadurch besteht die Gefahr von Elektrolytstörungen

Ernährung im Alter

Mit zunehmendem Alter sinkt der Energiebedarf des Körpers nicht nur durch die abnehmende körperliche Aktivität, sondern auch durch die Abnahme des Grundumsatzes. Nach den Empfehlungen der Deutschen Gesellschaft für Ernährung (DGE) betragen die Richtwerte für die tägliche Energiezufuhr bei einem 20jährigen Mann noch etwa 2600 kcal und sinken sie bei einem 60Jährigen auf rund 2000 kcal. Für eine 20jährige Frau beträgt der Tagesenergiebedarf rund 2200 kcal, für eine 60Jährige rund 1800 kcal. Nach aktuellem Wissenstand ist ein leichtes Übergewicht im Alter (Body Mass Index, BMI (LE 11), <30 kg/m²) eher als positiv anzusehen und nicht gefährdend für die Gesundheit. Ein deutliches Übergewicht von >30 kg/m² muss durch Reduzierung der Energiezufuhr und Steigerung der Bewegung jedoch gesenkt werden.

Die Lebensmittel setzen sich aus 7 Gruppen zusammen (Reihenfolge ihrer Wichtigkeit nach):
1. Getreide und Kartoffeln
2. Gemüse und Hülsenfrüchte
3. Obst
4. Getränke
5. Milchprodukte
6. Fisch
7. Eier, Fleisch, Fette und Öle

Flüssigkeitszufuhr. Da das Durstgefühl im Alter nachlässt und die Niere ihre Konzentrationsfähigkeit mit dem Alter verliert, muss auf eine reichliche Flüssigkeitszufuhr von mindestens 1,5–2 l/Tag geachtet werden. Das heißt, dass der ältere Patient auch trinken muss, wenn er keinen Durst hat. Grundsätzlich sind alle Flüssigkeiten, die keinen Alkohol und nicht übermäßig mit Zucker angereichert sind, für die Bilanz günstig. Auch gegen Kaffee gibt es nach aktuellem Wissensstand keine Einwände. Bei erhöhten Flüssigkeitsverlusten, wie z.B. Diarrhö, fieberhaften Infekten oder Erbrechen ist es wichtig, rasch durch Trinken die Flüssigkeitsbilanz auszugleichen. Um eine ausreichende Trinkmenge zu gewährleisten, sollten die Getränke morgens bereitgestellt werden. Immer sollte in Reichweite ein Getränk stehen und es sollte zur Gewohnheit werden, zum Essen Mineralwasser oder Tee zu trinken.

Die Zufuhr von Nahrungsmitteln und Flüssigkeit kann durch unterschiedliche Faktoren beeinträchtigt sein:
- Mangelndes Durstgefühl
- Appetitlosigkeit
- Mangelnde körperliche Aktivität
- Kaustörung
- Schluckstörung (Dysphagie)
- Probleme beim Zubereiten vor allem Schneiden der Nahrung
- Immobilität
- Verwirrtheit
- Depressionen, Einsamkeit

Grundprinzipien der gesund erhaltenden Ernährung

- Vielseitige und abwechslungsreiche Lebensmittel
- Täglich Lebensmittel aus allen Lebensmittelgruppen
- Reichlicher Verzehr von Getreideprodukten, Obst, Gemüse, Milchprodukten
- Ausreichende Flüssigkeitszufuhr
- Regelmäßig mindestens 1x pro Woche Fisch
- Maßvoller Konsum von Fleisch und Eiern
- Sparsame Verwendung von Fetten und Ölen

Alter und Bewegung

Im Alter von 65 Jahren sind nur noch rund 20% der Männer und 15% der Frauen körperlich aktiv. Mit steigendem Alter nehmen die körperlichen Aktivitäten weiter ab. Das Leben des älteren Menschen ist charakterisiert nicht nur durch die nachlassende körperliche Leistungsfähigkeit, sondern auch durch motorische Defizite. Diese werden hervorgerufen durch die biologische Alterung, chronische und akute Erkrankungen und den passiven Lebensstil der modernen Gesellschaft. Über ein Drittel der Menschen über 65 Jahren werden innerhalb eines Zeitraumes von 4 Jahren immobil, d.h. sie können keine Treppen mehr steigen oder sind nicht mehr fähig mehr als einen halben Kilometer zu gehen. Mit dieser Immobilität werden die physiologischen Reserven für die kardiovaskuläre Ausdauer weiter herabgesetzt. Man schätzt, dass die passive Lebensweise die maximale Sauerstoffaufnahme des Körpers um fast 10% pro Lebensjahrzehnt herabsetzt. Bleiben die älteren Menschen körperlich jedoch aktiv, reduziert sich dieser Wert nur um 5%. Gerade im Alter ist ein aerobes Training (Ausdauerbewegungen) die optimale Prävention für die koronare Herzerkrankung und andere arterielle Störungen.

Die Abnahme der Muskelkraft zwischen dem 40.–70. Lebensjahr beträgt rund 1% pro Jahr. Der Weltrekord im Gewichtheben beträgt bei Athleten von 70 Jahren noch 60% der Weltspitzenleistung. Immerhin liegt er bei 210 kg bei 65–70jährigen Männern. Körperliche Inaktivität oder gar Bettruhe kann zu einem sehr schnellen Kraftabbau führen; dieser beträgt rund 10% pro Woche, wobei die Sturzgefährdung stark ansteigt. Die Trainingszeit, die diesen Kraftverlust ausgleichen kann, ist deutlich länger als die Zeit der Bettruhe, die zum Kraftverlust geführt hat. Gerontologische Studien zeigen, dass die geringere Hand- und Beinkraft und eine geringere Gehgeschwindigkeit mit erhöhter Mortalität verbunden sind.

Aerobes Training

Durch Ausdauerübungen werden die Leistung des Herzens stabilisiert und der Blutdruck gesenkt. Die altersphysiologische Abnahme der Lungenvolumina und damit der maximalen Sauerstoffaufnahme verringert sich, der Fettanteil am Körpergewicht nimmt ab, die Glukosetoleranz wird verbessert (besonders wichtig bei Diabetes mellitus Typ II) und ebenso das Immunsystem. Insgesamt ist eine Steigerung der kognitiven Leistungen zu beobachten.

Durch aerobes Training wird das Infarktrisiko und die Progression einer bestehenden KHK gesenkt; eine bestehende Herzinsuffizienz entwickelt sich langsamer, die Blutdruckwerte halten sich länger im Normbereich, die Leistungsfähigkeit bei COPD (LE 8.2) bleibt länger bestehen, Blutzuckerwerte können stabil im Normbereich gehalten werden (aerobes Training ist die wichtigste therapeutische Maßnahme bei Diabetes mellitus II), und die Entwicklung von Depressionen wird verzögert.

Krafttraining und Balanceübungen

Durch regelmäßige isometrische Anspannungsübungen der Muskulatur bleiben Leistungsfähigkeit und Kraft der Muskulatur stabil, die Knochendichte nimmt langsamer ab und die Reaktionsgeschwindigkeit erhöht sich. Dadurch nimmt die Häufigkeit an Osteoporose und das Sturz- und Frakturrisiko ab, degenerative Gelenkerkrankungen (Arthrosen) entwickeln sich langsamer, das Selbstgefühl der Patienten steigt und sie erhalten längere Zeit als Untrainierte ihre Selbständigkeit.

Training im Alter

Grundsätzlich bleibt auch im Alter die Trainierbarkeit motorischer Leistungen erhalten. Selbst hoch betagte Patienten von über 80 Jahren können durch angemessenes Krafttraining ihre Muskelleistungen um rund 20% steigern. Eine Immobilität führt beim Menschen, die über einen langen Zeitraum hinweg sportlich aktiv gewesen sind, zu einem geringeren Leistungsabfall als bei untrainierten Menschen.

Das körperliche Training älterer Menschen sollte bei 50% der maximalen Herzfrequenz liegen. Bei steigender Fitness kann es bis auf 85% gesteigert werden. Die Belastungsherzfrequenz ist der wichtigste Parameter für die Trainingsvorgabe. Natürlich müssen alle Faktoren, die auf die Herzfrequenz einwirken, wie eine koronare Herzerkrankung, Frequenz senkende Medikation, Herzrhythmusstörungen u.a. beachtet werden. Für ältere Menschen ist eine geringe Trainingsintensität bei großer Trainingsdauer zu empfehlen. Als optimale Trainingsfrequenz wird ein dreimaliges Training pro Woche, unterbrochen von jeweils einem Ruhetag empfohlen. Das Training der Muskelkraft muss für jeden Patienten individuell abgestimmt werden.

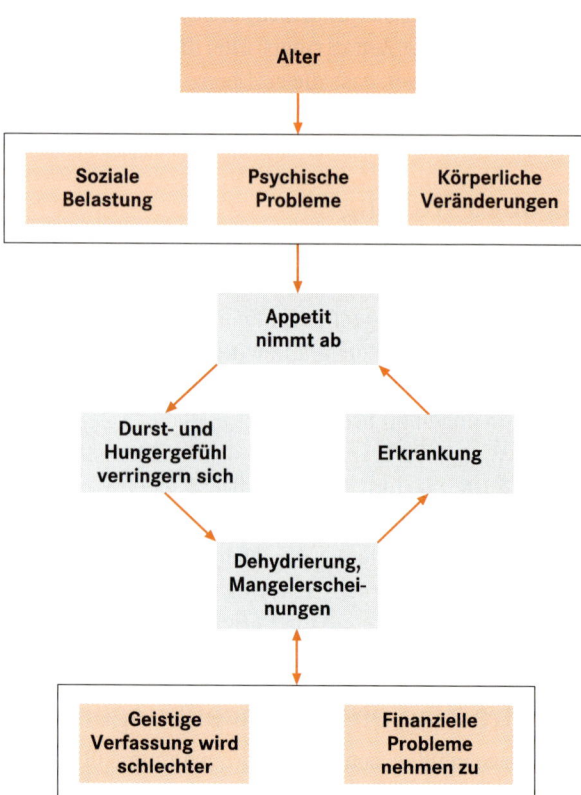

Abb. 5.4 ▶
Malnutrition im Alter

Jedes Trainingsprogramm muss langsam begonnen werden, um die Gefahr einer erhöhten Morbidität und Mortalität während akut einsetzender körperlicher Belastung zu minimieren. Diesem geringen Risiko steht jedoch die erhöhte Lebenserwartung und die Verbesserung bei vielen Erkrankungen gegenüber. Die Inzidenz des plötzlichen Herztodes durch eine anstrengende körperliche Belastung erhöht sich beim Menschen zwischen 30–70 Jahren um den Faktor 5–10. Je jünger die Patienten sind, desto höher ist dieses Risiko. Die Häufigkeit des kardialen Todes ist bei alten Menschen während des Trainings sehr gering und kann durch eine geringe Trainingsintensität noch weiter minimiert werden.

Häufige geriatrische Erkrankungen

In der nachfolgenden Tabelle sind die häufigsten Pflegegründe alter Menschen zusammengestellt.

Erkrankungen im Alter	
Diagnosestatistik bzw. Pflegegründe der geriatrischen Tagesklinik, Klinikum Nürnberg-Nord, Quelle: Der Internist (2002), 8	
Arterielle Hypertonie	64,1 %
Stroke	51,6 %
Diabetes mellitus	34,8 %
Koronare Herzkrankheit	29,7 %
Schwindel	22,3 %
Degenerative Wirbelsäulenerkrankung	20,2 %
Fettstoffwechselstörung	19,3 %
Herzinsuffizienz	18,7 %
Periphere arterielle Verschlusskrankheit	17,9 %
Demenz	17,3 %
Herzrhythmusstörungen	15,2 %
Nierenerkrankungen	15,1 %
Arthrosen	14,6 %
Osteoporose	10,8 %
Depressionen	10,6 %
Zustand nach Frakturen	9,6 %
Schilddrüsenerkrankungen	9,1 %
COPD	9,0 %
Morbus Parkinson	8,8 %

Arterielle Hypertonie

Hier liegen häufiger als bei jungen Patienten bereits Schäden der Endorgane vor; mit steigendem Alter wird durch die arterielle Hypertonie das kardiovaskuläre Gesamtrisiko erhöht. Bei Patienten bis zum 85. Lebensjahr ist die blutdrucksenkende Wirkung von allgemeinen Trainingsmaßnahmen und Medikamenten belegt. Damit geht auch eine Risikoreduktion einher. Die Intensität, mit der ein erhöhter Blutdruck gesenkt werden darf, hängt nicht nur vom Alter des Patienten, sondern auch von seiner Komorbidität ab. Altersunabhängig gilt als normaler Ruheblutdruck der Wert von 140/90 mm/Hg; in der 24-h-Blutdrucklangzeitmessung sollten ein Mittelwert von 135/85 mm/Hg nicht überschritten werden. Eine therapeutische Indikation zur Blutdrucksenkung ergibt sich beim Menschen bis zum 85. Lebensjahr, wenn die Werte anhaltend 160/95 übersteigen.

▶ **Therapie.** Zu den therapeutischen Allgemeinmaßnahmen gehören die Beseitigung des Übergewichts, die Limitierung des Alkoholkonsums, regelmäßig körperliche Aktivität (s. o.), die Limitierung der Kochsalzaufnahme auf höchstens 6g/Tag und das Einstellen des Rauchens. Seitens der Medikamente stehen bei alten Patienten Diuretika, Betablocker und lang wirkende Kalziumantagonisten im Vordergrund. ACE-Hemmer zeichnen sich besonders durch ihre die Nieren schützende Wirkung bei Hypertonie aus – ein Effekt, der sich besonders deutlich Diabetes mellitus zeigt.

Schlaganfall

Das Risiko einen Schlaganfall zu erleiden, steigt mit dem Alter. Kommen auf 100000 Menschen im Alter zwischen 50–65 Jahren 168 Schlaganfälle, steigt diese Zahl bei Menschen >75 Jahre auf rund 1450 an. Am häufigsten kommt es zu einer durch Thromboembolien ausgelösten Ischämie. Dies zeigt sich häufig durch eine transitorische ischämische Attacke (TIA), eine flüchtige Störung, die sich innerhalb von einem Tag zurückbilden muss. Die mittlere Dauer einer TIA sollte jedoch nicht länger als 10 min bestehen. Bereits bei anhaltender TIA >3 h ist die Wahrscheinlichkeit einer vollkommenen Rückbildung der Ausfallserscheinungen gering. Die Entstehungsursachen und klinische Bilder des Schlaganfalls, stroke, sind in LE 14 beschrieben.

Die Komplikationen und die Mortalität nach einem Schlaganfall hängt von den begleitenden Erkrankungen ab. 80% der Patienten >75 Jahren sterben innerhalb von 5 Jahren nach einem Schlaganfall. Er ist die häufigste Ursache für die Behinderung im Erwachsenenalter: nur 50% der Betroffenen können nach 6 Monaten selbstständig und ohne Pflege leben. 30% sind leicht behindert, 20% schwer behindert. Im Mittelpunkt der Rehabilitation stehen Lagerungstechniken und die Frühmobilisierung um Immobilitätsschäden zu vermeiden.

▶ **Therapie.** Medikamentöse Maßnahmen, wie die Gabe von Marcumar®, ASS und anderen Thrombozytenaggregationshemmern sollen Rezidive verhindern. Die Spastikkontrolle und neurophysiologische Therapieverfahren, sowie Gangschulung, Gleichgewichtstraining und Kraftaufbau wirken dem Verlust selektiver Bewegungen entgegen. Bei bettlägrigen Patienten steht die Dekubitusprophylaxe im Vordergrund. Bei Hemiparese muss die Funktionsübernahme durch die andere Körperseite trainiert werden. Schluckstörungen können eine parenterale Ernährung erforderlich machen. Zur Therapie des Schlaganfalls und zur Sekundärprophylaxe s. LE 14.

Diabetes mellitus

Bei Patienten mit Diabetes mellitus (LE 11.2) ist die Lebenserwartung zum Zeitpunkt der Diagnosestellung um 30% bzw. um 5-10 Jahre reduziert. Die Mortalität erhöht sich um das 2-5-fache. Über 95% der diabetischen Patienten im höheren Lebensalter haben einen Diabetes mellitus Typ II. In jeder Lebensstufe ist es Ziel der Therapie bei Diabetes mellitus die Senkung des Hb_{A1c} auf <7%. Die Therapieziele müssen bei unterschiedlicher Komorbidität individuell definiert werden. Bei Patienten >70-75 Jahre ist eine Erhöhung der Lebenserwartung durch eine Verbesserung des Glukosestoffwechsels nicht mehr zu erreichen. Allerdings kann die Lebensqualität durch eine Reduktion mikroangiopathischer Erkrankungen gebessert werden. Bei Patienten mit Leberzirrhose oder Niereninsuffizienz ist eine straffe Blutzuckereinstellung erschwert, auch bei Patienten mit Demenz ist wegen Gefahr der Hypoglykämie eine konsequente Antidiabetestherapie mit Risiken behaftet. Wenn kein Hypoglykämierisiko besteht, kann der Nüchternblutzucker auf Werte von 100-120 mg/dl gesenkt werden. Gerontologische Studien zeigen, dass dies bei Patienten >70 Jahren nicht realistisch ist.

▶ **Therapie.** Im Vordergrund steht eine kalorisch adäquate Diabeteskost und die Energiezufuhr entsprechend den körperlichen Aktivitäten. Die körperliche Bewegung steht absolut im Mittelpunkt der Behandlung: regelmäßige Spaziergänge, gymnastische Übungen und ein leichtes Laufbandtraining zeigen sich auch bei alten Menschen als sehr effektiv. Wann immer möglich, sollten Patienten und ihre Angehörigen in Schulungsmaßnahmen einbezogen werden. Über die Therapie des Diabetes mellitus mit oralen Antidiabetika und vor allem der intensivierten konventionellen Insulintherapie s. LE 11.2.

Koronare Herzerkrankung (KHK)

Insgesamt liegt die kardiovaskuläre Mortalität in Deutschland bei 55%. Bei Patienten >70 Jahren stehen Todesfälle durch Erkrankungen des Herz-Kreislaufsystems an erster Stelle. Nach der Menopause treten Myokardinfarkte bei beiden Geschlechtern gleich häufig auf. Über 70% der akuten Herzinfarkte betreffen Menschen >65 Jahre. Die Warnsignale einer KHK, Angina pectoris bzw. Stenokardien, nehmen mit zunehmendem Alter, vor allem durch die altersbedingte Neuropathie ab. Klagen ältere Menschen über eine rasch abnehmende Belastbarkeit, muss an eine koronare Herzkrankheit gedacht werden. Diagnostik und Symptomatik der KHK und des akuten Infarkts sind in LE 6.2 ausführlich dargelegt. Mit zunehmendem Alter nimmt die Aussagekraft des Ruhe-EKG ab, durch Medikamente kann darüber hinaus der Kurvenverlauf des EKG verändert und die Interpretation erschwert werden. Deshalb sind ergometrische Untersuchungen über Laufband, Fahrradergometer oder die Handkurbel von großer Bedeutung in der Früherkennung einer KHK. Die Therapie der KHK und des Infarkts entspricht bei Patienten bis 70 Jahren den üblichen Empfehlungen. Dies trifft auch auf die Thrombolysebehandlung im akuten Infarkt zu, allerdings muss hier das Zeitfenster von 4 Stunden nach Infarktereignis besonders streng beachtet werden.

Herzinsuffizienz

Die Häufigkeit einer Herzinsuffizienz steigt mit dem Lebensalter an. Bei stationärer Pflege auf einer internistischen Station des Krankenhauses der Regelversorgung weisen 35% der Patienten über 65 Jahre das symptomatische Bild der Herzinsuffizienz auf. Im Echokardiogramm findet sich ein verdicktes Myokard, das eine schlechtere Durchblutung aufweist. Die Hauptursache der Herzinsuffizienz im höheren Lebensalter ist die arterielle Hypertonie. Häufig ist die Füllung des linken Ventrikels behindert (diastolische Herzinsuffizienz). Die Therapie der Herzinsuffizienz im Alter entspricht der jüngeren Patienten, wie in LE 6.2 beschrieben; auf Kontraindikationen der Medikamente und die veränderte Pharmakokinetik im Alter mit vermehrten Nebenwirkungen, bes. für Digitalis bei gestörter Nierenfunktion, muss geachtet werden.

Nierenerkrankungen

Zunehmend wird die chronisch terminale Niereninsuffizienz, das Endstadium einer Nierenerkrankung, das vorherrschende Krankheitsbild des alten Menschen (LE 9.2). Das mittlere Alter, der an der Universität Heidelberg zur Dialyse neu aufgenommenen Patienten beträgt zurzeit 68 Jahre. Als Hauptursache für die Niereninsuffizienz gilt der Diabetes mellitus Typ II. Dabei kommt es nicht darauf an, ob er insulinpflichtig ist. Für die Beurteilung der Nierenfunktion des alten Menschen ist wichtig, dass seine glumeroläre Filtrationsrate im Alter von 80 Jahren nur noch 50% des Wertes eines 20 Jährigen beträgt. Die Niere eines älteren Menschen zeichnet sich dadurch aus, dass sie nicht mehr ausreichend den Wasser- und Elektrolythaushalt regulieren kann. Es besteht die Gefahr des Natriumverlustes (damit der erhöhten Volumenausscheidung), andererseits aber der Natriumretention mit der Gefahr von Hochdruck und Wassereinlagerung (Ödem). Störungen des Wasserhaushaltes werden durch Störungen der Durstwahrnehmung weiter kompliziert. Die Niere des älteren Menschen reagiert besonders empfindlich auf eine Erhöhung des Blutdrucks. Für die Diagnose der Niereninsuffizienz reicht die Bestimmung des Kreatinin im Serum nicht aus; initial muss die Kreatinin-Clearance zur Ermittlung der glomerulären Filtrationsrate bestimmt werden. Der wichtigste Vorhersagewert für eine Funktionseinschränkung und die Prognose der Niereninsuffizienz ist eine Proteinurie. Nephroprotektiv erweist sich eine Einschränkung der Eiweißzufuhr mit Beschränkung auf 0,8 g/kg Körpergewicht am Tag und bei ausreichender Ausscheidung eine Flüssigkeitszufuhr von bis zu 3 Liter am Tag um eine gestörte Konzentrationsfähigkeit der Niere zu kompensieren. Die Therapie der Niereninsuffizienz unterscheidet sich grundsätzlich nicht von der jüngerer Menschen. In der Senkung des Blutdrucks muss bei Hochbetagten allerdings auf zerebrovaskuläre Nebenwirkungen geachtet werden.

Atemwegserkrankungen

Im Alter nehmen die Muskelkraft der Atempumpe und die Vitalkapazität ab dem 55. Lebensjahr kontinuierlich ab. Weiter reduzieren sich im Alter die maximale Sauerstoffaufnahme des Blutes und die Reaktion des Atemzentrums auf einen Anstieg des CO_2-Partialdrucks im Blut (LE 8). Die Schutzmechanismen des respiratorischen Epithels (mukoziliäre Clearance) verlieren ihre Fähigkeit mit dem Alterungsprozess.

Jenseits des 70. Lebensjahres kommen vermehrt Pneumonien vor; in 50% sind Streptokokkus pneumoniae schuld. Abgeschwächte Schutzreflexe, die bei Fieber oder sedierender Medikation weiter vermindert werden können, begünstigen eine Aspirationspneumonie. Jede Bronchitis bei älteren Patienten erfordert die erhöhte Aufmerksamkeit. Die Bewohner von Pflegeheimen weisen ein 3fach erhöhtes Pneumonierisiko auf. Nosokomiale Pneumonien im Alter werden in ca. 80% durch Bakterien des Verdauungstraktes ausgelöst.

▶ **Therapie.** Im Mittelpunkt der Therapie steht neben Antibiotika die Sauerstoffgabe. Diese hat das Ziel den Sauerstoffpartialdruck auf 60 mm Hg und die Sättigung, SaO_2, auf >90% zu heben. Bei chronischer Hypoventilation mit Anstieg des CO_2 im Plasma, kann eine Sauerstofftherapie kontraindiziert sein. Wie bei der koronaren Herzerkrankung und der Herzinsuffizienz sollte eine angemessene Trainingsbehandlung im Mittelpunkt aller chronischen Atemwegserkrankungen stehen. Das Rauchen muss in jedem Fall eingestellt werden.

Osteoporose

Eine Osteoporose beschreibt eine systematische Skeletterkrankung, die durch eine Verminderung der Knochenmasse mit reduzierter Festigkeit und erhöhter Frakturneigung beschrieben ist. Die Diagnose erfolgt durch Bestimmung der Gipfelknochenmasse (Peak Bone Mass) durch Osteodensitometrie. Eine reduzierte Knochendichte (Osteopenie) liegt vor, wenn die Knochendichte um 1–2,5 Standardabweichungen (SD) unterhalb des Mittelwertes gesunder junger Frauen liegt. Eine Osteoporose besteht, wenn sie <2,5 SD beträgt oder wenn zusätzlich eine Fraktur vorliegt. Mit zunehmendem Alter steigt der Anteil von Frauen mit Osteopenie oder Osteoporose stark an. Bei Frauen mit 80 Jahren weisen nur noch 3% eine normale Knochendichte auf.

Frakturrisiko bei Frauen und Männern > 50 Jahre

(Melton, L.J. und Mitarbeiter, 1992)

	Frauen	Männer
Hüftgelenksnahe Fraktur	17,5%	6,0%
Wirbelfrakturen	15,6%	5,0%
Unterarm distal	16,0%	2,5%

Risikofaktoren für Osteoporose

- Frakturen ohne adäquates Trauma
- Abnahme der Körpergröße um >4 cm (diese Aussage kann natürlich nur bei korrekter Messung erhoben werden)
- Therapie mit Glukokortikoiden über >6 Monate und >7,5 mg Prednison täglich; LE 12)
- Zustand nach Organtransplantation
- Östrogenexpositionszeit <30 Jahre (Zeit zwischen Menarche und Menopause)
- Langanhaltende Amenorrhoe (>1 Jahr)
- Erhöhtes familiäres Osteoporoserisiko

Jenseits des 35. Lebensjahres treten bei Frauen doppelt so häufig Frakturen auf, wie bei Männern. Etwa 70% aller Frakturen jenseits des 45. Lebensjahres sind auf Osteoporose zurückzuführen.

Die häufigsten Frakturen finden sich am proximalen Femur, an der Wirbelsäule und am distalen Unterarm. Diese Frakturen sind für 8% aller Einweisungen in ein Pflegeheim verantwortlich. 90% der Frakturen im Hüftbereich betreffen Personen >70 Jahre. Fast immer ist ein Sturz die Ursache. Über 100000 Patienten werden jedes Jahr wegen hüftgelenksnahen Frakturen zur stationären Behandlung eingewiesen. Die Mortalität im Zeitraum von 6 Monaten beträgt hierbei etwa 22%. Das Risiko einer Fraktur nimmt mit der Abnahme der Knochendichte stark zu. Die Reduktion um eine SD in der Osteodensitometrie bedeutet eine Zunahme der Mortalität bei um 20%.

▶ **Therapie.** Im Mittelpunkt der Therapie steht die Gabe von Bisphosphonaten und bei Frauen Hormonsubstitution. Bei schmerzhafter Osteoporose kann supportiv Kalzitonin (LE 12) gegeben werden. Weiter sind in Abhängigkeit der Nierenfunktion Kalzium und Vitamin D indiziert. Unbedingt erforderlich ist der Erhalt der körperlichen Aktivität, um das Sturzrisiko zu vermindern und die Körperkraft, sowie die Koordinationsfähigkeit zu erhalten. Jede längere Bettruhe oder Immobilisation führt zu einer vermehrten Kalziumausscheidung und damit weiterem Knochenverlust.

Rheuma

Rein wissenschaftlich ist der Begriff → **Rheuma** nicht zulässig, da er eine Vielzahl unterschiedlicher Krankheiten zusammenfasst. Nach der WHO werden dem Rheumatismus 4 Gruppen von Krankheiten zugeordnet:
1. Entzündlich rheumatische Erkrankungen
2. Degenerative Gelenk- und Wirbelsäulenerkrankungen
3. Rheumatismus der Weichteile
4. Metabolische Knochenerkrankungen

Während das rheumatische Fieber oder Gelenkerkrankungen bei Kollagenosen (LE 13) im Alter selten neu auftreten, finden sich im Alter bevorzugt eine Polymyalgia rheumatica, Polyarthrose, Lupus erythematodes (LE 3) und Gicht.

Polymyalgia rheumatica. Im Vordergrund stehen Schmerzen und Steifheit im Schulter- und Beckengürtel. Die Patienten weisen Gewichtsverlust auf, haben Fieber, Nachtschweißigkeit und beklagen ein schweres Krankheitsgefühl. Häufig besteht gleichzeitig eine Riesenzellarteriitis, vor allem der A. temporalis. Die Muskelkraft selbst ist nicht beeinträchtigt. Als Folge der arteriellen Entzündung treten sehr starke Kopfschmerzen auf (LE 14). Bei arterieller Entzündung der Augenarterien kann es zur plötzlichen Erblindung kommen. Häufig sind auch die Koronararterien mit befallen. Therapie der Wahl ist die Gabe von Kortikosteroiden.

Gicht. Nach dem Diabetes mellitus ist die Hyperurikämie die zweithäufigste Stoffwechselerkrankung. Ohne Symptome auszulösen tritt sie bei bis zu 25% in der Gesamtbevölkerung auf. Eine Hyperurikämie liegt vor, wenn die Serumharnsäure über 6,4 mg/dl beträgt. In LE 11.2 ist das Krankheitsbild beschrieben. Im höheren Alter beginnt die Gicht typisch als chronisches Krankheitsbild mit überwiegendem Befall von Knie-, Hand- und Fingergelenken. Der klassische Befall des Großzehengrundgelenks (Podagra) ist selten.

Chronische Polyarthritis des alten Menschen. Bei 65% der betroffenen Menschen ist der Rheumafaktor positiv. Die kleinen Handgelenke sind symmetrisch betroffen, oft sind auch große Gelenke, besonders der Schultergürtel, beteiligt. In 25% der Patienten kommt ein zusätzliches myalgisches Syndrom vor. Der Rheumafaktor ist hierbei negativ, betroffen sind meist Menschen >70. Lebensjahr (Männer und Frauen gleich häufig). Therapeutisch wichtig ist, dass eine gering dosierte Gabe von Kortikosteroiden eine sehr gute Wirkung aufweist. Damit ist das Risiko einer Osteoporose gering. Zunehmend wird bei der altersbedingten Polyarthritis Methotrexat gegeben.

Sturz und Sturzprävention

Der Verlust an Mobilität ist einer der wichtigsten Ursachen für Pflegebedürftigkeit. Einem Sturz gehen fast immer eine Gangunsicherheit bzw. Gehstörungen voraus. Hierfür müssen nicht zwingend motorische Störungen vorliegen, sondern auch Erkrankungen der Sinnesorgane, Gleichgewichtsstörungen oder zerebrale Fehlfunktionen können zu Bewegungsstörungen führen (LE 15). Wie anfangs beschrieben wurde, sind das Vibrationsempfinden und die taktile Sensorik im Alter (etwa ab dem 65. Lebensjahr) deutlich eingeschränkt. Bei Erkrankungen mit Polyneuropathie, vor allem dem Diabetes mellitus Typ II, treten sensorische Störungen wesentlich früher auf. Damit ist auch die physiologische Aktivierungszeit der Skelettmuskulatur, die rund 1,5 s dauert, verzögert.

Zu den typischen physiologischen Gangveränderungen im Alter zählen:
- eine verkürzte Schrittlänge
- ein Gangbild, das an einen Seemann erinnert
- die schlurfende Führung der Füße
- eine verminderte Geschwindigkeit beim Gehen
- eine unregelmäßige Schrittfolge

Störungen des statischen Gleichgewichts zeigen sich wenn der Patient mit geschlossenen Füßen nicht 15 s ruhig stehen kann. Die Störungen liegen bei 10% der Menschen >65 Jahren vor; bei den >80Jährigen erhöht sich der Anteil auf über 30%. Die häufigsten Krankheitsbilder mit Gangstörungen sind
- Morbus Parkinson
- Zerebrovaskuläre Insuffizienz mit Störungen der Kleinhirnfunktion
- Polyneuropathie bei Diabetes mellitus oder Niereninsuffizienz
- Arthrosen der Hüft- und Kniegelenke
- Fußfehlstellungen
- Visusstörungen

Stürze

Ursachen für Stürze sind aber nicht nur motorische Störungen im Bereich des Bewegungsapparates, sondern auch das Auftreten von Schwindel oder von Synkopen (s. Leitsymptome in Übersicht 1). Bei niedergelassenen Ärzten wird das Symptom Schwindel bei bis zu 65% aller Patienten angegeben. In der Mehrzahl der Fälle handelt es sich dabei um ein Unsicherheitsgefühl bzw. einen Schwankschwindel; ein Drittel der Patienten klagt über Drehschwindel. Die Ursachen hierfür können Störungen der Durchblutung im Bereich des Innenohres sein, aber auch neurologische Ursachen, vor allem eine Arteriosklerose der Gefäße des Kleinhirns, und internistische Ursachen wie orthostatische Dysregulation (LE 7.2), Herzinsuffizienz oder Herzrhythmusstörungen mit Abfall des Herzzeitvolumens. Seltenere Ursachen sind Tumoren oder entzündliche Prozesse. Unter einer → **Synkope** versteht man eine kurzfristige Ohnmacht, die aus heiterem Himmel ohne Vorzeichen auftreten kann.

Die Sturzrate bezogen auf 1000 Behandlungstage beträgt in der Gerontopsychiatrie rund 25%, in der Rehabilitation älterer Menschen rund 12%. Während auf allgemeinen psychiatrischen und neurologischen Stationen Stürze mit 4–5% angegeben werden, liegt sie in der Geriatrie bei rund 8%. Etwa 3–10% aller Stürze führen zu ernsthaften Verletzungsfolgen. Die Abschätzung des Sturzrisikos ist durch den Geh- und Zähltest möglich.

Besondere Gefahrenquellen für Stürze im Haushalt finden sich in der Küche, im Bad, auf Treppen (einseitige Handläufe), durch eine unzureichende Beleuchtung, durch Teppiche oder andere Gegenstände im Raum. Die Prävention von Stürzen besteht in angemessenem Training der Muskelkraft und des Gleichgewichts. Medikamente, die zu Stürzen führen könnten, sind bei älteren Menschen, Antihypertensiva, sedierende Medikamente und Antidiabetika, die eine Hypoglykämie auslösen können. Lassen sich Stürze nicht vermeiden, ist die Anwendung mechanischer Protektoren sinnvoll. Hüftgelenksprotektoren können bei bis zu 90% der Stürze eine hüftgelenksnahe Femurfraktur verhindern.

Die häufigsten Frakturen älterer Menschen (>65 Jahre) sind nach Daten des Statistischen Bundesamtes für 1998

- Frakturen der unteren Extremitäten   ca. 140000
- Frakturen der oberen Extremität   ca. 65000
- Schädel-Hirntrauma   ca. 30000
- Distorsionen anderer Gelenke   ca. 13000

Abschätzung des Sturzrisikos durch den Geh- und Zähltest
(Dt. Ärzteblatt 2005, 31-32)

1. Patient geht über 4 m so schnell wie möglich
2. Messung der Zeit
3. Patient geht nochmals über gleiche Strecke, zählt nun aber von 100 ausgehend in 3er Schritten rückwärts
4. Messung der Zeit
5. Die Änderung der Gehgeschwindigkeit gilt als relatives Maß für das Sturzrisiko; dieses ist umso höher, je langsamer der Patient beim Zählen geht

Therapie im Alter

Mit Blick auf Pharmakokinetik (was macht das Medikament mit dem Körper?) und Pharmakodynamik (was macht der Körper mit dem Medikament?) gelten im höheren Lebensalter andere Regeln. Grundsätzlich gilt, dass die Resorptions- und Verdauungsgeschwindigkeit von Medikamenten, der Metabolismus in Leber und Niere und die Ausscheidung der medikamentösen Stoffe reduziert sind. Für die alltägliche Medikation können besonders Leberfunktionsstörungen und Nierenerkrankungen zu einer Dosisreduktion zwingen. Die renale Elimination nimmt zusammen mit eingeschränkter Nierenfunktion im Alter ab (s. o.).

Demenz

Die Merkmale einer → **Demenz** sind die Störungen von Merkfähigkeit, Konzentration und Auffassungsgabe. Es besteht eine Hirnleistungsschwäche mit Verlust der intellektuellen Fähigkeiten. Oft sind diese Symptome verbunden mit einer Störung von Antrieb, Gefühlsregungen, einer Änderung der Persönlichkeit oder des bekannten Wesen des Patienten und seines Gedächtnisses. Im Gegensatz zum Delir besteht hierbei keine allgemeine Verwirrung. Der Beginn einer Demenz ist meist schleichend, lässt sich aber durch Fremdanamnese retrospektiv erkennen. In Deutschland gibt es 1 Million demente Patienten, davon sind zwei Drittel älter als 80 Jahre.
Die unterschiedlichen Formen der Demenz entwickeln sich mit verschiedener Geschwindigkeit und unterschiedlicher Intensität ihrer Symptomatik.

Anpassung der Medikamentendosis bei älteren Menschen

Bei Niereninsuffizienz
- Allopurinol
- Antibiotika
- Betablocker (Atenolol)
- Digitalis (Digoxin)
- Lithium u.a.

Bei Leberfunktionsstörung
- Sedativa
- Theophyllin
- ASS
- Schmerzmittel
- Betablocker (Propanolol)

Die oben geschilderte Symptomatik kommt in unterschiedlichen Ausprägungen vor. Bei *leichter* Demenz wird der Alltag problemfrei bewältigt; es zeigen sich Störungen des Kurzzeitgedächtnisses und Wortfindungsstörungen, sowie ein eingeschränktes Urteilsvermögen. Bei *mittelschwerer* Demenz ist das Langzeitgedächtnis betroffen und die Patienten sind desorientiert. Sie verkennen vertraute Personen, wirken unruhig, weisen ein zwanghaftes Aufräumen auf oder neigen zu Unordnung. Für die

Mitmenschen wird die Krankheit sichtbar. Eine *schwere* Demenz zeichnet sich dadurch aus, dass die Patienten kaum sprechen, in ihrer Bewegung zunehmend eingeschränkt sind und in allen Lebensbereichen Hilfe brauchen.

Eine Abgrenzung von Demenz zur Depression (Pseudodemenz) ist über den Mini-Mental-Status-Test (MMST) und ein CT möglich.

Ursachen einer Demenz

- Alzheimer Demenz (Demenz vom Alzheimer Typ, DAT) 50%
- Vaskuläre Demenz 20%
- Mischformen 15%
- Seltene andere Erkrankungen 15%

Symptome bei Demenz

Intellektuelle/kognitive Leistungen
- auffallende Zerstreuung
- Konzentrationsmangel
- Gedächtnisverlust, vor allem Kurzzeitgedächtnis
- Verlust von Tag und Nachtrhythmus
- Abnahme sprachlicher Fähigkeiten

Stimmung
- Interesseverlust
- Rückzug in die eigene Wahrnehmungswelt
- Ängstlichkeit
- labile Stimmung
- Depressionen

Verhalten
- Apathie
- Wechsel von Fröhlichkeit mit reizbar aggressiven Zuständen

Körperstörungen
- Gangstörungen (Trippeln)
- Inkontinenz

Morbus Alzheimer

Die Demenz vom Alzheimer Typ (DAT) unterscheidet sich in 2 Varianten:
- früher Beginn <60 Jahre
- später Beginn >60 Jahre

Die Ursache der → **Alzheimer Demenz** ist nicht geklärt. Sowohl genetische Faktoren (Fehler auf Chromosom 19) als auch ein familiär gehäuftes Auftreten bei ca. 10% der Patienten wird beobachtet. Frauen sind häufiger als Männer betroffen. Die Krankheit zeichnet sich durch einen intellektuellen Abbau bei lange erhaltener Persönlichkeit und progredientem Verlauf aus. Histopathologisch finden sich neurofibrilläre Veränderungen der Großhirnrinde (Alzheimer Fibrillen), die durch Ablagerung von Amyloid entstehen. Man spricht von senilen Plaques. Im CT findet sich eine Hirnatrophie mit großen, mit Liquor gefüllten Hohlräumen.

Die Patienten weisen anfangs Konzentrationsstörungen auf, dann folgt die typische „Altersvergesslichkeit" mit Merkstörungen. Bald wird das Maß der normalen Vergesslichkeit überschritten. Die Patienten sind im Stande ihre soziale Fassade relativ lange aufrecht zu erhalten, indem sie überall kleine Merkzettelchen positionieren. Mehr und mehr erlischt dann das Langzeitgedächtnis und reduziert sich auf wenige Gedächtnisinhalte, die vom Patienten auch immer wieder erzählt werden. Zunehmend desorientiert sich der Patient in Ort und Zeit. Die Fähigkeit für Sprache, Rechnen, Lesen und Schreiben gehen verloren. Allmählich kann der Patient seinen Alltag, Wäsche, Finanzen, Einkaufen usw. nicht mehr bewältigen. Es resultiert völlige Hilflosigkeit.

Eine grundsätzliche Therapie des Morbus Alzheimer ist nicht möglich, allerdings kann seine Entwicklung verlangsamt werden. Im Mittelpunkt der Therapie steht die regelmäßige Bewegung, das Vermeiden von Überforderungen, das Training der geistigen Fähigkeiten und die Alters angepasste Ernährung. Medikamente, die den Hirnstoffwechsel beeinflussen, sind sog. Nootropika, zu denen auch das Naturheilmittel Gingko biloba zählt. Begleiterkrankungen wie Diabetes mellitus, Herzinsuffizienz, Bluthochdruck, Herzrhythmusstörungen und vor allem Flüssigkeitsmangel müssen konsequent therapiert werden. Die Prognose des Morbus Alzheimer ist ungünstig: zwischen Diagnosestellung und Tod liegen im Mittel 7–9 Jahre.

Vaskuläre Demenz

Im Gegensatz zur Alzheimerdemenz schreitet die vaskuläre Demenz nicht weiter fort. Die Entwicklung der Symptome hängt von der Ursache der Erkrankung ab: fast immer liegen Durchblutungsstörungen bzw. die Folgen eines Schlaganfalls vor. Die Größe des Schlaganfalls, eine Multiinfarktdemenz oder beidseitige Schlaganfälle bestimmen das symptomatische Ausmaß. Häufig wird die vaskuläre Demenz von Zeichen des Parkinsonsyndroms (LE 15) begleitet. Bevor die Diagnose einer Demenz gestellt wird, müssen Vitaminmangelsyndrome (v.a. Vitamin B), Hyperthyreose, Niereninsuffizienz, Leberzirrhose, Alkoholabhängigkeit, nicht indizierte Einnahme von Medikamenten und Tumore ausgeschlossen werden.

Morbus Pick

Die seltene Form der Demenz liegt in einer Atrophie von Stirn- und Schläfenlappen. Die Ursache ist unklar. Diese Demenz tritt im Alter zwischen 50–60 Jahren auf. Symptomatisch im Vordergrund stehen Störungen des Sozialverhaltens mit Vernachlässigung von Körperpflege und Verwahrlosung des Wohnraums. Die Kontakte zu Verwandten und Nachbarn werden nicht mehr aufrechterhalten. Die Patienten wirken wechselnd euphorisch oder mürrisch. Im Gegensatz zur Alzheimer Demenz sind Intelligenz und Gedächtnis lange intakt. Mit der Zeit verwischen sich die Grenzen zwischen beiden Erkrankungen.

Hilfsbedarf wegen kognitiver Beeinträchtigung (Reisberg-Schema)

Den Klassen der Bedürftigkeit sind die Leitsymptome und der Bedarf an Hilfe zugeordnet

I	keine Symptome	Aktivierung
II	Vergesslichkeit	Aktivierung, Übungen, Gespräche
III	Versagen bei komplexen sozialen Aufgaben	Empfehlung, auf diese Aktivitäten zu verzichten
IV	Hilfe bei alltäglichen Aufgaben und beim Geldausgaben	„überwachte" Selbständigkeit, Unterstützung in Finanzfragen
V	Hilfe bei Wahl der Kleidung und Hygiene	Organisation des Tagesablaufs, ggf. Teilzeithilfe
VI	Hilfe bei alltäglichen Verrichtungen	ganztägige Hilfe
VII	Sprechvermögen < 6 Worte, Unfähigkeit zu gehen, zu sitzen	Langzeitpflege und Funktionsersatz

Inkontinenz

Harninkontinenz

Die mit zunehmendem Alter häufig auftretende Harninkontinenz zählt zu den zentralen Problemen der Geriatrie. In der Akutpflege stellt sich das Problem bei 30% der Patienten, in Pflegeheimen bei 50–70%. Bei Frauen nimmt die Häufigkeit an Inkontinenz mit Zahl der Geburten und nach gynäkologischen Operationen zu. Die Funktionsstörungen bei Inkontinenz sind vielfältig und können an jeder Stelle der Regulation der Sphinktermechanismen der Harnblase (LE 9.1) auftreten. Sowohl zentrale Störungen im Bereich der Miktionszentren, der versorgenden Nerven, der Rezeptoren in der Blasenwand als auch die Beckenmuskulatur, können ursächlich für eine Blaseninkontinenz sein.

Bei einer Belastungs- bzw. Stressinkontinenz liegt eine Schwäche des Blasensphinkters vor. Bei einer Dranginkontinez (Urge Inkontinenz) stehen neurologische Störungen im Vordergrund. Eine Überlaufinkontinenz entsteht durch Obstruktion des Harnabflusses oder einer Blasenmuskelinsuffizienz. Die Reflexinkontinenz ist die Folge einer Rückenmarksläsion. Eine extraurethrale Inkontinenz kann durch z.B. eine Urinfistel entstehen. Auf die verschiedenen Formen der Inkontinenz wird bei den renalen Symptomen in LE 9.2 eingegangen. Zu den Medikamenten, die eine Inkontinenz beeinflussen können, gehören

- ACE-Hemmer (Begünstigung einer Stressinkontinenz)
- Antidepressiva (anticholinerge Wirkung und Sedierung)
- Medikamente gegen Epilepsie (Absenkung des Blasenwiderstandes)
- Medikamente bei Morbus Parkinson (Wirkung wie Antidepressiva)
- Kalziumantagonisten (erhöhter Harnverhalt)
- Betablocker (Steigerung der Kontraktilität des äußeren Schließmuskels)
- Digitalis (Steigerung der Blasenkontraktilität)
- Diuretika (Polyurie und erhöhter Harndrang)
- Muskelrelaxantien (Senken des Blasenwiderstandes)

- Analgetika (Erhöhter Harnverhalt)
- Neuroleptika (Reduktion der Blasenkontraktilität und anticholinerge Wirkung; Wirkung wie Antidepressiva)
- Psychopharmaka (Relaxation des Beckenbodens)
- Sedativa und Schlafmittel (Sedierung, Kontrollverlust und Erhöhung der Immobilität)

Therapeutisch müssen bei jeder Form der Inkontinenz alle belastenden Faktoren und Medikamente, die die Inkontinenz unterstützen, minimiert werden. Wenn möglich sollte immer ein Beckenbodentraining durchgeführt werden. Der Effekt der physiotherapeutischen Behandlung lässt sich frühestens nach 4-6 Monaten abschätzen. Medikamentöse Einflüsse auf eine Stressinkontinenz bestehen kaum. Sehr früh muss die Versorgung mit einem Pessar und Hilfsmitteln eingeleitet werden.

Stuhlinkontinenz

Bei Stuhlinkontinenz wirken unterschiedliche Faktoren zusammen:
- Funktionsstörung des Analsphinkters
- Stuhlvolumen und Konsistenz
- Rektale Dehnbarkeit
- Sensibilität des Analkanals

Die anorektale Sensibilität wird über ein dichtes Geflecht sensibler Nerven dem ZNS zugeleitet. Durch Dehnung des Analkanals wird über das autonome Nervensystem der innere Schließmuskel relaxiert, über den Spinalnerv (N. pudendus) der äußere Schließmuskel aktiviert. Das Zusammenspiel von vegetativem und willkürlichen Nervensystem, sowie der auslösenden Sensorik ist Voraussetzung für die Stuhlkontrolle. Zu den häufigsten Erkrankungen, die mit einer Stuhlinkontinenz einhergehen gehören
- Colitis ulcerosa
- infektiöse Diarrhöen
- Diabetes mellitus
- Multiple Sklerose

Im Vordergrund der Therapie steht die Behandlung der genannten Erkrankungen. Zur unspezifischen Therapie zählt vor allem die ballaststoffreiche Ernährung im Zusammenspiel mit einem Verhaltenstraining, um eine täglich regelmäßige Defäkation zu erzielen. Als effektivste nicht chirurgische Methode gilt das Bio-Feedbacktraining, das gute Erfolge verspricht, wenn die anorektale Sensibilität erhalten ist.

Sterben und Tod

Ein hohes Alter macht das Lebensende greifbar. Die Angst vor dem Tod kann so hoch werden, dass der Mensch das Lebensende abrupt sucht. Hohes Alter gehört zu den Risikofaktoren für einen Selbstmord. Nicht nur psychiatrische Erkrankungen führen zum Suizid, sondern auch chronische Erkrankungen, Schmerzen, akute Trauerereignisse und soziale Probleme, wie Rollenverlust. Vermutlich wird die Zahl der Selbstmorde als Todesursache im Alter unterschätzt. Der Grund dafür ist, dass mangels ausführlicher Leichenschau die suizidale Handlung als Todesursache oft nicht erkannt wird. Die Haupttodesursache bei Suizid ist Erhängen mit rund 62 % bei Männern und 44% bei Frauen. Die Vergiftungen spielen bei Männern in 12%, bei Frauen in 26% eine Rolle. Der Suizidprävention kommt im Alter ebenso wie in allen anderen Lebensphasen eine große Bedeutung zu. Im Mittelpunkt der Prävention stehen die Erhaltung des sozialen Netzwerks und die Funktion der Familie. Zur Unterstützung dieser Problematik hat die Bundesregierung eine Broschüre „Wenn das Altern zur Last wird" veröffentlicht (Email: publikationen@bundesregierung.de).

In früheren Generationen galten Tod und Sterben als natürlicher Teil des Lebens. Heute wird diese Lebensphase meist verdrängt und wenn sie offensichtlich wird, durch institutionelles Handeln ersetzt. Den Tod als Teil des Lebens zu begreifen, wird für die meisten Menschen immer schwieriger.

Sterben selbst kann sich zum einen als friedvolles Erwarten eines erlösenden Lebensendes darstellen, andererseits aber eine Abwehrhaltung des Patienten auslösen. Das Sterben als Prozess wurde von der amerikanischen Psychiaterin E. Kübler-Ross als eine Folge von Verweigerung, Zorn, Ärger, Kampf, Verhandlungsversuchen, Depression und Verzweiflung und letztendlicher Einsicht in die Akzeptanz des Todes beschrieben. Sicherlich kann man sagen, dass der Tod umso leichter akzeptiert wird, je reifer und erfüllter das eigene Leben geführt wurde. Dazu gehören zwischenmenschliche Beziehungen und das Erfahren von Liebe und Fürsorge und die Erfüllung gesetzter Ziele.

Der Sterbeprozess, der von schwelenden Konflikten und unbewältigten Problemen oder auch Sorgen für die Hinterbliebenen belastet ist, wird in einem wesentlich größeren Konflikt erfahren. Sicher spielt auch eine Rolle der Verlust religiöser Erfüllung, der die Gesellschaft durchsetzt. Die Angst, dass nach dem Tod das Nichts steht, lässt am Leben festhalten. Insofern bedeutet der Umgang mit Sterbenden immer die Auseinandersetzung mit den Gedanken an den eigenen Tod, worin auch die Chance für einen Bewusstseins- und Reifungsprozess der Beteiligten liegt.

Bis zum Tod muss der Wille des Sterbenden beachtet werden. Die meisten Patienten nehmen intuitiv wahr, dass sie sterben müssen. Gerade bei chronischen Erkrankungen sollte dem Patienten immer die Wahrheit über den nahenden Tod gesagt werden, wenn sie danach fragen. Oft werden diese Mitteilungen sofort wieder verdrängt und es kann der Vorwurf, besonders der Angehöriger resultieren, dass keine Aufklärung stattgefunden habe. Im Sterbeprozess kommt dem Gespräch eine große Bedeutung zu, weil für viele Sterbende der Dialog über sie belastende Dinge befreiend sein kann. Selten wird die zwischenmenschliche Beziehung intensiver und offener als in diesen Phasen. Zu dem Prozess zählt auch die Einsicht zuzugeben, dass man dem Dialog mit dem Sterbenden nicht gewachsen ist.

Zitat des Schauspielers Martin Held (1908–1992)

„Alle möchten alt werden, aber keiner möchte alt sein."

Tod

Biologisch ist der Tod ein Prozess, der den Zeitraum vom Bewusstseinsverlust bis zum Absterben der letzten Zelle des Organismus umfasst. Einige Zellen, z.B. Samenzellen, können noch bis zu 120 Stunden nach dem Individualtod vital sein. Irgendwann in diesem Prozess erfolgt ein „point of no return" ab dem das weitere Leben nicht mehr möglich wird und alle medizinischen und pflegenden Maßnahmen, so auch Reanimationsversuche eingestellt werden dürfen. Der wissenschaftliche Beirat der Bundesärztekammer hat 1993 den Tod definiert als: „...wenn die Einzelfunktionen der Organe und Systeme des Organismus, sowie ihre Wechselbeziehungen unwiderruflich nicht mehr zur übergeordneten Einheit des Lebewesens in seiner funktionellen Gesamtheit zusammengefasst und unwiderruflich nicht mehr von ihr gesteuert werden."

Mit dieser aktuellen Definition wird der Tod nicht mehr gleichgesetzt mit dem Stillstand von Atmung und Kreislauftätigkeit, sondern dem Ausfall der Hirnfunktion, dem Hirntod. Der Hirntod wird festgestellt (Bundesärztekammer 1998) wenn andere Erkrankungen und Ursachen einer Vita minima, die einen Tod vortäuschen können, ausgeschlossen sind. Nach dem Merksatz „AEIOU" sind das folgende 5 Punkte:

A = **A**nämie, Hypoxie durch CO_2-Intoxikation und **A**lkoholintoxikation
E = **E**pilepsie und Einwirkung von **E**lektrizität
I = **I**njury (Verletzungen, v.a. Schädel-Hirntrauma)
O = **O**pium als Sammelbegriff für Betäubungsmittel
U = **U**nterkühlung und **U**rämie.

Der klinische Ausfall der Hirnfunktion muss nachgewiesen und dokumentiert werden. Dazu gehören neben tiefer Bewusstlosigkeit (Koma), lichtstarre Pupillen, Fehlen okulärer Reflexe, vor allem Cornealreflex, Fehlen von pharyngealen Trachealreflexen und Ausfall der Spontanatmung. Es muss festgestellt werden, dass die Symptome irreversibel sind. Dies kann durch klinische Beobachtung oder ein wiederholt durchgeführtes EEG mit Nullliniennachweis erfolgen. Als Todeszeitpunkt bei Feststellung des Hirntods gilt der Zeitpunkt, an dem die Diagnose und Dokumentation des Hirntodes abgeschlossen ist.

Totenflecken. Die Totenflecken beginnen sich etwa 20-30 min nach dem Tod auszubilden und sind zeitlich gesehen, das erste → **sichere Todeszeichen.** Sie entstehen bei Kreislaufstillstand durch eine Überfüllung der Kapillaren und Erhöhung der Gefäßpermeabilität. Anfangs sind sie kleinfleckig, fließen aber innerhalb der ersten sechs Stunden nach dem Tod zusammen. Die Stellen, an denen der Körper auf der Unterlage oder dem Boden aufliegt, sind von Totenflecken ausgenommen. Frische Totenflecken können mit dem Finger oder einem Spatel weggedrückt werden, erst später kommt es durch Flüssigkeitsverlust und Konzentration des Blutes zu einer Fixation. Die Farbe der Totenflecken hängt von der Umgebungstemperatur ab.

Totenstarre. Die Totenstarre bildet sich in Abhängigkeit von Umgebungstemperatur und Feuchtigkeit innerhalb von 30-120 Minuten nach Einsetzen des Todes aus. Sie bildet sich umso später aus, je eher ein Körperteil auf die Umgebungstemperatur abgekühlt ist. Insofern gilt die Regel, dass die Totenstarre immer von den Kiefermus-

Die häufigsten Todesursachen in Deutschland

Quelle: Statistisches Bundesamt (2005)
Genannt sind die ersten drei häufigsten Ursachen im Jahr 2003

- **Säuglinge**
  1. perinatale Komplikationen
  2. angeborene Fehlbildungen
  3. Plötzlicher Kindstod

- **1–9 Jahre**
  1. Krebs
  2. angeborene Fehlbildungen
  3. Krankheiten des Nervensystems

- **10–19 Jahre**
  1. Verkehrsunfälle
  2. Suizid
  3. Krebs

- **20–29 Jahre**
  1. Verkehrsunfälle
  2. Suizid
  3. Krebs

- **30–39 Jahre**
  1. Krebs
  2. Herz-Kreislauferkrankungen
  3. Suizid

- **40–49 Jahre**
  1. Krebs
  2. Herz-Kreislauferkrankungen
  3. Gastrointestinale Erkrankungen

- **50–59 Jahre**
  1. Krebs
  2. Herz-Kreislauferkrankungen
  3. Gastrointestinale Erkrankungen

- **60–69 Jahre**
  1. Krebs
  2. Herz-Kreislauferkrankungen
  3. Gastrointestinale Erkrankungen

- **70–79 Jahre**
  1. Herz-Kreislauferkrankungen
  2. Krebs
  3. Respiratorische Erkrankungen

- **80–89 Jahre**
  1. Herz-Kreislauferkrankungen
  2. Krebs
  3. Respiratorische Erkrankungen

- **älter als 90 Jahre**
  1. Herz-Kreislauferkrankungen
  2. Krebs
  3. Respiratorische Erkrankungen

keln über Nacken, Schultergürtel, Rumpf, Beckengürtel und auf die Beine sich ausbreitet, nur begrenzt. Unter Bedingungen bei Zimmertemperatur ist dies aber meist der Fall. Die Lösung der Totenstarre erfolgt in der Reihenfolge ihrer Ausbildung und ist ebenfalls temperaturabhängig. In Mitteleuropa kann man mit einer beginnenden Lösung der Totenstarre nach 36 Stunden, im Winter bzw. bei niedrigen Umgebungstemperaturen der Leiche nach 48–72 Stunden rechnen. Die Ursache der Totenstarre ist die Aktivierung der kontraktilen Proteine durch freigesetztes intrazelluläres Kalzium bei Fehlen der Muskelrelaxation durch energiereiches Phosphat. Die Lösung der Totenstarre selbst ist dann eine Proteolyse, d.h. ein Strukturverlust der kontraktilen Proteine, Aktin und Myosin (LE 4).

Verwesung. Die Verwesung eines Organismus wird sichtbar in Abhängigkeit der Lagerungsbedingungen der Leiche: Umgebungstemperatur, Sauerstoffgehalt der Umgebung und bakterielles Umfeld bzw. bakterielle Besiedelung des Körpers. Der Einfluss der Umgebungsfaktoren auf den Ablauf von Verwesung lässt sich nach der Casper-Regel beschreiben: Die Leichenveränderungen nach einer Liegezeit von 1 Woche an der Luft entsprechen denen von 2 Wochen im Wasser bzw. von 8 Wochen im Erdgrab.

Rechtslage. Wenn der Mensch gestorben ist, wird sein Körper zu einer Leiche. Eine menschliche Leiche im Sinne des Gesetzes ist der Körper einer verstorbenen Person, bei dem der körperliche Zusammenhang noch nicht durch Verwesung völlig aufgehoben ist. Juristisch wird der Mensch damit zur „Sache". Als besonderem Respekt vor dem Toten würdigt das Recht auf den Anspruch einer würdigen Totenruhe. Das Totensorgerecht steht den Hinterbliebenen zu. Die Strafprozessordnung regelt den Eingriff in das Totensorgenrecht, z.B. bei Notwendigkeit bei Durchführung einer Obduktion.

Auf die Fragen zur Organentnahme, zur Organtransplantation wird in LE 13 eingegangen.

Sichere Todeszeichen

Ein Tod liegt vor, wenn sichere Todeszeichen bestehen:

- Totenflecken (Livores)
- Totenstarre (Rigor mortis)
- Späte Leichenveränderungen (Autolyse, Verwesung oder ein Zustand, der mit dem Leben nicht vereinbar ist)

IM FOKUS 5

Diese Lerneinheit spannt einen weiten Bogen von der Geburt des Kindes bis zum Tod des Menschen. Die Gesundheit des Neugeborenen wird nach dem APGAR-Schema festgestellt: Herzfrequenz, Atmung, Hautfarbe, Muskeltonus und Absaugreflexe werden sofort, d.h. 1 min nach der Geburt, dann nach 5 und 10 min dokumentiert. Für die Motorik des Neugeborenen stehen der Moro-Reflex und der Greifreflex im Vordergrund. Die körperliche Entwicklung lässt sich in Somatogrammen ablesen; Parameter zwischen der 3. und der 97. Perzentile gelten als normal. Die wesentlichen Krankheiten des Frühgeborenen sind das Atemnotsyndrom (hyalines Membranensyndrom) durch Mangel an Surfactant und der Neugerborenenikterus durch eine enzymatische Schwäche der Leber. Bei den angeborenen Erkrankungen sind genetische Defekte von Fehlbildungen zu unterscheiden.

Die Entwicklung des Kindes bis zum Schuleintritt wird in 9 Vorsorgeuntersuchungen, U1 bis U9, festgehalten. Die meisten Kinder haben bis zum Schuleintritt die typischen Infektionskrankheiten von Kindern bekommen: Röteln, Windpocken, Masern, Mumps, wenn sie nicht dagegen geimpft wurden. Die Masern-Mumps-Impfung erfolgt ab dem 15. Monat. Die Impfungen beginnen ab dem 3.Monat mit der Impfung gegen Diphtherie, Tetanus und Keuchhusten. Bis zum 5. Lebensjahr können Fieberkrämpfe auftreten. Üblicherweise sind diese Komplikationen von Infektionserkrankungen harmlos. Allerdings kann sich bei 5% der Kinder eine Epilepsie entwickeln. Bei der Epilepsie wird zwischen Grand-Mal und Petit-Mal unterschieden. Für Säuglinge bis zum 8. Lebensmonat typisch sind auch BNS-Krämpfe (Blitz-Nick-Salaam-Anfälle).

Zu den psychischen Störungen gehört der Autismus, ein vollkommener Rückzug in die eigene Erlebnis- und Gedankenwelt bei vollkommenem Abschluss der Außenwelt. Abzugrenzen hiervon ist das Asperger-Syndrom, bei dem die Sprache sich normal entwickelt und das Kind meist überdurchschnittlich intelligent ist. Die motorische Entwicklung ist hierbei verzögert, die Kinder fallen durch ein hohes Spezialwissen auf. Diese Lerneinheit beschäftigt sich auch mit der Frage der Intelligenzmessung, des hyperkinetischen Syndroms bei Kindern und der Inkontinenz. Die häufigsten kindlichen Tumore (Kinder <15 Jahre) sind die akute lymphatische Leukämie, ALL, Astrozytome und Neuroblastome. Symptome und Therapie der ALL unter Einbezug der Knochenmarktransplantation wurden ausführlich beschrieben.

Nicht alle Kinder wachsen in einem geborgenen Umfeld auf. Kindesmisshandlung kann sich durch sowohl in Vernachlässigung als auch im Battered-Child-Syndrom zeigen. Die Dunkelziffern des sexuellen Missbrauchs sind besonders groß. Besonders problematisch ist das Münchhausen-by-proxy-Syndrom, wobei überwiegend Müttern ihren Kindern unnötige diagnostische und therapeutische Maßnahmen aufzwingen. Der plötzliche Kindstod bei Säuglingen und Kleinkindern wird als sudden-infant-death-syndrome (SIDS) beschrieben. Als Hauptrisikofaktor hierfür gilt die rauchende Mutter, wenn das Kind bei ihr im Bett schläft, bzw. mit dem Bettzeug bis über den Kopf bedeckt ist.

Die Kindheit endet mit Beginn der Pubertät, mit einer Wachstumsphase und Entwicklung der Pubesbehaarung bei Mädchen bzw. der Genitalentwicklung bei Jungen. Die Entwicklung der Geschlechtstypisierung endet mit etwa 14 Jahren. Eine vorzeitig einsetzende Pubertät wird als Pubertas praecox bezeichnet. Ursache ist eine verstärkte Ausschüttung von Hypophysenhormonen, Gonadotropinen. Eine Verzögerung der

Pubertät ist eine Pubertas tarda; der Krankheitswert der Verzögerung ist nicht geklärt.

Der Alterungsprozess, definiert als Verlust physiologischer maximaler Fähigkeiten, beginnt mit etwa 30-32 Jahren. Zu unterscheiden ist hierbei das biologische Alter und das eigentliche biografische Alter. Die Alterung ist ein irreversibler und nicht beeinflussbarer Prozess, der mit dem Tod endet. Die Lebenserwartung hat sich in den letzten 50 Jahren um rund 15 Jahre verlängert. Erhöhtes Ausdauertraining, angepasstes Krafttraining und Gleichgewichtsübungen sind im Alter die wichtigsten Voraussetzungen um die Gehfähigkeit und damit die Mobilität zu erhalten und Stürze zu vermeiden. Bei der Therapie der gehäuft im Alter auftretenden Erkrankungen, muss auf Einschränkungen der Nierenfunktion und der Leberfunktion geachtet werden. Die häufigsten Erkrankungen im Alter und ihre therapeutischen Besonderheiten wurden in der Lerneinheit dargestellt. Zur besonderen Erkrankung im Alter zählt die Demenz, die hauptsächlich als Demenz vom Alzheimertyp (DAT), aber auch als vaskuläre Demenz oder Mischdemenz auftreten kann. Hierbei entwickeln sich mit unterschiedlicher Geschwindigkeit und Ausprägung eine Einschränkung der individuellen und kognitiven Leistungen, ausgeprägte Stimmungsschwankungen mit zunehmender Apathie und motorische Störungen. Die Lerneinheit wird abgeschlossen mit einer kurzen Beschreibung des Sterbens und der Feststellung des Todes durch sichere Todeszeichen und die Definition des Hirntodes.

NACHGEFRAGT 5

1. Welche Reflexe weist ein Neugeborenes auf?

2. Was versteht man unter dem Down-Syndrom?

3. Wie hoch sind die durchschnittlichen Frequenzen von Herzschlag und Atmung bei einem Neugeborenen und einem 12jährigen Kind?

4. Woran denken Sie, wenn ein Neugeborenes häufig erbricht?

5. Welche Gefahr kann von Röteln ausgehen?

6. Erläutern Sie in knappen Worten die Kinderkrankheiten
    a) Mumps
    b) Masern
    c) Windpocken

7. Wie verläuft ein Keuchhusten?

8. Was ist ein Autismus? Grenzen Sie ihn vom Asperger-Syndrom ab

9. Erläutern Sie Verlauf und Behandlung der akuten lymphatischen Leukämie

10. Welche Veränderungen bei Mädchen und Jungen zeigen sich in der Pubertät?

11. Erklären Sie die Begriffe Pubertas präcox und Pubertas tarda

12. Welche physiologischen Veränderungen kennzeichnen das Alter? Nennen Sie fünf Merkmale

13. Worauf ist bei Ernährung im Alter zu achten?

14. Was versteht man unter dem Begriff „Rheuma"?

15. Erläutern Sie die Krankheit Demenz – welche Symptome weist sie auf und welche Ursachen liegen zugrunde?

16. Welches sind sichere Todeszeichen?

LEXIKON 5

Können Sie diese Begriffe erklären?
Lesen Sie im Lexikon in Übersicht 2 nach ...

A
Absence
ALL
Alter
Alzheimer-Demenz
Apgar-Schema
Asperger-Syndrom
Autismus

B
BNS-Krämpfe

D
Demenz
Down-Syndrom

E
Enkopresis
Enuresis
Ewing-Sarkom

F
Fieberkrämpfe

H
Hypospadie

K
Keuchhusten
Kinderlähmung
Kryptorchismus

M
Masern
Meningitiszeichen
Moro-Reflex
Mumps
Münchhausen-
    by-proxy-Syndrom

N
Neugeborenenikterus

O
Osteoporose
Osteosarkom

P
Pavor nocturnus
Phimose
Presbyakusis
Presbyopie
Pubertas praecox
Pubertät

R
Respiratory Distress Syndrome
Rheuma
Röteln

S
Scharlach
Sichere Todeszeichen
SIDS
Somatogramm
Synkope

W
Wilms-Tumor
Windpocken

Herz und Kreislauf

6.1

Lerneinheit 6.1 Das Gesunde

Aufbau und Funktion von Herz und Kreislauf	285
Lage und Bau des Herzens	286
Lage des Herzens	286
Höhlen, Klappen und Schichten des Herzens	287
System der Erregungsbildung und Erregungsleitung	295
Ableitungen des Standard-EKG	299
Bezeichnungen des Herzzyklus im EKG	300
Vegetative Nervenversorgung des Herzens	301
Herzkranzgefäße	301
Herzkranzgefäße	302
Mechanik der Herztätigkeit – Systole und Diastole	303
Im Fokus	305
Nachgefragt	306
Lexikon	307

Lerneinheit 6.1

Das Gesunde

LE 6.1

Aufbau und Funktion von Herz und Kreislauf

Das Herz und die Gefäße stellen ein zusammengehörendes Organsystem dar: das kardiovaskuläre System bzw. den Kreislauf. Die Aufgabe des Körperkreislaufes ist es, die Organe und Gewebe mit Sauerstoff und Nährstoffen zu versorgen, die Metaboliten und das Kohlendioxyd wieder aufzunehmen und diese Substanzen sowohl dem Atmungsorgan als auch den Stoffwechselzentren zuzuführen. Über den Kreislauf ist der ganze Körper mit all seinen Zellen, Geweben und Organen miteinander verknüpft. Ohne Kreislauf funktionieren weder der Stoffwechsel, der Gasaustausch oder das Immunsystem. Im Mittelpunkt des Kreislaufes steht das Herz als zentrale Pumpe. Die Aufgabe des Herzens ist es, den Organismus seinen Anforderungen entsprechend mit sauerstoffreichem Blut zu versorgen und das kohlendioxydhaltige Blut abzutransportieren. Dabei muss sich das Herz diesen Körperbedingungen fortlaufend anpassen. Die Leistungen des Herzens sind erstaunlich. Bereits in der 5.–6. Entwicklungswoche besteht beim Embryo ein Kreislauf, der vom embryonalen Herzen unterstützt wird. Von nun an wird das Herz unaufhörlich und in mehr oder weniger regelmäßigen Kontraktionen seine Pumpfunktion aufnehmen – bis zum Tod.

Kein anderes Organ beflügelt die Fantasie und mystische Vorstellung des Menschen so sehr, wie das Herz. Begriffe wie „seinem Herzen einen Stoß geben" oder „sich etwas zu Herzen nehmen" weisen auf die zentrale Bedeutung des Herzens in der Vorstellungskraft der Menschen hin, dass das Herz über den Kreislauf hinaus der zentrale Motor der Willensbildung und des gesamten inneren „Energiesystems" sei. Die allgemeine Darstellung des Herzens in der üblichen „Herzform" entspricht nicht seiner wirklichen Kontur. Eher sieht es wie ein auf der Seite liegender Kegel aus. Die weit verbreitete Vorstellung, dass das Herz etwa so groß sei wie die geballte Faust des Menschen, entspricht nicht der Wirklichkeit. Wie oft in der Wissenschaft wird eine einmal veröffentlichte Äußerung, die dazu nicht einmal vom Lebenden sondern aus der Sektion stammt, über die Generationen der Schülerinnen und Schüler hinweg reproduziert. Das Herz ist rund ein Drittel größer und entspricht in seinem Volumen etwa dem Raum, den beide an den Handflächen zusammengelegte Hände bilden. Es wiegt 300–400 g. Beim Kind ist das Herz relativ größer als beim Erwachsenen; das Herz muss hier über den Erhaltungsstoffwechsel auch noch den Aufbaustoffwechsel während des Wachstums versorgen. Darüber hinaus ist es mehr an der Regulation der Körpertemperatur beteiligt, da Kinder im Verhältnis zum Volumen eines Erwachsenen eine wesentlich größere Körperoberfläche aufweisen.

Lage und Bau des Herzens

Lage des Herzens

Im Raum zwischen den Lungen und nach unten begrenzt vom Diaphragma liegt das Herz im → **Mediastinum**: 2/3 auf der linken und 1/3 auf der rechten Seite von der medialen Ebene. Die kegelförmige Silhouette des Herzens steht nicht senkrecht, sondern liegt auf einer Seite schräg im Brustkorb. Das bedeutet, dass nicht die Herzspitze, sondern der rechte Ventrikel auf dem Diaphragma ruht. Die rechte Kontur der Herzsilhouette im Röntgenbild wird vom rechten Vorhof und der rechten oberen Hohlvene gebildet. Die linke Kontur setzt sich von unten nach oben aus dem linken Ventrikel, dem linken Vorhof und dem Bogen der Aorta zusammen. Die rechte Herzkammer liegt mehr an der sternalen Seite, während die linke Herzkammer überwiegend dorsal liegt. Wichtig zu wissen ist, dass sich der linke Vorhof direkt an die Speiseröhre anlehnt. An seiner Unterseite ist das Herz mit dem Perikard am Zwerchfell (Diaphragma) mit dessen Bindegewebe (Centrum tendineum) verwachsen. Damit folgt das Herz allen diaphragmalen Bewegungen und jedem Atemzug. Senkt sich das Zwerch-

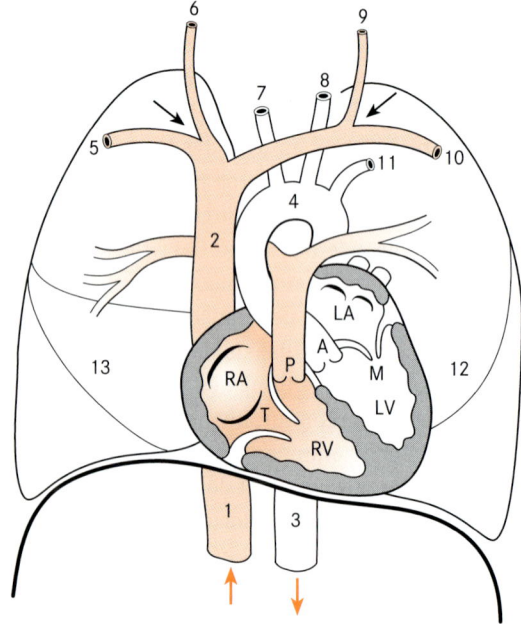

Abb. 6.1. ▶
Lage des Herzens im Mediastinum.
Unten (kaudal) liegt das Herz auf dem Diaphragma auf und ist hier mit dem Perikard fixiert; oben (kranial) liegen die großen Gefäße und der Hilus der Lungen; seitlich (lateral) wird das Herz von den Lungen umrahmt – Die Zeichnung ist überstreckt, um die Strukturen besser zeigen zu können

RV = rechter Ventrikel, RA = rechter Vorhof, LV = linker Ventrikel, LA = linker Vorhof, T = Trikuspidalklappe, M = Mitralklappe, A = Aortenklappe, P = Pulmonalklappe, 1 = untere Hohlvene (V. cava inf.), 2 = obere Hohlvene (V. cava sup.), 3 = Bauchaorta (Aorta abdominalis), 4 = Aorta mit aufsteigendem Teil, Aortenbogen und absteigendem Teil (Aorta ascendens, Arcus aortae, Aorta descendens), 5 = V. subclavia rechts, 6 = V. jugularis rechts, 7 = Truncus brachiocephalicus, 8 = A. carotis communis links, 9 = V. jugularis links, 10 = V. subclavia links, 11 = A. sublavia links, 12 = linke Lunge mit 2 Lappen, 13 = rechte Lunge mit 3 Lappen, → Venenwinkel: hier münden die Lymphbahnen in das Venensystem

fell bei der Einatmung nach unten (LE 8.1) verlagert sich das Herz nicht nur nach unten, sondern dreht sich auch, wobei die Herzspitze wie der Zeiger einer Uhr nach kaudal weist. Vertiefte Bewegungen bei Ein- und Ausatmung zeigen sich bei der Untersuchung des Herzens und können im EKG als Veränderungen des sog. Lagetyps und durch reflektorisch ausgelöste Änderungen des Herzrhythmus (respiratorische Arrhythmie) dokumentiert werden. Die Herzspitze projiziert sich auf die Körperoberfläche etwa in Höhe des 5. ICR (Intercostalraum) an der Schnittstelle mit der Medioklavikularlinie. Hier ist der → **Herzspitzenstoß** durch Palpation tastbar.

LE **6.1**

Höhlen, Klappen und Schichten des Herzens

Herzhöhlen

Das Herz ist in vier Innenräume gegliedert. Es besteht aus zwei Vorhöfen, dem rechten (→ **Atrium dexter**) und linken Vorhof (Atrium sinister). Der Begriff → **atrial** verweist auf die beiden Vorhöfe. Die Vorhöfe sind von einer schwachen Muskelschicht umgeben und sammeln das Blut, das über die beiden Hohlvenen aus dem Körperkreislauf oder über vier Lungenvenen aus dem Lungenkreislauf dem Herzen zugeführt wird. Beide Vorhöfe sind durch das → **Vorhofseptum** voneinander getrennt. Beim embryonalen Kreislauf besteht zwischen beiden Vorhöfe ein Kurzschluss: die Öffnung im Vorhofseptum wird als → **Foramen ovale** bezeichnet. Postpartal, d.h. nach der Geburt, schließt sich dieses Foramen ovale nur bei etwa der Hälfte der Menschen vollständig. Ein bleibendes, offenes Foramen ovale spielt für Embolien durch losgelöste Thromben aus dem venösen System eine bedeutende Rolle (s. u.). An der Rückseite des rechten Vorhofes liegt ein größeres Gefäß, der Sinus coronarius, in dem sich das vom Herzen verbrauchte Blut (aus den Herzkranzgefäßen) sammelt und in den rechten Vorhof und damit dem Kreislauf wieder zugeführt wird. In der Wand des rechten

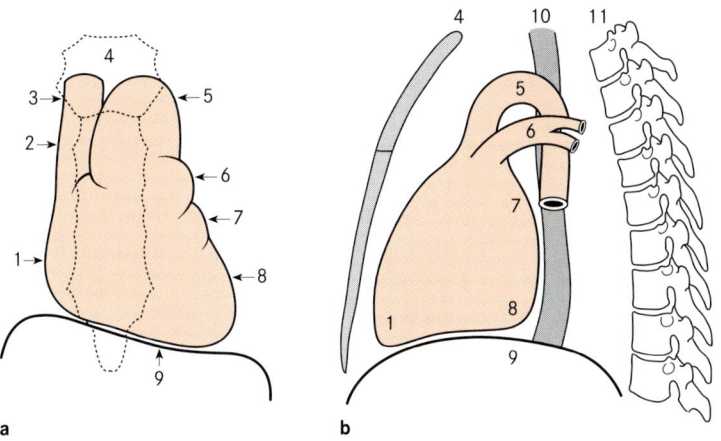

◀ **Abb. 6.2.**
Röntgensilhouette des Herzens. (a) Strahlengang von vorn (p.-a.: posterior-anteriorer Blick), **(b)** seitliche Aufnahme

1 = rechte Kammer, 2 = rechter Vorhof, 3 = obere Hohlvene, 4 = Sternum, 5 = Aortenbogen, 6 = A. pulmonalis, 7 = linker Vorhof, 8 = linke Kammer, 9 = Diaphragma, 10 = Speiseröhre (Ösophagus), 11 = Wirbelsäule

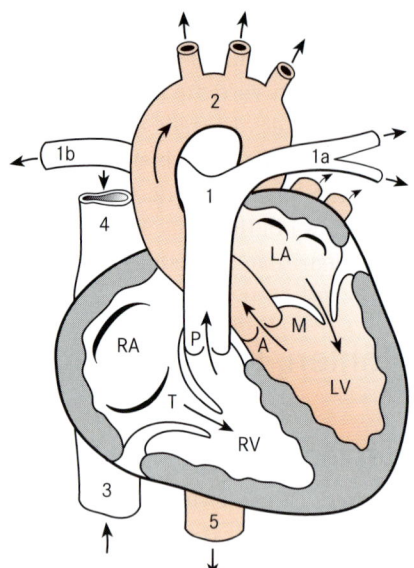

Abb. 6.3.
Höhlen und Klappen des Herzens.
Die Vorhöfe und Kammern sind durch Scheidewände (Septen) voneinander getrennt. Die Herzklappen liegen auf einer Ebene, die anatomisch als Herzskelett bezeichnet wird. Diese Klappenebene trennt die Vorhöfe von den Kammern auch elektrisch. RV = rechter Ventrikel, RA = rechter Vorhof, LV = linker Ventrikel, LA = linker Vorhof, T = Trikuspidalklappe, M = Mitralklappe, A = Aortenklappe, P = Pulmonalklappe
1 = A. pulmonalis, 1a und 1 b = linker und rechter Ast der Pulmonalarterie, 2 = Aorta mit Abgängen (s. Abb. 6.1), 3 = untere Hohlvene, 4 = obere Hohlvene, 5 = Aorta thoracica (Brustaorta)

Vorhofs, unterhalb der Einmündung der oberen Hohlvene, liegt der primäre Schrittmacher des Herzens, der → **Sinusknoten.**

Im Inneren der Herzkammern, den → **Ventrikeln,** finden sich verschieden kräftige Muskelbalken, die als Trabekelwerk (Trabeculae) bezeichnet werden. In besonders kräftigen Trabekeln ziehen die Schenkel des Erregungsleitungssystems von der Herzbasis zur Herzspitze. Die Bedeutung dieser → **Tawara-Schenkel** wird unten besprochen. Beide Herzkammern werden durch das → **Kammerseptum** (interventrikuläres Septum) getrennt. Dieses setzt sich aus einem bindegewebigen und einem muskulären Teil zusammen. Beim Ventrikelseptumdefekt (VSD, s. u.) besteht eine Öffnung zwischen beiden Kammern. Der Strömungskurzschluss wird als **Shunt** bezeichnet. Durch den höheren Druck in der linken Herzkammer strömt dabei das Blut in den rechten Ventrikel und führt allmählich zu dessen Überlastung.

Die Vorhöfe werden durch die sog. Herzohren vergrößert. In diesen Räumen können sich, wenn die Blutströmung kurzfristig unterbrochen wird oder bei Vorhofflimmern, kleine Thromben bilden und als Embolus in den Körperkreislauf gelangen. Ein Schlaganfall (Stroke) oder ein arterieller Verschluss sind häufig auf solche kardialen Embolien zurückzuführen.

Beim Erwachsenen ist der Widerstand, gegen den das Blut aus dem Herzen ausgeworfen werden muss, im linken Ventrikel wesentlich größer als im rechten Ventrikel. Dementsprechend ist die Wand des linken Ventrikels, das → **Myokard,** mehr als achtmal so dick gegenüber der rechten Seite.

Herzklappen

Vorhöfe und Kammern sind durch die → **Segelklappen** voneinander getrennt. In den Ausflussbahnen der beiden Kammern liegen die → **Taschenklappen.** Die Aufgabe von Segel- und Taschenklappen ist es, die Strömungsrichtung des Blutes in einer bestimmten Richtung aufrecht zu erhalten. Klappenfehler des Herzens werden → **Vitien** genannt; sie können zu einer Herzinsuffizienz führen. Die Herzklappen bestehen aus Bindegewebe, das von → **Endokard** überzogen ist. Sie öffnen sich mit der Richtung des Blutstromes und werden bei Druckanstieg oder Druckabfall in den Kammern wieder verschlossen. Öffnungs- und Schließbewegungen der Herzklappen laufen passiv ab.

Segelklappen. Die Klappe zwischen dem linken Vorhof und der linken Kammer heißt → **Mitralklappe.** Sie wird auch als Zweizipfelklappe (Valvula bicuspidalis) oder im klinischen Jargon kurz als **Mitralis** bezeichnet. Die beiden Segel werden von kräftigen Muskelbündeln, die aus dem Mykoard in den linken Ventrikel ragen, festgehalten. Man spricht von den Papillarmuskeln. An diesen sind Sehnenfäden wie die Takelage eines Segelschiffs (Chordae tendinae) befestigt und verhindern beim Klappenschluss das „Durchschlagen" der Segel. Die Öffnungsfläche der Segelklappen beträgt etwa 4–6 cm² und ist so groß, dass man drei Finger einer Hand problemlos durch ihre Öffnung schieben kann. Die Segelklappe auf der rechten Seite heißt → **Trikuspidalklappe**, weil sie aus drei Zipfeln besteht. Klinisch wird sie kurz als **Trikuspidalis** bezeichnet.

Die Segelklappen öffnen sich durch den Einstrom des Blutes aus den Vorhöfen in die Kammern, wenn diese sich entleert haben und der Druck abfällt (→ **Diastole**). Sie schließen sich, wenn sich das Myokard der Kammern anspannt und den ventrikulären Druck erhöht (Anspannungsphase der → **Systole**). Das Klappenspiel bei

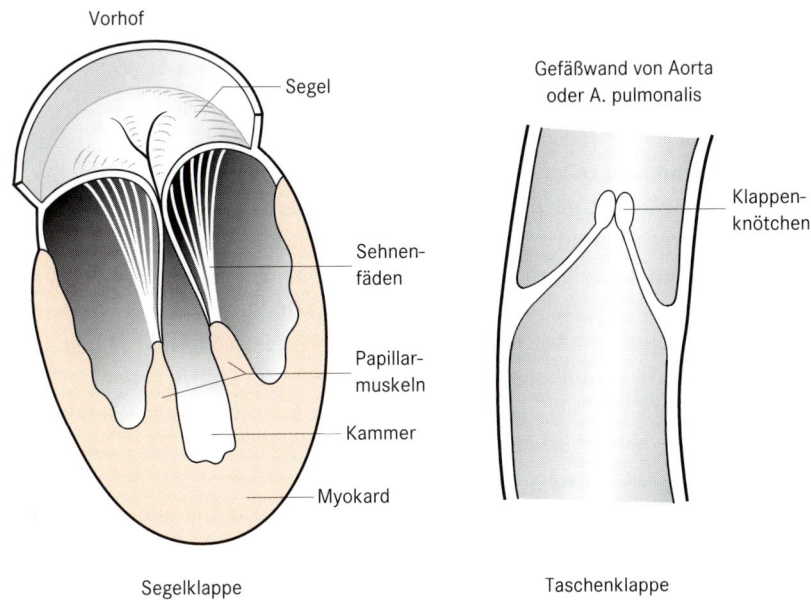

Abb. 6.4. ▲ **Segel- und Taschenklappen.** Die Klappen sind in geschlossenem Zustand gezeichnet; bei den Segelklappen verhindern die Sehnenfäden (Chordae tendinae) an den Papillarmuskeln das Durchschlagen der Segel. Beim Schluss der Segel entsteht durch die Anspannung der Fäden und Papillarmuskeln der erste Herzton (Abb. 6.5). Die Taschenklappen sind mit kleinen Knötchen versehen, die beim Schluss laut aneinander schlagen und den zweiten Herzton erzeugen

Kontraktion und Erschlaffung des Myokards in Systole und Diastole wird weiter unten beschrieben.

Taschenklappen. Die Klappen am Ausflusstrakt der beiden Kammern werden als Taschenklappen (oder als Semilunarklappen) bezeichnet. Ihre bindegewebigen Membranen werden nicht von Muskeln festgehalten, sondern die Klappen sind an der Wand des Ausflusstraktes der Kammern festgewachsen: Bei Kontraktion der Kammern – wenn die Segelklappen bereits geschlossen sind – werden die Klappen geöffnet und das Blut aus den Kammern in die Aorta aus dem linken Ventrikel und in die A. pulmonalis aus dem rechten Ventrikel ausgeworfen. Die Klappe in der Ausflussbahn des linken Ventrikel am Beginn der Aorta heißt → **Aortenklappe,** die Klappe im rechten Ventrikel in der Ausflussbahn der A. pulmonalis ist die → **Pulmonalklappe.** Haben sich die Kammern entleert und sinkt der Druck wieder ab, will das Blut zurückströmen. Die Klappenränder, die mit kleinen Knötchen versehen sind, schlagen nun dicht zusammen und verschließen die Öffnung wieder. Taschenklappen sind kleiner als Segelklappen und weisen eine Öffnungsfläche von 2–3 cm² auf. Beide Taschenklappen bestehen aus je drei Taschen.

Herzklappen

Segelklappen
- Mitralklappe — zwischen linkem Vorhof und linker Kammer
- Trikuspidalklappe — zwischen rechtem Vorhof und rechter Kammer

Taschenklappen
- Aortenklappe — zwischen linker Kammer und Aorta
- Pulmonalklappe — zwischen rechter Kammer und A. pulmonalis

Das mechanische Spiel der Herzklappen ist bei Auskultation als I. und II. Herzton wahrzunehmen. Wenn man genau hinhört, erkennt man, dass die → **Herztöne,** wenn sie von einem Schlagzeuger gespielt werden würden, auf zwei unterschiedlichen Schlaginstrumenten erzeugt zu sein scheinen. Der I. Herzton entsteht als Anspannungs- und Schwingungston durch den plötzlichen Zug an den Sehnenfäden und Papillarmuskeln; er ist ein Ton, der durchaus melodisch klingt. Derselbe Ton entsteht in den Segeln eines Schiffes, wenn dieses den Kurs wechselt und der Wind plötzlich die schlaffen Segel aufbläht und das Tauwerk „wie eine Saite" strafft. – Der II. Herzton entsteht durch das Geräusch, das verursacht wird, wenn die Knötchen der einzelnen der Klappe aneinander schlagen. Dieser Ton hört sich an als ob er „auf einer Trommel" geschlagen worden wäre.

Alle vier Klappen, die beiden Segelklappen und die beiden Taschenklappen liegen auf einer Ebene zwischen Vorhöfen und Kammern und werden von Faserringen aus kollagenem Bindegewebe festgehalten. Diese Faserringe sind untereinander verbunden und bilden zwischen Vorhöfen und Kammern das sog. Herzskelett. Diese Ebene bildet zum einen die → **Ventilebene** und zum anderen eine Isolation zwischen den elektrischen Aktivitäten in den Vorhöfen und nach Überleitung der Erregungen über den AV-Knoten auf das His-Bündel in den Kammern. Wenn der Impuls der Erregung aus den Vorhöfen die Isolation des Herzskeletts nicht überwinden kann, spricht man von einem kompletten AV-Block (s. u.).

Schichten der Herzwand

Die innerste Schicht des Herzens, die Herzinnenhaut wird als → **Endokard** bezeichnet. Es bedeckt lückenlos die gesamte innere Oberfläche des Herzens und bildet die Innenfläche aus Endothelzellen. Seine Besonderheit ist, dass es keine Blutgefäße enthält und dass es durch Diffusion aus dem Blut der Ventrikel und aus feinen Kapilla-

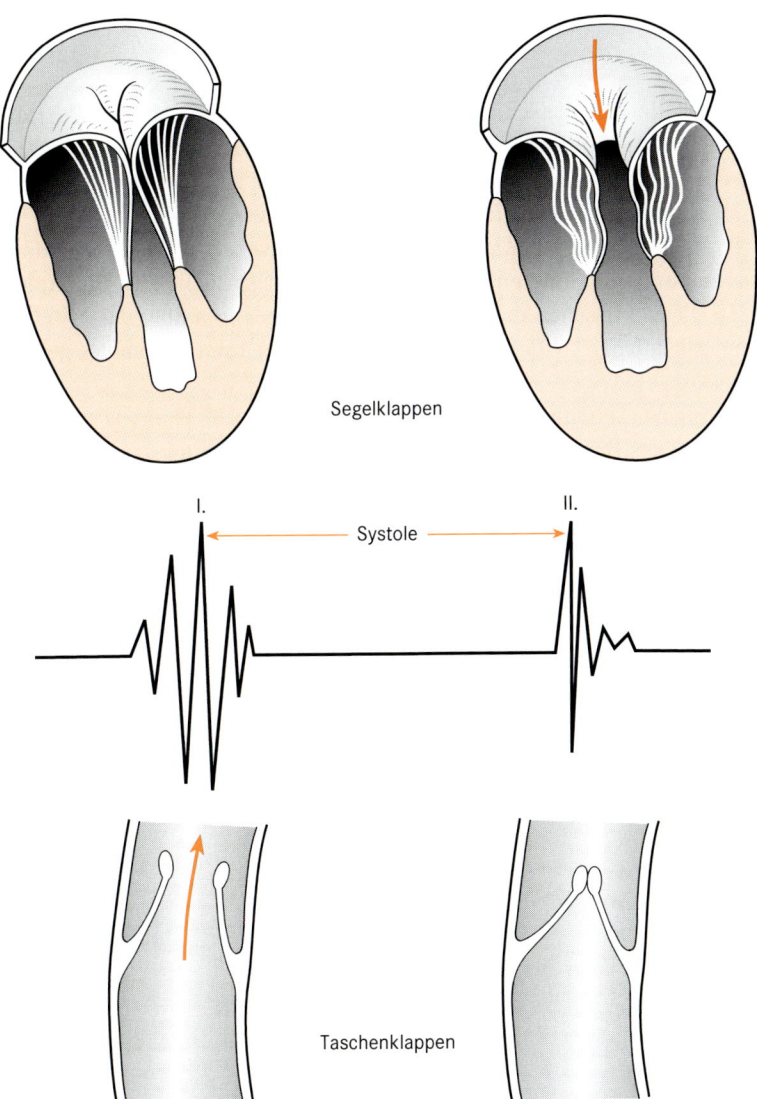

Abb. 6.5. ▲ **Erster und zweiter Herzton.** Die Herztöne werden durch den Schluss von Segel- und Taschenklappen ausgelöst. Zwischen I. und II. Herzton liegt die Systole, die Anspannungs- und Austreibungsphase des Herzens.

ren, die subendokardial liegen, versorgt wird. Die Herzklappen sind Falten des Endokards. Bei einer Erkrankung des Endokards werden sie deshalb rasch in Mitleidenschaft gezogen. Die millimeterdicke Schicht zwischen Endokard und Myokard wird als subendokardiale Schicht bezeichnet. Die anatomischen Besonderheiten des Endokards spielen für die Endokarditis und erste Zeichen eines Sauerstoffmangels (Ischämie) bei koronarer Herzkrankheit eine wichtige Rolle.

Schichten der Herzwand
- Endokard
- Myokard
- Epikard
- Perikard

Der größte Teil der Herzmuskelschichten wird vom → **Myokard** gebildet. Das Myokard ist wie die quergestreifte Skelettmuskulatur aufgebaut, weist jedoch mehrere physiologische und biochemische Unterschiede auf. Hier ist besonders hervorzuheben, dass der Herzmuskel weder Ermüdungserscheinungen aufweist noch die Fähigkeit zum Tetanus (andauernde Kontraktion) hat. Die myokardialen Fasern bilden ein Netzwerk, das untereinander eng verflochten und mit speziellen Verbindungen ausgestattet ist. Die elektrischen Impulse können sich sehr rasch über das Myokard ausbreiten und ermöglichen so die harmonisch koordinierte Kontraktion des gesamten Herzmuskels.

Zur Beurteilung der Leistung des Myokards wird die einfache Methode der Ultraschalluntersuchung des Herzens, die Echokardiografie, angewandt:
- Das → **Schlagvolumen** (SV) ist die Menge Blut, die mit jedem Herzschlag ausgeworfen wird; sie beträgt etwa 70 ml
- Das enddiastolische Volumen (EDV) beschreibt die Menge an Blut, die sich bei maximaler Erschlaffung am Ende der Diastole im Herzen befindet; die Größe des EDV ist variabel
- Die Auswurffraktion (Ejection fraction, EF) errechnet die prozentuale Menge Blut, die pro Schlag in die Aorta bzw. in die A. pulmonalis ausgeworfen wird. Dieser Wert liegt bei rund 70–80%

Beim Erwachsenen kommt etwa auf jede Myokardzelle eine Kapillare. Beim Kind ist das Verhältnis von Muskelzellen zu Kapillaren noch 1:2. Bei gesteigerter Beanspru-

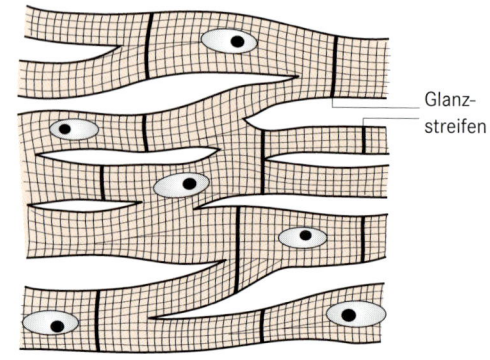

Abb. 6.6 ▶
Herzmuskelgewebe (Myokard).
Das Myokard ist eine Sonderform der quergestreiften Muskulatur, bei dem die Muskelfasern netzartig miteinander verflochten sind. Im Unterschied zum Skelettmuskel kann der Herzmuskel nicht kontrahiert bleiben, sondern erschlafft immer wieder rhythmisch. Die Glanzstreifen haben die Funktion elektrischer Kontakte und ermöglichen die rasche Erregungsausbreitung

chung des Herzmuskels nimmt im Gegensatz zum Skelettmuskel die Kapillarversorgung nicht zu. Mit Zunahme der Herzgröße wird die Durchblutung des Herzens relativ eingeschränkt. Wenn eine bestimmte Herzgröße (kritisches Herzgewicht) erreicht wird, ist deshalb eine Herzinsuffizienz die Folge.

Das → **Epikard** ist die äußere Schicht, die sich um das Herz herumlegt und der inneren (serösen) Schicht des Herzbeutels entspricht. Es dient dem reibungsfreien Gleiten des Herzens im Herzbeutel und entspricht damit der Funktion anderer seröser Blätter, die das Gleiten innerer Organe ermöglicht z.B. bei der Pleura (LE 8.1) oder beim Peritoneum (LE 10.1).

Der eigentliche Herzbeutel besteht aus dem parietalen Blatt (Pericardium fibrosum), einem Gewebe aus fest verflochtenen Bindegewebsfasern. Das innere und äußere Blatt des Perikards bilden ein geschlossenes System. Man kann sich vorstellen, dass man die Faust in die Hülle eines kaum aufgepumpten Balls presst. Dann legen sich beide Wände des Balls um die Faust herum. Die der Faust anliegende Schicht des Balls entspricht dem Epikard, die dahinter liegende äußere Schicht, dem Perikardbeutel. Die Umschlagfalte liegt in Höhe der Ein- und Ausflussbahnen des Herzens. Das Perikard selbst ist natürlich größer als das Herz und garantiert einen gewissen Spielraum für die Bewegung des Herzens.

Zwischen beiden Perikardschichten befindet sich die Perikardflüssigkeit; sie beträgt etwa 50 ml. Bei Zunahme dieser Flüssigkeitsmenge spricht man von einem Perikarderguss; dieser kann durch Entzündungsprozesse oder Einblutungen (Hämatoperikard) entstehen. Die Folge ist eine Herzbeuteltamponade, bei der der Einstrom des Blutes in das Herz blockiert und das Herz allmählich erstickt wird. Chronisch entzündliche Veränderungen des Perikards (s. u.) führen zu Kalkeinlagerungen und Vernarbungen zwischen beiden Herzblättern (mit dem Begriff „Panzerherz" wird diese Situation realistisch wiedergegeben).

LE 6.1

Die Blutströmung durch das Herz

Wenn wir uns vorstellen, wir reisen in einem roten Blutkörperchen, das gerade in den Lungebläschen mit Sauerstoff beladen wird, dann passieren wir auf unserer Reise durch den Körper folgende Stationen:
- Aus den vielen Millionen **Lungenbläschen** (Alveolen) sammeln sich die Erythrozyten in immer größer werdenden Gefäßen, die von den Segmenten und Lappen der Lunge in beiden Lungenflügeln zusammenlaufen und schließlich als
- **vier Lungenvenen,** zwei von der linken und zwei von der rechten Lunge, in den
- **linken Vorhof** münden. Der Strom der Erythrozyten passiert nun die
- **Mitralklappe** (Segelklappe) zwischen linkem Vorhof und linkem Ventrikel, er zieht an den Papillarmuskeln und Sehnenfäden vorbei und wird durch die Kontraktion der
- **linken Herzkammer** in die
- **Aorta** ausgeworfen. Hier passiert der Blutstrom die
- **Aortenklappe** (Taschenklappe). Über die Aorta und die von hier aus abgehenden großen, elastischen Arterien wird das Blut in die Organe und die Extremitäten im

- **Körperkreislauf** verteilt. Durch immer kleiner werdende und mit mehr Muskelschichten ausgestattete Arterien geht es nun in die Mikrozirkulation, wo in den Kapillaren der eigentliche Gas -und Stoffaustausch erfolgt. Der Rückfluss zum Herzen erfolgt im venösen System: die Venolen sammeln sich zu immer größer werdenden Venen, die mit zunehmendem Durchmesser mit Venenklappen ausgestattet sind. Das Blut der unteren Körperhälfte wird von der unteren Hohlvene (V. cava inf.), das von der oberen Körperhälfte in der V. cava sup. gesammelt. Beide
- **Hohlvenen** münden in den
- **rechten Vorhof.** Von dort strömt das Blut durch die
- **Trikuspidalklappe** (Segelklappe), wird durch die Kontraktion der
- **rechten Herzkammer** in die
- **A. pulmonalis** gepumpt, passiert hier die
- **Pulmonalklappe** (Taschenklappe) und wird über die
- **Lungenarterien** (links und rechts je eine) in beide Lungen geführt. Hier erfolgt ein ähnliches Verteilungssystem wie im Körperkreislauf: in immer kleiner werdende Gefäße bis hin zu den Kapillaren geleitet erfolgt der Gasaustausch in den
- **Alveolen.** Unser Erythrozyt ist an seinen Ausgangspunkt zurückgekehrt.

Die besonderen Eigenschaften der Gefäße und der beiden Kreisläufe wird im Folgenden beschrieben. Grundsätzlich zu unterscheiden ist
- der → **Körperkreislauf** oder große Kreislauf, der über die Aorta in die Mikrozirkulation des Körpers führt und
- der → **Lungenkreislauf** oder kleine Kreislauf, der von der rechten Herzkammer über die Lungenarterie in die Mikrozirkulation der Lunge gelenkt wird.

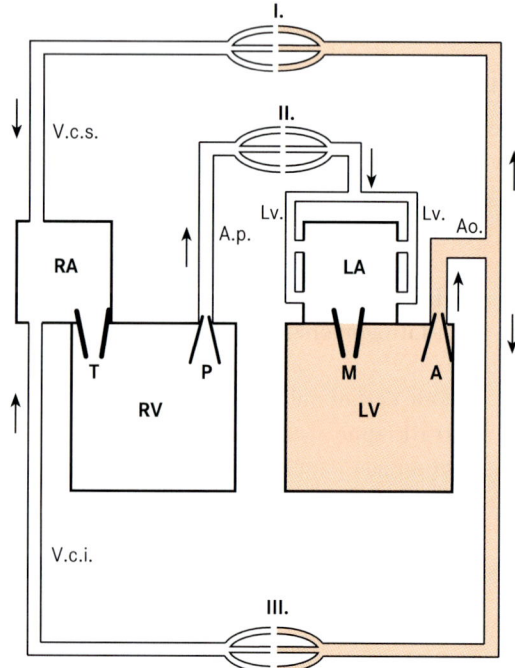

Abb. 6.7. ▶
Blutströmung durch Herz und Kreislauf.
Dunkel schattiert ist das Hochdrucksystem (LE 7.1) dargestellt. Durch die Herzklappen wird dem Blut die Strömungsrichtung vorgeschrieben.
RV = rechter Ventrikel, RA = rechter Vorhof, LV = linker Ventrikel, LA = linker Vorhof, T = Trikuspidalklappe, M = Mitralklappe, A = Aortenklappe, P = Pulmonalklappe, A.p. = A. pulmonalis, Ao. = Aorta, Lv = Lungenvenen, V.c.s. = V. cava superior, V.c.i. = V. cava inferior, I. = Mikrozirkulation der oberen Körperhälfte, II. = Mikrozirkulation in den Alveolen der Lungen, III. = Mikrozirkulation der unteren Körperhälfte

Als ein zwischengeschalteter Kreislauf im Körper besteht das Pfortadersystem: das Blut der unpaarigen Bauchorgane wird als venöser Abfluss über die Mesenterialvenen der Pfortader (V. portae) zugeführt. Diese führt das mit Nährstoffen aus dem Darm beladene Blut (LE 10.1) der Leber zu. In der Leber wird das Blut nach Metabolisierung der in ihm enthaltenden Nährstoffe in die Lebervenen geleitet und von dort der unteren Hohlvenen zugeführt. Als weiterer zwischengeschalteter Kreislauf ist das System der Lymphe zu nennen (s. u.).

Erregungsbildung und Erregungsleitung

Das Myokard ist ein besonderer quergestreifter Muskel (Abb. 6.6). Wie jeder Muskel braucht auch er ein Nervensystem, das ihn zur Kontraktion (zur elektromechanischen Koppelung) anregt. Das Herz kann seine Erregungen selbst bilden und verfügt über ein Leitungssystem zur Erregungsausbreitung. Das Herz ist also autonom. Allerdings ist das Herz über das vegetative Nervensystem mit dem Kreislaufregulationszentrum im zentralen Nervensystem verbunden und bezieht von hier die Informationen, wie groß die Blutmenge ist, die der Organismus je nach Aktivität gerade benötigt.

Die „Nerven" des Herzens sind spezialisierte Muskelzellen. Diese Fasern können die Aktionspotentiale fünfmal so schnell leiten gegenüber der Geschwindigkeit mit der sie sich über das Myokard ausbreiten.

System der Erregungsbildung und Erregungsleitung

- Sinusknoten (primärer Schrittmacher)
- AV-Knoten, junktionales Gewebe (sekundärer Schrittmacher)
- His-Bündel
- Tawara-Schenkel
- Purkinje Fasern

Der → **Sinusknoten** ist das **primäre** Schrittmacherzentrum des Herzens, d.h. von hier aus gehen die Impulse aus, die den Herzrhythmus und die Herzfrequenz bestimmen. Er liegt an der Einmündung der oberen Hohlvene im rechten Vorhof. Seine Depolarisationsfrequenz liegt bei 60–80 Impulsen/min. Diese Erregungen werden sehr rasch über Leitungsbahnen in den Vorhöfen ausgebreitet und erreichen dann den → **AV-Knoten**. Mittels der elektrophysiologischen Untersuchung (EPU) konnte nachgewiesen werden, dass der AV-Knoten aus unterschiedlichen Gewebsarealen zusammengesetzt ist. Deshalb spricht man in der modernen Kardiologie auch vom **junktionalen Gewebe**. Im AV-Knoten werden die Impulse stark abgebremst. Während sie sich über die spezifischen Leitungsbahnen mit rund 5 m/s ausbreiten, dauert die Überleitung im junktionalen Gewebe nur 10 cm/s. Diese Verzögerungszeit lässt sich im EKG in der PQ-Zeit ablesen. Während dieser Zeit sind die Segelklappen geöffnet und das Blut kann in die Kammern einfließen. Die Füllungsphase ist mit Ende der PQ-Zeit abgeschlossen und das enddiastolische Volumen der Ventrikel ist erreicht. Auch der AV-Knoten hat einen eigenen Rhythmus; man spricht vom **sekundären** Schrittmacher, der eine Eigenfrequenz von rund 40–60 Impulsen/min hat. Vom AV-Knoten zieht sich ein dicker Strang zum → **His-Bündel**. Dieser Strang zieht durch das Herzskelett (Abb. 6.3). Das His-Bündel teilt sich in die beiden → **Tawara-Schenkel** auf. Diese verlaufen in großen Trabekeln innerhalb der subendokardialen Schicht des Myokards.

Der linke Tawara-Schenkel teilt sich in zwei Bündel (Faszikel), die in den beiden Papillarmuskeln des linken Ventrikels verlaufen. Das links vorn (links anterior) gelegene Bündel ist schmal, das links hinten (links posterior) liegende Bündel ist sehr kräftig und leitete nahezu 85% der Erregungsimpulse für das linksventrikuläre Myokard. Von den Tawara-Schenkeln aus verzweigen sich locker die → **Purkinje-Fasern,** bei denen es sich ebenfalls um spezifische Herzmuskelzellen mit der Funktion motorischer Endplatten (LE 4) handelt.

Über dieses System der Erregungsbildung und -leitung bekommt das Herz eindeutige Anweisungen in welcher Reihenfolge die Kontraktion abzulaufen hat und wie Füllungsphase und Auswurfphase koordiniert werden. Die Erregung eines übergeordneten Zentrums z.B. des Sinusknotens, verhindert die Depolarisation des nachgeordneten Zentrums, z.B. des AV-Knotens. Fällt allerdings der primäre Schrittmacher aus, so tritt der sekundäre Schrittmacher in Aktion und übernimmt den Herzrhythmus. Auch das Myokard besitzt eine Automatie, das heißt eine eigene Erregungsfrequenz; werden die Impulse vom Sinus- oder AV-Knoten nicht durch das Herzskelett geleitet (man spricht von einem totalen AV-Block) kommt es zu einem Kammereigenrhythmus. Dieser ist mit 20–40 Impulsen/min jedoch zu langsam, um ein ausreichendes Herzzeitvolumen aufrechtzuerhalten. Das Ergebnis sind Schwindelattacken oder eine Ohnmacht (Synkope). Die Analyse der Erregungsfolge entsprechend der anatomischen Strukturen und die Beurteilungen von Störungen in der Erregungsbildung bzw. im Erregungsablauf erfolgen überwiegend durch das EKG.

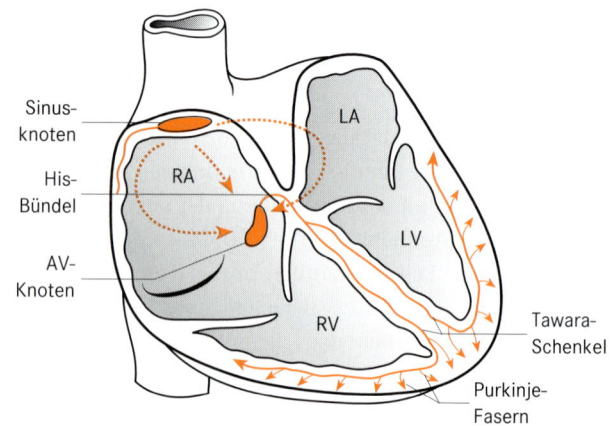

Abb. 6.8. ▶
System der Erregungsbildung und -leitung im Herzen.
Das His-Bündel durchquert die Klappenebene, die anatomisch dem Herzskelett entspricht. Innerhalb der Vorhöfe wird der Impuls vom Sinusknoten auf den AV-Knoten (junktionales Gewebe) durch besondere Leitungsbahnen (Pfeile) übertragen

Elektrokardiogramm

Das → **EKG** dient zur Beurteilung der Funktion der Erregungsbildung und der Erregungsausbreitung. Im Oberflächen-EKG, also dem EKG das von der Hautoberfläche abgenommen wird, bilden sich diese anatomischen Bedingungen ebenso ab, wie sich Störungen der Erregungsbildung oder -ausbreitung als Störungen des Herzrhythmus zeigen. Weiter werden alle anderen (pathologischen) elektrischen Aktivitäten des Herzens dargestellt. Das EKG gibt nur Informationen über diese elektrischen Aktivitäten, nicht aber über die mechanischen Vorgänge. Die elektrischen Aktivitäten des Herzens werden von der Sauerstoffversorgung, aber auch entzündlichen oder anderen Strukturprozessen im Myokard bestimmt. Im Vordergrund dieser Beurteilung steht die koronare Herzerkrankung mit dem akuten Koronarsyndrom. Besondere Untersuchungsmethoden mittels des EKG sind die → **Ergometrie** und das → **Langzeit-EKG**.

LE 6.1

Ableitungen des EKG

- **Rhythmus-EKG.** Über zwei oder drei Elektroden wird der Herzrhythmus als 1-Kanal-Ableitung auf einem Monitor dargestellt und gestattet die Beurteilung der Regelmäßigkeit des Herzrhythmus bzw. von Pausen oder Extrasystolen. Diese Untersuchung wird überwiegend in der Überwachung von Patienten (Monitoring) eingesetzt
- **Standard-EKG.** Hierbei handelt es sich um das von der Hautoberfläche über 10 Elektroden abgenommene EKG. Das Oberflächen-EKG steht im Mittelpunkt der Diagnostik des Herzens und wird unten beschrieben
- **Langzeit-EKG.** Über 24–48 Stunden kann der Herzrhythmus und pathologische Abweichungen dokumentiert werden. Es werden zwei Ableitungen über ein Tonband bzw. einen Feststoffspeicher registriert und über einen Computer als Beat-to-Beat-Analyse (Bewertung jedes einzelnen Herzschlages) berechnet und dargestellt
- **Belastungs-EKG.** Der Fachbegriff hierfür lautet Ergometrie. Hierbei wird das EKG unter Belastung, meist auf dem Fahrrad (Ergometer) dokumentiert. Unter zunehmender Herzarbeit wird auch der Sauerstoffverbrauch des Herzens gesteigert und lässt so frühzeitig eine koronare Herzerkrankung erkennen. Diese Methode ist besonders für Männer spezifisch
- **Intrakardiales EKG.** Im Rahmen der EPU (elektrophysiologische Untersuchung) können die Erregungen im Herzen selbst dokumentiert werden. Vor allem das His-Bündel-EKG zeigt die Erregungsausbreitung vor und im Bereich des Herzskeletts, eine Region die sich im Oberflächen-EKG nur als PQ-Zeit ohne weitere Differenzierung darstellt

Standard-EKG

Die Ableitungen des EKG erfolgen nach international standardisierten Regeln. Zur Beurteilung einer koronaren Herzerkrankung muss ein EKG mit 12 Ableitungen angelegt werden. Hierzu werden 10 einzelne Kabel benutzt. Von diesen 10 Kabeln sind 4 durch markante Farben gekennzeichnet: rot, gelb, grün und schwarz. Die Anlage des EKG ist in Abb. 6.10 dargestellt. Für die Ableitungen werden meistens Saug- oder Klebeelektroden verwandt.

Extremitäten. Mit den 4 farbig markierten Kabeln werden die Extremitätenableitungen registriert; es gelten folgende Regeln:
- Schwarze Elektrode   rechtes Bein
- Rote Elektrode   rechter Arm
- Gelbe Elektrode   linker Arm
- Grüne Elektrode   linkes Bein

Um sich diese Positionen zu merken, denkt man am besten an die Farben der Verkehrsampel „ROT-GELB-GRÜN" beginnend am rechten Arm. SCHWARZ bleibt dann für das rechte Bein übrig.

Die Anlage der Elektroden an Armen oder Beinen erfolgt des geringsten elektrischen Widerstandes wegen meist an Fuß- oder Handgelenken. Unter Notfallbedingungen und um nicht von den lästigen Kabeln behindert zu werden, können die Elektroden auch an den Schultern oder an der Leiste links und rechts befestigt werden. Es ist aber darauf zu achten, dass sie Elektroden in ausreichendem Abstand vom Herzen positioniert werden.

Brustwand. Die Brustwandelelektroden sitzen dem Herzen genau gegenüber und müssen exakt positioniert werden.
- V1 – 4. ICR rechts parasternal
- V2 – 4. ICR links parasternal
- V3 – zwischen V2 und V4
- V4 – 5. ICR in MCL
- V5 – zwischen V4 und V6
- V6 – 5. ICR in MAL (in Höhe von V4)
  ICR = Intercostalraum
  MAL = mittlere Axillarlinie
  MCL = Medioclavicularlinie

Das Anlegen dieser EKG-Elektroden ist weniger kompliziert als es erscheint und nimmt mit einiger Übung nur wenige Sekunden in Anspruch. Über die an den Elektroden angebrachten Kabel werden durch verschiedene Schaltungen im Gerät die Ableitungen erzeugt. Das Herz nimmt im Mediastinum eine umschriebene Lage ein. Üblicherweise verläuft die Erregung in den Tawara-Schenkeln von rechts oben nach links unten. Indem im Myokard ein Erregungsimpuls auf eine positiv gepolte Hautelektrode zuläuft oder aber der Erregungsimpuls von dieser weggerichtet ist, werden im EKG **positive** (Zacken nach oben gerichtet) oder **negative** (Zacken nach unten gerichtet) Ausschläge registriert. Aus dem Muster der verschiedenen Zacken im EKG lassen sich die Verlaufsrichtung der Erregung und der „Lagetyp" des Herzens im Thorax beurteilen. Das EKG wurde erstmals in den zwanziger Jahren des letzten Jahrhunderts von Einthoven vorgestellt (Nobelpreis 1924). Die Beschriftungen des EKG und der Ableitungen sind auf ihn und die anderen ersten Wissenschaftler auf diesem Gebiet zurückzuführen.

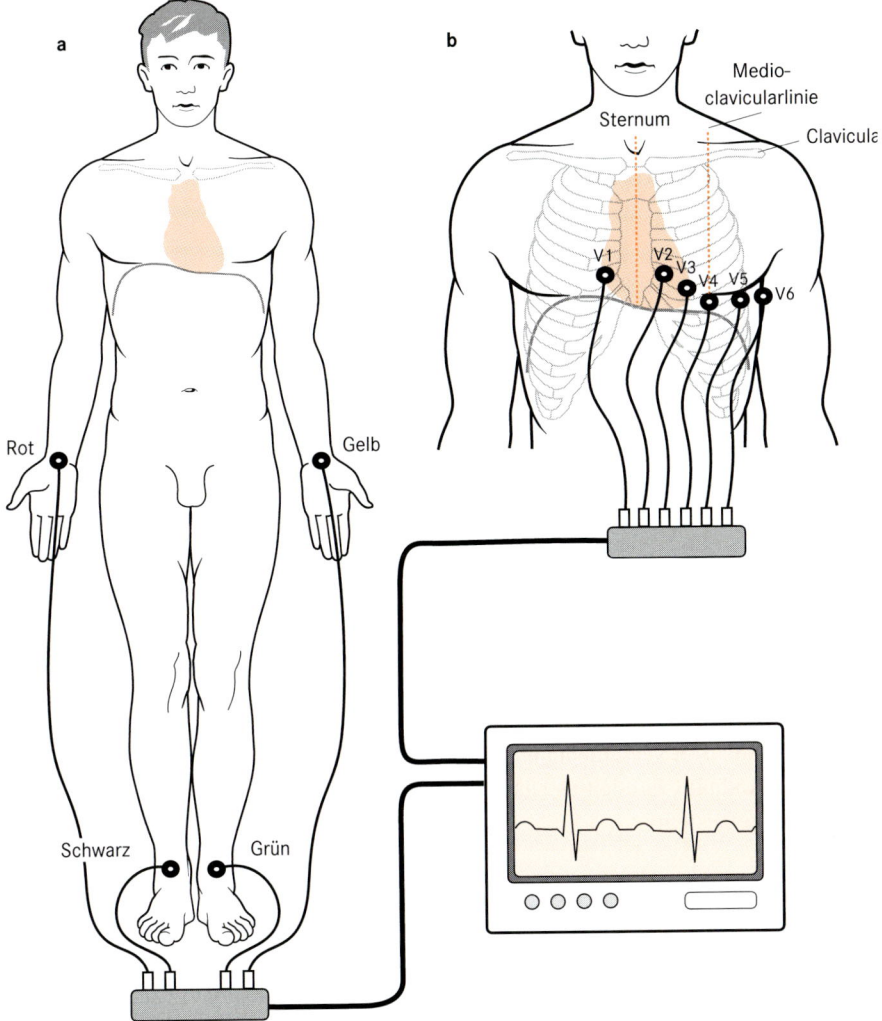

Abb. 6.9. ▲ **Ableitungen des EKG. (a)** Extremitätenableitungen: am rechten Fuß wird die schwarze Elektrode befestigt; sie dient als Erdung der Ableitungen und stabilisiert die Nulllinie; dann folgen die Elektroden rot am rechten Arm, gelb am linken Arm und grün am linken Fuß. **(b)** Brustwandableitungen: Die Kabel sind nummeriert; die Positionierung der Elektroden ist im Text beschrieben

Ableitungen des Standard-EKG

- **Extremitätenableitungen.** Ableitungen nach Einthoven I, II, III und Ableitungen nach Goldberger aVR, aVL, aVF
- **Brustwandableitungen.** Ableitungen nach Wilson V1–V6

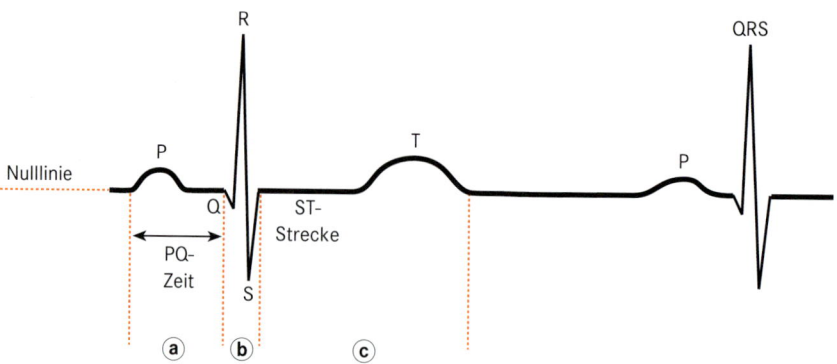

Abb. 6.10. ▲ **Herzzyklus im EKG.** (**a**) = Erregung der Vorhöfe; die PQ-Zeit entspricht der Zeit, in der ein Impuls vom Sinusknoten bis zum His-Bündel geleitet wird; ist sie verlängert, liegt ein AV-Block vor (**b**) = Kammerkomplex oder QRS-Komplex, Depolarisation der Kammern (**c**) = Repolarisation der Kammern; Veränderungen der ST-Strecke weisen auf Durchblutungsstörungen hin; die T-Welle wird vor allem durch das Serumkalium beeinflusst

Herzzyklus im EKG

Wie die Abbildung 6.10 zeigt, besitzt das EKG ein charakteristisches Kurvenbild. Unser erstes Augenmerk gilt der Frage, ob wir Kammerkomplexe, also hoch aufgerichtete, schlanke Zacken, erkennen können. Hierbei spricht man vom QRS-Komplex, weil dieser aus drei verschiedenen kleinen oder großen Zacken bestehen kann. Um einen QRS-Komplex handelt es sich auch dann, wenn dieser nur aus einer einzigen spitzen Zacke besteht.

Bezeichnungen des Herzzyklus im EKG

- **P-Welle:** Erste Welle des physiologischen Herzzyklus; entsteht durch Erregungsbildung im Sinusknoten oder in den Vorhöfen
- **Q-Zacke:** kleine negative (nach unten gerichtete)Zacke, die einer R-Zacke vorausgeht; entsteht durch Depolarisation des Septums; große Q-Zacken weisen auf einen Herzinfarkt hin (Ausnahme Ableitung aVR)
- **R-Zacke:** größte Zacke des EKG; entsteht durch die gleichzeitige Depolarisation der Kammern über die Tawara-Schenkel
- **S-Zacke:** negative Zacke, die auf eine R-Zacke folgt
- **T-Welle:** Repolarisation der Ventrikel; Veränderungen der T-Welle weisen auf eine Störung des Serumkaliums hin
- **QRS-Komplex:** gesamte Kammerdepolarisation, kleine Q-Zacken und S-Zacken können auftreten, aber auch fehlen; die gesamte Erregung der Kammern dauert nicht länger als 0,1 s
- **PQ-Strecke:** Erregungsausbreitung von Beginn der Erregung im Sinusknoten bis nach Passage des AV-Knotens; sie muss kürzer als 0,2 s dauern, sonst liegt ein AV-Block vor

- **ST-Strecke:** Der Verlauf dieser Strecke über oder unter der Nulllinie des EKG weist auf einen Sauerstoffmangel (Ischämie) des Herzens oder einen akuten Herzinfarkt hin (LE 6.2)

LE 6.1

Vegetative Nervenversorgung des Herzens

Die Aktivitäten der Schrittmachzentren und der Erregungsausbreitung sowie teilweise auch des Myokards selbst sind über das vegetative Nervensystem an das Kreislaufregulationszentrum angeschlossen. Sympathikus und Parasympathikus beeinflussen das Herz unterschiedlich. Der **Sympathikus** steigert die Aktivität des Herzens indem er die Frequenz, die Kraftentwicklung und die Erregbarkeit steigert. Dabei kostet seine Einwirkung auf das Myokard Sauerstoff. Die Transmitter des Sympathikus, v.a. Adrenalin, werden notfallmäßig zur Stimulation des Herzens eingesetzt. Der **Parasympathikus** hemmt die Herzaktivität und senkt die Herzfrequenz und die Erregungsausbreitung. Während der Sympathikus am Myokard positiv inotrop (steigernd auf die Kontraktionskraft) wirkt, hat der Parasympathikus am Myokard keine Wirkung.

Herzkranzgefäße

Die ersten von der Aorta abgehenden Gefäße sind die Herzkranzgefäße (→ **Koronararterien**). Sie entspringen der Aorta noch im Bereich der Taschenklappe. Das Herz wird von zwei Gefäßen versorgt, der linken und rechten Koronararterie (A. coronaria sinistra und A. coronaria dextra). Klinisch wird die linke Kranzarterie auch als left coronary artery, LCA, bezeichnet. Sie teilt sich auf in zwei Äste, den Ramus interventricularis anterior, RIVA, der in der Koronarangiografie auch als left anterior descendens, LAD, bezeichnet wird. Der andere Ast der LCA ist der Ramus circumflexus, RCX, der auf der linken Seite zur Herzhinterwand zieht. Die RIVA verläuft im sog. auf Höhe des Herzseptums zwischen beiden Ventrikeln an der Vorderwand nach unten. Über die Koronararterien bezieht das Herz fast 5% seines Herzzeitvolumens, d.h. es wird jeden Tag mit 300–400 l Blut versorgt.

Die rechte Herzkranzarterie (Right coronary artery, RCA) läuft auf der rechten Seite nach hinten. Obwohl das Herz nur zwei anatomische Gefäße besitzt, spricht man klinisch von einer Drei-Gefäßkrankheit. Ihrer Bedeutung wegen werden die beiden Äste der linken Koronararterie als eigenständige Gefäße bezeichnet. Der absteigende Ast aus der linken Koronararterie (Ramus interventricularis anterior, RIVA) versorgt einen Teil der Vorderwand des linken Ventrikels und das Septum zwischen den Herzkammern. Dieses Gefäß wird in der Koronarangiografie auch als „left anterior descendens" (LAD) bezeichnet. Seine Äste ziehen auch zur Vorderwand der rechten Herzkammer. Zum Versorgungsgebiet des Ramus circumflexus (RCX) gehören die Seitenwand des linken Ventrikels und der linke Vorhof. Die rechte Koronararterie versorgt die Hinterwand des linken Ventrikels, den hinteren Abschnitt des Ventrikelseptums und den rechten Vorhof mit dem primären und sekundären Schrittmacherzentrum, Sinusknoten und AV-Knoten. Dabei gibt es eine ausgeprägte Variabilität der Versorgungsbereiche. Beim → **Rechtsversorgungstyp** wird durch die RCA der größte Teil

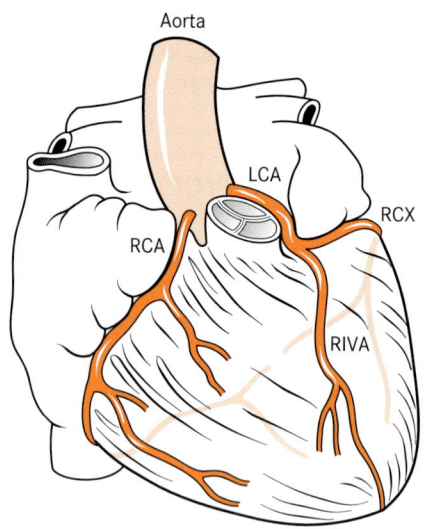

Abb. 6.11. ▶
Herzkranzgefäße.
Anatomisch wird das Herz von zwei Koronararterien mit Blut versorgt; es sind die ersten aus der Aorta abgehenden Gefäße: A. coronaria dextra (right coronary artery, RCA) und A. coronaria sinistra (left coronary artery, LCA). Klinisch spricht man von drei Gefäßen, da sich die linke Koronararterie in zwei große Äste teilt: Ramus circumflexus (RCX) und Ramus interventrikularis anterior (RIVA)

der Hinterwand des linken Ventrikels und des Kammerseptums versorgt. Beim → **Linksversorgungstyp** wird das gesamte Septum über die RIVA versorgt, ebenfalls ein großer Teil des rechten Ventrikels einschließlich der Schrittmacherzentren.

Herzkranzgefäße

- Rechte Koronararterie (RCA)
- Linke Koronararterie (LCA) mit - Ramus interventricularis anterior (RIVA, LAD)
  - Ramus circumflexus (RCX)

Das venöse Blut sammelt sich nach dem Rückstrom aus der Mikrozirkulation über eine große Vene (sie heißt Sinus coronarius) und fließt in den rechten Vorhof ab.

Die Besonderheit der Herzkranzgefäße und damit die besondere Gefährdung durch die Arteriosklerose der Koronarien bestehen darin, dass diese Gefäße sog. Endarterien sind. Endarterien versorgen Gewebsareale, die von keinem anderen Gefäß mitversorgt werden. Das bedeutet, dass zwischen den kleinen Ästen der einzelnen Herzkranzgefäße keine Verbindungen (Anastomosen, Kollateralen) bestehen. Zwar sind kleinere Verbindungen nachweisbar, doch sie haben klinisch kaum eine Bedeutung; deswegen spricht man auch von „funktionellen" Endarterien. Bei einem plötzlichen Verschluss eines Gefäßes durch einen Herzinfarkt wird also ein umschriebenes Muskelgebiet im Herzen nicht mehr versorgt und stirbt ab. Rhythmusstörungen können die Folge sein und bei einer bestimmten Größe der so ausgelösten Ischämie kann das Herz seine Pumpfunktion nicht mehr aufrechterhalten: ein akutes Pumpversagen (kardiogener Schock) ist die meist tödliche Folge (LE 7.2).

Mechanik der Herztätigkeit – Systole und Diastole

LE 6.1

Systole und Diastole beschreiben die Phasen der Herzaktivität: unter der → **Systole** verstehen wir die Kontraktion des Herzens, unter der → **Diastole** seine Erschlaffung. Indirekt lässt sich der Ablauf von Diastole und Systole im EKG erkennen oder wir können durch den ersten und zweiten Herzton das mechanische Spiel der Herzventile bei der Auskultation deutlich hören.

Die Systole beginnt mit der Kontraktion der Vorhöfe, die zusätzlich zur Kammerfüllung des einströmenden Bluts etwa 20% des enddiastolischen Volumens beitragen. Mit dem Ende der PQ-Zeit im EKG hat der Erregungsimpuls das His-Bündel und die Tawara-Schenkel erreicht, das Herzskelett also hinter sich gelassen. Hier wird die Erregung sehr rasch ausgebreitet und führt zu einer sofortigen Kontraktion des My-

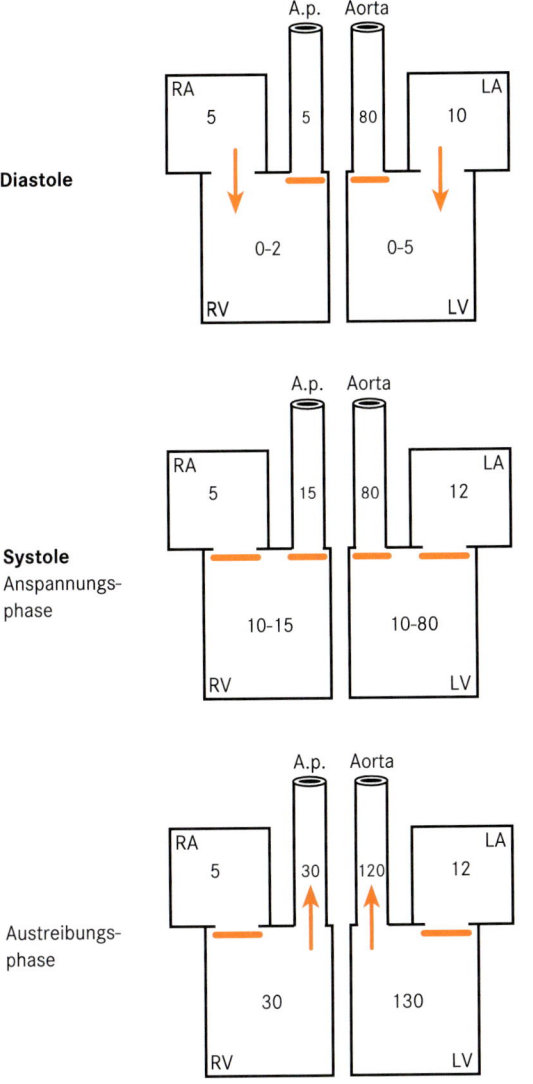

◄ Abb. 6.12.
Diastole und Systole. Dieses Schema zeigt den Stand der Klappen und die Druckverhältnisse im Herzen; die Zahlen in der Klammer sind die Druckwerte in mm Hg. Es wird ersichtlich, dass die Druckwerte, die für einen Blutdruck von 120/80 mm Hg angegeben sind, im linken Herzen viel größer sind als im rechten; besonders hohe Druckunterschiede bestehen an der Mitralklappe;
RV = rechter Ventrikel, RA = rechter Vorhof,
LV = linker Ventrikel, LA = linker Vorhof,
A.p. = A. pulmonalis
Diastole: Segelklappen offen, Taschenklappen geschlossen
Systole – Anspannungsphase: alle Klappen sind geschlossen
Systole – Austreibungsphase: Segelklappen geschlossen, Taschenklappen offen

okards. Die Kammersystole beginnt also mit dem Schluss der Segelklappen, der als I. Herzton wahrgenommen wird (Abb. 6.5). Zu diesem Zeitpunkt herrscht in der linken Kammer ein Druck von nur wenigen mm Hg. In der Aorta dagegen herrscht der diastolische Blutdruck vor. Durch die Kontraktion des linken Ventrikels stemmt sich das Blutvolumen nun gegen die geschlossene Aortenklappe, erreicht den Wert des Drucks, der dahinter liegt und stößt die Aortenklappe auf. Nach der sog. **Anspannungsphase** wird das Blut in der **Austreibungsphase** in die Aorta ausgeworfen. Hat sich die Kammer entleert, will das Blut natürlich wieder zurückfließen; durch Schluss der Taschenklappe (II. Herzton) wird dies verhindert. Die Systole der Kammern liegt also in der Zeit zwischen I. und II. Herzton. Die Diastole des Herzens ist die Zeit zwischen II. und I. Herzton.

Druckentwicklung während eines Herzzyklus (bei einem Blutdruck von 120/80 mm Hg)

Mit jedem Schlag werfen die Herzkammern im Durchschnitt 70 ml Blut aus (→ **Schlagvolumen**, SV). Bei einer Herzfrequenz von etwa 70 Schlägen/min errechnet sich hierbei ein Herzminutenvolumen von rund 5 l. Hochgerechnet auf 24 Stunden bedeutet das, dass ein Herz in Ruhe fast 8000 l Blut täglich pumpt. Das → **Herzminutenvolumen** (HMV) ist ein klinischer Wert, um die Leistung des Herzens beurteilen zu können. Um unterschiedliche Patienten vergleichen zu können, wird es auf die Körperoberfläche bezogen; der Quotient aus Herzminutenvolumen und Körperoberfläche wird als → **Herzindex** (Cardiac Index, CI) bezeichnet.

Die Berechnung des Herzminutenvolumens ist heute aus dem Echokardiogramm durch die Messung von enddiastolischem (EDV) und endsystolischem Volumen (ESV) leicht möglich. Eine zweite wichtige Größe für die Beurteilung der normalen Herzfunktion ist die → **Auswurffraktion** (ejection fraction, EF). Sie beschreibt prozentual wie viel Blut entsprechend des gesamten enddiastolischen Volumens in der Systole ausgeworfen wird. Der Wert der Auswurffraktion liegt bei durchschnittlich 70–80%, d.h. das Herz hat bei einer enddiastolischen Füllung von 100 ml 70–80ml ausgeworfen. Auch dieser Wert lässt sich unkompliziert im Echokardiogramm ermitteln.

Die Ebene des Herzskeletts, in der Segel- und Taschenklappen eingelagert sind, wird auch als → **Ventilebene** bezeichnet. Bei Austreibung des Blutes in die Ausflussbahnen von linkem und rechtem Ventrikel, in die Aorta und in die A. pulmonalis, bewegt sich diese Ebene auf die Herzspitze zu und wirkt wie der Stempel einer Pumpe als Druckmechanismus. Mit Einströmen des Blutes in die Kammern bewegt sich diese Ebene auf die Vorhöfe oder zu den Vorhöfen zurück und stülpt sich gewissermaßen über die einströmende Blutsäule. Damit saugt sie das Blut in die Kammern ein.

	Systole [mm Hg]	Diastole [mm Hg]
Linker Ventrikel	140	0–10
Aorta	120	80
Rechter Ventrikel	25	0–4
A. pulmonalis	25	15

Der Ventilebenemechanismus der Herzaktion beschreibt die Mechanik des Herzens als eine Saug- und Druckpumpe.

Ein Herzminutenvolumen von rund 5 Litern pro Minute entspricht der Leistung des Herzens in Ruhe. Unter körperlicher Belastung kann sich das Herzminutenvolumen um das 7-8fache steigern, sich also auf 35-40 l/min. Für die Leistungssteigerung unseres Herzmotors gibt es jedoch kein Getriebe; dafür kann das Herz seinen Hubraum erhöhen. Mit Zunahme der enddiastolischen Füllung, ist das Herz imstande mehr Blut pro Herzschlag auszuwerfen. Die Anpassungsfähigkeit des Herzens, ein erhöhtes Herzzeitvolumen bei gesteigerter Muskeltätigkeit zu erzeugen, d.h. durch Erhöhung des enddiastolischen Volumens auch das Schlagvolumen zu vergrößern, wird als **Frank-Starling-Mechanismus** bezeichnet. Dieses Phänomen erfordert jedoch einen Trainingseffekt, den wir bei Sportlern als Parasympathikotonie kennen. Wir alle stellen fest, dass wir bei regelmäßiger leichter sportlicher Betätigung, z.B. einem Waldlauf, mit der Zeit feststellen, dass unsere Herzfrequenz immer weniger ansteigt, obwohl wir die gleiche Strecke zurückgelegt haben. Je trainierter das Herz unter physiologischen Bedingungen ist, desto geringer ist seine Frequenzsteigerung bei Belastung.

Beim Untrainierten wird die Zunahme des Herzzeitvolumens durch eine Frequenzsteigerung erzielt, also eine Zunahme der Drehzahl des Motors selbst. Mit Zunahme der Herzfrequenz wird im Herzzyklus vermehrt die Dauer der Diastole eingeschränkt. Mit Verkürzung der diastolischen Erholung nimmt aber auch die Durchblutung des Herzens ab. Das heißt, je höher der Frequenzanstieg ist, desto geringer wird die Leistung des Herzens.

IM FOKUS 6.1

Im Mittelpunkt des Kreislaufes und als dessen Motor liegt das Herz im Mediastinum, wobei es zu 2/3 links und 1/3 rechtsseitig positioniert ist. Das Herz liegt mit der Hinterwand der linken Herzkammer auf dem Diaphragma, die Herzspitze projiziert sich auf die Körperoberfläche in der Schnittstelle von Medioclavicularlinie und fünftem ICR. Das Herz selbst ist in vier Räume gegliedert: zwei Vorhöfe und zwei Kammern (linkes und rechtes Atrium und linker und rechter Ventrikel). Die im fetalen Kreislauf bestehende Verbindung zwischen linkem und rechtem Vorhof, das Foramen ovale, schließt sich beim Erwachsenen in rund 50 % nur unvollständig. Mit der Entwicklung der verschiedenen Druckverhältnisse im linken und rechten Herzen nehmen auch die Wanddicken der Kammern unterschiedlich zu. Das Myokard der linken Herzkammer ist nahezu achtmal so dick wie das der rechten. Kammern und Vorhöfe sind durch Segelklappen voneinander getrennt; links liegt die Mitralklappe, rechts die Aortenklappe vor. Die Taschenklappen liegen in den Ausflussbahnen der beiden Kammern; links die Aortenklappe, rechts die Pulmonalklappe. Die Klappen sind von Endokard überzogen. Als erster Herzton ist die Anspannung der Sehnenfäden der Segelklappen und der Papillarmuskeln zu hören (Schwingungston), als zweiter Herzton der Klappenschluss der Taschenklappen. Alle Klappen liegen auf einer Ebene, die anatomisch dem Herzskelett und physiologisch der Ventilebene entspricht. Die Schichten der Herzwand bestehen von innen nach außen aus Endokard, Myokard, Epikard und Perikard. Epikard und Perikard sind das innere und äußere Blatt (viszerales und parietales Blatt) des Herzbeutels, in dem sich das Herz reibungsfrei bewegen kann.

Die eigentliche Herzleistung wird vom Myokard übernommen. Die kontraktile Leistung lässt sich im Echokardiogramm einerseits im Schlagvolumen und andererseits in der Auswurffraktion bestimmen. Zur Koordination des Klappenspiels, des Blutflusses durch die Herzhöhlen und der Kontraktion (Systole) und Erschlaffung (Diastole) besitzt das Herz ein eigenes Erregungsbildungs- und -leitungssystem. Dieses besteht aus dem Sinusknoten, dem junktionalen Gewebe (AV-Knoten), dem His-Bündel, den Tawara-Schenkeln und den Purkinje-Fasern. Sowohl die Schrittmacher des Herzens (Sinus und AV-Knoten) als auch die Erregungsleitungen sind an das vegetative Nervensystem angekoppelt.

Orientierende Informationen über die Funktion des Erregungsleitungssystem vermittelt das Oberflächen-EKG. Das Standard-EKG besteht aus 6 Extremitätenableitungen, die mit I, II und III (Einthoven-Ableitungen) sowie aVR, aVL und aVF (Goldberger-Ableitungen) bezeichnet werden. Weitere 6 Ableitungen werden von der Brustwand abgeleitet und mit V1 –V6 bezeichnet. Die zyklische Aktivität des Herzens zeigt sich in der Stromkurve als P-QRS-T-Periodik.

Die Durchblutung des Herzens erfolgt über die Herzkranzgefäße: rechte und linke Koronararterie (RCA und LCA); es handelt sich um zwei große Arterien mit dem Charakter von Endarterien, d.h. sie werden in ihrem Versorgungsgebiet nicht durch Äste anderer Gefäße unterstützt. Die beiden Äste der linken Koronararterie, der Ramus interventricularis anterior (RIVA) und der Ramus circumflexus (RCX) werden klinisch als eigenständige Gefäße betrachtet, weswegen man bei zwei anatomischen Herzkranzgefäßen klinisch von einer Dreigefäßerkrankung spricht. Das venöse Blut des Herzens sammelt sich im Sinus coronarius und fließt in den rechten Vorhof ab.

NACHGEFRAGT 6.1

1. Wie heißen die Herzklappen und wo liegen sie?

2. Nennen Sie die Schichten der Herzwand

3. Beschreiben Sie den Weg eines roten Blutkörperchens von der Mitralklappe durch die Kreisläufe bis es wieder an der Mitralis angekommen ist

4. Wo wird im Herzen die Erregung gebildet und wie erreicht sie das Myokard?

5. Aus welchen Wellen und Zacken setzt sich die EKG-Kurve eines Herzzyklus zusammen?

6. Wie heißen die Ableitungen des Standard-EKG?

7. Beschreiben Sie die Blutversorgung des Herzens

8. Wie lässt sich klinisch die Herzfunktion beurteilen?

LEXIKON 6.1

Können Sie diese Begriffe erklären?
Lesen Sie im Lexikon in Übersicht 2 nach ...

LE 6.1

A
Aorta
Aortenklappe
Atrial
Atrium
AV-Knoten

D
Diastole

E
EKG
Endokard
Epikard
Ergometrie

F
Foramen ovale

H
Herzindex

Herzminutenvolumen
Herzspitzenstoß
Herztöne
His-Bündel

K
Kammerseptum
Körperkreislauf

L
Langzeit-EKG
Linksversorgungstyp
Lungenkreislauf

M
Mediastinum
Mitralklappe
Myokard

P
Perikard
Pulmonalklappe

Purkinje-Fasern

R
Rechtsversorgungstyp

S
Schlagvolumen
Segelklappen
Sinusknoten
Systole

T
Taschenklappen
Tawara-Schenkel
Trikuspidalklappe

V
Vitium, Vitien
Ventilebene
Ventrikel
Vorhofseptum

Herz und Kreislauf

Lerneinheit 6.2 Erkrankungen

Leitsymptome 311
Angina pectoris (Stenokardie) 311
Dyspnoe 311
Schwindel und Synkope 313
Palpitationen 313
Ödeme 314
Zyanose 315

Untersuchungsmethoden in der Kardiologie 316
Auskultation 316
EKG 317
Echokardiographie 319
Bildgebende Verfahren 321
Herzkatheter 322

Herzinsuffizienz 323
Anmerkungen zur Pathophysiologie der Herzinsuffizienz 325
Stadieneinteilung der Herzinsuffizienz 326
Akute Herzinsuffizienz und Lungenödem 327
Chronische Linksherzinsuffizienz – Ursachen und Symptome 328
Rechtsherzinsuffizienz – Ursachen und Symptome 329
Therapie der Herzinsuffizienz 330

Koronare Herzkrankheit (KHK) 333
Risikofaktoren für die koronare Herzkrankheit 333
Zur Pathophysiologie der KHK 335
Symptome der koronaren Herzerkrankung 336
Akuter Myokardinfarkt (AMI) 339
Therapie bei koronarer Herzerkrankung 342
Maûnahmen und Therapie bei akutem Myokardinfarkt 343

Angeborene Herzfehler 346
Herzfehler ohne Zyanose 347
Herzfehler mit Zyanose 349
Herzfehler ohne Shunt 350

Erworbene Herzklappenfehler 351
Mitralfehler 352
Aortenfehler 354
Vitien des rechten Herzens 355

Therapie bei erworbenen Vitien 355

Entzündungen des Herzens 357

Endokarditis 357
Myokarditis 358
Perikarditis 359

Kardiomyopathien (CMP) 360

Dilatative Kardiomyopathie 361
Hypertrophische Kardiomyopathie 361

Herzrhythmusstörungen 363

Bradykardien 363
Tachykardien 366
Plötzlicher Herztod 368
Extrasystolen (ES) 368

Schwangerschaft und Herzkrankheiten 370

Im Fokus 6.2 372

Nachgefragt 6.2 374

Lexikon 6.2 375

Im Dialog 377

Lerneinheit 6.2

Erkrankungen

Leitsymptome

Die Patienten beschreiben charakteristische Symptome, die sofort mit Erkrankungen des Herzens in Verbindung gebracht werden können. Auch wenn die Symptome andere Ursachen haben könne, muss doch in erster Linie eine kardiale Störung ausgeschlossen werden. Die Leitsymptome der Herzerkrankungen sind

- → **Angina pectoris**
- → **Dyspnoe**
- Schwindel und → **Synkopen**
- → **Palpitationen**
- Erschöpfung und Leistungsschwäche
- → **Ödeme**
- → **Zyanose**

Angina pectoris (Stenokardie)

Das typische Leitsymptom der koronaren Herzerkrankung ist die → **Stenokardie**, die auch als Angina pectoris (Brustschmerz) bezeichnet wird. Die Patienten berichten über ein Brennen hinter dem Brustbein und ein Gefühl, als ob ihnen der Brustkorb eingeschnürt werden würde. Häufig strahlt der Schmerz heftig in die linke Schulter bzw. die Innenseite des linken Oberarmes aus. Ausstrahlungen sind auch in Hals- und Unterkiefer, sowie in das Epigastricum möglich. Eine pectanginöse Symptomatik mit Ausstrahlung in die rechte Schulter ist sehr selten. Charakteristisch für diesen Schmerz sind die begleitende Panik und das Angstgefühl, das von den Patienten als **vernichtend** angegeben wird. Die typische Angina pectoris kann durch körperliche Belastung, vor allem bei Kälte, ausgelöst werden. Sie spricht meist auf die Gabe von Nitrospray an. Differenzialdiagnostisch muss bei Angina pectoris auch an die Perikarditis, die Pleuritis, eine Interkostalneuralgie oder eine Lungenembolie gedacht werden. Siehe hierzu in Übersicht 1 das Leitsymptom Thoraxschmerz. ACHTUNG: Das Ausmaß des Schmerzes hängt von der gesunden Nervenleitung ab; bei einer diabetischen Polyneuropathie (LE 11) kann auch ein massiver Herzinfarkt klinisch stumm bleiben!

Dyspnoe

Die Luftnot des Patienten kann viele Ursachen haben, wobei neben dem Herzen vor allem pulmonale Erkrankungen Auslöser sind. Typisch für eine Herzinsuffizienz ist jedoch eine unter Belastung zunehmende Luftnot (Belastungsdyspnoe). Die Einschränkung der körperlichen Leistungsfähigkeit durch Luftnot ist ein wesentliches Merkmal für die Beurteilung der Herzinsuffizienz und ihre Einteilung (NYHA-Klassifikation). Ebenso hinweisend auf eine deutliche Linksherzinsuffizienz ist eine Luftnot, die nach 2–4 Stunden nach Einschlafen des Patienten zum Erwachen führt. Hierzu zählt auch die → **Orthopnoe**, bei der der Patient nicht flach auf dem Rücken liegen kann und mehrere Kissen für die Nachtruhe benötigt. Die verschiedenen Ursachen der Dyspnoe sind bei den Leitsymptomen in Übersicht 1 und in Abb. 8.9 zusammengefasst.

Ursachen von Thoraxschmerzen (keine Verletzungen)

- **Angina pectoris.** retrosternales Brennen mit Ausstrahlung in linken Arm, Unterkiefer oder Oberbauch über 2-10 min anhaltend; durch Belastung, Kälte oder ausgeprägte Stressreaktion verstärkt ausgelöst; Besserung durch Nitrogabe
- **Myokardinfarkt.** Schmerzen wie bei Angina pectoris, aber länger anhaltend (30 min und mehr); keine wesentliche Besserung durch Nitro; Differenzialdiagnose instabile Angina
- **Perikarditis.** Schmerzen wie beim Herzinfarkt; der Patient lokalisiert die Schmerzen meist als stechend oder schneidend, wobei tiefe Atembewegungen verstärkend sind; Dauer über Stunden bis Tage
- **Aortendissektion.** Heftiger Schmerz zwischen den Schulterblättern „als ob etwas gerissen wäre"; der Schmerz beginnt abrupt
- **Lungenembolie.** Schmerzen nicht von Angina pectoris zu unterscheiden, aber meist atemabhängig und plötzlich beginnend; Dauer sehr unterschiedlich; fast immer mit Dyspnoe und Tachypnoe kombiniert
- **Pleuritis (bei Pneumonie).** Stechende Schmerzen über dem betroffenen Abschnitt der Lungen lokalisiert; Verstärkung bei tiefem Atmen und beim Husten; meist über mehrere Tage bestehend (dazu kommt, dass der Patient die Symptome einer Pneumonie aufweist (LE 8.2)
- **Spontanpneumothorax.** Plötzlicher Beginn von genau lokalisierbaren Schmerzen über einer Lunge; deutlich atemabhängige Schmerzen; beim Auskultieren hört man, dass die Lungen unterschiedlich belüftet sind
- **Vertebralsyndrom.** Die sensiblen Nerven des Herzens werden beim Segment Th 3/4 dem Rückenmark zugeführt. Muskelverspannungen (Myogelosen) und vom Knorpel ausgehende Schmerzen (Costochondrodynie; Tietze-Syndrom) können heftige Schmerzen, die auf die Herzregion projiziert werden, auslösen; die Beschwerden sind meist bewegungsabhängig
- **Funktionelle Herzschmerzen (→ Dyskardie).** Zahlreiche Beschwerden werden als Beklemmung in der Herzregion empfunden und gehen mit Angststörungen einher; oft ist die Brustregion berührungsempfindlich und die Patienten hyperventilieren. Funktionelle Herzschmerzen sind immer eine Ausschlussdiagnose
- **Pankreatitis.** heftige Schmerzen, die ebenfalls gürtelförmig ausstrahlen und sich auf die linke Seite projizieren
- **Gallenkolik.** Schmerzen strahlen in den rechten Oberbauch und meist in die rechte Schulter aus (LE 10.2, Head-Zonen); sie werden als Druck beschrieben und verlaufen in den typischen Kolikwellen; fettreiche Mahlzeiten können auslösend sein
- **Ulkuskrankheit.** Ein Brennen im Oberbauch wird beschrieben; es hält unterschiedlich lang an; die Beschwerden bessern sich oft beim Essen oder durch Antazida
- **Isophagealer Reflux.** Das Sodbrennen wird als brennender Schmerz über mehrere Minuten beschrieben; im Liegen ist der Schmerz stärker und er wird oft durch reichliches Essen ausgelöst

Schwindel und Synkope

LE 6.2

In der Musik versteht man unter einer Synkope einen Takt gegen den Rhythmus; klinisch bedeutet die → **Synkope** den plötzlichen vorübergehenden Bewusstseinsverlust durch eine Durchblutungsstörung des ZNS. Synkopen können viele Ursachen haben (s. Leitsymptome in Übersicht 1) Hier gilt es jedoch eine organische Herzerkrankung auszuschließen. Häufig gehen Synkopen auch mit Palpitationen (s. unten) einher oder werden als Schwindel empfunden. Häufige kardiale Ursachen sind hierbei bradykarde Herzrhythmusstörungen, aber auch Tachykardien mit unzureichendem Herzzeitvolumen. Schwindelattacken, die mit einem Herzinfarkt einhergehen, weisen auf eine Kontraktionsstörung des Myokards hin und können Vorboten eines drohenden Pumpversagens sein. Seitens des Kreislaufs kann es durch plötzliches Erschrecken oder eine stark emotional belastende Situation zu einer vagovasalen Synkope durch plötzlichen Abfall des Blutdrucks kommen. Seltener sind Schwindelattacken durch eine Kreislaufregulationsstörung (orthostatische Dysregulation), die im Schellong-Test nachgewiesen werden kann. Patienten, die blutdrucksenkende Medikamente einnehmen, können durch eine überschießende therapeutische Reaktion ebenfalls Schwindelattacken erleiden. Weiter muss an eine Durchblutungsstörung oder zerebrale Erkrankung gedacht werden. Die verschiedenen Ursachen sind bei den Leitsymptomen in Übersicht 1 zusammengestellt.

Palpitationen

Als eine → **Palpitation** wird ein unangenehmes Herzklopfen bzw. ein verstärkt empfundener Herzschlag verstanden. Die Patienten berichten häufig, dass das Herz „bis zum Halse" schlagen würde. Die häufigsten Ursachen sind Extrasystolen bzw. paroxysmale Tachykardien. Patienten mit einer Schilddrüsenüberfunktion (Hyperthyreose, LE 12), bei Fieber, Anämie oder orthostatischer Störung (LE 7.2) empfinden häufiger Palpitationen. Besonders in der Wachstumsphase können Palpitationen physiologisch gehäuft auftreten.

Erschöpfung und Leistungsschwäche

Die komplexe Vergesellschaftung von Müdigkeit, Erschöpfung und Leistungsknick sollte immer ernst genommen werden, wenngleich diese Symptomatik häufig als ganz normale psychosoziale Reaktion im Berufsleben oder als Eckpunkt in den Lebensphasen verharmlost wird. Hierzu gehören Trennungserlebnisse, wie Scheidung, das Verlassen der Kinder des Elternhauses, Verlust des Arbeitsplatzes, aber auch Menopause und einfach die Erfahrung, dass man nun doch älter wird. Ein Leistungsknick kann ebenso Leitsymptom eines malignen Tumors sein, wie er auf eine Linksherzinsuffizienz hindeutet. Pathophysiologisch liegt ihm ein Vorwärtsversagen der linken Herzkammern zu Grunde: es kommt zu einer raschen Ermüdung der Muskeln, der Patient weist Schlafstörungen auf, ist abgeschlagen und berichtet, wenn diese Symptomatik längere Zeit vorliegt, häufig über eine → **Nykturie** (nächtliches Wasserlassen). Wenn keine Symptome eines Rückwärtsversagens der Herzinsuffizienz (Stauungszeichen) vorliegen, kann das Vorwärtsversagen missverstanden werden.

Ödeme

Besonders die Wassereinlagerung in den Beinen kommt nicht nur bei kardialen Erkrankungen vor. Kardial bedingte Ödeme entwickeln sich schleichend und sind häufig von einer Gewichtszunahme begleitet. Hinweis auf eine kardiale Ursache des Ödems ist das gleichzeitige Auftreten von Dyspnoe in Abhängigkeit der Belastung. Pathophysiologisch liegt dem Austritt von Wasser in das Interstitium eine Erhöhung des hydrostatischen Drucks zu Grunde. Bei metabolischen Störungen kann es durch Eiweißmangel zu einem Abfall des kolloidosmotischen Drucks kommen. Die unterschiedlichen Wege, die zu einem Ödem führen sind bei den Leitsymptomen in der Übersicht zusammengefasst.

Besonders schwerwiegend ist das → **Lungenödem**: Ansammlung von Flüssigkeit im Interstitium der Lunge bis zum Austritt in die Alveolen. Die Ursache eines Lungenödems ist die Dekompensation einer Insuffizienz des linken Herzens oder auch

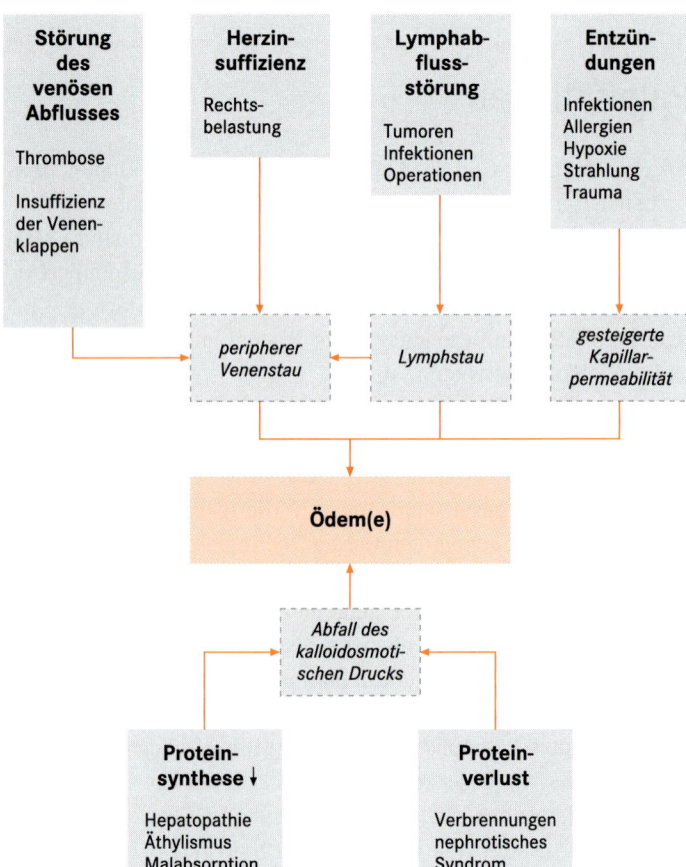

Abb. 6.13. ▶
Leitsymptom Ödem

eine Überwässerung durch Infusionstherapie oder Eiweißmangel. Seltener kann es bei einer Pneumonie oder einem anaphylaktischen Schock auftreten. Während sich periphere Ödeme durch deutliche Druckstellen bei der Untersuchung zeigen, besteht Verdacht auf ein Lungenödem bei deutlich hörbarer rasselnder Atmung; der Patient hustet dann ein schaumiges, rötliches Sputum ab. Es besteht nahezu immer eine Tachykardie.

LE 6.2

Ursachen von Ödemen

Störung des Eiweißhaushalts
(= Abfall des kolloidosmotischen Drucks)
- Synthesestörung der Leber bei Leberzirrhose oder Mangelernährung (LE 10.2)
- Mangelernährung (Hungerödem)
- Eiweißverlust bei nephrotischem Syndrom (LE 9.2) oder durch Verbrennungen (LE 3)

Stauung des Blutflusses
(= Anstieg des hydrostatischen Drucks)
- Venöse Insuffizienz bei primärer Varikosis oder postthrombotischem Syndrom (LE 7.2)
- Herzinsuffizienz (Rückwärtsversagen mit Stauung in die Lunge – linkes Herz – oder das Einzugsgebiet der oberen Hohlvene (Jugularvenenstauung) und der unteren Hohlvene (prätibiale Ödeme, Hepatomegalie) – rechtes Herz
- Lymphstauung als Erkrankung der Lymphgefäße (LE 7.2) oder bei Tumoren (LE 2)

Erhöhung der Gefäßpermeabilität
(= Entzündung)
- Allergische Reaktion Typ I (Sofortreaktion; LE 3, 13))
- Infektionen (LE 2)
- Verletzungen wie Prellungen
- Bei Strahlentherapie (LE 3)

Zyanose

Unter einer Zyanose versteht man den Anstieg des nicht mit Sauerstoff beladenen (nicht oxygeniertem) Hämoglobins. Bei dicht unter der Hornschicht der Haut liegenden Gefäßen und Schleimhäuten sieht man dann eine bläuliche Verfärbung, besonders deutlich im Bereich der Lippen, der Nase und den Fingerkuppen. Die Zyanose ist ein Leitsymptom für angeborene, zyanotische Herzfehler, sie tritt auf bei Erkrankungen des Gasaustausches der Lunge (besonders der COPD) und als periphere Zyanose bei allen Störungen, die mit einem verlangsamten Blutfluss und damit verlangsamten Gasaustausch in der Lunge einhergehen. Insofern kann die Zyanose sowohl auf ein Vorwärtsversagen der rechten Herzkammer bei Cor pulmonale aber auch auf eine chronische Stauung bei Linksherzinsuffizienz hinweisen. Symptome und Ursachen der Zyanose sind bei den Leitsymptomen in der Übersicht zusammengefasst. Bei langwieriger schwerer Zyanose finden sich typische Trommelschlegelfinger und Uhrglasnägel.

Untersuchungsmethoden in der Kardiologie

Auskultation

Beim Abhorchen des Herzens durch ein Stethoskop sind beim Gesunden zwei aufeinander folgende Herztöne zu hören: Der erste und der zweite Herzton (LE 6.1: Mechanik der Herztätigkeit). – Der I. Herzton entsteht durch Schluss der Segelklappen, der II. durch Schluss der Taschenklappen. Zwischen beiden Herztönen liegt die Systole (s. Abb. 6.5). Bei Kindern und Jugendlichen ist ohne Krankheitswert häufig über der Herzspitze ein III. Herzton zu hören. Er kommt durch eine frühe, verstärkte diastolische Füllung des linken Ventrikels zustande. Hört man bei Erwachsenen einen III. Herzton, der einen typischen Galopprhythmus ergibt, so kann dies ein Hinweis auf eine Mitralstenose sein (Mitralöffnungston). → **Herzgeräusche** bei der Auskultation sind immer pathologisch und weisen auf Herzfehler hin. Hierauf wird beim Abschnitt über angeborene und erworbene Herzfehler eingegangen. Herzgeräusche werden ihrer Lautstärke nach in sechstel Grade eingeteilt (1/6 bis 6/6). Ein 1/6 Geräusch ist so leise, dass es nur mit Erfahrung und einem guten Stethoskop zu hören ist; ein 6/6 Geräusch dringt beim Auskultieren mit dem Stethoskop durch die auf die Brust aufgelegte Hand und ist auf einige Zentimeter Entfernung vom Patienten auch ohne Stethoskop zu hören. Geräusche, die während der Systole auftreten, werden als → **Systolikum**, Geräusche, die während der Diastole auftreten als → **Diastolikum** bezeichnet.

Die Auskultation des Herzens erfolgt im Rahmen der allgemeinen körperlichen Untersuchung, die natürlich mit Erhebung der Anamnese beginnt. Bei Herzerkrankungen ist die Vorgeschichte des Patienten oft wegweisend. Wurden dem Patienten Medikamente wie Nitrate, ACE-Hemmer, Digitalispräparate, Antiarrhythmika, Betablocker oder Medikamente gegen zu hohen Blutdruck u.a. verordnet, weist dies auf eine Herzerkrankung hin. Bei der Inspektion des Patienten ist auf den Ernährungszustand, Atembewegungen, die Farbe der Haut (Blässe oder Zyanose) zu achten. Gefüllte Halsvenen weisen auf einen erhöhten Venendruck und eine Belastung des rechten Herzens hin. Auf diese Symptome und das Auftreten von Ödemen wurde oben bereits eingegangen.

Palpation

Ein erster Kontakt mit einem Patienten bei Verdacht auf Herzkreislauferkrankungen sollte die Palpation der Pulse an allen möglichen Positionen (LE 7.1) einschließen. Hierbei ist vor allen Dingen auf Pulsdefizite und unterschiedliche Pulsqualitäten beider Körperhälften zu achten. In mehr als dreitausend Jahre alten chinesischen Literaturstellen wird auf das Fühlen des Pulses als entscheidendes diagnostisches Merkmal für die Krankheitslehre hingewiesen. Aus heutiger Sicht erscheint die Lektüre dieser sechstausend Seiten umfassenden Werke jedoch überzogen. Dennoch lassen sich aus dem Puls viele Informationen gewinnen.

- Ist die Stärke des Pulses von Herzschlag zu Herzschlag unterschiedlich?
  Dies könnte auf eine Herzinsuffizienz hinweisen (**Pulsus alternans**)
- Wechselt die Pulsfrequenz bei tiefer Ein- und Ausatmung?
  Geht dies mit einem Abfall des Blutdrucks einher? Ein Anstieg des Pulses bei tiefer Inspiration ist physiologisch und findet sich als respiratorische Arrhythmie. Nimmt bei tiefer Einatmung die Pulsstärke ab, so weist dies auf einen erhöhten intrathorakalen Druck durch tiefe Einatmung hin; dieser **Pulsus paradoxus** kommt z.B. bei Asthma bronchiale aber auch bei dramatischen Situationen wie einer Herztamponade vor.
- Werden alle Pulse, die auskultatorisch über dem Herzen als Herzschlag wahrnehmbar sind auch in der Peripherie gefühlt?
  Ein solches Pulsdefizit findet sich bei Vorhofflimmern mit absoluter Arrhythmie oder bei Extrasystolen.

Mit Palpation des Pulses sollte auch der → **Herzspitzenstoß** gefühlt werden. Er liegt normal in der Schnittstelle des 5. ICR mit der Medioklavikularlinie (Stelle der Brustwandelektrode für die Ableitung V4). Ein hebender Herzspitzenstoß kann auf eine Hypertrophie der linken Herzkammer z.B. bei arterieller Hypertonie, hinweisen. Eine Linksherzvergrößerung lässt sich erkennen, wenn der Herzspitzenstoß links der Medioklavikularlinie oder im 6. ICR zu tasten ist.

EKG

Auf das Prinzip des Oberflächen-EKG wurde bereits im ersten Abschnitt dieser Lerneinheit hingewiesen (Abb. 6.9). Das Oberflächen-EKG mit seinen 12 Ableitungen gibt im Wesentlichen Information über
- Herzhypertrophie
- Akute oder zurückliegende Infarkte (Zeitverlauf und Lokalisation des Infarktes)
- Vorliegen einer koronaren Herzerkrankung (Repolarisationsstörungen durch Hypoxie bzw. Ischämie)
- Herzrhythmusstörungen als Störungen der Erregungsbildung und Erregungsüberleitung

Belastungs-EKG

Das EKG unter Belastung wird als → **Ergometrie** meist auf dem Fahrradergometer durchgeführt. Diese Untersuchung kann im Sitzen oder Liegen durchgeführt werden, wobei die Belastung der Patienten mit Bewegungsstörungen der unteren Extremität auch durch eine Handkurbel erzeugt werden kann. In angelsächsischen Ländern ist die Untersuchung auf dem Laufband üblich. Ziel der Untersuchung ist der Nachweis und die Dokumentation des gesteigerten Sauerstoffverbrauchs unter Belastung bzw. dem Auftreten eines Sauerstoffmangels in einem umschriebenen Versorgungsgebiet der Herzkranzgefäße. Liegt eine Stenose der Koronargefäße vor, kann es bei einer Einengung des Gefäßes über 70–75 % jenseits der Stenose zum Sauerstoffmangel kommen. Dieser ist der Grund für die → **Angina pectoris** bei stabiler Angina und das Auftreten von EKG-Veränderungen. Diese sind eine Absenkung der ST-Strecke unter die Nulllinie. Es hat sich allerdings gezeigt, dass die Ergometrie zwar für Männer eine hochsensitive Untersuchungsmethode darstellt und auf unkomplizierte Weise das Vorliegen einer koronaren Herzerkrankung dokumentieren kann, dass diese Aussage für Frauen jedoch kaum zutrifft. Der Verlauf und die Lokalisation einer koronaren Herzerkrankung spielt sich bei Frauen anders ab (s. hierzu den Abschnitt über die KHK).

Die Ergometrie erfolgt, indem im Abstand von 2 min die Belastung um 25 oder 50 Watt kontinuierlich erhöht wird. Der Patient ist bei einer maximalen Herzfrequenz von 220 minus Lebensalter oder einer submaximalen Herzfrequenz von 180 minus Lebensalter ausbelastet. In 2minütigen Abständen werden das EKG, Blutdruckwerte und Pulsfrequenz dokumentiert.

Der Befund im Belastungs-EKG ist pathologisch, wenn die ST-Strecke (Abb. 6.10) gesenkt wird. Die ST-Streckensenkung wird in Millivolt (mV) angegeben. Bei üblicher Eichung im EKG (Eichzacke) entspricht 1 cm = 1 mV und 1 mm ST-Streckensenkung betragen dann 0,1 mV. Die Komplikationsrate der Ergometrie liegt bei 1–2 schweren Zwischenfällen mit Reanimationspflicht bei rund 10000 Untersuchungen.

Indikationen zur Ergometrie

- Überprüfung der körperlichen Belastbarkeit
- Ausschluss einer koronaren Herzerkrankung
- Dokumentation von Herzrhythmusstörungen, die unter Belastung auftreten
- Beurteilung der Hypertonie unter Belastung
- Kontrolle der Therapie bei koronarer Herzerkrankung oder arterieller Hypertonie

Kontraindikationen der Ergometrie

- Vorliegen einer instabilen Angina pectoris
- Deutliche Herzinsuffizienz (NYHA III)
- Akuter Herzinfarkt
- Ausgeprägte Hypertonie (über 210.120 mm Hg)
- Aortenklappenstenose
- Höhergradiger AV-Block
- Komplexe ventrikuläre Herzrhythmusstörungen
- Entzündliche Herzerkrankungen

Wenn der Patient stark erschöpft ist, eine Dyspnoe bekommt, die maximale Herzfrequenz erreicht oder pektanginöse Beschwerden beklagt, muss die Belastung sofort abgebrochen werden. Die ergometrische Belastung erfolgt immer unter Aufsicht und Beobachtung des EKG-Verlaufs auf dem Monitor. Wenn der Arzt diese Beobachtung nicht selbst durchführt, so muss er in unmittelbarer Nähe sein. Wegen der Gefahr ventrikulärer Arrhythmien muss im Raum, in dem die Ergometrie durchgeführt wird, das Material für die Herzkreislaufwiederbelebung (Notfallkoffer, Sauerstoff, Intubationsbesteck und Defibrillator) bereitstehen. Auch muss sich ein Telefon in unmittelbarer Nähe befinden.

Langzeit-EKG

Das Langzeit-EKG wurde Anfang der sechziger Jahre durch Norman Holter erstmals eingeführt und wird nach ihm auch als „Holter-EKG" bezeichnet.
Im Langzeit-EKG werden mindestens 2 Ableitungen über 24–48 Stunden untersucht. Während die EKG-Aufzeichnung läuft, wird der Patient ein Protokoll mit Uhrzeit und subjektiven Auffälligkeiten, sowie seinen Aktivitäten führen. Damit lassen sich mögliche Herzrhythmusstörungen seinen Aktivitäten zuordnen. Spürt der Patient ein Herzrasen, Herzstolpern oder Schwindelattacken, so kann er eine „Eventtaste" drücken. Allerdings korrelieren subjektive Symptome und objektive Befunde beim Langzeit-EKG nur unzureichend. Die Dokumentation erfolgt üblicherweise über ein elektronisch exakt gesteuertes Tonband oder bei moderneren Geräten über einen digitalen Speicher. Die Auswertung der mehr als einhunderttausend Herzschläge pro Tag erfolgt als „Beat-zu-Beat-Analyse". Die Einzelereignisse lassen sich als normales EKG ausdrucken. Die Auswertung selbst erfolgt computergestützt.

LE **6.2**

Indikationen zum Langzeit-EKG

- Subjektive Palpitationen
- Synkopen
- Schwindelattacken
- Typische Herzerkrankungen, die häufig mit Herzrhythmusstörungen einhergehen (KHK, Vitien, Kardiomyopathien)
- Bekannte Herzrhythmusstörungen (Diagnostik und Therapiekontrolle)
- Risikostratifizierung zum plötzlichen Herztod

Echokardiographie

Die Methode der Sonografie in der Kardiologie wird als → **Echokardiographie** bezeichnet. Im Wesentlichen unterscheidet sich die Echokardiografie von der üblichen Sonografie dadurch, dass das Herz ein Organ ist, das sich in permanenter Bewegung befindet. Um die Bilder zu beurteilen, müssen sie deshalb EKG-gesteuert eingefroren werden. Die Echokardiografie stellt derzeit das wichtigste nichtinvasive Verfahren zur Beurteilung der Herzhöhlen, der Herzklappenfunktion und der Mechanik des Herzens dar. Durch zusätzliche Farbdopplerdarstellung lassen sich Flussgröße und Flussvolumina im Herzen berechnen. Die Darstellung in der Echokardiographie erfolgt überwiegend zweidimensional (Sektorscan). Zur Analyse der Bewegungen der Klappen und der Herzwände wird der Schallstrahl auch als eindimensionales Bild (Time-Motion) dargestellt. Aus diesen Bildern, die durchaus Expertenwissen erfordern, lassen sich die Bewegungen der Herzklappen, die Größe von endsystolischen und enddiastolischen Volumina, Wandverdickungen u. ä. ermitteln.

Transösophageale Echokardiografie (TEE)

Bei der Beurteilung der koronaren Herzerkrankung sind Wandbewegungsstörungen eine wichtige Information. Ein Problem der Echokardiografie ist der eingeschränkte Zugang zum Herzen für die Ultraschallwellen. Schallwellen breiten sich am Besten in Flüssigkeiten aus, werden durch Luft aber gestreut und geben keine sinnvollen Abbildungen mehr. Bei Patienten mit einer Emphysembronchitis oder einer Herzdrehung kann es sein, dass der Ultraschallstrahl zu stark abgeschwächt wird. Deshalb gilt als besonders elegante Methode die → **transösophageale Echokardiographie (TEE)** bei der der Schallkopf wie bei einem Endoskop im Ösophagus in Höhe des linken Vorhofs (der Ösophagus berührt den linken Vorhof an dieser Stelle) positioniert wird. In dieser Position ergibt sich eine optimale Darstellung von Vorhöfen, dem Klappenspiel, der Aorta und der Funktion des linken Ventrikels. Da der Ösophagus an dieser Stelle jedoch noch sensibel ist, löst diese Untersuchung einen Würgereflex aus und wird vom Patienten als unangenehm empfunden. Für die meisten Untersuchungen ist deshalb eine Sedierung nötig. In der Routinediagnostik lässt sich die TEE deswegen nicht einsetzen. Spezielle Indikationen für die TEE sind der Nachweis von Vorhofthromben auch in Folge eines Apoplex, sowie die Untersuchung von Dissektionen der Aorta.

Stressechokardiografie

Eine weitere Form der Echokardiographie, die zunehmend an Bedeutung gewinnt, ist die → **Stressechokardiografie**. Hierbei wird die Echokardiografie unter Belastungsbedingungen durchgeführt. Die körperliche Belastung auf dem Fahrradergometer zeigt sich in vielen Fällen als ineffektiv, da das akustische Fenster hier noch weiter verringert und die Bildqualität verschlechtert werden. Deswegen wird die Belastung in Form einer Dopamin-Infusion in steigender Dosierung durchgeführt. Bei steigendem Sauerstoffverbrauch zeigt sich bei einer koronaren Herzerkrankung hierbei eine Wandbewegungsstörung im Bereich des ischämischen Gefässbezirks. Besonders für Patientinnen liegt bei einer koronaren Herzerkrankung die Sensitivität dieser Methode bei >90% und ist damit die Methode der Wahl. Wie oben ausgeführt, ist die Ergometrie für Frauen bei KHK-Verdacht wenig sensitiv. Die Stress-Echokardiografie dient der Ischämie-Diagnostik (hohe Sensitivität bei Frauen) und der Kontrolle nach kardialen operativen Eingriffen

---

Indikationen zur Echokardiografie

- Beurteilung der Größe von Vorhöfen und Kammern
- Beurteilung der Funktion der Kammern (Schlagvolumen, Herzminutenvolumen, Auswurffraktion)
- Funktion der Herzklappen
- Beurteilung der Wandstärken, vor allem des linken Ventrikels und des Kammerseptums
- Beurteilung von Perikardergüssen
- Beurteilung von Shunt-Verhältnissen (mit Unterstützung der Farbdoppler-Echokardiografie)
- Beurteilung von bakteriellen Auflagerungen (Vegetationen) bei Endokarditis

---

Intravaskulärer Ultraschall (IVUS)

Eine weitere Sonderform der Echokardiografie ist der intravaskuläre Ultraschall, bei dem mittels der Herzkatheteruntersuchung (s. u.) die Schallsonde in die Herzkranzgefäße eingeführt wird. Für diese Methode ist der Blick in den Gefäßinnenraum bei Gefäßen bis etwa 1,5 mm Durchmesser möglich. Gegenüber der Koronarangiografie lassen sich nicht nur die Einschränkungen des Gefäßdurchmessers, sondern auch die Qualität der Plaques beurteilen. Der Nachteil der Untersuchung liegt darin, dass die verwandten IVUS-Katheter nur für den Einmalgebrauch geeignet sind und die Methode damit sehr teuer ist.

Bildgebende Verfahren

Neben der Echokardiografie spielen in der bildgebenden Diagnostik des Herzens verschiedene Methoden eine Rolle:
- Röntgenthorax
- Computertomografie (CT)
- Magnetresonanztomografie (MRT, Kernspin)
- Myokardszintigrafie

Röntgenuntersuchung

Meist wird eine Aufnahme in zwei Ebenen im Stehen als Herzfernaufnahme durchgeführt; der Patient ist hier 2 m von der Röntgenröhre entfernt. Die Strahlenbelastung der Röntgenthoraxuntersuchung ist ausgesprochen gering und zu vernachlässigen (die natürliche Röntgenstrahlung in der Atmosphäre der Mittelgebirge beträgt das 40fache einer normalen Röntgenthoraxaufnahme). Im Röntgenbild werden die Herzkontur und die Herzgröße beurteilt (Abb. 6.2). Das Verhältnis des Herzdurchmessers zum Durchmesser des Thorax liegt normal unter 0,5. Vergrößerungen der Vorhöfe und der Kammern lassen sich im Röntgenbild ebenso sehen wie Zeichen der pulmonal venösen Druckerhöhung. Interstitielle Verdichtungen werden als sog. Kerley-Linien sichtbar. Auch die Kontur der großen Gefäße und die Bewertung des Lungenhilus sind im Röntgenbild möglich. Ebenso kann der Winkel der Zwerchfelle mit der Frage ob ein Pleuraerguß vorliegt, beurteilt werden.

> **Indikationen für den Röntgenthorax**
> - Erstuntersuchung bei Patienten mit kardialen Symptomen
> - Verlaufs- und Therapiekontrolle bei allen Herzerkrankungen
> - Intensivmedizinische Diagnostik
> - Orientierende Untersuchung bei allen pulmonalen Erkrankungen

Computertomografie

Die konventionelle Computertomografie (CT) eignet sich in der kardiologischen Diagnostik nur bedingt. Die recht langen Expositionszeiten führen zu einer unscharfen Begrenzung der kardialen Strukturen. Modernere Methoden wie das Spiral-CT oder die Elektronenstrahl-Tomografie versprechen hier eine weitaus bessere Auflösung und können zukünftig invasive Diagnosemethoden ersetzen. Bei der sehr modernen Elektronenstrahltomografie beträgt die Expositionszeit der Röntgenstrahlen nur 50 Millisekunden.

Indikationen für die konventionelle CT bei kardialen Erkrankungen

- Aortenaneurysma oder Aortendissektion
- Perikarderkrankungen
- Kardiale Thromben
- Suche nach dem Ursprung zerebraler Embolien

Magnetresonanztomografie (MRT)

Beim MRT des Herzens findet sich ein besonders hoher, natürlicher Kontrast zwischen dem fließenden Blut in den Herzhöhlen und den anatomischen Strukturen. Zudem zeigt sich ein guter Blick in die Strukturen des Herzens durch die ausgeprägte Kontrastierung des MRT. Wie beim CT werden die Bilder innerhalb eines Herzzyklus durch das EKG getriggert und zusammengesetzt. Die meisten MRT setzen Bilder aus 128 oder 256 Herzschlägen zusammen. Moderne Geräte können auch Bildprogramme aus 16 Herzaktionen synthetisieren. Die MRT wird meist alternativ zur TEE eingesetzt bzw. dann, wenn durch die Echokardiografie die klinische Fragestellung nicht erfolgreich beantwortet werden kann – dies ist bei rund 20% der Patienten der Fall. Bei implantierten Schrittmachern oder chirurgischen Clips kann die MRT natürlich nicht angewandt werden. Herzklappenprothesen stellen jedoch keine Kontraindikation dar.

Myokardszintigrafie

Szintigrafische Methoden des Herzens werden bei Verdacht auf eine KHK und zum Ausmaß der Beurteilung der Ischämie bei gesicherter koronarer Herzerkrankung angewandt. Mittels dieser Methode können lebende und Narbengewebe im Myokard nachgewiesen werden. Z.B. wird der Gammastrahler ^{201}Tallium nur von der gesunden Myokardzelle aufgenommen. Die Untersuchung wird am Ende einer Ergometrie durchgeführt. Die Aktivität des linken Ventrikels wird dann mit der Gammakamera registriert, eine Zweitaufnahme nach 4 Stunden angefertigt. Die Sensitivität der Myokardszintigrafie beträgt rund 90 %. Sie ist indiziert, wenn der Verdacht auf eine koronare Herzkrankheit trotz negativem Ergometrieergebnis weiter besteht. Sie wird auch eingesetzt, wenn ein Linksschenkelblock vorliegt, bei dem die ST-Strecke nicht mehr beurteilbar ist. Durch die Myokardszintigrafie lassen sich auch Infarktnarben gegenüber Ischämien, die voll reversibel sind, abgrenzen. Deshalb wird, wenn möglich, vor einer PCTA (s. u.) oder einer Bypass-OP ein Myokardszintigramm durchgeführt.

Herzkatheter

Durch Einführung von Kathetern unter Kontrolle der im Röntgenbild sichtbaren Katheterspitze können sowohl das rechte als auch das linke Herz untersucht werden (Abb. 6.14).

Rechtsherzkatheter

Bei einer Rechtsherzkatheteruntersuchung (Pulmonaliskatheter) können die Druckwerte und Sauerstoffsättigungen in beiden Hohlvenen, in beiden Räumen des rechten Herzens, der Pulmonalarterie und der pulmonalkapillare Druck (Wedge-Druck) gemessen werden. Dieser pulmonale Kapillardruck entspricht dem Druck im linken Vorhof. Die Untersuchung erfolgt mittels eines sog. Swan-Ganz-Katheders; der Katheder wird nach Punktion der V. basilica, V. jugularis, V. subclavia oder V. femoralis eingeführt. Die Untersuchung selbst ist technisch einfacher als die Katheterisierung des linken Herzens und wird vor allem in der Intensivmedizin zur Kreislaufüberwachung eingesetzt. Über diesen Katheter kann der ZVD (zentraler Venendruck) gemessen werden oder eine Infusionstherapie eingeleitet werden. Komplikationen der Katheteruntersuchung des rechten Herzens sind vor allem Thrombosen mit der Gefahr der Lungenembolie, Infektionen, Herzrhythmusstörungen oder Perforation des Myokards mit einer Perikardtamponade.

Linksherzkatheteruntersuchung

In der Linksherzkatheteruntersuchung lassen sich die Funktion von Mitral- und Aortenklappe ebenso prüfen, wie die Mechanik des linken Ventrikels (Ventrikulografie) und die Darstellung der Koronargefäße (→ **Koranarangiografie**). Die Katheteruntersuchung des linken Herzens wird überwiegend in der Diagnostik bei koronarer Herzerkrankung, bei Kardiomyopathien und Herzfehlern durchgeführt. Beim Herzinfarkt dient er als diagnostische Voraussetzung zur Entscheidung über die weiteren therapeutischen Maßnahmen bzw. der Entscheidung über Bypass- oder Klappenoperationen.

Sonderformen der invasiven Katheterdiagnostik sind der intravaskuläre Ultraschall (IVUS; s. o.) und die elektrophysiologische Untersuchung (EPU). Hierbei wird ein Elektrodenkatheter in die V. femoralis eingeführt und zum rechten Herzen vorgeschoben. Mittels dieses Katheters lassen sich intrakardial an definierten Stellen die EKG-Signale ableiten. Vor allem die Überleitungszeiten im Bereich des Herzskeletts (AV-Ebene) sind hierdurch präzise zu beurteilen. Indem über den Katheter bei der EPU Erregungen ausgelöst werden können, lassen sich Herzrhythmusstörungen gezielt provozieren; man spricht von der programmierten Vorhof- oder Kammerstimulation. Auf diese Weise lässt sich das morphologische Substrat einer Herzrhythmusstörung als elektrische Karte (Mapping) darstellen. Mittels der EPU lassen sich alle antitachykarden Therapien, seien es medikamentöse oder elektrische Verfahren, überprüfen.

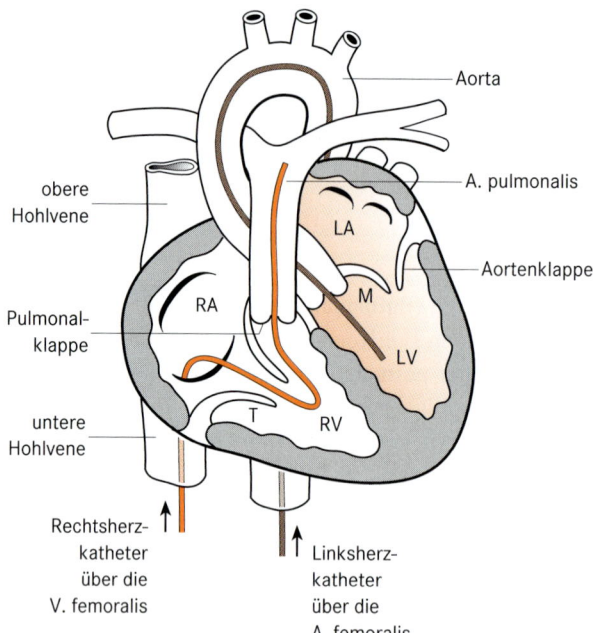

Abb. 6.14. ▲ **Herzkatheter.** Beim Linkskatheter wird das Instrument meist über die Femoralarterie entgegen der Blutströmung durch die Aorta bis in den linken Ventrikel geschoben; auf diesem Weg können auch die Koronararterien für die Koronarangiografie und die PTCA erreicht werden; der Rechtsherzkatheter wird auch als Pulmonaliskatheter oder Einschwemmkatheter bezeichnet und erreicht die rechte Herzkammer und die A. pulmonalis über die V. femoralis (möglich sind auch die V. jugularis oder V. subclavia) unter EKG-Kontrolle; die Rechtsherzkatheterisierung wird auf der Intensivstation zur Kreislaufüberwachung eingesetzt

Herzinsuffizienz

Die Statistik der Todesursachen für das Jahr 2002 in Deutschland (Statistisches Bundesamt 2003) führte über 388000 Todesfälle durch Herzkreislauferkrankungen auf. Diese Zahl entstammt der Auswertung der Todesbescheinigungen nach ärztlicher Leichenschau. Dabei starben nahezu 64000 Menschen an der Herzinsuffizienz. Jeder dritte Patient wurde wegen kardialen Erkrankungen in ein Krankenhaus der Regelversorgung stationär aufgenommen. Die Herzinsuffizienz war hierbei die Einweisungsdiagnose bei 60% der Patienten im Alter >70 Jahren. Hierbei handelt es sich um die häufigste Pflegediagnose auf der internistischen Station eines Krankenhauses der Regelversorgung.

Dass die Herzinsuffizienz als endemische Erkrankung anzusehen ist, zeigt sich an der Häufigkeit der Neuerkrankungen von rund 4 Erkrankungsfällen/Jahr bezogen auf 1000 Einwohner. Die Häufigkeit der Neuerkrankungen verdoppelt sich mit jedem Lebensjahrzehnt ab einem Alter von 45 Jahren. Dabei beträgt die 5Jahres-Überlebensquote nur rund 50% und liegt bei schwerer Herzinsuffizienz (Stadium III–IV) bei nur rund 6 Monaten.

Eine → **Herzinsuffizienz** bezeichnet das Missverhältnis zwischen dem Sauerstoffbedarf der Organe und der Muskulatur gegenüber der Unfähigkeit des Herzens ein ausreichendes Herzzeitvolumen bereitzustellen. Trotz ausreichender Drucke am Ende der Diastole ist das Herz nicht im Stande den peripheren Anforderungen gerecht zu werden und das notwendige systolische Volumen zu fördern.

Eine Herzinsuffizienz führt dann zu Symptomen, wenn mehrere Faktoren, die das Herzzeitvolumen bestimmen, gestört sind oder eine Störung durch andere Mechanismen nicht mehr kompensiert werden kann. Dabei handelt es sich um:

- Störung der Kontraktionskraft des Herzmuskels (direkte Myokardschädigung, z.B. bei Kardiomyopathie oder koronarer Herzkrankheit)
- Erhöhte Belastung durch das zirkulierende Volumen (**Vorlast**erhöhung durch Hypervolämie)
- Erhöhter Blutdruck gegen den das Herz das Blut auswerfen muss (**Nachlast**erhöhung bei Hypertonie)
- Behinderung der Füllung des Herzens (diastolische Herzinsuffizienz z.B. bei AV-Block)

Anmerkungen zur Pathophysiologie der Herzinsuffizienz

Wenn das Herz kein ausreichendes Volumen fördern kann, treten zahlreiche Mechanismen zur Kompensation auf. Vor allem die Niere versucht einen ausreichenden Anteil am Herzzeitvolumen zu erhalten und aktiviert den Renin-Angiotensin-Mechanismus und das Aldosteron-System (RAAS-System, LE 9.1). Es wird empfohlen, rasch mal zu dieser Lerneinheit vorzublättern – die Markierungen rechts oben helfen dabei – und nachzulesen, warum es sich bei den Stoffen Renin, Angiotensin und Aldosteron handelt. Außer Sie wissen schon, was Sache ist ... Also weiter: Die physiologische Antwort des Organismus auf eine Herzinsuffizienz führt nun aber zu einer weiteren Belastung des Herzens durch einen Anstieg des Blutdrucks durch Angiotensin II und eine Zunahme des zirkulierenden Volumens als Wirkung von Aldosteron durch eine Natriumretention (Abb. 6.15). Das Herz versucht jetzt über den im ersten Teil der Lerneinheit erwähnten Frank-Starling-Mechanismus das Herzzeitvolumen durch Erhöhung des enddiastolischen Volumens zu steigern. Dieser Mechanismus wird bei einer Herzinsuffizienz aber rasch überfordert: Mit jedem weiteren Druckanstieg in den Kammern wird die myokardiale Insuffizienz immer deutlicher und es kommt

- zum Rückstau von Blut in den Lungen- und Körperkreislauf und
- zu einer reduzierten Auswurfleistung mit Leistungsminderung und Erschöpfung.

Der Pathomechanismus einer Herzinsuffizienz lässt sich recht leicht dadurch erklären, dass man sich eine Warmwasserpumpe im System der Zentralheizung vorstellt. Wenn die Pumpe für das warme Wasser, das in einem Mietshaus meist im Keller zubereitet wird, versagt, dann duschen Sie kalt (denn, so nehme ich an, Sie wohnen ja in der mietpreisgünstigen Mansarde ganz oben unter dem Dach). Dies ist darauf zu-

> **Klinische Begriffe der Herzinsuffizienz**
>
> - **Akute Herzinsuffizienz.** Die Symptome entwickeln sich schnell (in Minuten bis Stunden)
> - **Chronische Herzinsuffizienz.** Die Symptome entwickeln sich langsam und über eine längere Zeit (Monate bis Jahre)
> - **Kompensierte Herzinsuffizienz.** Hierbei liegt nur eine geringe Leistungseinschränkung vor; die Herzinsuffizienz entspricht dem Stadium II–III
> - **Dekompensierte Herzinsuffizienz.** Die Leistungseinschränkung macht sich deutlich bemerkbar bzw. eine bekannte Herzinsuffizienz hat sich in der Stadieneinteilung (s. u.) deutlich verschlechtert
> - **Rekompensierte Herzinsuffizienz.** Eine bestehende Herzinsuffizienz hat sich durch therapeutische Maßnahmen verbessert
> - **Rechtsherzinsuffizienz.** Die Symptome weisen auf eine Einschränkung der rechtsventrikulären Funktion hin
> - **Linksherzinsuffizienz.** Die Symptome beschreiben eine Einschränkung der linksventrikulären Funktion; vor allem leidet der Patient unter pulmonalen Stauungszeichen und hat eine Belastungsdyspnoe
> - **Globale Herzinsuffizienz.** Es liegen die Symptome eines beidseitigen Herzversagens vor (man spricht auch von der biventrikulären Herzinsuffizienz)
> - **Vorwärtsversagen.** Hierunter versteht man die im Vordergrund stehende Unfähigkeit des Herzens, ein ausreichendes Herzvolumen zu erzeugen. Das Schlagvolumen und das Herzminutenvolumen (HMV, Cardiac Index) sind erniedrigt (low-output-Versagen; seltener findet sich ein high-output-Versagen: das Herz kann das HMV bei Erkrankungen wie z.B. bei einer Sepsis oder einer Hyperthyreose nicht mehr angemessen erhöhen
> - **Rückwärtsversagen.** Dieser Zustand beschreibt die im Vordergrund stehende Rückstauung des linken Ventrikels mit Dyspnoe und Orthopnoe bzw. bei Rechtsinsuffizienz mit oberer und unterer Einflussstauung, vor allem Ödemen
> - **Kardiogener Schock.** Hier besteht ein maximales Vorwärtsversagen, wobei kein ausreichender systemischer Blutdruck aufgebaut werden kann und das Herzzeitvolumen stark reduziert ist. Die Situation ist dramatisch und die Mortalität beträgt unter stationären Bedingungen >75%!

rückzuführen, dass die Pumpe kein warmes Wasser auswirft (also ein Vorwärtsversagen vorliegt). Im weiteren Verlauf wird festzustellen sein, dass der Druckausgleichsbehälter einen Druck im roten Bereich anzeigt, weil es zu einem Rückstau kommt (Rückwärtsversagen). Das ist aber dann Sache des Vermieters.

Stadieneinteilung der Herzinsuffizienz

Das klinische Ausmaß der Herzinsuffizienz bzw. die vom Patienten erlebten Symptome hängen von der Belastung ab. Die New York Heart Association (→ **NYHA**) hat eine bis heute gültige Einteilung der Herzinsuffizienz nach Schweregraden vorgelegt:

I   Es besteht eine Herzinsuffizienz obwohl der Patient keine Symptome registriert und sich normalen physischen Belastungen aussetzt.

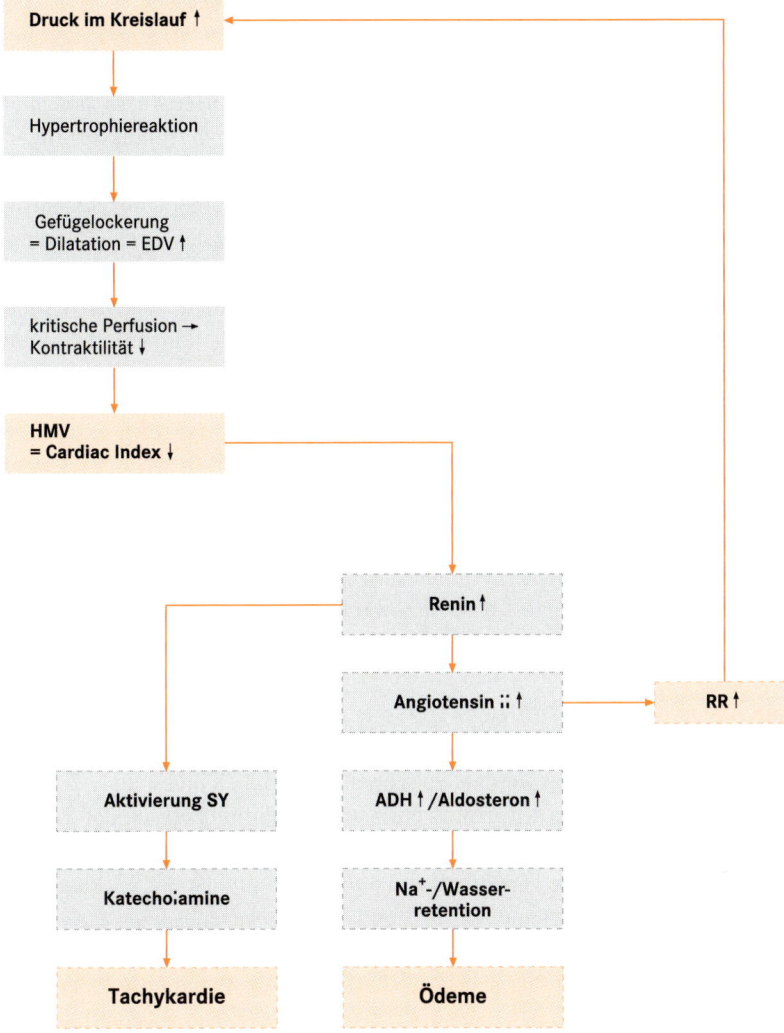

◀ Abb. 6.15.
Pathomechanismus
der Herzinsuffizienz

II Die Symptome der Herzinsuffizienz, treten nur bei überdurchschnittlichen körperlichen Belastungen auf. Der Patient ist in seinen Aktivitäten nicht eingeschränkt. Eine Belastung, die über alltägliche Anforderungen hinausgeht, liegt vor bei Treppensteigen von mehr als 2 Etagen. Man spricht auch von einer *Belastungsherzinsuffizienz.*

III Der Patient hat Beschwerden bei alltäglicher Belastung: die Symptome treten auf innerhalb des Treppensteigens von 2 Etagen: Nun liegt eine beginnende *Ruheinsuffizienz* vor (wenn der Patient sich schont, ist er in Ruhe beschwerdefrei)

IV Es besteht eine manifeste Herzinsuffizienz mit Symptomen in Ruhe und einer Orthopnoe

Akute Herzinsuffizienz und Lungenödem

Beim akuten Herzversagen entwickelt sich die Symptomatik innerhalb weniger Minuten bis maximal wenige Stunden in dramatischer Weise. Die Hauptursachen sind der akute Herzinfarkt (Vorderwandinfarkt), bedrohliche Herzrhythmusstörungen und eine Tamponade des Perikards. Auch entzündliche Herzklappenfehler können zu einer akuten Herzinsuffizienz führen. Klinisch zeigen sich eine Kreislaufzentralisation (kardiogener Schock) und die Ausbildung einer Stauung des linken Herzens, die bis zum Vollbild des Lungenödems führt. Ein kardiogener Schock tritt auf, wenn bei einem Myokardinfarkt rund 40% des Herzmuskels nicht mehr kontraktil sind. Auch eine hypertone Krise oder eine schwerere Lungenembolie können eine akute Herzinsuffizienz auslösen. Bei Lungenembolie spricht man vom akuten → **Cor pulmonale**.

Der Patient weist die Symptome zerebraler Minderdurchblutung auf mit Unruhe, Angst und Bewusstseinsstörung bis zur Ohnmacht. Er zeigt die Zeichen eines Schocks mit Blässe, Kaltschweißigkeit und Tachypnoe. Häufig besteht eine Oligurie oder Anurie. Meist finden sich eine Tachykardie und ein Blutdruckabfall. Eine Ausnahme bilden die bradykarden Herzrhythmusstörungen! Über den Lungen sind feuchte Rasselgeräusche wahrzunehmen; die sichtbaren Jugularvenen weisen auf eine Erhöhung des zentralen Venendrucks bzw. eine Rechtsherzüberlastung hin.

▶ **Therapie.** Die akute Herzinsuffizienz ist ein lebensbedrohlicher Notfall. Der Patient sollte mit Unterstützung durch Kissen in Oberkörperhochlagerung bei herabhängenden Beinen gebettet werden. So schnell wie möglich muss ein iv-Zugang gelegt werden. Die Gabe von Nitrospray entlastet den Füllungsdruck der Ventrikel. Weiter ist Sauerstoff über die Nasensonde zu geben. Zu den ersten ärztlichen Maßnahmen gehört die Gabe von Furosemid und Morphium. Ist die Wirkung dieser Medikation nicht ausreichend, wird Nitroglycerin intravenös über den Perfusor gegeben, bei tachykardem Vorhofflimmern zusätzlich Digitalis. Bei weiterer Instabilisierung müssen synthetische Katecholamine, wie Dobutamin (bei systolischem Druck >80 mm Hg) oder Dopamin (RRsyst <80 mm Hg) gegeben werden. Meist wird der Patient dann intubationspflichtig. In keinem Fall dürfen intramuskuläre Injektionen gegeben werden um eine spätere Thrombolyse bei Myokardinfarkt nicht zu vereiteln. Das oben beschriebene therapeutische Vorgehen gilt auch für die Behandlung des → **Lungenödems.** Sind medikamentöse Maßnahmen nicht ausreichend, kommt auf der Intensivstation die intraaortale Ballonpumpe zum Einsatz. Hierbei wird ein Ballon in die Aorta descendens eingeführt und ein retrograder Blutfluss zur Steigerung der Durchblutung des Myokards erzielt. Dadurch kann eine Erhöhung des Schlagvolumens des Herzens bewirkt werden. Diese Steigerung ist allerdings auf rund 20% begrenzt.

Chronische Linksherzinsuffizienz – Ursachen und Symptome

LE 6.2

Die überwiegenden Ursachen einer chronischen Linksherzinsuffizienz sind
- Arterielle Hypertonie
- Koronarinsuffizienz
- Herzklappenfehler des linken Herzens
- Herzrhythmusstörungen

Auch die Folgen einer Myokarditis oder einer Endokarditis können zu einer chronischen Linksherzinsuffizienz führen. Weitere Ursachen sind Anämie durch Erhöhung des Herzminutenvolumens (eingeschränkte Sauerstofftransportkapazität) und eine Überwässerung z.B. bei Niereninsuffizienz.

Die Symptome der Linksherzinsuffizienz sind eine Leistungsminderung und eine fortschreitend ungünstige Beeinflussung der Funktionen von Niere und Leber. Als Zeichen der Stauung des linken Herzens zeigen sich
- Dyspnoe
- Orthopnoe
- Husten mit rötlichem Sputum
- bei weiterem Fortschreiten eine Ruhedyspnoe
- Zyanose
- Übergang in ein Lungenödem.

Diese Symptomatik wird auch als **Asthma kardiale** zusammengefasst. Über beiden Lungen sind Rasselgeräusche zu hören. Häufig atmet der Patient unter Einsatz der Atemhilfsmuskulatur und in Folge der peripheren Minderdurchblutung kann es zu einer peripheren Zyanose kommen.

Rechtsherzinsuffizienz – Ursachen und Symptome

Eine isolierte Rechtsherzinsuffizienz ist selten und wird als → **Cor pulmonale** bezeichnet. Die häufigste Ursache der **chronischen** Rechtsherzinsuffizienz ist die Insuffizienz des linken Herzens. Sie tritt dann auf, wenn sich die Stauung rückwärts aus dem linken Ventrikel „kompensiert" durch den kleinen Kreislauf auf die rechte Herzkammer auswirkt. Durch einen sich langsam aufbauenden Rückstau entsteht bei einer Pumpschwäche des linken Herzens so die Rechtsherzinsuffizienz. Andere Ursachen sind Fehler im Bereich der Trikuspidal- oder Pulmonalklappe, eine pulmonale Hypertonie oder eine COPD.

Die **akute** Rechtsherzinsuffizienz ist meist die Folge einer Lungenembolie, die sich klassisch durch Thoraxschmerz, Dyspnoe; Zyanose und Tachypnoe zeigt. Die rechte Herzkammer versagt relativ schnell, wenn der Druck im Lungenkreislauf auf >25 mm Hg ansteigt. Bei einer ausgeprägten Lungenembolie kommt es zum Schock, weil der linke Ventrikel nicht mehr ausreichend gefüllt wird und den Anforderungen an das Herzzeitvolumen nicht mehr entsprechen kann.

Wenn die Symptome einer Rechtsherzinsuffizienz vorliegen, muss eine **globale Herzinsuffizienz**, also das gleichzeitige Versagen beider Herzkammern, ausgeschlossen werden. Die klassischen Symptome sind die Stauungszeichen im Bereich der oberen und unteren Hohlvene. Im Bereich der V. cava superior findet sich ein Rückstau in die V. jugularis. Ist die Jugularvene beim schräg im Bett sitzenden Patienten sichtbar gefüllt, weist dies auf eine Drucksteigerung im Bereich des rechten Herzens und einen erhöhten ZVD (zentraler Venendruck) hin. Auch die Venen im Bereich des Zungengrundes sind dann deutlich gefüllt. Häufig bestehen dabei ein Pleuraerguß und eine Hepatomegalie, die durch den „Scratch-Test" leicht objektiviert werden kann. (Im Scratch-Test bestimmt man die Größe der Leber durch die im Stethoskop hörbaren Kratzgeräusche mit der Fingerkuppe; diese Geräusche werden am Leberrand deutlich schwächer). Stauungszeichen im Einflussgebiet der unteren Hohlvene sind vor allen Dingen prätibiale Ödeme. – Eine zunehmende Leistungsminderung, die Neigung zu Tachykardie, Nykturie und Schwindelattacken durch Blutdruckabfall sind Hinweise auf eine zunehmende globale Herzinsuffizienz. Unter der Hepatomegalie kann auch ein Aszites begünstigt werden.

Symptome der chronischen Herzinsuffizienz

Linksherzinsuffizienz
- Dyspnoe, die unter steigender Belastung zunimmt
- Tachykardie
- Orthopnoe
- Husten, der mit rötlichem Sputum verbunden sein kann
- Rasselgeräuschen über der Lunge, besonders basal
- Zyanose im fortgeschrittenem Stadium
- Lungenödem bei Dekompensation

Rechtsherzinsuffizienz
- Obere Einflussstauung mit sichtbar gefüllten Halsvenen (beim mit erhöhtem Oberkörper im Bett liegenden bzw. sitzenden Patienten)
- Untere Einflussstauung mit Unterschenkelödemen, Lebervergrößerung und Aszites im fortgeschrittenen Stadium
- Gewichtszunahme
- Stauungsgastritis
- Pleuraerguß

Globale Herzinsuffizienz
- Starke Leistungsschwäche und ständige Müdigkeit
- Nykturie
- Herzrhythmusstörungen
- Perikarderguss
- Blutdruckabfall im Endstadium

Therapie der chronischen Herzinsuffizienz

Die Herzinsuffizienz ist eine Erkrankung mit hoher Mortalität, die mit zunehmender NYHA-Klasse ansteigt. Patienten mit einer Herzinsuffizienz NYHA III haben eine

2-Jahresmortalität von rund 60%; bei Patienten in NYHA IV sind rund 60% der Erkrankten nach 6 Monaten verstorben. Diese hohe Mortalität, die von kaum einer anderen Erkrankung übertroffen wird, kann nur gesenkt werden, wenn die Herzinsuffizienz frühzeitig behandelt wird. Um die Behandlung zu verstehen, muss man sich noch einmal den Pathomechanismus der Herzinsuffizienz vor Augen führen (s. o.), in dessen Mittelpunkt die Aktivierung des → **RAAS-Systems** und des Sympathikus (LE 9.1, Abb. 9.6) stehen.

Allgemeine Maßnahmen. Zu den allgemeinen Maßnahmen bei Herzinsuffizienz gehört natürlich die körperliche Schonung. Diese darf aber nicht in absoluter Bettruhe bestehen, sondern der Patient mit Herzinsuffizienz soll sich bis an den Rand der Symptomatik belasten. Dies kann bei schwerer Herzinsuffizienz dem langsamen Gang über die Station mit Unterstützung bestehen. Weiter muss auf eine reduzierte Trinkmenge (nicht mehr als 1,5 bis maximal 2 Liter pro Tag) unter Gewichtskontrolle und Kochsalzreduktion geachtet werden. Die körperliche Belastung darf die Ruhefrequenz um nicht mehr als 50% erhöhen.

Medikamentöse Therapie. Im Mittelpunkt der medikamentösen Therapie stehen Medikamente, die an den oben genannten Pathomechanismen angreifen.

- **ACE-Hemmer.** Die → **ACE-Hemmer** blockieren das Konversionsenzym und führen dadurch zu einer Abschwächung der Effekte, die durch Angiotensin II ausgelöst werden, vor allem zu einer Senkung des Blutdrucks und damit der Nachlast des Herzens. Mit Einführung der ACE-Hemmer konnte die Herzinsuffizienz in ihrer Mortalität deutlich reduziert werden. Das Renin-Angiotensin-Aldosteron-System (RAAS) kann auch mit der Substanzgruppe der Angiotensin-II-Antagonisten behandelt werden. Diese Präparate scheinen weniger Nebenwirkungen als die ACE-Hemmer aufzuweisen, vor allen Dingen tritt das lästige Hüsteln nicht auf.
- **Betablocker.** Obwohl → **Betablocker** eigentlich negativ inotrop auf die Kontraktilität des Herzens wirken, haben sie durch ihre blockierende Wirkung auf den Sympathikus einen günstigen Effekt bei Herzinsuffizienz. Dieser Effekt ist unabhängig von der Ursache der Herzinsuffizienz und auch hier ist eine deutliche Senkung der Sterblichkeit nachgewiesen. Die Einstellung mit Betablockern wird bei hochgradiger Herzinsuffizienz stationär vorgenommen.
- **Aldosteronantagonisten.** Als Generikum für die Gruppe der → **Aldosteronantagonisten** liegt hier die Substanz Spironolacton (Aldactone®) vor. Durch dieses Medikament werden die Wirkungen von Aldosteron abgeschwächt; es wirkt umso besser je mehr es mit ACE-Hemmern kombiniert wird.
- **Diuretika.** Die sich im Interstitium und im Gefäßsystem stauenden Volumina werden durch eine vermehrte Diurese über → **Diuretika** ausgeschieden, wodurch unmittelbar und vor allem schnell eine Entlastung des Herzens herbeigeführt wird. Über die Volumenentlastung ist die Reduktion des Blutdrucks durch die Natriumausscheidung von großer Bedeutung. Je deutlicher die Herzinsuffizienz sich zeigt, desto wichtiger ist die Gabe von Schleifendiuretika (z.B. Furosemid, Lasix®). Bei leichteren Formen der Herzinsuffizienz muss eine Hypokaliämie mit der Gefahr von Herzrhythmusstörungen vermieden werden; hierzu werden kaliumsparende Medikamente gegeben. Ausführlich sind diese Medikamente bei der Therapie der Niereninsuffizienz in LE 8.2 dargestellt.

LE 6.2

- **Digitalis.** Von den bisher genannten Medikamenten greift nur → **Digitalis** direkt am Herzen an. Digitalis, der Wirkstoff der Gruppe der Herzglykoside, wirkt am Myokard positiv inotrop, d.h. es erhöht die Kontraktilität des Herzmuskels. Die Digitalisglykoside sind Präparate mit einer geringen therapeutischen Breite. Entweder sie wirken gar nicht oder bei geringster Überdosierung bzw. mangelhafter Elimination im Organismus wirken sie rasch toxisch. Trotz ihrer komplizierten Handhabung haben sie ihre feste Position in der Behandlung der Herzinsuffizienz und führen zu einem deutlichen Rückgang der Notwendigkeit stationärer Behandlungen der Patienten.
- **Nitrate.** Die Substanzgruppe der → **Nitrate** führt unmittelbar zu einer Gefäßerweiterung im venösen Gefäßsystem; ein geringer Effekt ist auch auf der arteriellen Seite nachweisbar. Nitrate senken somit akut oder chronisch die Vorlast. Besonders bei koronarer Herzerkrankung als Ursache einer Herzinsuffizienz müssen diese Präparate therapeutisch eingesetzt werden.

Wirkung von Digitalis

- Positive Inotropie (erhöht die direkt die Kraft des Myokards)
- Negative Chronotropie (senkt die Herzfrequenz)
- Positive Bathmotropie (erniedrigt die Erregungsschwelle am Herzen und kann ventrikuläre Extrasystolen, VES, auslösen)
- Negative Dromotropie (senkt die Errgungsausbreitungsgeschwindigkeit und kann AV-Blöcke auslösen)

Digitalisglykoside

Stoffgruppe, die ursprünglich aus dem weißen (Digitalis lanata) oder roten Fingerhut (Digitalis purpurea) gewonnen wurde. Unterschieden werden

- **Digoxin:** Ausscheidung über die Niere; Halbwertszeit ca. 7-10 Tage
  Azetyldigoxin, z.B. Novodigal®
  Methyldigoxin, z.B. Lanitop®
- **Digitoxin:** Ausscheidung über die Leber; Halbwertszeit ca. 14 Tage; z.B. Digimerck®

Zur Information hier auch Anmerkungen über die Therapie der akuten oder besonders schweren Herzinsuffizienz:
- **Katecholamine.** Die positiv inotrop wirkenden Katecholamine oder die Phosphodiesterasehemmer (PDI-Hemmer) kommen nur in der stationären bzw. intensivmedizinischen Therapie der Herzinsuffizienz zum Zug. Diese beiden Medikamente werden bei akuter Herzinsuffizienz eingesetzt; bei chronischer Herzinsuffizienz verschlechtern sie die Prognose. Vergleichbar der Wirkung der PDI-Hemmer ist auch der Wirkstoff in Viagra®; bei Patienten, die Nitrate einnehmen, darf Viagra® nicht empfohlen werden, da es zu einer akuten Herzinsuffizienz und bei situationsbedingter Anstrengung zum plötzlichen Herztod kommen kann.
- **Intraaortale Gegenpulsation.** Bei akuter Herzinsuffizienz z.B. durch einen Myokardinfarkt kann notfallmässig eine Ballonpumpe in die Brustaorta einge-

legt werden. Durch eine intraaortale Gegenpulsation lässt sich das reduzierte Schlagvolumen um rund 20% steigern und somit Zeit für weitere Maßnahmen treffen. Die aortale Gegenpulsation wird vor allem zur Unterstützung des Kreislaufsystems in der Herzchirurgie eingesetzt.
- **Herztransplantation.** Die Patienten mit schwerer chronischer Herzinsuffizienz durch z.B. eine Kardiomyopathie (s. u.) sind Kandidaten für eine Herztransplantation. Dieses Verfahren kommt allerdings nur zum Zug, wenn alle medikamentösen und konventionellen chirurgischen Möglichkeiten erschöpft sind. Die Voraussetzungen für Herztransplantation bei einer Herzinsuffizienz sind:
  - NYHA Stadium III-IV
  - Lebenserwartung ohne Transplantat voraussichtlich unter 12 Monaten
  - Auswurffraktion des linken Ventrikels <20% Nach der Herztransplantation wird lebenslang eine Immunsuppression notwendig. Pro Jahr werden in Deutschland rund 600 Herztransplantationen durchgeführt.
- **Herz-Lungentransplantation.** Bei morphologischen Veränderungen der Lunge durch einen Links-Rechts-Shunt (→ **Eisenmenger-Reaktion**) ist eine Herz-Lungentransplantation indiziert. Die Entwicklung eines Links-Rechts-Shunts wird bei den angeborenen Herzfehlern erklärt.
- **Kunstherz.** Die mechanischen Kreislaufunterstützungssysteme (Cardiac Divices) als Alternative zur Herztransplantation bzw. zur Überbrückung des Zeitraums bis ein geeignetes Herz zur Verfügung steht, sind noch im Stadium der Erprobung. Das pneumatisch betriebene sog. „Kunstherz" muss derzeit noch als experimentelles Verfahren angesehen werden.

Koronare Herzkrankheit (KHK)

Die Erkrankung der Herzkranzgefässe stellt die häufigste Todesursache in den westlichen Ländern an. An den Folgen von Herzinfarkt oder unmittelbar durch Erkrankungen der Koronargefäße sterben Jahr für Jahr rund 330000 Menschen in Deutschland. Fast jeder vierte Mann unter 65 Jahren weist Symptome der Arteriosklerose auf, wobei diese sich in 80% an den Koronargefäßen als → **koronare Herzkrankheit** oder KHK abspielt. Mit steigendem Alter nimmt auch die klinische Symptomatik der koronaren Herzerkrankung zu. Besonders dramatisch ist, dass jeder zweite Mann erstmals durch einen akuten Herzinfarkt von seiner Erkrankung erfährt; bei den Frauen ist es jede dritte.

Risikofaktoren für die koronare Herzkrankheit

Primäre Risikofaktoren

Bei den Risikofaktoren sind primäre und sekundäre Risikofaktoren zu unterscheiden. → **Primäre Risikofaktoren** potenzieren sich so, dass bei 2 vorhandenen Fakto-

ren bereits ein 4faches, bei drei Risikofaktoren bereits ein 8-10faches Risiko für eine KHK bestehen. Die primären Risikofaktoren sind:
- Arterielle Hypertonie
- Diabetes mellitus
- Fettstoffwechselstörung
- Inhalatives Rauchen
- Familiäre Vorgeschichte

Erstmanifestation der koronaren Herzerkrankung

Akuter Infarkt	m: 50%	w: 35%
Stabile Angina	m: 30%	w: 50%
Instabile Angina	m: 5%	w: 6%
Plötzlicher Herztod	m: 4%	w: 3%

Arterielle Hypertonie. Ein Bluthochdruck ist sowohl bei erhöhten diastolischen als auch systolischen Werten ein signifikanter primärer Risikofaktor. Ideal sind Blutdruckwerte von 120/80 mm/Hg (LE 7.2) Besonders riskant ist die Hypertonie wenn sie im Rahmen eines metabolischen Syndroms (LE 11) auftritt und der Hochdruck mit Diabetes mellitus und Fettstoffwechselstörungen verknüpft ist. Die besondere Bedeutung erhöhter Blutdruckwerte liegt vermutlich darin, dass das Eindringen von LDL-Cholesterin in die Intima der Koronargefäße mit steigenden Blutdruck rascher erfolgen kann; ebenso wird bei erhöhten Druckwerten die Ruptur von Plaques begünstigt.

Diabetes mellitus. Arteriosklerotische Erkrankungen sind die Haupttodesursache bei Patienten mit Diabetes mellitus und einem unzureichend eingestellten HbA1c (LE 11). Das klinische Bild der Koronarsklerose ist bei Patienten mit Diabetes mellitus sehr diffus; dies liegt an der zusätzlichen Störung der Blutgerinnnung zum einen und zum anderen an dem Befall der Mikrozirkulation und kleinerer Gefäßabschnitte. Besonders Patientinnen mit Diabetes sind von der koronaren Herzerkrankung bedroht. Jeder 2. Patient mit Diabetes mellitus verstirbt am Myokardinfarkt.

Fettstoffwechselstörung. Im Vordergrund steht ein hohes LDL-Cholesterin. Ein um 1% höheres Gesamtcholesterin im Serum erhöht das koronare Risiko um rund 1%. Der Zusammenhang zwischen einer Hyperlipoproteinämie und koronarer Herzerkrankung ist in den letzten 40 Jahren durch multinationale Untersuchungen eindeutig dokumentiert worden. Die 10Jahresmortalität der KHK beträgt bei einem Serumcholesterin von rund 200 mg/dl etwa den Faktor 2, steigt aber bei einem Wert von 300 mg/dl auf das 9fache an.

Inhalatives Zigarettenrauchen. Es gilt heute als gesichert, dass inhalatives Zigarettenrauchen bei Frauen nahezu doppelt so gefährlich ist, wie bei Männern. Die kardiovaskuläre Mortalität erhöht sich beim Rauchen von 10 Zigaretten täglich bei Männern um rund 18%, bei Frauen aber – so die eindrucksvollen Zahlen der Nurses Health Studie von 1976 und 1989 – um rund 31%!

Familiäre Disposition. Männliches Geschlecht (>50 Jahre) gilt ebenso als primärer Risikofaktor wie gehäuft in der direkten Verwandtschaft auftretende Herzinfarkte.

Sekundäre Risikofaktoren

Sekundäre Risikofaktoren sind:
- Ein erhöhter Fibrinogenspiegel (besonders für Frauen von größter Bedeutung)
- Vorhandensein von Apoproteinen z.B. Lipoprotein (A)
- Erhöhung des Spiegels an Homozystein

Psychische Faktoren und Einflüsse von Stress, sowie ein Übergewicht oder Bewegungsmangel können die primären Risikofaktoren begünstigen, lösen für sich alleine jedoch noch keinen Myokardinfarkt aus. Stress allein löst jedoch keine KHK aus.

Zur Pathophysiologie der KHK

Die KHK ist eine der bedrohlichsten modernen Erkrankungen und – vor allem – sie kommt häufig vor. An nahezu jedem Platz in der Pflege wird man mit ihr konfrontiert. Ihr vorzubeugen ist die eigentliche Therapie. Unsere Patienten lesen allerlei zutreffende aber auch irrtümliche Informationen über den Herzinfarkt. Lässig wird mit der Erfahrung „es sei ja nur ein **kleiner** Infarkt gewesen" gescherzt. Oftmals wird sich der Patient der Bedrohung durch die Arteriosklerose nicht bewusst oder er verdrängt die Tatsache seines Risikoprofils einfach. Deshalb sind ständige Aufklärung und eine korrekte Beratung auf dem Boden von professionellem Wissen wichtig. Aus diesem Grund gehe ich hier auch über den Anspruch dieser **symptomorientierten Krankheitslehre** hinaus über die derzeit bekannten Zusammenhänge von KHK und Herzinfarkt ein. Gönnen Sie sich das Vergnügen, diesen Abschnitt nicht auswendig lernen zu müssen, sondern sich einfach informieren zu können ...

Als Ursache der koronaren Herzerkrankung gilt die systemische Erkrankung Arteriosklerose. Erstaunlich ist jedoch, dass das Ausmaß der Gefäßeinengung mit dem symptomatischen Bild nicht korreliert. Es gibt Patienten mit hochgradigen Stenosen und einer erstaunlich geringen Symptomatik, während andererseits Patienten mit einer mittelgradig ausgeprägten Gefäßverengung einen Infarkt erleiden. Heute gilt als gesichert, dass das Verhalten der Einengung an der Gefäßwand, den sog. koronaren Plaques für die Infarktentstehung entscheidend ist.

Erste arteriosklerotische Veränderungen der Gefäßwand werden als „fatty streaks" (Fettstreifen) beschreiben; sie bestehen aus sog. Schaumzellen, die aktiv LDL-Cholesterin in die Gefäßwand transportieren. Hierbei werden Entzündungsprozesse ausgelöst mit der Folge, dass Makrophagen die Gefäßwand penetrieren. Jede Verletzung des Endothels steigert das Risiko für diesen Prozess. Die genannten primären Risikofaktoren beschleunigen diesen Prozess. Wenn Plaques erstmal entstanden sind, werden sie von einer Bindegewebsmembran umschlossen, ragen in die Gefäßwand hinein und führen zu einer Einengung des Gefäßdurchmessers (dieser heißt auch Gefäßlumen). Wenn das Gefäßlumen zu rund 30% eingeengt ist, spricht man von einer → **kritischen Stenose,** d.h. dann können erstmals Symptome einer stabilen Angina pectoris auftreten (s. u.). Läuft dieser Prozess langsam ab, können kleine Arteriolen einen Kollateralkreislauf um die Stenose herum bilden. Hierbei ist zu erinnern, dass Herzkranzgefässe funktionelle Endarterien sind und bei rascher Progredienz der koronaren Herzerkrankung diese Kollateralisierung nicht funktioniert, weil sie einfach zu langsam zustande kommt.

Wenn einer dieser Plaques bricht, spricht man von einer Plaqueruptur und es kann zu einem inkompletten Verschluss mit dem Bild einer instabilen Angina pectoris kommen. Hier liegt ein intramuraler Herzinfarkt vor, der nicht ganz vom Endokard bis zum Epikard reicht, sich aber zu einem kompletten, transmuralen Infarkt entwickeln kann. Meist folgt der Plaqueruptur ein kompletter Verschluss mit dem Vollbild des transmuralen Myokardinfarkts.

Symptome der koronaren Herzerkrankung

Hier darf auf den Beginn dieser Lerneinheit verwiesen werden, wo die Symptome der Angina pectoris und ihre Differenzialdiagnose zusammengefasst sind. Auslösend für die Stenokardien sind bei stabiler Angina pectoris, d.h. einem reproduzierbaren, unter Belastung oder Kälte auftretenden Engegefühl in der Brust:
- der Anstieg der Herzfrequenz,
- die erhöhte myokardiale Kontraktilität und
- der Anstieg der Wandspannung im Myokard.

Bei erhöhter **Herzfrequenz** kommt es zu einer verkürzten Diastolendauer und damit einer relativen Abnahme der Sauerstoffversorgung des Herzens. Auf die **Kontraktilität** haben sowohl Stresshormone als auch das Schilddrüsenhormon Einfluss und die Erhöhung der **Wandspannung** des Herzens wird durch einen erhöhten Blutdruck bestimmt. Mit Anstieg des Drucks im linken Ventrikel treten erste EKG-Veränderungen (ST-Streckensenkung) und später die beschriebenen klinischen Symptome auf. Es wurde das Phänomen beobachtet, dass ein langanhaltender Sauerstoffmangel am Myokard zu einer Abnahme der Kontraktilität bis zum nahezu völligen Stillstand führt. Man spricht dann vom „Herz im Winterschlaf" (hibernated myocardium).

Stabile Angina pectoris

Charakteristisch für die stabile Angina sind kurze, höchstens über Minuten anhaltende Engegefühle in der Brust, die durch körperliche Belastung, akuten Stress und Kälte ausgelöst werden können. Auch nach opulenten Mahlzeiten kann diese Symptomatik auftreten. In Kenntnis dieser Faktoren kann man sagen, dass ein Patient der aus der Wärme kommend bei kaltem Wetter körperliche Anstrengung leistet, vermutlich keine signifikante koronare Herzerkrankung hat. 100%ig ausgeschlossen ist das allerdings nicht. Für die stabile Angina pectoris spricht, dass sich die Beschwerden beim Patienten im gleichen Muster reproduzierbar zurückbilden und meist auf Nitrate ansprechen. Als Besonderheit ist hierbei die „Walk-through-Angina" zu bezeichnen: hierbei verschwinden die pectanginösen Beschwerden, wenn der Patient seine Belastung beibehält. Bei einem Stenosegrad von bis zu 70% des betroffenen Herzkranzgefässes treten stabile Symptome nur bei extremer Belastung auf. Erreicht die Stenose

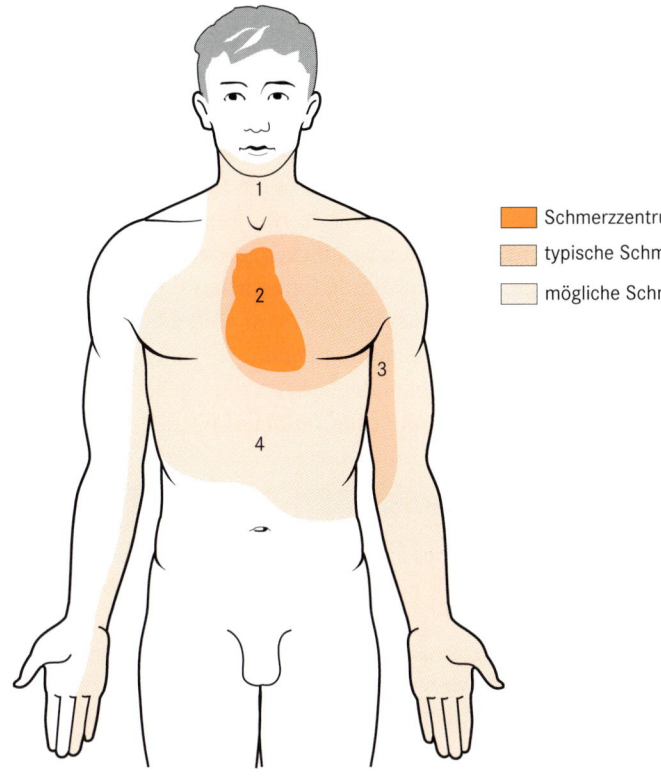

◀ Abb. 6.16.
Angina pectoris. Bei Stenokardien durch Sauerstoffmangel der Herzkranzgefäße treten charakteristische Ausstrahlungen der Schmerzen auf; meist gehen sie mit dem Gefühl einer heftigen Einengung des Thorax und Todesangst einher; Regionen der Ausstrahlung: 1 = Hals und Unterkiefer, 2 = retrosternales Brennen, 3 = Innenseite linker Arm und Schulter, 4 = Epigastricum (Oberbauch)

ein Ausmaß >70% wird die sog. Koronarreserve unter Belastung rasch eingeschränkt und Stenokardien können bei geringer Belastung auftreten.

Wenn ein Verdacht auf eine stabile Angina pectoris besteht, sind folgende Fragen zu prüfen.
- Liegen pektanginöse Beschwerden vor und treten diese immer unter den gleichen Bedingungen auf?
- Ist eine koronare Herzerkrankung bereits nachgewiesen worden oder wurde früher schon einmal der Verdacht geäußert?
- Welche Gefäßabschnitte der Koronargefäße sind von der Arteriosklerose wahrscheinlich betroffen?
- Hat die koronare Minderdurchblutung zu einer Funktionsstörung des Herzens geführt?
- Nimmt der Patient Medikamente ein und wirken diese ausreichend?
- Ist der Patient ausreichend belastbar?

Besonders bei Männern ist die stabile Angina pectoris durch das Belastungs-EKG (Ergometrie) zu objektivieren. Auf das Verfahren wurde eingangs dieser Lerneinheit hingewiesen. Treten bereits bei niedriger Belastungsstufe Senkungen der ST-Strecke im EKG auf, so kann nahezu sicher auf das Vorliegen einer hochgradigen Koronarstenose geschlossen werden. Meist findet sich dann eine Stenosierung von allen drei klinischen Gefäßen oder eine Stammstenose der A. coronaria sinistra (LCA). Für Männer hat das Belastungs-EKG zum Nachweis einer koronaren Herzerkrankung eine Treffsicherheit von rund 80%; bei Frauen liegt diese Treffsicherheit jedoch wesentlich geringer, da sich der arteriosklerotische Prozess in kleineren Gefäßen abspielt. Hier ist die Stressechokardiographie das diagnostische Vorgehen der Wahl. Je unauffälliger der jeweilige Untersuchungsbefund ist, desto günstiger ist die Prognose.

Wenn der Verdacht besteht, dass eine koronare Herzerkrankung vorliegt, ist die invasive Darstellung der Herzkranzgefässe durch die Koronarangiographie heute das gängige Routineverfahren. Ggf. kann mit dieser Untersuchung interventionell eine Ballondilatation (PTCA, s. u.) durchgeführt werden, bzw. wird durch die Untersuchung die Entscheidung über eine Bypassoperation gefällt. Hierüber entscheiden die Fragen nach dem Alter des Patienten, seinen Begleiterkrankungen, dem Sitz der Stenose und nach der Häufigkeit arteriosklerotischer Veränderungen.

Stadieneinteilung der stabilen Angina pectoris

Entsprechend der Stadieneinteilung für die Herzinsuffizienz (NYHA) gibt es nach Vorgabe der Canadian Cardiovascular Society (CCS) auch eine Einteilung für die klinischen Schweregrade der stabilen Angina

- **Grad I:** Bei üblicher Belastung tritt keine Stenokardie auf (eventuell kann der Patient bei extremer Belastung stenokardische Beschwerden bekommen)
- **Grad II:** Bei überdurchschnittlicher Anstrengung z.B. bei Bergauf gehen oder schnellem Treppensteigen kommt es zu Stenokardien
- **Grad III:** Die typischen Beschwerden treten bei geringer Anstrengung auf, z.B. bei Verrichtung alltäglicher Vorgänge, wie Ankleiden, Staubwischen oder das Steigen weniger Treppenstufen
- **Grad IV:** Stenokardien treten in Ruhe auf

Instabile Angina pectoris

Dieser Krankheitsbegriff wird noch immer benutzt, obwohl wir heute vom „akuten Koronarsyndrom" sprechen und die Einteilung in stabile und instabile Angina pectoris eher traditionell ist. Der Übergang von instabiler Angina in den akuten Infarkt ist ein fließender Prozess. Beiden liegt eine Ruptur der koronaren Plaques zugrunde. Eine instabile Angina pectoris tritt unter Ruhebedingungen und ohne vorausgehende Belastung auf. Während des Anfalls lässt sie sich vom Vollbild eines akuten Myokardinfarkts symptomatisch nicht abgrenzen. Jeder dritte Patient entwickelt innerhalb kurzer Zeit einen kompletten Herzinfarkt. Ein Patient mit Verdacht auf instabile Angina pectoris bzw. Stenokardien aus der Ruhe heraus muss intensivmedizinisch behandelt werden. Im normalen 1-Kanal-EKG beim Monitoring zeigt sich die instabile Angina nur diskret, vor allem die üblich gewählte Ableitung II ist hier nicht aufschlussreich. Im Standard-EKG finden sich vor allem in den Brustwandableitungen tief negative T-Wellen bei rund 80 % der Patienten. Patienten mit Verdacht auf instabile Angina müssen, wenn das EKG keinen Aufschluss gibt oder die Serumwerte unauffällig sind, umgehend angiographiert werden. Der optimale Zeitpunkt der Koronaragiografie bei diesem Krankheitsbild wird noch diskutiert. Die CKMB ist bei instabiler Angina pectoris nicht erhöht, und der Troponin-T-Test ist nur bei 40% der Patienten positiv. Meist findet sich jedoch eine Erhöhung des CRP (C-Reaktives Protein). Mit weiterem Anstieg des Troponins kündigt sich ein transmuraler Infarkt an. Ältere Patienten, vor allem Männer und Patienten mit arterieller Hypertonie, haben bei instabiler Angina eine ungünstige Prognose. Bei allen Patienten ist das Risiko für einen akuten Herzinfarkt noch in der Akutphase am höchsten. Kann die Symptomatik medikamentös stabilisiert werden, sinkt das Risiko auf unter 2%. Insgesamt entspricht die instabile Angina einem Herzinfarkt, der sich im Myokard noch nicht komplett ausgebreitet hat.

Akuter Myokardinfarkt (AMI)

Die Gesamtmortalität eines akuten Herzinfarkts beträgt rund 40% am ersten Tag. Besonders hoch liegt sie innerhalb der ersten Stunde, in der rund 30% aller Infarktpatienten versterben. Die Prognose des AMI ist vom Ausmaß des koronaren Sauerstoffmangels und der Einschränkung der linksventrikulären Funktion abhängig. Leitsymptome eines akuten Herzinfarkts sind
- anhaltende Brustschmerzen, die nicht auf Nitroglycerin ansprechen, mit unterschiedlicher Ausstrahlung
- Dyspnoe und
- eine vegetative Reaktion mit Übelkeit, Brechreiz, Kaltschweissigkeit und Blässe sowie
- Todesangst

Die infarktbedingten Schmerzen weisen unterschiedliche Ausstrahlungen auf: die meisten Patienten berichten über ein retrosternales heftiges Brennen und Schmerzen im linken Arm oder der linken Schulter. Rund 20% der Patienten berichten über Zahnschmerzen oder in den Hals ausstrahlende Beschwerden. 20–30% der Patienten klagen über Beschwerden im Oberbauch (Epigastricum). Begleitend wird oft ein extremes Angstgefühl beobachtet und die Patienten berichten über einen Vernichtungsschmerz. Viele Patienten entwickeln im Verlauf des akuten Infarktes Fieber bis 39 Grad. Das Fieber steigt am ersten Tag an, dann normalisiert sich die Temperatur binnen einer Woche wieder. Wenn Verdacht auf einen akuten Herzinfarkt besteht, ist entschlossenes und schnelles Handeln zwingend. Die Prognose eines Infarkts wird von der Geschwindigkeit, mit der das verschlossene Gefäß wieder eröffnet werden kann, bestimmt. Hier gilt: *Zeit ist Gewebe!*

Erste Schritte beim AMI

- **Ruhe bewahren.** Bei der ersten Begegnung mit dem Patienten ist absolut Ruhe zu bewahren – so schwer es auch fallen wird. Jede Verunsicherung kann die Stresssituation, in der sich der Patient befindet, weiter verschlechtern. Für den Patienten bedeutet sein maximaler Stress einen erhöhten Sauerstoffbedarf.
- **Enge Kleidung öffnen.** Beim Patienten muss beengende Kleidung geöffnet und der Hals frei gemacht werden.

- **Körperhaltung bei Orthopnoe unterstützen.** Die Haltung, die der Patient einnimmt, muss unterstützt werden. Meist wird eine Dyspnoe oder eine Orthopnoe vorliegen: Der Patient sitzt auf dem Bett oder stützt sich mit den Armen ab. Seine Körperhaltung mit schräg aufgerichtetem Oberkörper kann durch Kissen unterstützt werden.
- **Fenster öffnen oder Sauerstoff geben.** Die Fenster sind zu öffnen bzw. auf Station muss dem Patient sofort Sauerstoff über die Nasensonde gegeben werden.
- **Herzalarm auslösen oder Notarzt alarmieren.** Im nächsten Schritt müssen die jeweiligen Vorschriften zu einem Herzalarm umgesetzt werden. Unter vorstationären, ambulanten Bedingungen bedeutet die Alarmmeldung an die Rettungsleitstelle (Telefonnummer 19222) einen Zeitverzug von rund 15 Minuten, bis das Rettungsteam eintrifft. In ländlichen Regionen mag das länger dauern. In dieser Zeit muss auf den Patienten beruhigend eingewirkt werden. Doch es darf *keine im-Injektion* gegeben werden!
- **Vitalzeichen prüfen.** Nachdem der Alarm ausgelöst worden ist, sind die Vitalzeichen, Puls und Blutdruck zu messen.
- **Nitrogabe.** Liegt der systolische Blutdruckwert >110 mm Hg soll der Patient ein bis zwei Hübe Nitrospray bekommen.
- **Weitere Maßnahmen.** Im weiteren Vorgehen sollten *EKG* und *Notfallkoffer* bereitgestellt werden. Wenn man es kann, sollte dem Patienten so früh wie möglich ein intravenöser Zugang gelegt werden; dieser wird mit tropfender Kochsalzlösung offen gehalten. Jede im-Injektion ist absolut zu unterlassen, da sie die Möglichkeit einer späteren Fibrinolyse vereiteln würde. Auf Station sollten das EKG-Gerät und der Notfallkoffer bereitgestellt werden. Wenn möglich, sollten die Elektroden für das 12-Kanal-EKG angelegt und ein erstes Standard-EKG abgeleitet werden.

Infarktdiagnose

EKG. Der Nachweis eines akuten Infarkts erfolgt in 70% durch das EKG, das als typische Infarktzeichen innerhalb der erste Minute bis maximal zu einer Stunde eine Anhebung der T-Welle (Erstickungs-T) zeigt. Dann treten von Patient zu Patient unterschiedlich eine ST-Stecken-Hebung und die Ausbildung einer pathologischen Q-Zacke auf (Abb. 6.18). Ist die ST-Strecke mehr als 0,1 mV (das ist üblicherweise ein Millimeter) über die Nulllinie angehoben, gilt dies als Infarktzeichen. Eine pathologische Q-Zacke liegt vor, wenn diese größer als ¼ der nachfolgenden R-Zacke ist. (Dies gilt nicht für die Ableitung aVR). Solange die ST-Strecke angehoben ist, gilt der Infarkt als nicht stabil. Die „Abheilung" des Infarkts zeigt sich später durch ein Einknicken der T-Welle aus der gehobenen ST-Strecke (Zwischenstadium). Es folgt dann die Absenkung der ST-Strecke und das allmähliche Wiederaufrichten der T-Welle. Als bleibendes Infarktzeichen wird eine pathologische Q-Zacke bestehen.

LE 6.2

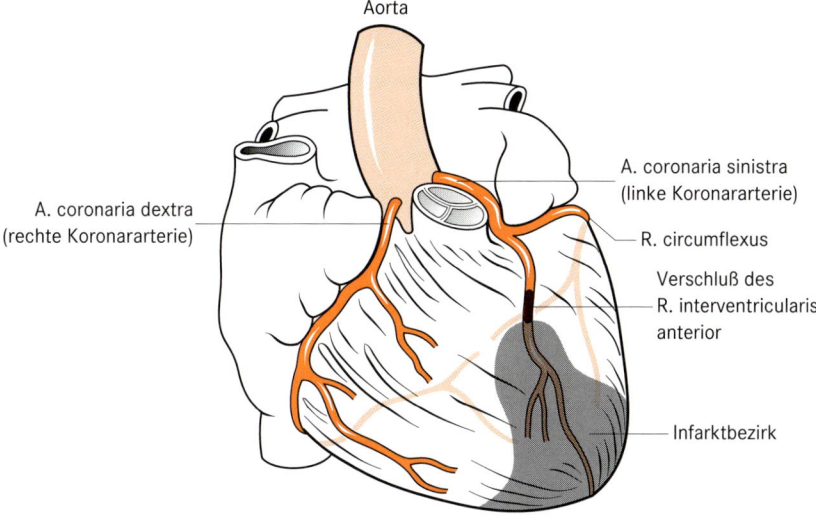

Abb. 6.17. ▲ **Akuter Herzinfarkt.** Durch die Ruptur eines Plaques wird die Gerinnung aktiviert und das Gefäß durch einen Thrombus verschlossen; da die Koronararterien Endarterien sind, stirbt das Gewebe innerhalb weniger Stunden ab

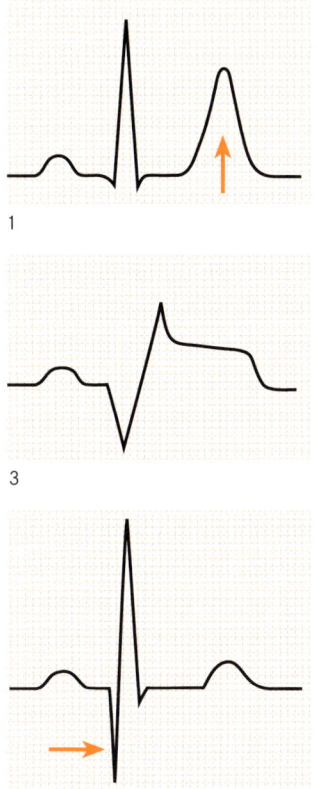

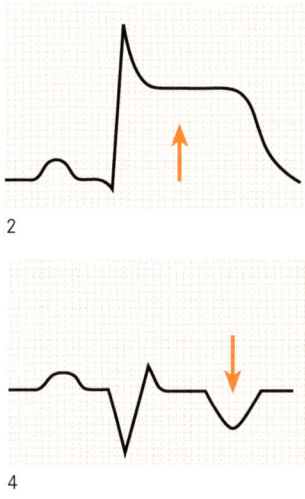

◄ **Abb. 6.18. EKG bei Herzinfarkt.** Im EKG dokumentiert sich der zeitliche Verlauf eines Herzinfarkts: zuerst tritt flüchtig für wenige Minuten ein Erstickungs-T auf (1); Zeichen des akuten Infarkts sind die Hebung der ST-Strecke (2) und Ausbildung einer pathologischen Q-Zacke (3); die Rückbildung des Infarkts zeigt sich in Absinken der ST-Strecke und Ausbildung eines negativen T (4); Zeichen eines ausgeheilten Infarkts ist die bleibende Q-Zacke (5)

Herzenzyme. Bei den Laborwerten kommt dem Troponin-T die größte Bedeutung zu. Dessen Normwert beträgt < 2 µg/l. Beim AMI kommt es innerhalb von etwa 2–3 Stunden zu einem Anstieg, dessen Maximum etwa 20 Stunden nach Infarktereignis erreicht ist. Etwa 4–8 Stunden nach Infarkteintritt kommt es zu einem Anstieg der CKMB. Beträgt dieser Wert mehr als 8% der Gesamt-CK ist ein Herzinfarkt wahrscheinlich. Weitere Infarktenzyme sind die LDH, HBDH, die GOT und das Myoglobin. Unspezifische Laborveränderungen sind ein Anstieg des C-reaktiven Proteins (CRP) und eine Leukozytose.

Herzrhythmusstörungen. Bei einem akuten Infarkt ist der Patient vor allem durch Herzrhythmusstörungen gefährdet. Besonders Kammertachykardien und Kammerflimmern führen zu einer Infarktmortalität von 30% innerhalb der ersten 60 Minuten nach dem Ereignis. 80% aller Infarkttodesfälle treten in den ersten 3–4 Stunden auf. Zu diesem Zeitpunkt haben die wenigsten Patienten das Krankenhaus erreicht. Die Krankenhausmortalität bei akutem Infarkt liegt bei rund 10% und weitere rund 10% der Patienten sterben innerhalb des ersten Jahres nach ihrem Herzinfarkt. Auf die Herzrhythmusstörungen wird im Folgenden eingegangen werden.

Akute Herzinsuffizienz. Wenn sich etwa 20% des Myokards nicht mehr ausreichend kontrahieren, treten die akuten Symptome der Linksherzinsuffizienz auf. Bei 40% myokardialem Funktionsverlust kommt es zum kardiogenen Schock (LE 7.2). Zu den ernsten Komplikationen gehört die Ruptur des Myokards, die bei rund 4% aller Infarkte zu beobachten ist und die am häufigsten zwischen dem 5.–7. Tag nach Infarktereignis auftritt. Bei 10–20% der im Krankenhaus verstorbenen Patienten ist die Myokardruptur der Grund für den Tod. Bei rund jedem hundertsten Infarkt kommt es zu einem Ventrikelseptumdefekt mit globaler Herzinsuffizienz und ausgeprägten systolischen Geräuschen über der Mitralklappe. Der Nachweis erfolgt durch das Echokardiogramm. Durch eine Hypoxie der Papillarmuskeln oder eine Erweiterung der linken Herzkammer kann es zu einer Mitralinsuffizienz kommen. Bei jedem neu aufgetretenen systolischen Herzgeräusch muss an diese Komplikationen gedacht werden. Etwa 1 Woche nach Infarkt, manchmal schon nach dem dritten Tag kann es bei etwa 3% der Patienten zu einer perikardialen Reizung mit einem Perikarderguss kommen. Man spricht von der frühen Perikarditis, deren Ursache vermutlich in einer Immunreaktion liegt. Bei mehr als jedem 10. Patient bildet sich nach Infarkt eine Ausstülpung des Myokards, ein sog. Aneurysma aus. Dies ist vor allem bei Patienten mit Vorderwandinfarkt (hochsitzende RIVA-Stenose) der Fall. An ein Aneurysma muss immer gedacht werden, wenn sich die ST-Hebung nach einigen Monaten nicht zurückbildet.

Therapie bei koronarer Herzerkrankung

Stabile Angina pectoris

Die medikamentöse Basis bei stabiler AP ist eine antiischämische Therapie mit Betablockern, Nitraten oder Kalziumantagonisten. Ziel der Therapie ist die Reduktion

der Zahl der AP-Anfälle und Steigerung der Belastbarkeit des Patienten. Weiter müssen die Risikofaktoren gesenkt werden:
- Senkung des LDL-Cholesterins, wenn möglich unter 110–130 mg/dl
- Einstellung des Diabetes mellitus auf einen HbA1c-Wert <7%
- Normalisierung erhöhter Blutdruckwerte.

LE **6.2**

Das Rauchen muss der Patient absolut einstellen. In der Sekundärprophylaxe wird Azetylsalizylsäure (ASS) in einer üblichen Dosierung von 100mg/Tag zur Thrombozytenaggregationshemmung gegeben. Bei der Gabe von Betablockern sollte die Ruheherzfrequenz auf rund 60 Schläge/min eingestellt werden. Eine Frequenzsteigerung unter Belastung sollte auf rund 90 Schläge/min möglich sein. Der Patient muss mit einem kurz wirkenden Nitroporäparat (Nitro-Spray) ausgerüstet werden; klinisch werden langwirksame Nitratpräparate als Mononitrat (ISMN) oder Isodsorbiddinitrat (ISDN) eingestellt. Auch die transdermalen Nitropflaster können heute gegeben werden. Wenn der Patient Nitrate wegen anhaltender Kopfschmerzen nicht toleriert, kann auch auf Molsidomin (Corvaton®) umgestellt werden. Für die Gabe von Kalziumantagonisten besteht eine eingeschränkte Indikation, da sie die Mortalität der KHK oder die Infarkthäufigkeit nicht senken. Sie wirken aber dann besonders gut, wenn eine vasospastische Angina pectoris vorliegt. Hier spricht man von der sog.
→ **Prinzmetal-Angina**; diese Sonderform der Stenokardien treten üblicherweise in Ruhe und morgens auf. Ihre Ursache ist eine Verengung der Herzkranzgefäße durch Muskelkontraktion der Gefäßwand. Bei den Kalziumantagonisten wird entweder Diltiazem oder Verapamil gegeben, die Substanzen vom Typ des Nifidipin können eine Reflextachykardie auslösen.

Instabile Angina pectoris

Bei instabiler AP wird ASS sofort intravenös und dann als Dauertherapie gegeben. Falls hierdurch vor allem gastrointestinale Nebenwirkungen auftreten (chronische Gastritis), kann alternativ auch das Medikament Ticlopidin oder die sehr effektiven Glycoprotein-IIb/IIIa Rezeptorantagonisten gegeben werden. Durch Heparin wird die Infarkthäufigkeit deutlich gesenkt; nach initialer Heparinisierung durch den Krankenhaus- oder Notarzt wird die Heparingabe über den Perfusor nach Kontrolle der partiellen Thromboplastinzeit (PTT) aufrechterhalten. Einen antiischämischen Schutzeffekt haben Betablocker, von denen angenommen wird, dass sie auch die Plaque stabilisieren. Vor allem Patienten mit Tachykardie und Hypertonie müssen einen Betablocker bekommen. Bei der instabilen AP ist der die Mortalität senkende Effekt von Nitraten nicht nachgewiesen. Die weitere Therapie erfolgt nach den Befunden auf der Intensivstation.

Maßnahmen und Therapie bei akutem Myokardinfarkt

Jeder Verdacht auf einen Herzinfarkt muss eine stationäre Einweisung bzw. eine intensivmedizinische Überwachung auslösen. Der Notarzt wird als erste Maßnahmen neben ASS dem Patienten fraktioniert Morphin zuführen. Zunehmend gilt als gesichert, dass der Patient einen hohen Nutzen davon hat, wenn bei gesichertem Infarkt bereits prästationär eine Thrombolyse erfolgt. Vor allem, wenn ein Krankenhaus innerhalb von 4 Stunden nach einem Infarkt nicht erreicht werden kann, ist die Fibrinolyse indiziert. Hierbei ist anzumerken, dass die meisten Patienten bei einem außerhalb des Krankenhaus erlittenen Herzinfarktes rund 90 Minuten Zeit verstreichen lassen, bis sie aus ihrer Angst heraus den Rettungsruf absetzen. Wird dieser Zeitraum noch länger, so kann das für die Thrombolyse erforderliche Zeitfenster von 4 Stunden durch An- und Abfahrt des Rettungswagens, das Management am Patienten für den Transport und die Aufnahmezeit im Krankenhaus bis zur Einlieferung in das Herzkatheterlabor dieses Zeitfenster übersteigen. Die Wirkung von Heparin beim akuten Herzinfarkt ist umstritten. Betablocker werden bei Tachykardien und komplexen Herzrhythmusstörungen gegeben. Höhergradige AV-Blöcke und Bradykardien gelten ebenso als Kontraindikation für die Betablockertherapie wie eine COPD.

Thrombolyse

Thrombolytika bzw. Fibrinolytika wirken direkt als Aktivatoren von Plasminogen, aus dem sich Plasmin abspaltet. Plasmin kann frische Fibrinfäden in Fibrinsspaltprodukte zersetzen. Um allergische Reaktionen zu vermeiden, werden heute gentechnologisch hergestellte (rekombinante) Gewebsplasminogenaktivatoren (rt-PA) benutzt. Es handelt sich hierbei um körpereigene fibrinspezifische Thrombolytika mit einer kurzen Halbwertszeit. Zu diesen Substanzen gehören die Actilyse, oder Reteplase u.a. Durch die Thrombolyse kommt es zu einer raschen Wiedereröffnung des Infarktgefässes in rund 70-90%. Die hierdurch auftretenden Reperfusionsarrhythmien gehen mit keiner erhöhten Mortalität einher. Ältere Patienten (>75 Jahre) werden wegen des erhöhten Blutungsrisikos jedoch nicht mehr thrombolysiert. Auch gilt ein verlängertes Zeitfenster ab 4-6 Stunden als relative Kontraindikation für diese Methode.

Operative und interventionelle Massnahmen. Für eine Bypassoperation gibt es bestimmte Kriterien, dazu gehören Stenosen des Hauptstammes der LCA oder eine Dreigefässerkrankung. Auch bei hochsitzenden Stenosen der RIVA oder RCX kann die Bypassoperation vor der Ballondilatation (perkutane transluminale coronare Angioplastie, PTCA) sinnvoll sein. Die postoperative 5-Jahres-Überlebensrate liegt bei >90% und >80% der Patienten sind nach 5 Jahren noch immer beschwerdefrei. Dabei finden sich rund 75% der Venenbypässe noch offen. Nach 5-10 Jahren postoperativ leben bei stabiler Angina pectoris noch >50%, bei instabiler Angina pectoris noch rund 60% der Patienten.

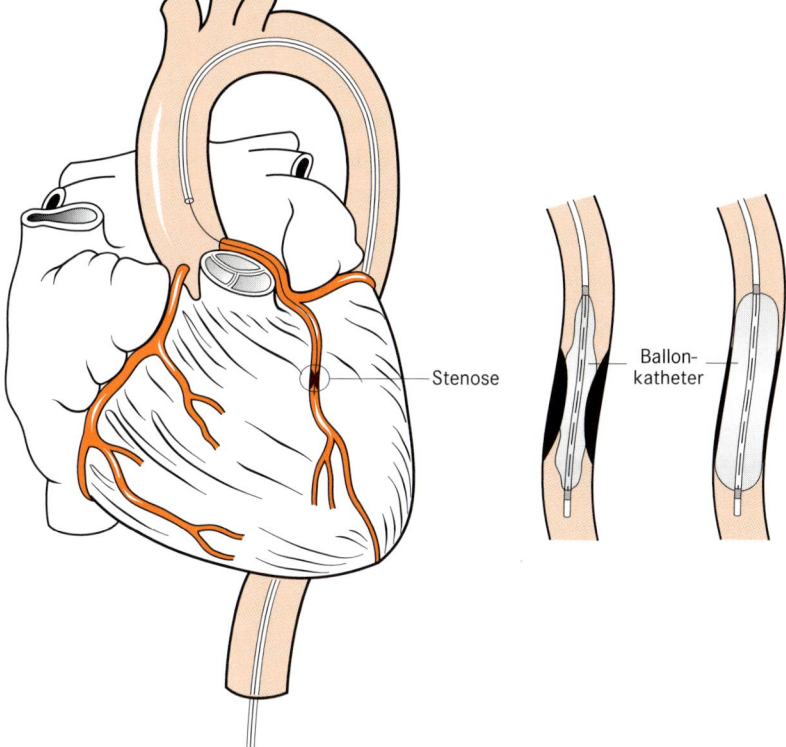

◄ Abb. 6.19.
PTCA. Bei der perkutanen coronaren transluminalen Angioplastie wird mittels eines Führungsdrahtes ein Ballon in den betroffenen Gefäßabschnitt eingeführt und die stenosierte Stelle dilatiert; anschließend wird ein Stent eingesetzt.

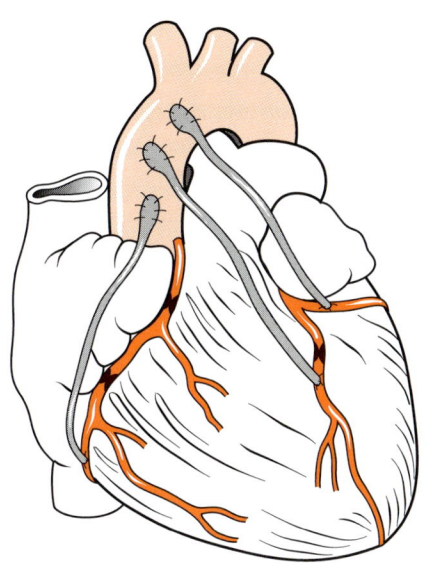

◄ Abb. 6.20.
Bypass-OP. Die operative Umgehung der Stenose wird v.a. mit einem Teil der A. mammaria oder Venenästen durchgeführt (aortocoronarer Venenbypass)

Therapie nach einem Herzinfarkt

Nach einem überlebten Herzinfarkt muss der Patient lebenslang weiter betreut werden. Für den Patienten besteht ein erhöhtes Risiko nach einem Infarkt je nach Ausmaß der Arteriosklerose, (Zahl der betroffenen Gefäße), durch das Auftreten von Herzrhythmusstörungen und einer Herzinsuffizienz. Vor der Entlassung des Patienten kann im Langzeit-EKG bzw. Belastungs-EKG oder auch Myokardszintigramm das Ausmaß des Risikos exakt definiert werden. Besonders gefährdete Patienten lassen sich durch sog. Spätpotentiale in einem hoch auflösenden EKG identifizieren. Auf einen akuten Herzinfarkt sollten rehabilitative Maßnahmen im Anschlussheilverfahren erfolgen. Hierbei stehen im Mittelpunkt die Ernährungsberatung des Patienten, das Erlernen eines ausreichenden körperlichen Trainings und die Einstellung auf die Medikation unter ambulanten Bedingungen.

Ernährung. In seiner Ernährungsumstellung muss der Patient darauf achten, dass nicht mehr als 20–30% als Fette zugeführt werden und die Kochsalzaufnahme unter 6 g/Tag bleibt. Nahrungsergänzungsmittel wie Vitamin E oder Betakarotin, sowie Kapseln mit Fischöl sind nicht gesichert für die Vermeidung der weiteren koronaren Herzerkrankung.

Bewegung. Mit regelmässigem körperlichem Training wird nicht nur das Körpergewicht und der Blutdruck gesenkt, sondern auch eine Insulinresistenz günstig beeinflusst. Das HDL-Cholesterin wird durch körperliche Aktivität erhöht, wodurch jede Form der Bewegung eine der wichtigsten Sekundärfaktoren in der kardiovaskulären Prophylaxe ist. Das Bewegungstraining sollte der Patient in einer Koronarsportgruppe unter ärztlicher Aufsicht weiter fortsetzen. Jede körperliche Aktivität wirkt physiologisch wie eine Blockade der Betarezeptoren, d.h. der erhöhte Sauerstoffverbrauch durch den Sympathikus wird gesenkt.

Zigarettenrauchen. Hört der Patient nach einem Infarkt auf zu rauchen, so wird bereits innerhalb von 2 Jahren das Risiko eines Reinfarkts um fast 49% gesenkt.

Medikamente. In Abhängigkeit der Hypercholesterinämie, vor allem des erhöhten LDL-Cholesterins müssen Statine gegeben werden. Heute gilt ASS in der Sekundärprävention als notwendiges Medikament. Die lebenslange Dauertherapie ist der Nebenwirkungen wegen jedoch umstritten.

Angeborene Herzfehler

Bei den angeborenen Herzfehlern werden drei Gruppen von Vitien unterschieden (die Häufigkeiten sind in % angegeben):
1. **Herzfehler ohne Zyanose** (mit Links-Rechts-Shunt)
    Ventrikelseptumdefekt (VSD)   (40%)
    Persistierender Ductus Botalli (PDB)   (8%)
    Vorhof-Septumdefekt (ASD)   (11%)

2. **Herzfehler mit Zyanose** (mit Rechts-Links-Shunt)
    Fallot'sche Tetralogie (6%)
    Transposition der großen Gefäße (5%)
    Pulmonalatresie (2%)
3. **Herzfehler ohne Shunt**
    Valvuläre Pulmonalstenose (8%)
    Aortenisthmusstenose (7%)
    Valvuläre Aortenstenose (5%)

Unter einem Shunt bzw. Shuntvolumen versteht man Blutmengen, die auf pathologischem Weg vom großen in den kleinen Kreislauf fließen. Wenn es sich hierbei um nicht mit Sauerstoff beladenes Blut handelt, tritt peripher eine Zyanose auf. Der Begriff valvulär bezeichnet die betreffende Herzklappe.

Angeborene Herzfehler ohne Zyanose

Ventrikelseptumdefekt (VSD)

Nahezu 40 % der angeborenen Vitien betreffen den → **Ventrikelseptumdefekt.** Dabei liegt eine Verbindung zwischen beiden Kammern vor, wobei überwiegend der obere membranöse Teil des Septums betroffen ist. Durch eine Volumenbelastung des rechten Ventrikels tritt frühzeitig eine pulmonale Hypertonie auf. Hierdurch kann es zu einer morphologisch irreversiblen Veränderung der pulmonalen Mikrozirkulation kommen. Mit zunehmendem Druck im kleinen Kreislauf wird der Links-Rechts-Shunt verkleinert und es kann zu einer Umkehr des Shuntflußes kommen (→ **Eisenmenger Reaktion**). Der eingangs ohne Zyanose vorliegende Herzfehler wird dann zyanotisch.

Bei kleineren VSD sind die Patienten beschwerdefrei, bei größeren Defekten besteht ein globale Herzinsuffizienz und bei Kindern eine Gedeihstörung. Bei Auskul-

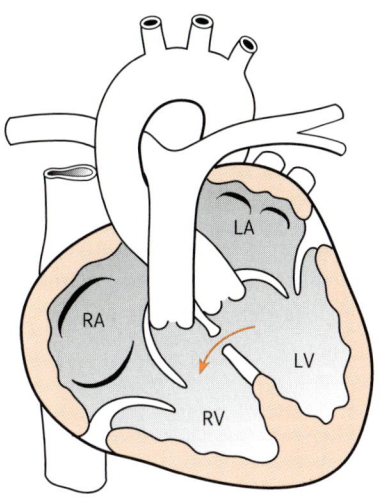

◀ **Abb. 6.21.**
Ventrikelseptumdefekt (VSD). Die meisten VSD sind Defekte des bindegewebigen Teils des Septums; es liegt ein Herzfehler ohne Zyanose bei Links-Rechts-Shunt vor

tation hört man ein deutliches systolisches Geräusch. Fast 70% der angeborenen VSD verschließen sich spontan und erfordern keine Therapie. Eine Endokarditisprophylaxe muss in jedem Fall erwogen werden. Größere Septumdefekte mit einem Links-Rechts-Shunt von >50%, der im Echokardiogramm festgestellt werden kann, sollten vor dem zweiten Lebensjahr operativ geschlossen werden, um die beschriebene Lungenschädigung zu verhindern. Die operative Mortalität liegt bei rund 5%. Wird jedoch bei gegebener Operationsnotwendigkeit rechtzeitig interveniert, hat der Patient eine normale Lebenserwartung.

Vorhofseptumdefekt (ASD)

Die angeborene offene Verbindung zwischen beiden Vorhöfen zählt mit 11% zu den häufigen angeborenen Herzfehlern, die oft erst im Erwachsenenalter erkannt werden. Kleinere ASD haben keine hämodynamische Bedeutung, bei größeren ASD kommt es zu einer Überlastung des kleinen Kreislaufes mit einer gesteigerten Durchblutung der Lungen. Auch hier kann es zu einer Eisenmenger Reaktion kommen. Der Vorhofseptumdefekt darf nicht mit einem offenen Foramen ovale verwechselt werden. Bei angeborenen Störungen werden zwei Formen unterschieden:

- **ASD Typ I (Ostium primum-Typ).** Hier liegt die Öffnung im unteren Teil des Vorhofseptums und ist häufig mit einer Veränderung der Mitral- und Trikuspidalklappe verbunden. Von Seiten der embryonalen Entwicklung liegt ihm ein Defekt in der Entwicklung des artriventrikulären Kanals zu Grunde. Es kann zu einer Mitralinsuffizienz oder bei kompletten AV-Kanal und ausgeprägten Fehlentwicklungen beider Segelklappen auch zu einem Ventrikelseptumdefekt kommen.
- **ASD Typ II (Ostium secundum-Typ).** Er macht die überwiegende Zahl der ASD aus. Hier ist die Öffnung im mittleren Vorhofseptum gelegen. Bei Frauen tritt er wesentlich häufiger als bei Männern auf.

Die klinische Symptomatik bei ASD kann sehr diskret sein, so dass der angeborene Herzfehler erst im Jugendalter oder jüngerem Erwachsenenalter diagnostiziert wird. Dann kommt es zu einem Leistungsknick, Belastungsdyspnoe und gehäuften Bronchitiden. Wird der Fehler nicht erkannt und kommt es zu einer pulmonalen Stauung, tritt eine Rechtsherzinsuffizienz bei pulmonaler Hypertonie auf. Die Diagnose wird häufig durch ein lautes systolisches Geräusch über der Pulmonalregion und im EKG gestellt; hier können sich je nach Typ des ASD Rechts- oder Linkslagetypen entwickeln, verschiedene Grade der AV-Blockierungen, ein Rechtsschenkelblock und das Bild der rechtsventrikulären Hypertrophie.

> ▶ **Therapie.** Kleine Typ II-Defekte schließen sich häufig spontan; bei operativen Eingriffen muss immer eine Endokarditisprophylaxe durchgeführt werden. Größere Typ II-Defekte und Typ I-Defekte müssen operiert werden. Die Prognose der Erkrankung ist gut.

Persitierender Ductus Botalli (PDB, PDA)

Ein persistierender Ductus Botalli wird auch als peristierender Ductus arteriosus (PDA) bezeichnet. Normalerweise verschließt sich dieser Kurzschluß des fetalen Kreislaufes in den ersten beiden Wochen nach der Geburt. Mit rund 8% tritt er als dritthäufigster angeborener Herzfehler auf. Häufig ist er mit anderen angeborenen Fehlern verknüpft. Die Diagnosestellung erfolgt überwiegend im Säuglingsalter. Der Herzfehler erzeugt keine Zyanose. Er ist durch ein deutliches Systolikum und ein gleichzeitiges Diastolikum (man spricht vom Maschinengeräusch) bei jeder Untersuchung zu erkennen. Bei kleinen Shuntvolumina kann das Kind über mehrere Jahre ohne Symptome sein. In jedem Fall wird der PDA jedoch zu einer Belastungsdyspnoe führen. Ein großes Shuntvolumen wird bereits im Säuglingsalter zur Tachypnoe und Gedeihstörung.

LE **6.2**

▶ **Therapie.** Ein nach 3-4 Monaten noch offener PDA fordert die Intervention; ein rascher Verschluss kann durch Hemmung der Prostaglandinsynthese, z.B. Indometacin-Infusionen erzielt werden. Andererseits muss eine Durchtrennung des Ductus erfolgen oder ein Implantat (Rashkind-Schirmchen) eingebracht werden. Dieser Eingriff verläuft sehr günstig; die Letalität liegt bei <1%. Die Prognose des Fehlers ist sehr gut.

Angeborene Herzfehler mit Zyanose

Fallot'sche-Tetralogie

Bei den zyanotischen Herzfehlern kommt die → **Fallot-Tetralogie** am Häufigsten vor. Bei Kindern, die älter als ein Jahr sind, ist er die häufigste Ursache einer Zyanose. Die Fallot'sche Tetralogie setzt sich aus vier morphologischen Störungen zusammen:
- Ventrikelseptumdefekt(VSD)
- Pulmonalstenose (valvulär oder subvalvulär)
- Reitende Aorta (das Blut aus rechtem und linkem Ventrikel wird in die Aorta ausgeworfen)
- Rechtshypertrophie

Wenn bei einer Fallot-Tetralogie gleichzeitig ein Vorhofseptumdefekt besteht, liegt eine *Fallot-Pentalogie* vor. Symptomatisch besteht von Geburt an eine Zyanose. Die Entwicklungsstörung des Kindes wird früh deutlich. Ältere Kinder nehmen die kreislaufschonende, typische Kauerstellung ein. Frühzeitig entwickeln sich Trommelschlegelfinger mit Uhrglasnägeln als Hinweis auf die ausgeprägte Zyanose. Vor allem in den Morgenstunden können hypoxische Anfälle auftreten. Diese Anfälle können mit Krampfanfällen verwechselt werden oder als Synkope auftreten. Sie sind selten bedrohlich. Im Labor fallen ein Eisenmangel und eine erniedrigte Sauerstoffsättigung des arteriellen Blutes (SaO_2 <78%) auf.

▶ **Therapie.** Im Vordergrund stehen von Anfang an die Endokarditisprophylaxe, eine ausreichende Flüssigkeitssubstitution und die Gabe von Betablockern. Wenn

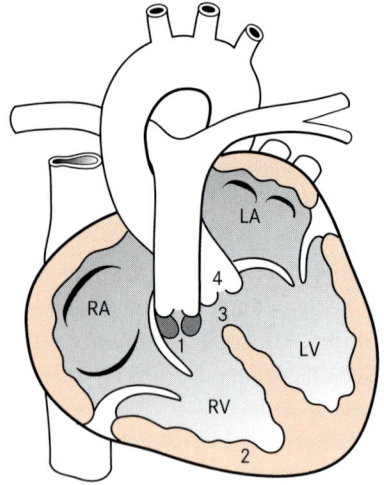

Abb. 6.22. ▶
Fallot-Tetralogie. Bei diesem angeborenen Herzfehler liegen eine Pulmonalstenose (1), eine Rechtshypertrophie (2), ein Ventrikelseptumdefekt (3) und eine über dem Septum reitende Aorta (4) vor

möglich, sollte die Operation vor dem zweiten Lebensjahr erfolgen. Die operative Sterblichkeit beträgt <10%. Ohne Operation liegt die mittlere Lebenserwartung bei rund 12 Jahren. Nach einer Operation erreichen 90% der Kinder das Erwachsenenalter. Problematisch können dann aber eine Rechtsherzinsuffizienz, ein gehäufter plötzlicher Herztod, Komplikationen durch eine bakterielle Endokarditis und Thromboembolien mit Schlaganfall werden.

Transposition der großen Gefäße (TdG)

Hierbei handelt es sich um den zweithäufigsten zyanotisch angeborenen Herzfehler, der etwa 4% aller angeborenen Vitien ausmacht. Bei einer Transposition der großen Gefäße entspringt die A. pulmonalis aus dem linken und die Aorta aus dem rechten Ventrikel. Diese vollkommene Trennung von großem und kleinem Kreislauf kann nur überlebt werden, wenn zusätzliche andere Herzfehler bestehen und ein Shuntfluss durch einen ASD, einen VSD oder eine PDA ermöglicht wird. Der Säugling fällt bei einer Transposition durch eine ausgeprägte Zyanose und Dyspnoe bereits in der ersten Woche auf. Von Anfang an besteht die Gefahr eines kardiogenen Schocks. Therapeutisch steht im Vordergrund die Behandlung der Herzinsuffizienz und die Gabe von Vasodilatatoren um den Ductus Botalli bis zur Operation offen zu halten. Die Operation wird im ersten Jahr mit palliativer Indikation durchgeführt, mit kurativer Zielsetzung nach dem ersten Lebensjahr. Dann ist sie in über 90% erfolgreich. Bei höhergradigen AV-Blockierungen muss ein Schrittmacher implantiert werden. Als Hauptkomplikation im Erwachsenenalter nach Operation einer TdG liegt das Syndrom des kranken Sinusknotens oder eine Trikuspidalinsuffizienz vor.

Angeborene Herzfehler ohne Shunt-Volumen

Valvuläre Pulmonalstenose

Dieses konnatale Vitium kommt in rund 8% der angeborenen Herzfehler vor. Betroffen ist die Pulmonalklappe. Bei Neugeborenen kann sich der Fehler sehr kritisch zeigen, während er bei älteren Kindern oft symptomlos ist. Erstsymptome zeigen sich im ersten bis zweiten Lebensjahr als Belastungsdyspnoe. Bei der Auskultation hört man ein lautes schwirrendes Geräusch das in den Rücken fortgeleitet wird. Therapeutisch muss eine konsequente Endokarditisprophylaxe betrieben werden. Die stenosierte Pulmonalklappe wird über den Ballonkatheter dilatiert, wenn die Blutdruckdifferenz mehr als 50 mm Hg beträgt. Postoperativ kann es zu einer Pulmonalklappeninsuffizienz kommen, die aber meist sehr gut toleriert wird.

Aortenisthmusstenose

Hierbei handelt es sich um eine Stenose der Aorta descendens nach dem Abgang der linken A. subclavia. Unterschieden werden hier zwei Formen:
- Die *infantile Form* geht mit einem persistierenden Ductus botalli einher und ist Ursache früher Todesfälle bei Kleinkindern.
- Die *adulte Form* kann durch angeborene Kollaterale im Bereich der A. mammaria und der Interkostalarterien kompensiert werden. Oft findet sich ein kleiner VSD.

Die ersten Symptome treten häufig erst nach dem 12. Jahr bzw. im jungen Erwachsenenalter auf. Klinisch wegweisend für die Aortenisthmustenose sind fehlende oder schwache Pulse an der A. femoralis, während die Pulse der oberen Extremität kräftig ausgeprägt sind und ein Hochdruck besteht. In Folge dessen sind Arteriosklerose und zerebrale Blutungen eine der Hauptkomplikationen. Therapeutisch muss die Stenose operativ beseitigt werden. Die Prognose hängt vom Ausmaß des Vitiums und ihrer Kombination mit anderen Fehlbildungen ab. Postoperativ sind Reststenosen oder Aneuyrismen möglich.

Aortenklappenstenose

Bei Neugeborenen kann dieser Herzfehler sehr kritisch sein. Entscheidend ist der Druckgradient zwischen linkem Ventrikel und der Aorta. Bei kleinen Kindern finden sich häufig ein globales Herzversagen, das in den ersten Wochen progredient wird; bei älteren Kindern kann die Aortenstenose ein Zufallsbefund sein. Bei der Untersuchung findet sich über der Herzspitze ein hebender Spitzenstoß und bei Auskultation findet sich ein sehr lautes Systolikum (5/6 über der Aortenklappe) mit Fortleitung in die A. carotis. Therapeutisch muss eine Ballondilatation der stenosierten Klappe durchgeführt werden; später ist ein Klappenersatz notwendig.

Erworbene Herzklappenfehler

Erworbene oder akquirierte Herzklappenfehler sind überwiegend die Folge einer *infektiösen* Endokarditis oder *degenerativer* Prozesse im Bereich der bindegewebigen Klappenringe. *Rheumatische* Herzklappenfehler als Folge eines rheumatischen Fiebers sind heute seltener geworden. Gegenwärtig nehmen degenerative sklerotische Klappenveränderungen die Mehrzahl gegenüber chronisch entzündlichen Herzfehlern ein. Die erworbenen Klappenfehler spielen sich überwiegend am linken Herzen ab, während Vitien des rechten Herzens sehr selten anzutreffen sind. Der häufigste erworbene Herzklappenfehler ist die Aortenstenose, der besonders bei Männern >60 Jahren vorkommt. Bei Frauen ist am häufigsten eine rheumatische Mitralstenose anzutreffen. Derzeit werden in Deutschland rund 13000 Herzklappenoperationen durchgeführt.

Klappenstenose. Ist die Klappenöffnung verengt und der Klappendurchfluss damit verhindert, spricht man von einer → **Klappenstenose**. Die Folge sind Druckbelastungen vor der Klappe.

Klappeninsuffizienz. Eine undichte Herzklappe wird als → **Klappeninsuffizienz** bezeichnet; sie führt zu Volumenbelastungen der beteiligten Herzhöhlen. Am häufigsten sind gemischte Vitien anzutreffen, also Herzfehler mit gleichzeitig eingeschränkter Öffnungsfläche und undichtem Verschluss.

Zu den Ursachen

Eine *rheumatische Endokarditis* als Ursache von erworbenen Herzklappenfehlern gilt als Komplikation des rheumatischen Fiebers, etwa 1–3 Wochen nach einem Infekt durch Streptokokken. Die häufigsten Herde hierbei sind eine rezidivierende Tonsillitis oder Zahnherde. Die rheumatische Endokarditis betrifft am häufigsten die Mitralklappe (80%). Nach einem rheumatischen Fieber kann der Klappenfehler noch nach 10 Jahren auftreten. Hierbei kommt es zu einer Schrumpfung der Segel und der Sehnenfäden, wodurch eine Insuffizienz der Klappe hervorgerufen wird.

Bei einer *bakteriellen Endokarditis* kommt es zu einer Zerstörung der Klappensegel mit ausgeprägten bakteriellen Vegetationen, die den Klappenschluss verhindern. Folglich ist auch hier eine Insuffizienz die vorherrschende Symptomatik. Immer wenn plötzlich ein Herzgeräusch bei der Auskultation zu hören ist, muss an ein akquiriertes Vitium gedacht werden. Die Diagnose erfolgt heute einfach mittels Echokardiographie.

Mitralfehler

Mitralstenose

Mitralfehler machen insgesamt zwei Drittel aller Klappenfehler des linken Herzens aus. Eine reine → **Mitralstenose** ist eher selten und kommt bei 25% der Patienten mit einem rheumatischen Fieber vor. Überwiegend findet sich jedoch ein kombiniertes Mitralvitium. Bei einer Mitralstenose sind die veränderten Segel verwachsen und ragen schlitzartig in den linken Ventrikel hinein. Das Bild kann sich soweit entwickeln, dass man von einer Knopflochstenose spricht. Während die Öffnungsfläche der Mitralklappe rund 4–6 cm² beträgt, ist bei einer leichten Mitralstenose auf unter 2,5 cm² und bei einer hochgradigen auf <1 cm² eingeschränkt. Klinisch tritt eine Linksherzinsuffizienz auf, der Patient leidet unter Dyspnoe und zunehmend unter einer Zyanose. Charakteristisch ist die *Facies mitralis*: im Bereich von Wangen und Jochbeinen finden Teleangiektasien, die sich bis zur Nasenspitze ziehen können, während die Augen und der Mund dagegen blass wirkt. Man spricht auch von „Mitralbäckchen". Durch den Rückstau in den kleinen Kreislauf kommt es zu einer Erweiterung des linken Vorhofs mit der Folge häufiger absoluter Tachyarrhythmien. Diese begünstigen wiederum die Lungenstauung. Bei der Auskultation fällt auch dem Ungeübten ein paukender erster Herzton und ein Mitralöffnungston (MÖT) auf. Die Diagnose wird echokardiographisch leicht gestellt. Der Rechtsherzkatheter kann den Schweregrad der Überlastung des kleinen Kreislaufes zeigen.

LE **6.2**

Mitralklappeninsuffizienz

Im Vordergrund der Insuffizienz der Mitralklappe steht der Rückstrom des Blutes während der Systole aus der Kammer in den linken Vorhof. Das Rückstromvolumen kann bei einer schweren Insuffizienz mehr als die Hälfte des enddiastolischen Volumens der linken Kammer betragen. Eine reine → **Mitralinsuffizienz** kann durch einen Mitralklappenprolaps oder durch einen seltenen Papillarmuskelabriss entstehen. Meist kommt es zu einer Mitralinsuffizienz in Folge einer degenerativen Veränderung der Mitralklappe bei einer Verkalkung des Mitralklappenrings; dann schließen sich die Segel nicht mehr ganz. Klinisch zeigt sich eine akute Klappeninsuffizienz durch eine plötzliche Linksherzinsuffizienz. Typischerweise weist der Patient dabei eine Sinustachykardie auf. Eine chronische Mitralinsuffizienz kann lange asymptomatisch bleiben. Erste Symptome zeigen sich in einer reduzierten Belastbarkeit, Dyspnoe unter Belastung und nächtlichem Husten. Als Zeichen der rechtsventrikulären Belastung treten später die Symptome der Rechtsherzinsuffizienz auf. Fast immer sind die Jugularvenen als Hinweis auf eine obere Einflussstauung sichtbar gestaut. Bei der Auskultation fallen ein typisches Systolikum und ein gespaltener zweiter Herzton auf. Dieser „Galopprhythmus" entsteht indem ein dritter Herzton durch die Dehnung des linksventrikulären Myokards bei raschem Bluteinstrom in der frühen Diastole auf den zweiten Herzton folgt. Im Echokardiogramm fällt ein vergrößerter linker Vorhof und linker Ventrikel auf.

Mitralklappenprolaps

Eine häufige Besonderheit ist der Mitralklappenprolaps junger Erwachsener. Es kommt dabei zu einer ballonartigen Vorwölbung in den linken Vorhof. Wenn die Klappensegel dabei auch verdickt sind und eine Mitralinsuffizienz sowie Herzrhythmusstörungen bestehen, spricht man von einem Mitralklappenprolaps-Syndrom (Barlow-Syndrom). Mit Einführung der Echokardiografie hat die Diagnostik in dieser Besonderheit massiv zugenommen. Häufig wird der Verdacht bei Auskultation durch Zufall gestellt, wenn beim Patienten auskultatorisch ein mesosystolischer Klick zu hören ist. Durch Zug der wie Ballons aufgetriebenen Mitralsegel kann es zu einer vorübergehenden Ischämie im Bereich der Papillarmuskeln kommen, wodurch ventrikuläre Extrasystolen bis hin zu Salven ausgelöst werden können. Palpitationen, Schwindelattacken und Synkopen sind die Folge. Ein plötzlicher Herztod tritt jedoch selten auf. Allerdings besteht die Neigung zu Thromben im Bereich der rauen Klappen und ein erhöhtes Schlaganfallrisiko.

Aortenfehler

Aortenstenose

Während subvalvuläre oder Stenosen oberhalb der Aortenklappe immer angeboren sind, tritt eine valvuläre → **Aortenstenose**, also eine Verengungen der Taschenklappe selbst, meist erworben in Folge eines degenerativen Klappenprozesses bzw. einer rheumatischen Endokarditis auf. Bei den degenerativen Prozessen kommt es zu einer Verklebung der Taschenklappen und einer verminderten Öffnung. Insuffizienzanteile sind hierbei seltener als bei rheumatischen Fehlern. Die Öffnungsfläche der Aortenklappe beträgt etwa 4 cm²; eine kritische Aortenstenose liegt vor, wenn die Öffnungsfläche unter 0,5 cm²/m² Körperoberfläche liegt (normal 2 cm²/m²). Die Folge der Aortenstenose ist eine massive Druckbelastung der linken Herzkammer mit rascher konzentrischer Hypertrophie. Der Herzmuskel wird schlechter mit Blut versorgt und es kommt zu einer Versteifung der linken Herzkammer. Klinisch stimmen Schweregrad der Stenose und die Symptome nicht zwingend überein. Zahlreiche Patienten sind bei ausgeprägter Aortenstenose beschwerdefrei. Leitsymptome auf eine Aortenstenose sind

- Belastungsdyspnoe
- Schwindel
- Synkopen
- häufige Stenokardien

Der Schwindel und die Synkopen sind die Folgen einer zerebralen Durchblutungsstörung, weil das linke Herz der angeforderten Belastung nicht entsprechen kann. Pektanginöse Beschwerden entstehen weil bei hochgradiger Stenose der Perfusionsdruck in den Herzkranzgefässen absinkt.

Bei der Auskultation findet sich ein charakteristisches rauhes systolisches Geräusch, das in die Karotis fortgeleitet wird. Wenn durch den Rückstau in den linken Ventrikel auch der linke Vorhof betroffen wird und die Patienten ein Vorhofflimmern aufweisen, so gilt dies als prognostisch gefährliches Zeichen. Mit Auftreten von Stenokardien, einer Herzinsuffizienz und einer absoluten Arrhythmie kommt es bei ca. 25% der Patienten zum plötzlichen Herztod. Auch bei hochbetagten Patienten muss eine degenerative Aortenstenose wegen des hohen Risikos durch eine Klappensprengung behandelt werden.

Aortenklappeninsuffizienz

Die Unfähigkeit der Aortenklappe sich komplett zu schließen, führt durch den Rückstrom von Blut zu einer Volumenbelastung des linken Ventrikels. Diese Überforderung wird jedoch recht lange kompensiert. Eine chronische → **Aorteninsuffizienz** kann über Jahre bis Jahrzehnte klinisch stumm bleiben. Erst wenn es über den langen Verlauf zu einer Schädigung des Myokards kommt, führt die Rückstauung in den kleinen Kreislauf zum Bild der pulmonalen Hypertonie und der Rechtsherzinsuffizienz. Das klinische Leitsymptom der Aorteninsuffizienz ist die überhöhte Blutdruckamplitude; man spricht auch vom „Wasser-Hammer-Puls". Hierbei ist der systolische Druck erhöht und der diastolische erniedrigt, z.B. 180/40 mm Hg. Dieses Phänomen wird durch das erhöhte Schlagvolumen bei gestörter Windkesselfunktion ausgelöst. Bei großer Blutdruckamplitude kann man beobachten, dass der Patient im Rhythmus seines Pulses mit dem Kopf nickt; man bezeichnet dieses Phänomen als „Homo pulsans". Bei der Auskultation hört man zu Beginn der Diastole ein hochfrequentes Geräusch. Das Ausmaß der Klappeninsuffizienz lässt sich nur echokardiographisch und im Herzkatheter ermitteln.

Tritt eine Aortenklappeninsufizienz sehr plötzlich auf, ist dies meist die Folge einer Dissektion der Aorta ascendens. Unter einer Dissektion versteht man die Aufspaltung der Schichten der Gefäßwand. Häufig ist dies bei Patienten mit einem Marfan-Syndrom der Fall. Bei diesem Syndrom ist das elastische Gewebe vermehrt erkennbar an der Überdehnbarkeit der Gelenke und spinnenartiger Finger (Arachnodaktylie). Bei der Aortendissektion handelt es sich um einen Notfall vergleichbar dem akuten Herzinfarkt. Eine sofortige chirurgische Intervention ist nötig.

Vitien des rechten Herzens

Klappenfehler des rechten Herzens sind im Verhältnis zu denen des linken Herzens selten. Deshalb sollen sie hier nur kurz ausgeführt werden.

Vitien der Trikuspidalklappe. Bei einer Trikuspidalinsuffizienz der Trikuspidalis steigt der ZVD an und man beobachtet Pulsationen der Halsvenen. Klinische Zeichen sowohl einer Insuffizienz als auch einer Trikuspidalstenose sind die Rechtsherzinsuffizienz.

Pulmonalfehler. Meist tritt die Pulmonalinsuffizienz in Folge einer pulmonal arteriellen Hypertonie bei COPD oder chronischer Linksherzinsuffizienz auf. Der Verlauf ist über viele Jahre klinisch stumm. Dann stellt sich plötzlich in Folge einer anderen kardialen pulmonalen Erkrankung eine Rechtsherzinsuffizienz ein. – Die Pulmonalstenose kommt überwiegend als angeborener Herzfehler vor (s. o.).

Therapie bei erworbenen Vitien

Akut auftretende erworbene Herzklappenfehler sind meist die Folge schwerer Erkrankungen, die eine notfallmässige chirurgische Intervention oder intensivmedizinische Behandlung bedürfen. Deshalb bezieht sich der folgende Text auf die Therapie chronischer Fehler.

Mitralinsuffizienz

Treten erste Symptome auf, werden ACE-Hemmer, Nitrate und Diuretika gegeben. Bei Vorhofflimmern mit Tachykardie gibt man Digitalisglykoside. Wegen der Gefahr von Embolien muss dauerhaft mit Marcumar antigoaguliert werden. Ab einer Herzinsuffizienz III ist eine operative Therapie unverzichtbar. Wenn sich bei Mitralinsuffizienz eine Herzinsuffizienz zeigt, kommt es meist zu einer raschen Verschlechterung, die nur durch Klappenersatz aufgehalten werden kann. Die Prognose ist eingeschränkt.

Mitralstenose

Bei jeder Mitralstenose muss sich der Patient körperlich schonen, bei Belastungsdyspnoe sind Diuretika, bei Vorhofflimmern Digitalis sinnvoll. Bei Vorhofflimmern oder Sinusarrhythmie muss eine Embolieprophylaxe mit Marcumar durchgeführt werden. Mittel der Wahl ist entweder die Ballonkatheterdilatation der stenosierten Klappe bzw. die Kommissurotomie, bei der die verklebten Segel voneinander getrennt werden Bei Herzinsuffizienz III und einer Klappenöffnungsfläche unter 1,5 cm² wird eine mechanische Klappenprothese implantiert.

Aorteninsuffizienz

Patienten ohne klinische Symptomatik werden medikamentös behandelt. Bei chirurgischen Eingriffen, auch seitens des Zahnarzts, muss eine Endokarditisprophylaxe durchgeführt werden. Als Medikamente werden Vasodilatatoren, z.B. Nifedipin, eingesetzt. Wichtig ist eine Behandlung eines arteriellen Hypertonus. Mit Auftreten einer Linksherzinsuffizienz muss ein Klappenersatz erfolgen. Jede Verzögerung würde dann zu einer weiteren Verschlechterung mit irreversibler Umformung des linksventrikulären Myokards führen. Bei leicht- bis mittelgradiger Aorteninsuffizienz besteht eine normale Lebenserwartung.

Aortenstenose

Bei einer geringen Aortenstenose ohne klinische Symptome muss der Patient sportliche Aktivitäten meiden. In jedem Fall muss eine Endokarditisprophylaxe durchgeführt werden. Mit Auftreten erster Symptome wird der Patient medikamentös behandelt. Die Therapie wird mit dem Patienten individuell abgestimmt. Sobald pektanginöse Beschwerden, Synkopen oder eine Linksherzinsuffizienz auftreten, ist die Klappen-OP indiziert.

Rechtsherzvitien

Bei einer Trikuspidalinsuffizienz muss mit Auftreten der Rechtsherzinsuffizienz operativ eingegriffen werden. Hierbei wird eine Ringplastik der Trikuspidalis durchgeführt. Dies gilt auch für eine Trikuspidalstenose, wobei die Klappen chirurgisch wiederhergestellt werden. Eine unkomplizierte Insuffizienz der Pulmonalis bedarf keiner Therapie, eine Endokarditisprophylaxe muss jedoch durchgeführt werden.

Künstliche Herzklappen

Es gibt hierbei mehrere Modelle. Das älteste Modell ist die Starr-Edwards-Kugelkäfig-Prothese, die es seit 1960 gibt. Ihr Problem ist, dass an der Klappe ein hoher Druckgradient auftritt und damit eine erhöhte Hämolyse besteht. Seit den 70er Jahren gibt es die Björk-Shiley-Kippscheiben-Prothese oder auch die Doppelflügelklappe (St.-Jude-Medical-Prothese). Optimal sind biologische Klappenprothesen aus der Aortenklappe des Schweins oder aus dem Perikard von Rindern. Diese biologischen Prothesen weisen die geringste Thromboseneigung auf. Der Nachteil der Bioprothesen gegenüber den künstlichen Herzklappen liegt in der geringeren Öffnungsfläche. Alle künstlichen Herzklappen weisen erhöhtes Thromboembolierisiko auf. Deswegen muss je nach Typ der Klappe eine lebenslange Antikoagulation durchgeführt werden. Hierzu wird vom Hersteller der Klappe ein INR-Wert (International Normalized Ratio; LE 13) vorgegeben.

Entzündungen des Herzens

Endokarditis

Die infektiöse → **Endokarditis** wird überwiegend bakteriell (Streptokokken oder Staphylokokken), seltener durch Pilze verursacht. Fast immer sind hierbei die Herzklappen, die vom Endokard überzogen sind, mit betroffen. In 80% liegen Vitien der Aorten- und Mitralklappe vor. Besonders Vorschädigungen der Herzklappen können sich klinisch dann bemerkbar machen. Dies ist in rund 90% der Fall. Der Grund, warum Keime im Blut sich besonders im Endokard der Klappen anheften, ist nicht bekannt. Offenbar spielen latente Störungen des Abwehrsystems eine Rolle. Wie in LE 6.1 beschrieben, wird das Endokard fast nur durch Diffusion des strömenden Blutes versorgt. Infektiöse Belastungen wie über längere Zeit liegende Katheter (ZVK), die häufigen Gefäßpunktionen bei Dialysepatienten oder der ungehemmte Spritzengebrauch bei i.v.-Drogenabhängigen können eine Endokarditis begünstigen. Erstaunlicherweise ist bei diesen Patienten besonders die Trikuspidalklappe gefährdet. Dass Bakterien in die Blutbahn gelangen, scheint ein häufiges Ereignis zu sein, wobei vor allem die Zähne als Bakterienquelle anzusehen sind. Aber auch Verletzungen der Haut oder im Urogenitaltrakt können eine klinisch stumme Bakteriämie auslösen.

Bei einer Endokarditis finden sich rückblickend bei rund der Hälfte der Patienten solche bakterielle Eintrittspforten. Besonders kritisch ist der Befund einer rezidivierenden Tonsillitis. Streptokokken sind in 65% der Auslöser einer infektiösen Karditis, gefolgt von Staphylokokken mit 25%. Enterokokken oder Pilze machen 5% des Erregerspektrums aus.

Bei Verdacht sollte sofort eine Blutkultur angelegt werden; hierbei sollte an verschiedenen Stellen wiederholt Blut abgenommen werden, da nur in rund 80% ein Keimnachweis gelingt.

Symptome bei Endokarditis (Häufigkeit in %)

- Fieber (100%)
- Allgemeine grippale Symptome mit Gelenkschmerzen und Nachtschweißigkeit (90-100%)
- Pathologisches Herzgeräusch (bis 100%)
- Petechiale Blutungen (30%)
- Neurologische Komplikationen (30%)
- Laborbefunde
  CRP ↑
  BKS ↑
  Anämie (hypochrom)
  Leukozytose
  Rheumafaktor positiv

▶ **Therapie.** Während vor der Möglichkeit der Penizillin-Therapie jede infektiöse Endokarditis mit dem Tod endete, liegt heute die Sterblichkeit bei rund 30%. Die Therapie erfolgt durch eine hochdosierte, iv-Antibiotikagabe, wobei mehrere Substanzen kombiniert werden. Die Behandlung, je nach Keimart, sollte 4-6 Wochen dauern. Wenn nötig – hier wird die Schwere der Erkrankung im Echokardiogramm objektiviert – muss frühzeitig ein Klappenersatz erfolgen. Immer geht jedoch eine Antibiose voraus. Vor allem fortgeschrittene Klappenzerstörungen durch bakterielle Auflagerungen und eine hochgradige Insuffizienz ist Indikation für eine künstliche Herzklappe.

Endokarditisprophylaxe. Alle Patienten, die einmal an einer Endokarditis erkrankt sind oder gefährdet erscheinen, müssen vor einem Eingriff antibiotisch behandelt werden. Allerdings ist die Endokarditisprophylaxe kein absoluter Schutz. Die wissenschaftlichen Fachgesellschaften empfehlen derzeit, je nach Art des operativen oder diagnostischen Eingriffs die Gabe von Amoxicillin u.a.

Myokarditis

Unter einer → **Myokarditis** versteht man eine Entzündung des Herzmuskels selbst. Überwiegend sind Viren die Ursache, wobei vor allem Coxsackie A und B häufig vorkommen. Seltener tritt eine Myokarditis im Rahmen septischer Infektionen durch Staphylokokken oder andere Erreger auf. Auch im Rahmen systemischer Erkrankungen wie Kollagenosen, Sarkoidose oder bei Morbus Crohn kann eine Myokarditis vorkommen. Das klinische Bild ist bei akuter oder subakuter Myokarditis sehr verschieden. Die Patienten fühlen sich schwach und abgeschlagen, haben Muskel- und

Gliederschmerzen. Meist findet sich eine Tachykardie in Ruhe oder paroxysmal auftretend, sowie gehäufte Extrasystolen unterschiedlichen Ursprungs (s. u.). Eine Störung der Herzfunktion muss anfangs nicht sichtbar sein. Die meisten Myokarditiden verlaufen klinisch stumm und heilen mit einer sehr guten Prognose aus. Allerdings kann die Krankheit – selten aber gerade für junge Menschen dramatisch – mit einer bleibenden Funktionsstörung des Myokards und der Neigung zu Herzrhythmusstörungen einhergehen. Im Echokardiogramm besteht Verdacht auf eine chronische Myokarditis bzw. eine Kardiomyopathie (s. u.), wenn die folgenden beiden Befunde erhoben werden:

- Vergrößerung des linken Ventrikels (enddiastolisches Volumen, EDV ist erhöht)
- Auswurffraktion (ejection fraction, EF) ist herabgesetzt

Bei Beteiligung des Perikards (Perimyokarditis) findet sich ein Perikarderguss. Eine akute Myokarditis erfordert die intensivmedizinische Betreuung. Bei viraler Ursache (die durch eine Myokardbiopsie nachgewiesen werden kann), darf keine immunsuppressive Behandlung erfolgen. Die Patienten bedürfen der körperlichen Schonung über mehrere Wochen. Eine Herzinsuffizienz wird entsprechend medikamentös behandelt. Als Komplikation kann eine Kardiomyopathie auftreten, die unten besprochen wird.

Perikarditis

Bei einer → **Perikarditis** sind sowohl das Epikard als viszerales Blatt des Herzbeutels und das Perikard als dessen äußeres, parietales Blatt betroffen. Die Entzündungen des Herzbeutels können vielfältiger Ursache sein. In Folge von Virus- oder bakteriellen Infektionen kann es ebenso zu einer Perikarditis kommen, wie bei Erkrankungen des Bindegewebes, wie z.B. ein chronischer Rheumatismus, ein Lupus erythematodes, eine Sklerodermie, bei Autoimmunprozessen, bei einer Niereninsuffizienz, einer Hypothyreose oder einer Insuffizienz der Nebennierenrinde (Morbus Addison). Möglich ist eine Perikarditis auch als Folge eines Myokardinfarkts oder bei einer Myokarditis; häufig beobachtet man einen Perikarderguss als Paraneoplasie, besonders bei Bronchialkarzinom. Im Rahmen eines Autoimmunprozesses kommt es auch bei Herzoperationen zu perikardialen Reizungen. In mehr als der Hälfte der Fälle liegt jedoch eine idiopathische Perikarditis vor.

Leitsymptom der Perikardentzündung sind ausgeprägte retrosternale Schmerzen, die mit einem akuten Herzinfarkt verwechselt werden können. Im Gegensatz zum Infarkt wechselt die Schmerzsymptomatik jedoch mit Ein- und Ausatmung und der Körperhaltung. Im Liegen sind die Schmerzen stärker als im Sitzen. Bei zunehmendem Perikarderguss der die Füllung des Herzens behindert, kann frühzeitig das Bild der Herzinsuffizienz auftreten. Die Diagnose lässt sich über Echokardiogramm und im EKG stellen. Die unspezifischen Entzündungszeichen (CRP, Leukozytose und BSG) sind erhöht.

Während die *akute* Perikarditis relativ rasch abheilt, wird eine Entzündung, die über 3 Monate dauert, als *chronisch* bezeichnet. Chronische Verläufe finden sich vor allem bei der idiopathischen Perikarditis, bei Autoimmunerkrankungen, bei Urämie,

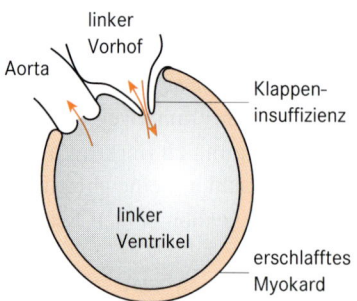 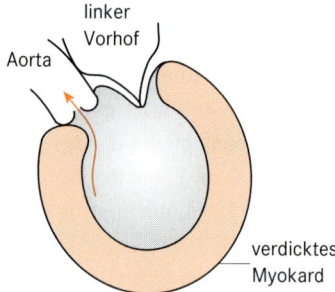

Abb. 6.23. ▲ **Kardiomyopathie (CMP).** Die Erkrankung des Myokards selbst kann als dilatative (DCMP, links) oder hypertrophische Kardiomyopathie (rechts) auftreten; liegt eine Obstruktion, d.h. Verengung der Ausflussbahn der linken Kammer vor, spricht man einer hypertrophisch-obstruktiven CMP (HOCMP)

bei Zustand nach Strahlentherapie, Kollagenosen und als Paraneoplasie. Besonders problematisch wird die Erkrankung durch die Entwicklung einer globalen Herzinsuffizienz; hierbei kommt es zur Behinderung der diastolischen Füllung durch Kalkablagerungen im Perikard. Diese führen zum Bild des *Panzerherzens* (Pericarditis calcarea).

Anfangs besteht eine ausgeprägte klinische Symptomatik bei gering objektivierbaren Untersuchungsbefunden. Weder das charakteristische Reiben bei der Auskultation noch Symptome die auf eine Herzinsuffizienz bzw. Stauungszeichen hinweisen, sind ausgeprägt vorhanden. Tritt ein Aszites, periphere Ödeme, eine obere Einflussstauung mit gefüllten Jugularvenen, ein Pleuraerguss oder ein Galopprhythmus bei Auskultation (Perikardton) auf, so wird der Verdacht auf eine chronische Perikarditis deutlich. Im Echokardiogramm lassen sich die Kalkablagerungen und der Perikarderguss deutlich nachweisen.

Tamponade des Perikards

Wenn sich rasch größere Mengen von Flüssigkeit oder Blut im Perikardbeutel sammeln, kann es klinisch zu einer Füllungsbehinderung des Herzens, einer Perikardtamponade, kommen. Hierzu reichen bereits 200 ml. Entwickelt sich die Flüssigkeitsansammlung im Perikard jedoch langsam, so können Mengen bis zu 2 Liter gut toleriert werden. Mit fortschreitender Zeitdauer des Perikardergusses nimmt offenbar die Dehnbarkeit des Herzbeutels zu. Eine Tamponade des Herzens durch eine Einblutung bei Trauma oder chronische Exsuationen bei Entzündungen in das Perikard ist lebensbedrohlich und erfordert die sofortige Punktion. Eine Perikardpunktion kann Ultraschall gestützt durchgeführt werden.

▶ **Therapie.** In Abhängigkeit der Grunderkrankung ist die Therapie vielfältig; eine Therapie mit Diuretika ist mittelfristig ohne Wirkung. Bei chronischer Perikarditis kann es notwendig werden, herzchirurgisch einzugreifen und Verwachsungen oder Auflagerungen des Perikards zu beseitigen. Je ausgeprägter hierbei eine Herzinsuffizienz ist, desto ungünstiger wird die Prognose.

Kardiomyopathien (CMP)

Kardiomyopathien beschreiben alle Erkrankungen des Myokards, also des Herzmuskels selbst. Auf dem Boden echokardiografischer Befunde und der elektrophysiologischen Untersuchung (EPU) werden die Kardiomyopathien eingeteilt in:
- Dilatative Kardiomyopathie (DCM)
- Hypertrophische Kardiomyopathie (HCM)
- Restriktive Kardiomyopathie (RCM)
- Arrhythmogene rechtsventrikuläre Kardiomyopathie (ARVCM)

Daneben gibt es auch nicht klassifizierbare Kardiomyopathien idiopathischer Genese. Die dilatativen und hypertrophischen Kardiomyopathien treten besonders häufig auf.

Dilatative Kardiomyopathie

Hierbei handelt es sich um die häufigste Form der CMP, wobei Hinweise auf eine Ursache meist nicht durch die Anamnese ermittelt werden können. Sie tritt bei Männern häufiger auf als bei Frauen. In rund 20% der Fälle findet sich eine familiäre Häufung. Bekannte Ursachen einer DCM sind Zustand nach einem Herzinfarkt oder die langwährende Folge eines Klappenfehlers. Häufig konnte in der Anamnese eine Virusmyokarditis nachgewiesen werden.

Das klinische Leitsymptom ist die Herzinsuffizienz, eine ausgeprägte Dyspnoe und Leistungsschwäche. Häufig finden sich Rhythmusstörungen, die mit zunehmender Herzinsuffizienz gefährlicher werden und häufig zum plötzlichen Herztod führen. Im Echokardiogramm findet sich das Herz massiv vergrößert, wobei die Kontraktilität des linken Ventrikels (Auswurffraktion, ejection fraction) deutlich herabgesetzt ist.

▶ **Therapie.** Hier gelten die gleichen Kriterien wie für die Herzinsuffizienz (s. o.). Die Gabe von ACE-Hemmern oder Angiotensin-II-Antagonisten erweist sich als besonders wertvoll. Bei tachykarden Arrhythmien oder Vorhofflimmern muss Digitalis eingesetzt werden. Kommt es zu paroxysmalen Kammertachykardien, muss ein automatischer Defibrillator/Cardioverter (AICD) implantiert werden. Mit zunehmender Herzinsuffizienz ist die Indikation zur Herztransplantation zu stellen. Die Prognose der DCM hängt vom Ausmaß der myokardialen Insuffizienz ab. Das 10Jahres-Überleben beträgt nur 20–30%, wobei die Prognose umso schlechter ist, je jünger der Patient ist.

> **Prognostisch ungünstige Faktoren bei DCM**
>
> - Linksschenkelblock im EKG
> - AV-Block I° im EKG
> - Erniedrigte Auswurffraktion
> - Ausgeprägte Wandbewegungsstörungen im Echokardiogramm
> - Ausgeprägte Vergrößerung des linken Ventrikels (enddiastolisches Volumen, EDV)

Hypertrophische Kardiomyopathie

Eine hypertrophische Kardiomyopathie scheint genetisch determiniert, also angeboren zu sein. Wie es auf Grund der genetischen Störung zu einer Massenzunahme der Sarkomere im Myokard kommt, ist nicht geklärt. Die Verdickungen des Myokards, vor allem im Bereich des Septums, können zu einem Hindernis in der Ausflussbahn des linken Ventrikels führen. Man spricht dann von der hypertrophen obstruktiven Kardiomyopathie (HOCM). Ist der Blutfluss aus dem linken Ventrikel heraus nicht beeinträchtigt, liegt eine hypertrophe, nicht obstruktive Kardiomyopathie vor. Am häufigsten findet sich bei der obstruktiven Form die sog. subaortale Stenose mit asymmetrischer Septumhypertrophie und einer deutlichen Störung der Mitralklappenbeweglichkeit. Eine Leitsymptomatik für die hypertrophe obstruktive Kardiomyopathie gibt es nicht. Die Patienten können völlig asymptomatisch sein. Wenn Symptome auftreten, dann sind es Belastungsdyspnoe und Stenokardien. Häufig kommt es zu einer paroxysmalen Tachykardie. Diese Hinweise ergeben sich als Hypertrophiezeichen im EKG und Echokardiogramm.

Wenn eine hypertrophische Kardiomyopathie vorliegt, muss der Patient vor allem plötzliche körperliche Anstrengungen vermeiden. Ebenso sollte er nicht akute physische Belastungen abrupt unterbrechen. In jedem Fall besteht das Risiko von Herzrhythmusstörungen mit dem plötzlichen Herztod. Davon sind vor allem junge Patienten betroffen. Es zeigt sich aus den Beobachtungen der letzten Jahre, dass die Entwicklung der Septumhypertrophie offenbar nach dem 25. Lebensjahr nicht weiter fortschreitet. Die kardiale Symptomatik wird neben den Herzrhythmusstörungen häufig durch eine begleitende Mitralinsuffizienz und Vorhofflimmern ausgelöst. Das Risiko eines plötzlichen Herztodes gilt vor allem, wenn die Erkrankung bereits im Kindesalter nachgewiesen worden ist, eine hochgradige Herzinsuffizienz (NYHA III oder IV) bestehen, wenn Synkopen vorliegen oder der Patient bereits reanimiert werden musste. In jedem Fall muss mit dem Patienten die Problematik seiner Krankheit besprochen werden. Auch ist eine Endokarditisprophylaxe durchzuführen.

Restriktive Kardiomyopathie

Diese Form der CMP ist selten. Sie tritt als tropische Endomyokardfibrose überwiegend in Afrika auf und geht häufig mit einer Eosinophilie einher. Es besteht eine gestörte Dehnbarkeit der Herzkammern, so dass eine Füllungsstörung eintritt, das Schlagvolumen reduziert ist und häufig Thromben in den Kammern entstehen. Eine kausale Therapie ist nicht möglich. Die Patienten bedürfen einer lebenslangen Antikoagulation und bei fortschreitender Herzinsuffizienz einer Herztransplantation.

Arrhythmogene rechtsventrikuläre Kardiomyopathie

Hierbei handelt es sich um eine familiär häufig auftretende Erkrankung des rechten Herzens, die mit Palpitationen und Synkopen einhergeht. Erster Verdacht auf diese Erkrankung stellt sich durch ein pathologisches EKG in Ruhe. Eine spezifische klinische Symptomatik liegt meist nicht vor. Die Patienten sind in ihrer Belastbarkeit häufig nicht eingeschränkt. Wenn eine ARVCM vorliegt, sollten regelmäßige, anstrengende sportliche Belastungen vermieden werden. Zu den Komplikationen dieser Krankheit gehören Synkopen und paroxysmale, persistierende Kammertachykardien. Wenn die Patienten einmal reanimiert werden müssen, muss ein ICD implantiert werden. In Notfallsituationen wird sowohl Verapamil als auch Metoprolol (Kalziumantagonist oder Betablocker) gegeben. Die Wahrscheinlichkeit eines plötzlichen Herztodes liegt bei etwa 1%.

LE **6.2**

Wichtige Ursachen und Formen von Arrhythmien

- Störung der Sinusknotenfunktion (Sick Sinus Syndrom, Sinusstillstand, SA-Block-Bildungen)
- AV-Block-Bildungen
- Sinustachykardie
- Tachykardes Vorhofflattern oder Vorhofflimmern
- Supraventrikuläre Tachykardie
- Ventrikuläre Tachykardie
- Kammerflattern, Kammerflimmern

Herzrhythmusstörungen

Unter einer Herzrhythmusstörung (→ **Arrhythmie**) versteht man einen Abfall oder Anstieg der Herzfrequenz bzw. eine Unregelmäßigkeit der Herzschlagfolge. Einen Abfall der Herzfrequenz unter 60 Schläge/min nennt man eine → **Bradykardie**, einen Anstieg über 100 Schläge/min eine → **Tachykardie**. Herzrhythmusstörungen müssen an sich keinen krankhaften Wert darstellen, sollten aber immer auf eine krankhafte Ursache untersucht werden. Die Leitsymptome von Rhythmusstörungen sind
- Schwindel
- Palpitationen
- Synkope

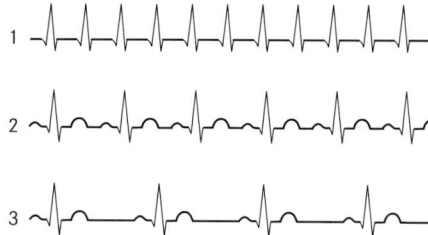

Abb. 6.24.
Herzfrequenz im EKG. Die normale Herzfrequenz liegt zwischen 60-100/min (2); wenn jeweils eine P-Welle dem Kammerkomplex vorausgeht, liegt ein Sinusrhythmus vor; bei einer Frequenz >100/min besteht eine Tachykardie (1), dabei sind die P-Wellen nicht immer zu erkennen; bei einer Frequenz <60/min liegt eine Bradykardie vor (3), hier eine Sinusbradykardie

Bradykardien

Sinusbradykardie

Eine Sinusbradykardie ist bei Sportlern oder älteren Menschen oft Ausdruck der physiologischen Regulation. Auch während des Tiefschlafs sinkt die Herzfrequenz unter 60 Schläge/min ab. Eine Sinusbradykardie ist pathologisch, wenn sie auftritt bei
- Hypothyreose
- Hirndrucksymptomatik
- Karotissinus-Syndrom
- Nach Myokardinfarkt

Syndrom des kranken Sinusknotens

Unter dem Begriff des kranken Sinusknotens (Sick Sinus Syndrom) werden unterschiedliche Arrhythmien zusammengefasst, denen eine Erregungsbildung im Vorhof zu Grunde liegt. Es kann dabei auch zu Überleitungsstörungen auf den AV-Knoten kommen (sinuatrialer Block, SA-Block). Hierbei treten im EKG manchmal Pausen von mehreren Sekunden auf, die beim Patienten Schwindel auslösen können. Auch kann es zu einem Wechsel von schnellem und langsamem Herzschlag kommen (Bradykardie-Tachykardie-Syndrom). Am häufigsten wird diese Störung durch eine KHK verursacht, sie kann aber auch durch eine Myokarditis oder durch eine Hyperthyreose ausgelöst werden.

Bradykardien werden immer dann klinisch symptomatisch, wenn kein ausreichendes Herzzeitvolumen mehr gefördert werden kann. Insofern kann auch eine Herzinsuffizienz durch eine Bradykardie verursacht werden. Die Diagnose lässt sich einfach durch die Palpation des Pulses feststellen. Bei Patienten mit Bradykardie muss darauf geachtet werden, dass sie keine Medikamente bekommen, die die Herzfrequenz weiter reduzieren, wie z.B. Betablocker.

AV-Block

Wie in LE 6.1 beschrieben, sind die supraventrikulär gelegenen Schrittmacher Sinusknoten und AV-Knoten durch das „Herzskelett" von den Kammern getrennt: Eine Störung der Überleitung des AV-Areals auf das His-Bündel wird als → **AV-Block** bezeichnet. Die Hauptursache sind morphologisch degenerative Veränderungen des Ge-

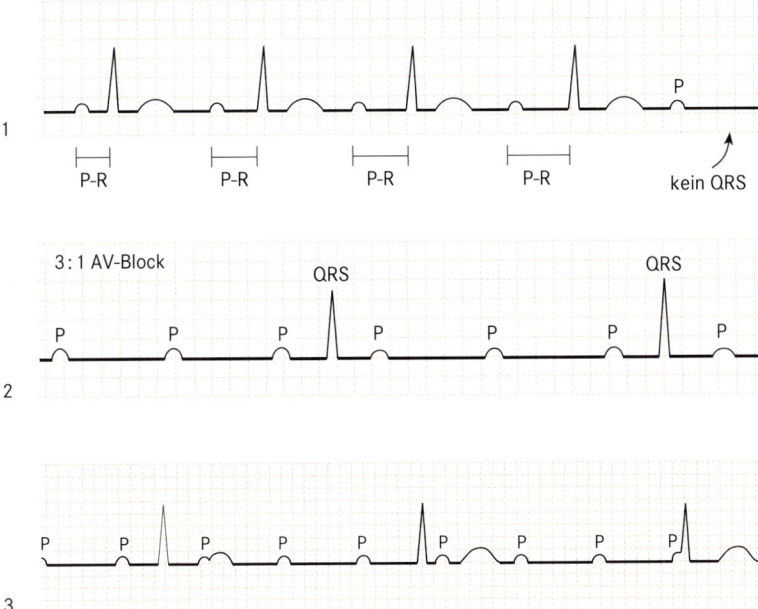

Abb. 6.25. ▲ **AV-Blöcke.** Bei einem atrioventrikulären Block ist die Überleitung der Erregung von den Vorhöfen auf die Kammern verzögert; beim AV-Block II° Typ 1, der Wenckebach-Periodik, fällt eine Pause im Puls auf (1), beim AV-Block II° Typ 2 besteht eine Bradykardie, weil mehrere Vorhofimpulse für die Erregung der Kammern nötig sind (2); beim totalen AV-Block (3) besteht keine Beziehung zwischen P-Wellen und Kammerkomplexen; die Herzfrequenz kann dabei kritisch vermindert sein

webes. Besonders häufig tritt er deshalb bei älteren Menschen auf. Auch bei einem Herzinfarkt, besonders beim Hinterwandinfarkt, bei einer Virusmyokarditis oder durch Medikamente, die die Herzfrequenz herabsetzen, kann ein AV-Block auftreten. Die verschiedenen Grade der AV-Blöcke Grad I bis III beschreiben eine fortschreitende Ermüdung des Überleitungssystems. (Abb. 6.29).

AV-Block I°

Die Überleitungszeit vom Sinusknoten auf das His-Bündel beträgt mehr als 0,2 Sekunden. Diese Überleitungszeit lässt im EKG vom Beginn der P-Welle (am besten sichtbar in den Ableitungen I, II oder V1 und V2) bis zum Beginn des Kammerkomplexes ausmessen. Im dokumentierten EKG ist dies sehr einfach, da bei einer Schreibgeschwindigkeit von 50 mm/Sekunde eine PQ-Zeit von 0,2 Sekunden besteht, wenn diese Strecke 10 mm dauert. Bei 25mm/Sekunde dauert diese Strecke 5 mm. Bei einem hochgradigen AV-Block I°, d.h. einer Dauer von 0,3 Sekunden und mehr kann es dazu kommen, dass bei offenen Segelklappen die Ventrikel enddiastolisch gefüllt sind, das Blut zurückströmt und die Kammern sich dann mit unzureichender Füllung kontrahieren. Dies wäre die Erklärung für eine sog. diastolische Herzinsuffizienz.

AV-Block II°

Hier werden 2 Typen unterschieden, die früher als Wenckebach (Typ 1) und Mobitz (Typ 2) bezeichnet wurden.

AV-Block II°/1. Beim AV-Block II° Typ 1 nimmt die PQ-Dauer von Herzschlag zu Herzschlag immer mehr zu, bis eine Erregung der Vorhöfe nicht mehr auf die Kammern übergeleitet wird und auf eine P-Welle keine Antwort mehr folgt. Palpatorisch ist dann eine Pause im Puls zu fühlen.

AV-Block II°/2. Beim AV-Block II° Typ 2 werden mehrere P-Wellen benötigt, um eine Kammerantwort auszulösen. Gewöhnlich geht dieser AV-Block mit einer Bradykardie einher.

AV-Block III°

Ein totaler AV-Block bedeutet, dass die Vorhoferregung nicht auf die Kammern übergeleitet wird und beide Strukturen des Herzens, die Vorhöfe und die Kammern, getrennt voneinander schlagen. Es kommt dann zu einem Kammerersatzrhythmus (Kammereigenrhythmus, idioventrikulärer Rhythmus), der gewöhnlich <40 Schlägen/min beträgt und beim Kranken nicht ausreicht um ein ausreichendes Herzzeitvolumen zu erzeugen. Der Patient erleidet eine hochgradige Schwindelattacke bzw. eine Synkope. Man spricht dann vom → **Adams-Stokes-Anfall**.

▶ **Therapie.** Medikamente wie → **Digitalis**, → **Betablocker** oder Antiarrhythmika können einen AV-Block verursachen und müssen dann abgesetzt werden. Ein AV-Block I° erfordert gewöhnlich keine Therapie, außer er ist symptomatisch. Dann ist wie bei den höhergradigen AV-Blockierungen die Schrittmacherimplantation indiziert.

Tachykardien

Bei jeder Tachykardie muss die Ursache hinterfragt werden. Eine Tachykardie ist *physiologisch*
- bei Kindern bis zu Beginn des Schulalters
- bei Stresssituationen durch Einfluss des Sympathikus
- bei körperlichen Belastungen.

Auch Alkohol und Koffein können individuell unterschiedlich die Herzfrequenz beschleunigen. Unterschiedliche Medikamente erzielen dies ebenfalls. *Pathologisch* ist der Anstieg der Herzfrequenz
- bei Hyperthyreose
- bei einem Schock
- bei Erhöhung der Körpertemperatur
- bei Anämie
- bei Sauerstoffmangel
- als Reaktion auf eine Herzinsuffizienz.

Bei Fieber steigt die Herzfrequenz pro Grad Temperaturerhöhung um rund 10 Schläge/min an. Patienten mit einer ausgeprägten sympathikotonen Dysregulation weisen häufig eine Sinustachykardie auf, die auch als *hyperkinetisches Herzsyndrom* bekannt ist.

Schrittmacher-Codes

Moderne Herzschrittmacher weisen Ihre Funktion durch einen Code aus 3–5 Buchstaben aus
1. **Buchstabe: Ort der Stimulation**
   A (rechter Vorhof), V (rechter Ventrikel), D (Elektrode liegt in Vorhof und in Kammer)
2. **Buchstabe: Ort der Erregungsregistrierung**
   A (rechter Vorhof), V (rechter Ventrikel), D (Elektrode liegt in Vorhof und in Kammer)
3. **Buchstabe: Betriebsart**
   I (Hemmung von Herzaktionen), T = Stimulation bzw. Triggerung des Herzens, D = beide Funktionen können ausgeführt werden
4. **Buchstabe: Programmierbarkeit**
   R (Rate response, Frequenzanpassung), M (multiprogrammierbarer Schrittmacher)
5. **Buchstabe: Antitachykarde Funktionen**
   0 (keine), B (Burst), S (Scanning) E (externe Triggerung)

Absolute Tachyarrhythmie

Die häufigste Rhythmusstörung mit Tachykardien im Erwachsenenalter ist das tachykarde →**Vorhofflimmern**, die bei >3% aller Erwachsenen >60 Jahre vorkommt. Die Vorhöfe kontrahieren sich hierbei mit einer Frequenz von über 300–400/min wobei die Überleitung auf die Kammern dann völlig unregelmäßig erfolgt. Man spricht von der absoluten Tachyarrhythmie. Häufig liegt eine Mitralstenose bzw. ein kombiniertes Mitralvitium oder ein Hochdruck vor. Das Problem des Vorhofflimmerns liegt grundsätzlich in der Gefahr der Thrombenbildung (Virchow'sche Trias: Zirkulationsfaktor!) und damit einem massiven Risiko für einen Schlaganfall. Oft geht einem Vorhofflimmern ein Vorhofflattern voraus. Auch dem Unerfahrenen fällt dann im EKG die typische Sägezahnlinie in den Ableitungen auf. Sowohl Vorhofflattern als auch Vorhofflimmern gelten als pathologisch.

Paroxysmale supraventrikuläre Tachykardien

Tachykardien, die eine normale Erregungsausbreitung in den Kammern aufweisen, werden auch als supraventrikuläre Tachykardien zusammengefasst. Neben Sinustachykardie und absoluter Tachyarrhythmie bei Vorhofflimmern kann es auch zu einer paroxysmalen supraventrikulären Tachykardie durch ein so genanntes *Präexzitationssyndrom* (Syndrom der vorzeitigen Erregung) kommen. Am Häufigsten liegt hierbei ein sog. WPW-Syndrom (genannt nach Wolff-Parkinson-White) vor. Die Ursache ist ein angeborenes Muskelbündel, das das Herzskelett überbrückt und damit den Überleitungsimpuls im AV-Areal auf das His-Bündel verkürzt. Durch dieses akzessorische Bündel (Kent-Bündel), kann es zu kreisenden Erregungen kommen und der Patient erfährt eine schlagartig auftretende Erhöhung seiner Herzfrequenz, die ebenso plötzlich endet wie sie begonnen hat (Klinisch wird eine kreisende Erregung auch als Reentry-Tachykardie bezeichnet). Im Straßenverkehr kann es durch Schwindelattacken hierdurch zu gefährlichen Situationen kommen.

▶ **Therapie.** Stellte die medizinische Behandlung der Präexzitationen früher ein Problem dar, so lassen sich die pathologischen Muskelbrücken in der elektrophysiologischen Untersuchung heute klar identifizieren und durch eine Katheterablation mit hochfrequenten Strömen unterbrechen. Der Patient ist damit geheilt.

Ventrikuläre Tachykardien (VT)

Auch wenn viele Patienten reguläre Tachykardien, die als kurze Salven oder auch länger anhaltende Episoden, symptomatisch allenfalls als Schwindel oder kurze Benommenheit wahrnehmen, so sind diese Störungen potentiell lebensgefährlich. Häufig werden die Patienten bewusstlos bzw. erleiden eine Synkope. Kammertachykardien liegt immer eine organische Ursache des Myokards zu Grunde. In den meisten Fällen handelt es sich um eine koronare Herzkrankheit. Die Frequenz der Ventrikel liegt dabei zwischen 100–200 Schlägen/min. Es erstaunt, wie schnell das Klappenspiel des Herzens folgen kann. Ab Frequenzen über 250/min wird die Pumpleistung des Herzens beeinträchtigt, da die Viskosität des Blutes ein rasches Nachfließen nicht mehr erlaubt.

Bei Kontraktionen über 250/min spricht man von Kammerflattern. Diese Rhythmusstörung kann jederzeit in ein → **Kammerflimmern** übergehen. Bei einem Kammerflimmern liegt eine chaotische Kontraktion des Myokards vor. Das Herz pumpt kein Blut mehr und steht funktionell still. Der Patient hat einen Kreislaufstillstand. Eine sofortige Reanimation und Defibrillation wird notwendig. Zunehmend stehen in der ambulanten Medizin für diese Situationen sog. Halbautomaten (Frühdefibrillatoren) zur Verfügung. Diese Geräte finden sich an belebten öffentlichen Plätzen wie Flughäfen oder Fußballstadien und sind zur Reanimation durch „Laien" vorgesehen. Die Anwendung ist einfach, denn es müssen beim leblosen Patienten nur die Elektroden angelegt werden. Dann wird automatisch ein mögliches Kammerflimmern des Patienten analysiert und automatisch einen Defibrillationsimpuls abgegeben. Wegen der Häufigkeit solcher synkopalen lebensbedrohlichen Störungen muss jede Pflegekraft in den Grundlagen der Reanimation ausgebildet sein.

Plötzlicher Herztod

Wenn ein Patient auf Grund einer Herzerkrankung innerhalb von 24 Stunden nach Beginn seiner Symptome verstirbt, spricht man ebenso von einem plötzlichen Herztod, als wenn ein sog. Sekundenherztod (sudden cardiac death) auftritt. Die Zahl der Todesfälle durch einen plötzlichen Herztod liegt in Deutschland bei über 100000 pro Jahr. Nicht immer kann geklärt werden, was die eigentliche Ursache war, doch liegen in ca. 80% tachykarde Herzrhythmusstörungen und in 20% ein Herzstillstand bzw. eine bradykarde Arrhythmie vor. Am häufigsten kommt es zum plötzlichen Herztod durch einen Vorderwandinfarkt mit hoch sitzendem Verschluss der RIVA oder bei einer koronaren Mehrgefäßerkrankung. Ein plötzlicher Herztod muss umso mehr gefürchtet werden, je ausgeprägter die Symptome der Herzinsuffizienz sind. Bei einer Auswurffraktion der linken Kammer <40% beträgt, ist jeder fünfte Patient vom plötzlichen Herztod bedroht.

Bei allen Patienten, die der Gefahr eines plötzlichen Herztodes ausgesetzt sind, ist die Implantation eines automatischen implantierbaren Cardioverter-Defibrillators (AICD) zu erwägen.

LE 6.2

Risiko für den plötzlichen Herztod

- Koronare Herzerkrankung
  RIVA-Stenose, Mehrgefässerkrankung
- Hochgradige Herzinsuffizienz bei KHK mit Auswurffraktion <40%
- Dilatative Kardiomyopathie (DCM) mit Auswurffraktion unter 40%
- Hypertropische obstruktive Kardiomyopathie (HOCMP)
- Ausgeprägte Aortenstenose
- Idiopathisch

Extrasystolen (ES)

Beim Pulsfühlen fallen ES als seltene oder häufige Stolperschläge eines sonst unauffälligen Rhythmus auf. Je nach ihrer Form können im EKG Extraschläge des Herzens als supraventrikuläre (svES) bzw. ventrikuläre Extrasystolen (premature beats, VES) unterschieden werden. Extraschläge des Herzens sind an sich nicht pathologisch und können bis zu 30/h auch beim Gesunden auftreten. In der Wachstumsphase des Menschen sind Extrasystolen gehäuft und können beängstigende Ausmaße annehmen. Eine Gefährdung besteht durch sie dennoch nicht. Die Ursache solcher Extrasystolen liegt beim Gesunden in der Fähigkeit jeder Zelle des Herzens sich zu depolarisieren. Unterschiedliche strukturelle Voraussetzungen und Störungen durch Einfluss des vegetativen Nervensystems können solche vorzeitigen Depolarisationen auslösen. Extraschläge, die der Patient als Palpitation, Herzstolpern oder Schwindel spürt, müssen in jedem Fall abgeklärt werden. Auch jede Extrasystolie mit >30 Depolarisationen pro Stunde muss durch EKG, Belastungs-EKG und Langzeit-EKG untersucht werden. Grundsätzlich muss bei jedem Herzstolpern eine Störung des Kaliumhaushaltes und der Schilddrüsenfunktion geprüft werden.

Ventrikuläre Extrasystolen (VES)

Ventrikuläre Extrasystolen entstehen im Myokard und breiten sich über das Myokard aus. Dieser Ausbreitungsweg dauert länger und deshalb sind diese Extrasystolen im Oberflächen-EKG deformiert und als abnorme Schläge beim Monitoring zu erkennen. Ventrikuläre Extrasystolen, die im EKG gleich aussehen (man sollte allerdings 2 Ableitungen hierzu untersuchen), stammen aus demselben Ursprungsort und werden als monomorph (oder monotop) bezeichnet. Ventrikuläre Extrasystolen mit einer unterschiedlichen Form im Oberflächen-EKG werden als polymorph bzw. polytop bezeichnet. Einzelne VES werden vom Patienten gewöhnlich nicht bemerkt.

Grundsätzlich gilt: Eine ventrikuläre Extrasystolie ist umso bedrohlicher und ernster zu nehmen, je eingeschränkter die Funktion des linken Herzens ist, d.h. je ausgeprägter der Patient unter einer Herzinsuffizienz leidet.

Lown-Klassifikation ventrikulärer Extrasystolen

I	weniger als 30 monomorphe VES /Stunde
II	mehr als 30 monomorphe VES/Stunde
IIIa	polymorphe VES
IIIb	Bigeminus
IVa	Couplets
IVb	Auftreten von Salven
V	R-auf-T-Phänomen

Immer wenn auf dem Monitor eine ventrikuläre Extrasystole beobachtet wird, muss man sich die Frage stellen: „Wie geht es dem Patienten? Liegen Symptome einer kardialen Stauung oder kardialen Insuffizienz vor?"

Früher wurden ventrikuläre Extrasystolen in der Klassifikation nach LOWN in Grade steigender Gefährlichkeit eingeteilt. Oft ist diese Einteilung heute noch gebräuchlich, wenngleich sie ihre Bedeutung für das therapeutische Vorgehen verloren hat.

Unter einem → **Bigeminus** versteht man eine sog. 1:1 Extrasystolie, d.h. auf einen Normalschlag folgt eine VES. Liegen 2 VES direkt hintereinander spricht man von einem → **Couplet,** folgen mehr als zwei VES aufeinander, liegt eine → **Salve** vor. Das sog. → **R-auf-T-Phänomen** bezeichnet das Eintreffen einer VES in die T-Welle der vorausgehenden Herzaktion. An dieser Stelle ist die Membran der Herzmuskelzelle wenig stabil (man spricht von der vulnerablen = verletzlichen Phase) und es kann aus heiterem Himmel ein Kammerflimmern ausgelöst werden! Auf dem Monitorbild ist deshalb immer darauf zu achten, wie weit eine VES von der vorausgehenden Aktion im EKG entfernt ist.

Grundsätzlich gilt: Ventrikuläre Extrasystolen sind umso gefährlicher wenn sie
- Häufig auftreten
- Aus verschiedenen Ursprungsorten stammen (polymorphe VES)
- Eng aufeinander folgen
- Als Salven auftreten
- Der Patient eine symptomatische Herzerkrankung hat.

▶ **Therapie.** In der dauerhaften Therapie ventrikulärer Extrasystolen und kardialer Rhythmusstörungen verlieren die Medikamente zunehmend an Bedeutung und werden durch elektrische Therapien und moderne Systeme, wie AICD bzw. „intelligente Schrittmachersysteme" ersetzt. Bei jeder medikamentösen kardialen Therapie muss jedoch immer beachtet werden, in wieweit sie den Herzrhythmus und

LE **6.2**

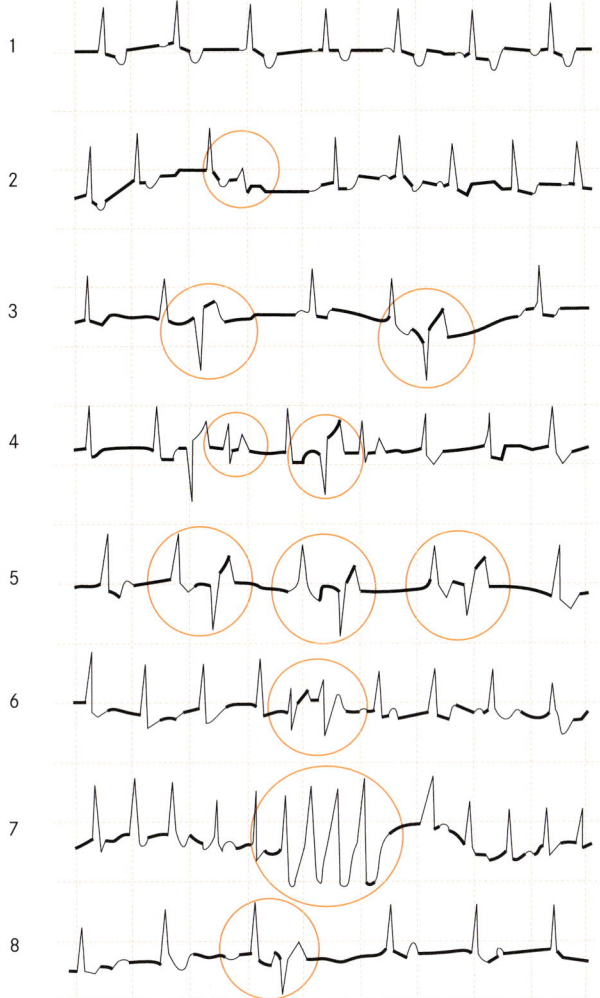

◀ **Abb. 6.26.**
Ventrikuläre Extrasystolen (VES). VES können in unterschiedlichen Formen auftreten; ihre Gefährlichkeit steigt bei Herzinsuffizienz an; als kritisch sind Salven und das R-auf-T-Phänomen anzusehen
1 normales EKG ohne VES,
2 weniger als 30 VES/h,
3 mehr als 30 VES/h,
4 polyfokale VES, 5 Bigeminus,
6 Couplets, 7 Salve,
8 R-auf-T-Phänomen

die Herzfrequenz beeinflussen kann. Dies gilt vor allem für Betablocker und Digitalispräparate. Auch muss beachtet werden, dass jedes auf den Herzrhythmus wirkende Medikament an sich arrhythmogen wirken kann.

Schwangerschaft und Herzkrankheiten

Während jeder Schwangerschaft kommt es zu einer Veränderung der hämodynamischen Situation der Patientin. Deshalb bedürfen herzkranke Patientinnen in der Schwangerschaft einer besonderen medizinischen Betreuung. Das Risiko für die Mutter korreliert mit dem Grad der Herzerkrankung. Bei einer Herzinsuffizienz NYHA II beträgt die Sterblichkeit der Mutter rund 0,5%, steigt aber bei einer Symptomatik nach NYHA III oder IV auf rund 7% an.

Bei pulmonaler Hypertonie und symptomatischen Aortenvitien sind die Patientinnen besonders gefährdet. Deswegen müssen herzkranke Schwangere sich körperlich schonen und ihre alltäglichen Aktivitäten mit Ruhepausen unterbrechen. Zusätzlich gilt eine Beachtung des Körpergewichts um Flüssigkeitseinlagerungen frühzeitig zu erkennen. Die Patienten müssen auf eine NaCl-arme Diät achten und sie sollten möglichst nicht auf dem Rücken schlafen, um eine Kompression der unteren Hohlvene zu vermeiden.

Der kardialen Belastung der Schwangeren liegt besonders eine Aktivierung des Renin-Angiotensin-Aldosteron-Systems (RAAS) zu Grunde. Dadurch kommt es zu einer vermehrten Natrium- und Wasserretention mit der Erhöhung des interstitiellen Volumens. Mit der Erhöhung der Hormone Prolaktin und Erythroproetin kommt es zu einer relativen Polyglobulie und insgesamt einer Steigerung des zirkulierenden Volumens. Dadurch wird das Herz vermehrt belastet. Die typischen Merkmale einer Schwangerschaft durch verminderte Belastbarkeit und leichte Müdigkeit können so zu einer Belastungsdyspnoe und Tachykardie führen. Häufig kommt es zu Schwindel und Beschwerden, die an Stenokardien erinnern. Ursache hierfür ist das hoch stehende Zwerchfell, das einen gastroösophagealen Reflux ausgelöst.

Mit zunehmender Schwangerschaft kommt es zu einer Erhöhung der Herzfrequenz um rund 30% bis zur 40. Schwangerschaftswoche. Die erhöhten Anforderungen an das Schlagvolumen machen sich ab dem letzten Drittel der Schwangerschaft durch ein diastolisches Geräusch bemerkbar. Häufig steigt der Blutdruck an und mit einem erhöhten Sauerstoffverbrauch ist auch die Atemfrequenz gesteigert. Diese Tachypnoe kann bis 25 und mehr Atemzüge/min ausmachen.

Die Frage, ob eine Schwangere prophylaktisch mit Antikoagulanzien behandelt werden muss, ist noch nicht einheitlich entschieden. Bislang ging man davon aus, dass Kumarinpräparate die Plazentaschranke überschreiten und eine Embryopathie auslösen können. Die Gefahr eines Aborts trifft auch für eine Langzeitheparinisierung zu. Derzeit gilt die Überlegung, zu Beginn und Ende der Schwangerschaft eine Prophylaxe gegen Thrombosen mit Heparin durchzuführen und in der Mitte der Schwangerschaft mit Kumarinen. Die Indikation für die Thromboseprophylaxe muss bei Schwangeren sehr eng gestellt werden. Die größte Gefährdung für den Verlauf der Schwangerschaft besteht bei Herzerkrankungen nach der 12. SSW, während der Entbindung und im Wochenbett.

IM FOKUS 6.2

Der aktuellen Statistik nach versterben die Bundesbürger zu 55% an kardiovaskulären Erkrankungen. Allein die Herzinsuffizienz macht auf einer normalen internistischen Station nahezu die Hälfte der Pflegefälle bei Patienten >60 Jahren aus. Zu den Leitsymptomen kardialer Erkrankungen gehören Angina pectoris, Dyspnoe, Schwindel, Synkopen, Palpitationen, allgemeine Leistungsschwäche, rasche Erschöpfung, Ödeme und Zyanose. Im Mittelpunkt der Krankenbeobachtung und allgemeinen klinischen Diagnostik stehen die Auskultation und die Palpation von Herz und Pulsen mit dem gleichzeitigen Blick auf die allgemeine Gefäßdiagnostik. Bei den nichtinvasiven

Methoden nimmt das EKG als Ruhe-, Belastungs- und Langzeit-EKG den zentralen Platz ein und gehört – unabhängig vom Monitoring der Überwachung – zu den häufigsten diagnostischen Maßnahmen der gesamten Medizin. Bei den bildgebenden Verfahren spielt die Echokardiografie mit ihren Sonderformen als transösophageale Echokardiografie (TEE) oder Stressechokardiografie die dominierende Rolle.

LE 6.2

Eine Herzinsuffizienz beschreibt das Missverhältnis von Sauerstoffbedarf der Organe und Muskulatur einerseits und der Fähigkeit des Herzens, ein angemessenes Herzzeitvolumen zu erzeugen. Die akute Herzinsuffizienz ist fast immer die Folge eines Herzinfarkts. Im klinischen Alltag steht die chronische Herzinsuffizienz, die sich über Monate bis Jahre entwickeln kann, im Vordergrund. Dabei ist zwischen Links- und Rechtsherzinsuffizienz zu unterscheiden. Die Hauptursachen der Linksherzinsuffizienz sind der Bluthochdruck, die koronare Herzkrankheit, Herzrhythmusstörungen und Vitien des linken Herzens. Der überwiegende Anteil der Rechtsherzinsuffizienz ist auf die Linksherzinsuffizienz zurückzuführen. Eine isolierte Rechtsherzinsuffizienz (Cor pulmonale) ist als Folge einer erhöhten Druckbelastung im kleinen Kreislauf, z.B. bei COPD, anzusehen. Leitsymptome der Linksherzinsuffizienz sind Belastungsdyspnoe, Orthopnoe und Tachykardie. Pathophysiologisch wird bei der Herzinsuffizienz vor allem das RAAS aktiviert. Für die Symptome der Rechtsherzinsuffizienz stehen die Stauungssymptome (obere und untere Einflussstauung) im Mittelpunkt. Kommt es zu einer beidseitigen Herzinsuffizienz so manifestiert sich diese in einer Nykturie, zunehmenden Arrhythmien und einem Blutdruckabfall. Die Therapie der Herzinsuffizienz besteht heute im Wesentlichen in einer Komposition aus ACE-Hemmern, Betablockern, Aldosteronantagonisten, Diuretika, Digitalis und Nitraten.

Die Symptomatik der koronaren Herzerkrankung kann als stabile Angina oder als akuter Infarkt in Erscheinung treten. Primäre Risikofaktoren für die koronare Herzerkrankung sind Hochdruck, Diabetes mellitus, Fettstoffwechselstörung, inhalatives Rauchen und eine familiäre Vorgeschichte. Eine stabile AP zeigt sich als Stenokardie, die unter Belastung oder Kälte reproduzierbar, kurzzeitig auftritt und durch Nitrospray gelindert wird. Im Gegensatz dazu tritt die instabile Angina pectoris aus Ruhe heraus auf und reagiert nicht auf Nitrospray. Sie ist einem intramuralen Herzinfarkt gleichzusetzen. Der akute Herzinfarkt zeigt als Symptome anhaltende, nitroresistente thorakale Schmerzen, Luftnot, ausgeprägte vegetative Reaktionen und die Angstsymptomatik. Die Diagnose wird über EKG, Herzenzyme oder durch invasive Diagnostik gesichert. Therapeutisches Ziel ist die schnellste Wiedereröffnung des Gefäßes um die Folgen des Infarkts so gering wie möglich zu halten. Deshalb werden heute zunehmend die medikamentöse Fibrinolyse neben PTCA und Bypass-OP eingesetzt.

Bei den angeborenen Herzfehlern sind drei Gruppen zu unterscheiden: Herzfehler ohne Zyanose (v. a. Ventrikelseptumdefekt), Herzfehler mit Zyanose (v.a. Fallot'schen Tetralogie) und Herzfehler ohne Shunt. Bei den erworbenen Herzfehlern stehen die Klappenfehler des linken Herzens im Vordergrund, am häufigsten betroffen ist die Mitralklappe, die in rund 70% aller Fälle als Folge einer bakteriellen Infektion oder im Verlauf eines rheumatischen Fiebers stenosiert oder insuffizient ist. Zunehmend tritt die degenerative Aortenstenose auf. Hinweisend sind Symptome als Schwindelattacken, Synkopen und Stenokardien. Erworbene Herzfehler verlaufen häufig im Rahmen einer Endokarditis, einer hochfebrilen Erkrankung, die durch Streptokokken ausgelöst wird. Dagegen ist die Myokarditis klinisch häufig stumm und heilt auch meist folgenlos aus.

Bei chronischem Verlauf kann sich hieraus eine dilatative Kardiomyopathie entwickeln. Die hypertrophische Kardiomyopathie dagegen ist häufig eine angeborene Erkrankung. Die entzündliche Perikarditis weist vielfältige Ursachen auf, ist in der Hälfte aller Fälle idiopathisch und kann sowohl infektiös als auch durch Paraneoplasien oder im Rahmen von immunologischen Prozessen entstehen.

Vor allem durch die koronare Herzerkrankung, aber auch bei Störungen des Kaliumstoffwechsels oder durch Digitalis können Herzrhythmusstörungen auftreten. Bradykardien sind häufig durch einen höhergradigen AV-Block induziert oder die Folge von Durchblutungsstörungen der Schrittmacherzentren (meist KHK der rechten Koronararterie). Eine Tachykardie kann sowohl supraventrikulären als auch ventrikulären Ursprungs sein und ebenso vielfältige Ursachen haben. Eine Hyperthyreose und eine Anämie sind in jedem Fall auszuschließen. Ventrikuläre Tachykardien stellen immer eine Gefahr dar und sind stets die Folge schwerwiegender organischer Erkrankungen des Herzens. Vorhofflimmern kann zu einer absoluten Tachyarrhythmie führen. Gelingt bei Vorhofflimmern die Rhythmisierung durch Medikamente oder Kardioversion nicht, muss der Patient mit Marcumar® versorgt werden, um einen Apoplex zu vermeiden. Bezüglich ventrikulärer Extrasystolen gilt die Aussage, dass sie umso gefährlicher sind, je häufiger sie auftreten, je komplexer sie sind und je ausgeprägter die Symptomatik der zugrunde liegenden Herzerkrankung ist.

NACHGEFRAGT 6.2

1. Nennen Sie fünf charakteristische Symptome, die auf eine kardiovaskuläre Erkrankung hinweisen.

2. Welche Ursachen können hinter einem akuten Thoraxschmerz stehen (keine Verletzungen)?

3. Was ist ein Ödem? Wie kann es entstehen?

4. Wie legt man ein Standard-EKG an? Welche Ableitungen werden registriert?

5. Welche Indikationen lösen die Ableitung eines EKG aus?

6. Bei welchen Erkrankungen darf sich ein Patient nicht stark belasten und warum bestehen deshalb auch Kontraindikationen für eine Ergometrie?

7. Wann ist die Durchführung eines Langzeit-EKG zu empfehlen?

8. Welche Untersuchungen lassen sich mit einem Herzkatheter durchführen?

9. Was versteht man unter einer Herzinsuffizienz? Wann spricht man von einer dekompensierten Herzinsuffizienz?

10. Erläutern Sie die Stadieneinteilung der Herzinsuffizienz

11. Welche Symptome weist ein Patient mit Linksherzinsuffizienz auf? Welche Symptome sind für eine Rechtsinsuffizienz typisch?

12. Nennen Sie die allgemeinen Maßnahmen zur Behandlung einer Herzinsuffizienz? Welche Medikamente werden in der Therapie eingesetzt?

13. Nennen Sie die *primären* Risikofaktoren für die koronare Herzkrankheit und für die Arteriosklerose

14. Worin liegt der Unterschied zwischen stabiler und instabiler Angina?

15. Welche Leitsymptome begleiten den akuten Herzinfarkt?

16. Wie gehen Sie, z.B. beim Nachtdienst, bei Verdacht auf einen akuten Herzinfarkt vor?

17. Wie kann der Verdacht auf einen akuten Infarkt gesichert werden?

18. Welche Therapie steht für den akuten Myokardinfarkt zur Verfügung? Welche Ratschläge muss der Patient nach überlebtem Infarkt unbedingt berücksichtigen?

19. Welcher angeborene Herzfehler kommt am häufigsten vor?

20. Welche morphologischen Faktoren gehören zur Fallot'schen Tetralogie?

21. Wie erkennen Sie eine Aortenstenose? Welche Symptome weisen darauf hin?

22. Was versteht man unter einer Endokarditis? Welche Symptome weist sie auf?

23. Was ist eine Bradykardie? Welche Ursachen können hinter einer Bradykardie stecken?

24. Wie zeigt sich ein Vorhofflimmern? Warum ist es gefährlich?

25. Sie beobachten ventrikuläre Extrasystolen (VES) auf dem Monitor; wann sind VES grundsätzlich bedrohlich?

LE 6.2

LEXIKON 6.2

Können Sie diese Begriffe erklären?
Lesen Sie im Lexikon in Übersicht 2 nach ...

A

Absolute Arrhythmie
ACE-Hemmer
Adams-Stokes-Anfall
Angina pectoris
Aorteninsuffizienz
Aortenstenose
Arrhythmie
Auskultation
AV-Block

B

Betablocker
Bigeminus
Bradykardie

C

Chronotropie
Cor pulmonale
Couplet

D

Diastolikum
Digitalis
Diuretika
Dyskardie
Dyspnoe

E

Echokardiografie
Eisenmenger-Reaktion
EKG
Endokarditis
Ergometrie
Extrasystolen

F

Fallot-Tetralogie

H

Herzgeräusche
Herzinfarkt
Herzinsuffizienz
Herzkatheter
Herzspitzenstoß

I

Inotropie
Instabile Angina

K

Kammerflimmern
Kammertachykardie
Kardiomyopathie
Klappeninsuffizienz
Klappenstenose
Koronarangiografie
Koronare Herzkrankheit
Kritische Stenose

L

Langzeit-EKG
Lungenödem

M

Mitralinsuffizienz
Mitralstenose
Myokarditis
Myokardszintigrafie

N

Nitrate
NYHA-Stadien
Nykturie

Ö

Ödem

O

Orthopnoe

P

Palpation
Palpitationen
Perikarditis
Primäre Risikofaktoren
Prinzmetal-Angina

R

RAAS
R-auf-T

S

Salve
Stabile Angina
Stenokardie
Stressechokardiografie
Synkope
Systolikum

T

Tachykardie
TEE
Thrombolyse

V

Ventrikelseptumdefekt
Ventrikuläre Tachykardie
Vorhofflimmern

Z

Zyanose

Im Dialog...

... Fünf Fragen an Herz und Kreislauf

1. Wie können Sie annehmen, das Herz und Kreislauf gesund sind?

2. Wie wird das Herz untersucht?

3. Welche Symptome weisen auf eine Erkrankung des Herzens hin?

4. Welche Erkrankungen können auch zu kardialen Symptomen führen?

5. Wie werden Herzerkrankungen behandelt?

Können Sie Ihrem Patienten auf diese Fragen antworten?
Sehen Sie in Übersicht 2 nach.

Gefäßsystem

7.1

Lerneinheit 7.1 Das Gesunde

Blutgefäße und Kreislauf — 381
Die Blutgefäße — 381
Körperkreislauf — 383
Lungenkreislauf — 384
Fetaler Kreislauf — 385

Arterielles System — 385
Aorta — 385
Arterien des Abdomens — 386
Arterien der unteren Extremität — 387
Arterien der oberen Extremität — 388
Durchblutung des Gehirns — 389
Pfortadersystem — 390

Venöses System — 390

Lymphgefäßsystem — 393

Blutdruck — 394
Messung des Blutdrucks — 396

Im Fokus — 397

Nachgefragt — 398

Lexikon — 399

Lerneinheit 7.1

Das Gesunde

Blutgefäße und Kreislauf

Die Blutgefäße

Bei den Blutgefäßen des Körpers werden Arterien, Venen und Lymphgefäße unterschieden. Grundsätzlich sind → **Arterien** Gefäße, die das Blut vom Herzen *weg*leiten und → **Venen** Gefäße, die das Blut dem Herzen *zu*führen. Die häufige Fehlbezeichnung von Arterien als Gefäße, die sauerstoffreiches Blut führen bzw. Venen mit sauerstoffarmen Blut ist ungenau und würde nur für den Körperkreislauf (s. u.) zutreffen.

Das gemeinsame Prinzip des Gefäßaufbaus sind von außen nach innen die Schichten von

- → Adventitia (Tunica externa),
- → Media (Tunica media) und
- → Intima (Tunica interna).

Die *Intima* besteht aus Endothelzellen. Bei den Kapillaren bilden Endothelzellen zusammen mit einer Basalmembran die ganze Wandstruktur. Je nach Druckverhältnissen ist die Wand der Gefäße unterschiedlich dick und besteht aus überwiegend glatter Muskulatur oder elastischen Fasern. Die Schicht, in der Muskulatur bzw. elastische Fasern eingegliedert sind, wird als *Media* bezeichnet. Der Gefäßinnenraum, das Lumen, ist bei Arterien und Venen unterschiedlich weit.

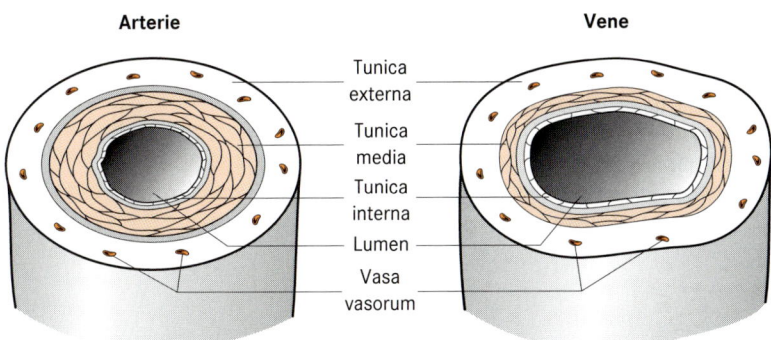

Abb. 7.1. ▲ **Wandstruktur von arteriellen und venösen Gefäßen.** Gegenüber Arterien ist die Muskulatur von Venen schwächer ausgeprägt; beide Gefäße weisen drei Schichten im Wandaufbau auf: Adventitia (Tunica externa), Media (Tunica media) und Intima (Tunica interna); in der Adventitia verlaufen die Gefäße, die das Gefäß mit Blut versorgen (Vasa vasorum)

Arterien (Aa.)

Bei Arterien werden Gefäße vom *elastischen Typ* und Gefäße vom *muskulären Typ* unterschieden. Die Gefäße vom muskulären Typ werden auch als Widerstandsgefäße, die vom elastischen Typ als Windkesselgefäße bezeichnet. Der Begriff → **Windkessel** stammt aus einer technischen Periode, als es noch Dampflokomotiven gab. Die damaligen Ingenieure kamen auf die Idee, einen Teil des Dampfes, der die Kolben und die schweren Räder der Lokomotive nach vorne trieben, in einen sog. Windkessel zu leiten. Durch den Dampfdruck wurde eine Feder gespannt, die dann, wenn die Antriebsstange keine Kraft auf das Rad der Lokomotive ausüben konnte, ihre Energie abgab. Auf diese Weise konnten während jeder Phase der Umdrehung die Antriebskräfte auf die Räder einwirken. (Der Autor konnte diese Zeilen nur schreiben, weil er sich mehrtägig mit leuchtenden Augen in Eisenbahnmuseen herumgetrieben hat). Vergleichbar wird während des gesamten Herzzyklus eine Kraft auf das Gefäßsystem ausgeübt, obwohl die Systole nur ein Drittel dieser Zeit ausmacht. Ein Teil der Energie der Systole wird in den elastischen Fasern der Arterien gespeichert und während der Diastole wieder an das Gefäßsystem abgegeben. Der Blutstrom wird dadurch kontinuierlich vorangetrieben. Das also ist die Windkesselfunktion.

Die Wirkung von Dehnung und Erschlaffung elastischer Fasern in den großen Arterien können als → **Puls** bzw. als Pulswelle gefühlt (palpiert) werden. Die beim Blutdruck gemessenen systolischen und diastolischen Werte werden durch die Spannung der Gefäßwand erzeugt. In den Arterien selbst herrscht dagegen ein konstanter Mitteldruck, der von der Aorta bis zur Peripherie des Körpers kontinuierlich abnimmt. Nur zur Information: Dieser Mitteldruck beträgt etwa die Summe aus diastolischem Blutdruck plus ein Drittel der Blutdruckamplitude. Alle Arterien, an denen wir den Puls fühlen können, sind Arterien des elastischen Typs. Elastische Fasern, die vom Bindegewebe gebildet werden, finden sich besonders in den herznahen großen Gefäßen und in der Lunge. Mit zunehmendem Alter bauen sich elastische Fasern ab; besonders an der Faltenbildung der Haut lässt sich dieser Prozess verfolgen. Diese physiologische Alterung spielt sich auch innerlich ab. Es wird verständlich, dass mit Ab-

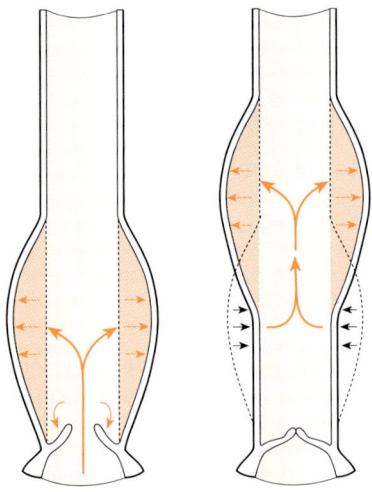

Abb. 7.2. ▶
Windkesselfunktion. Die Dehnung der arteriellen Gefäßwand durch die Systole des Herzens wird als Puls getastet; mit jedem Herzschlag wird ein Teil der Auswurfkraft des linken Ventrikels als Energie in der gedehnten Gefäßwand gespeichert und als Pulswelle weitergeleitet; auf diese Weise strömt das Blut auch in der längeren Diastole, wenn kein Blut ausgeworfen wird

nahme der elastischen Fasern auch die Elastizität des Gefäßsystems abnimmt und die Blutdruckamplitude dadurch steigt. Die Herzleistung wird dabei vermindert.

Die Widerstandsgefäße (Arterien vom muskulären Typ) kommen in den Organen und Muskeln vor. Unter Einfluss des vegetativen Nervensystems können sie ihren Gefäßdurchmesser, das Lumen, verändern und damit sowohl den Strömungswiderstand als auch die Durchblutung beeinflussen. Widerstandsgefäße sind kleine Arterien, die dann in → **Arteriolen** übergehen. Arteriolen sind der Mikrozirkulation, dem Kapillargebiet, vorgeschaltet. An der Aufteilung in die zahllosen Kapillaren, die etwa den Durchmesser etwa eines Erythrozyten (4–8 µm) aufweisen, liegen die sog. präkapillären Sphinktermuskeln. Diese Muskeln sind die eigentlichen Motoren für den Blutdruck. Große Gefäße haben darüber hinaus eigene Durchblutung; diese Blutgefäße verlaufen in der Adventitia (Tunica externa) und werden als Gefäße der Gefäße (Vasa vasorum) bezeichnet.

In den → **Kapillaren** findet der eigentliche Stoff- und Gasaustausch statt. Wenn wir von Durchblutungsstörungen sprechen, stellt sich immer die Frage, ob eine Versorgungsstörung der großen Gefäße oder eine Störung der → **Mikrozirkulation** und damit des eigentlichen Energie- und Stoffhaushaltes vorliegt. Erkrankungen der Mikrozirkulation sind problematischer und schwieriger zu therapieren als Erkrankungen größerer Gefäße. Besonders deutlich wird dies beim Thema Diabetes mellitus (LE 11.2). Obwohl das Kapillarsystem nur aus einer einzigen Endothelschicht besteht, herrscht hier noch ein recht hoher Blutdruck von rund 25 mm Hg. In den Kapillaren befindet sich rund 5% unseres Blutvolumens (Abb. 7.3), wobei die präkapillären Sphinkteren die Durchblutung der Organe steuern können. Die Endothelschicht der Kapillaren weist feine Poren auf, die für nahezu alle Inhaltsstoffe des Blutes außer Erythrozyten und großmolekularen Plasmaproteinen, passierbar ist. Rund 10% der im Kapillargebiet filtrierten Stoffe werden in das System der Lymphgefäße aufgenommen.

Venen (Vv.)

Wenn das Blut das Kapillarsystem passiert hat, erreicht es das venöse System. Die kleinsten Venen werden als Venolen bezeichnet; sie sammeln das Blut und führen es größeren Venen zu. Insgesamt haben Venen eine dünnere Wand als vergleichbar große Arterien, bestehen aber ebenfalls aus drei Schichten. Die Media enthält weniger Muskelfasern als Arterien. Je größer das Lumen von Venen wird, desto häufiger sind bindegewebige Venenklappen in das Lumen eingebaut und verhindern so den Rückfluss des Blutes. Der venöse Blutfluss wird durch die Pumpfunktion angrenzender Skelettmuskeln (LE 4) aufrechterhalten.

Körperkreislauf

Der Körperkreislauf wird auch als *großer Kreislauf* bezeichnet. Wie oben beschrieben, beginnt er in der linken Herzkammer, wobei als Startpunkt die Mitralklappe gilt. Er führt über die Auswurfbahn des linken Ventrikels durch die Aortenklappe in die Aorta, dann durch das System der großen Körperarterien bis in das Gebiet der

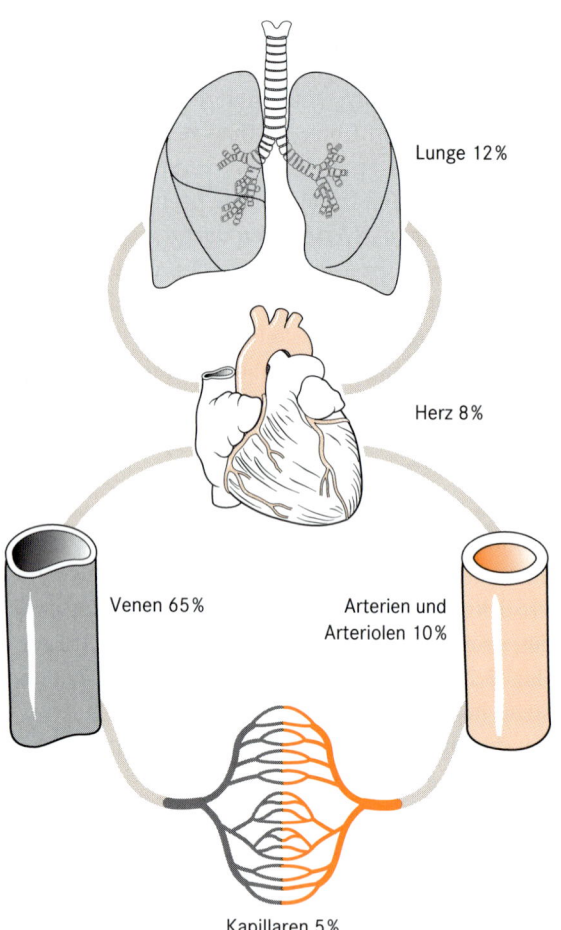

Abb. 7.3. ▶
Blutmenge im kleinen und großen Kreislauf. Der arterielle Teil des Körperkreislaufs und des Kapillargebiets enthält rund 15% des Blutvolumens; 85% fließen im venösen Anteil des Körperkreislaufs, im Herz selbst und in den Lungen

Mikrozirkulation von Organen und Muskeln sowie der Durchblutung des Gehirns. Im venösen Stromgebiet wird das Blut gesammelt und der oberen und unteren Hohlvene zugeführt. Diese lenkt das Blut über den rechten Vorhof durch die Trikuspidalklappe in den rechten Ventrikel. Ab hier beginnt der Lungenkreislauf. Weiter unten wird auf die Unterscheidung in Hochdrucksystem und Niederdrucksystem verwiesen.

Lungenkreislauf

Der *kleine Kreislauf* beginnt in der rechten Herzkammer an der Trikuspidalklappe und führt über die A. pulmonalis und die Pulmonalklappe in die Lunge. Hier wird das Blut mit Sauerstoff angereichert (oxygeniert) und läuft über die vier Lungenvenen zum linken Vorhof zurück. Mit dem Lungenkreislauf sind der gesamte Blutkreislauf und sein Gefäßsystem geschlossen.

Fetaler Kreislauf

Der Kreislauf des ungeborenen Kindes wird als → **fetaler Kreislauf** bezeichnet; er unterscheidet sich wesentlich von den postpartalen Zirkulationsverhältnissen (Abb. 5.2). Das sauerstoffreiche Blut des Kindes stammt aus der Nabelvene, die der Plazenta entspringt. Es fließt weitgehend unter Umgehung der Leber durch den Ductus venosus Arantii direkt in die untere Hohlvene. Von dort gelangt es in den rechten Vorhof. Ein Drittel des Blutes fließt über das Foramen ovale in den linken Vorhof, von hier aus über den linken Ventrikel in die Aorta. Zwei Drittel werden direkt vom rechten Ventrikel über die Pulmonalarterie und eine Kurzschlussverbindung (→ **Ductus arteriosus Botalli**) der Aorta zugefügt. Nur 7% des fetalen Blutes erreichen die Lunge des ungeborenen Kindes. Im Bereich der Beckenarterien (Aa. iliacae internal) zweigen Nabelarterien (Aa. umbilicales) ab und führen das Blut zur Plazenta zurück.

Direkt nach der Geburt und mit dem ersten Atemzug werden beim Neugeborenen vasoaktive Substanzen freigesetzt. Diese senken den Widerstand in der Lunge des Kindes. Durch Druckabfall im rechten Vorhof wird das Segel des Foramen ovale verschlossen und dieser Kurzschluss unterbrochen. Allerdings ist festzustellen, dass bei fast 50% der Erwachsenen eine Restöffnung des Foramen ovale vorliegt, ohne dass ein Krankheitswert besteht. Diese offene Verbindung kann der Grund einer sog. paradoxen Embolie (s. u.) sein. Durch Anstieg der Druckverhältnisse kommt es zu einer Strömungsumkehr im Ductus Botalli, woraufhin sich diese Kurzschlussverbindung kontrahiert und allmählich verschlossen wird. Wenn nach der Geburt weiterhin Verhältnisse des fetalen Kreislaufes bestehen, spricht man von angeborenen Herzfehlern; diese wurden in LE 6.2 beschrieben.

LE 7.1

Arterielles System

Aorta

Die noch im Bereich der Aortenklappe als erste von der → **Aorta** abgehenden Gefäße sind die Koronargefäße. Verursacht durch die embryonalen Entwicklungsschritte macht die Aorta einen Bogen nach links. Dieser Bogen wird gestaltet durch
- die aufsteigende Aorta (Aorta ascendens),
- dem Aortenbogen (Arcus aortae) und
- die absteigende Aorta (Aorta descendens)

Die am Scheitelpunkt dieses Bogens abgehenden drei Gefäße sind (von links):
- Truncus brachiocephalicus, der sich in die A. carotis communis dextra und A. subclavia dextra aufteilt,
- A. carotis communis sinistra und
- A. subclavia sinistra.

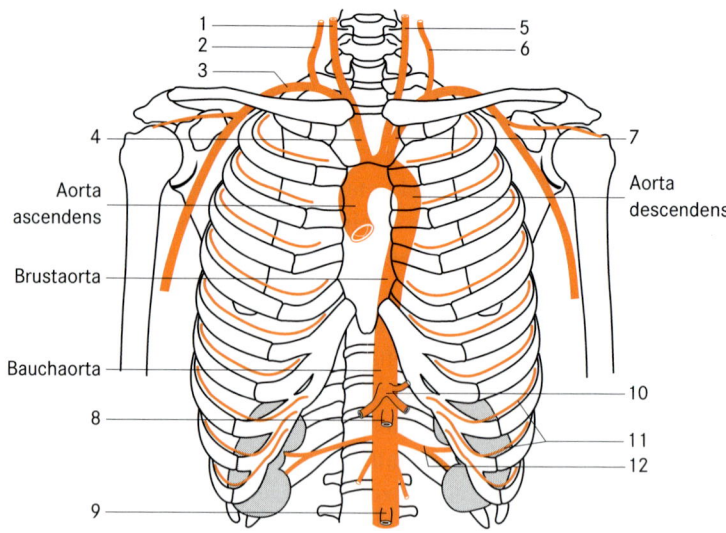

Abb. 7.4. ▲ **Gefäße der Aorta.** 1 = A. carotis communis dextra, 2 = A. vertebralis dextra, 3 = A. subclavia dextra, 4 = Truncus brachiocephalicus, 5 = A. carotis communis sinistra, 6 = A. vertebralis sinistra, 7 = A. subclavia sinistra, 8 = A. mesenterica superior, 9 = A. mesenterica inferior, 10 = Truncus coeliacus, 11 = Intercostalarterien, 12 = A. renalis sinistra

Die A. carotis communis, die als Halsschlagader bezeichnet wird, teilt sich im Karotissinus in innere und äußere Äste (Aa. carotis internae und externae) auf. Aus der A. subclavia geht die A. vertebralis hervor, diese verläuft in den Öffnungen der Querfortsätze der Halswirbelkörper und versorgt von hinten kommend zusammen mit der A. carotis interna das Gehirn. Die A. carotis externa hat als Versorgungsgebiet den Mund- und Rachenraum, die Schilddrüse und das Gesicht.

Arterien des Abdomens

Die Aorta descendens gibt im Brustraum die Interkostalarterien ab, diese verlaufen entlang des Unterrandes der Rippen. Bis zum Zwerchfell wird die Aorta als Brustaorta (Aorta thoracica) bezeichnet. Nach Durchtritt durch das Diaphragma wird sie zur Bauchaorta (Aorta abdominalis). Die Kenntnis der großen Gefäße, die direkt aus Aorta abgehen und die Muskulatur und die großen Organe versorgen ist Voraussetzung um die Folgen von Durchblutungsstörungen des arteriellen Systems zu verstehen. Insofern schlage ich vor, diese einzelnen Gefäße nicht auswendig zu lernen, sondern sich über die Zusammenhänge des Gefäßsystems so zu orientieren, wie man eine Urlaubsreise plant, nämlich vom Ausgangspunkt ausgehend größere Straßen für seine Fahrt wählt, um dann über immer kleinere Gefäße (bzw. Sträßchen) zum Ziel zu kommen. Im Zusammenhang mit der anatomischen Beschreibung oder Erkrankungen anderer Organsysteme als die des Kreislaufes selbst, kann es dann aber wichtig werden diese Seite noch einmal aufzuschlagen und sich genau über die Versorgungswege und deren Störungen zu informieren.

Aus der Bauchaorta geht der *Truncus coeliacus* ab, ein kräftiger Arterienstamm, der sich in drei große Arterien aufteilt:
- A. gastrica sinistra (linke Magenarterie)
- A. hepatica communis (Leberarterie)
- A. lienalis (Milzarterie)

LE 7.1

Diese Arterien versorgen den Magen, die Leber und die Milz. Weiter distal gibt die Aorta die A. mesenterica superior und mesenterica inferior ab. Etwa in Höhe des Abgangs der oberen Mesenterialarterie gehen die beiden Nierenarterien, Aa. renales, ab.

Arterien der unteren Extremität

Auf Höhe des 4. LWK teilt sich die Aorta in die beiden Beckenarterien (Aa. iliacae). Diese teilt sich in eine A. iliaca interna (Versorgung der Beckenorgane) und A. iliaca externa. Die A. iliaca externa wird ab dem Leistenband zur A. femoralis, der großen Arterie des Oberschenkels. Im weiteren Verlauf heißt die Femoralarterie dann

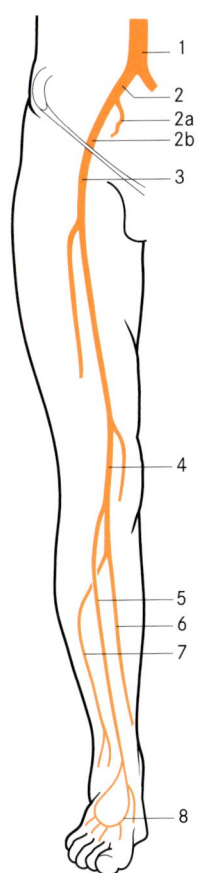

◄ **Abb. 7.5.**
Große Arterien der unteren Extremität. 1 = Aorta abdominalis, 2 = A. iliaca (die sich in 2a = A. iliaca interna und 2b = A. iliaca externa teilt), 3 = A. femoralis, 4 = A. poplitea, 5 = A. tibialis anterior, 6 = A. tibialis posterior (am Innenknöchel), 7 = A. fibularis, 8 = A. dorsalis pedis

A. poplitea (Poplitea= Kniekehle). Unterhalb der Kniekehle teilt sich die A. poplitea in drei Arterien auf:
- A. tibialis anterior,
- A. tibialis posterior
- A. peronea (auch A. fibularis genannt)

Palpation der Pulse

An der A. femoralis, der A. poplitea, an der A. tibialis posterior (am Innenknöchel hinten) und an der A. dorsalis pedis (am Fußrücken zwischen erstem und zweitem Zehenstrahl) können die Pulse getastet werden. Weitere Palpationsstellen der arteriellen Pulse sind die A. ulnaris (ulnare Außenseite des Handgelenks), A. axillaris (Achselhöhle) und A. temporalis (Schläfe). Ausführlich werden die Palpation der Pulse und die Unterscheidung der Pulsmerkmale in LE 7.2 beschrieben.

Arterien der oberen Extremität

Die hinter dem Schlüsselbein verlaufende A. subclavia gibt die A. vertebralis ab und wird im Bereich der Achselhöhle zur A. axillaris. Im Übergang zum Oberarm wird sie zur A. brachialis. In der Ellenbeuge teilt sie sich in die A. radialis und A. ulnaris

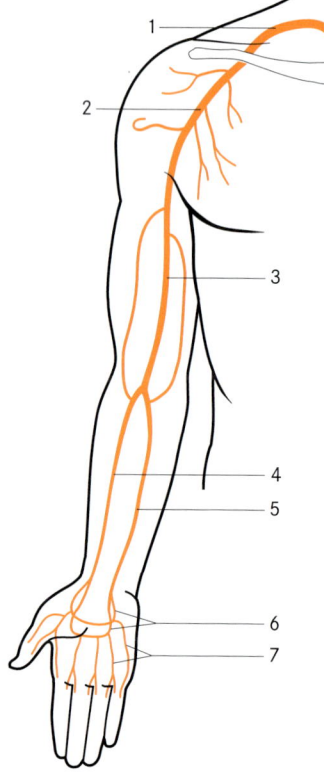

Abb. 7.6. ▶
Große Arterien der oberen Extremität. 1 = A. subclavia, 2 = A. axillaris, 3 = A. brachialis, 4 = A. radialis, 5 = A. ulnaris, 6 = Hohlhandbögen, 7 = Fingerarterien

auf. Sowohl in der Achselhöhle als auch am Oberarm lassen sich Pulse fühlen; die A. brachialis ist an der Innenseite des Oberarms wenige Zentimeter oberhalb des Ellenbogens und zwischen Humerus (Knochen des Oberarms) und M. biceps brachii tastbar. Auch an der A. radialis und A. ulnaris lassen sich die Pulse tasten. Im Bereich der Hand bilden diese Arterien die tiefen und oberflächlichen Hohlhandbögen von denen die Fingerarterien abgehen.

Durchblutung des Gehirns

Wie kein andres Organ ist das zentrale Nervensystem (ZNS) auf eine kontinuierliche Sauerstoffversorgung angewiesen. Der Stoffwechsel des zentralen Nervensystems ist nahezu vollständig aerob, d.h. nur unter Verbrennung von Sauerstoff kann das ZNS Glukose zur Energiegewinnung metabolisieren. Für diese kontinuierliche Versorgung mit Sauerstoff besteht ein Gefäßkreislauf, der von den beiden Aa. carotis internae und den beiden Aa. vertebrales versorgt wird. Der arterielle Kreislauf der Hirnversorgung wird als → **Circulus arteriosus Willisii** bezeichnet. Hierbei verbinden sich die beiden Vertebralarterien (aus der A. subclavia) zur A. basilaris, der Schädelbasisarterie. Von der A. basilaris gehen rechts und links die A. cerebri posterior ab; dieses sind über Verbindungsarterien (A. communicans) mit der A. cerebri media verbunden. Die A. cerebri media wiederum wird von der A. carotis interna versorgt. Beide Äste der Karotiden stehen ventral über die vordere Kommunikansarterie (A. communicans anterior) in Verbindung (Abb. 7.7).

Das Rückenmark selbst wird über kleine Gefäße aus den Vertebralarterien, den Interkostalarterien und der Aorta versorgt. Diese Gefäße werden über die Foramina intervertebralia dem Rückenmark zugeführt und bilden dort ein arterielles Netz. Die Kenntnis der Blutversorgung des Gehirns ist wichtig, um die Entwicklung eines Schlaganfalls durch eine Thromboembolie zu verstehen.

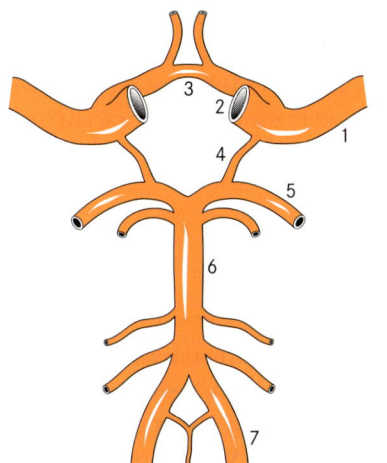

◀ **Abb. 7.7.**
Durchblutung des Gehirns. Im Circulus arteriosus Willisii schließen sich die von vorn kommenden Karotisarterien und die von hinten kommenden Vertebralarterien zusammen; der Ursprung dieser Gefäße ist in Abb. 7.4 dargestellt; 1= A. cerebri media (in direkter Fortsetzung von 2), 2 = A. carotis interna, 3 = vordere Verbindungsarterie, 4 = hintere Verbindungsarterie, 5 = A. cerebri posterior, 6 = A. basilaris, 7 = A. vertebralis

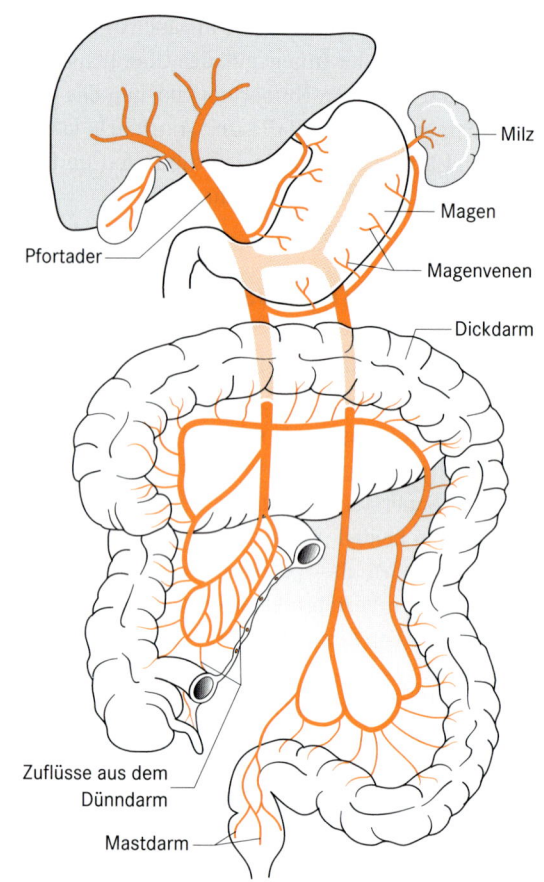

Abb. 7.8.
Stromgebiet der Pfortader. Vom Fundus des Magens bis zum Mastdarm wird das Blut aller unpaarigen Bauch- und Beckenorgane über die Mesenterialvenen gesammelt und der Pfortader (V. portae) zugeleitet; nach Passage der Leber wird das Blut in der V. hepatica gesammelt

Pfortadersystem

Zwischen der arteriellen Versorgung der Bauchorgane und dem venösen Abfluss ab der Leber ist das System der → **V. portae** (Pfortader) angelegt. Die Pfortader sammelt das Blut aus nahezu dem gesamten Magendarmtrakt, der Milz und des Pankreas und führt es der Leber zu. Dort wird es über die Mikrostruktur der Leber (s. LE 10.1) den Lebervenen und der unteren Hohlvene zugeführt. Auf diese Weise erhält die Leber zwei Drittel ihres sauerstoffreichen Blutes über die Pfortader und ein Drittel über die A. hepatica communis.

Venöses System

Rund 65 % des Blutvolumens sind im venösen System des Körperkreislaufs gespeichert (Abb. 7.3). Der Verlauf der Körpervenen entspricht nahezu dem der Arterien, wobei die Zahl der Venen jedoch die der Arterien bei weitem überwiegt. Das Blut aus der oberen Körperhälfte, also aus Armen, Kopf, Hals und Brust wird der oberen

Hohlvene (V. cava superior) zugeführt, das Blut aus den unteren Extremitäten, dem Becken, Bauchraum und der Bauchwandmuskulatur der V. cava inferior. Somit fließt das gesamte Blut des Körpers aus der Mikrozirkulation in die beiden Hohlvenen zurück; eine Ausnahme bildet der Lungenkreislauf und die Blutversorgung des Herzens selbst; dessen venöses Blut wird im Sinus coronarius gesammelt – eine Vene, die in den rechten Vorhof mündet.

Zwischen oberer und unterer Hohlvene bestehen Verbindungen, sog. Kollateralkreisläufe, deren wichtigste Gefäße die V. azygos auf der rechten und die V. hemiazygos auf der linken Körperseite sind.

Venenabfluss von Kopf und Hals

Das Blut von Kopf und Hals wird über die V. jugularis interna beidseits gesammelt und der V. subclavia zugeführt. Diese beiden Venen vereinigen sich auf beiden Seiten zur V. brachiocephalica. Diese beiden Venen vereinigen sich zur oberen Hohlvene, die dann in den rechten Herzvorhof mündet.

Venenabfluss der oberen Extremität

Das venöse Blut der Arme wird hauptsächlich in tief liegenden Venen gesammelt:
- V. cephalica an der Radialseite des Unterarms; dieses Gefäß wird bei Patienten, die dialysepflichtig werden, bevorzugt als Shuntgefäß genutzt und in einer End-zu-Seit-Anastomose mit der A. radialis verknüpft. Die V. cephalica führt das Blut vom Unterarm über den gesamten Oberarm bis zum M. deltoideus (Schulterbereich), wo sie in die V. axillaris mündet.
- V. basilica an der ulnaren Seite des Unterarms
- V. brachialis; sie führt das Blut ebenfalls der V. axillaris zu.
- V. axillaris; sie führt im weiteren Verlauf über die V. subclavia zur V. brachiocephalica (s.o.).

Zwischen V. cephalica und V. basilica findet sich die V. intermedia cubiti, die bevorzugt zur Punktion des Venensystems in der Ellenbeuge benutzt wird. Alle Venen, so auch die Kubitalvene, weisen eine hohe Variabilität von Mensch zu Mensch auf.

Venenabfluss der unteren Extremität

Auch der Blutrückfluss der Beine erfolgt über zwei große *oberflächlich* (superfizial) gelegene Venen in der Haut:
- V. saphena magna an der Medialseite des Beines
- V. saphena parva im lateralen Bereich des Unterschenkels

Beide führen das Blut der V. femoralis zu. Das Blut der *tiefen* (profunden) Beinvenen wird im Bereich der Kniekehle in der V. poplitea gesammelt, die das Blut der V. femoralis zuführt. Die V. femoralis leitet das Blut in die V. iliaca externa, von dort in die V. iliaca communis und schließlich in die untere Hohlvene weiter. Die oberfläch-

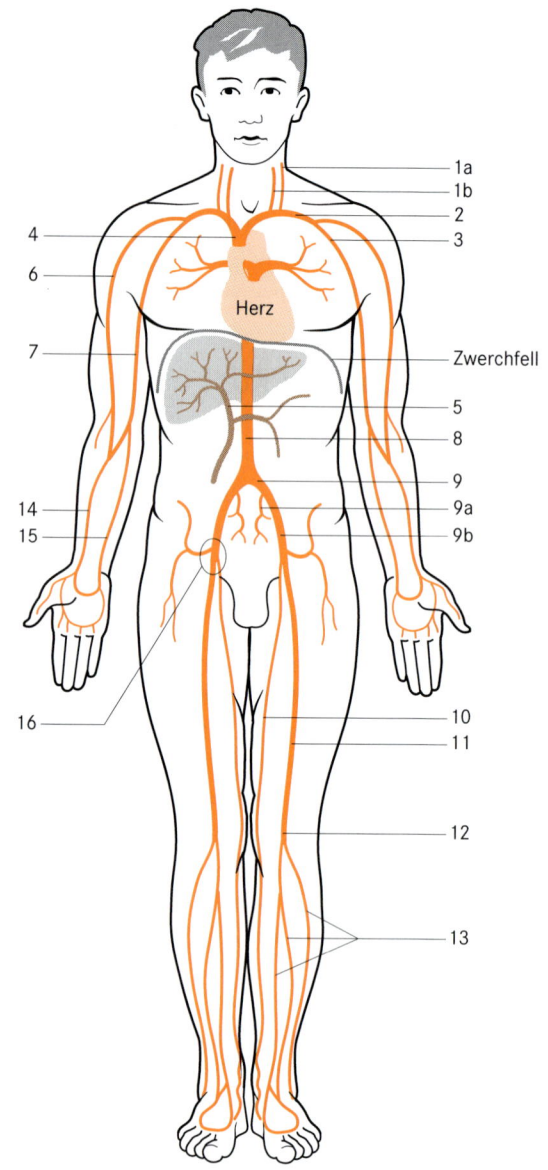

Abb. 7.9. ▶
Große Venen des Körpers.
1a = V. jugularis externa, 1b = V. jugularis interna, 2 = V. subclavia, 3 = V. axillaris, 4 = obere Hohlvene (V. cava superior), 5 = Pfortader, 6 = V. cephalica (wichtig für Dialyse, LE 9.2), 7 = V. brachialis, 8 = untere Hohlevene (V. cava inferior), 9 = V. iliaca, 9a = V. iliaca interna, 9b = V. iliaca externa, 10 = V. saphena magna, 11 = V. femoralis, 12 = V. poplitea, 13 = Vv. tibialis ant. und post. sowie V. fibularis (parallel zur Arterien, Abb. 7.5), 14 = V. radialis, 15 = V. ulnaris, 16 = Venenstern (Zusammenfluss der großen Beinvenen)

lichen und tiefen Beinvenen sind durch Perforansvenen miteinander verbunden; in LE 7.2 wird beim Thema „Varikosis" hierauf weiter eingegangen.

Das venöse System zeichnet sich gegenüber dem arteriellen System durch einen geringeren Druck, eine langsamere Strömungsgeschwindigkeit und ein größeres Blutvolumen aus.

Mechanik des venösen Abflusses

Der Rückfluss des venösen Blutes zum Herzen erfolgt über drei Mechanismen:

- Die Saugkraft durch das Herz im Ventilebenenmechanismus und Druckunterschiede zwischen Brust- und Bauchraum (*abdomino-thorakale Saugpumpe*); dieser Mechanismus ist besonders beim ruhenden, liegenden Menschen bedeutend (Im Stehen werden die Saugkräfte durch die Kräfte der Muskelpumpe übertroffen). Bei Einatmung kommt es durch den Tiefstand des Zwerchfells zu einer Drucksteigerung im Abdomen; dieser Druck setzt sich auf die retroperitonealen Venen fort und unterstützt die Ansaugleistung des Herzens.
- Die *Muskelfaszienpumpe*; bei Aktivierung der Beinmuskeln durch körperliche Belastung werden die Venen, die unter der Muskulatur liegen, durch die Bewegung wie ein Schwamm ausgepresst und das Blut wird in Richtung des Herzens gepumpt. In Verbindung mit den Venenklappen liegt eine in Etagen arbeitende Druckpumpe vor.
- *Arteriovenöse Druckdifferenz*; besonders die Mikrozirkulation wird durch die Regelung von Druck und Volumen durch das Kreislaufzentrums in Abhängigkeit der Kreislaufwerte im linken Ventrikel im Kapillarbereich mit 20-25 mm Hg unterstützt.

Etwa 5-10 cm unterhalb des Zwerchfells liegt der hydrostatische Interferenzpunkt; oberhalb dieses Punktes können bei Ansaugen des Blutes durch den Ventilebenenmechanismus negative Druckwerte können. Durch die Lagewechsel vom Liegen zum Stehen werden etwa 600 ml Blut in den Beinvenen verschoben. Diese Volumenumverteilung muss durch die Kreislaufregulation kompensiert werden. Im Schellong-Test kann im Wechsel vom Liegen zum Stehen ein Anstieg des diastolischen Drucks ebenso wie ein Anstieg der Pulsfrequenz beobachtet werden.

Drucke in der Mikrozirkulation und dem venösen System	
Kapillaren	25 mm Hg
Postkapilläre Venolen	15-20 mm Hg
Extrathorakale Venen	10-12 mm Hg
Untere Hohlvene	4 mm Hg

Lymphgefäßsystem

Etwa 10% der interstitiellen Flüssigkeit, die in der Mikrozirkulation entsteht, werden über das Lymphgefäßsystem im Venenwinkel dem venösen System zugeführt (Abb. 6.1). Die → **Lymphe** ist sehr eiweiß- und elektrolytreich, und enthält auch Produkte des Zellstoffwechsels. Die Lymphe ist aber nicht identisch mit der interstitiellen Flüssigkeit, da viele Bestandteile dieser Flüssigkeit nicht in das Lymphgefäßsystem gelangen. Die → **Lymphgefäße** beginnen im Interstitium durch Kapillaren, die keine direkte Verbindung zu den Kapillaren der Mikrozirkulation haben. Mit zunehmendem Durchmesser der Lymphgefäße werden entsprechend dem venösen System Klappen eingebaut und dadurch die Richtung des Lymphstroms definiert. Die Strömungsgeschwindigkeit wird durch die Kontraktion der größeren Lymphgefäße

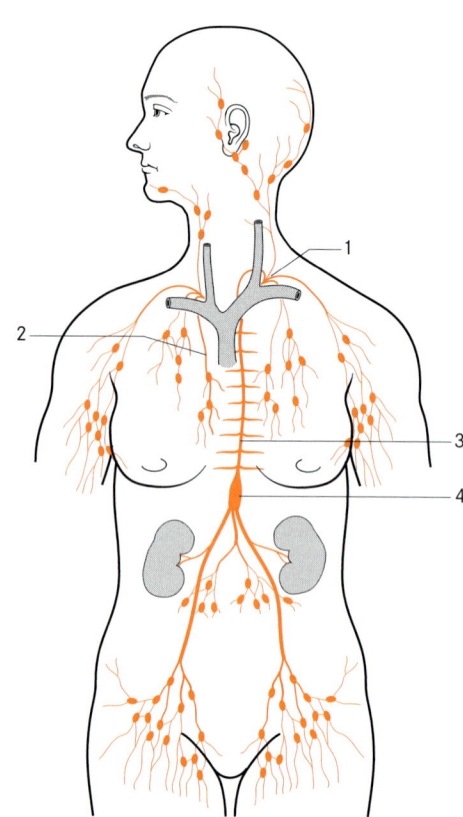

Abb. 7.10. Lymphbahnen des Körpers. 1 = Venenwinkel (zwischen V. jugularis und V. subclavia), 2 = Hauptmilchgang rechts (Ductus lymphaticus dexter), 3 = Brustmilchgang (Ductus thoracicus), 4 = Cisterna chyli

mit glatter Muskulatur in ihrer Gefäßwand ausgelöst. Vergleichbar mit den Venen wird auch durch die Muskelpumpe der Lymphstrom unterhalten. In die Lymphbahnen eingebaut sind die Lymphknoten (LE 13), die als biologische Filter der gesamten Lymphe dienen.

Auf der linken Körperhälfte sammeln sich die Lymphgefäße etwa in Höhe des 1. LWK im Brustmilchgang (Ductus thoracicus), auf der rechten oberen Körperhälfte im rechten Hauptmilchgang (Ductus lymphaticus dexter). Im Bauchraum ist die Lymphzisterne (Cisterna chyli) in den Ductus thoracicus eingeschlossen. Die großen Lymphbahnen münden jeweils links und rechts im → **Venenwinkel**, der von der V. jugularis interna und der V. subclavia gebildet wird. Über die Filterfunktion der rund 800 Lymphknoten des menschlichen Körpers wird in LE 13 berichtet.

Blutdruck

Die Druckverhältnisse im gesamten Kreislauf sind verschieden. Das → **Hochdrucksystem**, ein Teil des Körperkreislaufs mit hohen Druckverhältnissen reicht von der Mitralklappe bis in die Mikrozirkulation (Abb. 6.7), das → **Niederdrucksystem** beginnt im postkapillären Bereich und schließt den gesamten venösen Schenkel des

Körperkreislaufes und den Lungenkreislauf ein. Es endet ebenfalls an der Mitralklappe. Die Mitralklappe ist damit die Grenze zwischen Hoch- und Niederdrucksystem und muss den größten Druckbelastungen standhalten; dies erklärt, weshalb erworbene Herzfehler sich am häufigsten hier manifestieren.

Der → **Blutdruck** wird als diejenige Kraft bezeichnet, die das strömende Blut auf die Gefäßwand ausübt. Ein physiologischer (gesunder) Blutdruck sollte Werte von 140 mm Hg systolisch und 90 mm Hg diastolisch nicht überschreiten. Werte, die darunter liegen ohne Krankheitssymptome auszulösen, sind optimal. Der Blutdruck selbst wird vom Widerstand im Gebiet der Mikrozirkulation und der davor liegenden muskulären Widerstandsarterien gebildet. Einwirkungen auf den Blutdruck und damit auch seine Regulation haben

- Strömungswiderstand, d.h. der Durchmesser der Gefäße und
- Blutviskosität, d.h. die Zähigkeit des Blutes (Hämatokrit).

Im Wesentlichen wird dieser Widerstand durch Veränderungen des Gefäßdurchmessers reguliert. Geringste Änderungen des Gefäßdurchmessers machen sich in 4facher Potenz als Widerstandsänderung bemerkbar. Unter Ruhebedingungen sind 80% der Arteriolen kontrahiert, d.h. das Blut durchströmt die Mikrozirkulation in bevorzugten Gefäßbezirken; bei Bedarf durch Muskelarbeit oder erhöhte Organtätigkeit (z.B. Verdauung) werden die benötigten Mikrozirkulationsbereiche zugeschaltet. Die Erhöhung der Durchblutung entsteht also durch eine Gefäßerweiterung; dies wird als → **Vasodilatation** bezeichnet. Umgekehrt kann der Körper die Durchblutung drosseln, indem er die Blutgefäße verengt: → **Vasokonstriktion**.

Lokale Gewebsdurchblutung

Die lokale Durchblutung kann auf Eigenregulationsmechanismen durch Stoffwechselendprodukte, den pH-Wert, abfallenden Sauerstoffpartialdruck und lokale Gewebshormone, die vor allem vom Endothel und den Blutplättchen gebildet werden, reguliert werden. Die Autoregulationsmechanismen sind bis heute noch nicht ganz geklärt und spielen vor allem in der Durchblutung von Niere und Gehirn eine große Rolle. Diese Organe können ihre Durchblutung unabhängig vom systemischen Blutdruck konstant halten. Im Vordergrund der Durchblutungssteuerung steht jedoch die Stimulation durch den Sympathikus, der direkt an den präkapillären Sphinktermuskeln, also an den Arteriolen angreift.

Regulation des Blutdrucks

Die Impulse, die durch den Sympathikus vermittelt werden, entstehen im → **Kreislaufregulationszentrum**. Dieses im verlängerten Rückenmark (Medulla oblongata) liegende oberste Kreislaufzentrum erhält seine Informationen über Druckrezeptoren (Barorezeptoren bzw. Pressorezeptoren), die in der A. carotis interna und im Aortenbogen lokalisiert sind.

Eine Aktivierung dieser Rezeptoren führt zu einer Zunahme der parasympathischen Impulse mit Abnahme der Herzfrequenz und der Erregungsüberleitung im Herzen. Bei abfallendem Druck wird der Sympathikus aktiviert mit der Folge, dass die

Herzfrequenz, aber auch die Herzleistung selbst (positive Inotropie) gefördert wird. Damit wird auch der Widerstand der Arteriolen erhöht und somit über Druck und Volumen einem Druckabfall gegengesteuert. Im Schellong-Test kann die Orthostase-Reaktion, d.h. die Anpassung des Blutdrucks an die Umverteilung des Blutes durch die Lageveränderung vom Liegen zum Stehen gemessen werden (LE 7.2). Langfristig wird der Blutdruck über das Renin-Angiotensin-Aldosteron-System (RAAS) der Niere (LE 9.1) reguliert.

Messung des Blutdrucks

Nach dem um die Wende zum 19. Jahrhundert lebenden italienischen Internisten Scipinio Riva-Rocci wird heute noch die indirekte Messung des Blutdrucks benannt. Hierbei wird eine Manschette um den Oberarm in Herzhöhe (hydrostatische Drucke sollten ausgeglichen sein) aufgepumpt und die Durchblutung des Oberarms kurz

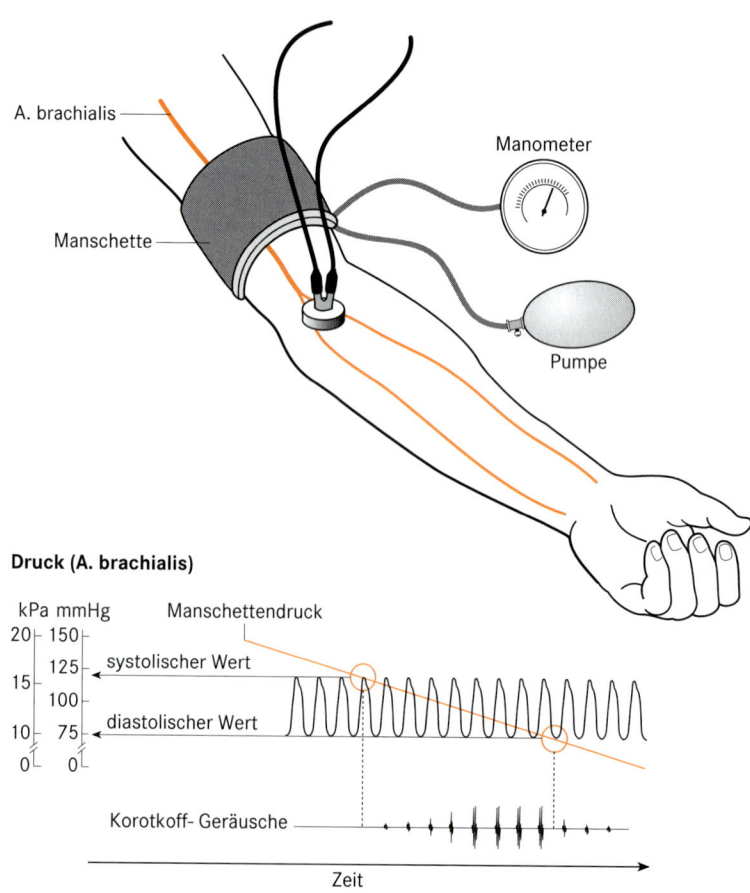

Abb. 7.11. ▲ **Blutdruckmessung.** Nach Riva-Rocci wird die häufigste Methode der Messung des arteriellen Blutdrucks benannt und traditionell in mm Hg angegeben; mittels des Stethoskops lassen sich zwischen systolischem und diastolischem Druck turbulente Strömungsgeräusche hören

komprimiert. Durch Reduktion des Manschettendrucks wird das turbulente Strömungsgeräusch im systolischen Takt des Herzens mittels des Stethoskops hörbar. Dieses klopfende Strömungsgeräusch wird als → **Korotkoff-Geräusch** bezeichnet. Wenn das Geräusch verschwindet, bzw. deutlich leiser wird liegt der diastolische Blutdruckwert vor. Neben dieser Auskultationsmethode können auch automatische, oszillometrische Geräte eingesetzt werden. Auf der Intensivstation wird die Blutdruckmessung durch eine arterielle Sonde durchgeführt; man spricht von der kontinuierlichen, blutigen Messung.

Über venösen oder arteriellen Gefäßzugängen oder Shunts bei der Dialyse darf kein Blutdruck gemessen werden.

Häufige Fehler bei der Blutdruckmessung

- Keine Entspannung vor der Messung
- Einschnürende Kleidung über der Manschette
- Anspannung der Oberarmmuskulatur
- Inkorrekte Haltung des Armes (Herabhängen des Armes vermindert den systolischen Blutdruck um etwa 10 mm Hg)
- Ablassgeschwindigkeit der Manschette ist zu hoch – der Druck sollte nicht schneller als 2–3 mm Hg pro Sekunde abgelassen werden (dieser Fehler wird häufig bei Messungen mit Automaten begangen)

Physiologische Mittelwerte für den normalen Blutdruck

- 10–30 Jahre   110/75 mm Hg
- 30–40 Jahre   125/80 mm Hg
- 40–60 Jahre   130/85 mm Hg
- >60 Jahre   140/90 mm Hg

IM FOKUS 7.1

Bei den Blutgefäßen des Körpers sind Arterien, Venen und Lymphgefäße zu unterscheiden. Arterien sind Gefäße, die das Blut vom Herzen wegleiten, Venen sind Gefäße, die das Blut dem Herzen zuführen. Alle Gefäße gemein haben den Aufbau von innen nach außen aus Intima mit Endothel, Media mit glatter Muskulatur und Adventitia mit Bindegewebe, in das ggf. eigene Gefäße zur Versorgung der Gefäßwand eingebaut sein können. Bei den Arterien werden Arterien elastischen Typs mit elastischen Fasern in der Media und Arterien muskulären Typs mit überwiegend glatter Muskulatur (Widerstandsgefäße) unterschieden. Wenn das Herz in der Austreibungsphase Blut in die Aorta pumpt, wird die elastische Aortenwand gedehnt. Diese Dehnung breitet sich als elastische Welle über die großen Gefäße aus und kann als Puls gefühlt werden. Die Pulswelle ist nicht identisch mit der Blutströmung. In Annäherung an die Mikrozirkulation und immer kleiner werdenden Gefäße nimmt die Zahl der Widerstandgefäße zu. In der Endstrombahn wird an Ringmuskeln, die dem Kapillargebiet vorgeschaltet sind, der Blutdruck erzeugt. Der Blutdruck ist die Kraft, die das Blut auf die Gefäßwand ausübt und gegen den das Herz zu pumpen hat.

Der eigentliche Stoffaustausch erfolgt im kapillären System, in der Mikrozirkulation. Ein Teil des in das Interstitium austretenden Plasmas wird über das Lymphgefäßsystem aufgenommen. Der Rückfluss zum Herzen erfolgt über das venöse System, durch immer größer werdende Venen, die ab einem bestimmten Durchmesser mit Klappen ausgerüstet sind. Der Druck im venösen System ist wesentlich kleiner als im arteriellen System des Körperkreislaufes. Man spricht im System zwischen Mitralklappe und Kapillaren vom Hochdrucksystem, im Bereich von Kapillaren über den venösen Teil des Körperkreislaufs und den gesamten Lungenkreislauf vom Niederdrucksystem. Die wesentlichen Gefäße, die aus der Aorta abgehen, die Arterien der unteren und oberen Extremität, sowie die Hirndurchblutung sind im Text dargestellt. Als zwischengeschaltetes System mit eigener Mikrozirkulation ist das Pfortadersystem genannt; es sammelt das Blut aus dem Magendarmtrakt in den unteren Bauchorganen und mündet in die Mikrozirkulation der Leber. Das venöse Blut wird durch Druckdifferenzen im Brust- und Bauchraum (Saugmechanismus), die Muskelpumpe der peripheren Muskulatur und den Druckunterschied zwischen Arterien und Venen zum Herzen zurückgeführt.

Der Blutdruck im Körperkreislauf wird ebenso wie im Lungenkreislauf durch das Kreislaufregulationszentrum gesteuert. Die Viskosität des Blutes und der Strömungswiderstand (bedingt vor allem durch den Gefäßdurchmesser) sind die wesentlichen Parameter für die Blutdruckregulation. Die Rezeptoren für die Blutdruckmessung liegen im Aortenbogen und in der A. carotis interna. Langfristig wird der Blutdruck über die Niere (Renin-Angiotensin-Aldosteron-System) reguliert.

NACHGEFRAGT 7.1

1. Nennen Sie den Aufbau der Gefäßwand
2. Wie entsteht der fühlbare Puls?
3. Was versteht man unter Arterien?
4. Skizzieren Sie mit Worten den Körperkreislauf
5. Welche Besonderheiten weist der fetale Kreislauf auf?
6. Wie heißen die ersten vier Gefäße, die aus der Aorta entspringen?
7. An welchen Stellen lassen sich arterielle Pulse fühlen?
8. Wie wird das Gehirn mit arteriellem Blut versorgt?
9. Auf welche Weise erfolgt der venöse Rückstrom zum Herzen?

10. Wo beginnt und endet das System der Lymphgefäße?

11. Was ist der Blutdruck? Wo entsteht er?

12. Wie reguliert unser Körper den Blutdruck?

LE 7.1

LEXIKON 7.1

Können Sie diese Begriffe erklären?
Lesen Sie im Lexikon in Übersicht 2 nach ...

A
Adventitia
Aorta
Arterien (Aa.)
Arteriolen

B
Blutdruck

C
Circulus arteriosus Willisii

D
Ductus Botalli

F
Fetaler Kreislauf

H
Hochdrucksystem

I
Intima

K
Kapillaren
Korotkoff-Geräusch
Kreislaufregulationszentrum

L
Lymphe
Lymphgefäße

M
Media
Mikrozirkulation

N
Niederdrucksystem

P
Puls

V
V. portae
Vasodilatation
Vasokonstriktion
Venen
Venenwinkel

W
Windkessel

Gefäßsystem

7.2

Lerneinheit 7.2 Gefäßkrankeiten

Gefäßkrankheiten – Übergreifende Fakten	403
Leitsymptome bei Gefäßerkrankungen	403
Untersuchungsmethoden in der Angiologie	407
Arteriosklerose	408
Die Risikofaktoren im Einzelnen	409
Arterielle Gefäßkrankheiten	410
Periphere arterielle Verschlusskrankheit (paVK)	411
Akuter arterieller Verschluss	414
Andere arterielle Erkrankungen	415
Orthostase-Störung (Hypotonie)	417
Arterielle Hypertonie	419
Essentielle Hypertonie	419
Sekundäre Hypertonie	423
Hochdruck und Schwangerschaft	423
Hypertensive Krise	424
Venöse Gefäßkrankheiten	425
Varikosis	425
Thrombophlebitis	427
Phlebothrombose	428
Chronisch venöse Insuffizienz und postthrombotisches Syndrom	430
Erkrankungen der Lymphgefäße	431
Schock	433
Hypovolämischer Schock	434
Kardiogener Schock	435
Septischer Schock	435
Anaphylaktischer Schock	436
Im Fokus	438
Nachgefragt	440
Lexikon	441

Lerneinheit 7.2

Gefäßkrankheiten

Gefäßkrankheiten – Übergreifende Fakten

Leitsymptome bei Gefäßerkrankungen

Bei Verdacht auf Erkrankung arterieller oder venöser Gefäße in der Körperperipherie sind folgende Fragen wichtig:
- Bietet die Haut Auffälligkeiten?
- Sind die Pulse seitengleich tastbar?
- Liegt ein Ödem vor?
- Besteht eine Nekrose?
- Ergeben einfache Funktionstests Hinweise auf eine gestörte Durchblutung?
- Hat der Patient Schmerzen?

Natürlich steht auch hier die Anamnese im Vordergrund um Schmerzen oder andere Beschwerden wie eingeschränkte Belastbarkeit, vor allem eine Einschränkung der Gehstrecke, mit einer Gefäßerkrankung zu verbinden.

Beschaffenheit der Haut

Wärme der Haut. In der Inspektion von Hautarealen ist immer der Seitenvergleich wichtig. Mit unseren Hautsinnen (LE 3) können wir bei der Palpation Temperaturunterschiede auf der Haut von 1° tasten. Störungen der Wärmeregulation des Patienten können einerseits durch eine Vasospastik verursacht werden, andererseits durch eine reduzierte Durchblutung selbst. Wichtig hierbei ist, dass bei der Untersuchung eine für den Patienten angenehme Temperatur herrscht um ein Zusammenziehen der Gefäße zu vermeiden. Natürlich ist die Hauttemperatur (Schalentemperatur des Körpers) auch von der Herzleistung abhängig. Bei einer Herzinsuffizienz kommt es zu einer zentralen Fehlregulation mit herabgesetzter Oberflächentemperatur. Bei einem arteriellen Verschluss ist distal des Verschlusses die Hauttemperatur schlagartig reduziert.

Hautfarbe. Bei der Untersuchung der Hautfarbe kann die Haut blass, livide, zyanotisch, gerötet oder auch mit dunklen Pigmenten ausgestattet sein. Vor allem bei einer sich über längerer Zeit ausgebreiteten arteriellen Verschlusskrankheit findet man an den unteren Extremitäten großflächige blasse Bezirke. Je schärfer die Hautblässe abgegrenzt ist, desto stärker ist der Verdacht auf einen arteriellen Verschluss. Eine lila (livide) Hautfarbe spricht für eine Mikrozirkulationsstörung und eine unzureichende Kollateralisierung. Eine Nekrose an Zehen oder Teilen des Fußes weisen bereits auf ein Endstadium einer arteriellen Erkrankung hin. Besonders bei jungen Patientinnen kommt es zu einer überschießenden Engstellung der Gefäße, vor allem in den Fingern mit einer auffallenden Abblassung; man spricht vom → **Raynaud-Phänomen** (Morbus Raynaud).

Ödeme. Liegen tastbare → **Ödeme** vor, so kann es sich um einen Anstieg des hydrostatischen Drucks handeln. Dieser kommt vor allem bei venöser Insuffizienz vor, wenn das Gewicht der Blutsäule durch Venenklappen, die defekt sind oder durch ausgeweitete (exstatische) Venen nicht kompensiert werden kann; bei einem *hydrostatischen Druck* von >25 mm Hg kommt es zu einem Durchtritt freien Wassers in das Interstitium. Generalisierte Ödeme können Hinweis auf eine Herzinsuffizienz, eine Synthesestörung in der Leber oder einen Eiweißverlust durch eine Nierenerkrankung sein. Hier ist der Grund ein Abfall des *kolloidosmotischen Drucks*, d.h. eine Abnahme des wasserbindenden Serumalbumins. Als eine dritte Ursache neben Anstieg des hydrostatischen Drucks bzw. Abfall des kolloidosmotischen Drucks kann die Gefäßwand für Wasser durch *Entzündungsprozesse* permeabel sein (LE 2, Abb. 2.4 und 2.5).

Nekrosen. Ein entzündliches Ödem findet sich bei jeder ausgeprägten Kapillarschädigung durch einen Sauerstoffmangel und begleitet auch eine Nekrose. Eine → **Nekrose** bzw. ein Gangrän liegen vor, wenn die Sauerstoffversorgung in der Mikrozirkulation (den Kapillaren) eines Gewebsbezirks nicht mehr ausreicht. Besonders betroffen sind anfangs die → **Akren**, also Finger, Zehen, Ohren usw. Bei Erfrierungen treten diese nekrotischen Veränderungen ebenso auf wie bei einer arteriellen Verschlusserkrankung bzw. einer Angiopathie bei z.B. Diabetes mellitus.

Ursachen eines Ödems

- Anstieg des hydrostatischen Drucks
- Abfall des kolloidosmotischen Drucks (Eiweißmangel)
- Entzündungsreaktion (Durchlässigkeit der Gefäßwand ist erhöht)

Pulse

Über das Prinzip der Entstehung von Pulsen durch die elastische Welle (Pulswelle) die durch die Windkesselfunktion erzeugt wird, wurde in Abschnitt 6.1 ausführlich berichtet. Aus der Qualität des Pulses lässt sich ein Rückschluss über die Beschaffenheit der arteriellen Gefäßwand und der Aktivität im Kreislauf ziehen. So finden sich bei

- Arteriosklerose: *Pulsus durus.* Der harte Puls entsteht durch eine Abnahme der elastischen Fasern in der Media der Arterien
- Arterieller Hypertonie: *Pulsus altus.* Der ansteigende harte, klopfende Puls ist Zeichen der erhöhten Herzleistung bei Anstieg des Mitteldrucks im Gefäßsystem, gegen den das Herz pumpen muss.

Bei der Untersuchung des Patienten sollten die Pulse an allen möglichen Stellen seitengleich zu tasten versucht werden. Über die Stellen an denen Pulse palpiert werden können und an denen Gefäßgeräusche durch Auskultation festgestellt werden können, gibt die folgende Tabelle Auskunft.

LE 7.2

Palpation und Auskultation der Pulse

Tasten der Pulse
- A. temporalis — an der Schläfe
- A. carotis — am Hals seitlich
- A. subclavia — über dem Schlüsselbein (nicht immer)
- A. axillaris — in der Achselhöhle
- A. brachialis — an der Innenseite des Oberarms zwischen Oberarmknochen (Humerus) und Bicepskopf wenige cm über dem Gelenk
- A. radialis — am Handgelenk, Daumenseite
- A. ulnaris — am Handgelenk, Kleinfingerseite
- Herzspitzenstoß — über der Herzspitze (5. Interkostalraum in Medioklavikularlinie
- Aorta — etwa in Nabelhöhe in der Tiefe des Abdomens
- A. femoralis — in der Leiste
- A. poplitea — in der Kniekehle
- A. tibialis posterior — am Innenknöchel hinten
- A. dorsalis pedis — am Fußrücken

Abhören der Pulse
- A. carotis
- A. subclavia
- A. renalis — über dem Bauchnabel etwa 4 cm links und rechts
- Aorta
- A. femoralis
- A. poplitea

Lagerungsprobe nach Ratschow

Aus der Anamnese und einfach durchzuführenden Funktionstests lassen sich deutlich Hinweise gewinnen, ob einerseits die arterielle Durchblutung eingeschränkt ist oder die Regulation des Blutdrucks bei einer orthostatischen Dysregulation (Hypotonie) gestört ist. Hinweise auf eine arterielle Durchblutungsstörung gibt am Einfachsten die → **Lagerungsprobe nach Ratschow**. Hierbei soll der auf dem Rücken liegende Patient die Beine (ggf. mit Unterstützung) wie bei einer Kerze nach oben strecken und mit den Fußgelenken kreisende Bewegungen durchführen. Wenn man dies einmal selbst versucht, erkennt man, welche Anforderungen hier an das arterielle System gestellt werden. Ein Patient der diese Übung 2 min durchführen kann, hat sehr wahrscheinlich keine arterielle Durchblutungsstörung. Wenn der Patient die Untersuchung wegen Schmerzen oder muskulärer Erschöpfung beendet – spätestens nach 2 min, ist diese Untersuchung ausreichend durchgeführt –, soll er sich aufsetzen und die Beine nach unten hängen lassen. Beim Gesunden zeigt sich nach weniger als 5 s eine Rötung des Fußrückens. Diese muss seitengleich erfolgen. Die Venen des Fußrückens werden nach spätestens 10 s deutlich gefüllt werden. Dauern diese Zeiträu-

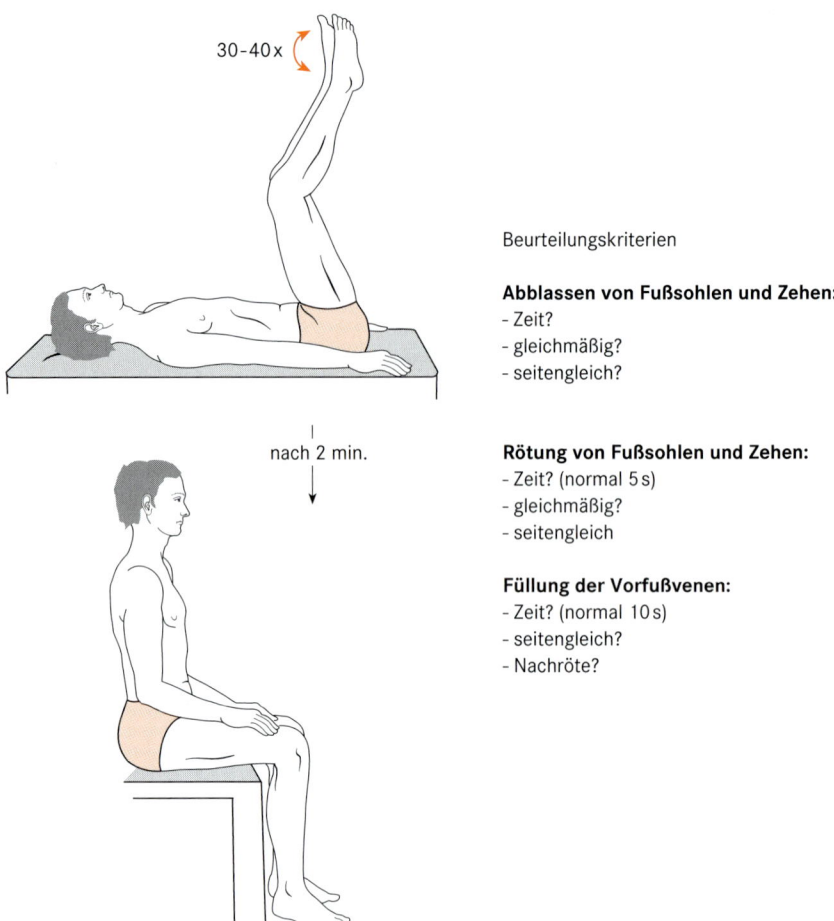

Abb. 7.12. ▲ Lagerungsprobe nach Ratschow. Mit dieser einfachen Untersuchung lässt sich feststellen, ob die Durchblutung der unteren Extremitäten gestört ist

me länger, bzw. sehen wir eine deutliche Seitendifferenz, spricht dies für eine Störung der arteriellen Durchblutung der unteren Extremitäten. An welcher Stelle dies der Fall ist, lässt sich natürlich nicht feststellen. In diesem Zusammenhang wird der Patient auch gefragt, wieweit er schmerzfrei gehen kann.

Schellong-Test

Beim → **Schellong-Test** wird die Reaktion des Gefäßsystems auf unterschiedliche orthostatische Belastungen im Liegen und Stehen untersucht. Hierbei werden Pulsfrequenz und Blutdruck gemessen. Der Patient sollte etwa 3 min liegen und anschließend rund 5 min stehen. Beim Gesunden kommt es jetzt zu einem Anstieg der Pulsfrequenz und des diastolischen Blutdrucks. Eine orthostatische Dysregulation liegt vor, wenn der diastolische Blutdruck nicht ansteigt, oder gar die Pulsfrequenz und der systolische Blutdruck abfallen. Solche Kreislaufregulationsstörungen als Hinweis auf eine Fehlfunktion des Sympathikus (hyposympathikotone Reaktion) sind jedoch weniger häufig als von den meisten Menschen angenommen. In den häufigsten Fällen liegen Trainingsmangelzustände vor. Der extremste Zustand einer Kreislauffehlregulation ist die sog. vagovasale Synkope (die Ohnmacht durch psychisch akzentuierte Zustände bzw. ein Kollaps nach längerem Stehen, LE 14). Diese einfache Untersuchung nach Schellong wird klinisch auf dem Kipptisch objektiviert.

Untersuchungsmethoden in der Angiologie

Auf die Lagerungsprobe nach Ratschow und den Schellong-Test wurde oben hingewiesen. Klinisch kommt dann der Laufbandergometrie zur Bestimmung der Gehstrecke bei definierter Gehgeschwindigkeit (und Steigungswinkel) eine weitere Bedeutung zu.

Dopplersonografie

Mittels der Flussmessung bei Ultraschall lassen sich sowohl Drucke als auch Flussrichtungen in den arteriellen Gefäßen messen. Weiter kann die Wandbeschaffenheit bestimmt werden. Die Bestimmung des Blutdrucks in der Dopplersonografie erfolgt dadurch, dass eine Blutdruckmanschette angelegt wird, und entsprechend des systolischen Drucks der Durchfluss durch das Gefäß ermittelt wird. Werte >80 mm Hg weisen stets auf eine gut kompensierte arterielle Erkrankung hin, Werte <60 mm Hg sind Hinweis auf eine ernste Gefährdung.

Angiografie

Invasive angiografische Untersuchungen der Gefäße mit der Zuhilfenahme von Kontrastmitteln (bei jeder Kontrastmitteluntersuchung besteht die Gefahr einer → **anaphylaktischen Reaktion**) werden durchgeführt, wenn es um die Entscheidung der Therapie oder bei operativen Indikationen von Gefäßerkrankungen geht. Bei arteriellen Erkrankungen wird heute die digitale Substraktionsangiografie (DSA) durchgeführt. Der Kontrastmittelverbrauch ist hierbei relativ gering und die Gefäße lassen sich dank Unterstützung durch Rechenprogramme detailliert und exakt darstellen. Vor allem kann das Hintergrundrauschen durch Knochen oder Röntgeneinfluss von Weichteilen herausgefiltert werden. – Vor einer → **Angiografie** muss gesichert sein, dass die Thromboplastinzeit als Parameter für die Gerinnung >50% liegt und die Thrombozytenzahl nicht <50000–100000 abgesunken ist.

Phlebografie

Die Darstellung des Venensystems mittels Kontrastmittels wird als → **Phlebografie** bezeichnet und bei Verdacht auf eine tiefe Venenthrombose bzw. in der Diagnostik der primären Varikosis eingesetzt. Allerdings ist sie nur bei etwa 90% der Patienten durchführbar, weil entweder die Punktion der Vene nicht gelingt, bzw. Kontraindikationen durch Kontrastmittelallergie, Schwangerschaft, Herzinsuffizienz, Schilddrüsenüberfunktion, Niereninsuffizienz oder ein schweres Lymphödem bestehen.

> **Komplikationen einer Angiografie**
>
> **Durch das Kontrastmittel**
> - Allergische Reaktionen bis zum anaphylaktischen Schock
> - Nebenwirkung auf die Nierenfunktion
> - Auslösen einer Schilddrüsenüberfunktion oder thyreotoxischen Krise durch jodhaltige Kontrastmittel
>
> **Durch die Untersuchung selbst**
> - Blutung oder Hämatom
> - AV-Fistel
> - Thrombose und Thromboembolie
> - Gefäßspasmus oder Gefäßkomplikation
> - Zerebrovaskuläre Komplikationen

Arteriosklerose

Im Abschnitt über die Entstehung der koronaren Herzkrankheit wurden die Risikofaktoren und der pathologische Prozess hinter dieser häufigsten Zivilisationserkrankung bereits beschrieben. Weil die Gesundheitsberatung gerade hier eine zentrale Bedeutung einnimmt, werden die wesentlichen Aspekte nochmals aufgegriffen. Weitere Aspekte sind auch in LE 11 unter dem Abschnitt über den Fettstoffwechsel zusammengestellt. Für die kompetente Gesundheitsberatung der Patienten sind die Kenntnisse über diese Fakten von größter Bedeutung.

Synonym für den Begriff Arteriosklerose wird auch der Begriff *Atherosklerose* oder *Atheromatose* benutzt. Im Volksmund spricht man von der „Verkalkung" der Arterien. Dieser Prozess scheint einerseits altersbedingt zu sein und ist im physiologischen „Aging" jedes Menschen festgelegt. Festzustellen ist dies am altersbedingten Verlust der Elastizität der Gefäße, den wir als einen härter werdenden Puls tasten können. Auch die Funktion der Endothelzellen der Intima, der innersten Gefäßschicht, nimmt mit dem Alter ab. Insofern ist es von größter Bedeutung, Faktoren zu erkennen und zu beseitigen, die den physiologischen Alterungsprozess der Gefäße beschleunigen und damit die Durchblutung behindern.

Charakteristisch für eine krankhaft auftretende Arteriosklerose ist ihr Auftreten in umschriebenen Gefäßbezirken zum einen, zum anderen jedoch ihr Vorhandensein an nahezu allen Gefäßen des Körpers. Die Arteriosklerose ist eine Systemerkrankung, die sich an bestimmten Organen oder Gefäßbezirken bemerkbar macht. So ist eine Arteriosklerose der Zerebralarterien von völlig anderer klinischer Symptomatik als eine koronare Herzerkrankung oder eine periphere arterielle Verschlusskrankheit. Die Symptome korrelieren hierbei nicht mit dem Ausmaß der Verengung der Gefäße. In der Beschreibung der Entwicklung eines Herzinfarkts von der stabilen über die instabile Angina zum akuten Infarkt konnte dargestellt werden, dass der akute Infarkt bei fast der Hälfte der Patienten das erste Symptom einer Gefäßerkrankung überhaupt ist. Es wurde beschrieben, dass die Ruptur einer Plaque bei einem relativ offenen Gefäß zu einem akuten Herzinfarkt führen kann, während eine hochgradige Stenose klinisch weitgehend asymptomatisch bleiben kann.

Risikoprofil. Im Vordergrund der Arteriosklerose stehen Veränderungen der innersten Gefäßschicht, des Endothels. Diese endotheliale Fehlregulation wird begleitet von Störungen der Funktion der glatten Muskelzellen in der Gefäßwand, von Interaktionen mit Makrophagen und Thrombozyten, die vor allem auf das LDL-Cholesterin und einen erhöhten Blutdruck reagieren. Wir wissen heute sicher, dass eine Vielzahl von beeinflussbaren Faktoren an der Entwicklung dieses Krankheitsprozesses beteiligt ist. Die wichtigsten Risikofaktoren sind:
- Arterielle Hypertonie
- Inhalatives Zigarettenrauchen
- Fettstoffwechselstörung mit Erhöhung des LDL-Cholesterins
- Diabetes mellitus
- Erhöhter Fibrinogenspiegel (wichtig besonders bei Frauen)

Die Wahrscheinlichkeit, dass eine Arteriosklerose klinisch manifest und bedrohlich wird, steigt mit dem gleichzeitigen Vorhandensein mehrerer Risikofaktoren potenziell an. Das „→ **metabolische Syndrom**" (LE 11) beschreibt eine Vernetzung, dieser Risikofaktoren. Als eine Zeitbombe der besonderen Art muss das Vorhandensein eines Diabetes mellitus genannt werden, da dieser das Risiko eines Gefäßverschlusses um über 500% steigert!

Noch immer wird diskutiert, wodurch der zündende Funke für eine Arteriosklerose und die Schädigung der Endothelzellen überhaupt ausgelöst wird. Hier werden sowohl biochemische Einflüsse des Gefäßstoffwechsels, mechanische Einflüsse (erhöhter arterieller Blutdruck) aber auch immunologische Einflüsse diskutiert. Weiter spielen genetische Faktoren eine Rolle, denn es besteht bei der Arteriosklerose eine deutlich familiäre Disposition.

Die Risikofaktoren im Einzelnen

Arterielle Hypertonie. Ein erhöhter arterieller Mitteldruck wirkt mechanisch als Scherkraft an den Endothelzellen, wodurch deren Stoffwechsel gestört wird. Experimentell konnte nachgewiesen werden, dass diese Zellen dann vermehrt Wachstumsfaktoren ausschütten und die Arterienwand mit einer Kontraktion der glatten Muskulatur reagiert. Mit dem Verlust der Windkesselfunktion werden diese Mechanismen weiter verstärkt.

Zigarettenrauchen. Nikotin scheint eine direkte schädigende Wirkung auf die Endothelzellen zu haben. Es fördert die Aggregation der Thrombozyten und führt zu einem Anstieg des Fibrinogens. Bei Frauen wirkt sich inhalatives Rauchen in geringeren Mengen als bei Männern schädigend aus.

Fibrinogenspiegel. Beträgt das Fibrinogen mehr als 300 mg/dl im Blut, wird die Thrombozytenaktivität und ihre Aggregationsfähigkeit am Endothel signifikant erhöht. Gleichzeitig scheint es zu einer Verdickung der Media der Gefäße zu kommen.

Dieser Prozess wird durch inhalatives Rauchen gefördert. Besonders bei Frauen gilt die Trias aus erhöhtem Fibrinogenspiegel, Zigarettenrauchen (mehr als 6 Zigaretten pro Tag nach der Nurses-Health-Study) und die Einnahme oraler Antikonzeptiva als höchst risikoreich.

Fettstoffwechselstörung. Unter einer Störung des Fettstoffwechsels (Dyslipoproteinämie) spielt eine Erhöhung des LDL-Cholesterins und des Lipoprotein A eine entscheidende Rolle. Das Lipoprotein A ist eine Sonderform des LDL. Über oxydiertes LDL-Cholesterin wird vermehrt das Proteins Entdothelin gebildet; dieses übt eine starke vasokonstringierende Wirkung auf die Gefäße aus. Weiter werden gefäßerschlaffende Faktoren wie NO und EDRF (Stickstoffmonoxyd und endothelial derived releasing factor) inaktiviert.

Diabetes mellitus. Bei lang anhaltendem Diabetes mellitus sind als Spätkomplikationen bei erhöhtem HbA1c zahlreiche Mikro- und Makroangiopathien bekannt. Hierbei spielen die osmotischen Kräfte bei erhöhtem Blutzuckerspiegel im zirkulierenden Blut ebenso eine Rolle wie der erhöhte Insulinspiegel in der Anfangszeit des Typ II Diabetes. Erhöhte Zuckerwerte führen zu einer vermehrten Wachstumsrate der Endothelzellen und senken die Entspannung der Gefäße. Mit einer erhöhten Freisetzung von Endothelin kommt es zu einer Gefäßkonstriktion in der Endstrombahn und damit zu einer Erhöhung des peripheren Gefäßwiderstandes, also dem Blutdruck. Durch Insulin selbst werden die Gefäßwände dicker und die Neigung der Gefäßwand, LDL-Cholesterin aufzunehmen, wird unterstützt.

Arterielle Gefäßkrankheiten

Die Erkrankungen des arteriellen Systems werden in unterschiedliche klinische Formen eingeteilt. Hierzu gehören die degenerativen Gefäßerkrankungen, die sicher die häufigste Ursache in unserem Land darstellen. Dabei liegt meist eine Kombination aus Alterungsprozessen und den Faktoren der Arteriosklerose (s. o.) zu Grunde. Am häufigsten kommt bei den degenerativen Gefäßerkrankungen die periphere arterielle Verschlusserkrankung (paVK) vor. Entzündliche Gefäßerkrankungen werden durch Immunprozesse ausgelöst; hierzu gehören alle Krankheitsbilder, die als Vaskulitis bezeichnet werden. Seltener sind mechanisch ausgelöste Prozesse, die durch Druck auf die Gefäße als sog. Kompressionssyndrome entstehen. Bei funktionellen Gefäßerkrankungen handelt es sich um eine Regulationsstörung des Gefäßdurchmessers, wie z.B. beim Morbus Raynaud.

Periphere arterielle Verschlusskrankheit (paVK)

Die → **paVK** beschreibt die Arteriosklerose vor allem im Bereich der Aorta und der großen Becken und Beinarterien. Seltener ist die paVK im Bereich des Unterschenkels (peripherer Typ) oder des Schultergürtels lokalisiert. Diese Erkrankung macht sich erst im fortgeschrittenen Stadium bemerkbar, so dass wahrscheinlich doppelt so viele Patienten von der Erkrankung befallen sind, ohne dass Symptome auftreten. Männer erkranken etwa 5mal so oft wie Frauen. Die Patienten suchen eine Behandlung erst dann auf, wenn Beschwerden, vor allem belastungsabhängige Schmerzen auftreten. Als Leitsymptom der PVAK gilt deswegen Schmerz und Nekrose. Wird der Schmerz unterdrückt, bzw. die Belastung nur bis unterhalb der Schmerzgrenze ausgeübt, so kann es sein, dass der Patient bereits mit Nekrosen in die Behandlung kommt. Für die arteriellen Durchblutungsstörungen ist typisch, dass die Schmerzen bei Ruhe sofort abklingen. Schmerzen, die unter Ruhebedingungen auftreten, bessern sich, wenn der Patient das Bein herabhängen lässt. Die Haut der Beine wird dann eher zyanotisch während sie sich bei Hochlagerung blass verfärbt.

Der Schweregrad von Durchblutungsstörungen wird in 4 Stadien eingeteilt; diese

Leitsymptome der paVK

- Schmerzen
- Nekrose

Einteilung ist als → **Fontaine-Klassifikation** der paVK bekannt. Das Stadium II nach Fontaine wird auch als Claudicatio intermittens (Schaufensterkrankheit) bezeichnet. Für die Risikofaktoren der paVK gelten die Kriterien wie bei der Arteriosklerose (s. o.).

Lokalisation der paVK

Etwa jeder zweite Patient weist einen Verschluss im Bereich der A. iliaca oder A. femoralis auf (*Oberschenkeltyp*). Klinisch lassen sich abgeschwächte Pulse im Bereich der A. poplitea und im Bereich des Fußes nachweisen. Beim *Beckentyp* weisen 35% der Patienten eine Stenose im Bereich der Aorta bzw. der Beckenarterien auf. Die Patienten beklagen eine Claudicatio intermittens mit Schmerzen im Bereich der Oberschenkel –und Gesäßmuskulatur. Beim Unterschenkel (*peripherer Typ)* der bei rund 15% der Patienten vorkommt, liegt eine Verengung der Unterschenkelarterien vor. Beim Patienten sind auf der betroffenen Seite keine Fußpulse tastbar und der Patient beklagt ein typisches Kältegefühl. Der Unterschenkeltyp kommt bevorzugt bei Diabetikern vor. Etwa in 1% aller Patienten findet sich ein Verschluss der Aorta abdominalis, die Pulse sind dann an beiden Beinen seitengleich abgeschwächt. Diese Patienten weisen eine extrem kurze Gehstrecke auf. Bei Männern besteht zusätzlich eine Impotenz.

Eine paVK der oberen Extremität bzw. der Schulterarterien ist hierzulande ausgesprochen selten. In Japan kommt sie wesentlich häufiger vor. Offensichtlich liegen hier genetische Aspekte zu Grunde. Wenn eine Stenose im Bereich der A. subclavia oder der A. axillaris vorliegt, findet sich eine deutliche Blutdruckdifferenz zwischen beiden Armen. Üblicherweise beträgt sie mehr als 30 mm Hg systolisch. Wenn die Patienten mit über den Kopf gehobenen Armen eine Arbeit verrichten, tritt eine rasche Ermüdung auf. Allerdings ist eine solche Tätigkeit für die meisten Patienten ungewohnt, so dass hier keine Erfahrungswerte über die Belastbarkeit vorliegen. Eine Sonderform der paVK des Schultertyps ist das sog. subclavian steal syndrome. Hierbei kommt es durch einen Verschluss, z.B. in der A. subclavia zu einer Versorgung der Armarterien aus dem Hirnkreislauf mit Schwindelattacken oder Sehstörungen.

Die spezielle Durchblutungsstörung „Schlaganfall" wird in LE 14, Nervensystem, besprochen.

Stadien der paVK nach Fontaine

- **Stadium I**
  Der Patient hat keine Beschwerden, sondern allenfalls untypische Störungen, wie Kältegefühl oder Missempfindungen.
- **Stadium II**
  Claudicatio intermittens
  Stadium II a: Gehstrecke >200 m
  Stadium II b: Gehstrecke <200 m
- **Stadium III**
  Der Patient hat Schmerzen in Ruhe
- **Stadium IV**
  Es liegt eine Nekrose vor
  (Dieses Stadium wird noch in IVa und IVb unterschieden: bei Stadium IVa hat der Patient starke Schmerzen, bei Stadium IVb liegt eine schmerzlose Nekrose vor)

Lokalisation der paVK

50% Oberschenkeltyp	A. iliaca und A. femoralis
35% Beckentyp	Aorta und A. iliaca
15% peripherer Typ	Unterschenkelarterien

▶ **Therapie.** Patienten in den Stadien I und II werden meist nur durch Zufall entdeckt. Im Mittelpunkt der Therapie steht die Beratung des Patienten, um seine Risikofaktoren auszuschalten. Vor allem beim Stadium II a ist am Wichtigsten das konsequente Gehtraining. Das Stadium II b mit relativ kurzer beschwerdefreier Gehstrecke kann als Übergangsstadium bezeichnet werden und geht oft rasch in das Stadium III über. Nur wenige Medikamente haben nachweisbare vasoaktive Eigenschaften, dazu zählt Pentoxifyllin, aber auch der pflanzliche Extrakt aus Gingko biloba (Tebonin®, Rökan®).

Im Stadium III werden die Maßnahmen diskutiert, bei denen das Gefäßlumen durch den Ballonkatheter (Angioplastie) wieder eröffnet wird. Neben diesen Katheterverfahren kommen operative Maßnahmen oder bei einem akuten Verschluss auch die Fibrinolyse in Frage.

Im Stadium IV – am häufigsten findet sich hier eine Gangrän bei „diabetischem Fuß" – muss alles getan werden, um eine minimale Gewebsdurchblutung zu erreichen. Medikamentös stehen Prostanoide (Prostaglandin E_1) im Vordergrund. Sie bewirken, dass sich die Gefäße erweitern und bestehende Kollateralgefäße besser per-

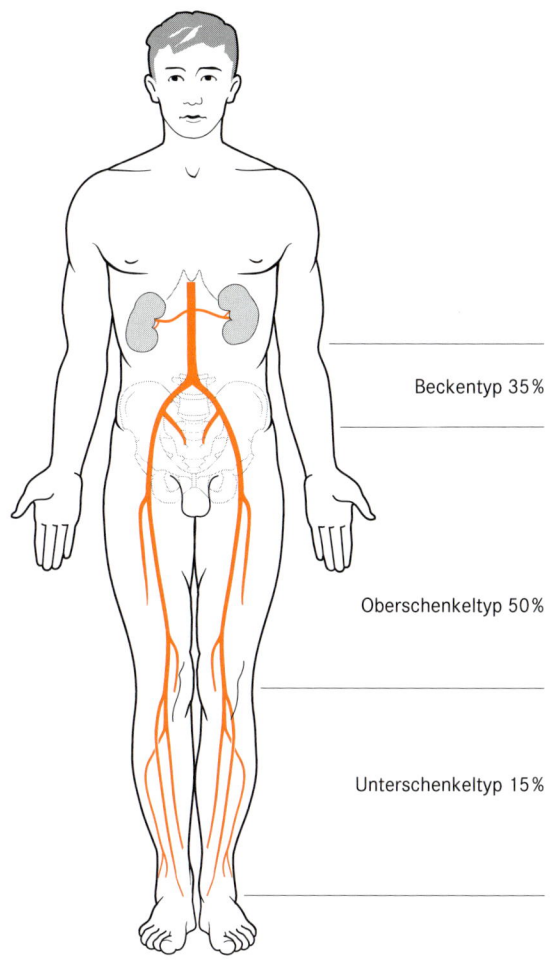

◀ **Abb. 7.13.**
Stadien und Lokalisation der paVK. Die Arteriosklerose manifestiert sich in der unteren Körperhälfte überwiegend im Becken- und Oberschenkelbereich; zeigen sich Symptome der paVK so muss auch bei anderen Organen die Frage nach Gefäßverschlüssen gestellt werden

fundiert werden. Gleichzeitig wird diesen Substanzen eine Erhöhung der körpereigenen Fibrinolyse nachgesagt. Weitere Maßnahmen sind eine Hämodilution z.B. durch Infusionen mit HAES® mit dem Ziel, den Wert des Hämatokrits zu senken. Inwieweit hierdurch eine langfristige Wirkung erzielt werden kann, wird jedoch kontrovers diskutiert.

Patienten in den Stadien III und IV müssen absolute Bettruhe einhalten und benötigen Schmerzmittel. Kompressionsmaßnahmen sind absolut zu vermeiden, denn sie können den Verlust des betroffenen Beines auslösen. Für das Stadium IV gelten die gleichen Kriterien wie beim akuten arteriellen Verschluss. Beim Stadium II a steht das Gehtraining im Mittelpunkt. Ein konsequentes Training führt im Durchschnitt zu einer Verdoppelung der schmerzfreien Gehstrecke. Allerdings muss der Patient regelmäßig, doch mindestens jeden 2. Tag für 15–30 min auf zwei Drittel der schmerzfreien Gehstrecke trainieren.

Akuter arterieller Verschluss

Ursache eines → **akuten arteriellen Verschlusses** sind überwiegend embolische Ereignisse, wobei Thromben aus dem Herzen sehr häufig sind. Die meisten arteriellen Verschlüsse finden sich mit nahezu 50% im Bereich der A. femoralis. Es liegt ein absoluter Notfall vor, der sich in einer klassischen Symptomatik, die im englischsprachigen Bereich mit den „6 P" charakterisiert ist, zeigt.

Während die meisten Verschlüsse durch Embolien entstehen, kommt es in rund 20% auch zu einer arteriellen Thrombose auf dem Boden ausgeprägter arteriosklerotischer Wandprozesse. Bei der paradoxen Embolie ist die Emboliequelle eine Phlebothrombose (im Bereich der tiefen Bein- und Beckenvenen; s. u.). Paradox ist die Embolie deswegen, weil es zu keiner Lungenembolie kommt, sondern durch das offene Foramen ovale (bei nahezu 50% der Patienten ist diese Shuntöffnung nach der Geburt nicht verschlossen) kann der Embolus aus dem rechten Vorhof direkt in den linken Vorhof strömen und so in den linken Ventrikel gelangen. Solche paradoxen Embolien können auch einen Apoplex auslösen.

Bei einem akuten arteriellen Verschluss ist der Perfusionsdruck im betroffenen Bein <50 mm Hg abgesunken. Es muss eine sofortige Reperfusion des Gefäßes erzielt werden. Als Erstmaßnahme muss das Bein tief gelagert werden und in Wattebinden warm gehüllt sein. Jede Kompression der Restdurchblutung ist zu vermeiden. Der Schmerzen wegen bekommt der Patient Morphin, weiter erhält er rund 10000 IE Heparin. Eine intramuskuläre Injektion ist strikt zu unterlassen, da sonst keine Fibrinolyse mehr durchgeführt werden kann. Ist keine Fibrinolyse möglich, muss eine chirurgische Intervention erfolgen. An jede Therapie des akuten Verschlusses schließt sich eine lebenslange Antikoagulation an.

Symptome der „6 P" beim akuten arteriellen Verschluss	
Pain	Schmerzen, sehr heftig
Paleness	Blässe der betroffenen Extremität
Paraesthesia	Sensibilitätsstörung
Paralysis	Lähmungserscheinungen
Pulselessness	Pulslosigkeit
Prostration	Schocksymptomatik

Andere arterielle Erkrankungen

Thrombangiitis obliterans

Bei dieser Erkrankung handelt es sich um eine Durchblutungsstörung im Bereich der Extremitätenarterien, die deutlich mit einem erhöhten Nikotinkonsum einhergeht. Dabei können neben den Arterien auch die oberflächlichen oder sogar tiefen Venen beteiligt sein. Man spricht dann von einer Phlebitis saltans (springende Venenentzündung). Es sind 8mal so häufig Männer wie Frauen betroffen, wobei die Patienten meist <40 Jahre alt sind. Da weibliche Raucherinnen immer häufiger werden, nimmt der Anteil an Frauen bei dieser Erkrankung in den letzten Jahren zu. Die Erkrankung verläuft schubweise. Bei jedem zweiten Patient ist die obere Extremität neben anderen Lokalisationen betroffen; dann zeigen sich vor allen Dingen ischämische Reaktionen der Finger bzw. Nekrosen der Fingerkuppen. Die Diagnose lässt sich nicht aus dem Labor stellen, sondern ausschließlich durch die Arteriografie. Bei Verschluss der Gefäße der unteren Extremität finden sich typische geschlängelte Kollateralen; man spricht von „Korkenzieher-Kollateralen".

▶ **Therapie.** Von größter Bedeutung ist die absolute Nikotinabstinenz der Patienten. Medikamentös kommen vasoaktive wirkende Prostanoide und eine Langzeittherapie mit Thrombozytenaggregationshemmern zum Einsatz. Häufig genug muss als letzte Möglichkeit das nekrotische Areal amputiert werden.

Morbus Raynaud

Hier liegen vasospastische Störungen der Gefäßregulation vor. Das Bild von abgeblassten Fingern zeigt sich vor allem bei jungen Frauen. Auslöser ist häufig eine Kälteexposition. Ursächlich scheint eine individuelle gestörte Endothelfunktion mit erhöhter Freisetzung von Endothelin eine Rolle zu spielen. Bei einem *primären* → **Raynaud-Syndrom** (oder Morbus Raynaud) löst der Vasospasmus eine wächserne Blässe aus. Charakteristisch für sein Auftreten ist das sog. „Tricolore-Phänomen", wobei Blässe, Zyanose und Rötung aufeinander folgen. Seltsamerweise ist der Daumen fast nie betroffen und die Finger sind symmetrisch bis zu den Grundgelenken an beiden Händen befallen. Beim *sekundären* Raynaud-Syndrom handelt es sich um eine Manifestation anderer Erkrankungen an der Mikrozirkulation der Finger. Meist bestehen arteriosklerotische Veränderungen. Eine kausale Therapie des primären Raynaud-Syndroms ist nicht bekannt. Die Attacken treten nach der Menopause nicht mehr auf.

Riesenzellarteriitis

Unter der Gruppe der sog. Riesenzellarteriitiden werden die hierzulande häufig vorkommende Arteriitis temporalis und das Takayasu-Syndrom zusammengefasst.

Arteriitis temporalis. Bei der Arteriitis temporalis liegt eine entzündliche Erkrankung vor allem der Schläfenarterien vor. Sie befällt überwiegend ältere Menschen, Frauen öfter als Männer. Die Ursache dieser Entzündung ist nicht bekannt; vermutlich handelt es sich um eine Immunreaktion. Die Patienten sind abgeschlagen, verlieren Gewicht und schwitzen nachts stark. Im Bereich der entzündeten Arterien treten heftigste bohrende Kopfschmerzen auf (LE 14) und die Temporalarterien sind schmerzhaft und verhärtet tastbar. Beim Kauen kommt es zu Schmerzen der Kiefermuskulatur und der Kiefergelenke, häufig tritt ein Visusverlust ein. Die Diagnose der Arteriitis temporalis wird durch eine hypochrome Anämie und eine Erhöhung des CRP gestützt. Die Therapie besteht in der Gabe von Steroiden, wobei die Dosis unterhalb der Cushing-Schwelle liegen muss. Vor allem bei den älteren Patienten ist eine Osteoporose zu vermeiden.

Takaysu-Syndrom. Dieses Syndrom kommt im Orient und im asiatischen Raum häufiger vor als im Westen. Es liegt eine entzündliche Erkrankung der Aorta und ihrer großen Äste vor. Die Ursache ist unbekannt. Bei der Untersuchung kann ein Verschluss der A. subclavia nachgewiesen werden (pulseless disease). Ist die Nierenarterie mit betroffen, entwickelt sich eine sekundäre Hypertonie. Die Diagnose wird durch die Duplexsonografie gesichert. Wie bei der Arteriitis temporalis besteht die Therapie in der Gabe von Steroiden; hochgradige Stenosen können angioplastisch bzw. operativ behandelt werden.

Aortendissektion

Die akute Dissektion der Aorta wird vom Patienten wie ein Herzinfarkt erlebt. Er berichtet über einen typischen Zerreisschmerz zwischen den Schulterblättern. Die Ursache ist ein Einreißen der Intima, wobei häufig nekrotische Prozesse im Bereich der Media der Aorta beteiligt sind. Nachdem ein Intimariss aufgetreten ist, kommt es zu einem falschen Gefäßlumen das sich distal ausbreitet. Betroffen sind meist ältere Patienten. Bei jüngeren Patienten liegt häufig ein sog. *Marfan-Syndrom* zu Grunde. Hierbei handelt es sich m eine autosomal dominante Erberkrankung mit Fehlbildungen seitens des Skeletts, der Augen und der Gefäße. Auffällig sind hierbei häufig schlanke Finger (Madonnenhände) oder Spinnenfingrigkeit (Arachnodaktylie).Die Patienten weisen häufig eine Skoliose und eine Trichterbrust bei Kyphose auf. Die Gelenke sind überstreckbar und oft besteht eine Linsenluxation. Die Therapie des disse-

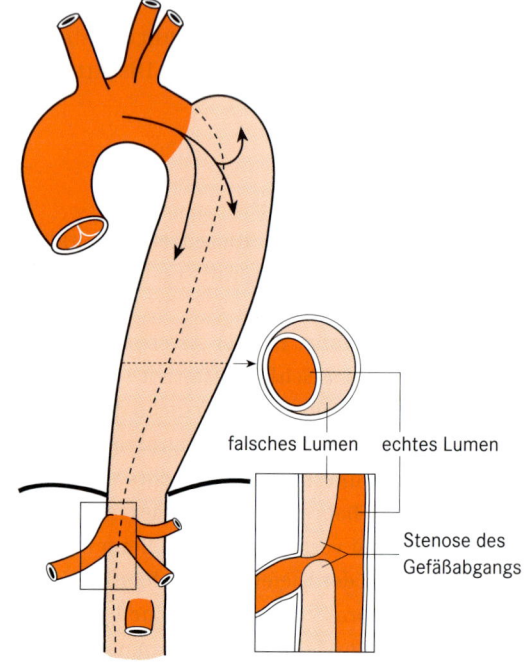

Abb. 7.14. ▶
Aortendissektion. Bei einer Dissektion liegt eine Spaltung der Blätter der Gefäßwand vor; es entwickeln sich zwei Lumen, wobei das Gefäß, meist die Aorta, eine verminderte Durchblutung aufweisen kann. Jederzeit kann eine Dissektion der Gefäßwand zur Ruptur führen

zierenden Aortenaneurysmas erfolgt auf der Intensivstation. Hier muss vor allen Dingen der arterielle Blutdruck, der auf der Aortenwand lastet, gesenkt werden. Im weiteren Verlauf werden operative Maßnahmen erwogen. Diese hängen von der Art der Gefäßwandspaltung ab.

LE 7.2

Aneurysma

Unter einem arteriellen → **Aneurysma** versteht man eine örtlich begrenzte Ausweitung des Arterienlumens. Bei einem echten Aneurysma (Aneurysma verum) liegt eine Schwächung der Gefäßwand mit Erweiterung des gesamten Gefäßes vor. Bei einem falschen Aneurysma (Aneurysma spurium) ist es zu einem umschriebenen sekundären Lumen zwischen Media und Adventitia der Arterie gekommen. Ein Aneurysma dissecans (s. Aortendissektion) beschreibt einen Riss der Intima mit Ausbildung eines Strömungslumens in der Gefäßwand. Häufig treten Aneurysmen nach Punktion einer Arterie auf, man spricht vom iatrogenen Aneurysma.

Ursprünglich spielen Arteriosklerose und genetische Dispositionen eine Rolle. Infektiöse Aneurysmen durch Syphilis, die vor allem im Bereich des Aortenbogens und der aufsteigenden Aorta vorkommen, sind heute selten. Besonders häufig findet sich ein Aneurysma durch Arteriosklerose im Bereich der Aorta abdominalis. Rund 5% der 65-80jährigen Männer, 4mal so häufig wie Frauen, sind hiervon betroffen. Ab einer Größe von 5 cm nimmt das Rupturrisiko solcher Aneurysmen zu, wobei davon ausgegangen werden kann, dass rund jedes fünfte falsche Aneurysma rupturiert. Die Ruptur eines Aneurysma der Bauchaorta ist in fast 2% die Todesursache bei Männern über >65 Jahren. Die einzige Therapie dieser Krankheit besteht in der rechtzeitigen Diagnosestellung und Operation. Das operative Verfahren besteht in der Einlage eines mit Kunststoff ummantelten endovaskulären Stents.

Orthostase-Störung (Hypotonie)

Per definitionem liegt eine → **Hypotonie** vor, wenn der Kreislauf nicht im Stande ist, den Blutdruck und das Herzminutenvolumen durch eine Veränderung vom Liegen zu Stehen (→ **Orthostase**) zu regulieren. Klinisch treten dann die Symptome einer verminderten Hirndurchblutung auf. Insofern handelt es sich um eine schwerwiegende Erkrankung. Allerdings muss dieser Zustand von den nicht zwingend therapiebedürftigen chronischen Formen der Hypotonie abgegrenzt werden.
Eine Therapie einer Hypotonie ist nur indiziert, wenn Symptome bestehen. Zwischen dem Blutdruckwert und der Symptomatik besteht jedoch kein Zusammenhang. Die *subjektiven* Symptome der Orthostase-Störung sind
- Rasche Ermüdung
- Gedächtnisstörungen
- Konzentrationsschwäche
- Kopfschmerzen
- Schwindel

Sie treten individuell unterschiedlich bei systolischen Blutdruckwerten von 110 mm Hg oder auch bei 80 mm Hg auf. *Objektive* Symptome einer Orthostase-Störung sind
- Blässe
- Neigung zum Kollaps
- Tachykardie
- Schweissausbrüche
- Tinnitus

Charakteristisch finden sich diese Symptome z.B. in der Reaktion, die man als „Kater" nach erhöhtem Alkoholgenuss bezeichnet. Vor jeder Therapie muss hier dringend eine exakte Diagnostik erfolgen. Im Mittelpunkt steht hier der Schellong-Test (s. o.). Hierbei wird objektiv gemessen, wie der Kreislauf auf eine Veränderung der Lagebedingungen reagiert. Pathophysiologisch besteht dahinter ein ausgeprägtes venöses Pooling, bei denen der Füllungsdruck im Herzen und das Herzminutenvolumen um ca. 20% abnehmen. Durch Veränderung des hydrostatischen Interferenzpunktes müssen rund 600 ml Volumen um rund 80 cm nach oben gehoben werden. Dies zeigt sich in einer Erhöhung des diastolischen Blutdrucks und einer Steigerung der Pulsfrequenz um rund 20%.

▶ **Therapie.** Die Basistherapie einer chronischen Hypotonie besteht in allgemeinen Maßnahmen, v.a. in ausreichender Bewegung, der Zufuhr mehrerer kleiner Mahlzeiten am Tag, einer ausreichenden Trinkmenge von rund 3 Litern und dem Vermeiden abrupter Änderungen der Körperhaltung und zu langem Stehen.

Die medikamentöse Behandlung und vor allem der Nutzen der hierzu verfügbaren Medikamente (Antihypotonika) werden sicherlich überbewertet und führen zu einer Gewöhnung und Fixierung der chronischen Hypotonie. Die meisten Medikamente greifen am Sympathikus an.

Für Patienten mit chronisch primärer Hypertonie gilt eine gute und manchen Literaturzitaten nach sogar eine überdurchschnittlich günstige Prognose. Bei sekundärer Hypotonie allerdings hängt die Prognose von der Ursache ab (Herzinsuffizienz, Nervenfunktionsstörung oder anderen Gefäßerkrankungen).

Arterielle Hypertonie

Unter Blutdruck verstehen wir die Kraft, die auf die Gefäßwand wirkt. Der Blutdruck entsteht als peripherer Widerstand in der Mikrozirkulation und wird über den Sympathikus durch die präkapillären Sphinktermuskeln im Stromgebiet der Arteriolen geregelt. Ist der Blutdruck über die von internationalen Gesellschaften und der WHO vereinbarten Werte erhöht, spricht man von einer arteriellen Hypertonie. Eine manifeste Hypertonie liegt vor, wenn der systolische Blutdruck über 140 und der diastolische Blutdruck über 90 mm Hg erhöht sind. Allerdings kann man die Grenze zwischen der Frage was ist ein normaler Blutdruck und wann ist er erhöht, nicht messerscharf ziehen. Über die Kreislaufregulation wird der Blutdruck zeitlebens entsprechend der Bedingungen des Organismus angepasst und geregelt. Auf dem Boden eines nicht näher bekannten Mechanismus kommt es durch den Einfluss von Zivilisationsfaktoren, so die Hypothese, und einer familiär genetischen Disposition zu einem Anstieg der Blutdruckwerte. Es ist bekannt, dass die Kinder von hochdruckkranken Eltern fast 3mal so häufig eine Hypertonie bekommen wie andere Menschen. Überwiegend kommt eine essentielle (primäre) Hypertonie vor und bedingt rund 90% aller Hochdruckformen; daneben können etwa 10% sekundäre Ursachen der Hypertonie diagnostiziert werden.

Nach Daten vor allem der Framingham-Studie, einer epidemiologischen Beobachtung die in einem Städtchen westlich Boston in Massachusetts seit über 50 Jahren kontinuierlich durchgeführt wird, konnte gezeigt werden, dass die mittlere Lebenserwartung bzw. die Einschränkung der Lebensdauer mit der Höhe des Blutdrucks korreliert. Je früher eine Hypertonie auftritt, desto größer ist die Beeinträchtigung der Lebenserwartung. Für einen 35 Jahre alten Mann gilt, dass er eine um 40% reduzierte Lebenserwartung bei einem Druck von 150/100 mm Hg hat, gegenüber einem Gleichaltrigen mit 120/80 mm

Essentielle Hypertonie

Eine → **essentielle (primäre) Hypertonie** liegt dann vor, wenn sekundäre Ursachen einer Hypertonie ausgeschlossen sind. Insofern wird die essentielle Hypertonie als idiopathisch bezeichnet. Wenn auch ursächlich genetische Faktoren eine Rolle spielen, so können diese alleine nicht die Häufigkeit der essentiellen Hypertonie in der Bevölkerung erklären. Es müssen zusätzlich exogene Faktoren bestehen. Hierzu gelten heute vor allem psychische und soziale Faktoren, die vor allem in einer unerfüllten, hoch gesetzten Erwartungshaltung an Privatleben und Beruf grenzen, unbewältigte Ängste und schwelende Konflikte. Neben diesen psychosozialen Faktoren, die sich in einer zunehmenden Reizbelastung des Alltags widerspiegeln, gehören zu den einen Hochdruck unterstützenden Faktoren:
- Erhöhte Zufuhr von Koffein (mehr als 6 Tassen pro Tag)
- Rauchen
- Alkoholkonsum (mehr als 1 Glas Wein bzw. 1 Bier; mehr als 30 g/Tag)
- Übergewicht (>Body Mass Index II)
- erhöhte Kochsalzzufuhr

Bezüglich der Kochsalzzufuhr genügt es nicht die täglich eingenommene Kochsalzmenge verantwortlich zu machen. Im Durchschnitt werden in den westlichen Ländern täglich >10 g Kochsalz mit der Nahrung zugeführt. Dabei genügt zur Aufrechterhaltung der Gesundheit nur 1 g. Es gibt salzempfindliche und salzunempfindliche Patienten. Deshalb gilt die Empfehlung für Patienten, die einen auch nur grenzwertig erhöhten Blutdruck haben, dass sie sich kochsalzarm ernähren müssen. Auf der anderen Seite ist bekannt, dass eine kochsalzarme Ernährung mit weniger als 1g NaCl pro Tag bei jedem Patienten mit arterieller Hypertonie den Blutdruck senken kann. Bezüglich des Übergewichts kann man davon ausgehen, dass die Reduktion des Gewichtes um ein Kilogramm den diastolischen Blutdruck um rund 2mm Hg reduziert.

Die Rolle der Niere in der Entwicklung einer essentiellen Hypertonie ist nicht ganz geklärt. Vermutlich spielt sie auch bei der essentiellen Hypertonie eine Rolle. Seitdem das Renin-Angiotensin-Aldosteron-System bekannt ist, wurde erkannt, dass die Wirkung von Angiotensin II auch in unterschiedlichen Geweben, so in der glatten Muskelzelle der Gefäße, im Herzen aber auch im Gehirn vorhanden ist. So wird heute angenommen, dass auch bei Patienten mit unauffälligen Messungen bezüglich des RAAS, lokale Mechanismen eine Rolle spielen. Das Renin-Angiotensin-Aldosteronsystem wird in LE 9 ausführlich erklärt.

Einteilung der Hypertonie (WHO)		
Verschluss	RR Systolisch	RR diastolisch
Normal	<130	<85
Hochnormal	<140	<90
I milde Hypertonie	<160	<100
II mittelschwere Hypertonie	<180	<110
III schwere Hypertonie	<210	<120
IV sehr schwere Hypertonie	>210	>120
(Werte in mm Hg) Von einer isolierten systolischen Hypertonie spricht man, wenn der systolische Druck >140, der diastolische Druck <90 beträgt		

Untersuchungsmethoden

Im Mittelpunkt der Blutdruckdiagnostik und der Kontrolle steht die regelmäßige Messung des Blutdrucks. Zumindest einmal und wenn möglich in bestimmten Abständen sollte eine Langzeit-24-Stunden Blutdruckmessung durchgeführt werden. Hier konnte nachgewiesen werden, dass die Ergebnisse der Langzeitblutdruckmessung eng mit den Schäden der Organe durch die Hypertonie verbunden ist. Die Blutdruckselbstmessung durch den Patienten ist leider weniger genau als die Messung durch die Schwester oder in der Arztpraxis. Allerdings kommt der Selbstmessung eine hohe Bedeutung für die Mitarbeit des Patienten in der Therapie seiner Hypertonie zu. Durch die Messung von Schwestern oder Ärzten kann der Blutdruck ansteigen; man spricht vom sog. Weißkittelhochdruck (white coat hypertension). Dies darf jedoch nicht als eine harmlose Petitesse gewertet werden, sondern auch dem Weißkittelhochdruck kommt eine Korrelation mit Organkomplikationen zu.

Um frühzeitig Schäden an den Endorganen, vor allem Herz, Gehirn und Niere zu erkennen, sind folgende Fragen zu stellen:

- **Anamnese.** Ist in der Familie ein Bluthochdruck bekannt? Ist es häufiger zu Schlaganfällen gekommen? Gab es Komplikationen in der Schwangerschaft? Welche Medikamente nimmt der Patient ein? Wie sind sein Rauchverhalten und sein Alkoholkonsum?

- **Körperliche Inspektion.** Hat der Patient Übergewicht? Sind die Pulse seitengleich an den Armen und in der Leiste? Hört man bei der Auskultation der A. carotis und der A. femoralis ein Strömungsgeräusch?
- **Urin.** Finden sich im Teststreifen Hinweise auf eine Albuminurie oder reagiert der Teststreifen auf Glucose?
- **Labor.** Liegen Befunde über Laborwerte vor? Sind die Werte für Kreatinin, Kalium, die Blutfettwerte und die Harnsäure im normalen Bereich? Wie ist der Kochsalzkonsum des Patienten? Isst er viel Lakritze?
- **Routineuntersuchungen.** Ist ein EKG durchgeführt worden? Was ergab der Befund? Wurden eine Echokardiografie und ein Röntgenthorax durchgeführt und ergaben sie Auffälligkeiten? War der Patient beim Augenarzt? Ist der Fundus unauffällig?
- **Zusätzliche Untersuchungen.** Wurden schon einmal eine digitale Subtraktionsangiografie oder eine Sonografie der Nieren vorgenommen? Sind die Katecholamine im 24-Stunden-Urin bestimmt worden?

Klinische Einteilung der Hypertonie (WHO)

- **Stadium I**
  keine Organschädigung

- **Stadium II**
  - leichte Organschäden
  - linksventrikuläre Hypertrophie
  - Retinopathie
  - Proteinurie

- **Stadium III**
  - schwere Organschäden
  - Linksherzinsuffizienz
  - schwere Sehstörung
  - neurologische Störungen
  - eingeschränkte Nierenfunktion

Komplikationen und Risiken

Mit steigendem Blutdruck erhöhen sich die kardiovaskuläre Mortalität und das Risiko für kardiovaskuläre Erkrankungen. Das Herz reagiert auf die Mehrbelastung mit einer Hypertrophie des linksventrikulären Myokards. Die Diagnose lässt sich vor allem im Echokardiogramm, aber auch im EKG sichern. Mit Erreichen der kritischen Herzgröße wird die Koronardurchblutung schlechter. So erklärt es sich, dass die Herzinsuffizienz häufig als Folge einer arteriellen Hypertonie ausgelöst wird. Arteriosklerotische Stenosen können zu einem Schlaganfall führen, wobei es sowohl zu einer Ischämie als auch zu einer zerebralen Massenblutung kommen kann (LE 14). Die Einwirkung auf die Gefäße lassen sich sehr gut am Augenhintergrund (→ **Fundus**) beobachten, wo der Augenarzt die Engstellung der kleinen Arterien, Kupferdrahtarterien und Kreuzungszeichen beobachten kann. Treten degenerative Veränderungen (sog. Cotton-Wool-Exsudate) auf, ist dies Hinweis auf eine fortgeschrittene Gewebsschädigung. Ein Ödem der Papille (LE 16) oder der Netzhaut muss bereits als maligne Hypertonie bezeichnet werden. Die Nieren reagieren bei einer anhaltenden Hypertonie mit einer vaskulären Sklerose, die sich mit einer Störung der Filtrationsmechanismen als → **Mikroalbuminurie** zeigt. Bei fortgeschrittener Schädigung kommt es auch zu einer Mikrohämaturie. Mit Fortdauer der Hypertonie und der Gefäßveränderungen wird zunehmend das Renin-Angiotensin-System stimuliert.

▶ Therapie. Jede Hypertonie mit diastolischen Werten über 105 mm Hg muss behandelt werden. Therapieziel ist es, den diastolischen Blutdruck auf <140/90 mm Hg zu reduzieren. Bei älteren Patienten >65 Lebensjahren, bei Patienten im Koma, mit diabetischer Nephropathie und Schwangeren gelten besondere therapeutische Überlegungen.

Allgemeine Maßnahmen. Alle Faktoren, die den Blutdruck ungünstig beeinflussen können, müssen vermieden werden, so die Langzeiteinnahme der Antibabypille, der chronische Konsum von Lakritze, Antirheumatika oder Sympathikomimetika. Die Kochsalzzufuhr sollte auf <5 g/Tag reduziert werden. Der Patient sollte angehalten werden, sein Gewicht soweit wie möglich zu reduzieren und den Alkoholkonsum auf nicht mehr als 30 Gramm pro Tag (1 Glas Wein bzw. eine Flasche Bier). Das Rauchen sollte komplett eingestellt werden. Am Arbeitsplatz müssen Stressfaktoren weitgehend reduziert werden – vor allem Akkord- und Schichtarbeit sind für Hypertoniker schädlich. Unverzichtbar ist ein angemessener Ausgleichssport ohne Leistungsdruck oder besonderen Kraftaufwand.

Medikamentöse Therapie. Im Mittelpunkt der medikamentösen Therapie stehen folgende Medikamente:
- Diuretika
- Betablocker
- Kalziumantagonisten
- ACE-Hemmer
- AT-2-Antagonisten

Nach Empfehlungen der Deutschen Hochdruckliga sollte die Therapie mit einem einzigen Medikament (*Monotherapie*) begonnen werden und dessen Dosis allmählich bis zum Wirkungseintritt gesteigert werden. Im nächsten Schritt kommt eine *Kombinations*behandlung in Frage; in deren Mittelpunkt stehen Diuretika und ACE-Hemmer, die mit anderen der genannten Substanzen kombiniert werden. Wenn die Kombination aus zwei Medikamenten und nach Steigerung der Dosis nicht ausreicht, ist eine Kombinationstherapie mit drei Substanzen zu erwägen. In der folgenden Übersicht sind besondere Überlegungen für die Therapie der Hypertonie bei bestimmten Patienten zusammengefasst.

> **Besonderheiten der antihypertensiven Therapie bei besonderen Erkrankungen**
>
> - **Schwangerschaft**
>   Therapie mit Betablockern (ß1-Blocker) oder Methyldopa;
>   keine ACE-Hemmer
> - **Gicht** (Hyperurikämie)
>   möglichst keine Diuretika
> - **Niereninsuffizienz**
>   Schleifendiuretika (keine kaliumsparende Diuretika); alle anderen Medikamente müssen der eingeschränkten Nierenfunktion angepasst, d.h. geringer dosiert werden
> - **Prostataadenom**
>   Gabe von α-Blockern
> - **Asthma bronchiale oder spastische Bronchitis**
>   keine Betablocker
> - **Ältere Patienten** (>65 Jahre)
>   vorzugsweise Kalziumantagonisten und Diuretika

Sekundäre Hypertonie

Die meisten Fälle einer sekundären Hypertonie werden durch die Niere ausgelöst; rund 1% wird über Hormone und ca. 1% durch Medikamente verursacht. Fast alle Erkrankungen der Nierenkörperchen (chronische Glomerulonephritis; LE 9.2) führen zu einem Hochdruck, ebenso alle Erkrankungen, die mit einer Niereninsuffizienz einhergehen. Fast bei jedem zweiten Patient mit chronischer Pyelonephritis liegt ebenfalls eine arterielle Hypertonie vor. Im Mittelpunkt der Prozesse steht der Renin-Angiotensin-Mechanismus, der durch Störungen der renalen Durchblutung aktiviert wird. Bei jüngeren Patienten (<40 Jahre) finden sich häufig Nierenarterienstenosen, während bei älteren Patienten die Arteriosklerose die Hauptursache ist. Hierbei sind Männer häufiger betroffen als Frauen. Die Stenosen sind häufiger auf der linken Seite lokalisiert. Die Diagnose durch bildgebende Verfahren und vor allem die digitale Subtraktionsangiografie ermöglicht rasch eine Beurteilung des Krankheitsbildes. Moderne Ultraschallgeräte erlauben es, fast 80% der Nierenarterien sonografisch darzustellen und die Stenosen zu quantifizieren.

Hochdruck und Schwangerschaft

Während einer Schwangerschaft können gehäuft Nierenerkrankungen ebenso wie eine arterielle Hypertonie auftreten. Das Krankheitsbild wird als Schwangerschaft induzierte Hypertonie beschrieben. Unter einer → **Präklampsie** versteht man die schwangerschaftsbedingte Hypertonie mit Ausscheidung von Eiweiß und dem Auftreten von Ödemen, wobei die Symptome meist nach der 20. SSW auftreten. Besteht eine Nierenerkrankung oder bereits ein Hochdruck, kann sich während der Schwangerschaft eine sog. „Pfropf-Gestose" einstellen. Eine Präklampsie liegt dann vor, wenn der Blutdruck >140/90 mm Hg ansteigt, eine Proteinurie (>300 mg/Tag) vorliegt und

Ödeme nachgewiesen werden können. Dieses Bild wurde früher auch als EPH-Gestose bezeichnet (Edemas, Proteinurie, Hypertension). Das Krankheitsbild der hypertonen Gestosen ist häufig mit neurologischen Symptomen, v.a. epileptischen Anfällen (Eklampsien), vergesellschaftet, wobei bei jeder 5. Patientin das Krankheitsbild erst nach der Entbindung auftritt. Die Präeklampsie geht mit einer erhöhten mütterlichen und kindlichen Letalität einher. Ursächlich sind genetische und immunologische Faktoren anzunehmen; möglicherweise kommt es zu einer erhöhten Synthese von Angiotensinogen durch den Einfluss von Östrogen in der Leber. Bei einem Schwangerschaftshochdruck sind ACE-Hemmer kontraindiziert: Es werden β_1-Blocker und Methyldopa gegeben. Der Vorteil dieses Medikaments ist es, das es nur in geringer Konzentration in die Muttermilch kommt und so während des Stillens weiter eingenommen werden kann.

Ursachen einer sekundären Hypertonie

- **Nierenerkrankungen**
  Nierenarterienstenose
  Nephrosklerose (Arteriosklerose der Niere)
- **Endokrine Störungen**
  Conn-Syndrom (Adenom der Nebennierenrinde mit vermehrter Bildung von Aldosteron; primärer Hyperaldosteronismus; LE 12)
  Cushing-Syndrom (Wirkung erhöhter Spiegel an Glukokortikoiden, LE 12)
  Phäochromozytom (Adenom des Nebennierenmarks mit vermehrter Bildung von Katecholaminen, LE 12)
- **Medikamente**
  Ovulationshemmer
  Steroide
  Antirheumatika
  Sympathikomimetika
  Cyclosporin A (Immunsuppressivum)

Hypertensive Krise

Kommt es plötzlich zu einem Blutdruckanstieg auf über 230/130 mm Hg liegt eine → **hypertensive Krise** vor. Das Krankheitsbild das mit einer Herzinsuffizienz und neurologischer Symptomatik verbunden sein kann, ist lebensgefährlich. Ein solcher Notfall kann sich auf dem Boden jeden Hochdrucks entwickeln. Bei einer Niereninsuffizienz oder endokrinen Ursachen kommt er besonders häufig vor. Die Symptomatik entspricht einer Linksherzinsuffizienz bzw. eines Angina pectoris-Anfalls. Die Patienten beklagen häufig Kopfschmerzen, Sehstörungen; Übelkeit, Erbrechen und sind verwirrt. Manchmal tritt eine Epistaxis (Nasenbluten) auf. Die Gefahr liegt in den Folgen für die Endorgane mit einer Hirnblutung, einem Linksherzversagen oder einem Herzinfarkt bzw. einem akuten Nierenversagen (besonders bei maligner Nephrosklerose).

Ziel der ersten Maßnahmen ist es den Blutdruck schnell um 25% zu senken. Die Patienten müssen stationär eingewiesen werden. Sie müssen aufrecht sitzend transportiert werden und können eine Kapsel Nifidipin (Adalat®) zerbeißen; bei Stenokardien ist das jedoch nicht gestattet! Auch kann Nitroglycerin als Spraystoß gegeben werden. Ärztlicherseits wird man langsam Urapidil (Ebrantil®) oder Clonidin (Catapressan®) injizieren.

Venöse Gefäßkrankheiten

Erkrankungen der Venen gehören zu den häufigsten erworbenen und ererbten Erkrankungen in Deutschland. Rund 70% der Bevölkerung weisen Veränderungen des peripheren Venensystems auf. Bei rund 12 Millionen Menschen liegt eine Stammvarikosis vor, wobei Frauen häufiger betroffen sind als Männer. Fast 6 Millionen Bürger der Bundesrepublik haben eine chronisch venöse Insuffizienz. Die Folgen der Phlebothrombose, das postthrombotische Syndrom, liegt bei mehr als 1 Million Patienten vor.

Die Erhebung der Familien und Eigenanamnese sind deshalb entscheidend für die Diagnose venöser Erkrankungen. Folgende Fragen sind an den Patienten zu stellen:
- Gab es Krampfadern oder geschwollene Beine bei den Eltern oder Grosseltern?
- Sind in der Familie thrombotische Erkrankungen oder eine Lungenembolie aufgetreten?
- Weist der Patient ein Schweregefühl („Beine wie Blei") oder ein Spannungsgefühl auf?
- Neigt er zu nächtlichen Wadenkrämpfen?
- Hat er geschwollene Beine?
- Wie ist seine Belastbarkeit?

Durch die eingehende Untersuchung des stehenden Patienten lassen sich die Ausprägung und das Muster von Venenerkrankungen erkennen: Hierbei ist auf Veränderungen der Haut, auf Schwellungen oder stauungsbedingte Verhärtungen der Haut zu achten, auch auf Stammvarikosen oder Varizen. Die Stammvarikosen treten meist im Bereich der V. saphena magna auf. Unter Varizen versteht man kleine venöse Netze, mit einem Durchmesser von rund 1 mm, die in der Subkutis gelegen sind und bläulich durch die Haut schimmern. Besenreiservarizen sind kleiner als 1 mm und bilden ein spinnenartiges Netz überwiegend am Oberschenkel.

Varikosis

Eine → **Varikosis**, die im Volksmund auch als Krampfaderleiden bezeichnet wird, entsteht vermutlich durch eine vererbte Venenwandschwäche. Sie ist umso ausgeprägter, je weniger Venenklappen der Patient hat und je insuffizienter diese sind. Eine geringe Anzahl von Venenklappen bzw. deren Fehlen führt zu einer Progredienz der Varikosis von der Leiste bis zu den Füssen. Der eigentliche Pathomechanismus der Varikosis gilt heute jedoch noch nicht als geklärt. Im Vordergrund der Symptomatik der primären Varikosis steht das unschöne Bild geschwollener, dicker Beine, die außer einem Schweregefühl selten Beschwerden auslösen. Das Hochlegen der Beine wird als entlastend befunden. Ödeme im Bereich der Knöchel, prätibiale Schwellungen nach längerem Stehen und das Auftreten dieser Veränderungen vor allem am Abend sind die ersten Hinweise auf eine chronisch venöse Insuffizienz. Durch Bewegung werden die Symptome deutlich gelindert.

Stammvarikosis

Besonders hervorzuheben ist die Varikosis im Bereich der V. saphena magna, die als Stammvarikosis bezeichnet wird. Für die klinische Bedeutung der Stammvarikosis sind die Perforansvenen, die die tiefen und oberflächlichen Venen verbinden von Bedeutung. Ist der Venenfluss über Perforansvenen gewährleistet, spricht man von einer *kompensierten* Stammvarikosis. Nach Überlastung über mehrere Jahre hinweg, werden diese Umleitungen überfordert und es kommt zur Dekompensation der Varikosis, bei der durch den ansteigenden Druck im venösen System die Klappen der Umgehungskreisläufe ebenfalls überfordert werden. In diesem Fall nimmt das bleierne Gefühl der Beine oder Schmerzen beim Stehen mit der Zeit zu. Die Beschwerden können vor allem prämenstruell auftreten. Komplikationen der chronisch venösen Stauung sind Entzündungen im Bereich der gestauten Vene (Varicophlebitis) mit der Gefahr einer Phlebothrombose im tiefen Venensystem oder die Ruptur einer Krampfader.

▶ **Therapie.** Im Vordergrund der Therapie bei venöser Insuffizienz steht die Kompression durch geeignet lange Kompressionsstrümpfe der Klasse 1 oder 2. Antithrombosestrümpfe sind wegen der mangelnden Kompression im Stehen ungeeignet. Die Kompressionstherapie muss durch konsequente Bewegung seitens des Patienten unterstützt werden. Der Patient muss auf die regelmäßige Aktivierung seiner Muskelpumpe hingewiesen werden. Wandern, Radfahren und Schwimmen stehen hier im Mittelpunkt. Auch physikalische Maßnahmen wie Wechselbäder, Kneipen in kaltem Wasser und häufiges Hochlagern der Beine auch am Tag unterstützen die Kompressionstherapie. Thermalbäder und Sauna haben bei venöser Insuffizienz keine Bedeutung. Varizen, die vor allem ein kosmetisches Problem für den Patienten bedeuten, können sklerosiert (durch Injektionen verödet) werden. Die Sklerosierung ist besonders dann effektiv, wenn nach einer chirurgischen Resektion der Stammvarize die kleinen Äste nachfolgend verödet werden. Kontraindikationen für die Sklerosierung sind eine Schilddrüsenüberfunktion, eine paVK oder ein diabetischer Fuß.

Thrombophlebitis

Unter einer → **Thrombophlebitis** versteht man die oberflächliche Entzündung der Venen mit der Verlegung des Gefäßlumens durch einen kleinen Thrombus. Fast immer liegt bei einer Thrombophlebitis eine venöse Insuffizienz vor. Im Alter nimmt diese Erkrankung zu und Frauen sind rund 4mal so häufig betroffen wie Männer. Im Entstehungsmechanismus der Thrombophlebitis spielt die → **Virchow'sche Trias die zentrale Rolle; Rudolf Virchow hat bereits 1856 mit erstaunlicher Präzision die Zusammenhänge erkannt.

Eine gehäuft auftretende Thrombophlebitis kann Hinweis auf eine Immunkomplexvaskulitis im Rahmen des Lupus erythematodes oder der rheumatoiden Arthritis sein. Auch können sie bei jungen Menschen erste Symptom einer Thrombangiitis obliterans sein. Das Pankreaskarzinom und das Prostatakarzinom können Thrombophlebitiden im Rahmen einer Paraneoplasie auslösen.

Leitsymptom einer akuten Thrombophlebitis ist ein druckschmerzhafter geröteter und überwärmter Venenstrang im Bereich des Unterschenkels, wobei oft eine Hautrötung auftritt, die an ein Erysipel erinnert. Dieser Bezirk ist durch ein entzündliches Ödem geschwollen und verhärtet tastbar. Weitere Symptome wie Fieber oder andere Entzündungszeichen liegen selten vor.

Virchow-Trias

- **Gefäßfaktor (Wandfaktor)**
  Es liegt eine Schädigung der Gefäßwand und des Endothels vor. Besonders können sie nach Katheteruntersuchungen, im Lauf lokaler Venenkompressionen oder als Folge einer Entzündung entstehen.

- **Kreislauffaktor (Zirkulationsfaktor)**
  Wenn die Strömungsgeschwindigkeit verlangsamt ist, neigt das Blut beschleunigt zur Gerinnung. Besonders ist dies bei einer Rechtsherzinsuffizienz, bei Inaktivierung der Muskelpumpe, vor allem in Bettruhe, bei Erhöhung der Blut-Zellzahl (Polyzythämia vera) und einer Erhöhung der Viskosität des Blutes durch Gammopathien, wie beim Plasmozytom (LE 13) der Fall. Bei Inaktivität durch längere Reisen mit angewinkelter Beinhaltung kommt es bevorzugt zu Reisethrombosen im Bereich der V. poplitea.

- **Blutfaktor**
  Dies bedeutet eine Erhöhung der Gerinnungsbereitschaft des Blutes wobei eine Verbrauchskoagulopathie bei Sepsis oder durch postoperativen Stress ebenso vorliegen können, wie eine Verlustkoagulopathie durch Eiweißverlust beim nephrotischen Syndrom (LE 9.2) oder bei mangelnder Proteinaufnahme durch eine Malassimilation. Hierbei spielen auch zahlreiche angeborene Störungen eine Rolle.

▶ **Therapie.** Die Therapie erfolgt mit dem Ziel, den Prozess auf die oberflächlichen Venen zu begrenzen. Hierzu muss eine Kompression angelegt und der Patient umgehend mobilisiert werden. Schonung oder gar Bettruhe sind strikt kontraindiziert. Lokale Kühlung mit alkoholhaltigen oder heparinhaltigen Salben lindern die subjektive Symptomatik. Zusätzlich können nichtsteroidale Antirheumatika (NSAR, z.B. ASS oder Diclofenac) gegeben werden.

Die Thrombophlebitis heilt fast immer ohne Komplikationen ab, wenn keine anderen Ursachen dahinter stehen. Die allgemeinen Maßnahmen wie bei einer venösen Insuffizienz müssen vom Patienten zur Prophylaxe weiter betrieben werden, vor allem sind regelmäßige Bewegung und bei Schwellung der Beine Kompressionsmaßnahmen erforderlich.

Phlebothrombose

Die → **Phlebothrombose** beschreibt die tiefe Venenthrombose, die fast immer im Bereich der tiefen Bein- und Beckenvenen auftritt. Ein besonderes Risiko für die Phlebothrombose stellen vorbestehende Venenerkrankungen dar. Oftmals geht eine Phlebothrombose bei Frauen mit der Einnahme von oralen Antikonzeptiva einher. Bei diesen Patientinnen ist das Risiko fast 7mal so hoch wie bei Frauen, die auf andere Weise verhüten. Zusätzlich wirkt inhalatives Rauchen risikosteigernd. Jede 4. Phlebothrombose tritt im Zusammenhang mit einer stationären Immobilisation oder einer Operation auf. Fast jede 3. Phlebothrombose kann Hinweis auf einen malignen Tumor sein. Die Ursache der Phlebothrombose lässt sich nicht in jedem Fall klar ermitteln. Klinisch fällt die Phlebothrombose durch eine Leitsymptom-Trias auf:

- Schwellung
- Schmerz
- Zyanose

Die Symptomatik kann beim Patienten der überwiegend Bettruhe einhält, sehr diskret sein. Deswegen werden Phlebothrombosen häufig übersehen bzw. erst dann diagnostiziert, wenn eine Lungenembolie eingetreten ist. Die *Schwellung* entsteht

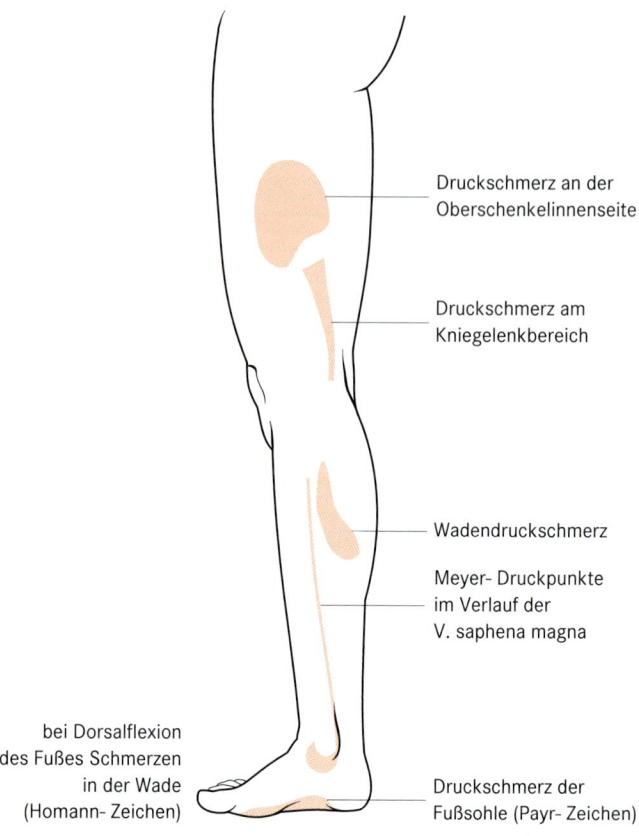

Abb. 7.15. ▶ **Hinweise auf Phlebothrombose.** Die tiefe Bein- und Beckenvenenthrombose weist charakteristische Schmerzpunkte distal der Erkrankungsstelle auf

- Druckschmerz an der Oberschenkelinnenseite
- Druckschmerz am Kniegelenkbereich
- Wadendruckschmerz
- Meyer- Druckpunkte im Verlauf der V. saphena magna
- Druckschmerz der Fußsohle (Payr- Zeichen)
- bei Dorsalflexion des Fußes Schmerzen in der Wade (Homann- Zeichen)

durch ein Ödem im Bereich der Muskelfaszien und kann sich durch eine glänzende und manchmal erwärmte Haut zeigen. In jedem Fall sollte auf gleiche Höhe eine Umfangsmessung der Oberschenkel vergleichend durchgeführt werden. Die *Schmerzen* können krampfartig sein und nehmen besonders dann zu, wenn die entzündeten Venen gedehnt werden. Die *Zyanose* ist das Zeichen eines behinderten venösen Abflusses und kann sich beim Patienten mit Lageänderung des Beines verändern. Gelegentlich treten sog. „Warn-Venen" über der Tibiakante auf.

Kommt es bei einer Phlebothrombose zur Tachykardie, Luftnot, Tachypnoe, Atembeschwerden, Husten und Fieber, sind dies Hinweise auf eine Lungenembolie. Jeder Schmerz in der Wade oder in der Fußsohle, der im Stehen vorliegt, beim Gehen verstärkt wird, im Liegen aber verschwindet, gilt als verdächtig für eine tiefe Venenthrombose.

Typische Befunde bei der Untersuchung sind
- Druckschmerz der Muskulatur im Bereich der Fußsohle (Plantarmuskulatur): Payr-Zeichen
- Heftige Schmerzen im Bereich der Waden bei Dorsalflexion des Fußes: Homann-Zeichen
- Schmerzhafte Druckpunkte im Verlauf der V. saphena: Meyer-Druckpunkte
- Bei Palpation der Wade lokale Druckschmerzhaftigkeit

Jeder Verdacht auf eine Phlebothrombose muss schnellstens durch eine Duplex-Sonografie gesichert werden.

Warnsymptome der Lungenembolie

- Tachykardie
- Dyspnoe
- Tachypnoe
- Husten
- Fieber
- Schocksymptomatik

▶ **Therapie.** Die Therapie der Phlebothrombose muss zügig einsetzen um eine Lungenembolie zu vermeiden und um einem späteren postthrombotischen Syndrom entgegenzuwirken. Im ersten Schritt wird eine Vollheparinisierung durchgeführt, wobei stationär Heparin auch über den Perfusor als Infusion gegeben wird. Hierbei ist die partielle Thromboplastinzeit (PTT) zu kontrollieren. Die Heparinisierung muss kurzfristig erfolgen um ein HIT-Syndrom zu vermeiden. Darunter versteht man eine Heparin induzierte Thrombozytopenie (LE 13). Die ersten Tage müssen die Patienten immobil gehalten werden. Über die Dauer der absoluten Schonung wird derzeit diskutiert.

Im Moment der Diagnosestellung ist die maximale Gefahr der Lungenembolie bereits überschritten, so dass, wenn das frische Stadium zurückliegt, mit einer schonenden Mobilisierung des Patienten begonnen werden kann. Im Anschluss an die

Heparinisierung wird der Patient auf Marcumar® umgestellt. Bei jüngeren Patienten und kurzer Dauer der Krankengeschichte und vor allem wenn eine ausgedehnte Thrombose im Bereich der oberen Bein- bzw. Beckenvenen vorliegt, kann eine Fibrinolyse in Erwägung gezogen werden. Die Indikation zu chirurgischen Verfahren (Thrombektomie) muss streng gestellt werden (>3%ige Mortalität und postoperativ hohe Rezidivneigung). Nach der Lyse einer Phlebothrombose muss eine konsequente Sekundärprophylaxe mit Kumarinpräparaten und eine konsequente Kompressionsbehandlung durchgeführt werden. Wenn der Patient hier nicht compliant ist, ist mit einer Rezidivrate von bis 30% und einer hohen Wahrscheinlichkeit für das postthrombotische Syndrom zu rechnen. ASS ist in der Sekundärprophylaxe nach Phlebothrombose nicht wirksam. Das Krankheitsbild der Lungenembolie wird in LE 8.2 näher beschrieben.

Chronisch venöse Insuffizienz und postthrombotisches Syndrom

Die Symptomatik der chronischen venösen Insuffizienz entspricht der primären Varikosis (s. o.). Häufig besteht das Gefühl schwerer und müder Beine mit prätibialen Ödemen nach langem Stehen oder Sitzen. Diese Stauungen begünstigen eine Ekzembildung der Unterschenkel mit Juckreiz. Häufig leidet der Patient unter nächtlichen Wadenkrämpfen. Besonders im Sommer und bei Hitze wird das Krankheitsbild als besonders lästig empfunden. Ursache der chronisch venösen Insuffizienz ist fast immer ein → **postthrombotisches Syndrom**. Hierunter versteht man einen Zustand, der mehrere Jahre nach einer tiefen Venenthrombose auftritt. Rund 70% aller Patienten mit chronisch venöser Insuffizienz weisen ein postthrombotisches Syndrom auf. In der → **Phlebografie** finden sich Stenosierungen der tiefen Leitvenen, sowie insuffiziente Klappen der begleitenden Perforansvenen. In Folge dessen kommt es zu einer chronischen venösen Druckerhöhung mit der Folge von Mikrozirkulationsstörungen der Haut und des Unterhautgewebes. Die Haut ist verhärtet tastbar; man spricht von einer Dermatosklerose bzw. einer Fibrosierung der Haut. Durchblutungsstörungen führen dann rasch zum → **Ulcus cruris**.

Postthrombotisches Syndrom

Bei Frauen findet sich 3mal so häufig wie bei Männern bei einem Zustand nach tiefer Bein- oder Beckenvenenthrombose ein postthrombotisches Syndrom (PTS). Je ausgeprägter das thrombotische Ereignis, das viele Jahre zurückliegen kann, gewesen ist, desto häufiger kommt es zu einem PTS.

▶ **Therapie.** Im Vordergrund stehen physikalische Maßnahmen wie kalte Güsse und Kneipp-Maßnahmen, sowie die Kompressionstherapie. Diese ist besonders bei einem floriden Ulcus cruris unverzichtbar. Die Patienten müssen tagsüber Kompressionsstrümpfe (Klasse 2 oder 3) tragen; die Länge der Strümpfe muss der Länge des Ausmaßes der Varikosis entsprechen. Lässt sich phlebographisch ein Kollateralkreislauf nachweisen und bestehen Stammvarizen im Bereich der V. saphena magna, können diese chirurgisch entfernt werden.

> **Stadienverlauf des postthrombotischen Syndroms**
>
> Klinisch im Vordergrund stehen die Veränderungen der Haut, die sich in 4 Stadien einteilen lassen:
>
> I. **Frühstadium**
> Stauung und Ektasie (Erweiterung) der kleinen Venen mit einem diskreten interstitiellen Ödem als direkte Folge der akuten Thrombose. Je später mit der Therapie begonnen wird, desto rascher tritt das erste Stadium auf
>
> II. **Postthrombotisches Frühsyndrom**
> Stauungsdermatose und eine Pigmentverlust der Haut (Atrophie blanche). Diese Depigmentierung geht mit einer sichtbaren Hautverhärtung und der Neigung zu einem chronischen Ekzem einher. Dieses Stadium kann bis zu einem Jahr andauern. Hierbei werden die tiefen Venen zwar rekanalisiert, doch ist die Venenöffnung nicht ganz vollständig ausgeprägt. In Folge der Abflussstörung kommt es über die Perforansvenen zu Umgehungskreisläufen im oberflächlichen Venensystem, die als tastbare Varizen oder Stammvarikosis sichtbar sind.
>
> III. **Kompensiertes PTS**
> Auftreten des Ulcus cruris. Die Flussdynamik des Venensystems hat sich stabilisiert. Allerdings sind die Umgehungskreisläufe über Perforansvenen und oberflächlich gelegene Venen nicht stabil
>
> IV. **Postthrombotisches Spätsyndrom**
> In Folge der Instabilität des Stadiums III tritt eine zunehmende Klappeninsuffizienz auf und der ansteigende venöse Druck führt zu weiteren Hautschädigungen und einem immer schlechter abheilenden Ulcus

Erkrankungen der Lymphgefäße

Wie in LE 6.1 besprochen, bilden Lymphgefäße keinen geschlossenen Kreislauf, sondern beginnen im Interstitium blind als Lymphkapillaren die sich in netzartigen Verflechtungen zu immer größeren Gefäßen zusammenschließen. Diese interstitielle Flüssigkeit wird dann wieder im Venenwinkel über die großen Lymphbahnen dem System der Blutversorgung zugeführt. Jede Stauung der interstitiellen Flüssigkeit führt zu einem ausgeprägten Ödem, das im Gegensatz zum hydrostatisch venösen Stauungsödem durch seinen hohen Eiweißanteil geprägt ist. Dieser hohe Eiweißanteil begünstigt die Fibrosierung und Sklerosierung des Gewebes.

Primäres Lymphödem

Ursachen einer primären Lymphabfluss-Störung sind Anomalien der Lymphgefäße selbst oder der Lymphknoten. Das primäre Lymphödem verläuft in drei Stadien:
- **Stadium I.** Reversibles spontanes Stadium. Hier bestehen zwar ausgeprägte, aber weiche und gut palpable Schwellungen, deren Ausmaß im Tagesverlauf stark

wechselhaft ist. Wird die betroffene Extremität hoch gelagert, kommt es zum Rückgang der Schwellung
- **Stadium II.** Hier besteht ein irreversibler Zustand mit deutlicher Hautverhärtung, wobei keine palpablen Dellen zu erzeugen sind. Bei Hochlagerung der Beine geht die Schwellung nicht mehr zurück
- **Stadium III.** Man spricht von der *Elephantiasis*. Die Extremität ist massiv verdickt, die Haut hart und nicht mehr eindrückbar

Bei allen Lymphödemen ist die Haut, je länger der Zustand besteht, verändert. Charakteristisch sind eine grau-bräunliche Verfärbung der Haut mit Zunahme der Hornschicht (Keratosis) und deutlicher Schuppung. Bei ausgeprägten Bildern findet sich eine warzenartige Verdickung der Haut (man spricht von der Papillomatosis cutis). In Folge des hohen Proteinanteils der lymphatischen Flüssigkeit kommt es zu einer Fibrose des Unterhautgewebes der der Verhärtung der Hautschichten weiteren Vorschub leistet. Bei allen chronischen Formen des Lymphödems sind Fuß und Zehen mitbeteiligt. Besonders die Haut am Zehenrücken ist dann derb geschwollen und die Zehen werden rechteckig deformiert („Kastenzehen"). Hinweis auf ein Lymphödem ist, dass über der betroffenen Extremität keine Hautfalte mehr abgehoben werden kann (Stemmer'sches Zeichen). Diese Veränderungen begünstigen Infektionen der Haut wie eine Lymphangiitis (Entzündung der Lymphbahnen) oder ein Erysipel. Oft ist eine Infektion mit Streptokokken Auslöser für das erste manifeste Lymphödem.

▶ **Therapie.** Man kann alle therapeutischen Maßnahmen als physikalische Entstauungstherapie subsumieren. Dazu gehört in erster Linie eine manuelle Lymphdrainage, um die interstitielle Flüssigkeit entsprechend der Stromrichtung der Lymphbahnen zu transportieren. Im Mittelpunkt steht die Kompressionstherapie durch spezielle Kompressionsverbände mit Kurzzugbinden und auf Dauer der Versorgung mit Kompressionsstrümpfen nach Mass. Das Erlernen spezifischer Übungen und eine konsequente entstauende Bewegungstherapie muss vom Patienten sorgfältig durchgeführt werden. Der Patient muss auch auf eine entsprechende Haut- und Fußpflege achten, um Verletzungen und damit die Gefahr eines Erysipels zu vermeiden. Diuretika zur Ausschwemmung dürfen in keinem Fall gegeben werden, da dies mit einem Anstieg des Hämatokrit einhergehen würde und sich die Mikrozirkulation damit weiter verschlechtern würde.

Sekundäres Lymphödem

Die sekundäre Form des Lymphödems tritt auf, wenn Lymphgefäße geschädigt werden. Dies kann durch Infektionen, Strahlentherapie, Sklerosierung oder traumatisch erfolgen. Die Ursachen der sekundären Lymphabflussstörung sind in folgender Tabelle zusammengefasst:

▶ **Therapie.** Beim sekundären Lymphödem steht die Behandlung der Grunderkrankung im Vordergrund. Auch hier muss konsequent eine physikalische Entstauungstherapie durchgeführt werden. Der Patient ist darauf hinzuweisen, dass jedes Übergewicht den Lymphabfluss behindert. Um eine Verschlechterung des Zustandes zu vermeiden, darf bei einem Lymphödem an einem Arm weder der Blutdruck gemessen noch Blut abgenommen werden. Der Patient muss zu enge Kleidung ebenso meiden wie sich in großer Hitze ohne Schutzkleidung aufzuhalten. Er darf auf keine Fall barfuss gehen um Verletzungen der Haut zu vermeiden. In seltenen Fällen können umschriebene Gewebsbezirke reseziert und chirurgisch plastisch neu gestaltet werden. Auch eine autologe Lymphgefäßtransplantation ist heute möglich.

Ursachen des sekundären Lymphödems

Verschluss der Lymphgefässe

- Infektionen: Tuberkulose, rezidivierendes Erysipel, Parasiten (Echinokokken oder Leishmaniose)
- Zustand nach Sklerosierungsbehandlung
- Zustand nach Strahlentherapie
- Trauma

Abflussbehinderung der Lymphe durch

- Strahlenfibrose
- Chronische Entzündungen (z.B. bei Morbus Crohn)
- Bei Tumoren (sowohl benigne wie maligne Tumore)
- Nach chirurgischen Eingriffen, die mit einer Lymphknotenexstirpation einhergehen; auch die Entnahme von Venen für eine Bypass-Operation kann zu einem sekundären Lymphödem führen.

Schock

Unter dem Begriff Schock werden alle Zustände zusammengefasst, die ein Missverhältnis zwischen dem Sauerstofftransport und dem Sauerstoffbedarf bzw. der Sauerstoffaufnahme des Gewebes und der Zellen beschreiben. Jeder Schock beeinträchtigt die Organfunktion und führt zu einer hypoxischen Zellschädigung. Pathophysiologisch liegen einem Schock folgende Faktoren zu Grunde:

- Mangel an ausreichendem Blutvolumen (*hypovolämischer Schock*, Volumenmangelschock). Dieser kann durch Blutungen, Plasmaverlust oder extreme Wasserverschiebungen bei z.B. dem hyperosmolaren diabetischen Koma entstehen.
- Akute Herzinsuffizienz mit Abfall des Herzzeitvolumens z.B. bei akutem Herzinfarkt (*kardiogener Schock*)
- Umverteilung des Volumens. Bei diesem sog. *distributiven Schock* liegt eine Störung der Regulation von Gefäßwiderstand vor. Eine *Sepsis* oder eine *anaphylaktische Reaktion* können dies auslösen. Seltenere Ursachen, die zu einem Schock führen, sind z.B. eine Störung der nervalen Regulation des Gefäßwiderstands (*neurogener Schock*)

Unter Berücksichtigung der Ursache eines Schocks weisen alle Formen folgende Symptome auf:

- Arterielle Hypotonie
- Anstieg der Herzfrequenz (Tachykardie)
- Anstieg der Atemfrequenz (Tachypnoe)

Aus dem Anstieg der Herzfrequenz und dem Wert für den systolischen Blutdruck lässt sich als Quotient der sog. Schockindex errechnen. Beim Volumenmangelschock gestattet er eine Einschätzung der Kreislaufsituation. Werte >1 sind normal. Entsprechen sich Puls und systolischer Druck, Wert also gleich 1, liegt ein drohender Schock vor. Ist die Frequenz höher als der Puls, Wert <1, ist der Schock manifest.

Formen des Schocks

- Hypovolämischer Schock
- Kardiogener Schock
- Septischer Schock
- Anaphylaktischer Schock

Hypovolämischer Schock

Jeder Volumenmangel der nicht nur durch Blutungen oder Verlust von Blutplasma (z.B. bei Aszites oder Verbrennungen) sondern auch durch Verschiebungen von Wasser aus der Zelle in die Blutbahn (z.B. bei hyperosmolarem Koma bei Diabetes mellitus) entstehen kann, senkt den arteriellen Druck und damit den zentralen Venendruck. Als Stressantwort vermitteln die Barorezeptoren im Aortenbogen und Karotissinus eine Steigerung der Herzfrequenz. Im weiteren Verlauf kommt es zur Zentralisierung des Kreislaufs. Im Gewebe wird die Energiegewinnung immer mehr auf eine anaerobe Glykolyse umgeschaltet in deren Folge die Zelle zerstört wird. Mit dem anaeroben Stoffwechsel kommt es zur metabolischen Azidose, die die regulatorische Wirkung der Katecholamine und damit die Zentralisation aufhebt. Es kommt zum dekompensierten Schock.

Insbesondere bei inneren Verletzungen ist mit erheblichem Blutverlust zu rechnen:
- Hämatothorax   500–1000 ml
- Leberruptur   1500–2000 ml
- Milzruptur   1500–2000 ml
- Beckenfraktur   bis 5000 ml
- Oberschenkelfraktur   bis 2000 ml
- Unterschenkelfraktur   bis 1000 ml

Kardiogener Schock

Die Ursachen sind fast immer ein akuter Herzinfarkt mit einem Ausfall von >40% des Myokards. Sehr selten kann eine akut verlaufende Myokarditis die Ursache sein.

Charakteristisch sind der schnelle Abfall des Blutdrucks auf <90 mm Hg und der Abfall des Herzindex (s. LE 6.2) auf <2,2 l/min/m², sowie ein Anstieg des pulmonalkapillaren Drucks auf >15 mm Hg. Die myokardiale Leistung wird durch eine lokale Azidose des Gewebes weiter beeinträchtigt und die reflektorisch entstehende Tachykardie senkt zusätzlich die Sauerstoffversorgung des Myokards. So kann auch eine Lungenembolie oder ein Pneumothorax zum kardiogenen Schock beitragen. Der Verlauf des kardiogenen Schocks ist stets dramatisch. Die Mortalität beträgt auf der Intensivstation 60–80%. Ein kardiogener Schock findet sich bei rund 8% aller akuten Herzinfarkte.

Klassifikation des Schocks

- **Stadium I**
  Verlust von 15% des zirkulierenden Volumens:
  Leichter Anstieg der Herzfrequenz bei normalem systolischem Druck. Der Patient verspürt Durst und Unruhe.

- **Stadium II**
  Verlust bis 30% des Volumens:
  Symptome sind Tachypnoe, Tachykardie und Abnahme der Nierenfunktion mit Oligurie

- **Stadium III**
  Verlust von >35–40%:
  Starke Tachykardie und Absinken des Blutdrucks auf Werte <90 mm Hg systolisch. Der Patient trübt ein.

- **Stadium IV**
  Verlust >40% des zirkulierenden Volumens:
  Der Schock ist irreversibel

Septischer Schock

Eine Sepsis, die im englischen als „Sepsis syndrome" bezeichnet wird, ist die Folge einer bakteriellen Entzündung mit Freisetzung bakterieller Toxine und einer systemischen Reaktion. Hierbei spricht man vom systemic inflammatory response syndrome (SIRS). Ein SIRS liegt vor, wenn zwei der folgenden Merkmale auftreten
- Blutdruck <90 mm Hg
- plötzlicher Blutdruckabfall >30 mm Hg
- Temperatur >38° oder <36°
- Tachykardie
- Tachypnoe >20/min
- Leukozytose (>11000/µl) oder Leukopenie (<4000/µl)

Klinisch weist der Patient beim septischen Schock eine warme Haut auf, weswegen man auch vom warmen oder hyperdynamischen Schock spricht. In Folge der freigesetzten Gewebsendotoxine kommt es zu einer gesteigerten Gerinnungsaktivität: Disseminierte intravasale Koagulopathie (DIC, Verbauchskoagulopathie). Hierbei finden sich die Werte für Thrombozyten und Fibrinogen erniedrigt. Die PTT (Thromboplastinzeit) steigt durch den Verbrauch der Faktoren V und VIII an. Die stationäre Häufigkeit des septischen Schocks liegt in der allgemeinen Krankenversorgung bei 3–7% und oft über 8% auf der Intensivstation. Die Letalität liegt im Durchschnitt bei 60%.

Anaphylaktischer Schock

Hierbei handelt es sich um eine Überempfindlichkeitsreaktion vom Typ I (s. LE 13), bei der aus den basophilen Granulozyten (Mastzellen) Histamin freigesetzt wird. Es kommt zu einer peripheren Vasodilatation und Erhöhung der Gefäßpermeabilität. Aus der Volumenumverteilung resultiert ein Volumenmangelschock. Am Mechanismus der Mastzellenaktivierung ist häufig das Immunglobulin E (IgE) beteiligt. Als Antigene kommen Insektengifte, Pollen oder Sporen, Lebensmittel wie Nüsse, Eier oder Meersfrüchte, Enzyme wie die Streptokinase aber auch humane Proteine wie Insulin oder andere Seren in Frage. Selten kann auch durch Latex eine Anaphylaxie vermittelt werden. Medikamente mit allergisch reagierenden Gruppen (Haptene) können ebenfalls eine Anaphylaxie auslösen. Besonders Penicillin und Cephalosporine sind hier zu erwähnen.

Komplikationen des Schocks

Wenn sich Folgen des Schocks an mehreren Organen gleichzeitig abspielen, spricht man vom Multiorganversagen (MOV). An der Lunge kommt es zu einem ARDS (Adult Respiratory Distress Syndrome; LE 8.2). Die Niere reagiert als Schockniere mit einem akuten Nierenversagen (LE 9.2) vor allem in Folge des hypovolämischen Schocks.

▶ **Therapie. Allgemeinmaßnahmen.** Der Patient muss in die Schocklagerung bzw. stabile Seitenlage gebracht werden. Die Atemwege müssen gesichert werden. Wenn nötig, ist der Patient mit Sauerstoff zu versorgen und die Beatmung zu unterstützen. In jedem Fall muss so rasch wie möglich ein iv-Zugang gelegt und Volumen gegeben werden – außer bei Hinweisen auf eine Herzinsuffizienz (gestaute Halsvenen). Die Basistherapie besteht in 500–1000 ml Elektrolytlösung + 500ml kolloidale Lösung bei anhaltender Hypertonie.
Hypovolämischer Schock. Hier geht es darum, die Volumenmangelsituation zu beheben. Der Zielwert für das Hämoglobin ist bei jüngeren Patienten etwa 10 g/l, bei älteren Patienten über 12 g/l. Weiter müssen die Ursachen behandelt werden.
Kardiogener Schock. Im Mittelpunkt steht die Gabe von Katecholaminen bzw. Dopamin oder Dobutamin. Bei Tachykardie wird der Patient digitalisiert, Herzrhythmusstörungen werden durch Antiarrhythmika oder über einen Schrittmacher behandelt. Bei schwerer Herzinsuffizienz ist die aortale Ballonpulsation indiziert.
Septischer Schock. Hier muss die Endotoxinproduktion unterbrochen werden. Antibiotika werden nach Resistenzprüfung gegeben. Weiter stehen antiphlogistische Medikation und die Volumengabe im Vordergrund. Auch eine DIC muss behandelt werden.

Anaphylaktischer Schock. Eine forcierte Volumengabe ist wichtig. Der Pathomechanismus de Schocks wird durch Kortikosteroide (z.B. 0,5–1 g Methylprednisolon, Urbason®) und Antihistaminika unterbrochen. Patienten sprechen sehr gut auf Adrenalin (Suprarenin®) an. Gegebenenfalls können ß2-Mimetika oder Theophyllin bei Bronchospastik gegeben werden.

Prognose

Die Prognose eines Schocks ist in seinen verschiedenen Formen unterschiedlich. Nach aktuellen Zahlen gelten für stationäre Bedingungen folgende Daten:

- Kardiogener Schock   60–80%
- Septischer Schock   50–70%
- Anaphylaktischer Schock   <1%
- Hypovolämischer Schock   ?

Die Prognose des hypovolämischen Schocks hängt vom Ausmaß des Volumendefizits ebenso ab, wie von den Begleiterkrankungen des Patienten. Die oben genannten Zahlen sind Letalitätszahlen.

Verlauf der anaphylaktischen Reaktion

- **Stadium 0**
  Örtlich begrenzte Urtikaria mit rein lokaler Reaktion
- **Stadium I**
  Leichte Reaktion mit unterschiedlicher Haut- oder Schleimhautreizung und leichten Kopfschmerzen
- **Stadium II**
  Ausgeprägte Reaktion mit Kreislaufregulationsstörung; der Patient bekommt eine Bronchospastik und beklagt ein Globusgefühl. Er wird dyspnoisch und die Herzfrequenz steigt
- **Stadium III**
  Bedrohliche Reaktion. Die Bronchospastik wird ausgeprägter und der Patient bekommt eine Bewusstseinsstörung. Rasch entwickelt sich das Vollbild des Schocks.
- **Stadium IV**
  Es kommt zum Organversagen mit Atem- und Kreislaufstillstand.

IM FOKUS 7.2

Leitsymptome bei Gefäßerkrankungen sind vor allem seitenunterschiedliche Pulse, das Auftreten eines Ödems, Schmerzen und das Vorliegen einer Nekrose. Bei Ödemen liegen bei Gefäßerkrankungen vor allem ein Anstieg des hydrostatischen Drucks bzw. Entzündungen vor. Eine andere Ursache für ein Ödem ist ein Abfall des kolloidosmotischen Drucks durch z.B. Eiweißmangel. Die Stellen zur Palpation und Auskultation der arteriellen Pulse müssen bekannt sein. Die Lagerungsprobe nach Ratschow informiert über das Vorliegen einer arteriellen Perfusionsstörung der unteren Extremität. Arterielle Durchblutungsstörungen treten im Rahmen der Arteriosklerose auf. Die wichtigste therapeutische Maßnahme ist das Vermeiden der Risikofaktoren: Hochdruck, Zigarettenrauchen, Fettstoffwechselstörung, Diabetes mellitus. Besonders bei Frauen spielt der Fibrinogenspiegel eine Rolle.

Bei den arteriellen Erkrankungen steht die paVK im Mittelpunkt. Ihre Leitsymptome sind Schmerzen und Nekrose. Sie wird nach Fontaine in 4 Stadien eingeteilt. Das Stadium II beschreibt die „Schaufensterkrankheit", die sog. Claudicatio intermittens. Hierbei liegen die Gehstrecken über oder unter 200 Meter. Ab dem III. Stadium weist der Patient eine Ruhesymptomatik auf, ab Stadium IV eine Nekrose. Die paVK spielt sich zu 85% im Bereich der Aorta, der Beckenarterien und der A. femoralis ab. Nur 15% werden als peripherer Typ distal des Kniegelenks lokalisiert. Ein akuter arterieller Verschluss, der vor allem durch Thromboembolien (kardial) entsteht, zeigt sich durch die „sechs P" (s. Lexikon LE 7). Unter einem Raynaud-Syndrom versteht man eine Störung der Gefäßregulation mit Abblassung eines oder mehrerer Finger. Seltene arterielle Erkrankungen sind die Arteriitis temporalis, eine Entzündungsreaktion der Temporalarterie mit heftigen Kopfschmerzen, die in die Kiefermuskulatur und die Kiefergelenke einstrahlen und zu einer Sehstörung führen können. Bei der Aortendissektion handelt es sich um eine Aufspaltung der Gefäßschichten, wobei das Blut zwischen Media und Adventitia fließen kann. Bei einem Aneurysma liegt eine Schwäche der Gefäßwand mit Zunahme des Gefäßlumens vor. Besonders häufig kommen Aneurysmen der Bauchaorta vor.

Eine Hypotonie beschreibt eine Störung der Kreislaufregulation (Orthostase-Störung). Die Symptomatik ist von Patient zu Patient verschieden und zeigt sich vor allem in Kollapsneigung, Blässe, Tachykardie, Schweißausbrüchen und Tinnitus.

Die arterielle Hypertonie kommt als essentielle (primäre) Hypertonie oder als sekundäre Hypertonie vor. Eine essentielle Hypertonie liegt vor, wenn alle anderen Ursachen ausgeschlossen sind. Genetische Faktoren spielen hierbei eine Rolle. Nach den Kriterien der WHO beträgt ein normaler Blutdruck <130/85 mm Hg. Ein hochnormaler Blutdruck liegt vor, wenn der Blutdruck <140/90 mm Hg beträgt. Ab 160/100 mm Hg liegt eine Hypertonie Grad I vor. Ist nur der systolische Blutdruck >140 mm Hg erhöht, der diastolische aber normal, liegt eine isolierte systolische Hypertonie vor. Diesem Umstand werden besondere Risiken für die kardiovaskuläre Mortalität zugeschrieben. Klinisch wird die Hypertonie auch nach Organschäden eingeteilt. Diese bestehen vor allen Dingen in der Muskelmassenzunahme des linken Ventrikels (linksventrikuläre Hypertrophie), Schädigung der Netzhaut (Retinopathie) und Schädigung der Niere, die sich symptomatisch früh als Proteinurie zeigt. Im Mittelpunkt der Therapie stehen Diuretika, Betablocker, Kalziumantagonisten und ACE-Hemmer. Sekundäre Hypertonien sind überwiegend renale Hypertonien durch Stenose der A. renalis bzw. Nephrosklerose. Endokrine Ursachen können in erhöhten Aldosteronspiegeln oder erhöhten Spiegeln von Glukokortikoiden (Cushing-Syndrom) vorliegen. Steigt der Blutdruck spontan auf >230/120 mm Hg an, liegt eine hypertensive Krise vor.

Zu den häufigsten venösen Gefäßerkrankungen gehört die Varikosis, die in 70% der Bevölkerung vorliegt. Ursächlich ist eine vermutlich vererbte Schwäche der Venenwand bei geringerer Anzahl der Venenklappen und deren Insuffizienz. Liegt eine Varikosis überwiegend im Bereich der V. saphena magna vor, handelt es sich um eine Stammvarikosis, deren Abflussstörung über Perforansvenen mit den oberflächlichen und tiefen Venen kompensiert werden kann. Im Vordergrund der Therapie stehen Kompressionsmaßnahmen, physikalische Therapien wie Wechselbäder und vor allem Bewegung. Eine Thrombophlebitis bezeichnet die oberflächliche Entzündung der Venen mit einer Thrombosierung. Die Kriterien der Virchow-Trias (Wandfaktor, Zirkulationsfaktor und Blutfaktor) begünstigen das Auftreten der Thrombophlebitis. Die Therapie besteht darin, den Patienten umgehend zu mobilisieren, eine lokale Kühlung durch Umschläge herbeizuführen und Kompressionsmaßnahmen anzuwenden. Zukünftig muss der Patient auf ausreichende Bewegung achten. Bei einer Phlebothrombose liegt eine tiefe Venenthrombose vor, die sich durch Schwellung; Schmerz und Zyanose äußert. Betroffen sind die tiefen Bein- und Beckenvenen; es besteht die Gefahr der Lungenembolie. Der Patient ist absolut zu immobilisieren und der Thrombus umgehend aufzulösen. Dies geschieht am schnellsten durch eine Fibrinolyse. Chirurgische Maßnahmen gehen mit einer erhöhten Mortalität und hohen Rezidivneigung einher. Als Warnsymptom einer Lungenembolie sind Tachykardie, Dyspnoe, Tachypnoe und die Schocksymptomatik zu erkennen. Im Verlauf einer Phlebothrombose und bei chronisch venöser Insuffizienz kann es zu einem postthrombotischen Syndrom kommen. Dies zeigt sich durch eine Störung der Mikrozirkulation der Haut, mit Verhärtung und als Stauungsdermatose mit Pigmentverlust. Klassisches Zeichen ist das Ulcus cruris (Stadium III). Bei den Erkrankungen der Lymphgefäße wird das primäre vom sekundären Lymphödem unterschieden. Das primäre Lymphödem ist Ausdruck einer angeborenen Anomalie der Lymphgefäße oder der Lymphknoten selbst. Im fortgeschrittenen Zustand kommt es zu irreversiblen Veränderungen der Haut, die nicht mehr eingedrückt werden kann und verhärtet ist. Das Endstadium ist eine Elephantiasis. Jedes Lymphödem begünstigt sekundäre Infektionen, vor allem das Erysipel. Sekundäre Formen des Lymphödems entstehen durch Verschluss der Lymphgefäße nach einer Sklerosierung, nach Trauma oder Strahlentherapie bzw. einer Abflussbehinderung der Lymphe durch eine Strahlungsfibrose, chronische Entzündungen oder Tumoren.

Das Syndrom des Schocks beschreibt alle Zustände, die mit einem Missverhältnis von Sauerstofftransport und Sauerstoffbedarf der Zelle bzw. der Gewebe einhergehen. Als klassische Formen sind der hypovolämische Schock, der kardiogene Schock, der septische Schock und der anaphylaktische Schock zu unterscheiden. Alle Formen des Schocks zeigen sich durch einen Blutdruckabfall und einen Anstieg der Herzfrequenz. Symptomatik und Therapie der einzelnen Schockformen richten sich nach deren Ursache.

NACHGEFRAGT 7.2

1. An welchen Stellen des Körpers können Sie den Puls tasten?
2. Welche Erkenntnisse vermittelt Ihnen die Lagerungsprobe nach Ratschow?
3. Welche Komplikationen kann eine Angiografie nach sich ziehen?
4. Welche Erkrankung wird in den Stadien nach Fontaine beschrieben? Wie sind diese Stadien definiert?
5. Nennen Sie die Symptome des akuten arteriellen Verschlusses
6. Welche Symptome hat eine Orthostase-Störung? Wie kann man sie einfach überprüfen?
7. Ab welchen Blutdruckwerten liegt eine Hypertonie Stadium I nach WHO vor?
8. Welche Erkrankungen bzw. Komplikationen sind als Langzeitfolgen der Hypertonie anzusehen?
9. Nennen Sie zwei Ursachen einer sekundären Hypertonie
10. Was ist eine Thrombophlebitis und wie wird sie behandelt?
11. Was ist eine Phlebothrombose und wie wird sie behandelt?
12. Erklären Sie den Begriff „Virchow'sche Trias"
13. Welche Symptome weisen auf eine Lungenembolie hin?
14. Was versteht man unter einem postthrombotischen Syndrom?
15. Was ist ein Schock, welche Formen kennen Sie und welche Symptome treten auf?

LEXIKON 7.2

Können Sie diese Begriffe erklären?
Lesen Sie im Lexikon in Übersicht 2 nach ...

A
Akren
Akuter arterieller Verschluss
Anaphylaktische Reaktion
Aneurysma
Angiografie
Arteriosklerose

B
Bluthochdruck

F
Fontaine-Stadien
Fundus

H
Hypertensive Krise
Hypertonie, arterielle
Hypertonie, essentielle
Hypotonie

L
Lymphödem

M
Metabolisches Syndrom
Mikroalbuminurie

N
Nekrose

Ö
Ödem

O
Orthostase

P
paVK
Phäochromozytom
Phlebografie
Phlebothrombose
Postthrombotisches Syndrom
Präeklampsie
Puls

R
Ratschow-Lagerungsprobe
Raynaud-Syndrom

S
Schellong-Test
Schock
Stammvarikosis

T
Thrombophlebitis

U
Ulkus cruris

V
Varikosis
Virchow-Trias

Im Dialog...

... Fünf Fragen an das Gefäßsystem

1. Wie können Sie annehmen, dass die Gefäße gesund sind?
2. Wie wird das Gefäßsystem untersucht?
3. Welche Symptome weisen auf eine Erkrankung der Gefäße hin?
4. Welche Erkrankungen können ebenfalls zu Gefäßsymptomen führen?
5. Wie werden Erkrankungen der Gefäße behandelt?

Können Sie Ihrem Patienten auf diese Fragen antworten?
Sehen Sie in Übersicht 2 nach.

Atmung

8.1

Lerneinheit 8.1 Das Gesunde

Was bedeutet Atmen?	**445**
Der Respirationstrakt ...	**446**
Nase und Nasennebenhöhlen	448
Kehlkopf (Larynx)	450
Luftröhre und Bronchialsystem	453
Lungen und Pleura	455
Lungenbläschen (Alveolen)	455
Atemmechanik	**457**
Einatmung	458
Ausatmung	459
Lungenvolumen	**460**
Austausch der Atemgase	**461**
Regulation der Atmung	**462**
Im Fokus	**463**
Nachgefragt	**463**
Lexikon	**464**

Lerneinheit 8.1

Das Gesunde

Atmung ist ein Prozess, der im Mittelpunkt der Patientenbeobachtung steht. Eine Vielzahl wichtiger Informationen wird über die Atmung vermittelt: Der Brustkorb hebt und senkt sich, vielleicht bewegen sich Lippen oder Nasenflügel und manchmal öffnet sich sogar der Mund, um Luft zu schnappen. Die Atmung kann flach oder vertieft sein, manchmal kaum wahrnehmbar, dann wieder so mühevoll, dass der Patient die Atemhilfsmuskeln anspannt. Das Leben beginnt mit einem ersten Atemzug und die Beatmung kann die letzte Chance sein, es noch fortzusetzen.

Rein physiologisch betrachtet dient die Atmung der Energiegewinnung, d.h. dass während dem Körper in die Kraftwerke der Mitochondrien die Brennstoffe über den Verdauungstrakt zugeführt werden, der für die Verbrennung notwendige Sauerstoff eingeatmet werden muss. Im Gegenzug werden die Stoffwechselprodukte dieses Prozesses zuletzt über die Organe der Ausscheidung, Darm und Niere, eliminiert, die „giftigen" Abgase der Verbrennung, das Kohlendioxid, jedoch abgeatmet. – Dabei ist Atmen mehr als nur Luft zu holen und die Atemgase Sauerstoff, O_2, aus der Luft gegen Kohlendioxid, CO_2, aus dem Stoffwechsel des Körpers auszutauschen. Kaum ein anderer Prozess spiegelt unsere Psyche, unsere Gelassenheit und unsere Anspannung, so wider wie die Atmung. Im Mittelpunkt jeder Entspannungstechnik steht die Beobachtung der Atmung, deren bewusste Beeinflussung auf das allgemeine Wohlbefinden einwirkt.

Was bedeutet Atmen?

→ **Atmung** bedeutet
- **Lungenatmung.** Gasaustausch in der Lunge (alveolärer Gasaustausch)
- **Gewebeatmung.** Gasaustausch im Körper (Gasaustausch in der Mikrozirkulation)
- **Zellatmung** („Verbrennung" von Sauerstoff in den Mitochondrien)
- **Atemmechanik** mit der Atemmuskulatur sowie der Atemhilfsmuskulatur (das eigentliche Luftholen durch Ein- und Ausatmen)

Atmung ist Voraussetzung für die Energiegewinnung, die überwiegend → **aerob**, d.h. durch Mitwirkung von Sauerstoff (O_2) durch Aufspaltung der chemischen Bindungen des Traubenzuckers, Glukose, erfolgt. Zwar kann Energie auch → **anaerob** ohne Sauerstoff gewonnen werden, doch dieser Prozess ist sehr unökonomisch. Energiegewinnung im Organismus bedeutet, dass energiereiches Phosphat, → **ATP**, hergestellt wird. ATP ist der Stoff, aus dem unsere Zellen Energie gewinnen. Alle Nährstoffe, deren Brennwerte wir errechnen können, führen zur Bildung energiereicher Phosphate.

Grundsätzlich kann die Energiegewinnung durch die *respiratorische Formel* beschrieben werden:

$$\text{Glukose} + O_2 + ADP + P \rightarrow ATP + H_2O + CO_2$$

Es bedeuten hierbei
- P   Phosphat
- O_2 Sauerstoff
- ADP   Adenosindiphopsphat
- Glucose   Traubenzucker (C6H12O6)
- ATP   Adenosintriphosphat
- H_2O Wasser
- CO_2 Kohlendioxid

Glukose ist Traubenzucker, ein Molekül, das zu den Kohlenwasserstoffen gehört. Das Leben auf der Erde ist von der Verbrennung von Kohlenwasserstoffen abhängig. Egal ob wir Benzin oder Diesel im Motor unserer Autos verbrennen, ob im Kamin ein Feuer aus Holzscheiten entfacht wird, ob wir Erdöl oder -gas in der Zentralheizung verfeuern oder ob wir Energie über die Nahrung zuführen – immer werden Kohlenwasserstoffe verbrannt. Der Kohlenstoff C, eigentlich nichts als Russ, wird als CO_2 abgeatmet. Wichtig ist die in der molekularen Verbindung der Kohlenwasserstoffe gespeicherte Energie. Je heftiger die Verbrennung in der Zellatmung abläuft, desto mehr ATP wird erzeugt und desto mehr Wärme entsteht dabei. Wer die Muskeln arbeiten lässt, benötigt Energie: er muss mehr atmen, verbrennt mehr Kalorien und es wird einem warm dabei.

Für die Energiegewinnung selbst ist also die Übertragung der in der Glukose gespeicherten Energie auf das energiereiche ATP entscheidend. Der Sauerstoff dient hierbei als Elektronenfänger im komplexen Stoffwechselweg des sog. Zitronensäurezyklus. Dieser Prozess spielt sich in den Mitochondrien ab. Kohlendioxid und damit der Kohlenstoff aus dem Zucker wird über den „Auspuff" der Atemwege abgeatmet. Bei diesem Prozess entstehen täglich rund 300 ml Oxidationswasser in den Zellen. Für die Pflege ist es wichtig, die zentrale Bedeutung der Atmung und des Sauerstoffs für den Menschen zu kennen. Im ersten Schritt sehen wir uns die Strukturen an, durch die unser Körper Sauerstoff aus der Luft aufnimmt und das Abgas Kohlendioxid wieder abgibt.

Der Respirationstrakt . . .

. . . setzt sich anatomisch zusammen aus
- Rachenraum (*Pharynx*)
- Nase bzw. Nasenhöhle
- Nasennebenhöhlen
- Kehlkopf (*Larynx*)

- Luftröhre (*Trachea*)
- Bronchien und Lungenbläschen (*Alveolen*)
- Brustkorb (*Thorax*)
- Lunge (*Pulmo* bzw. *Pulmones*)

Die Atmung erfordert dazu
- Brust- und Rippenfell (Pleura viszeralis und parietalis)
- Zwischenrippenmuskeln (Mm. intercostales)
- Zwerchfell (Diaphragma)
- Atemhilfsmuskeln
- Strukturen der Atemregulation

LE 8.1

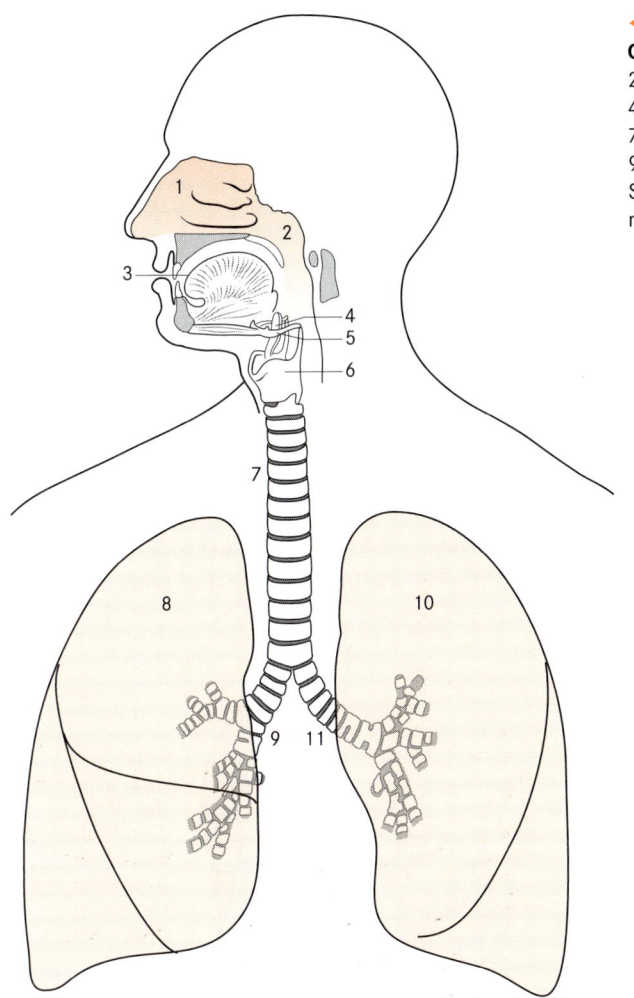

◀ **Abb. 8.1.**
Organsystem Atmung. 1 = Nasenraum, 2 = Nasopharynx, 3 = Mundraum mit Zunge, 4 = Epiglottis, 5 = Zungenbein, 6 = Larynx, 7 = Trachea, 8 = rechte Lunge mit 3 Lappen, 9 = rechter Hauptbronchus mit Lappen- und Segmentbronchien, 10 = linke Lunge mit 2 Lappen, 11 = linker Hauptbronchus

Nase und Nasennebenhöhlen

Die → **Nase** wird gebildet vom Nasenbein (Os nasale) und den knorpeligen Nasenflügeln. Über die Nasenlöcher strömt die Luft in die beiden Nasenhöhlen, die durch die Nasenscheidewand, das Nasenseptum, getrennt sind. Die Scheidewand ist selten gerade, sondern meist auf eine Seite gekrümmt. Man spricht von einer Septumdeviation; ist diese stark ausgeprägt, kann die Nasenatmung so stark behindert werden, dass eine operative Korrektur nötig wird. Mit der Methode der vorderen Nasenspiegelung, der Rhinoskopie, lässt sich der Nasenvorhof einsehen. Hinter den Nasenlöchern ist er mit Haaren, den *Vibrissae*, ausgestattet, die vor Fremdkörpern schützen. Die Wände der Nasenhöhlen werden oben vom Siebbein (Os ethmoidale) und hinten vom Pflugscharbein (Vomer) gebildet. Von der Seitenwand ragen die 3 Nasenmuscheln (obere, mittlere und untere *Choanen*) in die Nasenhöhle und bilden die Nasengänge. Ausgestattet mit einer reichen Gefäßversorgung (Nasenbluten, → **Epistaxis**) ist die Nasenhöhle mit Schleimhaut, zahlreichen Becherzellen und Flimmerepithel überzogen. Dieses respiratorische Epithel weist eine Fläche von rund 140 cm² auf. Bei einer → **Rhinitis** schwillt die gut durchblutete Schleimhaut so stark an, dass die Nasenatmung erheblich behindert wird.

Die Aufgaben der Nase sind
- Befeuchtung der Atemluft
- Erwärmung der Atemluft
- Reinigung der Atemluft
- Wahrnehmung für Gerüche

Riechen

Die Fähigkeit, Gerüche oder Düfte wahrzunehmen, ist bei den unterschiedlichen Lebewesen und innerhalb der Säugetiere sehr unterschiedlich ausgeprägt. Unter Makrosomatikern werden Lebewesen mit ausgeprägtem Geruchssinn wie z.B. Hunde

Abb. 8.2. ▶
Nasennebenhöhlen

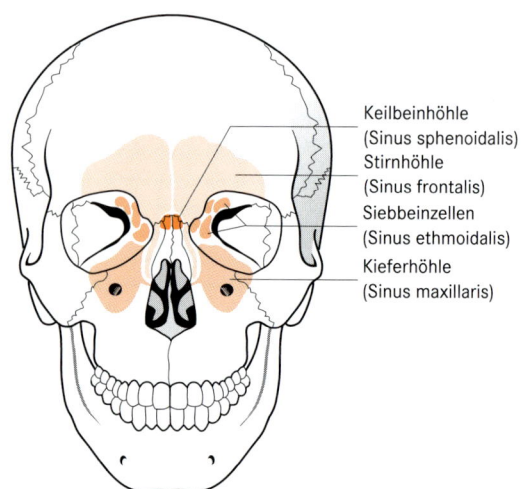

verstanden. Der Mensch gehört zu den Mikrosomatikern, weil er einen relativ gering ausgeprägtem Geruchssinn aufweist. Dazu wird bei ihm das Wahrnehmen von Duftstoffen überwiegend unbewusst verarbeitet. Die Riechschleimhaut umfasst eine Fläche von etwa 2,5 cm² und liegt im Dach der Nasenhöhle (*Regio olfactoria*). Vom I. Hirnnerven, N. olfactorius, der kein Nerv im eigentlichen Sinn, sondern Teil des Zentralnervensystems ist, ragen Riechfäden in die Nase. Durchschnittlich kann ein Mensch zwischen 2000 und 4000 Gerüchen unterscheiden. Die Zahl der Sinneszellen beträgt ca. 10^7 (beim Hund dagegen 3×10^8). Etwa alle 2 Monate werden die Riechzellen regeneriert. Die Empfindlichkeit für einzelne Stoffe ist unterschiedlich. Am empfindlichsten wird Knoblauchgeruch wahrgenommen (hier ist es besonders der Bestandteil Methylmerkaptan, der schon ab 10^{-6} mg/l Atemluft angenehm oder unangenehm registriert wird). Für Buttersäure im Schweiß liegt die minimale Konzentration für den Geruchssinn um das Tausendfache höher (10^{-3}). Neben der Ausprägung der Regio olfactoria und der Leistung des Gehirns, Düfte zu verarbeiten, spielt auch der Hormonhaushalt eine Rolle. Bestimmte Düfte werden nur von Frauen und dann zum Zeitpunkt des Eisprungs oder während der Schwangerschaft wahrgenommen. Nach Ovarektomie fehlt diese Fähigkeit. – Der Geruchssinn hat auch die Aufgabe eines Schutzreflexes und führt zum Anhalten der Atmung bei bestimmten Stoffen, z.B. Salzsäure oder Ammoniak. Dass Riechen eine mehr oder weniger unbewusste Sinnesqualität ist, die jedoch nachweislichen Einfluss auf die zwischenmenschlichen Beziehungen nimmt, zeigt sich im sprachlichen Bild, wenn man sagt: „Ich kann dich nicht riechen ..."

Nebenhöhlen

In den Schädelknochen liegen pneumatisierte Hohlräume, die → **Nasennebenhöhlen** (Sinus paranasales). Sie sind paarig, aber nicht symmetrisch angelegt und mit respiratorischem Epithel ausgekleidet. Zu unterscheiden sind
- Stirnhöhle (*Sinus frontalis*)
- Kieferhöhle (*Sinus maxillaris*)
- Keilbeinhöhle (*Sinus sphenoidalis*)
- Siebbeinlabyrinth bzw. -zellen (*Sinus ethmoidales bzw. Cellulae ethmoidales*)

Die Funktionen der Nebenhöhlen sind
- Gewichtseinsparung beim Schädel (sog. Leichtbauprinzip),
- Vergrößerung der Oberfläche mit dem Effekt zusätzlicher Erwärmung der Atemluft und
- Resonanzorgan für die Stimme

Die Größe der Nebenhöhlen und ihr Zugang zur Nase sind bei jedem Menschen verschieden. Beide Seiten des Schädels sind dabei asymmetrisch pneumatisiert. Erst im Alter von 20-25 Jahren sind die Nebenhöhlen voll ausgeprägt. Bei Infektionen können Gewebe im Bereich von Nase und Schädelknochen mitbeteiligt werden; da die Zahnwurzeln des Oberkiefers engen Kontakt zum Boden der Kieferhöhle haben, kann nach deren Extraktion ein freier Zugang entstehen. Die Kieferhöhle mündet in Höhe der mittleren Nasenmuschel, wo auch die Stirnhöhle Zugang zur Nase hat. Deren

Gang ist relativ eng und begünstigt dadurch eine Stirnhöhlenvereiterung (Sinusitis frontalis). Die Siebbeinzellen sind nur durch papierdünne Knochenmembranen von der Augenhöhle (Orbita) getrennt. Auch die Keilbeinhöhle ist paarig angelegt obwohl sie sich in einem unpaarigen Schädelknochen befindet. Sie reicht von der Stirn- und Kieferhöhle bis hinter den Türkensattel und dient als Zugangsweg für eine Hypophysenoperation. Über den transnasalen Weg durch die Keilbeinhöhle entnahmen auch die Priester der ägyptischen Pharaonen vor der Mumifizierung das Gehirn ohne den Schädel sichtbar zu beschädigen.

Rachen

Der Rachen (→ **Pharynx**; Abb.8.5*)* wird im oberen Teil von der Luft durchströmt und nimmt in den unteren Partien auch die Speise auf. Er beginnt hinter den Choanen und wird in 3 Etagen unterteilt:

- *Pars nasalis = Nasopharynx, (klinisch: Epipharynx)* (Nasenrachen) hier münden die Ohrtrompeten (Druckausgleich); am Rachendach liegt die Rachenmandel (Tonsilla pharyngea), die auch als Polyp bezeichnet wird
- *Pars oralis = Oropharynx (klinisch Mesopharynx)* (Mundrachen) Kreuzung von Luft und Speiseweg; ab dem Kehldeckel dann
- *Pars laryngea = Laryngopharynx (klinisch Hypopharynx)* (Kehlkopfrachen) längster Teil des Rachens mit Ringknorpel (Cricoid) und Eingang in die eigentlichen Atemwege am Kehlkopf; hier ist der Rachen am empfindlichsten und kann bei psychischer Erregung ein Fremdkörpergefühl (Globusgefühl) auslösen.

Die Hinterwand des Rachens ist ausgeprägt von lymphatischem Gewebe durchzogen. Virale Infekte können sich als akute Pharyngitis manifestieren; eine chronische Rachenentzündung tritt hier bei anhaltender Staubexposition oder starkem Rauchen auf. Beim Schlucken wird der Rachen durch ringförmige Muskeln enger gestellt (LE 9.1). Im Rachen befindet sich nicht nur in die Schleimhaut integriertes lymphatisches Gewebe sondern auch der lymphatische Rachenring, der auch als Waldeyer'scher Schlundring bezeichnet wird. Hier liegen die Mandeln (→ **Tonsillen**)

- Gaumenmandel (Tonsilla palatina)
- Rachenmandel (Tonsilla pharyngea)
- Tubenmandel (Tonsilla tubaria)
- Zungenmandel (Tonsilla lingualis)

Sie sind Teil des biologischen Informations- und Immunsystems.

Kehlkopf (Larynx)

Der Kehlkopf oder → **Larynx** dient in erster Linie dem Verschluss der Luftwege beim Schlucken, Husten und in der Sprachbildung. Durch ihn tritt die Atemluft in das respiratorische System ein.

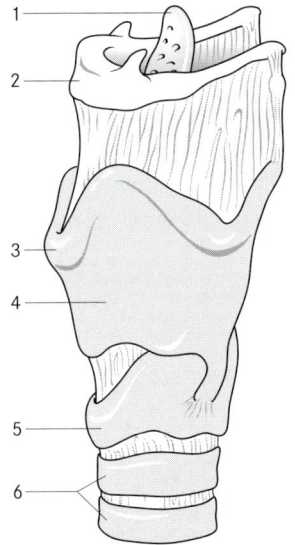

◀ **Abb. 8.3.**
Kehlkopf. 1 = Kehlkopfdeckel (Epiglottis), 2 = Zungenbein (Os hyoideum), 3 = Adamsapfel, 4 = Schildknorpel (Cartilago thyreoidea), 5 = Ringknorpel (Cartilago cricoidea), 6 = Luftröhre (Trachea) mit Knorpelspangen; die Knorpel und das Zungenbein sind durch elastische Membranen untereinander verbunden

Das Kehlkopfskelett besteht aus hyalinem Knorpelgewebe, das durch Bänder miteinander verbunden ist; die einzelnen Teile sind

- Kehlkopfdeckel (*Epiglottis*)
- Schildknorpel (*Cartilago thyroidea*) gibt der Schilddrüse den Namen
- Ringknorpel (*Cartilago cricoidea*) bildet den Adamsapfel
- 2 Stellknorpel (*Cartilago arytaenoidea*)

Die Knorpel des Larynx verknöchern etwa ab 20 zunehmend. Nur die Epiglottis wird zu elastischem Knorpel umgebaut.

Der stimmbildende Teil des Larynx heißt *Glottis*. Hier muss die Atemluft die Stimmritze passieren, den Spalt zwischen den Stimmbändern. Diese werden als freier oberer Rand der Stimmfalten im Inneren des Kehlkopfes gebildet. Spannung und Stellung der Stimmbänder wird über Stimmmuskeln, die an den Stellknorpeln ansetzen, geregelt. Diese Muskeln werden über den N. recurrens (N. laryngeus recurrens), einem Ast des N. vagus (X) versorgt (Heiserkeit durch → **Recurrensparese** nach Strumektomie).

Anmerkung: Der N. recurrens entspringt dem N. vagus im Bereich des Halses, zieht nach unten und schlingt sich links um den Aortenbogen und rechts um die A. subclavia bevor er zwischen Luft- und Speiseröhre wieder nach oben zieht. Seinen seltsamen Verlauf bekommt er durch den embryonalen Abstieg des Herzens.

Der Kehlkopf wächst besonders in der Pubertät. Stimmbruch entsteht durch ungleichmäßiges Wachstum der Stimmbänder. Mit dem stärkeren Wachstum bei Jungen geht eine Vertiefung der Stimme und Ausbildung des Adamsapfels einher. Die größte Frequenz bei üblicher Stimme liegt bei 4000 Hz. Die Sprache selbst entfaltet sich zwischen 1000–4000 Hz. Eine Bassstimme liegt bei etwa 200 Hz. Die unterschiedliche Stimmlage von Männern und Frauen wird durch die verschiedenen Grundfrequenzen der Gloltis bestimmt; sie beträgt bei Frauen 200-300 Hz, bei Männern 100-130 Hz. Das Stimmband besteht aus einer Mischung aus kollagenen und elastischen Fasern (fibroelastische Membran). Sie werden durch die Stellknorpel im Inneren des Kehlkopfes „gespannt". Die Stellung der Stimmbänder bestimmt Klang und Höhe der Stimme und variiert mit der Atmung. Die entzündliche Schwellung oder Knötchen („Sängerknötchen") der Stimmbänder führen zu Heiserkeit (Dysphonie) bis zum Stimmverlust (Aphonie). Das Kehlkopfkarzinom geht meist von den Stimmbändern aus.

Stellmuskeln für die Stimmbildung und Atmung

- „Lateralis"
  Stimmbänder legen sich aneinander wobei ein kleines Dreieck geöffnet wird: Phonationsstellung bei der Flüstersprache
- „Postikus"
  Antagonist des Lateralis, der für maximale Erweiterung der Stimmritze sorgt, Respirationsstellung
- „Externus"
  Spannung der Stimmbänder durch Kippen des Schildknorpels; bestimmt die Frequenz der Stimme
- „Transversus" und „Obliquus"
  Zusammenziehen der Stellknorpel mit komplettem Verschluss der Stimmritze, „Hustenstellung"
- Der „Vokalis" ist teil der äußeren Kehlkopfmuskulatur und führt mit seinen Fasern in die Stimmfalte, so dass er die Stimmbänder in der Dicke variieren kann

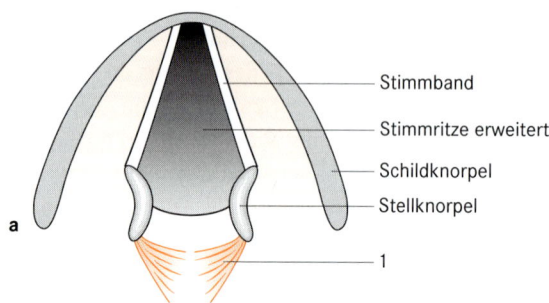
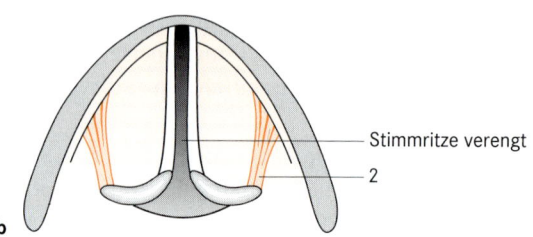

Abb. 8.4. Stimmbänder. Die Stimmritze (Glottis) wird durch die hinteren Stellknorpelmuskeln (1) erweitert und durch die seitlichen Stellknorpelmuskeln (2) verengt

Als Schutzreflex verschließt sich der Kehlkopf wenn er mit reizenden Gasen oder Fremdkörpern (z.B. Nahrungspartikel) in Kontakt gerät. Beim Schlucken wird er nach oben gezogen und durch die Zunge, die auf die Epiglottis drückt, passiv geschlossen. Kommen Fremdkörper in die oberen Atemwege, kontrahieren sich die Muskeln der Ausatmung und öffnen in einem Hustenreiz explosionsartig die Glottis, wobei Fremdkörper mit rund 100–120 m/s (das sind über 400 km/h) herausgeschleudert werden.

Luftröhre und Bronchialsystem

Die → **Trachea** schließt sich direkt an den Ringknorpel an und verbindet den Kehlkopf mit den Bronchien. Bis zur Aufteilung in die Hauptbronchien (Bifurkation) ist sie etwa 12 cm lang und liegt im Mediastinum, dem Raum zwischen den Lungenflügeln. Sie ist hufeisenförmig und setzt sich aus 15–20 Knorpelspangen zusammen. Der innere Durchmesser hat etwa die Stärke des Kleinfingers. Die offenen Enden der Knorpelspangen werden durch eine Bindegewebsplatte und glatte Muskulatur (M. trachealis) verschlossen. Atemabhängig kann sie den Durchmesser um 2 mm ändern. Innen ist die Trachea mit respiratorischem Epithel ausgekleidet. Durch Rauch und Kondensat von Zigaretten ist das Flimmerepithel an dieser Stelle besonders gefährdet.

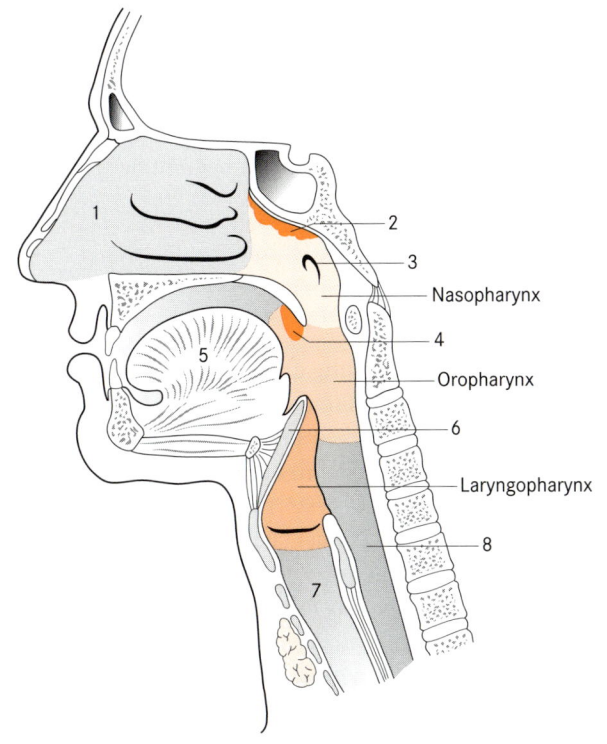

◀ **Abb. 8.5.**
Rachen und Kehlkopf. Der Rachen beginnt im Nasenraum (Nasopharynx), geht in den Mundraum (Oropharynx) über und endet am Kehlkopf (Laryngopharynx), wo sich Luft- und Speiseweg trennen.
1 = Nase, 2 = Rachenmandel (Tonsilla pharyngealis; auch als „Polypen" bezeichnet),
3 = Mündung der Ohrtrompete (Eustach'sche Röhre),
4 = Gaumenmandel (Tonsilla palatina), 5 = Zunge,
6 = Kehlkopfdeckel (Epiglottis),
7 = Luftröhre (Trachea),
8 = Speiseröhre (Ösophagus)

Anmerkung. Ihren Namen bekam die Trachea von antiken Hirten, die feststellten, dass sich die Knorpelspangen eines geschlachteten Tieres rau anfühlten und die Luftröhre deshalb als „rauhes Rohr" = arteria tracheia bezeichneten).

In Höhe des 5. BWK (Brustwirbelkörper) teilt sich die Trachea in die beiden Hauptbronchien, die an der Lungenwurzel in die Lunge eintreten und sich in die Lappenbronchien (rechts 3, links 2) aufteilen. Da der linke Hauptbronchus enger ist und abgewinkelt verläuft, geraten bei einer Aspiration Fremdkörper meist in die rechte Lunge.

Struktur des → **Bronchialsystems** (Abb. 8.1)
- Trachea
- Rechter und linker Hauptbronchus
- Lappenbronchien (3 rechts, 2 links)
- Segmentbronchien (10 rechts, 7–9 links)
- Endbronchien
- Bronchiolen
- Bronchioli respiratorii
- Alveolen

Der Übergang von den Bronchien in die Bronchiolen ist charakterisiert durch den Wegfall von Knorpelgewebe und das Auftreten von glatter Muskulatur, die über das vegetative Nervensystem versorgt wird.

! **Merke**
Der Sympathikus erweitert, der Parasympathikus verengt die Bronchien.

Bis zu den Endbronchien reicht das luftleitende System. Dann beginnt der eigentliche Gasaustausch. Das *gasaustauschende System* besteht aus
- Bronchiolus respiratorius,
- Ductus alveolaris und
- Alveolen.

Ab den Bronchiolen ist das Epithel nur noch einschichtig und weist keine Knorpelzellen mehr auf. In den Endbronchiolen überwiegt das Flimmerepithel mit beweglichen Härchen, den *Zilien*, das den Bronchialschleim mit ca. 1 cm/min zum Kehlkopf und Rachen befördert. Diese mukoziliäre Clearance, der Reinigungsprozess der Atemwege vom Staub in der Atemluft, ist bei der Pneumonie gestört.

Entlang der Segmentbronchien ziehen sich die Segmentarterien, während die Venen zwischen den einzelnen Segmenten liegen. Entsprechend der Regeln, die für den kleinen Kreislauf gelten, führen die Lungenvenen das oxygenierte Blut dem linken Vorhof des Herzens zu. Neben den Lungenarterien, die dem Truncus pulmonalis (A. pulmonalis) aus der rechten Kammer entspringen, wird das Lungengewebe selbst, v. a. die großen Bronchien, durch eigene Bronchialarterien versorgt. Diese *Vasa privata* der Lunge stammen direkt aus der Aorta.

Lungen und Pleura

LE 8.1

Der Name „Lunge" bedeutet im Althochdeutschen „leicht", da die Lunge des Erwachsenen das leichteste Organ des Körpers ist. Die Lungen (→ **Pulmones**) füllen den Raum im Thorax rechts und links vom Mediastinum und oberhalb des Zwerchfells (Diaphragma) aus. Sie sind verschieden groß. Beide Lungen bestehen aus je 10 Segmenten, wobei links 2–3 Verschmelzungssegmente vorkommen; meist finden sich links 9 Segmente. Die Ein- und Austrittsstelle von Bronchien, Lungengefäßen und Nerven heißt Lungenhilus. In diesem Bereich finden sich die wichtigen Lymphknoten der Lunge, die bei zahlreichen pulmonalen und hämatologischen Krankheiten verändert sind.

Die ganze Lunge wird vom viszeralen Blatt der → **Pleura** (*Pleura visceralis*, Lungenfell) umgeben. Das parietale Blatt (*Pleura parietalis*, Rippenfell) liegt an der Innenwand des Thorax an. Die Pleurahöhle bietet auch Raum für die Lunge, um sich bei tiefer Inspiration zu erweitern. Man nennt die 3 vorhandenen Erweiterungsräume Recessus; sie liegen zwischen Rippen, Diaphragma und Mediastinum. Durch Perkussion lassen sich die Grenzen des Pleuraraums und ihre Verschieblichkeit gut feststellen; in Ruhe liegen die Pleuragrenzen:

- Am Sternum in Höhe der 6. Rippe
- In Medioklavikularlinie in Höhe der 8. Rippe
- Paravertebral in Höhe der 12. Rippe

Zwischen beiden Blättern liegt der Pleuraspalt, der einen Flüssigkeitssaum mit starken Adhäsionskräften umschließt. Zusätzlich besteht im Pleuraspalt (-3 bis -8 mm Hg) ein negativer Druck, so dass die Lungen durch den Druck der Atemluft an die Thoraxwand gepresst werden. Wird dieser Spalt verletzt, kollabiert die Lunge wegen ihrer elastischen Kräfte. Man spricht vom → **Pneumothorax**. Bei einer Verletzung kann es sein, dass zwar Luft in den Pleuraraum gelangt, nicht aber abgelassen werden kann, da die Verletzungsstelle wie ein Ventil funktioniert. Der dann entstehende *Spannungspneu* muss eine Entlastung geschaffen werden.

Die parietale Pleura ist äußerst schmerzempfindlich; anhaltend stechende Schmerzen bei Atembewegungen im Bereich der Thoraxwand weisen auf eine → **Pleuritis** (Rippfellreizung) hin. Besteht ein Erguss, der mehrere Liter Flüssigkeit umfassen kann (z.B. bei Rechtsherzinsuffizienz), muss dieser punktiert werden. Die Punktionskanüle wird am oberen Rand einer Rippe eingeführt, da am Unterrand die Gefäße und Nerven verlaufen.

Lungenbläschen (Alveolen)

Beide Lungen zusammen haben ca. 300 Mio. → **Alveolen**. Diese weisen einen Durchmesser von ca. 0,2 mm (200 µ) auf, wobei dieser durch Ein- und Ausatmung bis 0,5 mm variiert. Die Fläche des Gasaustausches beträgt ca. 80–100 m² und kann bei maximaler Einatmung beim Gesunden bis 130 m² erreichen. Die Lungenoberfläche wird mit dem gesamten Herzzeitvolumen durchblutet, also rund 8000 Liter Blut täglich.

Die Wand der Alveolen besteht aus Bindegewebe mit feinen kollagenen und elastischen Fasern und aus Oberflächenepithel mit zwei Zellarten (→ **Pneumozyten**):

- Pneumozyten Typ I (95%), die die Alveolarwand bilden und für den Gasaustausch zuständig sind
- Pneumozyten Typ II (5%) zur Bildung des → **Surfactant**

Der Oberflächenfaktor Surfactant ist ein wasserlöslicher Film aus Protein, Lezithin und Lipiden, der die Oberflächenspannung der Alveolen anpasst und verhindert, dass diese dünnwandigen Bläschen bei maximaler Dehnung platzen bzw. implodieren. Besondere Bedeutung bekommt der Surfactant bei Frühgeborenen. Er reift erst ab der 32. SSW aus, so dass Frühgeborene eine erschwerte Atemarbeit haben. Das Atemnot-Syndrom („Syndrom der hyalinen Membranen") ist deren häufigste Todesursache. Die Alveolen sind von einem dichten Kapillarnetz umschlossen. Die Diffusionsstrecke für die Atemgase beträgt rund 2 µm. Verglichen mit der Größe eines Sauerstoffmoleküls bedeutet dies, dass der Sauerstoff bei jedem Atemzug fast einen Marathonlauf absolvieren muss, bis er aus der Atemluft an das Hämoglobin der Erythrozyten gebunden ist. Es wird verständlich, dass bei jeder Vergrößerung dieser Diffusionsstrecke durch Asthma bronchiale, Lungenfibrose oder Linksherzinsuffizienz das Symptom → **Dyspnoe** (Luftnot) hervorgerufen wird.

Als letzte Schutzbarriere gegen Staub und Erreger finden sich Alveolarmakrophagen. Diese stellen sich am Ende der Atemstrecke der „Umweltbelastung", nehmen die mikroskopisch großen Fremdkörper auf und transportieren sie mit dem Flimmerepithel zum Rachen wo sie mit dem Sputum verschluckt oder als „Staubzellen" abgehustet werden. Bei einer Linksherzinsuffizienz oder kardialen Erkrankungen mit Stau-

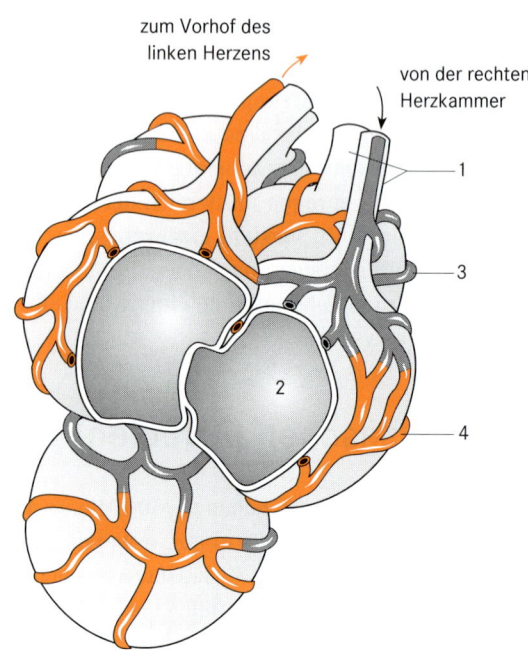

Abb. 8.6. ▶
Alveolen. Der Austausch von Sauerstoff (O_2) und Kohlendioxid (CO_2) aus der Luft ins Blut und umgekehrt muss durch die Wandstrukturen von Alveolen und Kapillaren hindurch erfolgen; geringste Verdickungen der Diffusionsstrecke führen zu Luftnot; 1 = Bronchioli respiratorii, 2 = Alveolarraum, 3 = Kapillare aus dem rechten Herzen mit O_2-armen Blut, 4 = Kapillare zum linken Herzen mit O_2-reichem Blut

ung im kleinen Kreislauf werden auch Erythrozyten phagozytiert und im Sputum ausgeschieden; man spricht dann von „Herzfehlerzellen".

Die Luft besteht ...
- ... bei *Einatmung* aus
  - 78% Stickstoff (N),
  - 21% Sauerstoff (O_2),
  - 0,02% Kohlendioxid (CO_2) sowie
  - Edelgasen und Wasserdampf
- ... bei *Ausatmung* aus
  - 78% Stickstoff
  - 15% Sauerstoff
  - 3–4% Kohlendioxid
  - Edelgasen und Wasserdampf (durch die Ausatmung verliert der Körper etwa 900 ml Wasser täglich)

LE 8.1

Gasaustausch an der Luft-Blut-Schranke (Länge 1,5–2 µm)

- Surfactant
- Alveolarepithel
- Basalmembran
- Interstitium
- Kapillarendothel
- Blutplasma
- Erythrozytenmembran

Dabei bestehen folgende Partialdrücke in den Alveolen (Diese Werte sollen nicht auswendig gelernt werden; wenn Sie aber eines Tages auf der Intensivstation arbeiten, werden Sie Ihnen für die Einstellung der Beatmungsgeräte eine wichtige Orientierung bieten):

- pAO_2 = 100 mm Hg
- pAH_2O = 47 mm Hg
- $pACO_2$ = 40 mm Hg

Atemmechanik

Die Atmung erfolgt durch rhythmisches Einatmen (→ **Inspiration**) und Ausatmen (→ **Exspiration**), wobei unter normalen Bedingungen die Einatmung ein aktiver, die Ausatmung ein passiver Prozess ist. Grundlage für den Atemfluss ist die Vergrößerung des Thoraxraums durch Bewegungen der Rippen (*costale* Atmung) und des Zwerchfells (*diaphragmale* Atmung). Die Lungen haften über die Pleura dem Thoraxraum an und vergrößern bei Inspiration dank ihrer Elastizität das Volumen.

Einatmung

Der überwiegende Anteil der Einatmung (rund 80% der Inspiration) in Ruhe werden durch das Diaphragma erzeugt. Es wird durch den N. phrenicus versorgt (das Zwerchfell, griechisch *phrenos* = Seele, galt in der Antike als Sitz der Leib-Seele-Einheit). Dieser Nerv verlässt das Rückenmark in Höhe des 4. Halswirbels. Bei Verletzungen mit Zerstörung des Rückenmarks in dieser Höhe müssen die Patienten deshalb beatmet werden.

In Ruhe senkt sich das Diaphragma um etwa 2 cm, bei maximal tiefer Einatmung bis 10 cm. Dabei entfalten sich die Recessus der Pleura. Erst unter forcierter Atmung nimmt auch der Thorax zunehmend an der Atmung teil. Unter Ruhe leisten die thorakalen Muskeln der Einatmung nur einen geringen Anteil an der Atemarbeit. Es sind die äußeren Zwischenrippenmuskeln (Mm. intercostales externi). Voraussetzung für ihre Wirkung ist die Fixierung des Thorax an Hals und Schultergürtel durch die Mm. scaleni (Treppenmuskeln) und den M. sternocleidomastoideus. Diese Muskeln bekommen als → **Atemhilfsmuskeln** eine große Bedeutung. Die Vergrößerung des Thorax erfolgt also durch das Diaphragma, die Mm. intercostales externi, die Mm. scaleni und den M. sternocleidomastoideus. Auch der große und kleine Brustmuskel (M. pectoralis major und minor) zählen bei aufgestützten Oberarmen zu den Atemhilfsmuskeln; die kostale Atmung wird weiter durch die Sägezahnmuskeln (M. serratus) unterstützt. In der älteren Literatur wird beschrieben, dass bei Frauen und Kindern eher die kostale Brustatmung, bei Männern die diaphragmale Bauchatmung überwiegt. Doch sind bei beiden Geschlechtern beide Atemtypen kombiniert.

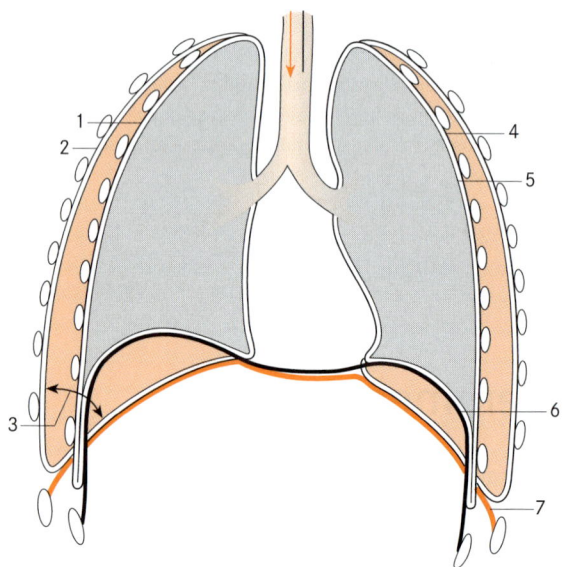

Abb. 8.6. ▶
Mechanik des Atmens. Bei der Inspiration senkt sich das Diaphragma nach unten und erweitert dadurch den Thoraxraum; zusätzlich wird v.a. bei vertiefter Atmung unter bei Anstrengungen der Brustkorb mithilfe der Atemmuskulatur gehoben. Die Lunge, die über die Pleura im Thorax durch Adhäsionskräfte und einen Unterdruck angeheftet ist, wird hierbei gedehnt. Das Herz, das auf dem Diaphragma sitzt, folgt den Atembewegungen; 1 = Thorax bei Exspiration, 2 = Thorax bei Inspiration, 3 = Entfaltungsraum zwischen Diaphragma und Thorax (Recessus costodiaphragmaticus), 4 = Rippenfell (dem Thorax anliegend = Pleura parietalis), 5 = Lungenfell (den Lungen anliegend = Pleura viszeralis), 6 = Diaphragma bei Exspiration, 7 = Diaphragma bei Inspiration

> **Atemhilfsmuskulatur**
>
> - **M. sternocleidomastoideus**
>   zieht Schlüsselbeine und Sternum nach kranial
> - **M. serratus post. sup.**
>   hebt die 2.-5. Rippe an
> - **M. serratus post. inf.**
>   fixiert die Rippen 8-12, damit sie nicht durch das Diaphragma nach unten gezogen werden können
> - **M. pectoralis minor**
>   hebt bei aufgestützten Armen (Rednerpose) die Rippen 3-5 an und erleichtert so das Atmen
> - **M. pectoralis major**
>   bei gestreckt aufgestützten Armen können die Muskelansätze am Sternum und an den Rippen den Thorax heben

Ausatmung

Unter Ruhebedingungen ist die Exspiration ein passiver Prozess, wobei elastische Kräfte der Lunge, der Rippen-Wirbelgelenke und der intraabdominale Druck wirken. Bei forcierter Atmung werden die inneren Zwischenrippenmusken (Mm. intercostales interni) eingesetzt; reichen diese Kräfte nicht aus, werden die Muskeln der Bauchpresse (Pressen beim Stuhlgang, Geburtswehen) eingesetzt. Diese Muskeln sind der gerade, der quere und die inneren und äußeren schrägen Bauchmuskeln (M. rectus abdominis, M. transversus abdominis, M. obliquus externus abdominis und M. obliquus internus abdominis; in LE 4 beschrieben: Abb. 4.15 und 4.19).
Besondere Formen der Ausatmung charakterisieren in der Tiefe der Seele verankerte Stimmungszustände oder Reflexe wie

- **Lachen**, das durch attackenartiges kurzes Ausatmen bei fast geschlossener Stimmritze mit intermittierender tiefer Einatmung entsteht
- **Seufzen**, das eine Abfolge von relativ tiefer Ein- und Ausatmung mit einer angeschlossenen Atempause ist; die Stimmritze ist fast ganz offen
- **Niesen** stellt eine heftige Ausatmung bei geschlossenem Mund dar; die Auslösung des Niesreflexes hat lokal reizende und sensorische Ursachen. So kann einerseits Staub zum Niesen führen aber auch plötzlich einfallendes Licht. Hier spricht man von nasookulären Reflex, dessen Ursprung niemand so recht kennt (irgendwo stand die Hypothese, dass er ein uralter Mechanismus sei, den das Säugetier Mensch aus der Evolution mitgeschleppt habe: Nach dem Winterschlaf werden beim ersten Blick aus der Höhle die Nüstern freigeblasen ... Nun denn, wenn's so sein soll und uns nützt ...)
- **Husten** ist eine Exspirationsbemühung bei geschlossener Stimmritze mit extremem Druckaufbau; durch das plötzliche Öffnen der Stimmritze wird die Luft und Speichel mit fast 400 km/h aus dem Mund geschleudert (und das recht weit, wenn man die Hand nicht vorhält)

Lungenvolumen

Mittels der → **Spirometrie** können auf einfache Weise die Atemzugvolumina ermittelt werden; ebenso ermöglicht diese Methode die Bestimmung dynamischer Parameter. Hierbei können verschiedene Werte bestimmt werden (durchschnittliche Volumina):

- Atemzugvolumen   350 – 500 ml
- Inspiratorisches Reservevolumen   2000 – 3000 ml
- Exspiratorisches Reservevolumen   1000 – 1200 ml

Die Summe aus Atemzugvolumen und inspiratorischem wie exspiratorischem Resevevolumen (maximale Ein- und Ausatmung) wird als → **Vitalkapazität** bezeichnet.

- Vitalkapazität Mann   ca. 4500 ml
- Vitalkapazität Frau   ca. 3600 ml

Spirometrisch nicht messbar ist das Residualvolumen, das die Menge Luft bestimmt, die nicht an der Atmung teilnimmt. Es beträgt etwa 1200 ml. Die Summe aus Vitalkapazität und Residualvolumen ist die Totalkapazität. Die Werte schwanken interindi-

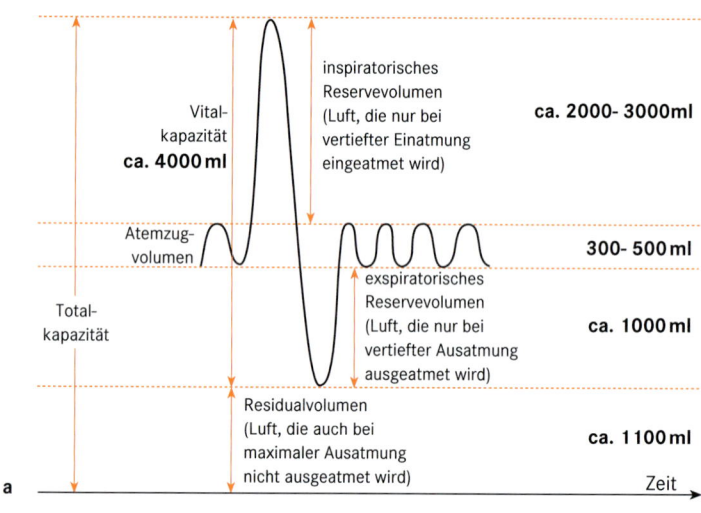
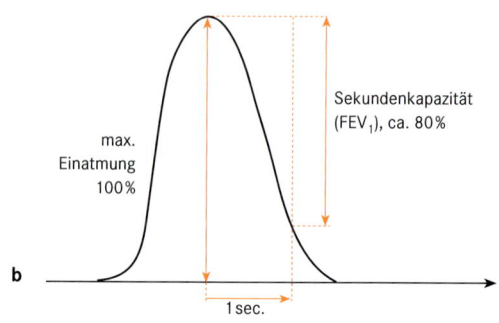

Abb. 8.6. ▶ Spirometrie. Mit der Lungenfunktionsprüfung können die Vitalkapazität (Summe von inspiratorischem Volumen, Atemzugvolumen und exspiratorischem Volumen) und die Sekundenkapazität (FEV$_1$) ermittelt werden; nach diesen Messgrößen werden restriktive und obstruktive Ventilationsstörungen unterschieden

viduell erheblich und sind bei aktiven Sportlern höher. Spirometrisch kann auch der → **Totraum** nicht ermittelt werden. Es ist das gesamte Volumen, das zwar am Luftstrom in den Atemwegen, nicht aber am Gasaustausch teilnimmt.

Bei Lungenfunktionsprüfungen kann als dynamischer Wert auch die → **Sekundenkapazität** bestimmt werden. Hierbei handelt es sich um den prozentualen Anteil des Ausatemvolumens, das bei maximaler Einatmung in 1 Sekunde ausgeatmet werden kann. Dieses Volumen beträgt bei Gesunden 70-80% der maximalen Einatmung und ist bei erhöhtem Atemwiderstand, z.B. Asthma bronchiale, erniedrigt. In den Untersuchungen mit heute üblicher Technik wird es als *forced exspiratory volume (FEV$_1$)* angegeben. Ein Gesunder kann bei maximaler Atemarbeit in 1 Sekunde 3000-3600 ml ausatmen. Durch die Spirometrie lassen sich → **restriktive** und → **obstruktive Ventilationsstörungen** unterscheiden.

Spirometrisch beurteilbare Störungen

Restriktive Ventilationsstörungen = die Gasaustauschfläche ist vermindert

- Die Lunge kann sich nicht ausdehnen; die Vitalkapazität ist erniedrigt (z.B. bei Lungenfibrose)
- Die Gasaustauschfläche ist zu klein geworden, weil sich die Feinstruktur der Alveolen verändert hat, z.B. durch Überblähung bei Lungenemphysem
- Die Lunge ist nicht ausreichend durchblutet, z.B. bei Lungenembolie
- Die Lunge ist nicht ausreichend belüftet, z.B. bei Verschluss eines Lappen- oder Segmentbronchus durch einen Tumor oder Fremdkörper oder durch Atelektasen (Verkleben oder Kollaps der Alveolen)

Obstruktive Ventilationsstörungen = Dynamik der Ausatmung ist herabgesetzt

- Die Atemwege sind verengt durch Kontraktion der glatten Bronchialmuskulatur (z.B. Parasympathikotonie bei Asthma bronchiale)
- Die Sekundenkapazität, d.h. der Wert für FEV1 ist erniedrigt
- Die Residualkapazität ist erhöht

Austausch der Atemgase

Den Traditionen folgend wird der Gasdruck in der Medizin noch immer in „mm Hg" angegeben. Die Umrechnung ist
- 1 mm Hg = 1 Torr = 133,3 Pa (Pascal)
- 1 bar = 100000 Pa

Die treibende Kraft des Gasaustausches bei der Atmung ist die Diffusion. Die Atemgase Sauerstoff (O_2) und Kohlendioxid (CO_2) wandern dem Konzentrationsgefälle nach von einem Gewebe ins andere. Für die optimale Diffusion gelten folgende Bedingungen:
- Große Austauschfläche
- Kleiner Diffusionsweg

- Große Partialdrücke

Der Transport des Sauerstoffs im Blut erfolgt über den roten Blutfarbstoff, das *Hämoglobin*, der Erythrozyten. Hämoglobin, Hb, ist ein komplex gebautes Eiweiß aus 4 Untereinheiten. Sein Molekulargewicht beträgt 64000 (wichtig bei der Niere, da Hb gerade nicht mehr den glomerulären Filter passieren kann; LE 8.2). Der Sauerstoff wird im Hb an zweiwertiges Eisen (Fe^{2+}) gebunden. Ein Hb-Molekül kann 4 O_2-Atome binden.

Regulation der Atmung

Der O_2-Bedarf des Körpers muss sich den Anforderungen, v.a. durch Muskelarbeit, anpassen. Die Anpassung erfolgt durch Regulation der Atemtiefe und der Atemfrequenz. Die physiologische Ruhefrequenz der Atmung eines Kleinkindes liegt bei bis zu 40 Atemzüge/min, bei Erwachsenen zwischen 10–18/min. Körperliche oder seelische Belastungen, Fieber oder eine Hypoxie können eine Tachypnoe auslösen. Erkrankungen des Hirnstamms, Zustand nach Schädelhirntrauma oder Drogen können eine Bradypnoe auslösen. Dabei ist die Atmung gleichmäßig tief. Störungen der Atmung mit rhythmischem Wechsel von flachen und tiefen Atemzügen wie bei Cheyne-Stokes-Atmung können auf zentrale Störungen ebenso hinweisen wie auf ein Schlafapnoesyndrom. Eine wechselnde Atmetiefe kann bei Kindern im Tiefschlaf beobachtet werden.

Atemfrequenzen

- Erwachsene   10–18/min
- Kinder   20–30/min
- Kleinkinder   30–40/min
- Neugeborene   40–50/min

Der Atemrhythmus wird durch das → **Atemzentrum** bestimmt. Dieses neuronale Netzwerk liegt im Rautenhirn (*Rhombenzephalon*) sowie in der Brücke (*Pons*) des Gehirns und reicht bis zum Rückenmark (LE 14). Der Atemrhythmus wird gesteuert über

- *Dehnungsrezeptoren* der Lunge und
- *Chemorezeptoren*, die sowohl zentral (im Atemzentrum) als auch peripher (in der A. carotis im Glomus caroticum und die Aortenkörperchen neben dem Aortenbogen, Arcus aortae) liegen.

Die maßgebliche Größe für die Atemregulation ist der Partialdruck des CO_2, des O_2 und des pH-Werts. Dabei kommt dem CO_2 die größte Bedeutung zu. Bei den Abkürzungen pa oder pA bedeutet das große „A" alveolär und das kleine „a" arteriell. Wenn der Druck des CO_2 ansteigt, spricht man von einer → **Hyperkapnie**; steigt er auf über 60–70 mm Hg an, wird die Atemregulation beeinträchtigt. Der Patient wird schläfrig und dann bewusstlos. Man spricht von einer *CO₂-Narkose*. Unfälle mit oft tödlichem Ausgang ereignen sich dadurch z.B. in Silos, Tankanlagen oder in Bergwerken. Neben diesen spezifischen Einflüssen auf die Atmung gibt es auch unspezifische Faktoren, die unsere Atmung stimulieren

- Schmerzreize
- Temperaturreize
- Mechanorezeptoren der Muskulatur
- Hormone (Adrenalin, Progesteron)
- Emotionen (über das limbische System (LE 14))
- Willkürliche Beeinflussung

Die Werte im arteriellen Blut sind:
- paO_2 90 mm Hg
- $paCO_2$ 40 mm Hg
- pH   7,36 – 7,44

IM FOKUS 8.1

Unter Atmung versteht man den Gasaustausch, die Atemarbeit und die Energieübertragung in der Zellatmung. Anatomisch setzt sich der Respirationstrakt aus dem Nasen-Rachenraum den Luftwegen über Trachea und immer kleiner werdenden Bronchien und den Alveolen zusammen. Für die Atemmechanik ist die Funktion von Pleura und Atemmuskulatur, kostal und diaphragmal, erforderlich. Besondere Bedeutung kommt der Atemhilfsmuskulatur zu. In der Beschreibung des Atemwegs ist auch die Funktion der Nase und des Kehlkopfs zu erläutern. Inspiration und Exspiration sind verschiedene Prozesse. Im Mittelpunkt der Diagnostik steht die Spirometrie zur Bestimmung der Atemvolumina und der Sekundenkapazität. Der Gasaustausch erfolgt über passive Diffusionsprozesse. Im Blut ist der Sauerstoff fast vollständig an Hämoglobin gebunden. Die Atmung wird im Atemzentrum reguliert, wobei der Partialdruck des CO_2 der entscheidende Faktor ist. Neben spezifischen Reizen gibt es auch unspezifische Reize auf den Atemrhythmus.

NACHGEFRAGT 8.1

1. Welche Formen der Atmung kennen Sie?

2. Welche Organe und Organteile gehören zum Respirationstrakt?

3. a) Wie heißen die Nasennebenhöhlen?
   b) Was ist ihre Aufgabe?

4. Beschreiben Sie den Aufbau von Trachea und Bronchialsystem

5. Welche Atemgrößen werden spirometrisch gemessen?

6. Welche Muskeln dienen zur Atmung?

7. Wie wird die Atmung reguliert?

LEXIKON 8.1

Können Sie diese Begriffe erklären?
Lesen Sie im Lexikon in Übersicht 2 nach ...

A
Aerob
Alveolen
Anaerob
Atemhilfsmuskeln
Atemzentrum
Atmung
ATP

B
Bronchialsystem

D
Dyspnoe

E
Epistaxis
Exspiration

G
Gewebeatmung

H
Hyperkapnie

I
Inspiration

L
Larynx
Lungenatmung

N
Nase
Nasennebenhöhlen

O
Obstruktive
   Ventilationsstörung

P
Pharynx
Pleuritis
Pneumothorax
Pneumozyten
Pulmones

R
Reccurensparese
Restriktive
   Ventilationsstörung
Rhinitis

S
Sekundenkapazität
Spirometrie
Surfactant

T
Tonsillen
Totraum
Trachea

V
Vitalkapazität

Z
Zellatmung

Atmung

8.2

Lerneinheit 8.2 Erkrankungen

Zur Pathophysiologie der Atmung	**467**
Infektionsschutz und Abwehrmechanismen	467
Störungen des Gasaustausches	468
Respiratorische Insuffizienz	468
Leitsymptome	**469**
Störungen der Atemfrequenz	469
Störungen der Atemtiefe	470
Atemgeräusche	471
Atemnot	471
Husten und Auswurf	472
Infektionen der Atemwege	**473**
Rhinitis	473
Sinusitis	473
Pharyngitis	473
Laryngitis	474
Influenza (Virusgrippe)	474
Tracheobronchitis	475
Pneumonie	475
Tuberkulose (Tbc)	477
Asthma bronchiale	**480**
COPD	**483**
Lungenemphysem	484
Interstitielle Lungenerkrankungen	**484**
Sarkoidose (Morbus Boeck)	484
Exogen allergische Alveolitis	485
Pneumokoniosen	485
Tumoren	**486**
Bronchialkarzinom	486
Larynxkarzinom	488
Lungenembolie	**488**
Cor pulmonale (akut)	489

Andere Erkrankungen der Lunge 489

ARDS 489
Mukoviszidose 490
Bronchiektasien 491
Goodpasture-Syndrom 491
Vaskulitis (Wegener-Granulomatose) 491
Schlafapnoesyndrom (SAS) 491

Pleuraerkrankungen 492

Pleuritis 492
Pneumothorax (Pneu) 493

Im Fokus 493

Nachgefragt 494

Lexikon 495

Im Dialog 496

Lerneinheit 8.2

Erkrankungen

Alle Störungen der Atmung zeigen sich in zwei Kardinalsymptomen: Dyspnoe und Husten. Die Luftnot kann in Ruhe oder unter körperlicher Belastung auftreten. Sie kann mit auffälligen, deutlichen und ohne Stethoskop hörbaren Geräuschen verbunden sein – Pfeifen, Giemen, Stridor, trockenem Knistern oder feuchtem Rasseln u.a. Der Husten kann als nervöses Hüsteln, quälender Reizhusten oder als Hustenattacke auftreten und er kann *produktiv* mit Auswurf (→ **Sputum**) verbunden sein, manchmal sogar mit Blutspuren einhergehen oder ein unproduktiver, trockener Husten sein. Die Symptomatik der Atemnot erfordert die eingehende Beobachtung und körperliche Inspektion des Patienten. Im Vordergrund stehen dabei die genaue Beobachtung des Atemrhythmus mit der Frage, ob sich der Patient beim Atmen anstrengen muss.

Stoffwechselstörungen und Verschiebungen des pH-Werts im Blut (s. Säure-Basenhaushalt, LE 9.2) zur Azidose manifestieren sich als eine → **Kussmaul-Atmung** mit normaler Atemfrequenz und vertieften Atemzügen. Durch das erhöhte Atemzugvolumen wird vermehrt CO_2 abgeatmet; dadurch können Säurevalenzen gebunden werden. Bei der → **Cheyne-Stokes-Atmung** liegt eine bedrohliche Störung der Atemregulation vor; diese kann durch ein Schädelhirntrauma oder Steigerung des Hirndrucks, durch ein Koma bei z.B. Urämie oder schwerster Hypoxie verursacht sein. Man beobachtet den immer tiefer atmenden Patienten, dann nehmen die Atemzüge wieder ab und es stellen sich zum Teil minutenlange Pausen der Atemtätigkeit ein. Bei der → **Biot-Atmung** kommt es immer wieder zu einem Atemstillstand (→ **Apnoe**). Diese Atmungsstörung weist auf eine meningeale Reizung hin und kündigt den infausten Verlauf des Krankheitsprozesses an. Im Sterben oder beim Hirntod beobachtet man häufig die → **Schnappatmung**.

Zur Pathophysiologie der Atmung

Infektionsschutz und Abwehrmechanismen

Die gesunde Funktion der Abwehrmechanismen der Atemwege ist Voraussetzung für die normale Atmung; diese sind

- Mechanische Barrieren in Nase, Epiglottis und Flimmerepithel Transport von Staub und Fremdkörperchen (mukoziliäre Clearance)
- Hustenreflex
- Humorale Abwehr des Immunsystems über Immunglobuline und Komplementsystem
- Zelluläre Abwehr durch Alveolarmakrophagen (Pneumozyten Typ II) sowie neutrophile Granulozyten und Lymphozyten

Störungen des Gasaustausches

Der alveoläre Gasaustausch (Lungenatmung) wird durch überwiegend drei Mechanismen gestört:

- Störungen der Lungenbelüftung   *Ventilationsstörungen*
- Störungen des Gasaustausches selbst *Diffusionsstörungen*
- Störungen der Lungendurchblutung   *Perfusionsstörungen*

Ventilationsstörungen

Bei → **obstruktiven Ventilationsstörungen** (s. LE 8.1) ist der Luftwiderstand in den Atemwegen erhöht. Vor allem die Ausatmung wird erschwert und als Leitsymptom findet sich ein verlängertes *Exspirium*. Charakteristisch ist die Obstruktion für die spastische Bronchitis und das Asthma bronchiale. Als chronische Folge wird die Lunge überbläht und es treten als Komplikationen ein → **Emphysem** oder → **Bronchiektasien** auf. In der Spirometrie ist die → **Sekundenkapazität** (FEV$_1$) erniedrigt.

Bei → **restriktiven Ventilationsstörungen** ist die Dehnbarkeit der Lunge begrenzt. Die Ursachen sind vielfältig wie z.B. Pleuraverwachsungen, → **Lungenfibrose** oder Emphysem. In der Spirometrie wird eine eingeschränkte Vitalkapazität beobachtet.

Mischformen aus obstruktiver und restriktiver Ventilationsstörung sind häufig. In jedem Fall treten ein Abfall des paO_2 und ein Anstieg des paCO_2 im arteriellen Blut auf. Anfangs steht der Anstieg des CO_2 im Blut im Vordergrund. Ein Abfall der Sauerstoffsättigung weist auf einen erschwerten, chronischen Zustand hin.

Diffusionsstörungen

Hierbei ist der Übertritt des Sauerstoffs aus den Alveolen ins Blut behindert. Ursächlich kann eine Verminderung der alveolären Fläche durch ein Emphysem bestehen. Eine andere Möglichkeit ist die Verdickung der Diffusionsstrecke durch morphologische Veränderungen bei → **COPD**, Lungenfibrosen, Entzündungen wie z.B. Asthma bronchiale oder Stauungsödemen, wie z.B. bei der Linksherzinsuffizienz. Im Gegensatz zu Ventilationsstörungen ist der paCO_2 normal, der paO_2 jedoch erniedrigt.

Perfusionsstörungen

Hierbei ist die Durchblutung der Lunge verlangsamt, wie es z.B. bei schwerer Herzinsuffizienz oder bei → **Lungenembolie** vorkommt. Der Sauerstoffgehalt ist deutlich gemindert. Durch den Anstieg des nicht mit Sauerstoff beladenen Hämoglobins (nicht oxygeniertes Hb) besteht eine → **Zyanose**.

Respiratorische Insuffizienz

Dieser Zustand liegt vor, wenn der der arterielle Sauerstoffgehalt erniedrigt ist und der paO_2 unter 70 mm Hg sinkt. Der paCO_2 kann dabei normal oder leicht erniedrigt sein. Leitsymptom der abfallenden Sauerstoffsättigung ist die Zyanose. Wenn bei chronischen Zuständen der $paCO_2$ über 45 mm Hg ansteigt (man spricht von einer → **Hyperkapnie**) besteht eine *globale* → **respiratorische Insuffizienz**.

Mit Anstieg des CO_2-Partialdrucks ist ein Abfall des pH-Werts verknüpft. Man spricht von der respiratorischen → **Azidose**. Der gegenteilige Zustand, ein Abfall des $paCO_2$, kann durch verstärkte Ausatmung (Hyperventilation) entstehen und zu einer respiratorischen → **Alkalose** führen. Die Atmung ist dadurch neben der Niere an der Regulation des Säuren-Basen-Gleichgewichts entscheidend beteiligt (LE 9).

Faktoren, die zur Erkrankung der Atmung führen

Ventilationsstörungen
- Eingeschränkte Atemmechanik (Bettruhe, Erschöpfung, Störung des Atemzentrums durch z.B. Vergiftungen)
- Schonatmung bei Schmerzen
- Atelektasen (Verklebungen der Alveolen durch Sekret)
- Verwachsungen
- Emphysem

Sekretansammlungen
- Gesteigerte Produktion von Schleim bei starkem Rauchen, Bronchitis, Asthma bronchiale
- Mangelndes Abhusten bei Ventilationsstörungen

Absteigende Infektionen aus der Mundhöhle
- Störung der physiologischen Mundflora
- Mangelhafte Mundhygiene
- Mundsoor
- Immunschwächen

Aspiration von Nahrung

Leitsymptome

- Störungen der Atemfrequenz
- Störungen der Atemtiefe
- Atemnot (Dyspnoe)
- Husten und Auswurf
- Zyanose

Störungen der Atemfrequenz

Mit den Krankheitsbildern, die eine Störung des Atemrhythmus beschreiben, wurde diese Lerneinheit begonnen. Hier werden nun auffällige Atemfrequenzen beschrieben.

Normbereiche der Atemfrequenz in verschiedenen Altersstufen

(Atemzüge pro min)

Alter	Bereich	Mittelwert
<1 Jahr	30–50	40
1–2 Jahre	20–40	24
6–9 Jahre	15–25	20
14–17 Jahre	15–20	18
Erwachsene	10–18	14

Tachypnoe

Unter → **Tachypnoe** versteht man beim Erwachsenen die Beschleunigung der Atemfrequenz auf >18 Atemzüge/min. Ursächlich sind körperliche Anstrengungen, psychische Gründe, Hitzeeinwirkung (Sauna, heißes Bad), Absinken des O_2-Partialdrucks im arteriellen Blut bei Herz- oder Lungenerkrankungen, Anämie, Schock oder Vergiftungen, z.B. Kohlenmonoxid (CO). Auch bei vermehrtem O_2-Bedarf steigt die Atemfrequenz, z.B. bei Fieber oder Aktivitäten in ungewohnter Höhe.

Bradypnoe

Eine → **Bradypnoe** liegt vor, wenn die Atemfrequenz unter 10/min absinkt. Physiologischerweise kann dies im Schlaf oder bei tiefer Entspannung (z.B. Meditation) erfolgen. Pathologisch sind v.a: Einflüsse auf das Atemzentrum durch Hypnotika oder Sedativa (Schlafmittel, Beruhigungsmittel) oder Stoffwechselstörungen mit Koma wie Diabetes mellitus.

Störungen der Atemtiefe

Hyperventilation

Eine → **Hyperventilation** liegt vor, wenn das Atemminutenvolumen erhöht ist. Typisches Beispiel ist die Kussmaul'sche Atmung z.B. im ketoazidotischen Koma bei Diabetes mellitus. Durch die Hyperventilation kommt es zum Abfall des $paCO_2$ mit Anstieg des pH-Werts. Dadurch wird die Konzentration an Kalziumionen verringert und es tritt eine Hyperventilationstetanie mit Krampfhaltung der Finger (Pfötchenstellung) ein. Meist ist die Ursache psychischer Natur. Therapeutisch wird diese Situation durchbrochen, indem der Patient seine Ausatemluft mit erhöhtem CO_2-Anteil wieder einatmet.

Hypoventilation

Hypoventilation bedeutet, dass die Alveolen nicht ausreichend belüftet werden. Es kommt zu einem Anstieg des Kohlendioxidpartialdrucks (***Hyperkapnie*** bzw. respiratorische Insuffizienz). Die Ursachen liegen in Schmerzen bei der Atmung durch Verletzungen des Thorax, nach Operationen, Erkrankungen von Lungen oder Pleura, bei Störungen der Atemregulation oder Schwäche der Atemmuskeln.

Atemgeräusche

Schnarchen

Schnarchen entsteht durch ein Flattern des Gaumensegels. Bei Atempausen über 10 Sekunden besteht Verdacht auf eine Schlafapnoe, die durch Untersuchungen im Schlaflabor ausgeschlossen werden muss.

Stridor

Unter Stridor versteht man ein pfeifendes, hochfrequentes Atemgeräusch durch Obstruktion (Verengung) der Atemwege. Besteht der Stridor bei *Einatmung*, liegt der Widerstand in den extrathorakalen Atemwegen, meist im Larynx, in der Trachea oder in den großen Bronchien. Ein Stridor bei *Ausatmung* weist auf einen intrathorakalen Widerstand hin, z.B. beim Asthma bronchiale, wobei die Ausatemphase deutlich verlängert ist.

Rasselgeräusche

Rasselgeräusche (RG) sind immer pathologisch und werden in trockene RG und feuchte RG unterschieden. Trockene RG entstehen durch Schleimfäden in den Atemwegen. Feuchte RG werden durch Flüssigkeitsansammlung in den Alveolen verursacht.

Atemnot

Eine → **Dyspnoe** kann verschiedene Ursachen haben:
- Atemwege: z.B. Asthma, COPD, Pneumonie, Lungenfibrose
- Pleura: z.B. Pneumothorax, Pleuritis
- Verletzungen: z.B. Rippenfrakturen
- Herz: z.B. Linksherzinsuffizienz, Cor pulmonale
- ZNS: z.B. Hirndrucksteigerung nach Blutung
- Sauerstoffbedarf erhöht durch körperliche Belastung oder Fieber
- Sauerstoffangebot vermindert z.B. bei Anämie oder in größer Höhe

Die → **Belastungsdyspnoe** wird entsprechend der Einteilung der Symptome der Herzinsuffizienz nach NYHA-Graden in 4 Schweregrade eingeteilt:

I° Dyspnoe nur bei extremer Belastung (z.B. Bergsteigen oder ausgiebiges Treppensteigen)
II° Dyspnoe bei körperlicher Anstrengung (z.B. Treppensteigen über 2 Etagen)

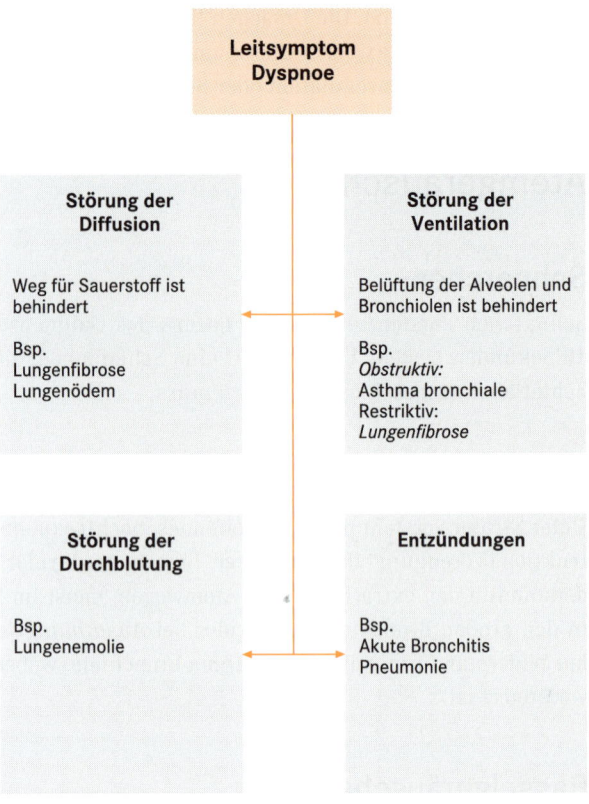

Abb. 8.9. ▶
Leitsymptom Dyspnoe

III° Dyspnoe bei leichter, alltäglicher Belastung
IV° Ruhedyspnoe

Bei hochgradiger Dyspnoe tritt auch eine → **Orthopnoe** auf, d.h. der Patient setzt sich aufrecht auf oder atmet erleichtert im Stehen durch Einsatz der Atemhilfsmuskulatur.

Husten und Auswurf

Husten wird durch den Hustenreflex ausgelöst und entspricht einer starken Ausatmung gegen die geschlossene Stimmritze, wobei es plötzlich zur explosionsartigen Exspiration kommt. Eine Variation dieses Reflexes ist das Räuspern zur Lösung von irritierendem Schleim. Wird Schleim abgehustet, spricht man von einem *produktiven* Husten.

Wird Bronchialsekret abgehustet, spricht man von Sputum. Es wird auf Grund seiner Beschaffenheit beschrieben und kann bei → **Bronchiektasien** bis zu 200 ml – in Extremfällen auch über 1 Liter – betragen. Wird Blut abgehustet, spricht man von → **Hämoptoe** (bzw. → **Hämoptyse**, wenn es sich um geringe Mengen handelt).

Infektionen der Atemwege

LE 8.2

Rhinitis

Die klassische Entzündung der Nasenschleimhaut wird als Schnupfen bezeichnet; dieser tritt fast immer im Rahmen einer gewöhnlichen Erkältung, akut oder chronisch rezidivierend, auf und ist meist durch (Rhino-, Adeno-, Myxo- oder Echo-) Viren oder allergisch bedingt. Die Erregerübertragung erfolgt durch Tröpfcheninfektion. Bei allergischer bzw. vegetativ vasomotorisch bedingter Rhinitis muss die übliche abschwellende Therapie durch Nasentropfen zurückhaltend durchgeführt und eine kausale Therapie eingeleitet werden. Die → **Rhinitis** ist meist Teil der → **Influenza** mit Allgemeinsymptomatik, Halsschmerzen und Husten. Bei Befall der regionalen Lymphknoten sind Streptokokkeninfekte auszuschließen.

Sinusitis

Liegt eine bakterielle Entzündung der Nasennebenhöhlen vor, spricht man von einer → **Sinusitis**. Sie ist meist die Komplikation einer gewöhnlichen Rhinitis und wird bei bestimmten Patienten durch enge Verbindungsgänge der Nebenhöhlen mit dem Rachen begünstigt. Durch Anschwellen des respiratorischen Epithels kann es zum Verschluss der Nebenhöhle kommen und durch Resorption der Luft ein Unterdruck mit pochenden Kopfschmerzen entstehen. Häufig ist der Geruchssinn beeinträchtigt (Anosmie). Rund 30% der Sinusitiden werden durch Zahnerkrankungen verursacht.

Pharyngitis

Die akute Entzündung der Rachenschleimhaut tritt meistens im Rahmen von Infekten der oberen Luftwege vor und ist viral bedingt. Allerdings können bakterielle Superinfektionen mit Streptokokken erfolgen und führen dann zur Tonsillitis. Dann wird eine antibiotische Behandlung erforderlich, um eine Streuung in das Endokard des Herzens (Endokarditis; s. LE 6.2), die Gelenke (rheumatische Arthritis, s. LE 15) oder die Nieren (Glomerulonephritis, s. LE 9.2) zu vermeiden. – Eine chronische Pharyngitis ist fast immer Ausdruck einer anhaltenden physikalischen Reizung durch Staub oder Nikotinabusus und wird durch lokale Minderdurchblutung verstärkt. Meist steht sie im Zusammenhang mit einer Laryngitis.

Laryngitis

Eine Entzündung von Schleimhaut des Kehlkopfes und der Stimmlippen tritt überwiegend in Folge übergreifender Infekte der oberen Luftwege auf. Die mechanische Überlastung der Stimmbänder kann ebenso als → **Laryngitis** erscheinen, wie physikalische Reizungen durch trockene Luft oder inhalatives Rauchen. Eine anhaltende Heiserkeit oder wiederholter Verlust der Stimme (Aphonie) erzwingen eine Inspektion der Stimmbänder zur Diagnosestellung und zum Ausschluss eines Karzinoms. Häufig begleiten Schluckbeschwerden die Entzündung. Selten, aber bei Zuwanderern immer wieder einmal auftretend, findet sich eine → **Diphtherie**, bei der die Tonsillen belegt sind und diese beim Versuch, sie abzuwischen, bluten. Schon der süßliche *Foetor ex ore* (Mundgeruch) muss den Verdacht auf eine Diphtherie auslösen; die Diagnose wird durch die Untersuchung des Abstrichs gestellt. Durch das Toxin des Corynebacteriums diphtheriae kann es zu gefährlichen Komplikationen kommen (Lähmung von Gaumensegel, Diaphragma, Augenmuskeln und toxische Myokarditis mit akuter Herzinsuffizienz).

Influenza (Virusgrippe)

Die echte Grippe wird durch Influenzaviren ausgelöst und manifestiert sich in erster Linie an den Atemwegen. Die Viren werden durch Tröpfcheninfektion oder Hautkontakt übertragen. Leitsymptome der Virusgrippe sind nach einer Inkubationszeit von 1-3 Tagen (hohes) Fieber, schweres Krankheitsgefühl mit Kopf- und Gliederschmerzen, Husten und Symptomen der Rhinitis. Die Immunität gegen das Virus wird durch Glykoproteine der Oberfläche bestimmt (*Hämagglutinin* und *Neuraminidase*). Diese Oberflächenantigene mutieren rasch bzw. tauschen antigene Eigenschaften bei Doppelinfektionen mit verschiedenen Viren aus. Hierbei entstehen Virustypen, die vom körpereigenen Antikörpersystem nicht mehr erkannt werden. Das erklärt die Möglichkeit in kurzen Abständen an Grippe zu erkranken; zum anderen entstehen sich periodisch wiederholende Muster an Viren, die zu Grippeepidemien führen.

Bei Patienten mit Schwäche des Immunsystems (LE 13) kann es zu Schädigung aller Organsysteme kommen, wobei besonders die Myokarditis (LE 6.2) und die Meningoenzephalitis (LE 14) gefürchtet sind. Es kann zu bakteriellen Pneumonien als Superinfektion mit schwerem und letalem Verlauf kommen. Besonders gefährdet durch eine Influenza sind ältere Menschen, Patienten mit schweren Krankheiten und Zustand nach Operationen, Diabetes mellitus, Niereninsuffizienz, HIV-Infektionen u.a.) Bestehende Atemwegserkrankungen wie Asthma bronchiale oder eine COPD können sich durch eine Virusgrippe massiv verschlechtern.

▶ **Therapie.** Die Möglichkeit einer antiviralen Therapie (z.B. Neuraminidasehemmer) muss in den ersten 48 h der Erkrankung zum Einsatz kommen, um das Ausmaß der Erkrankung zu hemmen. Dieser Zeitraum wird unter Praxisbedingungen meist überschritten. Dann beschränkt sich die Therapie auf symptomatische Maßnahmen (Fiebersenkung, Hustenstillung, Schleimlösung, ausreichende Flüssigkeitszufuhr, leichte Kost). Die Infektionsprophylaxe muss beachtet werden. Eine Prophylaxe ist durch jährliche Impfung mit den „aktuellen" Stämmen des Virus möglich und angeraten.

Tracheobronchitis

Die akute Bronchitis ist die häufigste Erkrankung der Atemwege mit saisonalem Höhepunkt in der kalten Jahreszeit. Da auch die Trachea an der Entzündung mitbeteiligt ist, spricht man von Tracheobronchitis. Die Symptome entsprechen anfangs denen der Influenza, dann folgt bald ein trockener Husten. Die Atemgeräusche sind verschärft. Mit Abhusten von Sekreten (produktiver Husten) sind auch trockene Rasselgeräusche zu hören. Eine Bronchitis kann durch chemische Reize wie Rauch unterhalten werden und wird dann chronisch. Die Abgrenzung zur → **COPD** ist schwierig und muss aus dem klinischen Befund und der Anamnese gestellt werden. Die erhöhte Sekretproduktion stellt einen optimalen Nährboden für bakterielle Keime und die Entstehung einer → **Pneumonie** dar. Deshalb muss auf das Abhusten des Schleims und Sekretolyse geachtet werden. Ein Fieberanstieg auf >39° kann auf eine bakterielle Superinfektion hinweisen und muss die Entscheidung für eine Therapie mit Antibiotika auslösen. Frische Luft, überdurchschnittliche Flüssigkeitszufuhr (mindestens 3 l) und die Atmung stimulierende Einreibungen sind Basismaßnahmen.

Pneumonie

Eine Lungenentzündung ist eine ernste und für ältere oder abwehrgeschwächte Patienten eine lebensgefährliche Erkrankung. Es ist die häufigste Infektionskrankheit mit tödlichem Ausgang; man schätzt, dass jedes Jahr über 200000 Menschen an → **Pneumonie** erkranken. Jeder dritte Patient, der bei einer schweren Grunderkrankung eine Pneumonie bekommt, stirbt an deren Folgen. Auch die sofortige Therapie mit Antibiotika konnte deren hohe Mortalität nicht senken. Ein hohes Risiko bei Pneumonie haben

- ältere Patienten (>50 Jahre)
- Patienten mit malignen Tumoren
- Herz- oder Niereninsuffizienz und
- Patienten mit Bewusstseinsstörungen.

Pneumonien, die innerhalb von 48 Stunden nach stationärer Aufnahme ins Krankenhaus auftreten, sind → **nosokomial**; sie weisen eine Mortalität von rund 25% auf.

Ursachen einer Pneumonie sind chemische oder physikalische Reize wie Fremdkörper oder Nahrungsaspiration, aber auch Folgen einer Strahlentherapie. Am häufigsten sind ambulant erworbene infektiöse Pneumonien durch

- **Bakterien** (meist Streptokokkus pneumonie, seltener Hämophilus influenzae oder Legionellen) oder
- **Viren** (Influenza-Virus). Auch
- **atypische** Pneumonien durch seltenere Erreger werden nachgewiesen, z.B. durch Mycoplasma pneumoniae oder Chlamydien.

In bis zu 50% der Erkrankungen ist jedoch kein Erregernachweis möglich. Die Symptome der sich schnell (in 12-24 h) und schwer entwickelnden Erkrankung sind fast immer Husten und eitriger Auswurf, hohes Fieber, Dyspnoe und atemabhängige Schmerzen (Pleurareizung). Ein süßlicher oder übel riechender Mundgeruch wird beobachtet. Bei Auskultation sind Rasselgeräusche zu hören, die Perkussion ergibt eine Dämpfung. Im Röntgenbild zeigt sich eine Verschattung, das dem entzündlichen Filtrat entspricht. Im Blutbild kann sowohl eine Leukopenie (<4000/µl) wie eine Leukozytose (>11000/µl) vorliegen.

Nosokomiale Pneumonie

Risiken des Patienten
- Alter
- Chronische Atemwegserkrankung
- Schwere Grunderkrankung
- Bewusstseinsstörung
- Diabetes mellitus

Äußere Faktoren
- Beatmungstherapie
- Therapie mit Antazida
- Zustand nach OP im Bauch oder Thorax
- Zustand nach Antibiotika-Therapie
- Magensonde
- Immunsuppressive Therapie

Pathophysiologisch ist die Pneumonie charakterisiert durch
- Störung des Hustenreizes und
- Störung der mukoziliären Clearance

Je nach Befallstyp werden unterschieden
- **Lobärpneumonie.** Befall eines Lungenlappens; meist Pneumokokken und überwiegend bei Kindern
- **Bronchopneumonie.** Umschriebenes Infiltrat der Bronchiolen und des umgebenden Lungengewebes
- **Pleuropneumonie.** Pneumonie mit → **Pleuritis**
- **Interstitielle Pneumonie.** Entzündung des interstitiellen Lungenparenchyms; häufig bei AIDS (durch Pneumocystis carinii) oder unter immunsuppressiver Therapie

▶ **Therapie.** Gabe von Antibiotika bzw. Antimykotika, wenn möglich nach Ergebnis des Keimnachweises ; zusätzlich symptomatische Therapie mit Antitussiva, Mukolytika und fiebersenkenden Mitteln. Sauerstoffgabe bei respiratorischer Insuffizienz.

Verlauf einer typischen Pneumonie	
Tag 1	„*Anschoppung*": noch kein üblicher Auskultationsbefund und Diagnose noch unklar
Tag 2–3	„*Rote Hepatisation*": Exsudat in den Alveolen führt zu gedämpftem Klopfschall und Atemnot
Tag 4–8	„*Gelbe Hepatisation*": Leukozytenanstieg
Tag 9 ff	„*Lysis*": Abhusten des eitrigen Exsudats; dann Erholung über 1–3 Monate

Aspirationspneumonie

Patienten mit Schluckstörungen und/oder Bewusstseinsstörungen oder Patienten mit Divertikeln des Ösophagus können Magensaft oder Speisereste aspirieren, d.h. einatmen. Dabei entsteht recht schnell – in 2–12 h – eine spastische Verengung der Bronchien. Die Patienten reagieren mit Dyspnoe und werden zyanotisch. Im Röntgenbild (im Stehen) finden sich später vor allem im rechten Unterfeld Infiltrate; diese Region ist begünstigt, weil der rechte Hauptbronchus anatomisch weniger abgeknickt ist als der linke. Wenn möglich, muss das Aspirat abgesaugt werden. Eine Behandlung mit Sauerstoff und Antibiotika wird nötig; manchmal müssen die Patienten beatmet werden.

Tuberkulose (Tbc)

Früher wurde diese Krankheit als „Schwindsucht" bezeichnet, eine Beschreibung des Krankheitsverlaufs, wie er von der Bevölkerung vor weniger als 100 Jahren noch häufig beobachtet wurde. Thomas Mann setzte mit „Der Zauberberg" dieser Krankheit ein historisches Monument. Die → **Tuberkulose** ist weltweit verbreitet. Gab es wegen der Tbc noch in den 60er Jahren die gesetzlich vorgeschriebene Röntgenreihenuntersuchung zum Nachweis „verkalkter" Tuberkel in der Lunge, so ist die Tbc hier und heute dank der verbesserten Lebensbedingungen seit der Nachkriegszeit eine seltene Erkrankung geworden. Durch Zuwanderer, als Berufserkrankung und bei HIV-Infektion ist die Tbc jedoch eine immer wieder auftretende Erkrankung. Sie ist meldepflichtig (Erkrankung oder Tod, nicht aber bei Verdacht).

Fast immer wird eine Tbc durch das Myobacterium tuberculosis verursacht; dieser Keim ist wohl uralt und scheint die Entwicklung des Menschen zu begleiten. Wegen seiner über Jahrtausende dauernden Evolution weist er zahlreiche Mutationen auf. Dies wiederum erklärt zum einen, warum die Infektion nur in wenigen Fällen zur manifesten Krankheit führt und zum anderen, warum die Impfung gegen Tbc keinen 100%igen Schutz verleiht. Fast ein Drittel aller Menschen ist mit dem Tuberkelbazillus infiziert; die Erkrankungshäufigkeit liegt jedoch nur bei rund 5%. Dennoch sterben rund 2 Millionen Menschen weltweit an Tbc. In Deutschland spielen für den Ausbruch der Krankheit die Alkoholabhängigkeit und AIDS eine tragende Rolle.

Unter einen *offenen* Tbc versteht sich eine Erkrankung, bei der die Erreger nachweisbar sind. Bei einer *geschlossenen* Tbc sind in den Körpersekreten keine Tuberkelbakterien nachweisbar. Sowohl eine offene als auch eine geschlossene Tbc können ansteckend sein. „Offen" bedeutet durchaus eine höhere Infektionswahrscheinlichkeit, denn ein Erregernachweis setzt eine hohe Konzentration der Myobakterien voraus.

Überwiegend spielt sich die Tbc an den Atemwegen (*pulmonal*) ab, kann aber auch in den Knochen oder im Urogenitalsystem (*extrapulmonal*) auftreten. Das äußerst widerstandsfähige ***Myobacterium tuberculosis*** wird durch Tröpfcheninfektion übertragen. Das Bakterium ist nur 1–5 µm groß und kann bis zu 24 h in der Luft schweben. Nach der Ansteckung läuft die Erkrankung – wenn überhaupt – schleppend ab und entwickelt sich dann über Jahre hinweg. Die per Atemluft aufgenommenen Erreger werden von den Alveolarmakrophagen phagozytiert oder vermehren sich im Lungenparenchym, wo sie den Primärherd bilden. Zusammen mit beteiligten regionalen Lymphknoten entsteht so der Primärkomplex. Histologisch entspricht der Primärherd dem *Tuberkel*. Der Krankheitsverlauf hängt vom Abwehrsystem des Patienten ab; gefährdet für eine Ausbreitung sind Menschen mit folgenden Besonderheiten:

- Alte Menschen und Säuglinge
- Patienten mit Diabetes mellitus
- Niereninsuffizienz (Dialyse)
- Unter immunsuppressiver Therapie
- Tumorpatienten
- Alkoholiker
- Patienten mit AIDS

Bei guter Abwehrlage heilt der Primärherd folgenlos ab und löst meist auch keine Krankheitssymptome aus. Der → **Tuberkulintest** ist dann positiv und einziges Zeichen der Infektion. Bei schlechter Abwehrlage kann sich die Tbc auf die gesamte Lunge über den Bronchialbaum ausbreiten (*käsige Pneumonie*), über die Lymphbahnen ins Mediastinum und in die Halslymphknoten (*Lymphknoten-Tbc*) oder hämatogen zur ***Miliar-Tbc***, die neben den Lungen auch die Hirnhäute befällt. Eine tuberkulöse Sepsis führt meist zum Tod. Die sich rasch entwickelnde Tbc wird dann auch als galoppierende Schwindsucht bezeichnet (Tod der Mimi in G. Puccinis „La Bohème").

Eine auf ein Organsystem beschränkte Tbc kann bei Abwehrschwäche wieder aktiviert werden mit folgenden Komplikationen:

- Kavernöse Tbc in der Lunge mit Pneumonie
- Tbc des Urogenitalsystems
- Tbc der Haut
- Tbc des Skeletts mit Befall von Knochen und Gelenken

Anzumerken ist, dass eine Tbc der Lymphknoten oder des Urogenitalsystems nicht ansteckend sind.

Testverfahren. Der Tuberkulintest weist die Immunantwort des Körpers durch T-Zellen nach und wird erst nach 5–6 Wochen positiv. Er wird als intracutaner Stempeltest mit Tuberkuloprotein durchgeführt (z.B. Tine-Test^{TR}) oder das Protein wird intracutan injiziert (Mendel-Mantoux-Test). Frühestens nach 72 h kann der Test positiv als Quaddelbildung abgelesen werden. Ein Knötchen mit einem Durchmesser von 10 mm gilt als positives Testergebnis. Über die Frische der Infektion sagt der Test nichts aus. Erst 3–8 Wochen nach einer Erstinfektion wird der Test positiv. Ein ne-

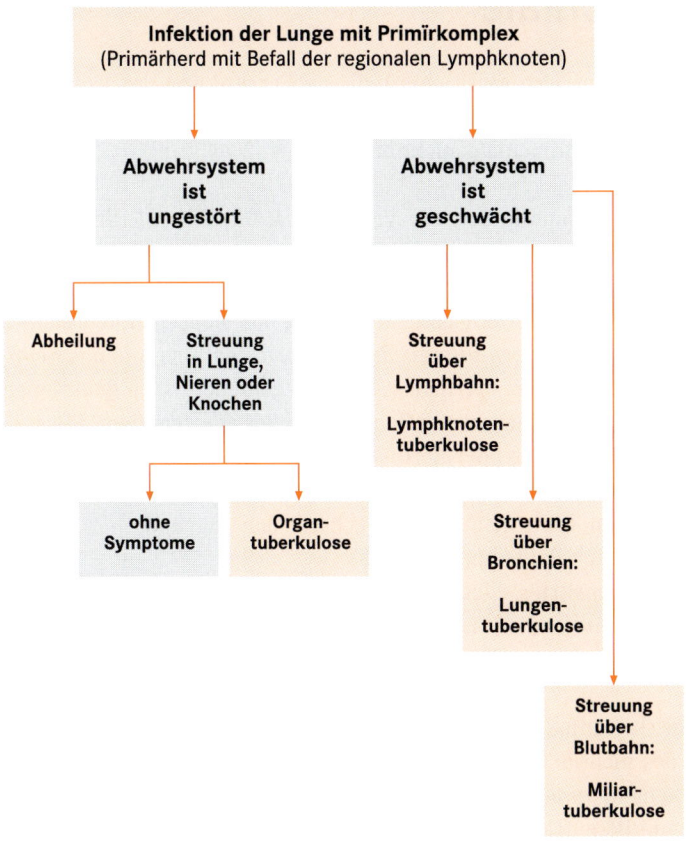

◀ Abb. 8.10.
Verlauf der Tuberkulose

gativer Test schließt eine Tbc nicht aus! Schnelltests durch Gewinn säurefester Stäbchen aus Sputum oder Magensaft dauern 1–2 Wochen (Kultur).

Symptome. Die primäre Tbc weist meist keine Symptome auf. Allenfalls treten Beschwerden wie bei Influenza auf. Bei Miliartuberkulose sind die Patienten schwer krank. Es besteht Inappetenz, Gewichtsverlust, Nachtschweiß und Symptome seitens der befallenen Organe.

▶ Therapie. Gabe von Tuberkulostatika (Rifampicin (RMP), Isoniazid (INH), Streptomycin (SM), Ethambutol (EMB) und Pyrazinamid (PZA) in feststehenden 3er- oder 4er-Kombinationen über 6–9 Monate, wobei die Einzeldosen komplett auf einmal gegeben werde. Die toxischen Nebenwirkungen auf Leber, N. opticus, Gehör u.a. erfordern regelmäßige Kontrollen.

Die Impfung mit BCG-Lebendimpfstoff (Bacille Calmette-Guérin) hat eine Schutzwirkung gegen Tbc in 50%, verhindert aber schwerste Verläufe wie z.B. eine Meningitis. Bei positiver Tuberkulinreaktion ist eine BCG-Impfung nicht erlaubt.

Asthma bronchiale

Hierunter versteht man eine chronisch entzündliche Erkrankung der Atemwege mit
- Erhöhter Reagibilität der Bronchialschleimhaut und
- der glatten Muskulatur,
- wobei die Mastzellen (basophile Granulozyten), die eosinophilen Granulozyten und T-Lymphozyten beteiligt sind.

Es handelt sich um die häufigste chronische Entzündung des Menschen überhaupt.

Unterschieden werden das *exogen-allergische (extrinsic)* Asthma und das *nicht-allergische (intrinsic)* Asthma. Dem extrinsic Asthma liegen allergische Reaktionen (Typ I) zugrunde, wobei die Allergene meist Hausstaub- oder Speisemilben, Pilzsporen, Insektenallergene, Blütenstaub oder Berufsallergene sind. Beim intrinsic Asthma sind keine Allergene nachweisbar. Entsprechend der oben genannten Definition liegen dem → **Asthma bronchiale** also 3 Pathomechanismen zugrunde
- Bronchoobstruktion durch Parasympathikotonie
- Dyskrinie (Bildung vermehrter, zäher, wässriger Schleimmengen)
- Entzündung der Alveloarwand mit Erhöhung der Diffusionsstrecke für die Atemgase

Symptome. Dyspnoe, bei anhaltendem Asthma Zyanose durch Anstieg des $paCO_2$ (Hyperkapnie) und des nicht-oxygenierten Hb, Husten und Auswurf, trockene Rasselgeräusche und Giemen, verlängertes Exspirium und Tachykardie. Eine Zyanose und Einsatz der Atemhilfsmuskulatur sind Alarmzeichen für das Eintreten eines → **Status asthmaticus**. Der Schweregrad des Asthma bronchiale wird spirometrisch durch die Sekundenkapazität, FEV_1, beurteilt. Im klinischen Alltag kann der *peak flow*, der Atemspitzenstoß, gemessen werden. Liegt er unter 50% der Norm, muss von einem schweren Asthma ausgegangen werden. Auf Station zeigt der peak flow gut den Verlauf und die Ansprache des Asthmas auf Therapie und gilt deshalb als „Fieberthermometer des Asthmatikers".

Bei leichten Formen treten Symptome höchstens einmal in der Woche auf; zwischen den Anfällen ist der Patient beschwerdefrei. In schwereren Verläufen leidet der Patient täglich an Symptomen und die Anfälle beeinträchtigen auch seinen Schlaf. Ein Status asthmaticus liegt vor, wenn die Symptome über 24 h anhalten. Es ist ein lebensbedrohlicher Notfall.

Wiederholte Asthmaanfälle begünstigen die Entwicklung einer → **COPD**. Zusätzlich kommt es bei länger bestehendem Asthma zu einer irreversiblen Obstruktion der Atemstrecke; man spricht vom „airway remodeling". Oft ist längere Zeit bestehender Husten das einzige Symptom des Asthmas; hier kann es zur Fehldiagnose „chronische Bronchitis" kommen.

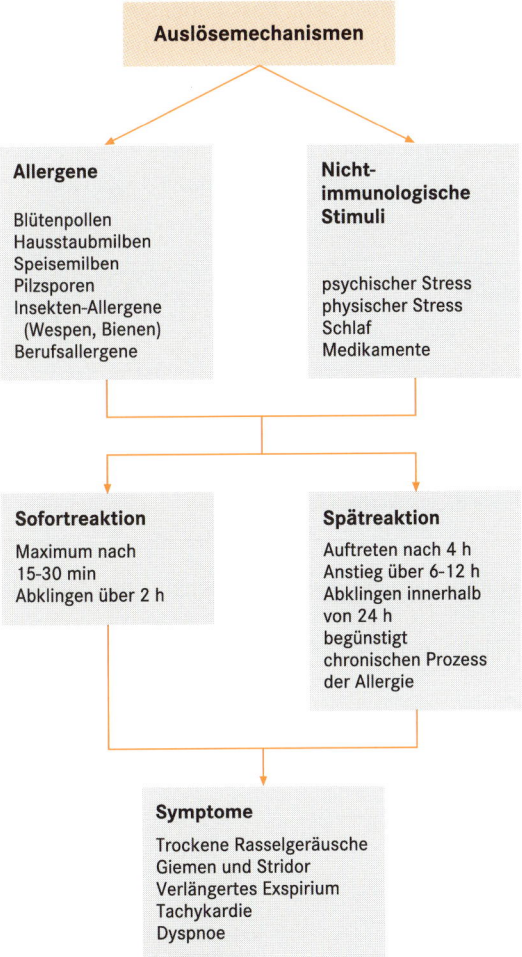

◀ Abb. 8.11.
Asthma bronchiale –
Auslöser und Symptome

Diagnostik

- Spirometrie mit Bestimmung des FEV_1
- Peak flow Messung zum Verlauf
- Röntgenthorax zum Ausschluss von Komplikationen (Pneumothorax) und anderen Lungenerkrankungen
- Blutgasanalyse (Hypoxie? Hyperkapnie?)
- Labor mit Bestimmung des IgE und Nachweis der Allergene
- EKG (Hinweise auf Belastung des rechten Herzens?)

▶ **Therapie.** Grundsätzlich müssen die Allergene vermieden werden; besonders bei Haustieren als Allergieauslöser liegt hier ein Konfliktpotenzial und der Patient muss eingehend über die Eigenarten seiner Krankheit aufgeklärt werden. Im Wohnbereich ist auf die Möglichkeiten von Nasssanierung zu achten; Teppichböden und Teppiche mögen eine gewisse Behaglichkeit ausstrahlen, können aber auch Reservoirs für Hausstaub und Milben sein. Dass Patienten mit Asthma nicht rauchen sollten, versteht sich von selbst. Bei bekannten Allergenen kann der Hausarzt oder Dermatologe eine Hyposensibilisierung versuchen: Über mehrere Monate bis Jahre werden die stark verdünnten Allergene in steigender Konzentration subkutan injiziert. Dies geschieht immer in der Bereitschaft auf einen anaphylaktischen Schock reagieren zu können. Bei Pollenallergien liegen gute Ergebnisse vor.

Schweregrad des Asthma bronchiale		
	FEV1 in %	Therapie
1	>80%	Keine regelmäßige Therapie, Vermeiden auslösender Faktoren
2	<80%	Inhalative Kortikoide und Cromoglicinsäure
3	>60%	Wie 2, zusätzlich ß2-Mimetika und Theophyllin
4	<60%	Wie 3, zusätzlich orale Glukokortikoide

Bei Symptomen bzw. im Anfall sind entsprechend den Pathomechanismen folgende Maßnahmen zu ergreifen
- Inhalative Beta-2-Mimetika (Berotec®, Salbutamol®, Bricanyl® u.a.) – gegen die Sympathikotonie
- Mucolytika (ACC, Mucosolvan® u.a.) – gegen die Dyskrinie
- Glukokortikoide inhalativ oder oral je nach Schweregrad – gegen die Entzündung

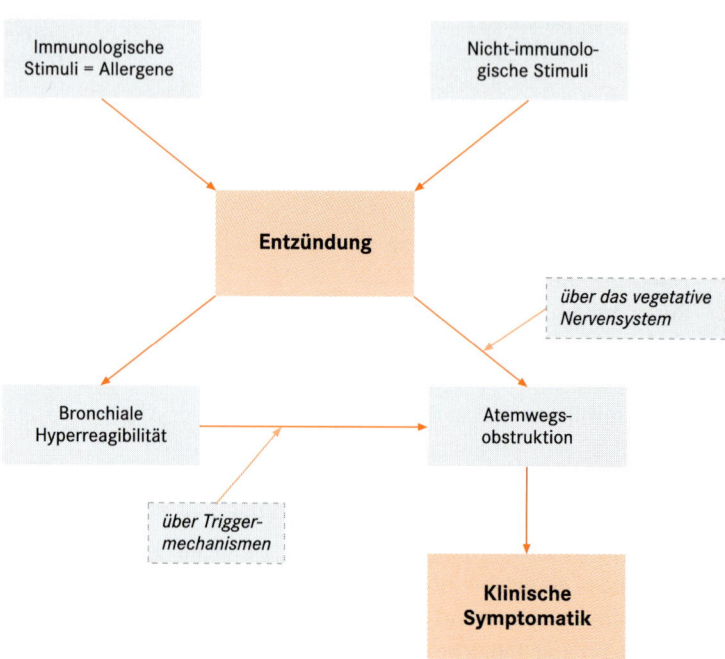

Abb. 8.12. ▶ Asthma bronchiale - Pathomechanismus

- Cromoglicinsäure (Vividrin®, Aarane®, Intal® u.a.) – zur Stabilisierung der Mastzellenmembran
- Sauerstoff bei Bedarf – gegen die Hypoxie
- Bronchodilatatoren wie Theophyllin (Euphyllin®) – gegen den chronisch erhöhten Bronchialwiderstand

COPD

Liegt über 2 Jahre ein immer wiederkehrender Husten vor und kommt es in diesem Zeitraum zu akuten Krankheitsphasen liegt eine chronisch obstruktive Bronchitis vor: **c**hronic **o**bstructive **p**ulmonary **d**isease bzw. **c**hronic **o**bstructive **l**ung **d**isease (→ **COLD**). Die Symptome sind wie bei Asthma bronchiale, aber weitgehend irreversibel und werden durch ein → **Emphysem** kompliziert. Als grundlegender Risikofaktor gilt das inhalative Zigarettenrauchen.

Info. Physiologisch nimmt die FEV_1 ab dem 30. Lebensjahr um 25–30 ml ab. Bei Rauchern beträgt die Minderung bis 200 ml.

Neben dem exogenen Faktor Rauchen begünstigen die Luftverschmutzung (Schwefeldioxid, SO_2) und eine Drogenabhängigkeit die COPD. Endogene Faktoren sind eine familiäre Disposition, gehäufte Infekte in der Kindheit und Enzymdefekte (Mangel an Proteaseinhibitoren, α_1-Antitrypsin-Mangel). Klinisch im Vordergrund stehen die Symptome Husten, Atemnot und Auswurf. Zusätzlich entwickelt sich eine Rechtsherzinsuffizienz (Cor pulmonale).

Die COPD imponiert durch zwei verschiedene Symptommuster bzw. Patientencharakteristika:

„Blue Bloater" (blauer Bläser)
- Hypoxämie mit Polyglobulie (paO_2 ↓ bei Steigerung der Zahl der Erythrozyten und Zunahme der Erythrozytengröße, MCV)
- Hyperkapnie ($paCO_2$ ↑)
- Cor pulmonale NYHA Stadium III
- Starker produktiver Husten (>60 ml)
- Meist Übergewicht

„Pink Puffer" (rosa Keucher)
- Ausgeprägte Belastungsdyspnoe
- Husten gering ausgeprägt
- Gewichtsabnahme bis zur Kachexie

Praktisch treten Mischformen aus beiden Charakteristika auf. Eine → **Tachypnoe** gilt als Hinweis auf die Schwere der COPD; mit Zunahme der Hyperkapnie kann sie bis 25 Atemzüge/min erreichen. Es besteht eine *respiratorische Insuffizienz* mit Einsatz der Atemhilfsmuskeln und eine *paradoxe Atmung* mit inspiratorischer Einziehung des Abdomens und der Supraclaviculargrube. Diaphragmale und kostale Atmung wechseln sich hierbei ab.

Lungenemphysem

Beim Emphysem handelt es sich um eine typische Folge der COPD. Das Lungengewebe ist überbläht und die interalveolären Septen sind zerstört. Der Elastiziätsverlust der Alveolen ist irreversibel. In der Lunge können sich große Emphysemblasen entwickeln. Die Gasaustauschfläche ist vermindert; die → **Vitalkapazität** ist herabgesetzt. Klinisch fällt ein hypersonorer Klopfschall auf. Die Patienten müssen dringend angehalten werden, das Rauchen einzustellen.

▶ Therapie. Sauerstoffgabe bei paO_2 <55 mm Hg oder $paCO_2$ >60 mm Hg bzw. bei manifestem Cor pulmonale. Bronchodilatatoren und inhalative β_2-Mimetika, inhalative Anticholinergika (Parasympathikolytika: z.B. Atrovent®), Steroide bei Bedarf (Gefahr der Überdosierung!), hochkalorische Ernährung bei Untergewicht.

Auftreten von Lungenfibrose (Auswahl)

Unbekannte Ätiologie
- Sarkoidose
- Goodpasture Syndrom (s. a. Nierenerkrankungen)
- Idiopathische Lungenfibrose

Bekannte Ätiologie
- Pneumokoniose (Staublunge)
- Exogen allergische Alveolitis
- ARDS

Bei Systemerkrankungen
- Chronische Hepatitis
- Morbus Crohn und Colitis ulcerosa
- Chronische Niereninsuffizienz
- Kollagenosen (Lupus erythematodes, rheumatoide Arthritis, Dermatomyositis)

Interstitielle Lungenerkrankungen

Hierunter sind vielfältige Krankheiten zusammengefasst, bei denen als Folge einer Entzündung eine Lungenfibrose auftritt. Am häufigsten findet sich eine → **Sarkoidose**.

Sarkoidose (Morbus Boeck)

Diese Lungenfibrose unbekannter Ursache ist eine Systemerkrankung mit Vergrößerung der Hiluslymphknoten und Infiltrationen der Lunge sowie Haut- und Augenbeteiligung. Sie wird auch als *gutartige Lymphogranulomatose* bezeichnet. Überwiegend sind jüngere Erwachsene betroffen. Die Krankheit wird wegen ihres schleichenden Beginns spät erkannt. Dann finden sich Arthralgien, ein Erythema nodosum, Fieber, Müdigkeit, Gewichtsverlust und Entzündungen des Auges. Ein *Erythema nodosum* manifestiert sich durch livide, geschwollene, druckschmerzhafte subkutane Hautknoten, die etwa den Durchmesser einer 1-€uro-Münze haben und meist an der Streckseite der Unterschenkel liegen. Reizhusten und Dyspnoe treten nur in 50% der Patienten auf. Klinisch wird die Sarkoidose entsprechend dem Röntgenbefund des Hilus eingeteilt. Eine Pneumonie, Tuberkulose oder ein Karzinom müssen ausgeschlossen werden. Außerhalb der Lunge kann die Sarkoidose multiple Organe befallen:

- Knochen (Zysten in Phalangen der Finger)
- Haut (Erythema nodosum)
- Herz (Rhythmusstörungen und Kardiomyopathie)
- Leber (granulomatöse Entzündungen)
- Auge (Entzündung der Tränendrüse oder der Iris)
- ZNS (Fazialisparese)
- Niere (Nephrokalzinose)

Sonderformen der Sarkoidose zeigen sich in einem akuten Verlauf, dem sog. *Löfgren-Syndrom* mit Fieber, Schmerzen in beiden Sprunggelenken und vergrößerten Hiluslymphknoten. Eine andere Sonderform liegt im *Heerfordt-Syndrom* vor. Hier bestehen zusätzlich oft eine Parotitis und eine Fazialisparese. Am Auge kann eine Iridozyklitis auftreten. Spontanheilungen sind häufig, aber in 10% der Patienten entwickelt sich eine Lungenfibrose mit Cor pulmonale. Die Therapie besteht in Kortisongabe und Behandlung der Symptome.

Exogen allergische Alveolitis

Hyperergische Reaktionen auf organische Substanzen mit nachfolgender Entzündung der Lunge und Lungenfibrose. Beispiele hierfür sind die „Farmer's Lung" und die Vogelzüchterlunge. Nach Exposition der Allergene kommt es innerhalb von Stunden zum schweren Krankheitsbild mit hohem Fieber, Zyanose und Dyspnoe. Im Röntgenbild zeigen sich Verschattungen. Nach 1-2 Tagen verschwinden die Symptome, so dass eine Pneumonie ausgeschlossen ist. Die Therapie besteht akut in der Gabe von Kortison und chronisch im konsequenten Vermeiden der Allergene, da anderenfalls irreversible morphologische Veränderungen der Lunge entstehen.

Pneumokoniosen

Es sind typische Berufserkrankungen (engl.: occupational lung diseases). Besonders gefährlich für die Lungen sind anorganische Stäube, die Quarz (Silikate, SiO_2) oder Verbindungen aus Kieselsäure enthalten.

Silikose

Bei der → **Silikose** sind Feinstäube, die kristallinen Quarzsand, SiO_2, enthalten ursächlich. Dieser Feinstaub besteht aus winzigen Partikeln, die das Alveolarepithel penetrieren können. Nach mehr als 10 Jahren treten Symptome wie bei chronisch-obstruktiver Bronchitis auf. Weiter besteht die Gefahr, dass sich eine → **Tuberkulose** als Komplikation entwickelt (Risiko fast 20fach erhöht).

Asbestose

Die → **Asbestose** entsteht durch die Einatmung von Blauasbest oder Weißasbest (Magnesiumsilikat). Blauasbest ist besonders gefährlich. Dessen Fasern können wegen ihrer lanzettartigen Form von den Alveolarmakrophagen nicht phagozytiert werden und lösen eine chronische Entzündung aus. Besonders schlanke Fasern (0,5 x 10 µm) wirken krebsauslösend. Besonders bei starkem Rauchen erhöht die Asbestexposition das Karzinomrisiko um das 70fache.

Tumoren

Gutartige Tumoren finden sich selten und werden eher zufällig diagnostiziert, wenn die Symptome einer Herzinsuffizienz bestehen.

Bronchialkarzinom

Auf das → **Bronchialkarzinom** gehen ein Viertel der Todesfälle an Krebs zurück. Zu den auslösenden Faktoren gehört vor allem das inhalative Rauchen (10faches Risiko für Lungenkrebs nach 20jährigem Rauchen von 20 Zigaretten täglich). Andere Karzinogene sind u.a. Asbest, α-Strahler und die Dämpfe im Kohlenteer. Histologisch und wichtig für die Therapie werden die Tumore in *kleinzellige* (20% der Tumore) und *nichtkleinzellige* Karzinome unterteilt. Von den nichtkleinzelligen Tumoren kommen am häufigsten das Plattenepithelkarzinom (40%) und das Adenokarzinom (20%) vor. Das kleinzellige Karzinom metastasiert sehr früh; auch die anderen Karzinome neigen zur frühen Metastasenbildung mit Ausnahme des Adenokarzinoms.

    Die Symptome eines Bronchialkarzinoms sind meist Spätsymptome. Es gibt keine Frühsymptome. Verdächtig sind hartnäckiger Husten über mehrere Wochen, → **Hämoptysen** und rezidivierende Bronchitiden, die sich als therapieresistent erweisen. Späte Symptome sind Heiserkeit durch Schädigung des N. recurrens oder ein *Pancoast-Tumor* der Lungenspitze mit Schmerzen und Druck auf den Sympathikus, der zum *Horner-Syndrom* führt (hängendes Oberlid = *Ptosis*, enge Pupille = *Miosis* und tiefliegendes Auge in der Orbita = *Enophthalmus*). Sehr oft löst bes. das kleinzellige Karzinom eine Paraneoplasie (tumorfernes Symptom) aus. Hierzu zählen beim Bronchialkarzinom ein Perikarderguss, ein Cushing-Syndrom durch Produktion von Substanzen, die eine Wirkung wie das ACTH haben, Hyperkalziämie durch Stoffe mit

Wirkung des Parathormons, Muskelschwäche der proximalen Muskulatur, Thrombozytose u. a.

Die Diagnosestellung erfolgt in erster Linie durch Röntgen-Thorax, CT, Bronchoskopie und histologische Sicherung des Befundes.

▶ **Therapie.** Bei nichtkleinzelligen Tumoren ist der Therapieansatz *kurativ* und primär operativ (Lobektomie oder Pneumektomie) mit postoperativer Strahlentherapie. Bei kleinzelligen Tumoren ist oft nur eine *palliative* Therapie möglich. Es wird eine kombinierte Strahlen- und Chemotherapie versucht, um den Tumor zu verkleinern, Obstruktionen zu beseitigen (auch durch Einsatz von Stents) und so die Lebensqualität zu bessern. Insgesamt ist die Prognose des Bronchialkarzinoms schlecht. Beim kleinzelligen Bronchialkarzinom liegt die Überlebenszeit nach Chemotherapie bei 8–16 Monaten; unbehandelt versterben die Patienten nach 7–14 Wochen nach Diagnosestellung.

TNM Klassifikation des Bronchialkarzinoms

Tx	Kein Primärtumor; positive Zytologie
T0	Kein Anhalt auf Primärtumor
T1	Tumor >3 cm, Hauptbronchus u. Pleura frei
T2	Tumor >3 cm oder Hauptbronchus befallen oder Infiltration in viszerale Pleura oder Atelektase
T3	Tumor infiltriert Brustwand oder andere umgebende Strukturen, Atelektase des Lungenflügels
T4	Infiltration von Herz, Mediastinum, Trachea, Speiseröhre, großen Gefäßen, Pleuraerguss mit Tumorzellen oder Satellitenherden im gleichen Lungenflügel
Nx	Lymphknoten nicht zu beurteilen
N0	Keine regionären Lymphknotenmetastasen
N1	Befall peribronchial oder Hilus-LK derselben Seite
N2	Mediastinal-LK derselbenSeite
N3	Mediastinal-LK auf der anderen Seite oder supraklavikulär
M0	Keine Metastasen
M1	Fernmetastasen nachweisbar

Stadieneinteilung des Bronchialkarzinoms

	TNM	5-Jahres-Überleben
I A	T1 N0 M0	61%
I B	T2 N0 M0	38%
II A	T1 N1 M0	34%
II B	T2 N1 M0	24%
	T3 N0 M0	
III A	T1/2 N2 M0	13%
	T3 N1/2 M0	9%
III B	Jedes T N3 M0	7%
	T4 jedes N M0	3%
IV	Jedes T jedes N M1	1%

Larynxkarzinom

Einer der häufigsten Tumoren im Kopf- und Halsbereich ist das Larynxkarzinom (Kehlkopfkarzinom), wobei vor allem Männer >60Jahre betroffen werden. Anamnestisch finden sich in über Dreiviertel der Patienten ein Nikotin- und Alkoholabusus. Symptomatische Hinweise ergeben sich aus anhaltender Heiserkeit, Husten, Schluckbeschwerden und Fremdkörpergefühl.

Lungenembolie

Die → **Lungenembolie** sollte eigentlich im Zusammenhang mit der Phlebothrombose (LE 7.2) aufgeführt werden, da sie ihren Ursprung zu 80% in Thrombosen der tiefen Becken- und Beinvenen hat. Sie tritt bei zwei Dritteln der Patienten mit diesem Krankheitsbild auf, wenn keine Antikoagulation erfolgt und gehört zu den schwerwiegendsten klinisch-stationären Komplikationen. Ein gelöster Thrombus folgt als Embolus dem anatomischen Fluss des venösen Blutes: V. cava inferior – rechter Vorhof – Trikuspidalklappe – rechter Ventrikel – Truncus pulmonalis – Lungenstrombahn. Bei 40–50% der Erwachsenen ist entgegen bisheriger Annahmen das Foramen ovale zwischen den Vorhöfen des Herzens nach der Geburt nicht verschlossen. Ein Embolus aus der venösen Strombahn kann so direkt in den arteriellen Kreislauf gelangen, also in den linken Vorhof, passiert die Mitralklappe, den linken Ventrikel und gelangt in eine Hirnarterie. Der so entstehende Apoplex wird als paradoxe Embolie bezeichnet.

Schweregrade der Lungenembolie	
I	Verschluss peripherer Äste Sy: leichte Dyspnoe, Thoraxschmerz, RR normal
II	Verschluss von Segmentarterien Sy: akute Dyspnoe, Tachykardie und Tachypnoe, Thoraxschmerz, RR leicht erniedrigt, PA leicht erhöht, paO_2 <80 mm Hg
III	Verschluss eines Astes der A. pulmonalis Sy: wie beim Schweregrad II, zusätzlich Zyanose, Unruhe und Gefahr der Synkope, RR erniedrigt, PA 25–30 mm Hg, paO_2 <70 mm Hg
IV	Verschluss eines Hauptstammes der A. pulmonalis oder mehrerer Lappenarterien Sy: Schock mit drohendem Herz-Kreislaufstillstand, PA >30 mm Hg, paO_2 <60 mm Hg
RR = Blutdruck	
PA = Pulmonalarteriendruck	
SY = Symptomatik	

Symptome. Die Leitsymptomatik bei Lungenembolie ist (in Klammer die Häufigkeit des Auftretens dieser Merkmale)
- Dyspnoe (80%)
- Tachypnoe (90%)

- Angst und Beklemmung (60%)
- Synkope (10%)

Bei einem → **Lungeninfarkt** stehen der akute, heftige Thoraxschmerz, Husten und Hämoptysen im Vordergrund. Der Nachweis einer Lungenembolie wird in erster Linie durch die Pulmonalisangiografie und durch CT gestellt; in frühen Phasen oder leichten Fällen sind im EKG oder Rönten-Thorax nicht sicher Zeichen der Embolie zu finden. In der Blutgasanalyse sind paO_2 und $paCO_2$ erniedrigt. Im EKG können wenig sichere Zeichen auftreten. Im Echokardiogramm zeigt sich eine rechtsventrikuläre Vergrößerung, wenn >30% des Lungenkreislaufs verlegt sind.

Cor pulmonale (akut)

Tritt akut eine Drucksteigerung in der Lungendurchblutung auf, kommt es zu den akuten Symptomen der Rechtsherzinsuffizienz (LE 6.2) mit Kollaps und hoher Mortalität. Ursache ist der embolische Verschluss eines großen Gefäßes mit Lungeninfarkt.

▶ **Therapie.** In der Notfallsituation Ruhe bewahren und Ruhe ausstrahlen, Analgesie, Gabe von Sauerstoff und halb sitzender Transport. Intubation und Instrumente für ZVD (Messung des zentralen Venendrucks) vorbereiten. – Nach Diagnosesicherung Fibrinolyse mit rt-PA, dann Heparinisierung und auf Dauer Gabe von Marcumar®. – Bei Kontraindikationen zur Lyse oder schwerstem Verlauf Versuch der operativen Embolektomie; die Letalität dieser OP beträgt 30–50%.

Andere Erkrankungen der Lunge

ARDS

Das *a*cute (oder *a*dult) *r*espiratory *d*istress *s*yndrome wird im klinischen Alltag als → **ARDS** bezeichnet; darunter versteht man das akute Lungenversagen bzw. die Schocklunge des Erwachsenen. Eine ältere Bezeichnung ist „hyalines Membran-Syndrom". Ursachen sind u.a. Aspiration von Magensaft, Rauchvergiftung, Sepsis, Polytrauma, anhaltender Schock mit der Folge von pulmonalen Mikrothromben, massiver Entzündungsreaktion und alveolärer Schädigung. Schon nach einem halben Tag kann es zur Hyperventilation, Dyspnoe und Hypoxie (mit der Folge eines Multiorganversagens) kommen, dann folgen die respiratorische Insuffizienz und ein Lungenödem. Der Patient kann innerhalb weniger Stunden beatmungspflichtig werden. Auf dieses *akute Stadium* folgt nach 2 Tagen das *chronische Stadium*, bei dem die Pneumozyten Typ II geschädigt werden und der → **Surfactant** nicht mehr produziert wird. Die Therapie erfolgt auf der Intensivstation mit Inhalation von NO (Stickstoffmonoxid) zur pulmonalen Drucksenkung, Kortison zur antiphlogistischen Wirkung,

Antibiotika bei ersten Anzeichen einer Superinfektion und Mukolytika. Die Prognose ist sehr schlecht und die Sterblichkeit beträgt bis 60% und mehr je nach Ursache und Begleiterkrankungen des ARDS.

Ursachen des ARDS

Direkte Lungenschädigung durch
- Aspiration von Magensaft
- Einatmen von Süß- oder Salzwasser
- Pneumonie (v.a. wenn Patienten beatmet werden müssen)
- Inhalation von Rauchgasen
- Lungenkontusion
- Schädigung durch zu hohe Sauerstoffkonzentrationen bei maschineller Beatmung

Indirekte Beteiligung der Lungen bei
- Schock (aller Formen können ein ARDS auslösen)
- Sepsis
- Polytrauma
- Verbrauchskoagulopathie, DIC (disseminierte intravasale Gerinnung)
- Komaformen (Urämie, diabetisches Koma, Pankreatitis)

Mukoviszidose

Die → **Mukoviszidose** wird auch als *zystische Fibrose* bezeichnet und bschreibt einen Gendefekt, der autosomal rezessiv (1:2500 Geburten) vererbt wird. Die Störung liegt im CFTR-Gen (Cystic Fibrosis Transmembrane Conductance Regulator Gen), das die Funktion der Chloridkanäle im Epithel steuert.

Die Erkrankung zeigt sich als Störung der exokrinen Drüsen, deren Sekret zu wenig Wasser enthält und deshalb äußerst zäh ist. Besonders die sekretorischen Gänge von Lunge und Pankreas werden durch zähe Schleimmassen regelrecht verstopft. Bereits im Säuglingsalter treten Atemwegsinfekte auf, dann manifestiert sich eine chronische Bronchitis und pulmonale Komplikationen wie → **Atelektasen**, → **Bronchiektasien** und ein Pneumothorax. Bei Säuglingen kommt es in 10% zu einem Mekoniumileus. Im weiteren Verlauf treten gastrointestinale Komplikationen in den Vordergrund: V.a. eine Pankreasinsuffizienz mit Fettstühlen (*Steatorrhoe*) und Entwicklungsstörungen. Es kann zum Rektumprolaps kommen. Die Diagnose wird durch den Schweißtest gesichert (>60 mVal Cl⁻/l). Eine kausale Therapie ist derzeit nicht verfügbar. Das zu erwartende Lebensalter beträgt 29–40 Jahre, wobei die Lungenkomplikationen die Lebensqualität bestimmen und zum Tod führen. In der symptomatischen Therapie, vor allem Atemtherapie und Mukolyse, Ernährungsberatung und Sauerstofflangzeitgabe, ist die Zusammenarbeit mit der Selbsthilfegruppe unverzichtbar.

Bronchiektasien

Hierbei handelt es sich um irreversible Erweiterungen von Bronchien als angeborene Störungen oder die Folge schwerer bronchialer Erkrankungen. Leitsymptom ist der Husten mit massivem, übel riechendem Auswurf (morgendliche maulvolle Expectorationen). Als Komplikationen bei Bronchiektasie kommt es gehäuft zu Pneumonien und zu einem Cor pulmonale. Therapeutisch muss neben Atemtraining durch Physiotherapie, und Sekretolyse auch an eine chirurgische Revision des Gebiets oder eine Lungentransplantation gedacht werden.

Goodpasture-Syndrom

Wird auch als *pulmorenales Syndrom* oder *Anti-GBM-Nephritis* bezeichnet, da Antigene gegen die glomeruläre Basalmembran der Niere (LE 9.2) nachgewiesen werden können. In 2% tritt ein isolierter Lungenbefall auf, sonst sind neben den Symptomen der Glomerulonephritis Immunkomplexablagerungen in der Lunge nachweisbar. Die Zerstörung der Alveolen zeigt sich als Blutungen der Lunge: Hämoptysen und Hämoptoe. Die Ursache ist unklar. Therapeutisch werden Immunsuppressiva (Cyclophosphamid, Azathioprin) und Kortikosteroide gegeben. Die Prognose bei Goodpasture-Syndrom ist ungünstig. Gesamtmortalität >20% unter Therapie; unbehandelt >50%.

Vaskulitis (Wegener-Granulomatose)

Es handelt sich um eine selten auftretende Vaskulitis der Gefäße des oberen und unteren Respirationstrakt mit Befall auch der Nieren durch eine Autoimmunreaktion bei überwiegend Männern (Nachweis eines antineurophilen zytoplasmatischen Antikörpers durch Biopsie). Therapeutisch werden Immunsuppressiva und Kortikoide gegeben. Mit begleitender Nephritis wird die Prognose infaust.

Schlafapnoesyndrom (SAS)

Ein → **Schlafapnoesyndrom** (SAS) ist eine zentrale Atemstörung mit Atemstillstand (Apnoe) im Schlaf >10 s. Überwiegend tritt die *obstruktive* Form der Schlafapnoe auf: lautes (und den Partner störendes) Schnarchen ist Hinweis auf eine Erschlaffung der Rachenmuskulatur und der Gefahr, dass der obere Atemweg kollabiert. Der paO_2 sinkt und der $paCO_2$ steigt mit der Folge eines erhöhten Atemantriebs, der den Patienten erwachen lässt. Dieses *micro arousal* (arousal = Erwachen) wird jedoch nicht wahrgenommen und der Patient ist am Morgen unausgeruht und müde.

Gefährlich sind Schlafattacken tagsüber (Straßenverkehr!), und die meist betroffenen übergewichtigen Männer beklagen Potenzstörungen. Der chronische Sauerstoffmangel kann zur Polyglobulie und zur Herzinsuffizienz führen. Die Abklärung des SAS und Einleitung spezifischer Therapien erfolgen im Schlaflabor. Therapeutisch steht im Vordergrund das Vermeiden aller Faktoren, die den Schlaf stören können.

Die Patienten sollen ein Übergewicht reduzieren und tagsüber für ausreichende körperliche = ermüdende Aktivität sorgen. Auf einen regelmäßigen Schlafrhythmus ist zu achten. Die abendliche Gabe von Theophyllin-Präparaten ist keine gesicherte Therapie. In schweren Fällen eines SAS kann der Patient mit einer Atemmaske schlafen, die mit leichtem Überdruck Luft in die Atemwege presst: CPAP-Maske (continous positive airway pressure).

Symptome bei SAS

- Schnarchen mit nächtlichen Atempausen
- Nachtschweißigkeit
- Kopfschmerzen am Morgen
- Hohes Schlafbedürfnis tagsüber, Konzentrationsstörungen
- Hochdruck
- Herzrhythmusstörungen
- Herzinsuffizienz

Pleuraerkrankungen

Pleuritis

Die → **Pleuritis** wird im Volksmund als "Rippfellentzündung" bezeichnet. Die Entzündung der Pleura entsteht infolge einer Pneumonie; hier ist sie in 40% die typische Komplikation. Seltene Ursachen sind Tuberkulose, Lungeninfarkt, Myokardinfarkt oder eine Pankreatitis. Die *Pleuritis sicca* ist die „trockene" Form der Pleuritis ohne Ergussbildung; bei Erguss, der im Röntgenbild ab >300 ml nachweisbar wird, spricht man von *Pleuritis exsudativa*, der „feuchten" Rippfellentzündung. Bes. die Pleuritis sicca weist starke atemabhängige Schmerzen auf, die beim Übergang in die exsudative Form gelindert werden. Als Komplikation können Adhäsionen der Pleura (Pleuraschwarte) auftreten. Ein eitriger Erguss wird als *Pleuraempyem* bezeichnet. Auch nach chirurgischen Eingriffen kann ein Erguss auftreten. Therapeutisch wird primär die Grundkrankheit behandelt. Bei Empyem, Erregernachweis im Punktat, pH-Wert des Ergusses <7,0–7,2 oder einem Glucosespiegel <50 mg/dl wird eine Pleuradrainage angelegt.

Pneumothorax (Pneu)

Zu einem → **Pneumothorax** kommt es, wenn Luft zwischen die beiden Pleurablätter eindringt. Bei jüngeren Männern wird häufig der *Spontanpneumothorax* beobachtet (Platzen einer Emphysemblase?). Trauma oder Punktionen – auch eine fehlerhafte Akupunktur oder Neuraltherapie – können zum **offenen** Pneu mit Brustwandverletzung oder *geschlossenen* Pneu, z.B. bei Rippenserienfrakturen, führen. Entwickelt sich ein Spannungspneumothorax, besteht Lebensgefahr. Hinweise sind Atemnot mit Zyanose und Schocksymptome. Durch den Lufteintritt zieht sich die Lunge der betroffenen Seite ihrer elastischen Kräfte wegen zusammen. Beim Spannungspneu ist diese Thoraxhöhle mit Luft gefüllt, die nicht entweichen kann, da das Gewebe wie ein Einwegventil wirkt. Der Überdruck im Pleuraraum führt zur Verschiebung des Mediastinums mit Herz und großen Gefäßen in Richtung der gesunden Lunge, die komprimiert wird. Weiter wird der Blutzufluss zum Herzen behindert. Durch den Notarzt wird als erste Maßnahme eine Entlastungspunktion angelegt. Spontane Pneus heilen meist folgenlos in wenigen Tagen von selbst aus.

IM FOKUS 8.2

Um die Symptome der verschiedenen Atemwegserkrankungen zu verstehen, ist Kenntnis der anatomischen Feinstruktur und der Physiologie der Atmung vorauszusetzen. Die Störungen des Gasaustausches werden in Ventilations-, Diffusions- und Perfusionsstörungen unterschieden. Leitsymptome sind Störungen des Atemrhythmus einschließlich einer Hypo- oder Hyperventilation, die Dyspnoe sowie Husten und Auswurf. Bei den Infektionen der Atemwege gehen Rhinitis, Sinusitis, Pharyngitis, Laryngitis und Tracheobronchitis oft ineinander über und treten im Rahmen einer Influenza auf. Besonders gefährlich ist die Pneumonie. Als eigenständige Krankheitsbilder wurden eingehend die Tuberkulose und das Asthma bronchiale behandelt. Die COPD mit ihrer Hauptkomplikation, dem Lungenemphysem, ist Ursache vielfältiger Prozesse. Im Mittelpunkt der Lungenfibrose steht die Sarkoidose. Bei den Tumoren spielt das Bronchialkarzinom die zentrale Rolle. Als gefürchtete Komplikation einer Phlebothrombose kann es zu Lungenembolie unterschiedlichen Schweregrades und zum akuten Cor pulmonale kommen. Neben Erkrankungen der Pleura mit Pleuritis und Pneumothorax sind als andere Lungenerkrankungen das ARDS, die Mukoviszidose, Bronchiektasien, das Goodpasture-Syndrom und die Schlafapnoe zu kennen.

NACHGEFRAGT 8.2

1. Unterscheiden Sie die Formen der Ventilationsstörungen

2. Was versteht man unter einer respiratorischen Insuffizienz?

3. Definieren Sie die Begriffe
   a) Tachypnoe
   b) Bradypnoe
   c) Hyperventilation
   d) Hyperkapnie

4. Welche Symptome weist eine Pneumonie auf?

5. Welche Komplikationen bestehen bei Tuberkulose?

6. Wozu dient der Tuberkulin-Test und wie wird er beurteilt?

7. Welche Mechanismen liegen dem Asthma bronchiale zugrunde?

8. Wie wird Asthma bronchiale behandelt?

9. Was versteht man unter COPD; welche Symptome weisen die Patienten auf?

10. Was ist ein Lungenemphysem?

11. Beschreiben Sie die Ursache und Symptomatik einer Lungenembolie

12. Was sind Bronchiektasien?

13. Warum ist ein Schlafapnoesyndrom gefährlich?

14. Welche Symptome sind hinweisend auf ein Bronchialkarzinom?

15. Welche Formen der Pleuritis gibt es?

LEXIKON 8.2

Können Sie diese Begriffe erklären?
Lesen Sie im Lexikon in Übersicht 2 nach ...

A

Alkalose
Apnoe
ARDS
Asbestose
Asthma bronchiale
Atelektase
Azidose

B

Belastungsdyspnoe
Biot-Atmung
Bradypnoe
Bronchialkarzinom
Bronchiektasen

C

Cheyne-Stokes-Atmung
COLD
COPD
Cor pulmonale

D

Diphtherie
Dyspnoe

E

Emphysem

H

Hämoptoe
Hämoptyse
Hyperkapnie
Hyperventilation

I

Influenza

K

Kussmaul-Atmung

L

Laryngitis
Lobärpneumonie
Lungenembolie
Lungenemphysem
Lungenfibrose
Lungeninfarkt

M

Mukoviszidose

N

Nosokomial

O

Orthopnoe

P

Pleuritis
Pneumonie
Pneumothorax

R

Respiratorische Insuffizienz
Rhinitis

S

Sarkoidose
Schlafapnoesyndrom
Schnappatmung
Sekundenkapazität
Sinusitis
Sputum
Status asthmaticus

T

Tachypnoe
Tuberkulintest
Tuberkulose

Z

Zyanose

Im Dialog...

... Fünf Fragen an die Atmung

1. Wie ist festzustellen, dass das Atmungssystem gesund ist?
2. Wie werden die Atmungsorgane untersucht?
3. Welche Leitsymptome weisen auf eine Erkrankung der Atmungsorgane hin?
4. Welche Erkrankungen können mit Atemstörungen einhergehen?
5. Wie werden Erkrankungen der Atemwege behandelt?

Können Sie Ihrem Patienten auf diese Fragen antworten?
Sehen Sie in Übersicht 2 nach.

Nieren und Urogenitalsystem 9.1

Lerneinheit 9.1 Das Gesunde

Aufgaben der Niere	**500**
Anatomie der Niere (Ren)	**500**
Makroskopischer Aufbau der Niere	501
Durchblutung der Niere	503
Mikroskopischer Aufbau der Niere – Das Nephron	504
Ableitende Harnwege	506
Physiologie der Niere	**509**
Filtration	509
Glomeruläre Filtrationsrate (GFR)	509
Rückresorption und Sekretion	510
Regulation von Wasserhaushalt und Diurese	511
Regulation des Elektrolythaushalts durch Aldosteron	512
Regulation des Säuren-Basenhaushalts	512
Hormone der Niere	513
Der Harn = Urin	**515**
Geschlechtsorgane	**516**
Männliche Geschlechtsorgane	516
Weibliche Geschlechtsorgane	517
Im Fokus	**520**
Nachgefragt	**521**
Lexikon	**522**

Lerneinheit 9.1

Das Gesunde

Wie kein anderes Organ stehen die Nieren im Mittelpunkt der Regulation des Wassergehalts des Körpers, der beim Erwachsenen rund zwei Drittel der Körpermasse ausmacht. In der ersten Lerneinheit dieses Buches wurde auf die Bedeutung des Wassers im Körper und seine Verteilung in den verschiedenen „Räumen" hingewiesen: Der überwiegende Anteil des Körperwassers ist in den Zellen (intrazellulär) gespeichert. Weniger als ein Fünftel findet sich im Zwischenzellraum (extrazellulär, interstitiell) und nur ein kleiner Teil bildet das Blutplasma. Im Gefäßsystem fließen nur etwa 4-5 l des Gesamtkörperwassers. Im klinischen Alltag stellt es ein Problem dar, dass sich Störungen im Wasserhaushalt nicht direkt messen lassen, sondern sich nur indirekt als Symptome des Wassermangels (Dehydratation) oder der Überwässerung (Hyperhydratation) zeigen. Aus den klinischen Zeichen eines Flüssigkeitsmangels, wie trockene Haut mit vermindertem Turgor und stehenden Falten lässt sich das Ausmaß des Wasserdefizits ebenso wenig schließen wie sich ein Überschuss an Wasser zu Beginn nicht ankündigt, dann aber plötzlich durch Ödeme oder eine Herzinsuffizienz mit Rasselgeräuschen über der Lunge als Hinweis eines beginnenden Lungenödems manifest wird.

Bei Störungen des Wasserhaushalts muss sich immer die Frage stellen, ob es Hinweise auf eine Nierenfunktionsstörung oder einen Fehler anderer Organfunktionen, die den Wasserhaushalt regulieren, gibt. Hier wirken die Nieren im Zusammenspiel mit den Hormonen Aldosteron aus der Nebennierenrinde, dem antidiuretischen Hormon aus dem Hypothalamus und dem Durstempfinden (LE 12).

Die Regulation von Wasserhaushalt und den Elektrolyten Natrium und Kalium stehen über das Hormon Aldosteron in engem Zusammenhang. Auch hier spielt die Niere eine zentrale Rolle. Sie ist ein Organ, das die Hormone Renin, Erythropoetin und Kalzitriol (Hormon Vitamin D3) erzeugt und dadurch einen wesentlichen Beitrag für die Steuerung des arteriellen Blutdrucks, der Bildung von Erythrozyten im Knochenmark und im Kalziumstoffwechsel leistet. Zusammen mit der Lunge regulieren die Nieren im Säure-Basen-Haushalt den empfindlichen pH-Wert des Blutes. In erster Linie sind die Nieren jedoch Organe, die Endprodukte im Stoffwechsel ausscheiden, die so genannten harnpflichtigen Substanzen. Wenn Patienten von „Entschlackung" sprechen, dann beschreiben sie umgangssprachlich eine der Aufgaben der Nieren. Die Kenntnis der Mechanismen, mit denen die Nieren ihre vielfältigen Aufgaben erfüllt, ist wichtig um die Symptome der Erkrankungen der Nieren zu verstehen und die renalen Symptome richtig zu deuten.

Um die Aufgabe der „Blutwäsche" durchzuführen, benötigen die Nieren konstant einen bestimmten Anteil des Blutvolumens. Dabei spielen sie eine zentrale Rolle in der Regulation des Blutdrucks und über das renale Hormon Renin, das das Hormon Aldosteron aus der Nebenniere freisetzt, auch in der Regulation des Salz- und Wasserhaushalts. Die Wirkung der Hormone, ihre Herkunft und die Mechanismen ihrer Freisetzung sind in der Tabelle der „3 W" in LE 12 zusammengestellt. Gemessen an ihrer Größe leisten die Nieren dabei erstaunliches: Mit fast 2000 l Blut werden die nur wenig über 100 g wiegenden Organe jeden Tag durchströmt und sind dabei doch nur mit rund 10% ihrer Kapazität belastet. Dieses Phänomen erklärt, warum sich eine Nierenfunktionsstörung erst sehr spät durch Symptome bemerkbar macht.

Aufgaben der Niere

- Ausscheidung harnpflichtiger Substanzen (Harnstoff, Harnsäure, Kreatinin)
- Entgiftung von Fremdstoffen, z.B. Medikamente
- Regulation des Salzhaushalts
- Regulation des Wasserhaushalts und des osmotischen Drucks
- Regulation des Säure-Basenhaushalts (pH-Wert)
- Regulation des Blutdrucks
- Bildung des Hormons Renin
- Bildung des Hormons Erythropoetin
- Bildung des Hormons Kalzitriol (aktives Vit. D_3)

Anatomie der Niere (Ren)

Die Harnorgane lassen sich ihren Aufgaben nach in zwei Organsysteme unterteilen:
- Zubereitung des Harns: die Nieren selbst
  und
- Ableitung des Harns: Nierenbecken, Harnleiter, Blase und Harnröhre

Die Nieren sind paarig angelegt und „nierenförmig" gestaltet; gemessen an ihren Aufgaben sind die Nieren klein: Länge 11–12 cm, Breite 6 cm, Dicke 3–4 cm, Gewicht je ca. 150 g. Sie liegen beidseits der Wirbelsäule → **retroperitoneal**. Die oberen Pole der Nieren reichen links an die 11. Rippe und durch die Ausdehnung der Leber rechts etwas tiefer bis an die 12. Rippe. Deshalb besteht die Gefahr der Nierenverletzung bei Rippenfrakturen! Der Unterrand der Niere liegt in Höhe des 3. Lendenwirbels; zum Oberrand des Darmbeinkamms (*Crista iliaca*) besteht links ein Abstand von ca. 4 cm, rechts ca. 2,5 cm. Am medialen, eingebuchteten Rand (*Sinus renalis*) liegt der → **Nierenhilus** (*Hilum* bedeutet Organpforte), an dem die A. renalis, die V. renalis, Lymphgefäße und Nerven zusammen mit dem Harnleiter (→ **Ureter**) ein- und austreten. Am oberen Pol sitzen die endokrinen Organe der → **Nebenniere** mit → **Nebennierenmark** und → **Nebennierenrinde**.

Die Nieren sind im Gegensatz zu anderen Organen nicht durch Bänder fixiert, sondern bewegen sich im normalen Atemtakt durch Senkung und Hebung des Diaphragmas um 2–3 cm. Sie können sich auch den Lageänderungen des Körpers anpassen. Die Beweglichkeit wird durch lockere Einbettung in das retroperitoneale Fettgewebe erleichtert; dieses wird von einer Faszie umschlossen, die zur Mitte hin und

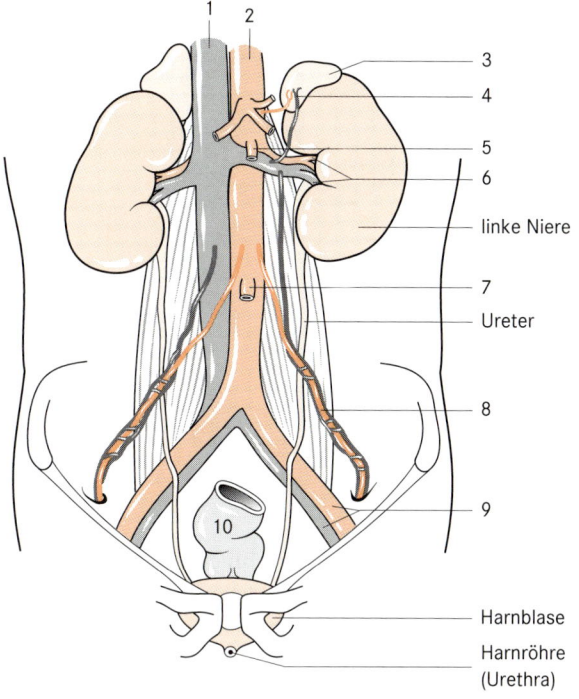

◀ Abb. 9.1.
Lage der Nieren und ableitenden Harnwege. 1 = untere Hohlvene (V. cava inf.), 2 = Aorta, 3 = Nebenniere, 4 = Arterie und Vene der Nebenniere (A. und V. suprarenalis), 5 = A. mesenterica sup., 6 = Arterie und Vene der Niere (A. und V. renalis), 7 = A. mesenterica inf., 8 = Arterie und Vene für Hoden bzw. Eierstock (A. u. V. testicularis bzw. ovarica), 9 = Beckenarterie und -vene (A. und V. iliaca cummunis), 10 = Rektum.

nach unten offen ist. Auch die Nieren werden von Fettgewebe umschlossen (innen *Bau*fett, außen *Speicher*fett). Wird durch Hunger nicht nur das Speicherfett, sondern auch das Baufett eingeschmolzen, erhält die Niere eine erhöhte Beweglichkeit; dann spricht man von einer → **Wanderniere** (*Ren mobilis*).

Zur renalen Topographie	
Rechte Niere	**Linke Niere**
Dorsal: M. psoas und M. quadratus lumborum	*Dorsal:* M. psoas und M. quadratus lumborum
Kranial: Diaphragma, Nebenniere, Leber	*Kranial:* Diaphragma, Nebenniere
Ventral: Leber, rechte Flexur des Kolons	*Ventral:* Magen, Pankreas, linke Flexur
Medial: V. cava inf., Duodenum	*Medial:* Aorta
Lateral: Milz	

Makroskopischer Aufbau der Niere

Die Nieren setzen sich zusammen aus
- Nierenkapsel (*Capsula fibrosa*)
- Nierenrinde (*Cortex renalis*)
- Nierenmark (*Medulla renalis*)
- Nierenbecken (*Pyelon*)

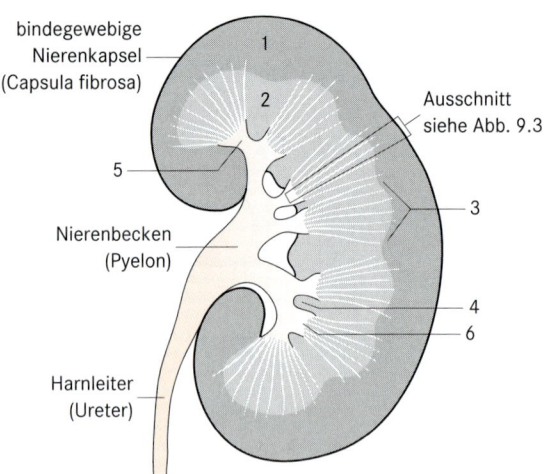

Abb. 9.2. ▶
Bau der Niere. Die Nieren sind von einer derben Kapsel aus Bindegewebe umgeben, darunter liegen die Nierenrinde (1) und das Nierenmark (2); das Tubulussystem und die gebündelten Sammelrohre sind makroskopisch als Nierenpyramiden (3) zu erkennen; zwischen den Pyramiden liegen die Nierensäulen (4); das Nierenbecken (Pyelon) verzweigt sich in zarte Kelche (5), in die der Harn abtropft und in den Harnleiter (Ureter) geleitet wird; die Mündungen der Sammelrohre in die Kelche werden als Nierenpapillen (6) bezeichnet

Nierenkapsel. Sie besteht außen aus derbem, kollagenem Bindegewebe und innen aus glatten Muskelzellen, die mit der Nierenoberfläche verwachsen sind. In der Kapsel sind Schmerzfasern enthalten, die Ursprung von Nierenschmerzen (z.B. Nierenkolik oder Verletzungen) sind.

! **Merke**
Das Nierengewebe selbst enthält keine schmerzleitenden Nerven mit der Konsequenz, dass die Erkrankungen der Niere nicht als Schmerz wahrgenommen werden, sondern sich erst spät als Symptome des Funktionsausfalls manifestieren.

Nierenrinde. Unter der Kapsel befindet sich die → **Nierenrinde** eine Zone von ca. 1 cm Dicke mit makroskopisch sichtbaren feinen Punkten, den Nierenkörperchen (→ **Glomerulus**). Nicht sichtbar sind Gefäße und Teile des → **Tubulussystems** (distales Konvolut). Das Auge des Menschen kann Dinge, die etwa 1/10 mm groß sind, gerade noch wahrnehmen: Die Glomerula sind also rund 1/10 mm = 100 µm groß.

Nierenmark. Von der Rinde bis zum Hilus reichen die Markpyramiden, die von der Rinde selbst umschlossen werden. Ihre Spitzen reichen als Nierenpapillen in das Nierenbecken hinein, wo die Sammelrohre zu Nierenkelchen zusammenlaufen und den Harn abtropfen lassen. Die Nierenkanälchen des tubulären Systems sind 3–4 cm lang. Das Gewebe zwischen den Pyramiden wird als Bertini-Säulen (*Columna renalis*) bezeichnet. Im → **Nierenmark** liegen
- die Sammelrohre,
- die geraden Teile der Tubuli und
- die gerade verlaufenden Blutgefäße.

Als Markstrahlen werden die diese drei parallel verlaufenden Strukturen aus sichtbar; zusammen mit den Glomerula der Rinde bilden sie das → **Nephron**. Das Nephron ist die funktionelle Einheit der Niere (s. u.).

Nierenbecken. Das → **Pyelon** wird variabel von 5–20 Nierenkelchen gebildet und liegt dicht am medialen Rand der Niere an. An den Papillen ist es mit der Niere fest verwachsen.

Durchblutung der Niere

Beide Nieren werden von fast einem Viertel des Herzzeitvolumens durchflossen; in Ruhe pumpt das Herz rund 8000 l pro Tag und damit fast 2000 l Blut durch die Nieren. Störungen der Herztätigkeit und des Volumenhaushalts führen sofort zu Änderungen der Nierenfunktion.

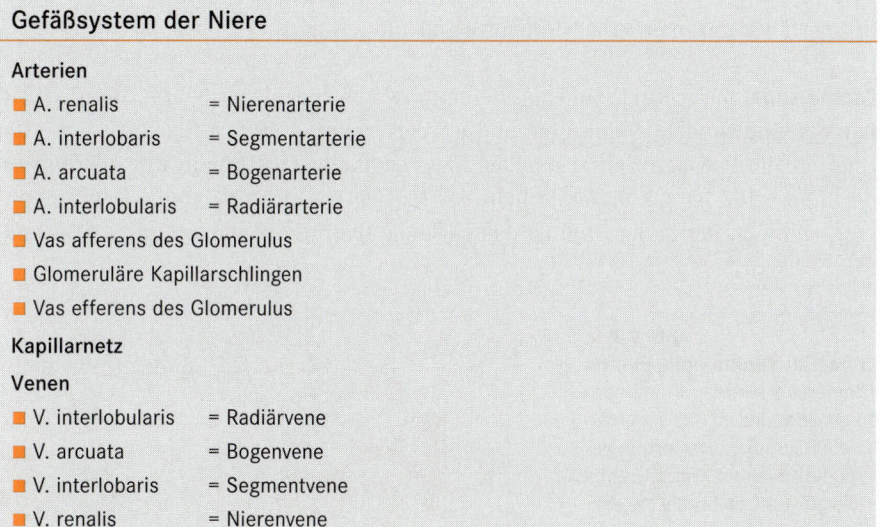

Die A. renalis entspringt beidseits aus der Aorta; das renale Blut wird über die V. renalis der V. cava inf. zugeführt. Die A. renalis teilt sich in 5 Segmentarterien (*A. interlobaris*) auf, die ähnlich wie die Koronargefäße des Herzens Endarterien sind, d.h. es besteht keine Kollateralverbindung zwischen den einzelnen Gefäßen. Aus den Segmentgefäßen entspringen die Bogenarterien (*Aa. arcuatae*), von denen kleine radiäre Gefäße, die *Aa. interlobulares* abgehen. Diese Gefäße sind Ursprung des Vas afferens, einer Arteriole, die in die Kapillarschlinge des Glomerulus im Nephron übergeht. Das Vas efferens, das das Glomerulus verlässt, geht in das renale Kapillargebiet über. Neben den arteriovenösen Verbindungen im Kapillarnetz bestehen im Nierenmark zahlreiche Anastomosen der arteriellen und venösen Gefäße. Die hier verlaufenden Gefäße verlaufen gerade gestreckt (*Vasa rectae*) und sind im Nephron ein wichtiger Bestandteil der tubulären Funktion. – Die lateinischen Namen dieser Gefäße brauchen Sie nicht auswendig zu lernen, wenn Sie diese aber einmal hören, wissen Sie nun, wo diese Gefäße verlaufen.

Mikroskopischer Aufbau der Niere – Das Nephron

Das Nephron ist die morphologisch-funktionelle Einheit der Niere, die sich zusammensetzt aus

- Nierenkörperchen (Glomerulus mit zuführender Arteriole: → **Vas afferens** und abführender Arteriole: → **Vas efferens** sowie → **Bowman-Kapsel**)
- Proximaler Tubulus
- Henle'sche Schleife
- Distaler Tubulus
- Sammelrohr (zwar zählen diese schon zum ableitenden Harnsystem, die Funktionen der Niere erfordern aber ihren Einbezug zum Nephron)

Jede Niere enthält rund 1 Million Nephrone. Die Gefäßschlingen in den Glomerula sind zusammen rund 25 km lang und bilden eine Oberfläche von ca. 1,5 m². Dabei erinnern wir uns, dass eine Niere nur rund 100 g wiegt!

Glomerulus. In der Rinde sind die Nierenkörperchen gerade noch punktförmig sichtbar. Sie sind rund 1/10 mm groß und werden von etwa 30 Schlingen des Vas afferens und der Bowman-Kapsel gebildet. Diese stellt eine Einstülpung des Tubulus dar: der innere Teil ist das viszerale Blatt der Kapsel, das sich eng an die Gefäßschlingen schmiegt. Der äußere Teil ist das parietale Blatt der Bowman-Kapsel. Die Gefä-

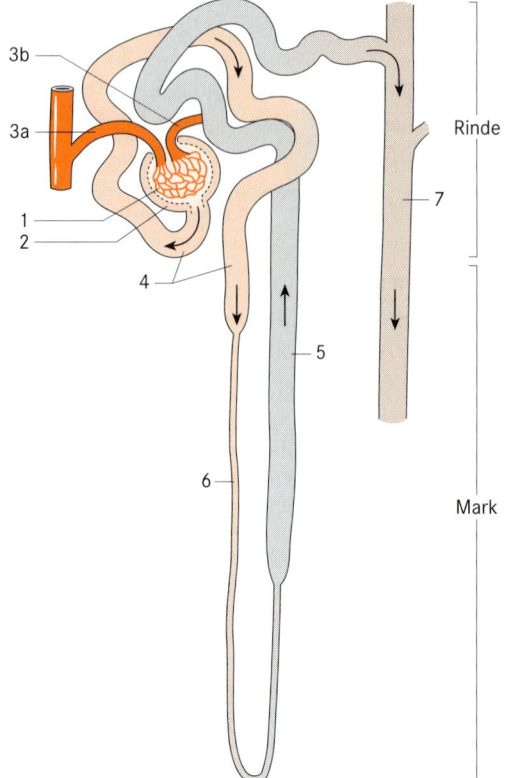

Abb. 9.3. ▶
Das Nephron als funktionelle Einheit der Niere. Im Glomerulus wird der Primärharn durch Filtration gebildet und zu 85% im proximalen Tubulus wieder zurück resorbiert; in der Henle-Schleife erfolgt die weitere Konzentration des Harns; der distale Tubulus berührt wieder das Nierenkörperchen; hier werden weitere Substanzen durch Sekretion ausgeschieden; der definitive Sekundärharn wird unter dem Einfluss des Hormons ADH (LE 12) durch Wasserrückresorption erst im Sammelrohr gebildet. 1 = Nierenkörperchen (Glomerulus) mit Kapillarschlingen, 2 = Bowman-Kapsel, die das Glomerulus umgibt, 3a = Vas afferens, 3b = Vas efferens (Abb. 9.4); 4 = proximaler Tubulus, 5 = distaler Tubulus; dazwischen liegt 6 = Henle-Schleife; 7 = Sammelrohr

ße, das zuführende Vas afferens und das ableitende Vas efferens, treten am *Gefäßpol* der Kapsel ein. Am *Harnpol* fließt der → **Primärharn** in das Tubulussystem. Das Endothel der Glomerulusschlingen muss als Filter verstanden werden; dieser Filter weist eine Porengröße von 20–30 nm auf (Nanometer, nm = 10^{-9} m, also ein Millionstel Millimeter; mit diesen kaum vorstellbaren Maßen werden einzelne Moleküle beschrieben).

In den Glomerula wird durch → **Filtration** der Primärharn gebildet. Es handelt sich um Wasser und niedermolekulare Stoffe, die gerade die Filterporen des inneren Blattes der Kapsel passieren können. Beim Gesunden ist dieses Ultrafiltrat fast völlig eiweißfrei. Moleküle, die ein höheres Molekulargewicht als 60000 haben, werden nicht mehr filtriert und tauchen deshalb im Tubulus bzw. im Urin nicht auf. → **Albumine** (LE 11) haben ein Molekulargewicht von etwa 69000; wenn sie die Filterporen passieren, werden sie nicht mehr zurück resorbiert und erscheinen im Urin. Deshalb ist eine → **Albuminurie** ein Hinweis auf eine Erkrankung des Glomerulus.

Tubulus. Hier fließt der durch Filtration gebildete Primärharn aus dem Glomerulus ab. Im tubulären System konzentriert sich aus rund 170 l Primärharn durch Rückresorption und je nach Trinkmenge und Einfluss des Hormons Aldosteron der → **Sekundärharn**. Er beträgt 20–23 l. Die Mechanismen der
- Filtration
- Rückresorption und
- Sekretion

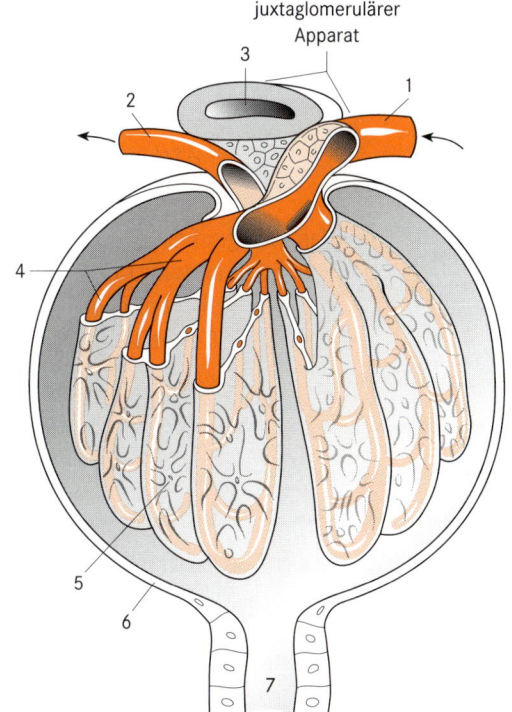

◀ **Abb. 9.4.**
Nierenkörperchen (Glomerulus). Zwischen Vas afferens (1) und Vas efferens (2) liegt der juxtaglomeruläre Apparat, in dem Renin gebildet wird; der distale Tubulus (3) berührt diese Region an der Macula densa; im Inneren des Glomerulus bilden die Kapillaren rund 30 Schlingen (4), in denen durch Filterporen des inneren Blatts der Bowman-Kapsel (5) der Primärharn gebildet wird; das innere Blatt geht am *Gefäßpol* des Glomerulus in das äußere Blatt der Bowman-Kapsel (6) über; am *Harnpol* des Glomerulus fließt der Primärharn in den proximalen Tubulus (7)

werden unten besprochen. Das tubuläre System beginnt proximal am Harnpol der Bowman-Kapsel. Der *proximale* Tubulus ist etwa 1,5 cm lang und bildet in unmittelbarer Nähe des Glomerulus ein Knäuel (*Pars convoluta*). Die verschiedenen Tubulusabschnitte sind mit unterschiedlichem Epithel ausgekleidet: proximal ist es hoch kubisch und mit Mikrovilli ausgestattet. Hier finden ausgeprägte Transportmechanismen statt. Ab der → **Henle-Schleife** wird es dünner und verliert den Bürstensaum. Der distale Tubulus bildet mit seiner Pars convoluta, die dem Vas afferens dicht anliegt, die → **Macula densa**, die ein Teil des → **juxtaglomerulären Apparats** ist. Dessen Aufgabe in der Regulation der Nierendurchblutung (und des systemischen Blutdrucks im Körper durch den → **Renin-Angiotensin-Mechanismus**) wird unten besprochen (RAAS: LE 7.1).

In den Markstrahlen oder -pyramiden liegen auch die kleinen → **Sammelrohre** mit rund 2 cm Länge, die in Nierenkanälchen zusammen laufen. An den Sammelrohren greift das → **antiduretische Hormon** (ADH, aus dem Hypthylamus; LE 12) an und sorgt für die Rückresorption von Wasser. Erst jetzt wird die definitive Harnmenge gebildet. Die Sammelrohre münden in die Siebplatten der Nierenkelche. Hier tropft dann der Urin in das Nierenbecken ab und wird über die Harnleiter zur Blase geleitet.

Tubulussystem

proximaler Tubulus
- Länge ca. 1,5 cm
- Hohes kubisches Epithel mit Mikrovilli

intermediärer Tubulus: Henle'sche Schleife
- Länge variabel
- Dünnes Epithel mit kleinstem Querschnitt des tubulären Systems

distaler Tubulus
- Länge ca. 1,2 cm
- Epithel ohne Mikrovilli
- Macula densa des juxtaglomerulären Apparats
- Verbindungstubulus zum Sammelrohr

Ableitende Harnwege

- Nierenbecken (→ **Pyelon**)
- Harnleiter (→ **Ureter**)
- Harnblase
- Harnröhre (→ **Urethra**)

In den ableitenden Harnwegen wird der abtropfende Harn der Ausscheidung zugeführt. Regulationen oder Stoffwechselvorgänge finden hier nicht mehr statt.

Nierenbecken. Aus den Papillen tropft der Harn in variabel gestaltete 5-20 Nierenkelche. Ist das Nierenbecken breit und sieht im Urogramm (Röntgenuntersuchung mit Kontrastmittel) wie ein Trichter aus, wird es als *ampullär* bezeichnet. Ein enges, fein strukturiertes Pyelon nennt man *dendritisch*. Die innere Oberfläche besteht aus *Urothel*, dem Übergangsepithel des Harn ausscheidenden Systems. Hierfür sind mehrkernige Deckzellen typisch. Sie haben eine Schutzfunktion gegenüber der Osmolalität und dem pH-Wert des Urins. Glatte Muskulatur trägt zur peristaltischen Bewegung des Urins bei.

Ureter. In den je nach Körpergröße bis 35 cm langen Harnleitern mit einem Durchmesset von 4-8 mm wird der Urin durch peristaltische Kontraktionen in die Blase befördert. Wie die Nieren liegen auch die Ureteren → **retroperitoneal**. Klinisch bedeutend sind die anatomischen Engstellen des Ureters (Ureterstenosen); hier können sich kleine Nierensteine festsetzen und stärkste kolikartige Schmerzen auslösen:
- Übergang Pyelon zum Ureter
- Kreuzung der großen Beckengefäße (A. iliaca und A. ovarica bzw. testicularis)
- Einmündung in die Blase

Der Ureter verläuft über die Oberfläche des M. iliopsoas, unterkreuzt die Gefäße von Eierstöcken bzw. Hoden (mögliche Engstelle, siehe oben) und überquert die Beckengefäße in Höhe der Iliosacralfuge, wo er entlang der Wand des kleinen Beckens zur Blase zieht. Die Einmündung in die Blase läuft über eine kurze Strecke (ca. 1-1,5 cm) intramuskulär und schräg in der Blasenwand (dritte Engstelle; prävesikaler Blasenstein). Bei gefüllter Blase wird so ein Druck auf die Einmündung der Harnleiter ausgeübt und der Zufluss erschwert; allerdings ist dieser Mechanismus nicht sehr effektiv. Bei voller Blase kommt es rasch zum Rückstau in die Harnleiter und in das Nierenbecken mit der Gefahr der Nierenschädigung (man spricht dann von einer Hydronephrose). Innen ist der Ureter mit Schleimhaut (Tunica mucosa) ausgekleidet. Nach außen schließen sich die Muskularis und Bindegewebe an. Die glatte Muskulatur übt 3-6mal pro Minute peristaltische Kontraktionen aus.

Harnblase. Sie liegt im kleinen Becken hinter der Symphyse: bei der Frau vor Uterus und Vagina, beim Mann vor dem Rektum und oberhalb der Prostata. Die Miktion (das lateinische Wort *mingere* bedeutet im Althochdeutschen „harnen") wird bei einer Füllung reflektorisch ab durchschnittlich 400 ml (250-500 ml) ausgelöst. Die Beherrschung des äußeren Schließmuskels erlaubt Füllungen bis zu 1 l. Die faltige Schleimhaut der Harnblase erscheint bei Spiegelung (Zystoskopie) rötlich. Am Boden liegt das glatte dreieckige *Trigonum vesicae*, dessen Eckpunkte von den Einmündungen der Ureteren und der Urethra gebildet werden.

Die dreischichte Wand der Blase (innen Schleimhaut, dann Muskularis, außen dorsal Peritoneum und vorne Bindegewebe) wird vom glatten M. detrusor beherrscht. Er schlingt sich in Schleifen um die Blase herum und wird reflektorisch über Reflexe vom Rückenmark bzw. des motorischen System stimuliert. An der Einmündung der Harnröhre bildet er den inneren *autonom* reagierenden Schließmuskel. Distal liegt der *willkürlich* innervierte *M. spincter urethrae*, der zur Beckenbodenmuskulatur (M. transversus perinei profundus) gehört. Der M. detrusor wird vegetativ durch

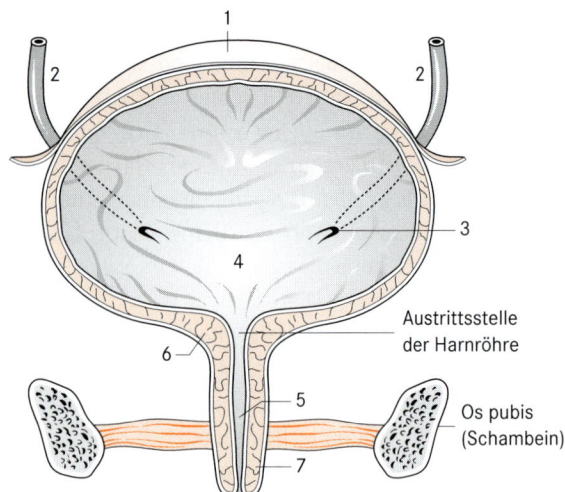

Abb. 9.5. ▶
Harnblase. Die Harnblase liegt retroperitoneal, d.h. sie wird an einer Seite vom Peritoneum (1) bedeckt; die Harnleiter (2) münden seitlich und verlaufen wenige cm in der Blasenwand und münden deshalb von der Eintrittsstelle entfernt (3); zwischen dem Austritt der Harnröhre (5) liegt das Blasendreieck (4); die Harnröhre (Urethra) wird unwillkürlich vom inneren Schließmuskel (6) und willkürlich vom äußeren Schließmuskel (7) geöffnet; der äußere Muskel (M. sphincter externus) wird vom Beckenboden gebildet

den Sympathikus erschlafft und durch den Parasympathikus in seiner Wandspannung erhöht. Durch Kontraktion des Beckenbodens und Zug auf den Blasenmuskel kommt eine Miktion mit 20 ml/s und mehr zustande. Werte darunter sind beim Erwachsenen pathologisch und weisen auf eine Abflussbehinderung (z.B. Prostatahyperplasie) hin.

Weibliche Urethra. Länge 3–5 cm. Wegen ihres größeren Durchmessers können pathogene Keime leichter in die Blase gelangen und einen „unteren" Harnswegsinfekt (Zystitis) auslösen. Sie mündet in den Scheidenvorhof unterhalb der Klitoris und ist mit mukösen Drüsen (Glandulae urethrales) ausgekleidet.

Männliche Urethra. Länge 20–30 cm. Sie verbindet Harn- und Samenweg, verläuft S-förmig und wird in vier Teile gegliedert:
- Pars intramuralis: innere Harnröhrenöffnung in der Blasenwand
- Pars prostatica: Breitester Teil mit ca. 1 cm vor der Prostata. In diesen Teil mündet auf dem Samenhügel beidseits der Ductus ejaculatorius; bis hier besteht die innere Oberfläche aus Urothel; anschließend wird es durch immer kleiner werdendes Zylinderepithel ersetzt, das im Bereich der Glans penis in verhorntes Plattenepithel übergeht
- Pars membranacea: Durchquerung der Urethra durch Beckenbodenmuskulatur
- Pars spongiosa: Längster Teil der männlichen Harnröhre, der in den Schwellkörper des Penis eingebettet ist

Die Anatomie der männlichen und weiblichen Geschlechtsorgane wird am Ende dieses Abschnitts behandelt.

Physiologie der Niere

Filtration

LE **9.1**

Durch die Filtration wird der Primärharn gebildet. Der Filter, den das Blut bzw. entsprechend kleine Substanzen passieren muss, besteht aus dem Endothel der Glomerulumschlingen, deren Basalmembran und dem inneren (viszeralen) Blatt der Bowman-Kapsel (Abb. 9.4). Die Porengröße des Filters ist mit 10 nm (Nanometer = ein Millionstel Millimeter) sehr klein. Die Flüssigkeit nach Passieren dieses Filters heißt *Ultrafiltrat*. Sie setzt sich aus Molekülen zusammen, die weniger als 64000 Dalton Molekülgewicht haben, also kleiner als ein Hämoglobinmolekül sind. Eiweiße sind meistens größer und kommen deshalb im Ultrafiltrat des Primärharns höchstens in minimalen Spuren vor. → **Albumin** weist z.B. ein Molekuklargewicht von 69000 auf; erscheint es im Harn, weist dieser Befund auf eine ernsthafte Schädigung des glomerulären Filters hin (Albuminurie). Die Filtration wird von drei Faktoren bestimmt; bestimmend ist der Filtrationsdruck:

- Filtrationsdruck setzt sich zusammen aus dem Blutdruck in den Glomerulumschlingen (rund 50 mm Hg) und dem osmotischen Gradienten (Wasserbindung durch Albumine) *Kapillardruck minus osmotischer Druck = 15 mm Hg*
- Größe der Filterporen
- Elektrische Ladung der glomerulären Basalmembran (GBM) im Wechselspiel mit der Ladung der Proteine

Glomeruläre Filtrationsrate (GFR)

Die Menge an Ultrafiltrat wird in erster Linie von der Menge an Blut bestimmt, die die Nieren durchströmen. Die Nieren werden durchschnittlich mit einem Viertel des Herzzeitvolumens versorgt (Pathomechanismus der Herzinsuffizienz; LE 6.2). Bei einem Herzminutenvolumen von ca. 5 l/min in Ruhe sind das rund 1800 l Blut am Tag. Die renale Durchblutung wird dabei vom Hämatokrit (prozentualer Anteil der Zellen im Blut) mit bestimmt. Um die Nierendurchblutung und die hieraus resultierende Filtration zu beurteilen, wird im klinischen Alltag zur Beurteilung der Nierenfunktion die GFR bestimmt. Als Parameter dient dabei die *Kreatinin-Clearance*, d.h. die Bestimmung der Menge an Kreatinin, von der das Blut durch die renale Filtration „geklärt" wird. Praktisch wird hierzu einerseits die Konzentration des aus dem Muskelstoffwechsel stammenden Kreatinins im Plasma und andererseits die Menge Kreatinin im 24-h-Sammelurin bestimmt. Für die normale Nierenfunktion ergibt sich somit ein Wert von

- GFR = 100–160 ml/min

Die GFR ist altersabhängig; im Durchschnitt kann für einen normalgewichtigen Erwachsenen im mittleren Lebensalter ein Wert von 125 ml/min angenommen werden. Der Primärharn entspricht mit fast 180 l/Tag damit rund 10% des Blutvolumens, das die Niere durchströmt.

Autoregulation. Die Erfüllung der Aufgaben der Nieren (siehe oben) erfordert ihre konstante Durchblutung. Die Niere macht sich dabei von Schwankungen des Blutdrucks unabhängig und weist innerhalb systolischer Drucke von 80 mm Hg bis 220 mm Hg keine Schwankungen der GFR auf. Diese konstante GFR entsteht durch eine Autoregulation des Widerstands im Vas afferens und ist nicht von der sonst stattfindenden Blutdruckregulation abhängig.

Rückresorption und Sekretion

Nach der Bildung des Primärharns durch die Filtration im Glomerulum wird die weitere Zusammensetzung des Harns durch Resorption und Sekretion bestimmt. Beide Vorgänge finden im Tubulus statt.

- **Resorption**: Aufnahme von Substanzen aus dem Tubulus zurück in die Blutgefäße entsprechend einem Schwellenwert im Plasma, z.B. Glukose (Beträgt der Blutzucker im Plasma 180 mg/dl, wird Glukose im Urin ausgeschieden. Eine Glucosurie weist also auf einen Diabetes mellitus hin; s. LE 11). Die renale Schwelle für Glukose steigt im Alter ab 50 Jahre auf 200 mg/dl).
- **Sekretion**: Aktive Abgabe von Substanzen in den Tubulus (als Testsubstanz wird hierzu die Paraaminohippursäure, PAH, benutzt).

Zur Information: Mittels des Konzentrationsunterschieds der PAH im Plasma und im Urin lässt sich der renale Plasmafluss (RPF) als Maß für die Nierendurchblutung errechnen. Er beträgt rund 700 ml/min. Die Durchblutung der Niere, der renale „blood flow" (RBF) hängt dabei vom Hämatokrit ab; es errechnet sich ein Wert von rund 1,2 l/min.

Stoffe, die aktiv sezerniert werden, sind z.B. Penizillin, Steroide und Elektrolyte. Auch in der Regulation des pH-Werts durch die Niere spielt die Sekretion eine wichtige Rolle. Sowohl Rückresorption als auch Sekretion sind aktive, Energie verbrauchende Mechanismen. Zu den zurück resorbierten Substanzen gehören u.a.:

- Glukose
- Aminosäuren
- Ketonkörper (spielen eine Rolle beim Hungern und beim Diabetes mellitus)
- Sulfate
- Harnsäure
- Na^+, K^+, PO_4^{3-} (Natrium-, Kalium- und Phosphationen)

Die Rückresorption von 99% der filtrierten Substanzen findet gleich zu Beginn des proximalen Tubulus statt. Lediglich Na-Ionen werden im Rahmen der Volumenregulation im distalen Tubulus und im Sammelrohr zurück resorbiert (siehe unten).

Renale Funktionswerte	
■ Glomeruläre Filtrationsrate (GFR)	125 ml/min
■ Renaler Plasmafluss (RPF)	700 ml/min
■ Renale Durchblutung (RBF)	1,2 l/min

LE 9.1

Regulation von Wasserhaushalt und Diurese

Das Körpergewicht des Erwachsenen wird zu >60% von Wasser bestimmt; beim Neugeborenen sind es 75%. Der Wassergehalt des männlichen Körpers ist höher wegen des geringeren Fettgewebes gegenüber Frauen.

Unter → **Diurese** wird die Ausscheidung der Niere, also das Volumen des Harns bezeichnet. Die Hemmung der Harnbildung heißt *Antidiurese*. Im Durchschnitt werden täglich rund 23 l Harn gebildet. Unabhängig von den im Harn enthaltenen Substanzen werden fast 90% des Wassers zurück resorbiert. Über die Resorption von Wasser kann die Niere die Konzentration von Salzen und osmotisch wirksamen Substanzen im Blut steuern und so die *Osmolalität* regulieren. Entscheidend für den Wasserhaushalt des Körpers und die Osmolalität des Plasmas ist die Wirkung des → **antidiuretischen Hormons** Adiuretin (ADH), das im Hinterlappen der Hypophyse, der Neurohypophyse gespeichert und direkt im ZNS, im Hypothalamus, gebildet wird (LE 12). Durch ADH wird die Durchlässigkeit (Permeabilität) der Sammelrohre für Wasser erhöht: es entsteht ein konzentrierter Harn mit geringem Volumen. Bei Mangel an ADH werden große Harnmengen (>10% der GFR) ausgeschieden (→ **Diabetes insipidus** mit Ausscheidung von 17–20 l und mehr täglich). Eine Harnmenge >3 l/Tag wird als → **Polyurie** bezeichnet. Der Patient verspürt je nach Trinkmenge dabei Durst und steigert die Trinkmenge (→ **Polydipsie**). Die Freisetzung von ADH kann durch Alkohol gehemmt werden, auch Koffein wirkt dosisabhängig als ADH-Antagonist. Diese Wirkung ist jedoch schwach ausgeprägt; entgegen der bisherigen Ansicht muss die Zufuhr von Kaffee in die Flüssigkeitsbilanz uneingeschränkt einbezogen werden. Erhöht sich die Osmolalität des Sekundärharns, z.B. durch erhöhte Glukosekonzentrationen, wird ebenfalls vermehrt Wasser ausgeschieden.

Gegenstromprinzip in der Henle-Schleife. Die *Konzentration* des Urins erfolgt durch die lang gestreckten, gerade verlaufenden Teile der Henle-Schleife, die zwischen proximalem und distalem Tubulus liegt. Durch aktiven Na-Transport, wobei kein Wasser nachströmen kann, wird der Urin immer konzentrierter, d.h. die Osmolalität steigt an. Je länger die Henle-Schleife ist, desto höher ist die Konzentrationsfähigkeit der Niere (es verwundert nicht, dass die australische Wüstenspringmaus bei einer dem Menschen vergleichbar 30fach längeren Henle-Schleife mit einem Tropfen Wasser im Monat auskommt). An diesem mechanischen Konzentrationsmechanismus, der wie eine Wärmeaustauschpumpe funktioniert, sind anatomisch auch die parallel laufenden Sammelrohre beteiligt.

Verteilung des Körperwassers	
Intrazellulär	70%
Extrazellulär	23%
Plasma	7%

Regulation des Elektrolythaushalts durch Aldosteron

Im Mittelpunkt der Rückresorption von Elektrolyten steht Natrium. Es wird über ATP-verbrauchende Prozesse aus dem Primärharn resorbiert. Allein dieser Mechanismus erfordert ca. 10% des Grundumsatzes, wobei täglich rund 1,4 kg Natrium filtriert und zurück resorbiert werden. Na^+-Ionen und elektrisch entgegengesetzt geladene Cl^--Ionen werden zusammen bewegt (elektrische Neutralität). Die meisten Elektrolyte werden aktiv sezerniert (s. o.). Entscheidend ist der Umstand, dass Natrium-Ionen eine Wasserhülle bilden und H_2O auf ihrem Weg mit sich ziehen. Hohes Natrium im Plasma bedeutet deshalb immer auch hohe „Wasserbindung" und erhöhtes Volumen im Körper.

Die aktive Steuerung des Natriumgehalts findet im distalen Tubulus durch das Hormon → **Aldosteron** aus der Nebennierenrinde statt (LE 12). Unter Aldosteron wird Na^+ aktiv zurück resorbiert und dafür K^+ ausgeschieden. Eine Aktivierung des Aldosteronmechanismus (Hyperaldosteronismus) zieht deshalb eine Hypokaliämie nach sich und kann Herzrhythmusstörungen begünstigen.

Wichtig: Der Wassergehalt des Körpers wird durch das antidiuretische Hormon gesteuert, die Konzentration des vorherrschenden extrazellulären Salzes Natrium durch das Hormon Aldosteron

Regulation des Säuren-Basenhaushalts

Im Plasma muss ein konstanter pH-Wert zwischen 7,36 und 7,44 aufrechterhalten werden. Sinkt der pH-Wert, spricht man von → **Azidose** (Säuregehalt steigt durch Zunahme von H^+), steigt der pH-Wert, liegt eine → **Alkalose** vor (basische Reaktion durch Abnahme von H^+). Ein konstanter pH-Wert wird im Säuren-Basenhaushalt reguliert. Hier spielen Lunge (Atemregulation, LE 8.1) und Niere (metabolische Regulation) eng zusammen.

Über das Enzym Carboanhydrase wird im Plasma die Verbindung von H^+ und HCO_3^- (Bikarbonat) gesteuert. Durch die Rückresorption von Bikarbonat im Tubulus wird die Ausscheidung an H^+ gesteigert (bzw. an NH_4^+ = Ammonium-Ionen) und der Urin saurer. So kann die Niere einer Azidose entgegenwirken. Bei Alkalose wird Bikarbonat vermehrt ausgeschieden. Die Ansäuerung des Urins überschreitet nicht den Wert von 4,5. Bei weiterem Anstieg der H^+-Ionenkonzentration wird ein pH-Abfall durch Puffersysteme wie Bikarbonat, Phosphate (NaH_2PO_4) oder Ammonium

> **Die Elektrolyte im Körper und ihre Aufgaben**
>
> - **Natrium** (Na^+)
>   135–145 mmol/l; überwiegend extrazellulär
>   Wasserbindung, bestimmt Osmolalität im Interstitium und Plasma
> - **Kalium** (K^+)
>   3,6–4,8 mmol/l; überwiegend (ca. 98%) intrazellulär
>   steuert Repolarisation der Zellmembran
> - **Kalzium** (Ca^{2+})
>   2,3–2,6 mmol/l
>   (1) Knochen- und Zahnfestigkeit
>   (2) neuromuskuläre Erregbarkeit
>   (3) Aktivierung einzelner Gerinnungsfaktoren
>   (4) Stabilisierung der Membran von Mastzellen (basophile Granulozyten)
>   (5) Erregbarkeit von Synapsen
> - **Phosphat** (PO_4^{3-})
>   0.8–1,45 mmol/l
>   Baustein von ADP und ATP; wichtige Rolle im Knochenstoffwechsel
> - **Bikarbonat** (HCO_3^-)
>   22–26 mmol/l
>   Puffersubstanz zur pH-Regulation
> - **Chlorid** (Cl^-)
>   97–108 mmol/l
>   überwiegend extrazellulär, bestimmt zusammen mit Na^+ die Osmolalität
> - **Magnesium** (Mg^{2+})
>   0,7–1,1 mmol/l
>   kommt zu >99% intrazellulär vor und spielt entscheidende Rolle bei Muskelrelaxation (LE 4)

LE 9.1

neutralisiert. Die Prozesse, die den pH-Wert regulieren, sind aktiv, d.h. sie verbrauchen ATP.

Hormone der Niere

- Renin
- Erythropoetin
- Kalzitriol (Vit. D3)

Renin

Im → **juxtaglomerulären Apparat** am Gefäßpol des Glomerulus, hier in speziellen Zellen des Vas afferens, dem *Polkissen*, wird das renale Enzym und Hormon → **Renin** gebildet. Benachbart liegen spezielle Zellen des distalen Tubulus, die mikroskopisch verdichtet (Macula densa) auffallen. Zwischen Vas afferens und Vas efferens liegen spezialisierte Zellen außerhalb des Glomerulum, die die Na^+-Konzentration messen und die Polkissen zur Reninausschüttung stimulieren können.

> **Juxtaglomerulärer Apparat**
>
> - **Gefäßzellen.** Polkissen im Vas afferens zur Bildung von Renin
> - **Tubuläre Zellen.** Macula densa
> - **Mesangiale Zellen.** zwischen Vas afferens und Vas efferens zur Stimulation der Reninausschüttung, wenn Na$^+$ absinkt

Renin-Angiotensin-System (RAS)

Wird Renin ausgeschüttet, spaltet es aus *Angiotensinogen* (aus der Leber) *Angiotensin* I ab. Im Blut ist das Converting Enzyme (aus der Lunge) vorhanden, das nun Angiotensin I in *Angiotensin* II umwandelt. So ist eine der stärksten körpereigenen Substanzen entstanden, die den Blutdruck erhöht durch Angriff an der glatten Muskulatur der Arteriolen (LE 7.1). In der Niere wird im Vas efferens der Gefäßquerschnitt verengt und der glomeruläre Filtrationsdruck erhöht. Daneben stimuliert Renin die

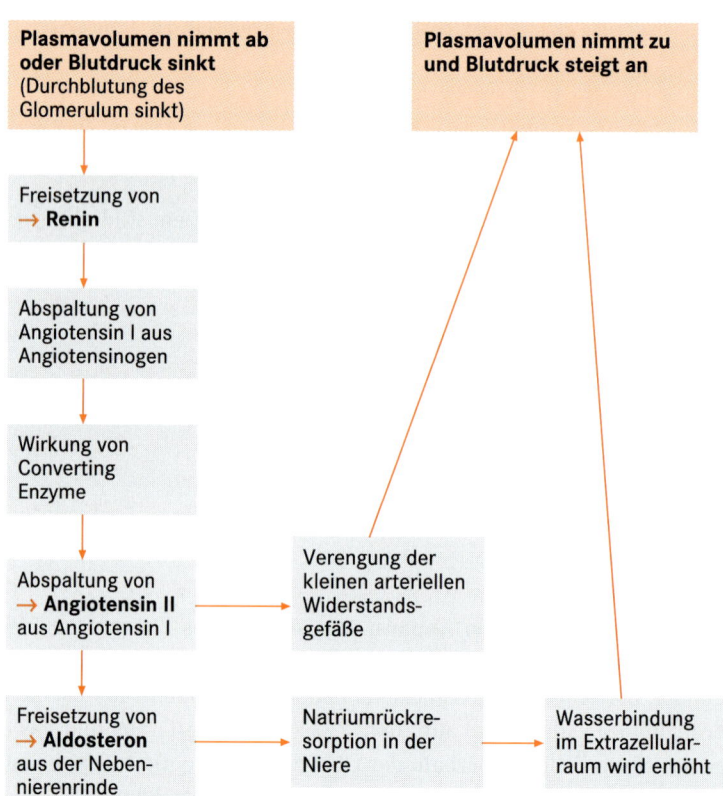

Abb. 9.6. ▶ RAAS (Renin-Angiotensin-Aldosteron-System)

Freisetzung von → **Aldosteron** aus der Nebennierenrinde (man spricht deshalb auch vom RAAS = Renin-Angiotensin-Aldosteron-System).

Erythropoetin

Das als Dopingmittel → **Erythropoeitin** (EPO) bekannte renale Hormon wird in der Nierenrinde gebildet und stimuliert die Bildung der roten Blutkörperchen (Erythropoese). Sein Mangel bei z.B. chronischer Niereninsuffizienz zeigt sich als renale Anämie.

Kalzitriol (aktives Vit. D)

Vitamin D ist ein Hormon. Im proximalen Tubulus wird Vit. D (Cholekalziferol, Vit. D_3) in das *aktive* Vitamin D umgewandelt. Erst das aktivierte Hormon heißt → **Kalzitriol** und kann die intestinale Resorption von Kalzium steuern. Fehlt es, sinkt der Plasmaspiegel an Ca^{2+} ab; in dessen Folge wird Parathormon aus den Eipthelkörperchen freigesetzt. Dieses stimuliert die Osteoklasten und es kommt zur Entmineralisierung des Knochens (sekundärer Hyperparathyreoidismus bei chronischer Niereninsuffizienz). Der beschriebene Mechanismus erklärt, warum Patienten mit Niereninsuffizienz unter Knochenschmerzen und –erweichung leiden (Osteomalazie, die Rachitis der Erwachsenen; Abb. 12.8).

Der Harn = Urin

Das deutsche Wort stammt vom althochdeutschen *haran* und bedeutet „das Ausgeschiedene". Urin kommt von *urina* (lat.; *æron* gr.).

Menge	0,5–3 l täglich (je nach Trinkmenge)
pH	4,5–8 (gemessen mit Teststreifen)
	alkalisch bei Vegetariern; Gefahr von Oxalatsteinen
	sauer bei hoher Proteinzufuhr
spez.Gewicht	1001–1035 (gemessen mit Urometer)
Farbe	Urochrome aus dem Abbau von Hämoglobin in der Leber (Urobilinogen wird zu Urobilin)
Zusammensetzung	Wasser (95%)
	Harnstoff (aus Proteinstoffwechsel ca. 25 g/Tag)
	Harnsäure (Urate aus Nucleinsäureabbau ca. 1 g/Tag)
	Kreatinin (aus Muskelstoffwechsel ca. 1,5 g/Tag)
	NaCl (ca. 10 g/Tag)
	Phosphate (ca. 3 g/Tag; Ammonium-Mg-Phosphat)
	Kalksalze
	Oxalate (Kalziumoxalat)
	Epithelzellen (aus äußerem Genitalbereich)
	Erythrozyten <5/µl
	Leukozyten <5/µl

Geschlechtsorgane

Für die Fachgebiete der Urologie und Gynäkologie ist die Kenntnis der männlichen und weiblichen Geschlechtsorgane wichtig. Die anatomischen Fakten werden im Unterricht dieser Fächer in ihrem klinischen Zusammenhang dargestellt. Deshalb soll hier nur eine kurze Übersicht gegeben werden.

Bei der Frau wie beim Mann werden → **innere** und → **äußere Geschlechtsorgane** unterschieden. Die inneren Geschlechtsorgane erzeugen die Keimzellen (Samenzellen bzw. Eizellen), produzieren die Sexualhormone und Sekrete, die einerseits den Sexualakt, die Kohabitation, ermöglichen und andererseits nötig für die Funktion der Keimzellen sind.

	♂	♀
Innere Geschlechtsorgane	Hoden Nebenhoden Samenleiter und Samenstrang Prostata uns Samenbläschen	Eierstöcke Eileiter Gebärmutter Scheide
Äußere Geschlechtsorgane	Penis Hodensack	Schamlippen Klitoris Scheidenvorhof

Männliche Geschlechtsorgane

Nach seiner Anlage verlagert sich der Hoden (*Testes*) des etwa 3 Monate alten Embryos nach unten und wandert schließlich durch den Leistenkanal in die Hoden. Dieser Prozess heißt **Descensus testis**. Die mit dem Hoden absteigenden Gefäße und Nerven bilden den Samenstrang. Für die Reifung der Spermien in den Hoden ist die um wenige Grad Celsius reduzierte Körpertemperatur außerhalb des Bauchraums wichtig.

Die → **Hoden** sind von einer Kapsel aus festem Bindegewebe umgeben; das Kapselgewebe unterteilt den Hoden in kleine Läppchen. In diesen liegen in zahlreichen Windungen die Hodenkanälchen. Sie werden auch als Samenkanälchen (Tubuli seminiferi) bezeichnet. Diese Kanälchen sind Träger der Keimzellen, in denen die Spermien reifen. Zwischen den Keimzellen sind sogenannte Sertoli-Stützzellen angeordnet. Sie sind entscheidend für das Milieu, in dem sich die Spermien entwickeln können. Das männliche Sexualhormon → **Testosteron** wird in den Leydig-Zwischenzellen gebildet. Diese sind zwischen den Samenkanälchen und den Blutgefäßen des Hodens angeordnet.

Die Stimulation des Hormons Testosteron erfolgt durch das Follikel-stimulierende Hormon FSH und das luteinisierende Hormon LH aus dem Hypophysenvorderlappen (LE 12). Die Produktion von Testosteron beginnt mit der Pubertät, wobei die Sekretion von LH und FSH dann über das ganze Leben anhält. Durch FSH werden die Spermien zur Reifung gebracht, während LH die eigentliche Stimulation von Testosteron regelt. Testosteron ist ein Hormon, das zu den → **Androgenen** gehört (LE 12). Unter physiologischen Bedingungen erfüllen die Androgene beim Mann mehrere Aufgaben:

- Ausbildung der sekundären männlichen Geschlechtsmerkmale: Wachstum des Kehlkopfs mit Stimmbruch, Zunahme der Muskelmasse und Stimulation des Längenwachstums, Körperbehaarung und Bartwuchs
- Wachstum von Hoden und Penis in der Pubertät
- Zusammenwirken mit FSH in der Reifung der Spermien
- Steuerung der Libido

Nach ihrer Bildung werden die Samenzellen im Kanälchensystem der → **Nebenhoden** (*Epididymis*) gespeichert und reifen hier endgültig aus. Die kleinen Gänge der Nebenhoden sammeln sich zum Nebenhodengang, dem Ductus epididymis. Ohne eindeutige anatomische Abgrenzung geht der Nebenhodengang in den → **Samenleiter**, *Ductus deferens*, über. Zwischen Blase und Beckenboden, in der rektalen Untersuchung tastbar, liegt die → **Prostata**. Normalerweise hat sie die Größe einer Kastanie. Sie produziert die überwiegende Menge der Flüssigkeit des Ejakulats. Die bei der Ejakulation ausgestoßene Samenflüssigkeit in einem Volumen von 2–4 ml, das Sperma, besteht aus mehreren Hundert Millionen Spermien. Die Beurteilung des Ejakulats wird in LE 12 erläutert. Jedes Spermium ist Träger eines haploiden Chromosomensatzes (LE 1).

Das charakteristische Geschlechtsorgan des Mannes ist der Penis, bei dem Penisschaft und Eichel, die *Glans penis*, unterschieden werden. Die Eichel wird von der Vorhaut (*Praeputium*) bedeckt. Im Penis liegen der paarig angelegte Schwellkörper (*Corpus cavernosum*). Über den Parasympathikus wird dessen Durchblutung gesteuert und durch Füllung der Hohlräume des Schwellkörpers eine Erektion ermöglicht. Unterhalb des Schwellkörpers liegt der Harnröhrenschwellkörper, in dem sich die männliche Urethra als Harn-Samenröhre befindet.

Weibliche Geschlechtsorgane

Zu den inneren Geschlechtsorganen der Frau gehören die → **Eierstöcke** (*Ovarien*) mit den → **Eileitern** (*Tuben*), die → **Gebärmutter** (*Uterus*) und die Scheide (*Vagina*). Unter dem Einfluss von FSH und LH erfolgten die Reifung der Follikel in den Ovarien und die Stimulation der Östrogenbildung. Als typisch weibliche Sexualhormone entfalten → **Östrogene** und → **Progesteron** eine Fülle von Wirkungen:
- In der Pubertät die Entwicklung der sekundären weiblichen Geschlechtsmerkmale
- Reifung der Follikel in den Ovarien
- Aufbau der Schleimhaut des Uterus nach der Menstruation
- Zentralnervöse Effekte

Während die genannten Wirkungen überwiegend auf Östrogen zurückzuführen sind, unterstützt Progesteron die Möglichkeit einer Schwangerschaft in der zweiten Hälfte des Zyklus. Die durch das Hormon verursachte Erhöhung der Körpertemperatur um rund 0,5° C kann zur Bestimmung der fertilen Tage benutzt werden. Zur Regulation des Menstruationszyklus darf hier auf die Literatur und den Unterricht der Gynäkologie verwiesen werden.

Abb. 9.7. ▶
Männliche Geschlechtsorgane
1 = Harnblase, 2 = Harnröhre (2a Pars prostatica, 2b Pars membranacea, 2c Pars spongiosa), 3 = Schwellkörper (3a Penisschwellkörper, Corpus cavernosum, 3b Harnröhrenschwellkörper, Corpus spongiosus), 4 = Vorhaut (Präputium) der Eichel (Glans penis), 5 = Hodensack (Scrotum), 6 = Hoden (Testis), 7 = Nebenhoden (Epididymis), 8 = Cowper-Drüse, 9 = Prostata, 10 = Ductus ejaculatorius, 11 = Samenblase

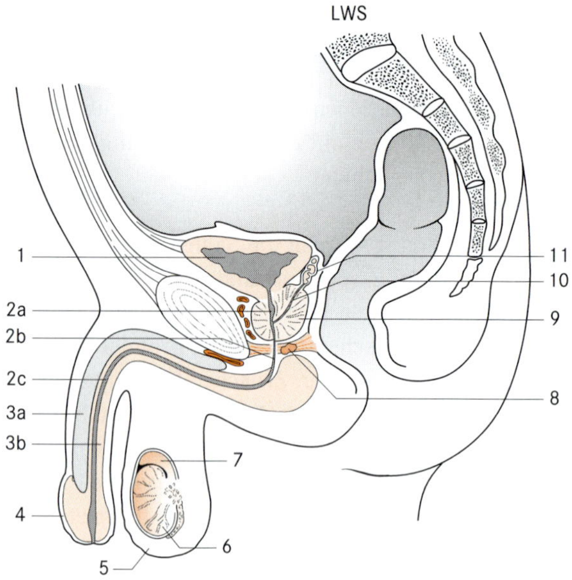

Ovarien. Die beiden Ovarien liegen der Wand des kleinen Beckens an. In ihnen sind schon bei der Geburt eines Mädchens die Eizellen als Oogonien angelegt. Ab der Pubertät und bis zur Menopause reifen unter hormonellem Einfluss diese Eizellen als Oozyten I. Ordnung zu den Follikeln in verschiedenen Stadien als Primär-, Sekundär- und Tertiärfollikel heran und produzieren Östrogen. Aus dem Tertiärfollikel kann schließlich der → **Graaf-Follikel** entstehen; wenn Oozyten I. Ordnung sich durch eine Meiose in Oozyten II. Ordnung teilen, liegt im Graaf-Follikel die eigentliche Eizelle vor, die nach dem Eisprung (Ovulation) befruchtet werden kann. Dieses Phänomen wird durch einen kurzfristigen Anstieg des LH verursacht. Die Befruchtung findet nach Aufnahme des Eies im Eileiter (Tuben) statt. Deren Wand ist mit einer Schleimhaut und glatter Muskulatur ausgestattet. Durch peristaltische Bewegungen wird das Ei zur Gebärmutter (Uterus) befördert.

Uterus. Der Uterus besteht aus dem Körper (*Corpus uteri*) und dem Hals (*Zervix uteri*). Der Körper der Gebärmutter wird durch glatte Muskulatur (Myometrium) gebildet; die Höhle des Uterus selbst ist von einer Schleimhaut, dem ***Endometrium***, ausgekleidet. Die Schleimhaut des Zervixkanals bildet in Anhängigkeit des Zyklus einen mehr oder weniger zähen Schleim, der einerseits den Uterus vor aufsteigenden Infektionen aus der Scheide schützt, während der fertilen Tage die Befruchtung des reifen Eis aber ermöglicht. Die Vagina stellt eine schlauchartige Verbindung aus Muskel- und Bindegewebe zwischen dem Gebärmutterhals und dem äußeren Genitale dar. Das Scheidenmilieu ist sauer und damit abstoßend für Bakterien. Bis zum ersten Geschlechtsverkehr ist die Vagina durch das ***Hymen***, das sogenannte Jungfernhäutchen, fast komplett verschlossen. Das äußere Genitale wird von den großen und kleinen Schamlippen gebildet; zwischen den kleinen Schamlippen liegen der Scheidenvorhof und die Klitoris, der stark sensibel innervierte weibliche Schwellkörper.

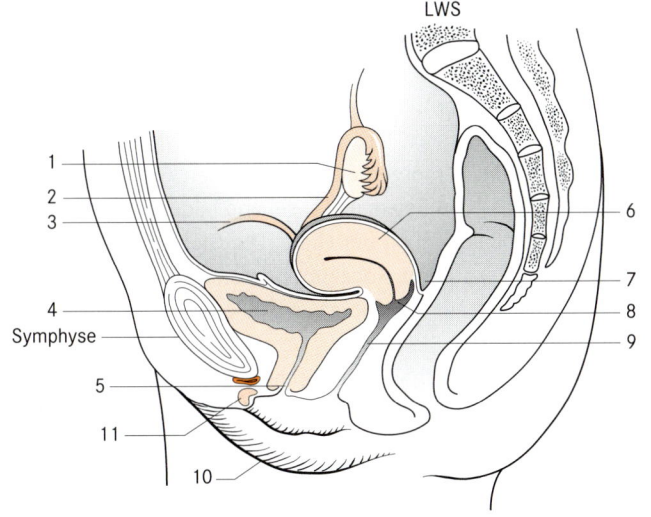

◀ Abb. 9.8.
Weibliche Geschlechtsorgane.
(1) Eierstock mit Fransentrichter (Ovar mit Fimbrien), 2 = Eileiter (Tube), der an einem Band (Ligamentum ovarii proprium) aufgehängt ist, 3 = Ligamentum teres uteri, 4 = Harnblase, 5 = Harnröhre, 6 = Uterus, 7 = Douglas-Raum, 8 = Muttermund (Portio), 9 = Vagina, 10 = große Schamlippe (Labium majus), 11 = Klitoris

Vorn im Scheidenvorhof mündet die Harnröhre der Frau. Das äußere Genitale wird insgesamt als Vulva bezeichnet.

Unter dem Einfluss der weiblichen Sexualorgane kommt es zum Wachstum der Brustdrüsen (→ **Mammae**). Das Karzinom der Brust ist in den westlichen Ländern das häufigste Malignom der Frau (LE 2). Deshalb ist die Kenntnis der Anatomie und Umgebung der weiblichen Brust von größter Bedeutung. Die Mammae liegen auf der Faszie des M. pectoralis major. Sie bestehen aus kleinen Milchsäckchen, die sich zu Drüsenläppchen zusammenfügen; diese sind durch Binde- und Fettgewebe voneinander getrennt. Jedes Drüsenläppchen besitzt einen eigenen Milchgang der in der Brustwarze, der *Mamille*, mündet. Die vollständige Entwicklung der Milchdrüsen findet unter dem Einfluss der Schwangerschaft statt. Das Lymphsystem der weiblichen Brust weist Einzugsbereiche von Lymphknoten in der Achselhöhle, oberhalb des Schlüsselbeins und hinter dem Brustbein auf. Im Rahmen der Vorsorgeuntersuchung eines Mammakarzinoms werden die Lymphknoten axillär und supraklavikulär abgetastet.

IM FOKUS 9.1

Die Nieren liegen retroperitoneal bds. der Wirbelsäule in einer Fettkapsel und bestehen aus Kapsel, Rinde, Mark und Becken (Pyelon). Sie werden über die Aa. renales aus der Aorta mit fast einem Viertel des HZV versorgt. Ihre Gefäße zweigen sich in der Niere bis zu kleinsten Radiärarterien auf und versorgen rund 2 Millionen Glomeruli. Diese bestehen aus Vas afferens, Vas efferens und Bowman-Kapsel und bilden zusammen mit dem Tubulus das Nephron als funktionale Einheit der Niere. Die Glomeruli erfüllen die Aufgaben der Niere durch Filtration, Resorption, Konzentration und Sekretion.

Die ableitenden Harnwege setzen sich aus Nierenbecken (Pyelon), Harnleiter (Ureter), Blase und Harnröhre (Urethra) zusammen. Sie sind von Urothel (Schutz gegen sauren Urin) ausgekleidet. Der Ureter weist drei charakteristische anatomische Engstellen auf. Die Entleerung der Blase erfolgt reflektorisch und willkürlich, wobei der äußere Blasensphincter als Teil der Beckenmuskulatur innerviert wird. Der Blasenmuskel (M. detrusor) wird über den Sympathikus relaxiert und über den Sympathikus angespannt. Männliche und weibliche Urethra unterscheiden sich in Länge und Verlauf durch die spezifischen Geschlechtsorgane im kleinen Becken.

Das Ultrafiltrat wird in Abhängigkeit von Filtrationsdruck und osmotischen Gradienten im Glomerulum gebildet. Die Stoffe des Primärharns hängen von der Filtergröße selbst ab; Albumine treten normalerweise nicht auf. Messgrößen für die Beurteilung der Nierenfunktion sind v.a. die glomeruläre Filtrationsrate (GFR), die aus der Kreatinin-Clearance ermittelt wird. Weitere Leistungen sind die Rückresorption im proximalen Tubulus und die Sekretion.

Die Ausscheidung (Diurese) wird volumenmäßig vom antidiuretischen Hormon (ADH) der Neurohypophyse gesteuert und von der Osmolalität des Plasmas bestimmt. In der Henle-Schleife wird die Konzentration des Harns geregelt. Die Salzregulation erfolgt über das Hormon Aldosteron der Nebennierenrinde, das Natrium im distalen Tubulus zurück resorbiert und Kalium im Gegenzug ausscheidet. Die Regulation des pH-Werts erfolgt renal durch Rückresorption oder Sekretion von Bikarbonat. Im juxtaglomerulären Apparat wird das RAAS aktiviert. Weitere renale Hormone sind Erythropoeitin und das aktive Vitamin D_3.

NACHGEFRAGT 9.1

1. Welche Aufgaben haben die Nieren?
2. Beschreiben Sie die Topografie der Nieren
3. Wie ist die Niere makroskopisch aufgebaut?
4. Erläutern Sie den Begriff „Nephron" anatomisch und funktionell
5. Wie werden die Nieren durchblutet?
6. Wie wird der Primärharn gebildet?
7. Was versteht man unter ableitenden Harnwegen?
8. Beschreiben Sie Aufbau und Aufgaben des Tubulussystems
9. Wie kommt es zur Miktion?
10. Worin bestehen die Unterschiede zwischen weiblicher und männlicher Harnröhre?
11. Wie reguliert die Niere den Wasserhaushalt?
12. Welche Aufgaben hat das Hormon Aldosteron?
13. Erläutern Sie in kurzen Worten die Beeinflussung des Säuren-Basen-Haushalts
14. Welche Elektrolyte kommen im Körper häufig vor und welche Aufgaben haben sie?
15. Nennen Sie die Hormone der Niere und ihre Funktion

LE 9.1

LEXIKON 9.1

Könnnen Sie diese Begriffe erklären?
Lesen Sie im Lexikon in Übersicht 2 nach ...

A
ADH
Albumin
Albuminurie
Aldosteron
Alkalose
Androgene
Äußere Geschlechtsorgane
Azidose

B
Bowman-Kapsel

D
Diabetes insipidus
Diurese

E
Eierstock
Eileiter
Erythropoetin

F
Filtration
Follikel

G
Gebärmutter
Glomerulus
Gomeruläre Filtrationsrate
Graaf-Follikel

H
Henle-Schleife
Hoden

I
Innere Geschlechtsorgane

J
Juxtaglomerulärer Apparat

K
Kalzitriol

M
Macula densa
Mamma

N
Nebenhoden
Nebenniere
Nebennierenmark
Nebennierenrinde
Nephron
Nierenhilus
Nierenmark
Nierenrinde

O
Östrogene
Ovarien

P
Polydipsie
Polyurie
Primärharn
Progesteron
Proteinurie
Prostata
Pyelon

R
RAAS
Renin
Retroperitoneal

S
Samenleiter
Sammelrohr
Sekundärharn

T
Testosteron
Tuben
Tubulussystem

U
Ureter
Urethra
Uterus

V
Vas afferens
Vas efferens
Vitamin D

W
Wanderniere

Nieren und Urogenitalsystem 9.2

Lerneinheit 9.2 Erkrankungen

Leitsymptome und Befunde	525
Labormessungen	529
Untersuchungsmethoden	531
Infektionen	531
Harnwegsinfekte	531
Akute Zystitis (unterer Harnwegsinfekt)	532
Pyelonephritis (oberer Harnwegsinfekt; aszendierende interstitielle Nephritis)	532
Tuberkulose der Niere	533
Normvarianten und Fehlbildungen der Niere	534
Glomerulonephritis (GN)	536
Akute Glomerulonephritis	536
Chronische Glomerulonephritis	537
Goodpasture-Syndrom (Pulmorenales Syndrom; Anti-GBM-Nephritis)	538
Nephrotisches Syndrom (Eiweißverlustniere)	539
Akutes Nierenversagen (ANV)	541
Chronische Niereninsuffizienz	542
Nierenersatzverfahren	544
Dialyse	545
Peritonealdialyse (CAPD, APD, CCPD, NIPD, TPD)	546
Nierentransplantation	546
Nephrolithiasis (Urolithiasis)	547
Nierenarterienstenose	549
Nierentumoren	550
Störungen von Wasser- und Salzhaushalt	551
Ödeme	551
Volumenmangel	552
Volumenüberschuss	552
Störungen der Osmolalität	552

Störungen des Säure-Basenhaushalts 554

Diagnostische Messgrößen für die pH-Regulation 554

Im Fokus 558

Nachgefragt 558

Lexikon 560

Lerneinheit 9.2

Erkrankungen   LE 9.2

Das Teilgebiet der inneren Medizin, das sich mit den Erkrankungen der Niere befasst, heißt *Nephrologie*. Im klinischen Alltag arbeiten die Nephrologen eng mit den Urologen zusammen. Die *Urologie* zählt zu den operativen Fächern und behandelt renale Erkrankungen bei Männern und Frauen. Darüber hinaus behandelt der Urologe andrologische Störungen und wird in Anlehnung an den Frauenarzt auch als „Männerarzt" bezeichnet. Andrologische Störungen werden in LE 12 besprochen.

Die Erkrankungen der Niere stehen oft im Zusammenhang mit Immunstörungen des gesamten Organismus, mit Stoffwechselstörungen und Systemerkrankungen. Bei den Stoffwechselerkrankungen nimmt der Diabetes mellitus eine zentrale Rolle ein, bei den systemischen Krankheiten trifft das für den Bluthochdruck zu. Die Symptome renaler Erkrankungen sind ebenso vielfältig wie es die Aufgabenstellung der Niere ist. Die Bedeutung der Nieren für die Gesundheit des Körpers geht weit über die Funktion als Ausscheidungsorgan hinaus. Ob die Nieren gesund sind, lässt sich nicht allein durch die Harnproduktion erkennen; Erkrankungen der Niere zeigen sich als hormonelle Fehlfunktionen, als Störungen der Blutbildung, als fehlerhafte Funktion der Elektrolyte in ihren Aufgaben für den Wasserhaushalt, für die Erregungsbildung und für den Knochenstoffwechsel.

Leitsymptome und Befunde

Albuminurie

Ausscheidung >30 mg Eiweiß/24 h
(Norm <30 mg/24 h)
Die → **Albuminurie** ist wichtig zur Früherkennung der diabetischen Nephropathie:
- 30–300 mg Albumin/24 h
- 20–200 µg/ml im Morgenurin

Als Fehlerquellen können
- Fieber
- hohe sportliche Leistung bzw. physische Belastung

auftreten und müssen bei einer Albuminurie ausgeschlossen werden.

Proteinurie

Ausscheidung >150 mg/24 h → **nephrotisches Syndrom** (>3,5 mg/24 h/1,73 m^2)
Hier liegt fast immer eine glomeruläre Erkrankung vor; es handelt sich um einen wichtigen prognostischen Faktor und Parameter für die Wirksamkeit der Therapie

z.B. bei Hypertonie und unter Diät. Selten besteht eine tubuläre → **Proteinurie** durch Störung der Rückresorption von niedermolekularen Plasmaproteinen (hierzu zählen kleine Eiweißmoleküle, die ein Molekulargewicht bis 60000 aufweisen, also kleiner als das Albumin sind). Dann liegt eine interstitielle Nierenerkrankung vor.

Hämaturie

Bei Vermehrung der Erythrozyten im Urin spricht man von einer → **Hämaturie**; bei einer Makrohämaturie ist das Blut im Urin mit bloßem Auge zu erkennen. Von einer Mikrohämaturie spricht man, wenn vermehrte Erythrozyten nur im Teststreifen oder im Sediment unter dem Mikroskop nachzuweisen sind. Physiologisch kommen ca. 5 Ery/µl im Spontanharn vor. Die Vermehrung von Erythrozyten im Urin kann verschiedene Ursachen haben:

- Bei Schädigungen des Filternetzes der inneren Bowman-Kapsel können Erythrozyten passieren, werden hierbei aber geschädigt: dysmorphe Erythrozyten
- Sehen die Erythrozyten normal aus, stammen sie aus dem tubulären Bereich oder
- Aus den ableitenden Harnwegen (Steinleiden, Tumor)

Leukozyturie

- mehr als 5 Leukozyten/µl im Spontanurin
- Hinweis auf Entzündungsprozess
- geringe Leukozyturie auch bei „sterilen" Entzündungen (z.B. bei einer Lupus-Nephritis beim Lupus erythematodes); eine massive → **Leukozyturie** ist immer durch bakteriellen Prozess bedingt
- Leukozytenzylinder sind Hinweis auf interstitielle Beteiligung
- Ist der Urin eitrig trüb, liegt eine → **Pyurie** vor

Zylinder im Urin

Hier handelt es sich um Ausgüsse von Tubuli und Sammelrohren aus Zellen und Eiweiß im Sediment. Zylinder kommen bei verschiedenen Krankheiten bzw. Störungen vor:

- Bei Dehydratation findet man sogenannte hyaline Zylinder, die sich aus Proteinen des distalen Tubulus zusammensetzen
- Bei Pyelonephritis und interstitieller Nephritis liegen Zylinder aus Leukozyten vor
- Bei akuter Glomerulonephritis treten häufig Zylinder aus Erythrozyten auf
- Bei chronischer Niereninsuffizienz finden sich wachsartig aussehende Zylinder, die sich bei geringem Harnfluss in den Sammelrohren bilden

Bakteriurie

Die Harnwege sind außer der Urethra und dem äußeren Genitale normalerweise steril. Aufsteigende Harnwegsinfekte entstehen durch die Invasion von E. coli aus dem

Kolon und weisen oft eine persönliche Disposition auf. Zur Beurteilung der Frage einer Infektion muss der → **Mittelstrahlurin** untersucht werden. Vor der Miktion sollte der Bereich der Harnröhrenöffnung mit einem feuchten Tupfer und Aqua destillata (kein Desinfektionsmittel!) gereinigt werden. Die erste Urinmenge soll nur die Urethra durchspülen und wird in das WC entleert. Dann wird eine zweite Urinportion in einem sterilen Behältnis zur Untersuchung aufgefangen und der Rest des Harns wieder ins WC entleert. Mit einem einfachen Test, wie z.B. dem Uricult® kann die Keimzahl bestimmt werden.

- 1.000 Keime/ml sind unverdächtig
- 10.000 Keime/ml sind kontrollbedürftig
- 100.000 Keime/ml weisen auf einen bakteriellen Infekt hin.

Bei Problempatienten mit akuter Symptomatik muss der Urin durch einen Blasenkatheter oder mittels Punktion der Harnblase gewonnen werden.

Zur Info: Keime werden in der Bakteriologie auch als *colony forming units* (CFU) bezeichnet.

Dysurie, Algurie

Unter einer → **Dysurie** (Algurie) versteht man die schmerzhafte Störung der Harnentleerung, die manchmal mit Spastik (Tenesmen) einhergeht. Der Urin wird häufiger und in kleinen Portionen entleert. Diese Symptomatik weist auf eine akute → **Zystitis**, ein Prostataadenom bzw. eine benigne Prostatahyperplasie hin. In der Urologie bedeutet Dysurie auch das erschwerte Wasserlassen bei einem Abflusshindernis wie z.B. einer Prostatahyperplasie.

Pollakisurie

Wenn häufiger Harndrang bei nicht gefüllter Blase besteht, spricht man von einer → **Pollakisurie**. Der Befund weist zusammen mit Dysurie auf einen unteren Harnwegsinfekt hin.

Polyurie

Wenn der Patient mehr als 2,5 bis 3 l Urin am Tag lassen muss, liegt eine → **Polyurie** vor. Die Ausscheidung steht natürlich im Einklang mit der Trinkmenge. Starker Durst in Verbindung mit gesteigertem Harndrang ist wegweisend für einen Diabetes mellitus. Seltenere Ursachen sind ein Diabetes insipidus durch Mangel an ADH (LE 12) oder eine Hyperkalziämie.

Oligurie, Anurie

Wenn das Ausscheidungsvolumen auf weniger als 500 ml/Tag abnimmt, spricht man von einer → **Oligurie**. Beträgt es weniger als 100–200 ml/Tag liegt eine → **Anurie** vor. In beiden Fällen weisen diese Symptome auf ein akutes Nierenversagen oder auf das Endstadium bei chronischer Niereninsuffizienz hin. Auch eine ausgeprägte

Exsikkose, z.B. wenn der Patient zu wenig trinkt, reduziert die Urinmenge in den krankhaften Bereich.

Nykturie

Eine → **Nykturie** ist das Merkmal, das mehrfaches nächtliches Wasserlassen bei globaler Herzinsuffizienz, Nierenerkrankungen oder osmotischer Diurese bei Diabetes mellitus beschreibt; häufig liegt eine natürliche Erklärung durch eine abendlich erhöhte Trinkmenge vor.

Kolik und Schmerzen

Bei einem → **oberen Harnwegsinfekt** (Pyelonephritis, Nierenbeckenentzündung) wird über Nervenfasern in der Kapsel ein Dauerschmerz ausgelöst; dieser strahlt in die Flanken aus und es besteht eine erhöhte Druck- und Klopfempfindlichkeit des Nierenlagers. Koliken treten vor allem bei fest sitzenden Nierensteinen (→ **Nephrolithiasis**) auf und zeigen sich als wellenförmig verlaufender, stärkster Flankenschmerz mit Ausstrahlung in die Leistenregion und in das Genitale, oft begleitet von Brechreiz und bei peritonealer Reizung als Ileus. Es liegt eine Notfallsituation vor! Die Lokalisation des Schmerzes im oberen, mittleren oder unteren Drittel des Abdomens entspricht der Einklemmung des meist sehr kleinen Konkrements an den anatomischen Stenosen der Ureteren.

Wichtig: Analgetika/Spasmolytika dürfen erst geben werden, wenn ein akutes Abdomen ausgeschlossen ist.

Harninkontinenz

Bei einer → **Harninkontinenz** liegt ein unwillkürlicher Abgang von Urin vor. Immer besteht ein krankhafter Zustand. Verschiedene Formen der Inkontinenz werden unterschieden.

- **Stressinkontinenz** (Belastungsinkontinenz)
  durch Druckerhöhung im Bauchraum durch Niesen u. ä.; meist sind die Patientinnen > 50 J, wobei sich Östrogenmangel und Beckenbodenschwäche kombinieren; Bei Männern ist die häufigste Ursache der Zustand nach Prostata-OP
- **Urge-Inkontinenz** (Dranginkontinenz)
  durch starken (imperativen) Harndrang bei Störung von Sensorik oder Motorik des Blasenmuskels (M. detrusor vesicae)
- **Reflexinkontinenz.** Hier spricht man auch von der „neurogenen" Blase, da die Leitung zwischen Miktionszentren und Blasenmotorik gestört sind; die Ursache liegt meist in einer Querschnittslähmung oder Krankheiten mit Störung der Bahnen im Rückenmark
- **Überlaufinkontinenz** bei Ausweitung (Ektasie) der Blase durch Abflusshindernis (z.B. Urethrastriktur oder → **BPH**) kann diese nicht mehr auf den Füllungsdruck reagieren und „läuft über"

- **Extraurethrale Inkontinenz.** Abfluss des Urins außerhalb der anatomischen Wege durch z.B. Blasenfisteln (pathologische Verbindung der Blase oder des Ureters zur Vagina)

Schweregrad der Stressinkontinenz

I	Harnabgang nur in aufrechter Haltung bei starkem Husten oder Lachen
II	Harnabgang in aufrechter Haltung bei leichter Belastung (z.B. Treppensteigen)
III	Harnabgang im Liegen

Unterschied Stress- und Dranginkontinenz

Bei der *Stressinkontinenz* ist der Verschlussmechanismus der Blase defekt, bei der *Dranginkontinenz* ist der Schließmuskel zwar intakt, es wird aber eine falsche Information über die Blasenfüllung an das Miktionszentrum im ZNS übermittelt und eine frühzeitige Blasenentleerung angeregt

Urin

- **Spezifisches Gewicht.** Die Dichte wird mittels eines Urometers bestimmt und mit der Dichte von Wasser verglichen (1000 g/l). Das normale Uringewicht liegt zwischen 1010 und 1035 g/l; bezogen auf Wasser: 1,01–1,035.
  - Hypersthenurie: erhöhtes spez. Gewicht durch z.B.: Dursten
  - Hyposthenurie: erniedrigtes spez. Gesicht durch vermehrtes Trinken Polydipsie oder die Unfähigkeit der Nieren, den Harn ausreichend zu konzentrieren bzw. bei ADH-Mangel
  - Isosthenurie: gleich bleibendes spez. Gewicht um 1,012 unabhängig von der Flüssigkeitszufuhr
- **Osmolalität.** Bestimmung der Gefrierpunkterniedrigung – Diese Methode hat das Urometer heute weitgehend abgelöst. Normwert zwischen 50–1200 mosmol/kg; bei starkem Dursten 855–1335 mosmol/kg. Dann steigt das Verhältnis der Osmolalität von Urin zu Serum auf >3.

Labormessungen

Harnpflichtige Substanzen

Im klinischen Alltag werden ein Anstieg der Substanzen → **Kreatinin** (aus dem Muskelstoffwechsel) und → **Harnstoff** (Endprodukt des Proteinstoffwechsels) im Plasma bestimmt. Bei Nierenfunktionsstörung steigen diese Substanzen an. Die normale Funktion der Niere zeigt sich in der → **glomerulären Filtrationsrate**, GFR, die durch die Kreatinin-Clearance bestimmt wird. Hierzu werden die Menge des 24-h-Urins und die Konzentration von Kreatinin im Serum und im Urin bestimmt. Als Wert für die GFR errechnen sich ml/min (s. u.). Leider weist der Anstieg des Kreatinin im Serum erst spät auf die Einschränkung der Nierenfunktion hin. Er bleibt bis zu einer Einschränkung der GFR um 50% im Normbereich; man spricht vom „Kreatinin-blinden" Bereich. Der Wert für Harnstoff steigt erst ab einer GFR <25% an.

Normwerte Kreatinin und Harnstoff

Kreatinin	♂	0,6–1,1 mg/dl (abhängig von Muskelmasse)
	♀	0,5–0,9 ,g/dl
Harnstoff	♀ und ♂	10–50 mg/dl

Normwerte Kreatinin-Clearance

Die Nierenfunktion nimmt mit zunehmendem Alter ab. Dies muss besonders dann berücksichtigt werden, wenn ein Patient Medikamente einnimmt, die renal ausgeschieden werden, z.B. Digitalisglykoside vom Typ des Digoxin.

Kreatinin-Clearance C = U/P x V

U = Kreatinin (mg/dl) im Urin
P = Kreatinin (mg/dl) im Serum
V = Urinvolumen/min (= Volumen in 24 h / 1440 min)

Kreatinin-Clearance = GFR (Mittelwerte, ml/min)

	♂	♀
<50 Jahre	138	90
<60 Jahre	120	90
<70 Jahre	96	84
<80 Jahre	90	72
>80 Jahre	54	54

Immunologische Parameter

Bei einer → **Glomerulonephritis** werden zur Differenzierung der verschiedenen Ursachen und Krankheitsbilder immunologische Blutwerte bestimmt:
- Faktoren des Komplementsystems (unspezifische humorale Abwehr): C3 und C4 und C3-Nephritis-Faktor (Autoantikörper gegen Komplementaktivierung)
- Antistreptolysintiter (ASL)
- Antikörper:
  ANA – Antinukleäre Antikörper
  ANCA – Antikörper gegen zytoplasmatische Antigene neutrophiler Granulozyten
  Anti-GBM-AK – Antikörper gegen glomeruläre Basalmembran
- Immunelektrophorese (IgA)
- Kryoglobuline (Immunglobuline, die bei Kälte auftreten

Untersuchungsmethoden

- **Oberbauchsonografie.** Zahl der Nieren?, Größe?, Form?, Kelchsystem?, Nierensaum?, Blase gefüllt?, Größe der Prostata
- **Duplex-Sonografie** (Farbdoppler). Flussstärke und Stromrichtung in Nierengefäßen?
- **Röntgen** als Übersichtsaufnahme oder mit Kontrastmittel (→ **Urografie**)
  (*Cave:* Kontrastmittelzwischenfall mit Anaphylaxie)
  1) Leeraufnahme zur Beurteilung kalkhaltiger Steine
  2) iv-Urogramm mit Injektion eines Kontrastmittels, das bei gesunder Niere in 15–30 min seitengleich in die Blase ausgeschieden wird; Stauungszeichen durch Obstruktion oder Steine
  3) retrograde Darstellungen als Zystografie oder Pyelografie
- **Angiografie** als digitale Subtraktionsangiografie (DSA) über Katheter durch A. femoralis zur Beurteilung der A. renalis und bei Tumorverdacht
- **CT und MRT** bei Tumorverdacht
- **Szintigrafie**
- **Urodynamische Messungen.** → **Uroflowmetrie**: Harnflussmenge pro sec (normal ♂ <15 ml/s und ♀ <20 ml/s) Zystomanometrie: Druckmessung mittels intravesikaler Sonden
  Urethrometrie: Beurteilung der internen und externen Sphinkterfunktion
- **Endoskopie.** Direkte Beurteilung von Blase und Harnleitern mit interventionellen Instrumenten (Laser, Sonden, bei Elektroresektion)
- **Biopsie.** Materialgewinnung für histologische und immunhistologische Untersuchungen und Abschätzung der Prognose bei Glomerulonephritis und nephrotischem Syndrom sowie nach Transplantation

Infektionen

Harnwegsinfekte

Die Infekte der ableitenden Harnwege werden in einen *oberen* Harnwegsinfekt, → **Pyelonephritis**, und *unteren* Harnwegsinfekt → **Zystitis**, unterschieden; hierbei sind Bakterien in der Urethra nachweisbar. Viren oder Pilze sind selten die Ursache eines Infekts. Bei Patienten, bei denen ein Blasendauerkatheter liegt, findet sich nach etwa 2 Wochen nahezu immer eine Bakteriurie. Der Harnwegsinfekt gehört zu den häufigsten → **nosokomialen Infektionen**.

Lassen sich keine Keime nachweisen, muss bei Dysurie von einer → **Reizblase** ausgegangen werden.

Akute Zystitis (unterer Harnwegsinfekt)

Ursachen sind aufsteigende bakterielle Infekte (E. coli) über die Genitalregion und Urethra meist durch mechanische Irritationen beim Geschlechtsverkehr: Die Bezeichnungen „Semesteranfangs-Zystitis" oder „Honeymoon-Zystitis" treffen den Nagel auf den Kopf. Auch postpartal bzw. bei Gravidität tritt eine Zystitis gehäuft auf. Auf Grund der besonderen Anatomie der weiblichen → **Urethra** sind von der Zystitis fast nur Frauen betroffen. Weitere Ursachen sind Feuchtigkeit verbunden mit Kälte und Stress (reflektorische Durchblutungsstörungen?). Ein asymptomatischer Verlauf findet sich bei 5% der Erkrankungen. Die Symptome sind:
- Dysurie
- Pollakisurie
- Spasmen

Eine Hämaturie besteht selten. Tritt Fieber oder Krankheitsgefühl auf, sind die oberen Harnwege mit beteiligt. Allerdings gibt es auch das Bild der klinischen stummen Niere, d.h. dass bei einer harmlos scheinenden Zystitis bei fast jedem dritten Patienten das Nierenbecken mit beteiligt ist. Von der Zystitis ist die → **Reizblase** abzugrenzen. Dieses Krankheitsbild ist nicht klar definiert; vegetative Faktoren und Östrogenmangel werden angenommen. In jedem Fall sollte eine Infektion mit Clamydien ausgeschlossen werden.

▶ **Therapie.** Flüssigkeitszufuhr auf 3 l am Tag steigern und auf lokale Wärme achten. Bei Rezidiven und v.a. bei Diabetes Kombination aus TMP/SMX (Trimethoprim/Sulfamethoxazol) oder Gyrase-Hemmer (z.B. Tarivid® oder Ciprobay®). Spasmolytika sind selten nötig.

Pyelonephritis (oberer Harnwegsinfekt; aszendierende interstitielle Nephritis)

Akute Pyelonephritis

Durch aufsteigende Infektionen eines unteren Harnwegsinfekts mit der Folge einer Entzündungsreaktion des Nierenbeckens, des renalen Interstitiums und Befall der Tubuli kommt es zum schweren Krankheitsbild der Pyelonephritis mit folgenden Symptomen:
- Fieber >38° mit Schüttelfrost,
- Dysurie,
- Flankenklopfschmerz und manchmal Rückenschmerzen und
- Im Labor eine Leukozytose und Erhöhung des CRP.

Durch hämatogen streuende Abszesse kann eine Urosepsis entstehen. Hier sind ältere Patienten und Diabetiker am meisten gefährdet. Bei Harnstau können sich Abszesse in der Niere oder im Bereich der Kapsel bilden. Die chronische Pyelonephritis kann zur Niereninsuffizienz führen; die → **GFR** ist dann stark eingeschränkt.

▶ **Therapie.** Antibiotikatherapie nach Antibiogramm über mindestens 2 Wochen. Eine Grunderkrankung muss ausgeschlossen werden. In der Menopause ist Östrogensubstitution zu erwägen.

Chronische Pyelonephritis

Zu den ursächlichen Faktoren zählen alle Möglichkeiten eines *Harnstaus* durch Obstruktion oder eine Abflussstörung:
- Nephrokalzinose
- Zysten
- Nephrolithiasis
- Beckenbodensenkung
Fehlbildungen
- Blasendivertikel
- Tumore

Weiter kann eine *Harntransportstörung* bestehen durch
- Störung der Innervation (z.B. neurogene Blasenentleerungsstörung bei Diabetes mellitus)
- Entzündungen (Akutphasenprotein CRP ↑)
- vesikourethraler Reflux (Blasenharn wird zurück ins Nierenbecken gedrückt; Blasenverschluß am Uretereintritt ist insuffizient)
- Gravidität
- Durchblutungsstörungen bei Kälte
- Diabetes mellitus (Polyneuropathie)
- Immunsuppression

Die Symptome sind weniger ausgeprägt als bei akutem Verlauf. Charakteristisch sind Blässe, Kopfschmerzen und erhöhte Blutdruckwerte. Diagnostisch bestehen → **Bakteriurie** und → **Leukozyturie**. Erste Hinweise ergeben sich aus der Sonografie (Narbenbildung und Nierenschrumpfung). Für die Therapie und den Verlauf sind die auslösenden Ursachen entscheidend.

Abszesse

Als Komplikation einer Pyelonephritis kann es zur Einschmelzung von Nierengewebe kommen: Pyonephrose. Im Urin tritt Eiter auf (→ **Pyurie**). Eine eitrige Abkapselung wird als *paranephritischer Abszess* bezeichnet. In jedem Fall besteht die Gefahr der Urosepsis und Befall benachbarter Organe (Pleura, Psoasabszess). Eine Teilresektion der Niere ist meist nötig.

Tuberkulose der Niere

Die Tuberkulose der Niere entsteht durch hämatogene Streuung einer Tbc der Lunge (LE 8.2, Abb. 8. 10) und verläuft in 3 Stadien:

- I (parenchymatöses Stadium): Zufallsbefund bei hartnäckiger Leukozyturie. Tuberkelbazillen sind selten nachweisbar
- II (Bildung von Kavernen): vermehrte Bakterienausscheidung und Infektion der unteren Harnwege und Beteiligung der Genitalorgane (Genital-TB)
- III (Spätstadium): Zerstörung der Niere; man spricht von Kittniere.

Die Symptome sind denen der Tuberkulose ähnlich. Die Urogenitaltuberkulose ist nicht ansteckend. Sie ist eine meldepflichtige Erkrankung.

Normvarianten und Fehlbildungen der Niere

Etwa ab der vierten Woche entstehen aus dem Mesoderm der Brust- und Lumbalregion die Gewebe, die sich als Urogenitalleisten zu den späteren Anlagen der Niere entwickeln. Dabei entsteht die definitive Niere in drei aufeinander folgenden, sich teilweise überlappenden Stadien:
- Vorniere (Pronephros),
- Urniere (Mesonephros) und
- Nachniere (Metanephros) als die definitive Niere.

Die eigentliche Niere wird bereits in der 5 Woche angelegt. In der 7. Woche sind die Feinstrukturen der ableitenden Harnwege vorhanden. Beim Neugeborenen sind die Nieren noch gelappt, wobei diese Untergliederung mit dem Wachstum früh verschwindet und nur noch durch die Gefäße repräsentiert ist.

Einzelniere

Hierbei fehlt eine Niere auf einer Körperseite, wobei die vorhandene Niere größer als normal ist. Ein blind endender Ureter kann vorhanden sein. Klinisch bestehen keine Symptome. Dieser Zustand liegt bei rund 1/700 Menschen vor.

Nierenhypoplasie

Bei ungleicher Entwicklung der beiden Nieren kann es zu einer abnorm kleinen Niere auf einer Körperseite kommen. Häufigkeit 1:1000. Die hypoplastische Niere erkrankt häufig an oberen Harnwegsinfekten (→ **Pyelonephritis**) und durch sie wird oft ein renaler Hochdruck ausgelöst. Nach Nephrektomie der kleinen Niere normalisiert sich der Blutdruck wieder.

Doppelniere

Hierbei weist eine Niere zwei getrennte Nierenbecken und zwei Harnleiter auf. Dabei können zwei Varianten entstehen:

- beide Ureter münden in die Blase oder
- ein Ureter mündet in der anderen Blasenseite

Im zweiten Fall ist die Niere während ihrer Entwicklung auf der „falschen" Seite aufgestiegen und mit der normal liegenden Niere „verschmolzen". Man spricht von einer *Verschmelzungsniere*. Im ersten Fall ist der Abfluss des Harns im Ureter, der vom oberen Nierenbecken stammt, oft behindert mit der Folge einer chronischen Pyelonephritis. Therapeutisch ist eine Entfernung der kranken Nierenhälfte (Heminephrektomie) in Erwägung zu ziehen.

Hufeisenniere

Beide Nieren sind bei ihrem Aufstieg an der A. mesenterica inferior „hängen geblieben" und miteinander verwachsen. Häufigkeit 1:600. Sie liegen bogenförmig um das Gefäß herum, wobei der Ureter abgeknickt sein kann. Die Folge sind rezidivierende Infekte durch Harnstauung. Eine operative Sanierung des Verlaufs der Harnleiter wird dann nötig.

Sackniere

Hierbei besteht ein abnorm weites Nierenbecken, das auch als → **Hydronephrose** bezeichnet wird. Die Harnstauung kann angeboren oder erworben sein. Wenn auch der Ureter erweitert ist, spricht man von einem *Megaureter*. Therapeutisch wird eine Teilresektion des Nierenbeckens durchgeführt.

Kuchenniere

Die Niere hat am Ende ihrer Entwicklung eine fehlerhafte Position eingenommen und ihre typische Form verloren. Sie ist kuchenartig breit und flach – oft mit eingeschränkter Funktion.

Nierenzysten

Sie können solitär oder multipel entstehen, wenn Tubuli und Sammelrohr nicht verknüpft werden. Durch Stau des Harns weitet sich der Tubulus zu einer Nierenzyste aus. Kleine *Solitärzysten* verursachen selten Symptome; große Zysten können bis zum Volumen eines Fußballs wachsen und benachbarte Organe komprimieren. Solche Zysten sind in 3–5% karzinogen und müssen natürlich entfernt werden. Im Fall einer → **Zystenniere** liegen zahlreiche kleine Hohlräume vor; die Niere sieht wie eine Bienenwabe aus. Man spricht auch von polyzystischer Nierendegeneration. Klinisch treten im mittleren Erwachsenenalter Symptome der Niereninsuffizienz auf. Die Erwachsenenform der polyzystischen Niere wird dominant vererbt.

Dystopie

Dieser Begriff bezeichnet eine abnorme Lage der Niere. Mit verkürztem Ureter findet sich oft eine *Beckenniere*. Bei der → **Wanderniere** ist das Fettlager eingeschmolzen, z.B. durch Abmagerung und bei Kachexie, und die Niere sinkt tiefer mit der Gefahr, dass der Ureter abknickt und einen Harnstau auslöst. Therapeutisch wird die Niere an der dorsalen Bauchwand fixiert (Nephropexie).

Glomerulonephritis (GN)

Unter diesem Begriff sammeln sich Krankheiten unterschiedlicher Ursache, die sich an den Nierenkörperchen abspielen. Dabei werden entzündliche und nichtentzündliche Glomeruluserkrankungen unterschieden. In den meisten Fällen liegt ein Immunprozess zugrunde.

Akute Glomerulonephritis

Akut tritt eine → **Glomerulonephritis** (GN) 1–4 Wochen postinfektiös (meist nach Streptokokkeninfekt, seltener nach Pneumokokken oder durch Viren) an beiden Nieren auf. In 85% aller GN finden sich Ablagerungen von Immunkomplexen im Glomerulum (in LE 13 ist nachzulesen, dass es sich dabei um eine Überempfindlichkeitsreaktion Typ III handelt). Die Prognose ist günstig. Selten kommt es zu einem rasch progredienten Verlauf mit Nierenversagen und Dialysepflichtigkeit. Diese *rasch progrediente GN* besteht bei Autoimmunkrankheiten wie → **Goodpasture-Syndrom**, Hashimoto-Thyreoiditis (LE 12), Lupus erythematodes, rheumatoider Arthritis, primär biliärer Zirrhose (LE 10.2) u. a. Kann kein ursächlicher Zusammenhang hergeleitet werden, spricht man von einer idiopathischen GN. Glukokortikoide und Immunsuppressiva müssen so früh wie möglich gegeben werden.

Die akute GN weist zwei typische Altersgipfel um 2–6 Jahre und >40 Jahre auf. Die Symptome beginnen als banaler Infekt, der nach einigen Wochen ein Rezidiv zu haben scheint. Im Mittelpunkt der Symptomatik steht die Ödembildung: Der Patient stellt Lidödeme fest und fühlt sich krank wie bei Influenza. Das Gewicht steigt an und bei geringgradiger Herzinsuffizienz kann es rasch zur Dekompensation kommen. Ist der Infektionsherd bekannt, kann die Diagnose bei postinfektiöser GN schneller gestellt werden.

Die Befunde sind:
- Hochdruck
- Ödeme (diffus, Gewichtszunahme)
- Herzinsuffizienz durch Überwässerung
- Asymptomatische Hämaturie in 70–90%
- Proteinurie

> **Einteilung der GN (Beispiele)**
>
> (Diese Auflistung soll zur Übersicht dienen; sie muss nicht auswendig gelernt werden)
>
> **Primäre Glomerulopathie**
> - Erkrankung des Glomerulums ohne dass eine Systemerkrankung besteht
>
> **Sekundäre Glomerulopathie**
> - Beteilung der Glomeruli bei anderer Erkrankung, z.B. Diabetes mellitus
>
> **Akute Formen**
> - rasch progrediente GN
> - akute GN
>
> **Chronische Formen**
> - IgA-Nephritis
> - minimal-change GN
> - membranproliferative GN
> - nephrotisches Syndrom Anti-GBM-Erkrankung (Goodpasture-Syndrom)
> - idiopathische Formen
>
> **Entzündliche GN**
> - postinfektiöse GN
> - primäre, idiopathische GN
> - GN bei Paraneoplasie (z.B. Bronchialkarzinom)
>
> **Nichtentzündliche (degenerative) GN**
> - Diabetische Nephropathie
> - Nephrosklerose bei Hochdruckkrankheit

LE 9.2

- Labor
  - Nachweis von Antikörpern (ANCA)
  - Erhöhte BKS und Leukozytose
  - Antistreptolysin-Titer (ASL) erhöht
  - Komplement C_3 erniedrigt

▶ **Therapie.** Senkung erhöhter Blutdruckwerte und Diuretika gegen die Ödeme unter Kontrolle des Wasser- und Elektrolythaushalts; Penizillin bei Streptokokken als Ursache und Steroide bei immunbedingter Pathogenese. – Die Prognose ist bei akut postinfektiöser Ursache gut, aber die Patienten müssen langfristig zur raschen Feststellung einer möglichen Niereninsuffizienz kontrolliert werden.

Chronische Glomerulonephritis

Klinisch verläuft die Erkrankung oft asymptomatisch, d.h. der Patient fühlt sich gesund. Im Teststreifen findet man eine Mikrohämaturie und eine Albuminurie; im weitere Verlauf entwickeln sich dann eine manifeste Hypertonie und die Symptome der → **chronischen Niereninsuffizienz**.

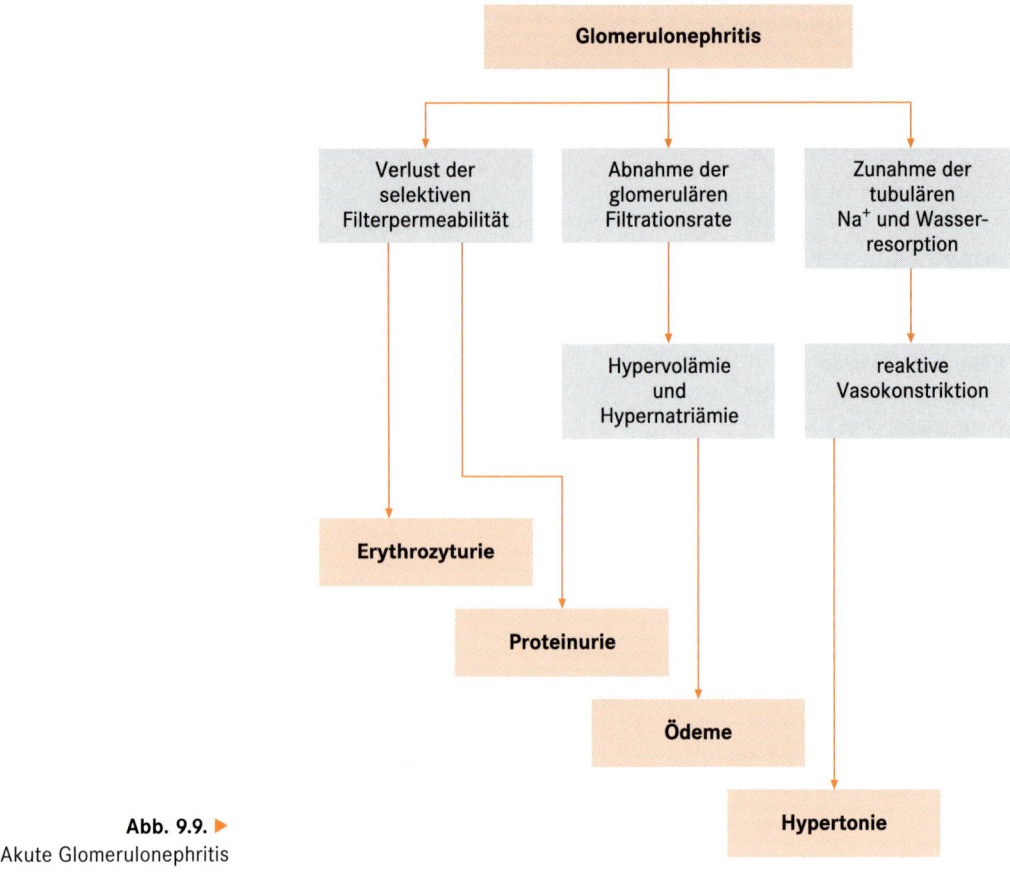

Abb. 9.9. ▶
Akute Glomerulonephritis

Goodpasture-Syndrom (Pulmorenales Syndrom; Anti-GBM-Nephritis)

Auch beim Goodpasture-Syndrom liegt eine chronische GN vor. Es können Autoantikörper gegen Strukturantigene der glomerulären Basalmembran (Anti-GBM-AK) nachgewiesen werden und es treten Immunkomplexablagerungen in den Alveolen auf. In 2% aller Patienten besteht ein isolierter Lungenbefall. Die Häufigkeit liegt bei 1:100.000 Einwohner, der Altersgipfel bei Diagnosestellung beträgt 30–40 Jahre; überwiegend erkranken Männer. Die Ursache der Autoimmunreaktion ist unklar. Die Gesamtmortalität liegt bei über 20% (davon 9% durch pulmonale Blutungen); unbehandelt beträgt die Mortalität >50% vor allem durch Lungenblutungen (Hämoptyse = Bluthusten oder Hämoptoe = Lungenblutung) und eine rasch progredient verlaufende GN. Die Therapie besteht durch die Gabe von Immunsuppressiva (Cyclophosphamid und Steroide).

Wegen der vielfältigen Ursachen ist eine spezifische Therapie der chronischen GN meist nicht möglich. Umso wichtiger ist die Vermeidung aller Einflüsse, die eine

weitere renale Belastung mit sich bringen: Paracetamol, Eiweißreiche Kost (v. a. bei
→ **Kreatinin** >1,5 mg/dl). Für Kochsalz oder Flüssigkeitsmenge gibt es keine besonderen Beschränkungen. Die Prognose ist ungünstig und die meisten Patienten werden dialysepflichtig.

Nephrotisches Syndrom (Eiweißverlustniere)

Hierunter werden verschiedene Krankheitsbilder bezeichnet, die mit ausgeprägter → **Proteinurie**, Verschiebungen des Proteinmusters in der Serumelektrophorese und ausgeprägten Ödemen durch Abfall des kolloidosmotischen Drucks einhergehen. In fast 80% ist eine chronische → **Glomerulonephritis** die Ursache, aber auch Kollagenosen, Infektionen anderer Ursache, eine Venenthrombose der Niere oder eine Quecksilbervergiftung können die Permeabilität im Glomerulum stark erhöhen. Im Mittel-

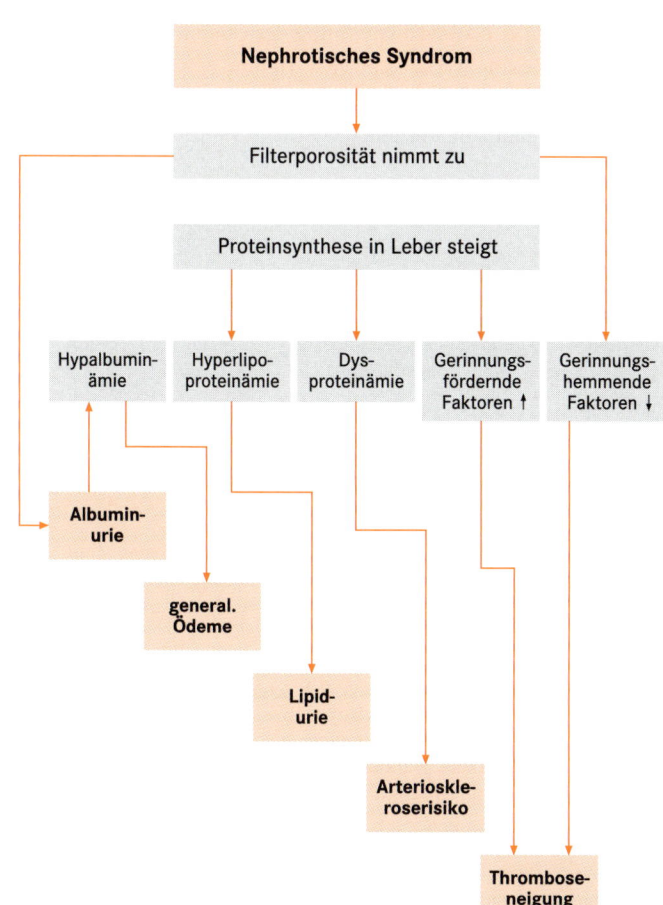

◄ **Abb. 9.10.**
Nephrotisches Syndrom

punkt der Befunde steht die Proteinurie mit >3,5 g täglich. In deren Folge treten Lidödeme auf, die meist den ersten Arztkontakt auslösen. Die Hypoproteinämie führt zu verschiedenen Störungen:

Die anhaltende Störung des glomerulären Filters führt zu einer Störung des Eiweißhaushalts, die sich im gesamten Organismus als Merkmalsmuster der → **Eiweißverlustniere** bzw. des → **nephrotischen Syndroms** ausdrückt:

- Verlust von Immunglobulinen (γ-Globuline) löst eine Abwehrschwäche aus
- Abnahme der Albumine führt zu → **Ödemen**
- Vermehrung der Lipoproteine (Anstieg von α2- und β-Globulinen) erhöhen das Arterioskleroserisiko
- Störung des Vitamin-D-Metabolismus mit der Folge einer Osteomalazie
- Abfall des Thyroxin-bindenden Globulins Thyreoglobulin (LE 12) mit der Folge einer Hypothyreose
- Abfall des Transferrins mit Anämie (LE 13) durch verminderte Transportkapazität von Eisen
- Abfall des Antithrombin III (AT III) mit der Folge einer gesteigerten Thromboseneigung

▶ **Therapie.** Behandlung der Grunderkrankung und Vermeiden der Noxen, wenn möglich. Die Gabe von Diuretika zur Ausschwemmung der Ödeme erfordert meist die Kaliumsubstitution. Nephroprotektiv wirken ACE-Hemmer. Weiter muss eine Thromboseprohylaxe durchgeführt werden. Je nach Ursache müssen Glukokortikoide oder Immunsuppressiva gegeben werden.

Therapie mit Diuretika

Diuretika sind Medikamente, die zu einer gesteigerten Ausscheidung von Urin führen. Nach den unterschiedlichen Angriffspunkten der Diuretika werden diese eingeteilt; hinsichtlich der Nebenwirkungen ist die Kenntnis der verschiedenen Stoffklassen wichtig. Im Vordergrund steht der Verlust des Elektrolyts Kalium, denn eine Hypokaliämie ist einer der häufigsten Gründe für Herzrhythmusstörungen.

- *Schleifendiuretika* scheiden an der Henle-Schleife zusammen mit Wasser und Na^+ auch K^+ aus; hier muss auf eine Hypokaliämie geachtet werden (Stoffgruppe Furosemid, z.B. Lasix®)
- *Kaliumsparende Diuretika* hemmen die Resorption von Na^+ im Austausch gegen K^+ am distalen Tubulus oder am Sammelrohr; durch diese weniger stark diuretisch wirkenden Substanzen ist die Gefahr der Hypokaliämie geringer (Stoffgruppe Triamteren, z.B. Dytide H®)
- *Thiazide* hemmen die Wasserresorption am distalen Tubulus, scheiden aber vermehrt Mg^{2+} aus (Stoffgruppe Hydrochlorothiazid, z.B. Esidrix®)
- *Aldosteronantagonisten* sind eigentlich keine Diuretika, führen aber durch Hemmung der Wirkung des Hormons zur verminderten Ausscheidung von K^+ und wirken klinisch ähnlich wie die kaliumsparenden Diureika (Stoffgruppe Spironolacton, z.B. Aldactone®)

Außer den Schleifendiuretika werden diese Medikamente wegen ihrer begrenzten wassertreibenden Wirkung häufig kombiniert gegeben.

Akutes Nierenversagen (ANV)

Unter einem akuten Nierenversagen (ANV) versteht man eine über Tage bis Wochen eintretende Insuffizienz der Niere, wobei die Nieren den Harn nicht mehr ausscheiden können und es zu einer Hyperhydratation des Körpers kommt. Die → **renalen Retentionswerte** steigen dabei massiv an. Das ANV ist in 4 von 5 Fällen die Folge eines Volumenmangel- oder septischen Schocks bzw. einer massiven Dehydratation (Schockniere). Seltener (etwa 20%) kommt es durch tubuläre Schädigungen zum akuten Nierenversagen; Auslöser können eine Gestose, Hämolyse, Pankreatitis u.a. sein.

LE 9.2

Stadien des ANV

1. *Schädigungsphase* (Stunden bis mehrere Tage):
   Abnahme der Ausscheidung
2. *Phase der Oligo-/Anurie* (bis zu 10 Wochen):
   Isosthenurie und Gefahr der Hyperhydratation (Lungenödem) mit Bild der Urämie
3. *Phase der Polyurie* (Tage bis Wochen):
   Ausscheidung von 5 l Harn und mehr täglich mit Exsikkose
4. *Restitutionsphase* (bis zu 12 Monaten):
   Normalisierung aller Werte und folgenloser Heilung

Komplikationen des ANV

- Überwässerung (Hyperhydratation) mit Herzinsuffizienz, Lungenödem und Hypertonie
- Elektrolytentgleisung mit Hyperkaliämie und Herzrhythmusstörungen
- Metabolische Azidose
- Urämische Perikarditis
- Urämische Gastritis
- Neurologische Symptome mit Übererregbarkeit (restless legs)
- Anämie
- Thrombozytopenie mit Blutungen
- Infektionen (Haupttodesursache bei ANV)

In Abb. 9.11 ist dieser Verlauf am Beispiel eines Patienten mit massiver Magenblutung bei Ulcus ventrikuli dargestellt. In Folge des hämorrhagischen Schocks tritt das akute Nierenversagen in seinen 4 typischen Phasen auf.

Das Bild des akuten Nierenversagens kann auch postrenal durch eine akute Behinderung des Harnabflusses ausgelöst werden (Nephrolithiasis, Tumoren, Prostatahyperplasie). Das ANV löst eine intensivmedizinische Therapie aus. Im Mittelpunkt der Problematik steht die Entgleisung des Wasser- und Elektrolythaushalts mit kardialer Überlastung und Überwässerung bis zum Lungenödem und zentralnervösen Störungen (Krampfanfälle). Eine Hyperkaliämie kann Arrhythmien auslösen. Der gestörte Säurenbasenhaushalt durch verminderte Ausscheidung von H^+-Io-

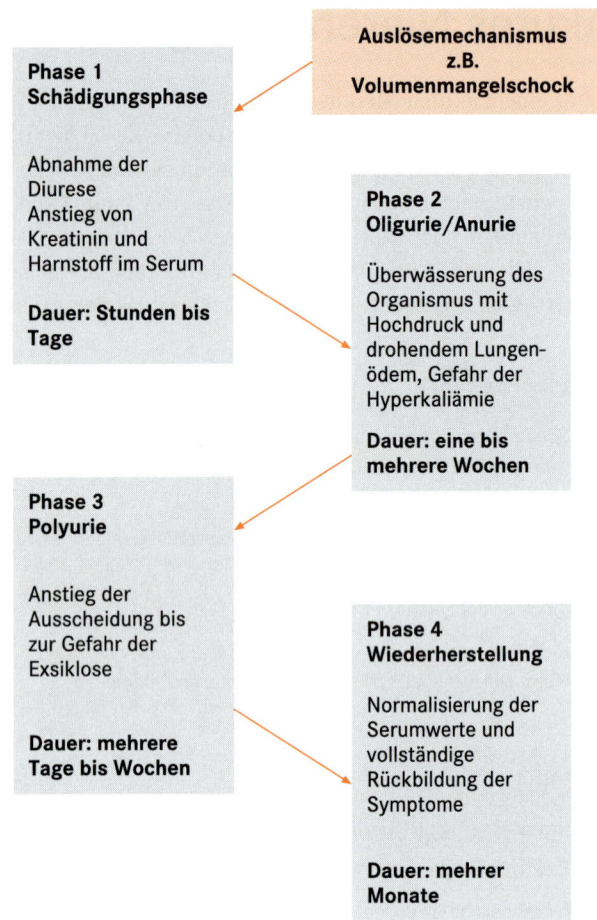

Abb. 9.11.
Akutes Nierenversagen

nen macht sich als renale (metabolische) Azidose bemerkbar. Mit dem Anstieg von Kreatinin und Harnstoff kommt es zum Vollbild der → **Urämie** mit Bewusstseinsstörungen und Erbrechen. Therapeutisch wird initial eine hochdosierte (forcierte) Diuretikatherapie versucht bei Gabe von Kalium und Bikarbonat. Im Stadium 2 muss die Dialyse erfolgen.

Chronische Niereninsuffizienz

Es liegt eine irreversible, fortschreitende Störung der exokrinen und endokrinen Nierenfunktion vor. Der Krankheitsprozess, bei die die Nephrone der Niere zugrunde gehen, entwickelt sich über einen längeren, meist Jahre dauernden Zeitraum. Insgesamt ist die Mortalität um das 5fache erhöht. In jedem Fall führt die chronische Niereninsuffizienz zur Behandlung durch Nierenersatzverfahren wie Dialyse oder Nierentransplantation. Die Ursachen sind vor allem Glomerulonephritis, diabetische Nephropathie, chronische interstitielle Nephritis (Pyelonephritis) und die Zystenniere.

Ursachen der chronischen Niereninsuffizienz (Daten von 2001)

- 24% chronische Glomerulonephritis
- 17% (Tendenz ansteigend) Diabetes mellitus Typ II
- 15% chronische Pyelonephritis
- 11% Gefäßerkrankungen der Niere
- 8% Zystennieren
- 5% Diabetes mellitus Typ I
- 3% Systemerkrankungen

Bei mehr als jedem 10. Patienten ist die Ursache der Niereninsuffizienz unbekannt.

Stadien der chronischen Niereninsuffizienz

(normale Nierenfunktion bei → **GFR** 100% = Kreatinin-Clearance durchschnittlich 125 ml/min)

I: GFR 50–80%
Niereninsuffizienz ist voll kompensiert und nur subklinisch nachweisbar; das → **Kreatinin** und der → **Harnstoff** liegen noch im oberen Normbereich

Beachte, dass es den kreatininblinden Bereich gibt!

II: GFR 20–50%
Kompensierte Retention; sie beginnt bei einem Anstieg des Kreatinin < 3mg/dl (Azotämie) und ist fortgeschritten bei Kreatinin 3–6 mg/dl. Der Blutdruck ist erhöht; durch Absinken des Kalziumspiegels (fehlende Aktivierung des Hormons Vitamin D) tritt ein sekundärer Hyperparathyreoidismus auf

III: GFR 10–20%
Dekompensierte Retension oder präterminale Niereninsuffizienz; Symptome der Urämie bei Kreatinin >6–7 mg/dl

IV: GFR <5–10%
Terminale Niereninsuffizienz mit irreversiblem Nierenversagen; Kreatinin >10 mg/dl; der Patient wird dialysepflichtig bzw. es muss eine Nierentransplantation erwogen werden

Die chronische Niereninsuffizienz zeigt sich als Symptomenkomplex der → **Urämie**. Wenn die glomeruläre Filtrationsrate <50 ml/min absinkt, treten zunehmend folgende Symptome auf:

- **Allgemein.** Müdigkeit und Leistungsminderung
- **Herz und Kreislauf.** Hypertonie, Überwässerung, Perikarditis, Hyperkaliämie mit Herzrhythmusstörungen und Gefahr der Asystolie
- **Atemwege.** Lungenödem, Pleuritis, Gefahr der Pneumonie durch allgemeine Abwehrschwäche
- **Magen-Darmtrakt.** Übelkeit, Erbrechen, Diarrhoe, urämische Gastritis
- **Nervensystem.** Konzentrationsstörungen, Kopfschmerzen, Wesenveränderung (Psychosyndrom), Bewusstseinsstörung bis zum urämischem Koma; periphere Neuropathien, Gangstörung, restless legs
- **Haut.** Pruritus, bräunlich-gelbes Hautkolorit, Uringeruch

- **Blut.** Renale Anämie durch verminderte Produktion von Erythropoeitin und verkürzte Lebensdauer der Erythrozyten
- **Skelett.** Renale Osteopathie oder Osteomalazie (Mechanismus: die verminderte Umwandlung von Vitamin D in aktive Form (1,25 Dihydrocalciferol) führt dazu, dass die Resorption von Kalzium im Darm reduziert wird und eine Hypokalziämie im Blut auftritt. Dadurch wird Parathormon vermehrt freigesetzt – man spricht von einem sekundären Hyperparathyreoidismus; LE 11)
- **Hormone.** Störungen des Kohlenhydrat- und Fettstoffwechsels sowie der Sexualfunktionen

▶ Therapie. Ziel der Therapie ist die Progressionshemmung der chronischen Niereninsuffizienz mit
  - ACE-Hemmern und AT-Antagonisten zur Einstellung der Hypertonie; wobei ACE-Hemmer nephroprotektiv wirken; Zielwert <130/95 mm Hg
  - Diuretika zur Entwässerung
  - Statine zur Senkung erhöhter Cholesterinwerte; Zielwert für LDL-Cholesterin <160 mg/dl
  - Optimale Einstellung eines Diabetes; Zielwert für HbA1c <6,5%
  - Konsequenter Behandlung von Infekten
  - Kurzfristiger Kontrolle der Elektrolyte
  - EPO (rekombinant hergestelltes Erythropoeitin) bei renaler Anämie
  - Diät zur Eiweißreduktion (<0,8 g/kg KG täglich) und Hemmung der Phosphataufnahme
- Gabe von Vitamin D bei Hyperparathyreoidismus

Medikamente, die über die Niere ausgeschieden werden, müssen in ihrer Dosis angepasst werden; besonders gilt das für Digoxin und Antibiotika. Die Patienten dürfen nicht rauchen. Rechtzeitig muss ein Gefäßshunt (→ **Cimino-Fistel**) für die → **Dialyse** angelegt werden.

Nierenersatzverfahren

Derzeit gibt es in Deutschland fast 60000 Menschen, die sich regelmäßig der Dialyse unterziehen müssen. Rund 18000 Patienten werden betreut, weil sie eine Niere transplantiert bekommen hatten. Ab dem Zeitpunkt, wenn die → **Urämie** nicht mehr medikamentös zu beherrschen ist, muss sich der Patient der → **Dialyse** unterziehen. Vor allem sind dies die Überwässerung des Körpers mit Lungenödem, Hyperkaliämie und metabolischer Azidose sowie das Auftreten einer urämischen Perikarditis. Auch ein ansteigender, nicht mehr einstellbarer Blutdruck oder der Anstieg von Harnstoff im Serum auf >240 mg/dl gelten als Indikationen für Nierenersatzverfahren. Drei verschiedene Therapien werden dabei unterschieden:
- Hämodialyse und Hämofiltration
- Peritonealdialyse
- Nierentransplantation

Dialyse

LE 9.2

Zur „Blutwäsche" wird das heparinisierte Blut des Patienten in ein System mit einer semipermeablen Membran und einem dahinter liegenden *Dialysat* gepumpt. Im Dialysat befinden sich Elektrolyte und Puffersubstanzen in einer Konzentration, die zu einem Diffusionsgefälle vom Patienten in diese Flüssigkeit durch die Membran führen. Dieser Mechanismus erfolgt so lange bis der Konzentrationsunterschied ausgeglichen ist. Nach der „Entgiftung" wird das Blut dem Patienten wieder zugeführt. Etwa 3 Sitzungen pro Woche von je 4–5 Stunden Dauer sind nötig.

Hämofiltration. Bei der Dialyse erfolgt der Austauschprozess nur durch Diffusionskräfte, bei der Hämofiltration wird das Blut durch den Blutdruck durch die Membran gepresst. Voraussetzung für das Verfahren ist ein großkalibriger, widerstandsfähiger Zugang im Gefäßsystem des Patienten. Üblich ist die Anlage eines arteriovenösen Kurzschlusses (Shunt) zwischen A. radialis und V. cephalica am Unterarm. Innerhalb weniger Wochen (ca. 4 Wochen) nach dem gefäßchirurgischen Eingriff wird die Vene durch den arteriellen Druck erweitert und wandstabiler, so dass die wiederholte Punktion möglich wird. Ist ein solcher *Brescia-Cimino-Shunt* (auch Cimino-Fistel genannt) nicht möglich muss ein Kunststoffimplantat eingesetzt werden. Der „Shunt-Arm" muss absolut geschont werden: Keine Blutdruckmessung und Verzicht auf einengende Kleidung! Üblich ist die Durchführung der Dialyse in einem Zentrum; für geschulte Patienten mit engagierten Angehörigen und hygienischen Wohnverhältnissen ist auch die Heimdialyse möglich.

Komplikationen. Die Komplikationen der Dialyse zeigen sich im hohen Flüssigkeitsentzug mit der Folge orthostatischer Dysregulationen. Der Patient leidet nach der Dialyse oft unter Schwindel und benötigt Betreuung. Durch Wasserverschiebungen

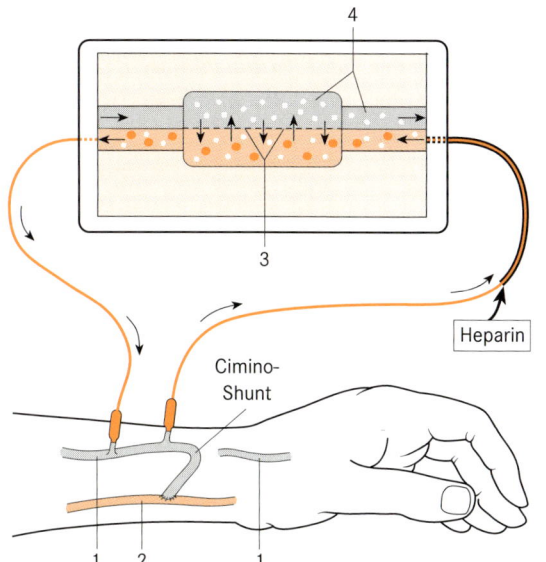

◀ Abb. 9.12.
Hämodialyse. Durch End-zu-Seit-Anastomose wird die V. cephalica (1) mit der A. radialis (2) verbunden und die Cimino-Fistel als Shunt gebildet; das heparinisierte Blut wird in die Dialysemaschine gepumpt; an einer semipermeablen Membran (3) werden die harnpflichtigen Substanzen gegenüber dem Konzentrationsgefälle der Dialysatflüssigkeit (4) ausgetauscht; anschließend fließt das Blut in das Shuntgefäß zurück

kommt es zum Desäquilibrium-Syndrom: osmotische Störungen mit passagerem Hirnödem (Kopfschmerzen, Bewusstseinsstörungen, Schwindel, Krampfanfälle). Die Dialyse kann eine Hypokaliämie auslösen und diese wiederum ventrikuläre Extrasystolen. Allergische Reaktionen gegen Bestandteile der Kunststoffmembran können auftreten. Das Blutungsrisiko ist durch die Heparinisierung erhöht. Besonderes Augenmerk muss der frühen Erkenntnis von Infektionen des Shunts gelten.

Peritonealdialyse (CAPD, APD, CCPD, NIPD, TPD)

Man sieht schon an den vielen Abkürzungen, dass die häusliche Dialyse in verschiedenen Methoden durchgeführt werden kann. Doch immer wird das Peritoneum als semipermeable Membran benutzt. Bei der → **CAPD** (*continous ambulant peritoneal dialysis*) wird das Dialysat über einen Dauerkatheter in die Bauchhöhle eingebracht. Ein Vorteil ist, dass weder ein Gefäßzugang noch eine Heparinisierung nötig sind; aus dem Dialysat können jedoch größere Mengen Glukose resorbiert werden und eine diabetische Stoffwechsellage herbeiführen. Die Peritonealdialyse kann als Heimdialyse durchgeführt werden; sie setzt die Schulung und die Mitarbeit des Patienten sowie den Einsatz ambulanter Pflegekräfte voraus. Über den Katheter fließen mehrmals täglich rund 2–2,5 l Dialysat in die Bauchhöhle; nach 5–8 Stunden (Nachtruhe) wird die Flüssigkeit wieder abgelassen. Dieser Prozess dauert rund 30 min.

Für die *automatische Peritonealdialyse (APD)* stehen auch Automaten, sog. *Cycler*, zur Verfügung, die den Wechsel des Dialysats selbständig durchführen. Die nächtliche Dialyse mit diesem System ermöglicht dem Patienten einen selbständigen Tagesablauf und berufliche Aktivitäten. Der Cycler führt nach individuell programmierten Daten Zufuhr und Ablauf des Dialysats durch. Das Dialysat, das morgens in die Bauchhöhle geflossen ist, bleibt tagsüber im Bauchraum. Man spricht von der *CCPD*: *continous cyclic peritoneal dialysis*. Im Gegensatz hierzu befindet sich bei der *nächtlichen intermittierenden Peritonealdialyse (NIPD)* am Tag kein Dialysat im Bauchraum. Für diese Form sind nur Patienten geeignet, bei denen die Diffusion in kurzer Zeit erfolgen kann. Beim Verfahren der *Tidal-Peritonealdialyse (TID)* können größere Dialysatmengen eingebracht werden, wobei der Austausch fraktioniert erfolgt und längere Diffusionszeiten möglich sind.

Nierentransplantation

Rund 2300 Nierentransplantationen wurden in Deutschland im Jahr 2001 bei terminaler, irreversibler Niereninsuffizienz durchgeführt. Die Warteliste betrug rund 9500 Patienten. Rund 10% sind Lebendspenden naher Verwandter. Voraussetzung für die Transplantation ist die Kompatibilität der Gewebe und der Blutgruppen von Spender und Empfänger und dass keine ernsthaften Begleiterkrankungen, die das Transplantat gefährden können, vorliegen (z.B. Diabetes mellitus mit Komplikationen) (LE 13). Die Transplantation der Niere kann erfolgen als

- Allogenes Transplantat (Niere stammt von einer Leiche); 85% aller Transplantationen

- Lebendspende von einem Verwandten; 10%
oder
- Lebendspende von einem fremden Menschen mit kompatiblen Blutwerten; <5%

Die Vergabe von Organen wird wie bei allen Transplantationen durch *Eurotransplant* gesteuert. Die europäische Dachorganisation hat ihren Sitz in Leiden/Niederlande und steht mit Deutschland über die Deutsche Stiftung Organtransplantation (DSO) in Verbindung. Die DSO ist in Deutschland in 40 Transplantationszentren organisiert, die mögliche Organspenden und den Organbedarf an Eurotransplant melden. Auf diese Weise wird die Verteilungsgerechtigkeit von Organen gesichert. Über den illegalen und kriminellen Organhandel existieren nur Dunkelziffern.

Die neue Niere wird in der Fossa iliaca implantiert. Die Komplikationen liegen postoperativ *akut* in Stenosen der Harnleiter oder Nierengefäße bzw. in Nahtdehiszenzen (die OP-Nähte werden undicht). Auch eine akute Abstoßung ist innerhalb von Tagen bis Wochen möglich. Hinweise sind Leukozytose, Oligurie und Ödeme. Die Abstoßungsreaktion wird über T-Lymphozyten vermittelt und ist eine Überempfindlichkeitsreaktion TYP IV (LE 13).

Chronische Komplikationen sind Abstoßungsreaktionen, die über Jahre hinweg zu einer progredienten Niereninsuffizienz führen können und Infektionen der transplantierten Niere. Die Lebenserwartung (10-Jahres-Überleben) liegt bei 50–60% und entspricht der Dialyse bei jedoch weit höherer Lebensqualität der Patienten. Ältere Patienten (<65 Jahre) müssen in der Rangliste der Transplantatvergabe hinter jüngere zurücktreten; das Alter stellt somit eine *relative Kontraindikation* für die Nierentransplantation dar. Dazu zählen auch schwere psychische Störungen und Patienten, bei denen eine Mitarbeit in der Nachsorge nicht gewährleistet ist.

Absolute Kontraindikationen für eine Nierentransplantation sind:
- Erkrankungen an bösartigen Tumoren
- chronische Infektionen
- fortgeschrittene Arteriosklerose
- florides Ulkus duodeni oder ventrikuli
- immunologische Unverträglichkeiten.

Die Immunreaktion durch die transplantierte Niere wird während und nach der Operation durch Glukokortikoide und Immunsuppressiva unterdrückt. Besonderer Stellenwert kommt Ciclosporin (Sandimmun®) zu.

Nephrolithiasis (Urolithiasis)

Die Steinbildung gehört zu den häufigsten (und ältesten) Erkrankungen der Menschen mit einer Prävalenz von >4%, die mit dem Alter ansteigt (8% mit 65 Jahren). Der Mechanismus der Steinbildung (Lithogenese) bei der → **Nephrolithiasis** ist nicht vollständig bekannt. Zum einen kann die Ausscheidung und Konzentration der Salze im Urin soweit ansteigen, dass es zur *Kristallisation* kommt (Anstieg des lithogenen Index); zum anderen beeinflussen eine Störung des Harnabflusses und Infektionen

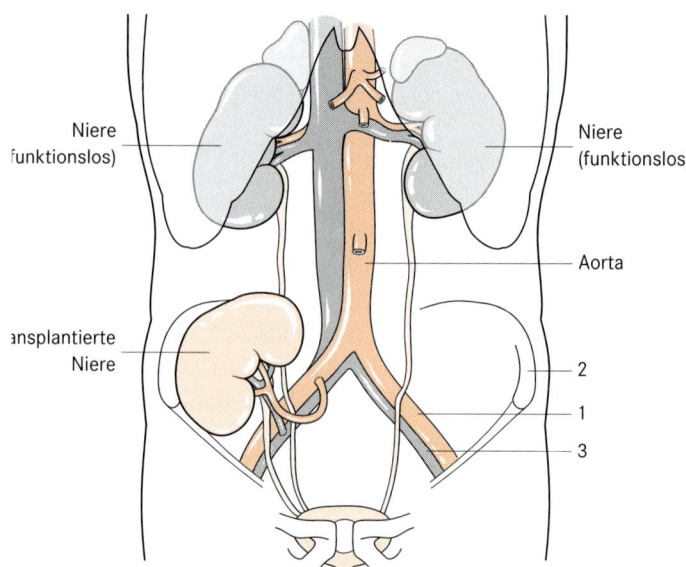

Abb. 9.12. Nierentransplantation. Die transplantierte Niere wird am Rand der Beckenschaufel in der Fossa iliaca fixiert, ihre Gefäße werden mit der A. und V. renalis des Patienten verbunden; der Harnleiter den neuen Niere wird in die Harnblase eingepflanzt; 1 = A. iliaca communis, 2 = Darmbeinkamm (Crista iliaca), 3 = V. iliaca externa

---

Klassifikation der Abstoßungsreaktion

1. normale Transplantatfunktion
2. hyperakute (sofortige) Abstoßung
3. geringgradige akute Abstoßungsreaktion (Borderline changes)
4. akute Abstoßung
   - 4.1. milde Reaktion
   - 4.2. moderate Reaktion
   - 4.3. schwere Reaktion
5. chronische Transplantat-Nephropathie
6. andere Veränderungen der Niere ohne Abstoßungsreaktion

---

die Steinbildung. Die meisten Steine bestehen aus Kalziumoxalat (70%), dann folgen Harnsäuresteine (10–15%) und Infektsteine aus Magnesium- oder Kalziumphosphat (5–10%); Steine aus Zystin- oder Xanthinsalzen sind selten. Für die Steinbildung spielt der pH-Wert des Harns eine Rolle (tubuläre Azidose) und bei kalziumhaltigen Steinen die renale Ca^{2+}-Ausscheidung.

Symptome. Leitsymptom ist die Nierenkolik durch Einklemmung des Steins im Ureter, wobei die physiologischen Engstellen der Ureteren, die Ureterstenosen, die Kolikentstehung begünstigen. Je kleiner der Stein ist, desto größer sind die Schmerzen!

Diagnose. Sonografisch wird der Nierenstein durch seinen Schallschatten erkannt: stark schattengebend sind Kalziumoxalatsteine, weniger ausgeprägt Kalziumphosphatsteine. Steine mit hohem Zystin- oder Harnsäuregehalt werfen kaum oder keinen Schatten. Vor der → **Urografie** wird eine Nierenleeraufnahme durchgeführt; kalkhaltige Steine werden hier sichtbar. In der Urografie kann die Seitendifferenz der Ausscheidung des Kontrastmittels und eine Stauung beurteilt werden. Neben bildgebenden Verfahren werden Laboruntersuchungen durchgeführt um die Bestandteile der Steine zu ermitteln.

▶ **Therapie.** Im Akutstadium stehen Analgetika und Spasmolyse der Kolik im Vordergrund. Rund 80% der Steine gehen dann spontan ab. Bei Lokalisation im unteren Ureter können die Steine zystoskopisch direkt entfernt werden. Ist das nicht möglich, kommt die extrakorporale Stoßwellentherapie (→ **ESWL, Lithotripsie**) oder die perkutane Nephrolitholapaxie (PNL) zum Einsatz. Bei der ESWL wird eine Stoßwelle erzeugt, die den Stein „zertrümmert". Die Stoßwelle kann elektromagnetisch, durch Funken oder piezoelektrisch ausgelöst werden und wird über Strahlenbündelung auf den Stein gerichtet. Auch eine intraureterale Lithotripsie ist mittels Sonden möglich. Die Erfolgsrate der ESWL liegt bei >80%. Zwar muss der Patient zur Lithotripsie fixiert werden, doch können auch dann kleine Bewegungen zum Auftreffen der Stoßwellen auf Grenzflächen führen und Nebenwirkungen auslösen:
- Schmerzen
- Nierentrauma mit Hämaturie
- intrarenale Hämatome
- Herzrhythmusstörungen

Bei Obstruktionen distal des Konkrements, bei Harnswegsinfekten oder Gravidität ist die ESWL nicht indiziert. – Bei der PNL wird das Nephroskop nach sonografisch gesteuerter Punktion in das Nierenbecken und das Kelchsystem eingeführt und der Stein zerstört. Anschließend muss ein Nephrostomiekatheter eingelegt werden.

Nierenarterienstenose

Die Kompression der arteriellen Nierendurchblutung ist Ursache der arteriellen Hypertonie in ca. 1,5 %, wobei eine Verengung der A. renalis massiv das → **Renin-An-**

Nierensteine – häufige Arten und Ursachen

Kalziumoxalatsteine
- bei erhöhter Ausscheidung von Kalzium oder Oxalaten im Urin, wobei die Ursache unbekannt ist (idiopathisch)
- Hyperparathyreoidismus
- Vergiftung (Überdosierung) mit Vitamin D

Harnsäuresteine
- Gicht
- Idiopathisch erhöhte Ausscheidung von Harnsäure
- Dehydratation

Kalziumphosphatsteine
- Harnwegsinfekte

giotensin-System aktiviert. Die Nierenarterienstenose wird fast immer durch eine Arteriosklerose ausgelöst, ist aber in 20% durch eine angeborene fibromuskuläre Dysplasie bedingt. Auffallend bei dieser sekundären Form der Hypertonie ist besonders die signifikante Erhöhung des diastolischen Blutdrucks. Auskultatorisch kann man paraumbilical (im Nabelbereich) ein Stenosegeräusch hören. Diese Art der Hypertonie lässt sich durch Gabe des ACE-Hemmers Captopril nachweisen: Nach oraler Einnahme kommt es innerhalb einer Stunde zum Blutdruckabfall und dann zum Anstieg von Renin im Plasma. Die Behandlung besteht in Dilatation der Stenose mittels PTA (perkutaner transluminaler Angioplastie) bzw. deren operativer Beseitigung.

Nierentumoren

Benigne Tumoren der Nieren werden selten diagnostiziert, da sie asymptomatisch sind. Dazu gehören neben Nierenzysten auch Hämangiome.

Der häufigste Nierentumor ist das → **Nierenzellkarzinom**. Es tritt bei Männern mehr als doppelt so häufig auf wie bei Frauen; Altersgipfel 50–70 Jahre. Seine Karzinogenese liegt im Dunkeln. Histologisch ist der Befund heterogen.

Die Diagnose im Frühstadium erfolgt immer zufällig, da der Tumor initial ohne Symptome verläuft. Wenn klinisch Symptome bestehen, liegen fast immer Lymphknoten- oder Fernmetastasen vor. Als klassische symptomatische Trias, die allerdings nur in 10% der Patienten vorkommt, bestehen

- eine schmerzlose Hämaturie (in 40%),
- Flankenschmerzen (in 30–40%) und
- ein tastbarer Flankentumor (in 20–30%).

Daneben treten unspezifische Tumorzeichen wie Gewichtsabnahme (in 30%) und Fieber (in 15%) auf. Als Paraneoplasie können sowohl eine Anämie als auch eine Polyglobulie (Zunahme der Erythrozytenzahl durch gesteigerte Produktion von Erythropoetin) auftreten. Peptide mit der Wirkung von Parathormon lösen oft eine Hyperkalziämie (mit QT-Verkürzung im EKG) aus. Bei gesteigerter Renin-Produktion findet sich eine Hypertonie. Dass Nierenkarzinom wird wegen seiner vielfältigen Parane-

---

Prophylaxe von Harnsteinen

- Steigerung der Trinkmenge zur Verdünnung des Harns und Erzeugen einer Polyurie 2–3 l/Tag
- Ausreichende körperliche Bewegung
- Effektive Therapie von Harnwegsinfekten
- Senkung eines Übergewichts
- Regulierung des Stuhlgangs (ohne Laxantien)
- Alkalisierung des Harns bei kalziumhaltigen Steinen (Uralyt-U®)
- Effektive Senkung erhöhter Harnsäurewerte
- Lokale Wärme

oplasien auch als „urologisches Chamäleon" bezeichnet. Als Komplikation kann der Tumor wie ein Zapfen in die untere Hohlvene einwachsen und eine Lungenembolie auslösen, wenn es zu einem Abriss kommt.

▶ **Therapie.** Therapeutisch kommt nur die Tumornephrektomie in Frage. Wegen eines Gens mit „multiple drug resistance" (MDR-Gen) spricht der Tumor nicht auf Chemotherapie an. Auch die Strahlentherapie erbrachte bisher keine Erfolge, wird aber bei Knochenmetastasen angewandt. Experimentell wird eine adjuvante Immuntherapie mit Interferon und Interleukin-2 versucht; Lungenmetastasen weisen hierdurch Remissionen auf. – Das 10Jahres-Überleben liegt insgesamt zwischen 20–60%. Bei Metastasen wird die Prognose ungünstig. Für das Stadium T3 liegt das 5-Jahres-Überleben bei 2–14%.

Störungen von Wasser- und Salzhaushalt

Ödeme

Die Ursachen eines Ödems (Abb. 6.13) sind
- **Erhöhung des hydrostatischen Drucks**
    - Einflussstauung bei Rechtsherzinsuffizienz
    - Lungenstauung mit Belastungsdyspnoe oder Lungenödem bei
    - Linksherzinsuffizienz
    - Venöses Ödem
    - Lymphödem

TNM-Klassifikation	
T1	<7 cm, auf Niere begrenzt
T2	>7 cm, auf Niere begrenzt
T3a	Infiltration der Nebenniere oder von perirenalem Fettgewebe
T3b	Ausbreitung in Nierenvene oder V. cava inf. unterhalb des Diaphragmas
T3c	Ausbreitung in V. cava inf. oberhalb des Diaphragmas
T4	Durchbruch durch Nierenfaszie
N0	keine LK
N1	solitäre LK-Metastase <2 cm
N2	solitäre LK-Metastase 2–5 cm oder multiple LK-Metastasen <5 cm
N3	LK-Metastase >5 cm
M0	keine Fernmetastasen
M1	Fernmetastasen liegen vor

- **Abfall des kolloidosmotischen Drucks**
  - Glomerulonephritis
  - Eiweißverlustniere
  - Leberzirrhose
  - Verbrennungen
- **Steigerung der Kapillarpermeabilität**
  - Infektionen und Entzündungen
  - Allergien

Volumenmangel

Polyurie. Renale Verluste treten auf bei Therapie mit Diuretika, osmotischer Diurese (z.B. bei Diabetes mellitus), in der polyurischen Phase bei akutem Nierenversagen, bei chronischer Niereninsuffizienz, Hyperkalziämie, Diabetes insipidus durch ADH-Mangel und bei Morbus Addison (Nebennierenrindeninsuffizienz, LE 12).

Magen-Darmtrakt. Gastrointestinale Verluste treten auf bei starkem, chronischem Erbrechen, bei chronischer Diarrhoe (Malabsorptionssyndrom) oder bei wiederholten Aszitespunktionen.

Trinkstörung. Eine mangelnde Zufuhr kann bestehen durch ein im Alter herabgesetztes Durstempfinden, Bewusstseinsstörungen und Pflegebedürftigkeit sowie durch Schluckstörungen.

Andere Wasserverluste. Die erhöhte Abgabe von Flüssigkeit kann erfolgen bei Fieber, durch gesteigerte Perspiratio insensibilis bei Hyperventilation (Wasserabgabe in der Ausatemluft), durch starkes Schwitzen und bei Verbrennungen.

Volumenüberschuss

Eine Überwässerung oder Hyperhydratation des Körpers kann bestehen bei Herzinsuffizienz, Niereninsuffizienz, nephrotischem Syndrom, dekompensierter Leberzirrhose, Hypothyreose, inadäquater Sekretion von ADH (durch Paraneoplasie bei Karzinomen von Bronchien, Pankreas oder Prostata; bei Meningitis oder Enzephalitis, Schädeltrauma oder Hirntumoren), bei Pneumonie oder durch Medikamente (Zytostatika, Psychopharmaka oder Antidiabetika). Auch eine erhöhte Flüssigkeitszufuhr oral oder parenteral bei Niereninsuffizienz kann iatrogen einen Überschuss auslösen.

Störungen der Osmolalität

Sowohl Mangel als auch Überschuss an Wasser oder an freiem Na^+ können die Osmolalität des Körpervolumens beeinflussen:

Regulation des Körperflüssigkeitsvolumens

- Über Druck- und Volumenrezeptoren
  nichtosmotische Stimuli; Messung des Blutdrucks und des intrathorakalen Blutvolumens über Dehnungsrezeptoren in Aorta und im linken Vorhof (Freisetzung des atrialen natriuretischen Peptids, ANP)
- Über Osmorezeptoren osmotische Stimuli; Messung der Osmolalität im Interstitium bzw. Extrazellularraum und der Na^+-Konzentration
- Durch Neurosekretion im Hypothalamus und Speicherung in der Neurohypophyse von antidiuretischem Hormon (ADH) mit Wasserresorption in den Sammelrohren
- Durch Freisetzung des glandotropen Hormons ACTH (adrenokortikotropes Hormon) aus der Adenohypophyse mit Stimulation der Nebennierenrinde (Zona faszikulata)
  → Aldosteron mit Erhöhung der tubulären Na^+-Rückresorption
- Durch Stimulation des Durstzentrum im Nucleus supraopticus des Hypothalamus
  → Erhöhung der Trinkmenge

Normwerte
- Osmolaliät des Serums   275–300 mosm/kg
- Osmolaliät des Urins   40–1400 mosm/kg
- ZVD   5–10 mm H_2O

Symptome des Wassermangels

- Durst
- trockene Haut und Schleimhäute
- verminderter Hautturgor (stehende Falten)
- Schwäche
- Muskelkrämpfe
- Tachykardie
- Schwindel und Bewusstseinsstörungen.

- Wassermangel (hyperosmolare Dehydratation)
  durch Flüssigkeitsmangel, Dursten, Schwitzen und forcierte Diurese
- Überwässerung (hypoosmolare Hyperhydratation)
  durch übermäßige Volumenufuhr, Niereninsuffizienz, Hypophysenadenom mit erhöhtem ADH-Spiegel
- NaCl-Mangel (hypoosmolare Dehydratation)
  durch Kochsalzmangel, Mangel an → Aldosteron bei Nebennierenrindeninsuffizienz (Morbus Addison) und überdosierten Diuretika
- NaCl-Überschuss (hyperosmolare Hyperhydratation)
  übermäßige NaCl-Zufuhr, Infusion von hyperosmolaren Lösungen oder Adenom der Nebennierenrinde (Conn-Syndrom)
- Mangel an Wasser und NaCl (isoosmolare Dehydratation)
  durch Blutung, Diarrhoe
- Überschuss an Wasser und NaCl (isoosmolare Hyperhydratation)
  durch Ödeme oder Überinfusion durch NaCl-Lösung

Störungen des Säure-Basenhaushalts

Der pH-Wert des Blutes muss im Bereich zwischen 7,36 und 7,44 konstant gehalten werden (LE 1); vor allem über Nieren und Lunge erfolgt dies im Säuren-Basenhaushalt. Die Säureäquivalente, also Protonen (H^+), entstehen im Organismus und beeinflussen den pH-Wert durch 4 Möglichkeiten:

1. Einnahme von „saurer" Nahrung
2. Unvollständige Verbrennung von Fetten und Kohlenhydraten in der anaeroben Glykolyse
3. Im Aminosäurestoffwechsel
4. In der Atmungskette (Zellatmung) beim Abbau von Kohlenhydraten und Neutralfetten zu H_2O und CO_2. Hierbei erfolgt die Regelung des pH-Werts über die Lunge durch Abatmung des CO_2.

Diagnostische Messgrößen für die pH-Regulation

$$H^+ + HCO_3^- = H_2CO_3 = H_2O + CO_2$$

pH-Wert
Bestimmung der Konzentration von H^+-Ionen im arteriellen Blut
Normbereich: 7,36–7,44

Symptome der Überwässerung

- Zunahme des Körpergewichts
- Dyspnoe (fluid-lung)
- Ödeme
- Verwirrtheit
- Abnahme des Gesamteiweiß im Plasma
- Senkung des Hämatokrit-Werts

Störungen des Elektrolythaushalts

Hyponatriämie (Na^+ <135 mmol/l)
- Starkes Erbrechen
- Anhaltende Diarrhoe
- Salzverlust-Nephritis
- Hypoaldosteronismus
- Schwere körperlicher Arbeit
- Fieber
- Generalisierte Ödeme

CO₂-Partialdruck (P_{aCO2})
Bestimmung der Konzentration von Kohlendioxid im arteriellen Blut; Entscheidung, ob Störung primär respiratorisch verursacht worden ist
Normbereich: 35–45 mm Hg

Basenüberschuss (Base Exzess, BE)
Bestimmung der Zu- oder Abnahme der Menge nicht flüchtiger Säuren
Entscheidung darüber, ob Störung des Säuren-Basen-Gleichgewichts metabolisch oder renale Ursache haben
Normbereich: –2,5 bis +2,5 mmol/l

Standard-Bikarbonat (HCO_3^-)
Bestimmung der Konzentration von HCO_3^- im Plasma (bei 37° und P_{CO2} von 40 mm Hg sowie Vollsättigung des Hb)
Normbereich: 24 ± 2,4 mmol/l

Eine → **Azidose** (Senkung des pH-Werts *unter* den Normbereich) oder eine → **Alkalose** (Erhöhung des pH-Werts *über* den Normbereich) entstehen durch Störungen oder im Metabolismus, wobei die Lunge über die Atmung (Steuerung des CO_2) und die Nieren über die Rückresorption von Bikarbonat bzw. Ausscheidung von H^+ regulierend eingreifen.

! **Merke**
Das Säuren-Basengleichgewicht, d.h. der pH-Wert, wird überwiegend durch die Lungen und die Nieren reguliert.

Azidose

Eine *respiratorische Azidose* ist die Folge einer reduzierten Abatmung von Kohlendioxid (LE 8.1). Häufigste Ursachen sind rezidivierendes Asthma bronchiale, COPD oder Dämpfung des Atemantriebs bei Apoplex oder durch Medikamente (Barbiturate, Benzidiazepine oder Opioide)
　Atmung reduziert
　= $CO_2 \uparrow + H_2O \rightarrow H_2CO_3 \uparrow \rightarrow H^+ \uparrow + HCO_3^-$

Die *metabolische Azidose* hat ihre Ursache in Stoffwechselentgleisungen:
- Diabetisches Koma (Ketoazidose) mit Anstieg von H^+ durch freie Fettsäuren und Ketonkörper
- Sepsis und Intixikationen
- Schock mit zellulärer Hypoxie
- Niereninsuffizienz mit verminderter H^+-Elimination (renale Azidose)
- Diarrhoe mit Verlust von Bikarbonat
　Säurevalenzen bzw. H^+ entstehen vermehrt im Stoffwechsel
　= $H^+ \uparrow + HCO_3^- \rightarrow H_2CO_3 \uparrow \rightarrow CO_2 \uparrow + H_2O$

LE 9.2

Hypernatriämie (Na^+ >145 mmol/l)
- NaCl-reiche Kost
- Infusion hyperosmolarer NaCl-Lsg.
- Hyperaldosteronismus
- Akutes Nierenversagen
- Diabetes insipidus

Hypokaliämie (K^+ <3,5 mmol/l)
- Kaliumarme Kost
- Hungern
- Chronisches Erbrechen
- Diuretika-Abusus
- Laxantien-Abusus
- Hyperaldosteronismus
- Cushing-Syndrom
- Alkalose
- Symptome: Parästhesien, Arrhythmien mit ventrikulären Extrasystolen bis zum Kammerflimmern, Repolarisationsstörungen im EKG, Obstipation

Hyperkaliämie (K^+ <5,0 mmol/l)
- Dekompensierte Niereninsuffizienz
- Hypoaldosteronismus
- Azidose
- Hämolyse
- Digitalisüberdosierung
- Symptome: Schwäche, Parästhesien und Arrhythmien

Hypokalziämie (Ca^{++} <2,2 mmol/l)
- Vit. D-Mangel
- Fehlernährung
- Gravidität
- Malabsorption
- Parathormon-Mangel
- Pankreatitis
- Alkalose
- Symptome: Gesteigerte neuromuskuläre Erregbarkeit, Ekzeme, Parästhesien

Hyperkalziämie (Ca^{++} >2,7 mmol/l)
- Akutes Nierenversagen
- Exsikkose
- Hyperparathyreoidismus
- Tumore
- Hyperthyreose
- Symptome: Gewichtsabnahme, Polyurie, Nierensteine, Psychose, EKG-Veränderungen

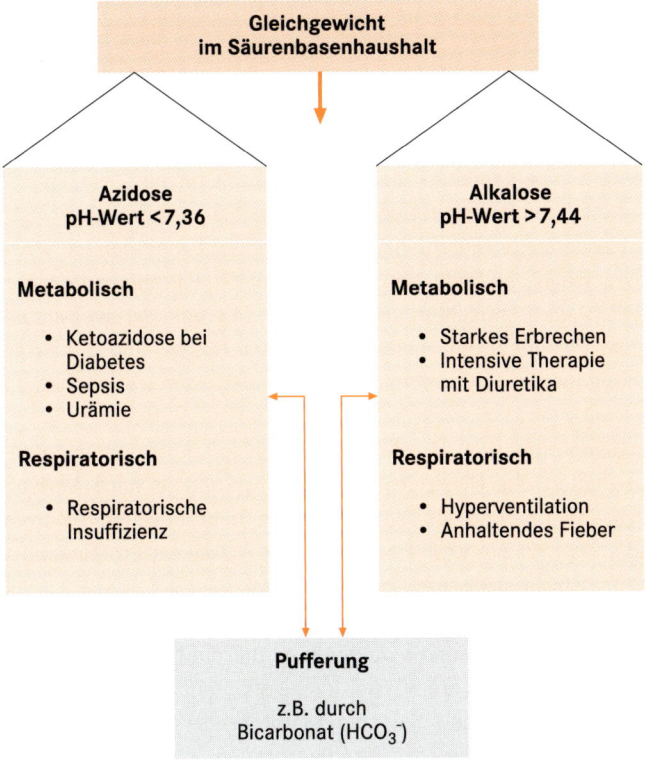

◀ Abb. 9.15.
Störungen des Säurenbasenhaushalts

Alkalose

Die Ursache einer *respiratorischen Alkalose* liegt in einer Hyperventilation und ist fast immer psychosomatisch (durch Angstzustände und seelische Erregung) bedingt. Seltenere Ursachen sind eine Meningitis oder Enzephalitis. Durch Herabsetzung des Plasmaspiegels an freiem Ca^{2+} entsteht eine Tetanie mit Pfötchenstellung der Finger (Karpalspasmen).

Atmung ↑
= CO^2 ↓ + H_2O → H_2CO_3 ↓ → H^+ ↓ + HCO_3^-

Eine *metabolische Alkalose* ist selten und entsteht bei wiederholtem starkem Erbrechen mit Verlust von Magensaft oder bei endokrinen Störungen wie Conn-Syndrom (Adenom der Nebennierenrinde) oder Morbus Cushing (Überschuss an Glukokortikoiden). Auch eine Therapie mit Diuretika kann bei Hypokaliämie zu einem erhöhten H^+-Verlust durch die Nieren führen.

= H^+ ↓ + HCO_3^- → H_2CO_3 ↓ → CO_2 ↓ + H_2O →

IM FOKUS 9.2

Erkrankungen der Niere manifestieren sich in charakteristischen Leitsymptomen wie Hämaturie, Proteinurie, Ausscheidung von Erythrozyten und Leukozyten im Urin und pathologischen Befunden im Sediment. Klinisch kann die Harnmenge den Normbereich von 0,5–2,5 l täglich unter- oder überschreiten oder die Miktion schmerzhaft sein. Für die Laboruntersuchungen sind die harnpflichtigen Substanzen Kreatinin und Harnstoff wichtige Hinweise auf eine eingeschränkte Nierenfunktion; der kreatininblinde Bereich weist allerdings erst spät auf die tatsächliche Reduktion der glomerulären Filtrationsrate hin.

Bei Harnwegsinfektionen wird zwischen unterem und oberem Harnwegsinfekt unterschieden: Zystitis und Pyelonephritis. Fehlbildungen der Nieren sind die Folge früher Störungen der Reifung renaler Vorformen; auch die Nierenzysten werden hierauf zurückgeführt.

Unter einer Glomerulonephritis (GN) werden entzündliche, meist immunpathologisch verursachte Krankheiten der Niere zusammengefasst und je nach Verlauf, Histologie und immunologischem Befund unterschieden. Beim nephrotischen Syndrom (Eiweißverlustniere) handelt es sich um Krankheitsbilder mit massivem Proteinverlust und der Folge systemischer, schwerwiegender Komplikationen.

Das Versagen der Niere kann akut auftreten und ist fast immer die Folge eines Schocks; die langsam bis jahrelang schleichend verlaufende chronische Niereninsuffizienz führt schließlich zum Bild der Urämie mit urämischer Intoxikation und Funktionsverlust renaler Hormone. Der letzte therapeutische Weg sind dann Nierenersatzverfahren wie verschiedene Formen der Dialyse oder eine Nierentransplantation.

Zu den häufigsten Krankheiten des Menschen zählen Nierensteine, wobei am häufigsten Kalziumoxalatsteine gefolgt von Harnsäuresteinen auftreten. Führen allgemeine Maßnahmen nicht zur Besserung sind endoskopische Eingriffe nötig bzw. eine Lithotripsie oder operative Maßnahmen. Bei den anfangs immer symptomlosen Tumoren der Niere spielt das Nierenzellkarzinom die größte Rolle; die Therapie ist fast immer palliativ.

Die Störungen des Wasser- bzw. Volumenhaushalts sind Ödeme sowie Volumenmangel und Überwässerung. Deren Ursachen und die Störungen der Osmolalität des Plasmas sind ebenso beschrieben wie die Störungen des Elektrolythaushalts und die Ursachen einer Entgleisung des Säure-Basenhaushalts.

NACHGEFRAGT 9.2

1. Was versteht man unter (a) Albuminurie, (b) Proteinurie und (c) Leukozyturie und wann treten diese Erscheinungen auf?

2. Was ist der kreatininblinde Bereich?

3. Welche Symptome treten bei einem unteren Harnwegsinfekt auf? Wie wird er behandelt?

4. Nennen Sie drei Fehlbildungen der Niere

5. Was versteht man unter einer Glomerulonephritis? Wie werden die Glomerulonephritiden eingeteilt?

6. Welche Symptome treten bei Glomerulonephritis auf?

7. Was ist ein nephrotisches Syndrom und was sind seine Folgen?

8. Wie läuft das akute Nierenversagen ab?

9. Welche Komplikationen kann ein akutes Nierenversagen auslösen?

10. Wodurch kann eine chronische Niereninsuffizienz entstehen? Wann treten Symptome auf?

11. Nennen Sie Symptome, die auf eine chronische Niereninsuffizienz hinweisen.

12. Was sind Nierenersatzverfahren?

13. Welche Komplikationen können bei der Dialyse auftreten?

14. Wie kann der Patient Nierensteinen vorbeugen und wie werden sie behandelt?

15. Welche Symptome können auf einen Nierentumor hinweisen?

16. Welche pathophysiologischen Ursachen können einem Ödem zugrunde liegen? Nennen Sie jeweils ein klinisches Beispiel.

17. Wie reagiert der Organismus auf Veränderungen des Körpervolumens?

18. Was versteht man unter einer Störung der Osmolalität? Wie kommt eine hyperosmolare Dehydratation zustande?

19. Wie kann es zu einer Hypokaliämie und einer Hyponatriämie kommen?

20. Durch welche Parameter im Blut wird der Säure-Basenhaushalt beschrieben? Was versteht man unter einer metabolischen Azidose?

LE 9.2

LEXIKON 9.2

Könnnen Sie diese Begriffe erklären?
Lesen Sie im Lexikon in Übersicht 2 nach ...

A
ADH
Akutes Nierenversagen
Albuminurie
Anurie

B
Bakteriurie
BPH

C
CAPD
Chronische
    Niereninsuffizienz
Cimino-Fistel

D
Dialyse
Dysurie

E
Eiweißverlustniere
ESWL

G
Glomeruläre Filtrationsrate
Glomerulonephritis

Goodpasture-Syndrom

H
Hämaturie
Harninkontinenz
Harnstoff
Hydronephrose

K
Kreatinin

L
Leukozyturie

M
Mittelstrahlurin

N
Nephrolithiasis
Nephrotisches Syndrom
Nierenzellkarzinom
Nosokomiale Infektionen
Nykturie

O
Oberer Harnwegsinfekt
Ödem

Oligurie

P
Pollakisurie
Proteinurie
Pyelonephritis
Pyurie

R
Reizblase
Renale Retentionswerte

S
Sediment

U
Urämie
Urethra
Uroflowmetrie
Urografie

Z
Zystenniere
Zystitis

Im Dialog...

... Fünf Fragen an die Nieren

1. Wie ist festzustellen, dass die Nieren normal arbeiten?

2. Wie wird die Niere untersucht?

3. Welche Leitsymptome machen auf eine Nierenerkrankung aufmerksam?

4. Wenn nicht die Nieren erkrankt sind – was könnte sonst vorliegen?

5. Welche Therapien stehen zur Verfügung?

Können Sie Ihrem Patienten auf diese Fragen antworten?
Sehen Sie in Übersicht 2 nach.

Verdauungssystem

10.1

Lerneinheit 10.1 Das Gesunde

Aufgaben des Verdauungssystems	565
Übersicht über den Speiseweg	567
Mund, Zunge und Rachenraum	567
Geschmack	568
Zähne	569
Kauen und Schlucken	571
Speiseröhre (Ösophagus)	576
Magen	577
Peritoneum	580
Dünndarm	582
Dickdarm (Kolon)	584
Rektum	586
Defäkation und Stuhl	588
Leber und Galle	589
Gallenblase und Gallenwege	592
Bauchspeicheldrüse (Pankreas)	593
Im Fokus	596
Nachgefragt	596
Lexikon	597

Lerneinheit 10.1

Das Gesunde — LE 10.1

Der Mensch muss leben. Um existieren zu können, muss er regelmäßig Betriebs- und Baustoffe zuführen: Eiweiße, Fette, Kohlenhydrate, Vitamine, Spurenelemente, Salze und natürlich Wasser als zentraler Bestandteil des Körpers (LE 11). Die Nahrung, die wir aufnehmen, besteht jedoch nicht aus den fertig aufbereiteten Substanzen, die wir im Stoffwechsel unseres Körpers benötigen. Verdauung bedeutet deshalb einerseits die Zufuhr von Baustoffen und deren mechanische Zerkleinerung, das Schlucken und den Transport in natürliche Körperhöhlen zu deren Speicherung, sowie andererseits die chemische Zerlegung in resorbierbare Bestandteile.

Aufgaben des Verdauungssystems

Die Verdauung gliedert sich in
- die mechanische und
- die chemische Verdauung.

Man spricht auch von → **Digestion**. Mechanische Verdauung bedeutet die Zerkleinerung der Speisen durch Beißen und Kauen. Die chemische Verdauung bezeichnet die Zersetzung der Nahrung durch Enzyme; diese beginnt bereits im Mund unter Einwirkung des Speichels. Ein entscheidender Schritt ist dann die Resorption im Darm, d.h. die Aufnahme des aufbereiteten Speisebreis (→ **Chymus**) in die Blutbahn vor allem im oberen Anteil des Dünndarms, dem Jejunum.

Das Verdauungssystem besteht aus den folgenden Anteilen:
- Mundhöhle mit Rachen und Zähnen
- Speiseröhre
- Magen
- Dünndarm mit Duodenum (Zwölffingerdarm)
- Jejunum und Ileum
- Dickdarm (Colon) mit Colon sigmoideum und Rektum.

In das Duodenum münden die Ausführungsgänge von Pankreas und Galle. Zwischen den unpaaren Bauchorganen und der Leber liegt das Einzugssystem der Pfortader.

Der Verdauungstrakt heißt auch Gastrointestinaltrakt, ein System das an der Zahnreihe, bzw. an den Lippen beginnt und am Rectum mit dem After endet. Bereits an dieser Stelle muss darauf hingewiesen werden, dass das Wandsystem des gesamten Verdauungstraktes aus vier Wandschichten besteht; für die Entstehung von Krankheitsprozessen ist die Kenntnis dieser Wandschichten von größter Bedeutung. Diese Schichten sind von innen nach außen:

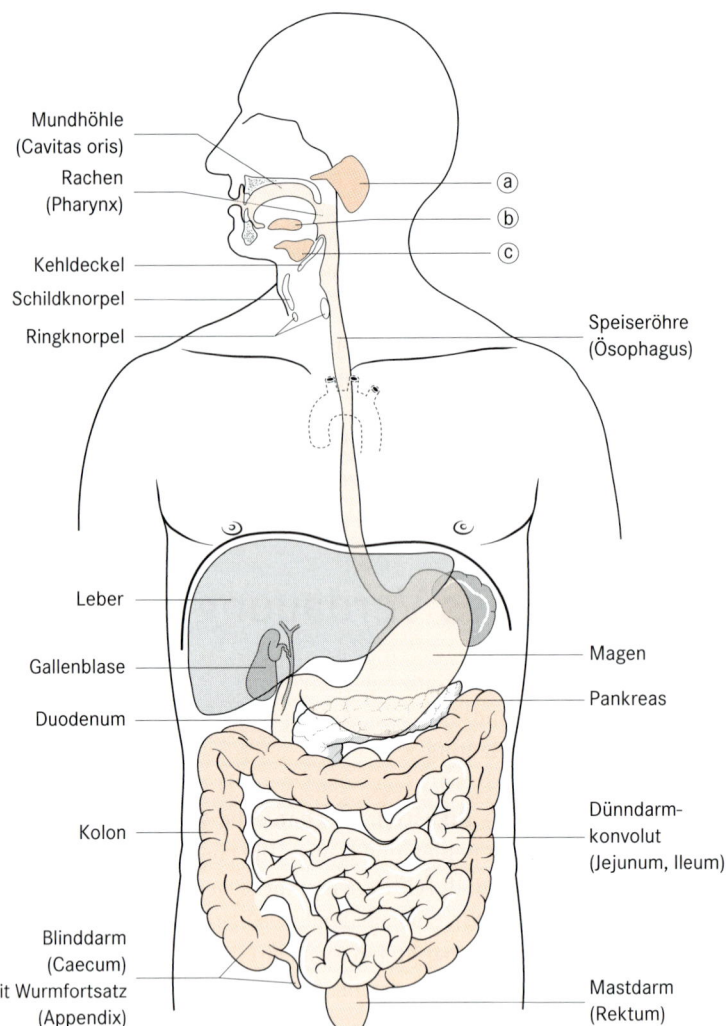

Abb. 10.1. ▶
Übersicht über das Verdauungssystem.
(a) = Ohrspeicheldrüse, Glandula parotis, (b) = Unterzungenspeicheldrüse, Glandula sublingualis, (c) = Unterkieferspeicheldrüse, Glandula submandibularis

- **Mukosa** (Schleimhaut mit unterschiedlicher Ausprägung in den Abschnitten des Verdauungstrakts))
- **Submukosa** (Bindegewebe zwischen Schleimhaut und Muskelschicht; darunter liegt ein Nervengeflecht, der *Plexus submucosus*)
- **Muskularis** (Muskelschicht aus überwiegend glatten Muskelfasern mit längs- und querstrukturiertem Verlauf; darunter liegt ein weiteres Nervengeflecht, der *Plexus muscularis*)
- **Serosa** (Abscheidung seröser, wässriger Flüssigkeit, die das Gleiten der Organe untereinander ermöglicht. Innerhalb des Bauchhöhle gehört sie zum → **Peritoneum** und bildet hier das Peritoneum viszerale.

In den verschiedenen Abschnitten des Speiseweges haben diese vier Schichten jeweils ganz spezifische Aufgaben. Besonders in der Unterscheidung von Morbus Crohn und

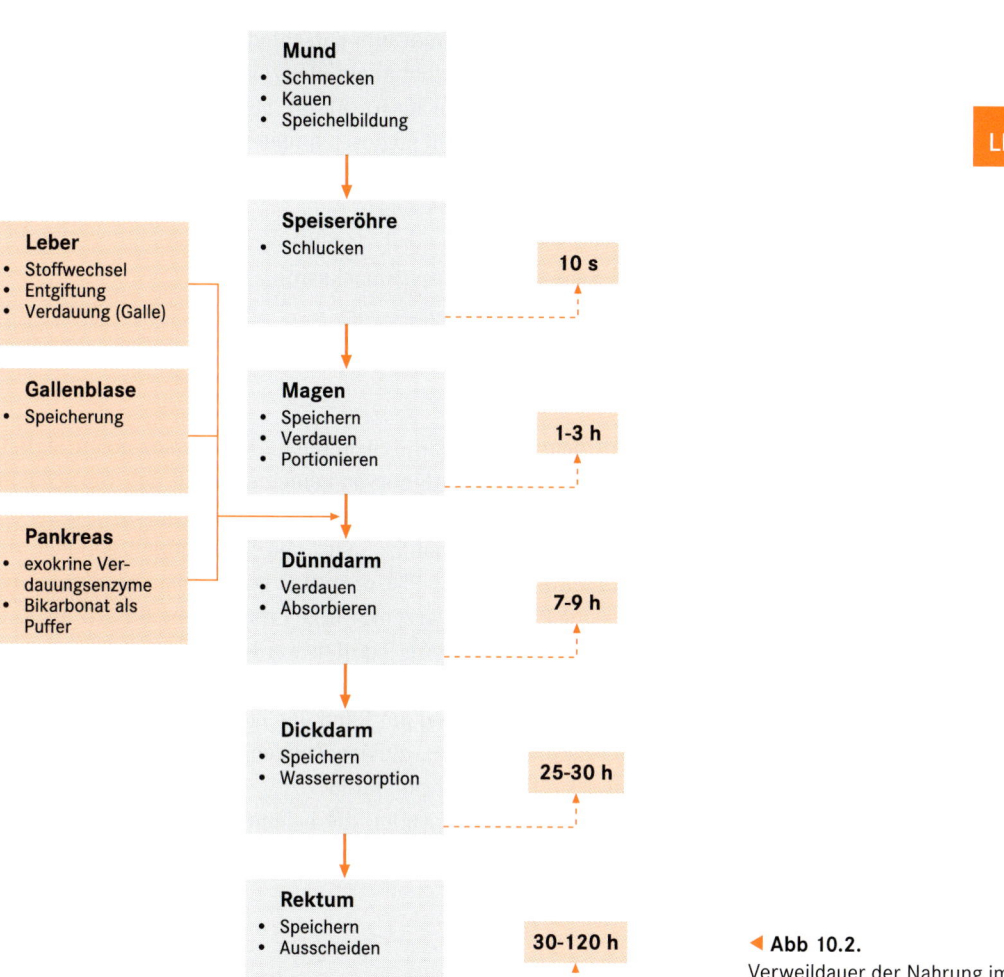

◀ Abb 10.2.
Verweildauer der Nahrung im Verdauungstrakt

Colitis ulcerosa (LE 10.2) werden verschiedene Krankheitsmuster auf dem Boden der Wandstrukturen offenkundig.

Übersicht über den Speiseweg

Mund, Zunge und Rachenraum

Der Mund wird seitlich von den Wangen und vorn von den Lippen begrenzt. Seine Unterfläche ist der Mundboden, seine Oberfläche der weiche und harte Gaumen. Der Mund setzt sich fort in den Rachen (→ **Pharynx**). Dessen Aufgabe ist die Aufnahme der Nahrung und deren Identifizierung: ob uns etwas schmeckt oder nicht, ob die Nahrung einen Ekel auslöst oder ob uns das „Wasser im Mund zusammenläuft", wird bereits über die Geschmackssinne im Mundraum entschieden. Hier spielt die Zunge die entscheidende Rolle. Sie ist ein mit Schleimhaut überzogener Muskel, der von der Kinnspitze aus fächerförmig in die Zunge ausstrahlt (M. genioglossus). Der Zungenmuskel wird über den XII. Hirnnerv (N. hypoglossus) motorisch enerviert.

Die Aufgaben der Zunge sind
- Unterstützung im Kauen und Saugen,
- Sprachbildung und
- Sinnesorgan für Tast, Schmerz- und Geschmackssinn.

Geschmack

Der Geschmack wirkt mit dem Geruchssinn zusammen, d.h. die sensiblen Signale auf den Papillen der Zunge werden zentralnervös gemeinsam mit den Geruchseindrücken über den I. Hirnnerv (N. olfactorius) verarbeitet (LE 8.1). Die Oberfläche der Zunge – das gilt für die gesamte Mundhöhle – wird von Schleimhaut gebildet, die an der Oberfläche durch mehrschichtiges Plattenepithel geprägt ist. Am Zungenrücken befinden sich zahlreiche Papillen, warzenförmige Erhebungen, die wir als Rauhigkeit der Zungenoberfläche spüren. Diese Papillen werden ihrem Aussehen nach unterschieden in
- Blattförmige Papillen (Papillae foliatae) am Rand des Zungengrunds,
- wallförmige Papillen (Papillae valatae), die den Zungengrund begrenzen,
- fadenförmige Papillen (Papillae filimormis) und
- pilzförmige Papillen (Papillae fungiformis); die beiden letztgenannten Papillen sind auf der ganzen Zunge verteilt.

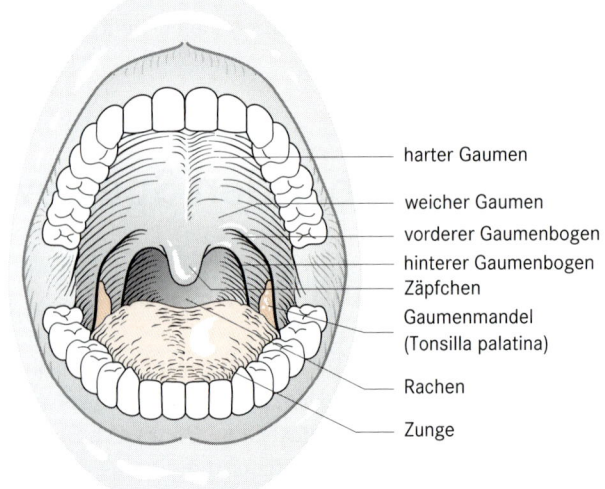

Abb. 10.3.
Mundraum. Die Mundhöhle wird *vorn* von Lippen, Zahnfleisch und Zähnen gebildet, *seitlich* von den Wangen, *unten* von der Zunge, *oben* vom harten und weichen Gaumen und *hinten* von den Gaumenbögen mit der Gaumenmandel und dem Rachen

Über diese Papillen werden 4 Geschmacksqualitäten erfühlt. Die → **Geschmacksqualitäten** sind
- süß (Zungenspitze),
- salzig (Zungenrand),
- sauer (an beiden Seiten der Zunge) und
- bitter (an der Basis der Zunge).

Der Geschmack ist nicht nur auf eine einzelne Art von Papillen begrenzt, sondern entsteht durch das Zusammenwirken aller 4 Papillenarten. Die Unfähigkeit zu Riechen, die meist mit der Unfähigkeit zu Schmecken einhergeht, wird als → **Anosmie** bezeichnet. Zusätzlich finden sich in der Schleimhaut der Zungenbasis zahlreiche lymphatische Zellen, die Teil des lymphatischen Rachenrings (Waldeyer'scher Schlundring) sind. Der Schlundring stellt einen Abwehrschutzwall am Beginn des Speisewegs dar; zu ihm zählen auch die Gaumenmandeln (Tonsilla palatina).

Zähne

Die Zähne sorgen für die mechanische Verkleinerung der Nahrung. Üblicherweise sind die Zähne härter als die Nahrung, der sie sich entgegenstellen. Jeder Zahn besteht aus 3 Teilen:
- Zahnkrone,
- Zahnhals und
- Zahnwurzel.

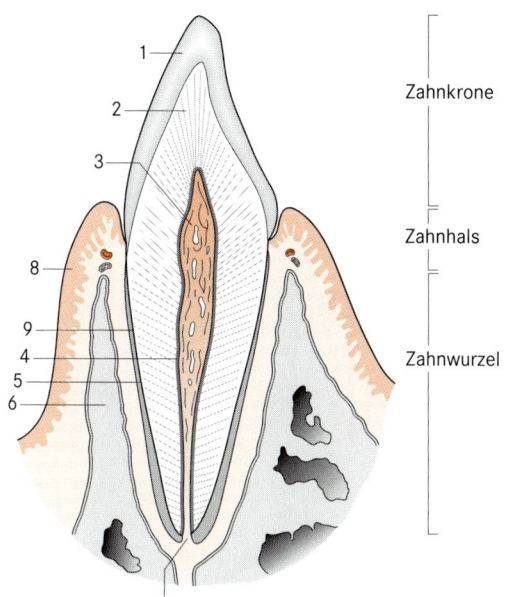

◀ **Abb 10.4.**
Aufbau eines Zahns. 1 = Zahnschmelz, 2 = Zahnbein (Dentin), 3 = Zahnhöhle mit Zahnmark (Pulpa), 4 = zahnbildende Zellen (Odontoblasten), 5 = Zahnzement, 6 = Knochen mit Zahnalveole, 7 = Zahnwurzel mit Eintritt von Nerven und Gefäßen, 8 = Zahnfleisch (Gingiva), 9 = Paradontium

Die Zahnkrone ist der Teil des Zahnes, den wir sehen können und der auf dem Zahnfleisch (Gingiva) hinausragt. Das Weiße des Zahns ist der → **Zahnschmelz**. Der Zahnschmelz ist die härteste und widerstandsfähigste Substanz unseres Körpers. Er ist an der Kaufläche am dicksten und nimmt dann zum Rande wieder ab. Da er weder Blutgefäße noch Nervenzellen enthält, kann er bei Karies nicht regeneriert werden. Unter dem Zahnschmelz liegt das → **Zahnbein** (Dentinum), eine Substanz aus kollagenen Fasern mit anorganischen Kristallen, die dem Zahn seine Härte geben. Der Anteil dieser anorganischen Substanzen (er besteht u.a. aus Hydroxylapatit) ist größer als beim Knochen, weswegen die Zähne insgesamt härter sind. Und es gibt noch einen weiteren Unterschied zum Knochen: die knochenbildenden Zellen, die Osteoblasten (LE 1) werden zu einem Bestandteil der Knochen, wogegen sie beim Zahnbein als Odontoblasten am Rand des Zahns liegen bleiben.

Am Rand des Zahnschmelzes, an der Stelle, an der der Zahn in den Kieferknochen eintritt, geht der Schmelz in den Zahnzement über. Im Zahnzement sind kräftige Bindegewebsfasern verankert, die den Zahn in seiner Höhle im Kiefer fixieren. An seiner Spitze führt die Zahnwurzel Nerven und Gefäße aus dem Knochen in den Zahn. Hier wird die Zahnwurzel von der Wurzelhaut umschlossen. Das gesamte Gefäß- und nervenreiche Bindegewebe der Zahnhöhle wird als → **Pulpa** bezeichnet. Die Zähne werden über Äste der A. maxillaris, einem Ast der A. carotis externa versorgt. Die Nerven der Zähne gehören zum N. trigeminus, dem V. Hirnnerven, wobei der Oberkiefer über dessen 2. Ast. N. maxillaris, der Unterkiefer über den 3. Ast, N. mandibularis versorgt werden.

Das Gebiss des Erwachsenen besteht aus 32 Zähnen, die in der → **Zahnformel** beschrieben werden. Die Lage der Zähne in der Zahnformel ist bezüglich von Ober- und Unterkiefer und rechts und links genau symmetrisch. Bei den Erwachsenen finden sich 4 x 8 = 32 Zähne:

Abb. 10.5. ▶
Erste und zweite Dentition

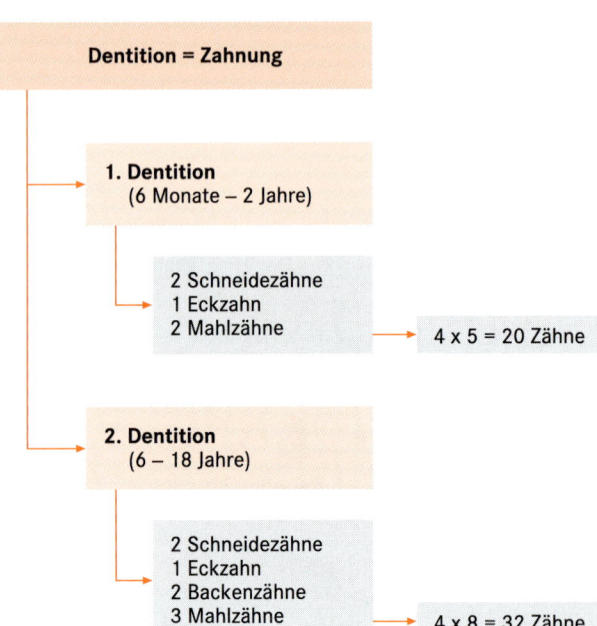

- 2 Schneidezähne (Incisivi)
- 1 Eckzahn (Caninus)
- 2 Backenzähne (Prämolaren)
- 3 Mahlzähne (Molaren)

LE 10.1

Der letzte der 3 Mahlzähne wird als → **Weisheitszahn** bezeichnet. Er hat seinen Namen bekommen, weil er erst am Ende der Pubertät meist mit Eintritt in das Erwachsenenalter durchbricht. Das eigentliche Erwachsenengebiss entsteht nach der zweiten → **Dentition** im Alter zwischen 6 und 12 Jahren. Dieses definitive Gebiss, das dann nicht mehr regenerierbar ist und durch die „dritten Zähne" ersetzt werden muss, wächst aus der ersten Dentition heraus, dem Milchgebiss, das aus nur 20 Zähnen besteht. Im Gegensatz zum Erwachsenengebiss fehlen hier die Prämolaren, und es kommen nur 2 Molaren vor.

Beim Zahnarzt wird das Gebiss in einer Formel einheitlich beschrieben: die rechte und linke Hälfte des Oberkiefers bekommen die Ziffer 1 und 2, die rechte und linke Hälfte des Unterkiefers die Ziffern 4 und 3. Die einzelnen Zähne beginnen von den Schneidezähnen bis zu den Molaren und werden mit den Zahlen 1 bis 8 nummeriert. Der Zahn „23" wäre dann der 3.Zahn im zweiten Segment, also der Eckzahn oben links.

Lippen

Lippen werden aus quergestreiften Muskeln gebildet; dazu zählen der Schließmuskel des Mundes (M. orbicularis oris), mit dem wir Pfeifen und Küssen können und Muskeln zum Heben und Senken der Lippen und der Mundwinkel. Mit diesen Muskeln öffnen wir den Mund und erzeugen mit anderen kleinen Muskelzügen die charakteristische Mimik. Neben den Muskeln der Hand ist die mimische Muskulatur und v. a. die Muskulatur der Lippen am intensivsten in der vorderen Zentralwindung, dem Ursprung der willkürlichen motorischen Pyramidenbahn verankert (LE 4, LE 14).

Die Lippen sind aus mehrschichtigem Plattenepithel überzogen und nach scharfer Begrenzung mit behaarter Haut bedeckt. Am Übergang der Grenze bildet das unbehaarte Lippenrot den freien Rand der Lippe. Hier ist das Epithel nur leicht verhornt und die gefäßreiche Lederhaut schimmert rötlich durch. Dieser Teil der Lippen enthält keine Schweißdrüsen und wird immer wieder mit Speichel befeuchtet, damit er nicht austrocknet, Das Lippenrot ist sehr reich mit Nervenendigungen versorgt und gehört mit der Zunge und den Augenlidern sowie der Analschleimhaut zu den berührungsempfindlichsten Teilen des menschlichen Körpers. Über eine Schleimhautfalte sind die Lippen mit dem Zahnfleisch verbunden. Der gute Blick auf die Kapillardurchblutung der Lippen zeigt bei Zunahme des nicht mit Sauerstoff beladenen Hämoglobins sehr rasch eine vorliegende Zyanose.

Kauen und Schlucken

Die Nahrungsaufnahme, die mechanische Verkleinerung, über die Zähne, die Verteilung der Speise im Mundraum, das Schmecken und das Schlucken sind ein gemeinsam ablaufender, koordinierter Prozess.

Speicheldrüsen und Speichel

Die recht trockene Speise muss zur Vorbereitung auf das Schlucken verflüssigt werden. Dies erfolgt durch eine intensive Speichelbildung über die Speicheldrüsen. Wir bilden etwa 1–1,5 Liter Speichel täglich und unterscheiden ihn als dickflüssigen (mukösen) und dünnflüssigen (serösen) → **Speichel**. Die Bildung des Speichels wird durch den Sympathikus gehemmt; bekanntlich bekommen wir einen trockenen Mund bekommen, wenn wir aufgeregt sind. Umgekehrt wird die Speichelbildung über den Parasympathikus gefördert. Der Speichel setzt sich zu 99% aus Wasser zusammen; das restliche Prozent enthält Elektrolyte, Enzyme, hier besonders die α-Amylase (Ptyalin), das die Kohlenhydrate bis zum Malzzucker (Maltose) aufspalten kann. Wenn wir Schwarzbrot lange kauen, empfinden wir dessen süßen Geschmack. Weiter sind desinfizierende Substanzen (Lysozyme) im Speichel enthalten. Der Ausspruch, dass jemand „seine Wunden leckt", weist auf diese Desinfektion hin. Im Speichel sind auch die Blutgruppensubstanzen enthalten (LE 13). Sein pH-Wert liegt je nach Speisezufuhr zwischen 6–7,5. Je saurer der Speichel ist, desto mehr Kalzium wird aus den Zähnen gelöst. Steigt der pH-Wert über 7,5 an wird Zahnstein gebildet.

Der Speichel wird in drei paarigen → **Speicheldrüsen** gebildet. Drüse heißt lateinisch *Glandula*. Die größte Speicheldrüse ist die Ohrspeicheldrüse (Glandula *parotis* oder nur *Parotis*), sie bildet überwiegend den serösen Spühlspeichel. In der Unterzungenspeicheldrüse (Glandula *sublingualis*) und Unterkieferspeicheldrüse (Glandula *submandibularis*) wird ein Speichel gebildet, der je nach der Speise mehr serös oder mukös ist. Die Glandula parotis mündet im Mund mit dem Ductus parotideus, einem etwa 6 cm langen und 3 mm dicken Gang, in der Höhe des zweiten oberen Molaren. Die Gänge der beiden anderen Drüsen münden gemeinsam unterhalb der Zungenspitze.

Eine Störung des Speichelflusses führt zu einer Störung des Schluckens. Die Stimulation des Speichelflusses ist durch Massage der Speicheldrüsen bzw. speichel-

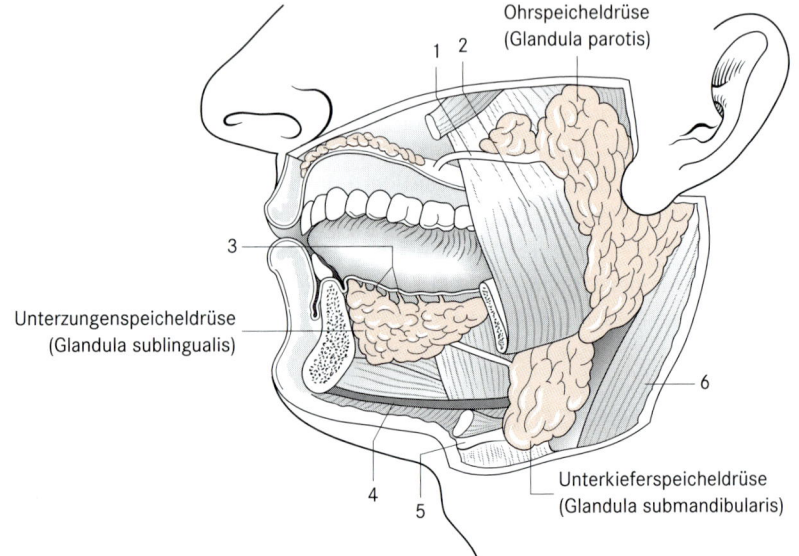

Abb. 10.6. ▶ Speicheldrüsen.
1 = Parotisgang (Ductus parotideus), 2 = M. masseter, 3 = Gänge der Unterzungenspeicheldrüse, 4 = Mundboden (M. mylohyoideus), 5 = Zungenbein (Os hyoideum), 6 = M. sternocleidomastoideus; im Bereich der Oberlippe liegen zusätzliche variable Speicheldrüsen

stimulierende Maßnahmen, wie das Essen von Äpfeln, Lutschen saurer Drops oder Kaugummikauen möglich.

Kiefergelenk

LE 10.1

Das Schlucken der Speise als erster Teil der Nahrungszufuhr setzt eine normale Funktion der Kiefergelenke voraus. Das → **Kiefergelenk** wird nicht von Ober- und Unterkiefer gebildet, sondern vom Schläfenbein (Os temporale) und dem Unterkiefer (Os mandibulare; LE 4). Hierbei sitzt der Kopf des Kiefergelenks in einer Grube, die zur Schuppe des Schläfenbeins (Pars squamosa) gehört. Die Gelenkflächen werden durch einen Discus articularis aus Faserknorpel vergrößert. Die Gelenkkapsel selber wird durch Bänder verstärkt. Als einziges Gelenk lassen sich die Bewegungsebenen des Kiefergelenks nicht mit denen anderer Gelenke vergleichen. Es hat 3 Bewegungsebenen:
- **Scharnierbewegung:** die Kieferköpfe bewegen sich beim Öffnen nach vorne und beim Schließen nach hinten
- **Gleitbewegung:** der Unterkiefer fährt wie ein Schlitten vor und zurück: der Spielraum dieser Gleitbewegung beträgt etwa 1,5 cm ohne, dass der Mund dabei geöffnet werden muss
- **Mahlbewegung,** bei der sich die Unterkiefer um eine vertikale Achse verschieben können.

Bei den verschiedenen Säugetieren sind diese Bewegungsarten der Kiefer unterschiedlich ausgeprägt: Wiederkäuer haben eine ausgeprägte Mahlbewegung, während Raubtiere eine dominierende Scharnierbewegung aufweisen.

Kauen

Beim Kauen sind neben der → **Kaumuskulatur** die Zähne, die Zunge und die Muskeln der Mundhöhle beteiligt. Entsprechend den Bewegungen im Kiefergelenk wird das Kauen in eine Schneide- und Mahlbewegung unterschieden. Bei der Schneidebewegung bewegt sich der Unterkiefer in einer Linie gegen den Oberkiefer. Diese Bewegung wird vor allen Dingen durch den Kaumuskel (M. masseter) und den Schläfenmuskel (M. temporalis) erzeugt. Die Mahlbewegungen werden durch die Flügelmuskeln im Zusammenspiel mit dem Schläfenmuskel erzeugt. Die Kräfte, die beim Kauen entstehen, sind beachtlich. So entspricht die Kaukraft der Schneidezähne etwa einem Gewicht von 20 kg, während die Mahlkräfte 60 kg und mehr betragen können. Der gesamte Kauvorgang wird von der Durchspeichelung der Nahrung bestimmt.

Zur Information: Vier Hirnnerven (LE 14) sind am Kauen und Schlucken beteiligt:
- (V) *N. trigeminus*: er versorgt die Motorik von Kaumuskeln und leitet die Empfindungen von den Lippen, der Zunge, dem Gaumen und den Zähnen zum ZNS
- (VII) *N. facialis*: er versorgt motorisch die Lippen, leitet Geschmacksempfindungen aus dem vorderen Teil der Zunge und steuert die Sekretion der Unterkiefer- und Unterzungenspeicheldrüse. Bei einer Fazialisparese ist der Wangenmuskel

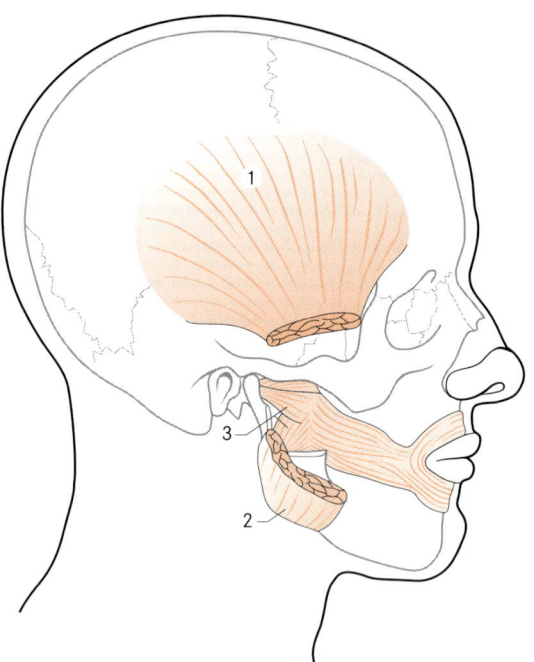

Abb. 10.7.
Kaumuskulatur. Drei Muskeln sind wesentlich für die Kaukraft verantwortlich: Schläfenmuskel (1 = M. temporalis), Kaumuskel (2 = M. masseter) und die Flügelmuskeln (3 = Mm. pterygoidei medialis und lateralis); die Flügelmuskeln ziehen vom Keilbein zum Unterkiefer und sind für die Mahlbewegungen der Zähne verantwortlich

gelähmt. Die Speise sammelt sich dann zwischen den Zähnen und den Wangentaschen und der Patient muss diesen Raum manuell ausräumen
- (IX) *N. glossopharyngeus*: er koordiniert motorisch das Schlucken im Bereich der Speiseröhre, leitet sensorisch die Geschmacksempfindungen vom hinteren Teil der Zunge und steuert die Sekretion der Glandula parotis
- (XII) *N. hypoglossus*: er ist der motorische Zungennerv

Rachen (Pharynx)

Die zerkaute und mit Speichel verflüssigte Speise wird durch die Mundhöhle über den Gaumen zum → **Rachen** transportiert. Der Gaumen besteht aus dem harten Gaumen (Maxilla und Os pallatinum) sowie dem weichen Gaumen, der von den Schleimhäuten des Munddaches gebildet wird. Es bildet durch Muskeln zwei Gaumenbögen, die sich im Zäpfchen (Uvula) vereinigen. Die Aufgaben des Gaumens sind:
- Trennung von Mund- und Nasenraum
- Widerstand für die Zunge beim Sprechen
- Verschluss des Rachens beim Schlucken

Zwischen den Gaumenbögen liegt die Gaumenmandel (Tonsilla palatina). Nach den Gaumenbögen beginnt der muskulös verschließbare Eingang zum Rachen.

Der Rachen selbst ist ein Muskelschlauch, etwa 12 cm lang, der an der Schädelbasis fixiert ist und in die Speiseröhre übergeht. Im Rachen kreuzen sich die Verbindungen von Mund und Speiseröhre als *Speiseweg* zum einen und von Nase und Luftröhre als Atemweg zum anderen. Der Rachen besteht aus ringförmig angeordneten Muskeln, den Schlundschnürern. Durch den unterschiedlichen Verlauf der Muskelfa-

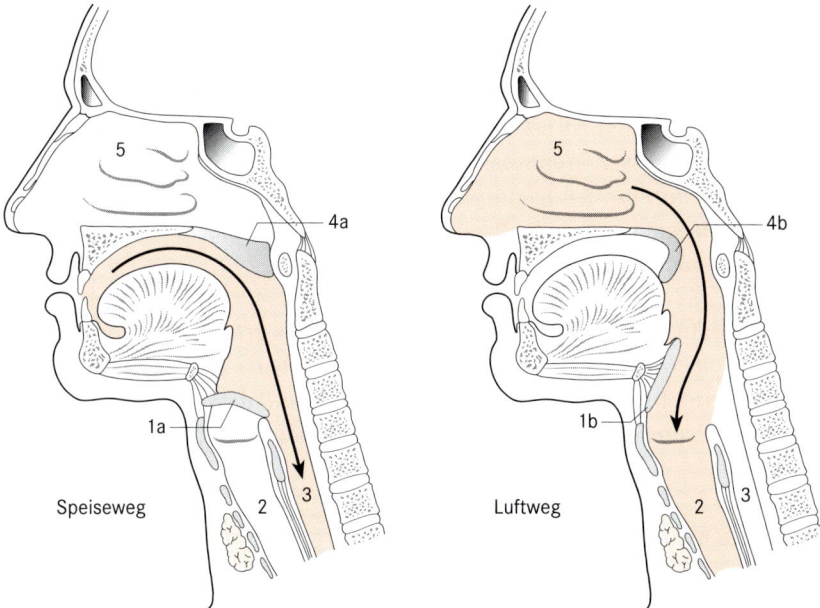

Abb. 10.8. ▲ **Kreuzung von Luft- und Speiseweg.** Durch Anheben der Gaumensegel wird der Kehlkopf (Larynx) beim Schlucken nach oben gezogen und der Kehldeckel (Epiglottis) verschließt die Trachea ebenso wie das Gaumensegel den Nasenraum; dadurch wird der Luftweg vom Speiseweg getrennt; 1a = geschlossene Epiglottis beim Schlucken, 1b = offene Epiglottis beim Atmen, 2 = Trachea, 3 = Ösophagus, 4a = weicher Gaumen verschließt den Nasenraum beim Schlucken, 4b = weicher Gaumen beim Atmen geöffnet, 5 = Nasenraum

sern können diese Muskeln den Rachen nicht nur verengen, sondern auch durch Hebung und Senkung eine peristaltische Transportfunktion der Speise erzielen.

Das → **Schlucken** verläuft in drei Schritten:
- Transport des Bissens aus dem Mund durch den Rachen in die Speiseröhre
- Verschluss des Nasenrachenraums
- Verschluss des Kehlkopfeingangs durch Anheben des Rachens und damit Schluss der Epiglottis

Der Vorgang selbst verläuft reflektorisch, d.h., er ist willkürlich nicht mehr aufzuhalten. Wenn ein Speisebissen die Rachenwand berührt, verläuft der Schluckreflex, der über den N. glossopharyngeus (IX), den N. vagus (X) und über das Schluckzentrum in der Medulla oblongata koordiniert wird.

Der Rachen enthält vor allem an der Hinterwand zahlreiche lymphatische Zellen. Dies erklärt, dass bei Virusinfektionen gehäuft eine akute Rachenentzündung (Pharyngitis; LE 8.2) auftritt. Bei chronischer Staubexposition, trockener Luft oder auch beim Trinken hochprozentigen Alkohols kann die Pharyngitis chronisch werden.

Speiseröhre (Ösophagus)

Die Speiseröhre beginnt etwa in Höhe des sechsten Halswirbelkörpers hinter dem Kehlkopf in Höhe des Ringknorpels. Sie ist ein Muskelschlauch von etwa 25 cm Länge und 2 cm Durchmesser. Wenn das Endoskop eingeführt wird, erreicht es etwa 15 cm nach der Zahnreihe den Beginn des → **Ösophagus** und nach etwa 40 cm den Übergang zum Magen. Der Wandaufbau entspricht den vier Schichten des gesamten Gastrointestinaltrakts.

Zur Information: Im Namen Ösophagus versteckt sich das griechische Wort für „Essen, Schlucken oder Schlingen"; Ösophagus bedeutet übersetzt also die „Schling- oder Schluckröhre". Die Silbe *Phagos* findet sich auch in *Phago*zytose oder Makro*phagen*, also in Prozessen bzw. Zellen, die körperfremde Erreger „auffressen oder verschlingen".

Die Speiseröhre wird in drei Teile gegliedert:
- Halsteil
- Brustteil
- Bauchteil

Im Übergang vom Rachen zur Speiseröhre liegt die erste Speiseröhrenenge. Der *Halsteil* liegt in Höhe des Aortenbogens und hinter der Trachea. Seitlich von diesem Teil der Speiseröhre liegen die Schilddrüse mit den Epithelkörperchen und dem N. reccurens. Dorsal berührt dieser Teil die Wirbelsäule. Der *Brustteil* wird links vom Hauptbronchus der linken Lunge begrenzt, weiter unten berührt der linke Herzvorhof die Speiseröhre. Diese anatomische Situation wird bei der transösophagealen Echokardiographie (TEE) benutzt; von hier aus eröffnet die die Schallsonde einen optimalen Blick in das Herz hinein (LE 6.2). In der Nähe des Aortenbogens findet sich die mittlere Speiseröhrenenge. Der *Bauchteil* der Speiseröhre ist sehr kurz und liegt zwischen dem Durchtritt durch das Diaphragma und dem Übergang in den Magen. Hier, am Eintritt in den Magen liegt die dritte physiologische Speiseröhrenenge; sie ist durch den Dauertonus der Ringmuskulatur bedingt.

Anatomische Engstellen (Stenosen) der Speiseröhre

- Übergang Pharynx in den Ösophagus
- Kreuzung Aortenbogen
- Eingang Ösophagus in den Magen

Der Verschluss des Magen gegen die Speiseröhre erfolgt durch die Muskulatur des unteren Ösophagussphinkters. Im oberen Drittel ist die Muskulatur der Speiseröhre noch quergestreift, in den unteren zwei Dritteln liegt glatte Muskulatur vor. Längs und quer laufende Muskelfasern erzeugen die peristaltische Welle, mit der die Speise in den Magen befördert wird. Störungen der Innervation dieser Muskeln können diese peristaltische Koordination hemmen und eine → **Achalasie** auslösen. Im Gegensatz dazu wird eine mechanisch bedingte Schluckstörung durch eine Einengung der Speiseröhre z.B. durch einen Tumor oder eine Hernie als → **Dysphagie** bezeichnet.

Am Übergang von Rachen in die Speiseröhre können auf Grund von verschiedenen Verlaufsrichtungen der Muskelfasern an der ösophagealen Rückseite Schwachstellen auftreten: → **Divertikel**. Sie werden im nächsten Abschnitt dieser Lerneinheit beschrieben. In diesen sog. *Pulsations*divertikeln können sich Speisereste ansammeln. Die *Traktions*divertikel bilden sich in der Mitte der Speiseröhre durch den Zug anliegender Organe oder erkrankter Lymphknoten, die dann den Durchmesser der Speiseröhre vergrößern. Der in den Divertikeln liegende Speisebrei kann Entzündungen auslösen aber auch bei vermindertem Schluckreflex z.B. im Tiefschlaf zur Aspiration führen und damit eine Aspirationspneumonie auslösen.

LE 10.1

Magen

Die Aufgaben des Magens sind:
- Vorübergehende Nahrungsspeicherung und portionsweise Abgabe in das Duodenum
- Verdauung der Speisen im sauren Bereich
- Desinfektion der Nahrung durch die Magensäure (HCl)
- Bildung des Intrinsic Faktors zur Resorption von Vit. B12 im Jejunum

Der Magen ist wie ein gekrümmter Schlauch gebaut und weist auf der rechten Seite eine kleine Krümmung (Curvatura minor) und links eine große Krümmung (Curvatura major) auf. Der Übergang von der Speiseröhre in den Magen wird als Kardia bezeichnet. Dieser Eingangsbereich wird von der Magenblase, dem → **Fundus**, überragt. Beim aufgerichteten Körper stellt sich diese Kuppel des Magens meist als eine große Luftblase dar, ein wichtiger Orientierungspunkt im Röntgenbild. Der Hauptteil des Magens ist der Korpus, der von der Kardia bis zum Pförtnermuskel, dem → **Pylorus** reicht. Der Magenausgang, der zum Pylorus hinführt, wird als → **Antrum** bezeichnet. Der Pylorus verschließt den Magen dicht und grenzt den Speiseweg gegenüber dem Duodenum ab. Bei einer Röntgenuntersuchung kann der Magen durch etwa ½ Liter Kontrastbrei voll entfaltet werden. Er kann jedoch bei Aufnahme von Speisen wesentlich mehr aufnehmen; sein Fassungsvermögen ist individuell sehr unterschiedlich.

Die Verweildauer des Mageninhalts liegt für wässrige Flüssigkeiten bei bis zu 20 min, bei festen Speisen in Abhängigkeit ihrer Zusammensetzung zwischen 1-4 h, wobei Kohlenhydrate die kürzeste, Fette die längste Verweildauer haben (Abb. 10.2). Die Entleerung nimmt mit steigendem pH-Wert ab und wird durch die Gewebshormone *Sekretin* und *Motilin* gesteuert.

Die Muskelschicht des Magens selbst besteht aus 3 übereinander liegenden Faserschichten, die außen längs verlaufen, in der Mitte ringförmig und innen schräge Faserverläufe ausweisen. Auf diese Weise kann sich der Magen seinem Inhalt kontraktil anpassen und den Magensaft mit dem Nahrungsbrei effektiv vermischen. Gleichzeitig wird der Mageninhalt durch peristaltische Bewegungen zum Pylorus befördert.

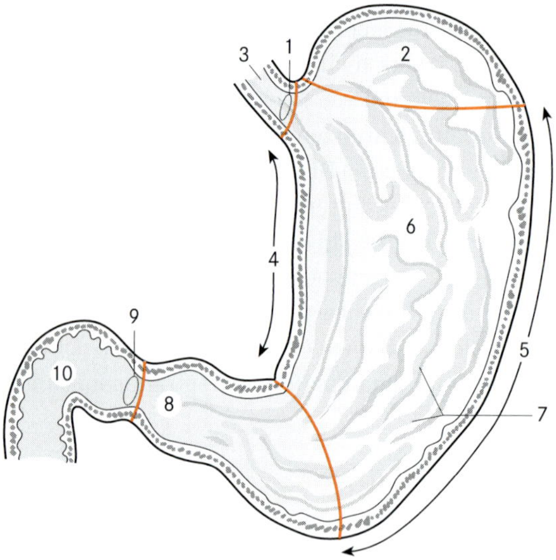

Abb. 10.9. ▶
Magen. Der Verschluss des Magen zur Speisröhre erfolgt durch den unteren Ösophagussphinkter, zum Duodenum durch den Pylorus; 1 = Mageneingang (Kardia), 2 = Magenblase (Fundus), 3 = Ösophagus, 4 = kleine Magenkrümmung (Curvatura minor), 5 = große Magenkrümmung (Curvatura major), 6 = Korpus, 7 = Längsfalten der Magenschleimhaut, 8 = Magenausgang (Antrum), 9 = Pförtnermuskel (Pylorus), 10 = Duodenum

Bei leerem Magen zeigt sich an der Magenschleimhaut eine ausgedehnte Längsfältelung, wobei die Falten am Pylorus zusammenlaufen. Man spricht auch von den „Magenstraßen". In den Falten der Magenschleimhaut, besonders im Korpus und im Fundus, liegen zahllose schlauchförmige Drüsen, die den Magensaft produzieren. Drei Zelltypen sind zu unterscheiden:

- **Belegzellen.** Produktion von *Magensäure* (Salzsäure, HCl) und des *Intrinsic Faktors*; die Belegzellen können die Konzentration von Wasserstoffionen (Protonen, H^+) gegenüber dem Blut um mehrere Millionen erhöhen. Im Zentrum dieses Mechanismus steht eine Protonenpumpe, die K^+ gegen H^+ austauscht. Die „Protonenpumpenhemmer" (PPH), wirken durch Angriff an dieser Stelle
- **Hauptzellen:** Bildung des Eiweiß spaltenden Enzyms *Pepsinogen*, aus dem das aktive Pepsin entsteht; in geringer Menge wird auch eine Magenlipase gebildet
- **Nebenzellen:** hier wird der bikarbonathaltige Magenschleim gebildet, der die Magenschleimhaut selbst vor der aggressiven Säure schützt.

Im Bereich von Antrum und Pylorus finden sich noch die G-Zellen, die das Hormon → **Gastrin** bilden. Gastrin steuert die Magenbeweglichkeit und regt Haupt- und Belegzellen zu ihren Sekretionen an.

Die Magenmuskulatur und Drüsen des Magens werden vom N. vagus (X) innerviert. Der linke Ast des N. vagus mündet an der Vorderseite, der rechte an der Hinterseite des Mageneingangs. Die Chirurgie spricht vom vorderen und hinteren Vagusstamm. Der Ösophagussphinkter wird dagegen wie alle Schließmuskeln des Magendarmkanals von Sympathikus innerviert. Entleerungsstörungen des Magens beruhen häufig auf einem Ungleichgewicht dieser vegetativen Stimulation. Die Bildung von Magensaft ist nicht nur ein lokaler Prozess, sondern erfolgt auch durch zentrale Steuerung des Gehirns. Bekanntlich „läuft uns das Wasser im Munde zusammen", wenn wir nur an köstliche Nahrung denken; durch diese psychische Konditionierung wird auch die Sekretion von Magensaft angeregt (*nervale* Phase). An die nervale Phase schließt sich eine *intestinale* Phase an, die die Entleerung des Magens in das Du-

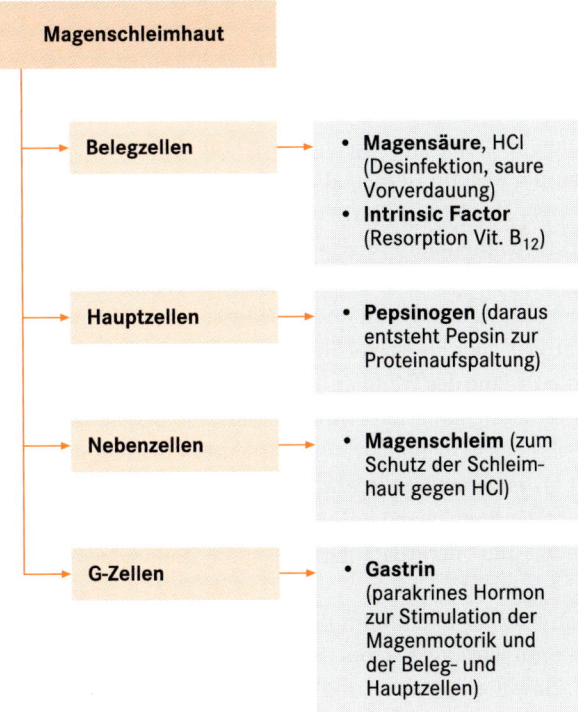

◀ Abb. 10.10.
Zellen der Magenschleimhaut und ihre Funktion

odenum durch das Hormon Sekretin steuert. Der Mageninhalt wird dabei nicht komplett sondern in portionierten Mengen abgegeben. Die Entleerungsgeschwindigkeit hängt von der Zusammensetzung der Nahrung und deren Magenverweilzeit ab.

Magensaft – Bestandteile und Aufgaben

Insgesamt werden pro Tag etwa 2 Liter → **Magensaft** gebildet. Dieser setzt sich zusammen aus:

- **Salzsäure** (Belegzellen); Salzsäure greift alle Proteine an, wirkt aber in erster Linie als Desinfektionsmittel. Als einziger Keim kann Helicobacter pylori sich in der Magensäure halten und vermehren

- **Pepsin** (Hauptzellen); erst die Magensäure kann Pepsinogen in das aktive Pepsin umwandeln. Die Eiweißaufspaltung ist jedoch sehr unvollständig und führt nur zu Polypeptiden (LE 11)

- **Magenschleim** (Nebenzellen); der bikarbonathaltige Magenschleim wird im gesamten Magen gebildet. Er haftet intensiv auf der Oberfläche und schützt die Schleimhaut vor dem Angriff von Magensäure und Pepsin; damit verhindert er die Selbstverdauung. Die Schleimbildung ist abhängig von der Durchblutung und steht somit im Gleichgewicht zur nervösen Magenstimulation, die die Säurebildung auslöst

- **Intrinsic Faktor** (Belegzellen); ein Protein, das notwendig ist, um das Vitamin B12 im Dünndarm zu resorbieren. Eine Störung der Vitamin B_{12}-Aufnahme z.B. durch eine chronische Gastritis führt zur perniziösen Anämie (LE 13)

Peritoneum

Unterhalb des Zwerchfells liegen die Bauchorgane im Bauchraum. Der Bauchraum ist als Ganzes als eine *seröse* Höhle anzusehen. Eine seröse Höhle ist ein Spaltraum des Körpers, der die Verschieblichkeit der Eingeweide ermöglicht. Solche Räume kennen wir bei der Lunge als Pleura und beim Herzen als Perikard. Der Begriff Peritoneum bezeichnet nichts anderes als einen mit Flüssigkeit gefüllten Spalt, an dem zwei Schleimhäute durch Kapillarkräfte aneinander haften, aber verschieblich sind (ähnlich wie zwei Glasscheiben, zwischen denen sich Wasser befindet). Allerdings kann sich dieser Spaltraum zu einer flüssigkeitsgefüllten Höhle erweitern, z.B. bei einem Pleuraerguß, bei einer Perikarditis oder einem Aszites. Seröse Höhlen bilden ein geschlossenes System, in dem die Organe der Wand anliegen. Über Blutgefäße und Nerven haben die Organe eine Verbindung außerhalb ihrer Höhle; beim Bauchraum heißt diese Verbindung nach außerhalb des Peritonealraums Mesenterialwurzel (s. u.).

Das Peritoneum überzieht als *Peritoneum viscerale* die meisten Bauchorgane. Das Peritoneum, das der Innenseite der Bauchwand anliegt ist das *Peritoneum parietale*. Für den Verlauf von Krankheiten und operative Eingriffe ist die Unterscheidung von intra- und retroperitonealer Lage wichtig.

Der gesamte Raum, der hinter dem Peritoneum im Bauchraum liegt, heißt → **Retroperitonealraum**. Im engeren Sinn wird als Retroperitonealraum nur der Raum oberhalb des Beckens bezeichnet. Hier liegen Nieren und Nebennieren, sowie die großen Leitungsbahnen des Bauchraums.

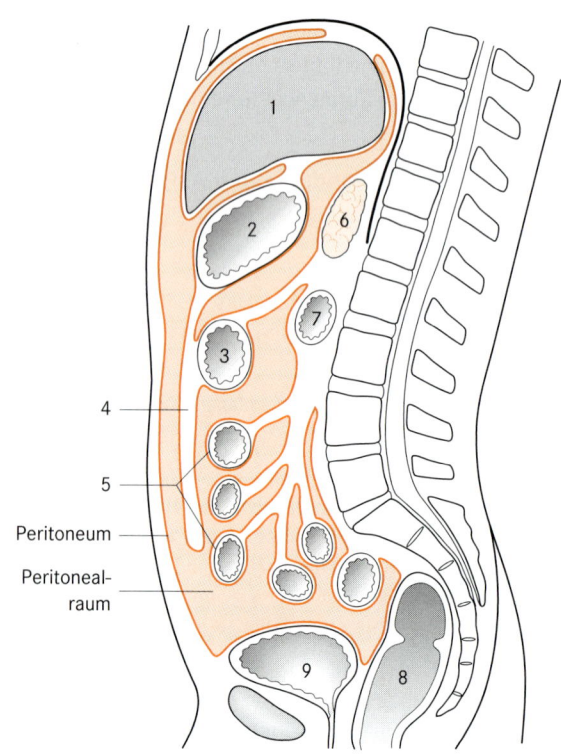

Abb. 10.11. ▶
Peritoneum. Organe, die an zwei Seiten vom Peritoneum berührt werden, liegen intraperitoneal, werden sie nur an einer Seite vom Peritoneum berührt, liegen sie retroperitoneal; Organe ohne Beziehung zum Peritoneum haben eine extraperitoneale Lage; 1 = Leber, 2 = Magen, 3 = Kolon, 4 = großes Netz (Omentum majus), 5 = Dünndarmschlingen, 6 = Pankreas, 7 = Duodenum, 8 = Rektum, 9 = Harnblase

Peritoneale Beziehungen der Bauchorgane

Intraperitoneale Lage = das Organ wird an zwei Seiten vom Peritoneum umschlossen

- Magen
- Leber
- Milz
- Jejunum
- Ileum
- Caecum mit Appendix
- Colon transversum
- Colon sigmoideum
- Ovarien
- Tuben
- Corpus uteri)

Retroperitoneale Lage = das Organ ist nur einseitig mit Peritoneum bedeckt

- Duodenum
- Pankreas
- Colon ascendens
- Colon descendens
- Niere
- Harnleiter
- Harnblase

Extraperitoneale Lage = das Organ hat an keiner Stelle einen Bezug zum Peritoneum

- Prostata
- Zervix uteri
- Rektum

LE 10.1

Die Umschlagstellen des parietalen in das viszerale Peritoneum nennt man die → **Mesenterialwurzel**. An dieser Stelle sind die mit dem Peritoneum verbundenen Organe an der hinteren Bauchwand befestigt. Hier verlaufen die großen Blutgefäße, Nerven und Lymphbahnen. Besonders hervorzuheben sind die A. und V. mesenterica superior, die in der Mesenterialwurzel verlaufen. Der mesenteriale Anteil des Kolons wird als → **Mesocolon** bezeichnet. Hier verläuft die A. colica media, die aus der A. mesenterica superior entspringt. Im Mesocolon des Sigmoideum verläuft die A. mesenterica inferior. Dies sind die Gefäße, die neben dem Truncus coeliacus und seinen Ästen, sowie den Nierenarterien (Aa. renales) für die Versorgung der Bauchorgane bekannt sein sollten.

Wie eine Schürze sind zwei Netze über die Bauchorgane ausgebreitet und dienen der Abdichtung gegenüber Entzündungen und vor peritonealen Reizungen. Das kleine Netz (*Omentum minus*) verbindet die kleine Magenkurvatur mit dem Duodenum und Leberpforte. Hier verlaufen die großen Gefäße der Leber (A. hepatica propria und V. portae, Pfortader) sowie der Ductus choledochus u.a. Das große Netz (**Omentum majus**) zieht vom quer liegenden Darm und der großen Magenkurvatur nach unten. Es ist an den beiden genannten Organen wie eine Schürze befestigt und breitet sich über die Bauorgane aus. Unter anderem hat es neben dem Schutz vor Peritonitis eine Immunaufgabe und dient als Fettdepot. Bei Fettsüchtigen kann es zu einer zentimeterdicken Fettplatte anschwellen. Vom großen Netz geht die Bursa omentalis aus, eine Bauchfelltasche, die dem Magen seine Bewegungsfreiheit zusichert.

Dünndarm

Der → **Dünndarm** gliedert sich in drei Teile:
- Duodenum (Zwölffingerdarm, retroperitoneal gelegen)
- Jejunum und
- Ileum (beide liegen intraperitoneal (die Begriffe „Leerdarm" für Jejunum und „Krummdarm" für Ileum sind im klinischen Alltag wenig gebräuchlich)

Der gesamte Dünndarm ist bei der Leiche etwa 5–6 m lang. Beim Lebenden wechselt die Gesamtlänge durch peristaltische Bewegungen und beträgt ca. 2,5 m.

Duodenum

Das Duodenum ist ein C-förmig gekrümmter Darmabschnitt, wobei die Öffnung des C auf die linke Seite weist. Form und Lage des Duodenums sind äußerst variabel. In das Duodenum münden an der Papilla duodeni major (*Vater'sche Papille*) die exkretorischen Gänge von Gallenblase und Bauchspeicheldrüse (s. u. Gallengangsystem). Das duodenale C umschließt den Pankreaskopf.

Jejunum und Ileum

Diese beiden Teile des Dünndarms lassen sich anatomisch nicht exakt voneinander trennen. Die ersten 40% werden dem Jejunum zugeordnet, die bis zum Caecum reichenden 60% dem Ileum. Dieser Abschnitt des Dünndarms liegt geschlängelt im Unterbauch, wobei die Windungen rein zufällig und ohne nachvollziehbares System erfolgen. Jejunum und Ileum liegen im Gegensatz zum Duodenum intraperitoneal.

Besonders das Jejunum weist in seiner Mukosa hohe Ringfalten mit zahlreichen Zotten und Mikrovilli zur Oberflächenvergrößerung auf. Diese hohen Ringfalten werden als → **Kerckring'sche Falten** bezeichnet. Sie sind mit bloßem Auge sichtbar und bis zu 8 mm groß. Zwischen den Falten liegen die Krypten (Lieberkühn-Krypten). Das Epithel der zottenförmigen Ausstülpungen besteht aus Saumzellen (Enterozyten). Die Gesamtoberfläche des Dünndarms wird durch Zotten und Mikrovilli auf rund 200 m² vergrößert. Die größte innere Oberfläche ist dem Jejunum zuzuordnen; hier findet der überwiegende Anteil der Resorption der Nährstoffe aus dem Darm in die Blutbahn statt.

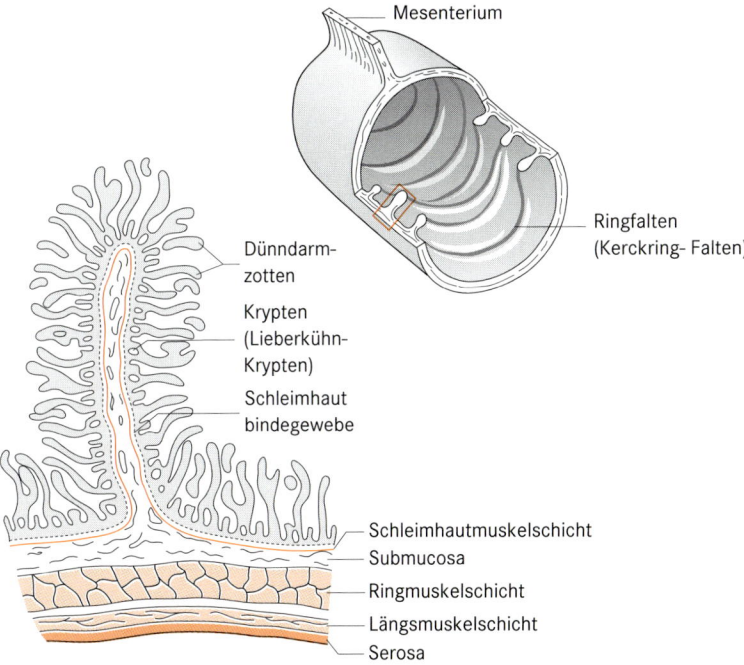

Abb. 10.12. ▲ **Kerckring-Falten im Jejunum.** Die Oberfläche des Jejunums wird durch die hohen Falten und ihre mikroskopischen Zotten und Mikrovilli enorm vergrößert; die Gesamtoberfläche des Dünndarms wird so mit rund 200 m² berechnet; die Vertiefungen zwischen den Falten werden als Krypten bezeichnet; in der Mitte jeder Falte verläuft eine zentrale Arterie

Das Ileum weist nur niedrige oder gar keine Ringfalten auf und die Zotten sind kürzer und spärlicher. Im Ileum liegt reichlich lymphatisches Gewebe, die als Peyer'sche Plaques bezeichnet werden.

Die Funktion der Mukosa wird über den unter der Submukosa liegenden *Plexus submucosus* (Meissner Plexus) gesteuert. Das Nervengeflecht, das die Peristaltik der glatten Darmmuskulatur koordiniert, ist der *Plexus myentericus* (Auerbach-Plexus). Durch den unterschiedlichen Verlauf des glatten Muskulatur kann es sowohl zu einer Eigenbeweglichkeit der Dünndarmzotten kommen. (Zottenpumpe) aber auch zu rhythmischen Einschnürungen der Ringmuskulatur und kontraktilen Verkürzungen des Darms (sog. Mischbewegungen). In peristaltischen Wellen wird der Darminhalt, soweit er als Chymus nicht resorbiert wird, zum Dickdarm transportiert. Die Bewegungsmuster des Dünndarms werden über die beiden Nervenplexus koordiniert und unterliegen der Steuerung durch das vegetative Nervensystem. Man schätzt, dass der Dünndarm etwa 4 Millionen Zotten hat, von denen jede ein eigenes Lymphgefäß für die Darmlymphe (→ **Chylus**) aufweist. In diese Darmlymphe wird die in Moleküle aufgespaltene Speise quasi aufgesaugt und dann lymphatisch oder über die korrespondierenden Kapillaren abtransportiert. Im Dünndarm wird ein Sekret aus unterschiedlichen Drüsen gebildet; dieses Sekret hat die Aufgabe, die Resorption der aufgespaltenen Nahrungsbestandteile zu erleichtern bzw. zu beschleunigen.

- **Chylus** (griech.: „Saft")
  die Darmlymphe; die Cisterna chyli ist das Sammelbecken der Darmlymphe, von dem der Milchbrustgang, Ductus thoracicus, ausgeht (Abb. 7.10)
- **Chymus** (griech. „der zu gießende Brei")
  der aus dem Magen in den Dünndarm gelangende Speisebrei, der resorbiert wird

Arterielle Blutversorgung

Das Duodenum wird über die A. gastroduodenalis (aus A. hepatica communis) versorgt. Es bestehen Anastomosen zur A. mesenterica sup. Der venöse Abfluss erfolgt überwiegend direkt in die V. portae, teilweise auch in die V. mesenterica sup.

Das Jejunum ist wie das Ileum intensiv mit Blutgefäßen versorgt. Die Gefäße stammen aus der A. mesenterica sup. Von diesem Gefäß gehen auch die großen Arterien zum Caecum und dem Kolon ab. Das Abflussgebiet des Dünndarms ist die V. mesenterica sup., die sich mit der Milzvene zur V. portae vereinigt. Die großen Baucharterien weisen bogenförmige Versorgungsgebiete und Anastomosen untereinander auf.

Dickdarm (Kolon)

Der Dickdarm gliedert sich in drei Abschnitte:
- **Caecum** (Blinddarm) mit Appendix veriformis (Wurmvorsatz)
- **Kolon** („Grimmdarm"; diese Bezeichnung wird klinisch nicht benutzt) einschließlich des Sigmoids
- **Rektum** (Mastdarm)

Die überwiegende Resorption des Speisebreis erfolgt im Dünndarm. Wegen seiner begrenzten Resorptionsleistung hat der Dickdarm wenige Zotten zur Oberflächenvergrößerung und weist nur noch Vertiefungen (Krypten) für die Schleimdrüsen auf. Bei Resorptionsstörungen des Dünndarms (Malabsorption) kommt der Restresorption des Kolons eine wichtige Bedeutung zu. Im Dickdarm wird der Speisebrei durch Wasserentzug eingedickt und ihm wird Schleim beigemengt, der ihn gleitfähig für die Ausscheidung als Stuhl macht. Entzündungen des Dickdarms können zu einer so massiven Schleimsekretion führen, so dass reine Schleimstühle abgesetzt werden. Der medizinische Begriff für Stuhl oder Kot ist auch *Faeces*. Die Mikrovilli an der inneren Oberfläche des Dickdarms sind höher als im Dünndarm. Ihre Aufgabe ist die Wasser- und Salzresorption aus dem verbleibenden Speisebrei.

Im Dickdarm finden sich massenhaft anaerobe Bakterien, die zu den Stämmen Bifidus und Bacteroides zählen. Vergleichbare Bakterien nehmen wir auch durch Yoghurtkulturen zu uns. In jedem Gramm Stuhl finden sich etwa 10^{11} Bakterien. Durch diese Bakterien werden Nahrungsbestandteile wie Zellulose, die durch die intestinalen Enzyme nicht aufgespalten werden können, zersetzt und resorbierbar gemacht. Allerdings ist dieser Prozess für den Menschen wenig relevant im Gegensatz zu reinen Pflanzenfressern, die auf diese bakterielle Zersiedelung der Zellulose angewiesen sind. Dennoch ist auch beim Menschen die Darmflora von großer Bedeutung. Wird sie z.B. durch Antibiotika gestört, neigt der Patient zu Diarrhö. Gerade im

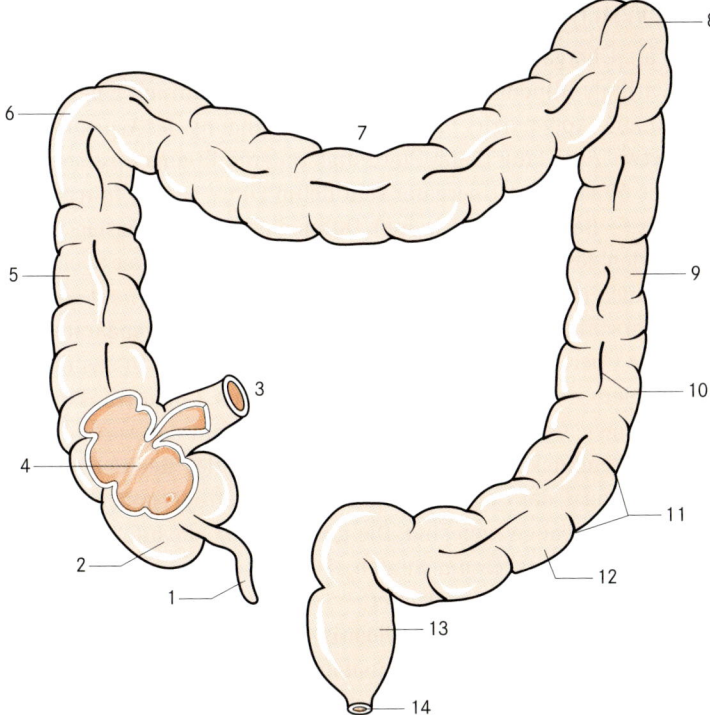

Abb. 10.13. ▲ **Dickdarm (Kolon).** Drei Längsmuskelstreifen (Taenien) ziehen sich über das ganze Kolon; die sichtbare Taenia libera verläuft bis zum Wurmfortsatz des Blinddarms; die verschiedenen Abschnitte des Kolon haben zum Peritoneum eine unterschiedliche Beziehung; 1 = Wurmfortsatz (Appendix veriformis), 2 = Blinddarm (Caecum), 3 = Ileum, 4 = Bauhin'sche Klappe (Valvula ileocaecalis), 5 = aufsteigendes Kolon (Colon ascendens), 6 = rechte Kolonbiegung (Flexura coli dextra), 7 = querliegendes Kolon (Colon transversum), 8 = linke Kolonbiegung (Flexura coli sinistra), 9 = absteigendes Kolon (Colon descendens), 10 = Längsmuskel (Taenia), 11 = Ausbuchtungen (Haustra), 12 = Sigmadarm (Colon sigmoideum), 13 = Rektum, 14 = Anus

stationären Bereich können diese antibiotikabedingten Diarrhöen durch Problemkeime, wie z.B. Pseudomonas aeroginosa sehr hartnäckig sein.

Der Dickdarm ist beim Lebenden etwa 1 Meter lang. Charakteristisch für ihn ist die sichtbare äußere Längsmuskelschicht, die als Taenie bezeichnet wird. Drei solcher Längsstreifen verlaufen an der Oberfläche des Dickdarms. Besonders die Taenia libra ist gut sichtbar und breitet sich über den gesamten Darm aus. Sie hilft dem Chirurgen beim Aufsuchen eines nicht an typischer Lage liegenden Appendix veriformis.

Durch Kontraktion der Ringmuskelschicht entstehen im Röntgenbild deutlich sichtbare Einziehungen des Kolons, die als Haustren bezeichnet werden. Diese Haustren variieren durch die Peristaltik fortlaufend. Taenien und Haustren sind die Charakteristika des Dickdarms. Der Dickdarm kann relativ große Fettmengen speichern; diese können sich als Fettanhängsel an der Außenfläche des Dickdarms sichtbar machen.

Blinddarm und Wurmfortsatz

Der Dünndarm endet am Übergang vom Caecum zum Colon ascendens. Dieser blinde Teil des Dickdarms wird als Blinddarm (Caecum) bezeichnet, während eine „Blinddarmentzündung" auf eine Appendizits hinweist, die Entzündung des Wurmfortsatzes. Das Caecum ist etwa 7 cm lang (beim Pferd und anderen Pflanzenfressern beträgt seine Länge über 60 cm). Der Übergang vom Ileum zum Caecum führt durch die Valvula ileocaecalis (→ **Bauhin'sche Klappe**). Durch diesen Verschlussmechanismus können die Bakterien des Kolons nicht in das Ileum übersiedeln. Der Speisebrei kann auf diese Weise auch nur in Richtung Dickdarm peristaltisch bewegt werden. Allerdings ist dieser Verschluss meist nicht komplett dicht (bei Röntgendarstellung des Kolon zeigt sich der Übertritt von kleinen Kontrastmittelmengen in das Ileum). Nach dem Caecum gliedert sich das Kolon in Colon ascendens, Colon transversum und Colon descendens, sowie Colon sigmoideum. Das Caecum mit der Appendix liegen intraperitoneal, während das Colon ascendens retroperitonial, das Colon transversum wieder intraperitoneal, das Colon descendens wieder retroperitoneal und das Sigma wiederum intraperitoneal gelegen sind. Die Knickstellen von auf- bzw. absteigenden Dickdarm zum Colon transversum werden als Dickdarmbiegungen (Flexura coli dextra bzw. Flexura coli sinistra) bezeichnet.

Auch der Wurmfortsatz (→ **Appendix veriformis**) weist dieselben Wandschichten wie der Darm auf. Der Wurmfortsatz kann anatomisch viele Variationen aufweisen und >25 cm lang werden. Im Durchschnitt ist er etwa 10 cm lang und rund 6 mm dick. Er ist reich mit lymphatischem Gewebe ausgerüstet und wird deshalb auch als „Darmmandel" bezeichnet. Die sichtbare Taenie des Dickdarms endet am Appendix veriformis. In Projektion auf die Bauchwand liegt der Abgang des Wurmfortsatzes vom Blinddarm am McBurney'schen Punkt. Dieser liegt in der Mitte der Linie zwischen Nabel und Spina iliaca ant. sup. Allerdings besteht von Mensch zu Mensch eine hohe Lagevariabilität. Die Spitze des Blinddarms liegt bei vielen Menschen am sog. Lanz-Punkt; dieser liegt auf der rechten Seite am ersten Drittel auf der Linie, die sich zwischen beiden oberen Darmbeinstacheln entlang zieht.

Wegen seines geringen Durchmessers können Fremdkörper, wie Kirschkerne oder kleine Kotsteine den Blinddarm verschließen und eine → **Appendizitis** durch Vermehrung der dann nicht mehr harmlosen Darmbakterien auslösen. Es kommt zu einer Anschwellung der Schleimhaut und einer vereiternden Blinddarmentzündung. Andererseits kann eine Appendizitis auch durch Beteiligung des reichen lymphatischen Gewebes bei anderen immunologischen Reaktionen entstehen. Die Appendizitis ist in Mitteleuropa die häufigste Erkrankung, die eine Operation erfordert.

Während Caecum und Appendix von Ästen der A. mesenterica sup. versorgt werden, wird das gesamte Colon überwiegend von Ästen der A. mesenterica inf., der A. colica, versorgt. Der venöse Abfluss erfolgt über die V. mesenterica sup. bzw. die V. mesenterica inf., die dann in die V. portae einmünden.

Rektum

Das Rektum (Mastdarm) ist der letzte Teil des Dickdarms. Er geht direkt aus dem Colon sigmoideum hervor. Seine Aufgabe ist die Speicherung des Kots, der sich hier per-

manent ansammelt. Die hohe Häufigkeit des Rektumbefalls beim kolorektalen Karzinom könnte damit zusammenhängen, dass karzinogene Substanzen eine verlängerte Verweildauer und damit intensiven Kontakt mit dem Rektum haben. Im Wesentlichen besteht das Rektum aus zwei Teilen:
- Ampulla recti, stark erweiterungsfähiger Teil des Rektums, der das eigentliche Speicherorgan des Kots ist und
- Analkanal (Canalis analis); der den kompletten Abschluss von Darm und Außenwelt darstellt.

Der Abschluss selbst erfolgt durch einen inneren und äußeren Schließmuskel (M. sphincter ani internus und M. sphincter ani externus). Ähnlich wie bei der Blase ist der innere Schließmuskel Teil der glatten Muskulatur des Darmes und nicht willkürlich beeinflussbar. Die Kontrolle über die Ausscheidung erfolgt über den äußeren Schließmuskel der Teil der quergestreiften Muskulatur des Beckenbodens ist.

Etwa 7–8 cm vom After entfernt findet sich bei der Rektoskopie eine ausgeprägte Falte, die keiner Haustra entspricht, sondern eine anatomisch fixierte, starre Querfalte darstellt. Diese Falte wird als *Kohlrausch'sche Falte* bezeichnet. Zwischen der Kohlrausch'schen Falte und dem äußeren Schließmuskel befinden sich 8–10 Längsfalten; sie haben die Funktion von Schleimhautschwellkörpern. Diese Längsfalten

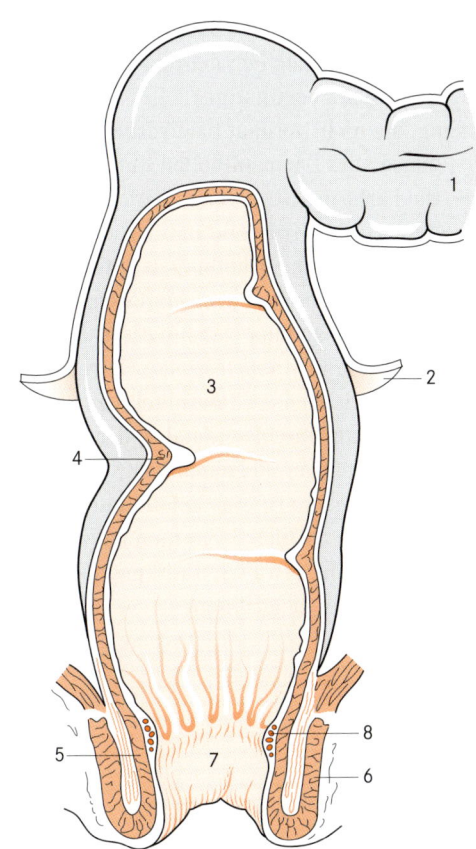

◀ **Abb. 10.14.**
Rektum. 1 = Colon sigmoideum, 2 = Peritoneum, 3 = Rektum mit Ampulla recti, 4 = Kohlrausch'sche Falte, 5 = innerer Schließmuskel (M. sphincter ani internus), 6 = äußerer Schließmuskel (M. sphincter ani externus), 7 = Analkanal mit Anus, 8 = Schwellkörper des Rektum mit reichlicher arterieller Durchblutung

legen sich dicht aneinander und verschließen den Analkanal völlig gasdicht. Diese Schwellkörper sind reichlich mit arteriellen Gefäßen versorgt und stellen das anatomische Substrat für → **Hämorrhoiden** dar. Eine Hämorrhoidalblutung zeigt sich deshalb durch arteriell hellrotes Blut.

Hämorrhoiden sind knotige Vergrößerungen einzelner Abschnitte dieses Schwellkörpers, wobei meist typische Knoten in der Uhrzeigerstellung 3, 7 und 11 Uhr bei Rückenlage des Patienten auftreten. Verstopfungen bzw. chronisch sitzende Tätigkeit, zu starke Anspannung des inneren Schließmuskels, Schwangerschaft und Alkohol können Hämorrhoiden in ihrer Entstehung beeinflussen. Schon geringste Hämorrhoiden können massiv bluten. Die Hämorrhoidalzone wird von der A. rectalis sup. versorgt.

Defäkation und Stuhl

Den Drang, den Darm zu entleeren, verspüren wir, wenn die Ampulla recti mit Stuhl gefüllt, d.h. die glatte Muskulatur gedehnt wird. Ohne dass wir es willentlich beeinflussen können, öffnet sich dann der innere Schließmuskel und geringe Mengen Kot bzw. Darmgase treten in den Analkanal aus. Die empfindliche Schleimhaut registriert diese Füllung und löst eine Kontraktion des äußeren Schließmuskels aus. Ist der Stuhldrang sehr stark, so werden auch die Muskeln im Beckenboden und Gesäßbereich angespannt. Für die Entleerung des Darms ist die Sensibilität der Schleimhaut entscheidend. Liegen Sensibilitätsstörungen, z.B. bei einer Polyneuropathie (häufig bei Diabetikern) vor, so wird dadurch die Inkontinenz begünstigt.

Der Stuhl besteht aus Resten der Nahrung, die nicht verdaut bzw. resorbiert werden konnten; hierzu gehört die Zellulose. Ebenso sind Darmepithelien und Schleimbestandteile aus dem Kolon Teil des Stuhls. Die Farbe des Stuhlgangs wird durch das Bilirubin aus dem Stoffwechsel der Galle erzeugt. Es wird verständlich, dass eine verminderte Ausscheidung von Gallenfarbstoffen zu einer Aufhellung der Stuhlfarbe führt. Bis zu 20% des Stuhles entfällt auf anaerobe Bakterien, davon sind weniger als die Hälfte Kolibakterien. Die Stuhlmasse selbst hängt von der Nahrungszusammensetzung ab. Faserhaltige Kost, also überwiegende Pflanzennahrung oder Getreidebestandteile ergeben größere Stuhlmassen und erhöhen auch die Häufigkeit von Stuhldrang. Die normale Ausscheidung liegt bei 2–3mal am Tag bis einmal in der Woche. Es liegt also eine hohe Variabilität unter den Menschen vor. Regelmäßiger Stuhlgang durch faserhaltige Kost reduziert nachweislich das Risiko für das kolorektale Karzinom (LE 10.2). Bei völliger Nahrungskarenz entstehen aus den genannten physiologischen Bestandteilen, wie Darmzellen und Darmschleim, etwa 4 g Stuhl pro Tag. Das im Stuhl ausgeschiedene Bilirubin wird als Sterkobilin bezeichnet.

Leber und Galle

Makroskopie der Leber

LE 10.1

Wenn wir von Verdauung und Stoffwechsel sprechen, stellt man sich zu Recht das Bild einer chemischen Fabrik vor. In unserem Körper ist die → **Leber** das zentrale Laboratorium. Zu ihren Aufgaben (LE 11) gehört:

- **Eiweißstoffwechsel:** Abbau der zugeführten Proteine und Aufbau der Plasmaeiweiße (ausgenommen hiervon sind die Immunglobuline, die von den Plasmazellen – aus B-Lymphozyten – gebildet werden) sowie der Abbau der körpereigenen Eiweiße, wobei Harnstoff entsteht. Eiweiße sind für den Organismus ebenso lebensnotwendig, wie sie in ihren Abbauprodukten giftig sind.
- **Kohlenhydrate:** In der Leber werden die Kohlenhydrate zur speicherfähigen Energie in Form von Glykogen und Neutralfetten (Triglyzeride) umgebaut. Weiter kann die Leber den zentralen Brennstoff Glukose herstellen, wenn dieser in der Zelle nicht ausreichend vorhanden ist (Glukoneogenese).
- **Fette:** In der Leber wird die zur Aufspaltung von Fetten notwendige Galle gebildet. Die Leber baut Fettsäuren auf und ab und synthetisiert, vor allem auf der Grundlage des Cholesterinmoleküls die wesentlichen Membranbestandteile, die Phospholipide.
- **Entgiftung:** In einer bestimmten Konzentration giftige körpereigene und fremde Substanzen werden in der Leber auf verschiedenen chemischen Wegen abgebaut bzw. ungefährlich gemacht.

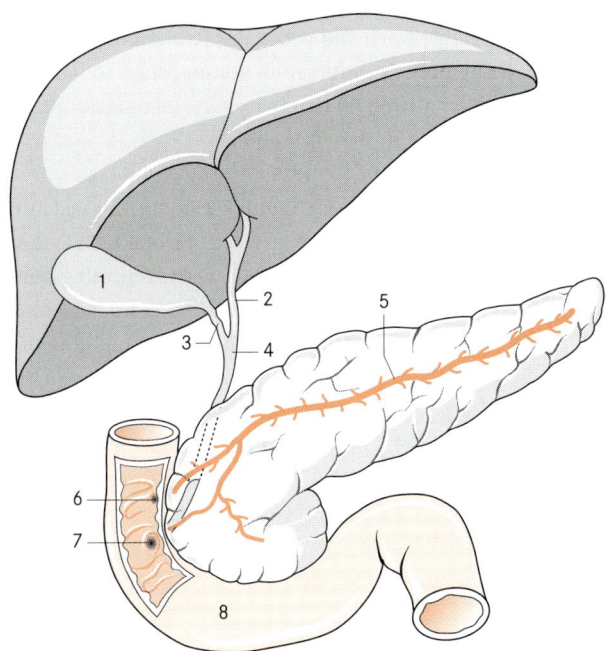

◀ **Abb. 10.15.**
Hepatobiliäres System. Leber, Gallenwege mit Gallenblase und das Pankreas sind über die Pfortader und die Mündung von Ductus choledochus zusammen mit dem Ductus pancreaticus durch das Duodenum mit dem Verdauungstrakt verbunden; 1 = Gallenblase, 2 = Lebergallengang (Ductus hepaticus), 3 = Ductus cysticus, 4 = Ductus choledochus, 5 = Ductus pancreaticus, 6 = Papilla duodeni minor (Mündung des evtl. vorhandenen akzessorischen Pankreasgangs), 7 = Vater'sche Papille (Papilla duodeni major), 8 = Duodenum

Die Leber (Hepar) ist das größte Organ des Körpers. Bei einem durchschnittlichen Körpergewicht wiegt sie etwa 1,5 kg. Im Laufe des Wachstums wird sie relativ kleiner: beim Neugeborenen ist sie gemessen am Körpergewicht doppelt so groß wie beim ausgewachsenen Menschen.

Grob gesehen entspricht die Leber einem Kugelsektor, wobei die runde Seite sich der rechten Zwerchfellkuppel angleicht. Die eher plane Fläche ist den Baucheingeweiden zugewandt. Hier erkennt man vier Leberlappen:

- Linker Leberlappen (von der restlichen Leber getrennt durch das Lig. teres hepatis)
- Quadratischer Leberlappen (Lobus quadratus) – zum rechten Leberlappen abgegrenzt durch die Gallenblase und nach unten durch die großen Lebergefäße V. portae, Leberarterie und Ductus zysticus des Gallensystems
- Lobus caudatus – abgegrenzt zum rechten Leberlappen durch die untere Hohlvene
- Rechter Leberlappen – der größte der vier Lappen der Leber

Die Strukturen, die die Leberlappen untereinander abgrenzen, bilden ein „H". Dieses „H" wird begrenzt auf der einen Seite von Gallenblase und der unteren Hohlvene, auf der anderen Seite vom Lig. teres hepatis; der Querbalken des „H" wird von der Leberpforte mit den großen Gefäßen der Leber gebildet.

Die Durchblutung der Leber erfolgt zu 75% durch die Pfortader (→ **V. portae**) und zu 25% durch die Leberarterie (A. hepatica propria, die dem Truncus coeliacus entspringt). Die Blutgefäße folgen dem Aufbau der Leber in zwei Hälften und vier Segmente, die nicht exakt den Lappen entsprechen. Der Chirurg kann deshalb den Segmenten nach eine Leberteilsresektion durchführen. Nach der Entfernung eines Lebersegments oder der Leberhälfte (Lobektomie) weist die Leber die Fähigkeit der Regeneration auf. Wenn die verbleibenden Segmente gesund sind, können sie sich – selbst wenn mehr als Dreiviertel der Leber entfernt worden sind – wieder regenerieren.

Feinstruktur der Leber

Unter dem Mikroskop erkennt man, dass die Leber aus zahllosen, vieleckigen → **Leberläppchen** gebaut ist. Hierbei handelt es sich um räumliche Strukturen mit einem Durchmesser von rund 1,5 mm und einer Höhe von etwa 2mm. Die Leber setzt sich aus rund einer halben Million dieser Leberläppchen zusammen. Im Mittelpunkt der Leberläppchen liegt die Zentralvene. Sie erhält ihr Blut aus der Pfortader und der Leberarterie, die jeweils an den Eckpunkten der Leberläppchen eintreten. Diese Eckpunkte werden als Periportalfelder bezeichnet. Da jedes Periportalfeld jeweils aus drei Kapillaren besteht, nämlich Äste von A. hepatica, V. portae und Gallenkapillare, spricht man hier auch von der → **Glisson-Trias**. Ausgehend von dieser Glisson-Trias fließt das Blut durch ein kanalartiges System vom Rand der Leberläppchen auf die Zentralvene zu. Die Kanäle, die Lebersinusoide, sind von den Leberzellen, den Hepatozyten, umgeben.

In den Hepatozyten spielt sich die eigentliche Stoffwechselaktivität der Leber ab (s.o. und LE 11). Jeder Hepatozyt wird von zwei Seiten vom Blut umströmt, d.h. grenzt wie eine Häuserreihe einen Kanal. Zwischen den Leberzellen beginnen blind

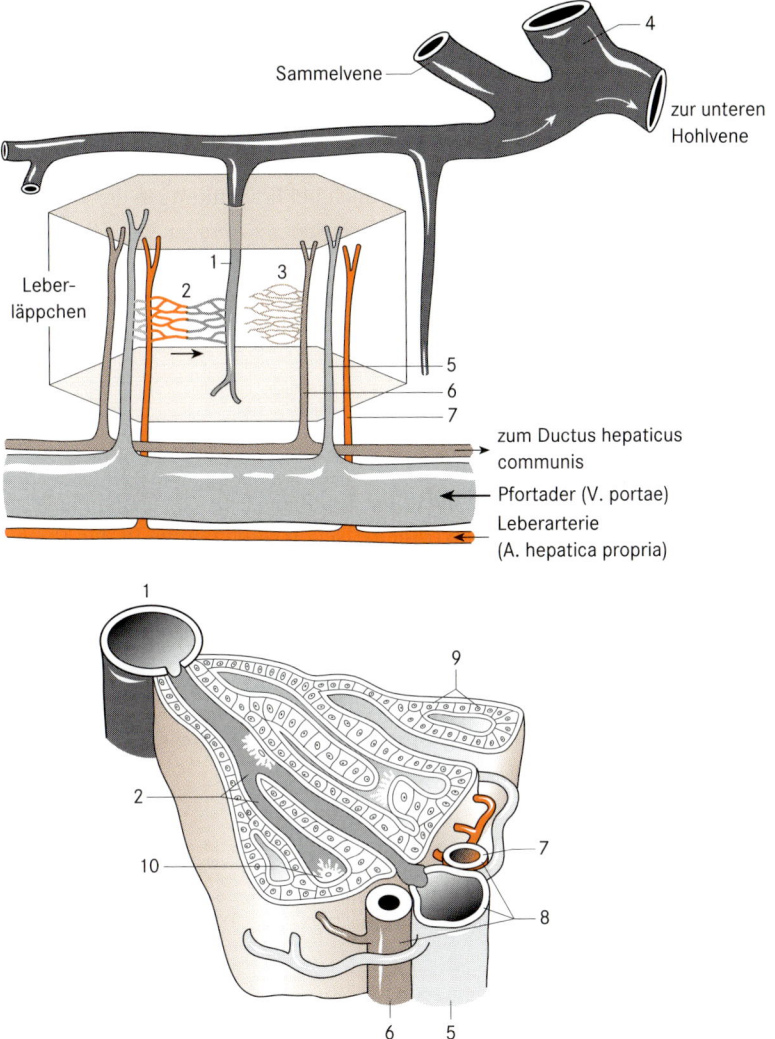

Abb. 10.16. ▲ **Leberfeinstruktur.** Die funktionelle Einheit der Leber ist das Leberläppchen, eine rund 1–2 mm große sechseckige Struktur; an jeder Ecke bildet das Leberläppchen mit anderen Läppchen das Periportalfeld (8), in dem ein kleiner Ast der Pfortader (5), ein kleiner Gallengang (6) und eine Arteriole der A. hepatica propria (7) verlaufen; in der Mitte des Leberläppchens wird das Blut in der Zentralvene (1) gesammelt und über die V. hepatica (4) der unteren Hohlvene zugeführt; das Leberläppchen ist durch radiär auf die Zentralvene zulaufenden Sinusoiden (2) mit den Hepatozyten (9) und Kupffer'schen Sternzellen (10) geprägt; die Galle wird in blind beginnenden Gallenkapillaren (3) gesammelt und dem Ductus hepaticus zugeführt

die Gallenkapillaren, wobei Sinusoide und Gallenkapillaren streng getrennt sind. Innerhalb des Leberläppchens sind die Fließrichtungen von Gallenflüssigkeit und Blutströmung entgegengesetzt.

Die Sinusoide sind von einem schmalen Saum von Endothelzellen umgeben. In diese kleinen Endothelzellen sind große Zellen, Makrophagen, eingebaut. Ihrem Aussehen nach werden sie als Sternzellen beschrieben und nach ihrem Entdecker als

→ **Kupffer'sche Sternzellen** bezeichnet. Sie gehören zum Abwehrsystem des Körpers. Der Raum zwischen Endothelzellen und Hepatozyten wird als Perisinusoidalraum bezeichnet. Dieser Raum ist sehr schmal (rund 1 µm), kann aber Fett speichern. Bei der Umwandlung von Bindegewebe bei der Leberzirrhose spielt dieser Raum eine wichtige Rolle.

Die Leber selbst enthält wenig Bindegewebe, doch bei Erkrankungen der Leberzellen, vor allem durch chronische Überlastung mit toxischen Substanzen wie z.B. Alkohol kommt es zu Umwandlung vom Lebergewebe in Bindegewebe. Da das Bindegewebe weniger Volumen einnimmt als das gesunde Lebergewebe, schrumpft die Leber und wird bei tiefer Einatmung unter dem rechten Rippenbogen auch verhärtet tastbar.

Gallenblase und Gallenwege

Etwa 1 Liter Lebergalle wird in den Leberzellen produziert, in der Gallenblase gespeichert und eingedickt und über die extrahepatischen Gallengänge in das Duodenum transportiert. Innerhalb der Leber sammeln sich die Gallenkapillaren zu immer größeren → **Gallengängen** und vereinigen sich schließlich im rechten und linken Lebergallengang zum Ductus hepaticus communis. Aus diesem etwa 4–6 cm langen Gangsystem geht der Gallenblasengang, Ductus cysticus, zur Gallenblase ab. Er ist etwa 3–4 cm lang. Diese beiden Gänge, Ductus hepaticus communis und Ductus cysticus, bilden den Hauptgallengang Ductus choledochus. Dieser Gang ist etwa

Abb. 10.17. ▶
Enterohepatischer Kreislauf der Gallensäuren

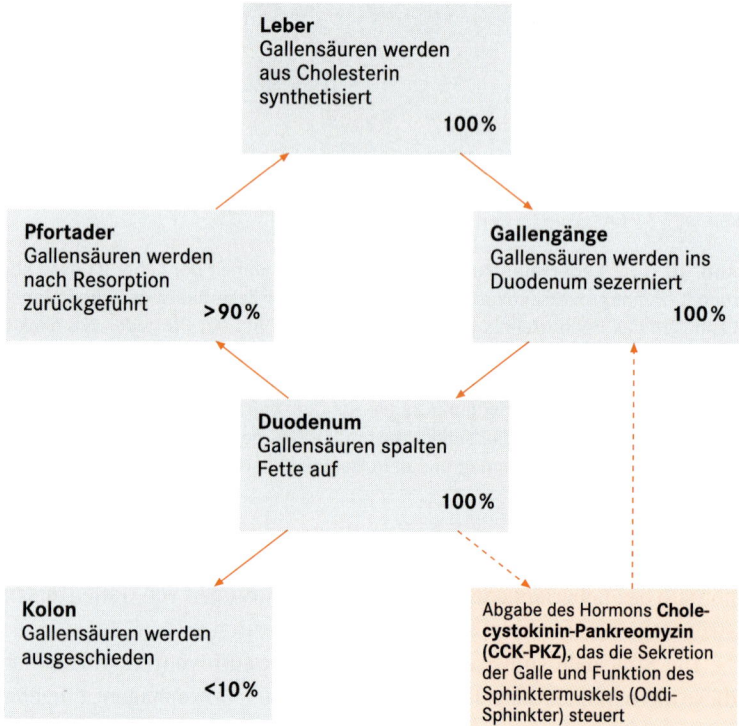

4–8 cm lang und rund 5 mm breit. Anatomisch verschieden, kann er am Kopf der Bauchspeicheldrüse entlang ziehen oder er ist in das Drüsengewebe der Bauchspeicheldrüse eingelagert und mündet dann zusammen mit dem Pankreasgang in der Papilla Vateri ins Duodenum. Diese gemeinsame Mündung ist der Regelfall. Die Papilla duodeni maior hat ihren Namen übrigens von Abraham Vater, einem Anatom im 18. Jahrhundert, der in Wittenberg lebte. Der Abfluss der Galle in das Duodenum wird über einen Schließmuskel (Oddi-Sphinkter) geregelt. Er hat seinen Namen von einem italienischen Physiologen.

Die Gallenblase, in der die Lebergalle gespeichert wird, hat birnenförmige Gestalt, ist etwa 8–12 cm lang und rund 5 cm breit. Sie fasst maximal 100 ml Galle. Sie muss die in der Leber gebildete Galle um dass 5–10fache durch Wasserentzug eindicken. Ihre Wand besteht aus glatter Muskulatur, die durch ein Gewerbshormon aus der Darmwand, Cholezystokinin-Pankreomyzin (→ CCK-PKZ) stimuliert wird. Die Hormonausschüttung erfolgt durch die Speisefüllung des Duodenums. Wie die Leber liegen auch Gallenblase und Gallengangsystem intraperitoneal.

Die wichtigste physiologische Aufgabe der → **Gallensäuren** ist die Zerkleinerung und Emulgierung von Fetten. Mit dieser Aufspaltung von Fetten werden sie für die Enzyme der Bauchspeicheldrüse besser angreifbar. Mit der Freisetzung von Gallensäuren wird die Pankreaslipase selbst aktiviert. Die Gallensäuren selbst können bei hoher Konzentration kanzerogen wirken – sie werden u.a. für den Entstehungsmechanismus des kolorektalen Karzinoms verantwortlich gemacht. Der Organismus schützt sich vor den Gallenfarbstoffen indem er sie zu 95% über den Pfortaderkreislauf aus dem Jejunum zurück resorbiert und der Leber erneut zuführt; man spricht vom enterohepatischen Kreislauf. Durch diesen Kunstgriff des Organismus wird die Konzentration von Gallensäuren im Darm gering gehalten und die Neusynthese von Gallenflüssigkeit auf ein Minimum reduziert. Die durch die Galle aufgespaltenen Fettteile werden als Mizellen bezeichnet (LE 11).

Die in der Galle vorhandenen Farbstoffe stammen aus dem Abbau des Häm aus dem Hämoglobin und aus anderen Proteinen, die vergleichbare Molekülgruppen enthalten, wie z.B. das Myoglobin. Der initial gebildete Farbstoff Biliverdin gibt der Galle die charakteristische grüne Farbe. Er wird dann zu → **Bilirubin** umgewandelt. Der im Stuhl ausgeschiedene Farbstoff heißt Sterkobilin. In der Diagnostik hepatobiliärer Erkrankungen spielt das Bilirubin eine wichtige Rolle. Das mit dem Urin ausgeschiedene und ihm seine Farbe gebende Bilirubin wird als Urobilin bezeichnet.

Bauchspeicheldrüse (Pankreas)

Das → **Pankreas** ist etwa 15 cm lang, 3–4 cm breit und etwa 2 cm dick. Es wiegt rund 100 Gramm. Der Chirurg tastet das Pankreas durch seine Oberfläche aus kleinen Läppchen. Die Lage des Pankreas ist retroperitoneal an der hinteren Bauchwand zwischen Duodenum und dem Gefäßstiel der Milz. Anatomisch kann unterschieden werden zwischen

- Kopf (Caput pancreatis),
- Körper (Corpus pancreatis) und
- Schwanz (Cauda pancreatis).

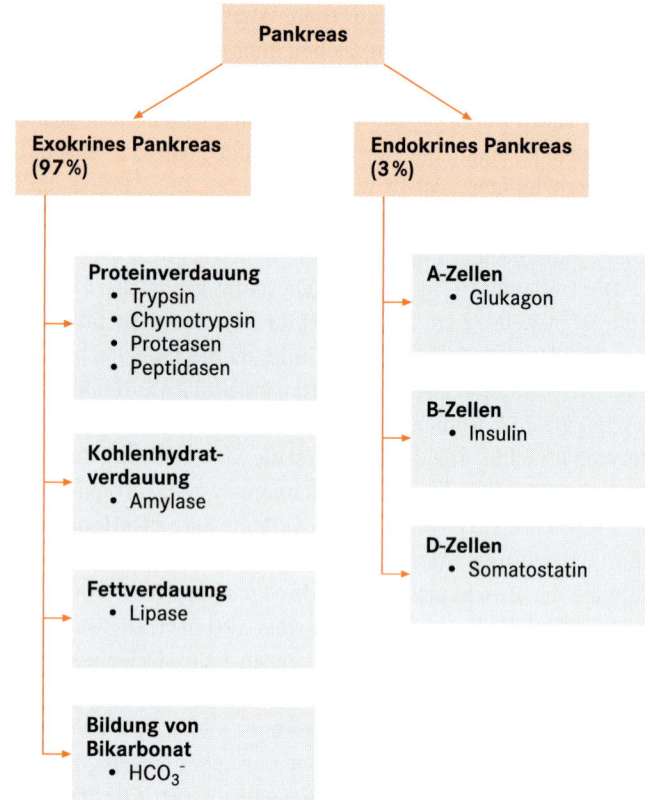

Abb. 10.18.
Enzyme, Substrate und Hormone des Pankreas

Von seiner Funktion her ist es sowohl eine exokrine als auch eine endokrine Drüse. Als exokrine Drüse gibt es Verdauungsenzyme über den Bauchspeicheldrüsengang (Ductus pancreaticus), ab. Als endokrine Drüse werden Hormone direkt in die Blutbahn sezerniert. Der Hauptgang der Bauchspeicheldrüse (früher Wirsung-Gang bezeichnet) durchzieht das Pankreas der Länge nach. Er mündet an der Papilla Vateri in das Duodenum. Selten gibt es einen Nebenbauchspeichelgang, den Ductus pancreaticus accessorius, der dann an einer eigenen Papille, Papilla duodeni minor, mündet. Die Durchblutung des Pankreas erfolgt durch die A. mesenterica sup., der venöse Abfluss erfolgt über die Milzvene zur V. mesenterica sup. und schließlich in das Pfortadersystem.

Exokrines Pankreas

Pro Tag werden etwa 1,5–2 Liter „Bauchspeichel" gebildet. Es handelt sich um ein dünnflüssiges Sekret, das reich an Bikarbonat und Enzymen für die Verdauung aller Stoffgruppen ist. Dieser alkalische Bauchspeichel wird über das Gangsystem des Pankreas in das Duodenum abgegeben. Der Stoffwechsel wird durch folgende Enzyme gesteuert:

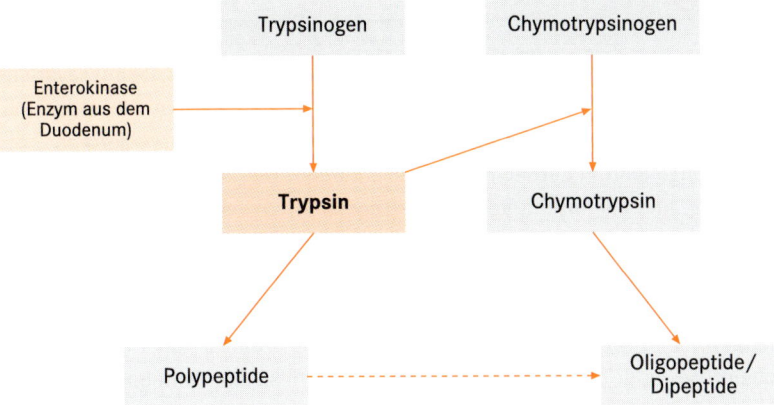

◀ Abb. 10.19.
Trypsin – zentrale Rolle bei der Eiweißverdauung

- **Eiweiße:** Proteasen, Trypsin und Chymotrypsin werden als Vorstufen (Trypsinogen und Chymotrysinogen) in den Darm abgegeben und durch Enterokinasen aktiviert
- **Kohlenhydrate:** α-Amylase spaltet Stärke zu Disacchariden
- **Fettstoffwechsel:** Lipase des Pankreas spaltet Triglyceride zu Monogliceriden und freien Fettsäuren auf

Die Sekretion dieser Hormone wird vor allem durch CCK (s. o.) und Sekretin stimuliert. Der alkalische Bauchspeichel neutralisiert die Magensäure.

Endokrines Pankreas (Inselzellorgan)

Die wie Inseln in das exkretorische Drüsengewebe des Pankreas eingeschlossenen endokrinen Zellen wurden vor rund 150 Jahren erstmals durch Paul Langerhans als → **Inselzellorgan** beschrieben. Nach ihm werden sie auch als Langerhans'sche Inseln genannt. Das endokrine Pankreas nimmt maximal 3% des Gesamtpankreas ein. Sein Gewicht beträgt nicht mehr als 2,5 Gramm.

Mikroskopisch unterscheiden sich verschiedene Zellen des endokrinen Pankreas:
- **A-Zelle (Alphazellen):** Bildung des Hormons Glucagon. Es kann Kohlenhydrate mobilisieren und damit kurzfristig den Blutzuckerspiegel erhöhen. Manchmal wird es als der Gegenspieler des Insulins bezeichnet; diese Bezeichnung ist aber nicht korrekt.
- **B-Zellen (Betazellen):** während die A-Zellen nur rund 20% ausmachen, nehmen die Betazellen 70% des endokrinen Pankreas ein. Sie bilden das Hormon → **Insulin**, das eigentliche „Inselhormon". Seine Aufgaben (s. LE 10) sind die Steuerung der Aufnahme von Glucose in die Muskelzelle und die Energiespeicherung (Umbau von Kohlenhydraten in Glykogen und Triglyzeride). Durch die Steuerung der Zellrezeptoren sorgt es für die Aufnahme von Glukose aus der Blutbahn in die Zelle und senkt damit den Blutzuckerspiegel.
- **D-Zellen (Deltazelle):** Produktion des Hormons Somatostatin

IM FOKUS 10.1

In dieser Lerneinheit wurde die Anatomie und Funktion des Verdauungssystems beschrieben. Um das Lernen einfacher zu gestalten, wurde zwischen der Anatomie des Verdauungssystems und den eigentlichen Stoffwechselprozessen getrennt; die Stoffwechselvorgänge sind in Lerneinheit 11 beschrieben. Die Verdauung gliedert sich in die mechanische und chemische Verdauung (Digestion), die einzelnen Aufgaben von Mundhöhle, Zunge, Zähne, Rachen, Speiseröhre, Magen, Dünndarm, Dickdarm und dem Ausscheidungsprozess wurde in den einzelnen wesentlichen Schritten dargestellt.

Die eigentliche Verdauung erfolgt zu geringen Teilen bereits mit der Speichelbildung und im Magen; die wesentlichen Schritte erfolgen durch die Enzyme der Bauchspeicheldrüse und die Gallensäuren. Nach chemischer Verdauung wird die Nahrung aus der Außenwelt in die Innenwelt des Körpers durch Resorption im Jejunum überführt. Diese Verdauungssekrete werden dann der Leber zugeführt, wo der eigentliche organische Stoffwechsel erfolgt.

NACHGEFRAGT 10.1

1. Beschreiben Sie den Weg der Nahrung vom Mund bis zum Rektum
2. Welche Aufgaben hat die Zunge?
3. Wie viele Zähne hat der Erwachsene und wie heißen sie?
4. Wo wird der Speichel gebildet? Wie heißen die Speicheldrüsen?
5. Beschreiben Sie die Speiseröhre
6. Wie ist (a) der Magen und (b) die Magenschleimhaut aufgebaut?
7. Nennen Sie je zwei Organe, die intraperitoneal, retroperitoneal oder extraperitoneal liegen
8. Wie und wo wird die verdaute Nahrung resorbiert?
9. Beschreiben Sie den Aufbau des Dickdarms
10. Wie erfolgt die Defäkation?
11. Welche anatomischen Strukturen bilden die Leberpforte?
12. Wie wird die Leber mit Blut versorgt?
13. Was ist die Glisson-Trias?

14. Erläutern Sie das System der Gallengänge

15. Welche Funktionen hat die Bauchspeicheldrüse?

LE **10.1**

LEXIKON 10.1

Können Sie diese Begriffe erklären?
Lesen Sie im Lexikon in Übersicht 2 nach ...

A

Achalasie
Anosmie
Antrum
Appendix veriformis
Appendizitis

B

Bauhin'sche Klappe
Bilirubin

C

CCK-PKZ
Chylus
Chymus

D

Dentition
Digestion
Divertikel
Dünndarm
Duodenum
Dysphagie

F

Fundus

G

Gallengänge
Gallensäuren

Gastrin
Geschmacksqualitäten
Glisson-Trias

H

Hämorrhoiden
Haustra

I

Inselzellorgan

K

Kaumuskulatur
Kerckring'sche Falten
Kiefergelenk
Kolon
Kupffer'sche Sternzellen

L

Leber
Leberläppchen

M

Magen
Magensaft
McBurney-Punkt
Mesenterialwurzel
Mesocolon

O

Ösophagus

P

Pankreas
Pepsin
Peritoneum
Pharynx
Pulpa
Pylorus

S

Schlucken
Speichel
Speicheldrüsen

T

Taenia

V

V. portae

V

Weisheitszahn

Z

Zahnbein
Zahnformel
Zahnschmelz

Verdauungssystem

10.2

Lerneinheit 10.2 Erkrankungen

Leitsymptome und Befunde	601
Untersuchungsmethoden	608
Akutes Abdomen	610
Erkrankungen des Ösophagus	611
Divertikel	612
Refluxösophagitis	612
Ösophaguskarzinom	613
Erkrankungen des Magens und des Duodenums	613
Funktionelle Dyspepsie	613
Akute Gastritis	614
Chronische Gastritis	614
Gastroduodenale Ulkuskrankheit	614
Magenkarzinom	615
Infektiöse (Gastro)Enteritis ...	618
Erkrankungen des Dünn- und Dickdarms	623
Ileus	623
Peritonitis	624
Reizdarmsyndrom (Colon irritabile)	625
Malassimilationssyndrom	625
Sprue – Zöliakie	628
Morbus Whipple	629
Morbus Crohn	629
Colitis ulcerosa	631
Appendizits	633
Divertikulitis	634
Polyposis	635
Kolorektales Karzinom (KRK)	635
Essstörungen: Anorexia nervosa und Bulimie	636
Anorexia nervosa	636
Bulimie	637
Untersuchungen bei hepatobiliären Erkrankungen	638
Anamnese	638
Radiologische und endoskopische Verfahren	638
Laborbefunde bei Lebererkrankungen	639

Akute Hepatitis und akutes Leberversagen	**640**
Hepatitis A	640
Hepatitis B	641
Hepatitis C	642
Akutes Leberversagen	644
Chronische Hepatitis und Leberzirrhose	**645**
Chronische Hepatitis B und C	646
Autoimmunhepatitis	647
Leberzirrhose	648
Andere chronische Lebererkrankungen	**653**
Cholangitis	653
Morbus Wilson	654
Hämochromatose	654
α_1-Antitrypsin-Mangelsyndrom	655
Fettleber	655
Leber und Schwangerschaft	656
Leber und Medikamente	656
Leber und Alkohol	657
Gefäßerkrankungen der Leber	657
Tumoren der Leber	**658**
Hepatozelluläres Karzinom (HCC)	658
Lebermetastasen	659
Benigne Tumoren	659
Erkrankungen von Gallenblase und Gallenwegen	**659**
Akute Cholezystitis	659
Cholelithiasis	660
Karzinome	662
Pankreaserkrankungen	**663**
Akute Pankreatitis	663
Chronische Pankreatitis	664
Pankreaskarzinom	666
Mukoviszidose	667
Erkrankungen der Milz	**667**
Hypo- und Hypersplenismus	667
Splenomegalie	667
Im Fokus	**669**
Nachgefragt	**670**
Lexikon	**672**
Im Dialog	**673**

Lerneinheit 10.2

Erkrankungen

Leitsymptome und Befunde

Übelkeit und Erbrechen

Übelkeit (*Nausea*) und → **Erbrechen** (*Emesis, Hyperemesis* oder *Vomitus*) gehen meist zusammen einher und können als Leitsymptome für gastroenterologische Krankheiten angesehen werden. Das Erbrechen bzw. der Brechreiz ist ein Schutzreflex des Körpers mit retrogradem peristaltischem Transport der Nahrung aus dem Magen. Der Reflex kann durch toxische Substanzen über die Magenschleimhaut ausgelöst werden (*reflektorisches Erbrechen*) oder über Rezeptoren im sog. Brechzentrum des Hirnstamms (*zentrales Erbrechen*). Der Brechreiz kann auch über Signale des Gleichgewichtssystems oder visuelle Reize ausgelöst werden. Die Symptomatik findet sich aber als unspezifischer Hinweise bei

- Febrilen Virusinfekten
- Globaler Herzinsuffizienz mit Stauungsgastritis
- Chronische Niereninsuffizienz (urämische Gastritis)
- Diabetes mellitus (bes. bei Ketoazidose)
- Intoxikationen durch Alkohol oder Überdosierung von Digitalis
- Gravidität (bes. im ersten Trimenon) - Nüchternerbrechen
- Hirndrucksymptomatik und meningealer Reizung (LE 14)
- Psychischen Störungen
- Schmerzzuständen
- Nebenwirkungen vieler Medikamente (bes. bei nichtsteroidalen Antirheumatika, Zytostatika, Morphin u.a.)

Befinden sich im Erbrochenen Nahrungsreste, so weist dies auf → **Divertikel** des Ösophagus oder eine Mageneingangsstenose hin (reflektorische Kontraktion des Magens). Beimengungen von geronnenem Blut mit braun-schwarzer Färbung sind Hinweis auf eine Blutung und werden als Hämatemesis (s. u.) bezeichnet. Kotiges Erbrechen (Miserere) tritt bei einem Ileus auf.

Hämatemesis

Blutungen stammen in 90% aus dem oberen Gastrointestinaltrakt (oGIT). In 50% liegt ein Ulkus zugrunde, in 20% Ösophagusvarizen (→ **Pfortaderhochdruck**) bzw. ein Mallory-Weiss-Syndrom mit Einrissen der Schleimhaut der Speiseröhre nach Erbrechen (v.a. bei chronischem Aethylismus). Bösartige Tumoren sind in 5% die Ursache einer Hämatemesis. Akute Blutungen des oGIT sind der häufigste Notfall in der Gastroenterologie. Sie werden als → **Forrest-Klassifikation** in 3 Stadien eingeteilt. Untere gastrointestinale Blutungen stammen aus dem Übergang vom Duodenum zum Jejunum. Häufigste Ursachen sind → **Morbus Crohn** und → **Colitis ulcerosa**.

Auslöser für Brechreiz

- Dehnreize auf den Magen
- Vestibulär (Gleichgewicht)
- Schmerzen
- Medikamente
- Gravidität
- Gerüche
- Visuelle Reize
- Psychogen

Forrest-Klassifikation für oGIT-Blutungen

I	aktive Blutung
Ia	arteriell spritzende Blutung
Ib	venöse Sickerblutung
II	sichtbarer Zustand nach Blutung
IIa	Gefäßstumpf zu erkennen
IIb	Läsion mit geronnenem Blut
IIc	Gefäßstumpf mit Fibrinogen und Hämatin bedeckt
III	alte Verletzung

Dysphagie

Unter einer → **Dysphagie** versteht man eine Schluckstörung durch eine Behinderung der Nahrungspassage bei entzündlichen Veränderungen, Engstellen, Hernien oder Tumoren. Vielfach wird Dysphagie mit *Achalasie* gleichgesetzt (s. u.).

Achalasie

Eine Schluckstörung durch fehlende Erschlaffung des unteren Ösophagussphinkters oder Störung der Peristaltik bei Nervenschädigung (Polyneuropathie, Diabetes mellitus) wird als → **Achalasie** bezeichnet. Es besteht die Gefahr für ein Ösophaguskarzinom.

Sodbrennen

Leitsymptom für den Rückfluss von Magensäure v. a. bei Refluxösophagitis.

Meteorismus

Blähungen, häufig verbunden mit Abgang von Winden (Flatus) werden als → **Meteorismus** bezeichnet. Sie entstehen durch
(a) *vermehrte Gasbildung* im Dünndarm

- z.B. bei Mangel an Magensäure (*Achlorhydrie*)
- Enzymdefizite bei Pankreasinsuffizienz
- Verschlucken von Luft (*Aerophagie*).

(b) *verminderten Gasabbau bzw. verminderte Gasausscheidung* bei
- Störungen der Darmpassage (Obstipation oder Ileus)
- Entzündungen (Morbus Crohn)
- Durchblutungs- oder Kreislaufstörungen (Arteriosklerose oder Herzinsuffizienz)

(c) *Nahrungsmittel* wie Zwiebeln oder Kohl

(d) bei bestimmten *Krankheitsbildern* (z.B. Leberzirrhose oder Malassimilation)

Akute und chronische Diarrhöen

Akute Diarrhö

Enteroviren	Virusenteritis
Salmonellen, Shigellen	Bakterielle Enteritis
Candida albicans	Enteritis durch Pilze
Würmer, Amöben	Enteritis durch Parasiten
Arsen, Alkohol, Blei	Intoxikationen
Strahlentherapie	Enteritis nach Strahlentherapie
Zytostatika, Antibiotika	Enteritis durch Medikamente

Chronische Diarrhö
- Irritables Colon (Reizdarm)
- Divertikulose
- Colitis ulcerosa
- Malabsorptionssyndrom, Morbus Crohn
- Laxanzienabusus
- Pankreatitis
- Intestinale Allergien
- Hyperthyreose

Diarrhö

Durchfall besteht, wenn mehr als 3mal am Tag dünnflüssiger Stuhl mit >200 g Gewicht entleert wird. Von *chronischer* Diarrhö spricht man, wenn dieser Zustand mehr als 3 Wochen besteht. Wenn keine Krankheitssymptome vorliegen, muss an funktionelle Ursachen gedacht werden. Pathophysiologisch ist die intestinale Flüssigkeitsresorption gestört. Verschiedene Ursachen können zugrunde liegen:
- Störung der Darmmotilität (z.B. psychische Einflüsse, Stresssymptomatik, Angstreaktion – funktionelle Störung)
- Erhöhte intestinale Sekretion
- Entzündungen
- Bakterielle Infektionen (infektiöse Gastroenteritis)
- Zufuhr osmotisch aktiver, aber schlecht resorbierbarer Substanzen (Abführmittel)
- Medikamente (bestimmte Antibiotika)

Obstipation

Verzögerte Entleerung des Darms (<3-4 Stuhlgänge pro Woche) mit harter Stuhlkonsistenz. Bei habitueller Obstipation besteht auch das Gefühl der unvollständigen Entleerung des Darms.

Akute und chronische Obstipation

Akute Obstipation
- Tumoren (benigne und maligne)
- Divertikulitis
- Morbus Crohn
- Erkrankungen des Analkanals (Hämorrhoidalthrombose, Analfissur, Periproktitis nach Strahlentherapie oder bei Colitis ulcerosa, Abszess)
- Medikamente (Opioide, Sedativa, Tranquilizer, Anticholinergika, Antazida [die Aluminium oder Kalzium enthalten], Diuretika)
- Intoxikationen (Barium, Blei, Thallium)
- Neurogen (Diabetes mellitus, traumatische oder entzündliche Erkrankungen des ZNS)
- Psychogen (Depressionen)

Chronische Obstipation
- Funktionelle Störungen (irritables Colon)
- Neurogen/psychogen (Polyneuropathie bei Diabetes mellitus, multiple Sklerose, Depressionen, ZNS-Erkrankungen, Essstörungen bei z.B. Anorexia nervosa)
- Tumoren (Tumorstenose)
- Chronische Entzündungen (Divertikulitis, Morbus Crohn, Colitis ulcerosa)
- Stoffwechselerkrankungen (Diabetes mellitus, Porphyrien, Hypokaliämie, Hyperkalziämie)
- Endokrine Störungen (Hypothyreose, Hyperparathyreoidismus, Hypophyseninsuffizienz)

Laxantien (Abführmittel)

Medikamente, die den Transport der Nahrung im Darm und die Entleerung beschleunigen.

- Osmotisch wirkende L.: Glaubersalz, Bittersalz; durch Wasserbindung im Kolon erhöhte Peristaltik
- Quellmittel: nicht resorbierbare Substanzen wie Weizenkleie oder Laktulose (Bifiteral®); Cave: Ileus!
- Schleimhautreizende L.: Hemmung der Na-Rückresorption durch z.B. Anthrachinone (Agiolax®), Rizinusöl (Dulcolax®); Cave: Hypokaliämie und Darmatrophie; bei chronischer Einnahme kann Obstipation verstärkt werden
- Gleitmittel: Paraffinöl oral oder als Suppositorien

Teerstuhl (Meläna) und Blutstuhl (Hämatochezie)

Blut im Stuhl kann schwarz als Teerstuhl erscheinen oder als rote blutige Auflagerung. Glänzend schwarz gefärbter Stuhl tritt als Teerstuhl mehrere Stunden nach einer Blutung im oGIT auf. Hellrotes Blut ist ein Leitsymptom für die untere Gastrointestinalblutung. Selten besteht sie bei ausgeprägten Blutungen in oberen Abschnitten des Gastrointestinaltrakts.

Stuhlinkontinenz

Der anorektalen Inkontinenz liegen meist zentralnervöse oder lokale muskuläre Ursachen zugrunde (s. Enkopresis, LE 5):
- ZNS (Apoplex, Demenz, multiple Sklerose, Querschnittslähmung)
- Psychogen (Psychosen, Regression)
- Entzündungen (Colitis ulcerosa)
- Muskulär (Tumoren, Dammriss, Abszesse und Fisteln z.B. bei Morbus Crohn, Beckenbodenschwäche, chronische Obstipation)

Einteilung in Schweregrade
I   gelegentliche Verschmutzung der Wäsche oder Kontrollverlust bei Flatulenz
II häufige Verschmutzung; Abgang von flüssigem Stuhl
III völliger Kontrollverlust

LE 10.2

Bauchschmerzen

Die meisten intraabdominellen Organe projizieren sich bei Schmerzen auf die Körperoberfläche (→ **Head-Zonen**, viszerokutane Reflexzonen). So strahlen Erkrankungen im rechten Oberbauch in die rechte Schulter, eine Pankreaserkrankung in die linke Schulter aus. In der folgenden Tabelle sind Lokalisationen und Ursachen von Bauchschmerzen zusammengefasst.

Ursachen von Bauchschmerzen
(s. a. Leitsymptom Schmerz in Übersicht 1)
■ Oberbauch (Hypochondrium) rechts: Lebererkrankungen, Cholezystitis, Cholelithiasis, Pyelonephritis, Nephrolithiasis, subphrenischer Abszess, basale Pneumonie
■ Oberbauch (Hypochondrium) links: Milzruptur, Pankreatitis, Ulkus ventrikuli oder duodeni, Herzinfarkt, Pneumonie, Pyelonephritis u.a.
■ Epigastricum: Hiatushernie, Ösophagitis, gastroösophagealer Reflux, Herzinfarkt, Ulkuskrankheit
■ Paraumbilical: Pankreatitis, Aortenaneurysma, Meckel'sches Divertikel
■ Unterbauch rechts: Appendizitis, Ureterstein, Ileitis
■ Unterbauch links: Hernia inguinalis, Divertikulitis u.a.

Bilirubin	
Gesamt-Bilirubin	<1,1 mg/dl
Direktes Bilirubin	<0,3 mg/d
Indirektes Bilirubin	<0,8 mg/dl

Ikterus

Die „Gelbsucht" (→ **Ikterus**) ist die Folge eines Anstiegs des toxischen Bilirubins im Serum; bei einem Gesamtbilirubin >2 mg/dl tritt ein Sklerenikterus auf. Bilirubin entsteht durch Abbau von Hämoglobin in Leber, Milz und Knochenmark (*Porphyrinstoffwechsel*). Das entstandene *Gesamt*bilirubin wird an Albumin gebunden und so im Blut transportiert = *indirektes* Bilirubin. In der Leber wird die Bindung an Albumin gelöst und Bilirubin an Glukuronsäure gekoppelt = *direktes* Bilirubin (konjugiertes B.). In dieser Form wird es zusammen mit der Galle in den Darm ausgeschieden und durch Darmbakterien zu *Sterkobilinogen* (Stuhlfarbe) metabolisiert bzw. zu *Urobilinogen* umgewandelt; letzteres wird z.T. im enterohepatischen Kreislauf zurückresorbiert und im Urin ausgeschieden (Urinfarbe).

Ikterus

(Zur Information über die Bedeutung der Laborwerte s. a. Laborwerte in Übersicht 1)

- **Prähepatischer Ikterus**
durch z.B. Hämolyse
(indirektes Bilirubin↑↑, LDH ↑↑)

- **Hepatischer Ikterus**
durch Leberparenchymschaden
(direktes Bilirubin ↑↑, GOT ↑↑, GPT ↑↑)

- **Posthepatischer Ikterus** (Verschlussikterus)
durch

intrahepatische Cholestase:
Hepatitis, primär-biliäre Zirrhose, Dubin-Johnson-Syndrom, M. Meulengracht, Sepsis oder Medikamente

oder

posthepatische Cholestase:
Cholelithiasis, Neoplasien von Pankreas oder Gallengängen, sklerosierende Cholangitis u.a.
(direktes Bilirubin ↑↑, alkalische Phosphatase ↑, γ-GT ↑↑)

Cholestase

Eine Störung des Abflusses der Galle *intrahepatisch* durch entzündliche Lebererkrankungen, Intoxikationen durch Drogen oder Pilzvergiftung oder *posthepatisch* durch Obstruktion der Gallenwege wird als → **Cholestase** bezeichnet. Die Leitsymptomatik besteht in Ikterus, hellem (acholischen) Stuhl, bierbraunem Urin, Pruritus, Diarrhoe mit Steatorrhoe, Gewichtsverlust und Mangel an E-De-K-A-Vitaminen (LE 11). Im Labor finden sich neben Erhöhung von alkalischer Phosphatase und γ-GT ein Anstieg der Gallensäuren und von Cholesterin und Triglyzeriden.

Aszites

Die Ansammlung freier Flüssigkeit im Bauchraum wird als → **Aszites** bezeichnet und entsteht fast immer als Spätsymptom einer Leberzirrhose. Andere, seltenere Ur-

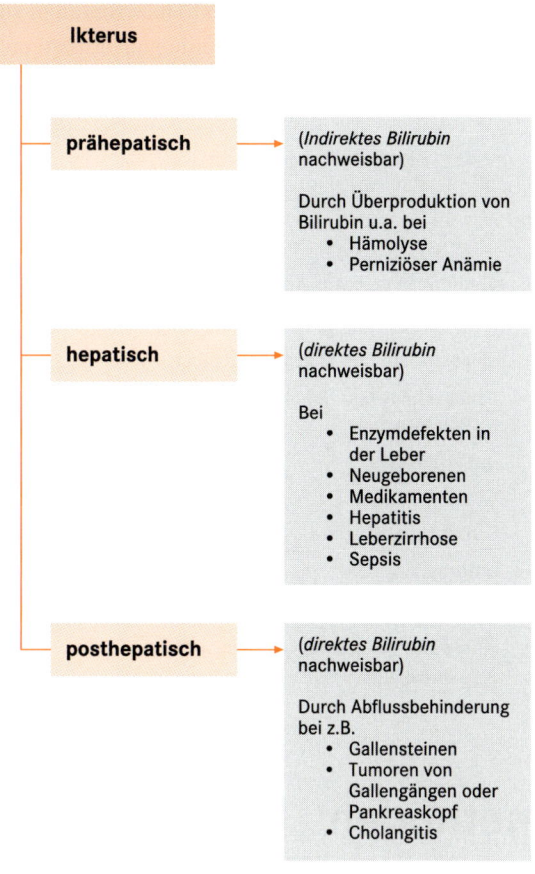

◀ Abb. 10.20.
Leitsymptom Ikterus

sachen sind Lebertumoren, Rechtsherzinsuffizienz, Albuminmangel (Abfall des kolloidosmotischen Drucks) bei z.B. Eiweißverlustniere (LE 9.2) oder ausgedehnten peritonealen Entzündungen. Ein Aszites lässt sich sonografisch ab ca. 200 ml nachweisen, durch klinische Untersuchung ab 1 l. Therapeutische Punktionen eines Aszites sind eine letzte Möglichkeit nach dem Versuch, durch Diuretika und Aldosteronantagonisten bzw. Albuminsubstitution den Aszites zu vermindern. In jedem Fall droht eine Störung der Wasser-, Salz- und Eiweißbilanz mit drohendem Schock bei großen Punktionsvolumina.

Head Zonen

In dieser Lerneinheit wird an verschiedenen Stellen auf die Ausstrahlung von Schmerzen oder Missempfindungen auf unterschiedliche topografische Regionen der Körperoberfläche hingewiesen. Man spricht von → **Head-Zonen**. So kann die Ausstrahlung von Schmerzen in den linken Arm wegweisend für die Verdachtsdiagnose eines Herzinfarkts sein, die in die rechte Schulter für eine Erkrankung der Gallenblase. Nach der Beschreibung von Head (Sir Henry Head, 1893) werden diese Projektionen als *viszerokutane Reflexe* bzw. Reflexzonen eingeteilt. Anatomisch liegt diesem

Phänomen die Vernetzung autonomer Nerven mit den Bauch- und Thoraxorganen zugrunde. Diese Nerven sind definierten Segmenten der Wirbelsäule zugeordnet; entsprechend können vertebrale Myogelosen Organsymptome auslösen.

Spinales Segment	Organ	Viszerokutante Projektion
C4	Diaphragma	-
T3/4	Herz	4. Rippe links, linker Arm. Hals und Unterkiefer
T4/5	Ösophagus	Unterer Teil des Sternums
T8	Magen	Epigastricum und linkes Hypochondrium
T8-11	Leber und Gallenblase	Schulterblatt und Schulter rechts; rechtes Hypochondrium
T10	Dünndarm	Nabelregion
T10-L1	Nieren, Ureter	Von 12. Rippe in Leiste und Hoden bzw. Schamlippen ausstrahlend
T11-L1	Kolon	Unterbauch
T11-L1	Blase	Symphysenregion
-	Pankreas	Linkes Hypochondrium mit Ausstrahlung in linke Schulterregion

Untersuchungsmethoden

Körperliche Untersuchung

Hier steht neben der Beurteilung der Bauchdecke, der Darmgeräusche und Perkussion und Palpation der Leber die rektal digitale Untersuchung im Vordergrund. Hämorrhoiden, Entzündungen und äußerlich sichtbare Veränderungen, die auf einen Tumor hinweisen, lassen sich so beurteilen. Durch digitale Untersuchung können der anale Sphinktertonus, Verhärtungen und beim Mann die Größe der Prostata beurteilt werden.

Sonografie

Untersuchung von Leber, Gallensystem, Pankreas, Milz, Lymphknoten und Aorta und Beurteilung freier Flüssigkeiten im Bauchraum

Röntgenverfahren

Abdomenübersicht zur Beurteilung kalkhaltiger Konkremente in Gallen- und ableitenden Harnwegen; Ausschluss von Luftsicheln bei Perforationen von Magen oder Darm oder stehende Spiegel bei Ileus. *Kontrastmitteluntersuchungen* zur radiologischen Darstellung der Speiseröhre (Ösophagusbreischluck), als Magen-Darm-Passage, Doppelkontrastdarstellung des Dünndarms oder Kolonkontrasteinlauf. Doppelkontrast bedeutet die Verabreichung eines bariumhaltigen Kontrastmittels (KM) und dann zur Benetzung der Schleimhaut und deren optimaler Darstellung die Insufflation von Luft oder Gabe eines negativen KM (z.B. Methylzellulose). Bei Tumoren oder Verdacht auf Metastasen wird ein *Computertomogramm* durchgeführt. Die Darstellung der Gallenblase und der Gallengänge erfolgt durch *Cholezysto- bzw. Cholangiografie*, wobei das Kontrastmittel bei ERCP retrograd injiziert wird. Bei erweiterten Gallengängen kann ggf. eine perkutane transhepatische Cholangiographie (PTC) mittels Punktion durch die Haut durchgeführt werden.

Endoskopie

- Ösophago-Gastro-Duodenoskopie (ÖGD)
- Upper Gastrointestinal Endoscopy (UGE)
- Endoskopische retrograde Cholangio-Pankreatikografie (ERCP)
- Koloskopie bzw. Ileokoloskopie
- Rektoskopie
- Proktoskopie
- Endosonografische Methoden

Funktionsdiagnostik

- **Lactosetolertanztest**
  Zum Nachweis bei Lactasemangel; bei Zufuhr von Lactose kann dieser im Jejunum nicht gespalten werden und der BZ-Spiegel steigt nicht an
- **D.Xylose-Test**
  Nachweis der Resorptionsstörung von Zucker im Dünndarm durch Bestimmung der Ausscheidung im Urin nach oraler Zufuhr von Xylose; Werte sind erniedrigt
- **^{14}C-Harnstoff-Atemtest und Urease-Schnelltest**
  Nachweis von → **Helicobacter pylori** (Hp), ein Keim, der massiv das Enzym Urease produziert und so die Magensäure neutralisieren kann (Folge: chronische Entzündung); bei Vorliegen von Urease im Magen wird zugeführter radioaktiv markierter Harnstoff vermehrt in CO_2 und NH_3 gespalten. ^{14}C kann einfach mit einem Szintillationszähler nachgewiesen werden. Der Urease-Schnelltest wird im Biopsiematerial nach Endoskopie durchgeführt. Zu den modernen Verfahren gehört der Hp-Stuhl-Antigen-Test
- **H_2-Atemtest**
  Nachweis erhöhter H_2-Konzentrationen in der Atemluft bei intestinaler Resorptionsstörung von Zucker; nicht resobierter Zucker gelangt in das Kolon und nimmt am Stoffwechsel der Bakterien teil; erhöhte H_2-Konzentrationen werden über Blutbahn schließlich der Atemluft zugeführt; Fehlerquelle ist Fehlbesiedlung des Dickdarms
- **Schilling-Test**
  Beurteilung der Produktion von Intrinsic Faktor zur Resorption von Vitamin B_{12}. Bei Fehlen des Faktors wird B_{12} nach oraler Gabe im Urin vermehrt ausgeschieden

- **Langzeit-pH-Messung**
  Messung des pH-Werts des Magensafts mittels einer Nasensonde über 24 Stunden
- **Ösophagusmanometrie**
  Messung des Drucks am Übergang von Ösophagus zum Magen durch eine Sonde zur Beurteilung der Verschlussmechanik

Stuhldiagnostik

- Bakterielle Diarrhö: Kulturen werden aus noch warmem Stuhl gewonnen
- Parasiten: Untersuchung des Stuhls auf Wurmeier
- Malassimilation: Beurteilung einer → **Steatorrhoe** (Fettstuhl)
- Pankreasinsuffizienz: Nachweis von Chymotrypsin im Stuhl
- Karzinom: Fahndung mir dem *Hämoccult*®-Test: Farbreaktion von Hämoglobin mit Sauerstoff (Peroxidasereaktion); Test gibt nur Informationen über untere GIT-Blutung

Akutes Abdomen

Unklares Krankheitsbild mit
- heftigen Bauchschmerzen ohne eindeutige Lokalisation,
- Abwehrspannung der Bauchdecke und
- Kreislaufstörung mit drohendem Schock (Kaltschweißigkeit, Tachykardie, Unruhe)

Durch gezielte Anamnese lässt sich die Ursache eines → **akuten Abdomens** in den meisten Fällen eingrenzen: Ausstrahlungen auf die Körperoberfläche (s. o.) sind für bestimmte Krankheiten typisch. Ein andauernder Schmerz kann bei Ischämien hochakut auftreten, dann aber abflauen und eine Besserung vortäuschen (z.B. Mesenterialinfarkt). Kolikartige Schmerzwellen treten bei Gallen- und Nierensteinen auf. Bei akuten Entzündungen (z.B. Galle, Pankreas, Appendix) nimmt der Schmerz kontinuierlich zu.

Häufige Ursachen sind:
- Peritonitis (z.B. nach Ullkusperforation)
- Mechanischer Ileus
- Akute Entzündung: Cholezystitis, Pankreatitis, Appendizits, Divertikulitis
- Blutungen
- Mesenterialinfarkt
- Ausstrahlung bei Herzinfarkt, Pleuritis, basaler Pneumonie, Ureterstein, Bandscheibenvorfall, Ketoazidose

Erkrankungen des Ösophagus

Hiatushernie

LE 10.2

Der „Zwerchfellbruch" beschreibt die Verlagerung von Teilen des Magens in den Thorax durch den Hiatus oesophagus als Bruchpforte. Am häufigsten liegt eine → **Gleithernie** (axiale Hernie) vor, wobei die Kardia des Magens oder auch der Fundus nach oben gleitet. Bei der → **paraösophagealen Hernie** stülpt sich der Fundus des Magens neben der Speiseröhre durch den Hiatus. Ist der ganze Magen in das Mediastinum verlagert, liegt ein Upside-Down-Stomach vor. Oft liegen Mischformen aus axialer und paraösophagealer Hernie vor. Die Gleithernie liegt bei Menschen >50 Jahren in 50% vor, bereitet meist aber keine Beschwerden und ist ein diagnostischer Zufallsbefund. Die mit dem Alter abnehmende Elastizität des Gewebes und erhöhte Pressdrucke bei chronischer Obstipation sind u. a. Ursache von Hernien. Die Symptome bei Hernien sind Völlegefühl, stenokardische Beschwerden und Dyspnoe und treten besonders bei paraösophagealen Hernien auf. Durchblutungsstörungen der Hernie können ein

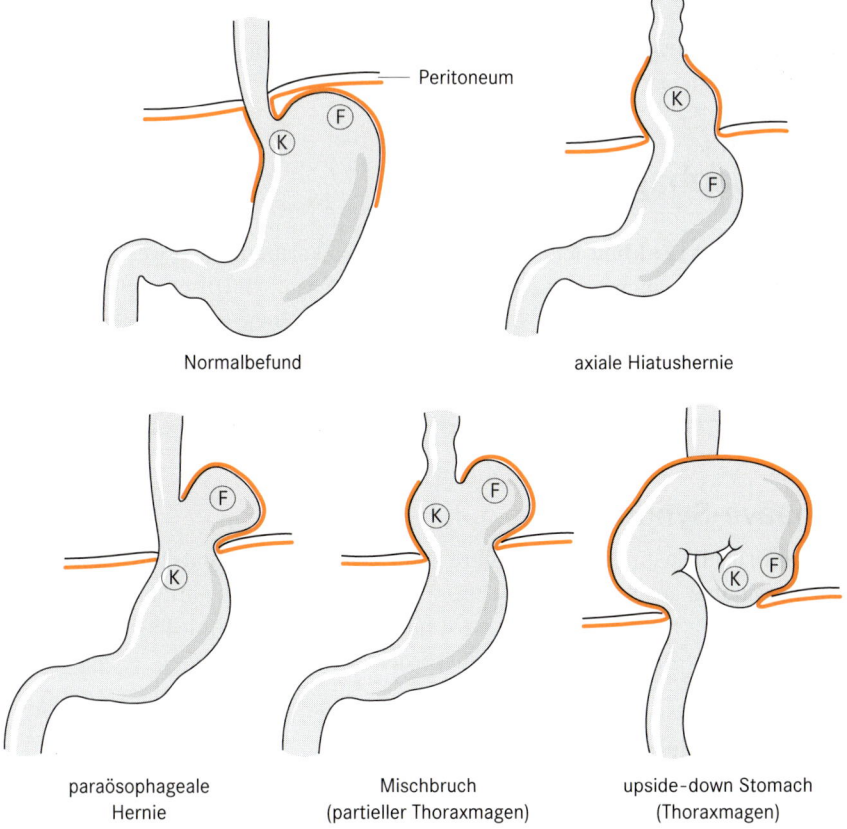

Abb. 10.21. ▲ **Hiatushernien.** Eine Fehllage von Fundus (F) und Kardia (L) und die weite Öffnung des diaphragmalen Hiatus für die Speiseröhre sind Ursachen für die Hiatushernien, die in unterschiedlichen Schweregraden und Formen auftreten können

Ulkus, Blutungen, eine komplette Drehung des Magens und eine Inkarzeration der Speiseröhre auslösen. Die Therapie erfolgt symptomatisch mit Medikamenten Protonenpumpenhemmer), sonst operativ (Fundoplicatio).

Divertikel

Unter → **Divertikeln** versteht man sackartige Ausstülpungen der Schleimhaut an bestimmten Wandregionen der Speisröhre oder des Dickdarms. Im Magen oder Dünndarm treten Divertikel selten auf. Es werden *echte* und *Pseudo*divertikel unterschieden. Bei echten Divertikeln ist die gesamte Darmwand mit allen 4 Schichten ausgestülpt. Man spricht von *Traktions*divertikeln, die besonders im mittleren Drittel des Ösophagus auftreten. Bei Pseudodivertikeln (*Pulsations*divertikel) tritt die Schleimhaut durch muskuläre Lücken aus. Wenn sich Divertikel entzünden, liegt eine → **Divertikulitis** vor.

Die häufigsten Pseudodivertikel treten am Übergang vom Rachen zur Speiseröhre auf und machen sich durch Dysphagie und ein Fremdkörpergefühl im Hals bemerkbar. Sie werden als Zenker-Divertikel bezeichnet. Speisereste, die im Schlaf aus dem Mund fließen und fauliger Mundgeruch weisen auf diese Divertikel hin. Es besteht die Gefahr der Aspirationspneumonie und durch Entzündungen die Möglichkeit der Perforation der Speiseröhre.

Refluxösophagitis

An der → **Refluxkrankheit** leiden über 5% der Bevölkerung in den westlichen Ländern. Sie wird auch als *g*astro*e*sophageal *r*eflux *d*isease (GERD) bezeichnet. Durch die ätzende Magensäure können sogenannte peptische Stenosen und schlimmstenfalls Epithelmetaplasien der Speiseröhre ausgelöst werden. Diese sind eine Präkanzerose des Ösophagus und werden bei einer entzündlichen Schrumpfung des diastalen Teils als *Barret-Ösophagus* bezeichnet.

Boerhaave-Syndrom

Bei akuter Druckbelastung der Speisröhre kann sie rupturieren und eine Entzündung des Mediastinums auslösen (Mediastinitis). Diese Erkrankung verläuft dramatisch und hochakut. Die rupturierte Stelle wird notfallendoskopisch mit Fibrinkleber behandelt und durch eine Endoprothese überbrückt.

Ösophagusvarizen

Diese Komplikation findet sich häufig bei einem Pfortaderhochdruck (portale Hypertension) bei der Leberzirrhose und wird in dieser Lerneinheit weiter hinten beschrieben.

Ösophaguskarzinom

Das Malignom der Speiseröhre ist in den westlichen Ländern in 95% ein Epithelkarzinom und tritt überwiegend bei Männern >50 Jahren auf; als prädisponierende Faktoren finden sich fast immer starkes Rauchen und Alkoholismus (hochprozentige Drinks). Während dieses Karzinom hier selten auftritt, dominiert es die Krebsstatistik bei Männern in China und Zentralasien, wo die Sitte kochend heißen Tee zu trinken, zur chronischen Entzündung der Schleimhaut und zu Epithelmetaplasien führt (Frauen trinken den Sitten folgend den Tee lauwarm und sind nicht vom Ösophaguskarzinom betroffen). Weitere Ursachen sind fernöstlich mit Nitrosaminen gewürzte Speisen, wo dieses Karzinogen bei beiden Geschlechtern zum Magenkarzinom führt.

Symptome des Karzinoms sind meistens Spätsymptome und treten als Dysphagie auf, wenn das Lumen der Speiseröhre zu mehr als zwei Drittel obstruiert ist. Neben Schluckbeschwerden treten retrosternale Schmerzen und bei Infiltration des Stimmbandnervs (N. recurrens) Heiserkeit und Stimmverlust (Aphonie) auf. Meist ist nur eine palliative Behandlung möglich: chirurgische Tumorverkleinerung, Einlegen eines Ösophagus-Stents oder Bestrahlung (Downstaging). Die operative Letalität bei Eröffnung von sowohl Brust- als auch Bauchraum ist mit 8% sehr hoch. Die Prognose des Karzinoms ist schlecht. Die 5-Jahresüberlebensrate beträgt weniger als 10%; die meisten Patienten sterben innerhalb von 8 Monaten nach Auftreten der Symptome.

LE 10.2

Erkrankungen des Magens und des Duodenums

Erkrankungen von Magen und Duodenum weisen ähnliche Leitsymptome auf:
- Schmerzen im Epigastricum
- Völlegefühl
- Inappetenz
- Übelkeit, ggf. mit Brechreiz
- Blähungen (Meteorismus)

Funktionelle Dyspepsie

Von einem → **Reizmagen** darf nur gesprochen werden, wenn andere Erkrankungen sicher ausgeschlossen sind. Die Ursache funktioneller Störungen des Magens liegt in einer Trägheit der Motorik des → **Antrums** bei herabgesetzter Schmerzempfindung. Das als psychosomatisch verstandene Krankheitsbild wird auch als Non-Ulcer Dyspepsia (NUD) bezeichnet und tritt mit unterschiedlichen Symptomen in Erscheinung:
- **Refluxtyp**
  mit retrosternalen Schmerzen und saurem Aufstoßen

- **Ulkustyp**
  mit epigastrischem Schmerz, der vor allem nachts auftritt und durch Essen oder Antazida gebessert wird
- **Dysmotilitätstyp**
  mit Völlegefühl, Meteorismus und Übelkeit

Akute Gastritis

Eine akut auftretende Entzündung der Magenschleimhaut (→ **Gastritis**) wird fast immer durch übermäßiges Rauchen oder Alkoholgenuss ausgelöst. Virusinfekte, Einnahme nichtsteroidaler Antirheumatika (NSAR) und psychischer oder traumatischer Stress können weitere Ursachen sein.

▶ **Therapie.** Medikamentös (s. unten); nur bei akuter Blutung muss selten chirurgisch interveniert werden.

Chronische Gastritis

Chronische Gastritiden sind häufige Krankheiten und überwiegend auf drei Ursachen zurückzuführen:
- In ca. 85% *bakteriell* durch Infektion überwiegend mit Helicobacter pylori; eine Sonderform ist die Riesenfalten-Gastritis (Morbus Ménétrier)
- In ca. 10% *chemisch-toxisch* durch Reflux der Galle (z.B. nach subtotaler Gastrektomie nach Billroth I oder II) oder durch NSAR
- In ca. 5% *autoimmunologisch* durch die Bildung von Antikörpern gegen die Belegzellen (Bildung von Magensäure) und gegen den „Intrinsic Factor" (Resorption von Vitamin B_{12})

Gastroduodenale Ulkuskrankheit

Das (peptische) Ulkus des Duodenums (*Ulkus duodeni*) kommt 3-4fach häufiger vor als das *Ulkus ventrikuli* des Magens. Es entspricht einem Defekt der Schleimhaut durch Angriff der Magensäure und Verdauungsenzyme. Pathophysiologisch besteht ein Ungleichgewicht zwischen aggressiven (Säure, Infektion, NSAR) und defensiven Faktoren (Schleimschutz). Ursächlich spielt bei fast allen Ulzera duodeni und in Dreiviertel der Magengeschwüre der Erreger Helicobacter pylori (Hp) eine wesentliche Rolle.

Die Symptomatik bei der → **Ulkuskrankheit** ist individuell verschieden und die o. g. Leitsymptome können teilweise ganz fehlen oder massiv imponieren. Beim Ulkus *ventrikuli* (mit Erosion an der kleinen Kurvatur oder im Antrum) steht meist ein nächtlicher, ein postprandialer oder auch ein nahrungsunabhängiger Schmerz im Vordergrund. Die tiefe Palpation des Epigastrikums ist druckschmerzhaft. Beim

Ulkus *duodeni* besteht meist ein Nüchternschmerz, der sehr gut durch Antazida zu behandeln ist. Bei jedem dritten Patienten liegen keine Symptome vor.

Entstehung der Ulkuskrankheit	
Zunahme agressiver Faktoren	**Abnahme defensiver Faktoren**
■ Helicobacter pylori	■ Sekretion von Bikarbonat
■ Distress	■ Mucosabarriere
■ Überschuss an Säure	■ Durchblutung
■ Überschuss an Pepsin	
■ Gallenreflux	
■ NSAR, Glukortikoide	
■ Rauchen	
■ Veranlagung	

Bei asymptomatischem Verlauf können Komplikationen als erstes Symptom eines Ulkus auftreten:
- Blutungen mit Teerstuhl oder Hämatemesis
- Ulkusperforation (Durchbruch) mit *Peritonitis* und dem Bild des → **akuten Abdomen** (Tachykardie und drohender Schock)
- Pylorusstenose (Magenausgangsstenose) mit Gewichtsverlust
- Magenkarzinom (neben dem Magenkarzinom wird auch das Malt-Lymphom [*m*ucosa *a*ssociated *l*ymphoid *t*issue-Lymphom], ein Non-Hodgkin-Lymphom (LE 13) auf den Hp zurückgeführt)

Beim *Zollinger-Ellison-Syndrom* wird das Ulkus durch einen Gastrin-produzierenden Tumor ausgelöst.

▶ **Therapie.** Im Vordergrund der medikamentösen Therapie steht die Bekämpfung des Erregers Helicobacter pylori; dessen „Ausrottung" wird als → **Eradikation** bezeichnet. Überwiegend genügt es über eine Woche mit drei Substanzen (Tripel-Therapie) zu behandeln: ein Protonenpumpenhemmer wird mit zwei verschiednen Antibiotika kombiniert (meist Clarithromycin und Metronidazol; an Stelle dieses Antibiotikums kann auch Amoxicillin gegeben werden). Die Frage, ob Patienten ohne Symptome, aber mit Nachweis von Hp präventiv behandelt werden sollen, ist noch nicht geklärt. Bei einem Ulkus oder Symptomen des Reflux müssen alle Substanzen, die eine Übersäuerung auslösen können, abgesetzt bzw. vermieden werden. Rezidive eines Ulkus werden mit H_2-Blockern behandelt und ggf. operiert.

Magenkarzinom

Das Karzinom des Magens tritt meist als Adenokarzinom auf und findet sich in Deutschland überwiegend bei Männern >50 Jahren. Im Jahr 2002 starben über 12300 Menschen am Magenkarzinom, das damit Platz fünf der Liste der häufigsten Tumor-

Medikamente bei Magenerkrankungen

- **H2-Rezeptorenblocker**
  → Hemmung der Histaminwirkung an den Belegzellen des Magens
  z.B. Ranitidin (Sostril®, Zantic®)
- **Protonenpumpenhemmer (PPH)**
  → Hemmung der H+/K+-ATPase an den Belegzellen
  z.B. Omeprazol (Antra®)
- **Antazida**
  → Neutralisation (Pufferung) der Magensäure mit zusätzlichem mukosaprotektivem Effekt
  z.B. Mischungen aus Magnesium- und Aluminium-haltigen Substanzen (Gelusil-Lac®, Maaloxan®)
- **Sucralfat**
  → Schutzschicht über der Mukosa des Magens
  z.B. Ulcogant®
- **Wismutpräparate**
  → Wirkung ungeklärt (seit >30 Jahren im Einsatz; Stuhl wird schwarz gefärbt)
  z.B. Angass®, Jatrox®
- **Prokinetika**
  → Verbesserung der Motilität von Magen- und Darmmuskulatur, antiemetische Wirkung durch zentralen Angriffspunkt am Brechzentrum
  z.B. Metroclopramid (Paspertin®)
- **Antiemetika**
  → Einsatz besonders bei Übelkeit und Erbrechen durch Chemotherapie; Antagonisten der zentral wirkenden Neurotransmitter Dopamin und Serotonin
  z.B. Ondansetron®

TNM-Klassifikation und Stadien des Magenkarzinoms

T1	Befall der Mukosa/Submukosa
T2	Befall der Muskularis
T3	Befall der Serosa
T4	Serosa überschritten, benachbarte Organe sind infiltriert
N1	Befall der perigastrischen Lymphknoten bis 3 cm vom Rand des Tumors entfernt
N2	Befall der Lymphknoten in mehr als 3 cm Entfernung; Ausbreitung entlang der Magenarterien, der A. hepatica, A. lienalis und des Truncus coeliacus
M1	Fernmetastasen vorhanden

tode einnimmt. In China zählt der Krebs zu den häufigsten Malignomen wegen des Reichtums karzinogener Nitrosamine in der Ernährung (würzige Fischsaucen).

Die Ursachen des Magenkarzinoms sind
- Vorerkrankungen wie chronische Gastritis vom Autoimmuntyp oder Zustand nach Magenteilresektion
- Eine familiäre Vorbelastung
- Nikotin- und Alkoholabusus
- Nitrosamine
- Chronische Gastritis mit Hp-Infektion

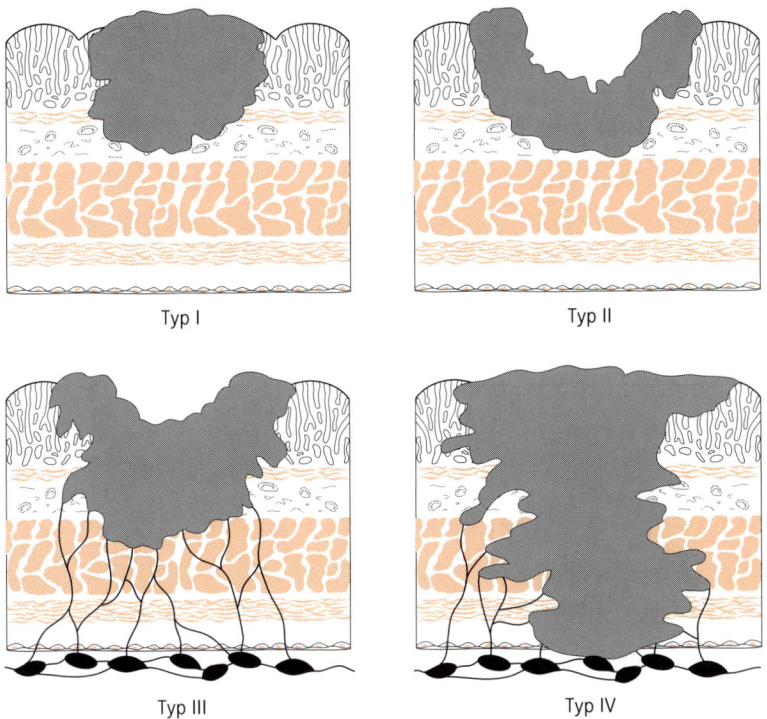

Abb. 10.22. ▲ Typen und Häufigkeit des Magenkarzinoms. I: polypöses Wachstum, II: ulzerierendes Wachstum (I und II sind noch Stadum T1/T2 des Karzinoms), III: exulzerierendes Wachstum (T2/T3), IV: diffuse Infiltration umgebender Organe (T4)

Stadien		5-Jahres-Überleben
Ia	T1, N0	90% (Frühdiagnose in Ia und Ib in 5-10%)
Ib	T1, N1	85%
	T2, N0	
II	T1, N2	45% (Diagnose fortgeschrittener Stadien II bis IV in 90-95%)
	T2, N1	
	T3, N0	
IIIa	T2, N2	35%
	T3, N1	
	T4	
IIIb	T3, N2	20%
	T4, N1	
IV	T4, N2	0%
	T1-4, M1	

Das Karzinom entwickelt sich weitgehend asymptomatisch bzw. mit uncharakteristischen geringen Beschwerden, die als „empfindlicher" Magen fehl gedeutet werden. Erst spät treten Tumorsymptome wie Gewichtsabnahme und eine Idiosynkrasie (Ekel, unüberwindliche Abneigung) gegen Fleisch auf. Dysphagie und Völlegefühl können zu diagnostischen Maßnahmen führen. Bei rezidivierenden Blutungen wird neben Teerstuhl eine Anämie auftreten. Im *Frühstadium* ist das Karzinom auf die Mukosa und Submukosa beschränkt. Wird es hier entdeckt, ist die Prognose gut. Leider werden fast 95% der Karzinome in fortgeschrittenen Stadien entdeckt. Das Karzinom hat die Submukosa überschritten. Meist liegt es im Antrum oder an der kleinen Kurvatur und weist auch nach radikaler Tumorentfernung eine schlechte Prognose auf. Das Magenkarzinom metastasiert in Leber, Lunge, Gehirn und ossär sowie entlang der Magenarterien bzw. der angrenzenden großen Gefäße in das Omentum majus.

▶ **Therapie.** Vollständige Resektion des Magens (Gastrektomie) und Einsatz multimodaler Methoden mit Kombination von Strahlen- und chirurgischer Therapie. Häufig sind nur palliative Maßnahmen möglich.

Infektiöse (Gastro)Enteritis ...

1. ... durch Salmonellen

Infektion durch Nahrungsaufnahme, bes. von infiziertem Geflügel, Eiern (auch Eierschalen), Meeresfrüchten, rohem Fleisch und Milchprodukten. Intestinale Entzündungsreaktion mit kurzer Inkubationszeit (max. 24 h). Menschen, die mit Salmonellen infiziert sind, scheiden diese über den Stuhl aus. Dauerausscheider sind meist symptomfrei und können in Großküchen Auslöser von Endemien sein.

2. ... durch Shigellen

Übertragung der Shigellen durch mit Kot inkontaminiertem Wasser und Schmierinfektionen löst die bakterielle → **Ruhr** aus. Es handelt sich um die typische Reisediarrhoe nach Besuch tropischer Regionen. Die Erkrankung ist meldepflichtig. Symptome sind blutige, schleimige Diarrhöen innerhalb einer Woche nach Infektion. Die Patienten haben heftige Bauchschmerzen und Tenesmen (Krämpfe) beim Stuhlgang. Selten kommt es zu toxischen Organkomplikationen mit Herzkreislaufversagen und zentralnervösen Symptomen wie Krampfanfällen oder Bewusstseinsstörungen.

3. ... durch Amöben

Die *Amöbenruhr* wird durch *Entamoeba histolytica* ausgelöst; das Protozoon kommt vor allem in den Tropen und Subtropen vor. Die Infektion mit Amöben wird überwiegend durch symptomfreie Dauerausscheider überragen. Nach Infektion kommt es im Kolon zur Bildung von Zysten, die ausgeschieden werden. Über Trinkwasser, rohes Obst und Gemüse bzw. durch direkte Übertragung wird die Amöbe zur neuen Infektionsquelle. Bei immungeschwächten Menschen tritt eine ulzeröse Schleimhautentzündung des Kolon auf. Die Symptome sind blutige, schleimige Diarrhöen mit Bauchschmerzen. Amöbeninfiltrationen können über die V. portae die Leber erreichen und

Abszesse bilden. Der Nachweis erfolgt im noch warmen Stuhl (mehrmalige Untersuchungen können nötig sein) oder durch spezifische Serologie.

▶ **Therapie.** Metronidazol. Bei Leberabszessen muss chirurgisch saniert werden.

4. ... durch Typhus und Paratyphus

Die Erkrankung ist hier selten, kommt aber in der dritten Welt unter hygienisch vernachlässigten Lebensbedingungen häufig vor. Spezifische Salmonellen lösen das schwere Krankheitsbild des → **Typhus** mit Fieber und Diarrhö aus. Schon der Verdacht ist meldepflichtig. Der Übertragungsweg ist fäkalinfiziertes Wasser, Schmierinfektionen oder infizierte Nahrung. Nach einer Inkubationszeit von 2 Wochen treten grippeartige Symptome auf. Das Fieber erreicht stabil 40°, wobei eine relative Bradykardie auffällt. Die Patienten sind desorientiert (typhos = gr. Nebel) und weisen bei mehr als der Hälfte am Bauch linsengroße, rote Flecken (*Roseolen*). Die Durchfälle sind erbsbreiartig und meist blutig. Typhus wird durch Darmperforationen und Kreislaufversagen nach 2-3 Wochen kompliziert. Paratyphus verläuft klinisch meist weniger dramatisch. Die Diagnose wird serologisch gesichert (Gruber-Widal-Test). Es fällt eine Leukopenie auf.

▶ **Therapie.** Cotrimoxazol, Gyrasehemmer oder Ampicillin; in schweren Verläufen Steroide. 5% der Patienten werden zu Dauerausscheidern und können Typhus-/Paratyphus-Salmonellen in der Gallenblase aufweisen. Dann wird eine Cholezystektomie erforderlich. Die Heilung wird durch mindestens 10 Stuhlproben und 3 Duodenalsondierungen bestätigt. Prophylaktisch können Touristen mit Typhoral® geimpft werden.

5. ... durch Yersinien

Diese Infektion mit Enterobakterien ist meldepflichtig, wenn eine akute Diarrhoe auf Yersenia enterocolitica zurückgeführt werden kann. Durch Yersinia pseudotuberculosis wird ein Krankheitsbild ausgelöst, das der → **Appendizitis** ähnelt. Beide Yersinosen heilen meist spontan aus, können aber Arthritiden verursachen und wie ein Gelenkrheumatismus erscheinen. Bestimmte Yersininenstämme können bei Kindern eine über 1-2 Wochen dauernde Gastroenteritis auslösen.

Anmerkung: Ebenfalls eine Infektion mit Yersinien ist die Pest durch *Yersinia pestis*. Sie tritt als Beulenpest (Bubonenpest) oder als Lungenpest auf, wurde durch Ratten und deren Flöhe übertragen und verläuft bei Beulenpest durch eine Sepsis in 50% tödlich. Die Lungenpest endet innerhalb von 2-3 Tagen letal. Pestgebiete gibt es auch noch heute in Afrika und Asien (Indien).

6. ... durch Choleravibrionen

Als Vibrionen werden mit Geißeln versehene, schnell bewegliche Bakterien bezeichnet. Durch *Vibrio cholerae* wird die → **Cholera** verursacht und kann bei Touristen durch Trekkingreisen in Asien oder Afrika auftreten. Schon der Verdacht löst Meldepflicht aus. Klinisch treten nach 2-5 Tagen Inkubationszeit starke Durchfälle auf, die rasch wässrig und als *Reiswasserstuhl* bezeichnet werden. Durch extremen Wasserverlust kommt es zum Volumenmangelschock. Die Patienten weisen eine Hypothermie auf. Ohne antibiotische Behandlung beträgt die Mortalität rund 60%. Für Touristen in Choleragebiete gelten strikte Empfehlungen: nur abgekochtes Wasser trinken, nicht in öffentlichen Gewässern baden, keine Eiswürfel, kein lokales handelsübliches Obst und Gemüse. Impfungen sind möglich, aber nicht sicher wirksam. Die Krankheit hinterlässt lebenslange Immunität.

Anmerkung: Impfungen gegen Typhus, Cholera und Malaria können nicht zeitgleich erfolgen, sondern müssen in wöchentlichem Abstand erfolgen.

7. ... durch andere Enterobakterien

Campylobacter. Es handelt sich um gramnegative Stäbchen, wobei am häufigsten Campylobacter jejuni und Campylobacter coli auftreten. Es treten heftige Durchfälle bei schwerer Allgemeinsymptomatik auf. Arthritiden, Ekzeme und akute Nervenentzündungen als *Guillain-Barré-Syndrom* können die Enteritis als Komplikationen erschweren.

Anmerkung: Unter dem Guillain-Barré-Syndrom versteht man eine Polyneuritis bzw. Radikuloneuritis (Entzündung der Nervenwurzeln bei Austritt aus dem Rückenmark) mit meist aufsteigender motorischer Lähmung, die auch die unteren Hirnnerven befällt und Schmerzen. Die Verläufe sind sehr variabel; die Krankheit kann sich auf die Spinalnerven beschränken oder nur die Hirnnerven befallen (mesenzephale Form) bzw. als Mischkrankheit auftreten. Im schlimmsten Fall spricht man von der Landry-Paralyse. Hier verläuft die Neuritis schnell und meist tödlich durch Befall der Hirnnervenkerne mit Schluck- und Atemlähmung.

Escheria coli. Verschiedene Stämme von E. coli können durch Toxine eine Entzündung der Darmwand und Durchfälle auslösen.
- ETEC (*entero*t*oxische E. c*oli) lösen die häufige *Reisediarrhoe* aus
- EPEC (*entero*p*athogene E. c*oli) führen bei Säuglingen zu schweren Enteritiden
- EHEC (*entero*h*ämorrhagische E. c*oli) werden durch infiziertes Fleich (Rind) oder Milch übertragen; die seltene Infektion löst eine blutende Kolitis aus und ist für vor allem für Kinder oder ältere Menschen gefährlich. Es kann zu einem *hämolytisch-urämischen Syndrom* (HUS mit Nierenversagen und hämolytischer Anämie kommen.
- EIEC (*enteroinvasive E. coli*) lösen ein Krankheitsbild aus, das an die Shigellen-Ruhr (s. 2.) erinnert

Staphylokokken. Sie sind Urheber durch ihre Toxine der Lebensmittelvergiftung (verdorbene Eier, Milch und Fleisch) und lösen heftiges Erbrechen bei schwerem Krankheitsgefühl aus. Der Verlauf ist meist unkompliziert und Heilung tritt spontan nach 2-3 Tagen auf. Das Toxin wird durch Hitze beim Kochen nicht zerstört!

Clostridien. Auch das Clostridium perfringens kann eine Lebensmittelintoxikation auslösen; im Unterschied zu Staphylokokken wird nicht das Toxin, sondern der Erreger selbst aufgenommen (verdorbenes Fleisch) und bildet seine Giftstoffe erst im Darm. Die Inkubationszeit dauert nur wenige Stunden und die Diarrhö hält 1-2 Tage an; dann erfolgt die spontane Heilung.

▶ **Therapie.** Die gezielte Therapie von Infektionen mit Enterobakterien setzt den Erregernachweis und eine Resistenzprüfung (Antibiogramm) voraus. Da sich dessen Ergebnis nicht abwarten lässt, muss die Therapie rein empirisch eingeleitet werden. Die meisten Enterobakterien reagieren auf Penizillinderivate, Cephalosporine, Aminoglykoside oder Gyrasehemmer. Die meisten Stämme von E. coli sind auf Ampicillin (z.B. Binotal®) empfindlich.

8. ... durch Viren

Enteroviren sind säureresistent und können sich im Darm ansiedeln. Das Krankheitsbild ist sehr variabel, kann aber mit massiven wässrigen Diarrhoen einhergehen. Die Leitsymptomatik sind Übelkeit, Erbrechen, Fieber und Diarrhoe. Blut im Stuhl, Abwehrspannung der Bauchdecken und hohes Fieber weisen auf drohende Komplikationen hin. Dann kann es zu Sepsis, Meningitis und Gelenkbeteiligung kommen. Im Vordergrund der Behandlung steht der Ausgleich der Wasser- und Salzbilanz.

9. ... durch Würmer (Helminthosen)

Wurmerkrankungen werden ausgelöst durch
- Bandwürmer (Cestoden)
- Saugwürmer (Trematoden, Egel)
- Rundwürmer (Nematoden)

Bandwürmer

Für den Menschen sind der *Schweinebandwurm* (Taenia solium) und der *Rinderbandwurm* (Taenia saginata) die häufigsten Ursachen von Infektionen durch Cestoden. Der Bandwurm selbst wächst im Darm des Menschen als Endwirt heran. Die mit Eiern gefüllten Endglieder des Bandwurms (*Proglottiden*) werden mit dem Stuhl ausgeschieden und die Eier nach Düngung der Wiesen von Schwein oder Rind mit Gras oder Heu wieder aufgenommen. Die Tiere dienen als Zwischenwirt. Aus den Eiern schlüpfen Larven, die im Tier über den Blutweg in die Muskulatur wandert und dort *Finnen* bildet. Mit Verzehr von durch Finnen infiziertes Fleisch ist der Infektionskreis wieder geschlossen. – Allerdings kann besonders in der Landwirtschaft durch Zufuhr von Gemüse, das mit Fäkalien gedüngt wurde, der Mensch zum Zwischenwirt werden. Die Larven (Zystizerken) führen zur Zystizerkose.

Die Symptome bei Bandwurmbefall sind meist diskret: manchmal Völlegefühl und Wechsel von Inappetenz mit Heißhunger. Trotz sättigender Ernährung nehmen die Patienten ab. Die Zysterikose ist eine ernste Komplikation, deren Symptome von der Lokalisation der Larven abhängen: Muskelschmerzen, Augenmuskellähmungen, Sehstörungen, Krampfanfälle.

Die Infektion mit dem *Hundebandwurm* (Echinococcus granulosus) ist schwerwiegender als die durch Schweine- oder Rinderbandwurm. Besonders gefährlich ist hierbei der *Fuchsbandwurm* (Echinococcus multilocularis). Der Mensch infiziert sich durch Essen von ungewaschenen Waldbeeren und kann so zum Zwischenwirt werden. Beim Hundebandwurm bildet sich durch die Larven eine flüssigkeitsgefüllte Zyste (*Hydatide*) in der Leber, die bis zur Fußballgröße anwachsen kann. Die Oberbauchsymptomatik ist wenig spezifisch; bei Druck auf die Gallenwege entsteht ein Ikterus. Wenn die Hydatide platzt, können schwerste allergische Reaktionen auftreten. Eine Hydatide in der Lunge ist ebenfalls möglich, tritt aber seltener auf. Die Zysten müssen unter größter Sorgfalt chirurgisch entfernt werden.

▶ **Therapie.** Mit Wurmmitteln (*Antihelminthika*) werden die Parasiten abgetötet. Die Langzeitbehandlung weist z. T. ernste Nebenwirkungen durch die Medikamente selbst, aber auch durch die absterbenden Würmer auf. Beim Echinokokkus wird nur das Wurmwachstum verlangsamt, der Bandwurm selbst aber nicht abgetötet. Deshalb ist hier eine mehrjährige Behandlung erforderlich.

Saugwürmer – Egel

Die häufigsten humanpathogenen Saugwürmer sind die *Pärchenegel* (Schistosoma), die zur Bilharziose *(Schistosomiasis)* führt. Der Infektionskreislauf führt über Süßwasserschnecken, deren Larven vom Menschen über die Haut und das venöse System aufgenommen werden. Im Blutkreislauf reifen die weiblichen Egel heran und legen ihre Eier in den Venen der Darm- oder Blasenwand ab (Darm- bzw. Blasenbilharziose). Das Eindringen der Egel in die Haut löst nur einen Juckreiz aus. Die Infektion beginnt nach mehreren Wochen mit unspezifischen, aber akuten Symptomen und geht nach drei Monaten in die chronische Phase über: Hämaturie bzw. blutige Diarrhö. Leber- und Milzbeteiligung ist bei beiden Formen der Bilharziose möglich. Die Infektion ist in Ländern der Dritten Welt häufig und hat schätzungsweise 300 Mio. Menschen befallen.

▶ **Therapie.** Mit spezifischen Medikamenten (z.B. Biltricide®) und operativer Korrektur von Stenosen der Ureteren oder des Darms. Touristen in Ägypten oder Afrika sollten Bäder im unkontrollierten Süßwasser unbedingt vermeiden.

Rundwürmer

Am häufigsten treten Infektionen mit *Spulwürmern* (Ascaris lumbricoides) oder *Madenwürmern* (Oxyuris vermicularis) auf. Weltweit verbreitet ist die Infektion mit *Trichinen* (Trichinella spiralis).

Bei der Spulwurmerkrankung (→ **Askariasis**) werden die Eier mit dem Stuhl ausgeschieden. Die Weibchen produzieren täglich etwa 200000 Eier, aus denen sich in 3-6 Wochen Larven bilden. Diese wandern in die Darmwand ein und gelangen über den Blutweg in Leber und Lunge. Hier dringen sie durch die Alveolarwand, wandern bis zum Kehlkopf und werden wieder verschluckt. Im Darm werden nach 1-2 Monaten erneut Eier produziert. De Infektion erfolgt durch Genuß von ungewaschenem, fäkaliengedüngtem Gemüse. Symptomatisch steht im Vordergrund ein grippeähnliches Bild mit Husten, wobei die Würmer auch abgehustet werden können. Massen von Würmern können einen Ileus oder Verschluss der Gallenwege mit → **Pankreatitis** auslösen.

Die Infektion mit Madenwürmern (*Oxyuriasis*) tritt bei Kindern von 3-10 Jahren häufig auf. Die Krankheit ist harmlos, aber die 6-12 mm langen Würmer lösen besonders im Analkanal Juckreiz auf und führen zu Schlafstörungen. Über Kratzen der juckenden Analregion werden die Eier wieder oral aufgenommen, wenn kleine Kinder den Finger in den Mund stecken. Über 10000 Eier legen die weiblichen Würmer im Analkanal ab. Die Larven entwickeln sich innerhalb weniger Stunden.

Die *Trichinose* ist durch die gesetzlich vorgeschriebene Fleischbeschau hierzulande selten geworden. Es ist eine meldepflichtige Krankheit. Die Trichinen wachsen im Dünndarm heran, penetrieren die Darmwand und gelangen hämatogen in alle Organe des Körpers. Besonders in der Skelettmuskulatur kapseln sich die Trichinen ein. Muskelschmerzen und Lähmungserscheinungen stehen im Vordergrund der Symptome neben unspezifischen gastrointestinalen Beschwerden. Der Muskelbefall kann zu Blutungen und Thrombosen führen. Durch Braten oder Kochen von Fleisch werden Trichinen ebenso abgetötet wir durch Gefrieren über 3 Wochen bei mindestens -15°.

Andere Wurmerkrankungen sind in Deutschland selten und gehören vor allem zu den Tropenkrankheiten.

Erkrankungen des Dünn- und Dickdarms

Ileus

Bei einem Ileus ist die Passage des Speisebreis durch den Darm behindert. Die Ursache kann in einer morphologischen Veränderung liegen (*mechanischer Ileus*) oder durch eine Lähmung (Paralyse) der glatten Muskulatur verursacht werden (*paralytischer Ileus*).

Mechanischer Ileus

Tumoren, Einklemmungen (Inkarzerierung, Hernien) von Darmschlingen, Einstülpungen von Darmteilen (Invaginationen) oder Verwachsungen nach Entzündungen (Briden, Adhäsionen) sind Ursachen der mechanisch-morphologischen Behinderung der Darmpassage. Es versteht sich, dass mit der Einklemmung der Darmwand auch deren Durchblutung behindert wird.

Paralytischer Ileus

Die Lähmung der glatten Muskulatur des Darms ist meist die schwerwiegende Folge von Entzündungen, z.B. → **Peritonitis** oder eine funktionelle Reaktion auf abdominelle Operationen (Darmatonie). Perforationen des Darms oder der Gallenblase, mesenteriale Durchblutungsstörungen, eine ausgeprägte Hypokaliämie, das präterminale Stadium der Niereninsuffizienz (Urämie) oder Intoxikationen mit Psychopharmaka in z.B. suizidaler Absicht können ebenfalls die Paralyse des Darm verursachen.

Beide Formen des Ileus weisen eine gemeinsame Symptomatik auf:
- Übelkeit und Erbrechen bis zum Misere (siehe hierzu das Leitsymptom Erbrechen in Ü1)
- Meteorismus
- Hypovolämischer Schock (durch Resorptionsstörung) mit Tachykardie
- In der abdominalen Röntgenübersicht geblähte Darmschlingen mit Flüssigkeitsspiegeln

▶ **Therapie.** Der mechanische Ileus erordert die notfallmäßige chirurgische Intervention, Beim paralytischen Ileus muss vordergründig die Ursache behandelt werden. Infusionen mit z.B. Prostigmin® regen die Darmperistaltik an, zusätzlich müssen Volumen- und Salzhaushalt ausgeglichen und eine Entzündung antibiotisch behandelt werden.

Mechanischer und paralytischer Ileus

Mechanischer Ileus	Paralytischer Ileus
■ Kolikartige schmerzhafte Spastik	■ Stuhl- und Windverhalt
■ Hyperperistaltik	■ „Totenstille" über dem Abdomen
■ Hochfrequente („metallische") Darmgeräusche, die nach mehreren Stunden verschwinden	

Peritonitis

Eine Entzündung des Bauchfells ist stets lebensgefährlich und weist je nach Immunstatus und Komorbidität eine hohe Letalität auf. Sie kann *primär* durch hämatogen bakterielle Streuung (z.B. Tuberkulose) oder als aufsteigende Infektion aus dem unteren Bauchraum entstehen.

Anmerkung: Die Tuberkulose des Darms kann *primär* durch Zufuhr infizierter Milch entstehen. Durch Verschlucken infektiösen Sputums bei Lungentuberkulose (s. LE 8.2) oder hämatogen kann es *sekundär* zum Befall der Peyer'schen Plaques der Dünndarmwand kommen. Entzündlichen Stenosen, Perforationen oder Fistelbildungen sind häufige Komplikationen.

Eine *sekundäre* Peritonitis ist die Folge von anderen Erkrankungen oder Verletzungen im Bauchraum:
- Postoperativ
- Eitrige Peritonitis nach Perforation eines Darmteils, z.B. bei → **Appendizitis**
- Abakterielle (chemisch-toxische) Peritonitis nach Perforation der Gallenblase
- Durchwanderungsperitonitis der Darmwand bei ausgeprägten Entzündungen wie
  → **Colitis ulcerosa** oder ischämisch bei Mesenterialinfarkt

Eine lokal umschriebene Peritonitis kann sich zur diffusen, generalisierten Peritonitis ausweiten.

Reizdarmsyndrom (Colon irritabile)

Das Krankheitsbild wird auch als *spastisches Kolon* bezeichnet. Es handelt sich um eine häufig auftretende „funktionelle" Störung ohne ersichtliche organische Ursache, die mehr Frauen als Männer im mittleren Alter betrifft. Im Vordergrund stehen unregelmäßige und uncharakteristische Bauchschmerzen mit wechselnder Lokalisation und betonter Morgensymptomatik. Obstipation, Blähungen und Diarrhoe treten wechselhaft auf. Auffallend ist trotz einer sich über Jahre hinziehenden Anamnese der gute AZ des Patienten. Die klinische Untersuchung ergibt ebenso unauffällige Befunde wie die apparative und Labordiagnostik. Die Diagnose „Reizdarm" ist immer eine Ausschlussdiagnose. Sie darf nur gestellt werden, wenn die Beschwerden im letzten Jahr über mindestens 3 Monate bestanden und durch keine andere Erkrankung erklärt werden können.

▶ **Therapie.** Ballaststoffreiche Kost, ausreichende Bewegung und ggf. Psychotherapie.

Malassimilationssyndrom

Unter dem Begriff der Malassimilation werden alle Störungen zusammengefasst, die mit einer reduzierten Ausnutzung der Nährstoffe, die mit der Nahrung aufgenommen werden, einhergehen. Dabei ist zu unterscheiden zwischen
- **Maldigestion.** Störung der Verdauungsprozesse im Darm selbst und
- **Malabsorption.** Störung der Resorption des Chymus (in ihre Bestandteile zerlegte Nahrung) durch Fehlfunktion der Enterozyten oder Transportstörungen im Lymph- und Blutsystem der Darmwand

Klassische Trias
- Chronische Diarrhoe
- Gewichtsverlust
- Mangelerscheinungen

Symptome und Befunde beim Malassimilationssyndrom

Symptome	Ursache	Befunde
Gewichtsverlust	Kalorienmangel	
Meteorismus und wässrige Diarrhoe	Mangel an Kohlenhydraten	Pathologische Lactosetoleranz
Voluminöse Stühle	Mangel an Fett	Steatorrhoe β-Karotin i. S. ↓
Ödeme, Muskelatrophie	Mangel an Proteinen	Plasmaalbumin ↓
Nachtblindheit, Hyperkeratose		Mangel an Vit. A
Osteomalazie, Parästhesein, Muskelkrämpfe	Mangel an Vit. D	Hypokalziämie, alk. Phosphatase ↑
Petechien	Mangel an Vit. K	Quick ↓
Polyneuritis, psychische Auffälligkeiten	Mangel an Thiamin (Vit. B1)	
Glossitis, Stomatitis	Mangel an Vit. B-Komplex, Vit. C und Eisen	Ferritin i. S. ↓
Makrozytäre Anämie	Mangel an Vit. B12	Vit. B12 i.S.↓, MCV ↑
Mikrozytäre Anämie	Mangel an Eisen	Ferritin i. S. ↓, CRP normal, MCV ↓
Akrodermatitis	Mangel an Zink	Zn i. S. ↓
Pellagra (Erythema endemicum)	Mangel an Nikotinsäure	
Kolik	Nephrolithiasis	Hyperoxalaturie

Maldigestion

Eine Störung der Verdauungsfunktion wird überwiegend durch Funktionsstörungen des exokrinen Pankreas oder der Galle ausgelöst.

Störungen der Pankreasfunktion
- Chronische Pankreatitis
- Mukoviszidose
- Zustand nach Pankreasresektion

▶ **Therapie.** Substitution von Pankreasenzymen. Ist der pH-Wert im Duodenalsekret erniedrigt, werden auch H_2-Antagonisten oder Protonenpumpenhemmer gegeben.

Störung der biliären Verdauungsfunktion
- Verschlussikterus oder intrahepatische Cholestase
- Durch Medikamente wie Neomycin oder Cholestyramin

- Zustand nach Magenresektion
- Beschleunigter Abbau der konjugierten Gallensäuren bei bakterieller Überbesiedlung des Dünndarms

Malabsorption

Für eine Malabsorption kommen verschiedene Störmechanismen infrage:

Störungen der intraluminalen Verdauung
- Mangel an Kofaktoren, z.B. Intrinsic Faktor
- Vorzeitiger Nährstoffabbau bei bakterieller Überbesiedlung
- Mangel an Gallensäuren z.B. bei Leberzirrhose
- Hemmung der Freisetzung von Cholezystokinin bei Sprue
- Inaktivierung der Lipasen bei Gastrinom oder Therapie mit dem Antiadipositum Orlistat
- Pankreasinsuffizienz
- Laktasemangel (Laktoseintoleranz)
- Hyperthyreose mit beschleunigtem Transport im Darm

Malabsorptionssyndrom

Mangel an...	Symptomatik und klinisches Bild	Laborbefund
Kalorien	Gewichtsverlust bei gutem Appetit	
Fetten	Häufige, helle, übel riechende Stühle	Steatorrhoe (Stuhlfett >7g/Tag)
Proteinen	Ödeme, Muskelatrophie	Albumine i. S. ↓, erhöhte N-Ausscheidung im Stuhl
Kohlenhydraten	Wässrige Stühle, Flatulenzen	pH-Wert des Stuhls ↓, erhöhte H_2-Exspiration
Vit. B12	Makrozytäre Anämie, Glossitis, Polyneuropathie	MCV ↑, Vit. B 12 i. S ↓
Folsäure	Schmerzlose Glossitis, Akrodermatitis	MCV ↑, Folsäure i. S. ↓
Vit. B-Komplex	Parästhesien, Tetanie, Knochenschmerzen	
Eisen	Mikrozytäre Anämie, schmerzhafte Glossitis	MCV ↓, Ferritin und Eisen i. S. ↓
Kalzium oder aktiviertem Vit. D3	Parästhesien, Tetanie, Knochenschmerzen	Kalzium i. S. ↓, alk. Phosphatase ↑
Vit. A	Nachtblindheit, Hyperkeratose	Karotin i. S. ↓
Vit. K	Blutungsneigung mit Hämatomen	Gerinnungsfaktoren ↓, Prothrombinzeit ↑

Störungen der Mukosa-Phase
- Flächenverlust z.B. nach Dünndarmresektion
- Erkrankungen der Darmmukosa bei Sprue oder M. Crohn

Störungen des Transports in der Darmwand
- Vaskulitis
- M. Whipple mit Defekten des Lymphabflusses
- Tumoren

Leitsymptome der Malabsorption
- Voluminöse, übelriechende Fettstühle
- Gewichtsverlust

Sprue – Zöliakie

Im englischen Sprachraum heißt diese Erkrankung *coeliac disease*; als → **Zöliakie** wird hier die → **Sprue** im Kindesalter bezeichnet´. Die Krankheit tritt familiär gehäuft auf und ist auf eine Unverträglichkeit für *Gluten* (Klebereiweiß) zurückzuführen. Es tritt eine Entzündung auf, die eine Schädigung der Dünndarmschleimhaut mit Atrophie der Zotten auslöst. Die eigentliche Ursache der Sprue ist unklar; es liegen Hinweise auf eine Immunreaktion der intestinalen Lymphknoten vor; bei den Patienten kommt es gehäuft zu Lymphomen und Malignomen im HNO-Bereich sowie des Ösophagus.

Die Krankheit bietet das komplette Bild der Malabsorption mit chronischer Diarrhoe und Fettstühlen. Die Patienten weisen ein aufgeblähtes Abdomen auf (Pseudoaszites). Zu Beginn der Symptome wird oft die Fehldiagnose eine → **Colon irritabile** gestellt. Die Diagnose wird durch eine Dünndarmbiopsie gesichert. Die Zotten sind stark verkürzt oder vollständig atrophiert. Das Epithel ist mit Vakuolen durchsetzt und der Bürstensaum verschmälert. Radiologisch finden sich kurzstreckige Stenosen mit irregulärer Begrenzung und Läsionen, die als Polypen oder Ulzerationen auftreten.

Die Sprue ist als Teil einer immunologischen Systemerkrankung anzusehen, denn zahlreiche Erkrankungen sind mit ihr assoziiert:
- Autoimmunthyreoidits
- Morbus Addison
- Perniziöse Anämie
- Dermatitis herpetiformis Duhring mit Erhöhung des IgA und stark juckendem Exanthem an Gelenken und Gesäß sowie im Gesicht und mit Befall der Mundschleimhaut (schmerzhafte Aphthen)

   Anmerkung: Der Name Sprue leitet sich vom flämischen Wort „sprouw" für Bläschen ab
- Sarkoidose
- Autoimmunhepatitis

▶ **Therapie.** Lebenslang muss eine glutenfreie Diät eingehalten werden. Das Malignomrisiko sinkt dadurch auf 20%, doch heben kleinste Diätfehler diesen Benefit wieder auf. Auf Mehl aus Weizen, Gerste oder Roggen muss ganz verzichtet werden. Die Bewertung von Hafer in der Ernährung ist unklar. Reis und Mais sind erlaubt. Therapeutisch steht die Substitution von Vitaminen und Ausgleich des gestörten Salz- und Mineralhaushalts im Vordergrund. Bei akuten entzündlichen Schüben werden Steroide gegeben. Bei Blutungen in späten Stadien muss operativ eingegriffen werden. Die Patienten werden hinsichtlich ihrer diätetischen Vorschriften durch die Deutsche Zöliakie-Gesellschaft (Sitz in Stuttgart) unterstützt.

Morbus Whipple

Es handelt sich um eine Infektionskrankheit der Dünndarmschleimhaut, die mit Gewichtsabnahme, Diarrhoe, Gelenk- und Bauchschmerzen auftritt. Oft sind die Lymphknoten geschwollen und der Patient hat Fieber. Das Muster der Krankheitserscheinungen ist variabel und kann von neurologischen Symptome (Demenz, Hemiparesen, Krämpfe) und kardialen Symptomen (Endokarditis, Perikarditis) begleitet werden. Durch Biopsie können elektronenmikroskopisch Whipple-Bakterien nachgewiesen werden.

▶ **Therapie.** Über 1 Jahr Antibiotikagabe: zuerst Penizillin und Streptomyzin über 2 Wochen, dann Trimethoprim/Sulfometaxozal über den Rest des Jahres ohne Unterbrechung, da sonst gehäuft Rezidive auftreten.

Morbus Crohn

Definition. Krankheit des gesamten Magendarmtrakts, die in diskontinuierlichen Schüben ohne feste Zeitintervalle verläuft und alle Wandschichten befällt. Im Vordergrund der Symptome stehen Bauchschmerzen, Diarrhoe und Fistelbildung als Komplikationen.

Da der Morbus Crohn vor allem das terminale Ileum befällt, wird sie auch als *Ileitis terminalis* bezeichnet. Doch treten Erkrankungen des Blinddarms (Coecum) und des gesamten Dickdarms einschließlich Sigmoideum und Rektum in fast 30-50% der Patienten auf. Selbst Magen und Duodenum (in >10%) und auch die Speiseröhre (in 2%) können befallen sein. Die Ursachen des Morbus Crohn werden kontrovers diskutiert und sind letztlich unklar. Da sich in 75% der Patienten eine Erhöhung des HLA-B 27 (wie beim Morbus Bechterew) findet und die Krankheit gut auf Steroide und Azathioprin anspricht, ist eine immunologische Ursache sehr wahrscheinlich (durch Viren verursachter Immunprozess mit Störung der intestinalen Barriere). Auch eine genetische Disposition scheint vorzuliegen. Die oft geäußerte These, dass der Morbus Crohn eine psychische Ursache habe, hält heute nicht mehr stand. Die psychischen Auffälligkeiten der Patienten sind nicht der Grund, sondern die Folge der schweren Erkrankung.

Nachdem sich zuerst Ulzerationen der Schleimhaut bilden, breitet sich die Entzündung auf alle Schichten des betroffenen Abschnitts aus. So können Fisteln zu an-

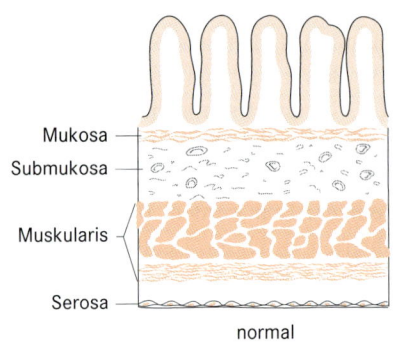

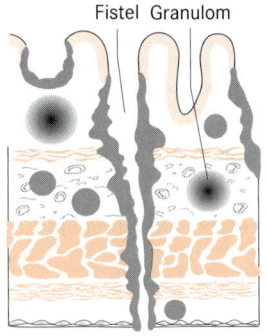

Abb. 10.23. **Unterschiedlicher Darmwandbefall bei Morbus Crohn und Colitis ulcerosa.** Ein charakteristisches Merkmal des Morbus Crohn ist der Befall aller vier Wandschichten des Verdauungstrakts und damit die Gefahr der Fistelbildung; bei der Colitis ulcerosa sind nur Mukosa und Submukosa befallen

deren Abschnitten des Darms, in Hohlorgane oder in die Haut auftreten. Die Verläufe des Morbus Crohn sind

- Akut als Schübe mit typischem Entzündungsmuster im Blut (BKS↑, CRP ↑, Eisenmangelanämie, Leukozytose)
- Chronisch aktiv mit anhaltend pathologischen Laborwerten und Symptomen, die länger als 6 Monate bestehen
- Steroidabhängig, wenn >10 mg Prednison für die Beschwerdefreiheit gegeben werden müssen und zwei Ausschleichversuche in 6 Monaten scheitern
- Steroidrefraktär, wenn Steroide selbst in steigender Dosis unwirksam sind (keine Linderung selbst bei >1 mg Prednisolon pro kg Körpergewicht)
- Remission, wenn keine Symptome oder Komplikationen des Morbus Crohn vorliegen

Symptome. Meist schleichender Beginn der Krankheit, dann aber charakteristische Schübe, die heftig auftreten können und oft die Fehldiagnose einer akuten Appendizitis auslösen. Die Unterschiede zur Colitis ulcerosa lassen sich erst durch eine endoskopische Untersuchung mit Histologie und durch den Kolonkontrast-Einlauf erkennen. Zum Teil blutige Durchfälle und Bauchschmerzen mit Krämpfen treten bei beiden Krankheiten auf. Der wesentliche Unterschied zwischen beiden Krankheiten liegt im Befall der Wandschichten des Darms: Beim Morbus Crohn sind alle Wandschichten befallen – wodurch die Fistelbildung begünstigt wird – während bei der

Erste Symptome bei Morbus Crohn und Colitis ulcerosa (in %)		
	Morbus Crohn	Colitis ulcerosa
Diarrhoe	50	97
Blut im Stuhl	27	89
Schmerzen	87	81
Gewichtsverlust	60	39
Gelenkschmerzen	29	28
Fieber	25	20
Übelkeit	28	6
Erbrechen	20	5
Fisteln und Abszesse	39 bis 25	4

Colitis ulcerosa die entzündlichen Ulzerationen auf die beiden oberen Schichten, Mukosa und Submukosa, begrenzt sind.

Durch die Malassimilation der Nährstoffe nehmen die Patienten ab. Als häufige Komplikationen treten neben den Fisteln Darmstenosen durch Vernarbungen mit Gefahr der Perforation (Ileus) und Abszesse auf. Bei den Patienten finden sich 5fach häufiger als sonst Gallensteine. Auch muss eine maligne Entartung der chronischen Entzündung befürchtet werden.

▶ **Therapie.** Anfangs können die Schübe durch 5-Aminosalizylsäure (5-ASA) beherrscht werden. In schweren Fällen müssen jedoch Glukokortikoide und Immunsuppressiva (Azathioprin, z.B. Imurek®) gegeben werden. Bei Fisteln ist eine zusätzliche Antibiotikagabe nötig (Metronidazol, z.B. Clont®). Die Folgen der Malabsorption erfordern die entsprechende Substitution von Eisen, Folsäure und Vitaminen. Eine parenterale Ernährung kann nötig werden. Die Komplikationen müssen jedoch chirurgisch korrigiert werden. Die den Patienten stark belastende Krankheit macht immer eine psychische Betreuung oder eine Psychotherapie nötig. Im Umgang mit ihrer Erkrankung werden die Patienten durch die Selbsthilfegruppe der Deutschen Morbus Crohn/Colitis ulcerosa-Vereinigung (www.dccv.de) unterstützt. Mit dem Alter nehmen die Aktivitäten der Erkrankung ab.

Colitis ulcerosa

Definition. Chronische Entzündung der kolorektalen Schleimhaut mit rezidivierenden akuten Schüben. Nur die Mukosa und Submukosa sind betroffen.
Im Gegensatz zum Morbus Crohn erfolgt bei der Colitis ulcerosa die Ausbreitung kontinuierlich über das gesamte Kolon und Rektum, das nur selten überschritten wird. Männer und Frauen sind gleichermaßen betroffen. Die Kolitis weist zwei typische Altersgipfel zwischen 20.-40 Jahren und 60-70 Jahren auf. Die Ursache ist unklar. Eine Immunstörung nach einer Infektion ist wahrscheinlich.

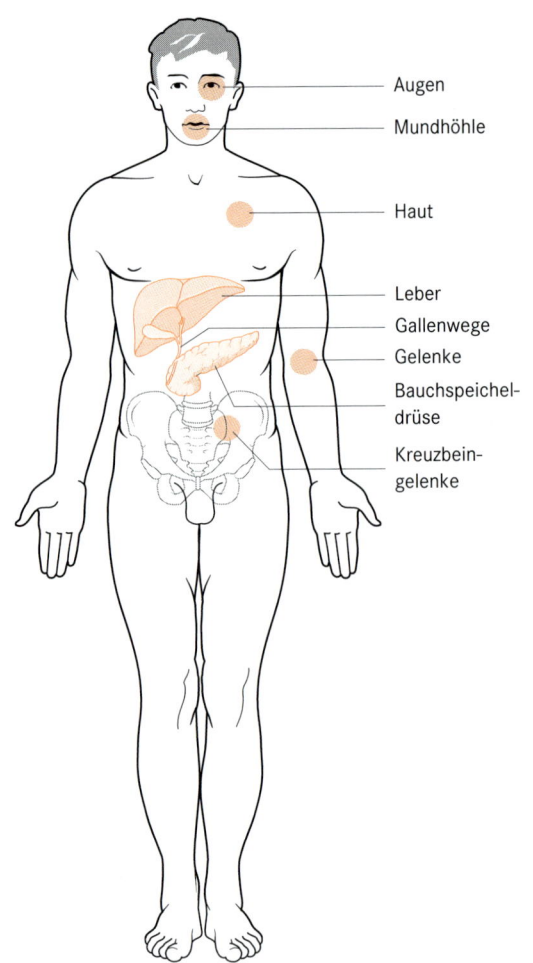

Abb. 10.24.
Befall der Organe außerhalb des Magendarmtrakt bei Morbus Crohn und Colitis ulcerosa

Verlauf und Symptome. Der Verlauf ist nicht vorherzusehen. Meist beginnt die Krankheit schleichend mit Durchfällen, die mit blutigem Schleim auffallen. Je ausgedehnter das Kolon befallen ist, desto wässriger werden die Stühle. Bis zu 30 Stuhlentleerungen belasten und schwächen den Patienten massiv; meist gehen sie mit krampfartigen Schmerzen (Tenesmen) einher. Das klinische Labor gibt keine spezifischen Hinweise. Im Röntgen (Kolonkontrasteinlauf) zeigt sich der typische starre Verlauf des Dickdarms mit erstarrter Wand und Ulzerationen (Bild des „Fahrradschlauchs").

Verlaufsmuster:
- Selten liegt ein akut-fulminanter Verlauf mit hohem Fieber und septischem Krankheitsbild vor. Endoskopische Untersuchungen dürfen hier nicht durchgeführt werden, da Perforationsgefahr besteht
- Beim intermittierenden Verlauf, der meist vorkommt, wechseln akute Schübe mit unterschiedlich langen Ruheperioden

Komplikationen. Bei septischem Krankheitsbild kann als gefährliche Komplikation ein toxisches Megakolon auftreten: Der Dickdarm ist extrem erweitert und es besteht die Symptomatik eines septischen Schocks bei akutem Abdomen (hohes Fieber, Leukozytose, Tachykardie, Druckabfall, Dehydratation). Notfallmäßig muss operiert werden. Die chronische Entzündung führt nach mehr als 20 Jahren gehäuft zum → **kolorektalen Karzinom**. Als extraintestinale Komplikationen der Kolitis und Zeichen einer systemischen Immunkrankheit können auftreten:
- Erythema nodosum
- Aphthen der Mundschleimhaut
- Episkleritis der Augen
- Osteoporose
- Arthritiden und Sakroileiitis
- Lungenfunktionsstörungen

▶ **Therapie.** Anfangs wird wie beim Morbus Crohn mit 5-ASA behandelt, doch müssen frühzeitig Glukokortikoide bei schwerem Verlauf gegeben werden. Die Diarrhöen erfordern den Ausgleich von Wasser- und Salzverlusten. Ballaststoffreiche Ernährung hat keinen günstigen Einfluss auf die Krankheit. Erst wenn medikamentöse Maßnahmen nicht wirken, muss der Darm entfernt werden (Protokolektomie), wobei versucht wird, den rektalen Verschlussmechanismus zu erhalten. Wenn möglich, wird ein ileoanaler Pouch angelegt, wobei aus einer Dünndarmschlinge ein Stuhlreservoir (= Pouch) angelegt wird. Die Operation wird nach jahrzehntelanger Erkrankung auch zur Prävention des Karzinoms angeraten.

Appendizits

Der Verschluss des Wurmfortsatzes (→ **Appendix veriformis**) wird überwiegend durch Anschwellung von lymphatischem Gewebe, Kotsteine oder Fremdkörper verursacht. Die → **Appendizitis** tritt am häufigsten im Alter von 10-20 Jahren auf. Die variable Lage des Appendix kann unterschiedliche Symptome auslösen. Bei älteren Patienten können die typischen Symptome abgeschwächt auftreten; folgende Reihenfolge tritt meist auf:
- Initial Schmerzen im Epigastricum (Oberbauch) oder paraumbilical (Nabelgegend), dann Schmerzen im rechten Unterbauch bei typischer Lage des Appendix
- Übelkeit und Erbrechen
- Druckempfindlichkeit
- Fieber

Klassische Hinweise auf eine Appendizitis sind
- Druck- und Loslassschmerz am McBurney-Punkt (Abb. 10.25)
- Druck und Loslassen auf der gegenüberliegenden Seite lösen Schmerzen des Appendix aus (Blumberg-Zeichen)
- Schmerz nimmt zu, wenn Kolon retrograd ausgestrichen wird (Rosving-Zeichen)

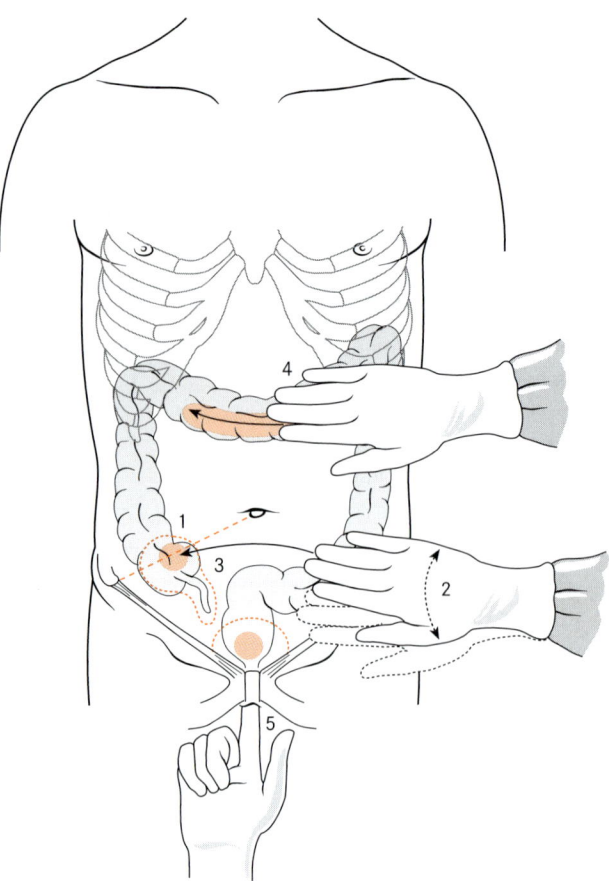

Abb. 10.25.
Befunde bei Appendizitis. 1 = Loslassschmerz am McBurney-Punkt, 2 = Druck- und Loslasschmerz auf der gegenüberliegenden Seite, 3 = Druckschmerz am Lanz-Punkt, 4 = Rovsing-Zeichen, 5 = Druckschmerz im Douglas-Raum (s. Abb. 9.7); der McBurney-Punkt liegt in der Mitte der Linie Nabel zur Spina iliaca ant. sup., der Lanz-Punkt liegt am Ende des ersten Drittels der Verbindung beider Spinae iliacae ant. sup.

Die rektal-axilläre Temperaturdifferenz findet sich häufig, ist aber nicht beweisend. Die Leukozytenzahl muss nicht erhöht sein.

▶ Therapie. Appendektomie, wenn möglich laparoskopisch

Divertikulitis

Divertikel entstehen an den Stellen, an denen die Muskularis der Darmwand durch den Durchtritt der Gefäße geschwächt ist. Bei *echten* Divertikeln ist die ganze Darmwand betroffen; bei *Pseudo*divertikeln (auch als *falsche* Divertikel bezeichnet) tritt nur Mukosa und Submukosa aus. Eine solche Wandschwäche kann konstitutionell im Alter auftreten oder durch chronisch erhöhten Druck im Darm ausgelöst werden. Mit verantwortlich ist auch ein Mangel an Ballaststoffen in der Ernährung und Bewegungsmangel. Bei einer *Divertikulose* liegen Divertikel ohne Symptome vor. Durch Verschluss der Divertikel mit Stuhl bei jahrelangem Vorkommen, tritt in 25% eine Entzündung auf. Diese Divertikulitis kann zu Mikroperforationen mit Abszessen und nachfolgenden Verwachsungen (*Briden*) und mechanischem → **Ileus** führen. Die Symptome ähneln denen der Appendizits. Bei einer Sigmadivertikulitis spricht man auch von der „Linksappendizitis".

▶ **Therapie.** Komplikationen wie Fisteln, Stenosen und Ileus oder Rezidive müssen chirurgisch behandelt werden. Regelmäßige Bewegung und ballaststoffreiche Ernährung sind für die Prävention entscheidend.

Polyposis

Der Begriff Polyp beschreibt die Vorwölbung der Dickdarmschleimhaut ohne Bewertung als Krankheitsfaktor. Eigentlich meint man mit Polypen Adenome, die zur Hälfte der Fälle im Rektum auftreten. Treten Polypen in hoher Zahl auf, spricht man vom Polyposis-Syndrom. Treten sie familiär auf (autosomal-dominant vererbt), liegt eine familiäre adenomatöse Polypose (FAP) vor. Die Gefahr von Polypen liegt in der Entartung zum Karzinom. Jeder Polyp muss entfernt werden, da er grundsätzlich als Präkanzerose anzusehen ist. Die Polypektomie erfolgt endoskopisch durch die Diathermieschlinge.

Kolorektales Karzinom (KRK)

Das kolorektale Karzinom (KRK) verursacht rund 15% aller Todesfälle an Krebs. Nach dem Mamma- und Zervixkarzinom bei Frauen und nach dem Prostata- und Bronchialkarzinom bei Männern ist es das dritthäufigste Karzinom. In 95% liegt ein Adenokarzinom vor. Zum Ernährungsverhalten besteht eine deutliche Beziehung durch
- Erhöhte Fettzufuhr
- Ballaststoffarme Ernährung und
- Karzinogene Eigenschaft der Gallensäuren.

Mit steigendem Alter tritt das KRK gehäuft auf. In 10% ist es auf eine genetische Disposition zurückzuführen, z.B. bei → **Polyposis** des Kolon (FAP). Als Präkanzerose gelten chronische Entzündungen des Darns bei → **Colitis ulcerosa** oder → **Sprue**. In 60% ist das Karzinom im Kolon lokalisiert, in fast 40% im Rektum.

Das Karzinom verursache in den Frühstadien kaum Symptome. Unregelmäßigkeiten des Stuhlgangs und Wechsel von Diarrhoe mit Obstipation werden oft als → **Reizdarmsyndrom** (Colon irritabile) fehl gedeutet. Erst typische Tumorleitsymptome wie Gewichtsverlust und Tumoranämie, eine Ileussymptomatik und Blut im Stuhl führen zur Diagnosestellung. Häufig besteht ein Ekel (Idiosynkrasie) gegen Fleisch und Wurst.

Entsprechend der TNM-Klassifikation wird das KRK in Stadien nach *Dukes* bzw. der UICC eingeteilt

Laborchemisch zeigt sich neben der Eisenmangelanämie eine Erhöhung der BKS und des CEA als Tumormarker (Carcinoembryonales Antigen).

▶ **Therapie.** Der Tumor und befallene Lymphknoten muss in Abhängigkeit von der Komorbidität des Patenten chirurgisch entfernt werden. Dabei sind Resektionsgrenzen von 5 cm zum gesunden Gewebe einzuhalten. Auch Lebermetastasen werden entfernt, wenn das möglich ist. Wenn der Schließmuskel nicht erhalten

LE 10.2

werden kann, wird dauerhaft ein Enterostoma (Anus praeter) angelegt. Als adjuvante Therapie wird eine Chemotherapie mit 5-Fluorouracil und Folinsäure durchgeführt. Die Chemotherapie wird bei Tumorprogression nach dem Hochdosis-Protokoll intensiviert.

Kolorektales Karzinom: TNM-Klassifikation und Stadien

T1	Befall der Submukosa
T2	Infiltration der Muskularis
T3	komplette Infiltration der Darmwand
T4	Perforation der Darmwand und Infiltration angrenzender Organe mit Befall des viszeralen Peritoneums
N1	Befall bis zu 3 regionalen Lymphknoten
N2	Befall von 4 oder mehr regionalen Lymphknoten
M1	Nachweis von Fernmetastasen, v. a. in der Leber

Dukes Stadium	Stadium UICC	TNM	5-Jahres-Überleben (5)
A	I	T1, 2 / N0	90 – 100
B	II	T3, 4 / N0	60 – 85
C	III	Jedes T/N1,2	25 – 60
D	IV	Jedes T und N / M1	0 – 5

Nachsorge. Das KRK neigt zu Rezidiven; in 3% tritt eine Zweitneoplasie auf. Deshalb ist eine regelmäßige Nachsorge zwingend. Im ersten Jahr sind vierteljährlich Hämokkult, Laborwerte, Sonographie, Rektoskopie und CT des kleinen Beckens zu untersuchen. Wegen der ungünstigen Prognose eines Tumorbefundes gilt besonders beim kolorektalen Karzinom: **Früherkennung vor Nachsorge!**

Essstörungen: Anorexia nervosa und Bulimie

Die Hauptrisikogruppe für Essstörungen sind Frauen zwischen 13 und 30 Jahren. Die Erkrankung nimmt seit Jahrzehnten immer mehr zu.

Anorexia nervosa

Die deutsche Bezeichnung → **Magersucht** für Anorexia nervosa beschreibt das Krankheitsbild, das sich durch folgende Symptome und Fakten zeigt:
- Körpergewicht >15% unter dem Normalgewicht; BMI <17,5 kg/m²

- Gewichtsverlust selbst herbeigeführt (Erbrechen, Abführmittel, Abwehr scheinbar erhöht kalorischer Speisen, übertriebene sportliche Aktivitäten, Einnahme von Diuretika und Appetitzüglern)
- Körperschemastörung mit verwurzelter Angst zu dick zu werden
- Verzögerte pubertäre Entwicklung (bei Beginn der Krankheit vor der Pubertät)

Im Labor findet sich als Folge der Mangelernährung oft eine Hypokaliämie; klinisch bestehen eine Bradykardie, orthostatische Dysregulation und Wachstumsstörungen der Haare.

Die Behandlung ist schwierig und langfristig; der Erfolg ist von der Einsicht der Betroffenen in ihre Störung abhängig. Da häufig andere Suchtprobleme bestehen, ist die Prognose zweifelhaft; die Letalität beträgt bis 20%.

LE 10.2

Psychosoziales Modell der Anorexia nervosa

Biologische Faktoren
- Affektive Faktoren
- Genetische Disposition (Vulnerabilität; Zwillingsstudien)
- Andere Erkrankungen

Psychische Faktoren
- Selbstwertkonflikte
- Familiäre Konflikte
- Beziehungsstörung
- Sexualkonflikte
- Angst davor verlassen oder abgelehnt zu werden

Soziokulturelle Faktoren
- Schlankheitsideal
- Rollenkonflikt
- Außenorientierung
- Gesteigerter Leistungsanspruch

Bulimie

Es handelt sich einerseits um eine Komplikation der Anorexia nervosa, andererseits um eine eigene Krankheit, die durch Wechsel von Essattacken und herbeigeführtem Brechreiz sowie Fastenperioden charakterisiert ist. Meist wird die Diagnose einer Bulimie durch Ausschluss der Anorexie gestellt. Auch hier liegen Störungen des Selbstwertgefühls vor und die Essanfälle werden oft durch innere Spannungen und Konfliktsituationen ausgelöst. Der Leidensdruck ist gegenüber der Anorexia nervosa hoch und die Einsicht in die Behandlungsbedürftigkeit liegt durchaus vor. Die Behandlung erfolgt psychotherapeutisch. In schweren Fällen besteht eine hohe Suizidalität

Untersuchungen bei hepatobiliären Erkrankungen

Anamnese

In der Anamnese sind wichtige Aspekte für die Entstehung von Leberkrankheiten zu erfragen. Neben gezielten Fragen, die sich direkt mit Einflüssen auf die Leber befassen, ist aber auch wichtig, ob der Patient an Gewicht zugenommen oder abgenommen hat, ob er ein Völlegefühl oder Meteorismus spürt, wie Stuhl und Urin aussehen und ob er alles essen kann. Gezielt mit der Leber befassen sich diese Fragen:
- Welche Medikamente nimmt der Patient ein?
- Wie ist sein Alkoholkonsum? Wie viel und seit wann?
- Hat er jemals Bluttransfusionen erhalten?
- Liegt bei einem Sexualpartner ein Ikterus vor?
- Hat er jemals Drogen eingenommen?
- Hielt er sich im Ausland auf? Wo? Wurde er krank?
- Welchen Stoffen ist er beruflich ausgesetzt?

Es darf nicht erwartet werden, dass der Patient auf all diese Fragen beim ersten Mal ehrlich Antwort gibt. Das Gespräch mit ihm, ungezwungen und ohne Festhalten der Antworten auf dem Anamnesebogen, kann den tatsächlichen Alkoholkonsum ans Licht bringen oder sexuelle Fragestellungen beleuchten. Bei vielen chronischen Krankheiten und besonders bei akuten Erkrankungen der Leber unterstützt das kompetent geführte Gespräch in der Pflege die ärztliche Befunderhebung.

Radiologische und endoskopische Verfahren

Der „Golden Standard" in der Diagnostik hepatobiliärer Erkrankungen ist die endoskopisch retrograde Cholangio-Pankreatikografie (ERCP); es handelt sich um ein kombiniertes Verfahren aus Endoskopie und Röntgenverfahren mit Kontrastmittelgabe. Nachdem ein Endoskop bis zur Vater'schen Papille im Duodenum vorgeschoben und diese beleuchtet wurde, wird ein zweites Endoskop retrograd in den gemeinsamen Gang von Bauchspeicheldrüse und Gallenwegen geschoben. Gezielt lässt sich nun mittels Kontrastmittel das Gangsystem darstellen. Interventionell sind Entfernungen von Steinen, die Plazierung eines Stens oder Drains bzw. die Erweiterung der Papille (Papillotomie) möglich. Nach dem Eingriff muss auf Vitalzeichen und abdominelle Reaktionen wie eine Abwehrspannung geachtet werden.

Die radiologische Darstellung von Gallenblase und Gallengängen durch eine Kontrastmittelinfusion (Cholezystografie und Cholangiografie) hat seit routinemäßigem Einsatz der ERCP an Bedeutung verloren. Sie wird als retrogrades Verfahren überwiegend intraoperativ oder über die liegende Drainage postoperativ zur Beurteilung des Galleabflusses durchgeführt.

Eine perkutane transhepatische Cholangiografie mit Punktion der pathologisch dilatierten Gallengänge wird zur Entlastung eines Gallenverschlusses durchgeführt, wenn kein endoskopischer Zugang möglich ist. Die Ableitung der Galle durch eine Drainage wird als PTD (perkutane transhepatische Cholangio-Drainage) bezeichnet.

Laborbefunde bei Lebererkrankungen

Entzündungen der Leber oder Leberzellnekrosen werden durch Erhöhungen spezifischer Enzyme, v.a. der → **Transaminasen**, erkenntlich (die Laborwerte variieren bei verschiedenen Labors):
- GPT (Glutamat-Pyruvat-Transaminase; im engl. ALT)
  (normal: Frauen 3-17 U/l, Männer 3-22 U/l)
- GOT (Glutamat-Oxalazetat-Transaminase; im engl. AST)
  (normal: Frauen 3-15 U/l, Männer 3-18 U/l)
- GLDH (Glutamat-Dehydrogenase)
  (normal: <5 U/l; spielt heute kaum noch eine Rolle)
- γ-GT (Gamma-Glutamyl-Transferase)
  (normal: Frauen 5-18 U/l, Männer 6-28 U/l)
- CHE (Cholinesterase)
  bei eingeschränkter Syntheseleistung der Leber (z.B. Leberzirrhose oder unter Therapie mit Zytostatika) ist der Wert der CHE erniedrigt; bei nephrotischem Syndrom oder alkoholischer Fettleber ist der Wert erhöht (normal 3000-8000 U/)

Eine leichte Entzündung zeigt sich durch Erhöhung intrazellulärer Enzyme (GPT und GOT) und der membrangebundenen γ-GT. Das Fortschreiten der Entzündung erhöht auch die an Mitochondrien gebundene GLDH. Für einen Virusinfekt spricht ein höherer Wert der GPT gegenüber der GOT. Bei einer alkoholischen Schädigung ist die GOT mehr erhöht.

Der Quotient GOT/GPT (de Ritis-Quotient) gibt Hinweise auf die Ursache der Erkrankung:
- <0,7 unkomplizierte Virushepatitis
- >0,7 komplizierte, nekrotisierende Virushepatitis
- ca. 1 Leberzirrhose oder chronische Hepatitis

Liegt eine → **Cholestase** vor, sind erhöht:
- γ-GT
- alkalische Phosphatase (AP)
  (normal: 30-120 U/l)
- Bilirubin (s. Leitsymptom → **Ikterus**)

Störungen der Syntheseleistung der Leber zeigen sich durch Abnahme der Vitamin-K abhängigen Gerinnungsfaktoren I, IX, VII, II (Merke: „1972") und X. Der Quick-Wert (INR; normal >70%; LE 13) ist erniedrigt und im weiteren Verlauf auch die Serum-Cholinesterase (CHE; normal 3000-8000 U/l) sowie das Gesamteiweiß und die Albuminfraktion in der Elektrophorese.

Die Entgiftungsleistung der Leber kann durch die Konzentration von Ammoniak im Plasma abgeschätzt werden. Allerdings ist diese Methode sehr störanfällig. (Normwert für gesamtes Ammoniak 0,2-1 mg/dl, direktes Ammoniak 0,1-0,3 mg/dl)

Akute Hepatitis und akutes Leberversagen

Bei einer → **akuten Hepatitis** ist das Leberparenchym durch hepatotrope Viren entzündet. Überwiegend handelt es sich um die Hepatitisviren A bis E, seltener um Infektionen mit Herpes simplex- oder Zytomegalieviren bzw. dem Epstein-Barr-Virus. Die Symptome sind initial bei allen Formen identisch:
- Prodromi mit Abgeschlagenheit und Müdigkeit,
- dann ggf. Cholestase und Ikterus und/oder
- flüchtiges Exanthem, Hepatomegalie, subfebrile Temperatur,
- Übelkeit und extrahepatische Symptome (z.B. Arthralgie)
- Typische Laborbefunde: GOT und GPT↑ bis ↑↑, γ-GT↑, AP↑, Bilirubin↑, BSG (↑)

Eine spezifische Therapie gegen die Virushepatitis gibt es nicht. Stationäre Aufnahme erfolgt bei GPT >500 U/l. Bei Cholestase muss fettarm und hypokalorisch ernährt werden. Die Verlegung in ein Transplantationszentrum ist bei einem Transaminasenanstieg auf 2000 U/l und mehr, bei ausgeprägter Synthesestörung der Leber (Abfall der Gerinnungsfaktoren) und/oder dem Auftreten einer hepatischen Enzephalopathie nötig.

Kriterien zur Unterscheidung der akuten Hepatitis

1. Ansteckungsmodus
2. Dauer der Inkubationszeit
3. Dauer der akuten Erkrankung
4. Intensität der Erkrankung und Geschwindigkeit der Entwicklung der Symptome einschließlich des Ikterus
5. Immunantwort des Körpers durch Antikörper
6. Möglichkeiten des Verlaufs (z.B. fulminant, Gefahr der chronischen Hepatitis)

Hepatitis A

Die Hepatitis A ist eine Entzündung des Leberparenchyms durch den Hepatitisvirus A (HAV). Der Virus wird durch auf oralem Weg und über Fäkalien übertragen. Risikogruppen sind das Personal in Kindergärten und -kliniken, Personal bei Endoskopien, Kanalarbeiter, Küchenpersonal, Urlauber in subtropischen Ländern und Homosexuelle. In den Tropen sind Kindern bis 10 Jahre zu 100% infiziert. Die Hepatitis A ist hierzulande eine typische Reisekrankheit.

Symptome. Die Inkubationszeit beträgt 2-6 Wochen und beginnt akut. Selten dauert sie länger als 12 Wochen an. Der Verlauf ist bei Kindern eher mild, bei Erwachsenen jedoch schwerer (ein fulminanter Verlauf besteht aber nur in 0,2%); die HAV-Infektion entwickelt sich nicht chronisch. Die Prognose ist außer im höheren Lebensalter günstig. Die Hepatitis A hinterlässt lebenslang Immunität.

Labor. Mit Auftreten der Symptome erfolgt vorübergehend der Nachweis von anti-HAV (Anitkörper vom IgM-Typ) und auch nach Abklingen der Symptome permanent von anti-HAV (Antikörper aus IgM+IgG). Der Virus wird während Cholestase ausgeschieden.

▶ **Therapie.** Eine spezifische Therapie gibt es nicht. Es gilt ein striktes Alkoholverbot! Die Bedeutung der „Leberschonkost" ist heute umstritten. Empfohlen wird die p*assive Immunisierung* mit 5 ml Immunglobulin kurzfristig vor einem Reiseantritt oder postexpositionell innerhalb von 10 Tagen. Die Impfung bewirkt zu 80% einen Schutz für 3 Monate. Die *aktive Immunisierung* wird bei Risikogruppen mit formalininaktivierter Vakzine (Havrix®) durchgeführt; sie bietet Schutz in fast 100% über 5-10 Jahre.

Hepatitis B

Durch Hepatitis B-Viren (HBV), die zu den Hepatitis-DNA-Viren gehören, wird die Hepatitis B ausgelöst. Die Übertragung erfolgt aus parenteralem Weg oder durch Sexualkontakt. Zur Risikogruppen gehören medizinisches Personal, Dialysepatienten, iv-Drogenabhängige, Homosexuelle, Menschen mit häufigem Wechsel des Sexualpartners und Neugeborene infizierter Mütter. In den Tropen und Subtropen sowie im Mittelmeerraum ist diese Hepatitis bei Erkrankungshäufigkeit bis zu 20% der Bevölkerung endemisch.

Symptome. Die Inkubation dauert 1-6 Monate. Der Beginn der Krankheit ist schleichend, dann entwickelt sich ein überwiegend schweres Krankheitsbild, das meist innerhalb von 12 Wochen von selbst ausheilt. In 5-10% (perinatal in 90%) geht es in einen chronischen Verlauf über. Eine fulminante Hepatitis entwickelt sich in 1% mit einer Letalität von fast 80%. Die Prognose ist überwiegend günstig, schlecht jedoch bei älteren Menschen. Unterschiedliche klinische Verläufe erklären sich durch variable Reaktionen des Immunsystems (T-Lymphozyten vermittelte Toxizität). Eine Immunität liegt bei Nachweis von anti-HBs vor.

Labor. Der Virus kann im Elektronenmikroskop als Dane-Partikel nachgewiesen werden. Teile des HBV und Antikörper sind in einer bestimmten Reihenfolge, die den Verlauf der Krankheit beschreibt, nachweisbar; ist das Anti-HBs im Plasma vorhanden, ist der Patient gegen Hepatitis B immun

! **Merke** (zur Information, nicht zum Auswendiglernen)
„SECCES":
- HBsAG (Hüllprotein des Virus zwei Wochen vor Symptomatik)
- HBeAG (Virusreplikation durch DNA-Polymerase, kein Virusprodukt)
- HBc-AG (Hepatits-B-core-Antigen)
- Anti-HBc (initial IgM, dann IgM+IgG)
- Anti-HBe
- Anti-HBs (Immunität)

Die Transaminasen GOT und GPT können weit über 1000 U/l ansteigen. Meist bleibt die Syntheseleistung der Leber erhalten; sinkt sie ab, droht die Gefahr eines Leberversagens.

▶ **Therapie.** Eine spezifische Therapie existiert nicht. Der Schutz durch eine *passive Immunisierung* mit Hepatitis-B-Immunglobulin ist unsicher. Die *aktive Immunisierung* wird für Risikogruppen mit Gen-HB-Vax (rekombinant aus HBsAG) durchgeführt. Die Titerkontrolle zum Nachweis der Effizienz der Impfung ist nötig. Diese Impfung bietet auch Schutz bei HDV-Infektion. Mit Twinrix® gibt einen Kombinationsimpfstoff gegen HAV und HBV.

Hepatitis C

Der Hepatitis C-Virus (HCV) gehört zur Gruppe der Flaviviren, einem RNA-Virus, von dem es 6 verschiedene Typen gibt. Wie der HBV wird auch er auf parenteralem und sexuellem Weg übertragen. Zu den Risikogruppen gehören medizinisches Personal, Dialysepatienten, iv-Drogenabhängige, Homosexuelle, Menschen mit häufig wechselndem und unbekanntem Sexualpartner sowie die Neugeborenen infizierter Mütter. Für Angehörige der Heilberufe ist Hepatitis C eine anerkannte Berufskrankheit.

Symptome. Die Inkubation kann bis 5 Monate lang dauern. Die Krankheit beginnt schleichend und zeigt sich als ein Bild eher milder Beschwerden. Häufig verläuft der Ikterus in zwei Phasen. In 70-75% neigt die Hepatitis C zu einem chronischen Verlauf. Dann besteht die Gefahr eines Leberzellkarzinoms. Die Prognose ist ungewiss. Bei Infektion mit HCV scheinen sich Immunreaktionen gegen infizierte Leberzellen abzuspielen. Das erklärt die häufigen extrahepatischen „rheumatischen" Symptome wie Panarteriitis nodosa, Glomerulonephritis, Thyreoiditis und das Auftreten von Non-Hodgin-Lymphomen (LE 13). Bei schweren Verläufen ist eine Leberbiopsie indiziert, nicht aber bei unkompliziert verlaufenden Formen.

Labor. Mit Auftreten des Ikterus ist der Antikörper anti-HCV nachweisbar. Die Infektiosität durch HCV-RNA besteht vom Beginn der Infektion an.

▶ **Therapie.** Eine spezifische Therapie besteht nicht. Bei chronischem Verlauf wird die Kombinationstherapie von α-Interferon zusammen mit Ribavirin erprobt.

Übersicht über die Hepatitis A, B und C

	HAV	HBV	HCV
Übertragung	Fäkal-oral	Parenteral, sexuell	Parenteral, sexuell
Inkubationszeit	2–6 Wo	1–6 Mo	2–10 Wo
Immunität bei	Anti-HAV	Anti-Hbs	?
Fulminanter Verlauf	0,2 %	1 %	<1 %
Chronischer Verlauf	nie	5–10 %	>70 %
Prognose	Gut (außer im Alter)	altersabhängig	Mäßig
Impfung	Passiv/aktiv	Passiv/aktiv	keine

Hepatitis D

Bei Infektion mit Hepatitis-Delta-Virus ist ein besonderer Fall im Konzept der akuten Hepatitiden, da sie 0gleichzeitig oder in Folge eine Infektion mit HBV erfolgt. Die Risikogruppen und der Übertragungsweg entsprechen HBV und HCV. 80% der HDV-Träger stammen aus dem Mittelmeerraum und 20% sind überwiegend iv-Drogenabhängige. Die Hepatitis D ist hierzulande selten. Die Chronifizierung hängt vom Infektionsmodus ab: Bei HBV-HDV-Simultaninfektion beträgt es rund 5%, steigt aber auf >90%, wenn sich der HDV zusätzlich zu einer bestehenden Hepatitis B einstellt. Im Labor ist das Anti-HDV ist mit Auftreten des Ikterus nachweisbar. Eine spezifische Therapie ist nicht bekannt. α-Interferon ist bei HDV unwirksam.

Hepatitis E

Das Virus der Hepatitis E kommt überwiegend im subtropischen Indien und in den Tropen vor und spielt in den westlichen Ländern nur eine Rolle als Reisekrankheit. In älterer Namensgebung wurde die Infektion als Non-A-Non-B-Hepatitis bezeichnet, ein Name, der zeitweise auch für Hepatitis C verwandt wurde. Die Übertragung erfolgt auf oral-fäkalem Weg überwiegend während des Monsunregens. Die Inkubation dauert 1-3 Monate, die Krankheit beginnt akut, verläuft aber mild. Eine Chronifizierung scheint nicht zu bestehen. Die Prognose ist gut; bei Schwangeren besteht jedoch eine Letalität von 20%. Eine spezifische Therapie ist nicht bekannt.

Anmerkung: Inzwischen sind neben HAV bis HEV auch seltene Hepatitisviren wie HFV und HGV bekannt geworden. Für die Viren der Hepatitis F und G sind spezielle Laborverfahren und Einsatz der PCR (Polymerase chain reaction) erforderlich. Die Bedeutung dieser Viren für die Erkrankungen und ihre Verläufe ist noch ungeklärt.

Akutes Leberversagen

Das plötzliche und heftige (fulminante) Versagen einer nicht vorgeschädigten Leber wird als → **akutes Leberversagen** oder als Leberzerfallskoma bezeichnet. Grundsätzlich ist der Prozess reversibel. Das akute Versagen tritt selten auf, kann aber jede Altersgruppe betreffen. Im Kleinkindesalter ist das akute Leberversagen meist das erste Symptom des → **Morbus Wilson**.
Das Leberversagen beginnt mit Übelkeit und Oberbauchschmerzen. Rasch tritt dann Schwäche und Ikterus auf. Relativ schnell aber individuell unterschiedlich, kommt es zum Anstieg der → **Transaminasen** und Abfall der Syntheseleistung. Hinweis darauf gibt die einsetzende hepatische Enzephalopathie bis zum Koma. Die Prognose hängt von der Ursache ab. Bei älteren Patienten und einem Abfall des Faktors V <20% ist die Prognose schlecht.

▶ **Therapie.** Intensivmedizinische Behandlung wird sofort nötig und frühzeitig ist die Verlegung in ein Transplantationszentrum anzustreben. Spezifische Therapien werden bei einigen Ursachen im Vorfeld angewandt:
- Morbus Wilson: D-Penicillamin
- Intoxikation mit Paracetamol: ACC (Acetylcystein)
- Kollenblätterpilz: Penizillin oder Silymarin (Legalon®)

Ohne Transplantation betragen die Überlebensraten
- Nach Hepatitis A   65%
- Nach Intoxikation mit Paracetamol   50%
- Nach Hepatitis B (oder D)   40%
- Nach Hepatitis unklarer Ursache   25%
- Durch Knollenblätterpilz und   7%
  andere Medikamente

Ursachen des akuten Leberversagens	
Viren	HAV bis HEV, Zytomegalie- und, Epstein-Barr-Virus, HIV, Varizellen, Masern u.a.
Stoffwechselerkrankungen	Morbus Wilson
Toxisch	Knollenblätterpilz, Paracetamol ab 10g, Halothan u.a.
Autoimmunologisch	Autoimmunhepatitis
Durchblutungsstörung	Venenverschlusskrankheit, Budd-Chiari-Syndrom
Metastasen	Leukämie
Traumatisch	Unfälle

Chronische Hepatitis und Leberzirrhose

Eine → **chronische Hepatitis** liegt vor, wenn die Erkrankung mehr als 6 Monate besteht. Ursache ist eine unvollkommene Abwehrreaktion des Organismus mit unzureichender Elimination des Virus. Nach dem Verlauf wird in chronisch persistierende und chronisch aggressive Formen unterschieden. In den westlichen Ländern überwiegt bei den chronischen Verläufen die Autoimmunhepatitis (20% aller chronischen Hepatitiden), während in tropischen Regionen zu 90% die Virushepatitis deren Auslöser ist. Hierzulande wird die chronische Hepatitis verursacht durch

- Chronischen Alkoholabusus (s. u.) in 50%
- Hepatitis B in 10%
- Hepatitis C in 10%
- Autoimmunhepatitis in 10-20%
- Primär biliäre Zirrhose in ca. 5%
- Medikamente in 5%

Pathogenese. Durch die chronische Entzündung kommt es zum fortschreitenden Untergang von Leberparenchym. Das Gewebe reagiert darauf mit einem Reparaturprozess und Neubildung von Bindegewebe. Es entsteht eine → **Leberzirrhose** mit verhärtet tastbarer Leber. Klinisch treten die typischen Komplikationen mit erhöhtem

LE 10.2

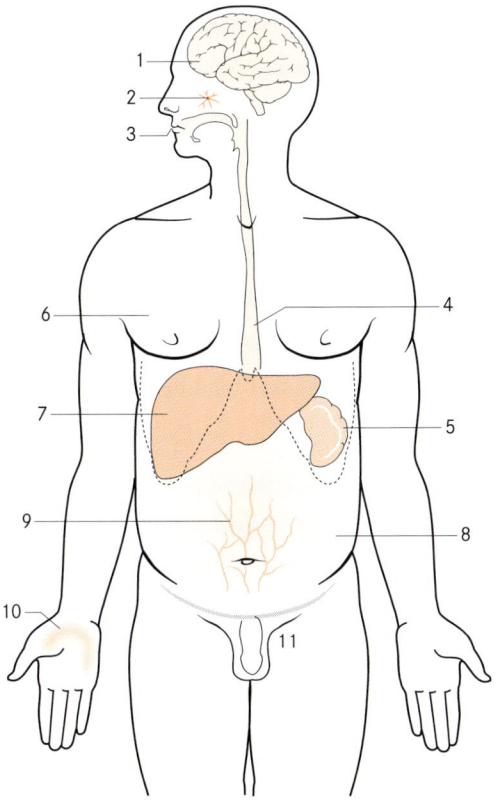

◀ **Abb. 10.26.**
Symptome der Leberzirrhose. Zu den typischen Merkmalen der fortgeschrittenen Leberzirrhose gehören die verschiedenen Stadien der hepatischen Encephalopathie (1), Spider naevi (2), eine Glossitis mit Lackzunge (3), Ösophagusvarizen bei portaler Hypertension (4), eine vergrößerte, tastbare Milz (5), eine Gynäkomastie (6), die verhärtete, meist geschrumpfte, tastbare Leber (7), ein Aszites (8), das Caput medusae mit geschlängelten, gestauten Venen um den Nabel (9), ein Palmarerythem (10) und der Rückgang der Schambehaarung (11)

Pfortaderdruck, Störung des Eiweißstoffwechsels mit Abfall der Albumine und Aszites auf. Durch toxische Wirkung des gestörten Lebermetabolismus tritt die Enzephalopathie auf, die zur Abschätzung der Prognose mit entscheidet. Während sich die fibrotischen Prozesse der chronisch persistierenden Hepatitis auf die Periportalfelder der Leber begrenzt und die Funktion der Leberzellen erhalten bleibt, führen Virushepatitiden durch Immunreaktionen zur Zerstörung der Leberzellen und ihrer Funktion. Im Entzündungsmechanismus spielen Zytokine wie Tumornekrosefaktor α (TNF α), Interleukin 1 (Il-1), Interleukin 6 (Il-6) und α-Interferon eine Rolle.

Symptome. Die Beschwerden sind wenig spezifisch: eingeschränkte Leistungsfähigkeit, Müdigkeit, Druck- und Völlegefühl. Erst später kommt es zu den charakteristischen Zeichen der Zirrhose. Die allgemeinen Symptome, die auf eine chronische Hepatitis hinweisen, sind:

- Schwäche, Müdigkeit, Leistungseinbruch, Myalgie
- Hepatomegalie und tastbar verhärtete Leber
- Spider Naevi
- Ikterus
- Palmarerythem
- Mundwinkelrhagaden
- Caput medusae bei portaler Hypertension
- Sugillationen (Hautblutungen)
- Gastropathie
- Panzytopenie
- Gelenkschmerzen und Arthritis
- Gynäkomastie und Hodenatrophie

Chronische Hepatitis B und C

Die chronische Hepatitis B gehört weltweit zu den häufigsten Virusinfektionen; es gibt über 300 Mio. HBV-Träger auf diesem Planeten. In Deutschland beträgt die Prävalenz von HbsAG-Trägern 0,1%, in den Tropen rund 20%. Der Verlauf der chronischen Infektion mit HBV und HCV ist bei den Patienten völlig verschieden. HCV spricht auf die Behandlung mit Interferon schlechter an als HBV. Während des entzündlichen Geschehens treten die o. g. Symptome auf. Beim chronischen Verlauf von HBV kann es nach mehreren Jahren zur Normalisierung der Blutwerte kommen. Der asymptomatische Träger des HBV (HbsAG ist positiv) ist klinisch gesund. Der klinische Verlauf bei HCV ist ähnlich der Hepatitis B, die Prognose ist jedoch schlechter. Extrahepatische Symptome kommen viel häufiger vor: Glomerulonephritis, Panarteriitis nodosa, Thyreoiditis u. a.

▶ **Therapie.** Therapeutischer Standard ist die Gabe von α-Interferon in Verbindung mit dem antiviralen Medikament Ribavirin (z.B. Rebetol®). Die Behandlung erfolgt über 6 Monate, bei hoher Virusreplikation über 1 Jahr.

- **HBV:** α-Interferon 3 mal 5-6 Mio. IE/Woche subkutan
  (Erfolg: in 10% Elimination von HbsAG und in 45% Inaktivierung des Virus [Serokonversion: HBeAg wird zu anti-HBe umgewandelt] und Besserung des histologischen Befunds)
- **HCV:** α-Interferon 3 mal 3 Mio. IE/Woche subkutan plus Ribavirin 1-1,2 g oral
  (Erfolg: Remission mit Normalisierung der Transaminasen in 50%, aber hohe Rezidivrate nach Ende der Therapie; insgesamt nur in rund 20% erfolgreiche Behandlung)

Nebenwirkung der Therapie mit α-Interferon

- Symptome wie bei einer schweren Grippe
- Muskel- und Gelenkschmerzen
- Schwäche
- Fieber
- Leukopenie und Thrombopenie
- Reversibler Haarausfall
- Depressive Verstimmung
- Ausbruch von Autoimmunkrankheiten: Immunthyreoiditis (besonders bei Frauen bei denen Schilddrüsenantikörper nachgewiesen sind) und Immunhepatitis, Diabetes mellitus Typ 1, Polyarthritis

Autoimmunhepatitis

Die autoimmunologische Form der chronischen Hepatitis beginnt bei jedem vierten Patienten akut und wird durch eine Immunreaktion gegen das eigene Lebergewebe verursacht. 90% der Patienten sind Frauen. Zwischen 10-20% der chronischen Hepatitiden werden durch Autoimmunprozesse ausgelöst. Diese wiederum werden neben den Hepatitisviren auch durch Herpes simplex-Viren angestoßen. Im Unterschied zum akuten Beginn der Virushepatitis stehen die extrahepatischen Symptome im Vordergrund. Neben den genannten kommen auch vor: Colitis ulcerosa, Myasthenia gravis (LE 15), Vaskulitiden, hämolytische Anämie oder ein Sjögren-Syndrom (Autoimmunkrankheit mit Funktionsstörung von Tränen- und Speicheldrüsen). Der Nachweis erfolgt durch Bestimmung typischer Autoantikörper. Eine Autoimmunhepatitis ist wahrscheinlich, wenn
- Es sich um weibliche Patienten handelt
- In der Elektrophorese das Gesamtprotein und die Gammaglobuline erhöht sind
- Die Virusmarker für eine Hepatitis B oder C fehlen
- Keine Alkoholanamnese vorliegt
- Der Quotient aus AP/GPT <3,0 ist

▶ **Therapie.** Im Mittelpunkt steht die Immunsuppression, die ggf. lebenslang durchgeführt werden muss. Es wird eine standardisierte Induktionstherapie bis zur Remission und dann eine Erhaltungstherapie (mit Prednison und Azathioprin) eingesetzt. Die Nebenwirkungen von Kortikoiden (Cushing-Syndrom) oder Azathioprin (Cholestase) limitieren die Effizienz der Immunsuppression. Neuerdings wird auch Ciclosporin, das nach Transplantationen eingesetzt wird, zur Therapie verwandt, doch ist diese Maßnahme noch Gegenstand der Forschung.

Häufig bestimmte Autoantikörper bei Leberkrankheiten
(nur zur Information, nicht zum Auswendiglernen)

ANA	Antinukleäre Antikörper	Autoimmunhepatitis bei PBC und PSC sowie bei HCV
LKM-1 LKM-2 LKM-3	Leber-/Nieren-Mikrosomen-Antikörper Typ 1 bis Typ 3	Autoimmunhepatitis bei HCV, Hepatitis durch Medi-kamente, HDV,
LM	Lebermikrosomen-Antikörper	Autoimmunhepatitis
AMA	Antimitochondriale Antikörper	PBC
p-ANCA	Antineutrophile cytoplasmatische Antikörper	PSC und Autoimmunhepatitis

PBC – primär biliäre Zirrhose
PSC – primär sklerosierende Cholangitis
HCV – Hepatitis C-Virus
HDV – Hepatitis D-Virus

Leberzirrhose

Die → **Leberzirrhose** ist definiert durch einen morphologischen Umbau des Organs; die Läppchenstruktur und das System der Gefäßstrukturen werden dabei zerstört. Die häufigsten Ursachen sind hierzulande der chronische Alkoholismus (50%) und die chronische Virushepatitis (in 40%). In vielen Fällen weist die Zirrhose keine Symptome auf. Epidemiologische Daten weisen auf eine Zunahme der Erkrankung hin, wobei die Mortalität bei Männern doppelt so hoch ist gegenüber Frauen und die Mortalität in immer früheren Altersstufen auftritt. Das Alter bei erster symptomatischer Manifestation der Zirrhose liegt >50.

Symptome

Bei der klinischen Untersuchung ist eine Vielzahl von Befunden wie bei der chronischen Hepatitis festzustellen. Daneben finden sich häufig Kratzspuren wegen des Pruritus bei Cholestase, eine Braunverfärbung der Haut oder eine Purpura. Die Haut ist atrophiert und trocken; man spricht von einer „Pergamenthaut". Bei Männern fällt neben einer Gynäkomastie der Verlust der männlichen Behaarung auf (sog. Bauchglatze). Die Leber ist palpatorisch verhärtet und verkleinert (zirrhotische Schrumpfleber). Bei Pfortaderhochdruck (→ **portale Hypertension**) besteht ein Caput medusae und eine Splenomegalie. Der Blutstau in der Pfortader löst nicht nur die Erweiterungen der Bauchhautgefäße aus, sondern führt auch zu Varizen im Ösophagus und

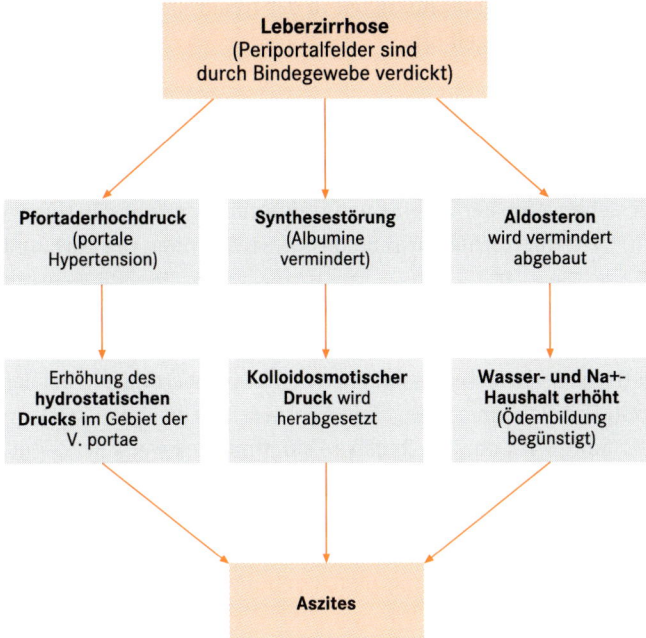

◀ Abb. 10.27. Pathomechanismus in der Entstehung eines Aszites

Klassifikation der Leberzirrhose nach Child-Pugh

In dieser Systematik werden für verschiedene Symptome und Befunde Punkte vergeben

	Punkte 1	2	3
Aszites	nein	gering	Massiv
Enzephalopathie[1]	nein	I–II	III–IV
Bilirubin i. S.[2]	<2	2–3	>3
Quick-Wert[3]	50	30–50	<30
Albumin i. S.[4]	3,5	2,8–3,5	<2,8

[1] Stadien siehe bei Komplikationen (unten)
[2] Gesamtbilirubin in mg/dl
[3] in %
[4] in g/dl

Nach dieser Bewertung wird die Leberzirrhose in 3 Stadien eingeteilt:

- A   bis 6 Punkte
- B   7–9 Punkte
- C   10–15 Punkte

den Gefäßen des Magenfundus. Eine Blutung aus → **Ísophagusvarizen** kann akut und lebensgefährlich auftreten. Für die prognostische Beurteilung der Leberzirrhose steht die → **Child-Pugh-Klassifikation** zur Befügung (s. u.). Die Mortalität beträgt im Stadium C dieser Bewertung rund 50% innerhalb eines Jahres.

Ein → **Aszites**, die Ansammlung von Flüssigkeit in der freien Bauchhöhle, weist auf die Kombination mehrerer Störungen hin:
- Portale Hypertension
- Abnahme der Albuminsynthese mit der Folge, dass der kolloidosmotische Druck sinkt und Wasser aus den Gefäßen in das Interstitium und in die Bauchhöhle austritt
- Synthesestörung der Leber: Aldosteron wird unzureichend abgebaut; der Hyperaldosteronismus führt zu einer erhöhten renalen Rückresorption von Na+ und Wasser

Der Bauchumfang des Patienten zeigt eine massive Zunahme und häufig einen vorgewölbten Nabels. Sonografisch lassen sich Flüssigkeiten ab 100 ml nachweisen. Bei der Palpation kann die Flüssigkeit wie eine Welle zwischen den Bauchwänden schwappen. Die diaphragmale Atmung wird durch extensive Volumina erschwert. Bei der diagnostischen Punktion wird meistens auch eine Entlastung durchgeführt. Bei der Untersuchung auf Eiweiß wird zwischen *Exsudat* (Eiweiß >2,5 g/l) und *Transsudat* (Eiweiß <2,5 g/l) unterschieden. Ein Exsudat weist auf entzündliche oder maligne Prozesse hin, also eine spontan bakterielle Peritonitis bzw. eine Peritonealkarzinose.

▶ Therapie. Die Therapie der Leberzirrhose variiert in Abhängigkeit des Ausmaßes und Musters der Symptome. Im Vordergrund muss natürlich die Behandlung der Grunderkrankung und Abwehr der schädigenden Faktoren, v. a. Alkohol, stehen. Oft ist die Lebertransplantation die einzige kurative Möglichkeit.

Pfortaderhochdruck. Als Medikamente können Betablocker (nicht kardioselektiv, z.B Propanolol) eingesetzt werden; meist müssen sie mit Nitraten (z.B. Isosorbitmononitrat) kombiniert werden, um den portalen Druck effektiv zu senken.

Aszites. Kochsalzarme Diät, Bilanzierung der Flüssigkeit (Kontrolle des Serum-Na$^+$), Diuretika in Form von Furosemid (z.B. Lasix®) und Aldosteronantagonisten (Spironolacton, z.B. Aldactone®). Das Körpergewicht sollte unter diesen Maßnahmen um 500 g/Tag sinken (bei ausgeprägten Ödemen kann 1 kg/Tag) angestrebt werden. Die therapeutische Entlastung des Aszites (Parazentese) sollte 5 l nicht überschreiten. Ggf. muss Albumin substituiert werden und es muss auf eine Verschlechterung der Leberleistung geachtet werden. Jede Punktion mit Flüssigkeitsentzug bedeutet letztendlich einen Volumenentzug, der bis zum Volumenmangelschock führen kann. Kurzfristig wird die Atmung des Patienten entlastet, mittelfristig das kausale Problem aber nicht gelöst. – Operativ können entlastende portosystemische Shunts (peritovenös oder transjugulär intrahepatisch) implantiert werden. Hierbei wird das Blut aus der Pfortader teilweise oder komplett in das System der Hohlvenen geleitet. Die Verschlussrate beträgt jedoch 40% innerhalb eines Jahres. – Die Prognose bei Pfortaderhochdruck mit Aszites ist mäßig: die 2-Jahres-Mortalität beträgt 50%; reagiert der Aszites nicht auf Diuretika, sind 75% der Patienten innerhalb eines Jahres verstorben.

Lebertransplantation. Bei Lebertransplantation wird ein Spenderorgan an Stelle der erkrankten Leber implantiert (orthotope Transplantation). In bestimmten Fällen wird

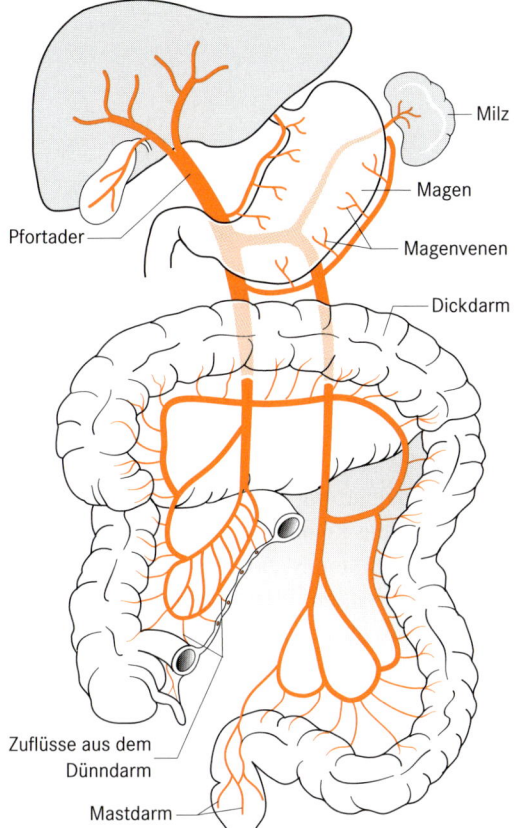

◄ Abb. 10.28.
Einzugsgebiet der Pfortader. Die V. portae bezieht ihr Blut aus den unpaarig gelegenen Bauchorganen: Magen, Milz und gesamten Darm über die Mesenterialvenen; über Kollateralen sind die Magenvenen mit dem unteren Ösophagus verbunden; bei portaler Hypertension kann es zu Ösophagusvarizen kommen

eine Teillebertransplantation durchgeführt. In Deutschland werden ca. 500 Lebern im Jahr transplantiert, weltweit sind es rund 5000 Transplantationen. Die Überlebensrate hängt von der Grunderkrankung ab, beträgt im Durchschnitt aber 60% in 5 Jahren. Die Indikationen für eine Transplantation sind
- Endstadium einer Leberzirrhose,
- genetisch bedingte metabolische Lebererkrankungen,
- Gallengangsatresie und
- akutes Leberversagen.

Als absolute Kontraindikationen gegen eine Lebertransplantation gelten schwere, extrahepatische Krankheiten, Immundefekte und Malignome mit Lebermetastasen. Eine psychische Instabilität des Patienten oder ein instabiles soziales Umfeld des Patienten können relative Kontraindikationen sein. – Nach der Transplantation wird mit Glukokortikoiden, Azathioprin und Ciclosporin eine Immunsuppression durchgeführt. Komplikationen der Transplantation sind
- Abstoßungsreaktion
- Toxische Wirkung der Immunsuppression
- Virusinfektionen (Zytomegalie, Herpes simplex) und Reinfektion durch eine Virushepatitis
- Bakterielle Infektionen mit chronischer Cholangitis

Komplikationen

Die Komplikationen der Leberzirrhose sind
- spontan bakterielle Peritonitis
- obere Gastrointestinalblutung
- hepatorenales Syndrom
- hepatische Enzephalopathie
- hepatozelluläres Karzinom

Eine spontan bakterielle → **Peritonitis** entsteht über einen Aszites ohne Verletzung oder iatrogene Einflusse. Darmbakterien können dabei die ödematös geschädigte Darmwand durchdringen oder Störungen des retikuloendothelialen Systems lösen eine hämatogene bzw. lymphogene Streuung aus. Der Zustand der Patienten verschlechtert sich dabei abrupt. Die Prognose ist schlecht (Mortalität stationär >50%).

Ösophagusvarizen. Eine obere Gastrointestinalblutung, besonders häufig eine Ösophagusvarizenblutung erfordert notfallmäßig die Kompression mit einer Blakemore-Sengstaken-Sonde (Ösophagusvarizen) oder Linton-Nachlass-Sonde (Fundusvarizen) und anschließend die endoskopische Intervention. Hierbei können Varizen sklerosiert oder mit Gummiband ligiert werden. Weiter werden Fibrinkleber eingesetzt. Blutungsrezidive treten nach dem ersten Ereignis in 70% auf.

Bei fortgeschrittener Lebererkrankung tritt häufig eine Niereninsuffizienz auf. In diesem Zusammenhang spricht man von einem *hepatorenalen Syndrom*. Der Pathomechanismus ist noch nicht völlig entschlüsselt worden. Eine erhöhte tubuläre Na^+-Rückresorption scheint jedoch mit einer Abnahme der GFR (glomeruläre Filtrationsrate; LE 9) in Verbindung zu stehen. Der Patient entwickelt eine Oligurie, die bis zum Nierenversagen und Urämie führen kann. Diagnostisch wegweisend sind die erhöhte Natriumausscheidung im Urin und eine Hyponatriämie im Serum. Die Prognose ist schlecht. Nach Lebertransplantation erholt sich der Patient von der Niereninsuffizienz jedoch relativ schnell.

Hepatische Enzephalopathie. Unter der hepatischen Enzephalopathie wird eine zunehmende Funktionsstörung des ZNS beschrieben. Ursächlich steht die toxische Wirkung von Ammoniak im Vordergrund. Durch Störungen des Säurenbasen-Haushalts, des Elektrolytstoffwechsels, erhöhte Eiweißzufuhr und Infektionen kann die Komplikation auslösen. Doch ist die Ursache nicht immer bekannt.

Das *hepatozelluläre Karzinom* wird unten beschrieben.

Stadien der hepatischen Enzephalopathie	
I	Patient wirkt geistesabwesend und hat Stimmungs-Schwankungen; bei einfachsten Rechenaufgaben treten Fehler auf
II	Patient ist schläfrig und desorientiert
III	Patient schläft, ist aber weckbar; auffallend sind dann eine verwaschene Sprache und unzusammenhängende Äußerungen
IV	Coma hepaticum (ggf. Kussmaul-Atmung)

Andere chronische Lebererkrankungen

Cholangitis

LE 10.2

Unter eine → **Cholangitis** versteht man eine Entzündung des Galle ableitenden Systems (s. u.). Nichteitrige Cholangitiden entstehen durch immunologische entzündliche Prozesse und begleiten häufig andere Krankheitsbilder ähnlicher Genese. Im Zusammenhang mit der Leberzirrhose spielen zwei Cholangitiden eine wichtige Rolle.

Primär biliäre Zirrhose (PBC)

Die PBC betrifft zu 80% Frauen um 30-40 Jahre. Sie führt zu einer Verstopfung und Zerstörung der kleinen, intrahepatischen Gallengänge. Wie diese Krankheit entsteht, ist unbekannt. Pathogenetisch steht sie der Autoimmunhepatitis nahe. Als erstes Symptom tritt ein Juckreiz auf. Kommt es zum Ikterus, gilt das als prognostisch schlechtes Zeichen. Als Zeichen einer über längere Zeit bestehenden Cholestase bilden sich um den Mund herum Hautablagerungen von Cholesterin (periorbitale Xanthelasmen). Durch die Erhöhung der für eine Cholestase typischen Enzyme Bilirubin, AP und γ-GT wird die weitere Diagnostik eingeleitet. Typisch für die PBC ist der Nachweis von antimitochondrialen Antikörpern, AMA, (s. Tabelle Antikörper bei Lebererkrankungen). Häufig sind die IgM-Immunglobuline erhöht. Mittels Sonografie und ERCP werden andere cholestatische Erkrankungen ausgeschlossen. Eine typische Komplikation der PBC ist die → **Cholelithiasis** und oft wird sie von einer Thyreoiditis begleitet.

▶ **Therapie.** Weder Immunsuppression noch Glukokortikoide haben sich als erfolgreich erwiesen. Deswegen wird erst bei Einsetzen von Symptomen behandelt:
- Ursodesoxycholsäure (z.B. Urofalk®) bei Cholestase
- Cholestyramin (z.B. Quantalan®) zur Erhöhung der Ausscheidung der Gallensäuren im Stuhl
- Fettlösliche Vitamine (z.B. ADEK-Falk®)
- Lebertransplantation, wenn die Krankheit nicht beherrschbar ist

Die durchschnittliche Lebenserwartung beträgt rund 11 Jahre. Die Prognose korreliert mit dem Bilirubinspiegel und wird ungünstig, wenn er >3 mg/dl beträgt.

Primär sklerosierende Cholangitis (PSC)

Bei der PSC kommt es zur fortschreitenden Fibrose der intra- und extrahepatischen Gallenwege. Auch hier ist die Ursache nicht geklärt, aber auffallend ist, dass Dreiviertel der Patienten auch an einer Colitis ulcerosa leiden. Die PSC wird als Autoimmunerkrankung angesehen, da ANAs (antinucleäre Antikörper) und ANCAs (antineutrophile zytoplasmatische Antikörper) nachgewiesen werden. Männer im Alter zwischen 25-40 Jahren erkranken doppelt so häufig wie Frauen. Die Symptome sind in erster Linie Juckreiz und Ikterus. Bei entzündlichen Darmerkankungen können Bakterien in das Pfortadersystem eindringen und eine eitrige Cholangitis auslösen. Als Komplikationen können eine retroperitoneale Fibrose oder ein Karzinom der Gallengänge auftreten.

▶ **Therapie.** Sie entspricht der einer PBC und zusätzlich der Gabe von Kalzium (1 g/Tag oral) und Antibiotika bei eitrigem Verlauf. Mittels ERCP können die Gallengänge dilatiert und über eine nasobiliäre Sonde gespült werden. Im Spätstadium ist die Lebertransplantation indiziert. Anzumerken ist, dass eine Kolektomie bei Colitis ulcerosa die PSC nicht beeinflussen kann.

Morbus Wilson

Bei der Wilson-Krankheit handelt es sich um die Kupferspeicherkrankheit, die auch als hepatolentikuläre Degeneration bezeichnet wird. Dieser Begriff signalisiert, dass sich die Erkrankung an der Leber und am Auge manifestiert. Der Morbus Wilson ist eine Erbkrankheit, bei der die Synthese des Kupfer bindenden Eiweißes Ceruloplasmin gestört ist. Dadurch wird der Kupferspiegel erhöht: Cu lagert sich im ZNS und in der Cornea (Hornhaut des Auges) ab. Hier bildet es den Kayser-Fleischer-Ring.

Symptome. Leberversagen mit Leberzirrhose. ZNS: Verhaltensstörung, Tremor und Ataxie, Sprachstörung. Im Blutbild zeigt sich eine Hämolyse, Thrombozyten und Leukozyten sind vermindert und es besteht eine Blutungsneigung. Charakteristisch ist die Kupferablagerung im Auge. Häufig bestehen Herzrhythmusstörungen.

Im Labor ist das Ceruloplasmin <15 mg/dl erniedrigt (Normwert 20-45 mg/dl), ebenso das freie Cu <60 mg/dl (Normwert 70-155 mg/dl). Die Ausscheidung von Cu im 24-h-Urin ist deutlich erhöht. Die Leberbiopsie weist einen erhöhten Kupfergehalt des Gewebes nach.

▶ **Therapie.** D-Penicillamin als Dauertherapie und Vit. B_6 (Pyridoxin); alternativ Zink-Präparate. Bei Leberversagen ist eine Transplantation erforderlich. Allerdings ist nicht sicher, ob sich die neurologischen Veränderungen zurückbilden.

Hämochromatose

Es handelt sich um eine Eisenspeichererkrankung, die auch als Bronzediabetes bezeichnet wird. Bei dieser rezessiven Erbkrankheit lagert sich Eisen im Organismus ab. Genträger sind >10% der Nordeuropäer; Alter ab 40 Jahren. Die Störung spielt sich in Leber und Intestinum ab, wo anstelle nur 1-1,5 mg Eisen täglich das gesamte Angebot von >10 mg resorbiert wird. Wenn das Ferritin gesättigt ist, lagert sich der Eisenüberschuss in Pankreas, Leber, Myokard, endokrinen Organen und Nerven ab, wobei das Gesamteisen des Körpers von 4g auf >50g ansteigt. Freies Eisen hat eine toxische Wirkung auf die Zellen.

Symptome. Die Patienten sehen durch ihre braune Haut gesund aus, sind aber müde und erschöpft und haben Gelenk- und Bauchbeschwerden. Durch Eisenablagerung kann sich ein Diabetes mellitus manifestieren. Weitere Folgen können sein: Hypogonadismus, arrhythmogene Herzinsuffizienz, Gelenkbeschwerden (bes. Handgelenk) und Leberzirrhose mit hohem Risiko für ein Karzinom. Im Labor sind Eisen und Ferritin erhöht. Die häufigste Differenzialdiagnose ist Alkoholismus. Die Laborbefunde können ebenfalls ausgelöst werden durch Bluttransfusionen und bei hämolytischer Anämie, wobei die LDH erhöht ist.

▶ **Therapie.** Ziel der Behandlung ist die Reduktion der Eisenablagerung im Körper. Die Patienten müssen Alkohol meiden und sich regelmäßigen Aderlässen unterziehen. Deren Häufigkeit richtet sich nach dem Ferritinwert. Mit 500 ml Blut können 250 mg Eisen ausgeschieden werden. Die Organkomplikationen müssen symptomatisch behandelt werden. – Die Prognose hängt von der Leberzirrhose ab. Vorsorglich müssen Angehörige von Patienten mit Hämochromatose früh untersucht werden.

α_1-Antitrypsin -Mangelsyndrom

Hierbei tritt eine genetisch bedingte Störung mit verminderter Aktivität des Enzyms Trypsin und anderer Proteasen auf. Wenn die Aktivität von α_1-Antitrypsin unter 10% des Normalen sinkt, treten Veränderungen an Lunge, Lungenemphysem, und an der Leber, Leberzirrhose, auf. Die klinischen Manifestationen sind von den unterschiedlichen genetischen Veränderungen (Genotyp) abhängig und sehr variabel. Bei Neugeborenen besteht anfangs ein auffallender Anstieg des Bilirubins; erst später tritt ein Lungenemphysem auf. Die Diagnose stellt sich durch den fehlenden Peak der α_1-Welle in der → **Elektrophorese**, durch den Nachweis der genetischen Störung und durch Leberbiopsie.

▶ **Therapie.** Eine kausale Therapie gibt es nicht. Die Patienten dürfen in keinem Fall rauchen. Ein Lungenemphysem kann zur Kontraindikation für eine Lebertransplantation führen. Die 5-Jahres-Überlebensrate bei Kindern beträgt >80%. Die Behandlung ist symptomatisch, wenn die Komplikationen der → **Leberzirrhose** vorliegen.

Fettleber

Wenn in der Histologie mehr als die Hälfte der Hepatozyten eine Verfettung aufweisen, liegt eine → **Fettleber** vor. Als Leitwert im Labor liegt eine Erhöhung der γ-GT vor; die AP, GPT und GOT sind ebenfalls in wechselndem Ausmaß erhöht. Symptome bestehen in den ersten Jahren bis Jahrzehnten meist nicht. Therapeutisch muss die Ursache beseitigt werden.

Ursachen der Fettleber

... häufige Ursachen
- Übermäßiger Alkoholgenuss
- Adipositas bei hyperkalorischer Ernährung
- Diabetes mellitus
- Metabolisches Syndrom
- Fettstoffwechselstörungen
- Eiweißmangel

... seltene Ursachen
- Schwangerschaft
- Morbus Cushing bzw. Überdosierung von Glukokortikoiden

Leber und Schwangerschaft

Durch die Schwangerschaft kann es zur intrahepatischen Cholestase kommen. Diese Komplikation wird zu den Schwangerschaftstoxikosen gezählt und kann besonders bei Vorliegen von Leberschädigungen auftreten. Selten besteht eine akute Fettleber. Mehrlingsschwangerschaften scheinen die Bildung einer Fettleber zu begünstigen. Der Entstehungsmechanismus ist unklar. Die Schwangerschaft muss bei akuter Fettleber sofort unterbrochen werden. Die Prognose ist äußerst ernst: Die mütterliche Letalität liegt bei 10-30%, die des Kindes bei 15-65%. Auch bei einer → EPH-Gestose (edema, proteinuria, hypertension) ist die Leber in bis zu 20% beteiligt; bei Eklampsie in rund 80%. Besonders schwerwiegend ist das → HELLP-Syndrom (hemolytic anemia, elevated *liver* enzymes, low platelets) mit Ikterus durch hämolytische Anämie (LE 13), erhöhten Transaminasen und Thromboztopenie; hier bestehen kleine Thrombosen in den Pfortaderästen und Lebernekrosen mit Einblutungen. Die Ursache dieser schweren Schwangerschaftserkrankung (Mortalität der Mutter 4%) ist unklar; die Gravidität muss sofort beendet werden.

Leber und Medikamente

Über die leberschädigende Wirkung von Medikamenten liegen ganz unterschiedliche Angaben vor. In jedem vierten Fall eines → **akuten Leberversagens** ist die Ursache jedoch eine Mitwirkung toxischer Substanzen oder Medikamente.

- **Leberzellnekrosen:** Durch z.B. Halothan, Amiodaron oder Paracetamol; die toxische Wirkung ist von der Dosis abhängig; selten treten immunallergische Phänomene auf; die toxische Dosis von Paracetamol tritt ab 125 mg/kgKörpergewicht auf; ab >300 mg/kg kommt es zum fulminanten Leberversagen
- **Intrahepatische Cholestase:** Durch z.B. Anabolika und Kortiokoide, Östrogene („Pille"), Antiarrhythmika oder Erythromycin; die Wirkung ist dosisabhängig und reversibel
- **Chronische Hepatitis:** Durch z.B. α-Methyldopa oder Isoniazid mit reversibler Symptomatik

Leber und Alkohol

LE 10.2

Alkohol ist gesellschaftsfähig oder besser noch: es kann als sozial verbindendes, allgemein toleriertes Genussmittel betrachtet werden. Wie bei allen Dingen gilt auch hier: Die Dosis macht das Gift. Seit langem ist bekannt, dass es ein „french pardoxon" gibt; das französische Paradoxon beschreibt die epidemiologische Beobachtung, dass in den Regionen, in denen Bordeaux-Weine angebaut wird, die statistische Lebenserwartung höher liegt als anderenorts. Natürlich haben sich die anderen Weinanbaugebiete dieser werbewirksamen Erkenntnis sofort angeschlossen und preisen den gesundheitlichen Nutzen ihrer Weine an. Eine Fülle von Erkenntnissen und Nachweis vielfältiger Stoffe steckt hinter der These. In den großen epidemiologischen Herz-Kreislaufstudien zeigt sich unbenommen vom Genuss eines sündhaft teuren Château-Lafitte Premier Cru Grande Classe, dass Alkohol in geringen Mengen das HDL-Cholesterin erhöht und eine U-förmige Beziehung zur Mortalität besteht: Völlige Abstinenz scheint ungesünder als mäßiger Alkoholgenuss. Das Maß ermitteln die Studien bei 1 bis 1,2 drinks/day. Aber nicht mehr! Auch wenn das zweite Gläschen besser schmeckt als das erste – und hierin steckt eben das verteufelte Dilemma mit Alkohol. (Natürlich ist es nicht korrekt, die 1-1,2 drinks täglich als Einmaldosis auf das Wochenende zu verlagern).

Fast 70% aller Hepatopathien werden hierzulande durch Alkohol ausgelöst. Die alkoholtoxische Schwelle wird überschritten, wenn Männer über längere Zeit >60 g Alkohol, Frauen >30 g Alkohol einnehmen. Für Männer sind die Mengen etwa enthalten in 1 Flasche Wein (0,7 l) oder 3 Flaschen Bier (0,5 l); für Frauen gilt entsprechend die halbe Menge. Die Toleranzgrenzen schwanken individuell jedoch stark. Die alkoholische Fettleber weist meist keine Symptome auf und manifestiert sich erst in der Spätfolge der Leberzirrhose. Als Sonderform gilt das *Zieve-Syndrom* (→ **Fettleber** mit Hyperlipoproteinämie, hämolytische Anämie mit Ikterus und Neigung zur Pankreatitis). Im Labor ist das Leitenzym für Leberkrankheiten die Erhöhung der γ-GT und eine Makrozytose im Blutbild. Charakteristisch ist auch ein erhöhter CDT-Wert (Carbohydrate Deficient Transferrin), der als „Alkoholgedächtnis" gilt. Die Prognose der alkoholischen Leberschädigung ist günstig, wenn der Alkoholkonsum radikal eingeschränkt wird. Bei Komplikationen durch eine → **Leberzirrhose** beträgt die Letalität 50% in 4 Jahren.

Gefäßerkrankungen der Leber

Budd-Chiari-Syndrom

Dieses Krankheitsbild entsteht durch komplette oder unvollständige Thrombosierung der Lebervenen. Es tritt selten auf, kommt aber bei fast jedem dritten Patienten nach Knochenmarktransplantation vor. Fast immer besteht eine myeloproliferative Erkrankung (LE 13), die auch ohne Veränderungen im peripheren Blutbild auftreten kann! Die Symptomatik weist auf ein bedrohliches Geschehen hin:

- Schmerzhaft vergrößerte Leber
- Bauchschmerzen

- Ausgeprägter Aszites
- Mesenterialvenenthrombose oder Pfortaderthrombose (im Spätstadium)

Die Therapie liegt in der Vermeidung der Komplikationen bzw. früher Intervention: Lyse-Therapie bei Thrombosen und Antikoagulation. Wenn möglich, wird eine Lebertransplantation durchgeführt.

Pfortaderthrombose

Die Thrombose der V. portae kann auch große zuführende Venenäste einschließen wie V. mesenterica sup. oder V. lienalis. Ursache sind meist eine gesteigerte Gerinnungsaktivität oder eine Leberzirrhose. Bei Neugeborenen entsteht sie als Folge einer Infektion der Nabelvenen oder eines Nabelvenenkatheters. Symptome sind eine plötzlich auftretende portale Hypertension mit Komplikationen, Splenomegalie und Aszites. Therapeutisch wird akut eine Lyse-Therapie durchgeführt, sonst eine Antikoagulation. Operativ kann ein TIPS (*t*ransjugulärer *i*ntrahepatischer *p*ortosystemischer *S*tent-Shunt) implantiert werden.

Venenverschlusskrankheit der Leber

Dieses Krankheitsbild wird auch als VOD (*v*eno*o*cclusive *d*isease) bezeichnet. Es entsteht durch den Verschluss kleinerer Lebervenen. In anderen Ländern wird es auf toxische Substanzen in exotischen Teemischungen zurückgeführt; hierzulande kommt es durch Chemotherapeutika zustande (u.a. Azathioprin, Cyclophosphamid) oder als Folge einer Strahlentherapie.

Tumoren der Leber

Hepatozelluläres Karzinom (HCC)

Dieses Malignom wird auch als primärer Leberzellkrebs bezeichnet; es entsteht meist auf dem Boden einer Leberzirrhose. Hier zulande ist es selten, gehört weltweit aber zu den häufigsten Tumoren (besonders dort, wo die Hepatitis endemisch verbreitet ist). Hauptmanifestation zwischen 50-60 Jahren (♂ > ♀). Die wesentlichen Risikofaktoren sind Infektionen mit Hepatitis B und C nach einer Infektionszeit von durchschnittlich 25 Jahren. Bei immunologisch bedingten Krankheiten wie einer Cholangitis oder Autoimmunhepatitis tritt ein HCC selten auf. Diagnostisch ist das α_1-Fetoprotein erhöht. Die Diagnose wird durch ultraschallgestützte Biopsie gesichert. Im Doppler zeigt sich eine erhöhte Durchblutung des Tumorgewebes gegenüber der Umgebung.

▶ **Therapie.** Leberteilresektion, wenn die Tumoren <5 cm sind oder Lebertransplantation, wenn möglich. Alle anderen Verfahren sind palliativ (Alkoholinjektion in den Tumor oder Chemoembolisation). Die klassische Zytostatikatherapie ist nicht sicher wirksam. Die Prognose ist schlecht; das Überleben beträgt nach Diagnosestellung rund 6 Monate.

Lebermetastasen

Wenn Lebermetastasen gefunden werden, muss in erster Linie nach einem kolorektalen oder Pankreaskarzinom gefahndet werden. Typische Symptome werden durch diese *filiae* nicht verursacht. Therapeutisch wird der Primärtumor behandelt und eine Metastasenresektion angestrebt.

Benigne Tumoren

Hierbei handelt es sich um Adenome oder ein Hämangiom der Leber. *Adenome* gehen von den Hepatozyten aus. Sie sind selten, treten vorwiegend bei Frauen auf und scheinen mit der Einnahme oraler Kontrazeptiva verknüpft zu sein. Ob sie maligne entarten können, ist nicht geklärt. Sie verursachen meist keine Beschwerden, können aber selten auch bis 20 cm Größe erreichen und lösen dann diffuse Oberbauchbeschwerden aus. Sie müssen in jedem Fall operativ entfernt werden; eine Biopsie allein sichert die Diagnose nicht, denn bei großen Adenomen kann ein Malignom histologisch allein nicht ausgeschlossen werden. Die „Pille" muss abgesetzt werden.

Das *Hämangiom* der Leber ist ein gutartiger Gefäßtumor, der meist durch Zufall bei der Sonografie entdeckt wird. Fast immer sind Frauen betroffen. In 10% weisen sie multiple Hämangiome auf. Eine Entartung wurde bislang nicht beobachtet. Wegen Blutungsgefahr dürfen Hämangiome nicht biopsiert werden. Eine Therapie ist nicht nötig, außer es wird ein Wachstum festgestellt.

Erkrankungen von Gallenblase und Gallenwegen

Akute Cholezystitis

Die → **Cholezystitis** wird überwiegend durch Gallensteine ausgelöst und führt zu einer akuten Entzündung der Wand der Gallenblase. Neben eingeklemmten Steinen begünstigt eine Cholestase die bakterielle Besiedlung der Gallenblase (meist E. coli, Klebsiellen, Enterokokken oder Proteus). Gegenüber der → **Cholelithiasis** sind die Schmerzen genau im rechten Oberbauch lokalisierbar und sie strahlen in die rechte Schulter aus.

Symptome. Es liegt eine typische Gallenkolik vor, wobei der Patient meist genau beschreiben kann, wo der Schmerz lokalisiert ist. Die Palpation des rechten Oberbauchs ist schmerzhaft. Die Schmerzen halten über mehrere Stunden an, es besteht Fieber und im Labor sind Leukozyten und BKS erhöht. Die Diagnose wird sonografisch gesichert und weist eine verdickte Wand der Gallenblase nach.

▶ **Therapie.** Operative → **Cholezystektomie** so rasch wie möglich. Eine konservative Behandlung wird bei schweren Begleitkrankheiten wie Sepsis oder Zustand nach Herzinfarkt durchgeführt; die Cholezystektomie wird nach 1-3 Monaten angestrebt. Die konservative, medikamentöse Behandlung besteht in Nahrungskarenz, Legen einer Magensonde und parenteraler Ernährung. Neben Analgetika wird ein Breispektrumpenizillin gegen die Entzündung gegeben. In schweren Fällen werden moderne Cephalosporine gegeben. – Die Prognose ist günstig. Als Komplikationen können jedoch eine Perforation der Gallenblase mit galliger Peritonitis oder → **Gallenblasenempyem** auftreten

Chronische Cholezystitis

Sie kann als Folge einer rezidivierenden akuten Cholezystitis und bei Cholelithiasis auftreten. Die meisten Patienten klagen über wiederholte kolikartige Beschwerden und Oberbauchbeschwerden nach größeren und fettreichen Mahlzeiten. In der Sonografie wird eine Wandverdickung der Gallenblase nachgewiesen. Durch ERCP werden Gallengangssteine ausgeschlossen. Röntgenologisch kann sich bei Kalkeinlagerung in die Wand eine „Porzellangallenblase" zeigen. Wie bei jeder chronischen Entzündung besteht auch hier das Risiko der malignen Entartung.

▶ **Therapie.** Cholezystektomie. In etwa 30% tritt ein Postcholezystektomie-Syndrom mit Beschwerden wie bei chronischer Entzündung auf. In 50% liegt ein Stein im Ductus choledochus zugrunde.

Cholelithiasis

Jeder 10. Erwachsene weist Gallensteine auf, wobei die Mehrzahl cholesterinhaltige Steine sind. Epidemiologische Untersuchungen weisen darauf hin, dass genetische und ethnologische Faktoren die Steinbildung (Lithogenese) begünstigen. Frauen sind doppelt so häufig betroffen wie Männer. In der amerikanischen Literatur wird die typische Patientin mit Gallensteinen durch die „5 F" charakterisiert:
- Female (weiblich)
- Fair (blond)
- Fat (adipös)
- Forty (vierzig Jahre alt)
- Fecund („fruchtbar", Schwangerschaft)

In der Pathogenese der Steinbildung spielen fettreiche Ernährung und damit die Zusammensetzung der Galle eine Rolle; ein Übergewicht wirkt begünstigend. Der Cholesterinspiegel selbst scheint keinen Einfluss zu haben. Die Löslichkeit von Cholesterin in der täglich gebildeten Galle von 500-600 ml wird gewährleistet durch: Gallen-

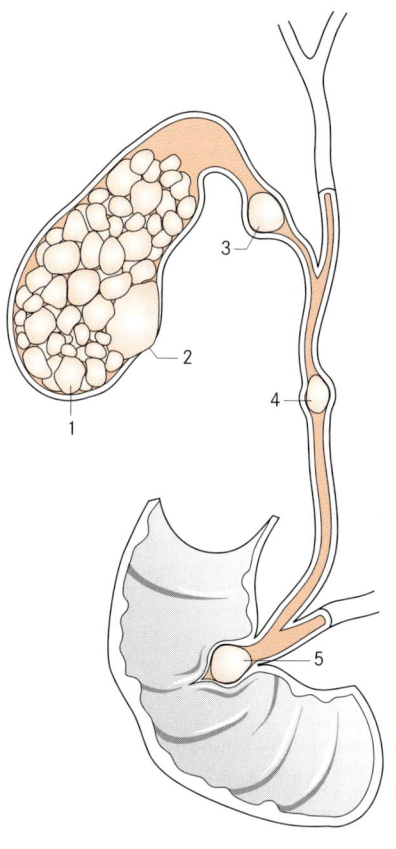

◀ **Abb. 10.29.**
Komplikationen der Cholelithiasis. (1) Eine mit Steinen gefüllte Gallenblase ist Ausgangspunkt für akute und chronische Entzündungen mit dem Bild der Cholezystitis; (2) bei Perforation der Gallenblase kann es zu einer biliären Peritonitis oder einem Gallensteinileus kommen; (3) die Einklemmung im Ductus cysticus kann ein Empyem der Gallenblase verursachen; (4) durch einen Stein im Ductus choledochus kann ein Verschlussikterus oder eine Cholangitis ausgelöst werden; (5) ist ein Stein an der Vater'schen Papille eingeklemmt, kommt es zur akuten Pankreatitis

säuren und Phospholipide, durch den Wassergehalt und die Elektrolytkonzentration. Störungen in diesem Gleichgewicht wirken steinfördernd. Neben Cholesterinsteinen finden sich Pigmentsteine (aus Bilirubin).

Symptome. In rund 80% lösen Gallensteine keine Symptome aus. Eine → **Gallenkolik** tritt auf, wenn die Gallenwege entzündet sind oder sich kleine Steine einklemmen. Der wellenförmige Schmerz kann über mehrere Stunden anhalten und im gesamten Bauchraum sowie in die rechte Schulter ausstrahlen. Vor dem Auftreten eines → **Ikterus** durch Verschluss der Gallengänge klagen die Patienten oft über heftigen Juckreiz und Episoden von ausgeprägtem → **Meteorismus**. Tritt Fieber auf, weist dies auf Komplikationen wie Cholangitis, Cholezystitis oder Pankreatitis hin. Das *Courvoisier-Zeichen* beschreibt eine schmerzlos tastbare, prall gefüllte Gallenblase als Folge der Abflussbehinderung.

Labor. Im Labor zeigt sich das typische Enzymmuster des posthepatischen Ikterus mit Erhöhung der γ-GT, der Transaminasen und der AP. Der Quotient aus γ-GT/GPT beträgt >1. Besteht der Ikterus mehrere Tage steigt das Bilirubin >10 mg/dl an. Anstiege der Amylase und Lipase weisen auf eine Pankreasbeteiligung hin. Eine BKS-Erhöhung und Leukozytose sind Hinweise auf die Cholezystitis oder Cholangitis.

Diagnostik. Steine >2 mm Durchmesser können in der Sonografie erkannt werden. Abhängig vom Kalkgehalt weisen sie einen typischen Schallschatten auf. Bei Cholestase muss eine ERCP zur Beurteilung der Gallenwege durchgeführt werden. Interventionell können kleine Konkremente endoskopisch dabei entfernt werden.

▶ **Therapie.**
- **Gallenkolik:** Injektion eines Spasmolytikums (z.B. Buscopan®) und Analgesie mit Metamizol (z.B. Novalgin®), das ebenfalls spasmolytisch wirkt. Nur bei stärksten Schmerzen sollten Opioide gegeben werden.
- **Choledocholithiasis:** Eingeklemmte Steine erfordern die sofortige Intervention um weitere Komplikationen wie Cholangitis oder Pankreatitis zu verhindern. Durch endoskopische Papillotomie lassen sich Gallengangsteine in 90% entfernen.
- **Cholezystitis:** s. o.
- **Litholyse:** Kalkfreie Cholesterinsteine können durch Erhöhung des Anteils der Gallensäuren aufgelöst werden. Über 6-18 Monate wird z.B. Ursofalk® und Chemofalk® in Kombination gegeben. Alternativ kommt eine extrakorporale Stoßwellenlithotripsie (ESWL) infrage.

Cholangitis

Meist auf dem Boden einer Choledocholithiasis entsteht durch bakterielle Besiedlung eine Entzündung der intra- und extrahepatischen Gallengänge. Die *Charcot-Trias* beschreibt den Symptomenkomplex aus hohem Fieber, kolikartigen Schmerzen und Ikterus. Der Urin ist dunkel gefärbt. Die Diagnose wird durch frühzeitige ERCP gestellt. Bei andauernder Obstruktion der Gallengänge besteht die Gefahr einer schwer beherrschbaren Sepsis (Letalität bei Notfall-OP fast 50%). Gelingt die Intervention mittels ERCP nicht, muss operativ saniert und die Galle ggf. über einen Katheter in den Darm oder über eine nasobiliäre Sonde abgeleitet werden.

Karzinome

Das Karzinom von Gallenblase und Gallenwegen wird als cholangiozelluläres Karzinom (CCC) bezeichnet und entsteht als Adenokarzinom des Epithels der Gallengänge bzw. der Blasenwand. Da es erst spät zu Symptomen führt, wird die Diagnose zu spät und oft als Zufallsbefund gestellt. Bei Männern überwiegen die Karzinome der Gallengänge, bei Frauen diejenigen der Gallenblase. Die Patienten sind fast immer älter als 60 Jahre. Die Ursache der Karzinome ist unklar, wenn auch in 75% der Patienten eine Cholelithiasis nachgewiesen werden kann. Eine Therapie durch Bestrahlung oder Chemotherapie spricht nicht an; die chirurgische Behandlung ist nur palliativ. Die Prognose ist mit einer 1-Jahres-Überlebensrate von 10-20% infaust.

Pankreaserkrankungen

Akute Pankreatitis

LE 10.2

Bei einer plötzlich eintretenden Entzündung der Bauchspeicheldrüse setzt die Funktion des Organs aus und es kommt zu einer Eigenverdauung (Autolyse). Dieser Prozess kann in zwei Formen auftreten:
- Ödematöse Pankreatitis (leichter Verlauf) mit der Chance vollständiger Heilung und
- Hämorrhagisch-nekrotisierende Pankreatitis (schwerer Verlauf) mit Nekrosen des Pankreas, Blutungen und Befall umgebender Organe; Gefahr von Schock und Sepsis.

Ursachen sind Alkoholismus, wobei die Patienten meist <40 Jahre sind oder Cholelithiasis; hier Hauptalter 40-60 Jahre. Frauen sind häufiger betroffen als Männer. Die Pathogenese ist nicht vollständig geklärt: Ein Gallereflux spielt bestimmt eine wichtige Rolle, ebenso die Freisetzung zerstörender, autolytischer Enzyme. Trypsin spielt dabei eine Schlüsselrolle. Durch Alkohol wird die Pankreaszelle direkt angegriffen.

Ursachen der akuten Pankreatitis

- Cholelithiasis (30–50%) mit Cholangitis
- Alkoholismus (30–40%)
- Idiopathisch (10%)
- Durch Medikamente (5%); allergische oder toxische Wirkung z.B. von Diuretika, Sulfonamiden oder Antimetaboliten
- Metabolisch bei Hyperkalziämie, familiäre Hypertriglyzeridämie und bei terminaler Nierennsuffizienz
- Infektiös (Viren bei Mumps; bakteriell durch Salmonellen; Askariden; s. o.)
- Iatrogen durch Verletzung der Papilla Vateri bei ERCP (in 1-5% der Untersuchungen)

Symptome. Massive, als diffus bis bohrend beschriebene Schmerzen im Epigastricum oder im linken Oberbauch, die in weniger als 1 Stunde ein Maximum erreichen. Ein Herzinfarkt wird oft als Verdachtsdiagnose gestellt. Die Schmerzen können in den Rücken ausstrahlen. Es besteht Übelkeit und Brechreiz, meist leichtes Fieber und eine auffallende Gesichtsrötung durch vasoaktive Substanzen (Prostaglandin), die bei der Entzündung entstehen. Im Labor steigen die Werte von Amylase und Lipase als Marker der Entzündung nach 5-12 Stunden an. Ihre Spiegel entsprechen aber nicht dem Ausmaß der Pankreatitis. Kommt es zur Nekrose oder zur Ausbreitung auf andere Organe steigen die „Nekroseindikatoren" CRP und LDH an. Die Diagnose wird durch Sonografie, CT und ERCP gesichert.

Symptome bei akuter Pankreatitis	
■ Schmerzen	>90%
■ Übelkeit und Erbrechen	75%
■ Meteorismus und Ileus-Symptomatik	75%
■ Elastische Spannung der Bauchdecke („Gummibauch")	50%
■ Ausstrahlung der Schmerzen in den Rücken (wie bei Herzinfarkt)	50%
■ Fieber	50%
■ Schock	50%
■ Niereninsuffizienz (Oligurie)	20%
■ Ikterus	20%

▶ **Therapie.** Stationär und intensivmedizinisch. Nahrungskarenz und Legen einer Magenablaufsonde, parenterale Ernährung und ausreichende Volumensubstitution nach Kontrolle des zentralen Venendruck. Analgesie mit ggf. Gabe von Morphinderivaten. Bei schwerem Verlauf Gabe von breit wirkenden Antibiotika. Bei Obstruktion Intervention mit ERCP und ggf. chirurgische Intervention. Sobald die Schmerzen abklingen, wird vorsichtig mit dem Aufbau der Ernährung begonnen.

Als Komplikationen und die Prognose bestimmend treten Nekrosen und durch Infektionen Abszesse auf. Durch Sepsis und Schock kann ein Multiorganversagen mit akutem Nierenversagen (Schockniere; LE 9.2) und ARDS (LE 8.2) ausgelöst werden. Die stationäre Letalität beträgt >10%. Weiter können eine Pfortaderthrombose oder Thrombosierung der Milzvenen verursacht werden. Stoffwechsel- und Elektrolytentgleisungen können zum Diabetes mellitus (Typ 1 mit Insulinmangel), zu tetanischen Krämpfen (Hypokalziämie) und zu Arrhythmien (Kaliumentgleisung) führen.

Chronische Pankreatitis

Die Entzündung der Bauchspeicheldrüse kann auch kontinuierlich mit zunehmenden Symptomen oder in wiederholten Schüben auftreten. Dabei wird der Pankreas zuerst exokrin, dann auch endokrin zerstört. Die Ursache des chronischen Verlaufs ist unklar. Oft ist eine Mukoviszidose mit der chronischen Pankreatitis verbunden. Männer sind dreimal so häufig betroffen wie Frauen. Fast immer liegt ein Alkoholismus zugrunde. Idiopathische Ursachen mit Mutation des CTFR-Gens (s. Mukosviszidose, LE 8.2) liegen in rund 20% vor. Selten sind ein Hyperparathyreoidismus oder eine ausgeprägte Hyperlipidämie die Ursache.

Symptome. Starke Schmerzen mit gürtelförmiger und in den Rücken ziehender Ausstrahlung können durch Alkohol oder fetten Mahlzeiten ausgelöst werden. Mit angezogenen Knien oder in gekrümmter Haltung lassen die Schmerzen nach; sie verschwinden im terminalen Stadium der Entzündung, wenn die Pankreatitis „ausgebrannt" ist. Frühzeitig fällt die Gewichtsabnahme durch Maldigestion und verminderte Nahrungszufuhr wegen postprandialer Schmerzen auf. Erste Schmerzattacken

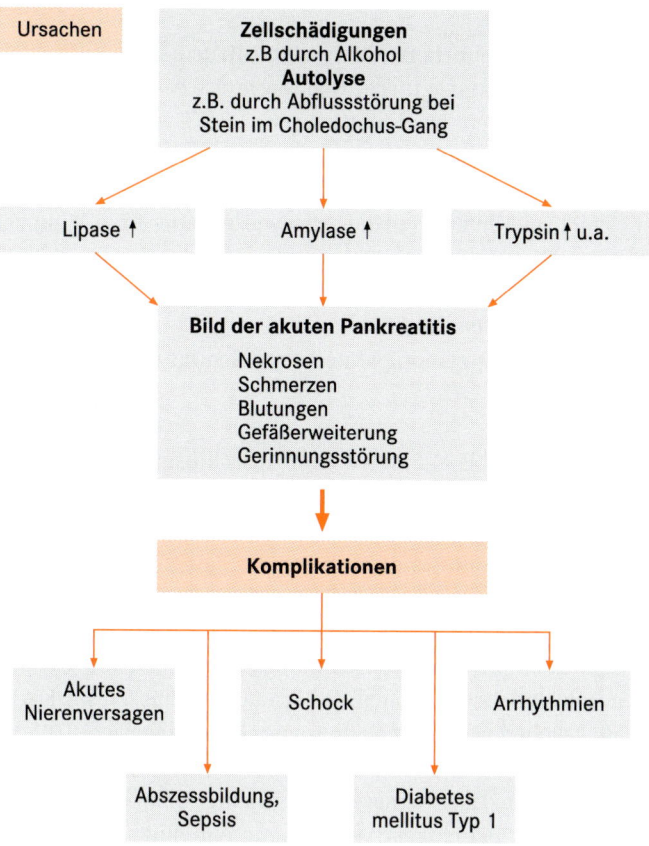

◀ Abb. 10.30.
Ursachen und Komplikationen der Pankreatitis

treten >30 Jahre auf. Bei fortgeschrittener Zerstörung des Pankreas kann ein wegweisender Anstieg von Amylase oder Lipase fehlen. Die Diagnose wird durch Funktionstests der exokrinen Pankreasfunktion gestellt:

Symptome bei chronischer Pankreatitis	
■ Schmerzen	>90%
■ Gewichtsverlust	70%
■ Steatorrhö	70%
■ Übelkeit, Erbrechen	50%
■ Diabetes mellitus	20%
■ Ikterus	15%
■ Kalkablagerungen im Röntgenbild	15%

- **Sekretin-Pankreomyzin-Test:**
  Durch eine doppelläufige Sonde wird unter Durchleuchtung Magen- und Duodenalsaft gewonnen. Nach Injektion von Pankreomyzin (CCK; LE 9.1) werden die Stimulation von Amylase, Lipase und Trypsin bestimmt

- **Pankreolauryl-Test:**
  Mit einer Testmahlzeit wird die Substanz Fluoreszein-Dilaurinsäure aufgenommen. Diese wird durch die pankreasspezifische Cholinesterase gespalten. Im Urin kann die Resorption von Fluoreszein bestimmt werden
- **Bestimmung von Chymotrypsin im Stuhl:**
  Nach Absetzen aller Präparate mit Pankreasenzymen wird im Stuhl über 24 Stunden ein erniedrigter Gehalt von Chymotrypsin nachgewiesen; allerdings kann bei nur mäßiger Pankreasinsuffizienz das Ergebnis der Untersuchung noch normal sein
- **Bestimmung der Pankreaselastase im Stuhl:**
  Dieses Enzym wird nicht durch Enzympräparate beeinträchtigt und ist bei Pankreasinsuffizienz erniedrigt
- **OGTT:**
  Ein oraler Glukosetoleranz-Test (LE 11.2) wird zum Ausschluss einer gestörten Glukosetoleranz bei endokriner Pankreasinsuffizienz durchgeführt

▶ Therapie. Eine kausale Therapie gibt es nicht. Wenn der Patient ganz auf Alkohol verzichtet, lassen die Schmerzen nach. Wichtig ist eine Ernährung mit kleinen Mahlzeiten, die reich an Kohlenhydraten und Proteinen, aber arm an Fetten ist. Im Mittelpunkt der Therapie steht die Schmerzbekämpfung beginnend mit Spasmolytika und schwachen Opioiden. Bei Persistenz der Schmerzen müssen stark wirkende Morphinderivate gegeben werden (z.B. Buprenorphin, Temgesic®). Zuletzt wird eine Blockade der Schmerzleitung am Plexus coelicus (durch CT gesteuerte Alkoholinjektion) vorgenommen. Die Prognose ist ungünstig, wenn die Ursachen nicht beseitigt werden können. Bei langem Verlauf kann ein Pankreaskarzinom entstehen.

Pankreaskarzinom

Es handelt sich um ein schnell wachsendes Malignom mit hoher Letalität. Eine chronische Pankreatitis und starkes Rauchen gelten als Faktoren der Karzinogenese. Männer sind häufiger als Frauen betroffen. Die Symptome entsprechen denen einer chronischen Pankreatitis. Rückenschmerzen und unspezifische Verdauungsstörungen sind meist die ersten Symptome, dann folgen unklare Tumorsymptome wie Ge-

Symptome bei Pankreaskarzinom	Karzinom im Pankreaskopf	Karzinom im Pankreasschwanz
Gewichtsverlust	90%	80%
Schmerzen	80%	80%
Verdauungsstörungen	70%	30%
Ikterus	70%	10%
Courvoisier-Zeichen (s.o.)	50%	selten
Thrombophlebitis	5%	5%

wichtsabnahme (>10% des Gewichts in 6 Monaten) und starke Müdigkeit. Bei Infiltration der Gallengänge entsteht ein Ikterus. Als Paraneoplasie löst das Pankreaskarzinom häufig thrombotische Ereignisse aus (Thrombophlebitis). Bei Diagnosestellung sind das Bilirubin oft auf >15 mg/dl und die alkalische Phosphatase auf das 5fache erhöht. Das CA 19-9 ist in 80% der Patienten erhöht, gilt aber nicht als spezifischer Tumormarker. Die Diagnose wird mittels Sonografie (Nachweisgrenze ab etwa 1,5 cm Tumorgröße) und vor allem durch ERCP (Treffsicherheit 90%) gestellt.

▶ **Therapie.** Weniger als 20% der Patienten sind operabel (kurative Pankreatektomie mit lebenslanger Substitution von Pankreasenzymen und Insulin). Die Chemotherapie erweist sich als unwirksam. Die Bestrahlung kann die Tumorgröße reduzieren, das Überleben aber nicht bessern. Die 5-Jahres-Überlebensrate liegt bei Pankreatektomie bei etwa 25%, ohne OP bei <0,4%.

Mukoviszidose

Bei der Mukoviszidose (zystische Fibrose, LE 8.2) liegt eine genetische Störung der Funktion der exokrinen Drüsen vor. Die Lebenserwartung wird durch die Lungenkomplikationen bestimmt, in >80% tritt aber zusätzlich eine Pankreasinsuffizienz auf und verschlechtert die Lebensqualität. Mehr als 10% der Patienten entwickeln im Erwachsenenalter einen Diabetes mellitus Typ I.

Erkrankungen der Milz

Hypo- und Hypersplenismus

Als größtes lymphatisches Organ erfüllt die Milz zwei Hauptaufgaben:
- Immunantwort zellulär und humoral (weiße Pulpa)
- „Blutmauserung" mit Ausscheidung überalterter Blutzellen (rote Pulpa)

Funktionsstörungen der Milz können als Hypersplenismus und Hyposplenismus erscheinen.

Splenomegalie

Normalerweise ist die Milz nicht tastbar. Eine vergrößerte Milz wird als Splenomegalie bezeichnet und liegt vor, wenn
- das Organ tastbar ist,
- es mehr als 350 g wiegt oder
- es im Ultraschall größer als 12 cm ist.

> **Funktionsstörungen der Milz**
>
> **Hypersplenismus**
> - chronische entzündliche Erkrankungen mit Splenomegalie
> - Autoimmunerkrankungen des Blutes
> - Splenomegalie bei Stauungen durch Herzinsuffizienz und bei Leberzirrhose
>
> **Hyposplenismus**
> - Zustand nach Splenektomie mit Beeinträchtigung der Funktionen der Milz und Infektionsgefahr besonders bei Kindern und Jugendlichen
> - Milzinfarkte
> - Sekundäre Einwirkung von Tumoren wie Lymphom oder Plasmozytom
> - Bei Colitis ulcerosa oder systemischem Lupus erythematodes (SLE)

Eine Splenomegalie kann verschiedene Ursachen haben:
- **Infektiös**
  durch Viren (Hepatitis, HIV, EBV)
  durch Bakterien (bei Sepsis, Streptokokken und Tuberkulose)
  durch Parasiten (z.B. bei Malaria)
- **Immologisch**
  rheumatoide Arthritis, Lupus erythematodes (SLE)
- **Kreislaufstörungen**
  chronische Rechtsherzinsuffizienz, Pfortaderhochdruck und Leberzirrhose
- **Erkrankungen der Erythrozyten**
  Thalassämie, Sichelzellanämie
- **Leukämie und Lymphome**
- **Metastasen**

IM FOKUS 10.2

LE 10.2

Verdauung und Stoffwechsel stehen in engen Zusammenhang und sind für die Gesundheit und die Manifestationen von Krankheiten als ein ineinander greifendes System zu verstehen. Die Leitsymptome der gastrointestinalen Pathologie sind Übelkeit (Nausea) und Erbrechen (Vomitus oder Hyperemesis), Schluckstörung (Dysphagie und Achalasie), Sodbrennen, Meteorismus, Diarrhoe und Obstipation, Bauchschmerzen, Ikterus und Aszites. Bei den speziellen Untersuchungsmethoden stehen neben der körperlichen Untersuchung die Sonografie, Röntgenmethoden und die Endoskopie bzw. die ERCP im Vordergrund. Stoffwechselstörungen und Malassimilationssyndrome erfordern spezielle Funktionstests.

Bei den Erkrankungen der Speiseröhre sind besonders die Hiatushernie, Divertikel, Refluxösophagitis und das Karzinom der Speisröhre zu nennen. Varizen des Ösophagus entstehen als Komplikationen der Leberzirrhose bzw. des portalen Hochdrucks. Bei den pathologischen Veränderungen bzw. Störungen des Magens finden sich die funktionelle Dyspepsie und die akute und chronische Gastritis, denen unterschiedliche Ursachen zugrunde liegen. Die Infektion mit Helicobacter pylori spielt dabei eine besondere Rolle und gilt auch als kanzerogen für das Magenkarzinom. Daneben ist ein Säureüberschuss stets Ursache für die Ulkuskrankheit im Magen oder Duodenum. Infektionen des Magendarmtrakts können durch Bakterien, Viren und Parasiten ausgelöst werden. Durch Fernreisen werden auch hierzulande „exotische" Erreger und ihre Erkrankungen manifest; dazu zählen auch immer noch die Erkrankungen durch Würmer (Helminthosen).

Bei den Erkrankungen des Dünndarms wird der Ileus als mechanischer oder paralytischer Darmverschluss bzw. Stillstand der Darmperistaltik beschrieben. Komplikationen von Infektionen oder nach Traumen kann eine Peritonitis entstehen. Alle chronischen intestinalen Erkrankungen können als Malassimilation in Erscheinung treten und komplexe Mangelerscheinungen auslösen; ursächlich wird hierbei zwischen Maldigestion und Malabsorption unterschieden. Ihrer Symptomatik wegen sind hier auch die seelischen Störungen Anorexia nervosa und Bulimie genannt. Weit verbreitet sind die ätiologisch unklaren Krankheiten Morbus Crohn und Colitis ulcerosa, die eine medizinisch interdisziplinäre Behandlung erfordern und als systemische Krankheitsbilder auftreten können. Lebenslange Diät durch absoluten Verzicht auf glutenhaltige Lebensmittel erfordert die Sprue (Zöliakie). Zu den wichtigen Krankheitsbildern dieses Organsystems zählen weiter die Appendizitis, Divertikulitis und das kolorektale Karzinom.

Ätiologisch und pathogenetisch eigenständig ist die Gruppe der hepatobiliären Erkrankungen und Krankheiten des exokrinen Pankreas. Wichtig ist die Kenntnis der spezifischen Laborbefunde für hepatische und extrahepatische Erkrankungen; diese werden durch die anatomische Verknüpfung von Gallenwegsystem, Pankreasgang und dem Blutzufluss durch die Pfortader (V. portae) bestimmt. Das akute Leberversagen hat seine Ursachen in Virusinfektionen – besonders den verschiedenen Formen der Hepatitis (HBV und HCV) – und in Stoffwechselerkrankungen, Intoxikationen sowie Autoimmunerkrankungen. Die Hepatitis A, B und C sind hierzulande häufige Krankheitsbilder und betreffen besonders auch das medizinische Personal. Bestehen Symptome einer Hepatitis länger als ein halbes Jahr, liegt eine chronische Erkrankung vor. In diesem Zusammenhang muss besonders der Alkoholismus genannt werden. Die zentrale Komplikation der chronischen Hepatitis ist die Leberzirrhose, deren Prognose durch die Kriterien der Child-Pugh-Klassifikation beurteilt werden kann. Um weitere Komplikationen zu vermeiden, wird meist eine Lebertransplantation nötig. Andere chronische Erkrankungen des hepatobiliären Systems sind Cholangitis mit den besonderen Formen der PBC (primär biliären Zirrhose) und PSC (primär sklerosierende Cholangitis), Morbus Wilson, Hämochromatose und α_1-Antitrypsin-Mangelsyndrom. Die Fettleber kann durch Ernährungsstörungen, Alkoholabusus, in der Schwangerschaft und durch Medikamente verursacht werden. Als spezifische Gefäßkrankheiten der Leber wurden u. a. das Budd-Chiari-Syndrom und die Pfortaderthrombose beschrieben. Tumoren der Leber sind v. a. das Leberkarzinom und Metastasen anderer Malignome.

Bei den Erkrankungen der Gallenblase und der Gallenwege steht die Cholelithiasis im Vordergrund. Sie kann eine akute wie chronische Cholezystitis auslösen und führt zur Cholezystektomie und interventionellen Verfahren durch ERCP. Das Karzinom des Gallensystems ist immer eine Spätdiagnose mit schlechter Prognose. Die Cholelithiasis ist neben Alkoholismus häufig auch die Ursache der akuten wie chronischen Pankreatitis. Das Karzinom des Pankreas weist ebenfalls eine schlechte Prognose auf. In diesem Kapitel wurden ebenfalls die Funktionsstörungen der Milz (Hypo- und Hypersplenismus) und die Splenomegalie beschrieben. Zusammenfassend sind die viszerokutanen Reflexzonen beschrieben worden.

NACHGEFRAGT 10.2

1. Welche Leitsymptome weisen auf eine Magen-Darm-Krankheit hin?
2. Welche Ursachen können einer chronischen Diarrhoe zugrunde liegen?
3. Was versteht man unter Ikterus? Wie wird der Ikterus eingeteilt und wie werden die Formen im Labor unterschieden?
4. Was versteht man unter einem Aszites und wie kommt er zustande?
5. Was ist ein akutes Abdomen?
6. Beschreiben Sie den Begriff der Hiatushernie.
7. Welche Ursachen liegen der chronischen Gastritis zugrunde?
8. Welche Infektion löst eine Infektion mit Shigellen aus?
9. Beschreiben Sie die Infektion mit einem Bandwurm. Welche Arten werden unterschieden?
10. Was ist ein Ileus? Welche Formen des Ileus gibt es?

11. Beschreiben Sie den Begriff Malassimilation.
12. Wie unterscheiden sich Morbus Crohn und Colitis ulcerosa?
13. Welche generellen Symptome liegen bei einer akuten Hepatitis vor?
14. Beschreiben Sie die Infektion mit a) HAV und b) HBV.
15. Was ist ein akutes Leberversagen und wie kann es entstehen?
16. Nennen Sie die Symptome der chronischen Hepatitis.
17. Welche Befunde und Komplikationen liegen bei einer Leberzirrhose vor?
18. Wie kann die Prognose einer Leberzirrhose beurteilt werden?
19. Welche Folgen kann chronischer Alkoholabusus für die Leber haben?
20. Beschreiben Sie das Krankheitsbild der akuten Cholezystitis. Wie kommt sie zustande?
21. Was ist eine Cholelithiasis? Beschreiben Sie Symptome, Diagnostik und Therapie.
22. Was versteht man unter einer akuten Pankreatitis? Welche Ursachen lösen sie überwiegend aus?
23. Erläutern Sie die Begriffe Hypo- und Hypersplenismus.
24. Was versteht man unter viszerokutanen Reflexzonen (Head-Zonen)?

LEXIKON 10.2

Können Sie diese Begriffe erklären?
Lesen Sie im Lexikon in Übersicht 2 nach ...

A
Achalasie
Akute Hepatitis
Akutes Abdomen
Akutes Leberversagen
Anorexia nervosa
Askariasis

B
Bulimie

C
Caput medusae
Child-Pugh-Klassifikation
Cholangitis
Cholelithiasis
Cholera
Cholestase
Cholezystektomie
Cholezystitis
Chronische Hepatitis
Colitis ulcerosa
Colon irritabile

D
Divertikel
Divertikulitis
Dysphagie

E
Elektrophorese
EPH-Gestose
Eradikation

Erbrechen
ERCP

F
Fettleber
Forrest-Klassifikation

G
Gallenblasenempyem
Gallenkolik
Gastritis
Gleithernie

H
Head-Zonen
HELLP-Syndrom
Hepatische Enzephalopathie

I
Ikterus
Ileus

K
Kolorektales Karzinom

L
Leberzirrhose

M
Magersucht
Malassimilation
Meteorismus
Morbus Crohn

Morbus Wilson

O
Ösophagusvarizen
Oxyuriasis

P
Pankreatitis
Paraösophageale Hernie
Peritonitis
Polyposis (des Darms)
Portale Hypertension

R
Refluxkrankheit
Reizdarmsyndrom
Reizmagen
Ruhr

S
Splenomegalie
Sprue
Steatorrhoe

T
Transaminasen
Typhus

U
Ulkuskrankheit

Z
Zöliakie

Im Dialog...

... Fünf Fragen an das Verdauungssystem

1. Wie ist festzustellen, dass das Verdauungssystem gesund ist?

2. Wie wird das Verdauungssystem untersucht?

3. Welche Leitsymptome liegen bei Erkrankungen des Verdauungssystems vor?

4. Welche Erkrankungen können dieselben Symptome aufweisen wie Krankheiten des Verdauungssystems?

5. Wie werden Erkrankungen des Verdauungssystems behandelt?

Können Sie Ihrem Patienten auf diese Fragen antworten?
Sehen Sie in Übersicht 2 nach.

Stoffwechsel

11.1

Lerneinheit 11.1 Das Gesunde

Hunger und Energiebedarf	677
Grundumsatz und Energiehaushalt	678
Nahrung	681
Kohlenhydrate und ihr Stoffwechsel	682
Eiweiße und ihr Stoffwechsel	685
Fette und ihr Stoffwechsel	688
Mineralstoffe und Spurenelemente	693
Ultra-Spurenelemente	695
Ernährung in besonderen Lebenssituationen	695
Ernährung in der Schwangerschaft	695
Ernährung im Wachstum	697
Ernährung älterer Menschen	697
Ernährung und Sport	698
Ernährung und Medikamenteneinnahme	698
Im Fokus	699
Nachgefragt	700
Lexikon	701

Lerneinheit 11.1

Das Gesunde

LE 11.1

Hunger und Energiebedarf

Essen ist mehr als nur den Bedarf an Nährstoffen zu decken. Essen ist Kult. Nicht umsonst spricht man von Esskultur und meint dabei die Befriedigung von Genüssen. Dabei gestaltet die Esskultur einen wesentlichen Teil des Familienlebens und gilt als zentrales Instrument gesellschaftlicher Kommunikation. Das Gefühl, essen zu müssen, ist ein Teil unseres seelischen Erlebens, unserer Freuden und unserer Frustrationen. So wird der Volksmund verständlich, wenn er meint, dass „man etwas in sich hineinfrisst". Immer aber ist mit dem Essen die Zufuhr von Nähr- und Baustoffen verbunden, d.h. die Zufuhr von Kalorien, die als Brennstoffe nicht immer in dem Ausmaß benötigt werden, in dem sie eingenommen werden. In der Folge steigt bei vielen Menschen das Körpergewicht an.

Eine „gesunde" Ernährung berücksichtigt auch die Prozesse der Verbrennung, den Bedarf an Energie und das Konzept der täglichen Bewegung. Als sich die Strategien unseres Stoffwechsels in prähistorischer Zeit formten – dies mag Jahrtausende in Anspruch genommen haben – bewegten sich unsere Vorfahren als Jäger und Sammler durch eine recht einsame Gegend, die bewaldet gewesen sein mag oder der Steppenlandschaft ähnelte. Sie mussten große Strecken zurücklegen, um sich und ihre Familien zu versorgen und der Speiseplan beschränkte sich wohl auf vegetarische Kost. Für den Stoffwechsel der eiszeitlichen Menschen waren Fette ein wahrer Luxus und Proteine eine Seltenheit. Doch wenn es der Gruppe gelang, ein Großwild zu erlegen, gab es für kurze Zeit Nahrung und damit Brennstoff in Hülle und Fülle. Der Brennstoff unseres Körpers sind Verbindungen aus Kohlenstoff, C, und Wasserstoff, H. Im Mittelpunkt steht dabei der Traubenzucker, → **Glukose**, eine Kette aus 6 Kohlenstoffatomen (LE 8.1). Verbrennung bedeutet dabei, dass unter der Mitwirkung von Sauerstoff, O_2, die in der Kohlestoffbindung gespeicherte Energie auf → **ATP** (Adenosintriphosphat) übertragen wird.

In seinen Anpassungsprozessen lernte der Körper, die nicht für die ATP-Produktion benötigte Energie zu speichern. Im Mittelpunkt dieses Geschehens steht das Hormon Insulin. Durch Insulin wird die Zellmembran für Glukose permeabel. Fehlt Insulin, fehlt auch *in* der Zelle der Brennstoff. Wir stehen vor dem komplexen Krankheitsbild des → **Diabetes mellitus Typ 1.** Doch – die Erklärungen dafür sind noch nicht vollständig schlüssig – fehlen meist weder Insulin noch Glukose, sondern die Rezeptoren an der Zellmembran, vor allem der Muskelzellen, reagieren nicht auf das Signal des Insulins. Beim → **Diabetes mellitus Typ 2** liegt diese Insulinresistenz vor. Es wird klar, warum sich dieses Krankheitsbild durch Bewegung, also durch Muskelarbeit, so deutlich günstig beeinflussen lässt. Wird der zugeführte Brennstoff nicht durch Muskelarbeit verbrannt und das Insulin, das durch den Glukosespiegel im Blut ausgeschüttet wird, nicht verwandt, reagiert unser Körper wie er es über die Jahrtausende gelernt hat: Er speichert Energie als Fett und Glykogen. Die Gewichtszunahme als vorübergehende Reaktion wäre zu tolerieren, als Dauerzustand stellt sie jedoch ab einem bestimmten Übergewicht jedoch einen Risikofaktor dar. Eine Adipositas wird das Skelett vermehrt belasten und als sekundärer Risikofaktor die Gefahr von Herz- und Gefäßerkrankungen (LE 7.2) erhöhen. All das hat nicht mit unserem Gefühl für die Nahrungsaufnahme, dem Hunger, zu tun. Hunger oder die Lust zu essen, entstammen einem Zentrum des Hypothalamus (LE 12, LE 14), einem Teil des Zentralnervensystems, das all unsere Grundbedürfnisse steuert: Hunger und Durst, Körpertemperatur und Biorhythmus u. a. Die Einflüsse auf dieses Esszentrum (Sättigungsareal im Nucleus paraventricularis) sind von kulturellen Einflüssen, Schönheitsidealen und vor allem den körperlichen Aktivitäten geprägt. Leider nicht aber vom tatsächlichen Bedarf nach Energie oder Baustoffen. Die Gefühle Hunger und Appetit werden zentralnervös gesteuert: Wir fühlen uns satt, wenn der Spiegel an Serotonin erhöht ist oder eines der Hormone CCK (LE 10.1) oder ACTH (LE 12) ausgeschüttet wird. Der Appetit wird auch genetisch gesteuert: Hier steht das Protein *Leptin* im Mittelpunkt, das genetisch fixiert die Körperfettmasse konstant hält. Abzunehmen fällt deshalb manchen Menschen leichter als anderen.

Grundumsatz und Energiehaushalt

Unter dem (physiologischen) Grundumsatz, GU, beschreiben wir den Energiebedarf eines gesunden Menschen, wenn er keine körperlichen Aktivitäten durchführt und er weder schwitzt noch zittert; bestimmt wird der Grundumsatz

- Morgens
- Nüchtern
- In Ruhe liegend
- Bei normaler Körpertemperatur
- Bei einer Umgebungstemperatur, bei de sich der Mensch wohl fühlt (20-22°C)

Der GU ist abhängig von der Körpergröße, dem Körpergewicht (KG), dem Alter und dem Geschlecht. Wegen des höheren Körperfettanteils ist er bei Frauen gegenüber Männern um ca. 10% geringer. Er wird geregelt durch die Wirkung der Schilddrüsenhormone (LE 12) und liegt pro Kilogramm Körpergewicht und Stunde bei ca. 1 kcal. Für eine Frau mit einem KG von 70 kg beträgt er pro Tag ca. 1500 kcal, für einen Mann ca. 1700 kcal. Je älter der Mensch wird, desto weniger Kalorien muss er für die Erhaltung seines GU zuführen. Schon im Talmud findet sich die Aussage: „Essen ist besser als Trinken für jemand unter 40; danach gilt die umgekehrte Regel". Liegt die Energiezufuhr unter dem GU wird das KG gesenkt. Ein weiterer Faktor für das Gewicht ist der Energieverbrauch: Unter den Bedingungen der modernen Gesellschaft übersteigen die körperlichen Aktivitäten kaum 125 Watt. Wer sich in einem Fitnessstudio auf ein Fahrradergometer setzt, kann feststellen, wie gering diese Belastung tatsächlich ist. Durch die grundlegende Tendenz der modernen Gesellschaft, Arbeit jeder Art zu erleichtern und physische Belastungen soweit wie möglich zu vermeiden, ist die Kalorienzufuhr gemessen am Verbrauch meist zu hoch. Das Resultat zeigt sich in Übergewicht und Adipositas.

Wieviel Energie brauchen bzw. verbrauchen wir?
(GU in kcal pro Tag)

	♂, 70 kg KG	♀, 70 kg KG
Grundumsatz	1700	1500
Freizeitaktivitäten, Büroarbeit	2300	2000
Mittelschwere Arbeit	2500-3000	2300-2600
Schwere Arbeit	ca. 4000	ca. 3500
Leistungssport	>4000	>3500

LE 11.1

Dabei ist zu beachten, dass mit zunehmendem Alter der GU sinkt. Entsprechend seinen durchschnittlichen Aktivitäten benötigt ein 65jähriger Mann am Tag rund 1900 kcal, eine gleichaltrige Frau rund 1700 kcal. Nach der deutschen Gesellschaft für Ernährung (DGE) liegen folgende Richtwerte für die durchschnittliche Energiezufuhr bei leichter Arbeit bzw. Freizeitaktivitäten vor (in kcal):

Alter	♂	♀
19-24	2600	2200
25-50	2400	2000
51-64	2200	1800
>65	1900	1700

Die reduzierte Energiemenge beim älteren Menschen sollte dabei durch weniger Fette und Kohlenhydrate erzielt werden. Bevor die Frage nach der Ernährung gestellt wird, muss hinterfragt werden, wie der Energieverbrauch ist. Vor Überlegungen einer Reduktionsdiät muss deshalb die Steigerung körperlicher Aktivitäten stehen und in jedem Fall muss die Nahrung auf ihre Zusammensetzung geprüft werden (s. u.).

Adipositas

Adipositas und Übergewicht sind weniger eine Folge der Überernährung als der mangelnden Verbrennung durch fehlende Muskelaktivität. Die Körperfettmasse wird aber auch durch das Polypeptid Leptin gesteuert. Menschen mit familiär erhöhten Leptinwerten sind adipöser als andere bei gleichem Appetit.

Die Betrachtung des Gewichts nach den Kriterien *Normalgewicht* und *Idealgewicht*, die nach dem Broca-Index ermittelt werden, gilt als zu schlicht, um bei Überschreitung ein Gesundheitsrisiko zu beschreiben. Nach Broca beträgt das Normalgewicht (in kg) die Differenz von Körpergröße (in cm) minus 100. Ein Mann von 180 cm Körpergröße sollte dann ein Normalgewicht von 80 kg aufweisen. Für das Idealgewicht und die Mutmaßung optimaler Gesundheit würden diese Werte um 10% bei Männern und 15% bei Frauen reduziert liegen. Das Streben nach diesen Werten wird heute mehr als ideales Körperbild angesehen, als dass es als Norm für Gesunderhaltung betrachtet werden kann. Weil Normal- und Idealgewicht zu starre Grenzen ziehen, gilt heute der → **Body Mass Index**, BMI, als relevante Größe zur Beschreibung eines gesundheitsschädlichen Übergewichts. Er errechnet sich aus dem Quotienten Körpergewicht geteilt durch die mit sich selbst multiplizierte Körpergröße:

$$BMI = \text{Körpergewicht (in kg)} \: / \: \text{Körpergröße (in m}^2\text{)}$$

Zur Ermittlung des BMI liegen sogenannte Nomogramme vor, aus denen mit Hilfe eines Lineals der entsprechende Wert einfach abzulesen ist. Der BMI wird durch genetische Faktoren, die Funktion der Schilddrüse, die Beeinflussung des Stoffwechsels durch Insulin und das Essverhalten bestimmt.

Klassifikation des Körpergewichts nach dem BMI (kg/m^2)	
Normal	18,5-24,9
Präadipositas	25,0-29,9
Adipositas I	30,0-34,9
Adipositas II	35,0-39,9
Adipositas III	>40

Liegt eine Vermehrung des Körperfetts vor, spricht man von → **Adipositas**. Neben dem Gewicht selbst spielt die Verteilung des Fetts eine Rolle für die Risikoeinschätzung, die mit einem erhöhten BMI verbunden ist. Zur Bestimmung des Körperfettgehalts dienen verschiedene Methoden:
- Bioelektrische Impedanz (BIA): Messung des elektrischen Widerstands verschiedener Gewebe entsprechend ihrem Wassergehalt bei definierten Stromfrequenzen; eine einfache Methode, die aber bei Diuretikagabe oder Zufuhr von Elektrolyten oder Dextrose fehlerhaft ist
- Isotopenverdünnungsmethode: Bestimmung der Verdünnung radioaktiver Isotope in den Kompartimenten Fett, Blutbahn und Muskel; Fehler treten auf, wenn der Patient unter Stress steht, eine ausgeprägte Adipositas aufweist oder eine Mangelernährung besteht
- Hydrodensitometrie: Das entspricht der Bestimmung der Körperdichte und des spezifischen Gewichts wie sie schon Aristoteles erkannt hat; Der Patient taucht komplett im Wasser unter. Das verdrängte Wasser entspricht dem Volumen seines Körpers, dessen Dichte bekannt ist: am meisten kommt Wasser im Körper vor (Dichte 1 g/cm³); ist die Dichte des Körpers rechnerisch verändert, lässt sich dies auf den veränderten Fettgehalt zurückführen.

Bei der Fettverteilung wird zwischen dem *androiden* und *gynäkoiden* Verteilungsmuster unterschieden.

Der → **androide Typ** weist den typisch männlichen Bauch auf. Die Fettverteilung wird dabei durch die waist-hip-ratio ermittelt: Das Verhältnis von Taillenumfang zum Umfang, der an der Hüfte gemessen wird, liegt im krankhaften Fall beim Mann >1,0, bei Frauen >0,85. Diese Werte weisen auf ein erhöhtes Komplikationsrisiko durch die Adipositas hin. Das Risiko einer Adipositas ist beim → **gynäkoiden Fettverteilungstyp** (Fett überwiegend an Oberschenkeln und Hüften gespeichert) geringer. Die Risiken des androiden Typs liegen in einer erhöhten Wahrscheinlichkeit an kardiovaskulären Krankheiten, am Diabetes mellitus Typ II, an Cholelithiasis, einem Ovarial- oder Endometriumkarzinom oder an einem Schlafapnoe-Syndrom zu erkranken. Natürlich werden Verschleißerscheinungen wie eine Coxarthrose oder Gonarthrose durch ein Übergewicht gefördert.

Nahrung

Es gehört heute zu den in den Industriegesellschaften am meisten bekannten wissenschaftlichen Erkenntnissen, dass fettreiche Nahrung ungesund ist, dass die Ernährung stets im Spiegel des Energieverbrauchs zu sehen ist und dass es nicht auf einzelne Nahrungsbestandteile ankommt, sondern auf deren Komposition in den über den Tag verteilten Mahlzeiten. Als optimal gilt, dass die Nährstoffe ihren Kalorien nach so verteilt werden sollen:

- 55-60% als Kohlenhydrate
- 30% als Fette
- 10-15% als Eiweiße

Die → **Ernährungspyramide** zeigt an ihrer Basis die Nahrungsmittel, die mengenmäßig im Mittelpunkt der Nahrung stehen sollten; an der Spitze stehen all die kleinen Köstlichkeiten und Naschereien, die entweder unnötig sind oder in erhöhtem Maß die kardiovaskulären Risikofaktoren ungünstig beeinflussen. Seit 40 Jahren

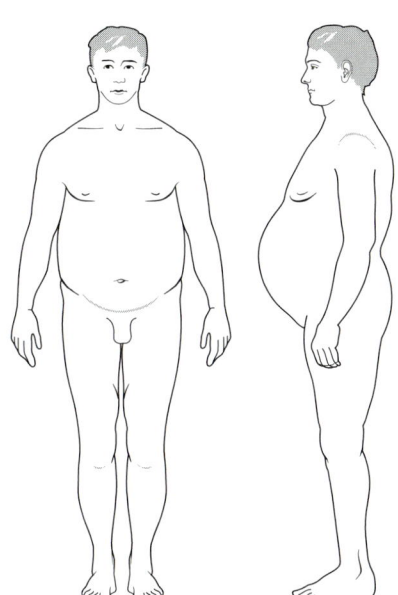
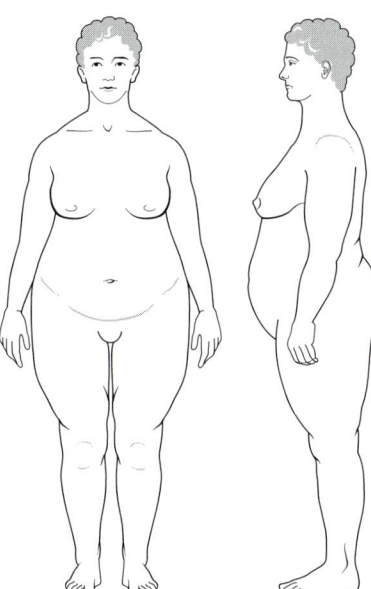

◀ **Abb. 11.1.** Fettverteilung bei Adipositas nach androidem (links) und gynoidem Typ (rechts)

> **Die 10 Regeln der Ernährung** (Dt. Ges. für Ernährung 2004)
> 1. Vielseitig essen
> 2. Mehrmals am Tag Produkte aus Getreide und reichlich Kartoffeln (natürlich nicht frittiert)
> 3. Gemüse und Obst („5 a day"): drei mal täglich Gemüse und 2 mal Obst (Kampagne aus den USA im Jahr 2000)
> 4. Täglich Milch oder Milchprodukte, einmal pro Woche Fisch (außer man mag's nicht); Fleisch und Wurst in Maßen, auf jeden Fall nicht täglich
> 5. Fette und fetthaltige Lebensmittel aller Art meiden bzw. wenig essen
> 6. Zucker und Salz maßvoll
> 7. Viel Trinken
> 8. Das Essen genießen
> 9. Das Essen so zubereiten, dass es schmeckt
> 10. Auf das Gewicht achten... und immer in Bewegung bleiben

wird ein Rückgang der Nahrungsmenge in Form von Kohlenhydraten beobachtet; dagegen steigt der Fettverbrauch kontinuierlich an.

Kohlenhydrate und ihr Stoffwechsel

Zucker sind Kohlenhydrate (KH) und die am häufigsten vorkommenden organischen Verbindungen. Sie sind die eigentlichen Energielieferanten. Chemisch liegen ihnen Aldehyde oder Ketone zugrunde. In der Störung des KH-Stoffwechsels beim Diabetes mellitus (LE 11.2) spielt der Geruch der Ketone eine wesentliche Rolle. Die Zucker werden eingeteilt in

- Einfachzucker (*Monosaccharide*): Glukose, Fruktose
- Zweifachzucker (*Disaccharide*): Maltose, Laktose, Saccharose
- Mehrfachzucker (*Polysaccharide*): Glykogen, Amylopektin (Stärke)

Monosaccharide

Alle Monosaccharide sind wasserlöslich. Traubenzucker (→ **Glukose**) und Fruchtzucker (Fruktose) kommen in süßen Früchten und im Honig vor, Galaktose entsteht bei der Verdauung aus dem Zweifachzucker Milchzucker (Laktose). Der Spiegel des Blutzuckers (BZ) wird von der Glukose bestimmt.

Disaccharide

In Zuckerrüben oder dem aus Zuckerrohr gewonnen üblichen Streu- oder Würfelzucker, im Ahornsirup und in Milch bzw. Milchprodukten kommen Rohrzucker (Saccharose) und Milchzucker (Laktose) vor. Der Malzzucker (Maltose) entsteht erst bei der Verdauung.

Polysaccharide

Mit der Nahrung nehmen wir überwiegend Zucker als Polysaccharide auf. Im Mittelpunkt steht dabei die *pflanzliche Stärke* (Amylopektin und Amylose), die aus vielen Hunderttausend Glukosemolekülen zusammengesetzt ist. Getreide besteht zu 75%, Kartoffeln zu 65% aus Stärke. Im Organismus wird Glukose zu *tierischer Stärke* (Glykogen) zusammengesetzt und die Nahrungsenergie in der Leber und in den Muskeln gespeichert. Die Nahrungsaufnahme von Glykogen spielt keine Rolle, da sie nur in Artischocken vorkommt. Alle diese Verbindungen sind in einer so genannten α-Verbindung verknüpft. Deshalb heißt das die Stärke spaltende Enzym α-Amylase. Dass der Mensch nicht einfach auf die Weide geschickt werden kann, um dort von Gras und Heu (Zellulose) satt zu werden, liegt am Mangel von Enzymen, die eine β-Bindung spalten können.

Verdauung

Die Verdauung von KH beginnt mit der Speichelbildung (Ptyalin, Amylase im Speichel). Die überwiegende Aufspaltung von Polysacchariden erfolgt durch die Amylase, die im Pankreas gebildet wird. Die in der Verdauung anfallenden Disaccharide, v.a. Maltose, werden durch spezifische Enzyme, die in der Darmwand gebildet werden (Disaccharidasen), gespalten. Die Glukose wird im Darm am schnellsten resorbiert und kann bereits durch die Mundschleimhaut in die Blutbahn aufgenommen werden. Bei übermäßiger Zuckerzufuhr oder Überlastung der Zuckerresorption im Jejunum gelangt Zucker in den Dickdarm und löst mit den Darmbakterien Gärungsprozesse aus; diese führen zu Blähungen und Diarrhö. Deshalb kann die schlecht resorbierbare Laktose als Abführmittel gegeben werden.

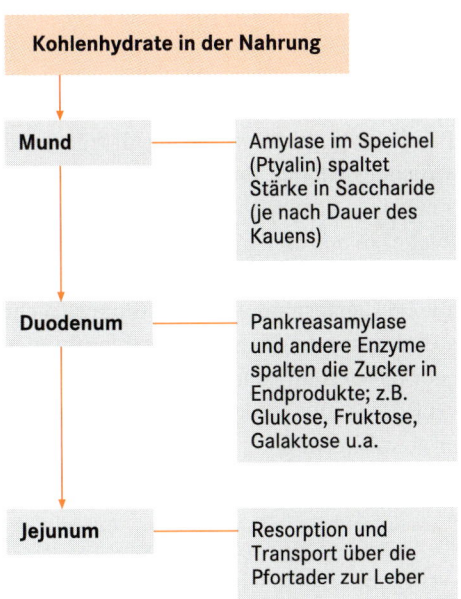

◄ Abb. 11.2.
Verdauung der Kohlenhydrate

Stoffwechsel

Nach der Resorption gelangen die Zucker über den Pfortaderkreislauf in die Leber und zum kleinen Teil über die Blutbahn in das Pankreas. Hier reagieren die Beta-Zellen (→ **B-Zellen**) mit der Ausschüttung von Insulin; ansteigende Zuckerspiegel hemmen gleichzeitig die A-Zellen und damit die Produktion von Glukagon. Insulin gibt in der Leber das Signal für die Umwandlung von Glukose in Glykogen und die Aufnahme des Blutzuckers in die Muskelzellen. Überschüssige Zuckermengen werden in freie Fettsäuren und Triglyzeride umgebaut. Während in Leber und Muskel nur ein begrenzter Raum für die Glykogenspeicherung besteht, ist der Fettspeicher unbegrenzt. *Es wäre jedoch falsch anzunehmen, dass Kohlenhydrate unmittelbar dick machen.* Die Umwandlung von Kohlenhydrate in Fett kostet den Körper Energie, die überwiegend als Wärme verloren geht. Die Verbindung von Kohlenhydraten mit Fetten in der Nahrung stellt dagegen die wirklichen Dickmacher dar.

Die Verwertung der Glukose im Verbrennungsprozess der Zellatmung (LE 8.1) erfolgt in den Mitochondrien. Der Prozess wird als Zitronensäurezyklus bezeichnet. Durch Sauerstoff als Oxidationsmittel wird die in der Kohlenwasserstoffverbindung gebundene Energie auf → **ATP** übertragen. Bei dieser *aeroben Verbrennung* entsteht Wasser und Kohlendioxid, d.h. der Kohlenstoff, C, der Zucker wird unbenutzt als „Abgas" ausgeatmet. Reicht bei hohem Energiebedarf (durch plötzliche angestrengte Muskelarbeit) der über die Mikrozirkulation angelieferte Sauerstoff nicht aus, wird die Verbrennung auf *anaerob* umgeschaltet. Hierbei entsteht Milchsäure (Laktat), das in die Blutbahn abgegeben wird. Die Muskelleistung wird durch ansteigende Laktatspiegel gehemmt. Der Begriff → **Glukosetoleranz** bezeichnet die Reaktion des Körpers auf die Zufuhr von Kohlenhydraten. Im klinischen Alltag wird die Glukosetoleranz als Anstieg des BZ-Spiegels nach Nahrungszufuhr beurteilt: → **postprandialer** (pp) Spiegel des Blutzuckers.

Blutzuckerspiegel

Die Bestimmung des BZ-Spiegels in mg/dl ist im klinischen Alltag üblich, wenn die Gesetzgebung auch die Angabe in internationalen SI-Einheiten vorschreibt. 1 mg/dl Glukose entspricht hierbei 0,0555 mmol/l und ein BZ-Wert von 100 mg/dl würde 5,5 mmol/l entsprechen. Der physiologische Nüchternbereich liegt bei Gesunden zwischen 50 und 100 mg/dl. Ein Anstieg des nüchtern gemessenen Blutzuckers im Kapillarblut auf >110 mg/dl (im venösen Vollblut >126 mg/dl) ist pathologisch. Beim Gesunden steigt der Blutzucker nach maximaler Belastung nicht >140 mg/dl an. Übersteigt der Zuckerspiegel 180 mg/dl, wird die im Glomerulum filtrierte Glukose nicht mehr zurück resorbiert und erscheint als Glukosurie im Harn. Zuckerspiegel unter 50 mg/dl (Hypoglykämie) werden nicht mehr toleriert und können zur Bewusstseinseintrübung bis zur Ohnmacht führen (s. LE 1!/2). Die Funktionsfähigkeit des Gehirns ist bei Werten <30 mg/dl nicht mehr gewährleistet.

Hungern

Wenn weder Glykogen noch Glukose zur Verfügung stehen, wird beim Hungern Muskeleiweiß zur Energiegewinnung benutzt. Hierbei werden glukogene Aminosäuren

Aminosäuren

Es gibt 20 Aminosäuren, davon sind 8 essentiell (♣); die mit ★ gekennzeichneten Aminosäuren können zur Glukoneogenese benutzt werden:

1. Alanin ★
2. Arginin ★
3. Asparagin
4. Aspartat ★
5. Cystein ★
6. Glutamat ★
7. Glutein
8. Glycin
9. Histidin
10. Isoleucin ♣
11. Leucin ♣
12. Lysin ♣
13. Methionin ♣
14. Phenylalanin ♣
15. Prolin ★
16. Serin ★
17. Threonin ♣
18. Tryptophan ♣
19. Tyrosin
20. Valin ♣, ★

LE 11.1

in der Leber zu Glukose umgewandelt. Diese Aminosäuren sind u.a. Alanin, Arginin, Glutamin, Prolin und Serin). Auch Triglyzeride können zu Glukose umgewandelt werden. Dieser Prozess heißt → **Glukoneogenese**. Eine gesteigerte Glukoneogenese findet beim Diabetes mellitus statt, wenn trotz hoher Blutzuckerwerte die Zelle selbst „verhungert", weil wegen gestörter Insulinwirkung oder bei Insulinmangel die Glukose nicht in die Muskelzelle aufgenommen werden kann. Da bei der Glukoneogenese freie Fettsäuren gebildet werden und Säuren Protonen (H^+) abgeben, kommt es zur Verschiebung des pH-Werts in den sauren Bereich: es entsteht eine metabolische Azidose (LE 8.2).

Eiweiße und ihr Stoffwechsel

Proteine spielen weniger als Energielieferant eine Rolle, sondern werden als pflanzliche oder tierische Eiweiße wegen der → **Aminosäuren** aufgenommen. Das Wort Protein stammt aus dem griechischen *proteno*: „Ich nehme den ersten Platz ein". Eiweiße sind Verbindungen, die Stickstoff (N) in organischer oder anorganischer Form gebunden haben. Dieses Element kommt in allen Aminosäuren vor. Das Minimum der Eiweißzufuhr liegt bei 0,5 g pro kg Körpergewicht am Tag; empfohlen sind 0,8 g/kg KG.

Die Synthese der Eiweiße im Körper erfolgt durch die Kodierung im genetischen Code (LE 1) über die Ribonukleinsäure, RNA. Proteine sind daher durch die exakte Reihenfolge der Aminosäuren definiert. Die Bindung der Aminosäuren untereinander wird als Peptidbindung bezeichnet. Die Verbindungen mehrerer Hundert und Tausend Aminosäuren ergibt nicht nur eine lange Kette, sondern auch eine räumliche Struktur. Zwei Aminosäuren zusammen bilden ein Dipeptid. Mehrere Aminosäuren formen ein Polypeptid, mehrere Polypeptide ein Protein. Mit der Zahl der Aminosäuren und damit dem Molekulargewicht des Peptids oder Proteins steigt auch dessen Zahl elektrischer Ladungen, denn im Plasma weisen die Aminosäuren eine negative Ladung auf. Die Auftrennung der Aminosäuren in der → **Elektrophorese** erfolgt durch das Verhalten der Proteine im elektrischen Feld (LE 13, Abb. 13.4).

Trennung der Eiweiße in der Elektrophorese		
	Konzentration in mg/dl	Aufgabe
Albumin	45	Regulation des kolloidosmo-tischen Drucks (ca. 25 mm Hg); Transport niedermolekularer Stoffe
α_1-Globuline	5	Lipidtransport u.a.
α_2-Globuline	4	Kupfertransport (Ceruloplasmin) u.a.
β-Globuline	4,5	Eisentransport (Transferrin) u.a.
Fibrinogen	3	Faktor I der Blutgerinnung
γ-Globuline	7	Humorale Antikörper im Immunsystem (IgA, IgE etc.)

Verdauung

Die Verdauung der Eiweiße beginnt im Magen im sauren Bereich durch die Pepsine. Im Duodenum wird der Mageninhalt durch das Pankreassekret alkalisch und die Pepsine werden inaktiviert. Hier wirken die Endopeptidasen, die langkettige Peptide in kürzere Stücke und in Aminosäuren spalten. Enteropeptidasen aktivieren das Trypsinogen des Pankreas zu Trypsin. Dieses wirkt auf Chymotrypsinogen zu Chymotrypsin (LE 10.1). Peptidasen, Trypsin und Chymotrypsin wirken auf die Verbindung verschiedener Aminosäuren untereinander. Letzte Verbindungen werden durch Dipetidasen gekappt. Die Aminosäuren werden im Jejunum resorbiert. Auch kleinere Proteine können in die Blutbahn aufgenommen werden. Bei erhöhter Permeabilität der Darmwand besteht die Gefahr, dass die Nahrungsproteine vom Immunsystem als Fremdeiweiße erkannt werden und Immunreaktionen auslösen. Nahrungsmittelallergien könnten so zustande kommen. 90% der Proteine werden resorbiert; nur 10% gelangen in den Dickdarm und werden als unverdaulich ausgeschieden.

Im Blut sind physiologisch Proteine in einer Konzentration von 6-8 g/dl nachzuweisen. Das Blut*plasma* unterscheidet sich vom *Serum* dadurch, dass es auch den Gerin-

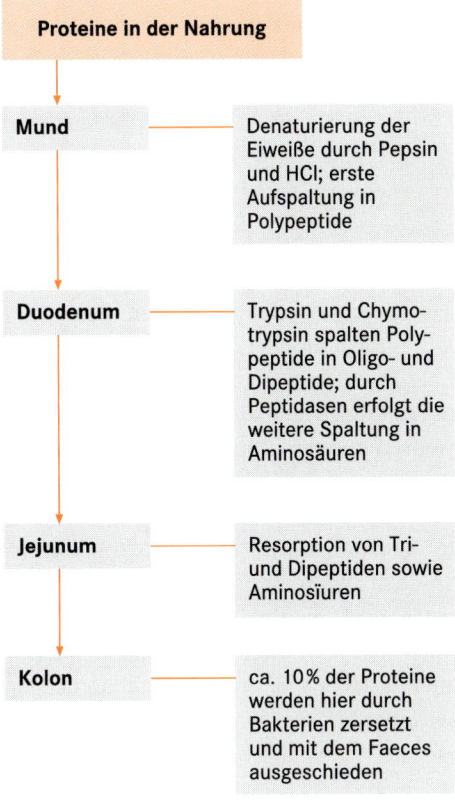

◀ Abb. 11.3.
Verdauung der Proteine

nungsfaktor I, Fibrinogen, enthält. Die Biosynthese der körpereigenen Eiweiße erfolgt in der Leber. Nur die γ-Globuline werden in Plasmazellen (sie entstehen aus B-Lymphozyten; LE 13) gebildet. Mehr als 100 verschiedene Proteine lassen sich im Plasma nachweisen; deren Funktion ist heute nur teilweise bekannt. Zu den Aufgaben der Eiweiße gehört:

- Substanztransport
- Gerinnungsfaktoren
- Stabilisierung des kolloidosmotischen Drucks (Albumine)
- Pufferung im Säure-Basenhaushalt
- Enzyme
- Strukturproteine (z.B. Kollagen)
- Hormone (z.B. Insulin)
- Antikörper im Immunsystem (Immunglobuline)

Der Abbau der Eiweiße und stickstoffhaltiger Verbindungen erfolgt in der Leber über den Harnstoff. Hier wird das hochgiftige Zwischenprodukt Ammoniak (NH_3), das aus den Aminogruppen (NH_2) entsteht, neutralisiert. Ist die Entgiftungsfunktion der Leber bei einer Leberzirrhose gestört, steigt Ammoniak im Blut an und führt zu schweren zentralnervösen Störungen (hepatische Enzephalopathie, LE 10.2).

Fette und ihr Stoffwechsel

Die → **Lipide** stellen eine Gruppe von unterschiedlichen Nährstoffen dar, die alle wasserunlöslich sind:
- Triglyzeride (Neutralfette)
- Cholesterin
- Phospholipide

Der überwiegende Anteil der Lipide besteht aus Neutralfetten, die auch als → **Triglyzeride** (Glyzerin mit *3* Molekülen aus Fettsäuren) bezeichnet werden. Diese Fettsäuren bestehen aus Kohlenstoffketten mit einfach en oder doppelten chemischen Bindungen; eine einfache Bindung wird als *gesättigt* bezeichnet, eine Doppelbindung als *ungesättigt*. Einfach ungesättigte Fettsäuren sind also Fette mit einer Doppelbindung. Mehrfach ungesättigte Fette weisen mehrere Doppelbindungen auf. Am häufigsten essen wir Fette mit 16- bzw. 18-C-Atomen. Gesättigte Fettsäuren erhöhen das → *LDL-Cholesterin* (s. u.) und sind vom Körper schwerer abzubauen. Die mehrfach ungesättigten Fettsäuren sind wichtige Baustoffe für Hormone und Zellbestandteile; sie beeinflussen das LDL-Cholesterin nicht. Während fast 95% der Nahrungsfette als Neutralfett zugeführt werden, bestehen 5% aus Cholesterin, das nur in tierischen Fetten vorkommt. Zusätzlich nehmen wir noch wichtige Phospholipide (Lezithin) auf. Die Fette in der Nahrung sollten höchstens zu einem Drittel an der Energiezufuhr beitragen; die einfach ungesättigten Fettsäuren sollten dabei rund die Hälfte ausmachen.

Fettsäuren

Gesättigte Fettsäuren (Beispiele und Zahl der C-Atome)

- Buttersäure (4)
- Palmitinsäure (16)
- Stearinsäure (18)
- Vorkommen in Fleisch, Eiern, Milchprodukten, Nüssen u.a.)

Einfach ungesättigte Fettsäuren

- Ölsäure (18)
- Vorkommen in Olivenöl, Rapsöl, Erdnussöl u.a.

Mehrfach ungesättigte Fettsäuren

- Linolsäure (18, 2 Doppelbindungen)
- Arachidonsäure (20, 4 Doppelbindungen)
- Vorkommen in Fisch, Pflanzenölen u.a.

Verdauung

Zu geringen Anteilen spaltet eine Lipase aus dem Zungengrund und eine Magenlipase die Fette im mit Speichel versetzten Speisebrei auf. Im Wesentlichen erfolgt die Fettverdauung im Duodenum, wo der Chymus mit Pankreassekret und Galle zer-

LE 11.1

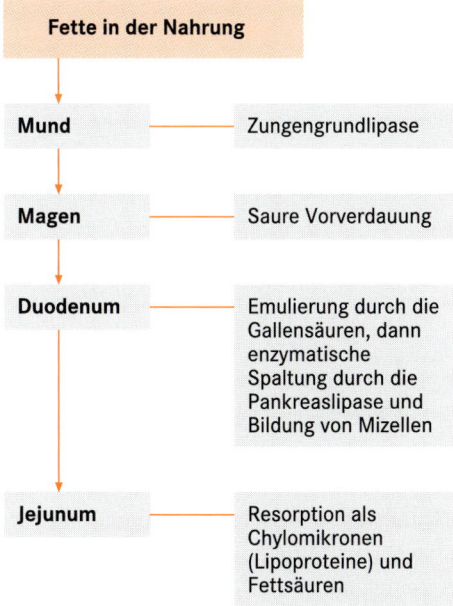

◀ Abb. 11.4.
Verdauung der Fette

setzt wird. Die Emulgierung durch die Galle bedeutet, dass die Fette eine negative Ladung bekommen und eine enzymatische Hydrolyse durch die Pankreaslipase erfolgen kann. Diese Hydrolyse ist ein fortschreitender Prozess, bei dem die Fettmoleküle immer kleiner werden. Es entstehen die → **Mizellen**, die resorbierfähig sind. Nach Resorption in der Schleimhaut des Dünndarms werden die Mizellen weiter zu → **Lipoproteinen** metabolisiert und als → **Chylomikronen** in das Lymphgefäßsystem abgegeben. Die Stoffwechselprozesse, die sich hier abspielen, stehen im Mittelpunkt der Entstehung der → **Arteriosklerose,** denn die Lipoproteine unterscheiden sich nach ihrer Dichte, die im Labor mit der Ultrazentrifuge gemessen wird:

- VLDL   Very Low Densitiy Lipoprotein
- LDL   Low Density Lipoprotein
- HDL   High Density Lipoprotein

Im transzellulären Transport spielen auch die Apoproteine eine Rolle; auch sie stellen kardiovaskuläre Risikofaktoren dar (z.B. Apo-B, Lp (a), B_{100} u.a.). Diese verschiedenen Lipoproteine unterscheiden sich hinsichtlich ihrer Molekülgröße und der Anteile an Fetten und Proteinen. Je größer das Molekül der Lipoproteine ist und je höher ihr Anteil an Triglyzeriden, desto gefährlicher sind sie für die Entstehung der arteriellen Gefäßkrankheiten. Mit steigendem LDL-Spiegel erhöht sich signifikant das koronare und vaskuläre Risiko (LE 6.2; LE 7.2), während das HDL-Cholesterin überschüssiges Cholesterin aufnehmen kann und eine günstige Wirkung auf die Arteriosklerose hat. Interessant ist auch die Beobachtung, dass Alkohol in geringen Mengen („a drink a day – but not more") das HDL-Cholesterin günstig beeinflusst und damit kardioprotektiv ist. Die biochemischen Prozesse sind im Einzelnen noch nicht geklärt. Störungen des Lipoproteinmusters werden als → **Dyslipoproteinämien** bzw. mit Blick auf das LDL-Cholesterin als → **Hyperlipoproteinämien** bezeichnet.

Merkmale der Lipoproteine				
	Chylomikronen	VLDL	LDL	HDL
Triglyzeride	0,86	0,55	0,06	0,04
Cholesterin	0,05	0,19	0,5	0,19
Phospholipide	0,07	0,18	0,22	0,3
Proteine	0,02	0,08	0,22	0,47
Durchmesser	80-500	50	20	10

In dieser Tabelle sind die Durchmesser in nm angegeben; die Mengen in µg gegenübergestellt; zu erkennen ist, dass das atherogene VLDL- und LDL-Cholesterin gegenüber dem HDL-Molekül 2-5 mal so groß ist und weniger als 50% Eiweißanteil hat.

Anmerkung. Tabellen wie diese sind nicht zum Auswendiglernen bestimmt und enthalten sehr wissenschaftliche Daten. Sicher stehen im Mittelpunkt der Pflege nicht die Größe des Cholesterinmoleküls oder der Proteingehalt von LDL, manchmal aber hilft die Sammlung solcher Fakten zum besseren Verständnis komplexer Zusammenhänge und wir können unsere Patienten noch professioneller und kompetenter beraten. Deshalb wird hier über eines der größten Probleme der modernen Gesellschaft, die Frage von Fehlernährung und kardiovaskulärem Risiko so ausführlich berichtet.

Cholesterin

Das Cholesterol entsteht in der Leber aus zugeführtem → **Cholesterin** und ist Grundbaustein für Moleküle der Zellmembranen, der Gallensalze und für die Steroidhormone (s. LE 10 und 12). Obwohl Cholesterin so wichtig ist, stellt es keinen essentiellen Nahrungsbestandteil dar. Der Organismus kann seinen Eigenbedarf an Cholesterol in Leber, Haut und Darmwand selbst herstellen.

E-De-K-A

Ganz ohne Fett kann unsere Ernährung nicht auskommen. Neben den ungesättigten, essentiellen Fettsäuren müssen auch die → **fettlöslichen Vitamine** als Nährstoffe zugeführt werden. EDeKA bezeichnet hier nicht das Akronym (ein Wort, das sich aus Anfangsbuchstaben zusammensetzt) eines Anbieters von Lebensmitteln, sondern dient als Merkhilfe für die 4 Vitamine, die zu den Fetten gehören:
- **Vitamin E**: Dieses Vitamin ist als α-Tocopherol bekannt. Es ist ein Antioxidans, das toxische Radikale binden kann. Ob die Beobachtung bei Ratten, bei denen die Fruchtbarkeit vom Vitamin E abhängt, für den Menschen übernommen werden kann, ist ungeklärt. Auch für die Substitution bei koronarer Herzkrankheit (KHK), bei Frühgeborenen, Malassimilation oder Mukoviszidose sind die wissenschaftlichen Daten noch unvollständig. Für die KHK gilt eine Risikoreduktion zwar als gesichert, doch werden bei den hier nötigen hohen Dosen (400-800 mg/Tag) auch vermehrt Blutungen beobachtet.

- **Vitamin D**: Das für den Kalziumhaushalt wesentliche Hormon Vitamin D ist ausführlich bei den Hormonen der Niere in LE 9 beschrieben. Die als Provitamin aufgenommene Substanz wird in mehreren Schritten verwandelt, zuletzt in den Tubuluszellen der Niere zum Kalzitriol
- **Vitamin K**: Es wird auch als Koagulationsvitamin (Koagulation bedeutet Gerinnung) bezeichnet und ist Voraussetzung für die Bildung mehrerer Gerinnungsfaktoren. Bei Neugeborenen wird eine Vit-K-Prophylaxe durchgeführt, da die Muttermilch ebenso wie Kuhmilch nur geringste Mengen dieses Vitamins enthalten. Der Metabolismus von Vitamin K wird durch Kumarinpräparate (z.B. Marcumar®) antagonisiert
- **Vitamin A**: Das Vitamin A weist viele Wirkungen für die Zelldifferenzierung auf, steuert das zelluläre Wachstum und bildet den Sehpurpur Rhodopsin (LE 16). Es wird als Provitamin in Form des β-Carotins aufgenommen und in der Leber metabolisiert

Vitamine

Unter Vitaminen werden Stoffe verstanden, die der Organismus nicht oder nur unvollständig herstellen kann. Die Vitamine werden in fett- und wasserlöslich unterschieden. Die fettlöslichen Vitamine wurden zwar oben beschrieben, sollen hier aber un-

---

Fettlösliche Vitamine

- **Vitamin A (Retinol)**
  In: Leber und Leberprodukten, Eigelb, Butter und Milch als Provitamin; dunkelgrüne und bunt gefärbte Früchte und Gemüse; Zufuhr als β-Karotin
  Aufgabe: Bildung des Sehpurpurs
  Mangel: Nachtblindheit, Hornhautschäden des Auges; Stomatitis; weltweit bei 250000 Kindern jedes Jahr Erblindung und 50% Mortalität
  Hypervitaminose: Kopfschmerzen, Müdigkeit; Fehlbildungen in der Schwangerschaft; Hautverfärbungen bes. an Handflächen und Fußsohlen
- **Vitamin D**
  In: Leber und Leberprodukten, Eigelb, Butter und Milch als Provitamin; Speicherung in der Haut und Umwandlung über Haut unter UV-Einfluss, hepatobiliär und Galle in Vitamin D
  Aufgabe: Ca^{++}-Resorption und Knochenstoffwechsel
  Mangel: Rachiits, Osteomalazie
  Hypervitaminose: Hyperkalziämie, Hyperphosphatämie, generalisierte Arteriosklerose
- **Vitamine E**
  In: Getreidekeime und Pflanzenölen
  Aufgabe: z. T. nicht geklärt; Stoffwechselbalance von Muskel und Bindegewebe; zelluläre Immunität; Antikanzerogenität (?), Fertilität (?)
  Mangel: Neuromuskuläre Störungen; sehr selten
  Hypervitaminose: ??
- **Vitamin K**
  In: Obst und Gemüse
  Aufgabe: Synthese der Gerinnungsfaktoren II (Prothrombin), VII, IX und X
  Mangel: Blutungsneigung durch verlängerte Blutungszeit
  Hypervitaminose: ??

ter dem Aspekt von Mangel (→ **Hypovitaminose**), Überschuss (→ **Hypervitaminose**) und Vorkommen in der Nahrung nochmals zusammenhängend dargestellt werden.

Zu den Vitaminen *Kalziferol* („Hormon" Vitamin D) und *Kobalamin* (Vitamin B_{12}) siehe auch die Abschnitte
- Kalziumstoffwechsel in LE 9 und LE 12
- B12-Mangelanämie (perniziöse Anämie) in LE 13

Die Dosisangaben für die tägliche Zufuhr sind den Empfehlungen der Dt. Gesellschaft für Ernährung aus dem Jahr 2000 entnommen; die amerikanischen Daten der Literatur seit 1999.

Wasserlösliche Vitamine

- **Vitamin B_1 (Thiamin)**
  In: Ungeschälter Reis, Getreide, Kartoffeln, Fleisch, Leber, Milch
  Aufgabe: Koenzym im Stoffwechsel der Kohlenhydrate
  Mangel: Störungen an vielen Organsystemen: neuromuskulär mit Reizbarkeit, kardial mit Herzinsuffizienz und intestinal Beri-Beri mit Lähmungen, Enzephalopathie mit Psychose und Herzinsuffizienz; kann auch bei chronischem Alkoholismus auftreten
  Hypervitaminose: ??

- **Vitamin B_2 (Riboflavin)**
  In: Leber und Milch/Milchprodukten, Fleisch, Vollkornerzeugnissen
  Aufgabe: Steuerung im gesamten Stoffwechsel
  Mangel: Wachstumsstörungen von Haaren und Nägeln, Mundwinkelrhagaden, Vergröberung des Zungenreliefs (atrophische Glossitis), Gefäßproliferation in Kornea
  Hypervitaminose: ??

- **Vitamin B_3 (Niacin, Nikotinsäureamid)**
  In: Leber, Fisch, Milch, Eier, Bohnen; die Aminosäure Tryptophan kann in Niacin umgewandelt werden
  Aufgabe: Steuerung im intermediären Stoffwechsel, Reparatur der DNA
  Mangel: tritt überall auf, wo Mais das Hauptnahrungsmittel ist und bei C_2-Abusus; Symptome sind Reizbarkeit, Bauchschmerzen, Glossitis und Dermatitis mit Hyperpigmentierung bis zur *Pellagra* (schuppender Ausschlag besonders an Licht exponierten Stellen); unbehandelt tödlich
  Hypervitaminose: ??

- **Vitamin B_6 (Pyridoxin)**
  In: fast allen Nahrungsbestandteilen bes. in tierischen Produkten aber auch in Hülsenfrüchten, Nüssen und Bananen
  Aufgabe: Steuerung im intermediären Stoffwechsel
  Mangel: Zentrale und periphere neurologische Störungen mit Schwäche und Persönlichkeitsstörungen, hypochrome Anämie; Dermatosen
  Anmerkung: Heute spielen erhöhte Homozysteinwerte eine große Rolle in der Entstehung kardiovaskulärer Krankheiten und sind ein Risikofaktor für den Herzinfarkt. Der Mangel an Vitamin B_6 fördert den Anstieg von Homozystein.
  Hypervitaminose: bei Überdosierung sensible Neuropathie mit Gangstörung

- **Vitamin B$_{12}$ (Kobalamin; extrinsic Faktor)**
  In: Leber und Nieren
  Aufgabe: Steuerung im intermediären Stoffwechsel; bes. Synthese der Nukleinsäuren
  Mangel: Bei fehlendem intrinsic-Faktor → *perniziöse Anämie* (megaloblastäre Anämie)
  Hypervitaminose: ??

- **Folsäure**
  (Gehört zum B-Komplex)
  In: Leber, Gemüse, Weizenkeimlinge
  Aufgabe: Steuerung im intermediären Stoffwechsel
  Mangel: Blutbildungsstörung mit makrozytärer, hyperchromer Anämie; Lymphopenie mit Immunstörungen und Thrombozytopenie mit Blutungsneigung
  Hypervitaminose: ??

- **Vitamin C (Ascorbinsäure)**
  In: Obst, Gemüse, Kartoffeln, Zitrusfrüchten (geht beim Erhitzen verloren!)
  Aufgabe: Steuerung im intermediären Stoffwechsel; zelluläre Immunität; Bedeutung in der Umwandlung von Dopamin in Noradrenalin und bei der Synthese der Kortikoide
  Mangel: Skorbut: Permeabilitätsstörung der Kapillaren mit Zahnfleischbluten und schmerzhaften Blutungen in den Gelenken, Wundheilungsstörungen, Depressionen
  Hypervitaminose: Bei >2g/Tag treten Bauchschmerzen auf; es kann zu Nierensteinen und zur Hämolyse kommen

- **Vitamin H (Biotin)**
  In: Leber, Soja, Bohnen, Eigelb und Hefe; zwar wird Biotin auch durch Darmbakterien gebildet, doch es ist unklar, welche Rolle das für den Menschen spielt
  Aufgabe: Glukoneogenese und Synthese der Fettsäuren; intrazellulärer Träger von CO_2, Koenzym für Stoffwechsel der Aminosäuren
  Mangel: z.B. bei Malabsorption. Geistige Veränderungen mit Depressionen und Halluzinationen, Parästhesien, Übelkeit; an der Haut schälender, seborrhoischer Ausschlag um Auge, Nase und Mund. Bei Säuglingen besteht eine Hypotonie und Lethargie bei einem typischen Ausschlag, der bis zu den Ohren reicht.
  Hypervitaminose: ??

- **Panthotensäure**
  In: Leber, Hefe, Gemüse und Eigelb
  Aufgabe: Coenzym von Vitamin A und Stoffwechsel von Fettsäuren und des Cholesterins mit Bildung der Steroidhormone
  Mangel: nicht bekannt (bei Kriegsgefangenen mit schwerer Hungerkachexie wurde über Muskelkrämpfe und Brennen der Füße berichtet)
  Hypervitaminose: ??

LE 11.1

Mineralstoffe und Spurenelemente

Unter Mineralstoffen werden Salze und Elektrolyte verstanden; ihre Bedeutung und Funktion ist in den verschiedenen Lerneinheiten besprochen:

Natrium und Kalium	LE 1, LE 9
Jod	LE 12
Kalzium	LE 4, LE 9
Magnesium	LE 4
Eisen	LE 13

Spurenelemente

Unter Spurenelementen versteht man Elemente, die in nur geringer Menge aufgenommen und benötigt werden. Doch sind einige dieser Elemente essentiell, also lebensnotwendig.

- **Fluor**: Eine orale Gabe von Fluorid ist in der Schwangerschaft, während des Stillens und in den ersten Lebensjahren wichtig. Durch Fluor werden die Knochen und vor allem die Zähne gehärtet, so dass es vorbeugend gegen Karies wirkt. Am meisten Fluor findet sich in schwarzem Tee, Fleisch und Milchprodukten; Säuglinge erhalten Fluoridtabletten mit 0,25 mg/Tag. Bei Überdosierung im Kindesalter kann es zu einer toxischen Dentalfluorose kommen; diese zeigt sich in einer Entwicklungsstörung und Schädigung der Zähne.
- **Kupfer (Cu)**: Pro Tag werden etwa 1,5 mg Cu resorbiert. Die Aufnahme von Cu wird durch Zink gehemmt. In der Leber wird Cu an das Protein Ceruloplasmin gekoppelt. Cu zählt zum „endogenen, antioxidativen System" und spielt bei vielen Stoffwechselprozessen, im Wachstum und bei der Blutbildung eine Rolle. So zeigen sich Cu-Mangelerscheinungen als Anämie und Leukopenie, aber auch als Hautveränderungen und Symptome des ZNS. Ohne Cu kann Eisen nicht an sein Transportprotein Transferrin gebunden werden. Eine Störung der Synthese von Ceruloplasmin mit Speicherung von Cu im Körper ist als Morbus Wilson in LE 10.2 beschrieben.
- **Mangan (Mn)**: Über die Bedeutung dieses Spurenelement für Gesundheit und Krankheit wissen wir wenig. Alle Beobachtungen über Wachstumsstörungen des Skeletts stammen aus experimentellen Tierbeobachtungen, während beim Menschen weder Defizitsyndrome noch Überdosierungen bekannt sind.
- **Selen (Se)**: Wir kennen 20 Proteine, die Se enthalten, doch die klinische Bedeutung des Spurenelements ist bis heute noch nicht ganz geklärt. Angenommen wird eine Beteiligung von Se in der Zellteilung und Eiweißkodierung des Immunsystems. Fast alle Beobachtungen stammen aus Tierexperimenten. Aus geografisch begrenzten Regionen Chinas ist eine Herzkrankheit („Keshan Disease", eine dilatative Kardiomyopathie) bekannt, die durch Se-Mangel entsteht. Ob Se bei KHK hilfreich ist, wird noch diskutiert. In der Intensivmedizin scheint es Bedeutung bei Sepsis und Verbrennungen zu haben – ein Hinweis auf die immunmodulatorische Wirkung. Die erhöhte Zufuhr von Se als Nahrungsergänzung ist toxisch (pulmonale Symptome).
- **Zink (Zn)**: Das Spurenelement wird überwiegend in Knochen, Haut und Haaren gespeichert und kommt im Blut tatsächlich nur in Spuren vor. Über die notweniegen Mengen des täglichen Bedarfs besteht derzeit kein Einvernehmen: den Empfehlungen der DGE entsprechend würden Erwachsene höchstens 80%, Kinder nur 60% des Bedarfs an Zn aufnehmen); dennoch sind Zn-Mangelerscheinungen nicht weit verbreitet. Zn kommt besonders in Austern vor (wer aber isst die schon jeden Tag?), dann vor allem in Getreide, Nüssen und Fleisch. Obst und Gemüse spielen keine Rolle. Zn spielt eine zentrale Rolle im Immunsystem in der Regulation aktiver T-Lymphozyten (LE 13). Eine Überdosierung ist nicht bekannt; hohe Zinkgaben werden bei der Kupferspeicherkrankheit (Morbus Wilson; s. LE 10.2) verabreicht, da Zn den Cu-Stoffwechsel antagonisiert. Symptome eines Zn-Mangels hängen vom Alter ab: Bei Kindern kommen Wachstumsstörungen vor, Haarsaus-

fall, Störungen von Geruch und Geschmack und psychische Veränderungen. Beim Erwachsenen sind als Zeichen der Zn-Malabsorption eine Hautkrankheit (Akrodermatitis enterohepatica) bekannt. Bei diesen Patienten kann es zu Pilzsuperinfektionen der Haut und Schleimhäute mit Diarrhöen kommen. Die Gabe von Zn als lokales Medikament in der Wundbehandlung beruht auf Beobachtungen, dass Zn die Wundheilung beschleunigt.
- **Chrom (Cr):** Erhöht die Wirkung von Insulin bei gestörter Glukosetoleranz und wirkt günstig auf Fettstoffwechselstörungen. Es ist in Fleisch, Hefe und Getreide enthalten. Zugeführtes Chrom ist nicht toxisch. Chrom-6 entsteht beim Schweißen und gilt als Karzinogen für das Bronchialkarzinom; es wirkt toxisch auf Leber, Niere und ZNS.

Ultra-Spurenelemente

Unter Ultraspurenelementen werden international Elemente bezeichnet, deren täglicher Bedarf <1 mg/Tag ist. Die Bedeutung der Ultraspurenelemente ist beim Menschen nur begrenzt bekannt; die Erkenntnisse stammen aus Tierexperimenten. Zu diesen Substanzen zählen Aluminium, Antimon, Arsen, Barium, Bismut, Bor, Brom, Cadmium, Caesium, Germanium, Lithium, Quecksilber, Rubidium, Samarium, Silizium, Strontium, Thallium, Titan und Wolfram. *Arsen* wirkt mit bei Wachstum und Fertilität. *Bor* spielt eine Rolle im Energiestoffwechsel und für die Funktion des ZNS. Durch *Nickel* werden Zellteilung und Reproduktionsmechanismen gesteuert. Störungen durch *Silizium* führen zu reduziertem Wachstum. Auch *Jod* gehört zu den Ultraspurenelementen, obwohl es essenziell ist (LE 12).

Hierzulande kann davon ausgegangen werden, dass durch normale, vollwertige Ernährung ein Mangel an Spurenelementen nicht auftritt.

Ernährung in besonderen Lebenssituationen

Ernährung in der Schwangerschaft

Grundsätzlich gilt für die Schwangerschaft, dass die Nährstoffe energiereich und optimal ausgewogen sein sollen. Die DGE empfiehlt eine zusätzliche Energiezufuhr von 255 kcal/Tag. Der Infektionsgefahren wegen (z.B. Toxoplasmose) sollten rohe Milch, rohes Fleisch oder rohe Eier gemieden werden. Die Gewichtszunahme nimmt mit der Entwicklung der Schwangerschaft zu und beträgt am Ende der Schwangerschaft hierzulande 9-18 kg. Die Gewichtszunahme muss beobachtet werden, denn das Geburtsgewicht des Kindes hängt vom Ausgangsgewicht der Mutter ab. Insofern sind die DGE-Empfehlungen nicht auf jede Schwangerschaft übertragbar. Grundsätzlich gilt in der Schwangerschaft:

- Mehr kleine Mahlzeiten essen, da bei Schwangeren der Tonus des Ösophagussphinkters herabgesetzt ist und es zum Reflux der Magensäure und Sodbrennen kommen kann; auch eine Neigung zur Obstipation wird durch zu große Mahlzeiten begünstigt
- Essattacken und exotischen Gelüsten nicht nachgeben
- Auf optimale Zufuhr von Fe, Zn und J achten
- Auf optimale Zufuhr von Folsäure, B12 und Vitaminen achten
- Trotz der üblichen Ödeme in der Schwangerschaft weder auf Flüssigkeit noch auf Kochsalz verzichten; diese in älteren Büchern stehenden Empfehlungen sind nicht nur überholt sondern vor allem gefährlich

Optimale Ernährung im Wachstum

	4-6 Jahre	13-14 Jahre
Flüssigkeit [l/Tag]	0,8	1,2
Brot und Getreide [g/Tag]	170	280
Kartoffeln, Nudeln, Reis [g/Tag]:	130	280
Gemüse [g/Tag]	200	280
Obst [g/Tag]	200	280
Milch, -produkte [ml oder g/Tag]	350	430
Fleisch und Wurst [g/Tag]	40	70
Fisch [g/Woche]	100	200
Eier [Stück/Woche]	2	2-3
Butter, Margarine [g/Tag]	25	35
Zucker [g/Tag]	<40	<70
Fett [g/Tag]	<10	<15

(nach Biesalski und Grimm, 2004)

Verminderte Nahrungszufuhr im Alter ...

... durch
- Appetitmangel
- Probleme mit dem Gebiss
- Demenz
- Depressionen
- Armut
- Alkoholismus
- Soziale Isolation
- Medikamente, z.B. Sedativa

Der zusätzliche Energiebedarf beim *Stillen* liegt bei 70 kcal/100 ml Muttermilch. Mit der Dauer des Stillens nimmt der zusätzliche Energiebedarf zu. Im Durchschnitt liegt er bei 400 kcal/Tag; zwischen den Müttern liegen aber große individuelle Schwankungen vor. Eine leichte Gewichtsabnahme der Mutter unter dem Stillen wird angestrebt. Besondere Gefahren für das Kind bestehen unter folgenden Situationen:
- Mutter nimmt <1800 kcal/Tag zu sich
- Strenge Vegetarier ohne ausreichende Substitution an Kalzium und Vit. B12
- Mangel an Sonnenlicht oder UV-Licht

Dass die Vitaminzufuhr optimal sein sollte, versteht sich von selbst.

Ernährung im Wachstum

Auf die Ernährung des Säuglings kann hier nicht eingegangen werden. Bereits im Kleinkindalter wird die Anpassung an die Vollkosternährung der Eltern abgeschlossen – und es werden alle Ernährungsfehler begangen, mit denen der Erwachsene später zu kämpfen hat. Vor allem der Zucker- und Fettgehalt muss bei kleinen Kindern angesichts des heutigen Angebots beschränkt werden. Die optimale Ernährung ist in der nachfolgenden Tabelle zusammengestellt

Ernährung älterer Menschen

Mit zunehmendem Alter ändert sich die Zusammensetzung der Körpergewebe: Der Fettanteil steigt an während die fettfreie Zellmasse, zu der auch Muskeln und Nervengewebe gehören, abnimmt. Auch die Knochenmasse und Körperwasser werden verringert. Vor allem wird mit zunehmendem Alter die Glukosetoleranz verändert und das Entstehen eines Diabetes mellitus Typ 2 begünstigt.

Am Beginn dieser Lerneinheit wurden die Richtwerte der Dt. Gesellschaft für Ernährung für die Energiezufuhr bezogen auf die Altersstufen bei Männern und Frauen dargestellt. Den Empfehlungen der DGE nach sollten 50% der Nahrung aus Getreide und -produkten, Kartoffeln, Gemüse und Hülsenfrüchten bestehen. Die andere Hälfte sollte aus Obst (15%), Milch und Milchprodukten (15%), Fleisch, Fisch und Eier (10%) und Fetten bzw. Ölen (10%) bestehen. Auch bei nachlassendem Durstgefühl sollte die Flüssigkeitszufuhr 1,5-2 l/Tag betragen. Ballaststoffe nehmen beim älteren Menschen an Bedeutung zu und dienen zur Vorbeugung gegen eine altersbedingte Obstipation. Rund 25-30 g Ballaststoffe am Tag werden empfohlen. Diese sind in 2-3 Scheiben Vollkornbrot. 1-2 Äpfeln und je einer normalen Menge an Kartoffeln und Karotten oder Karottensalat enthalten. Bei älteren Menschen zeigt sich, dass vor allem eine Mangelversorgung bei den Vitaminen A, B, C und D besteht und dass zu wenig Kalzium aufgenommen wird. Es ist erschreckend, dass mehr als die Hälfte stationär behandelter älterer Menschen untergewichtig ist und fast 25% als unterernährt angesehen werden müssen. Die Faktoren hierfür sind sicher vielschichtig (s. u.)

Ernährung und Sport

Für die Zusammensetzung der Nahrung gelten für Sportler dieselben Überlegungen wie für jeden Gesunden. Die Kohlenhydrate als Energieträger sollten 60% nicht überschreiten, stellen aber den wesentlichen Anteil für Aufbau und Erhalt des Glykogens im Muskel. Der Anteil an Kohlenhydraten und Protein variiert je nach Intensität der Leistung, der Leistungsdauer und den anaeroben Intervallen, z.B. Zwischenspurts. *Ausdauer*sportler verbrennen vermehrt glukogene Aminosäuren zur Glukoneogenese und brauchen einen höheren Proteinanteil als *Kraft*sportler. Getränke müssen reichlich, kühl, als hypotone Elektrolytlösung und in vielen kleinen Portionen zugeführt werden.

Die optimale Ernährung der Sportler ist Gegenstand vieler Diskussionen, die teilweise kontrovers geführt werden. In jedem Fall hat sich ein umsatzstarker Markt an Nahrungsergänzungsstoffen entwickelt.

Sportlernahrung (ergogene Substanzen)

Nahrungszusatzstoffe im Sport werden als ergogene Substanzen bezeichnet. Zu den ältesten Substanzen zählt das *Kreatinin*, das dem Muskel als schnell verwertbare Energiequelle dient. Bei hoher Dosierung (25-30 g/Tag) werden kurzfristig Leistungssteigerungen im Kraftsport beobachtet. Auch scheint der Muskel weniger schnell zu ermüden. Die Gefahr liegt in der Wasserretention mit Gewichtssteigerung und einem erhöhten Verletzungsrisiko durch Muskelfaserrisse. Fast alle modernen Sportgetränke enthalten *Taurin*, dessen Nutzen und Wirkung völlig unklar ist. Die Behauptungen, die hinter Taurin stehen, versprechen eine gesteigerte motorische Koordination, schnellere Reflexe und eine bessere Konzentration unter Höchstleistung. Ähnliches wird auch für das Coenzym Q10 philosophiert. Wissenschaftlich gesicherte Daten liegen hierfür nicht vor. Mit *L-Carnitin* werden langkettige Fettsäuren zugeführt. Die Werbung verkündet eine bessere Leistungsbilanz durch optimale Verwertung der Fettsäuren. Kontrollierte Untersuchungen konnten das nicht bestätigen.

Ernährung und Medikamenteneinnahme

Die Art der Nahrung, der Zeitpunkt der Medikamenteneinnahme und die physiologischen Bedingungen der Verdauung beeinflussen die Wirkung vieler Medikamente. Fette in der Nahrung verzögern die Entleerung des Magens und damit die Resorption eines Medikaments. Bei vielen Medikamenten wird deshalb die Frage gestellt, ob die Einnahme „vor dem Essen", „zum Essen" oder „nach dem Essen" erfolgen soll.

Medikamenteneinnahme und Mahlzeiten

- **Schmerzmittel**
  Paracetamol z.B. wirkt bei Einnahme mit dem Essen sehr verzögert. Analgetika sollten nüchtern eingenommen werden
- **Tetrazyklin**
  kann durch das Kalzium von Milchprodukten in schwer lösbare Verbindungen überführt und damit unwirksam werden
- **Antidepressiva**
  gehen mit schwarzem Tee komplexe Verbindungen ein und wirken verzögert oder gar nicht
- **Statine**
  zur Senkung erhöhter LDL-Cholesterinwerte werden durch Ballaststoffe wie Weizenkleie negativ beeinflusst
- **Nichtsteroidale Antirheumatika**
  wie Azetylsalizylsäure (ASS) müssen mit Flüssigkeit eingenommen werden, um eine Gastritis zu verhindern. Für ASS und verschiedene Antibiotika wird auch die Einnahme im Stehen empfohlen

LE 11.1

IM FOKUS 11.1

Im Mittelpunkt dieser Lerneinheit steht in erster Linie die Frage, was sich hinter Ernährung verbirgt, was gesunde Ernährung ist und was zu gesundheitlichen Risiken und Krankheit beiträgt. Die Nahrung wird daraufhin untersucht, woraus sie sich zusammensetzt, und was mit ihr in unserem Körper geschieht. Auf den Begriff Verbrennung wurde bereits in Lerneinheit 7 (Atmung) eingegangen. Bevor Verbrennung sich ereignet, müssen jedoch die Brennstoffe aufbereitet werden. Das ist die zentrale Aufgabe des Stoffwechsels. In erster Linie dreht sich die Frage um Grundumsatz und Energiehaushalt, Schlüsselwerte für die Berechnung einer jeden Reduktionsdiät. Hierbei ist zu beachten, dass mit zunehmendem Alter der Grundumsatz und damit der Energiebedarf sinkt. Die häufig vorkommende Situation von Adipositas lässt sich mit dem Body Mass Index quantifizieren. Auch wurde auf die Methoden der Fettmessung hingewiesen. Unterschiedliche Fettverteilungstypen weisen unterschiedliche Risiken auf. Die Nahrung muss in einem ausgeglichenen Verhältnis von Kohlehydraten, die mit knapp 60% dominieren sollten, Fetten und Eiweißen ausgewogen sein. Im Mittelpunkt der Energielieferung stehen Zucker, bzw. Kohlenhydrate, die in unterschiedlicher Form vorkommen und enzymatisch aufgespalten werden. Mit Blick auf das Krankheitsbild des Diabetes mellitus ist das Basiswissen über diese Substanzen von größter Bedeutung. Wie bereits LE 9 zeigte, steht im Mittelpunkt der Kohlehydratverdauung das Hormon Insulin aus dem endokrinen Pankreas. Eiweiße setzen sich aus den Grundbausteinen Aminosäuren zusammen. Die Gestaltung von Eiweißen wird nicht über Enzyme koordiniert, sondern steckt im genetischen Code unserer Nukleinsäuren. Von den 20 Aminosäuren sind acht essentiell, d.h. sie können nicht vom Körper erzeugt werden, sondern müssen zugeführt werden. Einige Aminosäuren können zur Zuckerbildung benutzt werden. Die Darstellung der Eiweiße im Plasma erfolgt durch die Elektrophorese, die Albumine und

Globuline trennt. Die gesamte Proteinbiosynthese erfolgt in der Leber, mit Ausnahme der Immunglobuline. Angesicht einer Gesamtmortalität von knapp 55% an kardiovaskulären Erkrankungen mit dem Hauptrisikofaktor der Hyperlipoproteinämie nehmen Fette eine zentrale Stellung ein. Hier ist die Unterscheidung in gesättigte und ungesättigte Fettsäuren wichtig. Mit Blick auf die Verdauung wird festgestellt, dass die Fette nach ihrer Aufspaltung durch Gallensäuren und die Pankreaslipase in das Lymphsystem der Darmzotten aufgenommen werden und hier in Form von Lipoproteinen im Blut auftreten. Die Unterscheidung von LDL-und HDL- Cholesterin spielt eine große Rolle. Einige Vitamine sind fettlöslich, so das Vitamin E, D, K und A. Eine Zusammenstellung der Vitamine (nicht zum Auswendiglernen), sondern zum Nachschlagen ist am Ende dieser Lerneinheit zusammengefasst. Die trifft auch für Spurenelemente zu. Die zentralen Aspekte der Ernährung in der Schwangerschaft, im Wachstum, im Alter und beim Sport, sowie die Beeinflussung der Ernährung durch die Medikamentenzufuhr werden ebenfalls besprochen.

NACHGEFRAGT 11.1

1. Was versteht man unter dem Grundumsatz?
2. Welche Information gibt der Body Mass Index?
3. Wie setzt sich die optimale Ernährung der Nahrungspyramide zusammen?
4. Was sind Kohlenhydrate?
5. Wie hoch sind die Blutzuckerwerte beim Gesunden?
6. Was ist eine Aminosäure?
7. Erklären Sie den Begriff Elektrophorese
8. Wie werden Proteine verdaut?
9. Nennen Sie die Bedeutung von
    a) Vitamin A
    b) Vitamin C
    c) Vitamin K
10. Warum sind ältere Menschen häufig unterernährt?

LEXIKON 11.1

Könnnen Sie diese Begriffe erklären?
Lesen Sie im Lexikon in Übersicht 2 nach ...

LE 11.1

A
Adipositas
Aminosäuren
Androider Typ
Arteriosklerose
ATP

B
Body Mass Index
B-Zellen

C
Chylomikronen

D
Diabetes mellitus Typ 1
Diabetes mellitus Typ 2
Dyslipoproteinämie

E
Elektrophorese

F
Fettlösliche Vitamine

G
Glukoneogenese
Glukose
Glukosetoleranz
Grundumsatz
Gynäkoider Typ

H
Hyperlipoproteinämie
Hypervitaminose
Hypovitaminose

L
LDL-Cholesterin
Lipide
Lipoproteine

M
Mizellen

P
Postprandial

T
Teleangiektasie
Triglyzeride

Stoffwechsel 11.2

Lerneinheit 11.2 Stoffwechselkrankheiten

Inhalt

Diabetes mellitus	**705**
Diabetes mellitus Typ 1	705
Diabetes mellitus Typ 2	706
Akute Komplikationen	709
Therapie des Diabetes mellitus Typ 2	711
Ernährung	713
Therapie mit Insulin	713
Spätkomplikationen	717
Andere Diabetesformen	720
Andere Störungen, die mit dem Kohlenhydratstoffwechsel verbunden sind	**720**
Metabolisches Syndrom	720
Adipositas	721
Fruktoseintoleranz	723
Glykogenspeicherkrankheiten	723
Insulinom	723
Störungen des Fettstoffwechsels	**724**
Primäre (vererbte) Hyperlipoproteinämien	724
Sekundäre Fettstoffwechselstörungen	725
Andere Stoffwechselstörungen	**726**
Gicht	726
Porphyrien	728
Im Fokus	**729**
Nachgefragt	**730**
Lexikon	**731**
Im Dialog	**732**

Lerneinheit 11.2

Stoffwechselkrankheiten — LE 11.2

Diabetes mellitus

> **! Merke**
> Bei den beiden hauptsächlich auftretenden Typ 1 und Typ 2 des Diabetes mellitus handelt es sich einerseits um eine endokrine Störung, andererseits um eine Stoffwechselerkrankung. Aus praktischen Gründen werden beide Krankheitsbilder hier besprochen. Wörtlich übersetzt bedeutet Diabetes mellitus „honigsüßer Fluss". Die Krankheit ist aber alles andere als *süß*. Das endokrine System wird in der nächsten Lehreinheit (LE 12) besprochen.

Diabetes mellitus Typ 1

Beim Typ 1 Diabetes liegt ein absoluter Mangel an Insulin vor. Die Ursache liegt in der Zerstörung von mehr als 80% der B-Zellen des Pankreas durch eine Autoimmunreaktion. Dieser Typ wurde früher als insulinabhängiger Diabetes, IDDM = *i*nsulin*d*ependent *d*iabetes *m*ellitus, oder juveniler Diabetes bezeichnet. Der Diabetes mellitus Typ 1 ist insulinpflichtig.

Es wird angenommen, dass das Immunsystem auf einen nicht identifizierten Virusinfekt reagiert. Eine familiäre Disposition spielt hierbei eine geringe Rolle. Haupterkrankungsalter sind Kinder und junge Erwachsene zwischen 15-20 Jahren. Nach dem 40. Lebensjahr tritt der Typ 1 Diabetes nur noch sehr selten auf. Mit 0,3% Prävalenz ist der Diabetes mellitus, eine häufig auftretende Krankheit. 10% aller Diabetiker in Deutschland hat einen Typ 1. Tritt der Typ-1-Diabetes im höheren Lebensalter auf, ist er die Folge einer Pankreaserkrankung mit Beteiligung des Inselzellorgans, z.B. Pankreatitis.

Symptome

Das Fehlen von Insulin macht sich rasch (innerhalb von Tagen bis Wochen) bemerkbar. Erste Hinweise sind eine → **Polyurie** durch die osmotische Wirkung der → **Glukosurie**. Entsprechend haben die Patienten starken Durst (→ **Polydipsie**), weisen aber dennoch Zeichen der Dehydratation auf. Wegen des intrazellulären Mangels an Glukose ist die Energiebilanz negativ und die Patienten verlieren trotz reichlicher Nahrungszufuhr an Gewicht. Patienten mit Typ-1-Diabetes sind überwiegend normal- oder untergewichtig. In 25% ist das ketoazidotische Koma das erste Symptom des Diabetes mellitus Typ 1. Die Werte des Blutzuckers (BZ) liegen dann über 300 mg/dl. Im Labor fallen nicht nur die erhöhten BZ-Werte auf, sondern vor allem ist das → **HbA1c** erhöht (s. unten). Der Wert für das *C-Peptid* ist erniedrigt. Dieses Peptid entsteht bei der Umwandlung von Proinsulin in Insulin und dient zur Abschätzung der Insulinproduktion in der B-Zellen des endokrinen Pankreas.

▶ **Therapie.** Der jugendliche Diabetes ist von Anfang an insulinpflichtig. Die Insulinsubstitution muss lebenslang entsprechend der körperlichen Aktivitäten und der BZ-Zufuhr durchgeführt werden. Der Patient muss sich mit seiner Krankheit bzw. dem Defekt der Pankreasleistung auseinandersetzen und in intensiver Schulung lernen, den BZ-Spiegel im Bereich normaler Blutzuckerwerte zu halten. Hierbei lernt er entsprechend regelmäßiger BZ-Selbstmessungen eine flexible Insulinsubstitution, die seinen beruflichen Anforderungen und der Freizeitgestaltung entspricht. Einstellung und intellektuelle Einsicht des Patienten und seines persönlichen Umfeldes bestimmen letztlich die individuelle Prognose und das Auftreten der → **Komplikationen des Diabetes mellitus**. Die Insulintherapie wird unten beschrieben.

! **Merke**
In bis zu 3% aller Schwangerschaften tritt durch plazentouterine Anitkörper eine B-Zell-Fehlfunktion mit insulinpflichtigem Diabetes auf. Man spricht vom → **Gestationsdiabetes**. Insulin wird bis zur Entbindung substituiert. Diese Form des IDDM ist der einzige passagere, d.h. heilbare Verlauf des Diabetes Typ 1.

Diabetes mellitus Typ 2

Definition. Beim Typ 2 Diabetes liegt anfangs kein Mangel an Insulin vor, sondern es besteht eine → **Insulinresistenz**, d.h. das Insulin wirkt nicht. Die Pathomechanismen sind noch nicht ganz geklärt. Erst wenn die B-Zellen erschöpft sind und nicht mehr ausreichend Insulin produzieren, wird dieser Typ insulinpflichtig. Er wurde früher als insulinunabhängiger Diabetes, NIDDM = *n*on-*i*nsulin-*d*ependent *d*iabetes *m*ellitus, oder Altersdiabetes bezeichnet.

Nach älterer Einteilung werden auch Typ 2a und Typ 2b unterschieden. Beim Diabetes Typ 2a haben die Patienten ein normales Gewicht. Hier liegt vermutlich ein Immunprozess wie beim Typ 1 vor. Diabetes Typ 2b beschreibt eine Insulinresistenz übergewichtiger Patienten und liegt in 90% der Diabetiker mit NIDDM vor.

Die Ursache des Diabetes Typ 2 liegt nicht in einem Mangel an Insulin, das in der Anfangszeit der Erkrankung sogar erhöht ist (Hyperinsulinämie). Auf Grund einer ursächlich nicht bekannten herabgesetzten Wirkung des Insulin an Muskelzellen, in der Leber und im Fettgewebe kommt es zum allmählichen Anstieg des BZ-Spiegels. Man spricht von Insulinresistenz. Darüber hinaus besteht in unterschiedlichem Ausmaß eine *verzögerte Sekretion* von Insulin nach Nahrungsaufnahme mit der Folge → **postprandial** erhöhter BZ-Spiegel (postprandial, pp = nach der Nahrungszufuhr). Während über die ersten Jahre die Insulinresistenz durch die Überproduktion von Insulin kompensiert werden kann, kommt es im Lauf der Zeit zu einer Erschöpfung der B-Zell-Funktion und einem Insulinmangel. Angesichts des bestehenden Übergewichts bzw. der erhöhten Körpermasse ist dieser Mangel relativ und kann durch Gewichtsreduktion beseitigt werden. Dieser Zusammenhang erklärt, weswegen bestimmte Risikofaktoren neben einer familiären Veranlagung die Entstehung eines Diabetes mellitus begünstigen. Die Kombination aus

- Adipositas mit betonter Fettansammlung um Bauch und Hüften,
- Hyperlipidämie, v. a. erhöhten Triglyzeridspiegeln und eine
- Arterielle Hypertonie werden zusammen mit
- Diabetes mellitus Typ 2

als → **metabolisches Syndrom** bezeichnet. Die mit diesem Risikoprofil einhergehende hohe kardiovaskuläre Mortalität, die 2003 fast 55% aller Todesursachen ausmachte, erklärt warum das metabolische Syndrom auch als „tödliches Quartett" („The deadly Four") bezeichnet wird (s. u.).

Unterschiede Diabetes mellitus Typ 1 und Typ 2		
	Typ 1 (IDDM)	Typ 2 (NIDDM)
Alter	<40 Jahre	>45 Jahre
Ursache	Autoimmunerkrankung	Insulinresistenz, die durch Risikofaktoren gefördert wird
Symptome	Akut einsetzend	Langsamer Beginn
Labor	Inselzell-Antikörper nachweisbar, C-Peptid ↓	Metabolisches Syndrom häufig, C-Peptid initial ↑
Blutzucker	labil	Stabil erhöht
Therapie	Insulin Diät	Gewicht reduzieren, Bewegung und Diät; dann erst Antidiabetika oder Insulinsubstitution

Symptome und Verlauf

Die typischen Symptome des Diabetes mellitus sind unten als Tabelle zusammengestellt. Wenn sie auftreten, besteht der Diabetes meist schon seit längerer Zeit. Die Symptome des Diabetes mellitus sind Spätsymptome. Das Muster der Beschwerden kann uncharakteristisch und geringfügig sein und als „Erschöpfungszustand" über mehrere Jahre bestehen. Typisch für den Diabetes mellitus Typ 2 ist, dass die Komplikationen der Erkrankung häufig ihre ersten Symptome sind (siehe unten „Spätkomplikationen).

Diagnose

Bei Verdacht auf eine gestörte Glukosetoleranz wird der BZ-Spiegel im Plasma bestimmt. Ein Wert >200 mg/dl ist unabhängig von der Nahrungszufuhr pathologisch und Hinweis auf einen manifesten Diabetes mellitus. Ob der Patient Symptome spürt oder nicht, spielt für die Gefährlichkeit der Erkrankung keine Rolle. Grenzwertig pathologische Befunde müssen mehrmals kontrolliert werden. Die Insulinsekretion wird im oralen Glukosetoleranztest (OGTT) durch ihre Wirkung auf die definierte

Glukosezufuhr von 75 g Traubenzucker nachgewiesen. Sein Wert liegt in der Beurteilung schwankender Nüchternwerte. Im klinischen Alltag hat dieser Test seine Bedeutung jedoch verloren.

Symptome des Diabetes mellitus

- Polydipsie (gesteigerte Trinkmenge) und Durst
- Polyurie (tgl. Harnmenge > 3l) und Nykturie (nächtliches Wasserlassen)
- Zeichen der Dehydratation (stehende Hautfalten, Erhöhung des Hämatokrit)
- Müdigkeit und eingeschränkte Belastbarkeit
- Gewichtsverlust durch katabole Stoffwechselsituation
- Visusschwäche Retinopathie
- Myalgien und Muskelkrämpfe
- Potenz- und Libidostörungen
- Amenorrhoe
- Infektanfälligkeit
- Wundheilungsstörungen diabetischer Fuß
- Pruritus und Dermatomykosen (Pilzinfektionen der Haut)
- Polyneuropathie mit Empfindungsstörungen (Dysästhesie)
- Übelkeit
- Bauchschmerzen (bei Ketoazidose)

Diagnose eines Diabetes mellitus

Ein Diabetes mellitus liegt vor, wenn einer der folgenden Befunde erhoben wird:
- Zufälliger BZ-Spiegel >200 mg/dl
- BZ Nüchtern (nach 8 h Nahrungskarenz)
  >126 mg/dl im Vollblut (Abnahme aus der Vene)
  > 110 mg/dl im Kapillarblut (Abnahme aus der Fingerkuppe)
- Bei pathologischen Befunden im oralen Glukose-Toleranztest (OGTT)
- Bei Glucosurie (die renale Schwelle für Glukose beträgt 180 mg/dl und steigt ab 50 Jahren auf 200 mg/dl an; d.h. bei Glucosurie hat der Plasmawert für BZ diese Schwellenwerte überstiegen)
- Bei Vorliegen charakteristischer Symptome oder von Komplikationen des Diabetes mellitus

Oraler Glukose-Toleranztest (OGTT)

Zur optimalen Durchführung sind folgende Punkte zu beachten:
- 3 Tage vor dem Test sollte der Patient eine kohlenhydratreiche Ernährung mit 150-250 g/Kohlenhydrate täglich essen
- Akute Erkrankungen müssen ausgeschlossen sein
- Bestimmte Medikamente müssen am Vortag abgesetzt werden: orale Antidiabetika, Ovulationshemmer, Diuretika (Thazide)
- Test erst 3 Tage nach der Regelblutung durchführen
- Am Vortag Verzicht auf Koffein und Rauchen
- 12 h vor dem Test keine körperliche Anstrengung
- Nüchternperiode von mindestens 10 h einhalten

Durchführung des OGTT

1. Nüchtern BZ wird an Fingerbeere abgenommen
2. Zufuhr von 75 g Glukose in 250 ml Flüssigkeit (Dextro-OGT®) innerhalb von 5 min
3. Bestimmung des BZ nach 1 h
4. Bestimmung des BZ nach 2 h

	Nüchtern	1h	2h
Unauffällig	< 110 mg/dl	< 160-200 mg/dl	< 140 mg/dl
Pathologisch	> 110 mg/dl		> 140-200 mg/dl
Manifester D.m.	> 110 mg/dl		> 200 mg/dl

HbA1c

Für die Bewertung eines Diabetes mellitus und die Dringlichkeit für Therapie oder Änderungen des Lebensstils des Patienten ist der Blutzuckerwert allein nicht entscheidend. Als Zielgröße gilt das HbA1c, ein so genanntes Glykohämoglobin. Über die mittlere Lebensdauer der Erythrozyten hinweg wird Glukose an das Hämoglobin gebunden. Mit postprandialen Blutzuckerspitzen ist dieser Wert auch dann erhöht, wenn die Nüchternwerte grenzwertig oder normal sind. Das HbA1c gibt den Blutzuckerspiegel rückblickend über rund 8 Wochen an. Bei Gesunden beträgt der Wert des durch Glukose beeinflussten Hämoglobins <6,4% vom Gesamt-Hb. Das HbA1c ist die entscheidende Zielgröße für die Einstellung des Blutzuckerspiegels durch Verhaltensrichtlinien und therapeutische Maßnahmen. Bei HbA1c >7% müssen Medikamente bzw. Insulin (s. Therapie) gegeben werden, so dieEmpfehlungen der Dt. Gesellschaft für Diabetologie im Jahr 2005. Ein HbA1c >8% weist auf eine völlig unzureichende Einstellung des BZ hin. Ab diesem Wert korreliert die Gefahr bedrohlicher Komplikationen.

Akute Komplikationen

Wie oben gezeigt, gehen Komplikationen den typischen Symptomen des Diabetes mellitus häufig voraus. Akute Komplikationen als Koma und Spätkomplikationen sind zu unterscheiden.

Diabetisches Koma. Mit Anstieg der Blutzuckerwerte kommt es zu Störungen der intrazellulären Energiegewinnung und osmolaren Verschiebungen des Körperwassers zwischen Intrazellulärraum, Interstitium und Plasma. Dem Koma gehen Warnsymptome voraus, die mehrere Tage anhalten können: Polyurie, starker Durst, Schwäche, Übelkeit und Störungen des Bewusstseins. Bei raschem Anstieg des BZ-Spiegels tritt ab 300 mg/dl das → **ketoazidotische Koma** auf. Über mehrere Tage bis zu Wochen kann sich das → **hyperosmolare Koma** mit BZ-Werten >700 mg/dl und mehr entwickeln.

Beide Komaformen sind lebensgefährlich; sie kommen in fließenden Übergängen vor und erfordern immer eine intensivmedizinische Behandlung. Die Mortalität beträgt ca. 10%. Bei einem bekannten Patienten mit Diabetes mellitus, der bewusstlos wird oder jeder Form der Bewusstlosigkeit muss auch eine Hypoglykämie in Erwägung gezogen werden. Bei plötzlichem Absinken der BZ-Werte oder Werten <40 mg/dl tritt ein hypoglykämischer Schock auf. Der Begriff Schock trifft zwar der Definition nach nicht zu, doch hat sich der Begriff für die akute Unterzuckerung eingebürgert. Im Unterschied zu den hyperglykämischen Komaformen setzt die → **Hypoglykämie** rasch innerhalb von Minuten ein. Häufig geht ein Heißhunger voraus. Die Symptomatik ist überwiegend die Folge der Gegenregulation durch den Sympathikus durch die der Organismus dem zentralen Glukosemangel entgegentritt. Eine Therapie mit Betablockern kann die Symptomatik verschleiern und zu einem Koma aus heiterem Himmel führen. Die Patienten müssen über die Gefahr und die ersten Symptome einer Hypoglykämie ausführlich informiert werden.

Ketoazidotisches Koma

- **Ursache**: Hyperglykämie >300 mg/dl (bis zu 700 mg/dl) als Erstsymptom des Diabetes Typ 1 (in 25%) oder durch Dosierungsfehler des Insulins
- **Entwicklung**: eher langsam innerhalb von Stunden bis zu mehreren Tagen
- **Mechanismus**: wegen intrazellulärem Glukosemangel wird die Lipolyse gesteigert. Über diesen Metabolismus kann der Körper eine Gluconeogenese (Bildung von Glukose aus Triglyzeriden) bewirken. Dabei entstehen Ketonkörper, die einerseits den typischen Acetongeruch auslösen, andererseits durch freie Fettsäuren vermehrt Säurevalenzen (H^+) abgeben und zu einer Azidose führen. Den sinkenden pH-Wert kompensiert der Organismus über Pufferung durch Bikarbonat und gesteigerte Abatmung des CO_2 in der Kussmaul-Atmung. Die Azidose kann einen erhöhten abdominellen Muskeltonus auslösen.
- **Symptome**: Azetongeruch, Kussmaul-Atmung (vertiefte Atemzüge), Bauchschmerzen (Pseudoperitonitis)
- **Notfallmaßnahmen**: s. hyperosmolares Koma

Hyperosmolares Koma

- **Ursache**: Hyperglykämie meist >700 mg/dl (bis zu 1000 mg/dl und mehr) durch Diät und Dosierungsfehler mit Insulin
- **Entwicklung**: eher schleichend innerhalb von Tagen bis zu mehreren Wochen
- **Mechanismus**: massive Flüssigkeitsverschiebungen und renale Verluste mit Folge einer ausgeprägten Dehydratation und Gefahr des hypovolämischen Schocks
- **Symptome**: Exsikkose und Bild des Schock (Tachykardie, Blutdruckabfall) bei warmer, trockener Haut
- **Notfallmaßnahmen**: iv-Zugang und Volumentherapie mit Ringer-Lsg. nach Bilanz (ZVD) und stündlicher Kontrolle, Blutgasanalyse in 4stündlichem Intervall, Senkung des BZ durch Alt-Humaninsulin 3-5 IE/h im Notarztwagen und 6-10 IE/h auf der Intensivstation mit Zielwert 200 mg/dl; langsame Senkung der Hyperglykämie mit 50-100 mg/dl pro Stunde wegen Gefahr des Hirnödems. Wenn BZ zu schnell sinkt, muss zusätzlich Glukose als Infusion gegeben werden. Kaliumgabe wegen Gefahr der Hypokaliämie während des Azidoseausgleichs. Thromboseprophylaxe mit Heparin. Bei schwerer Azidose Pufferung mit Bikarbonat.

> **Hypoglykämie**
>
> - **Ursache**: Überdosierung von Sulfonylharnstoffen oder Insulin oder zu langer Spritz-Ess-Abstand; körperliche Überanstrengung, Alkohol, Leberfunktionsstörungen oder ein Insulin-produzierender Tumor (Insulinom)
> - **Entwicklung**: schnell in wenigen Minuten
> - **Mechanismus**: Abfall des auf Glukosemangel sehr empfindlich reagierenden Gehirns und sympathische Gegenregulation zur Mobilisierung der Glykogenspeicher
> - **Symptome**: Tachykardie (bei palpatorisch schwachem Puls), kalte und feuchte Haut, Muskelzittern, Desorientierung und Kopfschmerzen, schließlich Bewusstlosigkeit und Krampfanfälle (DD: Apoplex)
> - **Notfallmaßnahmen**: sofortige Gabe von Glukose, wobei der Patient selbst Traubenzucker oder zuckerhaltiges Getränk (Apfelsaft, Cola) einnehmen soll. Der Zucker in Würfelzucker oder in Schokolade ist wirkungslos, da er als Dissacharid vorliegt, das nicht resorbiert werden kann. Durch den Notarzt oder in der Klinik iv-Gabe von 40-100 ml 40% Glukose.

Therapie des Diabetes mellitus Typ 2

Anmerkung. Für das Jahr 2003 ergaben Untersuchungen, dass etwa 22% der Patienten hinsichtlich ihrer Erkrankung nicht ausreichend aufgeklärt oder unzureichend beraten worden waren. Ebenso dramatisch ist die Tatsache, dass in 2003 nur 17% der Patienten mit Insulinbehandlung ein eigenes Blutzuckermessgerät besaß.

Die Therapie des Typ-2-Diabetes hat folgende Ziele: Vermeidung von Spätkomplikationen und Entgleisung des Stoffwechsels.

- Als Basismaßnahme steht die Schulung des Patienten im Vordergrund: Er MUSS sein Gewicht reduzieren und er MUSS für ausreichende Bewegung (Muskelaktivität mindert die Insulinresistenz) sorgen. Nur die Reduktion des HbA1c unter 7%, möglichst in den Normbereich HbA1c <6,5% vermeidet die Komplikationen.

> **! Merke**
> Es gilt der Grundsatz, dass Einsatz Medikamente erst dann eingesetzt werden sollen, wenn die Möglichkeiten der Schulung und von Lifestyle-Veränderungen ausgeschöpft sind.

- Wird der Zielwert nicht erreicht bzw. beträgt er >7% nach 3 Monaten, werden orale Antidiabetika (s. unten) gegeben
  bei Übergewicht: Metformin (bei Kontraindikationen Glibenclamid)
  bei Normalgewicht: Glibenclamid zusätzlich: Acarbose
- Liegt das HbA1c nach 3 Monaten Therapie noch immer >7% müssen zwei orale Antidiabetika kombiniert werden: Metformin + Acarbose oder Glibenclamid + Acarbose; zusätzlich erweisen sich Insulinsensitizer in der Senkung des HbA1c als effektiv (s. unten); eine intensivierte Insulintherapie ist zu diskutieren
- Ist nach weiteren 3 Monaten der Zielwert noch immer >7% erhöht, muss zusätzlich eine intensivierte Insulintherapie mit einem Verzögerungsinsulin zur Nacht eingeleitet werden

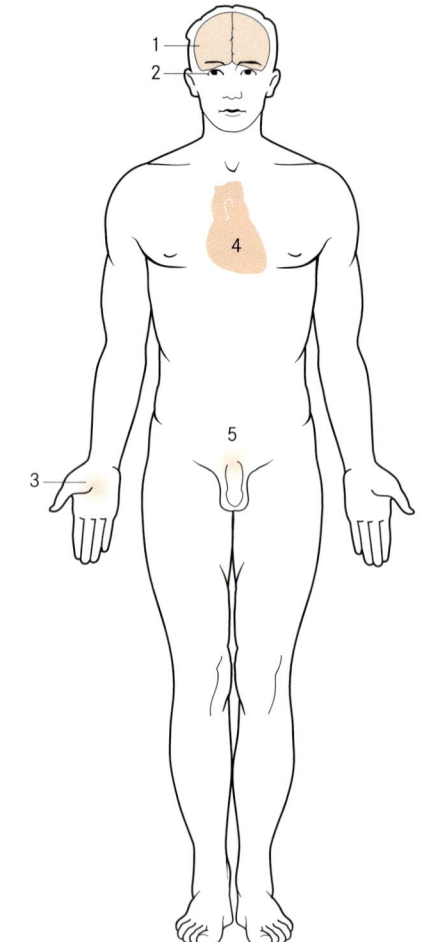

Abb. 11.5 ▶
Hypoglykämische Zeichen. Zerebrale Symptome (1) sind Denk- und Konzentrationsstörungen bei allgemeiner Verlangsamung, dabei kann es zu Krampfanfällen oder zum Koma kommen; häufig berichtet der Patient über Sehstörungen; als Symptome des vegetativen Nervensystems (2) kommt es zu Schweißausbrüchen und Empfindungsstörungen („Kribbeln am ganzen Körper"); peripher neurologische Zeichen (3) sind ein Tremor und neurologische Herdzeichen, die an einen Schlaganfall erinnern; kardial (4) tritt eine Tachykardie auf; die Patienten reagieren aggressiv und sexuell enthemmt (5)

Orale Antidiabetika (OAB)

Acarbose (z.B. Glucobay®) hemmt den Abbau von Stärke und verlangsamt die intestinale Resorption von Glukose. Dadurch steigt der postprandiale Blutzucker geringer an.

Metformin (z.B. Glucophage®) gehört zu den Biguaniden und hemmt die Gluconeogenese. Da es keine Wirkung auf Insulin hat, besteht keine Gefahr der Hypoglykämie.

Glibenclamid (z.B. Euglucon®) ist der Hauptvertreter der Sulfonylharnstoffe und stimuliert die Insulinfreisetzung. Die Therapie muss langsam einschleichend erfolgen, da sonst eine Hypoglykämie auftreten kann. Als eine der neuesten Entwicklungen hat das **Glimepirid** (z.B. Amaryl®) bewährt.

Insulinsensitizer (z.B. Avandia® oder Actos®) sind moderne Vertreter der Glitazone, die in Kombination mit Metformin oder Sulfonylharnstoffen gegeben werden und das HbA1c um etwa 1% senken.

Ernährung

Im Wesentlichen ist die Diät des Diabetikers eine normale Vollkosternährung in mehreren kleinen Mahlzeiten, wobei eine deutliche Gewichtsreduktion oder –normalisierung anzustreben ist. Bei der Kalorienzufuhr ist auf den tatsächlichen Energiebedarf zu achten und zu berücksichtigen, dass der Grundumsatz eines Menschen von >50 Jahren um ein Viertel geringer ist als der eines 30jährigen. Mit dem Ziel der Gewichtsabnahme dürfen nur zwei Drittel des benötigen Kalorienbedarfs zugeführt werden. Der Energiebedarf bei alltäglicher Belastung und üblicher Freizeitaktivität liegt bei rund 25-30 kcal/kg; d.h. dass bei einem Gewicht von 80 kg nicht mehr als 2000-2400 kcal zugeführt werden dürfen. Wenn das Gewicht gesenkt werden muss, muss die Kalorienzufuhr unter alltäglicher Belastung auf 1300-1600 kcal begrenzt werden. Bewegt sich der Patient wenig oder nicht, sind auch diese Kalorienmengen zu reduzieren.

Die Kohlenhydrate (KH) werden nach → **Broteinheiten** (BE) berechnet, wobei 1 BE 10-12 g KH entsprechen. Optimal ist die Verteilung auf 6 kleine Mahlzeiten. Bei Empfehlungen bzgl. der KH ist nicht die Menge sondern die Zusammensetzung der KH wichtig. Polysaccharide wie Stärke werden langsamer resorbiert und vermeiden Blutzuckerspitzen, die mit der Manifestation der Komplikationen korrelieren. Monosaccharide wie Taubenzucker oder Disaccharide wie Fruchtzucker wirken sich rasch auf den BZ-Anstieg aus und sollten vermieden werden. Alkohol ist erlaubt, darf aber nur zusammen mit KH getrunken werden und sollte 1-2 Glas Wein nicht überschreiten. Grundsätzlich gilt die Empfehlung:

- 50-55% Kohlenhydrate
- 30-35% Fette (maximal 33% gesättigte Fettsäuren und maximal 300 g Cholesterin täglich)
- 10-20% Proteine (hierbei ist auf das Vorliegen einer Nephropathie zu achten und ggf. die Eiweißzufuhr zu reduzieren)

Die Zusammensetzung der Nahrung und die BE werden mit dem Patienten individuell und anhand tabellarischer Zusammenstellungen entsprechend der Zielparameter Gewichtsreduktion, Stabilität des Blutzuckerspiegels und HbA1c <6,5-7% besprochen. Der Patient muss VERSTEHEN, dass er durch diese Einschränkungen seiner Lebenslust nur profitiert und nur durch strikte Disziplin die Spätkomplikationen vermeiden oder ihr Fortschreiten aufhalten kann.

Therapie mit Insulin

Beim Insulin-dependent Diabetes mellitus (IDDM, Diabetes mellitus Typ 1) und beim Gestationsdiabetes ist die Substitution von Insulin zwingend. Für den NIDDM (Diabetes mellitus Typ 2) ist die Insulingabe eine relative Indikation, wird aber zwingend, wenn sich durch andere Maßnahmen hyperglykämische Entgleisungen nicht beherrschen lassen oder die B-Zellen des Pankreas erschöpft sind. Die physiologische Sekretionsrate von Insulin beträgt

- basal 0,7-1 E/h und
- prandial 1-1,5 E pro 10 g KH, entsprechend 40 kcal Glukose.

Insuline sind Proteine und jedes Protein ist nur begrenzt haltbar. Deshalb sind bei der Lagerung der Insuline einige Grundsätze zu berücksichtigen:
- angebrochenes Insulin hält sich bei Zimmertemperatur max. 2 Wochen
- Insulinvorräte sind bei +2° bis +8° aufzubewahren; im Kühlschrank besteht diese Temperatur in der Tür oder im Gemüsefach
- Bei Flugreisen ist Insulin im Handgepäck mitzuführen

Insulin wird in der Regel subkutan injiziert. Hierbei muss der Patienten wissen, dass an den oberen Quadranten des Bauches eine raschere Resorption erfolgt als am Oberschenkel oder in der Glutaealregion. Die Injektionsstellen müssen alle 3 Monate angesehen und auf entzündliche Verhärtungen hin abgetastet werden. Von „Lieblings"-Injektionsstellen muss der Patient abgehalten werden. Um den regelmäßigen Wechsel der Injektionsstelle zu sichern, sollte der Patient einen genauen „Spritzkalender" einhalten, d.h. in täglichem Abstand die Injektion an vorgeschriebenen Stellen vornehmen. Nach Umschlägen und Applikation lokaler Wärme durch ein heißes Bad oder Sauna und auch nach Massagen erfolgt eine beschleunigte Resorption des Insulins und es besteht die Gefahr der Hypoglykämie. Injektionen in den Unterarm oder in einen „mageren" Oberarm müssen strikt vermieden werden.

Injektion von Insulin

Für die *Injektion mit Insulin* sind einige Regeln zu beachten:
- Desinfektion der Einstichstelle (im häuslichen Bereich nicht zwingend)
- Pen mit Verzögerungs-/Mischinsulin 20 mal kippen; Stechampulle in der Hand rollen
- Einheiten einstellen bzw. aufziehen
- Pen/Spritze bereitlegen
- Hautfalte halten; senkrecht einstechen und injizieren
- bis auf „zehn" zählen
- Nadel entfernen; Verschlusskappe auf Pen

Häufige Fehler bei der Injektion sind:
- Insulin mit Verzögerungsanteil ist nicht richtig gemischt
- falscher Injektionsort gewählt, z.B. Oberarm
- schräger Einstich
- an den „Lieblingsspritzstellen" sind Insulinwirkungen meist unzureichend wirksam
- verschiedene Insuline sind vertauscht worden
- die Quetschung der Hautfalte ist zu stark

Als *Injektionsstellen* sind bestimmte Regionen zu wählen:
- schnellwirkende Insuline: Bauch
- Verzögerungsinsuline: Gesäß oder Außenseite des Oberschenkels

- Mischinsuline: *morgens*: Bauch
  abends: Oberschenkel oder Gesäß

Die Dosierung von Insulin erfolgt in internationalen Einheiten (IE). Die Ampullen enthalten 40 IE/ml oder 100 IE/ml. Die Pens sind mit 100 IE/ml ausgerüstet.

Die Wirkung des Insulins selbst hängt von mehreren Faktoren ab: Der Art des Insulins, seiner Lagerung bzw. fehlerhaften Umgang, der Insulindosis und dem Wirkungsort. Das subkutane Fettgewebe verändert sich durch Entzündungsprozesse nach mehreren Injektionen mit der Folge, dass das Gewebe lokal schlechter durchblutet wird. Durch Hypertrophie des Fettgewebes, regionale Entzündungen mit Infiltraten und Fibrosen kann die gleiche Insulindosis an verschiedenen Körperstellen zu einer Hypo- oder Hyperglykämie führen!

Insulinarten

Die einzelnen Insuline unterscheiden sich durch
- die Geschwindigkeit, mit der sie zu wirken beginnen,
- dem Zeitpunkt zu dem sie ihre maximale Wirkung erreichen und
- ihrer durchschnittlichen Wirkungsdauer.

Normalinsulin. Das bei hyperglykämischen Entgleisungen mit Koma eingesetzte Normalinsulin, das auch als Altinsulin bezeichnet wird, beginnt bei s.c.-Injektion bereits nach 10-15 min zu wirken. Dessen Wirkung hält jedoch nicht lange an, so dass es 4mal am Tag gespritzt werden müsste. Dieses Insulin ist das einzige, das auch i.m. oder i.v. injiziert werden kann.

Depotinsuline sind Verzögerungsinsuline (intermediäre Insuline, NPH-Insuline = Neutral-Protamin-Hagedorn-Inslin), die erst nach mehr als einer halben Stunde zu wirken beginnen und je nach Dosis bis zu 24 h wirken.

Langzeitinsulin. Die Wirkung von Langzeitinsulinen hält dabei noch länger (bis 36 h) an, wobei die Wirkung erst nach 4 h einsetzt.

Mischinsuline sind Normal- und Verzögerungsinsuline in kombinierter Darreichung; hierfür gibt es zahlreiche individuelle Handelsformen.

In der Therapie mit Insulinen werden verschiedene Strategien unterschieden:
- **Konventionelle Insulintherapie:** 1 bis 2malige Gabe von Insulin mit Kombinationsinsulin aus 25-30% Normalinsulin und 70-75% NPH-Insulin. Der Spritz-Essabstand sollte 30 min betragen. Die durchschnittliche Insulindosis liegt bei 0,5-1 E/kg KG und wird verteilt auf morgens 2/3 und abends 1/3 der Dosis. Eine individuelle Einstellung ist ebenso nötig wie ein geregelter Tagesablauf bei den Mahlzeiten und körperlichen Aktivitäten. Neu sind Kombinations-Insulinanaloga (Lispro-Insulin, z.B. Humalog®, oder Aspart-Insulin, z.B. Novorapid®) mit schnellerer Anflutung. Hier muss kein Spritz-Essabstand eingehalten werden. Die post-

prandialen Blutzuckerspitzen werden stärker beeinflusst, es treten weniger Hypoglykämien auf und die Mortalität durch Langzeitkomplikationen ist reduziert.

- **Intensivierte konventionelle Insulintherapie:** Die Insulindosis wird in Abhängigkeit der postprandialen Blutzuckerspiegel verabreicht. Erfahrungen über die individuelle Insulinwirkung beim Patienten sind hier natürlich vorauszusetzen. Ein kurzwirksames Insulin wird vor dem Essen zusammen mit lang wirkendem NPH-Insulin oder einem Insulinanalogon, z.B. Lantus®, gegeben. Der zunehmende Einsatz von Insulinanaloga weist auf deren bewährten Einsatz in der Praxis hin. Eine signifikante Abnahme der mikrovaskulären Komplikationen und eine deutliche Senkung des HbA1c werden beobachtet. Die Steuerung des Blutzuckerspiegels ist durch mehrfache Insulinapplikationen möglich. Allerdings besteht die Gefahr der Gewichtszunahme. Der Patient muss hierüber im Vorfeld aufgeklärt werden, um ihn nicht zu demotivieren.
- **Kombinationstherapie:** Unter der Kombination von Insulin mit oralen Antidiabetika (OAD, s. oben) besteht die geringste Gewichtszunahme im Vergleich aller Strategien. Allerdings stellt diese Therapie ein starres Vorgehen ohne Möglichkeit der individuellen Anpassung dar.
- **Therapie mit Insulinpumpen:** Diese Form der Insulinzufuhr wird als CSII (continous subcutaneous Insulin Infusion) bezeichnet. Anwendung findet die Implantation einer subkutan liegenden Kanüle und eines am Körper zu tragenden Pumpsystems bei der Notwendigkeit einer strengen Einstelluung z.B. in der Schwangerschaft oder bei bedrohlichen Komplikationen wie der diabetischen Nephropathie. Entsprechend einem „Basis-Bolus-Prinzip" wird kontinuierlich ein basaler Insulinbedarf zugeführt. Darüber hinaus kann der Patient entsprechend der KH-Menge und seines aktuellen BZ-Spiegels Insulin als Bolus injizieren.

Insuline

Insulinart	(a) Wirkeintritt	(b) Wirkmaximum	(c) Wirkdauer
Insulinanaloga *Sehr schnell wirkend*	Sofort bis 10 min	1 h	2-3 h
Normalinsulin *Schnell wirkend*	10-20 min	2 h	4-6 h*
Verzögerungsinsulin *Lang wirkend*	60-90 min	4-8 h	8-14 h
Insulinanalogon *Sehr lang wirkend*	3-4 h	10-16 h	Ca. 24 h

*8 h bei >20 IE

Nebenwirkungen der Insulintherapie

- **Hypoglykämie** häufigste Komplikation
- **Gewichtszunahme** (a) vor Insulingabe besteht meist Energieverlust durch Glucosurie und metabolische Katabolie, die nun behoben werden; (b) Zwang zur regelmäßigen Ernährung führt zu erhöhter Kalorienzufuhr
- **Iatrogener Hyperinsulinismus** durch nächtliche Überdosierung; Hypoglykämien bleiben meist unbemerkt, nicht aber ohne Folgen … (*iatrogen* bedeutet, dass der Fehler durch den Arzt verursacht wurde)
- **Insulinödeme** Manifestation passagerer Ödeme, da Insulin eine Natrium retinierende Wirkung aufweist; der Patient muss eine Disposition dafür haben
- **Transitorische Refraktionsanomalien** reversible Sehstörungen bei Rekompensation einer entgleisten Blutzuckerlage durch Quellvorgänge von Linse und Glaskörper
- **Lipoatrophien** im subkutanen Gewebe der Injektionsstelle durch Infektionen oder Immunprozesse – seit Verwendung hochgereinigter Insuline treten Lipoatrophien nur noch selten auf
- **Lipohypertrophie** Fettgewebshypertrophie an der Injektionsstelle als Folge der trophischen Wirkung des Insulins, wenn die Injektionsstellen zu selten gewechselt werden, deshalb Vorsicht vor Lieblingsstellen
- **Insulinallergie** Sie ist selten und zeigt sich ggf. als Erythem an der Injektionsstelle nach 3-48 h
- **Insulinresistenz** (a) eine Unterempfindlichkeit gegen Insulin liegt vor, wenn der Insulinbedarf >80-100 IE/Tag ist; oder wenn (b) eine Resistenz besteht bei >200 IE/Tag. Sie kommt selten bei Typ 2 vor und wird verursacht durch hochspezifische Antikörper gegen Insulin, die einen Insulinbedarf bis >1000 IE/Tag auslösen können. Auch das → **metabolische Syndrom** sowie Infektionen können eine geringe Insulinresistenz auslösen

Spätkomplikationen

Als chronische Komplikationen des Diabetes mellitus mit einer Frist von mehreren Jahren kommt es durch erhöhte BZ-Spiegel und über Jahre anhaltende postprandiale BZ-Spitzen zur Schädigung der Arterien, wobei neben
- → **Makroangiopathien** (Koronare Herzkrankheit mit Infarkt, paVK mit hoher Amputationsrate und zerebrovaskuläre Insuffizienz mit gehäuften Strokes) auch und in erster Linie die Mikrozirkulation betroffen ist. Man spricht von
- → **Mikroangiopathien** (diabetische Nephropathie, Retinopathie, Polyneuropathie und Wundheilungsstörungen mit dem Bild des „diabetischen Fußes")

Die Komplikationen des Diabetes sind oft die ersten Symptome der Erkrankung. Im klinischen Alltag einer internistischen Station in einem Krankenhaus der Regelversorgung nimmt der Diabetes mit seinen Komplikationen eine unrühmliche Spitzenposition ein. Bei Arteriosklerose jeder Art, kardialen und intestinalen Störungen, Wundheilungsstörungen und neurologischen Symptomen muss stets ein Diabetes ausgeschlossen werden. Da der Diabetes seiner Natur nach nicht „geheilt" werden

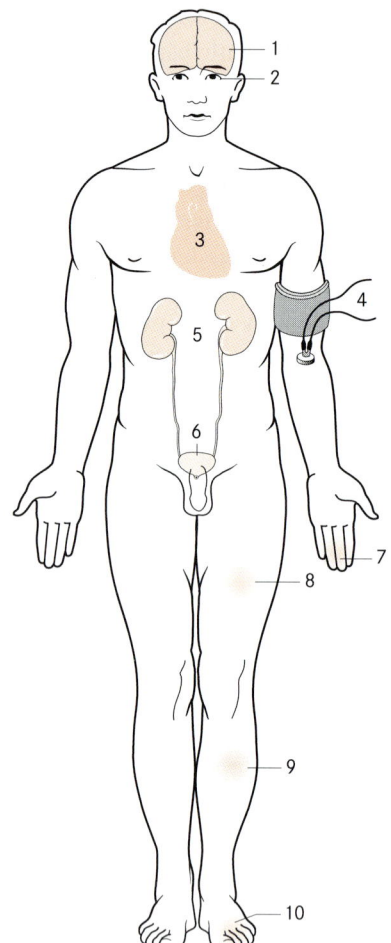

Abb. 11.6 ▶
Spätkomplikationen bei Diabetes mellitus.
Die Folgen des Diabetes mellitus manifestieren sich am gesamten Organismus als Störungen der makroskopischen und mikroskopischen Durchblutung sowie der Nervenfunktionen. Nahezu jeder zweite Patient stirbt an den Folgen eines Myokardinfarkts. Im einzelnen treten folgende Krankheitsbilder auf: 1 = zerebrovaskuläre Insuffizienz mit Stroke, 2 = diabetische Retinopathie und Glaukom, 3 = Herzrhythmusstörungen, koronare Herzkrankheit mit Infarkt, 4 = Bluthochdruck, 5 = diabetische Nephropathie, 6 = Inkontinenz, 7 = periphere Polyneuropathie (Frühzeichen: Tastsinn ist herabgesetzt); bei Männern tritt eine erektile Dysfunktion auf, 8 = periphere arterielle Verschlusskrankheit, 9 = Wadenkrämpfe und Myalgien, 10 = Wundheilungsstörungen und Bild des diabetischen Fußes

kann, ist das Ziel aller aufklärenden Gespräche und therapeutischen Maßnahmen die Vermeidung der bedrohlichen Komplikationen. Diabetes mellitus verkürzt das Leben. Das Auftreten der Komplikationen ist keine Frage der Wahrscheinlichkeit, sondern eine Gewissheit. Der Patient muss mit dieser Bedrohung konfrontiert werden, um ausreichende Motivation für den ihm schwierig erscheinenden Verzicht auf mancherlei Genüsse zu entwickeln. Für kleine Gelüste muss sonst ein hoher Preis bezahlt werden.

Polyneuropathie

Die Störung der Funktion peripherer Nerven und des vegetativen Nervensystems ist eine der häufigsten Komplikationen; die → **Polyneuropathie** betrifft fast 50% der Diabetiker und kommt um so öfters vor, je länger der Diabetes besteht. Überwiegend liegen sensible und sensomotorische Störungen vor. Das Vibrationsempfinden (Stimmgabeltest) ist ebenso herabgesetzt wie die Schmerzempfindung und die Reflexe. „Stumme" Herzinfarkte ohne Vorboten und eine erhöhte Sturzgefahr sind die

Konsequenzen. Der Befall der unteren Extremität kann sich als Lähmungserscheinungen manifestieren aber auch Dysästhesien mit chronisch brennendem Gefühl der Füße. Der Befall des vegetativen Nervensystems zeigt sich durch Achalasie (Schluckstörung, LE 10.2), Diarrhö und gehäuft auftretende Inkontinenz. Potenzstörungen und erektile Dysfunktion treten fast immer auf. Bei Funktionsstörung des Sympathikus fallen gegenregulatorische Mechanismen bei Hypoglykämie aus; der Patient spürt die warnenden Symptome von Hitzegefühl und Schweißausbruch nicht mehr und gerät unvermittelt in die Hypoglykämie.

Diabetischer Fuss

Die Infektionsneigung bei geschwächter Abwehrlage des Diabetikers, Durchblutungsstörungen in der Mikrozirkulation und eine sensible Neuropathie bestimmen die Heilungsstörung kleiner Wunden vor allem im Bereich der Zehen und der Ferse. Ulzerationen beim → **diabetischen Fuß** können bis auf den Knochen reichen und sind dabei völlig schmerzfrei. Das trifft auch auf die paVK zu. Bei Mikrozirkulationsstörungen und paVK bei Diabetes mellitus ist das Amputationsrisiko 15mal höher als bei anderen Ursachen.

Diabetische Nephropathie

Die Einschränkung der Nierenfunktion, gemessen als herabgesetzte GFR (glomeruläre Filtrationsrate; LE 9), verläuft langsam und schleichend. Bei schlecht eingestellter Stoffwechsellage liegt bei Diabetes Typ 1 nach 15-20 Jahren in 50% eine → **diabetische Nephropathie** vor, bei Typ 2 in 20%. Wird der Diabetes dabei von einem Hochdruck begleitet, entsteht ein tödliches Tandem, das bei jedem vierten Patienten innerhalb von 10 Jahren zu einem Apoplex oder Herzinfarkt führt.

! **Merke**
Beim Diabetes ist eine Mikroalbuminurie ein letztes Warnsignal vor drohenden ernsten Komplikationen.

Schon im Vorfeld weisen eine sonografisch vergrößerte Niere und nächtlich persistierende Blutdruckspitzen auf die Nephropathie hin. Mit Blick auf das HbA_{1c} müssen der Blutzuckerspiegel konsequent eingestellt und alle Risikofaktoren für eine instabile Stoffwechsellage beseitigt werden. ACE-Hemmer wirken nephroprotektiv und mindern das Risiko, beheben es aber nicht.

Retinopathie

Mikrozirkulationsstörungen der Netzhaut lösen beim Diabetiker Ödeme der Retina mit Einblutungen in den Glaskörper und Netzhautablösung aus; man spricht von der → **Retinopathie**. Linsentrübung (Katarakt) und Erhöhung des Augeninnendrucks (Glaukom; LE 16) sind weitere ophthalmologische Komplikationen. Die Folgen sind Erblindung, die heute überwiegend auf Diabetes mellitus zurückzuführen ist.

Diabetische Nephropathie		
Stadium I	nach ca. 2 Jahren	keine Symptome; Niere sonografisch vergrößert
Stadium II	nach 2–5 Jahren	keine Symptome; beginnende Schädigung der glomerulären Basalmembran
Stadium III	nach ca. 15 Jahren	Mikroalbuminurie; in 50% Blutdruck erhöht
Stadium IV	nach ca. 20 Jahren	*klinisch manifeste* Nephropathie mit Proteinurie und Ödemen; in >60% besteht ein Bluthochdruck
Stadium V	nach 15–30 Jahren	präterminale Niereninsuffizienz mit GFR <10 ml/min; in fast 100% besteht ein Hochruck

Andere Diabetesformen

- Genetische Defekte der B-Zellfunktion: MODY (*M*aturity-*o*nset *D*iabetes of the *Y*oung)
- Genetische Defekte der Insulinwirkung
- Sekundärer Diabetes bei Erkrankungen des exokrinen Pankreas, z.B. Pankreatitis oder bei Mukovisizidose (LE 8.2, 10.2)
- Entgleisung des Kohlenhydratstoffwechsels (negative Glukosetoleranz) bei endokrinen Störungen, z.B. Morbus Cushing oder Hyperthyreose (LE 12)
- Durch Glukortikoide (iatrogener Cushing)
- Nach Infektionen mit den Viren, die Röteln oder Zytomegalie auslösen
- Assoziiert bei genetischen Syndromen, z.B. Down-Syndrom (Trisomie 21) oder Klinefelter-Syndrom

! **Merke**

Das Krankheitsbild des *Diabetes insipidus* hat nichts mit Störungen des Kohlenhydratstoffwechsels zu tun, sondern ist eine endokrine Störung: Der Mangel an antidiuretischem Hormon, ADH, das im Hypothalamus gebildet und in der Neurohypophyse (Hinterlappen) gespeichert wird, zeigt sich als extreme Polyurie und Exsikkose.

Andere Störungen, die mit dem Kohlenhydratstoffwechsel verbunden sind

Metabolisches Syndrom

Das im Zusammenhang mit Diabetes mellitus Typ 2 genannte metabolische Syndrom ist charakterisiert durch:
- abdominelle Adipositas

- Fettstoffwechselstörung mit erhöhten Triglyzeriden bei niedrigem HDL-Cholesterin
- Bluthochdruck
- Glucoseintoleranz = Diabetes mellitus Typ 2
- häufig → **Gicht**

Zusätzlich finden sich gehäuft Gerinnungsstörungen bei einer gestörten Fibrinolyse und eine Hyperandrogenämie bei Frauen. Mit steigendem Alter tritt diese Verknüpfung von Risikofaktoren immer öfters auf; 25% der Bevölkerung sind derzeit davon betroffen. Entscheidend ist die Früherkennung und nicht die späte Behandlung. Im Vordergrund der Allgemeinmaßnahmen stehen die Normalisierung des Gewichts und Verhaltensempfehlungen wie beim Diabetes mellitus.

Zielwerte und pathologische Befunde beim metabolischen Syndrom

	Normal = Zielbereich	Grenzwertig = Kontrollbereich	Pathologisch = Therapiebereich
BMI (kg/m²)	<25	25-27	>27
RR (mm Hg)	<140/90	140/90 bis 160/95	>160/95
Cholesterin (mg/dl)	<200	Bis 250	>250
HDL (mg/dl)	>45	35-45	<35
LDL (mg/dl)	<130	130-155	>155
Triglyzeride (mg/dl)	<150	150-200	>200
Nü. BZ (mg/dl)	<110	110-125	>125
HbA1c (%)	<6,5	6,5-7	>7
Fibrinogen (mg/dl)	<300		>300

Adipositas

Von manifester → **Adipositas** (Fettleibigkeit) spricht man, wenn der → **Body-Mass-Index** (BMI) >30 kg/m² beträgt. Dieser Wert bezeichnet das Verhältnis von Körpergewicht geteilt durch das Quadrat der Körpergröße. Ein Übergewicht liegt vor, wenn das Gewicht den Wert des Broca-Index (Größe minus Gewicht) um >10% übersteigt. Die Werte für den BMI sind

- 18,5-24,9   normal
- 25,0-29,9   Präadipositas
- 30,0-34,9   Adipositas I°
- 35,0-39,9   Adipositas II°
- >40,0   Adipositas III°

Für das Körpergewicht spielt die familiäre Anlage eine wichtige Rolle, denn Kinder normalgewichtiger Eltern sind selten (<10%) übergewichtig, während über die Hälfte der Kinder mit beiden übergewichtigen Eltern ebenfalls eine Adipositas aufweisen. Essstörungen und falsche Ernährungsgewohnheiten spielen jedoch die weitaus wichtigste Rolle für das Übergewicht. Ein Cushing-Syndrom (Folge erhöhter Glukokortikoidgaben) und eine Hypothyreose (Schilddrüsenunterfunktion) müssen ausgeschlossen werden (LE 12).

Das Fettverteilungsmuster wird aus der Relation Taillen- zu Hüftumfang (in %) bestimmt und lässt zwei Typen unterscheiden:
- **Androide Fettverteilung** liegt vor, wenn diese Beziehung bei ♂ >1 und bei ♀ 0,85 ist. Hierbei besteht ein erhöhtes Risiko für kardiovaskuläre Erkrankungen.
- **Gynoide Fettverteilung** liegt vor, wenn diese Beziehung bei ♂ <1 und bei ♀ <0,85 ist. Das Erkrankungsrisiko ist hierbei geringer.

Täglicher Kalorienbedarf

Der Grundumsatz (GU) morgens und nüchtern im Liegen und körperlicher Behaglichkeit eines erwachsenen Mannes beträgt ca. 1 kcal/kg Körpergewicht und Stunde. Wegen des erhöhten physiologischen Fettanteils ist der GU bei Frauen ca. 10% geringer.

Der Arbeitsumsatz hängt von der körperlichen Aktivität ab; nach diesen Richtwerten kann man sich orientieren (kcal bei 70 kg Gewicht pro Tag):

	♂	♀
Grundumsatz	1700	1500
Ruheumsatz	2000	1800
Freizeit	2300	2000
Leichte Arbeit	2400–3000	
Schwere Arbeit	3600–4200	
Sehr schwere Arbeit	4200–4800	

Im Rahmen von Lifestyle Diseases ist die Adipositas einer der zentralen Indikatoren für die Entstehung kardiovaskulärer Krankheiten, die derzeit fast 55% der Sterblichkeit verursachen. Nach epidemiologischer Datenlage gehen mit der Adipositas ab Grad I und mit steigendem BMI gehäuft einher:
- Diabetes mellitus Typ 2
- Kardiovaskuläre Erkrankungen
- Cholelithiasis
- Schlafapnoe-Syndrom
- Gonarthrose
- Ovarial- und Endometriumkarzinom

▶ **Therapie.** Liegt der BMI >30 kg/m², also ab einer Adipositas I°, ist eine Gewichtsreduktion dringend anzuraten. Über Diäten wird viel geschrieben und jede Art der Diät mag sinnvoll sein, wenn sie ausgewogen ist und ein tägliches Energiedefizit von 500-1000 kcal beinhaltet. Nulldiäten sind in der Regel weder sinnvoll noch halten sie längere Zeit an. Für die Ernährung gelten dieselben Grundsätze wie beim Diabetes mellitus Typ 2. In der Zusammensetzung der Nahrung gilt auch hier: max. 60% KH, <30% Fett und der Rest Eiweiß. Das Gewicht soll um höchstens 0,5 kg/Woche (max. 1 kg) gesenkt werden. Der erhöhte Kalorienverbrauch durch angemessene Bewegung ist für die Gewichtssenkung der entscheidende Faktor. 3-4mal „Sport" für 30 min mit einer Zielfrequenz von 180 minus Alter sind ausreichend.

Eine **medikamentöse** Behandlung ist nur indiziert, wenn trotz engagierter Bemühungen bei Adipositas II° in 3 Monaten <5 kg abgenommen werden konnten. Hierfür stehen zwei Medikamente zur Verfügung:

- Silbutamin, das die Wiederaufnahme von Serotonin und Noradrenalin in den zentralnervösen Synapsen hemmt und dadurch ein Sättigungsgefühl erzeugt und zu einem erhöhten Energieumsatz führt. Die Nebenwirkungen sind jedoch ungünstige, steigernde Effekte auf den Blutdruck, Neigung zur Tachykardie und Mundtrockenheit als Zeichen der Sympathikotonie
- Orlistat, das die Pankreaslipase hemmt und dazu führt, dass rund 30% des Nahrungsfetts nicht mehr resorbiert werden. Nebenwirkungen sind Mangel an den fettlöslichen Vitaminen (E-D-K-A) und eine Steatorrhoe.

Bei einem BMI >40 kg/m² kann *chirurgisch* interveniert werden. Durch ein flexibles „Banding" des Magens wird ein frühzeitiges Sättigungsgefühl erreicht.

Fruktoseintoleranz

Es handelt sich um eine Erbkrankheit mit Verminderung eines Enzyms, das die Fruktose abbaut. Nach Zufuhr von Fruktose treten Hypoglykämien auf. Die Patienten klagen über unspezifische Bauchschmerzen, Übelkeit und Brechreiz. Lebererkrankungen und Nierenfunktionsstörungen sind die Folge von vermehrter Fruktosezufuhr.

▶ **Therapie.** Vermeidung von Fruktose und Saccharose in der Ernährung. Dann ist die Prognose gut.

Glykogenspeicherkrankheiten

Sie sind selten und beruhen auf einer vererbten Störung, bei der sich Glykogen in Leber und Skelettmuskulatur anreichert. Die Energiegewinnung (ATP) ist dabei gestört. Klinisch bestehen eine Hepatomegalie, Hypoglykämien, Muskelschmerzen und -schwäche, Myoglobinurie mit burgunderrotem Urin und Anstieg der CK (Kreatinkinase) nach körperlicher Belastung.

▶ **Therapie.** Eine gezielte Therapie steht nicht zur Verfügung. Vor Belastungen müssen KH zugeführt werden, aber Überanstrengungen sind zu vermeiden.

Insulinom

Bei einem selten vorkommenden Adenom der B-Zellen des Pankreas wird Insulin unabhängig von den Bedürfnissen ausgeschüttet. Isst der Patient nicht ausreichend oder fastet er, treten hypoglykämische Symptome auf. Verwirrungssymptome und psychische Auffälligkeiten stehen im Vordergrund. Die Patienten werden fälschlicherweise häufig zur psychiatrischen Behandlung eingewiesen. Mit der Zeit nimmt die Schwere der Symptome zu. Durch einen klinischen Fastenversuch mit Bestimmung von Blutzucker, Insulinspiegel und C-Peptid wird die Diagnose gestellt. Ein Adenom des Pankreas kann im Kernspin oder CT ab >0,5 cm nachgewiesen werden. Ein Inselzellkarzinom besteht sehr selten.

▶ **Therapie.** Akut Glukoseinfusion und wenn möglich operative Entfernung des Adenoms. Ist das nicht möglich oder ist der Tumor nicht nachweisbar, kann die Insulinsekretion durch Medikamente gehemmt werden (Diazoxid [Proglicem®]oder als Analogon des Somatostatins Octreotid [Sandostatin®]).

Störungen des Fettstoffwechsels

Erhöhungen der Neutralfette (Triglyzeride, TG) und/oder des Cholesterins werden als → **Dyslipoproteinämie** (Hyperlipoproteinämie) bezeichnet. Überwiegend sind sie Folge ungesunder Ernährungsgewohnheiten und gelten als primärer Risikofaktor für die hohe kardiovaskuläre Mortalität durch KHK mit Herzinfarkt, paVK und Apoplex. (Zum Entstehungsmechanismus der Arteriosklerose siehe den Abschnitt über Koronare Herzkrankheit; LE 6.2). Die Richtwerte für Blutfette stehen in Zusammenhang mit der familiären Vorgeschichte und manifesten Erkrankungen. In >20% der deutschen Bevölkerung sind die Zielwerte bei „Gesunden" überschritten. Besonders wichtig ist der Wert des pathogenen LDL-Cholesterins. Bei massiv erhöhten Fettspiegeln kommt es zur Fetteinlagerung in die Haut (→ **Xanthome**), besonders häufig in die Augenlider (→ **Xanthelasmen**) oder als Ring in die Hornhaut (*Arcus lipoides*). Das ist besonders der Fall, wenn eine genetische Störung mit Mangel des Enzyms Lipoproteinlipase besteht (familiäre Hyperlipidämie Typ I)

Primäre (vererbte) Hyperlipoproteinämien

Angeborene und unter direkten Verwandten gehäuft vorkommende Fettstoffwechselstörungen sind genetisch bedingt. Fehlernährungen machen sich hier schnell und durch früh auftretende Komplikationen bemerkbar. Ab einem Gesamtcholesterin >200 mg/dl steigt das Risiko für Gefäßerkrankungen deutlich an. Bei der *familiären Hypercholesterinämie* sind Defekte am Gen für den LDL-Rezeptor nachgewiesen. Jeder 20.Herzinfarkt <60Jahren ist auf diese Störung zurückzuführen. Ein Herzinfarkt tritt bei Männern und Frauen zwischen 40–60 Jahren 5fach häufiger als bei anderen Patienten auf.

Zwischen erhöhten Spiegeln an Triglyzeriden (TG) und Arteriosklerose besteht zwar kein direkter Zusammenhang, aber bei Infarktpatienten sind die Triglyzeride fast immer erhöht. Dabei liegt meistens ein → **metabolisches Syndrom** vor. Wenn es krankheitsbedingt zu vermehrter Bildung von VLDL-Cholesterin und von Chylomikronen kommt, sind die TG-Werte erhöht und es liegt eine *primäre (familiäre) Hyper-*

triglyzeridämie vor. Als erste Symptome treten bei Patienten über 20 Jahren Bauchschmerzen wie bei Pankreatitis auf und ein Diabetes mellitus Typ 2 auf. Die TG-Werte können höher als 1000 mg/dl betragen. Therapeutisch kann eine → **Lipidapherese** nötig werden; bei dieser Methode wird LDL-Cholesterin über einen Ionenaustauscher außerhalb des Körpers durch ein Verfahren ähnlich der Dialyse entfernt.

LE 11.2

Zielwerte für Blutfettwerte (Werte in mg/dl)

	Cholesterin			Triglyzeride
	Gesamt	LDL	HDL	
Kein anderer RF bekannt	<250	<160	>40	<150
Andere RF bekannt	<200	<130	>40	<150
Klinisch manifestierte Arteriosklerose oder KHK	<180	<100	>40	<150

RF = Risikofaktor (z.B. Diabetes mellitus, Bluthochdruck, familiäre Disposition, anhaltendes inhalatives Rauchen)

Sekundäre Fettstoffwechselstörungen

Einige Erkrankungen und Medikamente beeinflussen die Blutfette:
- Erhöhtes Gesamtcholesterin und erhöhte TG-Werte
  durch Morbus Cushing, übermäßigen Alkoholgenuss und Medikamente: Thiaziddiuretika, Glukokortikoide, Östrogene
- Erniedrigtes HDL-Cholesterin
  durch Leberfunktionsstörungen, Hyperthyreose oder inhalatives Rauchen
- Erhöhung aller Fettwerte bei reduziertem HDL
  bei Diabetes mellitus, Niereninsuffizienz und nephrotischem Syndrom, Hypothyreose, Gammopathien und Medikamente, z. B. Betablocker

Therapie

Im Vordergrund stehen diätetische Maßnahmen. Die Patienten mit erhöhten Fettspiegeln sind anzuhalten, bei ihrem Ernährungsverhalten zu berücksichtigen, dass
- **Vermieden werden müssen:** Wurstwaren, fettes Fleisch, Produkte aus Vollmilch, Käse, Fertigbackwaren, gehärtete Fette und die Benutzung der Fritteuse
- **Bevorzugt werden müssen:** Seefisch, Geflügel und mageres Fleisch, Produkte aus Magermilch, pflanzliche Fette und Öle sowie Ballaststoffe

Bei manifester Arteriosklerose müssen *Medikamente* zur Lipidsenkung gegeben werden. Den größten Stellwert nehmen dabei die Statine ein, die eine Senkung des Gesamtcholesterins bis 40% ermöglichen und die kardiovaskuläre Mortalität deutlich reduzieren.

- **Statine** (auch als CSE-Hemmer bezeichnet) beeinflussen die Cholesterinsynthese: LDL ↓↓, TG ↓, HDL ↑; als NW sind Störungen des Muskelstoffwechsels beschrieben (Myositis und Rhabdomyolyse)
- **Cholestyramin** ist ein Anionenaustauscher, der Gallensäuren bindet und LDL senkt
- **Fibrate** senken TG und erhöhen das HDL; als NW begünstigen sie die Entstehung von Gallensteinen
- **Nicotinsäurederivate** senken das TG und erhöhen stark das HDL; als NW können sie eine Flush-Symptomatik auslösen und ungünstig auf den BZ-Spiegel wirken und die Harnsäure ansteigen lassen

Blutfettwerte bei verschiedenen sekundären Dyslipidämien	
Adipositas	Triglyzeride↑, HDL↓
Bewegungsmangel	HDL↓
Diabetes mellitus	Triglyzeride↑, Gesamtcholesterin↑
Alkoholabusus	Triglyzeride↑, HDL↑
Nephrotisches Syndrom	Gesamtcholesterin↑
Therapie mit Diuretika	Gesamtcholesterin↑, Triglyzeride↑
Therapie mit Betablockern	Gesamtcholesterin↑, HDL↓
Einnahme von oralen Antikonzeptiva	Triglyzeride↑

Andere Stoffwechselstörungen

Gicht

Gicht entsteht durch Kristallisation von Harnsäure (Urate), wenn die Plasmaspiegel erhöht sind. Man spricht von → **Hyperurikämie**, einer Störung des Purinstoffwechsels. → **Purine** entstehen physiologisch durch den Abbau von Nukleinsäuren und ADP bzw. ATP. Der normale Harnsäurespiegel liegt <7 mg/dl. Eines der Leitsymptome ist der akute Gichtanfall als sehr schmerzhafte Monarthritis (Arthritis urica); der häufige Befall des Großzehengrundgelenks (in 80%) wird als Podagra bezeichnet. Der Befall von Fingergelenken oder des Handgelenks (Chiragra) kommt seltener vor (rund 8%). Grundsätzlich kann aber jedes Gelenk befallen werden. Nach mehr als 10 Jahren kann es im Rahmen der chronischen Gicht zur Ablagerung von Harnsäure in der Haut kommen. Diese → **Tophi** treten am häufigsten an der Ohrmuschel, aber auch am Olecranon und an Händen und Füßen auf. Eine gefährliche Komplikation ist ein glücklicherweise reversibles Nierenversagen bei Ausfällen von Uraten; dieser Prozess begünstigt die Entstehung der Nephrolithiasis mit Harnsäuresteinen. Dabei kommt es zu rezidivierenden Entzündungen der Niere; die Summe aller renalen Veränderungen wird als Gichtniere bezeichnet (LE 9.2).

Männer sind von der Gicht häufiger betroffen als Frauen (Östrogenschutz). Als Wohlstandskrankheit ist die Gicht vielfach mit dem → **metabolischen Syndrom** verknüpft. Die Erhöhung der Harnsäure selbst ist genetisch bedingt. Durch die Zufuhr von Purinen in Nahrungsmitteln wie Innereien, Hirn, Hülsenfrüchten oder Bier kann dann die klinische Symptomatik ausgelöst werden. Bei erhöhter Aktivität des Enzyms Xanthinoxidase werden dabei vermehrt Purine zu Harnsäure abgebaut. Grundsätzlich gilt, dass die Gicht umso schwerer verläuft, je jünger der Patient ist. Eine erhöhte Harnsäureproduktion besteht auch bei gesteigertem Abbau von Zellen, also bei Tumoren und besonders bei hämatopoetischen Erkrankungen (LE 13). Durch klinische Therapie mit Zytostatika oder Ausschwemmen von Ödemen mit Diuretika (Thiaziden) tritt ein Gichtanfall häufig bei stationärer Behandlung auf. Erhöhte Harnsäurewerte im Rahmen eines metabolischen Syndroms beschleunigen die Entwicklung der Arteriosklerose.

Gicht

Ursachen
- Genetisch durch Störung des Purinstoffwechsels mit erhöhter Harnsäureproduktion
- Vermehrter Abbau oder Untergang von Zellen bei Tumoren und durch Therapie mit Zytostatika
- Fehlernährung mit erhöhter Zufuhr von Purinen
- Durch Alkohol mit Hemmung der renalen Ausscheidung
- Bei polyzystischen Nieren
- Niedrigem pH-Wert im Urin
- Akuter Wasserverlust bei Ausschwemmen von Ödemen

Gicht

Einteilung in Stadien
I Erhöhte Harnsäure >7 mg/dl ohne Symptome
II Akuter Gichtanfall (die Harnsäure beträgt bei 90% der Patienten >10 mg/dl)
III Intervall ohne Beschwerden zwischen zwei Gichtanfällen
IV Chronische Gicht mit irreversiblen Gelenkschäden, Tophi und Nephropathie oder Nephrolithiasis

Therapie

Erhöhte Harnsäurespiegel. Eine asymptomatische Gicht (Stadium I) wird diätetisch behandelt (Verzicht auf Innereien auch in Wurst, auf Hirn, Schalentieren, Hülsenfrüchte und Bier). Der Alkoholkonsum muss eingeschränkt werden.

Gichtanfall. Gabe von Colchizin, z.B. Colchicum-Dispert® in 2-4 stündigem Abstand bis zum Abklingen der Symptome, dann Ausschleichen. Zusätzlich NSAR und ggf. Glukokortikoide.

Langzeittherapie mit dem Ziel, die Harnsäure <5mg/dl zu senken durch Allopurinol, z.B. Zyloric® (Hemmung des Enzyms Xynthinoxidase), oder – seltener – durch Benzbromaron oder Probenecid (Urikosurikum mit Hemmung der renalen Harnsäurerückresorption; aber Gefahr der Steinbildung).

Porphyrien

Bei diesen Krankheiten handelt es sich um Störungen des Pigmentstoffwechsels durch Enzymdefekte der Hämbiosynthese. Auf dem Weg zur Bildung des Farbstoffs Häm im Hämoglobin entstehen die Porphyrine. Die Erkrankungen sind unterschiedlich je nach dem Enzym, das in dieser Stoffwechselkette nicht regelrecht arbeitet. Die Krankheiten können subklinisch latent ablaufen oder klinisch manifest erscheinen. Drei Formen kommen häufig vor
- Chronisch hepatische Porphyrie (Porphyria cutanea tarda, PCT)
- akute intermittierende Porphyrie (AIP)
- Erythropoetische Porphyrie (EPP)

Chronisch hepatische Porphyrie

Die chronisch hepatische Porphyrie wird auch als Porphyria cutanea tarda (PCT) bezeichnet und ist die am häufigsten auftretende Porphyrie, die mehr Männer als Frauen im mittleren Lebensalter betrifft. Durch einen Enzymdefekt, der angeboren sein kann oder durch eine Leberschädigung verursacht ist, wird vermehrt Uroporphyrin gebildet. Leitsymptom ist eine Photosensibilität: An Stellen, die dem Sonnenlicht exponiert sind, bilden sich Blasen in deren Folge, die Haut erodiert, Krusten bildet, hyperpigmentiert wird und verletzlich ist. Der Urin wird hellrot ausgeschieden und färbt dann braun nach. Eine spezifische Therapie gibt es nicht. Sonnenlicht muss gemieden werden; auf Alkohol und östrogenhaltige Medikamente muss der Patient absolut verzichten.

Akute intermittierende Porphyrie

Die akute intermittierende Porphyrie (AIP) ist die zweithäufigste Porphyrie und wird autosomal-dominant vererbt. Allerdings bricht die Erkrankung nur bei max. 20% der Genträger durch. Die Symptomatik ist ein Mischbild aus abdominellen und neurologischen Beschwerden: Kolikartigen Bauchschmerzen mit Ileus, Brechreiz, Obstipation und Diarrhoe. Dabei bestehen ein erhöhter Blutdruck und eine Tachykardie. Neurologisch und psychiatrisch bestehen Verwirrtheits- und Angstzustände, epileptische Anfälle, Depressionen und Kopfschmerzen. Die Bewusstseinstrübungen können bis zum Koma führen. Die Diagnose wird durch die im rot-braunen Urin ausgeschiedenen Porphyrine gestellt. Die Therapie erfolgt intensivmedizinisch. Vorbeugend muss der Patient bekannte Auslöser wie „unsichere" Medikamente (NSAR, Diazepam) müssen vermieden werden, ebenso darf der Patient keinen Alkohol trinken und auf keinen Fall fasten. Die Ernährung muss reich an KH sein.

Erythropoetische Porphyrie

Die erythropoetische Porphyrie (EPP) ist die dritthäufigste Krankheit dieser Gruppe. Die angeborene Störung des Enzyms Ferrocheletase tritt überwiegend erstmals in der Kindheit auf. Die Porphyrine (Protoporphyrin) sind nicht im Urin sondern in den Erythrozyten, im Knohenmark, im Plasma und im Stuhl erhöht. Symptomatisch treten eine Photosensibilität auf und hepatobiliäre Störungen mit der Neigung zu Gallensteinen. Therapeutisch hilft Betakarotin gegen die Lichtempfindlichkeit und Cholestyramin zur Unterbrechung des enterohepatischen Kreislaufs der Protoporphyrine bei Leberbeteiligung. Bei Leberzirrhose ist eine Lebertransplantation zu erwägen.

LE 11.2

IM FOKUS 11.2

Die zentrale Stoffwechselerkrankung der westlichen Welt ist der Diabetes mellitus (Dm). Der Dm Typ 1 zählt zwar zu den endokrinen Krankheiten und wird als insulin-dependent Dm (IDDM) bezeichnet, er wird aber hier wegen seiner Komplikationen beschrieben; diese sind gleich wie diejenigen des Dm Typ 2 (insulin-unabhängiger Dm, NIDDM). Dm Typ 1 entsteht durch einen absoluten, irreversiblen Mangel an Insulin bei immunologisch bedingtem Ausfall der B-Zellen des Pankreas; Dm Typ 2 dagegen ist die Folge einer Insulinresistenz. Während bei Dm Typ 1 Insulin entsprechend der körperlichen Aktivität und Ernährung zugeführt werden muss, gilt es bei Typ 2 die Risikofaktoren zu beseitigen und sowohl das Gewicht zu senken als auch die körperliche Aktivität zu steigern. Ein Dm liegt vor, wenn der Blutzuckerspiegel nüchtern <110 mg/dl im Kapillarblut beträgt. Zielwert für die Diabeteseinstellung ist das HbA1c unter 6,5-7%. Gelingt das nicht drohen Komplikationen als Makro- und Miktoangiopathien. Die Retinopathie, Wundheilungsstörungen, Polyneuropathie Nephropathie und der „diabetische Fuß" sind Komplikationen, die der Diagnosestellung oft vorausgehen bzw. zu dieser führen. Beim eingetrübten oder bewusstlosen Patienten werden neben dem hypoglykämischen „Schock" die Komaformen hyperosmolar und ketoazidotisch bei Hyperglykämien unterschieden. Über die Ernährung, orale antidiabetische Therapie und die Strategie der Therapie mit modernen Insulinen wird in diesem Abschnitt informiert.

Im Zusammenhang mit dem Diabetes mellitus Typ 2 tritt oft das metabolische Syndrom auf: Dm, Fettstoffwechselstörung, arterielle Hypertonie und Übergewicht sind hierbei vergesellschaftet. Bei Adipositas muss der Body Mass Index (BMI) berechnet werden; Ab 30 kg/m² muss die Kalorienzufuhr reduziert werden, um kardiovaskuläre Krankheiten zu vermeiden. Im Abschnitt über die Stoffwechselkrank-heiten werden die Störungen des Fettstoffwechsels, die anzustrebenden Normwerte und die üblichen Medikamente beschrieben. Das Kapitel informiert weiter über die Störung des Purinstoffwechsels (Gicht), des Hämoglobinstoffwechsel (Porphyrie) und über die Bedeutung von Vitaminen und Spurenelementen sowie ihrer Mangelerscheinungen oder Symptome bei Intoxikationen.

NACHGEFRAGT 11.2

1. Welche grundlegenden Unterschiede gibt es bei Diabetes mellitus Typ 1 und Typ 2?
2. Welche Symptome weisen auf einen Diabetes mellitus hin?
3. Wann liegt ein Diabetes mellitus vor?
4. Erläutern Sie die Begriffe ketoazidotisches und hyperosmolares Koma.
5. Welche Symptome weist ein Patient mit Hypoglykämie auf? Wie kann eine Hypoglykämie entstehen?
6. Erläutern Sie die Therapie des Diabetes mellitus Typ 2.
7. Welche Fehler können bei der Therapie mit Insulin häufig auftreten?
8. Welche Arten von Insulin kennen Sie?
9. Beschreiben Sie die Spätkomplikationen des Diabetes mellitus
10. Was versteht man unter einem metabolischen Syndrom?
11. Wann liegt eine Adipositas vor?
12. Welche Blutfettwerte sollten beim Gesunden ohne andere Risikofaktoren vorliegen?
13. Was versteht man unter Gicht? Wie kann der Patient vorbeugen?
14. Was ist eine Porphyrie?
15. Welche Aufgaben hat das Vitamin K?
16. Welche Krankheit liegt bei Störung des Kupferstoffwechsels vor?

LEXIKON 11.2

Können Sie diese Begriffe erklären?
Lesen Sie im Lexikon in Übersicht 2 nach ...

A
Adipositas

B
Body Mass Index
Broteinheit

D
Diabetische Nephropathie
Diabetische Retinopathie
Diabetischer Fuß
Dyslipoproteinämie

G
Gestationsdiabetes
Gicht
Glukosurie

H
HbA1c
Hyperosmolares Koma
Hyperurikämie
Hypoglykämie

I
Insulinresistenz

K
Ketoazidotisches Koma
Komplikationen des
    Diabetes mellitus

L
Lipidapherese

M
Makroangiopathie
Metabolisches Syndrom
Mikroangiopathie

P
Polydipsie
Polyneuropathie
Polyurie
Postprandial
Purine

T
Tophi

X
Xanthelasmen
Xanthome

Im Dialog...

... Fünf Fragen an den Stoffwechsel

1. Wie ist festzustellen, dass ein normal funktionierender Stoffwechsel vorliegt?

2. Wie werden Stoffwechselfunktionen untersucht?

3. Welche Leitsymptome weisen auf eine Stoffwechselerkrankung hin?

4. Welche Erkrankungen können mit Stoffwechselstörungen einhergehen?

5. Wie werden Erkrankungen des Stoffwechsels behandelt?

Können Sie Ihrem Patienten auf diese Fragen antworten?
Sehen Sie in Übersicht 2 nach.

Hormonsystem

Lerneinheit 12

Übersicht über das Hormonsystem	**735**
Was sind Hormone?	735
Organe des Hormonsystems (endokrines System)	737
Hypothalamus, Hypophyse und Epiphyse	**739**
Struktur und Hormone des Hypothalamus	739
Erkrankungen des Hypothalamus	742
Struktur und Hormone der Hypophyse	742
Erkrankungen der Hypophyse	742
Epiphyse	743
Schilddrüse	**743**
Aufbau und Hormone der Schilddrüse	743
Schilddrüsendiagnostik	745
Struma	746
Hyperthyreose	747
Hypothyreose	750
Thyreoiditis	752
Schilddrüsenkarzinom	752
Nebenschilddrüsen und Kalziumstoffwechsel	**753**
Aufbau und Hormone der Nebenschilddrüsen	753
Kalziumstoffwechsel und „Hormon" Vitamin D	753
Hyperparathyreoidismus	756
Hypoparathyreoidismus	756
Nebennierenrinde und Nebennierenmark	**757**
Aufbau der Nebenniere	757
Mineralokortikoide	758
Glukokortikoide	759
Über- und Unterfunktion der NNR	760
Therapie mit Steroiden	762
Phäochromozytom	763
Hormone und Stress	764
Andere Hormonstörungen	**765**
Multiple endokrine Neoplasie (MEN)	765
Hypogonadismus und Infertilität	766
Andrologische Störungen	767

Im Fokus	771
Nachgefragt	772
Lexikon	774

Lerneinheit 12

Hormonsystem

LE 12

Übersicht über das Hormonsystem

Alle Funktionen in unserem Körper, die Organe ebenso wie unsere Motorik, unterliegen einer Regulation. Dieses Regulationssystem besteht aus unserem Nervensystem und aus dem System der Hormone, dem *endokrinen* System.

Unter → **endokrin** versteht man Drüsengewebe, das seine Stoffe direkt in die Blutbahn abgibt. Exokrin bezeichnet Drüsen, die ihre Stoffe über eigene Gangsysteme in die Organe abgeben. So ist die Bauchspeicheldrüse, Pankreas, z.B. sowohl eine endokrine als auch eine → **exokrine Drüse**. Das endokrine Pankreas gibt die Hormone Insulin und Glukagon direkt ins Blut ab; das exokrine Pankreas sezerniert Verdauungsenzyme, die über den Gang der Bauchspeicheldrüse, den Ductus pancreaticus, in das Duodenum abgegeben werden (LE 10.1).

Während das Nervensystem über die spinalen und vegetativen Nerven seine Befehle auf „elektrischem" Weg sehr schnell ausbreitet, arbeitet das endokrine System über die Hormone, die mit dem Blutkreislauf verbreitet werden. Die Hormone treffen dabei auf die unterschiedlichen Gewebe, können ihre Wirkung aber nur entfalten, wenn die entsprechenden Rezeptoren vorhanden sind oder die Zellen die im Hormon verschlüsselte Information verarbeiten können. Die Impulse des Nervensystems werden schnell ausgebreitet und lösen rasch eine Wirkung aus. Die Wirkung der Hormone setzt langsamer an, aber sie wirken dann aber anhaltender. Das zentrale Nervensystem ist für beide Steuerungen die definitive Entscheidungsebene. Ausnahmen bestehen bei den so genannten *parakrinen* Gewebshormonen, die u. a. im Verdauungssystem (LE 10) beschrieben worden sind. Über Hirnnerven, Bahnen des Rückenmarks und spinale Nerven werden die Entscheidungen des Gehirns als neuronale Impulse zu den Organen gesandt. Im Mittelpunkt des endokrinen Systems stehen der Hypothalamus und die Hypophyse, die über ihre Botenstoffe direkt oder indirekt über weitere Drüsen in den Kreislauf ausschütten. Eine Schnittstelle beider Systeme liegt im Nebennierenmark, das im Gegensatz zur Nebennierenrinde keine Hormondrüse ist, sondern in dem sich Fasern des Sympathikus sammeln und dessen Transmitter in die Blutbahn abgeben. Adrenalin, wird im Nebennierenmark gespeichert und kann nach Aktivierung des Nebennierenmarks eine anhaltende Stressreaktion auslösen.

Was sind Hormone?

Als Hormone werden *Botenstoffe* bezeichnet, die in Hormondrüsen gebildet und direkt in die Blutbahn abgegeben werden. Sie dienen der Regulation zahlreicher Körperfunktionen und wirken im Gegensatz zur Steuerung durch das Nervensystem langsamer und andauernder. Die Transmitter des sympathischen Nervensystems lösen eine schnelle Reaktion aus, Hormone dagegen einen unterschiedlich lang dauernden Effekt in den Geweben.

Neben Hormonen aus endokrinen Drüsen, die ihre Stoffe direkt ins Blut abgeben, finden sich auch → **Gewebshormone**, z.B. das „Hormon" Vitamin D (s. Kalziumstoffwechsel) oder Erythropoeitin, das in der Niere gebildet wird. Hormone, die in Nervenzellen gebildet werden, sind z.B. ADH zur Regulation des Wasserhaushalts oder Oxytocin zur Steuerung der Wehentätigkeit. Beide Hormone werden im Hypothalamus gebildet. Hypophysenhormone haben mehrere Aufgaben: z.B. das adrenocorticotrope Hormon (ACTH) stimuliert nicht nur die Ausschüttung von Glukokortikoiden sondern spielt im ZNS als Neurotransmitter eine Rolle für Lernprozesse und die Gedächtnisfunktion.

Grundsätzlich wirken Hormone auf spezifische Rezeptoren im Zielgewebe. Das Modell von Schlüssel und Schloss beschreibt diesen Prozess korrekt. Das Hormon ist der Schlüssel, dessen Wirkung von der Funktion des Schlosses bzw. den Rezeptoren abhängt. Verschiedene Rezeptoren lösen verschiedene Wirkungen desselben Hormons aus; Adrenalin, das Stresshormon des Sympathikus, bewirkt z.B. eine Steigerung der Durchblutung der Skelettmuskulatur aber eine verminderte Durchblutung im Verdauungstrakt.

Die biochemische Zusammensetzung der Hormone unterscheidet Hormone aus dem Stoffwechsel von Aminosäuren und Peptiden. Beide sind wasserlöslich. Steroidhormone werden aus dem Cholesterinmolekül gebildet und sind fettlöslich. Im Stoffwechsel werden manche Hormone an Transporteiweiße gebunden; deren Störung z.B. bei Proteinverlust durch Malassimilation oder beim nephrotischen Syndrom (Eiweiß-

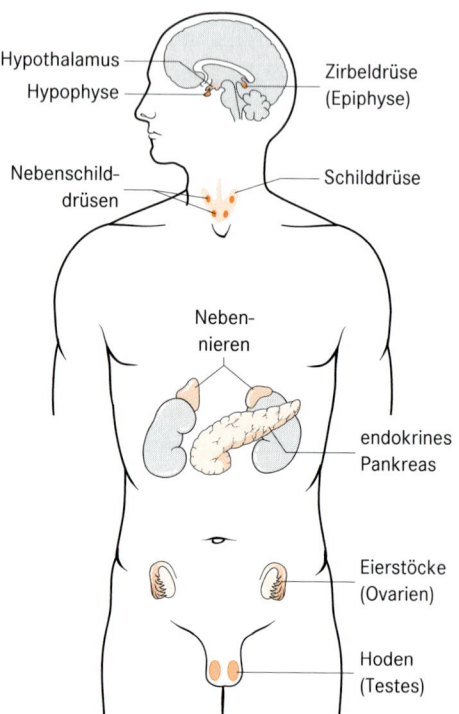

Abb. 12.1. ▶
Hormonbildende Drüsen des Menschen

verlustniere) kann eine Hormonmangelsituation erzeugen. Beispiele hierfür sind z.B. das Thyreoglobulin (TBG, Thyroxin-bindendes Globulin), an das das Schilddrüsenhormon Thyroxin im Plasma gekoppelt ist. Im Gewebe wirken jedoch nur die freien, nicht an Proteine gebundene Hormone. Die Konzentration der meisten Hormone im Plasma liegt im Mikrobereich.

Hormone steuern das Gleichgewicht des Körpers, die → **Homöostase**, und stellen sicher, dass der Organismus Herausforderungen wie Stress durch Traumen, durch schwere Infektionen, durch seelische Belastungen und extrem veränderte physikalische Bedingungen wie Kälte oder Hitze oder Stoffwechselkrisen wie starker Durst oder Hunger bewältigen kann. Der gesamte Prozess der Fortpflanzung, angefangen von der Meiose (Reifungsteilung, LE 1), über die Libido, die Bereitstellung und Befruchtung der reifen Eizelle, die Schwangerschaft bis zur Geburt wird durch Hormone geregelt. Das Reifen und Wachsen des Menschen setzt die gesunde Funktion des Hormonsystems voraus.

Um die Wirkung von Hormon zu verstehen, müssen 3 Fragen, die „3 W" beantwortet werden:
- „WAS?"   Was bewirkt das Hormon im Organismus?
- „WO?"   Wo wird das Hormon gebildet?
- „WIE?"   Wie bzw. wodurch wird das Hormon freigesetzt?

Am Ende dieser Lerneinheit sind die „3W" für die wichtigsten Hormone zusammen gestellt.

Organe des Hormonsystems (endokrines System)

Das hormonelle System ist streng hierarchisch gegliedert. Alle Informationen aus der Innenwelt des ZNS und der Außenwelt, die über sensorische Rezeptoren und Sinnesorgane aufgenommen werden, münden in Impulsen, die im Hypothalamus zusam-

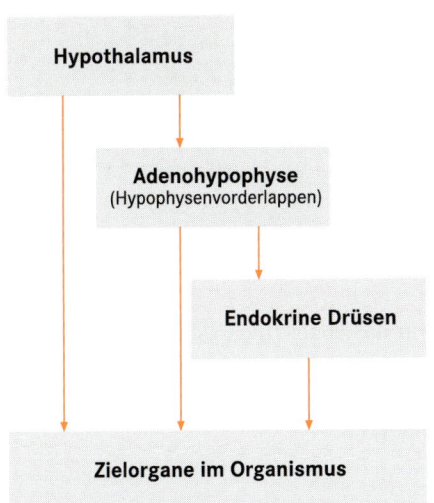

◀ Abb. 12.2.
Hierarchie des Hormonsystems

Endokrine Systeme (Übersicht)

Hypothalamus
- Speicherung im HHL
  - ADH - Oxytocin
- Stimulierung des HVL
  - TRH - CRH - Gn-RH - GH-RH und GH-IH
  - PRL-RH und PRL-IH - MR-IH

Hypophyse
- Hinterlappen (HHL, Neurohypophyse)
  - ADH - Oxytocin
- Vorderlappen (HVL, Adenohypophyse)
  - TSH - ACTH - FSH - LH
  - STH - Prolaktin - MSH

Epiphyse
- Melatonin

Schilddrüse
- T3 und T4
- Kalzitonin

Nebenschilddrüse
- Parathormon

Nebennierenrinde
- Glukokortikoide (Kortisol)
- Mineralokortikoide (Aldosteron)
- Androgene

Nebennierenmark
- Katecholamine
  - Adrenalin - Noradrenalin

Inselzellapparat (endokrines Pankreas)
- Insulin
- Glukagon
- Somatostatin

Aus anderen endokrinen Geweben
- Gastrin
- Sekretin
- CCK
- VIP
- Renin
- EPO
- ANF
- Prostaglandine

menlaufen. Er ist das oberste Regelzentrum für das endokrine System und die Funktionen des gesunden Organismus. Im Hypothalamus werden zwei verschiedene Arten von Hormone gebildet:
- Hormone, die direkt auf den Organismus wirken
  - ADH (Antidiuretisches Hormon)
  - Oxytocin

ACTH	Adrenocorticotropes Hormon
ADH	antidiuretisches Hormon
ANF	atrialer natriuretischer Faktor (auch ANH = atriales Natriuretisches Hormon)
CCK	Cholecystokinin-Pankreomyzin
CRH	Corticotropin-Releasing Hormon
EPO	Erythropoetin
FSH	Follikelstimulierendes Hormon
Gn-RH	Glandotropes Releasinghormon für die SexualhormoneFSH und LH
GH-RH	Growth-Hormone Releasinghormon (Somatoliberin)
GH-IH	Growth-Hormone Inhibiting Hormone (Somatostatin)
HHL	Hypophysenhinterlappen (Neurohypophyse)
HVL	Hypophysenvorderlappen (Adenohypophyse)
LH	luteinisierendes Hormon
MR-IH	Melanotropin-Releasing Inhibiting Hormone
MSH	Melanozyten stimulierendes Hormon (Melanotropin)
PRL-RH	Prolaktin Releasing Hormon
PRL-IH	Prolaktin Inhibiting Hormone
STH	somatotropes Hormon (Somatotropin)
T3	Trijodthyronin
T4	Thyroxin
TRH	Thyreotropin-Releasing Hormon
TSH	Thyreoidea stimulierendes Hormon
VIP	vasoaktives intestinales Peptid (Darmwand)

■ Hormone, die auf den Hypophysenvorderlappen wirken
  – Releasing Hormone

Nach Freisetzen dieser Releasing-Hormone wird der Hypophysenvorderlappen (Adenohypophyse) stimuliert. Dieser gibt *glandotrope* Hormone ins Blut ab (glandula = Drüse), die zur Stimulation der peripheren Hormondrüsen führen.

Hypothalamus, Hypophyse und Epiphyse

Während die erbsengroße Epiphyse oberhalb des Mittelhirns liegt, sind Hypothalamus und Hypophyse im unteren Bereich des Zwischenhirns lokalisiert.

Struktur und Hormone des Hypothalamus

Der → **Hypothalamus** ist das oberste Zentrum für die hormonelle Steuerung. Er weist hypophysäre Kerngebiete auf, die über den → **Hypophysenvorderlappen (HVL)** wirken und nichthypophysäre Kerne, die unabhängig vom HVL Hormone abgeben. Diese Hormone werden im → **Hinterlappen der Hypophyse**, der Neurohypophyse (HHL) gespeichert. Die Orte, an denen hier die Hormone gebildet werden, nennt man auch *Kerne*. Von diesen Kerngebieten ist besonders der *Nucleus supraopticus* (Kerngebie-

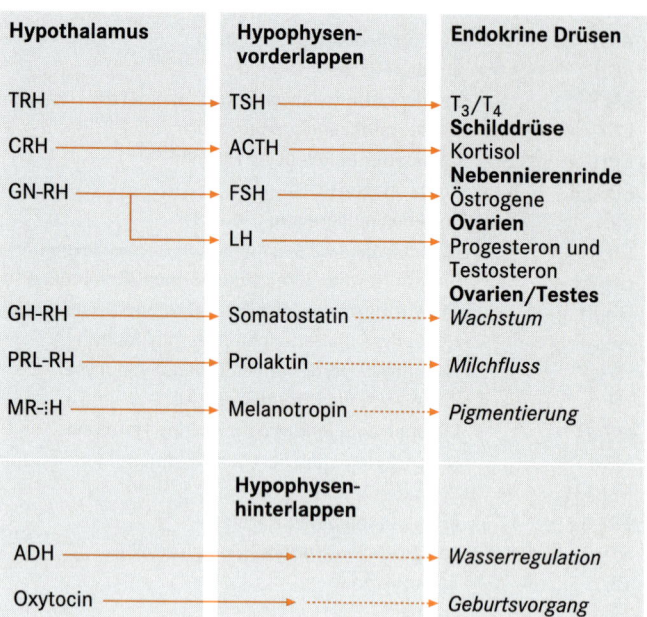

Abb. 12.3. ▶
Hormone von Hypothalamus und Hypophyse und ihre Wirkung auf endokrine Drüsen oder den Organismus

te oberhalb der Sehbahn, Nervus opticus) erwähnenswert, denn er entspricht dem Durstzentrum und gibt das → *anti*diuretische *H*ormon ADH (Adiuretin) ab, das in der Neurohypophyse gespeichert wird.

Die Aufgaben des Hypothalamus sind die Aufrechterhaltung zentraler Funktionen des Körpers:

- **Hunger/Essen**
  Durch psychische Stimuli (Werbung!), Geruch und Anblick von Speisen wird Hunger stimuliert und die Sekretion von Magensaft aktiviert. Eine Störung des „Esszentrums" kann zum Verhungern führen
- **Durst/Trinken**
  Hier werden der Nucleus supraopticus und weitere „Durstzentren" über Osmorezeptoren beeinflusst. Mangel an ADH löst einen exzessiven Wasserverlust aus (→ **Diabetes insipidus**). Koffein und Alkohol wirken individuell unterschiedlich antagonistisch auf die ADH-Sekretion und können den Durstmechanismus auslösen
- **Körpertemperatur**
  Im Hypothalamus liegen Thermorezeptoren, die bei Anstieg oder Absinken der Körpertemperatur über die Hautgefäße und durch Muskelzittern, sowie durch Schwitzen und Frieren entsprechende Aktionen für Ab- oder Anlegen von Kleidung auslösen. Eine Störung dieser hypothalamischen Funktion ist die maligne Hyperthermie, die als seltener Zwischenfall bei Narkosen auftreten kann. Hierbei steigt die Körpertemperatur auf >40° (LE 1)
- **Kreislauf**
  Er wird reguliert durch die Anpassung der Muskeldurchblutung unter Belastung und der Darmdurchblutung beim Essen über den Sympathikus des autonomen Nervensystems

- Überwachung der Schwangerschaft und Einleitung der Geburt
- Schlaf
  Früher wurde noch von einem „Schlafzentrum" gesprochen, das es aber nicht zu geben scheint. Vielmehr spricht die moderne Hirnforschung dafür, dass der Schlafrhythmus im komplexen Zusammenspiel mehrerer Hirnzentren und durch das limbische System (LE 14) gesteuert wird
- Triebverhalten/Emotionalität
  Lust und Unlust sowie instinktives Verhalten werden über den Hypothalamus in vegetative Regulationen übertragen, z.B. Ekel, Lust auf Essen oder Getränke ohne physiologischen Bedarf, Libido u.a.

Um diese Funktionen wahrzunehmen, ist der Hypothalamus mit zahlreichen Hirnzentren direkt verbunden, so mit dem limbischen System und hier vor allem mit dem Mandelkerngebiet (Emotionalität), dem Thalamus als Tor zum Bewusstsein und der so genannten Körperfühlbahn. Weitere Bahnen erstrecken sich zum Mittelhirn und zum Rückenmark.

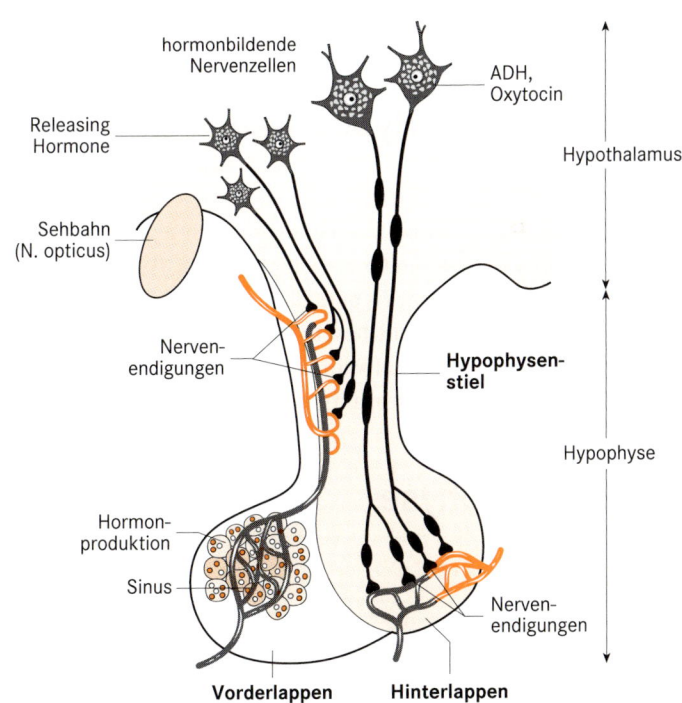

◀ Abb. 12.4.
Hypothalamus mit Vorderlappen und Hinterlappen der Hypophyse (Adeno- und Neurohypophyse). Im Vorderlappen werden die hypophysären Hormone (Abb. 12.3) gebildet, in der Neurohypophyse werden die Hormone ADH und Oxytocin vor ihrer Abgabe in die Blutbahn gespeichert

Erkrankungen des Hypothalamus

Mangel an ADH

Hier spricht man vom → **Diabetes insipidus**. Die Nieren können hierbei den → **Sekundärharn** nicht ausreichend konzentrieren. Leitsymptom ist die Polyurie mit 4–20 l täglich und starker Durst (Polydipsie). Das Krankheitsbild tritt sehr selten auf. Ursache ist ein Mangel an ADH oder die fehlende Wirkung des Hormons am Sammelrohr des Nephrons (LE 9.1). Therapeutisch kann ein Medikament, das wie ADH wirkt, als Nasenspray gegeben werden.

Erhöhung des ADH

Beim sog. Schwartz-Bartter-Syndrom spricht man auch vom Syndrom der inadäquaten ADH-Sekretion, wobei der ADH-Spiegel erhöht ist. Ursachen sind häufig Malignome mit einer Paraneoplasie (tumorferner Symptomatik), v. a. das Bronchialkarzinom, aber auch Traumen oder atrophische Prozesse des ZNS. Im Plasma ist die Na^+-Konzentration erniedrigt mit der Folge von Muskelschmerzen und -krämpfen, Brechreiz und Verwirrungszuständen.

Struktur und Hormone der Hypophyse

Die Hirnanhangsdrüse hat etwa die Größe einer Bohne und wiegt <1 g. Sie liegt an der Schädelbasis im „Türkensattel" des Keilbeins. Die anatomisch enge Beziehung zur Kreuzung der Sehbahn löst bei Tumoren oder Verletzungen der Hypophyse Gesichtsfeldausfälle (Hemianopsie) aus. Mit dem Hypothalamus ist sie durch den Hypophysenstiel verbunden. Wie in der Übersicht beschrieben, besteht sie aus zwei Teilen, dem Vorderlappen (HVL, → **Adenohypophyse**) und dem Hinterlappen, (HHL, → **Neurohypophyse**). Die Hormone sind oben zusammengestellt.

Erkrankungen der Hypophyse

Hypophyseninsuffizienz

Eine Insuffizienz des HVL (Fachbegriff *Hypopituitarismus*) tritt meist als eine teilweise Insuffizienz der Hypophyse auf. Als Ursachen kommen u. a. Tumoren, eine Meningitis und postpartale Störungen (bei Blutungen während der Geburt) vor. Die Symptome kommen durch Ausfall der hormonellen Funktion zustande: Ein Mangel an Somatotropin, STH, führt zu einem hypophysärer Minderwuchs; ist die STH-Sekretion erhalten kommt es zum eunuchoiden Hochwuchs. Allgemeinsymptome sind Adynamie, Blässe, Oligo- oder Amenorrhö, Libido- und Potenzstörungen und die Symptome der → **Hypothyreose** sowie des → **Morbus Addison**. Therapeutisch müssen die fehlenden Hormone substituiert werden.

Hypophysentumore

Meist handelt es sich um kleine Adenome, die endokrin aktiv (etwa 75%) oder inaktiv (25%) sein können. Drücken die Adenome auf die Sehbahnkreuzung kann eine Atrophie des N. opticus oder eine Hemianopsie (Einschränkung des Gesichtfelds) auftreten. Etwa 20% aller aktiven Adenome produzieren das somatotrope Hormon STH und führen zum Bild der → **Akromegalie** (hypophysärer Gigantismus). Bei jedem zweiten Fall eines Adenoms liegt ein *Prolaktinom* vor. Seltener ist eine überschießende ACTH-Produktion mit der Folge des primären → **Cushing-Syndroms**.

Epiphyse

Der Begriff → **Epiphyse** wird in der Medizin zweifach benutzt
- Zirbeldrüse (Glandula pinealis)
- Epiphyse als Gelenkenden der Röhrenknochen

Die Aufgabe der Epiphyse als Hormondrüse ist nicht vollständig geklärt. Bei manchen Tieren dienst sie als Sinnesorgan für Lichtreize. In der Epiphyse wird → **Melatonin** produziert, ein Hormon mit verschiedenen hypothetischen Aufgaben:
- Hemmung der geschlechtlichen Entwicklung vor der Pubertät und
- Koordination des Tag-Nacht-Rhythmus

Nach der Pubertät verkalkt die Epiphyse und dient im Röntgenbild als topografischer Orientierungspunkt. Die Gabe von Melatonin kann den Jetlag nach Interkontinentalflügen und Reisen durch verschiedene Zeitzonen mildern.

Schilddrüse

Aufbau und Hormone der Schilddrüse

Vor dem Schildknorpel, der ihr den Namen gibt (Cartilago thyroidea), liegt die → **Schilddrüse** (Glandula thyroidea; man kann das Fremdwort auch „thyreoidea" schreiben). Sie wiegt rund 20–25 g und besteht aus zwei Lappen, die rund 6 cm hoch, 2 cm dick und 4 cm breit und die über eine fingerdicke Engstelle (Isthmus) verbunden sind. Der Isthmus liegt vor dem 2.-3. Knorpel der Luftröhre (Trachea). Die Form der Schilddrüse weist eine große Formvariabilität auf; bei 10% der Menschen fehlt der Isthmus ganz. Im Feinbau besteht Schilddrüse aus einem Stützgerüst aus Bindegewebe, das stark durchblutet ist (Stroma) und dem eigentlichen Drüsengewebe, dem *Parenchym*. Die Zellen des Parenchyms sind entlang von Bindegewebsstraßen angeordnet und bestehen aus einschichtigem kubischem Epithel; es gibt zwei Arten von Drüsenzellen
- Follikelzellen
  Abgabe der → **Schilddrüsenhormone** T_3 (Trijodthyronin) und T_4 (→ **Thyroxin**)

- Parafollikuläre Zellen (C-Zellen)
  Sie sind während der embryonalen Entwicklung in die Schilddrüse eingewandert und bilden das Hormon → **Kalzitonin**

Hormone der Schilddrüse

- Thyroxin (T4, Tetrajodthyronin) – follikuläre Zellen
- Trijodthyronin (T3) – follikuläre Zellen
- Kalzitonin – parafollikuläre C-Zellen

Die Schilddrüse wird von einer Kapsel aus einer doppelten Schicht von Bindegewebe umschlossen. Die äußere Kapsel wird auch als chirurgische Kapsel bezeichnet; ihre Spaltung muss äußert sorgfältig erfolgen, da die großen Gefäße der Schilddrüse von der Dorsalseite durch die Kapsel treten. Die Schilddrüse lässt sich bei → **Strumektomie** aus dieser äußeren Kapsel herausschälen. Das Organ selbst wird von der inneren Kapsel umschlossen. Die → **Nebenschilddrüsen** und der → **N. recurrens** liegen außerhalb der inneren Kapsel. Die Durchblutung der Schilddrüse wird durch 4 Arterien gewährleistet: von jeder Seite tritt von hinten die obere und untere Schilddrüsenarterie (A. thyroidea superior und inferior) durch die Kapsel. Die Arterien stammen aus der Schlüsselbeinarterie (A. subclavia). Die Gefäße verlaufen geschlängelt, da sie jeder Schluckbewegung folgen müssen. Von größter Bedeutung für die Topografie der Schilddrüse ist der Verlauf des N. recurrens, der an der Rückseite des Organs anliegt. Er liegt zwischen den Schilddrüsenarterien und muss bei der Operation der Schilddrüse sorgfältig dargestellt und geschont werden. Der N. recurrens versorgt

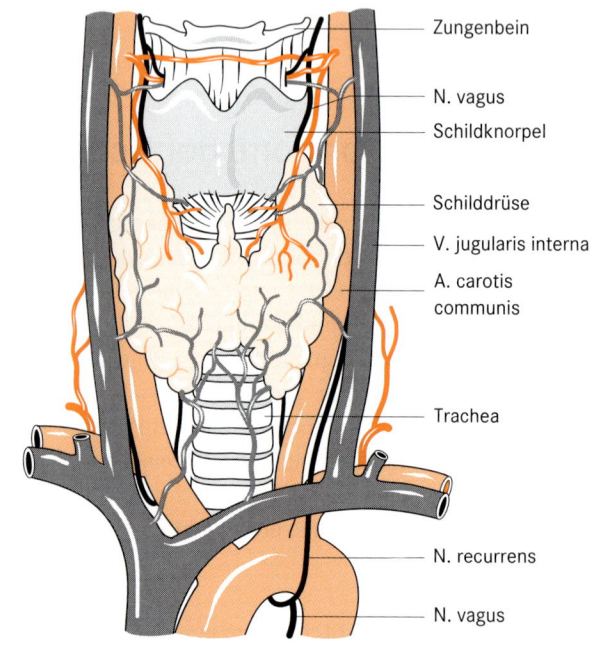

Abb. 12.5. ▶
Schilddrüse. Hinter der stark durchbluteten Schilddrüse zieht der N. recurrens entlang; dieser Nerv versorgt die stimmbildenden Muskeln des Kehlkopfes und ist bei einer Schilddrüsen-OP gefährdet; er entspringt dem X. Hirnnerv (N. vagus)

die Stimmbandmuskeln des Kehlkopfes. Eine Kompression des Nerven durch einen Tumor oder die operative Verletzung des Nerven (→ **Recurrensparese**) führt zu Heiserkeit und der Unfähigkeit, Worte wie „Amerika" oder „Coca Cola" auszusprechen.

Die in den Follikelzellen produzierten Schilddrüsenhormone werden in Hohlräumen, kleinen Zisternen in der Schilddrüse, gespeichert; man spricht von Kolloiden. Für ihre Bildung ist das Element → **Jod** essentiell. Die Sekretion in die Blutbahn erfolgt nach Stimulation durch das Hormon TSH der Adenohypophyse.

Durch Schilddrüsenhormone wird der Energieumsatz des Organismus gesteigert (oxidative Phosphorylierung, d.h. die Bildung von ATP unter Verwendung von O_2 und Aufspaltung von Glukose); der Grundumsatz steigt an, die Herzfrequenz wird gesteigert, die Kontraktionskraft des Herzmuskels erhöht und die Körpertemperatur steigt an. Fette und Glykogen werden beschleunigt abgebaut. Weiter fördern die Hormone das Wachstum (v. a. das Längenwachstum) und die Entwicklung der Gehirnleistung (Reifung, Lernfähigkeit und Intellekt). Die Stimulation der Hormone wird u.a. durch Kältereize oder in der Schwangerschaft erhöht. Über die Durchblutung erreichen die Hormone alle Zellen des Körpers. Sowohl im Hypothalamus als auch in der Hyperhypophyse wird ihre Konzentration über Rezeptoren gemessen; bei Anstieg der Hormone wird die Freisetzung von TRH und TSH gehemmt (negative Rückkopplung). T_4 (mit 4 Jodatomen) ist biologisch weniger wirksam als T_3 (mit 3 Jodatomen), dafür aber im Plasma 10fach mehr konzentriert vorhanden.

Schilddrüsendiagnostik

- *Anamnese*
  Liegen familiäre Erkrankungen der Schilddrüse vor? Welche Medikamente nimmt der Patient ein? Wurden Röntgenuntersuchungen mit (jodhaltigen) Kontrastmitteln in den vergangenen Monaten durchgeführt?
- *Labor*
  - Bestimmung des Basalen TSH-Werts; ein tiefer Wert des → **TSH** bei normalen freien Hormonspiegeln weist auf eine latente Hyperthyreose hin

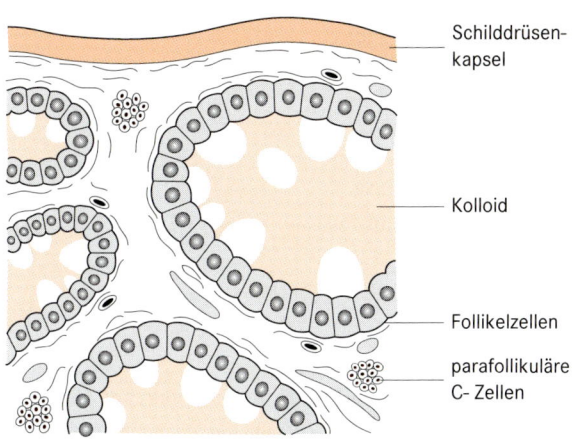

◀ **Abb. 12.6. Feinstruktur der Schilddrüse.** Die in den Zellen der Schilddrüse gebildeten Hormone werden in Kolloidalräumen gespeichert und von hier aus in die Blutbahn abgegeben; in den parafollikulären Zellen (C-Zellen) wird das Hormon Kalzitonin gebildet; in das Gewebe der Schilddrüse sind auch die linsengroßen Nebenschilddrüsen eingelagert, die das Parathormon bilden

- Bestimmung der Schilddrüsenhormone, die im Blut *nicht* an Protein (TGB, Thyreoglobulin) gebunden sind: fT_4 und fT_3
- Bestimmung von Antikörpern gegen Schilddrüsengewebe: MAK = mikrosomale Antikörper; TAK = Antikörper gegen Thyreoglobulin; TSH-AK = Antikörper gegen den TSH-Rezeptor (erhöht bei → **Morbus Basedow**)
- *Sonografie* und *Palpation*
  Beurteilung einer vergrößerten Schilddrüse (→ **Struma**)
- Histologie durch *Feinnadelbiopsie* unter sonografischer Führung
- *Szintigrafie* mit Technetium (Tc) zur Darstellung kalter oder heißer Knoten mit verminderter oder erhöhter Speicherung des Nuklids bzw. der Aktivität des Gewebes. Beim Suppressionstest wird eine Szintigrafie nach Gabe von Thyroxin durchgeführt; „autonomes" Schilddrüsengewebe (s. u.) bleibt auch danach weiter aktiv
- *Röntgen der Trachea* zur Beurteilung einer Kompression

Struma

Der „Kropf" kommt in Gebieten mit Jodmangel (durch Ausspülen des Jods im Grundwasser nach den Eiszeiten) *endemisch* vor und ist südlich der Donau >60% verbreitet und in Deutschland bei >10% der Bevölkerung vorhanden. Ein Jodmangel liegt vor, wenn im Urin <100 µg Jod/g Kreatinin ausgeschieden werden. Mit mangelndem Jodangebot wächst und reagiert die Schilddrüse; bei massivem Jodmangel bestehen erhöhte TSH-Werte. Bei einer normal funktionierenden aber zu großen Schilddrüse spricht man von einer → **euthyreoten** Struma. Symptomatisch treten ein lokales Engegefühl, dann Schluckbeschwerden und Stridor auf. Bei großer Struma kann die Trachea komprimiert und eine obere Einflussstauung ausgelöst werden (sichtbare Jugularvenen beim schräg sitzenden Patienten).

Struma	
Struma	Vergrößerung der Schilddrüse ohne Bewertung der Schilddrüsenfunktion (♀ >18 ml; ♂ > 25 ml)
Struma diffusa	homogene Vergrößerung der Schilddrüse
Struma nodosa	tastbarer oder sichtbarer Knoten
Einteilung nach WHO	
Grad 0	keine Struma
Grad 1a	Knoten bei normal großer Schilddrüse
Grad 1b	Struma nur bei Rückwärtsneigung des Halses sichtbar
Grad 2	Struma sichtbar
Grad 3	große Struma mit Zeichen der Kompression

▶ **Therapie.** Substitution von Jod. Die empfohlene Mindestzufuhr beträgt 150–300 µg/Tag. Bei Erwachsenen wird zusätzlich zu 100–200 µg Jod noch Thyroxin, T_4,

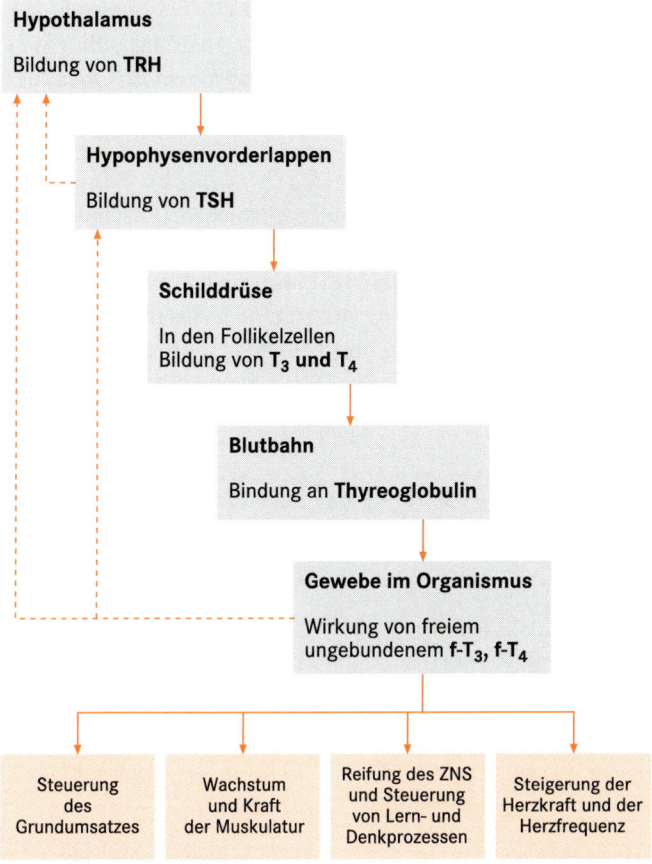

◀ Abb. 12.7.
Regulation und Wirkung der Schilddrüsenhormone

in einer Dosis von 75–100 µg gegeben. Über ein Jahr sollte das sonografisch bestimmte Volumen der Schilddrüse dadurch um ein Drittel reduziert werden. Bei älteren Patienten ist wegen kardialer Nebenwirkungen oft keine Therapie mit Thyroxin möglich. Bei mechanischen Problemen durch die Struma muss dann die *Strumektomie* erwogen werden. Alternativ kommt die lokale Bestrahlung als *Radiojodtherapie* in Betracht.

Hyperthyreose

Bei der Schilddrüsenüberfunktion bestehen Symptome infolge der Wirkung vermehrter Schilddrüsenhormone im Organismus. Falsch wäre also die Definition, dass es sich allein um eine Überproduktion der Schilddrüsenhormone handeln würde. Bei Frauen liegt eine → **Hyperthyreose** 5fach häufiger vor als bei Männern. Die Ursachen sind:

- **Autonomie** der Schilddrüse, d.h. die Schilddrüse spricht nicht mehr auf die Regelung durch TSH an; überwiegend kommt sie in Jodmangelgebieten vor
- **Immunhyperthyreose**, die auch als → **Morbus Basedow** bezeichnet wird

- Entzündung der Schilddrüse → **Thyreoiditis**
- Überdosierung von Schilddrüsenhormonen – es gibt sogar Menschen, die Thyroxin als „Schlankheitspille" einnehmen – spricht man von *Thyreoiditis facticia*
- *Neoplasien*, die Schilddrüsenhormone produzieren (ein aktives folliküläres Karzinom mit Hyperthyreose tritt selten auf)

Die Symptome der Hyperthyreose sind bei den unterschiedlichen Ursachen gleich und in der folgenden Tabelle zusammengefasst. Zur Sicherung der *Diagnose* werden im Labor die Werte für fT_4 und fT_3 sowie das TSH bestimmt. Weist das TSH basal (ohne TRH-Stimulation) einen normalen Wert auf, ist eine Hyperthyreose ausgeschlossen. Ein tiefes TSH bei erhöhten Spiegeln für fT_4 und fT_3 weisen auf die Überfunktion hin. Der Nachweis von Antikörpern gegen TSH-Rezeptoren spricht u. a. für den Morbus Basedow.

Hyperthyreose und Hyphothyerose - Wirkung der Schilddrüsenhormone		
	Hyperthyreose (Basales TSH ↓)	Hypothyreose (Basales TSH ↑)
Stoffwechsel	GU gesteigert, Gewicht↓, Schwitzen, Wärmeintoleranz, Glukose↑	Gewicht↑, Kälteintoleranz, Schwäche, Anämie
Reifung	–	Wachstum und Reifung verzögert; Zwergwuchs
Herz	Tachykardie, große Blutdruckamplitude (<60 mm Hg)	Niedervoltage im EKG, Neigung zu Bradykardie
Muskelsystem	Myopathie, Adynamie	Muskelschwäche, rheumatische Beschwerden, häufig Karpaltunnelsyndrom (LE 15)
ZNS	Tremor, Schlaflosigkeit, starrer Blick, auffallende Nervosität	Retardierung bei Kindern, Ataxie, Schwerhörigkeit, allgemeine Verlangsamung
Haut	Warme, feuchte Haut, Haarausfall, brüchige Nägel	Dünnes brüchiges Haar
Gynäkologische Symptome	Menorrhagie und Zyklus-störungen, Libidoverlust, erhöhte Abortrate	Zyklusstörungen, Pubertas praecox, Galaktorrhoe
GU GI-Trakt	Grundumsatz Gastrointestinaltrakt	

Funktionelle Autonomie

Früher wurde die Verselbständigung von Schilddrüsengewebe als autonomes Adenom bezeichnet. Hierbei spricht ein Teil der Schilddrüse nicht auf TSH an. Es resultiert eine Hyperthyreose oder ein szintigrafisch *heißer Knoten*. Bei Schilddrüsenautonomie des gesamten Gewebes liegt eine disseminierte → **Autonomie** vor. Die Hyperthyreose kann sich sehr langsam über mehrere Jahre entwickeln. Das Vollbild entsteht häufig nach hoher Jodgabe durch Röntgenkontrastmittel oder jodhaltige Medikamente.

Morbus Basedow

Die Immunhyperthyreose ist auf Antikörper gegen den TSH-Rezeptor der follikulären Zellen zurückzuführen. Häufig bildet sich eine Struma. In rund 60% geht die Erkrankung mit der endokrinen Orbitopathie einher. Man spricht dann von der → **Merseburger Trias** mit
- Struma
- Tachykardie
- Exophthalmus

Endokrine Orbitopathie

Es handelt sich um eine eigenständige Autoimmunerkrankung des retrobulbären Orbitagewebes (Bindegewebe hinter dem Augapfel) und der Augenmuskeln, die häufig mit Morbus Basedow einhergeht. Der Zusammenhang zwischen beiden Krankheiten ist unklar. Symptomatisch bestehen
- eine Konvergenzschwäche der Augen,
- Zurückbleiben des Oberlids beim Senken des Blicks,
- ein sichtbarer Streifen der Sklera über der Augenhornhaut bei Retraktion des Oberlids und
- ein seltener Lidschlag.

Im weiteren Verlauf der Krankheit tritt eine Visusschwäche mit Doppelbildern durch Blockade der Augenmuskeln auf. Das Gesichtsfeld kann beeinträchtigt und der N. opticus geschädigt werden.

Thyreotoxische Krise

Unter starkem Stress durch z.B. Myokardinfarkt, nach Unfällen oder durch ausgedehnte Operationen kann es zu einem exzessiven Anstieg der Schilddrüsenhormone kommen. Bei einer latenten Hyperthyreose können auch jodhaltige Kontrastmittel oder Medikamente, die Jod enthalten, eine akute Hyperthyreose bis zur → **thyreotoxischen Krise** auslösen. Zu diesen Medikamenten gehört auch das in der Notfall- und Intensivmedizin häufig verabreichte Antiarrhythmikum Amiodaron (Cordarex®). Ein solcher „thyroid storm" (engl.) kann bei älteren Patienten symptomarm erfolgen, weist bei jüngeren aber auf eine dramatische Entwicklung hin. Seine Symptome sind:
- Stärkste Unruhe und Angstattacken bis zu deliranten Zuständen
- Tachykardie >150/min
- Fieber >41° mit starkem Schwitzen und Dehydratation

Im weiteren Fortgang trüben die Patienten ein und werden komatös. Die Letalität beträgt rund 50%. Die Therapie erfolgt auf der Intensivstation.

Therapie der Hyperthyreose.

Eine thyreostatische Therapie hat das Ziel, die Produktion von Schilddrüsenhormonen zu hemmen. Da gespeicherte Hormone jedoch noch freigesetzt werden können, wirken Thyreostatika erst nach einigen Tagen. Die im Folgenden genannten Dosierungen müssen Sie nicht auswendig lernen, sondern sind zu Ihrer Information genannt, wenn Sie einmal einen Patienten mit Thyreostatikatherapie pflegen. Monotherapeutisch wird z.B. Carbimazol (z.B. Neomorphazole® oder Carvimazol® 5-30 mg/Tag), Thiamazol (Favistan® 5-30 mg/Tag) oder Propylthiouracil (z.B. Propycil® 300-600 mg/Tag) gegeben. Die Jodaufnahme der Schilddrüse kann durch Perchlorat (z.B. Irenat® 4mal 100-200 mg/Tag) blockiert werden.

Alle Thyreostatika werden initial hoch dosiert gegeben, dann aber den Schilddrüsenhormonen angepasst. Diese und das Blutbild müssen unter Therapie regelmäßig, am besten wöchentlich, kontrolliert werden. Nebenwirkungen sind Hautreaktionen und Haarausfall. Die Therapie erfolgt über 12-18 Monate. Auch nach langsamem Absetzen der Medikamente müssen die Hormone weiter kontrolliert werden, da innerhalb eines Zeitraums bis zu einem Jahr ein Rezidiv der Hyperthyreose auftreten kann. Eine Strumektomie ist indiziert, wenn die Struma den Grad 3 erreicht hat oder mechanische Kompressionen verursacht. Auch Schilddrüsenkarzinome werden operativ entfernt, wenn möglich. Die Komplikationen der OP sind Blutungen, Rekurrensparese (bis 4%) und ein → **Hypoparathyreoidismus** (in 4%) durch Entfernung der Nebenschilddrüsen. Ist eine Operation nicht möglich, wird eine Radiojodtherapie durchgeführt. Nach OP oder Strahlentherapie muss lebenslang Thyroxin substituiert werden.

Die hyperthyreote Autonomie wird zunächst thyreostatisch, dann aber, nach Erreichen einer euthyreoten Stoffwechsellage, definitiv durch Strumektomie oder Radiojodtherapie behandelt. Bei endokriner Orbitopathie ist keine kausale Therapie bekannt. Hochdosiert werden Glukokortikoide gegeben; in schweren Stadien erfolgt eine Retrobulbärbestrahlung und schließlich muss die Orbita medial und kaudal operativ dekomprimiert werden. Bei Morbus Basedow wird thyreostatisch behandelt. Da jedoch die Hälfte der Patienten nach Absetzen der Therapie ein Rezidiv erleidet, muss eine Strumektomie oder Radiojodtherapie erfolgen.

Hypothyreose

Die Unterfunktion der Schilddrüse bzw. eine unzureichende Versorgung der Körperzellen mit Schilddrüsenhormon werden klinisch als Hypothyreose manifest. Dieser Mangel an Schilddrüsenhormon kann also auch bei völlig normal funktionierender Schilddrüse auftreten, wenn z.B. der Transport der Hormone durch Mangel an Thyreoglobulin nicht erfolgen kann (z.B. bei Eiweißverlustniere, LE9.2).

Die Übergänge von einem subklinischen bis deutlich ausgeprägten Mangelzustand sind fließend. Die *primäre* Hypothyreose ist angeboren (häufigste konnatale Stoffwechselstörung) oder erworben. Ursachen hierfür sind

- Autoimmunthyreoitidis
- Zustand nach Radiojodtherapie oder Strumektomie
- Jodmangel

- hochdosierte Jodzufuhr
- Gabe von Thyreostatika
- Therapie mit Lithium (bei Depressionen)

Die *sekundäre* Hypothyreose ist die Folge einer insuffizienten Stimulation der Schilddrüse durch TSH. Das komplette Muster der Symptome einer Hypothyreose zeigt sich im → **Myxödem**.

Diagnose. Bei primärer Hypothyreose mit Ursache einer Funktionsstörung der Schilddrüse ist das basale TSH erhöht, das fT_4 aber erniedrigt. Bei erhöhten TSH-Werten (>5 mE/l) und normalem fT_4 liegt eine latente Hypothyreose vor. Eine Hypercholesterinämie weist auf den reduzierten Metabolismus hin, die Erhöhung des Enzyms CK (Kreatinkinase) auf die begleitende Myopathie (Muskelschwäche). Störungen des Knochenmarkstoffwechsels und eine verminderte Eisenresorption lösen in 70% der Patienten eine Anämie aus. Bei Autoimmunthyreoitidis sind Thyreoglobulin-Antikörper nachweisbar.

Symptome. Das Symptommuster ist in der Tabelle oben zusammengefasst. Bei angeborener Hypothyreose bestehen zusätzlich eine Trinkschwäche, Lethargie und Wachstumsstörungen. Die intellektuelle Entwicklung ist gestört (Kretinismus). Bei juveniler Hypothyreose ist die pubertäre Entwicklung gestört und das Wachstum verläuft mit gestörten Proportionen. Häufig liegen Zahnschäden und eine Taubheit vor. Oft wird die Hypothyreose im Alter fehl gedeutet als depressive Verstimmung mit allgemeiner Verlangsamung und Antriebsschwäche.

Myxödem-Koma (hypothyreote Krise)

Infektionen, Kälteexposition oder Medikamente wie Barbiturate oder Phenothiazine können eine latente Hypothyreose verstärken. Die Symptome des Myxödem-Komas erfordern die intensivmedizinische Behandlung:
- Langsame Entwicklung einer Bewusstseinsstörung
- Hypothermie
- Bradykardie
- Hypoxie
- Hyperkapnie
- Hypoglykämie

Therapie der Hypothyreose.

Substitution von Schilddrüsenhormon langsam einschleichend ab 25–50 µg/Tag über 2–4 Monate bis zur vollen Dosis von 100–150 µg/Tag. Besonders bei Älteren muss die Dosis langsam erhöht werden um Arrhythmien und Stenokardien zu vermeiden. Auslassversuche werden nicht empfohlen.

Thyreoiditis

Verschiedene Ursachen können zu einer Entzündung der Schilddrüse führen. Hierzulande recht häufig kommt die chronische atrophische *Thyreoiditis Typ* → **Hashimoto** vor. Eine begleitende Hypothyreose tritt in 50% der Patienten auf. Das Leitsymptom der Thyreoiditis sind Schmerzen bzw. eine druckempfindliche Schilddrüse. Oft kommt es 1–2 Wochen nach einem Virusinfekt zu einer **subakuten Thyreoiditis (Typ de Quervain)**. Die akute Thyreoiditis wird durch lokale Infektionen oder nach einer Verletzung ausgelöst. (Auch bestimmte Zytokine, wie TNFα, Interferon und Interleukin, die als Immunmodulatoren bei bestimmten Erkrankungen eingesetzt werden, können eine geringgradige Thyreoiditis erzeugen).

Symptome. Bei *akuter* Thyreoiditis ist die Palpation der Schilddrüse schmerzhaft und unangenehm, am Hals ist eine Rötung zu erkennen, die lokalen Lymphknoten sind geschwollen, es bestehen Schluckbeschwerden und im Labor besteht eine Leukozytose bei stark erhöhter BKS. Eine *subakute* oder *chronische* Thyreoiditis kann klinisch stumm verlaufen (silent thyroiditis). Die BKS ist deutlich erhöht, die Patienten sind müde und fühlen sich krank. Initial kann sich eine Hyperthyreose durch Tachykardie und Wärmeintoleranz zeigen. Szintigrafisch ist die Radionuklidaufnahme erhöht.

▶ **Therapie.** Bei akuter Thyreoiditis werden Antibiotika und NSAR (nicht steroidale Antirheumatika) verordnet. Als lokale Maßnahme empfehlen sich antiphlogistische und kühlende Umschläge. In schweren und unklaren Fällen ist ein Versuch mit Kortikoiden sinnvoll. Bei Hyperthyreose sind Thyreostatika wirkungslos, da diese durch Zerfall des Gewebes und damit die abrupte Freisetzung aus den Kollioden entstand. Die Symptome der Überfunktion werden mit Betablockern behandelt.

Schilddrüsenkarzinom

Bei den von den Follikelzellen ausgehenden → **Schilddrüsenkarzinomen** liegen in 50% differenzierte Karzinome vor (am meisten papilläre Malignome mit lymphogener Metastasierung, seltener follikuläre Malignome mit hämatogener Metastasierung); 10% der Karzinome sind undifferenziert. Ein medulläres C-Zell-Karzinom (der Tumormarker ist hierbei Kalzitonin) besteht in 5%. Andere Malignome sind selten. Die Tumoren nehmen mit dem Alter zu und sind in rund einem Drittel als eine Folge des alimentären Jodmangels anzusehen.

Differenzierte Karzinome wachsen sehr langsam; die follikulären Karzinome weisen bei Diagnosestellung in rund 50% bereits Metastasen in der Lunge und im Skelett auf, während papilläre erst spät metastasieren. Das undifferenzierte Karzinom dagegen wächst sehr schnell und löst innerhalb weniger Wochen Symptome wie Heiserkeit und Dysphagie auf. In der Diagnostik stehen die Szintigrafie mit Nachweis „kalter" Knoten und die Feinnadelaspirationszytologie im Mittelpunkt. Bei einem C-Zell-Karzinom muss eine *multiple endokrine Neoplasie* (MEN) durch Nachweis spezifischer Protoonkogene ausgeschlossen werden.

▶ **Therapie.** Totale Thyreoidektomie (Strumektomie) mit Entfernung der Halslymphknoten. Bei differenzierten Karzinomen, die Jod speichern, erfolgt eine Radiojodtherapie. Anschließend werden die Hormone substituiert. Die Prognose ist vom histologischen Typ und der Differenzierung des Karzinoms anhängig. Beim papillären Karzinom liegt das 10-Jahres-Überleben bei 80%, während die frühe hämatogene Metastasierung des follikulären Karzinoms diesen Zeitraum auf 60% senkt. Das gilt auch für das C-Zell-Karzinom. Bei undifferenziertem (anaplastischem) Karzinom ist die Prognose infaust (das mittlere Überleben beträgt nur ein halbes Jahr).

Nebenschilddrüsen und Kalziumstoffwechsel

Aufbau und Hormone der Nebenschilddrüsen

Die 4 Nebenschilddrüsen (Glandulae **para**thyreoideae → **Parat**hormon) sind linsengroß und liegen dorsal an den Lappen der Schilddrüse. Ihres Aussehens wegen (wie Deckgewebe) werden sie als Epithelkörperchen bezeichnet. Sie bilden das → **Parathormon**, das den Kalziumstoffwechsel im Wechselspiel mit dem Schilddrüsenhormon Kalzitonin reguliert. Von der Schilddrüse sind sie durch das innere Kapselgewebe getrennt, werden aber von der äußeren Kapsel umschlossen.

Kalziumstoffwechsel und „Hormon" Vitamin D

Die Stellgröße für das Gleichgewicht des Kalziumhaushalts ist das ionisierte → **Kalzium** (Ca^{2+}) im Blut. An dieser Homöostase wirken mit
- Parathormon (PTH) aus den Nebenschilddrüsen,
- Kalzitriol (aktiviertes Vitamin D3 aus den Nieren) und
- Kalzitonin (aus der Schilddrüse).

Das Vitamin D_3 wird als Vorstufe mit der Nahrung aufgenommen, in der Haut über UV-Licht und im Stoffwechsel der Leber metabolisiert und zuletzt in der Niere zum aktiven Hormon Kalzitriol umgewandelt. Die renale Kalziumrückresorption steht im Gleichgewicht mit der Ausscheidung von Phosphat (PO_4^{3-}). Zur Regulation des Kalziumstoffwechsels und Wirkung des Parathormons s. LE 9.
  Die Normwerte für den Kalziumstoffwechsel stehen hier nicht, damit Sie diese auswendig lernen, sondern dienen der Orientierung, wenn Sie die Werte einmal nachschlagen wollen („i. S." bedeutet „im Serum"):
- Gesamtkalzium i. S. 2,0–2,6 mmol/l
- Ionisiertes Ca^{2+} i. S. 1,12–1,23 mmol/l
- Ca-Ausscheidung im 24-h-Urin 2–8 mmol/Tag

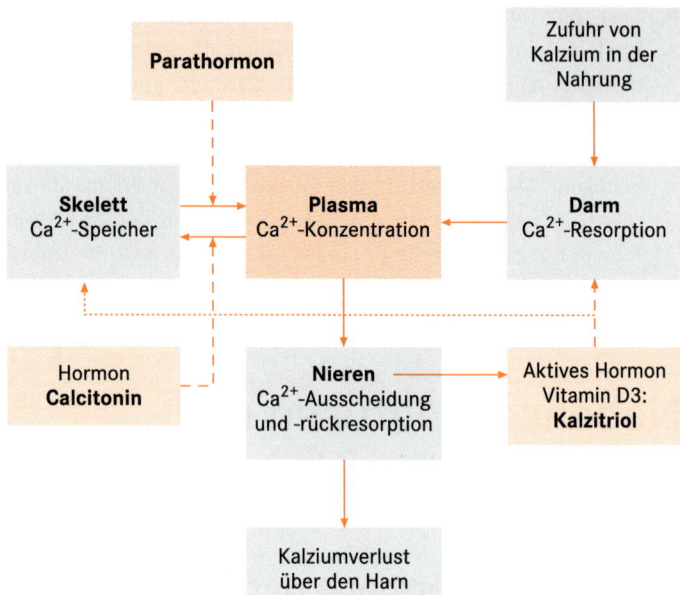

Abb. 12.8.
Regulation des
Kalziumhaushalts

Kalziumstoffwechsel – Wirkungen der Hormone		
Parathormon	Kalzitonin	Kalzitriol
Aus Nebenschilddrüsen: Wird aktiviert bei Abnahme von Ca^{++} i.S.	Aus Schilddrüse: Wird aktiviert bei Anstieg von Ca^{++} i.S.	Aktiviert in Nieren
Skelett: Freisetzung von Kalzium und Phosphat	Skelett: Gegenspieler zum Parathormon	Skelett: Fördert Mineralisierung der Knochen
Nieren: Rückresorption von Kalzium, Erhöhung der Phosphatausscheidung	Nieren: Gegenspieler zum Parathormon	Nieren: Erhöht Rückresorption von Kalzium
Darm: keine Wirkung	Darm: keine Wirkung	Darm: Resorption von Kalzium im Jejunum

- Phosphat i. S. 0,8–1,5 mmol/l
- Parathormon i. S. 10–65 pg/ml (schwierig zu bestimmen)
- Alkalische Phosphatase i. S. 3,4–21,2 ng/ml (für Erwachsene)

Hyperkalziämie

Ursache sind zu fast 70% maligne Tumoren (englisch: *m*alignancy-*a*ssociated *h*ypercalcemia, MAH), seltener Funktionsstörungen der Schilddrüse oder eine Sarkoidose (LE 8.2). Als Paraneoplasie können viele Tumoren ein Zytokin mit ähnlicher Wirkung wie das Parathormon bilden. Überwiegend sind es solide Tumoren mit ossärer

> **Symptome der Hyperkalziämie**
>
> **Akut**
> - Schwächegefühl, Polyurie und starker Durst, Dehydratation
> - Appetitlosigkeit
> - Erbrechen
> - Bradykardie und EKG-Veränderungen (QT-Verkürzung)
> - Myopathie und Sensibili-tätsstörungen, abgeschwächte Reflexe
> - Endokrines Psychosyndrom mit Dysphorie und Orientierungsstörungen
>
> **Chronisch**
> - Nephrolithiasis
> - Gliederschmerzen bei Osteomalazie
> - Veränderungen der Schädelform
> - Ulcus ventriculi oder duodeni
> - Pankreatitis
> - Cholelithiasis
> - Hypertonus
> - Arrhythmien und EKG-Veränderungen wie akut
> - Muskelschwäche und Reflexschwäche
> - Psychosyndrom wie akut

Metastasierung, wie Bronchial- und Mammakarzinom (ca. 70%) oder hämatologische Malignome (ca. 30%).

Bei einem extrem hohen Kalziumspiegel droht die Gefahr der *hyperkalzämischen Krise* mit schmerzhafter Anspannung der glatten und mimischen Muskulatur, Pfötchenstellung der Hände (Karpalspasmen) und Spitzfußstellung (Pedalspasmen), Aphonie durch Laryngospasmus, akute Dyspnoe bei Bronchospastik und kolikartige Bauchschmerzen durch viszerale Spastik. Die Krise geht mit hoher Mortalität einher, wenn der Kalziumspiegel nicht sofort durch diuretische Maßnahmen oder Dialyse gesenkt wird.

Hypokalzämie

Erniedrigungen des Kalziums im Serum kommen bei Unterfunktion der Nebenschilddrüsen. UV-Mangel (kindliche Rachitis), Kalziumverlust oder akut bei Hyperventilation mit respiratorischer Alkalose zustande. Charakteristisch sind Empfindungsstörungen (Dysästhesien) und Krämpfe mit Karpalspastik. Durch einfache neurologische Untersuchungen lässt sich die Diagnose neben der Laboranalyse leicht stellen:
- Zucken des Mundwinkels, wenn der N. facialis an der Wange beklopft wird (man spricht vom *Chvostek-Zeichen*)
- Hebung und Pronationsbewegung des Fußes, wenn der N. fibularis hinter dem Fibulaköpfchen beklopft wird (*Lust-Zeichen*)
- Pfötchenstellung, wenn am Oberarm Blutdruck gemessen wird (*Trousseau-Zeichen*)

Im EKG ist die QT-Zeit verlängert. Bei → **Hyperventilationstetanie** wird der Patient zur Rückatmung in eine Plastiktüte aufgefordert und beruhigt. Sonst ist eine iv-Kalziumgabe nötig, die als Nebenwirkung eine Flush-Symptomatik auslösen kann. Dauertherapie mit Dihydrotachysterol (A.T.10®) unter Kalziumkontrolle.

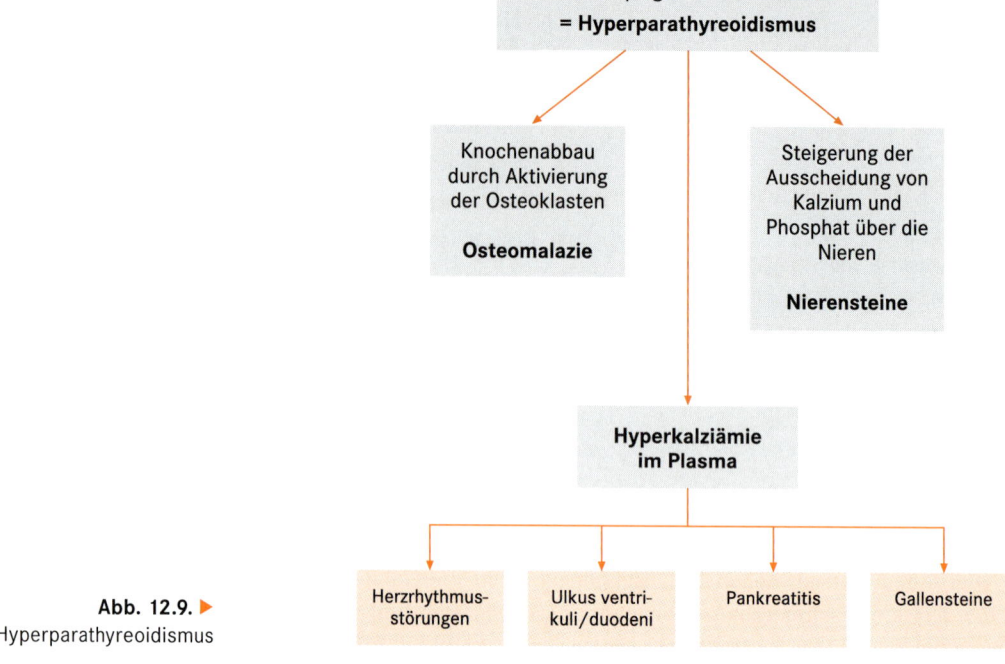

Abb. 12.9. ▶ Hyperparathyreoidismus

Hyperparathyreoidismus

Beim *primären* → **Hyperparathyreoidismus** liegt ein Adenom der Nebenschilddrüse vor, das Parathormon produziert. Die Kalziumspiegel sind dabei normal. Die klassische Symptomtrias besteht in
- Nephrolithiasis,
- Osteomalazie und
- Ulkus ventrikuli oder duodeni.

Im Wesentlichen entsprechen die Symptome denen der chronischen Hyperkalzämie (s. o.). Als Therapie muss das Adenom operativ entfernt werden. Ein *sekundärer* Hyperparathyreoidismus entsteht bei chronischer Niereninsuffizienz durch verminderte Bildung des aktiven Hormons Vitamin D3. Der Kalziumspiegel ist hier erniedrigt. Andere Ursachen eines sekundären Hyperparathyreoidismus sind selten. Therapeutisch muss eine phosphatarme Ernährung eingehalten werden, da die insuffiziente Niere vermindert Phosphat ausscheidet. Ein niedriger Kalziumspiegel muss durch Kalziumkarbonat unter Laborkontrolle ausgeglichen werden.

Hypoparathyreoidismus

Das Krankheitsbild wird durch einen Mangel an Parathormon ausgelöst und ist durch Muskelspastik (*hypokalzämische Tetanie*) charakterisiert. Der Kalziummangel entsteht als Folge der Unfähigkeit der Nieren, Kalzium zurück zu resorbieren. Zu den häufigsten Ursachen des Hypoparathyreoidismus gehört die versehentliche operative Entfernung der Nebenschilddrüsen bei Strumektomie oder gezielt bei OP eines Adenoms. Familiäre und genetische Ursachen sowie eine Beteiligung der Epithelkörperchen bei anderen Stoffwechselerkrankungen sind selten. Die Symptomatik entspricht der Hypokalzämie (s. o.) und wird durch ein endokrines Psychosyndrom mit Depressionen und dem Bild der psychomotorischen Entwicklungsstörung und Lernproblemen bei Kindern kompliziert. Es kann zur Kalkablagerung in der Linse kommen (Tetaniestar); der Pathomechanismus hierfür ist ungeklärt. Ohne Bestimmung des Kalziumhaushalts darf bei einem Kind weder die Diagnose Epilepsie noch „hyperaktives Syndrom" gestellt werden!

▶ **Therapie.** Kalziumsubstitution

Nebennierenrinde und Nebennierenmark

Aufbau der Nebenniere

Die Nebennieren liegen retroperitoneal und wie Halbmonde oberhalb der Nieren, haben zu ihnen jedoch keinen direkten anatomischen Bezug. Die Nebennieren setzen sich aus zwei verschiedenen Geweben zusammen: → **Nebennierenrinde** (NNR, *Cortex*) und → **Nebennierenmark** (NNM, *Medulla*). Die Durchblutung der Nebenniere ist variabel durch Äste der A. renalis oder direkt aus der Aorta stammenden Gefäßen. Obwohl NNR und NNM verschiedenen Ursprungs sind, werden sie gemeinsam durchblutet, wobei die Arterien in der NNR zu einem Netz verflochten sind und bis ins NNM ausstrahlen. Diese Besonderheit hat zur Folge, dass Rindenhormone, sog. *Steroide*, die Funktion des NNM stimulieren. Das NNM ist Teil des sympathischen Nervensystems und besteht aus dessen präganglionären Fasern. Somit ist es keine Hormondrüse im eigentlichen Sinn. Es speichert die → **Katcheolamine** Adrenalin (80%) und Noradrenalin (20%), deren Überschuss das → **Phäochromozytom** verursacht.

NNR

Die Hormone der NNR werden als Steroide bezeichnet und gliedern sich in 3 Gruppen, die in verschiedenen Schichten gebildet werden.

! **Merke**
von außen nach innen = Merkwort „GFR" aus Zona *g*lomerulosa, Zona *f*asciculata und Zona *r*eticularis):
- Mineralokortikoide, v. a: Aldosteron (Zona glomerulosa)
- Glukokortikoide (Zona fasciculata)
- Sexualhormone (17-Ketosteroide) v. a. → *Androgene* und → *Östrogene* und deren Vorstufen (Zona reticularis)

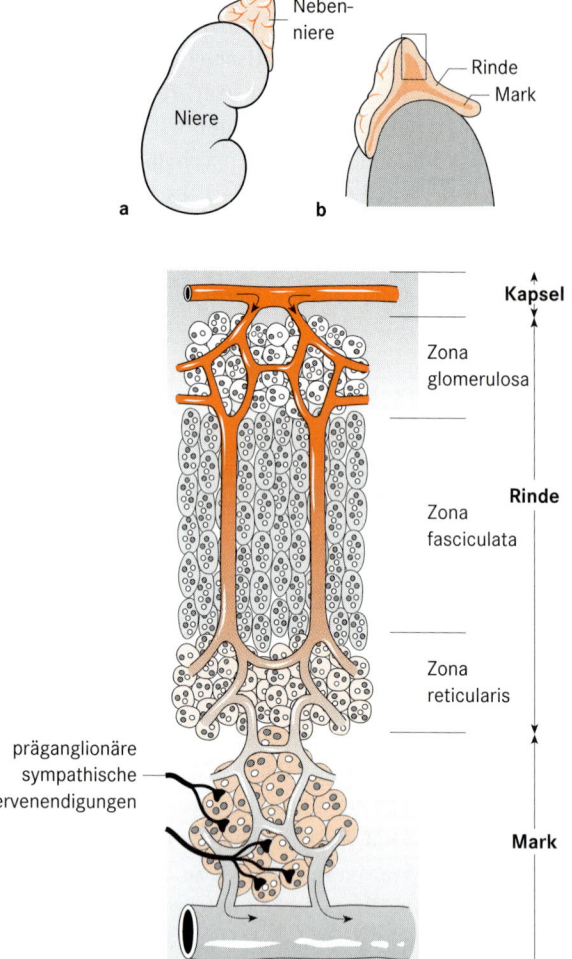

Abb. 12.10.
Feinbau der Nebenniere.
Nebennierenrinde und -mark liegen in einem Organ nebeneinander: In der Rinde werden in drei verschiedenen Gewebsschichten die Mineralokortikoide, Glukokortikoide und Androgene gebildet; das Mark ist Teil des sympathischen Nervensystems

Diese 3 Zonen weisen in den verschiedenen Entwicklungs- und Altersstufen eine unterschiedliche Ausprägung aus: Die Zona fasciculata ist in der Kindheit am meisten ausgeprägt; erst in der Pubertät tritt die beschriebene Dreigliederung und v. a. die Ausbildung der Zona reticularis mit den Sexualhormonen auf. Bei Patienten, die älter als 50 Jahre sind, dominiert wieder die mittlere Zona fasciculata.

Mineralokortikoide

Im Mittelpunkt steht das Hormon → **Aldosteron**, dessen Ausschüttung durch das Hormon → **Renin** stimuliert wird (RAAS = Renin-Angiotensin-Aldosteron-System). Renin wird über eine niedrige Na^+-Konzentration im distalen Tubulus und einen Abfall des Herzminutenvolumens bzw. des Blutdrucks stimuliert (LE 9). Die Ausschüttung von Aldosteron bewirkt eine Rückresorption von Natrium im Tubulus der Niere und damit eine Rückresorption von Wasser mit der Folge einer Volumenerhöhung (Blutdrucksteigerung). Aldosteron ist das wichtigste Hormon für die Regulation des extrazellulären Salz- und Wasserhaushalts. Da im Tubulus Natrium gegen Kalium ausgetauscht wird, führt die Wirkung von Aldosteron zu einem Absinken des Kaliumspiegels im Plasma.

Glukokortikoide

Der Spiegel der → **Glukokortikoide** im Blut wird über den Hypothalamus (durch CRH, Corticotropin-Releasing Hormon) und die Adenohypophyse (durch ACTH, adrenocorticotropes Hormon) geregelt. Die wesentlichen Steroide sind Kortisol, Kortison und Kortikosteron, wobei → **Kortisol** die höchste biologische Wirkung aufweist. Da die Sekretion der Steroide eine zirkadiane Rhythmik aufweist, muss die Nüchternbestimmung des Plasmakortisols morgens zwischen 8 und 9 Uhr erfolgen. Der Spiegel ist morgens gegen 4 Uhr am tiefsten und erreicht ein Maximum nach 10 Uhr. Die Wirkung der Steroide ist in der Tabelle unten zusammengefasst.

Über- und Unterfunktion der NNR

Überschuss an Aldosteron

Der Hyperaldosteronismus wird als *Conn-Syndrom* bezeichnet, wenn er durch eine Überproduktion in der NNR entsteht. Elektrolytstörungen und ein reduziertes Herzzeitvolumen können einen sekundären Hyperaldosteronismus auslösen. Als Symptome beklagen die Patienten Muskel- und Kopfschmerzen sowie Abgeschlagenheit. Die Hypokaliämie führt zu typischen EKG-Veränderungen (T-Abflachung, U-Welle und ST-Senkung) und begünstigt ventrikuläre Extrasystolen, VES, und Arrhythmien. Der Blutdruck ist erhöht.

▶ **Therapie.** Bei primären Formen operative Entfernung der Nebenniere, sonst Gabe von Aldosteronantagonisten wie Spironolacton (Aldactone®).

Überschuß an Kortikoiden

Ein chronischer Hyperkortisolismus wird als → **Cushing-Syndrom** bezeichnet. Seine Ursachen werden unterschieden nach
- Abhängigkeit von ACTH bei Hypophysenadenom,
- unabhängig vom ACTH bei Adenom der NNR, einem Malignom oder einer selten auftretenden Hyperplasie und
- externer Zufuhr von Steroiden.

Normale und überschießende Wirkung der Kortikoide sind in der folgenden Tabelle zusammengefasst.

Wirkung und Überdosierung von Glukokortikoiden

Wirkung	Überdosierung – Cushing Syndrom
Förderung der Glukoneogenese	Diabetes mellitus
Katabolismus	Hypotrophie der Muskeln, Myopathie, dünne Haut
Förderung der Lipolyse	Fettumverteilung mit Vollmondgesicht und Stammesfettsucht
Wirkung als Mineralokortikoid	Hypertonus (Volumenhochdruck) und Ödeme
Erhöhung der renalen Kalziumausscheidung	Osteoporose
Steigerung der zentralnervösen Aktivitäten	Motorische Störungen, Dysphorie
Polyzytose mit Erhöhung der Zahl der Erythrozyten und Thrombozyten	Erhöhte Thromboseneigung
Antiproliferativer Effekt (Reduktion von Funktion und Wachstum von Fibroblasten)	Wundheilungsstörungen, Ulkusneigung
Entzündungshemmung (antiphlogistischer, antiinflammatorischer Effekt)	
Immunsuppression	

Das Muster der Symptome beim → **Cushing-Syndrom** ist individuell variabel, doch treten einige Symptome besonders häufig auf; der Häufigkeit nach sind es

- (rund 90%) Vollmondgesicht
- (rund 90%) Hochdruck
- (rund 85%) Stammbetonte Adipositas mit Striae distensae (rund 50%, wie Schwangerschaftsstreifen bei dünnerer Haut)
- (rund 85%) Virilismus mit Amenorrhö (in rund 80%) sowie Potenz- und Libidostörungen
- (rund 85%) Diabetische Stoffwechsellage
- (rund 80%) generalisierte Ödeme
- (rund 70%) Blutungsneigung
- (rund 55%) Osteoporose mit Frakturen (in rund 40%)
- (rund 40%) Psychische Auffälligkeiten
- (rund 35%) Stiernacken

Die Diagnose eines Hyperkortisolismus wird durch Bestimmung des Kortisolwerts im 24-h-Urin und durch die Gabe von synthetischen Steroiden am Abend (Dexamethason-Test) gesichert. Hierbei wird die ACTH-Freisetzung gehemmt. Sind die Basalwerte von Kortisol erhöht und fallen die Werte am Morgen nach der Testdosis von 2 mg Dexamethason nicht ab, gilt der Verdacht auf Cushing als gesichert.

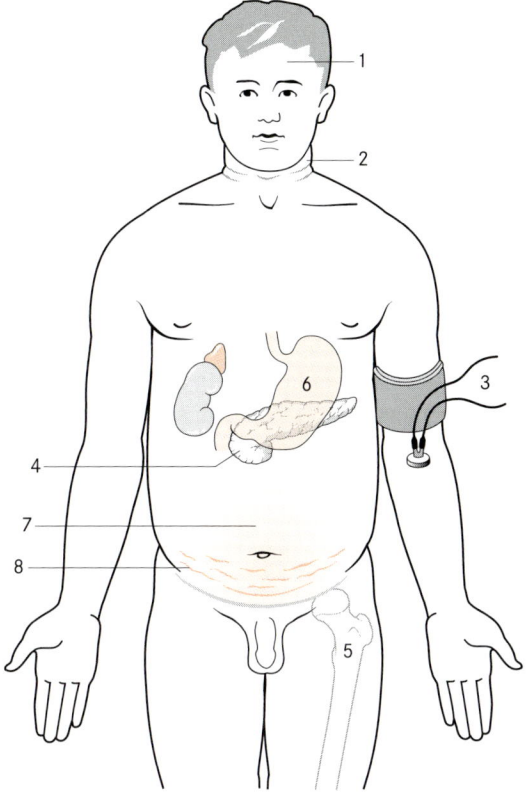

◀ **Abb. 12.11.**
Cushing-Syndrom. Als Nebenwirkung von erhöhten Kortikoiddosierungen (Cushing-Syndrom) oder bei einem Adenom der Zona fasciculata der Nebennierenrinde (Morbus Cushing) kommt es zu einem typischen Spektrum an Nebenwirkungen: 1 = Vollmondgesicht, 2 = Stiernacken, 3 = Hochdruck, 4 = Diabetes mellitus, 5 = Osteoporose, 6= Ulkuskrankheit, 7 = Stammesfettsucht, 8 = Striae distensae; weitere Zeichen sind Ausbildung einer Akne, erhöhte Infektneigung und Stimmungsschwankungen

▶ **Therapie.** Wenn möglich operative Entfernung des Adenoms in der Hypophyse oder in der Nebennierenrinde. Ist eine chirurgische Intervention nicht möglich, wird die Kortisolproduktion durch das Antimykotikum Ketoconazol blockiert. Vor allem bei Vorliegen eines Psychosyndroms kann sich das subjektive Befinden unter der Therapie initial verschlechtern (Kortisolentzugssyndrom).

Unterfunktion der NNR

Das Krankheitsbild durch Mangel an Hormonen der Nebennierenrinde wird als → **Morbus Addison** bezeichnet. Zu den bekannten Persönlichkeiten, die an dieser seltenen (ca. 1/400000 pro Jahr) Krankheit leiden, gehörte → **John F. Kennedy**. Die Ursache kann in einer Erkrankung der NNR oder im Mangel an ACTH liegen. Eine NNR-Insuffizienz tritt überwiegend im Rahmen von Autoimmunprozessen auf, kann aber auch durch Tuberkulose, Tumoren oder nach Bestrahlungen auftreten. Das komplette Fehlen der NNR-Hormone ist mit dem Leben nicht vereinbar. Symptome treten auf, wenn 90% der NNR-Zellen zerstört sind. Sie hängen davon ab, ob der Mangel an Kortisol oder an Aldosteron im Vordergrund stehen:

- **Mangel an Kortisol**
  - Schwäche und Müdigkeit; erhöhte Reizbarkeit
  - Hyperpigmentierung der Haut und Schleimhäute (Bronzehaut)

- Hypotonie und orthostatische Dysregulation
- Übelkeit, Erbrechen und abdominelle Koliken
- Hypoglykämie
- Blutbildveränderungen mit Lymphozytose und Eosinophilie
- **Mangel an Aldosteron**
  - Hypotonie durch Hyponatriämie und Volumenmangel
  - Salzhunger
  - Hyperkaliämie mit Arrhythmien
  - Azidose

Wenn sich die Symptomatik langsam entwickelt, können die Beschwerden als „Alterserscheinungen" fehl gedeutet werden. Akut kann durch akuten Stress bei Infekten, Operationen, nach Traumen oder bei einem akuten Infarkt ein erhöhter Kortisolbedarf bestehen und eine → **Addison-Krise** auslösen. Neben dem symptomatischen Vollbild wie oben beschrieben, kommt es zur Hypoglykämie, Blutdruckabfall bis zum hypovolämischen Schock, Fieber und Bewusstseinsstörung bis zum Koma. Die Situation ist lebensgefährlich und erfordert die intensivmedizinische Behandlung mit Hydrokortisongabe sowie die Zufuhr von Glukose und Volumen.

▶ Therapie. Bei chronischem Morbus Addison lebenslange Einnahme von Glukokortikoiden (die meistens ausreichende Dosierung beträgt 15 mg Hydrokortison morgens und 5 mg mittags). Der Mangel an Mineralokortikoiden erfordert die Gabe von Fludrocortison (z.B. Astonin H®).

Adrenogenitales Syndrom (AGS)

Das AGS tritt auf bei angeborenen genetischen Störungen der Steroidbiosynthese und manifestiert sich in einem Anstieg des Testosterons und Abfall von Aldosteron. Neugeborene weisen ein Salzverlustsyndrom wie bei Addison-Krise auf: Bei neugeborenen Mädchen kann das Bild des Pseudohermaphroditismus femininus auftreten, wobei eine hypertrophe Klitoris zu einer Verwechslung mit einem Jungen führen kann. Später kommt es unbehandelt zum Bild des polyzystischen Ovars mit Amenorrhö und Virilisierung. Bei Jungen fällt das anfangs rasche Körperwachstum auf; die Körpergröße der Erwachsenen ist jedoch eher klein, da ein vorzeitiger Epiphysenfugenschluss eintritt. Es liegt eine (Pseudo-)Pubertas praecox vor. Die Therapie ist entsprechend der NNR-Insuffizienz.

Therapie mit Steroiden

In der Behandlung entzündlicher und immunologischer Krankheiten sowie nach Transplantationen kommen die antiinflammatorischen, immunsuppressiven und antiproliferativen Wirkungen der Glukokortikoide zum Einsatz. Die synthetischen Medikamente haben dieselbe Wirkung wie das körpereigene Kortisol. Die Wirkung wird in relativen Äquivalenzdosen zu Kortisol angegeben.

Bei Therapie mit Glukokortikoiden kann die Medikation spontan abgesetzt werden, wenn die Behandlung nicht länger als eine Woche erfolgte. Bei längerer Thera-

Wirkungsvergleich von Steroidmedikamenten		
Bsp.	Relative Wirkung als Glukokortikoid	Schwelle für Cushing (mg/Tag)
Kortisol (Hydrokortison)	1	30
Kortison	0,8	27,5
Prednison	4	7,5
Prednisolon	4	7,5
Methylprednisolon (Urbason®)	5	6
Triamcinolon (Volon®)	5	6
Dexamethason (Fortecortin®)	30	1,5

piedauer muss der Regelkreis NNR/ACTH durch den ACTH-Kurztest geprüft werden; ist das Kortisol >20µg/dl stimulierbar, kann die Therapie sofort abgesetzt werden, anderenfalls muss ein ausschleichendes Absetzen erfolgen.

Phäochromozytom

Die bisher beschriebenen Hormonwirkungen bezogen sich auf die Nebennierenrinde. Das → **Phäochromozytom** ist eine Erkrankung des Nebennierenmarks, NNM, und bezeichnet jeden Tumor mit der Symptomatik einer Überproduktion von Katecholaminen. Die meisten Tumoren liegen im NNM selbst (chromaffine Zellen); nur 10% der Phäochromozytome liegen außerhalb der Nebenniere im Grenzstrang. Jedes 10. Phäochromozytom weist die Eigenschaften eines malignen Tumors auf. Die *symptomatische Trias* besteht in:
- Kopfschmerzen
- Schwitzen
- Tachykardie

Die Symptome erklären sich aus der Wirkung der Katecholamine. Bei jedem zweiten Patienten liegt eine manifeste arterielle Hypertonie vor. Herzrasen und Schweißausbrüche treten anfallsweise auf; die Patienten sind dabei blass. Bei älteren Menschen können die Symptome schwach ausgeprägt sein und verkannt werden. Diagnostisch werden in der Langzeitblutdruckmessung Blutdruckspitzen nachgewiesen. Bei jedem dritten Patienten tritt ein Diabetes mellitus Typ 2 mit Glucosurie auf. Im 24-h-Urin ist die Ausscheidung der Katecholamine erhöht. Im Plasma können erhöhte Werte der Metabolite von Katecholaminen (Metanephrine) nachgewiesen werden.

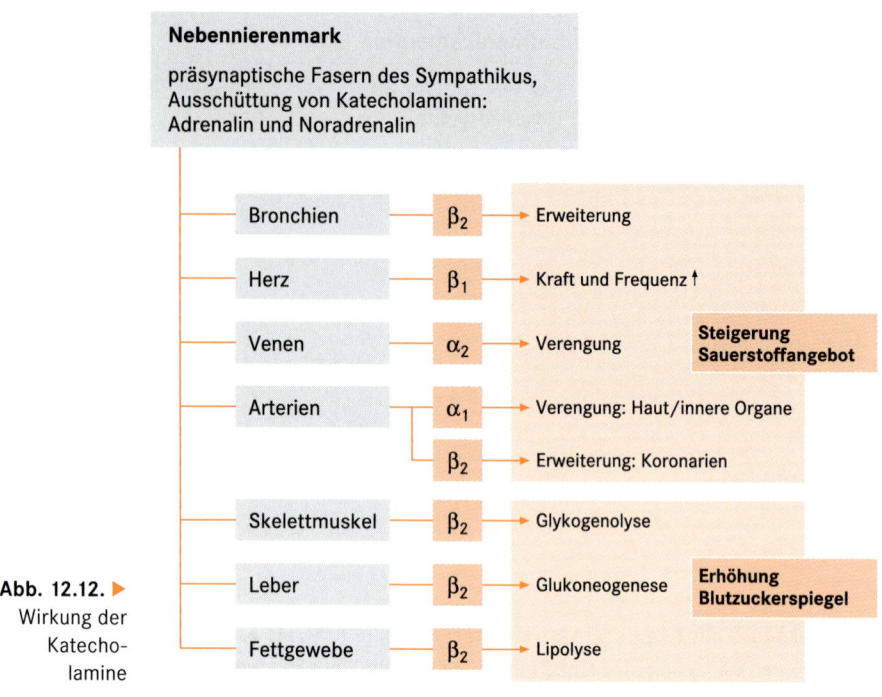

Abb. 12.12. ▶ Wirkung der Katecholamine

▶ **Therapie.** Adrenalektomie, wenn möglich. Im Vorfeld muss die Katecholaminsekretion durch α-Blocker wie Prazosin blockiert werden. Betablocker sind kontraindiziert, da sie die Wirkung des Adrenalins auf α-Rezeptoren verstärken.

Hormone und Stress

Der Begriff → **Stress** bedeutet im Zusammenhang mit endokrinen Regulationen eine Aktivierung des Hypothalamus und damit die Sekretion von CRH (Corticotropin Releasing Hormon). Als Folge dieser Stimulation schüttet der Hypophysenvorderlappen das ACTH (adrenocorticotropes Hormon) aus. Der Begriff „Stress" wird in der modernen Sprache vielfältig und teilweise falsch benutzt. Im Sinne der zentralen endokrinen Regulationsmechanismen bedeutet er eine „unspezifische Reaktion des Körpers auf irgendeine Anforderung". Damit ist Stress eine notwendige, unvermeidbare Situation, in der wir uns befinden. Der Begründer der modernen Stressforschung, der Amerikaner Hans Selye formulierte deshalb 1981: „Komplette Freiheit von Stress ist Tod". Heute unterscheiden wir den nützlichen, im physiologischen Rahmen stimulierenden *Eustress* gegenüber dem überfordernden, schädigenden *Distress*. Unter Stress versteht man also nicht äußerliche, belastende Bedingungen, sondern die Reaktion des Organismus auf *Stressoren* im Sinne der endokrinen Anpassung. Man spricht vom → **Stress-Adaptationssyndrom**. Physiologisches Korrelat der Zusammenhänge zwischen exogenen Stressoren und endogener Bewältigung von Krankheit (Psychoneuroimmunologie) sind endokrine Anpassungsmechanismen. Zur Krankheit führt

nur der langfristige Einfluss von Stressoren im Dauerstress. Kurzfristig erlebter Distress löst Symptome aus, die durch Glukokortikoide vermittelt werden:
- Schlafstörungen
- Verlängertes Abwehrgeschehen bei Infekten
- Abnehmende Konzentrationsfähigkeit
- Kopfschmerzen und Muskelanspannung

Stressfaktoren der Umwelt, z.B. Lärm, lösen auf Dauer Prozesse aus, die zur Erkrankung führen.

Phasen des Stress-Adaptationssyndroms

1. *Alarmreaktion*
   sympathische Erregung mit Anstieg von ACTH, Kortikosteroiden und Katecholaminen
2. *Widerstandsphase*
   Anstieg des Glukosespiegels im Plasma, Steigerung der Empfindlichkeit der Gefäße für Katecholamine, Dämpfung der Funktion der Schilddrüse
3. *Erschöpfungsphase*
   Versagen der Infektionsabwehr und Steuerung der Wachstumsfunktionen; nur noch kurzfristige Mobilisierung von Energie möglich; Ausbruch von Ulcera ventriculi oder duodeni

Andere Hormonstörungen

Multiple endokrine Neoplasie (MEN)

Bei dieser vererbten Erkrankung treten Malignome verschiedener endokriner Organe und mit unterschiedlicher Symptomatik auf. Die klinische Einteilung beschreibt 3 Krankheitsmuster:
- MEN 1 (Werner-Syndrom; 50%)
  - überwiegend bei Frauen
  - Adenome der Nebenschilddrüsen mit primärem → **Hyperparathyreoidismus**
  - Inselzelltumoren des Pankreas mit → **Zollinger-Ellison- Syndrom** (Gastrin bildender Tumor der Inselzellen des Pankreas mit sehr starker Stimulation des Magensäure; dadurch therapieresistente Ulkuskrankheit (s. LE 10.2), die eine partielle Entfernung des Pankreas erfordert
  - Hypophysenadenome
- MEN 2a (Sipple-Syndrom; 40%)
  - überwiegend bei Männern
  - familiär gehäuftes medulläres Schilddrüsenkarzinom
  - Phäochromozytome
  - primärer Hyperparathyreoidismus
- MEN 2b (10%)
  - medulläres Schilddrüsenkarzinom

- Phäochromozytome
- Neurinome der Schleimhäute (Lippen, Mundschleimhaut, Zunge, GI-Trakt) und Hautfibrome (Augenlider)
- Megakolon

Therapie und Prognose hängen vom Befallsmuster der MEN-Typen ab. Die Behandlung und Beratung der Patienten und ihrer Familien muss in endokrinologisch spezialisierten Zentren erfolgen.

Hypogonadismus und Infertilität

Die männliche Infertilität kann als Störung der Erektion (erektile Dysfunktion), der Unfähigkeit der Ejakulation, als Orgasmusunfähigkeit und als Störung des Hodens Testosteron und Spermien zu produzieren. Ursachen der → **erektilen Dysfunktion** sind

- In 40% Arteriosklerose
- In 30% Diabetes mellitus
- In 13% Zustand nach Prostata-OP
- In 8% neurologische Störungen
- In 6% endokrine Störungen, u. a. MEN 1
- In 3% multiple Sklerose

Normwerte des Ejakulats	
(WHO 1993)	
Volumen	>2 ml
pH	7,2-8,0
Konzentration	>20 Mio. Spermien/ml
Gesamtzahl	>40 Mio. Spermien/Ejakulat
Motilität	■ >30% Spermien mit schneller, progressiver Motilität (schneller Raumgewinn)
	■ >20% Spermien mäßig progressiv (langsamer Raumgewinn) ■ bis 50% ortsständige oder unbewegliche Spermien
Morphologie	>30% normal geformte Spermien
Vitalität	>75% vitale Spermien (keine Aufnahme des Farbstoffs Eosin)
Leukozyten	<1 Mio./ml
α-Glucosidase	>11 mU/Ejakulat
Saure Phosphatase	>200 µmol/Ejakulat
Fruktose	>13 µmol/Ejakulat

Beurteilung des Ejakulats			
	Mio./ml	Normale Morphologie	Motilität
Normozoospermie	>20	>60%	>60%
Asthenozoospermie	>20	>60%	<60%
Oligozoospermie	<20	<60%	<60%
Teratozoospermie	>20	<60%	<60%
Nekrozoospermie	Hohe Variabilität	Bis 60%	Tote Spermien
Azoospermie	Keine Spermien	–	–
Aspermie	Kein Ejakulat	–	–

Androgenmangel

Ein Androgenmangel kann vor oder nach der Pubertät auftreten. *Präpubertal* fällt ein eunuchoides Symptommuster auf:
- schwach ausgeprägte Muskeln,
- kleine Hoden,
- geringe Körperbehaarung,
- hohe Stimme bei spätem oder fehlendem Stimmbruch.

Bei *postpubertalem* Hormonmangel sind Hoden und Penis unauffällig, die Körperbehaarung aber reduziert und die Muskeln hypotrophiert. Eine Osteoporose kann auftreten, so z.B. beim Klinefelter Syndrom mit XXY-Genotyp. Die Diagnose wird in der andrologischen Sprechstunde und durch Bestimmung der Hormone von Hypophyse (FSH) und des Hodens (Testosteron) sowie durch Untersuchung des Ejakulats gesichert.

Andrologische Störungen

Benigne Prostatahyperplasie

Ein erhöhter Testosteronspiegel bzw. eine Zunahme der Zahl der Rezeptoren für Androgene gilt als eine der Hypothesen für die Entstehung der benignen Prostatahyperplasie (BPH). Bei Männern >60 Jahren findet sie sich in 40%. Andere Theorien sehen dagegen einen erhöhten altersbedingten Östrogenspiegel des Mannes als Ursache. Hierfür spricht, dass die physiologisch geringe Mitoserate der Prostata durch Östrogen noch weiter reduziert und die Lebensdauer der Zellen der Vorsteherdrüse verlängert werden könnte. Klinisch besteht ein Zusammenspiel von Miktionsstörungen und Blasenentleerungsstörungen. Die klinische Diagnose wird nach rektaler digitaler Untersuchung, rektaler Sonografie und Ausscheidungsurografie gestellt. Therapeutisch wird der Wirkstoff 5-α-Reduktasehemmer eingestetzt; dieses Medikament blockiert die Produktion von (Dihydro-)Testosteron.

Androgendefizit des Mannes

Präpubertär. Fehlen die Androgenhormone durch z.B. genetische Störungen in der Synthese der Steroidhormone tritt ein Symptommuster auf, das als *eunuchoid* bezeichnet wird: die Muskeln sind schwach ausgebildet, die Hoden altersgemäß zu klein, die Körperbehaarung nur spärlich vorhanden und der Stimmbruch fehlt oder ist unvollständig.

Postpubertär. Ein Androgenmangel nach der Pubertät manifestiert sich durch eine reduzierte Körperbehaarung bei unauffälligem Befund von Hoden und Penis. Die Muskelmasse nimmt ab und die Entwicklung einer Osteoporose wird begünstigt. Die Diagnosestellung erfolgt durch Bestimmung der Hormone der Hypophyse (vor allem FSH) und des Hodens (Testosteron) sowie der Untersuchung des Ejakulats.

Partielles Androgendefizit des alternden Mannes

Ursächlich sind ein Mangel an Testosteron bzw. eine verminderte Bioverfügbarkeit. Dies zeigt sich u. a. in
- Erektiler Dysfunktion
- Libidoverlust
- Abnahme des Penisvolumens
- Verstärkter Osteoporose
- Muskelhypotrophie
- Hitzewallungen
- Depressionen
- Adipositas (vor allem abdominell)

Klimakterium virile

Die Abnahme des Testosteronspiegels bei älteren Männern (beginnend >50 Jahre) gilt als die Ursache für den Libidoverlust und Erektionsstörungen, oft verbunden mit depressiven Verstimmungen und allgemeiner Leistungsminderung. Dieser Zustand wird als → **Klimakterium des Mannes** bezeichnet, ist aber auch als *erektile Dysfunktion* bzw. *aging male* bekannt. Allerdings sind für diesen Zustand in 40% eine Arteriosklerose und in 30% ein Diabetes mellitus verantwortlich. Die Behandlung der Erektionsschwäche mit dem Phosphodiesterasehemmer Viagra® greift nicht in die hormonelle Fehlfunktion ein, sondern unterstützt die Erweiterung der Gefäße im Schwellkörper durch Hemmung verschiedener Phosphodiesterasen. Ein gemeinsamer Angriff am System des Enzyms Stickoxidase, das auch aus den Endothelzellen der Koronargefäße freigesetzt wird, kann schwere bis tödliche koronare Nebenwirkungen entfalten, wenn Männer neben Viagra® auch Nitrate einnehmen.

Gynäkomastie

Eine → **Gynäkomastie** liegt vor, wenn die männliche Brust durch Vermehrung von Drüsengewebe vergrößert ist. Bei vermehrter Fettansammlung spricht man von *Pseudo*gynäkomastie. Die Ursachen sind u. a.

- Zufuhr von Östrogenen: Medikamente wie z.B. Digitalis, Hormontherapie bei Prostatakarzinom, über Salben, durch unkontrollierte Ernährungszusätze
- Tumoren der NNR oder der Leydig-Zellen
- Hodentumoren mit Östrogenstimulation
- Bei Hyperthyreose (erhöhte Östrogenwirkung durch Zunahme des Thyreoglobulins)
- Leberzirrhose (durch enzymatische Dysfunktion werden Androgene vermehrt in Östrogene verwandelt)
- Antiandrogene Medikamente (z.B. Spironolacton, Cimetidin, Ketokonazol)
- Bei Klinefelter-Syndrom, Orchitis (z.B. nach Mumps), AGS

Die Therapie richtet sich nach der Ursache.

Die „3W" der Hormone: WAS – WO – WIE

„WAS" Was bewirkt das Hormon im Organismus?
„WO"   Wo wird das Hormon gebildet?
„WIE" Wie bzw. wodurch wird das Hormon freigesetzt?

ACTH (adrenocortikotropes Hormon)

Was?	Stimuliert die Freisetzung von Glukokortikoiden in der Nebennierenrinde
Wo?	Hypophysenvorderlappen
Wie?	Durch Kortisolspiegel im Plasma, durch die Katecholamine und durch CRH (cortikotropes Releasinghormon aus dem Hypothalamus)

ADH (antidiuretisches Hormon)

Was?	Rückresorption von Wasser im Sammelrohr des Nephrons; Steuerung der Urinmenge; bei Fehlen von ADH tritt ein Diabetes inspidus auf
Wo?	Hypothalamus
Wie?	Natriumkonzentration des Plasmas (Osmolalität)

Aldosteron (Mineralokortikoide)

Was?	Rückresorption von Natrium im distalen Tubulus des Nephrons; Steuerung des Körpervolumens; im Gegenzug wird Kalium ausgeschieden
Wo?	Nebennierenrinde
Wie?	Renin

Erythropoetin

Was? Stimulation der Bildung roter Blutkörperchen (Erythropoese) im roten Knochenmark
Wo? Niere
Wie? Sauerstoffpartialdruck im Plasma

Insulin

Was? Speicherung von Energie in Form von Glykogen und Triglyzeriden; Senkung des Blutzuckerspiegels durch Wirkung auf Zellrezeptoren v.a. an der Muskelzelle
Wo? B-Zellen des endokrinen Pankreas
Wie? Blutzuckerspiegel bzw. Glukosewert im Interstitium

Kalzitonin

Was? Einbau von Kalzium in den Knochen (durch Hemmung der Osteoklasten) und damit Senkung des Serumkalziums
Wo? Schilddrüse, C-Zellen
Wie? Anstieg des Kalziums im Serum

Kalzitriol (aktives Hormon Vitamin D3)

Was? Resorption von Kalzium im Jejunum und Rückresorption im renalen Tubulus sowie Unterstützung des Kalziumeinbaus im Skelett
Wo? Nach oraler Zufuhr des Provitamin D Synthese über UV-Licht und Leberstoffwechsel; eigentliche Aktivierung in der Niere
Wie? Absinken des Kalziums im Serum

Katecholamine (Adrenalin, Noradrenalin)

Was? Bewirkt Effekte des Sympathikus je nach Rezeptoren an den verschiedenen Organen
Wo? Nebennierenmark präganglionäre Fasern des Sympathikus
Wie? Durch den Sympathikus

Kortisol (Glukokortikoide)

Was? Wirkung der Glukokortikoide; überschießende Wirkung: Cushing-Syndrom, Mangel: Morbus Addison
Wo? Nebennierenrinde
Wie? Adrenokortikotropes Hormon (ACTH)

Parathormon

Was? Verhinderung eines erniedrigten Kalziumsspiegels durch Mobilisierung von Ca2+ aus den Knochen (überwiegend Aktivierung der Osteoklasten)
Wo? Nebenschilddrüsen
Wie? Reguliert durch Kalziumspiegel im Serum

Renin

Was?	Stimulation von Aldosteron (als Enzym Stimulation des RAS)
Wo?	Juxtaglomerulärer Apparat des Nephrons
Wie?	Abfall des Herzzeitvolumens bzw. der Nierendurchblutung oder Anstieg der Natriumkonzentration im distalen Tubulus

Schilddrüsenhormone (Thyroxin, Trijodthyronin; T3, T4)

Was?	Steuerung des Grundumsatzes, Wirkung auf Herzfrequenz und Inotropie, katabole Wirkung am Muskel, Abbau von Glykogen und Fett, Steigerung der Cholesterinsynthese, Wirkung auf das ZNS (Lernvorgänge)
Wo?	Schilddrüse, Follikelzellen
Wie?	TSH

TSH (Thyroidea stimulierendes Hormon)

Was?	Stimulation der Bildung der Schilddrüsenhormone T3 und T4
Wo?	Hypophysenvorderlappen
Wie?	Senkung der Blutspiegel der Schilddrüsenhormone und Stimulation durch TRH (thyreotropes Releasinghormon) aus dem Hypothalamus

Anmerkung

Die endokrinen Störungen des Pankreas sind bei den Stoffwechselstörungen (LE 11) beschrieben. Die weiblichen und männlichen Hormone sind bei den weiblichen und männlichen Sexualorganen beschrieben (LE 9.1).

IM FOKUS 12

Die komplexe Steuerung der Körpervorgänge erfolgt einerseits über das Nervensystem, andererseits über Hormone, die über endokrine Drüsen oder direkt im Gewebe ausgeschüttet werden. Im Gegensatz zur nervösen Steuerung bewirken Hormone eine langsame, aber anhaltende Reaktion im Zielgewebe. Eine Schnittstelle zwischen beiden Systemen ist der sympathische Ast des autonomen Nervensystems mit Speicherung der Neurotransmitter im Nebennierenmark. Das endokrine System wird über die Achse Hypothalamus und Hypophyse dominiert. Direkt im Hypothalamus gebildet und im Hypophysenhinterlappen gespeichert werden die Hormone Adiuretin und Oxytocin. Sonst steuert der Hypothalamus den Vorderlappen der Hypophyse über Releasing-Hormone, die ihrerseits die Sekretion glandotroper Hormone anregen. Die Zieldrüsen sind vor allem Schilddrüse, Nebennierenrinde und Gonaden. Neben der Hypophyse spielt im Wachstumsalter Epiphyse eine Rolle; ihre Bedeutung für den Erwachsenen ist nicht ganz klar, aber sie scheint im Tag-Nacht-Rhythmus eine Rolle zu spielen.

Die vor dem Schildknorpel am Larynx liegende Schilddrüse produziert in den Follikelzellen die jodhaltigen Hormone Trijodthyronin und Thyroxin für die Regulation des Körperenergieumsatzes und in den C-Zellen Kalzitonin als Gegenspieler des Parathormons in der Regulation der Kalziumhomöostase. Eine Vergrößerung der Schilddrüse wird als Struma bezeichnet; sie ist euthyreot, wenn die Schilddrüsenhormone im Normbereich liegen. Die Hyperthyreose beschreibt die Überfunktion der Schilddrüse bzw. eines erhöhten Schilddrüsenhormonspiegels und kann auf dem Boden einer Autonomie entstehen, als Morbus Basedow auftreten oder als Thyreoiditis. Die Symptomtrias aus Struma, Tachykardie und Exophthalmus wird als Merseburger Trias bezeichnet; allerdings ist die endokrine Orbitopathie als eigenständige Erkrankung, die mit Hyperthyreose einhergeht, anzusehen. Die Unterfunktion der Schilddrüse ist die Hypothyreose. Beide Fehlfunktionen sind in extremer Ausprägung als thyreotoxische Krise und als Myxödem-Koma lebensgefährlich. Beim Schilddrüsenkarzinom, das mit zunehmendem Alter und Schilddrüsenvorerkrankungen häufiger auftritt, hängt die Prognose vom Ursprung des Malignoms und von seiner Differenzierung ab.

Morphologisch zusammen, aber durch die innere Kapsel von der Schilddrüse getrennt, liegen die Nebenschilddrüsen, die das Parathormon als Gegenspieler des Kalzitonins bilden. Störungen des Kalziumhaushalts treten oft als paraneoplastische Syndrome auf und hinterlassen charakteristische Symptome. Sowohl Störungen der Nebenschilddrüsen selbst als auch die Niereninsuffizienz lösen einen Hyperparathyreoidismus aus. Tetanische Symptome müssen die Prüfung auf einen Hypoparathyreoidismus auslösen. In allen Fällen treten auch kardiale und psychiatrische Symptome auf.

Die Nebennieren sind von den Nieren völlig unabhängige Organe und setzen sich mit Rinde und Mark aus zwei völlig verschiedenen Geweben zusammen. In der Rinde (Cortex) werden die Rindenhormone (Kortikoide, Steroide) in verschiedenen Schichten gebildet. Sie haben als Mineralokortikoide, bes. Aldosteron, Aufgaben in der Steuerung der Osmolalität und des Wasserhaushalts über Na^+-Rückresorption in der Niere und werden über das RAS stimuliert. Die Sekretion von Glukokortikoiden erfolgt durch Stimulation über das hypothalamische CRH und das hypophysäre ACTH. Ihre Funktionen im Organismus sind vielfältig; als therapeutischer Nutzen hat sich der antipoliferative, immunsuppressive und antiphlogistische Effekt bewährt. In der Überfunktion oder Überdosierung von Glukokortikoiden bildet sich das Muster des Cushing-Syndroms heraus. Bei Unterfunktion der Nebennierenrinde entsteht das bedrohliche Bild des Morbus Addison. Das Nebennierenmark ist Teil des Sympathikus; ein Phäochromozytom als Tumor der chromaffinen Zellen und Überschuss an Katecholaminen manifestiert sich durch extreme Symptome des Sympathikus. In diesem Zusammenhang ist die Bedeutung von „Stress" als regulatorischer Prozess essentiell.

NACHGEFRAGT 12

1. Beschreiben Sie in kurzen Worten den Begriff „Hormon"?

2. Was versteht man unter Releasing Hormonen?

3. Beschreiben Sie die Hierarchie in der Regulation des hormonellen Systems

4. Welche Hormone werden in der Hypophyse gespeichert und welche werden dort produziert?

5. Skizzieren Sie Aufbau und Aufgabe der Schilddrüse
6. Was ist eine Struma?
7. Wie wird die Schilddrüse reguliert?
8. Welche Maßnahmen gehören zur Schilddrüsendiagnostik?
9. Welche Ursachen können einer Hyperthyreose zugrunde liegen?
10. Nennen Sie die Symptome der Hyperthyreose
11. Wie manifestiert sich eine Hypothyreose?
12. Was ist eine thyreotoxische Krise?
13. Was verbirgt sich hinter dem Begriff „Myxödem-Koma"?
14. Welche Komplikationen kann die operative Entfernung der Schilddrüse nach sich ziehen? Wie heißt dieser Eingriff?
15. Beschreiben Sie Lage und Aufgabe der Nebenschilddrüsen
16. Nennen Sie die Symptome bei Hypoparathyreoidismus
17. Wie zeigt sich ein Hyperparathyreoidismus? Welche Ursachen liegen dieser Störung zugrunde?
18. Beschreiben Sie die Anatomie der Nebennieren
19. Welche Hormone werden in der Nebennierenrinde gebildet und welche Aufgaben haben diese?
20. Nennen Sie die Wirkungen der Glukokortikoide
21. Was ist ein Cushing-Syndrom und welche Symptome weisen darauf hin?
22. Wie zeigt sich die Unterfunktion der Nebennierenrinde? Wie heißt das Krankheitsbild?
23. Was ist das adrenogenitale Syndrom?
24. Erklären Sie den Begriff Phäochromozytom
25. Welche Phasen charakterisieren das Stress-Adaptationssyndrom?

LEXIKON 12

Könnnen Sie diese Begriffe erklären?
Lesen Sie im Lexikon in Übersicht 2 nach ...

A
Addisonkrise
Adenohypophyse
Akromegalie
Aldosteron
Androgene
Antidiuretisches Hormon (ADH)
Autonomie der Schilddrüse

C
Cushing-Syndrom

D
Diabetes insipidus

E
Endokrin
Epiphyse
Erektile Dysfunktion
Euthyreose
Exokrin

G
Gewebshormone
Glukokortikoide
Gynäkomastie

H
Hashimoto
Homöostase

Hyperparathyreoidismus
Hyperthyreose
Hyperventilationstetanie
Hypoparathyreoidismus
Hypophysenhinterlappen (HHL)
Hypophysenvorderlappen (HVL)
Hypothalamus
Hypothyreose

J
Jod

K
Kalzitonin
Katecholamine
Kennedy, John F.
Klimakterium virile
Kortisol

M
Melatonin
Merseburger Trias
Morbus Addison
Morbus Addison
Morbus Basedow
Myxödem

N
Nebennierenmark

Nebennierenrinde
Nebenschilddrüsen
Nervus recurrens
Neurohypophyse

Ö
Östrogene

P
Parathormon
Phäochromozytom

R
Recurrensparese
Renin

S
Schilddrüse
Schilddrüsenhormone
Stress
Stress-Adaptationssyndrom
Struma
Strumektomie

T
Thryeotoxische Krise
Thyreoiditis
TSH

Z
Zollinger-Ellison-Syndrom

Im Dialog...

... Fünf Fragen an das Hormonsystem

1. Ist das Hormonsystem gesund?

2. Wie wird das Hormonsystem untersucht?

3. Gibt es Leitsymptome für eine hormonelle Erkrankung?

4. Welche anderen Krankheiten könnten vorliegen?

5. Welche Therapien stehen bei Erkrankungen des Hormonsystems zur Verfügung?

Können Sie Ihrem Patienten auf diese Fragen antworten?
Sehen Sie in Übersicht 2 nach.

Blut und Abwehrsystem 13

Lerneinheit 13

Blut — 779
Aufgaben des Blutes und Blutbild — 780
Erythrozyten — 781
Eisenstoffwechsel — 783
Blutgruppen — 784
Blutplasma — 785
Leukozyten — 787
Thrombozyten — 789
Gerinnung und Blutstillung — 790
Abwehrsystem — 791

Störungen des roten Blutbildes — 794
Anämien — 794
Polyglobulie — 798
Aplastische Anämie — 798

Störungen des weißen Blutbildes — 799
Leukämien — 799
Morbus Hodgkin — 802
Non-Hodgkin-Lymphome — 803
Gammopathien — 805
Myeloproliferative Erkrankungen — 805

Blutungen — 807
Gerinnungsstörungen — 808
Verbrauchskoagulopathie — 809
Störungen der Thrombozyten — 810

Störungen des Immunsystems — 813
Allergien — 814
Autoimmunerkrankungen — 818
Transfusion und Transplantation — 818

HIV-Infektion und AIDS — 820

Im Fokus — 824

Nachgefragt — 826

Lexikon — 827

Im Dialog — 828

Lerneinheit 13

Blut und Abwehrsystem

LE 13

Blut

Ursprünglich ist das Blut eine Sonderform des Bindegewebes, das sich wie jedes Bindegewebe (LE 1) aus Zellen und einer interzellularen Substanz – beim Blut wird diese vom → **Blutplasma** gebildet – zusammensetzt. Das Verhältnis von Blutzellen und Plasma wird als → **Hämatokrit** (Hkt) bezeichnet. Der in Prozenten angegebene Wert des Hämatokrits beschreibt den prozentualen Anteil der Blutzellen am Gesamtblutvolumen. Dieser Wert beträgt bei Männern im Durchschnitt 47% (42-50%), bei Frauen 42% (36-45%). Damit ist das Blut von Männern zähflüssiger als das von Frauen. Eine Verringerung des Hämatokrits wird als Hämodilution, eine Zunahme als Hämokonzentration bezeichnet. Mit Steigerung des Hämatokrits nimmt das Risiko für Thrombosen zu.

! **Merke**

Patienten, die ASS (Azetylsalizylsäure, Aspirin®) oder Kumarinpräparate (Marcumar®) als Therapie erhalten (s. u.), sprechen häufig von der Blutverdünnung. Mit der Hämodilution hat dies jedoch nichts zu tun, sondern bei den genannten Präparaten wird therapeutisch die Thromboseneigung bzw. Gerinnungsfähigkeit des Blutes beeinflusst.

Die gesamte Blutmenge des Menschen beträgt rund 8% seines Körpergewichts; wie Abb. 7.3 zeigt, entfallen rund 15% des Blutvolumens auf das Hochdrucksystem und 85% auf das Niederdrucksystem.

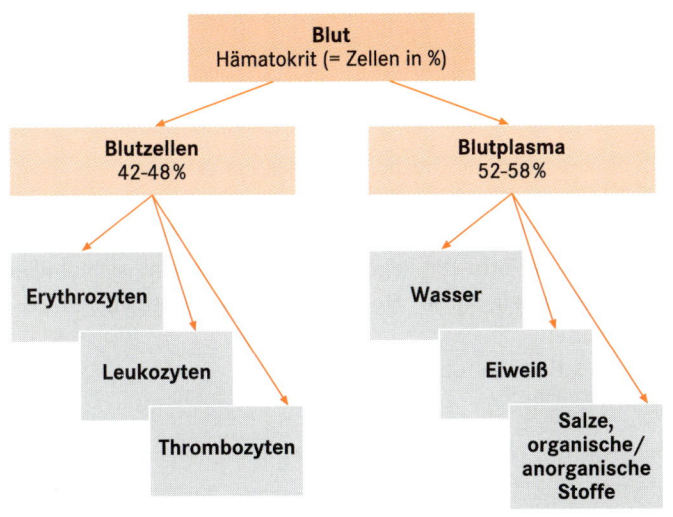

◀ Abb. 13.1.
Bestandteile des Blutes

Aufgaben des Blutes und Blutbild

Das Blutplasma ist das universelle Transportsystem des Körpers. Es enthält und transportiert die Kohlehydrate, Fette, Proteine, Mineralstoffe, Elektrolyte, Spurenelemente, Vitamine, Hormone und Metaboliten des Stoffwechsels. Überwiegend besteht es aus Wasser, wobei rund 5% des Gesamtkörperwassers im Plasma lokalisiert sind. Das Wasser ist hier überwiegend an Albumine gebunden (Abb. 13.1). Im Blutplasma enthalten sich gelöste Bindegewebsfasern in Form von Fibrinogen. Dessen Anteil beträgt etwa 0,3% des Plasmas entsprechend rund 300 mg/dl. Blutplasma ohne → **Fibrinogen** wird als → **Blutserum** bezeichnet. Die Zusammensetzung des Blutplasmas wird wesentlich über die Leber und die Niere gesteuert.

Die Aufgaben des Blutes sind
- Transport der Atemgase (Sauerstoff, O_2, und Kohlendioxyd, CO_2) durch die Erythrozyten
- Träger der Abwehrfunktion des Körpers durch Plasmaproteine und Leukozyten
- Steuerung der Blutgerinnung durch Gerinnungsfaktoren und Thrombozyten
- Transportfunktion für die im Plasma enthaltenen Substanzen und die Blutzellen
- Mitwirkung an der Wärmeregulation
- Träger der spezifischen Blutgruppen
- Erhaltung eines konstanten pH-Werts im Plasma zwischen 7,36 und 7,44

Blutbild

Alle Zellen des Blutes entwickeln sich aus Stammzellen, die beim Fötus ab dem 7. Monat im Knochenmark liegen. Zuvor übernehmen ab etwa der 6. Schwangerschaftswoche die Leber und die Milz die Blutbildung. Wie Abb. 13.2 zeigt wird die → **Hämatopoese** in drei Zellreihen unterschieden:

- **Myelopoese**
  Bildung der an das Knochenmark gebundenen Zellreihen zu der Granulozyten, Thrombozyten und Monozyten gehören
- **Lymphopoese**
  Bildung der Lymphozyten, die zwar ursprünglich aus einer hämatopoetischen Stammzelle im Knochenmark abstammen, dann aber in Thymus, Milz und Lymphknoten weiter zu spezifischen immunkompetenten Zellen differenziert werden
- **Erythropoese**
  Bildung der roten Blutkörperchen im Knochenmark des Erwachsenen

Beim Neugeborenen wird in fast allen Knochen Blut gebildet, beim Erwachsenen jedoch in nur noch rund 30% des Skeletts. Die Regulation der Blutbildung erfolgt über hämatopoetische Wachstumsfaktoren, die zur Stoffklasse der Zytokine gehören. Diese Wachstumsfaktoren umfassen

- Erythropoetin, ein renales Hormon (LE 9)
- Colony stimulating factors, CSF
- Interleukine

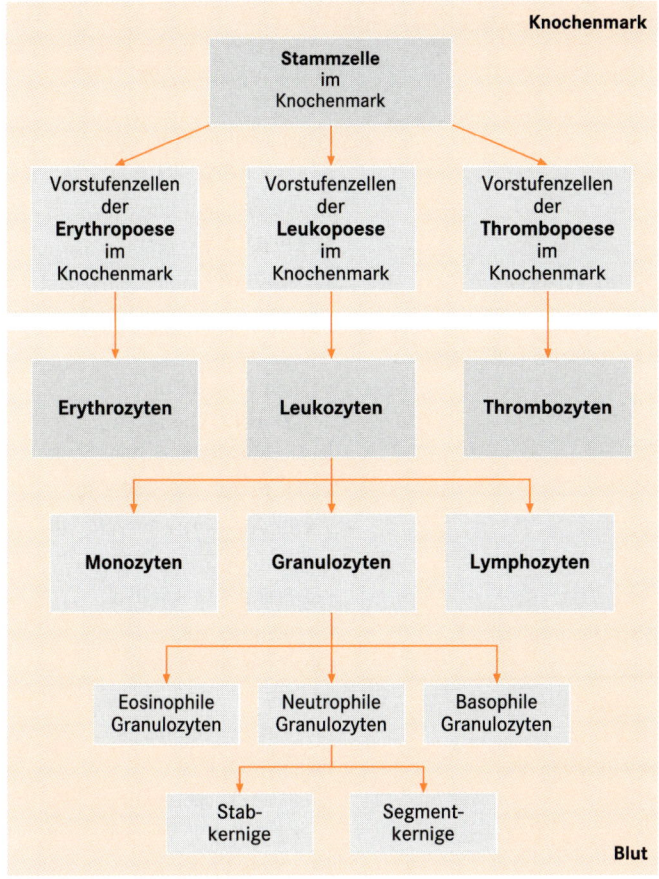

◀ Abb. 13.2.
Differenzierung der Blutzellen
– Hämatopoese

Interleukine und werden in Lymphozyten, Monozyten, Fibroblasten, Endothelzellen und Retikulumzellen freigesetzt. Substanzen, wie CSF lassen sich heute gentechnologisch rekombinant darstellen und können therapeutisch bei einem Abfall der Leukozyten bei Chemotherapie angewandt werden. Die Normwerte des Blutbildes sind in der folgenden Tabelle zusammengestellt.

Erythrozyten

Die Aufgabe der roten Blutkörperchen, → **Erythrozyten**, ist der Transport von Sauerstoff bzw. Kohlendioxyd, das in der Zellatmung erzeugt wird. Beide Atemgase werden an den roten Blutfarbstoff, das → **Hämoglobin**, gebunden. Die Erythrozyten sind runde, scheibenartige Zellen ohne Zellkern mit einer zentralen Eindellung (Abb. 13.3). Ihr Durchmesser entspricht etwa dem einer Kapillare; durch ihre Verformbarkeit, können sie engere Kapillaren passieren. Der mittlere Durchmesser beträgt 7,5 mµ.

Erythrozyten entstehen aus Erythroblasten im Knochenmark, wobei die Entwicklungsdauer rund 5 Tage beträgt. Bei erhöhter Erythropoetinkonzentration kann die

Normwerte des Blutes (s. a. Laborwerte, Übersicht 1)

Hämatokrit (Hkt)	♂ 0,47% (0,42–0,50%)
	♀ 0,42% (0,36–0,45%)
Erythrozyten	♂ 5,1 x 10^6/μl (4,5–5,9)
	♀ 4,6 x 10^6/μl (4,1–5,1)
Hämoglobin (Hb)	♂ 158 g/l (140–175)
	♀ 140 g/l (123–153)
MCV (mittleres Erythrozytenvolumen; μm³ = fl)	92 fl (80–96)
MCH (mittlere Hb-Menge, Färbeindex; HbE)	31 pg (28–33)
MCHC (mittlere Hb-Konzentration des Erythrozyten)	335 g/l (330–360)
Retikulozyten	22–139 x 10^3/μl
	1,7–2% der Erythrozyten
	8–41/1000 Erythrozyten
Thrombozyten	250 x 10^3/μl (150–440 x 10^3)
Leukozyten	7 x 10^3/μl (4–11 x 10^3/μl)
■ Lymphozyten	1–5 x 10^3/μl
	(15–50% der Leukozyten)
■ Stabkernige Granulozyten (Neutrophile)	0,1–0,5 x 10^3/μl
	(3–5% der Leukozyten)
■ Segmentkernige Granulozyten (Neutrophile)	2–6,5 x 10^3/μl
	(50–70% der Leukozyten)
■ Eosinophile Granulozyten (Eosinophile)	<0,5 x 10^3/μl
	(2–4% der Leukozyten)
■ Basophile Granulozyten (Basophile, Mastzellen)	<0,2 x 10^3/μl
	(<0,2% der Leukozyten)
■ Monozyten	0,8 x 10^3/μl (4% der Leukozyten)

Entwicklungsdauer auf 2 Tage verkürzt werden. Normalerweise erscheinen keine Zellen des Knochenmarks im peripheren Blutbild. Retikulozyten können jedoch in geringer Zahl im Differentialblutbild erscheinen. Auch sie enthalten keinen Zellkern mehr, dafür aber Bruchstücke aus RNA. Im Blut reifen sie innerhalb von 1–2 Tagen zu reifen Erythrozyten aus. Zur Erythrozytenreifung sind ein ausreichender Eisenspiegel, Vitamin B_{12} und Folsäure notwendig. Die normale Lebensdauer der Erythrozyten beträgt rund 120 Tage. Etwa 1% der Erythrozyten wird täglich abgebaut; der Abbau erfolgt überwiegend in der Milz über spezifische Makrophagen. Wurde die Milz operativ entfernt, erfolgt der Abbau in der Leber. Im Labor lassen sich Größe und Hämoglobingehalt der Erythrozyten bestimmen. Die Gesamtzahl der roten Blutkörperchen des menschlichen Blutes wird auf rund 25 x 10^{12} Erythrozyten geschätzt; rechnerisch ergibt sich daraus eine Gesamtoberfläche von etwa 3400 m². Die Gesamtoberfläche der Erythrozyten ist damit mehr als 2000mal so groß wie die durchschnittliche Körperoberfläche des Menschen, die etwa 1,73 m² beträgt. Sind die Erythrozyten überdurchschnittlich groß, spricht man von Makrozyten, sind sie zu klein von Mikrozyten. Verschiedene Anämien (s. u.) werden danach eingeteilt. Bei einer starken Größenvariabilität der Zellen spricht man von einer Anisozytose. Haben sie eine Kugelform spricht man von Sphärozyten.

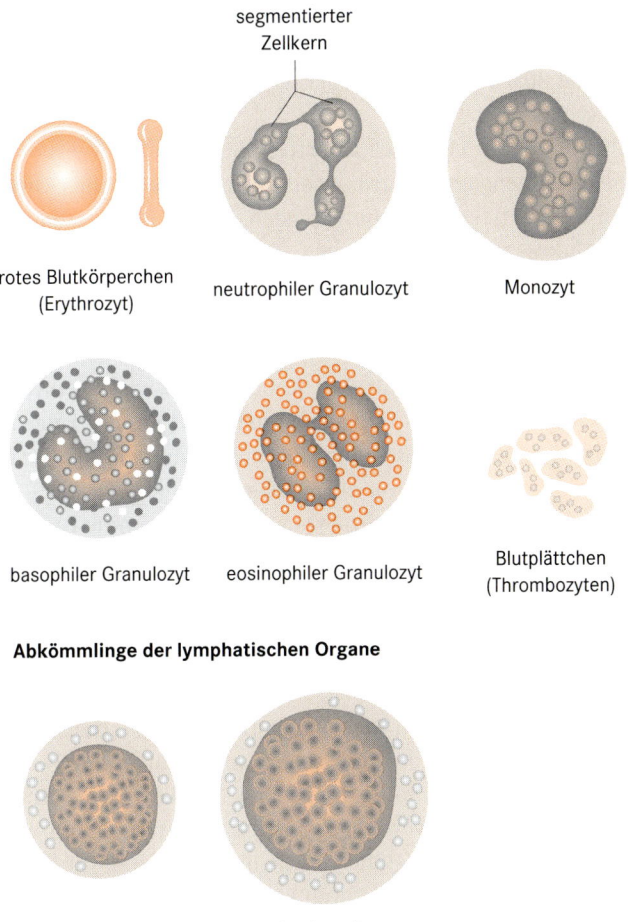

◂ Abb. 13.3.
Zellen des Blutes. Durch Anfärbung lassen sich die verschiedenen Zellen des Blutes unterscheiden: Größe, Form und Struktur der Zellkerne und Granula und Dichte des Zytoplasmas sind wesentliche Merkmale der Differenzierung; die neutrophilen Granulozyten werden als stabkernige Zellen aus dem Knochenmark geschleust und verändern sich im Blut zu segmentkernigen Zellen; die Erythrozyten enthalten keine Zellkerne

Für die klinische Einteilung der Anämien sind die Werte MCV und MCH bzw. MCHC wichtig. Das MCV (mean cell volume) beschreibt das mittlere Volumen der Erythrozyten, das in fl (Femtoliter) angegeben wird. Ein Femtoliter entspricht 10^{-15} Liter. Unter dem MCH versteht man den mittleren Hämoglobingehalt des einzelnen Erythrozyten; er wird in Pikogramm (pg; 10^{-12} g) angegeben. Nach dem MCH (mean cell hemoglobin) werden normochrome, hypochrome und hyperchrome Anämien unterschieden. Die mittlere Hämoglobinkonzentration einzelner Erythrozyten wird als MCHC (mean cell hemaglobin concentration) angegeben. Die Hämoglobinkonzentration entspricht rund 33% der Erythrozytenmasse.

Eisenstoffwechsel

Der Eisenbestand des Organismus ist zu rund 2/3 an Hämoglobin gebunden und wird in Speichereisen (Ferritin) und Funktionseisen unterschieden. Der tägliche Eisenverlust liegt bei Männern bei rund 1 mg, bei Frauen bei rund 2 mg/Tag. Die Eisenaufnahme erfolgt durch die Resorption im Duodenum und ist bei Eisenmangel erhöht. Rund 3–15% des mit der Nahrung aufgenommenen Eisens (Fe) werden absorbiert. Bei Eisenzufuhr werden rund 80% des nicht absorbierten Eisen über den Stuhl ausgeschieden und färben diesen dunkel.

Das Eisen in der Nahrung ist ein chemisch 2wertiges Eisen (Fe^{2+}), wenn es in Form von Fleisch oder Fisch aufgenommen wird. Andere Formen des Eisens, 3wertiges Eisen (Fe^{3+}), müssen in 2wertiges Eisen umgewandelt werden. Dieser Reduktionsprozess erfolgt in den Mukosazellen des Jejunums. Der Transport des Eisens im Plasma erfolgt über das Protein Transferrin. Überwiegend wird das Eisen in Ferritin gespeichert; hieraus kann es rasch frei gesetzt werden. Eine andere Form der Eisenspeicherung findet im Hämosidurin statt, das aus dem Eisen jedoch schwer mobilisierbar ist. Ferritin findet sich vor allem in Leber, Knochenmark und Erythrozyten. Bei Eisenmangel wird die Synthese von Hämoglobin blockiert mit der Folge einer hypochromen (mikrozytären) Anämie. Bei einer Eisenüberladung des Organismus kommt es zu einer Hämochromatose mit vor allem Leberschädigung (s. LE 10.2). Weitere Faktoren des Eiseneinbaus in den Erythrozyten sind die Vitamine B12 und Folsäure, deren Mangel zu einer hypochromen Anämie führt. Ein Vitamin B-Mangel entsteht meist durch ein Fehlen des Intrinsic-Faktors der Magenschleimhaut.

Hämoglobin

Der Sauerstoff wird im Blut durch Bindung an Hämoglobin transportiert. Hämoglobine sind Moleküle aus vier Häm-Einheiten, die aus Porphyrinmolekülen und 2wertigem Eisen bestehen. Zwei Globinketten vervollständigen das Molekül. Die Synthese des Hämoglobins erfolgt in Mitochondrien von Knochenmarkserythroblasten. Durch die Elektrophorese lassen sich verschiedene Hämoglobine differenzieren. Ihr Unterschied liegt in der unterschiedlichen Länge der Eiweißketten. Von besonderer klinischer Bedeutung ist das Isohämoglobin HbA1 bzw. des mit Zucker veresterten Untermoleküls Hb A1c. Während der gesamten Lebensdauer der Erythrozyten lagert sich Glukose an das Hämoglobin an. Der Wert des Hb A1c spiegelt den Blutzuckerwert der letzten 6–8 Wochen wieder. Sein Normwert beträgt (je nach Labor) rund 6,4% als Obergrenze. Die klinische Bedeutung von Hb A1c wurde in LE 10.2 beim Diabetes mellitus beschrieben. Störungen der Synthese des Hämoglobins führen zur Erkrankung der Porphyrie (LE 11.2). Durch Abbau des Hämoglobins, vor allem in der Milz, aber auch im retikuloendothelialen System (Leber und Knochenmark) entstehen pro Tag rund 300 mg Bilirubin. Dieses wird im Blut an Albumin gebunden und der Leber zugeführt (indirektes Bilirubin). Ein erhöhter Spiegel an Bilirubin löst die unterschiedlichen Formen des Ikterus aus (LE 10.2).

Blutgruppen

Auf der Erythrozytenoberfläche sind mehrere Glykolipide und Glykoproteine, zuckerhaltige Bestandteile der Zellmembran, nachweisbar. Man spricht von Blutgruppenantigenen. Von besonderer Bedeutung sind das AB0 System und das Rhesussystem.

ABO System

Im Mitteleuropa kommen folgende → **Blutgruppen** vor:
- Blutgruppe A   44%
- Blutgruppe 0   42%
- Blutgruppe B   10%
- Blutgruppe AB   4%

Patienten mit der Blutgruppe A weisen das Antigen A auf der Erythrozytenoberfläche auf. In ihrem Serum finden sich Antikörper, die gegen die Blutgruppe B gerichtet sind (Anti-B). Patienten mit Blutgruppe B weisen den Antikörper Anti-A auf. Patienten mit Blutgruppe AB haben keine Antikörper und Patienten ohne Blutgruppenantigen, Blutgruppe 0, weisen sowohl Anti-A als auch Anti-B im Plasma auf. Im Gegensatz zum Rhesussystem sind Antikörper beim ABO System also bereits von Natur aus vorhanden. Da diese Antikörper Erythrozyten agglutinieren (verklumpen) lassen können, werden sie auch Agglutinine bezeichnet. Bei einer Blutgruppenunverträglichkeit z.B. durch eine Bluttransfusion, kommt es zur Schädigung der agglutinierten Erythrozyten und zur Hämolyse. Hierbei kann ein Ikterus entstehen. Vor einer Bluttransfusion wird durch eine Kreuzprobe die Verträglichkeit der Blutgruppen von Spender und Empfänger durch die Agglutinationsreaktion geprüft.

Auf Grund des Vorhandenseins bzw. Fehlens von Agglutininen gilt der Patient mit Blutgruppe AB als Universalempfänger, der Patient mit Blutgruppe 0 als Universalspender; die im Blut des Patienten mit Blutgruppe 0 enthaltenen Anti-A und Anti-B-Antikörper lösen keine klinisch relevante Hämolyse aus.

Rhesussystem

Die bei Rhesusaffen erstmals identifizierten Erythrozytenantigene setzen sich aus verschiedenen Antigenen zusammen. Eine klinisch relevante Immunwirkung kommt nur dem D-Antigen zu. Patienten, die Rhesus positiv (Rh+) sind, also den Rhesusfaktor auf ihren Erythrozyten aufweisen, weisen keine Antikörper im Plasma auf. Kommt das Blut von Patienten, die keinen Rhesusfaktor besitzen, jedoch mit rhesuspositivem Blut in Kontakt, so werden Antikörper gebildet. Dies kann vor allem in der Schwangerschaft erfolgen. Bei einem zweiten Kontakt kann dann eine Hämolyse auftreten (Morbus hämolyticus neonatorum, LE 5). In Mitteleuropa sind etwa 85% der Bevölkerung Rh+ und 15% Rh-.

Blutplasma

Das Plasma besteht zu 90% aus Wasser und zu 10% aus gelösten Substanzen. Diese setzen sich aus Eiweißen (70%), niedermolekularen Stoffen (20%) und Elektrolyten (10%) zusammen.

Plasmaproteine. Die im Blut vorkommenden Eiweiße können durch die Eiweißelektrophorese (Abb. 13.4) differenziert werden. Ihre Aufgabe ist der Transport von Fetten, Hormonen und Vitaminen; Eiweiße sind auch Träger des Gerinnungssystems

und bilden die Antikörper des Abwehrsystems. Durch die Elektrophorese werden sie in unterschieden in:
- Albumine (35–40 g/l)
- α1-Globuline (3–6 g/l)
- α2-Globuline (4–9 g /l)
- β-Globuline (6–11 g/l)
- γ-Globuline (13–17 g/l)

Albumine. Sie bilden die größte Gruppe der Plasmaproteine und sind verantwortlich für den kolloidosmotischen Druck, d.h. der Wasserbindung des Blutes in den Gefäßen und im Interstitium. Weiter sind sie Transportmoleküle für kleinere Substanzen, wie Kalzium, Fettsäuren, Bilirubin und Vitaminen. Das Bilirubin (s. o.) ist zum Transport zur Leber an → **Albumin** gebunden (indirektes Bilirubin, LE 10.2).

Globuline. Während α1-, α2- und β-Globuline ebenso wie Albumin in der Leber synthetisiert werden, werden γ-Globuline von B-Lymphozyten (Plasmazellen) synthetisiert. Die α- und β-Globuline sind Transportmoleküle für Fette (Lipoproteine), Hämoglobin (Haptoglobin), Eisen (Transferrin), Kupfer (Coeruloplasmin), Nebennierenrindenhormone (Transkortin) u.a. Auch die Gerinnungsfaktoren Fibrinogen (Faktor I)

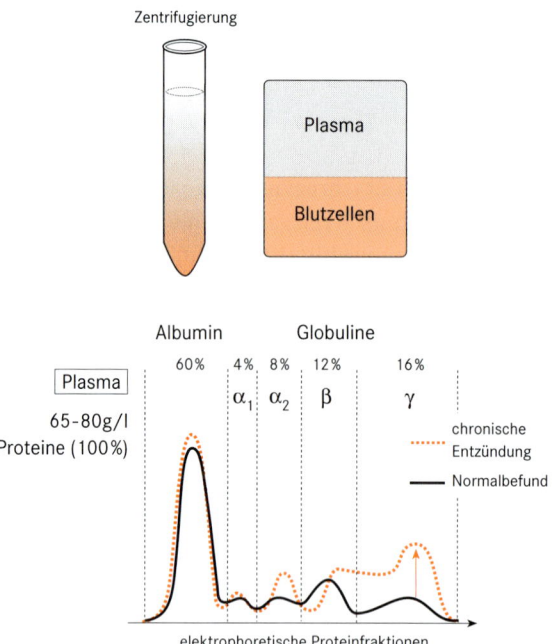

Abb. 13.4. ▲ **Eiweißelektrophorese.** Entsprechend der Zahl der Aminosäuren und damit ihrer molekularen Größe weisen die verschiedenen Proteine eine unterschiedliche elektrische Ladungsdichte auf. Im elektrischen Feld lassen sich die Proteine in die Fraktionen des Albumins und der Globuline auftrennen und mengenmäßig bestimmen. Die nach dieser Methode ermittelte Kurve weist meistens 5 Spitzen auf: den überwiegenden Anteil machen die Albumine aus, dann folgen die γ-Globuline (Immunglobuline), die β-Globuline und die Fraktionen der α-Globuline

und Prothrombin (Faktor II) gehören zu diesen Globulinen. Die Bedeutung der Lipoproteine für den Fettstoffwechsel, unterschieden in Chylomikronen und Lipoproteine unterschiedlicher Dichte (LDL und HDL), wurde in LE 10 beschrieben.

γ-Globuline. Die γ-Globuline sind Immunglobuline, die in 5 Gruppen unterschieden werden: IgA, IgD, IgE, IgG und IgM. Die Immunglobuline A spielen vor allem bei Abwehrprozessen an Schleimhäuten, vor allem im Magen-Darmtrakt, eine Rolle. Die IgE sind bei allergischen Reaktionen und Infektionen mit Parasiten erhöht; sie sind an die Membran von Mastzellen (basophilen Granulozyten) gebunden und vermitteln den Antigenkontakt mit der Folge der Histaminfreisetzung und der allergischen Reaktion Typ I (s. u.). 75% der → **Immunglobuline** bilden das IgG, das einzige Immunglobulin, das die Plazenta passieren kann und seitens der Mutter dem Neugeborenen in den ersten Monaten einen Immunschutz verleiht. Die als Moleküle am größten Immunglobuline sind die IgM. Sie finden sich auf der Oberfläche von B-Lymphozyten lokalisiert.

Blutkörperchensenkungsgeschwindigkeit. Mit der Bestimmung des C-reaktiven Proteins (CRP) verliert die Bestimmung der Blutkörperchensenkungsgeschwindigkeit (BSG, BKS) immer mehr an Bedeutung. Die Senkungsgeschwindigkeit des durch Citrat ungerinnbar gemachten Blutes hängt von der Zusammensetzung der Plasmaproteine ab. Eine Erhöhung der BSG wird als unspezifisches Entzündungssymptom gewertet. Eine Senkung von mehr als 50 mm in der ersten Stunde gilt als Hinweis auf eine Gammopathie (krankhafte Vermehrung der γ-Globuline z.B. beim Plasmozytom s. u.) bzw. eine maligne Tumorerkrankung. Die Ursache einer erhöhten Entzündung ist nicht nur in der veränderten Struktur der Erythrozyten zu sehen, sondern auch in einer Zunahme elektrostatisch wirkender Ladungen der Immunglobuline, die zu einer beschleunigten elektrischen Abstoßung der roten Blutkörperchen führen.

Leukozyten

Die weißen Blutkörperchen (Leukozyten) dienen den Abwehrvorgängen im Körper durch Phagozytose, Bildung unspezifischer Abwehrstoffe (Komplementsystem, Zytokine) und spezifischer Antikörperbildung. Im Gegensatz zu den roten Blutkörperchen halten sich → **Leukozyten** nur vorübergehend im Blut auf. Nur 5% der Leukozyten finden sich im Blut, der Rest ist auf die Gewebe verteilt und findet sich zum größten Teil im Knochenmark und in den lymphatischen Organen. Bei Entzündungsprozessen (LE 2) werden sie über Zytokine angelockt und können die Gefäßwand durchschreiten. Bei den Leukozyten werden 5 Arten von Zellen unterschieden (Abb. 13.3); die Unterscheidung erfolgt durch die Blutanfärbung bzw. eine Reaktion mit Peroxidase. Die Zunahme von Leukozyten (>11000) wird als → **Leukozytose**, eine Verminderung (<4000) als → **Leukopenie** bezeichnet. Unter eine Leukämie (s. u.) versteht man eine maligne Erkrankung des blutbildenden Systems.

Monozyten. Diese Zellen werden wegen ihres großen Vorkommens im Gewebe auch als Histiozyten bezeichnet. Es handelt sich um mononukleäre Zellen im Gegensatz zu den polymorphkernigen Granulozyten; sie bilden den zentralen Bestandteil des Makrophagensystems. Sie weisen zahlreiche Mitochondrien auf und können verbrauchte Enzyme und Membranen neu synthetisieren. Ihre Aufgabe ist die Mitwirkung an Abwehrprozessen durch Phagozytose und Bildung von antiviralen und zytotoxischen Stoffen. Monozyten können als Makrophagen (große Fresszellen) im retikulären Bindegewebe vorkommen. Die Annahme, dass die Umwandlung von Monozyten in Makrophagen nicht nur im retikulären Bindegewebe sondern auch in den Gefäßwänden vorkommt, führte zum Begriff des RES: → **retikuloendotheliales System**.

Granulozyten. Das Auftreten durch Färbung unterschiedlicher Granula in den Zellen führte zum Begriff Granulozyt. Die größte Zahl der Granulozyten sind die Neutrophilen. Ihre Lebensdauer beträgt wenige Tage, die Verweildauer im Blut nur wenige Stunden. Ihre Funktion ist die Phagozytose von Bakterien bzw. deren Auflösung durch Lysozyme. Nach ihrem Einsatz gehen die Neutrophilen zu Grunde und bilden den Hauptbestandteil des Eiters.

Den geringsten Anteil an den Granulozyten haben die Basophilen. Basophile Granulozyten werden als → **Mastzellen** bezeichnet. In ihren Granula finden sich biogene Amine wie Histamin, Heparin und andere gefäßwirksame Stoffe. Bei einer Überempfindlichkeitsreaktion geben sie diese Stoffe ab und lösen lokale Reaktionen wie eine Urtikaria und Gefäßerweiterungen aus. Sie spielen die entscheidende Rolle bei einer Allergie vom Soforttyp (Typ I).

Der Wirkung von Mastzellen sind die Eosinophilen entgegengesetzt. Sie können Histamin inaktivieren und sind an zahlreichen Immunreaktionen beteiligt. Eine Erhöhung der eosinophilen Zellen (Eosinophilie) kommt vor allem bei zahlreichen allergischen Dispositionen und Erkrankungen durch Parasiten vor. Die Zahl und Form der weißen Blutkörperchen wird im klinischen Alltag im Differentialblutbild beschrieben.

Früher wurden in den klinischen Labors Zählgeräte verwandt, deren Tasten von links nach rechts die frühen und späten Zellformen des Blutbildes belegten. Von einer → **Linksverschiebung** spricht man entsprechend der Geräteeingabe, wenn vermehrt stabkernige Granulozyten vorliegen. Nach Übertritt der neutrophilen Granulozyten aus dem Knochenmark in das Blut ist deren Zellkern noch nicht segmentiert. Eine Linksverschiebung tritt bei akuten Infekten oder bei (myeloischen) Leukämien auf. Unter einer → **Rechtsverschiebung** versteht man das Überwiegen von segmentierten bzw. übersegmentierten Granulozyten. Dies wird bei zahlreichen Lebererkrankungen, Mangel an Vitamin B 12 (perniziöse Anämie) und bei Eisenmangel beobachtet.

Lymphozyten. Die meisten Lymphozyten sind kleiner als Erythrozyten und bilden rund ein Viertel der weißen Blutkörperchen. Ihre Lebensdauer beträgt rund 10 Tage, kann aber bei Gedächtniszellen mehrere Jahre anhalten. Rund 98% der → **Lymphozyten** finden sich in den lymphatischen Organen und im Knochenmark. Von diesen Stationen ausgehend zirkulieren die Lymphozyten für etwa 30 Minuten durch den Organismus. Ihre Aufgabe ist die spezifische Immunabwehr. 80% der Lymphozyten sind T-Lymphozyten. Ihre Namen haben sie daher, dass sie im Thymus geprägt, d.h. differenziert und spezialisiert werden. Die T-Lymphozyten unterscheiden sich in Helfer-T-Zellen; die die Phagozyten aktivieren können und andere Lymphozyten, auch B-Lymphozyten, beim Erkennen von Antigenen unterstützen. Daneben gibt es Suppressor-Zellen die verhindern, dass körpereigene Zellen angegriffen werden. T-Helferzellen können CD4 bilden. Auf diese Bedeutung wird beim Abschnitt über AIDS eingegangen. Rund 15% der Lymphozyten bilden Antikörper und werden als B-Lymphozyten bezeichnet. Sie können sich in Plasmazellen umwandeln. Die Bindung von Antikörpern (Immunglobulinen) durch B-Lymphozyten dauert rund 10 Tage. Die ablaufenden Antigen-Antikörper-Reaktionen zeigen sich symptomatisch als Überempfindlichkeitsreaktion vom Typ II und Typ III. Die Antikörperbildung kann nach einer Prägung der Lymphozyten zeitlebens anhalten und eine lebenslange Immunität hinterlassen. Als dritte Form der Lymphozyten gibt es ca. Non-B-non-T-Lymphozyten, die auch als natürlichen Killerzellen bezeichnet werden. Diese NK-Zellen wirken unspezifisch gegen virusbefallene Zellen, während die Killerzellen (K-Zellen) nur Zellen angreifen, die mit bestimmten Antikörpern markiert sind.

Der Name B-Lymphozyt kommt vom Bildungsort dieser Lymphozyten in der Bursa fabricii von Vögeln her. Bei Säugetieren ist die Bursa nicht vorhanden; als äquivalentes Gewebe werden Lymphknotenansammlungen, z.B. im Darm (Peyer'sche Plaques), fetale Leber, Knochenmark und andere lymphatisches Gewebe vermutet. Während die T-Lymphozyten zu 2% permanent im Körper unterwegs sind, warten B-Lymphozyten in den Lymphknoten auf Antigene, die von Makrophagen „präsentiert" werden. Nach einem Antigenkontakt verwandelt sich der B-Lymphozyt in einen Immunoblasten, aus dem durch Zellteilungen die Plasmazellen entstehen. Diese produzieren dann die beschriebenen Antikörper.

Lymphknoten. Lymphknoten sind als biologische Filter in die Lymphbahnen (LE 7.1) eingebaut. Es handelt sich um kleine Organe von bis zu 25 mm Durchmesser. Gesunde → **Lymphknoten** enthalten zahlreich Fettgewebe und sind nicht tastbar. Bei chronischer Entzündung können sie jedoch vermehrt Bindegewebe einbauen und dann permanent verhärtet tastbar sein. Sie bestehen aus einem einer Kapsel und stabilisierenden Balken (Abb. 13.10) und enthalten im Inneren den lymphatischen Sinus, ein System von zuführenden und abführenden Lymphgefäßen. Die Sinus lymphatici bilden ein Netzwerk, in dem die Lymphe nur langsam strömt. Die Randzellen des Sinus, Endothelzellen, kommen so mit der eiweißreichen Lymphe lange in Kontakt. Im Raum zwischen den einzelnen Sinusstrassen halten sich die Lymphozyten auf. Im mikroskopischen Präparat fallen Lymphfollikel als dunkle Ringe auf. Sie sind überwiegend mit B-Lymphozyten besiedelt. Im Bereich der Lymphknotenrinde finden sich überwiegend T-Lymphozyten.

Thrombozyten

In den Blutplättchen (Thrombozyten) sind Enzyme für die Blutgerinnung enthalten. Dazu zählt das Enzym Thrombin, das direkt Fibrinogen in Fibrin umwandeln kann. Die mittlere Lebensdauer von → **Thrombozyten** liegt bei rund 10 Tagen, wobei rund 40% des Thrombozytenpools in der Milz gespeichert ist. Im Sinne einer „Ersten Hilfe" können Thrombozyten die Gefäßwand durch Aneinanderlagerung (Thrombozytenadhäsion) abdichten. Histologisch sind Thrombozyten nur Zellbestandteile von Megakaryozyten. Es handelt sich um sehr kleine Zellen mit einem Durchmesser von nur rund 3 µm. In den Thrombozyten ist auch Serotonin gespeichert, ein Stoff, der u.a. zur Kontraktion der glatten Gefäßmuskulatur führt; weiter finden sich auch Faktor III, der die Blutgerinnung (Thrombinaktivierung über Prothrombin) auslöst und Fibrinogen.

Gerinnung und Blutstillung

Die → **Blutstillung** (Hämostase) erfolgt durch einen Prozess zwischen Gefäßwand, Thrombozyten und den Gerinnungsfaktoren im Plasma (Abb. 13.5 und 13.8). Wird das Endothel der Gefäßwand verletzt, treten hintereinander drei Prozesse auf:

- **Vasokonstriktion**
  Durch Aktivierung der glatten Gefäßmuskulatur wird der Gefäßdurchmesser verringert und die Blutströmung reduziert; hieran sind vor allem Faktoren der Blutplättchen (Serotonin, Thromboxan) beteiligt
- **Thrombozytenpfropf**
  Als weißer Thrombus kommt es zur Bildung eines Fibrinnetzes an der Verletzungsstelle, wobei auch die Thrombozyten beteiligt sind. Das Fibrinnetz wird rasch durch eingelagerte Thrombozyten gefestigt und bildet dann den roten Retraktionsthrombus
- **Aktivierung der Gerinnungsfaktoren**
  Über die Faktoren der Virchow'schen Trias (Zirkulationsfaktor, Wandfaktor, Blutfaktor) wird eine Gerinnungskaskade, deren letzte Schritte in Abb. 13.5 beschrieben sind, ausgelöst. Am Ende dieses Prozesses steht die Bildung von Fibrinfäden, die ein dichtes Netz bilden; dieses Fibrinnetz wird über Thrombozyten stabilisiert. Der so entstehende → **Thrombus** wird durch Faktor XIII (fibrinstabilisierender Faktor) vor vorzeitiger Thrombolyse geschützt. Der Gerinnungsablauf lässt sich so in die primäre Blutstillung (Aktivierung der Thrombozyten) und die sekundäre Blutstillung (Aktivierung der Gerinnungskaskade) unterscheiden.

Die → **Gerinnung** kann über einen äußeren (extrinsic system) und einen inneren Weg (intrinsic system) ausgelöst werden. Beim extrinsischen System liegt eine Verletzung des Gewebes mit Einblutung und Freisetzung von Gewebsthrombokinase vor. Sehr rasch wird dann der Faktor X aktiviert. Beim intrinsischen System liegt eine Endothelschädigung vor, bei der die Kaskade langsam und länger dauernd aktiviert wird. Doch ist dieser Weg empfindlicher als der extrinsic Weg. Der Gerinnungsprozess selbst kann durch verschiedene Faktoren abgeschwächt werden. Zu den gerinnungshemmenden Substanzen gehört das Antithrombin, das früher als Antithrombin III, AT 3, bezeichnet wurde. Seine Wirkung wird durch Heparin stark unterstützt. Das Protein C inaktiviert die Gerinnungsfaktoren V und VIII.

Fibrinolyse

Der Gerinnung entgegengesetzt ist das System der Fibrinolyse, das → **Plasminsystem**. Hierdurch werden Blutgerinnsel wieder abgebaut und nach einem thromboti-

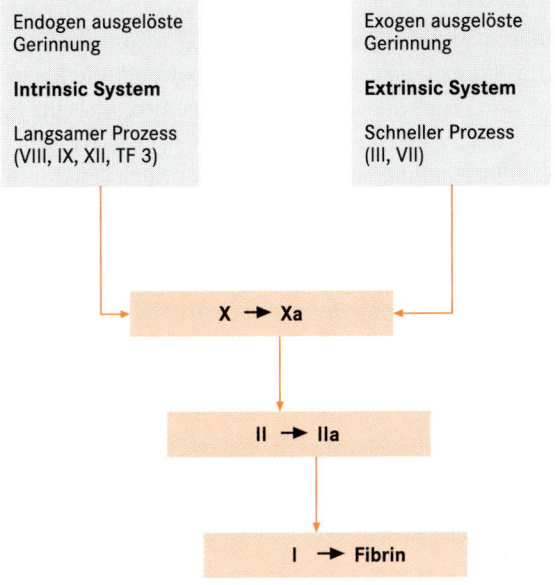

◄ Abb. 13.5.
Blutgerinnung

schen Prozess die Durchgängigkeit des Gefäßlumens wieder hergestellt. Die Fibrinolyse kann durch Faktoren in der Gefäßwand, Plasminogenaktivatoren (sie werden als t-PA bezeichnet) in Gang gesetzt werden. Zu diesen Aktivatoren zählt auch die in der Niere gebildete Urokinase. t-PA aktiviert das Protein Plasminogen und wandelt es in Plasmin um. Plasmin bindet sich mit hoher Affinität an Fibrin und bewirkt die Aufspaltung des Fibrins in Spaltprodukte. Diese werden von Makrophagen aufgenommen. Rekombinant (gentechnologisch) hergestelltes rt-PA wird zur Fibrinolyse bei akuten thrombotischen Ereignissen, wie z.B Herzinfarkt, Stroke, arterieller Verschluss oder Lungenembolie eingesetzt.

Der Zeitraum zwischen Verletzung und Stillstand einer Blutung wird als Blutungszeit bezeichnet. Er beträgt normalerweise maximal 4 min. Die Gerinnungszeit beträgt bei Stichverletzungen etwa 10 min. Darunter wird die endgültige Blutstillung durch Bildung eines festen Thrombozytenpfropfes verstanden.

Abwehrsystem

Einzelne Zellen des Immunsystems sind oben bereits als Granulozyten und Lymphozyten beschrieben worden. Die immunologische Abwehr des Organismus wird in ein unspezifisches und spezifisches → **Abwehrsystem** unterschieden. In beiden Systemen wirken Zellen (zelluläre Abwehr) und Faktoren im Plasma (humorale Abwehr) mit. Hier wird das Abwehrsystem kurz beschrieben; seine Fehlfunktionen werden weiter unten in dieser Lerneinheit dargestellt.

Unspezifisches Abwehrsystem

Träger der unspezifischen zellulären Abwehr sind die neutrophilen Granulozyten, Monozyten und Makrophagen. Im Rahmen des Abwehrprozesses treten die klassischen Entzündungszeichen (LE 2) auf. Zum unspezifischen humoralen Abwehrsystem gehört das Komplementsystem, ein System aus 20 verschiedenen enzymatischen Glykoproteinen, das ebenfalls eine Entzündung auslösen kann. Die Komplementproteine werden in Makrophagen und Leberzellen synthetisiert. Sie werden über einen Antigen-Antikörperkontakt oder über Bakterien direkt aktiviert. Zirkulierende Komplementproteine können Phagozyten aktivieren, eine Chemotaxis von neutrophilen Granulozyten auslösen, Viren neutralisieren, Immunkomplexe auflösen und eine Zytolyse hervorrufen. Darüber hinaus kann der Organismus hochaktive Interferone bilden. Diese werden in Interferon α, -β und -γ unterschieden. Die α-Interferone stammen aus Leukozyten und Makrophagen, die β-Interferone aus Fibroblasten. γ-Interferone entstehen in T-Lymphozyten nach einem Antigenkontakt. Durch sie werden natürliche Killerzellen aktiviert; weiter wirken sie antiviral durch Hemmung der Virusreplikation. Akut werden bei Entzündungen sog. akute-Phase-Proteine gebildet, z.B. das C-reaktive Protein, CRP.

Spezifisches Abwehrsystem

Im Gegensatz zur unspezifischen Abwehr wird bei der spezifischen Immunreaktion ein Abwehrprozess gegen einen spezifischen definierten Erreger eingeleitet. *Die spezifische Immunität muss erlernt bzw. erworben werden*. Als Verbindung zwischen beiden Abwehrsystemen repräsentieren die Makrophagen bestimmte Oberflächenmerkmale, die als körpereigenes Protein MHC 1 und MHC 2 (mature histocompatibility complex) dem Organismus erlauben, körpereigenes und körperfremdes Gewebe zu differenzieren. Diese Systeme werden auch als Human Leucocyte-Antigen (HLA) bezeichnet. Bei einer Organtransplantation wirken fremde MHC Proteine als Gewebsantigene und lösen die Abstoßreaktion aus (s. u.). Wenn man die Fähigkeit zur Unterscheidung zwischen körpereigenen und körperfremden MHC Proteinen versagt,

Abb. 13.6.
Fibrinolyse

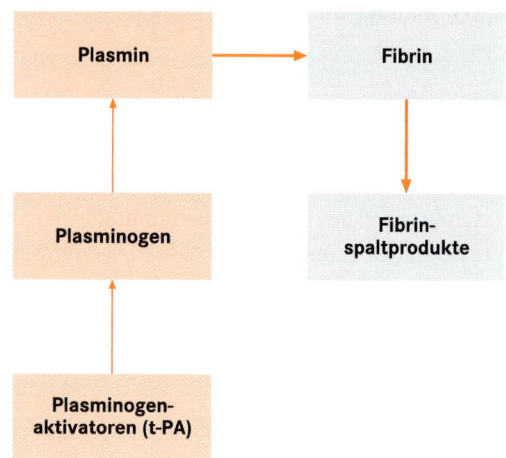

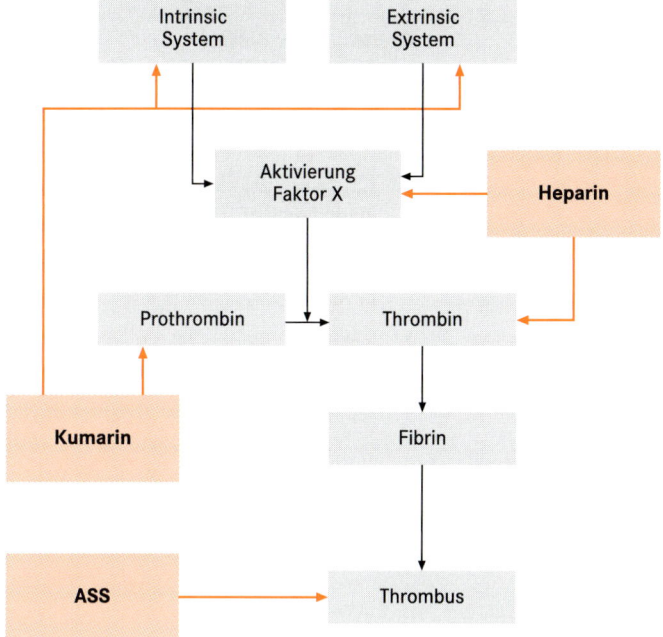

◀ **Abb. 13.7.**
Beeinflussung der Blutgerinnung

kommt es zur Autoimmunerkrankungen, bei denen Antikörper gegen körpereigene Proteine gebildet werden.

Die humorale spezifische Abwehr erfolgt durch B-Lymphozyten, die wie oben beschrieben, zu Plasmazellen differenzieren und Immunglobuline synthetisieren. Für jedes Antigen gibt es spezifische B-Lymphozyten, die ausschließlich dieses Antigen erkennen können. Bei einem ersten Antigenkontakt werden initial von den Plasmazellen IgM-Moleküle als *Primärantwort* gebildet. Im weiteren Prozess werden IgG-Moleküle synthetisiert. Diese *Sekundärantwort* verläuft schneller und anhaltender als die Primärreaktion.

Die zelluläre Abwehr erfolgt überwiegend durch T-Lymphozyten. Die Immunkompetenz erfahren diese Lymphozyten durch ihre Prägung im Thymus. Dieses Organ, das hinter dem oberen Teil des Sternums liegt, ist beim Neugeborenen und Jugendlichen noch gut entwickelt, bildet sich aber nach der Pubertät zurück und wandelt sich in einen Fettkörper um. Die unterschiedlichen T-Lymphozyten werden bei den Störungen des Immunsystems unten näher beschrieben.

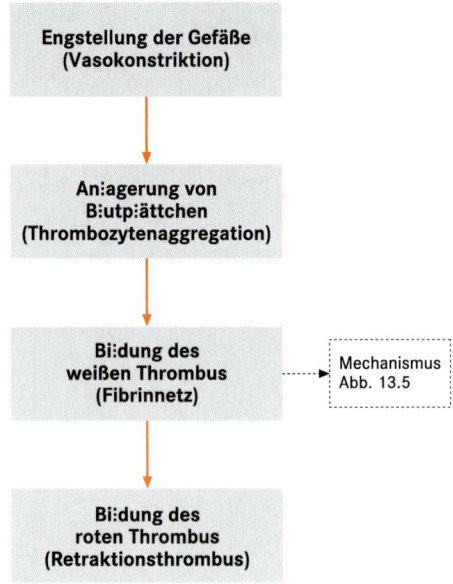

Abb. 13.8. ▶
Blutstillung

Störungen des roten Blutbildes

Anämien

Unter einer → **Anämie** versteht man die Verminderung der Sauerstofftransportkapazität des Blutes. Die Ursachen hierfür können eine Abnahme der Erythrozytenzahl oder eine Abnahme der Konzentration des Hämoglobins sein. Der Begriff „Blutarmut" für eine Anämie ist altmodisch und sollte heute nicht mehr verwandt werden. Die Normwerte für die roten Blutkörperchen und das Hämoglobin wurden oben beschrieben. Alle Anämien weisen eine gemeinsame klinische Symptomatik auf:

- Schwäche und Müdigkeit
- Kopfschmerzen
- Schwindel (bis zu Synkopen) und Ohrensausen
- Dyspnoe
- Tachykardie (kann eine Angina pectoris auslösen)
- Blässe von Haut und Schleimhäuten

Die Einteilung der Anämien erfolgt einerseits nach der Größe der Erythrozyten und ihrem Hämoglobingehalt, andererseits nach ihren Ursachen. In der Einteilung der Anämien nach dem mittleren Hämoglobingehalt der Erythrozyten (MCH) werden hypochrome Anämien, hyperchrome Anämien und normochrome Anämien unterschieden.

Einteilung der Anämien nach MCH

Hypochrome Anämie (MCH <28 pg)
- Eisenmangelanämie (chronischer Blutverlust)
- Eisenmangel durch Mangelernährung oder Malassimilation
- Eisenverwertungsstörung (sideroblastische Anämie)
- Gravidität
- Wachstumsperioden
- Tumoren
- Chronische Entzündungen

Hyperchrome Anämie (MCH >33 pg)
- Mangel an Vitamin B12 (perniziöse Anämie)
- Mangel an Folsäure

Normochrome Anämie (MCH 28–33 pg)
- Hämolyse (Immunhämolytische Anämie, Transfusionszwischenfall, gesteigerter Erythrozytenabbau)
- Akuter Blutverlust
- Kugelzellanämie
- Sichelzellanämie
- Thalassämie

Eisenmangelanämie

Ein Eisenmangel liegt vor, wenn das verfügbare Eisen im Körper erniedrigt ist. Ein entscheidender Hinweis auf eine Eisenmangelanämie ergibt sich durch das erniedrigte Ferritin. Die wesentlichen Ursachen für eine hyperchrome Anämie sind oben zusammengefasst. Neben diesen Ursachen müssen auch einige Medikamente für einen Eisenmangel verantwortlich gemacht werden. Hierzu zählt die chronische Einnahme von ASS. Charakteristisch für ausgeprägte Eisenmangelanämien sind folgende Merkmale:
- Müdigkeit und Konzentrationsschwäche
- Zungenbrennen
- Mundwinkelrhagaden
- Schluckbeschwerden

Im Labor findet sich neben einem reduzierten Eisenwert auch ein herabgesetztes Serumferritin (1 µg/l Serumferritin entspricht rund 10 mg Speichereisen). Die Therapie besteht in der oralen Verabreichung von Eisen. Hierbei wird oral 2wertiges, bei Injektionen 3wertiges Eisen verabreicht. Es muss darauf geachtet werden, dass der Patient nicht zuviel Eisen einführt, um eine toxische Eisenüberladung des Körpers zu vermeiden. Eisen sollte niemals zusammen mit Tetrazyklinen, Antazida und Milchprodukten eingenommen werden. Etwa 30% der Patienten berichten nach Eiseneinnahme über Oberbauchbeschwerden und Übelkeit. Eine Normalisierung der Laborwerte beginnt etwa nach 3wöchiger Therapie; nach rund 1,5 Monaten sind die Werte wieder normal, wenn die Ursache beseitigt werden konnte.

Hämolytische Anämie

Eine → **Hämolyse** bedeutet einen gesteigerten bzw. vorzeitigen Untergang von Erythrozyten im Verhältnis zu ihrer Neubildung. Bei einer hämolytischen Anämie ist die Lebenszeit der Erythrozyten herabgesetzt. Die Ursachen hierfür können vielfältig sein; häufig besteht eine Immunhämolyse, wobei Wärme- oder Kälteantikörper nachgewiesen werden können. Auch Antikörper gegen Medikamente können eine Hämolyse auslösen. Eine mechanische Hämolyse besteht bei der Dialyse, Herzklappenfehlern und Zustand nach Implantation vor allem von mechanischen Herzklappen. Die Ursache einer infektiös-toxischen Hämolyse ist die Malaria. Seltene Erkrankungen sind Membrandefekte der Erythrozyten, die sich durch eine paroxysmale nächtliche Hämoglobinurie zeigen. Zu den angeborenen hämolytischen Anämien gehören genetisch bedingte Formveränderungen der Erythrozyten, Enzymdefekte und Erkrankungen des Hämoglobins selbst. Zu letzterer gehört die Sichelzellanämie und die Thalassämie. Das Leitsymptom Blässe der Anämie kann bei einer Hämolyse durch einen leichten Ikterus kaschiert sein. Manchmal leiden die Patienten unter leichten Fieberschüben. Der Ikterus bei Hämolyse zeigt sich durch

- Anstieg des indirekten Bilirubins im Serum (LE 10.2)
- Nachweis einer normochromen Anämie
- Anstieg der LDH im Serum

Häufig besteht eine Vergrößerung von Leber und Milz (Hepato- und Splenomegalie) als Zeichen der kompensatorischen extramedullären Blutbildung. In der Wachstumsphase finden sich Veränderungen von Knochen und Skelett (häufig weit auseinander stehende Augen, breite Backen und tief liegende Nasenwurzel).

Kugelzellanämie. Die auch als hereditäre Sphärozytose bezeichnete Erkrankung wird autosomal dominant vererbt. Besonders häufig ist sie in Mittel- und Nordeuropa. Immer findet sich eine vergrößerte Milz und häufig bestehen bereits bei Jugendlichen Gallensteine (Bilirubinsteine). Massive hämolytische Phasen weisen sich durch einen Ikterus mit Fieber und Oberbauchsymptomatik aus. Therapeutisch wird eine Splenektomie durchgeführt, wodurch die Lebensdauer der Erythrozyten verlängert wird. Als Komplikation hierbei wird postoperativ ein hohes Infektionsrisiko gefürchtet (OPSI, overwhelming post splenectomy infection). Patienten müssen nach Splenektomie bei jedem Fieber frühzeitig antibiotisch therapiert werden.

Sichelzellanämie. Bei der Sichelzellanämie liegt eine angeborene Störung der Hämoglobinsynthese vor. Die Krankheit weist sich vor allem durch die veränderten Fliesseigenschaften der Erythrozyten aus. Es kommt zur lokalen Hypoxie im Gewebe mit Knochen und Gelenkschmerzen sowie infektiösen Krisen. Auch Hirninfarkte und Retinopathien, die bis zur Blindheit reichen, sind beobachtet worden. Die Knochenschmerzen können akut auftreten und bis zu einer Woche anhalten. Kleine Infarkte in der Knochendurchblutung lösen vor allem in der Wachstumsphase Veränderung der

Röhrenknochen und Wirbelkörper aus und zeigen sich als Störungen der Gewichtszunahme und des Größenwachstums. Oft finden sich eine Kardiomegalie und Störungen der Lungenfunktion. Die Sichelzellanämie kann nicht kausal therapiert werden. Frühzeitig müssen die Patienten Analgetika und Antibiotika erhalten. Eine Antikoagulation gegen die mikrothrombotischen Ereignisse ist erfolglos.

Thalassämie. Ihren Namen „Mittelmeeranämie" hat diese Erkrankung wegen ihrem besonders häufigen Vorkommen im Mittelmeerraum, sie erstreckt sich aber bis Südostasien und tritt auch in USA und Südwestafrika auf. In etwa entspricht die Verbreitung der Thalassämie dem Gebiet der Malaria. Die Thalassämien werden in α- und β-Formen je nach angeborener Störung des Globinanteils im Hämoglobin unterschieden. Gebräuchlich ist noch die Einteilung in Thalassämia minor und major. Bei der Thalassämia minor handelt es sich meist um asymptomatische Patienten mit einer mikrozytären hypochromen Anämie (MCV und MCH erniedrigt). Im Gegensatz zur Eisenmangelanämie sind jedoch Eisen und Ferritin erhöht. Bei der Thalassämia minor liegt eine schwere Anämie mit Zeichen der extramedullären Erythropoese und Vergrößerung von Leber und Milz vor. Die Patienten bedürfen regelmäßigen Bluttransfusionen, wobei die Leukozyten herausgefiltert werden müssen, um eine Immunreaktion zu verhindern. Da es hierdurch zu einer Eisenüberladung des Organismus kommt (Transfusionshämosiderose) muss eine erhöhte Eisenausscheidung über die Nieren ausgelöst werden. Dies erfolgt durch die Gabe von Vitamin C und Gelatbildnern. Ohne Eisengelatbildner (Desferroxamin) versterben die Patienten vor dem 30. Lebensjahr.

Megaloblastäre Anämie. Bei megaloblastären (makrozytotischen) Anämien sind die Erythrozyten vergrößert und im Knochenmark sind vergrößerte Erythroblasten (Megaloblasten) nachweisbar. Die Hauptursache einer megaloblastären Anämie sind der Mangel an Vitamin B 12 (Kobalamin) oder Folsäure.

Perniziöse Anämie. Die Vitamin B 12-Speicher des Organismus reichen überwiegend für 3–4 Jahre aus, so dass eine → **perniziöse Anämie** nicht durch einen alimentär bedingten Vitamin B 12-Mangel erzeugt wird. Die Hauptursache ist ein Mangel des Intrinsic Faktor der in den B-Zellen der Magenschleimhaut gebildet wird. Häufigste Ursache einer perniziösen Anämie des Erwachsenen ist eine atrophische Gastritis. Im Durchschnitt beginnt die Erkrankung mit etwa 60 Jahren. Es gibt auch seltene jugendliche Formen im Alter um 20 Jahre. Der Beginn der Erkrankung ist schleichend und weist sich mit einem langsamen Anstieg der Symptome über rund 1 Jahr mit Schwäche, Zungenbrennen und Parästhesien aus. Meist berichten die Patienten über Gehstörungen und eine Gewichtsabnahme. Die Patienten sehen blass gelblich aus, haben manchmal einen Sklerenikterus und eine glatte Zunge, wobei dieses Merkmal häufig mit Schluckbeschwerden und einem brennenden Gefühl im Hals verbunden ist. Jeder fünfte Patient hat leichtes Fieber. Die Anämie ist eine hyperchrome Anämie mit Erhöhung des MCH auf >33 pg; in schweren Fällen kann es bis zu 56 pg ansteigen. Diagnostisch kann der Schilling-Test (LE 10.2) durchgeführt werden. Hierdurch wird unterschieden, ob die perniziöse Anämie durch einen Mangel an Intrinsic Faktor oder durch Resorptionsstörungen verursacht wurde. Therapeutisch wird lebenslang Vitamin B 12 substituiert. Die meisten Krankheitssymptome sind dadurch voll reversibel. Bei rund 2–5% der Patienten kann als Spätkomplikation ein Magenkarzinom innerhalb von 5 Jahren nach Erstdiagnose auftreten.

Folsäuremangel. Die Symptomatik ähnelt der der perniziösen Anämie durch Mangel an Vitamin B12, hierbei fehlen jedoch die zentralnervösen Symptome. Ursache eines Folsäuremangels kann eine konsequente vegetarische Ernährung sein, aber auch ein erhöhter Bedarf in der Schwangerschaft und im Wachstum, bei chronischen Entzündungen, malignen Tumoren, chronischen Lebererkrankungen und Alkoholismus. Häufig liegt auch eine entzündliche Darmerkrankung mit Malabsorption, wie z.B. bei der Zöliakie vor. Der Unterschied zur Perniziosa wird im Schillingtest getroffen.

Polyglobulie

Die Zunahme der Zahl der Erythrozyten mit entsprechendem Anstieg des Hämatokrits wird auch als Polyzythämie bezeichnet. Fast immer liegt ein erhöhter Erythropoetinspiegel vor. Die Ursachen der Polyglobulie zeigt die nachfolgende Tabelle.

Klinisch zeigen die Patienten die langsame Entwicklung eines roten Gesichts und eine Rötung der Extremitäten. Man spricht von einer „Blutfülle" (→ **Plethora**). Steigt der Hämatokrit auf >55%, kommt es zu einer Zyanose. Hierbei können Uhrglasnägel auftreten. Der Mechanismus dieser morphologischen Veränderung ist nicht geklärt. Die Therapie richtet sich nach der Grunderkrankung und bei einem Anstieg des Hämatokrit auf >50% muss ein Aderlass durchgeführt werden.

Polyglobulie

Relative Polyglobulie
- Volumenmangel
- Diuretika
- Verbrennungen

Echte Polyglobulie
- Polyzythämia vera
- Aufenthalt in großer Höhe
- COPD
- Starke Raucher
- Schlafapnoe-Syndrom
- Tumoren

Aplastische Anämie

Eine aplastische Anämie wird auch als Panzytopenie oder Panmyelopathie bezeichnet. Ihr Entstehungsmechanismus ist meistens unklar; häufig liegen Autoimmunphänomene vor, aber auch Insektizide oder Chemikalien (z.B. Benzol) und Medikamente wie NSAR, Thyreostatika oder Penicillamin können eine aplastische Anämie

auslösen. Charakteristisch für das Krankheitsbild ist der subakute Beginn: bei stationärer Aufnahme berichten die Patienten, dass sie sich schon seit mehreren Wochen krank fühlen. Leitsymptome sind
- Müdigkeit und Leistungsminderung
- Fieber
- Infekte
- Blutungen

Diagnostisch wird eine Knochenmarksbiopsie durchgeführt. Dabei fällt das aplastische, „leere" Knochenmark auf. Häufig finden sich reichlich Fettzellen und gelegentlich vermehrte Lymphozyten und Plasmazellen. Als schwere aplastische Anämie (SAA) wird die Krankheitsform bezeichnet, wenn zwei von folgenden drei Kriterien auftreten
- Granulozyten < 500/µl
- Thrombozyten <2000/µl
- Retikulozyten <2000/µl

Therapeutisch muss eine Knochenmarktransplantation durchgeführt werden. Häufig sind immunsupressive Medikamente indiziert. Durch eine Knochenmarktransplantation und bei einem verwandten Spender überleben rund 80% der Patienten langfristig oder werden geheilt. Allerdings beträgt das Risiko einer chronischen Abstoßungsreaktion rund 30%. Die akute Reaktion des Transplantats gegen den Wirt wird als Graft versus Host Disease (GvHD) bezeichnet (s. u.). Das 10Jahresüberleben beträgt bei Immunsuppression rund 50%. Hierbei entwickeln jedoch fast 20% der Patienten eine akute myeloische Leukämie.

Störungen des weißen Blutbildes

Leukämien

Leukämien gehören zu den Malignomen des hämatologischen Systems. Zu den häufigsten malignen hämatologischen Erkrankungen, die im einzelnen unten beschrieben werden, gehören:
- **akute Leukämie**
  Leitsymptome sind Blutungsneigungen und gehäufte Infekte
- **chronisch myeloische Leukämie**
  Sie zählt zu den myeloproliferativen Erkrankungen; Leitsymptome sind Splenomegalie, gehäufte Infekte mit Fieber, Gewichtsverlust und unklare Bauchbeschwerden
- **chronisch lymphatische Leukämie**
  Sie gehört zu den Non-Hodgkin-Lymphomen; Leitsymptome sind eine Splenomegalie und Lymphknotenschwellungen

- **Morbus Hodgkin**
  Leitsymptome sind Lymphknotenschwellungen, Vergrößerung von Leber und Milz und häufig ein Pleuraerguß
- **Non-Hodgkin-Lymphome**
  Leitsymptome sind rasch wachsende Lymphknoten und häufig ein Befall von Organ außerhalb der Lymphknoten
- **Plasmozytom**
  Leitsymptome sind häufige Infekte und Knochenschmerzen; im Blutbild tritt eine massive Beschleunigung der BSG auf

Die akute lymphatische Leukämie (ALL, LE 5) ist die häufigste bösartige Erkrankung bei Kindern. Insgesamt sind akute → **Leukämien** jedoch recht selten. Sie werden in lymphatische und myeloische Formen eingeteilt. Die klinischen Symptome sind
- Anämie mit Erschöpfung und Müdigkeit
- Einblutungen in Schleimhäute und Haut durch eine Thrombozytopenie
- Gehäufte Infekte durch Mangel an abwehrfähigen Granulozyten.

Infiltrationen im Knochenmark können Knochenschmerzen auslösen. Selten finden sich auch Infiltrate in der Haut oder im Zentralnervensystem mit Lähmungserscheinungen. Die Diagnosestellung einer Leukämie erfolgt durch das Differenzialblutbild und die Knochenmarkbiopsie. Im Rahmen des Tumorstaging (LE 2) werden Organbeteiligungen festgestellt.

Akute lymphatische Leukämie

Bei der akuten lymphatischen Leukämie, ALL, handelt es sich um eine maligne Erkrankung der lymphatischen Zellen im Knochenmark. Sie ist das häufigste Malignom bei Kindern (LE 5). Bei Erwachsenen tritt die ALL selten auf; hier verläuft sie unbehandelt rasch progredient und letal. In der Karzinogenese werden Chromosomenaberrationen beschreiben, wobei die häufigste Translokalation als Bildung des sog. „Philadelphia-Chromosom" auftritt. Die Erstsymptome der ALL sind Blutungen, Infektionen und Fieberanstieg. Klinisch fallen vergrößerte Lymphknoten, eine Hepato- und Splenomegalie und Tumore im Mediastinum auf. Selten werden andere Organe oder das ZNS befallen. Im Blutbild bestehen die typische Anämie, eine Thrombozytopenie und eine reduzierte Zahl der neutrophilen Granulozyten. Die Zahl der Leukozyten kann extreme Werte von über 50000/µl erreichen. Die Therapie muss als Chemotherapie rasch eingeleitet werden. Ziel der Induktionsbehandlung ist die Reduktion der Zellmasse des Primärtumors. Auch nach einer vollständigen Remission muss die Therapie fortgesetzt werden, um Rezidive zu vermeiden. Die Rezidivbehandlung erfolgt in der Konsolidationstherapie. Wie in LE 5 beschrieben ist bei besonderen Patientengruppen eine Knochenmarktransplantation indiziert. Die Heilungschancen der einzelnen chemotherapeutischen Protokolle hängen vom Subtyp der ALL ab. Bei Erwachsenen betragen sie insgesamt rund 30–40%.

Akute myeloische Leukämie

Die akute myeloische Leukämie, AML, ist ein Malignom der granulozytären oder monozytären Zellreihe im Knochenmark. Die Unterscheidung der einzelnen Leukämieformen erfolgt durch eine zytologische Subtypisierung. Rund 10% der AML sind Folgen einer Chemotherapie oder Bestrahlung einer vorausgegangenen Tumorerkrankung. Die AML beträgt rund 80% aller akuten Leukämien des Erwachsenen; eine familiäre Häufigkeit scheint vorzuliegen. Besonders häufig trat sie in Folge der Abwürfe der Atombomben auf Hiroshima und Nagasaki mit einem Anstieg auf das 30fache der normalen Häufigkeit auf. Auch nach der Katastrophe von Tschernobyl im Jahr 1986 wurden vermehrt Leukämien festgestellt. Andere Karzinogene sind Benzol und ein starkes Zigarettenrauchen.

Die klinische Symptomatik besteht in starker Ermüdung, Fieber, Blässe, Atemwegsinfektionen, Hautblutungen, Nasenbluten und Gewichtsverlust. Lymphome und eine Hepatosplenomegalie sind tastbar. Häufig bestehen Ulzeration der Mundschleimhaut. Die Blutwerte sind wie für die Leukämie beschrieben reduziert; im Differenzialblutbild finden sich zu 93% leukämische Blasten. Die Therapie erfolgt durch Chemotherapie mit dem Ziel die Leukämiezellen zu beseitigen und wieder eine normale Hämatopoese herzustellen. Hohes Alter, angestiegene Werte der LDH und eine hohe Leukozytenzahl gelten als ungünstige Prognosefaktoren. Die wichtigsten Substanzen die in der Chemotherapie der AML eingesetzt werden, sind Cytosin-Arabinosid (Ara-C) und andere Antrazykline, die entsprechend standardisierten Protokollen eingesetzt werden.

Chonisch myeloische Leukämie

Der genaue Entstehungsmechanismus des chronischen Verlaufs der chronisch myeloischen Leukämie (CML) ist unbekannt. Eine Strahlenexposition spielt keine zwingende Rolle, jedoch finden sich gehäuft Patienten mit Morbus Bechterew unter den Betroffenen. Gehäuft kann ein Philadelphia-Chromosom nachgewiesen werden. Der Beginn der Erkrankung ist schleichend und ergibt sich meist zufällig bei anhaltenden Infekten durch eine Leukozytose. Die Patienten beklagen eine Leistungsschwäche und eine Oberbauchsymptomatik durch die vergrößerte Milz. Der initial eher symptomarme Verlauf kann sich über mehrere Jahre erstrecken. Die Diagnose wird im Blutbild durch Leukozytenzahlen zwischen 30000-700000/µl gesichert. Es besteht eine ausgeprägte Linksverschiebung (s. o.). Charakteristisch ist das zahlreiche Vorkommen unreifer Vorstufen der Granulopoese zusammen mit reifen Leukozyten. Abrupt kann ein Blastenschub auftreten, wobei die Blasten auf Chemotherapie schlecht ansprechen. Die Blastenphase ist mit einer mittleren Überlebenszeit von nur rund 3 Monaten verknüpft. Die Therapie der Wahl ist die frühzeitige Knochenmarktransplantation mit kurativem Ziel für über 50% der Patienten. Mit höherem Alter sinkt die Prognose.

Morbus Hodgkin

Unter den → **Hodgkin-Lymphomen** (maligne Lymphogranulomatose) wird eine Reihe von malignen hämatologischen Tumorerkrankungen der B-Zellen verstanden. Die Ursache ist nicht klar, ein auslösendes Agens wird jedoch vermutet. Durch Bestrahlung und Chemotherapie kann das Hodgkin-Lymphom auch in fortgeschrittenen Stadien geheilt werden. Das klinische Bild wird durch die Vergrößerung der Lymphknoten und der B-Symptomatik (LE 2) gekennzeichnet. Die Lymphknotenvergrößerung ist schmerzlos und trifft vor allem zervikale und mediastinale Lymphknoten. Die axillären Lymphknoten sind seltener befallen. In nachfolgender Tabelle wird die Stadieneinteilung des Morbus Hodgkin dargestellt.

Morbus Hodgkin: Ann-Arbor-Klassifikation	
Stadium I	Befall einer Lymphknotenregion
Stadium II	Befall von 2 oder mehr Lymphknotenregionen oberhalb oder unterhalb des Diaphragmas
Stadium III	Befall der Lymphknoten auf beiden Seiten des Diaphragmas
Stadium IV	Befall von extralymphatischen Organen (z.B. Lunge, Leber, Knochen und Knochenmark; ein Befall der Leber oder des Knochenmarks ist immer Stadium IV)
Zusatz A	keine B-Symptome
Zusatz B	„B-Symptome": Abnahme des Körpergewichts (10% und mehr in 6 Monaten), starkes nächtliches Schwitzen und Fieber >38°
Zusatz E	Befall einer einzelnen Region, die an einen befallenen Lymphknoten angrenzt
Zusatz X	„bulky disease": Befall von Lymphknoten >10 cm oder des Mediastinums mit >1/3 des Thoraxdurchmessers

Zu den allgemeinen Symptomen des Morbus Hodgkin gehören Juckreiz, Schwäche, Appetitverlust und Lymphknotenschmerzen, die durch Alkohol ausgelöst werden. Die Diagnose wird durch die histologische Aufarbeitung eines Lymphknotens gesichert. Für den Verlauf der Erkrankung stellt eine hohe Blutkörperchensenkungsgeschwindigkeit einen ungünstigen Faktor dar. Im Blutbild besteht meist eine normochrome Anämie. Unabhängig von den Stadien und dem Vorliegen einer B-Symptomatik gelten als Faktoren für ein erhöhtes Risiko
- Großer Mediastinaltumor
- Befall außerhalb des lymphatischen Systems
- Befall der Milz
- Erhöhte BSG-Beschleunigung >30–50mm/Stunde
- 3 oder mehr befallene Lymphknotenregionen

Die Therapie erfolgt in einer standardisierten Chemotherapie, die als COPP, ABVD und BEACOPP bekannt sind. Die Buchstaben stehen für unterschiedliche Zytostatika:
- C   Cyclophosphamid
- O   Onkoverin (Vincristin)

- P Procarbazin
- P Prednison
- A Adriamycin
- B Bleomycin
- V Vinblastin
- E Etoposid
- D Dacarbacin

Nach aktuellen Zahlen werden insgesamt 70% der Patienten geheilt; 50% der Patienten im fortgeschrittenen Stadium gehören zu dieser Gruppe. Wird keine Vollremission erreicht oder liegt ein Hodgkin-Rezidiv vor, verschlechtert sich die Prognose massiv. Problematisch sind Zweitneoplasien als Spätkomplikation der Strahlen- und Chemotherapie. Jeder 5. Patient mit Morbus Hodgkin entwickelt eine weitere bösartige Erkrankung.

Non-Hodgkin-Lymphome

Alle bösartigen Lymphome, die nicht zum Morbus Hodgkin gehören, werden unter der Gruppe der Non-Hodgkin-Lymphome (NHL) zusammengefasst. Zu dieser Gruppe gehört auch die chronisch lymphatische Leukämie (CLL). Im Gegensatz zum M. Hodgkin zeichnen sich Non-Hodgkin-Lymphome durch eine raschere Ausdehnung im gesamten Organismus und eine rasche Progredienz der Erkrankung aus. Wie beim Morbus Hodgkin entspricht die Prognose der Ausbreitung des Krankheitsbildes: je mehr Lymphknoten oder extranodale Stationen befallen sind, desto ungünstiger ist die Prognose. Zu 75% spielen sich NHL im lymphatischen System, zu 25% primär extranodal ab. Meist bricht die Krankheit zwischen 50–80 Jahren aus, wobei Männer doppelt so häufig wie Frauen befallen sind.

Eine Ursache für die Malignome vom NHL-Typ ist nicht bekannt. Diskutiert wurden immunsuppressive Einwirkungen durch Haarfarbstoffe oder Pflanzenschutzmittel. 50% der Non-Hodgkin-Lymphome finden sich in westlichen Ländern, wobei in Ländern mit gehäuften Infektionen durch den Epstein-Barr-Virus ein NHL zu 90% auftritt.

Die Diagnose wird durch eine Lymphknotenexzirpation und entsprechende Histologie getroffen. Nach den sog. Kiel-Klassifikationen werden NHL in B-Zelllympho-

---

Symptome von Non-Hodgkin-Lymphomen

- Wachsende Lymphknotenschwellungen; die Wachstumsgeschwindigkeit korreliert überwiegend mit dem Grad der Malignität
- Splenomegalie, die größer ist als die Lebervergrößerung
- Extranodale Raumforderungen im Bereich von Hals, Nase, ZNS und Gastrointestinaltrakt
- Allgemeinsymptome wie bei Leukämien
- Bei thorakalem Befall Schmerzen und Dyspnoe
- Infektneigung
- Blutungen

me (80%) und C-Zelllymphome (20%) eingeteilt. Eine weitere Differenzierung erfolgt in niedrigmaligne und hochmaligne Lymphome. Inzwischen hat die WHO eine aktuelle Klassifikation der Lymphome vorgestellt. Hiernach sollte der Begriff Non-Hodgkin-Lymphom nicht mehr benutzt werden. Die Einteilung erfolgt in Neubildungen der B-Zellen, bzw. Lymphome aus T-Zellen und NK-Zelllymphomen. Hierbei wird jeweils zwischen Vorläuferlymphomen und reifen Lymphomen unterschieden. Diese Einteilung dürfte sich international durchsetzen.

Die Therapie dieser malignen Lymphome erfolgt immer mit kurativem Ansatz. Niedrigmaligne Non-Hodgkin-Lymphome der Stadien I und II werden durch Strahlentherapie behandelt. Generalisierte Stadien und Stadien mit einer ausgeprägten B-Symptomatik lassen meist nur eine palliative Therapie zu. Hier erfolgt eine zytostatische Therapie nach Standardprotokollen. Zusätzlich werden Zytokine verabreicht (Interferon-α und Interleukin-II sowie -IV) und hämatopoetische Wachstumsfaktoren (G-CSF). Auch Immuntherapien mit monoklonalen Antikörpern gegen B-Zellen stehen versuchsweise zur Verfügung. Die Prognose der Non-Hodgkin-Lymphome ist abhängig vom histologischen Typ, der Ausdehnung und Lokalisation, dem Alter des Patienten und der klinischen Symptomatik. Bei niedrig malignen NHL beträgt die mittlere Lebenserwartung nach Diagnosestellung noch 2–10 Jahre. Bei hochmalignen NHL ist unter Therapie mit einer Heilung in nur 50% zu rechnen.

Chronisch lymphatische Leukämie (CLL)

Die chronisch lymphatische Leukämie umschließt rund 30% aller Leukämien und ist die häufigste maligne hämatologische Erkrankung. In der Regel ist sie eine unheilbare Erkrankung im höheren Lebensalter, die Männer häufiger als Frauen ereilt. Die Lebenserwartung hängt natürlich vom Stadium der Erkrankung und anderen Risikofaktoren ab. Im Mittel beträgt sie etwa 6–8 Jahre. In den meisten Fällen (>95%) handelt es sich um eine CLL vom B-Zelltyp. Leitsymptome sind vergrößerte Lymphknoten, Vergrößerungen von Leber und Milz und eine Leukozytose mit überwiegendem Lymphozytenanteil. Oft werden die Blutbildveränderungen per Zufall entdeckt.

Stadieneinteilung der chronisch lymphatischen Leukämie (CLL) nach Binet	
Stadium A	betroffen sind <3 Lymphknotenstationen; Leber und Milz werden als je eine Lymphknotenstation gewertet (Lebenserwartung >10 Jahre)
Stadium B	betroffen 3 oder mehr Lymphknotenstationen (Lebenserwartung ca. 7 Jahre)
Stadium C	Vorliegen einer Anämie oder eines Abfalls der Thrombozyten (Lebenserwartung ca. 1,5 Jahre)

Die Stadieneinteilung der CLL erfolgt sowohl in der RAI-Klassifikation, als auch in der Stadieneinteilung nach Binet (s. u.). Die RAI-Klassifikation beschreibt das mittlere Überleben in Abhängigkeit der Blutbildveränderungen. Dieses liegt im Durchschnitt zwischen 20 Monaten und >10 Jahren. Prognostisch ungünstig sind die Stadien III (Lymphozytose und Anämie) und Stadium IV (Lymphozytose und Thrombozytopenie). Die Therapie ist in der Regel palliativ ausgerichtet. Es werden Zytostatika (Alkylanzien, Nukleosidanaloga und Antrazykline) gegeben. Bei Autoimmunreaktionen können auch Steroide gegeben werden.

Gammopathien

Unter einer monoklonalen Gammopathie versteht man Krankheiten, die mit einer pathologisch gesteigerten Bildung von Gammaglobulinen oder Teilproteinen wie Gammaketten (Leichtketten) einhergehen. Zu den → **Gammopathien** werden neben dem Plasmozytom auch verschiedene Non-Hodgkin-Lymphome einschließlich der CLL gerechnet. Die pathologisch vermehrten monoklonalen Proteine werden als „M-Proteine" bezeichnet, da sie in der Elektrophorese (Abb. 13.4) mit einer charakteristischen M-Zacke erscheinen.

Plasmozytom

Das → **Plasmozytom** wird auch als multiples Myelom oder Morbus Kahler bezeichnet. Es ist ein Tumor der meist vom Knochenmark ausgeht und innerhalb der Non-Hodgkin-Lymphome als niedrig maligne gewertet wird. Beim Plasmozytom produziert ein sich unkontrolliert teilender Plasmazell-Klon monoklonale Immunglobuline, wobei am häufigstem IgG produziert wird. Ig-Leichtketten sind als Bence-Jones-Proteine im Blut und Urin nachweisbar. Die Symptome sind unspezifisch und zeigen sich in einer

- Anämie
- Rezidivierende Infekte
- Zeichen der Urämie
- Knochenveränderungen mit pathologischen Frakturen bzw. Hyperkalziämie

Knochenschmerzen, die bei 70% aller Patienten auftreten, gelten als Leitsymptom des Plasmozytoms. Im Röntgenbild fallen charakteristische Osteolysen im Bereich von Wirbelsäule und Becken, aber auch am Schädel auf. Hier spricht man vom Bild des Schrotschuss-Schädels. Die meisten Patienten sind bei Diagnosestellung >60 Jahre alt. Eine Therapie erfolgt immer mit palliativen Überlegungen. In fortgeschrittenen Stadien wird eine Chemotherapie durchgeführt. Frakturgefährdete Knochen werden bestrahlt. Häufig ist eine orthopädische Stabilisierung der Patienten durch Verordnung eines Korsetts nötig. Die mittlere Lebenserwartung beträgt im mittleren und höheren Stadium (Hb <8,5 g/dl, Serumkalzium erhöht) rund 30 Monate.

Myeloproliferative Erkrankungen

Bei den myeloproliferativen Erkrankungen kommt es zu einer unkontrollierten Vermehrung der verschiedenen Zellreihen der unterschiedlichen hämatopoetischen Stammzellen. Zu diesen Erkrankungen zählen
- Chronisch myeloische Leukämie, (CML, s. o.)
- Polyzythämia vera

- Essentielle Thrombozythämie
- Osteomyelofibrose

Der Entstehungsmechanismus der myeloproliferativen Erkrankungen ist ungeklärt. Den Erkrankungen gemein ist die Verdrängung der normalen Schritte der Hämatopoese. Allen Erkrankungen gemein sind folgende Merkmale:
- Chronischer Verlauf mit der Tendenz zur Verschlechterung
- Milzvergrößerung
- Fibrosierung des Knochenmarks
- Häufig Übergang in einen (meist tödlichen) Blastenschub, der vor allem bei der CML auftritt
- Basophilie

Polyzythämia vera

Bei der Polyzythämia vera kommt es zu einer Polyglobulie. Eine Hypervolämie und der erhöhte Hämatokrit führen zu Gefäßkomplikationen, Stenokardien und Luftnot. Therapeutisch werden Aderlässe durchgeführt. Die Erkrankung ist nicht heilbar. Der Aderlass erfolgt ab einem Hämatokrit >45%. Liegt ein Eisenmangel vor bzw. wird dieser durch den Aderlass erzeugt, erfolgt *keine* Eisensubstitution. Dadurch wird die Erythropoese herabgesetzt. Gegen die Thromboseneigung werden Thrombozytenaggregationshemmer gegeben. Die mittlere Überlebenszeit liegt bei rund 10 Jahren. Die Patienten versterben häufig durch thromboembolische Komplikationen. Bei jedem 5. Patient findet sich eine Knochenmarkfibrose mit Panzytopenie.

Essentielle Thrombozythämie

Bei einem Anstieg der nicht voll funktionsfähigen Thrombozyten mit einer Zahl bis zu 2 Mio./µl kommt es zu arteriellen und venösen Thrombosen und Embolien. Häufig finden sich Mikrozirkulationsstörungen und schwere Blutungen. Therapeutisch wird Interferon-α eingesetzt; hierdurch werden die Thrombozyten zahlenmäßig gesenkt. Weiter wird ASS gegeben. Die mittlere Überlebensdauer liegt bei 10–15 Jahren.

Osteomyelofibrose

Die idiopathische Myelofibrose tritt besonders im mittleren und höheren Lebensalter bei beiden Geschlechtern auf. Die Symptomatik ist sehr unspezifisch: meist zeigt sich eine allgemeine Schwäche, Leistungsminderung, Fieber und Oberbauchbeschwerden. Bei der Diagnose ist bei fast allen Patienten eine ausgeprägte Milzvergrößerung zu tasten. Die Umwandlung des Knochenmarks in Bindegewebe (Fibrosierung) zeigt sich im Röntgenbild durch eine Verdickung der Kortikalis. Bei der Knochenmarkpunktion wird wegen der Fibrose kein Zellmaterial gewonnen. Therapeutisch kann eine allogene Knochenmarktransplantation versucht werden. Meist fehlen hierfür Spender. Bei palliativer Therapie beträgt die mittlere Überlebenszeit höchstens 8 Jahre. Der Tod tritt meist durch ausgeprägte Panzytopenie oder einen Blastenschub ein.

Merkmale bei myeloproliferativen Erkrankungen

- Chronischer Verlauf mit fortschreitender Verschlechterung
- Gefahr des tödlichen Blastenschubs (ähnlich dem Verlauf bei chronisch myeloischer Leukämie, CML)
- Basophilie
- Meist Vergrößerung der Milz (Splenomegalie)
- Häufig Fibrosierung des Knochenmarks mit Panzytopenie

Blutungen

Ursachen für eine erhöhte Blutungsneigung können einerseits auf Thrombozytenstörungen anderseits auf einen Mangel an Gerinnungsfaktoren (Koagulopathie) zurückgeführt werden. Seltenere Ursachen sind Störungen im Bereich der Gefäßwand (Vasopathie).

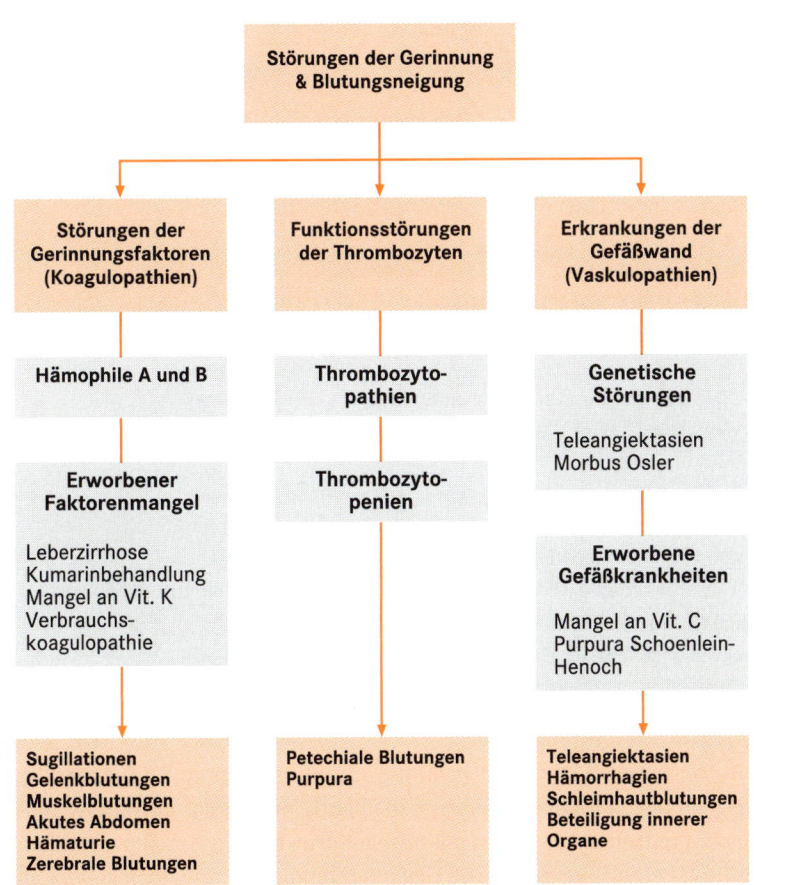

◀ Abb. 13.9. Gerinnungsstörung

Gerinnungsstörungen

Die häufigsten Gerinnungsstörungen sind:
- Hämophilie A
- Hämophilie B
- Von-Willebrand-Jürgens-Syndrom

Hämophilie

Hämophilie A und B wird im Deutschen auch als Bluterkrankheit bezeichnet. Ursache der Hämophilie A ist ein Mangel an Faktor VIII. Die Erkrankung wird x-chromosomal rezessiv vererbt. Bei Hämophilie B fehlt Faktor IX. Auch diese Erkrankung wird x-chromosomal rezessiv vererbt. → **Hämophilie** A kommt 5mal häufiger vor als Hämophilie B. Da das X-Gen, das weibliche Geschlechtsgen, die Erkrankung trägt, der Erbgang selbst rezessiv ist, sind bei der Erkrankung fast nur Männer betroffen. Das klinische Bild beider Hämophilien ist vergleichbar

---

Untersuchung der Blutgerinnung

Thrombozyten
- Normbereich 150–440 x 10^3/µl
- Petechien und Purpura bei <50 x 10^3/µl
- Bedrohliche Spontanblutung bei <10^3/µl

Blutungszeit
- Normal <6 min
- Verringert bei Thrombozyten <100 x 10^3/µl

Fibrinogen
- Normbereich 200–400 mg/dl
- Erhöhte Werte sind Risikofaktoren für die Arteriosklerose (bes. KHK bei Frauen)
- Erniedrigt bei Verbrauchskoagulopathie

Thromboplastinzeit (Quick-Wert)
- Normbereich 70–120%
- Orientierung über Gerinnung des extrinsischen Systems
- Erniedrigt bei Mangel an Faktor V und VII, Mangel an Vitamin K, Fibrinogen und Prothrombin (Faktor II)

Partielle Thromboplastinzeit (PTT)
- Orientierung über Gerinnung des intrinsischen Systems
- Bestimmung der effektiven Heparinisierung
- Verlängert bei Heparintherapie, Hämophilie A und B und von-Willebrand-Jürgens-Syndrom

INR (International Normalized Ratio)
- Vom Laborreagens unabhängiger Gerinnungswert für die Thromboplastinzeit
- Zielwert für effektive Gerinnungshemmung

Nur bei einer schweren Hämophilie kommt es zu ausgedehnten Blutungsereignissen. Überwiegend liegen milde Formen vor, die häufig nur durch „auffällige" Blutungen in Erscheinung treten. Die meisten Blutungen treten in den großen Gelenken auf; ebenso häufig ist eine Hämaturie. Die Gelenkeinblutungen finden sich etwa ab dem 4.-5. Lebensjahr und führen ohne Behandlung zu degenerativen Veränderungen und Zerstörung der betroffenen Gelenke. Man spricht von einer Hämarthrose. Immer reagiert das Gelenk infolge der Einblutung entzündlich; im Gelenkknorpel entstehen Zysten, die einen knöchernen Umbau des Gelenks auslösen. Durch die Inaktivitätsatrophie der Muskulatur kommt es zu Fehlstellungen und Kontrakturen. Treten Weichteilblutungen auf, sind die subkutanen Hämatome meist großflächig und scharf begrenzt. Blutungen im Bereich des Magen-Darmtrakts treten bei jedem 4. Patienten mit mittelschwerer oder schwerer Hämophilie auf. Im Labor findet sich eine Erhöhung der PTT (s. u.) bei noch normalem Quick-Wert und verlängerter Blutungszeit. Die Therapie der Hämophilie besteht in der Substitution von Faktor VIII bzw. Faktor IX in Konzentraten. Nach operativen Eingriffen muss lokal eine sorgfältige Blutstillung sichergestellt werden. Bei Hämarthrosen ist die konsequente orthopädische und physiotherapeutische Betreuung notwendig.

Von-Willebrand-Jürgens-Syndrom

Beim vom-Willebrand-Jürgens-Syndrom liegt eine autosomal dominant vererbte Blutungskrankheit vor. Der Defekt betrifft den Faktor VIII. Das Krankheitsbild selbst ist sehr uneinheitlich. In den meisten Fällen treten Nasenbluten (Epistaxis), Blutungen nach Zahnextraktionen und Blutungen bei Bagatelltraumen auf. Gelenkeinblutungen und Hämaturie sind eher selten. Im Labor findet sich eine deutlich verlängerte Blutungszeit bei normaler Zahl der Thrombozyten. Die Therapie erfolgt durch Substitution mit Plasmakonzentraten bzw. der Gabe von Frischplasma.

Verbrauchskoagulopathie

Bei der → **Verbrauchskoagulopathie**, die auch als disseminierte intravasale Gerinnung (disseminated intravascular coagulation, DIC) bezeichnet wird, liegt eine Aktivierung der intravasalen Gerinnung durch Entzündungsfaktoren vor. Im Rahmen der Endothelläsion und Aktivierung des Gerinnungssystems kommt es zu Thromben der Mikrozirkulation und damit einer Störung der Organblutung. Die lokalen Hypoxien aktivieren wiederum die Fibrinolyse und können damit lokale Blutungen auslösen.

Bei der Verbrauchskoagulopathie wird das Gerinnungssystem permanent aktiviert und wieder gehemmt. Im klinischen Labor findet sich je nach Stadium der Aktivierung ein reduzierter Fibrinogenspiegel und Abfall der Thrombozyten. Der Quickwert ist erniedrigt, Fibrinuspaltprodukte (D-Dimere) sind deutlich erhöht. Die Ursachen dieser schweren Störung sind ein ausgeprägtes Trauma, großflächige Operationen oder eine Hämolyse. Aber auch jede Sepsis kann zu einer DIC führen. Im schwersten Fall kommt es zu einem Schock und einem akuten Leberversagen. Chronische Ursachen einer schleichenden Verbrauchskoagulopathie können metastasierende Karzinome und Malignome der Hämatopoese sein.

▶ **Therapie.** Therapeutisch muss die verursachende Störung beseitigt werden; Plasmafaktoren und reduzierte Blutblättchen werden durch Konzentrate substituiert.

In schweren Fällen wird Antithrombin in hoher Dosis gegeben, mit dem Ziel die Blutgerinnung zu hemmen.

Gefäßwandstörungen

Störungen der Funktion der Gefäßwand (Strukturänderungen der Gefäßwandschichten oder eine endotheliale Dysfunktion) führen zu einer erhöhten Blutungsneigung. Die Blutungen selbst sind selten lebensbedrohlich.

Purpura Schoenlein-Henoch. Hierbei handelt es sich um eine erworbene, sog. Hypersensitivitätsvaskulitis, die vor allem bei Kindern auftritt. Sie imponiert nach vorausgegangenen Atemwegsinfekten. Etwa 2–3 Wochen nach einem Infekt treten hämorrhagische Effloreszenen oder Papeln an den Streckseiten der großen Gelenke auf. Die Gelenke selbst sind meistens geschwollen und es besteht Fieber. Abdominelle Schmerzen weisen auf eine Gastrointestinalblutung hin. Die Nieren können durch eine Glomerulonephritis (LE 9.2) beteiligt sein. Meist handelt es sich um eine IgA-Nephritis. Die hierbei auftretende Proteinurie weist auf eine ungünstige Prognose der Erkrankung hin. Die Therapie der Purpura Schoenlein-Henoch ist symptomatisch; die Erkrankung heilt in den meisten Fällen von selbst aus. Die Prognose ist gut, außer es stellt sich eine chronische Glomerulonephritis mit Proteinurie ein.

M. Osler. Bei dieser autosomal dominant vererbten Erkrankung finden sich Gefäßerweiterungen der Haut; diese zeigen sich als → **Teleangiektasien**: rote Punkte, die auf Druck verschwinden. Die Teleangiektasien finden sich vor allem an Lippen und Zunge, sowie an den Fingerspitzen. Petechiale Blutungen können an Haut und Schleimhäuten, sowie im Magen-Darmtrakt auftreten. Befällt die Erkrankung die Lunge, kann es zu einer Hypoxie kommen. Eine spezielle Therapie gibt es nicht; größere Hämangiome können operativ entfernt werden.

Störungen der Thrombozyten

Thrombozytopenie

Die häufigste Ursache einer Blutung ist ein Abfall der Thrombozyten (→ **Thrombozytopenie**), entweder durch eine Bildungsstörung oder einen vermehrten Verbrauch der Blutplättchen. Symptomatisch sind petechiale Blutungen bei einem Abfall der Thrombozyten unter 50000/µl. Bei einer gestörten Funktion der Thrombozyten spricht man von einer Thrombozytopathie. Hierbei ist die Blutstillung auch bei normalen Thrombozytenwerten verlangsamt. Die häufigste Ursache einer Thrombozytopathie sind Medikamente; im Vordergrund stehen hierbei die Azetylsalizylsäure (ASS) und andere nichtsteroidale Antirheumatika (NSAR), aber auch Theophyllin, verschiedene Antibiotika, Heparin und Medikamente, die zur Fibrinolyse eingesetzt werden. Erworbene Thrombozytopathien können auch durch eine Niereninsuffizienz (LE 9.2), durch myeloproliferative Syndrome oder bei einem Plasmozytom auftreten.

Idiopathische thrombozytopenische Purpura

Das Synonym für die idiopathische thrombozytopenische Purpura (ITP) ist Morbus Werlhof. Bei 4 von 5 Patienten lassen sich Antikörper gegen Thrombozyten nachweisen; deren Effekt ist der beschleunigte Abbau von Thrombozyten im retikuloendothelialen System von Leber und Knochenmark. In den meisten Fällen sind Kinder zwischen dem 2.–14. Lebensjahr befallen. Die Erkrankung tritt sehr plötzlich etwa 2–3 Wochen nach einem Virusinfekt wie z.B. Röteln oder Masern auf. Es kann dabei zu einer lebensbedrohlichen Thrombozytopenie von 1000 bis 20000/µl kommen. Hierbei kann eine Makrohämaturie und in schwersten Fällen auch eine zerebrale Blutung auftreten. Bei milden Fällen treten nur einzelne Petechien auf.

Diesem akuten Verlauf des → **Morbus Werlhof** ist die chronische ITP von Erwachsenen, überwiegend Frauen, gegenüberzustellen. Die Erkrankung beginnt dann schleichend und wird meist zufällig diagnostiziert; die Thrombozyten sind meist auf <30000/µl abgefallen. Typische Merkmale sind Petechien an Haut und Schleimhäuten, Menorrhagien und Nasenbluten.

Die *akute* ITP heilt meist von selbst aus, ohne dass therapeutisch interveniert werden muss. Bei extrem tiefen Thrombozytenzahlen (<5000/µl) wird Immunglobulin gegeben. Die Gabe von Kortikosteroiden scheint keinen Einfluss zu haben. Bei der *chronischen* ITP sind dagegen bei Blutungen Kortikosteroide das Mittel der Wahl. Reichen Kortikosteroide therapeutisch nicht aus, ist die → **Splenektomie** angezeigt. Hierbei kommt es fast immer zur kompletten Remission. Die Prognose der idiopathischen thromozytopenischen Purpura ist günstig; weniger als 5% der Patienten versterben bei chronischer ITP an hämorrhagischen Diathesen (meist intrazerebrale Blutungen).

HIT-Syndrom

Bei der Heparin-indizierten-Thrombozytopenie, dem → **HIT-Syndrom** liegt eine durch Arzneimittel ausgelöste thrombozytopenische Purpura vor. Überwiegend folgt das HIT-Syndrom auf die Gabe von unfraktioniertem Heparin.

Typ I. Dieser häufigste Typ des HIT-Syndroms weist einen klinisch schleichenden Verlauf ohne Blutungsneigung auf. Im Blutbild besteht eine milde Thrombozytopenie mit Werten um 100000/µl. Wird die Therapie mit unfraktioniertem Heparin abgesetzt, kommt es in wenigen Tagen zu einer spontanen Rückbildung. Unter niedermolekularen Heparinen, die als *fraktioniertes* Heparin bezeichnet werden, tritt HIT Typ I seltener auf.

Typ II. Die Symptome des HIT-Syndroms Typ II treten später auf und zeigen eine schwere Thrombozytopenie mit einem Abfall der Thrombozyten auf bis unter 100/µl. Durch Antikörperbildung (Antikörper gegen den Heparin-Proteinkomplex) kommt es zu einer gesteigerten Plättchenaggregation mit der Folge von venösen und arteriellen Gefäßverschlüssen. Unter Hit-Syndrom Typ II muss die Antikoagulation dringlich weitergeführt werden. Hierbei wird anstelle von Heparin Hirudin (bspw. Refludan®) eingesetzt. Die Heparin indizierte Thrombozytopenie Typ II weist eine Sterblichkeit von >25% auf.

Thrombophilie

Unter einer → **Thrombophilie** versteht man eine genetisch bedingte Disposition zur Thrombosebildung. In Folge unterschiedlicher Störungen kommt es zu einem Ungleichgewicht zwischen Aktivierung der Gerinnung und deren Hemmung. Die häu-

---

Aus einem Patientenaufklärungsblatt über die Behandlung mit Marcumar®

Sie bekommen wegen ihrer Erkrankung Marcumar®, ein Medikament, das die Gerinnungsfähigkeit des Blutes vermindert. Diese Behandlung ist gerade bei ihrer Erkrankung besonders notwendig. Sie hat den Sinn, die Bildung von Blutgerinnseln zu verhindern. Diese Neigung zur verstärkten Bildung von Blutgerinnseln ist z.B. bei manchen Herzrhythmusstörungen, bei Klappenerkrankungen, nach Klappenersatz, und ebenso bei manchen Patienten nach Herzinfarkt oder nach Lungenembolie erhöht.

Leider kann durch diese Behandlung auch eine verstärkte Neigung zu Blutungen entstehen. Die Behandlung darf daher nur nach genauen Vorschriften und unter ständig ärztlicher Kontrolle erfolgen. Um eine möglichst gefahrlose und dennoch wirksame Behandlung zu erzielen, beachten Sie bitte Folgendes:

- Sie bekommen bei der Behandlung eine rote Behandlungskarte, den Marcumar®-Pass, auf der die Dosierung des Medikaments für jeden Wochentag angegeben wird.

- Diese Dosierung müssen Sie genau einhalten. Sie richtet sich nach dem INR-Wert. Der angestrebte INR Bereich ist in Ihrem Ausweis eingetragen.

Ein INR-Wert von 1 entspricht einer normalen Gerinnung, ein Wert von 2 einer Verdoppelung und ein Wert von 3 einer Verdreifachung der Gerinnungszeit usw. Nach der Thrombotest®-Methode entspricht ein Quick-Wert zwischen 5-10% einem INR Bereich von 4,5 bis 2,5, nach der Hepatoquick®-Methode von 10-20%, nach der Neoplastin®-Plusmethode von 20-33%. Diese unterschiedlichen Bereiche des Quickwertes verdeutlichen, dass wir diesen nicht mehr verwenden, sondern uns nur noch nach dem INR- Wert orientieren.

Trotz gewissenhafter Behandlung können Schwankungen des INR-Werts eintreten. Der Grund für diese Schwankungen ist oft nur schwer zu erkennen. Manche Medikamente beeinflussen die Blutgerinnung. Deshalb fragen Sie bitte Ihren Arzt stets bevor Sie zusätzliche Medikamente einnehmen, auch wenn diese nicht Rezept pflichtig sind, wie z.B. Kopfschmerztabletten, die Aspirin® oder ASS enthalten.

Unter der Therapie müssen Sie auf eine möglichst gleichmäßige Vitamin K-Aufnahme achten. Beachten Sie, dass Sie Vitamin K reiches Gemüse, wie Blumenkohl, Brokkoli oder Spinat nicht aneinanderfolgenden Tagen in großen Mengen essen. Weiter ist zu beachten, dass fettreiche Nahrung zu einer verstärkten Aufnahme von Vitamin K im Darm und damit zu einer vermehrten Bildung von Gerinnungsfaktoren führt.

Während Sie Marcumar® erhalten, dürfen Sie keine Spritzen in die Muskulatur des Gesäßes oder in die Gelenke bekommen. Im Falle einer Blutung unterbrechen Sie die Behandlung mit Marcumar®, suchen Sie umgehend den Arzt auf, damit die Gerinnung kontrolliert und ggf. eine blutstillende Behandlung durchgeführt wird. Im Falle einer starken Blutung stehen Mittel zur Verfügung, die in die Blutbahn gespritzt werden können. Damit lässt sich die normale Gerinnungsfähigkeit des Blutes schnell wieder herstellen. Das Vitamin K Präparat Konakion® vermindert die Wirkung von Marcumar® nach 4-6 Stunden deutlich. Damit Ihnen bei Unfällen oder akuten Erkrankungen sofort richtig geholfen werden kann, müssen Sie Ihren Marcumar®-Pass mit den Ausweispapieren immer bei sich tragen.

Die Marcumar®-Behandlung sollte niemals abgesetzt werden, ohne dass Sie Ihren Arzt vorher um Rat fragen.

figste Ursache ist der Protein-C-Mangel (mangelhafte Wirkung des aktivierten Protein C, APC-Resistenz). Er kann angeboren sein, sich aber auch ohne erkennbare Ursache einstellen. Dies ist bei 25% der Erwachsenen <60 Jahren mit Thrombophilie der Fall. Weiter wird die Thromboseneigung gesteigert durch eine Erhöhung des Homozysteinspiegels, einem Mangel an Antithrombin oder des Protein S, einem Cofaktor für Protein C.

Bei erhöhter Thromboseneigung und Faktoren, die die Virchow'sche Trias (LE 7) aktivieren, muss meist lebenslang eine orale Koagulation durchgeführt werden. Bei nachgewiesenem Protein-C-Mangel muss ggf. die prophylaktische Substitution der fehlenden Faktoren erfolgen. Die orale Antikoagulation wird mit Antagonisten des Vitamin K, Phenprocoumon (Marcumar®) durchgeführt. Vitamin K-Antagonisten blockieren die Bildung von Vitamin K abhängigen Gerinnungsfaktoren, den Faktoren II, VII, IX und X. Weiter wird die Bildung von Protein C und -S blockiert. Eine Therapiekontrolle erfolgt durch Bestimmung des Quickwertes, bzw. der INR. (s. o.) Als Nebenwirkung kann es unter Marcumar® neben einer Blutungsneigung durch die Hemmung von Protein C zu einer spontanen Thrombosierung in den Hautkapillaren kommen. Dabei tritt eine Hautnekrose (Kumarinnekrose) auf. Aus diesem Grunde wird in der Anfangsphase einer akuten Antikoagulationstherapie immer zusätzlich Heparin gegeben.

Störungen des Immunsystems

Zu Beginn dieser Lerneinheit sind die physiologischen Voraussetzungen des Abwehrsystems beschrieben worden. In den beiden nachfolgenden Tabellen wird das unspezifische und spezifische Abwehrsystem noch einmal zusammengefasst. Die Aufgabe

Abwehrsystem des Körpers

Unspezifisches System
- Allgemeine Mechanismen
  Haut und Schleimhäute
  saurer pH-Wert in Magen, Urethra und Vagina
  physiologische Bakterienbesiedlung des Darms
  retikuloendotheliales System (RES)
- Humorale Abwehr
  Komplementsystem
  Zytokine und Lysozyme
- Zelluläre Abwehr
  Makrophagen
  neutrophile Granulozyten

Spezifisches System
- Humorale Abwehr
  Immunglobuline (Antikörper) aus B-Lymphozyten (Plasmazellen)
- Zelluläre Abwehr
  T-Lymphozyten

der verschiedenen weißen Blutkörperchen im Abwehrsystem ist zur Wiederholung hier noch einmal zusammengestellt.

Unter dem → **Komplementsystem**, das oben bei der Physiologie des Abwehrsystems beschrieben wurde, versteht man etwa 30 Eiweiße im Plasma, die sich in 9 Faktoren gliedern lassen; diese werden in der klinischen Literatur mit C1 bis C9 beschrieben. Durch die Eiweiße des Komplementsystems werden
- die Phagozytose gefördert
- die Gefäße erweitert (Vasodilatation)
- durch Chemotaxis weitere Komplementproteine an den Ort der Entzündung gelockt
- die anzugreifende Zelle markiert, um eine Zytolyse effektiv durchführen zu können

Zytokine. Hierunter versteht man unterschiedliche Eiweiße, die die Aktivität von Immunzellen beeinflussen. Zu den Zytokinen gehört das Interleukin, von dem 12 unterschiedliche Gruppen bekannt sind. Diese Eiweiße
- steuern die Proliferation der Lymphozyten
- wirken chemotaktisch
- verstärken die Aktivität der Killerzellen
- bewirken die Bildung der akute Phase-Proteine (C-reaktives Protein)
- lösen Fieber aus u.a.

Im klinischen Alltag werden die Zytokine in 4 Gruppen eingeteilt und entsprechend ihrem Bildungsort als Lymphokine (aus Lymphozyten), Monokine (aus Monozyten) und Chemokine bezeichnet. Die vier Gruppen gliedern sich in
- Interleukine
- Interferone
- Tumor-Nekrose-Faktoren
- Hämatopoetische Wachstumsfaktoren (dazu gehört der G-CSF, (Granulozyten Colony stimulierender Faktor)

HLA-System. Voraussetzung beim Funktionieren des Immunsystems ist die Fähigkeit des Abwehrsystems, Oberflächenmoleküle auf den Körperzellen zu erkennen. Man spricht von → **Human Leucocyte Antigenen** (HLA). Die HLA-Moleküle werden auch als mature histocompatibility complex (MHC) bezeichnet. Sie dienen als Erkennungsmoleküle im Sinne einer Freund-Feindkompetenz im Organismus. Störungen der Aminosäuresequenz dieser Moleküle kann zu Autoimmunerkrankungen, wie z.B. Diabetes mellitus Typ I führen. Von klinischer Bedeutung ist das HLA B27, das z.B. mit dem Morbus Bechterew verbunden ist. In der Transplantationsmedizin (s. u.) spielt die Übereinstimmung im HLA-System eine entscheidende Rolle.

Allergien

Klinisch lässt sich die Abwehrreaktion in 4 verschiedenen Mustern oder Reaktionstypen beschreiben. Diese Reaktionsmuster des Organismus werden als Überempfind-

Rolle der Leukozyten im Abwehrsystem

- **Monozyten**
  bilden Makrophagen
- **Makrophagen**
  können in allen Geweben eine Phagozytose durchführen
- **AG-präsentierende Zellen (APZ)**
  präsentieren den T-Zellen Antigene und lösen so die Immunantwort aus
- **Natürliche Killerzellen (NK)**
  greifen virusinfizierte Zellen und Tumorzellen an
- **Granulozyten**
  Neutrophile sind die am häufigsten vorkommenden Immunzellen (für die unspezifische zelluläre Abwehr) und bewirken eine Phagozytose
  Eosinophile sind an der Auslösung von Allergien und an der Abwehr von Parasiten beteiligt
  Basophile (Mastzellen) sind an der Auslösung der Allergie Typ I beteiligt und schütten u.a. Histamin aus
- **B-Zellen**
  B-Lymphozyten sind Vorstufen von Plasmazellen und werden durch T-Helferzellen aktiviert
  Plasmazellen entstehen aus B-Lymphozyten
  B-Gedächtniszellen weisen ein Antigen-Gedächtnis auf
- **T-Zellen (T-Lymphozyten)**
  T-Helferzellen aktivieren B-Lymphozyten, die in Plasmazellen oder zu zytotoxischen Zellen differenzieren
  T-Suppressorzellen schwächen die Immunantwort des Körpers durch Hemmung von B- und T-Zellen ab
  T-*Gedächtniszellen* bewahren ein lebenslang anhaltendes Antigen-Gedächtnis
  Zytotoxische T-Zellen entstehen aus B-Lymphozyten und erkennen virusinfizierte und Tumorzellen; sie lösen den Zelltod der fremden Zellen aus

LE 13

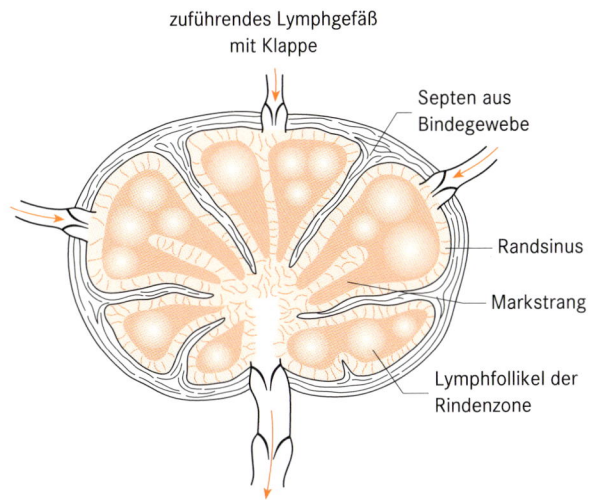

◄ **Abb. 13.10.**
Lymphknoten. Zehn Prozent der Mikrozirkulation werden als eiweißreiche interstitielle Flüssigkeit, Lymphe, durch Lymphknoten auf Antigene kontrolliert und im Venenwinkel (Abb. 7.10) dann wieder dem venösen System zugeführt. In der Rindenzone der Lymphknoten finden sich en zusammen liegende B-Lymphozyten und bilden Lymphfollikel; die T-Lymphozyten sind vor allem im Bereich zwischen Rinde und zentraler Markbereich angesiedelt

lichkeitsreaktionen oder Allergien bezeichnet. Unter einer → **Allergie** versteht man jede Störung der Immunreaktion bzw. eine überschießende Reaktion gegenüber körperfremden Genen. Diese Antigene werden als *Allergene* bezeichnet. Ein Allergiker ist eine Person, die auf Antigene reagiert, gegenüber denen gesunde Personen unempfänglich sind. Man spricht auch von einem Atopiker („atopos" bedeutet seltsam).

Überempfindlichkeit Typ I

Die atopische Reaktion zählt zur Allergie vom *Soforttyp* und wird auch als → **anaphylaktische Reaktion** bezeichnet. Sie wird über IgE vermittelt, wobei Mastzellen beteiligt sind. Im Durchschnitt treten Reaktionen zwischen 1–30 Minuten auf. Beispiele für eine Typ I-Allergie sind

- Asthma bronchiale
- Neurodermitis (LE 3)
- Heuschnupfen
- durch IgE vermittelte Arzneimittel- oder Nahrungsmittelallergie

Überempfindlichkeit Typ II

Die Überempfindlichkeitsreaktion Typ II wird über die Immunglobuline IgG und IgM vermittelt. Diese lösen eine zytotoxische Reaktion aus, d.h. die Immunglobuline wirken als Antikörper gegen Oberflächenantigene der Zellen. Beispiele hierfür sind

- Blutgruppeninkompatibilität
- hämolytische Anämien
- Wechselwirkungen gegen Medikamente

Überempfindlichkeit Typ III

Hierbei spricht man von einer durch Immunkomplexe vermittelten Reaktion. Diese kann je nach einem Überschuss von Antikörpern oder Antigenen einer Reaktionsdauer von 2–8 Stunden an verschiedenen Organen ablaufen. Beispiele hierfür sind

- allergische Lungenerkranken
- chronische Glomerulonephritis
- rheumatoide Arthritis

Überempfindlichkeit Typ IV

Während die Allergien vom Typ I-III durch Antikörper ausgelöst werden, die sich im Serum befinden (deswegen werden sie als *humorale* Reaktion bezeichnet), werden Typ IV-Reaktionen über Zellen (*zelluläre* Reaktion) verursacht. Mit einer langen Reaktionsdauer von bis zu 3 Tagen tritt eine Reaktion über T-Lymphozyten auf. Diese können direkt reagieren oder Zytokine bilden, die Makrophagen und NK-Zellen aktivieren. Wegen der verzögerten Reaktion spricht man auch von einer *Spätreaktion*.

Entscheidend für die Zuordnung der allergischen Reaktion ist die Anamnese. Durch intrakutane allergische Testungen oder Provokationsuntersuchungen kann die Ansprache des Körpers auf die Allergenexposition getestet werden. Am meisten verbreitet in

> **Überempfindlichkeitsreaktionen**
>
> - **Typ I**
>   (Allergie vom Soforttyp, anaphylaktische Reaktion, Mitwirkung von Mastzellen und IgE, Freisetzung von Histamin)
>   Bsp.: Urtikaria (LE 3), lokale Schwellung nach Insektenstich, Asthma bronchiale (LE 8.2), anaphylaktischer Schock (LE 7.2)
> - **Typ II**
>   (zytotoxische Reaktion, Mitwirkung von IgG und IgM, Phagozytose, Zytolyse nach Komplementaktivierung)
>   Bsp.: Blutgruppenunverträglichkeit, Arzneimittelallergien
> - **Typ III**
>   (über Immunkomplexe vermittelt)
>   Typ III a: Überschuss an Antikörpern („Arthus-Reaktion") mit der Folge lokaler oder regional begrenzter Entzündungsreaktionen
>   Bsp.: Farmer's Lung (exogen allergische Alveolitis, LE 8.2), Zöliakie (LE 10.2)
>   Typ III b: Überschuss an Antigenen mit der Folge generalisierter Reaktionen im Körper durch zirkulierende Immunkomplexe im Serum
>   Bsp.: chronische Glomerulonephritis (LE 9.2), rheumatoide Arthritis (LE 15)
> - **Typ IV**
>   (Spätreaktion über T-Lymphozyten vermittelt; Antigenkontakt mit T4-Helferzellen)
>   Bsp.: Kontaktallergien der Haut (LE 3), Tuberkulinreaktion (LE 8.2), Abstoßungsreaktion nach Organtransplantation

der Allergietestung ist der Prick-Test, wobei eine allergenhaltige Lösung auf die Haut getropft und mit einer Lanzette oberflächlich in die Haut eingebracht wird. Die Reaktion tritt nach rund 15–30 Minuten auf. Dadurch können Typ I-Reaktionen nachgewiesen werden. Weitere Verfahren sind Intrakutantestungen wobei die allergenhaltige Lösung in die Haut injiziert wird. Mögliche Typ III-Reaktionen zeigen sich nach rund 5–10 Stunden. Bei einem Epikutantest wird das Allergen in einer Öl in Wasser Emulsion auf die Haut aufgebracht und mit einem Okklusionsverband versehen. Die Reaktion tritt nach rund 72 Stunden auf und weist auf eine Typ IV-Reaktion des Körpers hin.

Antiallergische Therapie

Im Mittelpunkt der antiallergischen Therapie steht in erster Linie die Allergiekarenz. Voraussetzung ist natürlich, dass das Allergen bekannt ist. Bei Hausstauballergie oder Allergie gegen saisonale Pollen kann eine Hyposensibilisierung versucht werden. Ihr Erfolg liegt bei rund 70–80%. Vermutlich wird durch die gering dosierte Allergenexposition die Bildung von IgG-Antikörpern im Körper provoziert. Dadurch können Allergene neutralisiert werden, bevor sie mit dem körpereigenen IgE in Kontakt kommen. Auch eine Hemmung der Reaktion der T-Lymphozyten wird diskutiert. Der genaue Mechanismus ist noch nicht geklärt. Medikamentös kommen Antihistaminika, die lokale oder orale Gabe von Cromoglycinsäure, sowie Kortikosteroide in Betracht. Die Nebenwirkungen der Antihistaminika liegen in einer Sedierung und Mundtrockenheit (anticholinerge Reaktion). Auf die Nebenwirkungen einer anhaltenden Steroidgabe (Cushing-Syndrom) wurde in LE 12 hingewiesen.

Autoimmunerkrankungen

Von den Autoimmunerkrankungen, die in der nachfolgenden Liste zusammengestellt sind, sind meist Frauen betroffen. Die Rolle der weiblichen Hormone im Entstehungsprozess dieser gegen körpereigene Zellen gerichteten Immunreaktionen ist nicht geklärt. Man schätzt, dass rund 5% der Menschen in der westlichen Welt von Autoimmunerkrankungen betroffen sind. Genetische Faktoren, wie der Nachweis von z.B. HLA B 27, gelten als Wegbereiter für eine Autoimmunreaktion. Der Auslöser für zahlreiche Autoimmunreaktionen sind wahrscheinlich Infektionen; dies wird vor allem beim Diabetes mellitus Typ I (LE 11.1) oder bei der multiplen Sklerose (LE 14) diskutiert. Bei zahlreichen Autoimmunerkrankungen können Autoantikörper nachgewiesen werden, so z.B. Antikörper gegen TSH-Rezeptoren beim Morbus Basedow (LE 12) oder Antikörper gegen Inselzellen beim Typ I Diabetes.

Häufige Autoimmunkrankheiten

- Systemischer Lupus erythematodes (LE 3): überwiegend Frauen, Alter 20–40 Jahre
- Rheumatoide Arthritis (LE 15): Frauen dreifach mehr als Männer, Alter 35–50 Jahre
- Morbus Bechterew (Spondylosis ankylosans, LE 15): Männer dreifach mehr als Frauen, Alter 15–35 Jahre
- Sjögren-Syndrom (Sarkoidose, LE 8.2): überwiegend Frauen, Alter um 50 Jahre
- Thrombozytopenie (idiopathisch): Frauen vierfach mehr als Männer, Alter 20–40 Jahre
- Multiple Sklerose (LE 14): Frauen häufiger als Männer, Alter um 30 Jahre
- Myasthenia gravis (LE 15): Frauen dreifach mehr als Männer, Alter 20–30 Jahre
- Primär biliäre Zirrhose (LE 10.2): überwiegend Frauen, Alter ab 35 Jahre
- Autoimmungastritis mit perniziöser Anämie: Frauen häufiger als Männer, Alter ab 60 Jahre
- Zöliakie (LE 10.2): beide Geschlechter gleich häufig; Erstmanifestation bei Kleinkindern oder ab 50 Jahre
- Morbus Addison (LE 12): Frauen doppelt so häufig wie Männer, Alter 20–40 Jahre
- Diabetes mellitus Typ 1 (LE 11.2): beide Geschlechter gleich häufig, Alter 12–25 Jahre
- Immunhyperthyreose (Morbus Basedow, LE 12): überwiegend Frauen, Alter 20–40 Jahre
- Thyreoiditis Typ Hashimoto (LE 12): überwiegend Frauen, Alter ab 40 Jahre

Transfusion und Transplantation

Transfusionsreaktion

Bei einer Blutgruppenunverträglichkeit (Blutgruppeninkompatibilität) kommt es zu einer Hämolyse durch vorhandene (beim AB0 System) oder entstandene (beim Rhesussystem) Antikörper gegen Oberflächenantigene der Erythrozyten. Man schätzt, dass auf 50000 Bluttransfusionen eine ernste Transfusionsreaktion auftritt. Bei einer Transfusionshämolyse kommt es zu Fieber, Schüttelfrost und Kopfschmerzen. Im Urin ist Hämoglobin nachzuweisen. Im weiteren Verlauf beklagt der Patient Luftnot und eine Schocksymptomatik, dann tritt ein akutes Nierenversagen (LE 9.2) auf. Eine anaphylaktische Reaktion zeigt sich durch eine akute Urtikaria (LE 3) und eine Bronchospastik.

Transplantationen

Die Zahl der Transplantationen im Jahr 2001 ist in der nachfolgenden Tabelle zusammengestellt. Der Bedarf an Organen um ernste Erkrankungen zu behandeln, liegt bei bis zu rund 4500 bei Nieren- und rund 400 bei Lungentransplantationen. Ein Organ darf dem Menschen dann entnommen werden, so das deutsche Transplantationsgesetz von 1997, wenn „der endgültige, nicht behebbare Ausfall der Gesamtfunktion des Großhirns, des Kleinhirns und des Kleinhirnsstammes", also der Gesamthirntod, festgestellt wurde. Der Tod muss von zwei unabhängigen Ärzten festgestellt werden. Beide Ärzte dürfen mit der Organentnahme und Organtransplantation nichts zu tun haben. Ein Hirntod liegt vor, wenn unter anderem im EEG über 30 Minuten eine Null-Linie vorliegt (LE 5).

Als Organspender kommt nur in Betracht, wer während seines Lebens schriftlich der Organentnahme zugestimmt hat. Im Sinne des Verstorbenen können aber auch direkte Angehörige einer Organentnahme zustimmen. Man spricht von der erweiterten *Zustimmungslösung*. In der Praxis zeigt sich, dass die trauernden Angehörigen mit einer solchen Entscheidung meistens überfordert sind. Deshalb gilt in den meisten europäischen Ländern die sog. *Widerspruchslösung*, die bedeutet, dass einem Hirntoten Organe dann entnommen werden dürfen, wenn er zu Lebzeiten nicht widersprochen hat.

Für Lebendspenden gelten sehr strenge Auflagen. Der Spenderkreis ist hier auf nahe Angehörige begrenzt. Mit der Lebendspende ist ein Eingriff in den gesunden Organismus verbunden und durch sie wird ein gesundheitliches Risiko ausgelöst. Die Vision eines merkantilen „Organhandels", der in anderen Teilen der Welt bereits bittere Realität zu sein scheint, ist eine schreckliche Vorstellung. In Deutschland wird Organhandel mit einer Freiheitsstrafe von bis zu 5 Jahren verfolgt.

Hierzulande sterben rund 1000 Menschen jedes Jahr während sie auf eine Organspende warten. Die Organverteilung in Deutschland wird über Eurotransplant gere-

Transplantationen 2001
(Dt. Stiftung Organtransplantation: Dt. Ärzteblatt 2002, 34:1794)

- **Herz**
  Transplantiert 418   benötigt 900   (Fehlquote 46%)
- **Lunge**
  Transplantiert 158   benötigt 400   (Fehlquote 40%)
- **Leber**
  Transplantiert 780   benötigt 1100   (Fehlquote 71%)
- **Pankreas**
  Transplantiert 244   benötigt 400   (Fehlquote 61%)
- **Niere**
  Transplantiert 2219   benötigt 4500   (Fehlquote 49%)

gelt. Eine Organspende erfolgt nach einem Kriterienkatalog. Am wichtigsten sind die Übereinstimmung von Gewebsantigenen (HLA, s. o.) und der Blutgruppe. Die Dringlichkeit der Erkrankung, die Wartezeit des Patienten, die Konservierungszeit des Organs sowie das Alters des Patienten spielen ebenfalls eine Rolle.

Abstoßungsreaktionen. Mit der Transplantation eines Fremdorgans wird das Abwehrsystem (T-Lymphozyten) aktiviert. Eine Abstoßungsreaktion kann hyperakut innerhalb von Stunden bis Tagen auftreten. Üblicherweise tritt eine *akute* Abstoßung im ersten Jahr nach der Transplantation, eine *chronische* Abstoßung mehrere Jahre später auf. Um die Abstoßungsreaktion zu verhindern bzw. aufzuschieben, ist eine Immunsuppression notwendig. Die Immunreaktion des Organs gegen den Organempfänger wird als → **Graft versus Host Disease** (GvHD) bezeichnet. Die Symptome einer GvHD können sich als Hautausschläge, Hepatitis, rezidivierende interstitielle Lungenerkrankungen, Myokarditis oder zentral nervöse Symptome zeigen. Therapeutisch werden Glukokortikoide, Immunsuppressiva wie Azathiprin, Zyklosporin und Zyklophosphamid, sowie Medikamente zur Hemmung der Lymphozytenreaktion eingesetzt. Zur letzteren Gruppe gehören spezifisch Lymphozytenantikörper.

Die mittlere Überlebenszeit nach einer Transplantation von Herz oder Niere liegt bei 90% innerhalb eines Jahres und 50% innerhalb von 10 Jahren. Nach einer Lebertransplantation sind rund ein Drittel der Patienten innerhalb von 5 Jahren verstorben. Die Haupttodesursache nach Transplantation liegt in Infektionen, gegenüber denen der transplantierte Patient durch die Immunsuppression stärker anfällig ist.

HIV-Infektion und AIDS

Die Infektion durch den HIV Virus wurde erstmals in den USA bei homosexuellen Männern als Krankheitsbild beschrieben. Auffallend waren eine Häufung von Infektionen mit Pneumocystis carinii und Karposi-Sarkomen in Los Angeles und New York. Diese Krankheiten traten bislang nur bei Patienten unter anhaltender Immunsuppression auf. Das Krankheitsbild wurde als AIDS bezeichnet: **A**cquired **I**mmune **D**efenciency **S**yndrome. Der humane Retrovirus konnte 1983 erstmals isoliert werden. (HIV: **H**uman **I**mmunodeficiency **V**irus). Eine Infektion mit HIV zeichnet sich durch vier Fakten aus:
- das Virus bleibt lebenslang im Genom des Wirts vorhanden
- es besteht lebenslang eine Infektiosität
- zwischen der Infektion und Manifestation von AIDS besteht ein unterschiedlich langer Zeitraum; im Durchschnitt beträgt er 10 Jahre
- der HIV-Virus weist einen ausgeprägten Polymorphismus auf; dadurch wurde bis heute eine Impfung nicht ermöglicht

Epidemiologie 2002

Weltweit werden jedes Jahr rund 5 Millionen Menschen neu infiziert. An AIDS versterben jedes Jahr 3,1 Millionen Menschen, darunter 800000 Kinder. Man schätzt, dass es derzeit 42 Millionen mit HIV infizierte Menschen gibt. Davon leben 29,4 Millionen in Afrika südlich der Sahara. In diesen Ländern wird die Ansteckungsgefahr mit über 10% geschätzt. In Westeuropa sind 470000 Menschen mit HIV infiziert, in Deutschland 41000. Die Infektionsgefahr liegt hier unter 1%.

Der HIV Virus selbst ist sehr empfindlich. Er wird über Blut, Sperma, Scheidensekret oder injizierte Kanülen mit noch frischem Blut übertragen. Eine Infektion von Patienten auf den Arzt oder klinisches Personal ist heute selten (s. nachfolgende Tabelle). Eine Infektion durch Bluttransfusionen gilt heute als ausgeschlossen bzw. wird mit einem Restrisiko von 1:1000000 geschätzt.

Infektionsprozess

Der Virus befällt die Lymphozyten (CD4-Zellen), Makrophagen und Zellen des ZNS. Mit Hilfe seiner Enzyme vor allem der Reverse-Transkriptase oder seiner eigenen RNS dringt er in die Wirtszelle ein. Er wird deswegen als *Retrovirus* bezeichnet. Mit dem Einbau der Virus-RNA in die der Wirtszelle ist der Virus selbst nicht mehr zu erkennen. Frühestens nach 3 Monaten sind HIV Antikörper nachweisbar. Nach der Infektion ist der Patient nicht erkrankt. Eine klinische Latenzphase ohne Symptome kann über mehrere Jahre anhalten. Bei rund zwei Drittel der Patienten kommt es 1–4 Wochen nach der Infektion zu einer kurzen akuten grippeähnlichen Erkrankung, der *Primärinfektion*.

AIDS. Nach mehreren Jahren wird die Viruserbanlage aktiviert und produziert neue Viren. Dadurch werden die Zellen beschädigt. Da hierbei die Immunabwehr betroffen ist, können andere Erreger im Körper manifest werden, vor allem der Zytomegalievirus, Toxoplasmose, Pilzinfektionen oder das Bakterium Pneumocystis carinii. Der Erreger wurde bislang als ein Pilz angesehen. Etwa 5% der HIV Infizierten sind auch nach über 10 Jahren noch asymptomatisch. Kommt es nun zu Symptomen

---

Risiko einer HIV-Infektion

Hohes Risiko
- Sexuelle Praktiken, v.a. Analverkehr
- Andere sexuell übertragbare Krankheiten (STD, sexual transmittable diseases)
- iv-Drogenabhängigkeit
- Bluttransfusion mit HIV-Viren (heute unwahrscheinlich)
- Mutter-Kind-Infektion (bis 25%; vertikale Infektion überwiegend während der Geburt)

Geringes Risiko
- Oralverkehr
- Kondome (bieten aber keinen absoluten Schutz)
- Stichverletzung mit frisch kontaminierter Nadel bei medizinischem Personal (<0,4%)
- Blutspritzer in die Augen (<0,1%)

Kein Risiko
- Händeschütteln
- Küssen
- Gemeinsame Benutzung von Toiletten
- Übertragung durch Insekten

CD4-Zellen als Marker der HIV-Infektion

CD4-Zellen/µl	Keine Symptome	Symptome ohne AIDS	Symptome bei AIDS
<500	A-1	B-1	C-1
200-499	A-2	B-2	C-2
<200	A-3	B-3	C-3

HIV-Stadium I	A-1, A-2, B-1
HIV-Stadium II	A-3, B-2, B-3
HIV-Stadium III	C-1 bis C-3

spricht man von → **AIDS**. Charakteristisch für AIDS sind opportunistische Infektionen mit den oben genannten Erregern und seltene maligne Tumoren, wie das Kaposi-Sarkom und andere Lymphome.

Die Prognose von AIDS wird durch die Infektionen, die Schädigung der ZNS und die Immunschwäche bestimmt. Ein Indikator für die Schwere der Erkrankung ist die Zahl der CD4-Zellen, bzw. deren Verhältnis zu den CD8-Zellen (CD4/CD8-Ratio: Verhältnis von T-Helfer zu T-Suppressorzellen). Mit dem Ausbruch von AIDS bekommen die meisten Patienten im Rahmen einer bakteriellen Pneumonie Dyspnoe und Fieber. Bei Abfall der CD4-Zellen <500/µl treten eine Diarrhö und Erkrankungen von Haut und Schleimhäuten auf. Am häufigsten kommt es zur Ausbildung eines Kaposi-Sarkoms, einem Hauttumor, der durch Gefäßaussprossungen, die bis zum Lymphödem reichen können, entsteht. Charakteristisch sind auch Gewichtsverlust und Kopfschmerzen, vor allem beim Befall des ZNS. Diese HIV Enzephalopathie kann mit Krampfanfällen einhergehen und zur HIV Demenz führen. Rund die Hälfte der HIV Patienten beklagt eine Sehstörung mit fortschreitendem Visusverlust. Die klinischen Stadien der HIV Infektion werden nach A B und C unterschieden und sind in nachfolgender Liste zusammengestellt.

Therapie von AIDS

Bei Nachweis einer HIV Infektion und von symptomatischem AIDS erfolgt die Therapie mit dem Ziel, die Morbidität und Mortalität der Erkrankung zu senken und die Lebensqualität zu bessern. Die antiretrovirale Therapie wird mit Glyokosidanaloga, z.B. Zidovudin, durchgeführt. Seit 1996 gelten die Kriterien des HAART-Protokolls (**H**ighly **a**ctive **a**ntiretroviral **T**herapy). Hier wird als Triplettherapie mit zwei Nukleosidanaloga und einem Proteasenhemmer solange behandelt, bis kein HIV Nachweis mehr im Plasma erfolgt. Eine Eradikation des Virus ist dadurch aber nicht möglich. Kommt es unter der Therapie zu einem Anstieg der Viruszahl, muss davon ausgegangen werden, dass resistente Virusstämme vorhanden sind. Entscheidend für den Erfolg der Therapie ist auch die Mitwirkung des Patienten. Durch die konsequente Therapie ist in den westlichen Ländern eine deutliche Abnahme der HIV Mortalität zu beobachten, während in den Ländern der Dritten Welt die Prognose der Infektion fatal ist.

Klinische Stadien der HIV-Infektion

Klinik A

- Primärinfektion mit oder ohne Symptomen
- Anhaltende Anschwellung von Lymphknoten (mehr als 2 Lymphknoten < 1cm außerhalb der Leistenregion über >3 Monate)

Klinik B

Alle klinischen Merkmale, die durch HIV verursacht wurden, aber nicht zu Klinik A gehören und nicht das Vollbild von AIDS aufweisen

- Infektionen durch Candida albicans
- Anhaltendes Fieber >38,5°
- Diarrhö >4 Wochen
- Leukoplakie im Mundraum
- Periphere Polyneuropathie
- Nephropathie durch HIV
- Myopathie durch HIV
- Thrombozytopenische Purpura
- Retinopathie

Klinik C

Erkrankungsbild von AIDS

- Pneumonie durch Pneumocystis carinii
- Infektion durch Toxoplasmose
- Candidainfektionen der Speiseröhre oder der Trachea/Bronchien
- Infektionen mit Herpes simplex Viren
- Kaposi-Sarkom
- Malignes Lymphom
- HIV Enzephalopathie

IM FOKUS 13

Nach dem Studium dieser Lerneinheit sollten Sie die Aufgaben des Blutes und seiner Zusammensetzung, also die Zellen des Blutbildes und die Bestandteile des Blutplasmas, kennen. Darüber hinaus müssen ihnen nun die Funktion der einzelnen Blutzellen, die Bedeutung der Blutgruppen, vor allem das AB0- und das Rhesus-System, bekannt sein. Einen großen Stellenwert nehmen hierbei auch die Blutgerinnung und die Blutstillung ein. Beschrieben auch wurde die der Blutgerinnung entgegen gesetzte Fibrinolyse über das Plasminsystem. Wenn wir vom Abwehrsystem sprechen, sollten nun die Bestandteile der spezifischen und unspezifischen Abwehr vertraut sein.

Zu den häufigen Störungen des roten Blutbildes gehören die Anämien, also eine Verminderung der Transportkapazität im Blut für den Sauerstoff. Dies kann in Störungen der Erythrozyten selbst oder in einer Verminderung der Hämoglobinkonzentration liegen. Eine klinisch wichtige Einteilung der Anämien erfolgt nach den Werten MCH und MCV, d.h. der Frage wie viel Hämoglobin pro Erythrozyt vorhanden ist und wie groß die Erythrozyten sind. Auf die unterschiedlichen hypochromen Anämien, hyperchromen Anämien (perniziöse Anämie) und normochromen Anämien, die vor allem durch eine Hämolyse auftreten, wurde eingegangen. Ist die Zahl der Erythrozyten erhöht, spricht man von einer Polyglobulie, die relativ oder absolut (echt) auftreten kann. Hierbei tritt bei steigendem Hämatokrit eine Zyanose auf. Der Begriff Anämie findet auch Verwendung im Krankheitsbild der aplastischen Anämie, einem Verlust der Hämatopoese fast aller Zellreihen. Im Blutbild finden sich hierbei alle Blutzellen auf ein Mindestmass reduziert.

Die Störungen des weißen Blutbildes können als Leukämien oder als myeloproliferative Symptome auftreten. Insgesamt sind Leukämien selten; jedoch zählt die akute lymphatische Leukämie zu den häufigsten bösartigen Erkrankungen bei Kindern. Auf die Symptomatik und Therapie wurde in dieser Lerneinheit eingegangen; eine ausführlichere Darstellung findet sich auch in LE 5. Neben der akuten lymphatischen Leukämie können auch eine akute myeloische und eine chronisch myeloische Leukämie auftreten. Die chronisch lymphatische Leukämie zählt zu den Non-Hodgkin-Lymphomen.

Unter einem Morbus Hodgkin (Hodgkin-Lymphom) versteht man unterschiedliche maligne hämatologische Tumoren, die aus den B-Zellen entstanden sind. Die Ausdehnung dieses Tumors wird nach der Ann-Arbor Klassifikation entsprechend des Lymphknotenbefalls in Körperregionen unter und oberhalb des Zwerchfells und dem Auftreten einer A- oder B-Symptomatik beschrieben. Die Diagnose wird durch Lymphknotenhistologie gestellt. Alle Lymphome die nicht zur Hodgkingruppe gehören, werden als Non-Hodgkin-Lymphome bezeichnet. Grundsätzlich breiten sich die Lymphknotenschwellungen hier rascher aus als beim Morbus Hodgkin: Dabei bestehen eine ausgeprägte Splenomegalie und einer Allgemeinsymptomatik, die den Leukämien entspricht.

Eine Besonderheit hämatologischer Erkrankungen sind Gammopathien, wobei besonders das Plasmozytom (multiples Myelom, Morbus Kahler) zu nennen ist. Klinisch werden vor allem Osteolysen (Schrotschußschädel) beobachtet. Als weitere myeloproliferative Erkrankungen sind die Polyzythämia vera (eine Polyglobulie), die essentielle Thrombozythämie mit Anstieg der Thrombozyten auf Werte bis zu 2 Mio/μl und die Ostomyelofibrose zu nennen.

Eine gesteigerte Neigung für Blutungen kann auf Störungen der Thrombozytenfunktion oder auf Mangel an Gerinnungsfaktoren (Koagulopathie) beruhen. Zu seltenen Ursachen zählen Störungen der Gefäßwand. Die häufigsten Gerinnungsstörungen sind die Hämophilie A und B mit einem Mangel an Gerinnungsfaktor VIII bzw. IX. Die Hämophilie A (Faktor VIII) kommt am häufigsten vor. Beide Hämophilieformen werden X-chromosomal rezessiv vererbt. Beim vom Willebrand-Jürgens-Syndrom, liegt eine autosomal dominant vererbte Blutungskrankheit vor. Hier ist ebenfalls der Faktor VIII betroffen. Im klinischen Alltag werden zur Beurteilung und therapeutischen Kontrolle der Gerinnung die Thromboplastinzeit (Quick-Wert bzw. INR) und die partielle Thromboplastinzeit (PTT) bestimmt. In Folge ausgedehnter Operationen, schwerer Traumata oder im Verlauf einer Sepsis kann es zur Verbrauchskoagulopathie kommen. Hierbei wird durch Entzündungsfaktoren die endovasale Gerinnung aktiviert. Mikrothromben und eine gestörte Organdurchblutung sind die Folge. Bei den Störungen der Thrombozytenfunktion kommt am häufigsten eine Thrombozytopenie vor. Sie kann idiopathisch auftreten (Morbus Werlhof); ursächlich wird eine Infektreaktion des Organismus vermutet. Während der Morbus Werlhof akut auftritt, tritt besonders bei Frauen eine chronisch idiopathisch thrombozytopenische Purpura auf. Von klinischer Bedeutung ist das Auftreten eines HIT-Syndroms in Folge der Therapie mit unfraktioniertem (großmolekularem) Heparin. Am häufigsten ist Typ I des Hit-Syndroms, das sich unter Absetzen der Heparinisierung spontan zurückbildet. Schwerer ist der Typ II, bei dem eine Antikörperbildung gegen den Heparin-Eiweißkomplex im Blut auftritt. Hierbei muss die Antikoagulation weitergeführt werden; man gibt an Stelle von Heparin Hirudin. Eine genetisch bedingte Neigung für Thrombosebildungen wird als Thrombophilie bezeichnet. Als Ursache wird eine mangelhafte Wirkung des aktivierten Protein C vermutet.

In Vertiefung der Funktion des Abwehrsystems unseres Körpers wird am Ende dieser Lerneinheit auf die humorale zelluläre unspezifische und spezifische Abwehr eingegangen. Hierbei werden sowohl das Komplementsystem, die Zytokine, die Rolle der Leukozyten im Abwehrsystem und das HLA-System beschrieben. Die Abwehrreaktionen unseres Körpers zeigen sich in 4 verschiedenen Typen von Überempfindlichkeitsreaktionen, die auch als Allergien beschrieben werden. Von besonders klinischer Bedeutung ist die Allergie vom Soforttyp (Typ I), die auch als anaphylaktische Reaktion bezeichnet wird. Sie wird über IgE und Mastzellen vermittelt. Eine Überempfindlichkeitsreaktion vom Typ IV wird über T-Lymphozyten ausgelöst; wegen des verzögerten Reaktionseintritts spricht man von der Spätreaktion. Einen besonderen Stellenwert in der klinischen Medizin nehmen die Autoimmunerkrankungen ein. Hierbei richtet sich die Immunreaktion gegen eigene Zellen des Körpers. Der Schluss dieser Lerneinheit gilt der Transfusionsreaktion und einer Betrachtung über die Transplantationen und der Abstoßungsreaktion eines Transplantats, die als „Graft-versus-Host-Disease" bezeichnet wird. Unter den Immunerkrankungen spielt AIDS, das durch HIV-Viren ausgelöst wird, eine tragische Rolle. Bislang ist es nicht gelungen, den Virus aus dem menschlichen Körper zu entfernen. Die Klinik der HIV-Infektion in den verschiedenen Stadien wurde beschrieben. Sie zeichnen sich aus durch bestimmte klinische Merkmale bis zum Vollbild von AIDS. Für die Therapie von AIDS gelten seit 10 Jahren die Kriterien des HAART-Protokolls.

NACHGEFRAGT 13

1. Nennen Sie die Aufgaben des Blutes

2. Wie setzt sich das Blut zusammen? Beschreiben Sie die festen und flüssigen Bestandteile

3. Was sind Blutgruppen? Welche Blutgruppen spielen eine wichtige Rolle?

4. Erläutern Sie den Prozess des Blutstillung

5. Was versteht man unter einer Anämie? Welche Symptome weisen Anämien auf?

6. Nennen Sie mögliche Ursachen einer hypochromen Anämie

7. Was ist und wie entsteht eine perniziöse Anämie?

8. Welcher Zustand verbirgt sich hinter einer Polyglobulie?

9. Wie werden Leukämien unterschieden?

10. Erklären Sie das Krankheitsbild Plasmozytom

11. Welche sind die häufigsten Gerinnungsstörungen?

12. Beschreiben Sie die Bestandteile des Abwehrsystems

13. Wie werden die Abwehrreaktionen unterschieden?

14. Was versteht man unter einer „Graft versus Host" Reaktion?

15. Welche Krankheitsmerkmale weist AIDS auf? Wie lässt sich die Prognose der Erkrankung einschätzen?

LEXIKON 13

Könnnen Sie diese Begriffe erklären?
Lesen Sie im Lexikon in Übersicht 2 nach ...

A
Abwehrsystem
AIDS
Albumin
Allergie
Anämie
Anaphylaktische Reaktion

B
Blutgruppen
Blutplasma
Blutserum
Blutstillung

E
Erythrozyten

F
Fibrinogen

G
Gammopathie
Gerinnung
Graft versus Host

H
Hämatokrit
Hämatopoese
Hämoglobin
Hämolyse
Hämophilie
HIT-Syndrom
Hodgkin-Lymphom
Human Leucocyte Antigen

I
Immunglobuline
Inotropie
Instabile Angina
Splenektomie
Komplementsystem

L
Leukämie
Leukopenie
Leukozyten
Leukozytose
Linksverschiebung
Lymphknoten
Lymphozyten

M
Morbus Werlhof

P
Perniziöse Anämie
Plasminsystem
Plethora

S
Splenektomie

T
Thrombophilie
Thrombozyten
Thrombus

V
Verbrauchskoagulopathie

Im Dialog...

... Fünf Fragen an Blut und Abwehrsystem

1. Sind Blut und Abwehrsystem des Patienten gesund?
2. Wie werden das Blut und seine Parameter untersucht?
3. Welche Leitsymptome weisen auf eine Erkrankung von Blut oder des Immunsystems hin?
4. Wenn die Gründe der Symptome in Frage 3 nicht durch Erkrankungen des Blutes verursacht werden – was könnte sonst vorliegen?
5. Welche Therapien stehen bei Erkrankungen des Blutes zur Verfügung?

Können Sie Ihrem Patienten auf diese Fragen antworten?
Sehen Sie in Übersicht 2 nach.

Nervensystem

Lerneinheit 14

Nervengewebe	**831**
Zentrales Nervensystem (ZNS)	**835**
Das Gehirn	835
Rückenmark	845
Hirnhäute und Liquor	847
Hirnnerven	849
Vegetatives Nervensystem	**851**
Sympathikus	852
Parasympathikus	854
Peripheres Nervensystem	**855**
Neurologische Untersuchung	**857**
Prüfung neurologischer Funktionen	857
Liquoranalyse	862
Bildgebende Verfahren	863
Elektrophysiologische Untersuchungen	865
Entzündungen des ZNS	**866**
Meningitis	866
Enzephalitis	868
Prionenerkrankungen	869
Multiple Sklerose	869
Tumoren des ZNS	**871**
Schädel-Hirn-Trauma (SHT)	**873**
Schweregrade eines SHT	873
Commotio Cerebri	874
Contusio cerebri	874
Apallisches Syndrom	876
Hirnblutungen	**876**
Schmerzen	**878**
Kopfschmerzen	881
Schmerztherapie	884
Krämpfe	**886**
Epilepsie	886

Narkolepsie	889
Schwindel	**890**
Plötzlich auftretender Schwindel	890
Neurogene Synkope	891
Stroke	**892**
Symptome bei Ischämie einzelner Hirngefäûe	893
Therapie	893
Sprachstörungen	**894**
Erkrankungen der Nerven	**895**
Schädigungen peripherer Nerven	895
Polyneuropathie	897
Im Fokus	**898**
Nachgefragt	**901**
Lexikon	**902**
Im Dialog	**903**

Lerneinheit 14

Nervensystem

LE 14

Nervengewebe

Ein erster Hinweis auf das Nervengewebe findet sich bereits in Lerneinheit 1, in der auf die verschiedenen Spezialisierungen der Gewebe hingewiesen wurde. Die Summe der verschiedenen Nervengewebe bildet das Nervensystem. Dieses gliedert sich in drei anatomische bzw. funktionelle Strukturen:

- **Zentrales Nervensystem (ZNS)**
  Gehirn, Rückenmark, Hirnhäute, Liquor und aus dem Gehirn direkt abgehende Hirnnerven
- **Vegetatives Nervensystem**
  Sympathikus und Parasympathikus
- **Peripheres Nervensystem**
  Spinalnerven mit motorischen und sensorischen Fasern, die den Segmenten des Rückenmarks entsprechen

Über das Nervengewebe steht der Mensch mit seiner Umwelt in Verbindung. Er nimmt Informationen über die Nerven auf, leitet sie zu entsprechenden Zentren im Gehirn weiter, verarbeitet sie, speichert sie und vermag darauf zu reagieren. Die Summe all dieser Schritte könnte man als *Kommunikation* bezeichnen. Sowie er mit seiner Außenwelt kommuniziert, kommuniziert das zentrale Nervensystem auch mit den einzelnen Strukturen der „Innenwelt", d.h. die einzelnen Organe werden mit dem Ziel der Erfüllung gemeinsamer Aufgaben koordiniert. Der Vergleich des zentralen Nervensystems mit einem Computer beschreibt die Leistungen des Gehirns nur unzureichend. Vor allem die Lernfähigkeit und die Fähigkeit zur schöpferischen Kreativität, Empfindungen in Kunst, Sprache und Musik und die den Menschen auszeichnende Emotionalität werden von einem Computer nur schwach oder gar nicht erreicht.

Rezeptoren

Rezeptoren sind in die Zellmembranen eingebaute Proteinstrukturen, die Signale anderer Nerven oder von äußeren Reizen aufnehmen und in Nervenimpulse umwandeln können. Diese Nervenimpulse entsprechen den Aktionspotenzialen (LE 1). Die Signale, die über periphere Rezeptoren und die Sinnesorgane der Haut (LE 3) aufgenommen werden, lassen sich in eine → **epikritische Sensibilität** und eine → **protopathische Sensibilität** unterscheiden. Die epikritische Sensibilität lässt sich eindeutig lokalisieren und führt zu einer schnellen Pulsleitung zum Zentralnervensystem. Ein Beispiel hierfür wäre die Schmerzempfindung oder die Berührungssensibilität über die Meissner'schen Tastkörperchen. Die protopathische Sensibilität dagegen ist nicht eindeutig lokalisierbar und tritt z.B. bei Bauchschmerzen, extremer Druckbelastung oder ausgeprägter Kälte oder Wärme auf. Das Wort *protopathisch* weist auf

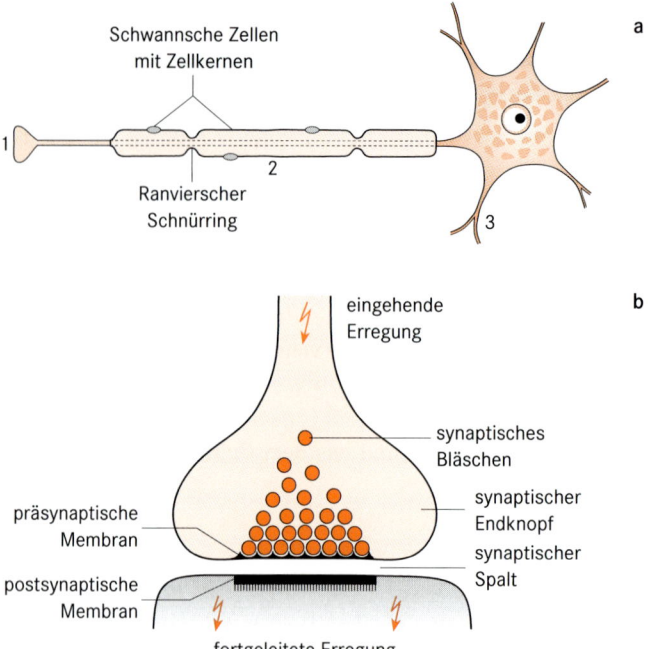

Abb. 14.1. ▲ Nervengewebe. a) Nervenzelle. (1) Synapsen zum Kontakt mit anderen Nervenzellen, (2) Neuriten oder Axone (2) mit Schwann'schen Zellen als Markscheide und Ranvier-Schnürringen für eine schnelle Erregungsleitung, (3) Dendritenbaum für eingehende Impulse **b)** Synapsen. Biochemische Schalter zwischen zwei Nervenzellen oder als motorische Endplatte zwischen Nerv und Muskelzelle; die Ausbreitung des Aktionspotenzials erfolgt durch Neurotransmitter nur in Richtung der postsynaptischen Membran

die Bedeutung für die Empfindungen von Krankheitsmerkmalen hin. Vor allem die Sinnesorgane (LE 16) sind reichlich mit Rezeptoren ausgestattet. Unter → **Propriozeptoren** werden Rezeptoren verstanden, die z.B. in Muskeln und Sehnen als Spindelorgane vorhanden sind und dem Gleichgewichtssinn, der im Kleinhirn verarbeitet wird, Informationen über die Haltung des Körpers und die Spannung der Sehnen an den Gelenken oder den Muskeltonus vermitteln. Zu den Enterozeptoren gehören die Barorezeptoren, die u.a. in der Gefäßwand des Aortenbogens den Blutdruck messen oder die Chemorezeptoren, die den Hirnstamm über die CO_2-Konzentration oder den pH-Wert des Blutes informieren.

Nervenfasern

In Nervenfasern werden Impulse entweder zum ZNS hin oder von ihm weggeleitet. Die meisten Zellen, die Erregungen von höheren zur niedrigeren Zentren im ZNS oder vom ZNS weg zur Körperperipherie leiten, werden als → **afferent** bezeichnet. Unter → **efferenten** Fasern versteht man Nervenzellen, die Erregungen dem ZNS zuleiten. Jede Nervenzelle weist einen Eingang (input) und einen Ausgang (output) auf.

Afferenzen. Afferente Nervenfasern weisen sensorische und sensible Qualitäten auf. Im klinischen Alltag werden beide Begriffe häufig synonym benutzt. Sensorisch bedeutet, dass Reize aus dem Körper in sensorischen Zentren im Gehirn bewusst wahrgenommen und verarbeitet werden können. Sensibel wird vor allem für die Reize verwandt, die über die Sinnesorgane dem ZNS zugeführt werden.

Efferenzen. Die efferenten Fasern des peripheren Nervensystems (in den Spinalnerven) werden als motorische Fasern bezeichnet. Ihre Synapsen (Abb. 14.1b) bilden die motorischen Endplatten der Muskelzelle. Jede Muskelzelle steht mit einer einzigen Vorderhornzelle im Rückenmark in Verbindung. Dies gilt ebenso für willkürliche Bewegungen über die Pyramidenbahn wie für reflektorische Bewegungen. Die Nervenzellen des peripheren Nervensystems können über 1 m lang werden, da sie beispielsweise für die große Zehe bei L4 entspringen und an den Muskelzellen für Bewegungen der Großzehe im Fußbereich enden.

Reflexe. Auf jeden eingehenden Reiz antwortet der Körper mit einem motorischen Reflex. Die Reflexmuster spiegeln die Hierarchieebenen des zentralen Nervensystems wider. Auf der Rückenmarksebene können muskeleigene Reflexe z.B. der Patellarsehnenreflex (Abb. 14.16 und 4.25) ausgelöst werden. Bei einem → **Eigenreflex** liegen die Rezeptoren für die Reizaufnahme und die Effektorzellen für die Reizantwort im selben Organ. Bei → **Fremdreflexen** erfolgt die effektorische Antwort auf Grund von Reizungen der Sinnesorgane, die nicht im gleichen Organ liegen; ein Beispiel hierfür wäre der Bauchhautreflex, bei dem sich die Bauchmuskulatur anspannt, wenn die

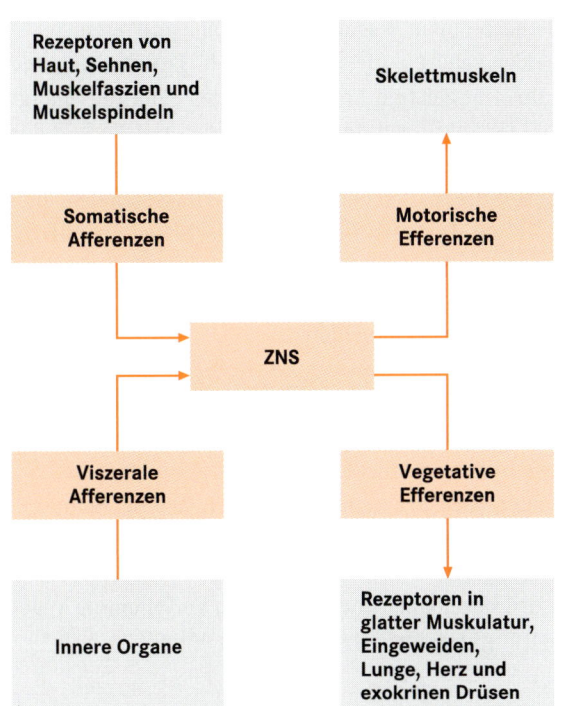

◀ **Abb. 14.2.**
Zentrale Funktion des ZNS zwischen eingehenden (afferente Sensorik) und ausgehenden (efferente Motorik) Impulsen

abdominelle Haut über eine streichelnde Bewegung erregt wird (s. u.). Muskeleigenreflexe sind monosynaptische Reflexe, d.h. zwischen Reflexauslösung und Antwort liegt eine einzige Synapse, die zwei Nervenfasern (Neurone) schaltet. Bei einem polysynaptischen Reflex liegen im Reflexbogen mehrere Synapsen. Bewusste Reaktionen können insofern als Reflexe verstanden werden, als eine Meldung vom Rückenmark dem Großhirn weitergeleitet, dort verarbeitet und bewertet wird, um dann in entsprechenden Reaktionsmustern wieder über das Rückenmark zur Peripherie zu laufen. Die verschiedenen Spielarten von willkürlicher und unwillkürlicher Bewegung über die Pyramidenbahn bzw. das extrapyramidale System wird im folgenden beschrieben.

Mikrostruktur der Nerven

Der Feinbau der Nervenfasern (LE 1) soll hier kurz wiederholt werden. Die Nervenfaser selbst wird von den Axonen des Nerven gebildet. Ihre Nervenleitgeschwindigkeit hängt davon ab, ob der Nerv mit einer Markscheide ausgestattet ist. Im zentralen Nervensystem wird die Markscheide von Oligodendrozyten (Gliazellen) gebildet. Bei peripheren Nervenfasern imponieren die Markscheiden durch Schwann'sche Zellen und Ranvier'sche Schnürringe. Durch diese Strukturen ist eine sprunghafte (saltatorische) schnelle Erregung möglich. Im Inneren der Nerven selbst fließt das Axoplasma, in dem Neurosekrete mit einer Geschwindigkeit von 20–40 cm/Tag transportiert werden. Proteine werden sehr langsam mit nur rund 1 mm/Tag Transportgeschwindigkeit weitergeleitet. Dies erklärt, warum es bei bestimmten Erregern mehrere Tage dauert, bis sie als Krankheit manifest werden: Ihre Proteine wandern langsam vom Infektionsort zum ZNS. Ein Beispiel hierfür ist die Tollwut (LE 2) bei der es mehrere Tage bis Monate dauern kann, bis nach einem Biss erste Symptome auftreten.

Die Entwicklung der Markscheiden gehört in die späte kindliche Entwicklung und beginnt etwa ab dem 4. Lebensjahr. Die geistige Entwicklung des Säuglings hängt von der Markscheidenreifung ab. Erkrankungen der Markscheiden mit Verlust des Myelins treten z.B. bei der multiplen Sklerose (s. u.) auf. Die Nervenleitgeschwindigkeit, NLG, ist umso höher je dicker die Markscheide ist. Nervenfasern haben eine durchschnittliche Dicke von 0,5–2,0 µm. Der Abstand der Ranvier'schen Schnürringe beträgt etwa 1 mm. Bei Kindern sind diese Abstände noch kleiner und wachsen bis zum Erwachsenenalter. Je nach Nervenleitgeschwindigkeit und Dicke der Markscheide werden verschiedene Nervenfasern unterschieden:

- **A-Fasern**
  Sie sind markreich und werden je nach Nervenleitgeschwindigkeit in α- bis δ-Fasern unterschieden. α-Fasern (Alphafasern) treten z.B. als efferente Nerven der Skelettmuskeln und afferente Fasern von Muskeln und Sehnenspindeln auf. Sie leiten mit rund 70–120 m/s Meter. A-Fasern vom δ-Typ finden sich bei Schmerzfasern, die mit einer Geschwindigkeit mit rund 12–30 m/s leiten
- **B-Fasern**
  Sie werden als *markarme* Fasern bezeichnet und finden sich vor allem im vegetativen Nervensystem; ihre Leitungsgeschwindigkeit beträgt 15 m/s

- **C-Fasern**
  Es handelt sich um *marklose* Fasern, deren Funktion vor allem in der Signalübertragung von inneren Organen zum ZNS gilt, Sie treten auch im vegetativen Nervensystem auf. Ihre Nervenleitgeschwindigkeit beträgt 0,5 –2 m/s

Die eigentlichen peripheren Nerven, die als peripheres Nervensystem unten beschrieben werden, bestehen aus gebündelten Nervenfasern mit einem Bindegewebe als Hülle. Dieses Hüllgewebe wird vergleichbar bei der Muskulatur (LE 1, LE 4, Abb. 4.14) als *Endoneurium* (Bindegewebe zwischen den einzelnen Nervenfasern), als *Perineurium* (Fasergewebe, das Nervenfasern bündelt) und *Epineurium* (äußere Hülle eines Nerven) bezeichnet. Die Schichten dieses Bindegewebes verleihen den Nerven eine hohe Reißfestigkeit: Mancher Mensch hat „Nerven wie Stahlseile".

Die Funktionsweisen von Synapsen, die Bedeutung des Aktionspotenzials, die Mechanismen von Depolarisation und Repolarisation, sowie die Ausbildung eines Aktionspotenzials sind in LE 1 beschrieben worden.

Zentrales Nervensystem (ZNS)

Das zentrale Nervensystem setzt sich zusammen aus
- dem Großhirn mit Zwischenhirn, Kleinhirn, Hirnstamm und verlängertem Rückenmark und
- dem Rückenmark.

Auch die direkt aus dem Gehirn austretenden Nerven (Hirnnerven) zählen zum ZNS. Das Zentralnervensystem ist als Sitz der Seele und der Psyche das Organ, in dem das „Menschsein" lokalisiert ist. Über das ZNS werden komplexe Bedürfnisse, Instinkte, Gefühle ebenso ausgelöst wie Bewegungsmuster, die in nonverbaler Kommunikation und Gestik unsere Persönlichkeit ausmachen. Das Geistige im Menschen zeigt sich hierbei vor allem durch seine Sprache („Die Sprache ist das Haus des Geistes" formuliert es Heidegger) und seine Fähigkeit zur sozialen Integration (der Mensch als ein „Gemeinschaft bildendes Wesen", ein Zoon politicón, so Aristoteles). Die gesunden Funktionen des ZNS sind Garanten für die freie Fähigkeit des Menschen zu moralischen Wertmaßstäben: er kann sie erkennen, sie einhalten oder er kann gegen sie verstoßen.

Das Gehirn

Großhirn

Das Großhirn wird auch als Endhirn (Telenzephalon) bezeichnet. Sein lateinischer Name ist Cerebrum. Es liegt eng am Schädeldach an und füllt die vordere und mittlere Schädelgrube. Im Querschnitt (Abb. 14.5) zeigt sich außen die → **graue Substanz**, die die Großhirnrinde (→ **Cortex cerebri**) bildet. Die → **weiße Substanz** des

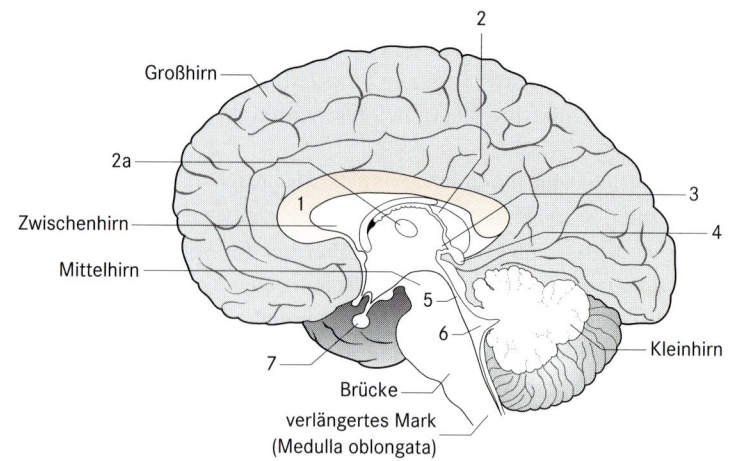

Abb. 14.3. Schnitt durch das Gehirn.
1 = Balken (Corpus callosum), 2 = Thalamus, 2a = Verbindung beider Hälften des Thalamus (Adhaesio interthalamica), 3 = III. Ventrikel, 4 = Epiphyse, 5 = Aquädukt, 6 = IV. Ventrikel, 7 = Hypophyse

Großhirns wird von Nervenaxonen der zerebralen Nervenleitungen gebildet. Die Nerven im zentralen Nervensystem heißen Bahnen. Inmitten der weißen Substanz finden sich mehrere Verdichtungen von grauer Substanz: die Basalganglien. Die graue Substanz wird von den Zellkörpern (Soma) der Zellen im ZNS gebildet. Das Großhirn gliedert sich in zwei Hemisphären, die bis auf eine Verbindung, den Balken (Corpus callosum) völlig voneinander getrennt sind. In den Spalt zwischen den Hemisphären schiebt sich als Falx cerebri die harte Hirnhaut (Dura mater, s. u.). Die äußere Oberfläche des Großhirns wird durch Windungen (Gyri) und Furchen (Sulci) gebildet. Entsprechend dem Verlauf von markanten Furchen lassen sich große Lappen jeder Großhirnhälfte unterscheiden:

- **Lobus frontalis** (Stirnlappen)
  Funktionsareale für die Persönlichkeit
- **Lobus parietalis** (Scheitellappen)
  Lokalisation für die Empfindung von Sensibilität
- **Lobus temporalis** (Schläfenlappen)
  Sitz der Hör-und Sprechzentren
- **Lobus occipitalis** (Hinterhauptlappen)
  Ort des Sehzentrums

Limbisches System. Unabhängig von der Lappenbegrenzung ziehen sich vom Großhirn bis zum Zwischenhirn das limbische System, eine komplexe Hirnregion, die die Emotionalität und das Triebverhalten des Menschen steuert. Zu diesem limbischen System gehört der Mandelkern (Corpus amygdaloideum), dessen Störung sich in unkontrollierter Aggressivität und gestörter Emotionalität zeigt. Auch der Thalamus und der Hypothalamus (LE 12) sind Teile des limbischen Systems, die als Strukturen des ZNS direkten Einfluss auf Organfunktionen und Regulation des Organismus als Ganzes nehmen.

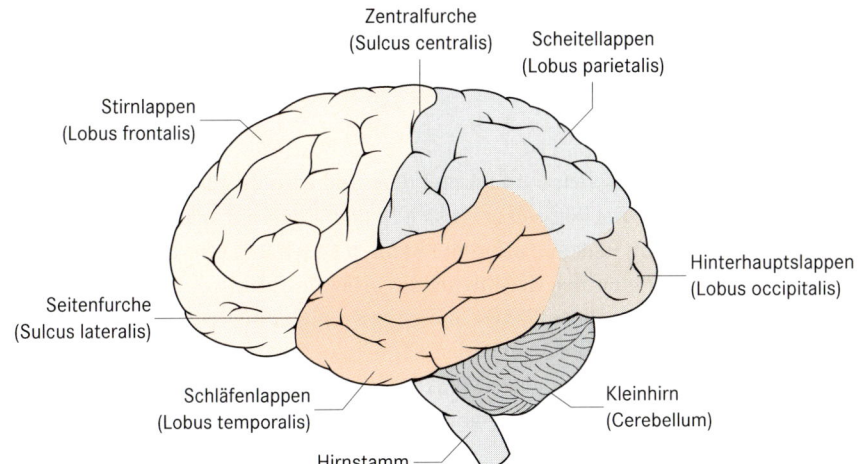

◀ **Abb. 14.4.** Lappen des Großhirns

Riechhirn. Ebenfalls unabhängig von der Lappeneinteilung liegt im vorderen, basalen Bereich des Großhirns das Riechhirn zu dem der I. Hirnnerv (N. olfactorius) als Riechbahn gehört. Er endet in der Siebbeinplatte des Nasendachs, der Regio olfactoria, die in LE 8.1 bei der Physiologie des Riechens beschrieben wurde.

Bei den Windungen des Cortex cerebri besonders hervorzuheben sind die vordere Zentralwindung (Gyrus präcentralis), die Sitz der willkürlichen Bewegung ist. Sie ist Ursprung der Pyramidenbahn (s. u.). Der Gyrus postcentralis, die hintere Zentralwindung, ist Sitz für bewusst wahrgenommene sensorische Empfindungen. Beide Windungen werden durch den Sulcus centralis, eine Furche, die sich vom Cortex bis zum Schläfenlappen zieht, getrennt.

Bahnen des Großhirns

Beide Hemisphären werden durch → **Kommissurenbahnen** über den Balken (Corpus callosum) verbunden. Im Querschnitt verläuft der Balken nach unten gebogen. An seiner untersten Stelle gibt er einen kleinen Steg nach unten ab. Hier verlaufen zentrale Bahnen des limbischen Systems. Dieser Steg trennt die beiden Seitenventrikel voneinander ab. Unterhalb der Seitenventrikel, die in Abb. 14.5 angeschnitten sind, liegt der dritte Ventrikel, an dessen Vorderwand das Riechhirn endet.

Verbindungen innerhalb einer Hirnhemisphäre werden als → **Assoziationsbahnen** bezeichnet. Sie verbinden die einzelnen Assoziationszentren des Gehirns und ermöglichen durch die Zusammenführung von Sinneswahrnehmung eine Bewertung auf dem Boden von Erinnerung bzw. Erfahrung; ihr Netzwerk ist die funktionale Basis für operative Denkvorgänge. Das Wesen der Kreativität des Menschen mag in dieser assoziativen Verknüpfung seiner Hirnteile liegen. Durch die Verbindungen mit dem limbischen System wird den rationalen Gedanken über die assoziativen Verbindungen eine emotionale Tönung beigegeben.

Verbindungen des Großhirns mit ungeordneten Hirnstrukturen und dem Rückenmark werden als → **Projektionsbahnen** bezeichnet. Die wichtigste Projektionsbahn der Motorik ist die Pyramidenbahn. Nahezu alle Projektionsbahnen verlaufen durch die innere Kapsel (Capsula interna, Abb. 14.5).

Großhirnrinde

Die Großhirnrinde ist zwischen 2 und 4 mm dick und enthält schätzungsweise über 10 Milliarden Neurone. Histologisch zeigt sich in der Großhirnrinde eine Schichtung unterschiedlicher Zellen, in denen afferente Bahnen enden und efferente Bahnen entspringen. Die Zellschichten der Großhirnrinde arbeiten funktional zusammen und sind in Säulen gegliedert. Diese Säulen haben etwa die Länge von 0,1 mm und bestehen aus 200-300 Zellen. Die Minisäulen können zu Makrosäulen von rund 1 mm Durchmesser gekoppelt werden. Diese Makrosäulen, die über 100 Minisäulen enthalten, sind für bestimmte Bewegungsabläufe verantwortlich. Man schätzt, dass die Großhirnrinde aus etwa 1 Million dieser Makrosäulen besteht.

Ab dem 60. Lebensjahr verringert sich die Zahl der Nervenzellen und damit auch der Synapsen der Zellen der Großhirnrinde. Man schätzt, dass jede Zelle der Großhirnrinde etwa 10000 Synapsen in ihrem Dendritenbaum aufnimmt. Bei 10 Milliarden Großhirnrindenzellen ergibt sich damit eine unvorstellbare Kombinationsmöglichkeit von Nervenschaltungen, die rechnerisch vergleichbar scheint mit der Zahl der Atome, aus denen sich unser Universum formt. Diese Zahl wird mit rund 10^{250} angegeben. Mit zunehmendem Alter wird ein Alterspigment (Lipofuszin) in die Zellen eingelagert. Es führt zu einer physiologischen Verschmälerung der Großhirnwindungen und Verbreiterung der Furchen. Zwischen dem 60.-90. Lebensjahr nimmt das Gehirngewicht um rund 100 Gramm ab. Eine über die normalen Altersveränderungen hinausgehende Reduktion der Hirnrinde wird als Demenzerkrankung beschrieben, die erstmals von Alzheimer als Krankheitseinheit zusammengefasst wurde (LE 5).

Vordere Zentralwindung

Die → **vordere Zentralwindung**, Gyrus praecentralis, ist der Ursprung der → **Pyramidenbahn**. Hier findet sich das gesamte Muskelsystem des Körpers repräsentiert. In Abb. 14.7 wird dargestellt, dass die verschiedenen Muskelgruppen unterschiedlich stark vertreten sind. So nehmen die Muskulatur von Hand, Sprache und Mimik rund 80% der Zellen der vorderen Zentralwindung in Anspruch. Je höher die Beanspruchung von Zellen der motorischen Zentralregion in der Großhirnrinde ist, desto feiner sind die Bewegungen, die ausgeführt werden können.

Die hier liegenden Bewegungsprogramme werden in den ersten Jahren der Kindheit gelernt und geübt. Eine willkürliche Bewegung wird zur Ausführung über das extrapyramidale System und die Basalganglien (s. u.) in ein feinmotorisches Muster umgesetzt. Zum Erfolg solcher Bewegungen müssen dem Gyrus praecentralis über optische Regionen des Gehirns permanent Erfolgsmeldungen der Motorik zugeführt werden. Deswegen wird die Willkürmotorik auch als Sensomotorik bezeichnet.

Die in der vorderen Zentralwindung entspringende Pyramidenbahn endet im Rückenmark in den motorischen Vorderhornzellen (Abb. 4.26). In den Windungen, die vor der vorderen Zentralwindung im Lobus frontalis liegen, sind Bewegungsmuster gespeichert. Man spricht von einem Bewegungsgedächtnis. Diese Hirnteile arbeiten sehr eng mit dem Kleinhirn und den Basalganglien zusammen. Bei Erkrankung dieser motorischen Assoziationszentren treten unterschiedliche neurologische Symptome auf, die als frontales Konvexitätssyndrom beschrieben werden:

- **Apraxie**
  Unvermögen bestimmte Handlungen durchzuführen
- **Automatismen**
  zwanghafte Mundbewegungen und der Versuch, alles was in Greifnähe liegt, dem Mund zuzuführen
- **Echolalie**
  permanentes, sinnloses Nachsprechen von Worten
- **Echopraxie**
  Nachahmungen von Bewegungen, die der Patient sieht
- **Ataxie**
  Unfähigkeit koordinierte gezielte Bewegungen auszuführen

Zu diesen sekundärmotorischen Assoziationsfeldern ist auch das motorische Sprachzentrum in einer der Windungen des Lobus frontalis zuzuordnen. Nach dem französischen Anatomen Paul Broca wird es → **Broca'sches Sprachzentrum** genannt. Bei Schädigungen des motorischen Sprachzentrums ist der Patient unfähig verständliche Worte zu formulieren.

In den vorderen Teilen des Lobus frontalis liegen auch Zentren, deren Strukturen zu einem Verlust der Persönlichkeit führen. Erkrankungen im Frontalhirnbereich führen zu einem Verlust jeglicher Werte und Interessen. Es scheint, als ob die Patienten nur im momentan erfahrenen Augenblick leben. Gleichzeitig ist eine hygienische Vernachlässigung und Verlust sozialer Beziehungen zu beobachten. Die Intelligenz der Patienten nimmt zunehmend ab.

Während der Entwicklung werden die beschriebenen Assoziationsfelder teilweise in nur einer der Hirnhemisphären ausgebildet. Die eine Hirnhälfte dominiert über die andere. Da die Projektionsbahnen in Höhe des Rückenmarks die Seiten wechseln, ist beim Rechtshänder die linke Hemisphäre motorisch dominant, beim Linkshänder ist es umgekehrt.

Hintere Zentralwindung

Die sensiblen und sensorischen Impulse, die durch die Körperoberfläche und aus den Organen des Körpers als Reize aufgenommen werden, werden der → **hinteren Zentralwindung**, dem Gyrus postcentralis, zugeleitet. Dies gilt aber nicht für alle Sinne: für das Sehen und das Hören liegen eigene Projektionsfelder vor. Das Sehzentrum liegt im Bereich des Hinterhauptlappens (Lobus occipitalis), das Hörzentrum im Bereich des Schläfenlappens (Lobus temporalis).

Vergleichbar dem Gyrus praecentralis ist die gesamte Körperoberfläche auf der hinteren Zentralwindung repräsentiert. Auch hier stellt sich der Mensch eher als ein Homunkulus (ein „Menschlein") als in seinen wirklichen Proportionen dar. Ein besonderer Stellenwert kommt den Sinnesrezeptoren von Fingern und Hand, des Gesichts mit Bevorzugung der Lippen und den Zähnen und der Rachenschleimhaut zu.

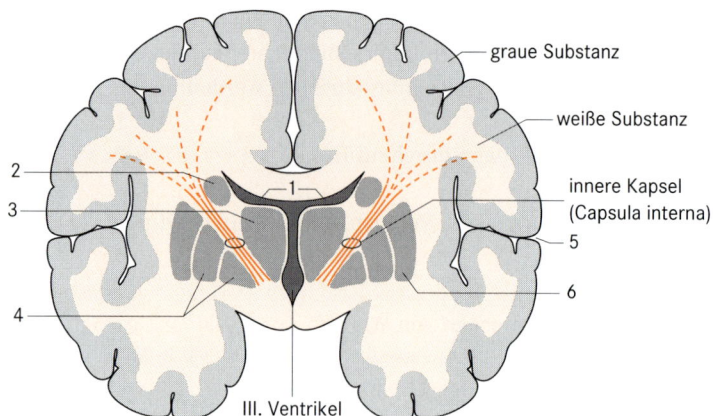

Abb. 14.5. ▲ **Basalganglien.** Schnitt durch das Groß- und Zwischenhirn (Frontalebene). Die innere Kapsel, in der die Pyramidenbahn von den vorderen Zentralwindung bis zu den motorischen Vorderhornzellen im Rückenmark verläuft, liegt zwischen Thalamus (3) auf der einen und Globus pallidus (4) sowie Putamen (6) auf der anderen Seite. 1 = Seitenventrikel (in den Adergeflechten, Plexus choroideus, wird der Liquor sezerniert), 2 = Schwanzkern (Nucleus caudatus), 3 = Thalamus, 4 = Globus pallidus, 5 = Sulcus lateralis (Seitenfurche: Trennung zwischen Scheitellappen oben und Schläfenlappen unten, vgl. Abb. 14.6), 6 = Putamen (Schalenkern)

Thalamus. Die afferenten Nerven der Sinnesrezeptoren von Haut (LE 3) und Schleimhäuten werden über die Bahnen im hinteren Teil des Rückenmarks dem Thalamus zugeleitet. Diese Hirnregion wird als „Tor zum Bewusstsein" bezeichnet. Von hier aus erfolgt dann die Weiterleitung zum Gyrus postcentralis. Die Empfindungen für Temperatur und Schmerz, die über die schnellen Fasern der Nozizeptoren geleitet werden, werden in einer eigenen Rückenmarksbahn (Tractus spinothalamicus) geleitet. Im Thalamus werden die eintreffenden Sinnesreize in mehreren Schritten zu einer Wahrnehmung geformt, d.h. erkannt und bewertet.

Alle Sinnesreize werden in einem primären Sinnesfeld (Projektionszentrum) zuerst verarbeitet bzw. codiert, um dann in einem sekundären Zentrum zu einem verwertbaren oder bekannten Eindruck geformt zu werden. Das Erkennen bzw. Erwecken von Gedächtnisinhalten erfolgt in diesen sekundären (Assoziations-) Zentren. Die Sinnesbahnen von Auge und Ohr enden im primären Seh- bzw. primären Hörzentrum. Dann werden sie zur sekundären Sehrinde bzw. dem sekundären Hörzentrum weitergeleitet. Für das Hörzentrum erfolgt nun eine Koordination mit den Sprachzentren, sowohl dem motorischen Broca-Zentrum als auch dem sensomotorischen → **Wernicke-Zentrum**, das die akustischen Signale in die Wahrnehmung einer sinnvollen Sprache umsetzt bzw. das Sprechen ermöglicht. Die Sinneswahrnehmungen von Hören und Sehen werden in LE 16 beschrieben.

Motorisches System

Wenn auch zwischen einem pyramidalen, willkürmotorischen und einem extrapyramidalen, unwillkürlich motorischen System unterschieden wird, so arbeiten doch beide Systeme eng zusammen. Jeder willkürliche Wunsch eine Bewegung auszuführen, muss in ein entsprechendes Bewegungsmuster umgesetzt und feinmotorisch koordiniert werden. Die Pyramidenbahn aus der vorderen Zentralwindung durchläuft die innere Kapsel (Capsula interna, Abb. 14.5). Hier ist die Pyramidenbahn besonders Verschlüssen der A. cerebri media, vor allem durch kardiale Embolien (Vorhofflimmern und Herzrhythmusstörungen!), ausgesetzt. Ein Funktionsausfall der Pyramidenbahn der einen Seite führt zur Hemiparese der anderen Körperhälfte (Abb. 15.1). Die Pyramidenbahn verläuft nach Kreuzung in der Medulla oblongata (verlängertes Mark) auf die Gegenseite bis zu den motorischen Vorderhornzellen. Hier wird sie auf die motorische Efferenz des Spinalnerven umgeschaltet und erreicht dann die motorischen Endplatten der zugeordneten Muskelgruppen.

Extrapyramidales System und Basalganglien

Die wichtigsten Kerngebiete des extrapyramidalen motorischen Systems sind die Basalganglien: Im Querschnitt des Gehirns zeigen sie sich als graue Substanz innerhalb der weißen Nervenbahnen. Die Basalganglien grenzen an das Zwischenhirn und reichen bis in den Hirnstamm. Deshalb werden sie auch als Stammganglien bezeichnet. Zu den Basalganglien gehört das Corpus striatum (Streifenkörper); es setzt sich aus dem Nucleus caudatus (Schwanzkern) und dem Putamen (Schalenkern) zusammen. Während der Hypothalamus und der Schwanzkern die innere Kapsel medial begrenzen, wird sie von Putamen und Globus pallidus (blasser Kern) auf der anderen Seite zusammen mit dem Putamen begrenzt.

Im System der Motorik stehen die → **Basalganglien** zwischen Großhirnrinde und Hirnstamm. Ihre Aufgabe ist die individuelle Prägung der Bewegung und die Abwicklung von Bewegungsprogrammen. Wie bei den Synapsen peripherer Nerven geschildert, werden Erregungen von einer Nervenzelle auf die anderen auch im ZNS

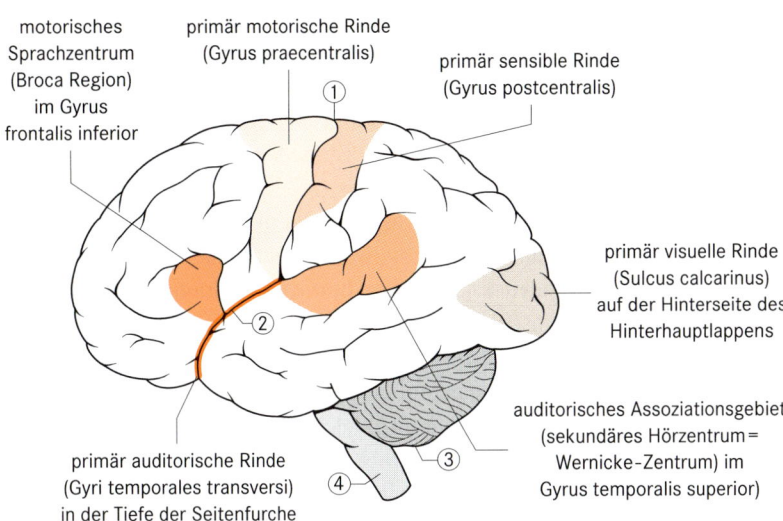

Abb. 14.6. ▲ Funktionsareale der Großhirnrinde. 1 = Zentralfurche (Sulcus centralis), 2 = Seitenfurche (Sulcus lateralis), 3 = Kleinhirn (Cerebellum), 4 = Hirnstamm

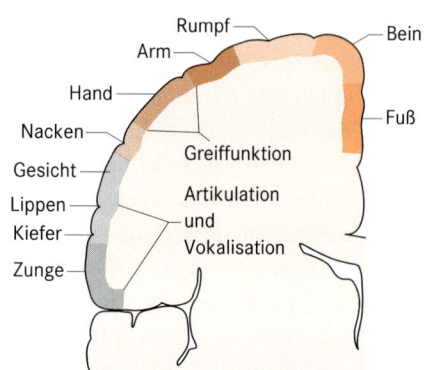

Abb. 14.7. ▶
Motorik und vordere Zentralwindung

über Neurotransmitter gesteuert. Zu den wesentlichen Transmittern der Basalganglien gehören die Gamma-Aminobuttersäure (GABA) und Dopamin. Die Nervenimpulse innerhalb der Basalganglien wirken sowohl hemmend als auch erregend. So kommt es beim Morbus Parkinson durch Mangel an Dopamin im Hirnstamm (in der Substantia nigra, s. u.) zu einer Enthemmung des Corpus striatum einerseits und verstärkten Erregung des Pallidum andererseits. Dadurch wird der Thalamus gehemmt und die Erregungsleitung zur Großhirnrinde gedämpft. Hyperkinetische Impulse in Form eines Tremors zum einen und eines verlangsamten Bewegungsablaufs als Akinese bzw. Hypokinese zum anderen lassen sich so erklären. Erkrankungen der Basalganglien zeigen sich klinisch als Veitstanz (Chorea minor) oder in Form der Chorea Huntington, die sich durch schnellende Bewegungen, Grimassieren und Muskelzuckungen manifestieren.

Zwischenhirn

Zwischen Hirnstamm und Großhirn liegt das Zwischenhirn (Dienzephalon) mit Thalamus, Hypothalamus und Hypophyse. Der Hypothalamus und die Hypophyse wurden als oberste hierarchische Zentren der hormonellen Steuerung in LE 12 beschrieben. Innerhalb des Hypothalamus, einem diffusen grauen Kerngebiet in der weißen Substanz des Zwischenhirns finden sich rund 100 verschiedene Kerngebiete. Sie verarbeiten die Sensibilität der peripheren Nerven, des Geschmacks, Teile der Hör- und Sehbahn und stehen sowohl mit dem limbischen System als auch dem Kleinhirn in Verbindung. In Assoziationskernen können sie unterschiedliche Sinnesempfindungen zu einem gemeinsamen Eindruck (Sinnesqualität und emotionale Empfindung) verknüpfen. Über Bahnen, die zur frontalen Hirnrinde führen, prägen sie die persönliche individuelle Wertung der Sinneswahrnehmungen.

Im → **Thalamus** (s. o.) werden Entscheidungen darüber getroffen, welche Sinneseindrücke bewusst wahrgenommen werden und welche eher unterbewusst verarbeitet werden. Das Unterbewusstsein nimmt hierbei den wesentlich größeren Teil ein. Zu den großen Leistungen des Thalamus zählt hierbei die Selektion der Wahrnehmungen. Erkrankungen des Thalamus führen zu:
- Störungen der Lageempfindung
- Störungen der Bewegungswahrnehmung

- Verlust der Oberflächensensibilität
- Schmerzen nach Reizungen der Haut

Störungen der Funktion des Thalamus können zu dauerhaften Schmerzzuständen führen, wobei die üblichen Schmerzmittel wirkungslos sind. Charakteristisch ist, dass bei diesem Schmerzsyndrom psychische oder motorische Erregungen zu einer Schmerzzunahme führen. Weitere Erklärungen zu Schmerzempfindung und -leitung sind unten beschrieben.

Hirnstamm. Der Hirnstamm umschließt das Rautenhirn, das Mittelhirn und die Kerne der Hirnnerven. Die Funktion der einzelnen Hirnnerven wird unten geschildert. Auch die Brücke (Pons) und die Medulla oblongata, das verlängerte Rückenmark, zählen zum Hirnstamm.

Brücke. Zwischen dem Großhirn und dem Rückenmark verlaufen die Bahnen des ZNS durch die Brücke. Von hier aus ziehen Verbindungsfasern zum Kleinhirn. Sie werden auch als Kleinhirnstiel bezeichnet.

Mittelhirn

Hier liegen Kerne des extrapyramidalen motorischen Systems. Auf Grund ihrer histologischen Färbung werden sie als schwarze Substanz, Substantia nigra und roter Kern, Nucleus ruber, bezeichnet. In der Entstehung des Morbus Parkinson spielt das Fehlen des Neurotransmitters Dopamin eine entscheidende Rolle. Durch ihn werden unwillkürliche motorische Bewegungen zum Rückenmark geleitet. Besonders erwähnenswert am Mittelhirn sind auch kleine hervorspringende „Hügel", die Verbindungen zum optischen und akustischen Assoziationszentrum aufweisen. Sinneseindrücke aus diesen Zentren können so das Bewegungsspiel bzw. Bewegungsabläufe beeinflussen.

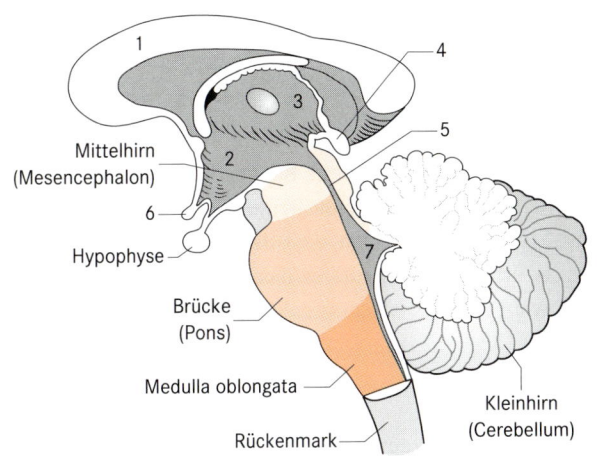

◄ **Abb. 14.8.**
Zwischenhirn, Hirnstamm und Kleinhirn im Längsschnitt.
1 = Balken (Corpus callosum),
2 = Hypothalamus, 3 = III. Ventrikel, 4 = Epiphyse,
5 = Aquädukt zwischen III. und IV. Ventrikel, 6 = Kreuzung der Sehbahn im N. opticus, 7 = IV.

Formatio reticularis. Diese als netzartig bezeichnete Formation erstreckt sich vom Mittelhirn bis zur Medulla oblongata und reicht hier weiter bis zum Rückenmark. Zu den zentralen Aufgaben dieser wichtigen Region gehört neben der Koordination der Funktion der Hirnnerven (z.B. Koordination der Bewegung der Augenmuskeln), auch die Kontrolle über alle vegetativen Funktionen, wie Atmung, Kreislaufregulation, Brechreiz u. a. Der Muskeltonus des Menschen, aber auch die Wahrnehmung der Schmerzschwelle wird über die Formatio reticularis gesteuert. Der Begriff Wachzentrum (englisch: ascending reticular activating system) bezeichnet die entscheidende Rolle dieser Hirnregion für die Wachsamkeit und die Bewusstseinslage des Menschen. Hier wirkt der Neurotransmitter Serotonin, über den die Aktionen des limbischen Systems (Emotionalität) mit beeinflusst werden.

Als ein besonderer Bewusstseinszustand kann auch das Schlafen bezeichnet werden. Die Schlafphasen, die als → **REM Phasen** (rapid eye movements) bzw. Non-REM Phasen bekannt sind entstehen durch Aktivitäten der Formatio reticularis im Hirnstamm. Als Ausdruck der vegetativen Regulation geht der REM Schlaf mit einer Beschleunigung der Herzfrequenz und der Atmung einher. Die Zahl der Atemzüge, die beim Erwachsenen normal bis 16/min beträgt, kann bis 18/min erhöht werden. Im traumlosen Tiefschlaf (Non-REM-Schlaf) sinkt die Atemfrequenz auf eine Bradypnoe bis 8/min ab; ebenso sinken der Blutdruck und geringfügig die Körpertemperatur. Die Beeinflussungen der Formatio reticularis auf den Biorhythmus sind noch nicht hinreichend geklärt. In Abhängigkeit der Wahrnehmung von Licht wird der Schlaf-Wach-Rhythmus über den Hirnstamm und phylogenetisch ältere Kernregionen geregelt.

Kleinhirn

Das → **Kleinhirn** (Cerebellum) füllt die hintere Schädelgrube hinter dem Hirnstamm aus. Es wiegt etwa ein Zehntel des Hirngewichts. Durch zwei tiefe Furchen wird das Kleinhirn in zwei größere Lappen und an der Hirnstammbasis angrenzend in kleine Läppchen (mit dem hübschen Namen ihrem Aussehen nach als „Flöckchen-Knötchen-Lappen" bezeichnet) gegliedert. Die Aufgaben des Kleinhirns sind die Steuerung des Muskeltonus über Regelkreise, die vom Rückenmark zum Kleinhirn ziehen. Die Muskelspindeln dienen hierbei als Sinnesorgane und Auslöser für die Steuerimpulse der Bewegung. Über das Kleinhirn wird das Gleichgewicht erhalten. Es garantiert einen harmonischen Ablauf für zeitlich und räumlich gezielte Bewegungen, die mit beiden oberen und unteren Extremitäten gleichzeitig durchgeführt werden. Leistung und Bedeutung des Kleinhirns lassen sich dadurch erfassen, dass durch die starke Fältelung der Kleinhirnrinde (Cortex cerebelli) die Kleinhirnoberfläche etwa 75% der Oberfläche des Großhirns ausmacht, obwohl es nur 10% seines Volumens einnimmt.

Medulla oblongata

In Längswülsten der → **Medulla oblongata**, dem verlängerten Rückenmark, kreuzt die Pyramidenbahn von einer Seite auf die andere. Hier sind auch extrapyramidale motorische Kerne enthalten. Einige Gehirnnerven (X, XI und XII) verlassen hier das

Zentralnervensystem. Lebenswichtige motorische Reflexe für Atmung und Kreislauf werden auf der Höhe der Medulla oblongata geschaltet.

LE 14

Rückenmark

Vor dem Lesen dieses Abschnitts empfiehlt es sich, in LE 4 die Struktur und Bauteile der Wirbelsäule nachzulesen. Die Gliederung des Rückenmarks richtet sich nach der Lokalisation und Zahl der Wirbelkörper. Während die Rückenmarksegmente und die Wirbel im Bereich der Halswirbelsäule noch übereinstimmen, werden die Wirbel nach kaudal immer höher und damit die Differenz zwischen Zahl der Wirbelkörper und Lokalisation der zugeordneten Rückenmarksegmente immer größer. In Projektion auf die Wirbelsäule endet das Rückenmark bereits auf Höhe des 2. LWK. Der Sack der Dura mater (s. u.) reicht jedoch bis zum 2. Kreuzbeinsegment (S2). Unterhalb des 2. LWK finden sich nur noch von Liquor umspülte Wurzeln der Spinalnerven. Das

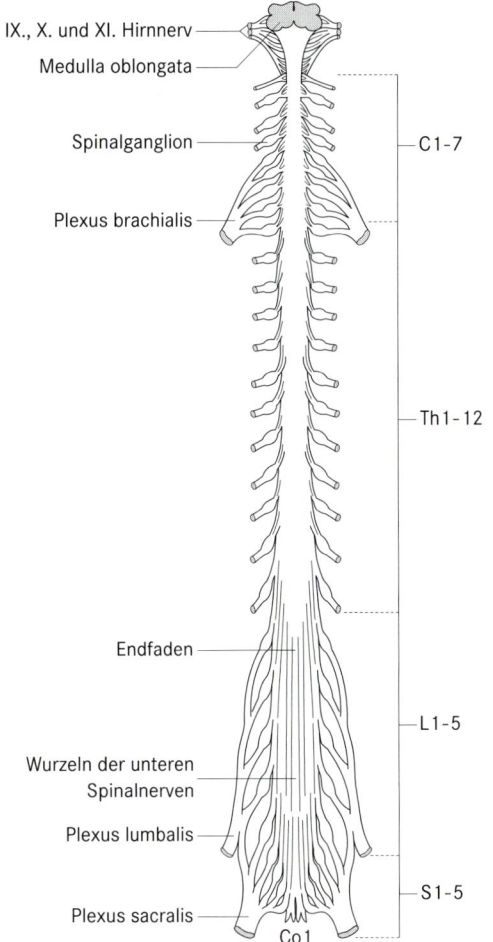

◀ **Abb. 14.9.**
Rückenmark mit Plexus und spinalen Segmenten

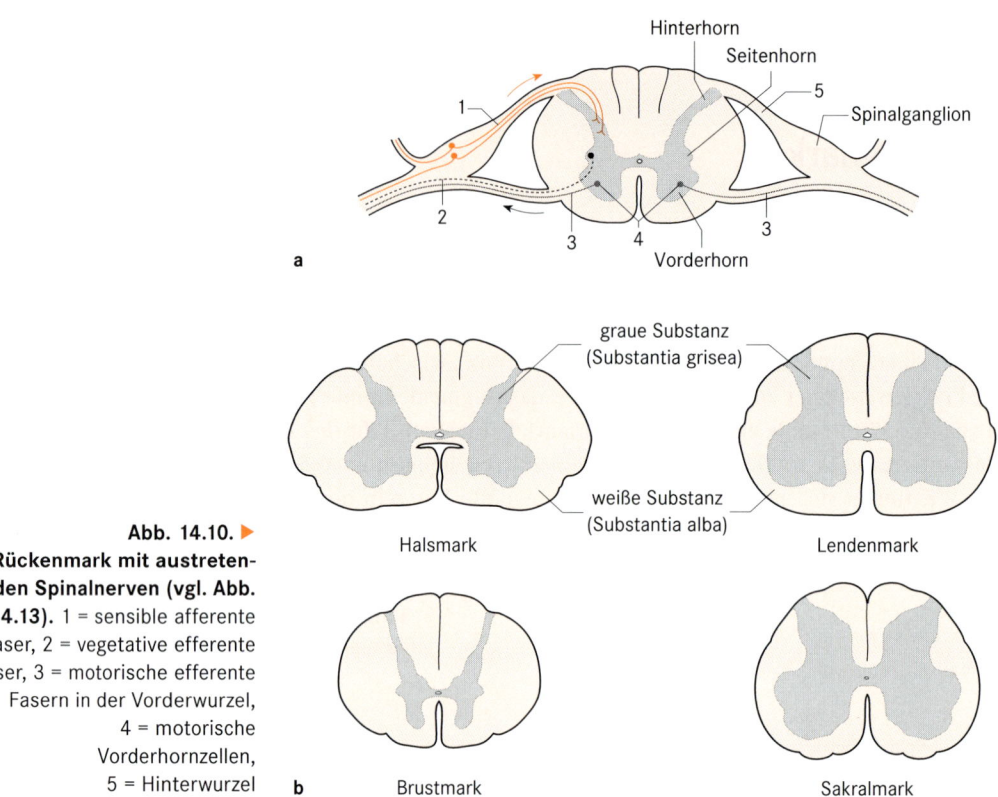

Abb. 14.10. **Rückenmark mit austretenden Spinalnerven (vgl. Abb. 14.13).** 1 = sensible afferente Faser, 2 = vegetative efferente Faser, 3 = motorische efferente Fasern in der Vorderwurzel, 4 = motorische Vorderhornzellen, 5 = Hinterwurzel

Rückenmark ist wie das Gehirn in eine graue und weiße Substanz gegliedert. In der grauen Substanz liegen die Körper der Nervenzellen. Von oben nach unten nimmt die Ausdehnung der grauen Substanz zu (Abb. 14.10). Die weiße Substanz (Substantia alba) enthält die Nervenbahnen, also die Axone der Nervenzellen, die vom Gehirn kommen (efferente Bahnen) oder dem Gehirn entgegen ziehen (afferente Bahnen). Die weiße Farbe wird von den Markscheiden gebildet.

Die graue Substanz der symmetrisch angelegten Hälften (Schmetterlingsfigur) gliedert sich in ein Vorderhorn und ein Hinterhorn. Im Vorderhorn liegen die Zellkörper der motorischen Zellen, die Motoneurone. Von ihnen aus entspringen nach einer Schaltung über die Synapsen die motorischen Fasern (Vorderwurzel) der Spinalnerven. Im Hinterhorn verlaufen die Nervenbahnen der sensorischen Leitungen (Hinterwurzel). Die spinale Nervenfaser (1. Neuron) wird von der Körperperipherie im Spinalganglion außerhalb des Rückenmarks auf die Rückenmarksbahn (2. Neuron) umgeschaltet. Zwischen Vorder- und Hinterhorn liegt die als Seitenhorn bezeichnete Zwischensäule, die motorische und sensorische Bahnen für die Eingeweide enthält. Man spricht von den viszerosensorischen bzw. viszeromotorischen Bahnen. In der weißen Substanz laufen die sensorischen und motorischen Bahnen in sog. Strängen. Im Vorderstrang ziehen motorische Fasern vom Gehirn zu den motorischen Vorderhornzellen, im Hinterstrang sensorische Fasern zum ZNS.

Reflexe. Als eine einfache Form der Bewegung als Reaktion auf einen Reiz wurde in LE 4 der Patellarsehnenreflex als monosynaptischer Reflex beschrieben (Abb. 4.25). Die Auslöser unterschiedlicher Reflexe zur Untersuchung des Nervensystems und der Funktion der Rückenmarkssegmente wird unten beschrieben.

Hirnhäute und Liquor

Sicher kann man das Gewebe von Großhirn, den angrenzenden Hirnstrukturen und dem Rückenmark als das empfindlichste Gewebe des Organismus bezeichnen. Innerhalb der knöchern umschlossenen Räume von Schädel und Wirbelkanal wird das Zentralnervensystem durch drei Häute und die Gehirnrückenmarksflüssigkeit (Liquor cerebrospinalis) geschützt.

Dura mater

In der Innenseite des Schädels und des Wirbelkanals liegt fest verankert mit dem Periost die harte Hirnhaut (→ **Dura mater**). Sie besteht aus straffem, zugfestem, kolla-

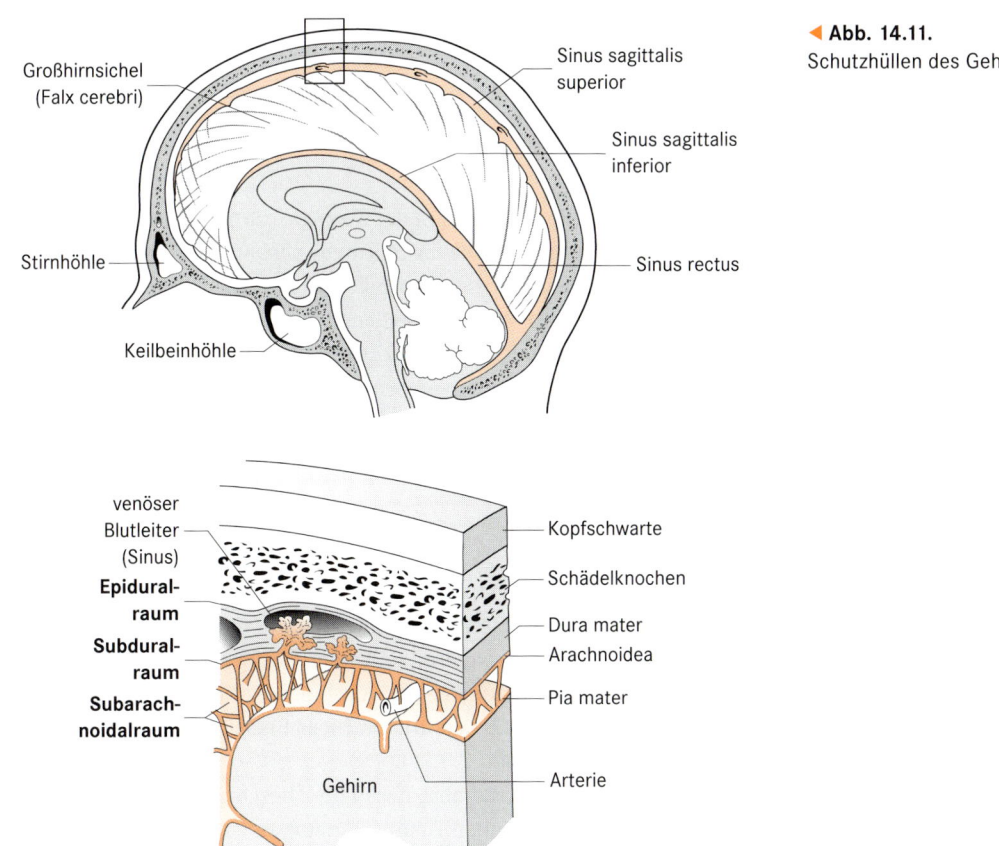

◀ **Abb. 14.11.**
Schutzhüllen des Gehirns

genem Bindegewebe und bildet eine Bindegewebsmembran, die zwischen beide Hemisphären der Großhirnhälften als Hirnsichel (Falx cerebri) ragt. In dieser Falx cerebri verlaufen große venöse Blutleiter. Die arterielle Versorgung der Dura mater erfolgt überwiegende durch die A. meningea media (Ast der A. maxillaris aus der A. carotis externa). Dorsal wird die Dura mater über die A. vertebralis versorgt. Die venösen Blutleiter werden als Sinus bezeichnet; sie sammeln sich im Bereich des Foramen jugulare der Schädelbasis und leiten das Blut in die V. jugularis interna ab.

Einen besonderen Verlauf nimmt die Dura mater im Bereich des Rückenmarks. Hier liegt sie als äußeres Blatt dem Wirbelkanal an, während sich mit einem inneren Blatt das Rückenmark und kaudal die Wurzeln der Rückenmarksnerven umschließt. Zwischen beiden Blättern der Dura der Wirbelsäule liegt der Epiduralraum (er wird auch Peridualraum bezeichnet). In diesen Raum wird das Anästhetikum bei Peridualanästhesie (Abb. 14.20) injiziert. Von einer Epiduralblutung (s. u.) spricht man, wenn z.B. durch Verletzungen das Blut der A. meningea media zwischen Schädelknochen und Dura mater fließt. Das so entstehende epidurale Hämatom löst rasch eine Hirndrucksymptomatik aus und kann bei Druck auf den Hirnstamm zum Tod führen. Bei einem subduralen Hämatom (Abb. 14.21) tritt eine Blutung in den Spalt zwischen Dura mater und der darunter liegenden Arachnoidea auf. Man spricht vom subduralen Hämatom. Diese Blutung zeigt sich durch eine langsame Ausbreitung mit geringerer Hirndrucksymptomatik. Oft treten posttraumatisch erst nach Wochen unklare Symptome wie Kopfschmerzen, Schwindel, Brechreiz oder Verwirrungszustände auf. Deswegen muss bei Gehirnerschütterungen ein Patient längerfristig beobachtet werden.

Arachnoidea

Unter der Gruppe der Arachnoideae werden in der Zoologie die Spinnentiere bezeichnet. Hier meint der Begriff → **Arachnoidea** die Spinngewebshaut, die als dünne zarte Schicht unter der Dura mater liegt. Sie schmiegt sich eng an die Dura an und weist nahezu keine Gefäße auf. Der Raum zwischen beiden Schichten ist der Subduralraum. Im Bereich der venösen Sinus stülpen sich kleine Zotten der Arachnoidea (Abb. 14.11) in den Subduralraum; hier wird der Liquor cerebrospinalis resorbiert und dem Venensystem zugeführt. Von den Arachnoideazellen gehen die Meningeome aus, maligne Tumoren des ZNS, die bis zu 20% aller Hirntumoren (s. u.) ausmachen.

Pia mater

Direkt auf dem Gehirn liegt die sehr empfindliche und reich mit Kapillaren versehene weiche Hirnhaut (→ **Pia mater**). Sie umschließt auch die Gyri (Windungen) des Großhirns. Die Arachnoidea dagegen spannt sich über die Furchen zwischen den Hirnwindungen hinweg. Zwischen Pia mater und Arachnoidea liegt der Subarachnoidalraum, der mit Liquor cerebrospinalis gefüllt ist. Diese Flüssigkeit schützt das gesamte ZNS als flüssiges Puffersystem.

Im Bereich des Circulus arteroisus cerebri, der in LE 7 beschrieben wurde, entstehen häufig Ausbuchtungen der arteriellen Gefäße, Aneurysmen. Die meisten Aneurysmen finden sich im Bereich der A. carotis interna. Bei Ruptur eines Aneurysmas tritt akut eine subarachnoidale Blutung auf; diese ist lebensbedrohlich.

Liquor cerebrospinalis

Das Hirnwasser ist eine wasserklare Flüssigkeit, die Glukose zu etwa 60% des Blutzuckernüchternwerts enthält, daneben finden sich Elektrolyte, Spuren von Eiweiß und bis zu 4 Zellen/μl.

Zu den Aufgaben des Liquors gehört der mechanische Schutz des ZNS, aber auch die Wärmeregulation des zentralen Nervensystems. Der Liquor wird in den Adergeflechten (Plexus choroideus) in den Ventrikeln gebildet. Diese Plexus gehören zum Gliagewebe des ZNS und heißen Epenym. Pro Tag werden etwa 650 ml Liquor gebildet und wieder resorbiert. Die zirkulierende Liquormenge beträgt insgesamt rund 100–200 ml. Zwischen Liquor und Kreislauf besteht eine strenge Barriere, die als Blutliquorschranke bezeichnet wird. Durch sie wird das ZNS vor toxischen Substanzen geschützt, andererseits aber gelangen zahlreiche Medikamente nicht zum Zentralnervensystem. Die Blutschranke wird von Astrozyten (gehörten auch zum Gliagewebe) gebildet, die sich um die Basalmembran der Kapillaren legen.

Hirnventrikel

Der oben erwähnte Subarachnoidalraum ist der äußere Liquorspeicher des Gehirns. Im Inneren des Gehirns finden sich 4 Ventrikel:
- Zwei Seitenventrikel (1. und 2. Ventrikel; Abb. 14.5)
- 3. Ventrikel im Zwischenhirn, der mit beiden Seitenventrikeln über kleine Verbindungskanäle kommuniziert (Abb. 14.3)
- 4. Ventrikel in Höhe des Kleinhirns, von wo aus er sich direkt in den Zentralkanal des Rückenmarks fortsetzt

Ein schmaler Kanal im Mittelhirn, der Aquädukt, verbindet den 3. mit dem 4. Ventrikel. Kommt es in diesem System von Hohlräumen zu einer Anstauung des Liquors z.B. durch ein Abflusshindernis oder die verminderte Resorption der gebildeten Liquormenge, tritt ein Hydrocephalus auf. Bei Zunahme des Liquors im Subarachnoidalraum liegt ein Hydrocephalus externus vor. Dabei kann es in der kindlichen Wachstumsphase zu einer Vergrößerung des Schädels kommen. Ein Stau des Liquors in den Hirnkammern wird als Hydrocephalus internus bezeichnet. Diese Veränderungen, die mit Anstieg des Hirndrucks einhergehen, lassen sich durch das MRT oder im CT erkennen.

Hirnnerven

Als Hirnnerven, Nn. craniales, werden Nerven bezeichnet, die oberhalb des Rückenmarks aus dem Gehirn austreten. Mit römischen Ziffern werden 12 Hirnnervenpaare bezeichnet. Die ersten beiden Hirnnerven gehören als Ausstülpungen bzw. Bahnen direkt zum Zentralnervensystem. Der I. Hirnnerv, N. olfactorius führt vom Dach der

Nase über Sinneszellen, die durch die Lamina cribrosa des Siebbeins (Os ethmoidale; Abb. 4.2) ziehen und Gerüche aufnehmen, direkt zum Riechhirn. Der II. Hirnnerv, N. opticus, ist die Sehbahn, die in LE 16 beschrieben wird. In der nachfolgenden Tabelle werden → **Hirnnerven** und ihre Funktionsstörungen erläutert.

Hirnnerven – Funktion und Ausfallserscheinungen

- **(I.) N. olfactorius** (Riechnerv)
Funktion: Leitung des Geruchssinns
Störung: Geruchssinn teilweise oder ganz gestört (Hyposmie, Anosmie)

- **(II.) N. opticus** (Sehbahn)
Funktion: Leitung der optischen Eindrücke des Auges von der Retina (LE 16) zum Sehzentrum im Lobus occipitalis
Störung: Visus unscharf bis zur Erblindung (Amaurose), Gesichtsfeld eingeschränkt

- **(III.) N. oculomotorius**
Funktion: Steuerung der Pupillenweite über parasympathische Fasern und der Augenmuskeln
Störung: einseitige absolute Pupillenstarre (Anisokorie), erweiterte Pupille (Mydriasis) und Augenmuskelparese, hängendes Lid (Ptosis)

- **(IV.) N. trochlearis**
Funktion: Bewegung des oberen schrägen Augenmuskels
Störung: unterschiedliche Stellung der Augäpfel und Schielen nach außen

- **(V.) N. trigeminus**
V1: N. ophthalmicus
V2: N. maxillaris
V3: N. mandibularis
Funktion: Nerven für Sensibilität von Gesicht, Augen, Nase, Mundraum mit Zähnen und Dura mater; Bewegung der Kaumuskeln
Störung: heftige Schmerzen im Gesicht (Trigeminusneuralgie), Sensibilitätsstörungen im Versorgungsbereich und Lähmung der Kaumuskulatur; erste Zeichen sind ein abgeschwächter Kornealreflex

- **(VI.) N. abducens**
Funktion: Bewegung des äußeren geraden Augenmuskels
Störung: Schielen mit Augenwendung zur Seite der Nervenschädigung; häufigste Augennervenstörung

- **(VII.) N. facialis** (Gesichtsnerv)
Funktion: Steuerung der Mimik
Störung: zentrale Störung mit fehlender Mimik bei vorhandenem Stirnrunzeln (die Stirn, M. frontalis, wird von beiden Seiten innerviert); eine periphere Störung zeigt sich durch komplette einseitge Gesichtslähmung bei unvollständigem Lidschluss (Bell-Phänomen)

- **(VIII.) N. vestibulocochlearis**
Funktion: Hören und Gleichgewichtssinn
Störung: Hörminderung (Hypakusis), Tinnitus, Nystagmus (Pendelbewegung des Auges), Drehschwindel, Brechreiz (Morbus Menière)

- **(IX.) N. glossopharyngeus**
Funktion: sensible Versorgung von Gaumen, Rachen und Mittelteil des Zäpfchens; Auslösen des Würgereizes
Störung: fehlender Würgereiz und Geschmacksstörung im hinteren Drittel der Zunge (Empfindung für bitter)

- **(X.) N. vagus**
Funktion: Motorischer Nerv für Gaumensegel (Schlucken) und Kelhkopfmuskeln für die Sprache (N. recurrens, LE 12), Parasympathikus für Herz, Lunge, Verdauungssystem und Nieren
Störung: Schluckstörung (Dysphagie, Achalasie), einseitig hängendes Gaumensegel (Kulissenphänomen), Stimmverlust (Aphonie), vegetative Symptome wie Tachykardie und Darmatonie

- **(XI.) N. accessorius**
Funktion: Bewegung von M. trapezius und M. sternocleidomastoideus (Abb. 4.15)
Störung: Atrophie des M. trapezius und/oder Lähmung des M. sternocleidomastoideus mit Schiefhals (Torticollis)

- **(XII.) N. hypoglossus** (Zungennerv)
Funktion: Bewegung der Zunge
Störung: Atrophie und Lähmung der Zunge; beim Herausstrecken wird die Zunge durch den aktiven M. genioglossus zur Seite geschoben

Anmerkungen
1. Neuroophthalmische Syndrome werden durch Störungen der Hirnnerven II, III, IV und VI verursacht
2. Die kaudal entspringenden Hirnnerven IX, X, XI und XII sind bei hirnorganischen Erkrankungen häufig zusammen befallen

Vegetatives Nervensystem

Das vegetative oder als autonom bezeichnete Nervensystem gliedert sich in zwei häufig konkurrierende Teile: Sympathikus und Parasympathikus. Während der → **Sympathikus** eine als Grenzstrang bezeichnete Ganglienkette entlang beider Seiten der Wirbelkörper bildet, verläuft der → **Parasympathikus** zu großen Teilen im X. Hirnnerv (N. vagus). In einer einfachen Gegenüberstellung lassen sich Sympathikus und Parasympathikus wie folgt darstellen:

- **Parasympathikus**
  - die Gewebe und den Organismus aufbauend (trophotrope Wirkung)
  - Energiespeicherung (anabole Wirkung)
  - Entspannung und Erholung
- **Sympathikus**
  - Erhöhung der körperlichen Leistung und Mobilisierung der Leistungsreserven (ergotrope Wirkung)
  - Gesteigerter Energieverbrauch und GlukosemobilisierungBereitstellung von Sauerstoffreserven (katabole Wirkung)
  - Erhöhte Leistungsbereitschaft

Auch die in LE 10.1 aufgeführten Nerven der Darmwand, die als Plexus submucosus (Meissner-Plexus) und Plexus myentericus (Auerbach-Plexus) die Motorik der Verdauung, die Funktion der Schleimhaut und die Immunantwort des Intestinums steuern, zählen ebenfalls zum autonomen Nervensystem.

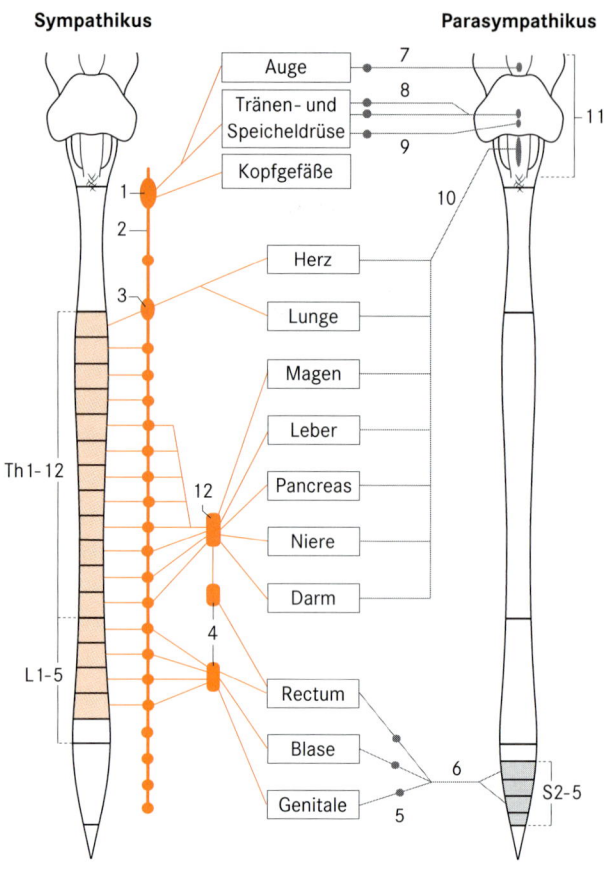

Abb. 14.12.
Vegetatives Nervensystem.
1 = Halsganglien,
2 = Grenzstrang,
3 = Ganglion stellatum,
4 = Mesenterialganglien,
5 = Plexus hypogastricus,
6 = Splanchnicus-Nerven des Beckens,
7 = N. oculomotorius (III),
8 = N. facialis (VII),
9 = N. glossopharyngeus (IX), 10 = N. vagus (X),
11 = Hirnstamm mit Kernen des Parasympathikus,
12 = Ganglion coeliacum

Sympathikus

Anatomisch ist der → **Sympathikus** den Rückenmarkssegmenten Th1-L4 zuzuordnen. Von diesen Segmenten aus verlassen die sympathischen Nervenfasern das Rückenmark über die Vorderwurzel der Spinalnerven (Abb. 14.12, 14.13) und ziehen zum sympathischen Grenzstrang, dem Truncus sympathicus. Dieser wird von einer wie Perlen aneinander gereihte Kette von Ganglien beidseits der Wirbelsäule gebildet. Er erstreckt sich vom 1. Halswirbel (C1) bis zum Sakralmark. Im Grenzstrangganglion endet das erste Neuron, das im ZNS entspringt. Über den Neurotransmitter Azetylcholin wird der sympathische Impuls in den Synapsen der Grenzstrangganglien auf den peripheren Anteil des Sympathikus, dessen zweites Neuron, umgeschaltet. Während das erste sympathische Neuron noch von einer Myelinscheide umgeben ist, ist der zweite Teil des Sympathikus marklos. In Abb. 14.12 sind die Halsganglien mit Ziffer 1 bezeichnet. Insgesamt lassen sich drei sympathische Ganglien unterscheiden. Das untere Halsganglion verbindet sich mit dem ersten thorakalen Ganglion des Grenzstrangs zum Ganglion stellatum. Im Bauchraum bilden das Ganglion coeliacum und die Mesenterialganglien ein sympathisches Netzwerk, das Sonnengeflecht (Plexus solaris). Von diesen zentralen Ganglien aus werden die Bauchorgane sympathisch innerviert.

Nebennierenmark

Wie in LE 12 dargestellt wurde, ist das Nebennierenmark ein Bestandteil des sympathischen Nervensystems. Hier enden präganglionäre Nervenfasern direkt in den chromaffinen Zellen des Nebennierenmarks und geben die Katecholamine Adrenalin (80%) und Noradrenalin (20%) direkt in die Blutbahn ab. Auf diese Weise wird anhaltend und intensiv der sympathische Einfluss auf die Organe unterstützt. Die Mitwirkung der Katecholamine bei Stressreaktionen wurde in LE 12 beschrieben.

Die Katecholamine sind die Neurotransmitter des zweiten sympathischen Neurons auf die Rezeptoren der Erfolgsorgane, während die Umschaltung in der Synapse vom ersten zum zweiten Teil im Grenzstrangganglion des Sympathikus über Azetylcholin erfolgt. In der Haut wird die sympathische Wirkung des Sympathikus auf die Schweißdrüsen ebenfalls durch Azetylcholin vermittelt. Die Wirkung der Katecholamine wird über spezifische Rezeptoren wurde in Abb. 12.12 dargestellt.

Vegetatives Nervensystem
Wirkung von Parasympathikus und Sympathikus

	Parasympathikus	Sympathikus
Pupillen	Verengung (Miosis)	Erweiterung (Mydriasis)
Tränensekretion	Vermehrte Tränenbildung	?
Schleimhaut im MDT	Sekretion wird gesteigert	Sekretion wird vermindert
Peristaltik im MDT	Schließmuskeln (Sphinkter) werden entspannt; Peristaltik und Darmtonus wird erhöht	Schließmuskeln (Sphinkter) kontrahieren sich; Peristaltik und Darmtonus nehmen ab
Speichelbildung	Vermehrter Speichelfluss	Trockener Mund bei verminderter Speichelbildung
Bronchialsystem (kleine Bronchien)	Bronchoobstruktion (z.B. bei Asthma bronchiale)	Bronchodilatation (z.B. Stimulation durch ß-Mimetika)
Herz	Bradykardie, negative Dromotropie; kein Einfluss auf Inotropie (LE 6)	Tachykardie, positive Inotropie bei erhöhtem O^2-Verbrauch, positive Dromotropie
Gefäße (Arteriolen)	?	Vasokonstriktion[*]

MDT Magen-Darmtrakt
? eine Wirkung ist nicht bekannt
[*] das Ausmaß der Vasokonstriktion ist in unterschiedlichen Organen verschieden und hängt von den Rezeptoren ab, die eine sympathische Wirkung vermitteln; durch α-Rezeptoren können Muskelgefäße auch erweitert werden

Parasympathikus

Der Ursprung des → **Parasympathikus** liegt als Kopfteil im Hirnstamm und distal im Sakralmark. Am Auge versorgt der N. oculomotoricus (III) die Pupille parasympathisch und steuert die Anpassung an den Lichteinfall, die Akkommodation (LE 16). Über den N. facialis (VII) wird die Tränensekretion und die Steuerung der Befeuchtung der Nase, über den N. glossopharyngeus (IX) die Speichelbildung gesteuert (Abb. 14.12). Der gesamte Bereich von Thorax und abdominellen Organen wird über parasympathische Fasern des N. vagus (X) versorgt. Beide Neurone des Parasympathikus werden in ihren Synapsen über Azetylcholin geschaltet.

Prüfung des vegetativen Nervensystems

Die Prüfung vegetativer Funktionen erfolgt durch Untersuchung der Schweißsekretion. Eine verstärkte Schweißneigung (Hyperhidrose) oder eine mangelnde Schweißsekretion (Anhidrose) kann durch den Jod-Stärketest oder einen Ninhydrin-Test objektiviert werden. Beim Jod-Stärketest wird die Haut mit Jodlösung versehen und dann mit Stärkepuder bestäubt. Unter der Wärmestrahlung einer Rotlichtlampe zeigt sich die Schweißbildung durch eine dunkle Verfärbung. Beim Ninhydrintest wird die Schweißsekretion palmar und plantar als Farbabdruck dargestellt. Die Schweißsekretion kann durch Injektion von Pilocarpin stimuliert werden.

Störungen der Schweißsekretion finden sich vor allem bei Schädigungen im Bereich der Medulla oblongata, aber auch bei einem Stroke im Bereich der A. cerebri media (s. u.). Störungen der Schweißsekretion halten sich nicht an das Muster der segmentalen Innervation des Rückenmarks, sondern bilden ihre großflächigen Muster auf dem Körperabschnitt entsprechend der Verteilung der sympathischen Fasern im Grenzstrang. Häufig werden Störungen der Schweißsekretion durch Metastasen maligner Tumoren verursacht. In den meisten Fällen ist das starke Schwitzen an Händen und Füßen jedoch emotional bedingt. Eine Hyperhidrose kann jedoch auch im Zusammenhang mit einer Polyneuropathie (z.B. bei Diabetes mellitus) auftreten. Beim Morbus Parkinson ist neben der vermehrten Talgbildung (Salbengesicht) ebenfalls eine verstärkte Schwitzneigung zu beobachten.

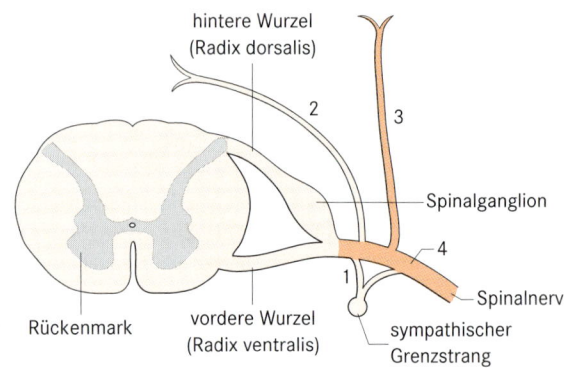

Abb. 14.13. ▶ **Spinalnerv.** 1 = Verbindungsast zum Grenzstrang des Sympathikus, 2 = sensibler Ast der Hirnhäute, 3 = Hinterast des Spinalnervs (Ramus dorsalis), 4 = Vorderast des Spinalnervs (Ramus ventralis)

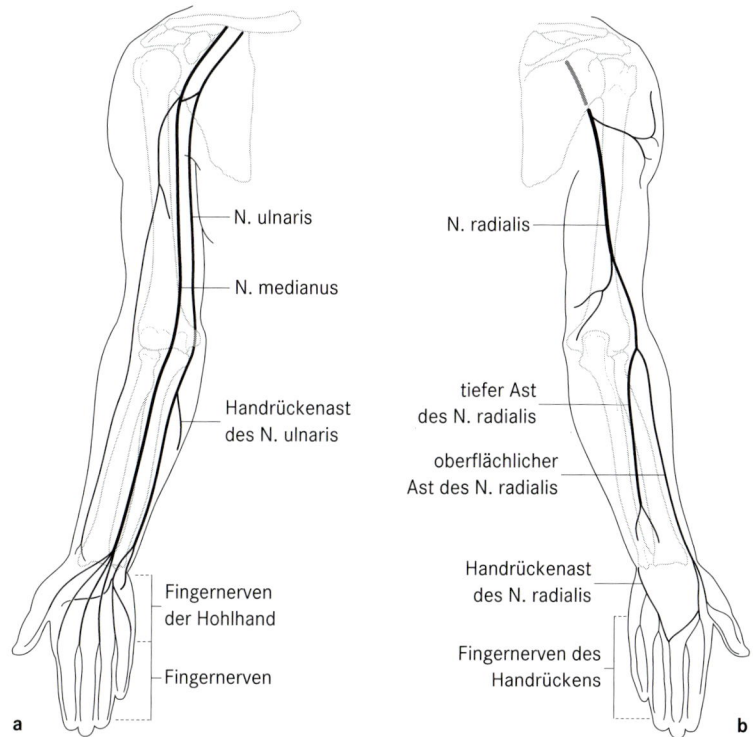

◀ Abb. 14.14.
Große Nerven der oberen Extremität

Die Kaltschweißigkeit, die man z.B. bei der Zentralisation der Schockreaktion beobachtet, entsteht durch eine massive Stimulation der Katecholamine, wobei der Schweiß aus den Schweißdrüsengängen an die Hautoberfläche gedrängt wird, die Schweißdrüsen selbst aber nicht stimuliert werden.

Durch Störungen psychovegetativer Einflüsse auf die Schließmuskeln von Blase und Darm kann es sowohl zu einer Retention als auch einer Inkontinenz kommen. Sowohl die Miktion als auch die Defäkation werden vegetativ (innere Sphinkteren) und willkürlich (externe Sphinkteren) gesteuert. Bei Schädigung spinaler parasympathischer Zentren kann sich die Reflextätigkeit der Blase nicht mehr entwickeln. Die Areflexie des M. detrusor führt zu einer Harnretention mit erhöhtem Restharnvolumen und einer Überlaufblase.

Peripheres Nervensystem

Aus jedem Rückenmarksegment ziehen beidseitig je eine vordere und hintere Nervenwurzel (Ramus ventralis und Ramus dorsalis); beide Wurzeln vereinigen sich zum Spinalnerven. Die Summe der Spinalnerven bildet das periphere Nervensystem. Die Spinalnerven verlassen das Rückenmark durch die Zwischenwirbellöcher (Foramina intervertebralia), die von zwei Wirbeln gebildet werden (Abb. 4.4 und 14.13).

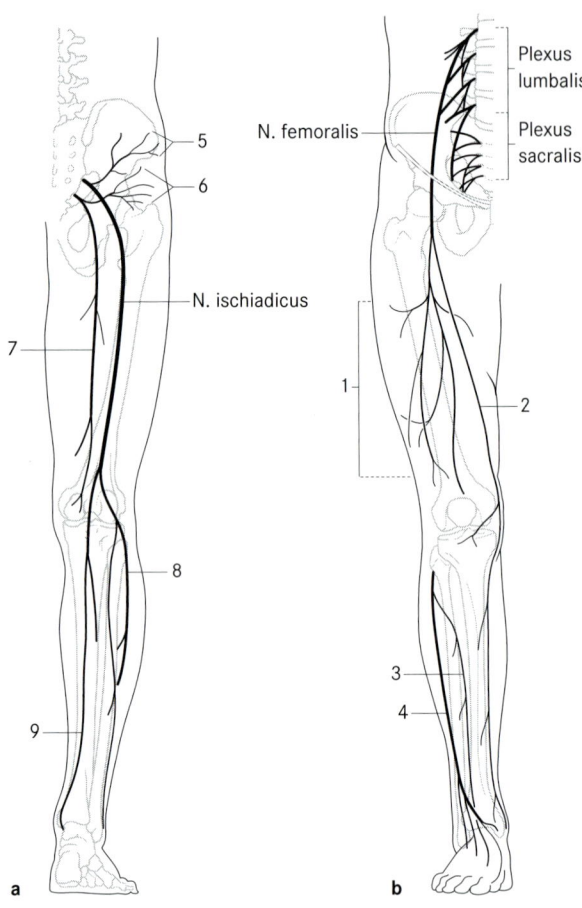

Abb. 14.15. Große Nerven der unteren Extremität.
1 = Muskeläste des N. femoralis (Oberschenkelnerv),
2 = N. saphenus (Hautnerv),
3 = N. peronaeus profundus (tiefer Ast des Wadennervs),
4 = N. peronaeus superficialis (oberflächlicher Ast des Wadennervs), 5 = N. glutaeus superior (Gesäßnerv),
6 = N. glutaeus inferior,
7 = N. cutaneus femoris posterior (Oberschenkelhautnerv),
8 = N. fibularis bzw. peronaeus (Wadennerv), 9 = N. tibialis

Im Bereich von Hals, Schultergegend und Lumbalregion bilden die austretenden Spinalnerven Nervengeflechte:

- **Plexus cervicalis** (Halsgeflecht)
  C1-C4: Von hier aus erreicht der N. phrenicus das Diaphragma
- **Plexus brachialis** (Armgeflecht)
  C5-Th1: Von hier aus ziehen N. radialis, N. ulnaris und N. medianus (Abb. 14.14) zu Unterarm, Hand und Daumen
- **Plexus lumbalis** (Lendengeflecht)
  L1-L4: Von hier aus werden die unteren Teile der Bauchwand und die äußeren Geschlechtsorgane versorgt. Der N. femoralis (Abb. 14.15) entspringt dem Plexus lumbalis
- **Plexus sacralis** (Kreuzgeflecht)
  L4-S3: Hierbei handelt es sich um das ausgedehnteste Nervengeflecht des peripheren Nervensystems. Diesem Geflecht entspringen u.a. N. ischiadicus, N. tibialis und N. fibularis (auch als N. peroneus bezeichnet)
- **Plexus pudendus** (Schamgeflecht)
  S3-S5: Hier werden die inneren Organe des Beckens und die Region des Dammes versorgt

Die Störungen der Funktion peripherer Nerven werden am Ende dieses Kapitels besprochen.

Neurologische Untersuchung

Prüfung neurologischer Funktionen

Die Funktionen und Störungen von Hirnnerven wurden oben geschildert. Zur weiteren Prüfung neurologischer Funktionen gehören die Untersuchung der Motorik, die Prüfung des Muskeltonus sowie der Reflexe und der Sensibilität. Zur Feststellung einer gesunden Motorik gehört auch die Beurteilung von Bewegungsabläufen und der Koordination.

Untersuchung der Motorik

Sind einzelne Muskeln oder Muskelgruppen der Extremitäten oder des Körperstamms gelähmt, liegt eine → **Parese** vor. Ist eine Extremität vollständig funktionslos, spricht man von einer → **Plegie**. Hierbei werden spastische und schlaffe Lähmungen unterschieden. Der Schweregrad einer Parese lässt sich über die Beurteilung der Muskelkraft abschätzen; diese wird in fünf Grade der Störung eingeteilt:

- 0   keine muskuläre Aktivität
- 1   sichtbare Kontraktion ohne motorischen Effekt
- 2   Bewegen unter Ausschaltung der Schwerkraft
- 3   Bewegungen gegen die Schwerkraft
- 4   Bewegungen gegen leichten Widerstand
- 4–5 Bewegungen gegen erhöhten Widerstand
- 5   normale Muskelkraft

Zentrale Lähmungen werden durch Ausfall des ersten Motoneurons, der Nervenbahn von pyramidalen oder extrapyramidalen Kernen bzw. durch Störungen der vorderen Zentralwindung ausgelöst. Da die vom Gyrus praecentralis ausgehende Pyramidenbahn fast vollständig in der Medulla oblongata gekreuzt wird, entstehen Paresen bei Störungen der linken Hirnhälfte immer rechts und umgekehrt. Werden spinale Nerven geschädigt oder liegen Störungen der Rückenmarksbahnen vor, findet sich der Ausfall auf der gleichen Seite. Das Ausmaß der Parese hängt vom Sitz in Höhe der Pyramidenbahn ab. Die häufig auftretende Störung im Bereich der Capsula interna führt stets zu einer Hemiparese. Bei einer Schädigung des zweiten Motoneurons, das in den motorischen Vorderhornzellen beginnt und in den motorischen Endplatten der Muskeln endet, treten schlaffe Lähmungen und eine Muskelatrophie (Inaktivitätsatrophie) auf.

Störungen des Muskeltonus. Der Spannungszustand der peripheren Muskulatur wird über das extrapyramidale System und Einflüsse des Kleinhirns gesteuert. Die

> **Störungen der Motorik**
>
> ■ **Erstes Motoneuron**
> Motorische Kerngebiete und Pyramidenbahn bis motorische Vorderhornzellen im Rückenmark
> Ausfall: spastische Lähmung
>
> ■ **Zweites Motoneuron**
> Spinalnerv von motorischen Vorderhornzellen bis zur motorischen Endplatte im Muskel
> Ausfall: schlaffe Lähmung und Atrophie des Muskels

Ausfälle des ersten Motoneurons führen zu einer spastischen, Ausfälle des zweiten Neurons zu einer schlaffen Lähmung. Ausgepägte Tonuserhöhungen der Muskulatur können immer auf eine zentrale Störung im ZNS zurückgeführt werden. Hierbei reagiert der Muskel mit einer umso stärkeren Spastik je schneller ein Muskel gedehnt wird. Lässt die Dehnung plötzlich nach, tritt das sog. „Taschenmesser-Phänomen" auf. Die gedehnte Muskulatur reagiert mit einer heftigen Kontraktion: das Gelenk „schnappt" plötzlich wie ein Klappmesser ein.

Ein typisches Beispiel hierfür ist der Wernicke-Mann, der das Bild einer zentralen spastischen Hemiparese beschreibt:
- Der Arm der betroffenen Körperhälfte ist angewinkelt
- Das Bein ist überstreckt und
- es führt eine nach innen kreisende Bewegung aus

Ein fortbestehender Dehnungszustand der Muskulatur wird als Rigor bezeichnet. Er wird bei Erkrankungen der Stammganglien festgestellt (z.B. Morbus Parkinson). Der genaue Mechanismus einer spastischen Tonuserhöhung der Muskulatur ist noch nicht geklärt.

Atrophie. Wird das zweite Motoneuron geschädigt, fällt nicht nur ein herab gesetzter Muskeltonus, sondern auch die früh einsetzende Abnahme der Muskelmasse, die Atrophie, auf (LE 2). In den meisten Fällen liegt eine Störung peripherer Nerven vor. Bei fortschreitenden Muskelatrophien können Faszikulationen der Muskeln beobachtet werden. Ein Beispiel hierfür ist die amyotrophische Lateralsklerose (ALS), die in LE 15 beschreiben wird.

Myoklonie. Unter einer → **Myoklonie** versteht man rasche aufeinander folgende unwillkürliche Muskelzuckungen. Sie treten überwiegend in proximalen Extremitäten und im Gesicht auf. Ihre Ursache sind vielfältige Störungen im ZNS, so dass das Merkmal Myoklonie nicht spezifisch auf eine bestimmte Erkrankung hinweist. Myoklonien können vorkommen bei
- Epilepsien
- Metabolischen Enzephalopathien
- Intoxikationen
- Enzephalitiden
- Dementiellen Syndromen (z.B. Creuzfeldt-Jakob-Erkrankung, s. u.)

Reflexe

Die anatomischen Voraussetzungen für einen Reflexkreis sind in LE 4 beschrieben worden. Abb. 14.16 zeigt drei Reflexuntersuchungen, die in der Klinik häufig durchgeführt werden. Unter einem → **Reflex** versteht man die automatische Antwort auf Reizung afferenter Nervenbahnen. Im einfachsten Fall wird ein → **Eigenreflex** (proriozeptiver Reflex) durch eine Muskeldehnung ausgelöst. Wenn afferente und efferente Impulse über eine Synapse auf der Ebene eines Rückenmarksegments geschaltet werden, spricht man von einem monosynaptischen Reflex.

Alle → **Fremdreflexe** sind polysynaptisch. Hier liegen die Rezeptoren, die erregt werden und der sich kontrahierende Muskel unter Umständen nicht im selben Segment, d.h. Rezeptororgan und Effektororgan sind verschieden. Die in Abb. 14.16 dargestellten Reflexe sind Eigenreflexe. Mit Hilfe von Reflexprüfungen lässt sich die Lokalisation der segmentalen Rückenmarksstörung identifizieren; s. oben stehende Tabelle.

Wenn eine Reflexantwort nur sehr zögerlich auftritt, so empfiehlt es sich den Jendrassik-Handgriff durchführen zu lassen. Hierbei soll der Patient beide Hände ineinander haken und während der Reflexauslösung kräftig ziehen. Auf diese Weise werden die Reflexe der unteren Extremität leichter auslösbar.

Zu den Fremdreflexen gehören vor allem die Prüfung auf den Bauchhautreflex und der Kremasterreflex. Hierbei wird beobachtet, dass bei mehrmaliger Prüfung die Reflexantwort immer geringer wird. Der Analreflex wird durch Berührung der perianalen Region mit einem Spatel ausgelöst; als Reflexantwort erfolgt eine Kontraktion des Schließmuskels.

Pathologische Reflexe. Die pathologischen Reflexe sind Fremdreflexe und werden als Pyramidenbahnzeichen bezeichnet. Zu den wichtigsten Reflexen gehört das → **Babinski-Zeichen**. Hierbei wird der laterale Fußrand mit einem Spatel bestrichen; der pathologische Reflex zeigt sich in einer dorsal Extension der Großzehe mit Spreizung der Kleinzehen.

Rückenmarkreflexe

Bei Erkrankungen des Rückenmarks lässt sich durch gezielte Reflexprüfungen die Höhe der Läsion lokalisieren:

C5-C6	Bizepssehnenreflex
C6-C8	Trizepssehnenreflex
C7-C8	Trömner- und Knips-Reflex
Th6-Th12	Bauchhautreflex
L1-L2	Kremasterreflex
L3-L4	Patellarsehnenreflex
S1-S2	Achillessehnenreflex
S3-S5	Analreflex

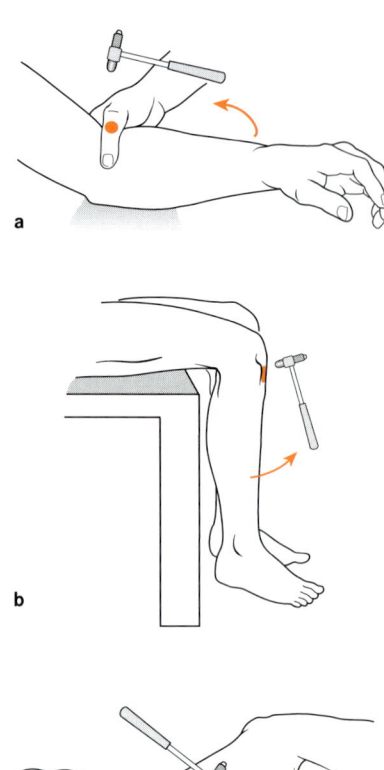

Abb. 14.16. ▶
Reflexprüfungen. a) *Bizepssehnenreflex*: Als Reflexantwort wird der Unterarm gebeugt. b) *Patellarsehnenreflex*: Als Reflexantwort kommt es zu einer ruckartigen Kontraktion des M. quadriceps femoris mit Streckung des gebeugten Knies. c) *Achillessehnenreflex*: Als Reflex-antwort tritt eine Kontraktion der Wadenmuskulatur mit angedeuteter Plantarflexion des Fußes auf.

Prüfung der Sensibilität

Subjektive Angaben über Empfindungsstörungen werden als Parästhesien bezeichnet. Die Patienten berichten über Kribbeln oder Ameisenlaufen, über elektrisierende Schmerzen oder Missempfindungen:

- **Dysästhesie**
  Quälende oder schmerzhafte Missempfindungen
- **Hyperästhesie**
  Gesteigerte Empfindungswahrnehmung
- **Hyperalgesie**
  Erniedrigte Schmerzschwelle bzw. Berührungen lösen eine schmerzhafte Wahrnehmung aus
- **Anästhesie**
  Empfindungslosigkeit oder Schmerzfreiheit (Hypalgesie)

Parästhesien und Dysästhesien treten vor allem bei peripheren Nervenschädigungen durch z.B. Nervenwurzelkompression bei Bandscheibenschäden oder Polyneuropathie auf. Auch Infektionen durch den Varizellenvirus bei Gürtelrose (Herpes Zoster) oder durch eine Borreliose (LE 2) können Nervenschmerzen, Neuralgien, auslö-

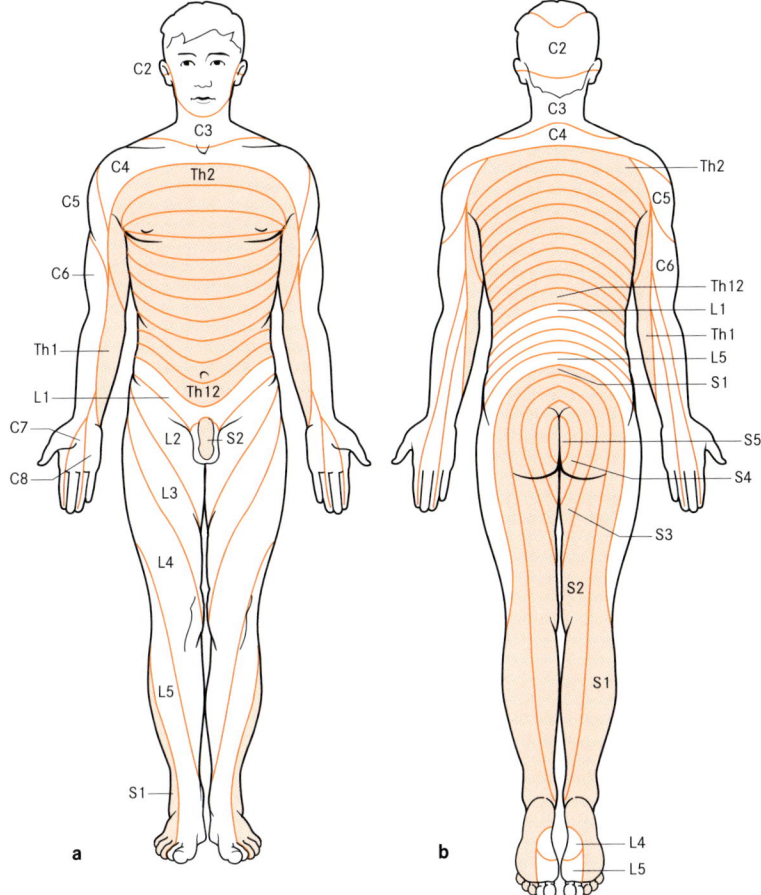

Abb. 14.17. ▲ **Dermatome.** Die sensible Nervenversorgung der Körperoberfläche ist nach Segmenten geordnet, die an definierten Stellen das Rückenmark verlassen. C = zervikale Segmente der HWS. Th = thorakale Segmente der BWS, L = lumbale Segmente der LWS, S = Sakralmark

sen. Charakteristisch für Erkrankungen im Bereich des Thalamus ist eine gesteigerte Schmerzempfindlichkeit die als Thalamusschmerz bezeichnet wird.

Ausfälle der Sensibilität werden unterschieden nach Störungen der Oberflächen oder Tiefensensibilität (epikritische und protopathische Sensibilität). Allerdings wird in der modernen Neurologie diese Einteilung zunehmend verlassen. Die Untersuchung auf die Sensibilität unterscheidet

- **Berührungsempfindung**, d.h. die Wahrnehmung feiner Berührungen mit der Fingerkuppe oder einem Pinsel über die Hautrezeptoren
- **Schmerzempfindung**, die mit einer Nadel geprüft wird
- **Temperaturempfindung** als kalt oder warm durch Berührung mit Gläsern, die mit warmem und kaltem Wasser gefüllt sind
- **Vibrationsempfindung** über eine aufgesetzte, angestoßene Stimmgabel
- **Bewegungswahrnehmung** durch passives Beugen und Strecken der kleinen Gelenke des Patienten, der die Augen dabei geschlossen hält

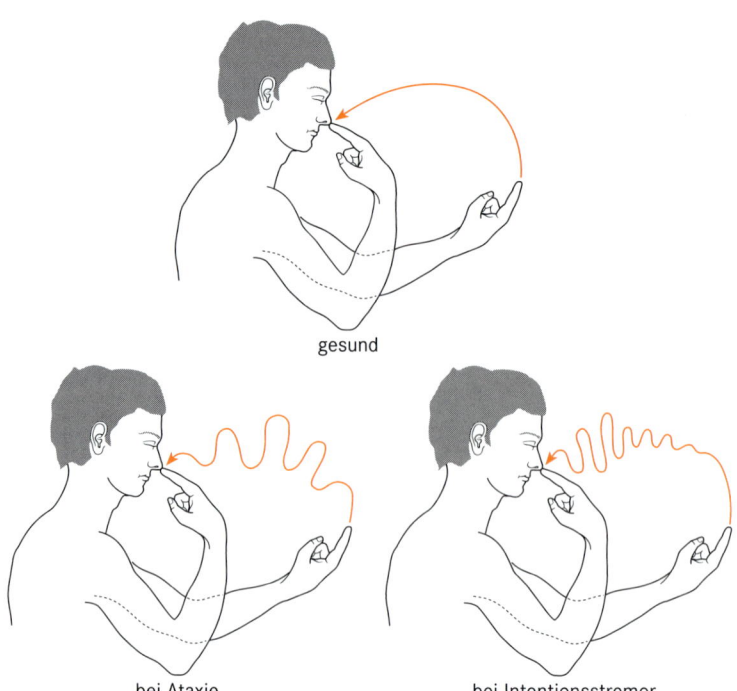

Abb. 14.18. ▲ **Prüfung der Feinmotorik.** Beim Versuch den Finger an die Nasenspitze zu führen, können Bewegungsstörungen erkannt werden. Eine *Ataxie* kann Hinweis auf eine Läsion der Hinterstränge des Rückenmarks oder Erkrankungen des Kleinhirns (Cerebellum) sein. Ein Intentionstremor kommt bei zerebellaren Erkrankungen vor.

- Prüfung der **Stereognosie**: hierbei versucht der Patient bei geschlossenen Augen unterschiedliche Gegenstände durch Ertasten zu erkennen. Gelingt dies nicht, liegt eine taktile Agnosie vor.

Die Körpersensibilität projiziert sich von der Körperoberfläche auf die Rückenmarksegmente. Abb. 14.17 zeigt das Verteilungsmuster dieser Dermatome.

Liquoranalyse

Die Entnahme des Liquors erfolgt überwiegend in der Lumbalregion am sitzenden oder liegenden Patienten (Abb. 14.19), wobei die Punktionsnadel strikt median zwischen LWK 3/4 oder LWK4/5 in den Duralraum (Abb. 14.20) geschoben wird. In dieser Höhe schwimmen die Spinalnervenfäden der Cauda equina im Liquor und weichen der punktierenden Nadel aus; das Rückenmark reicht nicht bis in diese Tiefe. Das Ziel der Untersuchung des Liquors ist die Diagnostik entzündlicher ZNS Erkrankungen bzw. der Nachweis einer Subarachnoidalblutung oder von Tumorzellen. Bei Störungen der Blutgerinnung (LE 13) oder Druckanstieg im Schädel ist die Lumbalpunktion nicht indiziert. Die Normalbefunde des Liquors sind:
- Wasserklares Aussehen
- <4–5 Zellen/µl; davon maximal zwei Drittel Lymphozyten

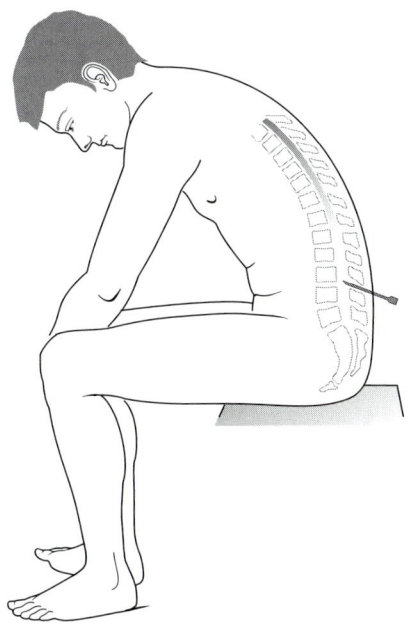

◄ **Abb. 14.19.**
Lumbalpunktion. Die Entnahme von Liquor aus dem Epiduralraum erfolgt beim sitzenden oder mit angezogenen Beinen liegenden Patienten zwischen LWK 3/4 oder LWK 4/5; in dieser Höhe liegt kein Rückenmark mehr vor

Veränderungen des Liquors

- Erythrozyten sind erhöht bei subarachnoidaler Blutung
- Leukozyten sind erhöht bei eitriger Meningitis
- Glukose ist reduziert bei Meningitis
- Protein ist erhöht bei Hirntumoren oder Abszessen
- Liquordruck ist erhöht bei Hirnabszess und akuter Meningitis

- Eiweißgehalt 20–45 mg/dl
- Glucose 45–75 mg/dl (60% des Blutzuckers im Serum)
- Lumbaldruck <200 mm H_2O

Blutiger Liquor spricht für eine Subarachnoidalblutung, eitriger Liquor für eine bakterielle Meningitis. Virusinfektionen des ZNS können durch Vergleich der Konzentration der Immunglobuline im Liquor und im Serum diagnostiziert werden.

Bildgebende Verfahren

Sonografie. Mittels der CW-Doppler-Sonografie (continous-wave-Doppler) kann das Strömungsverhältnis in der A. carotis communis, im Bereich der Karotisgabelung und dem Verlauf der A. carotis interna außerhalb des knöchernen Schädels bis unterhalb des Unterkiefers geprüft werden. Direkt hinter dem Processus mastoideus des Schläfenbeins können Strömungssignale der A. vertebralis registriert werden. Fehlende Signale weisen auf einen kompletten Verschluss hin. Mit Hilfe der Dopplersonografie lassen sich hämodynamisch bedeutende Stenosen der A. carotis bis zu 95%

nachweisen. Durch die Farb-Duplexsonografie können auch die Strömungsrichtungen bestimmt werden. Die Sonografie ist sogar als transkranielle Dopplersonografie (TCD) durch die relative dünne Squama temporalis des Schläfebeins oder durch die Orbita hindurch möglich.

Angiografie. Die zerebrale Angiografie wird durch Punktion der A. femoralis über einen Katheter, der bis zu den Gefäßabgängen im Arcus aortae reicht, durchgeführt. Mittels digitaler Subtraktionsangiografie (DSA) lassen sich kontrastreiche Bilder von extra- und intrakraniellen Hirngefäßen herstellen. Zu den Indikationen gehört der Nachweis von Gefäßfehlbildungen und Stenosen. Auch im Bereich der interventionellen Radiologie, z.B. bei PTA (perkutane transluminale Angioplastie) und lokaler Fibrinolyse nach einem akuten Verschluss spielt die DSA zum Nachweis der Wiedereröffnung eines Gefäßes eine große Rolle.

Myelografie. Hierbei handelt es sich um Röntgenaufnahmen der Wirbelsäule nach Injektion des Kontrastmittels in den Duralraum. Das Ziel der Untersuchung ist der Nachweis intraspinaler Tumoren oder anderer raumfordernder Prozesse. Hierbei kann es sich um Diskushernien oder Fehlbildungen handeln.

Cerebrales CT (CCT). Die cerebrale Computertomografie gilt als die zentrale Methode zum Nachweis von Tumoren, Blutungen, Abszessen, Atrophien und Ödemen des Gehirns. Mittels einer Kontrastmittelanreicherung können pathologische Veränderungen deutlich sichtbar gemacht werden. Die dreidimensionale Rekonstruktion arterieller und venöser Hirngefäße lässt sich durch eine CT-Angiografie darstellen. Beim akuten Schlaganfall (Stroke, s. u.), Hirnblutungen und Tumoren ab der Größe >1cm ist das cerebrale CT die wichtigste diagnostische Methode.

Magnetresonanztomografie. Das Prinzip dieser Methode wurde in LE 2 geschildert. Die heute ultraschnellen MRT-Geräte erlauben einen frühen Nachweis zerebraler Ischämien. Der Vorteil des MRT gegenüber dem CT ist die genaue topografische Orientierung und nahezu fehlerfreie Darstellung im craniocervikalen Übergang und beim Rückenmark, da sich der Knochen auf Grund seiner geringen Protonendichte nur als schwaches Signal darstellt.

Isotopendiagnostik. Im Bereich der Neurologie werden zwei Methoden häufig angewandt:
- SPECT   Single Photon Emissionscomputertomografie
- PET   Positronen Emissionscomputertomografie

Mit SPECT werden vor allem zerebrale Durchblutungsstörungen nachgewiesen. Größere Angiome lassen sich hierbei deutlich erkennen, aber auch kleinere Herde wie bei fokaler Epilepsie oder Hirntumoren. Mittels PET werden qualitative Informationen zur Untersuchung zerebraler Ischämien durch O_2-Verbrauch und Glukoseumsatz gemessen. Weiter lassen sich die Aktivität von Synapsen und Neurotransmittern ermitteln. Die Methode gestattet die Entwicklung einer Demenz vom Alzheimertyp früh zu erkennen.

Elektrophysiologische Untersuchungen

Elektroenzephalografie (EEG)

Im Mittelpunkt der neurologischen Diagnostik steht das Elektroenzephalogramm, in dem die elektrischen Aktivitäten des Gehirns über Oberflächenelektroden nach einer standardisierten Anordnung (vergleichbar dem EKG) abgeleitet werden. Hierbei wird die Potentialdifferenz zwischen 2 Elektroden gemessen. In den Standardableitungen werden 24 Kanäle dokumentiert. Das Wellenmuster des EEG unterscheidet sich in

- **Alpha-Wellen**
  Sie treten beim Erwachsenen mit geschlossenen Augen auf (Frequenz 8–12/s)
- **Beta-Wellen**
  Die hochfrequenten Wellen treten auf, wenn die Augen geöffnet sind (Frequenz 13–30/s)
- **Theta-Wellen**
  Diese niedrigfrequenten Wellen sind charakteristisch für leichte Schlaf- und Traumphasen (Frequenz 4–7/s)
- **Delta-Wellen**
  Sie sind charakteristisch für den Tiefschlaf des Erwachsenen und weisen die niedrigste Frequenz aller Wellen auf (Frequenz 1–3/s)

Durch Provokationen über Hyperventilation zum einen oder Simulation durch Lichtblitze zum anderen, aber auch durch Schlafentzug können Aktivitäten im EEG stimuliert werden. Das Ziel ist die Frühdiagnose epileptischer Funktionsstörungen; dabei lassen sich kortikale Funktionsstörungen als Herdbefund beschreiben. Im Bereich der Epilepsiediagnostik steht das EEG im Zentrum: hier werden v.a. *Spike-Wave-Aktivitäten* nachgewiesen. Bei normalen Kopfschmerzen ist das EEG unauffällig, zeigt aber deutliche Veränderungen bei raumfordernden Prozessen (Hirntumoren) oder Hirnödemen.

Evozierte Potenziale. Die Reizantwort des ZNS auf unterschiedliche Reize lässt sich als → **evozierte Potenziale** beschreiben:
- VEP visuell evozierte Potenziale
- AEP akustisch evozierte Potenziale
- SSEP somatosensibel evozierte Potenziale
- MEP motorisch evozierte Potenziale

Die Bestimmung von VEP bewährt sich vor allem als Verlaufsdiagnostik der Optikusneuritis bei Multipler Skerose (s. u.). Über einen Kopfhörer vermittelte akustische Potenziale können Störungen im Bereich des N. cochlearis des VIII. Hirnnerven und Störungen im Verlauf der Hörbahn im Hirnstamm aufzeigen. Besonders Tumoren im Kleinhirnbrückenwinkel zeigen ein pathologisches Potenzialmuster. Bei Rückenmarksprozessen und zur Dokumentation der Höhe spinaler Tumoren oder von Plexusläsionen werden somatosensible evozierte Potentiale (SSEP) ausgelöst. Motorisch evozierte Potentiale (MEP) dienen der Diagnose und Verlaufsbeurteilung von amyotropher Lateralsklerose und multipler Sklerose.

Elektromyografie. Über die Nadelelektroden können mittels der Elektromyografie (EMG) Aktionspotenziale der Skelettmuskulatur abgeleitet werden. Das Ziel ist der Nachweis einer pathologischen Spontanaktivität bei neurogenen Prozessen und Myopathien.

Elektroneurografie. Die Nervenleitgeschwindigkeit (NLG) kann motorisch und sensibel durch die Elektroneurografie (ENG) bestimmt werden. Gemessen wird hierbei die Latenzzeit zwischen einem Reizimpuls und der Reizantwort zwischen zwei peripher angelegten Elektroden. Die Nervenleitgeschwindigkeit wird bei radikulären Nervenläsionen untersucht und spielt eine wesentliche Rolle in der Differenzierung des Polyneuropathien. Zu den elektrophysiologischen Untersuchungen gehört auch die elektrische Reflexprüfung durch Nervenreizung und elektrophysiologische Messungen der Muskelreaktion.

Entzündungen des ZNS

Entzündliche Erkrankungen des Zentralnervensystems werden als Enzephalitis oder Myelitis bezeichnet, Entzündungen der Hirnhäute als Meningitis. Häufig kommen sie in Kombination als Meningoenzephalitis vor. Fast immer sind sie Teil einer systemischen Erkrankung durch bakterielle oder virale Infektionen. Auf 100000 Menschen kommen rund 15 Fälle einer Meningitis oder Enzephalitis. Zu den häufigen Erregern zählen Varizellenvirus, Erreger von Masern, Mumps und Herpes simplex. Seltener sind Rötelnviren, Toxoplasmen oder Borrelien. Weltweit scheinen sich jedoch Borrelien und der HIV Virus als Ursache einer Enzephalopathie auszubreiten.

Meningitis

Die Ursachen einer bakteriellen Meningitis ist auf drei Wegen möglich:
- Hämatogene Ausbreitung von Infekten des Nasen-Rachenraums, z.B. durch Meningokokken
- Ausbreitung von Infektionen im Bereich des Mittelohrs, der Nasennebenhöhlen (seltener der Orbita) durch Pneumokokken oder Staphylokokken
- Direkte Infektionen durch Verletzungen mit Freilegung der Dura; auch operativ angelegte Shunts zum Liquorabfluss können Grund für eine Infektion sein

Die Symptomatik bei Patienten bei bakterieller → **Meningitis** setzt akut mit Kopfschmerzen, Erbrechen, Fieber, Lichtscheu und Somnolenz ein. Es können auch epileptische Anfälle auftreten. Die seltene Meningitis bei Tuberkulose verläuft dagegen schleichend. Die Ursachen sind in den unterschiedlichen Altersgruppen verschieden. Während bei Neugeborenen eher E. coli und Streptokokken B im Vordergrund stehen, sind es bei Kindern und Jugendlichen vor allem Hämophilus influenzae und Pneumokokken. Bei Erwachsenen wird eine Meningitis durch Neisserien, Pneumokokken und Staphylokokkus aureus ausgelöst. Durch Viren ausgelöste Meningitiden

> **Untersuchung bei Meningitis**
>
> - **Meningismus**
>   Der Patient empfindet die passive Kopfneigung als schmerzhaft und setzt einen Widerstand dagegen ein
> - **Brudzinski-Zeichen**
>   Der Patient beugt im Hüft- und Kniegelenk, wenn der Kopf passiv geneigt wird
> - **Kernig-Zeichen**
>   Wird das Kniegelenk bei Beugung in der Hüfte gestreckt, treten starke Schmerzen auf
> - **Lasègue-Zeichen**
>   Dem passiven Heben des gestreckten Beines wird ein Widerstand entgegengesetzt; die Bewegung wird als Schmerz empfunden

bei FSME oder Herpes Zoster verlaufen meist unspezifisch und gutartig. Symptome treten vor allem bei Beteiligung des Gehirns (Meningoenzephalitis) auf.

Neben der Nackensteifigkeit (→ **Meningismus**) und den positiven Untersuchungszeichen (s. Tabelle oben) beobachtet man in schweren Fällen einer Meningitis eine Überstreckung des Rumpfes (Opisthotonus). Die Patienten zeigen eine Bewusstseinsstörung und Fieberanstieg bis 41°. Im Liquor findet sich eine massive Erhöhung von Leukozyten und Eiweiß bei Abfall des Blutzuckers. Entgegen seiner wasserklaren Farbe ist er nun trüb und eitrig. Häufig lassen sich Erreger nachweisen.

▶ **Therapie.** Frühzeitig muss hochdosiert intravenös mit Antibiotika behandelt werden, wobei die Wahl des Antibiotikums nach Nachweis des Erregers abgestimmt wird. Antibiotika der Wahl sind bei Meningokokken Penicillin G, bei Pneumokokken Cephalosporine. Fast immer ist eine intensivmedizinische Betreuung notwendig. Als Komplikationen können eine Sepsis und eine Verbrauchskoagulopathie (LE 13) auftreten. Bei einer durch Meningokokken ausgelöste Meningitis kann es rasch zu einem Endotoxinschock mit Gerinnungsstörung und ausgeprägten hämorrhagischen Diathesen kommen. Man spricht vom Waterhouse-Friedrichsen-Syndrom. Dieses tritt besonders bei Säuglingen auf. Hier ist der erste Hinweis auf eine Meningitis die gespannte Fontanelle, ein Hinweis auf den gesteigerten Hirndruck. Die Letalität bei Meningitis hängt vom Erreger ab und liegt zwischen 10–20%. Bei Neugeborenen beträgt sie rund 50%. Mit hoher Letalität gehen besonders Infektionen der Meningen durch Kolibakterien einher.

Enzephalitis

Häufig ist eine Meningitis mit einer Enzephalitis verknüpft. Zu den besonders häufigen Meningoenzephalitiden gehört die Frühsommermeningoenzephalitis (FSME), die in LE 2 beschrieben wurde. Zu den häufigsten Ursachen einer → **Enzephalitis** gehört die Infektion durch Herpes simplex. Sehr früh treten zerebrale Herdsymptome mit Sprachstörungen und fokalen Epilepsien auf. Die Patienten weisen eine Bewusstseinseintrübung auf. Die Diagnose wird aus der klinischen Symptomatik gestellt; bei Verdacht auf Enzephalitis ist immer eine Lumbalpunktion (auch bei erhöhtem Hirndruck) indiziert. Im Liquor zeigt sich ein deutlicher Anstieg der Zellzahl (>300 Zellen/µl). Eine erste Diagnosesicherung ist über das MRT möglich.

▶ **Therapie.** Die Patienten müssen frühzeitig kontrolliert beatmet werden. Zur Behandlung des Hirnödems werden hyperosmolare Substanzen gegeben. Medikamentös wird das Virostatikum Aciclovir über etwa 2 Wochen verabreicht. Als ungünstiger prognostischer Faktor gilt ein früh einsetzendes Koma. Je älter die Patienten sind, desto schlechter wird die Prognose. Häufig bleiben nach Ausheilung Residualsymptome zurück: Paresen, Denkstörungen, Antriebs- und Affektstörungen oder Erblindung.

HIV Enzephalopathie. Die Infektion mit HIV (LE 13) geht in >50% mit einem Befall des ZNS einher. Die HIV Enzephalopathie zeigt sich durch epileptische Anfälle und Bewusstseinsstörungen. Gegenüber diesem akuten Verlauf führt die subakute Enzephalitis zu Gedächtnis- und Antriebsstörungen, es folgt eine feinmotorische Ataxie und bei jedem 5. Patient eine Demenzentwicklung. Häufig kommt es zur Entwicklung einer Polyneuropathie. Eine akute Enzephalitis tritt in rund 1% der HIV Infektionen auf.

Hirnabszess. Ein Hirnabszess ist die Folge einer eitrigen Gewebseinschmelzung im fortgeschrittenen Stadium einer Enzephalitis. Die Leitsymptome treten meist nach einer Latenzzeit von 1–2 Wochen nach einer Infektion (z.B. Sinusitis, Endokarditis) auf:
- Kopfschmerzen
- Erbrechen
- Fieber
- fokale Symptome mit epileptischen Anfällen
- Somnolenz

Die meisten Fälle eines Hirnabszesses treten durch hämatogene Fortleitung aus Entzündungsherden in den Nebenhöhlen, dem Mittelohr oder als Folge einer Mastoiditis auf. Die Diagnose wird im CT und MRT gestellt. Im Liquor finden sich vermehrte Zellen und häufig auch Blut. Bei 30% aller Patienten sind jedoch alle serologischen Befunde unauffällig. Jeder dritte Hirnabszess entsteht in Folge von traumatischen Hirnverletzungen.

Prionenerkrankungen

Die bovine spongioforme Enezephalopathie (BSE, Rinderwahnsinn), die seit etwa 20 Jahren in Europa bei Rindern beschrieben wird und bei Schafen als Traberkrankheit bekannt ist, zieht sich als Sensationsthema immer wieder durch die Breitenpresse. Als Ursache für die Hirnumbauprozesse werden eiweißähnliche Strukturen, Prionen, verantwortlich gemacht. Die Übertragung des BSE Prions auf den Menschen gilt als Ursache für die Creutzfeldt-Jakob-Krankheit (CJD, Creutzfeldt-Jakob Disease). Sie tritt

sehr selten auf; für das Jahr 2001 wurde die Diagnose bei 14 Patienten auf 10 Millionen Einwohner gestellt. Sie tritt überwiegend nach dem 60.Lebensjahr auf. Zu den Symptomen der Creutzfeldt-Jakob-Krankheit gehören
- Schlafstörungen
- Appetitverlust
- Persönlichkeitsstörungen
- rasche Entwicklung einer Demenz
- Visusstörungen
- Störungen der Sprachbildung
- Gangstörung mit Sturzgefahr

Die neurologische Symptomatik schließt sich den psychischen Veränderungen erst an. Der Infektionsweg für den Menschen ist bis heute nicht eindeutig geklärt. Zu den sicheren Übertragungswegen gehört die iatrogene Ursache durch unzureichend sterilisierte neurochirurgische Instrumente und Transplantationen von menschlichem Gewebe im Bereich des ZNS. Eine genetische Prädisposition scheint Voraussetzung zu sein, denn eine familiäre Form der CJD ist bekannt. Eine kausale Therapie der CJD gibt es nicht. Die Krankheit führt rasch progredient innerhalb von rund einem halben Jahr zum Tod. Bei der familiären Form der CJD liegt das Überleben nach Auftreten der Symptome bei rund 2 Jahren. Jeder Verdacht auf CJD ist meldepflichtig.

Multiple Sklerose

Bei der multiplen Sklerose (MS), die auch als Enzephalomyelitis disseminata bezeichnet wird, handelt es sich um eine schubförmige oder chronisch progredient verlaufende Erkrankung von Gehirn und Rückenmark durch Verlust des Myelins in den Markscheiden. Bei jedem dritten Patienten treten als erstes Symptom Doppelbilder durch eine Neuritis des N. opticus (II) auf. Bereits 1868 beschrieb Charcot die typische Trias der MS:
- Nystagmus
- Sprachstörung
- Intentionstremor

Die → **multiple Sklerose** tritt v.a. zwischen dem 20.–40. Lebensjahr auf. Der krankheitsauslösende Prozess ist unklar. Angenommen werden Autoimmunreaktionen auf Grund von Virusinfektionen im Jugendalter. Ein Infektionsnachweis ist bisher jedoch nicht gelungen. Das gehäufte Auftreten von MS unter eineiigen Zwillingen weist auf eine genetische Veranlagung hin. Der schubförmige Verlauf mit Schädigung der weißen Substanz des Rückenmarks wird als eine Neuroallergie verstanden. Histologisch finden sich als Krankheitssubstrat unsystematisch verteilte Entmarkungsherde (Plaques). Bei über der Hälfte aller Patienten wird die Diagnose einer MS zu spät gestellt, da die Primärsymptome entweder flüchtig waren oder nicht auf die Diagnose hinwiesen.

Zunehmend entwickelt sich das Bild einer zentralen Lähmung mit Spastik, wobei vor allem die Beine betroffen sind. An den unteren Extremitäten sind die Reflexe gesteigert. Bei 70% der Patienten ist der Bauchhautreflex abgeschwächt oder nicht vorhanden. Das → **Babinski-Zeichen** (s. o.) wird bei Dreiviertel der Patienten positiv. Ebenfalls 75% weisen die Symptome der Charcot-Trias auf. Die Diagnose einer MS wird durch das MRT gestellt; schon zu Krankheitsbeginn zeigt es multiple Entmarkungsherde. Im Liquor kann eine Erhöhung von IgG nachgewiesen werden. Je nach Ausmaß der Beteiligung des Rückenmarks kann es zum kompletten Querschnittssyndrom kommen. Störungen der Kontinenz treten spät auf und sind selten. Die Patienten leiden in Reaktion auf die Erkrankung durch Depressionen. Der Verlaufscharakter der Erkrankung ist schubweise, wobei die Schübe unterschiedlich lange dauern und sich innerhalb von 2 Monaten zurückbilden. Eine progrediente maligen Verlaufsform die innerhalb weniger Jahre zum Tode führt, ist selten.

Frühsymptome bei MS

- Doppelbildsehen
- Blickrichtungsnystagmus
- Augenmuskellähmungen mit Schielen
- abgeschwächte Kornealreflexe
- Sprachstörung
- Schluckstörung
- Heiserkeit

▶ **Therapie.** Gegenwärtig ist MS noch nicht heilbar. Im Schub kann durch hoch dosierte Kortikosteroide das entzündliche Ödem reduziert werden. Durch die Gabe von Interferon Beta 1B wird die Schubrate um rund 30% gesenkt. In der aktuellen Beobachtung stehen auch die Gabe von Interferon Beta 1A, das eine geringere Nebenwirkungsrate aufweist (zur Therapie mit Interferon s. den Abschnitt über Therapie der chronischen Hepatitis in LE 10.2) und immunmodulatorische Verfahren. Bei schweren Verläufen können auch Immunsuppressiva wie Cyclophosphamid oder Methotrexat eingesetzt werden. Wichtig ist eine früh beginnende Bewegungstherapie um die Feinmotorik zu erhalten. Die Patienten müssen jede körperliche Überbeanspruchung meiden. Auch heiße Bäder können zu einer verstärkten Symptomatik bei MS führen. Die Selbsthilfegruppen für MS sind für den Umgang mit der Erkrankung unverzichtbar.

Präparate zur Behandlung bei MS (Der Nervenarzt 12/2004)

- Betaferon®: Interferon-β 1b (s.c. Injektion jeden 2. Tag)
- Refib® 44: Interferon-β 1a (s.c. Injektion 3mal/Woche)
- Refib® 22: Interferon-β 1a (s.c. Injektion 3mal/Woche)
- Avonex®-Injektionslösung: Interferon-β 1a (i.m. Injektion 1mal/Woche)
- Avonex®-Pulver: Interferon-β 1a (i.m. Injektion 1mal/Woche)

Tumoren des ZNS

In den verschiedenen Lebensaltern kommen unterschiedliche Hirntumore vor. Im Kindes- und Jugendalter finden sich gehäuft Medulloblastome, Astrozytome und Tumore von Hirnstamm und Zwischenhirn (LE 5). Im Alter zwischen 20–50 Jahren kommt es häufig zu Gliomen im Bereich des Großhirns, vor allem Entartungen der Astrozyten und der Oligodendrozyten und zu Hämangioblastomen.

Im Alter >50 Jahren treten gehäuft Adenome der Hypophyse, Meningiome und Glioblastome auf.

Erste Symptome eines Hirntumors sind häufig psychische Veränderungen, die sich als Antriebsstörung zeigen. Bei rasch wachsenden Tumoren treten frühzeitig typische Hirndruckzeichen auf:
- Kopfschmerzen
- Übelkeit
- Brechreiz
- Singultus (Schluckauf)
- Bewusstseinseintrübung

Bei schleichend chronischem Verlauf stehen die Antriebsstörung und Orientierungsdefizite im Vordergrund. Häufig wird auch eine Kompression im Bereich des N. oculomotorius (III) beobachtet. Bei epileptischen Anfällen, die erstmals nach dem 20. Lebensjahr auftreten, muss immer ein Hirntumor ausgeschlossen werden. In Abhängigkeit der Lokalisation eines Tumors kommt es zum Ausfall spezieller motorischer Zentren mit Aphasie und Apraxie, zur Störung der Sehbahn, zur Visusminderung und Hemianopsie (Gesichtsfeldausfall). In Abhängigkeit der durchschnittlichen postoperativen Überlebenszeit werden die Hirntumoren in 4 Grade eingeteilt.

Einteilung der Hirntumoren nach Schweregraden

- **Grad I**: postoperatives Überleben >5 Jahre (beim Astrozytom I bis 40 Jahre)
  Bsp.: Astrozytom I, Neurinom, Meningeom, Adenom der Hypophyse, Hämangioblastom
- **Grad II**: postoperatives Überleben 3–5 Jahre
  Bsp.: Astrozytom II, Oligodendrogliom
- **Grad III**: postoperatives Überleben 2–3 Jahre
  Bsp.: Astrozytom III, anaplastische Tumoren, Neurofibrosarkom
- **Grad IV**: postoperatives Überleben 6–15 Monate
  Bsp.: Astrozytom IV, Meningosarkom, maligne Lymphome

Die Diagnose eines Hirntumors erfolgt durch EEG, CT und MRT. Bei gefäßreichen Tumoren, besonders bei Meningeomen, ist die zerebrale Angiografie, indiziert. Im Liquor kann häufig eine Erhöhung der Proteine nachgewiesen werden.

▶ **Therapie.** Die Therapie eines Hirntumors besteht in der Operation, Bestrahlung und Chemotherapie. Die Operationsmöglichkeiten werden vor allem durch die Gefahr postoperativer neurologischer Ausfälle begrenzt. Dies gilt vor allem bei Eingriffen in die dominante Hemisphäre. Bei Tumoren Grad I und II (s. Tabelle oben) ist die Therapie stets kurativ, bei höhergradigen Tumoren wird die therapeutische Indikation in Abhängigkeit vom Alter des Patienten und der Einschränkung des Allgemeinzustands (AZ) nach dem → **Karnofsky-Index** auch von palliativen Überlegungen bestimmt. Mit der Operation ist fast immer eine Strahlentherapie verknüpft; dadurch wird das Überleben der Patienten erhöht. Allerdings sind Gliome nur gering strahlensensibel. Inwieweit eine Chemotherapie wirksam wird, hängt von der Blut-Hirnschranke und der Liquorgängigkeit der Zytostatika ab. Auch hier zeigen sich Gliome als gering chemosensitiv. Adjuvant muss ein perioperatives Hirnödem durch Kortikosteroide behandelt werden. Epileptische Anfälle können die Gabe von Antiepileptika erforderlich machen.

Astrozytom

Astrozytom Grad I. Astrozytome stammen aus den Gliazellen des ZNS. Das Astrozytom Grad I (pilozytisches Astrozytom) ist das häufigste Gliom im Kindes- und Jugendalter; es handelt sich um einen gutartigen Tumor, der überwiegend im Kleinhirn lokalisiert ist. Gelingt die vollständige Resektion liegt die Überlebensrate nach 5 Jahren bei 100%.

Astrozytom Grad II. Sie wachsen langsam innerhalb der Hemisphären des Großhirns. Durch diffuse Infiltration können Zysten entstehen. Sie zeigen sich im mittleren Erwachsenenalter in jedem 2. Fall durch eine Fokalepilepsie. Alle Patienten weisen psychische Veränderungen auf. Gelingt die komplette Tumorentfernung, liegt die Überlebenswahrscheinlichkeit nach 5 Jahren bei rund 50–60%.

Astromzytom Grad III. Die Astrozytome des III. Grades werden als anaplastische Astrozytome bezeichnet. Sie sind gefäßreich und wachsen rasch infiltrierend. Als Erstsymptom zeigen sie einen epileptischen Anfall bei Patienten im Alter >40 Jahren. Meist lassen sie sich operativ nur unvollständig entfernen. Die Prognose ist ungünstig bei einer mittleren Überlebenszeit von 2–3 Jahren.

Astrozytom Grad IV. Dieses Astrozytom wird auch als Glioblastom bezeichnet. Der Tumor infiltriert in die weiße Substanz des Großhirns und kann sich vom Balken (Corpus callosum) ausgehend als Schmetterlingsgliom in beide Hirnhemisphären

Karnofsky-Index (AZ)	
100%	keine Beschwerden, keine Symptome
80%	geringe Symptome unter Belastung
60%	gelegentlich Hilfe nötig
50%	benötigt professionelle Hilfe
40%	besondere Pflege regelmäßig nötig
30%	stationäre Behandlung indiziert
10%	Patient ist moribund

ausdehnen. Der äußerst bösartige Tumor, der überwiegend im Alter >55 Jahren erstmals auftritt, zeigt sich durch epileptische Anfälle, Aphasie und Zeichen der Hirndrucksteigerung. Das mittlere Überleben liegt bei <1 Jahr.

Auf die weitere Differenzialdiagnostik zerebraler Tumoren kann der Komplexität wegen an dieser Stelle nicht weiter eingegangen werden. Für die spezielle neurologische Pflege wird die Konsultation der Fachliteratur empfohlen. Zu erwähnen ist, dass sich Non-Hodgkin-Lymphome mit rascher Infiltration auch im ZNS ausbreiten können. Ein Hinweis auf Hypophysenadenome findet sich in LE 12. Das Leitsymptom eines Adenoms ohne Hormonproduktion ist der Gesichtsfeldausfall durch Kompression der Sehbahn. Zu den typischen Folgen eines Hypophysenadenoms im Kindesalter zählt die Akromegalie durch Produktion von somatotropem Hormon. Am häufigsten kommt ein Prolaktin produzierendes Adenom (Prolaktinom) vor, das beim Mann einen Hypogonadismus, bei Frauen eine sekundäre Amenorrhoe und eine Galaktorrhoe auslöst. Adenome, die durch die Überproduktion anderer glandotroper Hormone in Erscheinung treten, sind selten.

Schädel-Hirn-Trauma (SHT)

Schweregrade eines SHT

Das Schädel-Hirn-Trauma (SHT) ist eine Bezeichnung für alle Gewalteinwirkungen auf das Gehirn und kann sowohl eine Schädelfraktur als auch eine Contusio cerebri (Gehirnerschütterung mit substantieller Gehirnschädigung) beschreiben. Im weitesten Sinn zählen auch die unten erklärten Hirnblutungen dazu. Die häufigste Ursache einer SHT sind Hirnverletzungen nach Unfällen, deren Häufigkeit derzeit bei rund 300/100000 Einwohnern liegt. Bei etwa jedem fünften SHT spielt übermäßiger Alkoholgenuss eine Rolle. Der Schweregrad eines SHT wird nach der Glasgow-Coma-Scale (GCS, s. u.) in drei Grade eingeteilt:
- **Grad I** (GCS 13–15)
  Leichtes SHT mit Commotio cerebri
  Bewusstlosigkeit <5 min
- **Grad II** (GCS 9–12)
  Mittelschweres SHT mit geringer Contusio cerebri
  Bewusstlosigkeit <30 min
- **Grad III** (GCS <9)
  Schweres SHT mit ausgeprägter Contusio cerebri
  Bewusstlosigkeit >30 min

Commotio Cerebri

Unter einer → **Commotio cerebri** versteht man eine akute Funktionsstörung des Gehirns durch eine Schädelprellung. Hierbei handelt es sich um die häufigste Form des Schädel-Hirn-Traumas. Das Leitsymptom ist die sofort einsetzende kurze Bewusstlosigkeit mit retrograder Amnesie. Die Bewusstlosigkeit kann bis zu 5 min dauern. Die Patienten leiden unter Kopfschmerzen, Schwindel und Erebrechen. Neurologische Ausfälle lassen sich nicht feststellen. Die Symptome klingen innerhalb weniger Tage (maximal 5 Tage) ab. Zum Ausschluss von Schädelfrakturen und Verletzungen der HWS sind immer Röntgenaufnahmen erforderlich. Die Commotio cerebri bedarf keiner besonderen Behandlung, muss aber über 24 Stunden beobachtet werden. Hierbei ist sowohl der Bewusstseinsgrad als auch die Pupillenreaktion zu prüfen. Die Abheilung erfolgt folgenlos.

Contusio cerebri

Bei einer → **Contusio cerebri** liegt eine Quetschung des Gehirns mit Funktionsstörungen vor. Von dieser Diagnose kann ausgegangen werden, wenn die initiale Ohnmacht >5 min dauert. Liegt sie unter 1 Stunde, liegt eine *leichte* Contusio cerebri vor. Bei einer ausgeprägten Bewusstseinseintrübung >24 h spricht man von einer *schweren* Contusio. Meist geht sie dann mit einer Hemiparese, Ausfällen einzelner Hirnnerven und Sprachstörungen einher. Akut können epileptische Anfälle auftreten. Beklagen die Patienten Schwindel und Brechreiz und zeigen sich Störungen der Pupillenmotorik, muss ein Anstieg des Hirndrucks ausgeschlossen werden. Bei cerebralem Druckanstieg kann zur Contusio eine Compressio cerebri hinzukommen. Das hierbei vorliegende traumatische Hirnödem kann durch Atemstörungen mit Hypoxie und Azidose weiter verstärkt werden. Die Einschätzung des Schweregrads erfolgt nach der → **Glasgow-Coma-Scale** (GCS).

Bei starkem Anstieg des Hirndrucks kann sich ein traumatisches *Zwischenhirnsyndrom* entwickeln. Die Patienten sind somnolent und später auch soporös. Der Muskeltonus ist erhöht, es besteht ein Meningismus und ein positives Babinski-Zeichen. Im weiteren Verlauf kann es zum *Mittelhirnsyndrom* kommen, bei dem der Patient im Koma liegt. Auffallend sind fehlende Reaktionen der Pupillen auf Lichteinfluss und ein Opisthotonus. Übersteigerte Muskeleigenreflexe (Abb. 14.16) und das positive Babinski-Zeichen weisen auf die Verschlechterung hin. Vegetativ reagieren die Patienten mit einer Tachypnoe, Tachykardie, Anstieg der Temperatur und des Blutzuckers. Häufig entwickeln sie einen Diabetes insipidus (LE 12). Bei weiterer Verschlechterung kommt es zur Bradypnoe, die in die terminale Schnappatmung übergeht. Jegliche Eigenreflexe und Zeichen der Pyramidenbahnfunktion erloschen, die Pupillen sind maximal weit und lichtstarr.

Unmittelbar nach einem schweren Schädel-Hirn-Trauma muss ein kraniales CT durchgeführt werden. In der Hälfte aller schweren Hirntraumata finden sich Zeichen der Schädelfraktur. Durch das MRT lassen sich auch kleine intrazerebrale Blutungen nachweisen. Mittels MRT erfolgt auch die Verlaufsbeobachtung. Durch das EEG können postraumatische Epilepsien verfolgt werden.

Glasgow Coma Scale

Reaktion auf Schmerzreiz und Ansprache; Bewertung in Punkten mit Minimalscore 3 und Maximalscore 15 Punkte

- **Öffnen der Augen**
  - spontan — 4
  - auf Ansprache — 3
  - auf Schmerzreiz — 2
  - keine Reaktion — 1
- **Motorische Reaktion**
  - entspricht der Aufforderung — 6
  - gezielte Abwehr auf Schmerzreiz — 5
  - ungezielte Abwehr auf Schmerzreiz — 4
  - Beugesynergismen auf Schmerzreiz — 3
  - Strecksynergismen auf Schmerzreiz — 2
  - keine Reaktion — 1
- **Sprache**
  - klar, Patient ist orientiert — 5
  - Patient ist desorientiert — 4
  - unpassende Antwort — 3
  - unverständliche Laute — 2
  - keine Reaktion — 1

Im Mittelpunkt der intensiv medizinischen Therapie steht die Unterbrechung der zerebralen Hypoxie bzw. deren Vermeidung. Die Patienten werden notärztlich bereits an der Unfallstelle intubiert und mit Sauerstoff beatmet. Liegt kein Schock vor, erfolgt der Transport in schräger Oberkörperhochlagerung.

In der Folge einer Hirnkontusion kann sich ein organisches Psychosyndrom (traumatische Hirnschädigung) entwickeln. Die Prognose der Contusio cerebri hängt von der Dauer des initialen Komas und dem angestiegenen Hirndruck ab. Die Prognose ist dabei vom Alter des Patienten abhängig. Bei jüngeren Patienten kann selbst eine Hirnstammsymptomatik mit Defektheilung ausheilen. Häufig tritt infolge einer Kontusion eine Kontusionspsychose auf; diese kann in ein Korsakov-Syndrom übergehen. Dessen Symptome sind Desorientierung, Gedächtnisstörung und Konfabulationen. Wiederholte Schädel-Hirntraumen z.B. die Boxer-Enzephalopathie, können zur Demenz führen.

Oft geht mit einem Schädel-Hirntrauma auch eine Fraktur des Gesichtsschädels einher. Die Gesichts-Schädelfrakturen werden nach Le Fort eingeteilt. Besonders gefährdet ist hierbei der 2. Ast des N. trigeminus (V), der N. maxillaris.

Die Fraktur der Schädelbasis ist oft durch Blutungen oder Ausfluss von Liquor aus Ohr, Nase und Mund zu erkennen. Früh bildet sich ein einseitiges Monokelhämatom oder beidseitiges Brillenhämatom aus. Jeder Ausfluss von Liquor (Liquorrhoe) stellt eine höchste Infektionsgefahr für das ZNS dar.

> **Gesichtsschädelfrakturen nach Le Fort**
>
> - **Le Fort I**
>   Fraktur des Oberkiefers unterhalb des Jochbeinbogens (Processus zygomaticus)
> - **Le Fort II**
>   Fraktur des Nasenbeins und der Orbita beidseits
> - **Le Fort III**
>   Abtrennung des Gesichtsschädels vom Hirnschädel mit Gefahr der Erblindung durch Verletzung der Sehbahn (N. opticus, II)

Apallisches Syndrom

Beim → **apallischen Syndrom**, das auch als Wachkoma bezeichnet wird, kommt es zu einer Trennung der Funktion der Großhirnrinde und des Stammhirns. Der Zustand des Patienten ist charakterisiert durch den Verlust jeglicher Wahrnehmung bei erhaltener Wachheit. Der Zustand wird erkennbar, wenn der Patient aus dem Koma erwacht. Obwohl er seine Augen öffnet, wird die Umgebung nicht wahrgenommen, d.h. er fixiert die Augen nicht bei beweglichen Objekten und nimmt keinen Kontakt bei Ansprache auf. Die Pupillenreaktion ist abgeschwächt, der Körper reagiert mit reflexhaften Massenbewegungen. Die Augen zeigen unkoordinierte Bewegungen der Bulbi („Bulbuswandern") auf. Häufig liegen primitive Saug- und Greifreflexe vor. Das vegetative Nervensystem reagiert mit einer Stressreaktion (LE 12) mit Schwankungen von Blutdruck, Herzfrequenz und Körpertemperatur. Die vegetativen Funktionen sind unkontrolliert. Die Prognose und Mortalität des apallischen Syndroms hängen von der Ursache und dem Alter des Patienten ab. Für einen jüngeren Menschen beträgt die durchschnittliche Lebenserwartung im → **Wachkoma** noch rund 10 Jahre. In frühen Stadien ist eine volle Remission noch innerhalb von Monaten möglich. Dann bleiben meist jedoch Residualsymptome zurück. Besteht das Wachkoma >1 Jahr, muss von einem anhaltenden Dauerzustand ausgegangen werden. Eine Rückbildung ist dann unwahrscheinlich.

Fallen die Hirnfunktionen definitiv aus und können nur noch durch Beatmung und Stabilisierung der Herz-Kreislauffunktion über intensivmedizinische Maßnahmen aufrechterhalten werden, spricht man vom Hirntod (LE 5).

Hirnblutungen

Traumatische Einblutungen in den Schädelraum (intrakranielle Blutungen; Abb. 14.11, 14.20) treten auf als
- **Epidurales Hämatom**
  Blutung zwischen Schädelknochen und Dura mater
- **Subdurales Hämatom**
  Blutung zwischen Dura mater und Arachnoidea

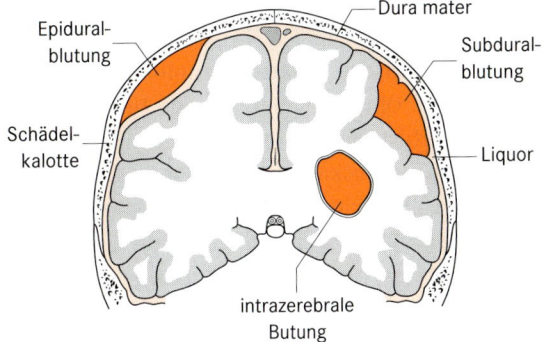

◀ Abb. 14.20.
Hirnblutungen

- **Subarachnoidalblutung (SAB)**
  Einblutung in den Liquorraum
- **Intrazerebrales Hämatom**
  Einblutung in das Hirngewebe bei einer Contusio cerebri; die Hirnventrikel können beteiligt sein

Epidurales Hämatom

Direkt nach einem Schädel-Hirntrauma oder nach einem kurzen freien Intervall können Kopfschmerzen, Erbrechen und eine Unruhe auf ein epidurales Hämatom hinweisen. Besonders Kleinkinder können erste Symptome oft erst nach einigen Stunden entwickeln. Überwiegend stammt die Blutung aus Ästen der A. meningia media. Ein wichtiges Zeichen für eine gefährliche Entwicklung ist eine Anisokorie, die seitenungleiche Weite der Pupillen. Bei ausgedehnten Blutungen kann sich eine Hemiparese entwickeln. Die Prognose bei → **epiduraler Blutung** ist altersabhängig und weist eine Letalität von 20-40% auf. Jeder 5. Patient weist nach dem Trauma eine Behinderung auf. Die Hälfte aller Patienten erholt sich vom Trauma vollständig.

Subdurales Hämatom

Die Entwicklung der Symptome bei einer → **Subduralblutung** kann sowohl akut als auch chronisch sein. Im akuten Fall kommt es innerhalb weniger Stunden zu einer Eintrübung mit einer einseitigen Pupillenerweiterung (Mydriasis) und Hemiparese der Gegenseite. Bei chronischen subduralen Blutungen liegen meist venöse Einblutungen in den Raum zwischen Dura mater und Arachnoidea vor. Die Bewusstseinseintrübung der Patienten korreliert mit dem Ausmaß der Blutung. Ältere Patienten können sich an die Ursache des Traumas oft nicht erinnern. Wenn die Vigilanz nicht beurteilt werden kann oder eine Bewusstseinstörung fehlt, muss eine Mydriasis immer an ein subdurales Hämatom denken lassen. Die Diagnose wird im CT und MRT gesichert. Größere subdurale Hämatome werden durch eine Schädelbohrung entleert, kleinere Hämatome heilen von selbst ab.

Subarachnoidablutung (SAB)

Die Leitsymptome sind heftigste Kopfschmerzen die in den Nacken ausstrahlen. Zeichen des Meningismus weisen auf eine traumatische → **Subarachnoidalblutung** mit Einblutung in die äußeren Liquorräume hin. Ohne Trauma kann die Ursache einer SAB auch die Ruptur des Aneurysmas einer Hirnarterie sein. Hierbei kommt es durch Behinderung des venösen Abflusses zu einem Druckanstieg, mit der Folge des akuten Hydrozephalus. Bei der Hälfte der Patienten tritt hierbei ein Hirnödem auf. Die Lumbalpunktion weist einen blutigen Liquor nach. Therapeutisch muss eine massive Subarachnoidalblutung frühzeitig operiert werden, um die Blutkoagel zu entfernen. Aneurysmen können durch einen Clip verschlossen werden. Durch die Therapie mit vasoselektiven Kalziumantagonisten, z.B. Nimodipin, wird die Entwicklung eines Vasospasmus herabgesetzt. Insgesamt besteht eine hohe Letalität von rund 50% durch Rezidivblutungen.

Grad der Subarachnoidalblutung (SAB-Klassifikation)

- **Grad I**
  asymptomatisch oder leichter Kopfschmerz, leichte Zeichen des Meningismus
- **Grad II**
  Kopfschmerz und deutlicher Meningismus, Pupillenstörungen als Zeichen der Hirnnervenschädigung
- **Grad III**
  Somnolenz, neurologische Herdsymptome
- **Grad IV**
  Sopor oder Koma mit neurologischen Ausfällen und Streckphänomenen
- **Grad V**
  tiefes Koma

Schmerzen

Schmerzen sind stets Warnsignale, die auf völlig unterschiedliche Ereignisse hinweisen können. Die Empfindung von Schmerzen geht über die Beschreibung eines Sinneseindrucks hinaus, denn Schmerzen werden nicht nur wahrgenommen, sondern auch empfunden, d.h. sie werden bewertet und stellen ein seelisches Erlebnis dar. Entscheidend für die Beurteilung der Schmerzen ist die → **Schmerzanamnese**, die folgende Faktoren berücksichtigen muss

- Schmerzqualität
- Schmerzlokalisation und Ausstrahlung
- Schmerzbeginn
- Schmerzdauer
- Schmerzintervalle
- Intensität des Schmerzes
- auslösende Faktoren
- begleitende Faktoren

> **Akute und chronische Schmerzen**
>
> (Der Internist 2005, 10, 1122)
>
> **Akuter Schmerz**
>
> - Dauert Stunden bis Tage
> - Ist ein Warnsignal für eine somatische Störung
> - Weist wenig psychologische und soziale Komponenten auf
> - Ist Ausdruck einer Gewebsschädigung
> - Lässt sich meist gut lokalisieren
> - Bessert sich rasch
>
> **Chronischer Schmerz**
>
> - Dauert Monate bis Jahre
> - Ist das Resultat eines somatischen oder psychischen Prozesses
> - Lässt sich nicht mit einer sinnvollen Funktion verknüpfen
> - Weist eine große psychologische und soziale Komponente auf und führt zu einer veränderten Persönlichkeit
> - Ist nur schwach zwischen Gewebsschädigung und Schmerzerlebnis verbunden
> - Lässt sich nur diffus lokalisieren
> - Verläuft meist progredient mit einer Tendenz zur Verschlechterung

Wenn die Schmerzempfindung deutlich erhöht ist, spricht man von einer Hyperalgesie, ist sie herabgesetzt von einer Hypalgesie. Völlige Schmerzfreiheit wird als Analgesie bezeichnet. Schmerzen, die in einen peripheren Nerv bzw. ein Dermatom (Abb. 14.17) ausstrahlen, werden als Neuralgie bezeichnet. Als klassisches Beispiel ist die Trigeminusneuralgie (s. u.) zu nennen. Brennende, starke und wellenförmig auftretende Dauerschmerzen, die nicht auf ein Dermatom begrenzt sind, werden als Kausalgie bezeichnet. Ursache eines solchen komplexen Schmerzsyndroms sind Schädigungen gemischter peripherer Nerven und vasomotorische Störungen. Die Prüfung der Sensibilität und des Auslösens von Schmerzen wurden im Abschnitt über die neurologische Untersuchung beschreiben.

Entstehung von Schmerzen

In der Haut liegen freie Nervenendigungen als Schmerzrezeptoren (Nozizeptoren, LE 3). Die freien Nervenendigungen kommen aber auch in viszeralen Organen, der Gefäßwand, den Gelenken, Muskeln und Sehnen vor. Schmerz auslösend sind biochemische Reaktionen durch Freisetzung biogener Amine wie Histamin oder von Prostaglandinen. Über sensorische und sensible Afferenzen wird der Schmerzreiz zum Rückenmark geleitet und dann im Tractus spinothalamicus (Vorderseitenstrangbahn des Rückenmarks) zum Thalamus gelenkt. Dort wird er zur Großhirnrinde weitergeschaltet.

Die Schmerzwahrnehmung wird von unterschiedlichen Neurotransmittern beeinflusst. So können im Zentralnervensystem endogene Morphine (Endorphine) die Schmerz leitenden Synapsen blockieren. Die Wahrnehmung des Schmerzes selbst

> **Klassifikation von Rückenschmerzen**
>
> **Nicht radikuläre Rückenschmerzen**
> - Häufigkeit >90%
> - Keine neurologischen Ausfälle
> - Nicht auf Dermatome begrenzt
> - Schmerzen sind bewegungsabhängig
> - AZ nicht beeinträchtigt
> - Rezidive treten häufig auf
> - Hohe Spontanheilung
>
> **Radikuläre Rückenschmerzen**
> - Häufigkeit ca. 5%
> - Auf ein Dermatom bezogen
> - Lasègue-Zeichen ist positiv
> - Neurologische Ausfälle
> - Neigung zur Chronifizierung
>
> **Spezifische Rückenschmerzen**
> - Häufigkeit 1-5%
> - Ursachen durch Frakturen, Entzündungen oder Metastasen
> - Verlauf ist von Grunderkrankung abhängig

erfolgt in den sensorischen Rindenregionen, vor allem im Gyrus postcentralis (Abb. 14.6). Anhaltende Schmerzen werden als „Schmerzgedächtnis" schon bei geringster Reizung ausgelöst. Warum das Zentralnervensystem bei chronischen Schmerzen mit einer gesteigerten Sensibilität reagiert, ist nicht geklärt. Die Schwelle, bei der Schmerzen auftreten, scheint für alle Menschen vergleichbar zu sein, jedoch können die Menschen unterschiedlich stark Schmerzen ertragen, man spricht von der Schmerztoleranz. Von chronischen Schmerzen spricht man, wenn Schmerzen über mehr als 6 Monate anhalten. Phantomschmerzen liegen dann vor, wenn z.B. nach der Amputation eines Körperteils dieses immer noch schmerzhaft wahrgenommen wird, z.B. wenn ein Amputationsstumpf zur Reizung der Nervenenden führt. Die Beeinflussung der Schmerzen ist durch rückenmarknahe Leistungsanästhesien möglich (Abb. 14.21)

Spinalanästhesie

Hierbei wird über eine Lumbalpunktion (Abb. 14.19) das Anästhetikum in den Liquorraum injiziert. Bei der Epiduralanästhesie (Peridualanästhesie) wird das Anästhetikum in den Epiduralraum (Abb. 14.11) injiziert. Bei der Epiduralanästhesie muss darauf geachtet werden, dass die Nadel nicht den Liquorraum erreicht und so eine Spinalanästhesie auslöst. Da die epidural verabreichten Anästhetika wesentlich stärker sind als die bei Spinalanästhesie verwandten Substanzen, könnte es zu einer massiven Überdosierung kommen.

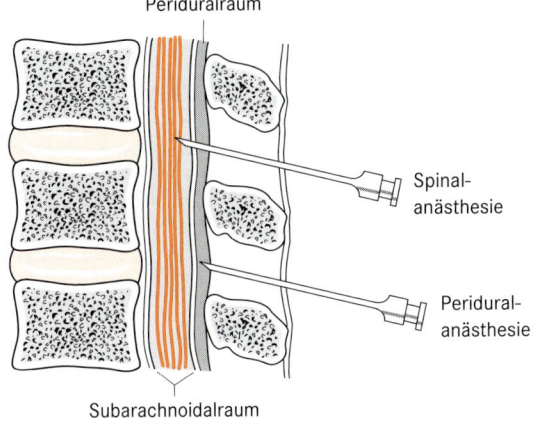

◀ **Abb. 14.21.**
Spinal- und Periduralanästhesie. Bei der Periduralanästhesie (PDA, auch Epiduralanästhesie) wird ein Lokalanästhetkum in den Peridualraum injiziert; dies kann bei Anwendung von Opioiden auch über einen Katheter erfolgen. Bei derSpinalanästhesie wird das Medikament in den Liquor im Subarachnoidalraum injiziert; vor allem in der Geburtshilfe findet diese lokale Betäubung ihre Anwendung

Kopfschmerzen

Die häufigsten Kopfschmerzen sind
- Migräne
- Cluster-Kopfschmerz
- Trigeminusneuralgie
- Spannungskopfschmerzen

Migräne

Bereits im Jugendalter und in 10% bereits im Kindesalter treten Migräneattacken auf. Die Ursache der Migräneentstehung ist nicht geklärt. Allerdings sind individuell bestimmte Auslöser bekannt, die zur → **Migräne** führen können:
- Nahrungsmittel
- Alkohol
- Psychische Faktoren
- Lärm
- Hormonelle Schwankungen u.a.

Migräne ohne Aura. Die häufigste Migräne ist die Migräne ohne Aura, die sich langsam über 1-2 Stunden als ein hämmernder, bohrender Schmerz aufbaut. Meist liegt sie einseitig im Bereich von Stirn und Schläfe vor; die Patienten klagen über einen retroorbitalen Druck. Die Patienten sind ausgesprochen licht- und lärmempfindlich: Photophobie und Phonophobie. Wenn die Patienten sich im akuten Migräneanfall in einen dunklen, ruhigen Raum zurückziehen und den Schlaf finden, geht die Migräne meist vorüber.

Migräne mit Aura. Ist die Migräne mit fokal neurologischen Symptomen vergesellschaftet, spricht man von einer Migräne mit Aura (migraine accompagnée). Häufig kündigt sich diese Migräne mit Sehstörungen an. Diese können bis zu einem Skotom (LE 16) reichen. Oft findet sich eine Einschränkung des Gesichtsfeldes (Hemia-

> **Formen der Migräne**
>
> - **Migräne ohne Aura**
>   rezidivierend ausgelöster Kopfschmerz unklarer Ursache; Dauer wenige Stunden bis 3 Tage; meist einseitig; verbunden mit Übelkeit, Photophobie und Phonophobie
> - **Migräne mit Aura**
>   einseitige Sehstörung und halbseitige Parästhesie, Schwindel bis zu 1 Stunde; anschließend starke Kopfschmerzen
> - **Ophthalmoplegische Migräne**
>   Kopfschmerzen mit nachfolgender Lähmungen der Hirnnerven, die das Auge versorgen (III, IV, VI)
> - **Retinale Migräne**
>   einseitiges Skotom oder Amaurose (Erblindung), die kürzer als eine Stunde anhalten; nach einer beschwerdefreien Phase treten Kopfschmerzen auf

nopsie). Ein Flimmerskotom erreicht nach etwa 20 min seinen Höhepunkt und kann sich weiter zu Parästhesien im Gesicht und einseitig in den oberen Extremitäten entwickeln. Mit Abklingen des Flimmerskotoms kommt es akut zum Kopfschmerz. Eine besondere Form dieser Migräne ist die Basilarismigräne mit Drehschwindel, Sprachstörung, Gangstörung, Tinnitus und einer Hypakusis. Die Kopfschmerzen manifestieren sich meist am Hinterkopf.

Status migränosus. Hält eine Migräne >72 Std. an, bzw. folgt eine Attacke auf die andere, spricht man von einem Status migränosus. In diesem Fall muss durch ein MRT eine Durchblutungsstörung ausgeschlossen werden. Ansonsten sind die neurologischen Befunde bei Migräne unauffällig. Im EEG kann sich ein instabiler Grundrhythmus zeigen.

▶ **Therapie.** Therapie der Wahl ist im Anfall frühzeitig die Zufuhr von ASS (500–1000 mg) oder von Paracetamol. Bei Übelkeit oder wenn keine Besserung eintritt, können Antiemetika gegeben werden. Nur in schweren Fällen sollen Derivate von Ergotamin gegeben werden. Diese Medikamente können bei chronischer Anwendung zu einem Dauerkopfschmerz führen. Als Antiemetika hat sich neben Metoclopramid (MCP) der Wirkstoff Domperidon oder alternativ Sumatriptan bewährt. Mit steigendem Alter nimmt die Anfallsfrequenz der Migräneattacken ab.

Cluster-Kopfschmerz

Diese auch als Bing-Horton-Syndrom bekannte Schmerzattacke ist seltener als die Migräne. Im Gegensatz zur Migräne sind hier mehr Männer als Frauen betroffen. Für die Symptomatik ist charakteristisch, dass die Schmerzen aus dem Schlaf heraus relativ zeitkonstant auftreten und dann zwischen 30 min und 2 h dauern. Die Schmerzen werden als extrem quälend empfunden und sie sind mit vegetativer Symptomatik verbunden:
- verstärkter Tränenfluss
- Rötung im Bereich der Stirn

- verstärktes Schwitzen
- Symptome wie bei akutem Schnupfen
- ggf. einem Horner-Syndrom (Enophthalmus, Ptosis, Miosis)

Auch hier ist die Ursache unbekannt, vermutlich liegen Regulationsstörungen im Bereich des Hypothalamus vor. Differenzialdiagnostisch muss an einen Glaukomanfall (LE 16) oder ein Phäochromozytom (LE 12) gedacht werden. Im Gegensatz zum Cluster-Kopfschmerz sind bei einem Adenom des Nebennierenmarks die Kopfschmerzen beidseitig lokalisiert. Die Akuttherapie einer Schmerzattacke besteht in der Gabe von reinem Sauerstoff über die Nasensonde über 15 min, die Applikation von Lidocain als Nasenspray oder der Verordnung von Sumatriptan. Allerdings ist die orale Zufuhr von Medikamenten wegen der kurzen Dauer der Attacken meist nicht effektiv. Eine Schmerzprophylaxe kann durch die Gabe von Verapamil, einem Kalziumantagonisten, über mehrere Tage unter Kontrolle von EKG und Blutdruck durchgeführt werden. In seltenen Fällen können auch Kortikosteroide wirksam werden.

Trigeminusneuralgie

Bei der Trigeminusneuralgie, die auch als *Tic douleureux* bekannt ist, liegt ein attackenförmiger, einseitiger heftiger einschießender Gesichtsschmerz vor. In den meisten Fällen ist der N. maxillaris, 2. Ast des N. trigeminus (V), betroffen. Auslösende Triggermechanismen sind Berührungen in diesem Bereich, Sprechen, Kauen oder ein Kältereiz. Der Entstehungsmechanismus der Trigeminusneuralgie ist ungeklärt. Während die Trigeminusneuralgie immer einseitig auftritt, kann bei multipler Sklerose auch ein doppelseitiger Gesichtsschmerz auftreten.

▶ **Therapie.** Die Therapie der Trigeminusneuralgie ist die Gabe von Carbamazepin (Tegretal®), das in steigender Dosis bis zur Unterbrechung der Schmerzattacken gegeben wird. Bei den Patienten muss konsequent das EKG zum Ausschluss der Entwicklung eines AV-Blocks kontrolliert werden. Lassen sich die heftigen Schmerzen durch medikamentöse Intervention nicht beseitigen, müssen mikrochirurgisch vaskuläre Verfahren durchgeführt werden. In der sog. Dekompression wird der N. trigeminus von anatomisch abweichend verlaufenden Gefäßen befreit. Dieser Methode gegenüber sind die zerstörenden Methoden durch Injektion von Alkohol oder Phenol in das zentrale Ganglion des N. trigeminus (Ganglion Gasseri) zurückgetreten. Unter Carbamazepin werden rund 80% der Patienten schmerzfrei; die nicht pharmakologischen Methoden haben eine Rezidivrate zwischen 10 und 30%.

Spannungskopfschmerz

Spannungskopfschmerzen können zu den somatischen Störungen gezählt werden. Obwohl die Exposition von Stress, Konflikte und erhöhte Anspannung als häufige Auslöser für den vasomotorischen Kopfschmerz gelten, ist seine eigentliche Entstehung nicht geklärt. Eine familiäre Disposition scheint vorzuliegen. Der Schmerz wird als ringförmig um den Kopf beschrieben, eine Aura oder vegetative Begleitsymptome treten selten auf, Übelkeit ist jedoch möglich. Häufig treten Kopfschmerzen durch Irritationen im Bereich des Halswirbelsäule auf. Man spricht vom *vertebragenen* Kopfschmerz. Die Differenzialdiagnose gegen andere Kopfschmerzarten wird aus der Anamnese und durch den unauffälligen neurologischen Untersuchungsbefund gestellt. Die Therapie der Schmerzen richtet sich in jedem individuellen Fall auf die Ausschaltung der Triggermechanismen, gilt Entspannungsübungen und sollte nur im Anfall medikamentös durchgeführt werden.

Arteriitis temporalis

Die Arteriitis temporalis wird auch als Riesenzellarteriitis oder Morbus Horton bezeichnet. Sie zählt zu den rheumatischen Erkrankungen und wurde bereits bei den Erkrankungen älterer Menschen in LE 5 erwähnt. Symptomatisch gehen die Kopfschmerzen mit starker Erschöpfung, Fieber, häufig Gewichtsverlust und Muskelschmerzen einher. Das Krankheitsbild wird der Polymyalgia rheumatica (LE 15) zugeordnet. Ursächlich scheint ein Autoimmunprozess vorzuliegen; in der Intima der Äste der A. carotis externa, besonders der A. temporalis lassen sich Riesenzellen nachweisen. An der Schläfe fällt eine verdickte Temporalarterie auf. Fast immer berichten die Patienten über Berührungsschmerzen. Im Labor fällt bei der Arteriitis temporalis eine Erhöhung der Senkung als Zeichen der Entzündungsreaktion auf, gleichzeitig liegen eine Anämie, Leukozytose, Eosinophilie und ein Eisenmangel vor. Die Diagnose wird durch eine Biopsie aus der A. temporalis gestellt. Das Mittel der Wahl dieser Erkrankung ist die Gabe von hoch dosierten Kortikosteroiden. Die Therapie muss wegen der Gefahr der Erblindung früh einsetzen, denn unbehandelt kann es zu einer Ausbreitung der Entzündung auf die A. ophthalmica kommen. Die Kortikoidtherapie ist sehr effektiv, muss aber über lange Zeit durchgeführt werden.

Schmerztherapie

Vor jeder Schmerztherapie muss die Analyse der Ursache erfolgen. Die Missbrauchsgefahr von Analgetika ist sehr hoch und gehört zu den größten Abhängigkeiten bei den Patienten. In Zusammenarbeit mit in der Schmerztherapie ausgebildeten Ambulanzen, spielt das Schmerzprotokoll und die Führung eines Schmerztagebuchs eine große Rolle.

Die am häufigsten eingesetzten Medikamente in der → **Schmerztherapie** sind ASS und Paracetamol. Über die Schmerzbekämpfung hinausgehend wirkt Metamizol (Novalgin®) auch spasmolytisch und wird besonders bei Koliken gegeben. Zu den nicht steroidalen Antirheumatika (NSAR) gehören u.a. Diclofenac, Ibuprofen und Indometazin. Über die Bedeutung der Hemmstoffe des Enzyms Cyclooxygenase (COX-2-Hemmer) besteht noch keine einheitliche Meinungsbildung, da hier die Gefahr einer erhöhten kardiovaskulären Mortalität diskutiert wird. Wenn mit den genannten Analgetika kein ausreichender Behandlungserfolg erzielt werden kann, werden Opioide gegeben. Alle Medikamente der Stufe I (s. u.) weisen einen „Ceilingeffekt" auf: ab einer bestimmten Dosis wirken sie nicht stärker; sie „stoßen an die Decke (ceiling)". Bei Opioiden handelt es sich um Substanzen, die aus Opium abgeleitet wurden und die auf die Opiatrezeptoren des ZNS wirken. Im Gegensatz zu aus Opium hergestellten Opiaten oder Morphinen werden synthetische Medikamente, die auf die Endorphinrezeptoren im ZNS wirken, als Opioide bezeichnet. Sie alle haben eine unterschiedlich starke Schmerzstillung und sedierende Wirkung. Schwache Opioide wirken über einen Zeitraum von 8-12 h. Stark wirkende Opioide werden immer individuell dosiert. Begonnen wird mit einer geringen Dosis von 3x10 mg Morphin. Die Dosierungen sollten exakte Zeitabstände von 8-12 h einhalten. Auch starke Opioide können transdermal als Pflaster, z.B. Durogesic®, appliziert werden. Problematisch ist die obstipierende Wirkung auf den Magen-Darm-Trakt. Psychisch wirken sie euphorisierend und entspannend. Allerdings kann sich eine Toleranzentwicklung einstellen. Die früher häufig diskutierte und befürchtete Hemmung des Atemzentrums tritt nur bei hohen Dosierungen auf. Im klinischen Alltag spielt diese Komplikation eine untergeordnete Rolle.

Opioide. Opioide werden in schwach wirkende und stark wirkende Analgetika eingeteilt.

Schwach wirkende Opioide sind:
- Dihydrocodein
- Tramadol (Tramal®)
- Pentazocin (Fortral®)

Stark wirkende Opioide sind
- Pethidin (Dolantin®)
- Morphin
- Buprenorphin (Temgesic®)
- Fentanyl

Fentanyl wird häufig in der Notfallmedizin eingesetzt, kann aber auch als Membranpflaster (Durogesic®) verabreicht werden. Fentanyl ist 10fach stärker als Morphin. Häufig werden medikamentöse Schmerzstrategien mit einer adjuvanten Therapie unterstützt. Hierzu zählen Psychopharmaka wie Antidepressiva, Sedativa wie Benzodiazepine, Neuroleptika, aber auch entzündungshemmende Medikamente. Nach dem Stufenschema der WHO sollen Schmerztherapien immer mit der ersten Stufe beginnen um erst bei nicht ausreichender Ansprache auf die nächsten Stufen überzugehen.

Zu den speziellen Schmerztherapien gehören die Lokalanästhesie und die rückenmarksnahen Leitungsblockaden, die oben erwähnt wurden. Bei jeder Schmerztherapie müssen die Patienten über mögliche Nebenwirkungen, aber auch über die Nichtwirksamkeit der Medikation aufgeklärt werden. Sie müssen wissen, dass eine Schmerztherapie zu kognitiven Einschränkungen und Konzentrationsstörungen führen kann. Dies trifft besonders auf die Einstellungsphase zu. Die Frage der Fahruntüchtigkeit muss vom Arzt festgestellt werden. Wenn möglich sollten alle medikamentösen Therapien mit einer aktivierenden Physiotherapie und ggf. durch Psychotherapie unterstützt werden. Die Therapie mit Opioiden muss immer auf die Compliance des Patienten hinterfragt werden, um einen Medikamentenmissbrauch zu er-

> **Stufenschema der Schmerztherapie nach WHO**
>
> - **Stufe 1**
>   Gabe von Nichtopioidanalgetika
> - **Stufe 2**
>   Gabe von schwachen Opioiden
> - **Stufe 3**
>   Starke Opioide
>
> Bei Stufe 2 und 3 können Medikamente der Stufe 1 in geringer Dosis weiter gegeben werden. Alle drei Stufen sollen durch eine adjuvante Therapie begleitet werden.

kennen. Auch eine chronische Schmerztherapie soll immer wieder (mit Ausnahme bei metastasierenden Tumoren) darauf hin untersucht werden, ob eine vorsichtige Dosisreduktion möglich ist.

Krämpfe

Ein Krampfanfall des Gehirns kann nach außergewöhnlichen Belastungen und in besonderen Lebensphasen auftreten. Dazu gehört der Fieberkrampf bei Kleinkindern, die zwischen dem 1.–5. Lebensjahr bei 3% aller Kinder auftreten. Krämpfe und Kopfschmerzen bei Kindern wurden in LE 5 eingehend dargestellt. Auch im Rahmen einer Enzephalitis oder bei Hypoglykämie kann es zu Gelegenheitskrämpfen kommen. Ein einmaliger Krampfanfall von kurzer Dauer (maximal 15 min) bedarf keiner Therapie und tritt in den meisten Fällen auch nicht mehr auf. Natürlich muss eine Grundkrankheit erkannt und beseitigt werden.

Epilepsie

Eine Epilepsie ist die Folge von der plötzlichen synchronen Entladung von Neuronengruppen des Gehirns. Dadurch wird unwillkürlich eine motorische und Bewusstseinsstörung ausgelöst. Die Epilepsie tritt am häufigsten im ersten und nach dem 60. Lebensjahr auf. Das Leitsymptom der → **Epilepsie** ist das wiederholte Auftreten von Krampfanfällen. Diese Krampfanfälle werden nach fokalen und generalisierten Anfällen getrennt.

Die Ursachen einer Epilepsie sind vielfältig und nicht in jedem Fall geklärt. Symptomatische Ursache könnten Folgen eines Schädel-Hirntraumas oder eine Fehlentwicklung sein. Von einer *kryptogenen* Ursache spricht man, wenn der Anamnese nach ein Auslöser wahrscheinlich ist, dieser aber nicht nachgewiesen werden kann. Bei einer *idiopathischen* Epilepsie liegt vermutlich eine genetische Disposition vor.

Das Erscheinungsbild einer Epilepsie kann sich zeigen in

- Kleinen generalisierten Anfällen (z.B. Absence), die einem Grand-Mal vorausgehen können

> **Klassifikation epileptischer Anfälle**
>
> **Fokale (partielle) Anfälle**
>
> Einfach fokale Anfälle
> - mit motorischen Symptomen (Jackson-Anfall)
> - mit sensibel-sensorischen Symptomen
> - mit vegetativen Symptomen
> - mit psychischen Symptomen
>
> Komplexe fokale Anfälle
> - mit einfach lokalem Beginn
> - mit Bewusstseinsstörung, die von Anfang an besteht (psychomotorischer Anfall)
>
> Fokale Anfälle mit Entwicklung zu sekundär generalisierten tonisch klonischen Krämpfen
>
> **Generalisierte Anfälle**
>
> Absencen
> - nur mit Bewusstseinsstörung
> - mit klonischen Komponenten
> - mit atonischen Komponten
> - mit tonischen Komponenten
> - mit Automatismen
> - mit vegetativen Komponenten
>
> Myoklonische Anfälle (impulsives Petit Mal)
>
> Klonische Anfälle
>
> Tonische Anfälle
>
> Tonisch-klonische Anfälle

- Primär generalisiertes Grand-Mal, das typisch beim Aufwachen durch Schlafentzug oder Lichtblitze entstehen kann. Am häufigsten findet sich das im Erwachsenenalter
- Fokale Anfälle, die der Patient beschreiben kann

Die mit einer Aura beginnenden komplexen fokalen Anfälle, die auch als Dämmerattacken bezeichnet werden, zeigen sich durch eine Bewusstseinseintrübung >1 Minute, wobei stereotype automatische Bewegungen auftreten. Häufig schmatzen die Patienten oder führen Schluckbewegungen aus. Das vegetative Nervensystem kann mit einer Hautrötung und Tachykardie beteiligt sein. Es liegt eine retrograde Amnesie vor.

Grand Mal. Die dramatischste Epilepsie ist die → **Grand-Mal**-Epilepsie. Sie beginnt mit einem Initialschrei und plötzlicher Bewusstlosigkeit des Patienten. Nach Auftreten einer tonischen Phase mit gestreckten Extremitäten, weiten lichtstarren Pupillen und u. U. einer Zyanose folgen klonische Krämpfe mit schaumigem Speichel vor dem Mund, Inkontinenz und Gefahr des Zungenbiss. Kurz darauf tritt der Terminalschlaf mit langsamer Wiederkehr des Bewusstseins auf. Es besteht eine retrograde Amnesie.

Petit Mal. Eine Petit-Mal-Epilepsie kann sich als Absencen, durch kurze Muskelzuckungen (myoklonische Krämpfe; s. o.) durch plötzlichen Tonusverlust der Muskulatur (Atonie) oder Anfälle mit Muskelkrämpfen und Spastik (tonische Anfälle), sowie klonische Anfälle zeigen. Zu den Petit-Mal-Epilepsien gehören auch die BNS-Krämpfe, die bei Kleinkindern in LE 5 beschrieben worden sind. Im Mittelpunkt der Diagnose der Epilepsie steht das EEG, das nach Provokationstest oder als Langzeit-EEG aufgezeichnet wird. Der Anfall kann durch Videoaufnahmen dokumentiert werden. In der weiteren Diagnostik spielen auch das zerebrale CT, die Angiografie und die Erhebung des internistischen Profils (EKG, Labordiagnostik, Ausschluss von Stoffwechsel- und Lebererkrankungen etc.) eine Rolle.

▶ **Therapie.** Die Therapie der chronischen Epilepsie erfolgt durch Antiepileptika (die genannten Dosierungen stehen für die Monotherapie; bei Kombinationen wird die Dosis der einzelnen Wirkstoffe reduziert):

- **Carbamazepin** (z.B. Tegretal®)
  bei Grand Mal und fokalen Anfällen; Sättigung über 2–3 Wochen, dann 2x täglich (600 mg bis 2,4 g); Patienten können mit Müdigkeit, Schwindel, Magenbeschwerden und Allergien reagieren
- **Ethosuximid** (z.B. Petnidan®)
  wirkt nur bei Absencen; Sättigung über 3 Wochen, dann 2x täglich (500 mg bis 1,5 g); Patienten können mit Kopfschmerzen, Schlafstörungen, psychotischen Veränderungen und einer Anämie reagieren
- **Gabapentin** (z.B. Neurontin®)
  wirkt besonders gut bei fokalen Anfällen; Sättigung über 1–2 Wochen, dann 3x täglich (1,6–3,6 g); Patienten können mit Schwindel reagieren
- **Lamotrigin** (z.B. Lamictal®)
  wirkt bei allen Formen der Epilepsie; Sättigung über 8 Wochen, dann 2x täglich (200–600 mg); Patienten können mit Ausschlägen, Depressionen und Allergien reagieren
- **Phenobarbital** (z.B. Luminal®)
  wirkt v.a. bei Absencen und bei Grand Mal; Sättigung über 1–3 Wochen, dann 1–2x täglich (100–400 mg); Patienten werden sediert und können mit Schwindel und Ataxien reagieren
- **Phenytoin** (z.B. Zentropil®)
  wirkt gut bei Grand Mal und fokalen Anfällen; Sättigung über 2 Tage bis 2 Wochen, dann 1–2x täglich (300–500 mg); Patienten können mit Hyperplasie des Zahnfleischs und Hypertrichose reagieren
- **Primidon** (z.B. Liskantin®)
  wirkt gut bei Absencen und Grand Mal; Sättigung über 3 Wochen, dann 2x täglich (375–750 mg); Patienten werden sediert und können mit Schwindel und Ataxien reagieren
- **Valproinsäure** (z.B. Ergenyl®)
  wirkt bei gut bei allen Formen der Epilepsie; Sättigung über 2–3 Wochen, dann 2x täglich (900 mg bis 3 g); Patienten können mit Gewichtszunahme und Haarausfall reagieren

Die Behandlung beginnt als Monotherapie und wird bei Rezidiven individuell erfolgsabhängig gesteigert. Wegen zahlreicher Nebenwirkungen muss die therapeutische Anpassung vorsichtig erfolgen. Zu diesen Nebenwirkungen zählen Beschwerden im Intestinaltrakt, Schwindel, Schlafstörungen, Depressionen, aber auch Allergien, Erregungsstörungen im EKG mit Auftreten von AV-Block-Bildungen, Hypertrichose und Gewichtszunahme (s. Tabelle oben). Eine Kombination unterschiedlicher antiepileptischer Medikamente wird nur durchgeführt, wenn die Monotherapie nicht ausreicht. Als nicht medikamentöse Verfahren stehen Biofeedbackverfahren, Psychotherapie, der Versuch der Anfallsunterbrechung oder eine Stimulation des N. vagus zur Diskussion. Patientenselbsthilfegruppen sollten die Therapie unterstützen. Oft ist eine Epilepsiechirurgie notwendig. Die Prognose einer Epilepsie hängt von ihrer Ursache und vom Alter des Patienten ab. Idiopathische Epilepsien gehen mit bis zu 90% Anfallsfreiheit im weiteren Leben einher. Symptomatische oder kryptogene Epilepsien weisen eine Anfallsfreiheit bis nur 70% auf.

Status epilepticus. Besteht ein Epilepsieanfall >5 min oder kommt es zu rasch aufeinander folgenden Rezidiven, spricht man von einem Status epilepticus. Im Grand Mal Status ist der Patient auch zwischen den kurz aufeinander folgenden Anfällen nicht voll orientiert. Zu den häufigsten Ursachen eines solchen Status gehört der Wirkverlust der antiepileptischen Medikation, z.B. durch Einnahmefehler, Schlafdefizit oder Alkoholismus. Schwere Hirnerkrankungen und vor allem das Alkoholentzugssyndrom sind häufig der Grund eines → **Status epilepticus** ohne vorausgegangene Epilepsie. Bei chronischer Epilepsie beträgt die Mortalität etwa 4%, steigt aber bei einer chronischen Erkrankung als auslösende Ursache auf 20% an. Therapeutisches Ziel ist die Durchbrechung des Status innerhalb von maximal 30 min. Bei jedem Patienten muss eine Hypoglykämie ausgeschlossen werden. Der Krampfanfall wird durch Phenytoin (z.B. Zentropil®) durchbrochen.

Narkolepsie

Unter einer Narkolepsie versteht man plötzlich auftretende Schlafattacken und Anfälle mit Stürzen. Symptomatisch beginnt das Krankheitsbild mit massiver Müdigkeit (Hypersomnie), wobei der Patient abrupt einschlafen kann. Dies kann unkontrolliert auch im Straßenverkehr der Fall sein. In manchen Formen tritt eine motorische Automatik auf, wobei der Patient eine begonnene Bewegung ohne weiteren Sinn automatisch fortführt. Die → **Narkolepsie** geht häufig mit kataplektischen Attacken einher; hierbei tritt durch Schreckreaktionen oder Überraschung bzw. andere (meist unangenehme) Emotionen ein Tonusverlust der Muskulatur ein. Der Patient stürzt, ist unfähig zu sprechen, aber wach. Eine weitere Facette dieses Krankheitsbildes sind die sog. Schlaflähmungen (Wachanfälle). Hierbei kommt es beim Einschlafen oder Aufwachen zu einer umfassenden Muskelatonie. Die Patienten empfinden diesen Zustand als sehr quälend, da sie die gestörte Zeit und Raumwahrnehmung nicht durchbrechen können und auf äußere Impulse, z.B. durch Wachrütteln, angewiesen sind. In der Phase der Schlaflähmung, aber auch in der Phase der Narkolepsie mit Hypersomnie kann es zu halluzinatorischen Eindrücken mit Sinnestäuschungen kommen, denen die Patienten wehrlos ausgeliefert sind.

Als Ursache dieser Situationen wird eine ungenügende Unterdrückung des REM Schlafes vermutet. Während eine Muskelatonie physiologisch im REM Schlaf auftritt, findet sich dieser Zustand bei Narkolepsiepatienten im Wachzustand. Man spricht von einer REM Dissoziation. Die Diagnostik wird im Schlaflabor und mittels Polysomnografie gestellt. Zu den häufigsten Ursachen der Narkolepsie zählt das Schlafapnoesyndrom, das in LE 8.2 beschrieben wurde. Therapeutisch wird bei Narkolepsie ein fester Schlafrhythmus (nach Schlafprotokoll) empfohlen. Schlafpausen müssen auch während des Tages eingelegt werden. Medikamentös werden je nach Komorbidität unterschiedliche Substanzen gegeben: Koffein, MAO-Hemmer oder Methylphenidat (gehört zu den Betäubungsmitteln). Durch die Teilnahme der Patienten an einer Selbsthilfegruppe können sie mit ihrer Krankheit besser umgehen. Mit fortschreitendem Alter nimmt die Symptomatik der Narkolepsie ab, die Patienten leiden im Alter aber gehäuft an Schlafstörungen.

Schwindel

Unter einem Schwindel versteht man die Störung der räumlichen Orientierung, die häufig mit scheinbaren Bewegungsmustern einhergeht. Schwindel führt oft zur Auslösung eines zentralen Erbrechens mit Übelkeit.

Plötzlich auftretender Schwindel

Der sog. paroxysmale Schwindel wurde erstmals von Menière beschrieben und wird als Morbus Menière bezeichnet. Es liegt eine Erkrankung des Gleichgewichtsorgans vor mit folgender Symptomtrias:
- Tinnitus
- Hörverlust
- akuter Anfall von Drehschwindel

Die Patienten berichten anfangs über einen Druck auf dem Ohr, ein Hörgeräusch und eine Hörverschlechterung, bevor abrupt ein akuter Drehschwindel einsetzt. Die Patienten sind dabei sturzgefährdet. Es kann zu begleitenden Angstattacken kommen. Vegetative Zeichen mit starkem Schwitzen begleiten den → **Morbus Menière**. Häufig kann seinem Vollbild ein jahrelang bestehender Tinnitus vorausgehen. Die Ursache des Morbus Menière ist nicht geklärt; vermutlich handelt es sich um eine Abflussstörung im endolymphatischen System des knöchernen Labyrinths (LE 16). In manchen Fällen sind Jahre zuvor eine Felsenbeinfraktur oder eine Innenohrentzündungen aufgetreten. Differenzialdiagnostisch kommt eine Entzündung des Vestibularnerven, eine Neuritis vestibularis, in Betracht. Im Gegensatz zum Morbus Menière hält hier der Drehschwindel über mehrere Tage an, wobei das Hörvermögen nicht beeinträchtigt ist. Auch ein akuter Schub bei multipler Sklerose (s. o.) kann sich mit heftigem Drehschwindel manifestieren.

▶ **Therapie.** Ein Menièreanfall wird mit Sedativa und einem Antiemetikum behandelt. Selten ist eine chirurgische Intervention zur Abflusserleichterung im Labyrinth notwendig. Bei fast allen Patienten (rund 90%) endet die Erkrankung spontan innerhalb von 5–10 Jahren, wobei jedoch ein Hörverlust auftritt. In 50% der Patienten kommt es innerhalb von 10–20 Jahren auch zur Symptomatik auf der bislang nicht betroffenen Seite.

Benigner Lagerungsschwindel

Hierbei berichten die Patienten über attackenartigen Drehschwindel über mehrere Sekunden, wenn sie sich morgens aufsetzen. Auch durch Körperdrehungen im Liegen kann eine Schwindelattacke ausgelöst werden. Immer begleiten heftige Übelkeit und Schweißausbrüche die Anfälle. Als Ursache wird vermutet, dass sich Otolithen aus dem Utriculus gelöst haben und sich im Schlauch der Endolymphe des hinteren Bogengangs absetzen. (LE 16, Abb. 16.9). Bei jeder Veränderung der Körperlage wird dadurch die Endolymphe bewegt und dem zerebellaren Gleichgewichtssystem ein unphysiologischer Impuls übermittelt. Die Diagnose des benignen, plötzlich auftretenden Lagerungsschwindels lässt sich durch Lagerungsuntersuchungen objektivieren. Solche Lagerungsmanöver sind auch Basis der Therapie, die das Ziel verfolgt, die gelösten Otolithenpartikel in ihren Utriculus zurück zu schwemmen. Über die Hälfte der Patienten werden nach einer einmaligen korrekten Durchführung eines Lagerungsmanövers beschwerdefrei. Die Patienten müssen darin unterwiesen werden, das Lagerungsmanöver selbst durchzuführen, wobei eine krankengymnastische Anleitung hilfreich ist.

Neurogene Synkope

Eine Zusammenstellung der Synkopen findet sich bei den „Leitsymptomen" in der Übersicht 1 dieses Buches. Unter einer → **Synkope** versteht man eine kurz dauernde Ohnmacht. Die häufigsten Symptome, die nicht kardialer Ursache sind, sind vagovasale Synkopen, die reflektorisch über Afferenzen aus Mechanorezeptoren der Gefäße oder Eingeweide ausgelöst werden. Durch eine Verminderung des venösen Poolings (Reduktion des venösen Rückflusses zum Herzen) bei gleichzeitiger Sympathikusaktivierung mit peripherer Vasokonstriktion kann es durch das unzureichende Herz-Zeitvolumen (linker Ventrikel nicht ganz gefüllt) zu einem plötzlichen Druckabfall kommen. Diese Reflexsteuerung erfolgt im Hirnstamm.

Etwa ein Viertel aller Patienten mit wiederholten Synkopen leiden an einer Angsterkrankung oder Depressionen. Häufig findet man auch selbstinduzierte Synkopen, die durch Bauchpresse oder tiefer Inspiration provoziert werden. Differenzialdiagnostisch müssen neben kardialen Ursachen, vor allem Herzrhythmusstörungen, andere reflektorische Synkopen ausgeschlossen werden:

- Hustensynkopen
- Lachsynkopen
- Schlucksynkopen mit Vagusreiz
- Miktionssynkopen
- Hypersensitives Karotissinus-Syndrom

Beim hypersensitiven Karotissinus-Syndrom lösen schon leichte mechanische Irritationen der Barorezeptoren im Bereich der Karotisgabel eine massive Vagusreaktion aus. Die Diagnose kann durch Untersuchungen der Orthostase (Schellong-Test, Kipptisch), einen Karotisdruckversuch unter EKG-Kontrolle, Langzeit-EKG und andere Methoden gesichert werden. Die Akutmaßnahme einer reflektorischen Synkope ist die klassische Schocklagerung. Medikamentöse Therapien sind selten notwendig. Verhaltensstörungen müssen korrigiert und Angsterkrankungen einer Psychotherapie zugeführt werden. Insgesamt ist die Prognose vasovagaler Synkopen sehr günstig. Allerdings bekommen etwa 25% der Patienten innerhalb von 5 Jahren erneut eine Synkope.

Stroke

Bei einem Schlaganfall, Stroke, liegt ein kompletter Infarkt eines arteriellen Hirngefäßes vor, dessen Symptome meist schlagartig eintreten. Oft gehen dem → **Stroke** transitorisch ischämische Attacken, TIA, voraus. Ein reversibles bzw. prolongiert reversibles ischämisches neurologisches Defizit, das als RIND bzw. PRIND bezeichnet wird (beide Begriffe meinen dasselbe) besteht dann, wenn die Symptomatik innerhalb von Tagen bis höchstens 3 Wochen wieder rückbildungsfähig ist. In der modernen Medizin hat es sich durchgesetzt, von einem Schlaganfall als „minor stroke" zu sprechen, wenn neurologische Symptome zurückbleiben, die die Alltagsverrichtungen nicht beeinträchtigen. In Folge eines „major stroke" besteht Hilfs- und Pflegebedürftigkeit.

Risikofaktoren und Ursachen

Grundsätzlich gelten die gleichen Risikofaktoren für die Arteriosklerose der Hirngefäße, wie sie bei der koronaren Herzerkrankung (LE 6.2) und bei der peripheren arteriellen Verschlusskrankheit (paVK, LE 7.2) beschrieben wurden. Besonders für einen Schlaganfall gefährdet sind Patienten mit einer koronaren Herzerkrankung, die mit Herzrhythmusstörungen einher geht (6–17faches Risiko), mit therapieresistentem Vorhofflimmern (Risiko 6–18fach erhöht) und in steigendem Alter bei Hypertonie (6–12faches Risiko). Weitere Risikofaktoren sind ein höheres Alter, Diabetes mellitus, inhalatives Zigarettenrauchen, Fettstoffwechselstörungen bei jüngeren Patienten, die Einnahme von Ovulationshemmern, Alkoholabusus, das Vorliegen einer Homozysteinämie, eine paVK und eine Polyglobulie.

Die Hauptursachen der zerebralen Ischämien, die in 85% ursächlich zu einem Stroke führen, sind Thromboembolien der Hirngefäße, wobei überwiegend das Herz als „Embolieschleuder" gilt. Mikroangiopathien der kleinen Hirngefäße, Entzündungen der Hirnarterien und Thrombosen im Bereich von Hirnvenen und Hirnsinus können ebenfalls Ursachen sein. In 15% liegen ein intrazerebrales Hämatom bzw. eine Subarachnoidalblutung zugrunde.

Symptome bei Ischämie einzelner Hirngefäße

A. cerebri anterior. Bei einer akuten Ischämie im Versorgungsbereich der A. cerebri anterior kommt es zu einer beinbetonten Hemiparese, die mit einer Sensibilitätsstörung und Inkontinenz (Läsion des kortikalen Blasenzentrums) einhergeht. Betrifft der Infarkt auch den Frontallappen und den Balken, tritt ein „Alien-Limb-Syndrome" auf: der Patient nimmt z.B. seine eigene Hand nicht als Teil seines eigenen Körpers wahr.

A. cerebri media. Kardiale Embolien können besonders leicht das Stromgebiet der A. cerebri media erreichen, da die A. carotis interna unmittelbar in die A. cerebri media übergeht (Abb. 7.7). Im Vordergrund der Symptome steht eine Hemiparese mit Betonung der oberen Extremität und, wenn die dominante Hirnhälfte betroffen ist, eine Aphasie. Zu Beginn dieses Strokes findet sich die typische Blickrichtung des Patienten auf den Herd zugerichtet (Deviation conjuguée).

A. cerebri posterior. Bei einem Stroke im Bereich der A. cerebri posterior befindet sich fast immer eine Hemianopsie und bei jedem dritten Patienten eine kontralaterale Hemihypästhesie. Lähmungen treten selten auf. Werden Kerngebiete im Thalamus und im Hirnstamm betroffen, kann es zu Apraxien und Orientierungsstörungen kommen.

A. basilaris. Eine akute Ischämie im Bereich des Hirnstamms führt zu starkem Drehschwindel, Sprachstörungen, Schluckstörungen und Singultus. Häufig finden sich Blickparesen und Bewusstseinseintrübungen bis zum Sopor oder Koma. Ist die A. basilaris komplett verschlossen, entwickelt sich rasch progredient eine Tetraparese u. U. mit Ausfall der Mimik, der Kaumuskulatur und der Zungenbeweglichkeit. Die Patienten können sich dann nur noch durch vertikale Augenbewegungen verständigen, da der N. abducens (VI) häufig mit betroffen ist.

Therapie

Akuttherapie. Das Gewebe des Zentralnervensystems ist von der Versorgung mit Sauerstoff zu 100% abhängig. Das ZNS besitzt keine O_2-Speicher und hat damit eine geringe Strukturerhaltungszeit. Deshalb ist jede zerebrale Ischämie eine Notsituation, die sofort behandelt werden muss. Vergleichbar dem Herzinfarkt gilt hier das Motto: ZEIT IST GEWEBE! Die Blutdruckwerte, so sehr sie auch als Auslöser im Risikoprofil eines Stroke gelten, werden im Akutfall bis 220/120 mm Hg toleriert. Auf der Stroke-Unit wird eine langsame Blutdrucksenkung durchgeführt, vor allem um das Herz zu entlasten. Bei bestehender Linksherzinsuffizienz wird eine Diurese mit Schleifendiuretika eingeleitet. Der Patient erhält Sauerstoff über die Nasensonde. Sowohl eine Hypo- als auch Hyperglykämie müssen ausgeglichen werden. Bei größeren ischämischen Ereignissen kommt es zur Ausbildung eines Hirnödems, das meist zwischen dem 2.–5. Tag maximal entwickelt ist. Hier sind osmotisch wirksame Substanzen indiziert. Die Gabe von HAES® (Hydroxyethylstärke) als Akutmedikament wird kontrovers diskutiert. Die effektivste Akuttherapie ist die systemische Thrombolyse in einem Zeitfenster von 3 Stunden. Die lokale Thrombolyse in den Angiografiekatheter kann bis 6 Stunden nach dem Stroke-Ereignis erfolgen. Diese lokale Thrombolyse wird mit einer Erfolgsrate (Rekanalisierung) von 66% angegeben.

Dauertherapie und Sekundärprävention. In der Follow-up-Therapie kommt der konsequenten Sekundärprävention größte Bedeutung zu. Patienten mit Vorhofflimmern müssen unbedingt mit Marcumar® versehen werden (LE 6.2 und LE 13). Das Risiko eines Stroke wird hierdurch >70% gesenkt. In der Sekundärprävention ist ASS und, wenn dieses nicht vertragen wird, Clopidogrel sinnvoll. Liegen Karotisstenosen vor (>70%) wird eine Karotisthrombendarteriektomie durchgeführt.

Wichtig ist eine frühzeitig beginnende Physiotherapie bei Bewegungseinschränkungen. Hierbei steht u.a. das Bobath-Konzept im Vordergrund. Aphasie und Dysarthrien werden durch früh beginnende Logopädie günstig beeinflusst.

Prognose

Die Prognose eines zerebralen Strokes wird durch Regulationsstörungen von Atmung und Kreislauf ungünstig beeinflusst. In 50% versterben die Patienten durch Komplikationen wie Pneumonie und Lungenembolie. In einem Drittel können die Patienten allerdings wieder soweit rehabilitiert werden, dass sie ihre berufliche Tätigkeit aufnehmen können, ein anderes Drittel bleibt allerdings pflegebedürftig. Jeder 2. Patient stirbt bei einem Stroke innerhalb von 5 Jahren an einem Rezidiv, bzw. im akuten Koronarsyndrom. Nach aktuellem internationalem Konsens gilt als wichtigster Parameter für die Verhinderung eines Stroke-Rezidivs die Einstellung des Blutdrucks auf einen Wert unter 140/90 mm Hg. Die Reduktion des diastolischen Blutdrucks um 5 mm Hg reduziert das Rezidivrisiko innerhalb von 2 Jahren um über 40%.

Sprachstörungen

Rund 75% aller neuropsychologischen Syndrome sind Aphasien. Hierunter versteht man zentrale Sprachstörungen. Dabei werden folgende Formen unterschieden:
- **Motorische Aphasie** (Broca-Aphasie)
  Die Spontansprache ist verlangsamt und imponiert durch kurze telegrammartige Sätze (Aggrammatismus)
- **Sensorische Aphasie** (Wernicke-Aphasie)
  Es besteht ein stark gestörtes Sprachverständnis mit Satzabbrüchen und Wiederholung von gerade geäußerten Teilen des Satzes. Die Sprache wirkt flüssig, die Äußerungen sind aber sinnlos. Häufig äußert der Patient Wortverwechslungen und ersetzt ähnliche Begriffe durch andere Worte. Zur Wernicke-Aphasie gehören auch Wortneuschöpfungen (Neologismen). Die sensorische Aphasie geht meist mit Ischämien im Bereich der A. temporalis posterior, die aus der A. cerebri media hervorgeht, einher

- **Globale Aphasie**
  Hierbei ist die spontane Sprache ebenso stark gestört wie das Sprachverständnis des Patienten. Der Patient stammelt kurze Wortfetzen in steter Wiederholung (Stereotypien) und benutzt Neologismen
- **Amnestische Aphasie**
  Im Mittelpunkt dieses Aphasie stehen Wortfindungsstörungen, die der Patient je nach Sprachbegabung durch Umschreibungen kompensieren kann

Die Hauptursache von → **Aphasien** sind Schlaganfälle und Schädel-Hirntraumen. Jeder plötzlich auftretende Sprachverlust kann zum Initialsymptom eines epileptischen Anfalls gehören. Mit Aphasien häufig einhergehend sind
- Schreibstörungen (Agrafie)
- Lesestörungen (Alexie)
- Rechenstörungen (Akalkulie)

Erkrankungen der Nerven

Schädigungen peripherer Nerven

Die Erkrankungen der Hirnnerven sind zu Beginn dieser Lerneinheit beschreiben worden. Zu den häufigsten Läsionen peripherer Nerven gehören Lähmungen des N. fibularis oder N. ulnaris, wobei meist Unfälle auslösend sind. Eine Druckschädigung des N. medianus durch ein Karpaltunnelsyndrom kommt überwiegend bei Frauen vor. Seitens der Verletzungen werden am häufigsten Schnitte und Stiche, Quetschungen und Zerrungen, sowie anhaltender Druck auf einen Nerven als Auslösermechanismus beobachtet. Zu den besonders häufigen Kompressionssyndromen der unteren Extremität zählt die Meralgia parästhetica mit Druck auf den N. cutanaeus femoris lateralis im Ligamentum inguinale; hier werden Schmerzempfindung und Parästhesien lateral am Oberschenkel empfunden.

N. radialis. Die Versorgungsgebiete der Nerven von Unterarm und Hand sind in Abb. 14.22 dargestellt. Bei einer Schädigung des N. radialis kommt es zur Fallhand (Abb. 14.23c). Je höher die Schädigung des N. radialis sitzt (er verlässt in C5–8 das Rückenmark), desto mehr Streckmuskeln vor allem für das Ellenbogengelenk, sind betroffen.

N. medianus und Karpaltunnelsyndrom. Bei Schädigung des N. medianus fällt die Schwurhand (Abb. 14.23a) auf. Besonders häufig ist die Schädigung des Nerven durch eine Druckschädigung im Karpaltunnel durch die Haltebänder des Retinaculum flexorum: Es tritt ein → **Karpaltunnelsyndrom** auf. Dessen Leitsymptom ist das nächtliche Kribbeln der Finger, das sich auf den gesamten Arm erstrecken kann. Man spricht von einer Brachialgia paraesthetica nocturna. Die Finger sind morgens geschwollen und steif. Im weiteren Verlauf kommen die Missempfindungen

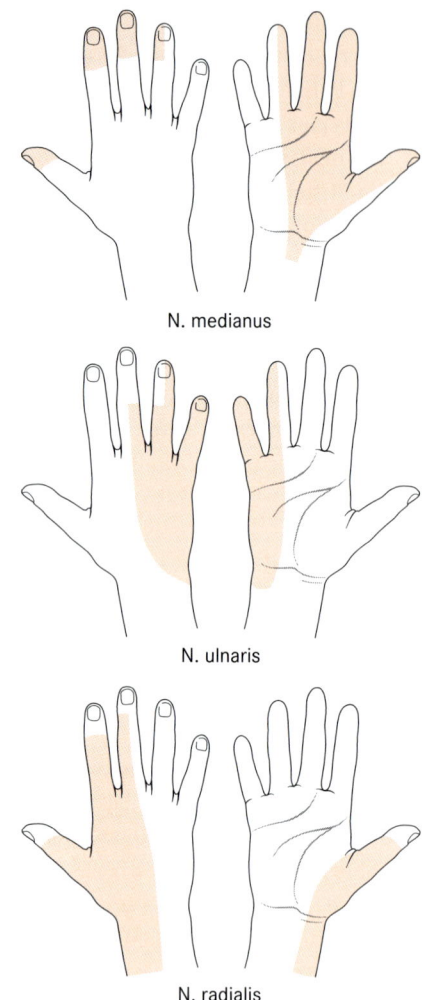

Abb. 14.22.
Nerven der Hand und ihre sensiblen Versorgungsgebiete

auch tagsüber zum Vorschein. Sensibilitätsstörungen werden mit trophischen Störungen von Haut und Nägeln begleitet. Charakteristisch ist eine Atrophie im Daumenballen (Thenaratrophie) und mit einer Parese der Daumenmuskeln (kurzer Abduktor und M. opponens).

Das Karpaltunnelsyndrom ist besonders häufig mit Diabetes mellitus vergesellschaftet und zählt zum Merkmalmuster der diabetischen Polyneuropathie. Weitere Ursachen sind eine Niereninsuffizienz, eine Schilddrüsenunterfunktion, Alkoholabusus und Kollagenosen.

N. ulnaris. Das typische Merkmal einer ulnaren Schädigung ist die Krallenhand (Abb. 14.23b). Meist besteht eine Sensibilitätsstörung der Handkante und der ulnaren Fingerseite. Der Thenar der Kleinfingerseite weist eine Atrophie auf. Als Ursache besteht

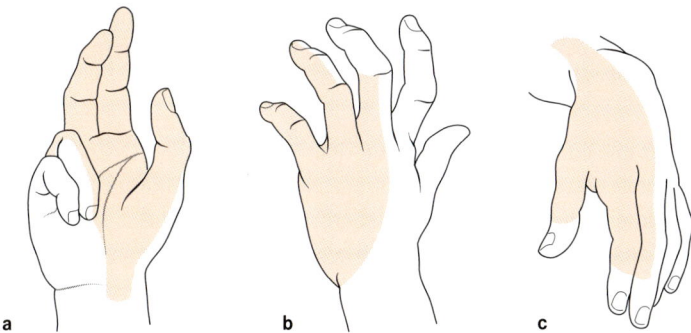

Abb. 14.23. ▲ **Nervenläsionen der Hand.** a) *Schwurhand* bei proximaler Lähmung des N. medianus b) *Krallenhand* bei proximaler Lähmung des N. ulnaris c) *Fallhand* bei proximaler Lähmung des N. radialis Die Regionen mit sensiblen Ausfällen sind in der Zeichnung markiert

häufig eine Druckschädigung des N. ulnaris, der bei C8–TH1 die Wirbelsäule verlässt: die Läsion findet sich fast immer Bereich von Ellenbogen oder Handgelenk.

Wurzelkompressionssyndrom

Schmerzen und Sensibilitätsstörungen, die strikt an Dermatome geknüpft sind (Abb.14.17) weisen auf eine spinale Wurzelkompression hin. Die häufigsten Ursachen sind Bandscheibenschäden im Bereich der LWS bzw. bei L5/S1 und der HWS. Seltenere Ursachen wären Entzündungen im Bereich der Wirbelkörper und Tumoren. Die Lumboischialgie ist durch die Anamnese und charakteristische Schmerzen charakterisiert. Die Ursache eines Bandscheibenschadens ist ein Verlust des Wassergehaltes und Elastizitätsverlust des kollagenen Faserrings (Anulus fibrosus) der Zwischenwirbelscheibe. Wird dieser rissig, kann sich der Nucleus pulposus in den Spinalkanal wölben und vorfallen. Dann liegt ein Discusprolaps vor. Die häufigsten Bandscheibenvorfälle befinden sich in Höhe HWK 5/6, HWK 6/7, LWK 4/5 und LWK 5/SWK1. Auf die unterschiedlichen Formen wird in der folgenden Lerneinheit (LE 15: Störungen der Bewegung) hingewiesen.

Polyneuropathie

Die Definition der Polyneuropathie ist eine Erkrankung mehrerer peripherer Nerven bei einer systemischen Ursache durch Intoxikationen, Infektionen, Stoffwechselstörungen oder genetische Ursachen. Meist finden sich Symptome mit distaler Betonung und symmetrischer Ausprägung. Die häufigsten Ursachen einer → **Polyneuropathie** sind Diabetes mellitus und Alkoholabusus. Etwa die Hälfte der Patienten mit Diabetes mellitus entwickeln innerhalb von 5 Jahren bei einem HbA1c >7% (LE 10.2) eine Polyneuropathie. Der Altersgipfel der diabetischen Polyneuropathie liegt um 70 Jahre, bei Alkoholabusus um 50 Jahre. Charakteristisch für die Symptome sind Schmerzen und Parästhesien, sowie typische handschuhförmige oder strumpfförmige Sensibilitätsausfälle. Auch Blasenfunktionsstörungen können auftreten. Häufig berichten die

Patienten über Ameisenlaufen, Brennen der Fußsohlen (burning feet) und Gangunsicherheit. Die „restless legs" sind ein Hinweis auf chronische Niereninsuffizienz (Urämie), die in LE 9.2 beschrieben wurde.

▶ **Therapie.** Die Therapie einer Polyneuropathie richtet sich nach der Grunderkrankung. Vor allem muss der Versuch unternommen werden, den Alkoholabusus des Patienten zu minimieren und einen Diabetes mellitus auf den Zielwert HbA1c <7% (optimal 6,4%) einzustellen. Häufig kann die Therapie nur symptomatisch ausgerichtet sein, wobei Medikamente wie Thioctacid, Tegretal®, Antidepressiva und B12- bzw. Vitamin B Kombinationspräparate gegeben werden.

IM FOKUS 14

Das Nervensystem setzt sich aus dem ZNS mit Gehirn und Rückenmark, dem vegetativen Nervensystem mit Sympathikus und Parasympathikus und aus dem peripheren Nervensystem zusammen. Die Kommunikation des ZNS mit untergeordneten Organen und mit der Außenwelt des Körpers erfolgt über sensorische oder sensible Afferenzen bzw. motorische Efferenzen.

Das Gehirn ist in vier Lappen gegliedert, die sich auf jeder der beiden Hirnhemisphären durch Furchen und Windungen, Sulci und Gyri, unterscheiden lassen. Im Querschnitt zeigt sich die graue Substanz als Großhirnrinde, die Markscheiden der Nervenbahnen bilden die weiße Substanz. Im Inneren der weißen Substanz sind Zellkörper als Basalganglien zu sehen. Von besonderer Bedeutung sind die beiden Zentralwindungen, die vordere Zentralwindung als Ursprung der primär motorischen Pyramidenbahn, die hintere Zentralwindung als Projektionszentrum für alle sensiblen und sensorischen Impulse, die über Thalamus und Formatio reticularis weiter geleitet werden. Hierbei nimmt der Thalamus die Rolle als „Tor zum Bewusstsein" ein und wirkt zusammen mit anderen Zentren des Zwischenhirns, die Sinnesimpulse bearbeiten, erkenntlich machen und einen individuellen Sinneseindruck ermöglichen.

Das motorische System setzt sich aus dem willkürlichen pyramidalen System und dem unwillkürlichen extrapyramidalen System zusammen. Beide Systeme, die eine Handlungsplanung und ein Handlungsprogramm ermöglichen, arbeiten eng zusammen. Die Pyramidenbahn als erstes Motoneuron beginnt in der vorderen Zentralwindung, durchläuft die innere Kapsel und endet im Rückenmark an den motorischen Vorderhornzellen. Hier erfolgt die Umschaltung auf den motorischen Teil des Spinalnerven, der als zweites Motoneuron in der motorischen Endplatte der entsprechenden Muskelgruppen endet. Dem extrapyramidalen System, das eng mit dem Kleinhirn zusammen arbeitet, sind als Kerngebiete die Basalganglien zugeordnet.

Das Gehirn wird durch Hirnhäute und den Liquor vor äußeren Einflüssen mechanisch geschützt. Zu den Hirnhäuten gehören die Dura mater, die dem Periost des Schädels fest anliegt, die Arachnoidea, die sich über die Hirnwindungen hinweg zieht und unterhalb der Dura mater liegt und die Pia mater, die eng der Hirnoberfläche anliegt. Im Adergeflecht der Ventrikel wird der Liquor gebildet, der in den Ventrikeln des Gehirns und im Subarachnoidalraum (zwischen Pia mater und Arachnoidea) zirkuliert. Zwischen

Liquor und dem Blutkreislauf besteht die Blutliquorschranke. Direkt aus dem Gehirn ziehen 12 Hirnnerven in die Peripherie, wobei der erste und zweite Hirnnerv Teile des Gehirns sind und die Riechbahn bzw. Sehbahn (N. olfactorius, I, und N. opticus, II) darstellen.

Das vegetative Nervensystem, das sich anatomisch und funktionell in Parasympathikus und Sympathikus unterscheiden lässt, dient der Energiemobilisierung bzw. Leistungssteigerung durch den Sympathikus und einer Energie speichernden bzw. die Organe aufbauenden Funktion durch den Parasympathikus. Anatomisch ist der Parasympathikus als Kopf – und Sakralteil im Hirnstamm bzw. im Sakralmark lokalisiert, sonst verläuft er über den N. oculomotoricus (III), den VII. und IX. Hirnnerv und vor allem im N. vagus (X). Der Sympathikus ist überwiegend in den Grenzstrangganglien (Truncus sympathicus) lokalisiert. Zum Sympathikus gehört das Nebennierenmark.

Die peripheren Nerven sind nach Abgang aus den Rückenmarksegmenten als unterschiedliche Plexus organisiert.

Zu den neurologischen Untersuchungen gehören die Prüfung der Motorik nach Muskelkraft, Reflexantwort entsprechend der unterschiedlichen Rückenmarksegmente, Prüfung der Sensibilität, die Lumbalpunktion des Liquors und die Darstellung des ZNS über bildgebende Verfahren. Hierzu zählen Sonografie, Angiografie, Myelografie, das zerebrale CT, MRT und die neurologische Isotopendiagnostik. Einen besonderen Stellenwert in der Neurologie nehmen elektrophysiologische Untersuchungen ein: EEG mit evozierten Potentialen, EMG und ENG zur Bestimmung der Nervenleitgeschwindigkeit.

Bei den entzündlichen Erkrankungen des ZNS wurden besonders die Meningitis, die Enzephalitis, die HIV-Enzephalopathie und Prionenerkrankungen beschrieben. Eine chronisch progrediente Erkrankung des ZNS unklarer Genese ist die multiple Sklerose. Bei einer Meningitis oder Meningoenzephalitis treten Zeichen des Meningismus auf; hierzu gehören das Brudsinski-Zeichen, das Kernig-Zeichen und das Lasègue-Zeichen. Kennzeichnend für die multiple Sklerose sind neben der typischen Trias, die bei 75% aller Patienten auftreten (Nystagmus, Sprachstörung, Intentionstremor) das Doppelbildsehen, Augenmuskellähmungen mit Schielen, Sprach- und Schluckstörung und abgeschwächte Cornealreflexe. Die Erkrankung verläuft schubweise, wobei die Schübe durch Kortikosteroide und Interferon-β gemildert werden können.

Hirntumore werden in 4 Grade, entsprechend dem postoperativen Überlebenszeitraum, eingeteilt. Das Auftreten von Hirntumoren ist in den unterschiedlichen Altersstufen verschieden.

Auch Schädel-Hirntraumata werden in Grade eingeteilt. Die Einteilung erfolgt nach den Ergebnissen der Glasgow-Coma-Scale, die das Öffnen der Augen, die motorische Reaktion und die Sprache des Patienten punktuell bewertet. Maximal sind 15 Punkte zu erzielen. Ein schwerstes SHT liegt bei 3 Punkten vor. Im Verlauf von Schädel-Hirntraumata treten Hirnblutungen auf; hier wird zwischen epiduralem, subduralem Hämatom, der Subarachnoidalblutung und einem intrazerebralen Hämatom unterschieden. Die Subarachnoidalblutung wird entsprechend der klinischen Symptomatik in 5 Grade eingeteilt.

Bei Schmerzen wurde auf die Schmerzanamnese hingewiesen. Im Entstehungsprozess von Schmerzen spielen Nozizeptoren als Schmerzrezeptoren eine entscheidende Rolle, aber auch freie Nervenendigungen in viszeralen Organen lösen unterschiedliche

Schmerzempfindungen aus. Voraussetzung zur Wahrnehmung von Schmerzen ist die Leitung im Tractus spinothalamicus des Rückenmarks zum Thalamus. Die Beeinflussung der Schmerzwahrnehmung und des Schmerzgedächtnis wird über Neurotransmitter beeinflusst. Rückenmarksbahnen können durch eine Spinal- oder Periduralanästhesie beeinflusst werden. Bei Kopfschmerzen stehen die Migräne, der Clusterkopfschmerz, die Trigeminusneuralgie, Spannungskopfschmerzen aber auch die zum rheumatischen Formenkreis gehörende Arteriitis temporalis im Vordergrund. Schmerzen werden entsprechend dem Stufenschema nach WHO in drei therapeutischen Schritten behandelt. In der letzten Stufe werden starke Opioide gegeben.

Zu den besonderen Krankheiten des Nervensystems gehören Krampfanfälle, die in den unterschiedlichen Lebensaltern verschieden auftreten. Epilepsien werden in fokale Anfälle und generalisierte Anfälle unterschieden. Besonders dramatisch ist die Grand Mal Epilepsie, die mit einem Initialschrei und plötzlicher Bewusstlosigkeit beginnt. Es tritt eine tonische Phase mit lichtstarren Pupillen und Mydriasis auf, dann folgen klonische Krämpfe mit Inkontinenz und Gefahr des Zungenbisses. Kurz darauf setzt der Terminalschlaf mit allmählicher Rückkehr der Vigilanz auf. Es besteht eine retrograde Amnesie. Auf die unterschiedlichen Antiepileptika, ihr Wirkungsspektrum und ihre Nebenwirkungen, wurde eingegangen. Besonders erwähnenswert ist die Narkolepsie, das plötzliche Auftreten von Schlafattacken mit Sturzgefahr.

Das Leitsymptom Schwindel weist unterschiedliche Ursachen auf. Von neurologischer Bedeutung ist der Morbus Menière mit Tinnitus, Hörverlust und akutem Anfall von Drehschwindel. Daneben sind der benigne Lagerungsschwindel bei Orthostasestörungen oder Veränderungen der Struktur- und Gleichgewichtsorgane (gelöste Otolithenpartikel) und neurogene Synkopen bemerkenswert.

Beim Schlaganfall werden nach moderner klinischer Auffassung ein minor und major stroke unterschieden. Die Risikofaktoren für den stroke entsprechen denen der Arteriosklerose, wie sie bei der koronaren Herzerkrankung ausführlich diskutiert wurden. Hauptursache sind zerebrale Ischämien und Thromboembolien der Hirngefässe. In 15% aller Schlaganfälle besteht eine Blutung. Die Symptomatik richtet sich nach den ischämischen Ausfällen im Versorgungsbereich der entsprechenden Hirngefäße. Zu den zentralen Symptomen gehören Sprachstörungen, die in eine motorische, sensorische, globale und amnestische Aphasie unterschieden werden.

Bei den Erkrankungen der peripheren Nerven wurde besonders auf die Ausfallserscheinungen der grossen Handnerven, N. radialis, N. ulnaris und N. medianus verwiesen. Eine Kompression des N. medianus palmar im Handgelenk führt zum Karpaltunnelsyndrom. Eine Systemerkrankung des peripheren Nervensystems ist die Polyneuropathie, wobei besonders der nicht eingestellte Diabetes mellitus und die Alkoholerkrankung ursächlich sind.

NACHGEFRAGT 14

1. Aus welchen Teilen setzt sich das Nervensystem zusammen?
2. Beschreiben Sie Aufbau und Strukturen des Großhirns
3. Wie ist das System der Motorik im Nervensystem organisiert?
4. Welche Funktion hat das Kleinhirn?
5. Erklären Sie die Schutzmechanismen des Gehirns
6. Welche Hirnnerven haben Funktionen am Auge?
7. Nennen Sie fünf Wirkungen von Sympathikus und Parasympathikus an einem gleichen Organ
8. Was sind Eigenreflexe? Nennen Sie zwei Beispiele
9. Nennen Sie vier bildgebende und drei elektrophysiologische Untersuchungsmethoden in der Neurologie
10. Welche Merkmale weisen auf einen Meningitis hin?
11. Welche Frühsymptome weisen auf die multiple Sklerose hin?
12. Erläutern Sie die Einteilung des Schädel-Hirn-Traumas
13. Wie zeigt sich eine Subarachnoidalblutung? Wie wird sie eingeteilt?
14. Welche Faktoren schließt eine Schmerzanamnese ein?
15. Wie verläuft eine Migräne? Welche Formen der Migräne kennen Sie?
16. Erläutern Sie das Stufenschema der Schmerztherapie
17. Wie verläuft eine Grand Mal Epilepsie?
18. Was ist ein Morbus Menière?
19. Welche Risikofaktoren und Ursachen führen zum Stroke?
20. Erläutern Sie das Karpaltunnelsyndrom

LE 14

LEXIKON 14

Könnnen Sie diese Begriffe erklären?
Lesen Sie im Lexikon in Übersicht 2 nach ...

A
Afferent
Apallisches Syndrom
Aphasie
Arachnoidea
Assoziationsbahnen

B
Babinski-Zeichen
Basalganglien
Broca-Sprachzentrum

C
Commotio cerebri
Contusio cerebri
Cortex cerebri

D
Dura mater

E
Efferent
Eigenreflex
Enzephalitis
Epidurales Hämatom
Epikritische Sensibilität
Epilepsie
Evozierte Potenziale

F
Fremdreflex

G
Glasgow Coma Scale
Grand Mal
Graue Substanz

H
Hintere Zentralwindung
Hirnnerven

K
Karnofsky-Index
Karpaltunnelsyndrom
Kleinhirn
Kommissurenbahnen

M
Medulla oblongata
Meningismus
Meningitis
Migräne
Morbus Menière
Multiple Sklerose
Myoklonie

N
Narkolepsie

P
Parasympathikus
Parese
Pia mater

Plegie
Polyneuropathie
Projektionsbahnen
Propriozeptoren
Protopathische Sensibilität
Pyramidenbahn

R
Reflex
REM Phasen

S
Schmerzanamnese
Schmerztherapie
Status epilepticus
Stroke
Subarachnoidalblutung
Subduralblutung
Sympathikus
Synkope

T
Thalamus

V
Vordere Zentralwindung

W
Wachkoma
Weiße Substanz
Wernicke-Zentrum

Im Dialog...

... Fünf Fragen an das Nervensystem

1. Ist das Nervensystem des Patienten gesund?

2. Wie wird das Nervensystem untersucht?

3. Welche Leitsymptome weisen auf eine Erkrankung der verschiedenen Teile des Nervensystems hin?

4. Wenn die Gründe der Symptome in Frage 3 nicht durch Erkrankungen des Nervensystems verursacht werden – was könnte sonst vorliegen?

5. Welche Therapien stehen bei Erkrankungen des Nervensystems zur Verfügung?

Können Sie Ihrem Patienten auf diese Fragen antworten?
Sehen Sie in Übersicht 2 nach.

Störungen der Bewegung

Lerneinheit 15

Gestörte Beweglichkeit	**907**
Psychomotorische Störungen	**907**
Zentrale Störungen	**911**
Degenerative Erkrankungen	911
Gangstörungen	912
Morbus Parkinson	914
Chorea Huntington	916
Tourette-Syndrom	918
Friedreich-Ataxie	919
Amyotrophe Lateralsklerose	919
Syndrom der „Restless Legs"	920
Spastische Spinalparalyse	920
Rheuma	**921**
Arthrose und Arthritis	921
Rheumatoide Arthritis	926
Polymyalgia rheumatica	928
Erkrankungen des Skeletts	**930**
Osteoporose und Osteomalazie	930
Morbus Bechterew	933
Skoliose	934
Schultersyndrom	935
Bandscheibenvorfall	936
Fehlformen der Füûe	938
Erkrankungen der Muskeln	**940**
Muskelatrophie	940
Spinale Muskelatrophie	941
Myasthenia gravis	941
Polymyositis	942
Progressive Muskeldystrophie	943
Erkrankungen der Nerven	**943**
Poliomyelitis	943
Radikuläre Syndrome	944
Plexusläsionen	945
Im Fokus	**946**
Nachgefragt	**947**
Lexikon	**948**

Lerneinheit 15

Störungen der Bewegung

LE 15

Gestörte Beweglichkeit

Störungen der Bewegung sind nicht nur Störungen der unwillkürlichen Motorik, sondern bezeichnen alle Einschränkungen, die beim Patienten eine Störung des Gangbildes hervorrufen. Das Gehen ist sicher eine der am meisten komplizierten und gleichzeitig gewöhnlichsten Aktivitäten des täglichen Lebens. → **Gangstörungen** stellen für den Patienten eine besondere Beeinträchtigung seiner Lebensqualität dar. Die Ursachen der Gangstörung sind vielfältig. Deshalb soll in dieser Lerneinheit versucht werden, über die klassische Einteilung der klinischen Medizin hinaus die unterschiedlichen Ursachen darzustellen, die zu einer Beeinträchtigung des Gangbildes führen. Dazu gehören

- Lähmungen auf Höhe des ersten oder zweiten Motoneurons (s. LE 14)
- Degenerative Erkrankungen, z.B. amyotrophe Lateralsklerose
- Zentrale Störungen v.a. im extrapyramidalen System
- Bewegungseinschränkungen durch die unterschiedlichen Formen des Rheumatismus, einschließlich Arthrose und Arthritis
- Schmerzen
- Erkrankungen des Skeletts und der Wirbelsäule
- Erkrankungen der Muskeln und der neuromuskulären Verbindung
- Erkrankungen des peripheren Nervensystems mit besonderem Blick auf die motorischen Bahnen

Psychomotorische Störungen

Tremor

Es handelt sich hier um ein unwillkürliches rhythmisches Zittern, wobei der → **Tremor** als grob oder feinschlägig bezeichnet wird. Die wichtigsten Formen des Tremors sind der Intentionstremor oder der Ruhetremor (Abb.14.18). Ein Intentionstremor tritt bei zielgerichteten Bewegungen auf und wird umso heftiger, je mehr das Ziel erreicht wird. Ursächlich sind häufig Erkrankungen des Kleinhirns. Beim Ruhetremor, der für den Morbus Parkinson (s. u.) charakteristisch ist, können alle Körperabschnitte betroffen werden.

Neben diesen durch pathologische Änderungen erklärbaren Tremorformen gibt es auch den *essentiellen Tremor*, der in seiner Ursache unklar ist. Unter emotionaler Belastung kann es zu einem *psychogenen Tremor* kommen. Auffallend ist hier, dass dieser Tremor abnimmt, sobald die Aufmerksamkeit der Patienten abgelenkt wird.

Eine Sonderform des essentiellen Tremors ist der ***orthostatische Tremor***, der bevorzugt im Stehen auftritt. Hierbei handelt es sich um die einzige Tremorform mit Zittern der Beine. Zu den Stoffwechselursachen eines Tremors gehören chronischer Alkoholabusus bzw. Alkoholentzug, die Hypoglykämie (LE 11.2) und eine Schilddrüsenüberfunktion (LE 12).

Ataxie

Hierbei liegt eine gestörte Koordination der Bewegung auf Ebene des Rückenmarks oder des Kleinhirns (spinale oder zerebellare Ataxie) vor. Neben → **Ataxien**, die durch eine zentral nervöse Störung verursacht werden, gibt es auch erbliche und nicht erbliche Ataxien. Zu den vererbten Ataxien gehört auch die unten beschriebene Erbkrankheit Friedreich-Ataxie. Symptomatische Formen liegen bei einer alkoholischen Kleinhirnatrophie, bei Malassimilationen (LE 10.2) durch Vitamin B-Mangel oder als Paraneoplasien (LE 2) vor. Eine spinale Ataxie geht fast immer mit einem gestörten Vibrationsempfinden einher.

Spastik

Hierbei besteht ein erhöhter Muskeltonus mit eingeschränkter Beweglichkeit als Ausdruck einer zentralen Lähmung der typisch für den Schlaganfall (Stroke, LE 14) ist. Von einer → **Spastik** betroffen sind vor allem Muskelgruppen, die der Schwerkraft unterliegen. Werden diese Muskeln passiv gedehnt, setzt der Patient unwillkürlich einen erhöhten Widerstand entgegen, der dann aber nachlässt. Unter emotionaler Belastung oder Schmerzen kann die Spastik besonders deutlich auftreten.

Rigor

Der erhöhte Muskeltonus zeigt sich durch einen erhöhten Dehnungswiderstand bei passiver Bewegung. Hierbei wird er rhythmisch unterbrochen. Man spricht von einem Zahnradphänomen. Die Ursache des → **Rigor** liegt in einer Störung des extrapyramidalen Systems und ist wegweisend für den Morbus Parkinson. Im Schlaf verschwindet der Rigor.

Akinese und Hypokinese

Bei der → **Akinese** ist der Patient nicht zu physiologischen harmonischen Bewegungsabläufen fähig. Immer wieder muss er – typisch für Morbus Parkinson – zu willkürlichen Bewegungen ansetzen. Ein Bewegungskontinuum ist nicht vorhanden und die Bewegungen sind verlangsamt. Charakteristisch ist dabei, dass der Beginn der Bewegung verzögert ist. Beim äußeren Erscheinungsbild fällt ein trippelnder Gang mit kleinen Schritten ebenso auf, wie eine immer kleiner werdende zittrige Schrift. Diese reduzierte Beweglichkeit wird als Hypokinese bezeichnet. Die Patienten weisen Stimm- und Sprachstörungen (Dysphonie und Dysarthrie) auf und fallen durch ihre reduzierte Mimik (Maskengesicht) auf.

Myoklonie

Rasche, unwillkürliche Muskelzuckungen werden als → **Myoklonien** bezeichnet. Es handelt sich um unspezifische Merkmale bei verschiedenen neurologischen Erkrankungen. Unterschieden werden können ein *Aktions*myoklonus, der durch willkürliche Bewegungen ausgelöst wird oder ein *Reflex*myoklonus, der durch äußere Reize verursacht werden kann. Auch physiologische Schlafzuckungen können wie eine Myoklonie erscheinen. Myoklonische Anfälle können (vor allem in den Morgenstunden) mit Betonung des Schultergürtels bei generalisierten Epilepsien auftreten.

Chorea

Die Bezeichnung → **choreatische Bewegungsstörung** steht als Oberbegriff für unwillkürliche, nicht zu unterdrückende Bewegungen bei einer allgemeinen Muskelhypotonie; der Ursprung liegt in extrapyramidalen Funktionsstörungen. Die als Zuckungen imponierenden Bewegungsstörungen können sich ständig wiederholen und bei emotionaler Erregung bis zu einem choreatischen Bewegungssturm ausufern. Diese Hyperkinesien verschwinden im Schlaf. Ein charakteristisches Beispiel ist die Chorea Huntington. (s. u.)

Dystonie

Die unwillkürlichen anhaltenden unwillkürlichen Muskelkontraktionen können bei → **Dystonie** von einem Tremor begleitet sein. Es kann zu Krämpfen im Bereich von Gesicht- und Halsmuskulatur kommen, betroffen sind auch distale Extremitäten (Fuß- und Handdystonie). Für den Patienten sind die zwanghaften Bewegungen häufig schmerzhaft. Ursächlich sind Erkrankungen im Bereich der Basalganglien, vor allem dem Putamen (LE 14). Sind bestimmte, einzelne Muskelgruppen betroffen, spricht man von einer fokalen Dystonie, sind voneinander unabhängige Körperareale befallen, von einer multifokalen Dystonie. Zu dieser Bewegungsstörung gehört auch der Blepharospasmus, ein Lidkrampf, der sich im mittleren Lebensalter erstmals manifestiert. Ursache sind dystone Kontraktionen der mimischen Augenmuskulatur, die vom N. facialis (VII) innerviert werden. Bei Kontraktionen des M. sternocleidomastoideus einschließlich der oberen Anteile des M. trapezius kann es zur zervikalen Dystonie, dem Torticollis spasmodicus kommen. Hierfür wird der Kopf unwillkürlich und für den Patienten schmerzhaft zur Seite und nach hinten gedreht. Auffallend ist eine deutliche Muskelhypertrophie der betroffenen Muskulatur. Eine besondere Form der fokalen Dystonie ist auch der Beschäftigungskrampf, der z.B. bei Musikern oder nach anhaltendem Schreiben (Schreibkrampf, Graphospasmus) durch anhaltende spezifische Bewegungen ausgelöst werden kann.

Lähmungen

Der Funktionsausfall eines Muskels wird als → **Lähmung** bezeichnet. Die Ursachen dieser Störung können sehr unterschiedlich sein. Oft wird auch der Begriff *Parese* benutzt; dieser bezeichnet Lähmungen von Muskeln, die mit dem Rumpf verbunden sind. Ein vollständiger Funktionsausfall wird als *Paralyse* oder *Plegie* bezeichnet.

Das Erscheinungsbild einer Lähmung hängt ab, ob das erste oder zweite Motorneuron betroffen ist.

> **Lähmungen**
>
> Sie können als Parese mit Minderung der Bewegungsfunktion oder als Paralyse mit Ausfall der neuromuskulären Funktion auftreten
>
> **Zentrale Lähmungen**
> - Hemiparese oder Spastik von Muskelgruppen
> - Eigenreflexe erhöht, Fremdreflexe abgeschwächt
> - Auftreten pathologischer Reflexe (z.B. Babinski)
> - keine Faszikulationen
> - Ursachen meist zerebrale Blutung, PRIND oder ZNS-Tumoren
>
> **Periphere Lähmung**
> - Typisches radikuläres Verteilungsmuster
> - Reflexe abgeschwächt
> - Muskeltonus vermindert
> - Häufig Faszikulationen
> - Muskelatrophie nach 2-3 Wochen
> - Ursachen Neuropathien, Nervenkompressionen, multiple Sklerose oder amyotrophe Lateralsklerose
>
> **Psychogene Lähmung**
> - Pathologisch anatomisch nicht zuordenbar
> - Funktionelle Mitbewegung der „gesunden" Seite z.B. bei Kraftprüfungen
> - Allgemeine Muskelanspannung bei der Untersuchung

Erstes Motoneuron. Das → **erste Motoneuron** ist die Bahn, die vom zentralen Nervensystem als Pyramidenbahn oder extrapyramidale Anteile der Motorik zu den Vorderhornzellen im Rückenmark zieht. Das zweite Motoneuron ist die periphere Nervenfaser vom Rückenmark bis zu den Muskeln oder Muskelgruppen. Bei Störung des ersten Motoneurons ist der Muskel selbst nicht betroffen, sondern das Programm, das ihm sein Bewegungsmuster vorgibt, gestört. Je nach Ausdehnung der Störung in Projektion auf die Großhirnrinde (Abb. 14.7) ist die Feinmotorik der Hände, die Mimik oder die Fähigkeit der Sprache unterschiedlich beeinträchtigt. Die Stelle der Läsion im Verlauf der Pyramidenbahn entscheidet über das Auftreten einer Mono-, Hemi-, Para- oder Tetraparese (Abb.15.1). Impulse aus dem zentralen Nervensystem auf die motorischen Vorderhornzellen wirken über komplexe Mechanismen hemmend. Fällt diese Hemmung weg, kommt es zu einer spastischen Tonuserhöhung in den Vorderhornzellen durch eine übersteigerte Erregung des α-Motoneurons. Klinisch ist eine Spastik mit Hyperreflexie zu beobachten. Auch das Bewegungsmuster des Wernicke-Manns (s. u.) zählt hierzu.

Zweites Motoneuron. Bei einer Läsion im Bereich des → **zweiten Motoneurons** treten schlaffe Lähmungen mit einer rasch auftretenden Atrophie der Muskulatur auf.

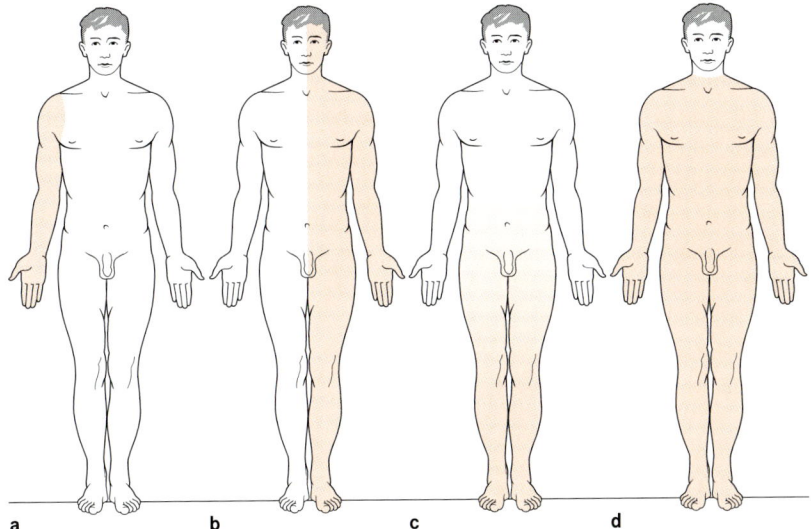

Abb. 15.1. ▲ **Lähmungen.** (a) Monoparese rechter Arm, (b) Hemiparese links, (c) Paraparese beider Beine, (d) Tetraparese mit Lähmung der vier Extremitäten. Im klinischen Sprachgebrauch wird der Begriff *Parese* oft mit *Plegie* gleichgesetzt

Klinisch müssen von diesen neurologischen Schädigungen Erkrankungen des Muskels selbst unterschieden werden. Anfangs sind bei diesem Prozess noch Faszikulationen zu beobachten; sie sind charakteristisch für die amyotrophe Lateralsklerose (s. u.)

Zentrale Störungen

Degenerative Erkrankungen

Als degenerative Erkrankungen des ZNS werden generalisierte atrophische Veränderungen des Gehirns und Rückenmarks bezeichnet. Zu diesen Veränderungen gehört auch das klinische Bild der Demenz (LE 5). Beim Morbus Alzheimer mit ausgeprägten Bewusstseinsstörungen, Gedächtnisverlust und dem Verlust des abstrakten Denkens kommen aphasische und andere neurophysiologische Zeichen hinzu. Dies sind vor allem depressive Stimmungen und Enthemmungssymptome (vor allem bei Atrophie des frontalen Cortex).

Für den Ablauf des normalen harmonischen Gangbildes sind zentralnervöse Impulse aus kortikalen Feldern, den Basalganglien, dem Hirnstamm und dem Kleinhirn in einem Zusammenspiel erforderlich. Wie in LE 14 beschreiben wurde, sind diese Impulse wiederum abhängig von Afferenzen aus den Propriozeptoren, dem Gleichgewichtsorgan und visuellen Informationen. Störungen der Propriozeptoren bei Neuropathie oder Erkrankungen im Bereich des Hinterstrangs des Rückenmarks führen zu ataktischen Bewegungen. Vestibuläre Erkrankungen lösen einen Schwankschwindel aus, wobei der Patient wie „betrunken" wirkt. Bei Störungen der Augenmuskeln und der Einstellung der Augenachse kommt es zu einem unsicheren Gangbild. Störungen der efferenten Neurone sind in nachfolgender Tabelle zusammen gestellt. In der Evaluation von Gangstörungen muss anamnestisch und klinisch folgender Fragenkatalog beantwortet werden:

- Liegen andere neurologische Symptome außer Gangstörungen vor?
- Weist der Patient Veränderung des Skeletts, der Körperhaltung und der Muskulatur auf?
- Bestehen Hinweise auf kardiovaskuläre Funktionsstörungen?
- Nimmt der Patient sedierende Medikamente ein?
- Ist der Patient häufig gestürzt? Wie oft?

Gangstörungen

Die spastische Hemiparese zeigt sich fast immer durch das charakteristische Bild eines adduzierten und nach innen rotierten gebeugten Armes mit Pronation des Unterarmes und Flexion von Handgelenk und Fingern. Das Bein ist dabei im Knie gestreckt, weist eine Plantarflexion und eine Innenrotation auf. In der Schwungphase eines jeden Schrittes wird dabei eine laterale Auswärtsbewegung des Körpers zur gesunden Seite durchgeführt; hierdurch wird das Bein zirkumduziert. Man spricht vom klassischen → **Wernicke-Mann**-Gangbild, das auf eine Schädigung der Pyramidenbahn hinweist. Ursächlich liegt hier ein Schlaganfall im Bereich der A. cerebri media der Gegenseite der betroffenen Körperhälfte vor.

Scherengang

Hier liegt meist eine spastische Paraparese (Abb.15.1c) vor. Das Gangbild des Patienten zeigt ihn in der Hüfte gebeugt, die Beine adduziert und im Knie gestreckt, wobei die Füße eine Plantarflexion aufweisen. Das Gangbild ist langsam und mühevoll. Ausgleichend müssen beide Beine zirkumduziert werden, wodurch durch den erhöhten Muskeltonus der Adduktoren das typische Bild des Scherengangs entsteht. Ursächlich liegen Degenerationen der motorischen spinalen Bahnen zu Grunde, es können aber auch Tumoren, eine Multiple Sklerose oder multifokale zerebrale Störungen ursächlich sein.

Watschelgang

Dieses Gangbild wird auch als → **Trendelenburg'scher Gang** bezeichnet. Es liegt eine Schwäche der Hüftgürtelmuskulatur und der proximalen Beinmuskeln zugrunde. Dadurch wird das Becken beim Gehen instabil. Der Patient beugt die Hüften und verstärkt die lumbale Lordose. Bei jedem Schritt muss das Becken rotiert werden, so dass der typische Watschelgang entsteht. Die Ursache kann in Muskelerkrankungen, aber auch in Erkrankungen der versorgenden Nerven der proximalen Muskeln liegen.

Steppergang

Bei einer Lähmung der Fußheber muss der Patient Fuß und Bein höher als üblich auf über den Boden anheben. Ursache einer solchen Muskelschwäche können periphere Nervenstörungen sein, z.B. eine radikuläre Störung bei Segment L5 oder im Bereich des Plexus lumbalis, Erkrankungen des N. ischiadicus und N. fibularis bzw. eine Polyneuropathie (durch Diabetes mellitus oder Alkoholabusus).

Gangstörungen

Der harmonische Ablauf der Gehbewegung kann durch Erkrankungen von Nerven, Muskeln, Gelenken, Bandapparat und Kochen oder durch Störungen der Durchblutung bzw. des Stoffwechsels beeinträchtigt sein

Neurologische Ursachen
- Zentrale Hemiparese nach Stroke
- Zerebellare Ataxie mit Gleichgewichtsstörungen
- Sensible Ataxie: Patient stürzt bei geschlossenen Augen (Romberg-Zeichen positiv)
- Morbus Parkinson (Körperhaltung nach vorn gebeugt, keine Mitbewegung der Arme, kleine, schlurfende Schritte)
- Spastische Parese bei MS mit kleinen, schlurfenden Schritten und steifen Kniegelenken
- Peronaeusparese mit Steppergang (hängender Fuß)

Orthopädische Ursachen
- Verkürzungshinken bei Beinlängendifferenz
- Schmerzhinken
- Versteifungshinken bei Gelenkfehlfunktion
- Trendelenburg'scher Gang mit wiegendem Oberkörper und Watschelgang bei Störung des M. glutaeus medius oder nach Hüft-TEP

Angiologische Ursachen
- Claudicatio intermittens (paVK im Fontaine Stadium II a/b; LE 7.2)

Psychogene Gangstörung
- Kein Schema zuzuordnen
- Bewegungsmuster verändert sich, wenn Patient sich unbeobachtet glaubt
- Dramatische Stürze ohne passendes Verletzungsmuster

Psychogene Gangstörung

Psychogene oder funktionelle Gangstörungen können alle Formen von Gangstörungen auslösen und stellen immer eine Ausschlussdiagnose dar. Auffallend ist, dass das Gangbild zu keinem bekannten neurologischen Muster passt. Auffallend für psychogene Gangstörungen ist die Diskrepanz zwischen einer ausgeprägten Gangstörung auf der einen Seite und normalen Bewegungen der Beine im Sitzen oder liegen auf der anderen Seite. Über evozierte Potentiale im EEG (LE 14) und das zerebrale CT bzw. MRT lassen sich Störungen des ZNS ausschließen.

Gangstörungen und motorische Läsion

- Spastischer, zirkumduzierender Gang
  bei Störung der kortikospinalen Bahnen
- Watschel- oder Steppergang
  bei Störungen im proximalen peripheren Nerv oder der vorderen Nervenwurzel
- Steppergang
  Störungen im distalen peripheren Nerv
- Watschelgang
  bei Muskelschwäche (Myopathie)

Morbus Parkinson

Der englische Arzt James Parkinson beschrieb bereits 1870 diese Krankheit als „shaking palsy". Das Parkinson Syndrom ist Ausdruck eines degenerativen Prozesses in den kleinen dopaminergen Zellen der Substantia nigra und im Nucleus ruber. Die klinischen Merkmale sind ein hypokinetisch-hypertones Syndrom mit Tremor, Akinese, Rigor und vegetativen Störungen.

Mit zunehmendem Alter nimmt die Häufigkeit an → **Morbus Parkinson** zu. Männer erkranken häufiger als Frauen. Das Haupterkrankungsalter liegt jenseits von 40 Jahren. Genetische Faktoren scheinen eine Rolle zu spielen; für einige Familien ist ein autosomal dominanter Erbgang nachgewiesen worden. Insgesamt kann der Morbus Parkinson jedoch nicht als Erbkrankheit bezeichnet werden. Seine Ätiologie ist unbekannt. Immunologische oder infektiöse Ursachen konnten bisher nicht nachgewiesen werden. Pathophysiologisch steht im Vordergrund der Dopaminmangel der Substantia nigra. Meist sind auch andere Neurotransmitter, wie Noradrenalin, Serotonin und GABA (Gammaaminobuttersäure) vermindert. Dies erklärt die begleitenden motorischen Symptome, die Demenz und die Depressionen, die den Morbus Parkinson begleiten können.

Symptome. Als Frühsymptome treten oft Schmerzen in den Extremitäten auf. Anfangs werden sie irrtümlich als degenerative Beschwerden seitens der Wirbelsäule fehl gedeutet. In diesen Stadien treten oft depressive Verstimmungen auf. Erst langsam entwickelt sich dann das klassische Parkinson-Syndrom mit Tremor, minimaler Mimik, Rigor und einer vegetativen Begleitsymptomatik.

Leitsymptome des Parkinson-Syndroms

- Tremor (Plussymptom)
- Hypokinese (Minussymptom)
- Akinese (Minussymptom)
- Rigor (Minussymptom)

Im klinischen Bild werden ein *Tremor dominanter Typ* und ein *akinetischer Typ* des Parkinsonsyndroms unterschieden. Beim Tremor dominanten Typ sind vor allem die Supinatoren und Pronatoren befallen. Dadurch entsteht das typische Zittern im

Bereich von Unterarm und Hand. Die Patienten dieser Gruppe sind jünger und weisen weniger psychische Veränderungen auf als die Patienten mit dem akinetischen Typ. Hier stehen Akinese und Rigor im Vordergrund: Die Schritte werden langsamer, die Stimme monoton und das Gangbild wirkt insgesamt träge (Bradykinese). Auffallend ist der vor motorischen Herausforderungen auftretende „Freezing Effect", eine bis mehrere Sekunden dauernde Immobilität, die den Kranken daran hindert, an der Ampel loszugehen oder eine Tür zu durchschreiten. Dem Patienten fällt es schwer, sich vom Stuhl zu erheben, sich anzukleiden oder zu essen.

Beide Patientengruppen weisen eine reduzierte Mimik (Maskengesichter) auf. Schwierigkeiten beim Sprechen verstärken den Eindruck eines verlangsamten Denkens. Von ihrer Umwelt werden die Patienten oft als dement oder abgestumpft und unsensibel abgeurteilt. Die Patienten erleben dabei jedoch ihr Schicksal mit vollem Bewusstsein. Die Emotionen der Parkinsonpatienten lassen sich an den Bewegungen ihrer Augen ablesen, denn diese sind von den motorischen Einschränkungen weniger betroffen.

Morbus Parkinson – Schwere der Behinderung	
I	keine sichtbaren funktionellen Krankheitszeichen
II	einseitige Symptomatik
III	leichte bis mäßige Behinderung
IV	schwere Behinderung
V	vom Rollstuhl abhängig oder bettlägrig

Diagnostik. Die Diagnose des Morbus Parkinson wird klinisch gestellt. Das zerebrale CT zeigt in bis zu 80% eine Volumenverminderung des Gehirns, die ausgeprägter ist, als es dem Alter des Patienten entspricht. Das EEG ist unauffällig. Durch PET und SPECT lassen sich unterschiedliche Aktivitäten in den Kerngebieten von Substantia nigra und Nucleus caudatus nachweisen.

▶ **Therapie.** Da der Neurotransmitter Dopamin die Bluthirnschranke nicht passieren kann, wird der Dopaminvorläufer Levodopa, L-Dopa, verabreicht. Bei der Einnahme von L-Dopa muss darauf geachtet werden, dass der Patient keine eiweißreiche Mahlzeit zuführt, weil Eiweiße den Durchtritt des Medikaments durch die Bluthirnschranke blockieren. Die üblichen Tagesdosen liegen zwischen 3–5 mal 50 mg L-Dopa, die bis auf 6 mal 100 mg/Tag gesteigert werden können. Beim Nachlassen der L-Dopa-Wirkung können COMT-Inhibitoren (s. u.) eingesetzt werden. Diese Medikamente blockieren den Abbau von L-Dopa und erhöhen seine Bioverfügbarkeit. Eine positive Wirkung weist auch das Virostatikum Amantadin, ein typisches Grippemittel, auf. Der Wirkmechanismus ist nicht geklärt; es scheint die Freisetzung von Dopamin im ZNS zu verstärken und eine anticholinerge Wirkung aufzuweisen. Eine ähnliche Wirkung wie L-Dopa haben MAO-B-Hemmer, die ebenfalls die Verfügbarkeit von Dopamin erhöhen. Zu den eher selten eingesetzten Verfahren gehören neurochirurgische Möglichkeiten durch Ausschaltungsoperationen im Bereich von Thalamus und Globus pallidum, mit dem Ziel einer harmonischen Balance der Transmittersysteme im Hirnstamm. Auch stereotaktische Implantationen von Stimulationssonden in den Thalamus werden durchgeführt. Die 10-Jahresmortalität bei Morbus Parkinson liegt bei 35%, die Überlebenszeit rund bei 10 Jahren. Die meisten Patienten versterben an den Folgen einer Pneumonie durch eine Aspiration (v.a. bei Dysphagie) oder bei Bettlägerigkeit.

Die Symptome Rigor und Akinese werden als *Minussymptome* wegen ihrer verminderten Aktivität, der Tremor als *Plussymptom* wegen seiner gesteigerten Muskelaktivität bezeichnet. Wird durch den Rigor die Muskulatur bretthart und die Akinese so ausgeprägt, dass der Patient bewegungsunfähig wird, spricht man von einer akinetischen Störung. Oft liegen hierbei auch Schluckstörungen vor. Therapeutisch hat sich hier die iv-Gabe von Amantadin bewährt. Zu den vegetativen Störungen gehören Speichelfluss, Schwitzen und eine erhöhte Sekretion der Talgdrüsen, die zum Salbengesicht führen.

Medikation bei Morbus Parkinson (Auswahl)

- L-Dopa: Madopar®
- Dopaminagonisten: Bromocriptin (Pravidel®), Lisurid (Dopergin®)
- MAO-B-Hemmer: Selegilin (Movergan®)
- NMDA-Rezeptorantagonisten: Amantadin (PK-Merz®), Budipin (Parkinsan®)
- COMT-Hemmer: Entacapon (Comtess®)
- Anticholinergika: Biperiden (Akineton®), Metixen (Tremarit®)

MAO-Hemmer – Hemmer des Enzyms Monoaminooxidase
COMT-Hemmer – Hemmer des Enzyms Catechol-O-Methyltransferase

Parkinson-Plus-Syndrom

Von einem Parkinson-Plus-Syndrom wird gesprochen, wenn der Patient Merkmale aufweist, die sich nicht auf eine Störung der Stammganglien zurückführen lassen. Hier scheinen tatsächlich Demenzentwicklungen eine Rolle zu spielen. Andere Parkinsonsyndrome können entstehen im Rahmen einer akuten Virusenzephalitis oder durch Medikamente. Hier spielen besonders Neuroleptika eine Rolle. Das sog. Altersparkinsonoid beruht auf einer physiologischen Änderung des Gehirns, die sich durch die klassische Parkinsonsymptomatik zeigt. Als Ursache werden Mikroangiopathien im Bereich der Basalganglien angenommen. Nach ausgeprägter zerebraler Hypoxie z.B. durch Intoxikationen (Kohlenmonoxyd) kann es zu einem posthypoxischen Parkinsonsyndrom kommen. Als Ursache finden sich hierbei Störungen im Bereich des Pallidum; die Symptomatik kann erst Wochen nach der Hypoxie auftreten.

Chorea Huntington

Bei dieser choreatischen Bewegungsstörung (Definition einer Chorea s. o.) handelt es sich um eine autosomal dominante Erberkrankung, die meist im Alter zwischen

30–40 Jahren einsetzt. Neben dem unterschiedlichen Muster an hyperkinetischen Bewegungsstörungen treten Persönlichkeitsveränderungen und eine Demenz auf. In Anlehnung an eine mittelalterliche Übersetzung des Wortes Chorea Sancti Vitii wird die → **Chorea Huntington** (Chorea major) auch als *Veitstanz* bezeichnet. Kinder von betroffenen Patienten haben ein 50%iges Risiko, ebenfalls an der Chorea zu erkranken.

Symptome. Erste Symptome sind anfangs eine leichte Bewegungsunruhe, wobei blitzartig Hyperkinesien des Gesichtes und der distalen Extremitäten auftreten. Oft werden sie anfangs als Verlegenheitsgesten zu kaschieren versucht. Mimisch weisen die Patienten ein Zucken von Augenbrauen und Mundwinkel auf, es kommt zu ungewöhnlichen Lippenbewegungen, einer Mundöffnung und dem abrupten Herausstrecken der Zunge. Durch unwillkürliche Aktivität der Sprechmuskeln treten unartikulierte Laute (Dysarthrophonie) auf. Bald gesellen sich vegetative Symptome wie Schweißausbrüche und eine Harninkontinenz hinzu. Gangstörungen imponieren, wenn es zu einer ruckartigen Überstreckung der LWS kommt. Immer mehr prägen sich die Hyperkinesien aus und die hypertone Muskulatur weist einen ausgeprägten Rigor auf. Im Endstadium zeigen die Patienten ein verlangsamtes Bewegungsmuster mit Verminderung des Sprechantriebs, Schluckstörungen und starkem Gewichtsverlust durch die ausgeprägte motorische Unruhe. Durch die Schluckstörungen besteht ein hohes Risiko für eine Aspirationspneumonie.

Oft entsteht der Eindruck einer Demenz, weil die Patienten ihre Reaktionen nicht unter Kontrolle halten können. In Folge dieser falschen sozialen Einschätzung kommt es zu einer hohen Suizidalität der Patienten. Eine echte Demenz tritt erst später mit Verlust der Urteilsfähigkeit und durch Gedächtnisstörungen auf. Im Frühstadium sind CT und MRT des Gehirns noch normal, im Spätstadium zeigt sich eine Atrophie im Bereich von Kortex und Nucleus caudatus.

▶ **Therapie.** Durch Krankengymnastik und logopädische Behandlung kann der Patient in den Frühstadien lernen mit der Erkrankung umzugehen. Choreatische Bewegungsstörungen können über Neuroleptika gedämpft werden. Von Anfang an sollten die Patienten psychotherapeutisch begleitet werden. Der Verlauf der Erkrankung ist progredient über 10–20 Jahre, wobei die Patienten zunehmend pflegebedürftig werden.

Chorea Sydenham

Diese Form der Chorea, die bereits im 17. Jahrhundert beschrieben wurde, wird auch als → **Chorea minor** bezeichnet. Bis zur Zeit des 2. Weltkrieges erkrankte fast jeder zweite Patient mit akutem rheumatischem Fieber an einer Chorea minor (weswegen sie früher auch als Chorea rheumatica bezeichnet wurde). Das Hauptmanifestationsalter liegt vor dem 15. Lebensjahr; eine familiäre Häufung wird beobachtet. Die choreatischen Hyperkinesen sind anfangs kaum zu erkennen. Betroffene Kinder wirken wie ungeschickt. Auffallend ist eine Störung der mimischen Muskulatur und der Hände. Meist treten die rhythmisch zuckenden Bewegungen auf nur einer Körperseite auf. In der Schule fallen die Kinder durch Unruhe und Unaufmerksamkeit auf.

Ursächlich ist eine Streptokokkeninfektion (Streptokokken A) nachzuweisen. Die ersten Krankheitssymptome finden sich ab 6 Monate nach der Infektion, können aber auch erst nach einigen Jahren auftreten. Womöglich werden Antikörper gegen neuronale Zellen gebildet. Differentialdiagnostisch, muss an das Aufmerksamkeitsdefizitsyndrom (hyperkinetisches Syndrom) gedacht werden. Auch unter der Einnahme von Ovulationshemmern können choreatische Hyperkinesien (Chorea contraceptiva) auftreten.

▶ **Therapie.** Das Vorgehen entspricht dem bei rheumatischem Fieber. Ist ein erhöhter Antistreptolysintiter nachzuweisen, wird hoch dosiert mit Penizillin G behandelt. Ansonsten werden Neuroleptika wie bei der Chorea Huntington und Valproinsäure gegeben. Die Erkrankung verläuft über mehrere Monate, wobei als Restsymptom bei Kindern Schulschwierigkeiten und Bewegungsstörungen zurückbleiben können.

Tourette-Syndrom

Das nach dem französischen Neurologen Gilles de la Tourette benannte Syndrom zeigt sich durch plötzliche Tic-artige Zuckungen im Gesichtsbereich, aber auch im Bereich der Schulter- und Halsmuskulatur. Oft ist es verbunden mit einer Echolalie, vokalen Tics, wie Husten und Grunzlauten, komplexen motorischen Tics, wie Hüpfen oder Berührungszwängen und dem unkontrollierten Äußern von z. T. zotigen Sätzen. Das Unterdrücken der Tics führt zu einer psychischen Spannung, die sich erst mit Ausführung der Zwangsbewegung wieder löst.

Differentialdiagnose von Muskelzuckungen

- **Choreatische Hyperkinesen**
  Willkürbewegungen, die oft durch Verlegenheitsbewegungen kaschiert werden und meist an distalen Muskelgruppen auftreten, z.B. Chorea Huntington, Chorea Sydenham
- **Tic**
  Stereotype, rasch wiederholte kurze Bewegungen, deren Unterdrückung zu starker psychischer Spannung führt, z.B. Tourette-Syndrom
- **Tremor**
  Rhythmisches Bewegungsmuster, z.B. bei zerebellarer Erkrankung oder Morbus Parkinson
- **Myoklonus**
  Rasch unwillkürliche Muskelzuckungen bei verschiedenen chronisch neurologischen Erkrankungen, aber auch akuten Intoxikationen
- **Faszikulationen**
  Spontane Entladungen einzelner motorischer Einheiten, die auch als Muskelzuckungen unter der Haut erkennbar sind; Ursachen sind Störungen des 2. Motoneurons

Friedreich-Ataxie

Bei der → **Friedreich'schen Ataxie** kommt es zu degenerativen Veränderungen der Hinterstränge des Rückenmarks, der Hinterwurzeln der Spinalnerven und des Tractus spinocerebellaris. Charakteristisch treten eine Gangataxie, Reflexstörungen und Muskelatrophien auf. Der Fuß ist typisch plantar gebeugt, die Zehen wie in Krallenstellung fixiert (s. u.). Bereits im Kindesalter ist die Sturzhäufigkeit erhöht. Die Patienten weisen einen ataktischen Gang auf, ihre Schrift ist unleserlich und die Sprache kaum zu verstehen. Die Patienten sprechen anfangs sehr schwerfällig, später aber betont und skandiert. Die Ursache der Friedreich-Ataxie ist eine autosomal rezessive vererbte Störung der Verbindungsbahnen zwischen Rückenmark und Kleinhirn; auch die Pyramidenbahn kann geringgradig betroffen werden. Das Romberg-Zeichen wird früh positiv.

Romberg-Zeichen

Der Patient steht mit eng geschlossenen Füssen bei geschlossenen Augen; wenn er dabei Schwankungen bis zu einem drohenden Sturz verspürt, liegt eine spinale Ataxie vor (Romberg-Zeichen positiv). Bei einer zerebellaren Ataxie, die von der optischen Kontrolle unabhängig ist, ist das Romberg-Zeichen negativ.

Hinweis auf die Entwicklung der Friedreich-Ataxie geben EEG Veränderungen, vor allem durch visuelle und akustisch evozierte Potentiale. Im EKG und Echokardiogramm kann häufig eine begleitende Kardiomyopathie nachgewiesen werden. Im Mittelpunkt der Therapie steht die Krankengymnastik um Kontrakturen vorzubeugen. Im Verlauf der Erkrankung muss mit schweren Behinderungen gerechnet werden.

Amyotrophe Lateralsklerose

Bei der amyotrophen Lateralsklerose (ALS) liegt eine rasch progrediente degenerative Erkrankung unbekannter Ursache vor. Ursächlich anzunehmen ist eine Degeneration des 1. und 2. motorischen Neurons. Als Auswirkungen liegen ein gestörtes Steuerungsverhalten der Willkürmotorik mit Muskelschwäche und Muskelatrophie vor. Initial finden sich Faszikulationen und Lähmungserscheinungen vor allem der kleinen Handmuskeln. Fast 75% der Patienten entwickeln bereits früh bulbäre Symptome mit Sprachstörungen und Schluckstörungen sowie pathologischem Weinen und Lachen als Hinweis auf eine progressive Bulbärparalyse. Die Erkrankung wird in etwa 5% familiär autosomal dominant vererbt. Das durchschnittliche Erkrankungsalter liegt zwischen 50–70 Jahren.

Die Wahrnehmung der Patienten und ihr Bewusstsein, sowie die intellektuellen Fähigkeiten sind zumeist nicht beeinträchtigt. Dadurch sind die Patienten fähig, den fortschreitenden Krankheitsprozess zu verfolgen.

▶ **Therapie.** Eine kausale Therapie ist bisher nicht bekannt. Vorübergehend kann nach Gabe von TRH (Thyreotropes Releasing Hormon; LE12) oder Pyridostigmin eine vorübergehende Verbesserung beobachtet werden. Im Mittelpunkt der Behandlung stehen Bewegungsübungen; bei fortschreitender bulbärer Symptomatik ist wegen Aspirationsgefahr eine Sondenernährung angezeigt. Die Patienten bedürfen immer der psychologischen Betreuung. Komplikationen können durch Schluckstörungen und Aspiration bei Dysphagie auftreten. Bei Atemmuskulaturlähmungen kann eine Pneumonie und eine Hypoxie bis zur CO2-Narkose (Hyperkapnie) auftreten. Die mittlere Verlaufsdauer liegt bei 3 Jahren. Das 10-Jahresüberleben beträgt 5%.

Typische Symptome der ALS

- Schwund oder Lähmung der kleinen Handmuskeln, der Unterarmmuskulatur, Lähmung der Waden oder Oberschenkelmuskulatur
- Rasche Ermüdbarkeit
- Bewegungseinschränkungen
- Lähmung der Gesichtsmuskeln
- Lähmung von Zunge, Gaumen- und Kehlkopfmuskulatur
- Dysphagie
- Dysarthrie
- Muskelkrämpfe und muskuläre Atrophie
- Atemstörung mit Hyperkapnie
- Faszikulationen

Syndrom der „Restless Legs"

Dieses weit verbreitete Syndrom zeigt sich durch Parästhesien und unwillkürliche Bewegungen der Beine, wobei die Bewegungsstörungen fast nur in Ruhe und meist nachts über auftreten. Eine sekundäre Form der → **restless legs** wird vor allem bei Niereninsuffizienz (Urämie, LE 10.2) beobachtet. Das primäre Restless legs Syndrom scheint familiär vererbt zu werden (autosomal dominant). Funktionsstörungen im Bereich von Thalamus, Kleinhirn und Nucleus ruber sind wahrscheinlich. Therapeutisch sind Rezeptoragonisten für den Dopaminrezeptor das Mittel der Wahl. Auch Antikonvulsiva, wie Valproinsäure können gegeben werden. Der Verlauf ist unterschiedlich, allerdings treten keine Spontanremissionen auf. Im sekundären Fall kommt das Restless leg Syndrom bei einer Urämie, die durch eine Dialyse effektiv behandelt wird, zum Stillstand.

Spastische Spinalparalyse

Hier liegt eine fortschreitende Degeneration des ersten Motoneurons zu Grunde. Auch diese Krankheit ist autosomal vererbt. Sie beginnt meistens im Kindesalter mit einer spastischen Tonuserhöhung der Beine. Im weiteren Verlauf werden auch die Arme betroffen. Stets steht die Spastik und weniger die Parese im Vordergrund. Histologisch werden Degenerationen der Pyramidenbahn und im bereich des Gyrus praecentralis vermutet. Eine kausale Therapie ist nicht bekannt. Frühzeitig muss mit Krankengymnastik begonnen werden. Die Erkrankung entwickelt sich sehr langsam, aber progredient fort.

Rheuma

Arthrose und Arthritis

Eine → **Arthrose** ist ebenso wie ein Bandscheibenschaden oder Erkrankungen der Sehnen die Folge degenerativer Veränderungen. Hier spielen endogene Faktoren neben exogenen Faktoren und Alterungsprozessen eine Rolle.

Entscheidend für Veränderungen der Gelenke ist die Widerstandskraft des Gelenkknorpels. Vor allem Fehlbelastungen oder Fehlstellungen, Entzündungen und Durchblutungsstörungen lösen degenerative Veränderungen aus. Da das Gewebe des Gelenkknorpels einen bradytrophen (sehr langsamen) Stoffwechsel aufweist, ist die Regeneration des Knorpels bei allen Mikrozirkulationsstörungen gefährdet. Besonders Bewegungsmangel unterstützt die Veränderungen. Der Stoffwechsel im Knorpel ist von Belastung und Entlastung abhängig, wodurch der Diffusionsprozess beschleunigt wird. Für die anderen Bestandteile des Gelenks (LE 4) gelten vergleichbare Aussagen. Degenerative Prozesse zeigen sich hier in einer verminderten Dehnbarkeit und erhöhten Rissgefahr in den Sehnen; an den Insertionen in der Kortikalis der Knochen kommt es zu Entzündungsreaktionen (Insertionstendinitis). Im Alter können bevorzugt an der Bizeps- und Achillessehne Rupturen auftreten.

Gelenkschmerzen

Entzündlich

Anlaufschmerzen	>30 min
Schmerzen bei Belastung	immer
Schmerzen in Ruhe	fast immer
Nächtliche Schmerzen	häufig
Andauernde Schmerzen	bei ausgeprägter Entzündung

Degenerativ

Anlaufschmerzen	<30 min
Schmerzen bei Belastung	treten im Lauf des Tages auf
Schmerzen in Ruhe	selten
Nächtliche Schmerzen	nein
Andauernde Schmerzen	nur in Spätstadien

Arthrosen

Die ersten Merkmale einer klinischen Arthrose sind Reiben und Knirschen beim Bewegen der Gelenke. Die Patienten berichten über belastungsabhängige Schmerzen. Eine aktivierte Arthrose reagiert durch Entzündungszustände mit Anschwelle der Gelenkkapsel, Überwärmung, Schmerzen und einem Gelenkerguss. Durch subchondrale Veränderungen der Knochen kommt es zu Gelenkfehlstellungen, die sich z.B. als X- oder O-Beine zeigen. Die Bewegungen werden dabei steif. Im Bereich der Wirbelsäule zeigen sich Veränderungen der Zwischenwirbelscheiben durch Verschmälerung der Abstände zwischen zwei Wirbeln und einer Sklerosierung der angrenzenden Wirbeldeckplatten. Hier treten kleine Randwülste als Zeichen einer Spondylose auf. Jedes Trauma der Bewegungsorgane kann zu einer Arthrose führen. Beispiele hierfür sind:

- Coxa vara oder Coxa valga nach Schenkelhalsfraktur
- X-Bein oder O-Beinstellung nach Fraktur der Unter- oder Oberschenkel
- Knickfuss nach Knöchelfraktur
- Plattfuss nach Fraktur des Fersenbeins
- Bajonettstellung im Handgelenk mit Bewegungseinschränkung nach Radiusfraktur
- Bei Kindern Schiefwuchs nach epiphysenfugennahen Frakturen

Verheilen Kapselbandläsionen unvollständig, kann es im Bereich des Kniegelenks zu einer Insuffizienz der Kreuzbänder oder der inneren bzw. äußeren Längsbänder kommen. Ebenfalls kann nach nicht vollständig verheilter Distorsion des oberen Sprunggelenks eine Bandinsuffizienz auftreten. Nach längerer Immobilisation, so auch nach längeren Gipsverbänden, wird der Stoffwechsel im Gelenkknorpel ungünstig beeinflusst und eine Arthrose begünstigt. Führt eine Arthrose zu einer Fehlstellung, spricht man von einer → **Arthrosis deformans** (s. u.).

Andere Faktoren, die zu Gelenkveränderungen führen können, sind:
- **Immunologische Erkrankungen**
  z.B. chronische Polyarthritis, Arthritis bei Psoriasis und Kollagenosen
- **Metabolische Störungen**
  z.B. Gicht oder Diabetes mellitus
- **Vitaminmangelerscheinungen**
  z.B. Mangel an Vitamin C (subperiostale Blutungen) oder Vitamin D-Mangel (Rachitis, Osteomalazie)
- **Hormonelle Störungen**
  ein Hyperparathyeroidismus kann zu einer fibrösen Osteodystrophie führen, eine Hypophysenunterfunktion zum Riesenwuchs im Wachstumsalter, eine hypophysäre Überfunktion zur Akromegalie, eine Fehlfunktion der Schilddrüse zum Kretinismus, ein Cushing-Syndrom zur Osteoporose u.a. (LE 12)

Durchblutungsstörungen der Knochen führen zu Knochennekrosen, die scheinbar auch spontan entstehen können. Man spricht von aseptischen Knochennekrosen. In der Orthopädie werden diese Knochennekrosen als eigenständige Krankheitsbilder beschrieben: Hüftkopfnekrose (Morbus Perthes), Nekrosen im Bereich der Tibia (Morbus Schlatter), Nekrosen im Calcaneus (Morbus Haglund) u.a.

Arthrosis deformans

Ursache für die meisten Formen der Arthrose ist ein Missverhältnis zwischen Belastung und Belastbarkeit des Gelenkknorpels. Eine Arthrose ist also die Folge einer Überbelastung. Immer führt ein Verlust an kollagenen Fasern zu einer Missbildung der Knochensubstanz mit Auslösung von Knorpelpartikeln (Detritus), die in die Gelenkflüssigkeit gelangen und zu einer Gelenkkapselreizung führen. Im klinischen Verlauf ist die Arthrose durch einen schleichenden Beginn und Beschwerden gekennzeichnet, die abhängig von Belastung und Gelenkposition sind. Entzündungszeichen treten hierbei nicht auf.

▶ **Therapie.** Eine kausale Therapie der Arthrose ist nicht bekannt. Die Therapie erfolgt symptomatisch mit Wärmeapplikation und ggf. intraartikulärer Gabe von Kortison, um den Reizzustand zu beseitigen. Ansonsten haben Kortikosteroide keinen Einfluss auf die Arthrose. Durch Krankengymnastik und Physiotherapie muss die Beweglichkeit des Gelenkes erhalten und Fehlstellungen mit Muskelverkürzung korrigiert werden. Der Patient wird darin geschult, aktive und passive Bewegungen durchzuführen. Vor allem das Bewegungsmuster im Alltag, z.B. das Gangbild, muss auf Fehler geprüft werden. Die Schulter- und Rückenschule nehmen eine besondere Bedeutung ein. Besondere Formen der Arthrose können durch Synovektomie oder Umstellungsosteotomie operativ korrigiert werden.

Eine Sonderform der deformierten Arthrose ist die Polyarthrose, die die großen Gelenke betrifft, sich aber auch an kleinen Gelenken manifestieren kann. An den Händen findet sich hier mit familiärer Häufung und besonders bei Frauen in der Menopause eine Heberden-Arthrose, die alle distalen Interphalangealgelenke (DIPs) betrifft. Die DIPs sind auch bei der Psoriasisarthritis beteiligt.

Coxarthrose

Alle degenerativen Veränderungen des Hüftgelenks werden als Coxarthrose unabhängig von der Ursache bezeichnet. Wie bei jeder Arthrose kommt es bei einer entzündlichen Aktivierung im Übergang zur Arthritis zu einer schmerzhaften Phase. Die klinisch stummen Phasen (latente Arthrose) sind durch einen schmerzarmen, aber progredienten Verlauf gekennzeichnet. Zu den Risikofaktoren einer Coxarthrose gehören Alter und Geschlecht. Frauen erkranken häufiger als Männer. Durch die Substitution von Östrogen in der Menopause konnte ein Rückgang der operationspflichtigen Coxarthrosen beobachtet werden. Ein Übergewicht beschleunigt die Entstehung von Coxarthrosen, während körperliche Schwerarbeit kein Krankheitsrisiko darstellt. Allerdings scheinen intensive Laufsportarten und auch Tennis zu gehäuften Hüftarthrosen zu führen.

Für die Degeneration des hyalinen Gelenkknorpels spielen dieselben Prozesse wie oben beschrieben eine Rolle. Kommt es zu Entzündungen ist die Anwendung von NSAR sinnvoll. Die ersten Symptome zeigen sich in einer vorzeitigen Ermüdung bei üblicher Gehstrecke; nach längerem Gehen kann es zu einem leichten Hinken kommen. Bei fortgeschrittener Coxarthrose liegt ein ständiger Belastungsschmerz vor. Er kann bis zu einem Ruheschmerz führen. Klinisch fällt eine schmerzhaft eingeschränkte Gelenkbeweglichkeit auf. Diese fällt besonders bei Rotations- und Spreizbewegungen auf. Kompensatorisch entwickelt der Patient ein Hohlkreuz mit Lumbalgien. Die Diagnose erfolgt durch die Röntgenuntersuchung. Im CT können Kapselverdickungen, Gelenkergüsse und subchondrale Knochenveränderungen dargestellt werden. Zur Beurteilung des klinischen Bildes wird nicht nur der orthopädische Befund dokumentiert, sondern im Rahmen von Hüftscores auch der Schmerzstatus des Patienten, seine klinische Behinderung (*disability*) und seine alltägliche Beeinträchtigung (*handicap*). Die Coxarthrose weist einen progredienten Verlauf mit häufigem Wechsel zwischen latenten und aktivierten Phasen auf.

▶ **Therapie.** Das Therapieziel ist die Verzögerung des Krankheitsablaufes und die Reduktion von Schmerzen und Funktionseinbußen. Die wichtigste Allgemeinmaßnahme ist die regelmäßige Bewegung ohne Stoßbelastung; am besten eignen sich Gymnastik, Radfahren und Schwimmen im warmen Wasser. Bei Übergewicht muss unbedingt eine Gewichtsreduktion angestrebt werden. Schuhe mit weichen Absätzen oder Gelkissen wirken immer schmerzlindernd. Auch die Entlastung durch Gehstützen oder Keilkissen beim Sitzen können eine Erleichterung bringen.

Zeichen degenerativer Prozesse am Bewegungsapparat

Bandscheiben
- Wasserverlust mit Abnahme der Bandscheibenhöhe
- Risse im Anulus fibrosus
- Symptome von HWS- und LWS-Syndrom

Knorpel der Gelenke
- Verminderte Aufnahme von Nährstoffen
- Erweichung und Erosion
- Klinisches Bild der Arthrose

Sehnen
- Verlust an Elastizität
- Erhöhte Reißgefahr
- Gefahr von Sehnenrupturen und Insertionstendinitis

Knochen
- Kalksalzverlust mit dünner werdender Kortikalis und lockerem Trabekelwerk
- Neigung zu Osteoporose
- Frakturgefahr

Der Röntgenbefund und das individuelle Beschwerdebild entscheiden über die Indikationsoperation. Diese sollte durchgeführt werden, wenn alle konservativen Behandlungsmöglichkeiten ausgeschöpft sind. Bis zum 60. Lebensjahr sollten gelenkerhaltende Operationen vorgezogen werden. Bei anhaltenden Schmerzen und Funktionsverlust der Hüfte ist die Totalendoprothese (TEP) das Mittel der Wahl. Derzeit kann man unterstellen, dass in der Regel eine operative Revision bei jedem 10. Patienten nach 10 Jahren durch Prothesenlockerung indiziert ist. Die Erfolgsaussichten der TEP sind ausgesprochen günstig; eine Voraussetzung ist die konsequente Nachbehandlung mit Mobilisierung und muskulärer Stabilisierung durch Ausdauertraining. Die konsequente Thromboseprophylaxe ist in jedem Fall erforderlich.

Arthritis

Eine Arthritis kann die Folge eines degenerativen Prozesses (aktivierte Arthrose), ebenso sein wie sie durch Bakterien oder im Rahmen von Immunprozessen ausgelöst werden kann. Bei einer bakteriellen → **Arthritis** gelangen Erreger hämatogen oder direkt in das Gelenk. Bei einer direkten Infektion sind Verletzungen oder operative Eingriffe die Ursache. Bakterielle Entzündungen können besonders im Knie- und Hüftgelenk nach Gelenkpunktionen auftreten. Die Entzündung betrifft zuerst die Synovialmembran und geht dann auf Knorpel und Knochen über. Es findet sich ein Gelenkempyem mit Anschwellung der Weichteile der Gelenkkapsel (Kapselphlegmone). An den Gelenkflächen entsteht ein Granulationsgewebe (Pannus), der schließlich zur Zerstörung der Gelenkflächen und Versteifung des Gelenkes führt. Man spricht dann von einer → **Ankylose**.

Zu den spezifischen Ursachen einer infektiösen Arthritis gehört die Lyme-Borreliose, wobei Zecken (Borrelia burfdorferi, LE 2) die Erreger übertragen. Erste Zeichen der Gelenkentzündung treten 4 Wochen nach der Infektion auf. Kommt es zur Ausbreitung einer Tuberkulose (LE 8.2), kann diese auf Knochen und Gelenke übergreifen, wobei das Gelenk mit allen Gelenkteilen befallen wird. Die Gelenktuberkulose führt zu einer totalen Zerstörung des Gelenks mit einer Versteifung (ossäre Ankylose).

Gicht

Diese Stoffwechselerkrankung wurde in LE 11.2 gesprochen. Ihr Fachbegriff „Arthritis urica" weist auf die Gelenkbeteiligung bei erhöhter Harnsäurekonzentration hin. Bevorzugte Manifestationen der Gelenkbeteiligung sind in Reihenfolge der Häufigkeit:
- Großzehengrundgelenk
- Kniegelenk
- Oberes Sprunggelenk
- Handwurzel
- Daumengrundgelenk
- Fingergelenke

Beim akuten Gichtanfall kommt es zu einer Kristallisation von Harnsäure auf der Synovialmembran mit einer massiven Gelenkreaktion, Schmerzen, Erguss und den klassischen Zeichen der Entzündung. Im Punktat des Gelenks können sich Harnsäurekristalle nachweisen lassen. Bei chronischem Verlauf lagern sich Harnsäurekristalle in knorpeligen Strukturen als Gichttophi ab. Eine → **Gicht** liegt vor, wenn zwei der folgenden vier Kriterien vorhanden sind:

- Typische Gelenkschmerzen
- Erhöhte Harnsäurewerte
- Gichttophi
- Nachweis von Uratkristallen in der Gelenkflüssigkeit

Rheumatoide Arthritis

Der akute Gelenkrheumatismus, der auch als rheumatoide Arthritis (RA), akute Polyarthritis oder Arthritis bei rheumatischem Fieber bezeichnet wird, ist die Folge einer Typ III Immunreaktion durch Antigen-Antikörperkomplexe (LE 13), die sich an der Synovialmembran der Gelenke anlagern. Häufig sind auch das Endokard (rheumatische Karditis) und die Nierenkörperchen (Glomerulonephritis) betroffen. Seltener können die Lungengefäße, die Muskulatur und die Haut mitbeteiligt sein. Nach den Kriterien des American College of Rheumatology zeigt sich die rheumatoide Arthritis mit folgenden Merkmalen:
- Morgensteifigkeit der Gelenke >1 h
- Symmetrisches Befallsmuster der Gelenke
- Arthritis an drei oder mehr Gelenken von Hand und Fingern
- Positiver Rheumafaktor
- Radiologische Veränderungen der Gelenkteile mit Erosionen und Begleitosteoporose
- Vorliegen der Symptome >6 Wochen

Die → **rheumatoide Arthritis** erreicht mit 40–50 Jahre einen Altersgipfel. Bis zur Menopause sind Frauen dreimal so häufig betroffen wie Männer. Nach der Menopause ist die Altershäufigkeit ausgeglichen.

Bei der klinischen Untersuchung findet sich eine spindelförmige Auftreibung der Gelenke durch eine Synovialentzündung. Die betroffene Gelenkkapsel ist druckschmerzhaft gespannt. An größeren Gelenken ist ein Erguss palpabel. Bei Beteiligung des Handgelenks ist die palmare Beugung schmerzhaft eingeschränkt; die Greifkraft ist herabgesetzt. Häufig finden sich Sehnenknötchen, eine Bursitis und eine Tendovaginitis als Begleiterscheinungen. Im weiteren Verlauf kommt es zu einer Atrophie der Mm. interossei der Hand (LE 4). Häufig ist auch die Halswirbelsäule mit betroffen. Die HWS wird als 5. Extremität des Rheumatikers bezeichnet.

Stadieneinteilung der rheumatoiden Arthritis	
I	keine Einschränkung
II	keine Einschränkung bei alltäglichen Verrichtungen, aber eingeschränkte Freizeitaktivitäten
III	Einschränkungen in Beruf und Haushalt
IV	Einschränkungen bei allen Aktivitäten

Im Krankheitsverlauf steht am Anfang die Morgensteifigkeit besonders der Fingergrundgelenke. Typisch für die RA ist immer der symmetrische Befall. Erst über mehrere Monate bis Jahre entwickeln sich die ersten Erscheinungen. Die Gelenkschwellungen nehmen zu und klassische Entzündungszeichen sind festzustellen. Die Gelenke verformen sich und zeigen eine meist ulnare, deformierende Luxationsstellung. Häufig tritt ein Karpaltunnelsyndrom oder das Phänomen des „schnellenden Fingers" auf.

▶ **Therapie.** Die therapeutischen Ziele sind die Reduktion der Morgensteifigkeit auf <15 min, die Beseitigung der durch die hypochrome Anämie bei Entzündungen mit verursachten Müdigkeit und der Gelenk- sowie der Bewegungsschmerzen. Unter Therapie sollte die Blutsenkung bei Frauen <30 mm, bei Männern <20 mm in der ersten Stunde betragen. Im akuten Schub werden symptomatisch NSAR gegeben. Bis zur Wirkung der Basistherapie können Kortikoide notwendig werden.

Die Basistherapie kann mit Antimalariamitteln (z.B. Chloroquin über 3–4 Monate) mit Goldinjektionen (Auretan® über 4–6 Monate, Sulfazalazin über rund 3 Monate), aber auch mit Penicillamin, Cyclosporin, Methotrexat und anderen Immunsuppressiva durchgeführt werden. Begleitend erfolgt eine Physiotherapie zur Kontrakturprophylaxe. Bewegungsübungen, vor allem im Thermalbad, werden bis zur Schmerzgrenze durchgeführt und sind sehr effektiv. In täglichen Übungen müssen komplexe Bewegungsabläufe, wie Treppensteigen und das An- und Auskleiden trainiert werden. Bei der Lagerung der Patienten müssen die Gelenke in Funktionsmittelstellung positioniert werden, damit Hüft- und Kniebeugekontrakturen oder Spitzfussstellungen vermieden werden. Operativ kann die entzündlich veränderte Synovia durch eine Frühsynovektonmie an Fingergrundgelenken, in Kniegelenken, Ellenbogen- und Handgelenk entfernt werden. Treten Gelenkzerstörungen auf, wird die Gelenkversteifung (→ **Arthrodese**) in Erwägung gezogen. Auch Gelenkersatzoperationen mit Einlagerung von Faszien oder Fettgewebe sind möglich.

Zu den Sonderformen der rheumatoiden Arthritis gehören das Felty-Syndrom und Morbus Still.

Felty-Syndrom. Beim Felty-Syndrom handelt es sich um eine Sonderform der rheumatoiden Arthritis, die mit Hepatospenomegalie, Leukopenie und therapieresistenten Ulzerationen der Haut einhergeht. Die Arthritis steht oft im Hintergrund.

Still-Syndrom. Das Still-Syndrom (Morbus Still) ist eine bereits im Kindesalter einsetzende Form der rheumatoiden Arthritis bei negativen Rheumafaktoren. Sie beginnt als systemische Entzündung mit hohem Fieber, Gewichtsverlust, Exanthemen, massivem Anstieg des CRP und der Blutsenkung. Oft besteht eine Leukozytose, die an die Frühformen einer Leukämie erinnert. Pleura und Perikard können mit betroffen sein. Es kann auch zu einer entzündlichen Reaktion im Bereich der HWS und im Kiefergelenk kommen. Die Therapie erfolgt hierbei konservativ, Spontanremissionen kommen selbst noch nach jahrelangem Verlauf vor.

Polymyalgia rheumatica

Dieses Krankheitsbild gehört zum selben Formenkreis von Entzündungen, die auch die Riesenzellarteriitis (s. Kopfschmerzen in LE 14) verursacht. Die Polymyalgia rheumatica ist eine chronisch verlaufende entzündliche Multiorganerkrankung älterer Menschen, wobei eine familiäre Disposition nachgewiesen ist. Die häufigsten Symptome sind symmetrische Schmerzen und eine Morgensteifigkeit in den Schultern, im Bereich von Oberarm, Nacken, Becken und Oberschenkelmuskulatur. Häufig gehen diese Schmerzen mit Gewichtsverlust einher. Kopfschmerzen und Depressionen begleiten diese Hauptsymptomatik, seltener finden sich Strömungsgeräusche im Bereich der großen Gefäße der oberen Extremität. Zwischen beiden Oberarmen ist eine Blutdruckdifferenz festzustellen. Die Entzündungswerte im Blut sind erhöht.

Bei der klinischen Untersuchung findet sich häufig eine unauffällige Muskulatur, die nur selten druckschmerzhaft ist. Allerdings zeigen sich im Bereich der Gelenke entzündliche Reaktionen der Sehnenscheiden und der Sehnenansätze an der Gelenkkapsel. Wenn Kopfschmerzen im Vordergrund stehen, muss eine Riesenzellarteriitis (Arteriitis temporalis) ausgeschlossen werden. Die Polymyalgia rheumatica wird durch Glukokortikoide behandelt. Das Risiko gefährlicher Gefäßverschlüsse wird dadurch drastisch gesenkt. Mit einer geringen Dosierung mit 0,5 mg Prednison/kg Körpergewicht täglich wird begonnen; dann muss die Dosis der klinischen Symptomatik angepasst werden. Die Erhaltungsdosis wird zwischen 5 und 10 mg täglich liegen. Wenn zur Symptomfreiheit eine höhere Kortisondosis als 10 mg/Tag erforderlich ist, steigen Morbidität und Mortalität an. Auch treten dann die Nebenwirkungen des Cushing-Syndroms auf. In diesen Fällen werden zusätzlich Immunsuppressiva gegeben.

Diagnosekriterien der Polymyalgia rheumatica

Internist (2005) 11, 1233

- Bilateraler Schmerz und/oder Steifigkeit der Schultern
- Beidseitige Steifigkeit der Oberarme
- Symptome seit höchstens 2 Wochen
- BSG >40 mm 1. h
- Morgensteifigkeit >1 h
- Alter >65 Jahre
- Depression und/oder Gewichtsverlust

Die Diagnose einer Polymyalgia rheumatica ist wahrscheinlich, wenn mindestens 3 Kriterien vorliegen

Bei Polymyalgie liegt ebenso wie bei einer Riesenzellarteriitis ein typisches „Eisberg-Phänomen" vor: nur ein Bruchteil der Krankheitsveränderungen des Organismus und der betroffenen Organe zeigen sich als manifeste Merkmale; deshalb muss nach anderen Organbeteiligungen und Entzündungsreaktionen gefahndet werden. Dazu gehören:

- Beschwerden der Polymyalgie
- Eisenmangelanämie (LE 13)
- Riesenzellarteriitis
- Aortenbogensyndrom
- Fieberschübe
- Entzündungsreaktion mit hoher BKS, CRP-Erhöhung und Leukozytose

Fibromyalgie

Das Symptommuster des Fibromyalgie-Syndroms zeigt sich durch multiple Muskelschmerzen mit Druckempfindlichkeit an den Muskelansatzstellen, rascher Ermüdung, Schlafstörungen und psychischen Veränderungen. Die charakteristischen Druckstellen an denen Schmerzen ausgelöst werden können, werden als → **Tender Points** bezeichnet.

Lokalisation der Tender points bei Fibromyalgie

- Okzipitaler Ansatz der Nackenmuskeln
- Querfortsätze von C4-C7
- Sternokostale Syndesmosen, besonders im 2. ICR
- Mitte des Oberrandes des M. trapezius
- Muskelansätze im Bereich der Spina scapulae
- Lateraler Epikondylus am Ellbogen
- Trochanter major
- Äußerer oberer Quadrant des M. glutaeus maximus
- Fettkörper im Bereich des medialen Kniegelenks

Die Klassifikation des American College of Rheumatology fordert zum Nachweis einer Fibromyalgie, dass an mindestens 11 von 18 Punkten ein Druckschmerz ausgelöst werden kann und anamnestisch generalisierte Muskelschmerzen vorliegen. Die Ursache der Fibromyalgie ist unklar. Die Erkrankung nimmt mit dem Alter zu, Frauen sind häufiger als Männer betroffen. Bei den Patienten liegen ausgeprägte Schlafstörungen vor und die Patienten weisen eine erhöhte Schmerzempfindung (Hyperästhesie) auf. Nach dem aktuellen Erkenntnisstand ist die Fibromyalgie als eine Störung zu verstehen, die durch einen chronischen physischen und/oder emotionalen Stress verursacht wird. Es wird vermutet, dass über chronische Stressmechanismen durch Einfluss auf höhere Zentren des ZNS eine Störung der neuroendokrinen Regulation ausgelöst wird.

Entsprechend diesen Erkenntnissen ist die Therapie des Fibromyalgie-Syndroms langwierig und mit Rückschlägen gekennzeichnet. Das Leitsymptom Schmerz und psychische Faktoren, die bei der Entwicklung des Leidens eine Rolle spielen, erfordern einen psychotherapeutischen Ansatz und begleitende physiotherapeutische Maßnahmen. Im Mittelpunkt der Medikamentengabe steht die antidepressive Therapie. Allerdings werden die Schmerzen dadurch nur gering beeinflusst. Bei der lokalen Infiltration von Lokalanästhetika konnte festgestellt werden, dass der Nadeleinstich auch ohne Injektion einer Substanz wirksam ist. Die Langzeitprognose der Fibromyalgie gibt keinen Anlass für Optimismus. Nur etwa ein Viertel der Patienten berichten über einen Zeitraum von 4 Jahren von einer Besserung ihrer Symptome. In vielen Fällen sehen die Patienten ihre berufliche Tätigkeit als Ursache für ihre Erkrankung an. In Deutschland wird die Fibromyalgie als Ursache für die Berufsunfähigkeit anerkannt.

Erkrankungen des Skeletts

Osteoporose und Osteomalazie

Osteoporose

Die WHO definiert die Osteoporose als eine Erkrankung, die durch den Verlust an Knochenmasse und Zerstörung der Mikroarchitektur der Knochen entsteht. Das Frakturrisiko wird dabei erhöht. Der Anstieg des Risikos für eine Oberschenkelfraktur beginnt bei Frauen ab dem 70. Lebensjahr. In den letzten 20 Jahren ist in Europa nach Erhebungen der International Osteoporosis Foundation eine Zunahme der Zahl der Patienten mit Femurhalsfraktur um 25% beobachtet worden. Faktoren, die zur →
Osteoporose führen, sind vor allem eine lang andauernde Glukokortikoidtherapie (s. u.). Gleichermaßen begünstigen jede Immobilisierung und Nierenerkrankungen die Entwicklung der Knochenbrüchigkeit.

Häufigste Risikofaktoren für Osteoporose bei Männern (aus Miehle 2000)	
Langzeitkortikoidtherapie	29,0%
Alkoholabusus	28,4%
Nikotinabusus	26,0,%
Hypogonadismus	18,0%
Nephrolithiasis	14,2%
Lebererkrankungen	11,7%
Morbus Crohn	7,4%
Kalziummangelernährung	5,6%
Hyperthyreose	5,6%
Körperliche Immobilität	5,0%
Zustand nach Magenoperation	4,4%
Plasmozytom	3,7%

Zwischen Muskelfunktion und Knochenaufbau bestehen enge Korrelationen. Während des ganzen Lebens wird durch Knochenabbau über die Osteoblasten und Aufbau über die Osteoklasten die Knochenmatrix ausgetauscht. Man schätzt, dass im Bereich der Knochentrabekel ein vollständiger Ersatz der Knochensubstanz alle

3 Jahre erfolgt, im Bereich der Röhrenknochen etwa alle 30 Jahre. Im Alter lässt die Leistungsfähigkeit der Osteoblasten im Vergleich zu den Osteoklasten nach, so dass das Alter mit einer Verminderung des Knochenmaterials gekennzeichnet ist. Durch Störungen im Hormonhaushalt – vor allem bei Abfall der weiblichen Sexualhormone – kommt es zu einer weiteren Unterstützung dieser negativen Bilanz. Die *peak-bone-mass*, die maximal erreichbare Knochenmasse liegt im Alter von 30–40 Jahren vor. Sie ist bei Männern um 30% höher als bei Frauen.

Im Mittelpunkt der Homöostase des Knochenumbaus steht das Parathormon (LE 12). Moderne Forschungen zeigen, dass es nicht nur die Osteoklasten aktiviert, sondern auch einen Knochen aufbauenden Stimulus bewirkt. Neben diesen Überlegungen spielt jedoch die Belastungsminderung des modernen Menschen eine große Rolle für die Osteoporoseentstehung. Vor 100 Jahren legte der Mensch täglich bis zu 16 km zu Fuß zurück, während in der Gegenwart die durchschnittliche Gehstrecke maximal 1 km beträgt. Die Verhaltensmuster der modernen Gesellschaft erziehen dazu, körperliche Belastungen auf ein Minimum zu begrenzen und damit die Knochen mechanisch weitgehend zu entlasten. Knochenkompression im Rahmen mechanischer Belastung scheint jedoch der entscheidende Impuls für die Knochenneubildung und den Knochenerhalt zu sein. Damit sind Mobilität durch Muskelarbeit, Aktivierung der Muskelkraft und Knochenaufbau eng verknüpft. Die ersten Symptome der Osteoporose manifestieren sich häufig erst als Spätkomplikationen, nämlich durch Knochenfrakturen.

Von einer *primären Osteoporose* spricht man, wenn der Knochenstoffwechsel selbst gestört ist. Bei einer *sekundären Osteoporose* wird der Knochenstoffwechsel durch Systemerkrankungen oder Entzündungen bzw. hormonelle Faktoren beeinflusst.

Der Nachweis der Osteoporose erfolgt durch Röntgenuntersuchung, CT und das Knochenszintigramm. Als wichtigste Methode gilt die Knochendichteanalyse, die Osteodensitometrie. Im Bereich von Fersenbein oder Tibia kann die Knochendichte auch mit Ultraschall gemessen werden. Qualitätsdefizite in der Durchführung der Osteodensitometrie haben dazu geführt, dass dieses Verfahren in Verruf geraten ist. Derzeit werden in Deutschland Knochendichteanalysen nur noch bei Patienten durchgeführt bzw. von den gesetzlichen Krankenkassen bezahlt, wenn diese bereits eine Fraktur erlitten haben.

Zu den häufigsten Frakturen gehören neben dem Bruch des Oberschenkelhalses auch Wirbelkörpereinbrüche. In beiden Frakturtypen ist das Risiko von Dauerschäden höher als bei Humerusfrakturen oder distalen Radiusfrakturen. Bei Zerstörung der Rückwand der Wirbelkörper kann es zu Einbrüchen in den Spinalkanal mit neurologischen Folgeschäden kommen.

Die Prävention der Osteoporose besteht vor allem im Erhalt und bewusster Durchführung von Mobilität, ausreichender Versorgung mit Kalzium und Vitamin D, Vermeiden von Nikotin und Zufuhr von Alkohol in maßvoller Dosierung. Auf Schlankheitskuren sollte bei Osteoporosegefahr verzichtet werden, da mit Maßnahmen zur aktiven Gewichtsreduktion ein erhöhtes Risiko für Schenkelhalsfrakturen vergesellschaftet ist.

▶ **Therapie.** Im Mittelpunkt der Phamakotherapie bei Osteoporose steht heute die Gruppe der Bisphophonate. Auch selektive Östrogenrezeptormodulatoren wie Raloxifen können das Frakturrisiko senken. Weiter werden Fluoride gegeben, deren Wirkung in unterschiedlichen Untersuchungen jedoch verschieden bewertet wird. Dies gilt auch für das als Nasenspray verordnete Kalzitonin. In der Therapie der Osteoporose scheinen Anabolika eine Renaissance zu erfahren, da sie über ihre Muskel aufbauende Wirkung besonders bei älteren Patientinnen effektiv zu sein scheinen.

Frakturen des Femurs – Aktueller Stand und Schätzung der Zahlen 2000-2030
(aus Miehle, 2000)

Jahr	Frauen	Männer	Gesamt
2000	56354	15069	71423
2005	61426	18109	79536
2010	62490	19115	81605
2015	62720	19440	82160
2020	64370	20030	84400
2025	67190	21190	88380
2030	72040	23100	95140

Osteomalazie

Während die Osteoporose durch eine erniedrigte Knochenmasse und gestörte Knochengewebsarchitektur definiert ist, wird die → **Osteomalazie**, die Rachitis des Erwachsenen, als ein Mangelzustand im Knochenstoffwechsel mit nicht ausreichender Kalzifikation des Knochens verstanden. Häufigste Ursache ist ein Mangel an aktivem Vitamin D; dieses Hormon (Kalzitriol, LE 9.2, LE 12) wird in den Zellen des proximalen Nierentubulus aus dem Cholekalziferol, das in der Leber entsteht, gebildet. Kalzitriol fördert die Kalziumresorption im Dünndarm und stimuliert in den Osteoblasten des Knochens die Bildung von Osteokalzin. Osteomalazien können auftreten, wenn nicht nur der Vitamin D Stoffwechsel, sondern auch die Resorption von Kalzium gestört ist. Häufige begleitende Erkrankungen sind:
- Zustand nach Magenoperation (besonders Billroth II)
- Zöliakie
- Intestinale Resektionen
- Chronische Pankreatitis
- Primär biliäre Zirrhose

Liegen die Störungen des Knochenabbaus in einem primären Hyperparathyreodyismus (LE 12) findet sich eine deutliche Erhöhung der alkalischen Phosphatase.

Eine besondere Form des Knochenumbaus ist der Morbus Paget, eine chronisch progrediente Knochendystrophie, die vor allem ältere Männer befällt. Betroffen sind in erster Linie die Knochen von Becken mit Kreuzbein und LWS, der Schädel und der

Femur. Durch Verdickung und Krümmung kommt es häufig zu einer Säbelscheidentibia. Begleitet werden diese Symptome von Hörstörungen und Schwindelattacken. Der Leitbefund des oft klinisch latent verlaufenden Morbus Paget ist die erhöhte alkalische Phosphatase. Wenn die Kalziumspiegel im Plasma ansteigen, kann sich eine Nephrolithiasis entwickeln. In 5% kann es zu einem Osteosarkom kommen.

Morbus Bechterew

Beim Morbus Bechterew (Spondylitis ancylosans) handelt es sich um eine primär chronische rheumatische Erkrankung mit Entzündung der Iliosakralfugen und der Wirbelgelenke. Die Krankheit führt zur allmählichen Verknöcherung (Bambusstabphänomen der Wirbelsäule im Röntgenbild). Ähnlich wie beim Rheumatismus spielt eine familiäre Disposition eine Rolle. Männer sind häufiger befallen als Frauen. Der → **Morbus Bechterew** beginnt meist zwischen 20 und 40 Jahren und zeigt sich durch eine Verknöcherung des Bindegewebes in den Gelenkkapseln. Aus dem zuerst entstehenden Faserknochen entsteht mit der Zeit lamellärer Knochen (LE4). An der Wirbelsäule verknöchern neben den kleinen Wirbelgelenken auch die Längsbänder: im Röntgenbild zeigt sich dies durch Knochenspangen zwischen den Wirbelkörpern (Syndesmophyten). Die gelenkige Verbindung zwischen erstem und zweitem Halswirbel (Atlas und Axis) bleibt meist verschont. Indem durch den Krankheitsprozess Bänder und Gelenke die Tragefunktion der Wirbel übernehmen, kommt es zunehmend zu einer Osteoporose der Wirbelkörper. Klinisch auffallend ist die ausgeprägte Kyphosierung der Brustwirbelsäule.

Das Leiden beginnt mit uncharakteristischen, besonders nächtlichen Rückenschmerzen und Morgensteifigkeit. Begleitend können Entzündungen der Harnröhre (Urethritis) und des Ziliarkörpers (Iritis) auftreten. In der klinischen Untersuchung fällt eine Einschränkung der Beweglichkeit der Wirbelsäule auf. Charakteristisch ist eine Reduktion der Schoberdistanz. Mit zunehmender Thoraxstarre kommt es zu einer Forcierung der abdominellen Atmung.

Schoberzeichen

Maß für die Beweglichkeit der LWS: bei maximaler Vorwärtsneigung vergrößert sich Abstand zwischen den Dornfortsätzen von L5 und einem Punkt 10 cm kranial um 3-4 cm. Im Labor finden sich eine Beschleunigung der Entzündungszeichen bei erhöhtem Serumeisen. Die Rheumafaktoren sind negativ. Bei vier von fünf Patienten ist das HLA B27 nachweisbar. Im Röntgenbild zeigen sich erste Veränderungen durch Erweiterungen des Gelenkspalts im Iliosakralbereich. Hier ist eine forcierte Überstreckung der Hüfte schmerzhaft (Mennell-Zeichen).

▶ **Therapie.** Im Vordergrund der Therapie steht die Behandlung der Schmerzen und Entzündungsschübe durch Analgetika und Antiphlogistika. Krankengymnastisch muss eine aktive und passive Mobilisierung zum Erhalt der Beweglichkeit vor allem im Bereich der Wirbelsäule angestrebt werden. Die Kyphoseprophylaxe und das Atemtraining (vor allem Training der Bauchatmung) erfolgen am besten in Gruppentherapien.

Morbus Bechterew – frühe diagnostische Merkmale

(nach Mau et al. 1990, Z Rheumatology 49: 82-87)

- HLA-B27 positiv
- Wirbelsäulenschmerzen
- Spontane Ischialgie (positives Mennell-Zeichen)
- Spontan- oder Kompressionsschmerzen des Thorax
- Atemexkursionen des Thorax <2,5 cm (normal 5-7 cm)
- Periphere Arthritis oder Fersenschmerzen
- Iritis oder Iridozyklitis
- Beweglichkeit von HWS und/oder LWS in allen Richtungen eingeschränkt
- BSG stark erhöht
- Röntgenbefunde wie Syndesmophyten oder Arthritis der kleinen Wirbelgelenke

Ein Nachweis des HLA B27 wird mit 1,5 Punkten, die anderen Kriterien werden mit je 1 Punkt bewertet; ab mindestens 3,5 Punkten wird die Diagnose eines Morbus Bechterew gestellt

Skoliose

Unter einer → **Skoliose** versteht man die fixierte Seitverbiegung der Wirbelsäule. Ist die Verbiegung nicht fixiert, spricht man von einer skoliotischen Fehlhaltung. Je nach Ursache werden Skoliosen eingeteilt in

- **Myopathische Skoliose**
  verursacht durch eine Muskelerkrankung, wie z.B. Muskeldystrophie (s. u.)
- **Neuropathische Skoliose**
  durch einseitige Lähmung der Rumpfmuskulatur, wie bei zerebraler Parese oder traumatischer inkompletter Lähmung
- **Osteopathische Skoliose**
  durch Störung der Wirbelkörpersymmetrie, wie bei Fehlbildungen, Kompressionsfrakturen oder Wirbelkörperentzündungen
- **Idiopathische Skoliose**
  die Ursache ist unbekannt

Fast 90% aller Skoliosen müssen der idiopathischen Form zugeordnet werden. Sie entsteht während des Wachstums der Wirbelkörper, die asymmetrisch zwischen konkav und konvex zur Seite wachsen. Die Primärkrümmung erfolgt meist thorakal nach rechts. Charakteristisch ist, dass sich die Dornfortsätze zur Konkavseite der Skoliose, die Wirbelkörper aber zur Konvexseite drehen. Durch die Deformierung des Thorax kommt es nicht zu nur zu einer eingeschränkten Beweglichkeit der Wirbelsäule, sondern auch zu einer Atemstörung mit Verminderung der Vitalkapazität. Durch Druckerhöhungen im Lungenkreislauf kann sich ein Cor pulmonale (Rechtsherzinsuffizienz, LE 6.2) entwickeln. Die meisten Skoliosen werden erstmals während des pubertären Wachstumsschubs festgestellt. Auffallend ist eine Asymmetrie des Schulterstands und des Beckens bei seitlicher Abweichung der Dornfortsatzreihe. Im Röntgen kann der Skoliosewinkel gemessen werden; leichte Skoliosen haben eine Abweichung der Wirbelsäule aus dem Lot von weniger als 40°, schwere über 60°. Posttraumatisch kann es durch Seitenkantenerniedrigung nach Wirbelfrakturen zu einer Skoliose kommen.

▶ **Therapie.** Die Therapie der Skoliose richtet sich nach dem Alter des Patienten, nach dem Krümmungsgrad und der weiteren Entwicklung. Wichtig ist, dass die Behandlung während des Wachstums einsetzt. Bei leichten Verkrümmungen mit Abweichungen bis zu 20°, sind krankengymnastische Übungen zur Kräftigung der Rumpfmuskulatur ausreichend. Bei stärker abweichenden Winkeln muss eine Korsettverordnung (Skolioseothese) erfolgen. Auch bei der Korsettversorgung muss eine krankengymnastische Behandlung begleitend durchgeführt werden. Vor der Auswahl des Korsetts müssen im ersten Schritt Eltern und Patienten zusammen mit dem medizinischen Team zu einem realistischen Therapieziel kommen. Das heißt, wie lange physisch und psychisch die durchaus belastende Therapie durchgeführt werden soll. Bei lumbalen Skoliosen wird das Boston-Korsett, bei hochthorakalen Krümmungen das Milwaukee-Korsett verordnet. Liegen die Skoliosewinkel >40° oder besteht eine starke Progredienz (Zunahme um 1–2° pro Jahr) muss die operative Korrektur der Skoliose in Betracht gezogen werden.

Schultersyndrom

Unter dem Begriff → **Schultersyndrom** verbergen sich verschiedene Erkrankungen, die auch als Periarthropathia humeroscapularis (PHS) oder als zervikobrachiales Syndrom (ZBS) unterschieden werden. Auch der Begriff Schulter-Hand-Syndrom ist eine geläufige Bezeichnung.

Im Mittelpunkt des Krankheitsprozesses im Schultergelenk steht der Verschleiß der Rotatorenmanschette und der langen Bizepssehne mit ihren Begleitgeweben. Somit zählt das Schultersyndrom zu den degenerativen Erkrankungen des Erwachsenen. Im Vordergrund der Symptome stehen Schulterschmerzen, die bei bestimmten Bewegungen auftreten und teilweise in den ganzen Arm bis in die Hand strahlen können. Bewegungseinschränkunken der Schulter sind offensichtlich und anfangs schmerzbedingt (funktionell), später entwickelt sich daraus jedoch eine strukturelle Schulterversteifung.

Bei chronischer Entzündung der Sehnenansätze sind im Röntgenbild Kalkdepos nachweisbar. Diese können sich spontan wieder auflösen. Die Verkalkung geht mit einer sehr schmerzhaften reaktiven Entzündung einher. Größere Kalkdepos im Gelenkbereich müssen operativ entfernt werden. Bei wiederholten Reizzuständen der Sehnenansätze im Schultergelenk und im Bereich der Bursa subacromialis kann es zu Verwachsungen der Gewebe zwischen Sehnenscheidensehnen und Gelenkkapsel kommen und zur Schultersteife führen. Im Röntgenbild ist ein Hochstand der Humeruskopfes nachzuweisen.

> **Periarthritis humeroscapularis (PHS) und zervikobrachiales Syndrom (ZBS)**
>
> **PHS**
> - Schmerz lokalisiert sich auf den Bereich der Schulter
> - Ausstrahlung diffus in den Arm ohne Parästhesien
> - Schmerzabhängig von Schulterbewegungen
> - Nächtlicher Schmerz nur beim Liegen auf der kranken Schulter
>
> **CBS**
> - Diffuser Schulter-Nackenschmerz
> - Schmerz segmental lokalisiert mit Parästhesien
> - Schmerz abhängig von Bewegungen der HWS
> - Nächtlicher Schmerz lageunabhängig

▶ **Therapie.** Alle Formen der Periarthritis humeroscapularis werden gleich behandelt. Die Therapie richtet sich nach den Merkmalen der Erkrankung. Bei akuten Schmerzen werden Analgetika und Antiphlogistika sowie lokal Kältepackungen gegeben. Der Arm muss geschont werden, um die den Schmerz auslösenden Abduktions- und Rotationsbewegungen zu vermeiden. Die Schulter darf aber nicht mit einem Verband ruhig gestellt werden, da sonst Versteifungsgefahr droht. In die Bursa subacromialis können lokal Kortisonkristallsuspensionen injiziert werden. Ebenso kann Kortison in die Sehnenscheiden der Rotatorenmanschette bzw. der langen Bizepssehne injiziert werden. Bewegungstherapie und elektrophysiologische Maßnahmen werden bei chronisch rezidivierenden Krankheitsformen angewandt. Ziel der Krankengymnastik ist neben dem Erhalt und der Wiederherstellung der Beweglichkeit in der Schulter der Kraftausgleich zwischen dem M. deltoideus und den Rotatorenmuskeln im Schultergelenk. In speziellen Fällen sind operative Maßnahmen mit Beseitigung verwachsener Gelenkteile oder Resektion des Lig. coracoacromiale angezeigt.

Bandscheibenvorfall

Die häufigste Ursache für spinale Wurzelkompressionen (radikuläres Syndrom) sind Bandscheibenschäden. Die Ursache eines Bandscheibenvorfalls ist die Überlastung im Bereich des Anulus fibrosus der Bandscheibe, wodurch der Gallertkern, der Nucleus pulposus, durch den Faserring in den Wirbelkanal oder in das Foramen intervertebrale gepresst wird und dort auf die Nervenwurzeln drückt. 95% aller Bandscheibenvorfälle ereignen sich in Höhe der 4. oder 5. Zwischenwirbelscheibe der Lendenwirbelsäule. Da das Rückenmark bereits auf Höhe von LWK 1/2 endet, ist es von einem → **Diskusprolaps** nicht mehr bedroht.

Die radikulären Syndrome erstrecken sich bei der Lumboischialgie auf den Spinalnerven. Bei einem Diskusprolaps im Bereich der Halswirbelsäule kann es zu einer bleibenden Schädigung des Rückenmarks kommen. Die Degeneration der Bandscheiben beginnt mit etwa 30 Jahren, selten bereits in der Adoleszenz. Neben Band-

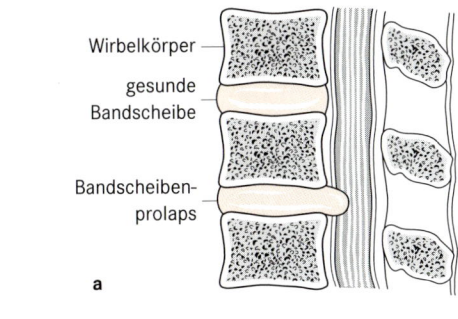
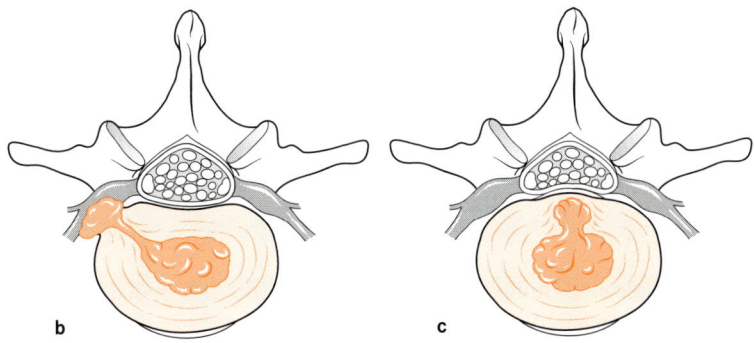

Abb. 15.2. ▲ **Bandscheibenvorfall.** Die häufigsten Bandscheibenvorfälle treten lumbal in den Segmenten L 4/5 und L 5/S 1 auf. Die Beweglichkeit ist schmerzhaft eingeschränkt, paravertebral sind Myogelosen tastbar und der Patient nimmt eine Schonhaltung ein

scheibenvorfällen sind weitere Ursachen von Wurzelkompressionen → **Spondylosen**, Spondylarthrosen, wie z.B. beim Morbus Bechterew oder ein nach vorn gleitender Wirbelkörper (→ **Spondylolisthesis**). Seltene Ursachen sind spinale Abszesse oder Tumoren.

Zervikaler Bandscheibenvorfall

Der Patient beklagt überwiegend Brachialgien. Die Höhe der Kompression ist diagnostisch durch motorische und sensorische Prüfungen genau zu bestimmen (Abb.15.3). Bei Kompression im Bereich der HWS werden die Schmerzen durch Bewegung des Kopfes oder Zug am Arm verstärkt. Differenzialdiagnostisch muss ein Torticollis spasmodicus (LE 14) abgegrenzt werden. Thorakale radikuläre Schmerzen können auch durch einen Herpes zoster ausgelöst werden.

Lumbaler Bandscheibenvorfall

Leitsymptom sind heftige Kreuzschmerzen, die über das Gesäß ins Bein ausstrahlen und als → **Lumboischialgie** bezeichnet werden. Das Lasègue-Zeichen (LE 14) ist bei radikulären Syndromen zwischen L5–S1 positiv. Im gesamten Verlauf ist der N. ischiadicus druckschmerzhaft.

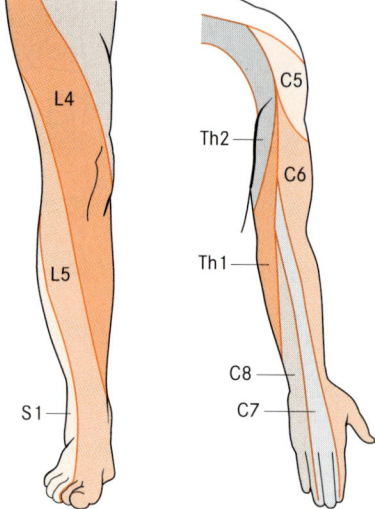

Abb. 15.3.
Sensible Störungen und motorische Einschränkungen bei radikulärer Kompression. (s. a. Abb. 15.2)

▶ **Therapie.** Die Therapie eines lumbalen Bandscheibenvorfalls erfolgt in drei Schritten, die über rund 3 Wochen dauern
1. Die erste Maßnahme dient dem Ziel der allgemeinen Entspannung durch Bettruhe (Stufenbett) und Wärmeapplikation. Schmerzen können durch NSAR gelindert werden.
2. Im zweiten Schritt (in der 2. Woche) werden physiotherapeutische Maßnahmen und lokale Entspannung durchgeführt.
3. Erst in der dritten Woche werden isometrische Übungen und Muskeltraining durch Schwimmen durchgeführt.

Nur wenn sich ein Wurzelkompressionssyndrom unter konservativer Therapie nicht bessert oder die Parese zunimmt, muss eine operative Entlastung erfolgen. Das gilt auch dann, wenn der radikuläre Schmerz nachlässt, also ein Absterben der Nervenwurzel eintritt. Eine absolute Operationsindikation ist das „Cauda-Syndrom", das sich durch eine schlaffe atrophische Paraparese mit Reflexverlust und Sensibilitätsverlust der Beine auszeichnet. Oft ist der Kremasterreflex erloschen.

Viele Bandscheibenschäden weisen Spontanremissionen auf; häufig muss mit Rezidiven gerechnet werden. Die Rückbildung einer lumbalen Wurzelkompression lässt sich im CT oder MRT nachweisen.

Fehlformen der Füße

An dieser Stelle empfiehlt es sich in LE 4 die Anatomie der Fußknochen und des Fußgewölbes nachzulesen. Das Fußskelett bildet eine tragende Konstruktion mit drei Hauptbelastungspunkten an der Fußsohle: Fersenbein, Mittelfußköpfchen I und V. Von diesen Stützpunkten aus ziehen sich drei Tragstrahlen, die sich im Talus treffen:

- **Hinterer** Strahl: Talus – Calcaneus
- **Vorderer medialer** Strahl: Talus – Os naviculare – Os cuniforme I bis Os metatarsale I
- **Vorderer lateraler** Strahl: Calcaneus – Os cuboideus – Os metatarsale IV-V

Die *Längsspannung* des Fußgewölbes wird über das Lig. plantare longum und die Plantaraponeurose gehalten. Die *Querverspannung* des Fußgewölbes erfolgt vor allem über die Steigbügelmuskeln, M. fibularis longus und M. tibialis anterior. Für das Quergewölbe sind 2 typische Gelenklinien wichtig:

- **Chopart-Linie**
  zwischen Talus und Calcaneus auf der einen und Os naviculare und Os cuboideum auf der anderen Seite
- **Lisfranc-Linie**
  zwischen Os cuneiforme I-III und Os cuboideum auf der einen und den Metatarsalknochen des Fußes auf der anderen Seite

Plattfuß

Hier ist der Sohlendruck vergrößert, die Längswölbung des Fußes ist abgeflacht. Der Taluskopf sitzt tiefer und dreht sich nach medial und plantar. Das federnde Abrollen des Fußes beim Gehen ist gestört. Ursache eines Plattfußes (Pes planus), der meistens mit dem Spreizfuß einhergeht, ist eine Insuffizienz der Muskeln und Bänder. Häufig ist falsches Schuhwerk, das das Training der Muskulatur nicht erlaubt, die Ursache.

Spreizfuß

Hier ist der Sohlenabdruck verbreitert. Er entsteht durch ein Einsinken des vorderen Teils des Quergewölbes des Fußes und tritt meist in Verbindung mit einem Plattfuß auf. Frauen sind hiervon häufiger betroffen. Schmerzen treten vor allem im Bereich des Fußlängsgewölbes und im Bereich der Wadenmuskulatur auf. Die Beschwerden sind belastungsabhängig.

Knick-Plattfuß

Diese als Pes planovalgus bezeichnete Fehlstellung zeigt sich durch eine Pronationstellung der Ferse unter Belastung.

▶ **Therapie.** Bei Spreiz- und Plattfüßen sollen Einlagen verordnet werden, weiter müssen Übungen zur Kräftigung der Unterschenkel- und Fußmuskeln durchgeführt werden. Schwere Deformierungen erfordern orthopädisches Schuhwerk. Bei arthrotischen Reizzuständen in den Fußwurzelgelenken sind operative Eingriffe und z.B. eine Arthrodese zwischen Talus und Os naviculare erforderlich.

Hohlfuß

Beim Hohlfuß (Pes excavatus) ist das Längsgewölbe erhöht. Erreicht die Ferse den tiefsten Punkt, spricht man von einem Hackenhohlfuß, liegt der Vorfuß am tiefsten, von einem Ballenhohlfuß. Die Ursachen liegen in angeborenen Störungen des Muskelgleichgewichts, häufig bei Rückenmarkmissbildungen, wie Spina bifida (LE 14). Ein Hohlfuß mit Krallenstellung der Zehen wird als Friedreich-Fuß bezeichnet; er ist ein typisches Merkmal der Friedreich-Ataxie, die in dieser Lerneinheit beschrieben wurde.

Spitzfuß

Die Ursachen einer Spitzfußstellung (Pes equinus) sind Lähmungen im Bereich des N. fibularis mit Ausfall der dorsalen Extensoren im oberen Sprunggelenk. Bei Ausfall des N. tibialis, der die Plantarflektoren versorgt, entsteht ein Hackenhohlfuß. Ein solcher Spitzfuß kann durch fehlerhafte Lagerung eines Gelähmten oder über längere Zeit immobilen Patienten entstehen. Deswegen ist eine *Spitzfußprophylaxe* erforderlich. Diese erfolgt

- in aktivem und passivem Bewegen der Sprunggelenke,
- durch Verwendung eines Bettkastens und einer Schlauchbinde, um den Fuß in Mittelstellung zu halten,
- durch Training der Fußhebermuskeln,
- durch vorsichtige krankengymnastische Dehnübungen der verkürzten Wadenmuskulatur und
- sobald wie möglich der Mobilisierung des Patienten, wobei die Fersen auf dem Boden stehen müssen.

Sichelfuß

Der Pes aductus bezeichnete Sichelfuß entsteht durch eine Aduktionsstellung des Vorfußes auf Grund einer Dominanz des M. adductor hallucis longus bzw. des M. tibialis anterior. Diese Fehlstellung ist häufig angeboren. Die Therapie erfolgt in manueller Redression und Fixierung im Gips.

Erkrankungen der Muskeln

Muskelatrophie

Eine Muskelatrophie entsteht als schlaffe Lähmung nach Läsionen des 2. motorischen Neurons (s. o.). Bei Vorderhornprozessen werden → **Faszikulationen** beobachtet. Von den neurogenen Atrophien müssen die muskeldystrophischen Prozesse abgegrenzt werden. Bei Polyneuropathien finden sich häufig Atrophien der kleinen Handmuskeln. Nach Verletzung des N. ischiadicus des Oberschenkels tritt häufig eine Atrophie des rechten Beines auf.

Spinale Muskelatrophie

Eine spinale Muskelatrophie (SMA) ist auf eine Degeneration der Vorderhornzellen des Rückenmarks zurückzuführen. Hier treten vererbte Verlaufsformen in den unterschiedlichen Altersphasen auf. Dazu zählen

- **Infantile Form** der spinalen Muskelatrophie (Typ Werdnig-Hoffmann, SMA Typ I)
  Betroffen sind Neugeborene und Kleinkinder bis 6 Monate. Der Verlauf ist rasch progredient; der Tod tritt innerhalb von 1–2 Jahren durch eine Pneumonie ein. Die Kinder fallen durch Trinkschwäche und Stillstand der motorischen Entwicklung auf
- **Intermediäre Form** (SMA Typ II)
  Hauptalter 3–8 Monate mit geringerer Progredienz wie Typ I; die Lebenserwartung beträgt je nach Komplikationen zwischen 3–30 Jahren
- **Juvenile Form** (Kugelberg-Welander, SMA Typ III)
  Diese vor dem 18. Lebensjahr auftretende symmetrisch atrophische Parese zeigt sich durch eine Störung der Laufentwicklung und Schwierigkeiten beim Treppensteigen. Häufig ist ein Watschelgang zu beobachten. Die Lebenserwartung ist nicht eingeschränkt
- **Adulte Form** (SMA Typ IV)
  Er tritt vor dem 30. Lebensjahr auf und zeigt sich bei Schwierigkeiten beim Treppensteigen und Symptomen wie bei Typ III
- **SMA Typ Duchenne-Aran**
  Diese zwischen 20–45 Jahren auftretende Muskelatrophie zeigt sich durch eine asymmetrische atrophische Parese der kleinen Handmuskeln mit Ausbildung einer Krallenhand. Die Ausdehnung kann auf Unterarm und Schultergürtel (bei Auslassen der Oberarmmuskeln!) erfolgen

Bei allen SMA-Typen ist eine Pneumonieprophylaxe von entscheidender Bedeutung. Physiotherapeutische Maßnahmen sind immer notwendig. Die Frage von Stehhilfen, Gehstützen oder Sitzunterstützung richtet sich nach Ausmaß der Muskelatrophie. Die amyotrophe Lateralsklerose als zentrale Störung, die mit Degeneration von erstem und zweitem Motoneuron einhergeht, wurde oben beschrieben.

Myasthenia gravis

Bei der → **Myasthenia gravis** handelt es sich um eine Autoimmunerkrankung mit Störung der motorischen Endplatten. Zirkulierende Antikörper führen zur Blockade der Azetycholinrezeptoren. Die Krankheit zeigt sich als eine belastungsabhängige zunehmende Muskelschwäche. Etwa 3–10.100000 Einwohner erkranken an Myasthenia gravis. Bei etwa 2% aller Patienten findet sich eine familiäre Häufung. Das Haupterkrankungsalter liegt um 30 Jahre. Überwiegend erkranken Frauen vor dem 40. Lebensjahr.

Erstes Symptom ist das Doppeltsehen wie bei der Multiplen Sklerose. Hier fällt jedoch eine ein- oder doppelseitige Ptosis (Lähmung des Augenlids) auf. Später treten Sprech-, Kau- und Schluckstörungen hinzu. Die mimische Muskulatur ist erschlafft

(Facies myopathica). In der weiteren Ausbreitung des Prozesses kommt es zu einer Schwäche der proximalen Extremitäten, dann der Rumpf- und Atemmuskulatur. Dies kann sich bis zu einer lebensbedrohlichen respiratorischen Insuffizienz steigern; man spricht von einer myasthenen Krise.

▶ **Therapie.** Tritt die Myastenia gravis bei Kindern auf, so können fast immer Veränderungen des Thymus beobachtet werden. Wenn innerhalb des ersten Jahres nach Manifestation der Erkrankung keine spontane Remission eintritt, sollte eine Thymektomie durchgeführt werden. In 75% werden hier gute Resultate erzielt. Bei älteren Patienten (>60 Jahren) wird nur bei Nachweis eines Thymoms eine operative Entfernung der Restthymusdrüse durchgeführt. Sonst werden als Langzeittherapie immunsuppressive Substanzen gegeben. Versagt diese Therapie kann eine Plasmapherese oder eine Immunabsorption durchgeführt werden. Symptomatisch wirken Medikamente, die zur Hemmung der Azetycholinesterase führen. Durch die Plasmapherese werden zirkulierende Antikörper eliminiert. Die myasthene Krise erfordert meist die Intubation und zum Ausgleich des akuten Acetylcholinmangels an der motorischen Endplatte die Gabe von Neostigmin oder Peridostigmin. Bei Überdosierung kann dadurch eine cholinerge Krise ausgelöst werden. Diese zeigt sich durch eine Myosis, starke Tränensekretion, verstärkte Speichelbildung, Diarrhö, schmerzhafte Muskelkrämpfe, Faszikulationen und Muskelschwäche bis zur respiratorischen Insuffizienz.

Verlauf. Die Myastenia gravis ist eine langsam progredient verlaufende Erkrankung. Befällt sie nur die Augenmuskeln hat sie eine gute Prognose, sonst liegt sie bei einer Gesamtletalität von 5%. Für die Patienten ist die Teilnahme an einer Selbsthilfegruppe sehr wichtig.

Polymyositis

Unter einer Myositis versteht man eine Muskelentzündung unklarer Genese. Sie tritt als Polymyositis oder Dermatomyositis auf. Das Haupterkrankungsalter liegt zwischen 40-60 Jahren. Alle Patienten mit Polymyositis klagen über Muskelschwäche und Muskelschmerzen. Bei kindlichen Formen kann es auch zu Kontrakturen kommen. Jede Muskelschwäche mit anhaltenden Schmerzen ist auf eine Myositis verdächtig.

Im Labor lassen sich charakteristisch für alle idiopathischen Myosititiden eine BKS-Beschleunigung und erhöhte Konzentrationen der Muskelenzyme CK, LDH und Aldolase im Serum nachweisen. Das EMG ist pathologisch. Der Nachweis wird durch Muskelbiopsie gestellt.

▶ **Therapie.** Es werden Immunsuppressiva, vor allem Kortikosteroide und hoch dosiert Immunglobuline intravenös appliziert. Weiter stehen Bewegungsübungen und Atemgymnastik im Mittelpunkt der Therapie. Idiopathische Formen der Polymyositis verlaufen meist subakut in Schüben, können sich aber auch als chronische Erkrankung darstellen. Unter Kortikosteroiden kommt es innerhalb von 2

Jahren in 60% zur Remission. Eine Dermatomyositis bei Kindern verläuft innerhalb eines Jahres in 50% letal. Bei Erwachsenen wird die Prognose von den Begleiterkrankungen, vor allem kardialen und pulmonalen Komplikationen bestimmt.

Muskelentzündungen können bei allen Kollagenosen, aber auch bei parasitären Erkrankungen wie Trichinen oder Zysterzikose (LE 10.2) auftreten.

Progressive Muskeldystrophie

Unter der Krankheitsgruppe der progressiven Muskeldystrophien versteht man meist im Kindesalter beginnende langsam fortschreitende Myopathien mit Schwäche und Atrophie der Muskeln des gesamten Körpers. Je nach Ausmaß werden sie in unterschiedliche Dystrophietypen eingeteilt. In der Histologie finden sich degenerierte Muskelfasern, die häufig durch Bindegewebe oder Fett ersetzt werden und als Pseudohypertrophie erscheinen. Der Erkrankungsverlauf ist vererbt. Beim Typ Duchenne sitzt das pathologische Gen im X-Chromosom. Der Typ Duchenne manifestiert sich vor dem 3. Lebensjahr und zeigt sich durch rasch fortschreitende klinische Symptome. Er zeigt sich vor allem mit Paresen und Atrophien im Beckengürtel, die beim kleinen Kind zum verspäteten Laufen, bei älteren Kindern zu Schwierigkeiten beim Treppensteigen führen. Im weiteren Lebensverlauf steigen die Paresen zum Schultergürtel und führen häufig zu Kontrakturen. Oft sind die Patienten vor dem 13. Lebensjahr gehunfähig. Bei etwa 75% der Patienten sind Veränderungen im EKG zu beobachten; hier liegt eine Kardiomyopathie vor. Die Lebenserwartung liegt bei rund 20 Jahren. Über einen autosomal dominanten Erbgang werden andere Formen der Muskeldystrophie vererbt. Hierbei sind unterschiedliche Befallsmuster der Muskeln zu unterscheiden. Allen gemeinsam ist die Erhöhung der CK im Serum und Störungen im EMG. Zu den einzelnen Formen muss auf die neurologische Fachliteratur – z.B. die Handbücher von Berlit oder Miehle (siehe Literaturliste) – verwiesen werden.

Erkrankungen der Nerven

Poliomyelitis

Die Poliomyelitis wird auch als spinale Kinderlähmung (Poliomyelitis anterior acuta) bezeichnet. Es handelt sich um eine Virusinfektion, die die Vorderhornzellen des Rückenmarks betrifft. In LE 5 wurde sie kurz beschrieben. Der Erreger der → **Poliomyelitis** gehört zu den Enteroviren, wobei drei verschiedene Typen unterschieden werden.

Bei Infektion erfolgt die Erkrankung nach einem katharralischen Initialstudium mit Erbrechen, Diarrhoen auf das ein symptomfreies Intervall folgt. Schließlich kommt es zum Fieberanstieg, gefolgt mit einer Adynamie und Reflexverlust. Hieran schließt sich das paralytische Stadium mit schlaffen Paresen der Extremitäten, aber auch des Zwerchfells und der Interkostalmuskulatur an. All diesen Symptomen liegt eine Entzündung der grauen Rückenmarkssubstanz, vor allem den motorischen Vorderhornzellen zugrunde. Eine kausale Therapie ist nicht möglich. Bei Auftreten der Erkrankung werden Gammaglobuline gegeben; der Patient muss für eine Woche isoliert werden. Die Erkrankung ist heute selten, da durch die orale Schluckimpfung mit allen drei Erregerstämmen ein sicherer Impfschutz erfolgt. Die Impfung erfolgt im Alter von 2, 4 und 11–14 Monaten. Vor der Adoleszenz wird eine Auffrischung empfohlen. Die Poliomyelitis hinterlässt eine lebenslange Immunität.

Radikuläre Syndrome

Hauptursache von radikulären Syndromen sind spinale Wurzelkompressionen mit Bandscheibenschäden. Diese wurden oben beschrieben. Die nachfolgende Tabelle beschreibt, welche Muskelgruppen bei Spinalausfällen in den entsprechenden Segmenten betroffen sind.

Radikuläre Syndrome und chronisches Querschnittssyndrom

- **C 3/4**
  Betroffen ist das Diaphragma; es liegt ein hoher Querschnitt mit Tetraplegie vor
  Ther.: Elektrorollstuhl über Mundsteuerung; Pflege 100%
- **C 5/6**
  M. biceps brachii betroffen; die Greiffähigkeit der Hände kann eingeschränkt vorhanden sein
  Ther.: Elektrorollstuhl; Pflege 100%
- **C 6/7**
  Bei Lähmung des M. extensor carpi radialis ist der Patient noch weitgehend selbständig
  Ther.: mechanischer Rollstuhl möglich; Pflege <50%
- **C 7/8**
  Die Handmuskeln sind betroffen, wobei die Fingerfunktion teilweise erhalten ist; die Körperpflege ist selbständig möglich,
  Ther.: mechanisches Stehgerät, Autofahren möglich mit Handbedienung
- **T 1-9**
  Hier sind die Beine paretisch; es liegen gute Rollstuhlfertigkeiten vor
- **T 10-L 2**
  Die Rumpfmuskeln und Beugemuskeln im Hüftgelenk sind betroffen
  Ther.: Rollstuhl, Stützapparate für Stehen und Gehtraining
- **L 3/4**
  Betroffen sind v.a. M. quadriceps femoris und M. tibialis anterior; es besteht keine Notwendigkeit für einen Rollstuhl, eine Stützmechanik für die Beine und bds. UA-Gehstützen sind erforderlich
- **L 5-S 1**
  Bei Lähmung des M. triceps surae ist die Abrollbewegung der Füße eingeschränkt; der Patient ist gehfähig, braucht aber Gehstöcke

Plexusläsionen

Hierunter versteht man Lähmungen im Bereich der Plexus cervicobrachialis (Armplexus) oder das Plexus lumbosacralis (Beinplexus). Die Schädigungen im Bereich des Armplexus sind meist traumatisch bedingt, im Bereich des Beinplexus werden sie mehr durch Tumoren verursacht.

Armplexus

Je nach Ausmaß der Schädigung liegen komplette oder partiell schlaffe Paresen der Schulterarmmuskulatur vor. Häufig gehen sie mit intermittierenden oder anhaltenden Schmerzen einher. Frühzeitig sind Atrophien zu beobachten. Unterschieden werden Läsionen des oberen Armplexus (Erb-Lähmung) von denen des unteren Armplexus. Beim *oberen Armplexus* sind die Wurzelfasern von C5-6 betroffen, mit der Folge einer schlaffen Lähmung des M. deltoideus, des M. bizeps, des M. brachioradialis, des M. supinator und der an der Spina scapulae angreifenden Muskeln. Bei der Erb-Lähmung hängt der Arm schlaff herab mit nach hinten gedrehter Handfläche. Der Bizepssehnenreflex ist nicht mehr auslösbar. Bei Läsion des *unteren Armplexus* sind die Nervenwurzeln von C8-T1 betroffen. Es liegen Paresen der langen Fingerbeuger und kleinen Handmuskeln mit einer Krallenstellung vor. Häufig besteht auch ein → **Horner-Syndrom**. Dieses entsteht, da die sympathischen Fasern bereits in Höhe des Ganglium stellatum geschaltet werden, wenn sie auch erst bei T3-7 das Rückenmark verlassen.

Beinplexus

Bei Schädigungen des Plexus lumbosacralis, dessen Nervenwurzeln von L1-S3 austreten, bestehen Schmerzen in der Leistengegend und Lähmungserscheinungen, die vom Oberschenkel bis zum Fuß reichen können. Liegt die Störung im Bereich von L1-4 finden sich Sensibilitätsstörungen der Vorderseite des Oberschenkels bei Paresen der Hüftbeuger und Kniestrecker. Bei Läsionen im Bereich von L4-S3 findet man Sensibilitätsstörungen dorsal und eine Lähmung von Hüftstrecker und Kniebeuger als Leitsymptome. Eine Störung des lumbalen sympathischen Grenzstrangs lässt sich an einer Überwärmung des Fußes bei einer kompletten Anhidrose (Schweißverlust) der Fußsohle erkennen. Die Hauptursache von Beinplexusparesen sind Tumoren, vor allem maligne Lymphome (LE 13), aber auch Metastasen oder eine direkte Kompression durch Karzinome des Uterus.

▶ **Therapie.** Bei Plexusverletzungen der oberen Extremität wird der Arm in einer Abduktionsstellung gelagert. Die Physiotherapie beschränkt sich anfangs auf Ellenbogen, Hand und Fingergelenke, später wird eine Elektrotherapie zur Prophylaxe von Atrophien durchgeführt. Erst ab der 6. Behandlungswoche posttraumatisch wird auch das Schultergelenk mobilisiert. Die Therapie bei Erkrankungen des Beinplexus richtet sich nach der Ursache.

IM FOKUS 15

In dieser Lerneinheit wurden alle Störungen der Bewegung zusammengefasst. Beeinträchtigungen des Gangbildes können durch Lähmungen auf Höhe beider Motoneurone, sowohl in der Rückenmarksbahn als auch in der motorischen Faser des Spinalnervs, auftreten. Unterschieden wurden degenerative Veränderungen des ZNS, zentrale Störungen, aber auch Erkrankungen des Bewegungsapparates bei Rheuma und Gelenkerkrankungen, Veränderungen des Skeletts und Erkrankungen der Muskeln und der peripheren Nerven.

Bei den motorischen Störungen sind Tremor, Ataxie, Spastik, Rigor, Akinese und Hypokinese, Myoklonie, Chorea, Dystonie und Lähmungen zu unterscheiden. Zu den zentralen Erkrankungen gehört besonders der Morbus Parkinson, der sich durch die Leitsymptomatik mit Tremor als Plussymptom und Hypokinese, Akinese und Rigor als Minussymptomatik auszeichnen. Als Ursache des Parkinson ist ein Mangel des zentralen Transmitters Dopamin durch degenerative Prozesse in der Substantia nigra anzunehmen.

Bei der Chorea Huntington handelt es sich um eine Erberkrankung, bei der die Patienten blitzartigen heftigen Bewegungen ausgesetzt sind. Da die Patienten unkontrolliert wirken, besteht oft der falsche Eindruck einer Demenz. Gegenüber dieser Chorea major, die auch als Veitstanz bezeichnet wird, tritt häufig in Folge einer rheumatischen Infektion die Chorea Sydenham auf. Beschrieben wurden das Tourette-Syndrom, die Friedreich-Ataxie, die amyotrophe Lateralsklerose, das Syndrom der Restless legs und spastische Spinalparalyse.

Bewegungseinschränkungen können auch durch degenerative Veränderungen der Gelenke, Arthrosen, verursacht werden. Infektionen der Gelenke oder eine Aktivierung der Arthrose können zu Arthritis führen. Deformationen der Gelenke durch eine Arthrose werden als Arthrosis deformans bezeichnet. Eine Sonderform nimmt die rheumatoide Arthritis in Folge einer komplexen Immunreaktion durch zirkulierende Antikörper ein. Eine Polymyalgia rheumatica ist eine systemisch entzündliche Erkrankung zu der auch die Arteriitis temporalis gehört. Eine Erkrankung unbekannter Ursache ist die Fibromyalgie, deren Beschwerdemuster im Zusammenhang mit Stressreaktionen und psychischen Akzentuierungen steht.

Bei den Erkrankungen des Skeletts wurden die Osteoporose und die Osteomalazie beschrieben. Beim Morbus Bechterew, der Spondylitis ancylosans, liegt eine chronische rheumatische Erkrankung mit Entzündung der Iliosakralfugen und der kleinen Wirbelgelenke vor. Im Vordergrund steht eine ausgeprägte Kyphosierung der Brustwirbelsäule und eine zunehmende Verknöcherung der Wirbelkörper untereinander mit der Bildung einer Bambusstab-Wirbelsäule. Genetische Zusammenhänge konnten nachgewiesen werden. Die Skoliose beschreibt eine seitliche Verbiegung der Wirbelsäule, wobei in den meisten Fällen eine idiopathische Ursache vorliegt.

Unterschiedliche Erkrankungen sammeln sich im Begriff des Schultersyndroms, vor allem durch eine Periarthritis humeroscapularis und das zervikobrachiale Syndrom. Häufigste Ursache für spinale Wurzelkompressionen (radikuläre Syndrome) sind Bandscheibenschäden, wobei am häufigsten ein Diskusprolaps im Bereich der LWS in Höhe des 4. und 5. LWK vorliegt. Das Leitsymptom des lumbalen Diskusprolaps ist die Lumboischialgie. Ausgeprägte Gangstörungen entstehen auch durch Fehlformationen des Fußes.

Muskelatrophien können durch Störungen des 2. Motoneurons, aber auch durch neurogene Prozesse entstehen. Die spinale Muskelatrophie, SMA, liegt in 4 Typen vor. Bei der Myasthenia gravis wird eine Autoimmunerkrankung beschrieben, die sich an der motorischen Endplatte abspielt. Zu den Muskelerkrankungen gehören vor allem die Polymyositis und die progressive Muskeldystrophie.

Bei den Erkrankungen peripherer Nerven stehen die Poliomyelitis als spinale Kinderlähmung und radikuläre Syndrome neben Plexusläsionen im Bereich des Arm- und Beinplexus im Vordergrund.

NACHGEFRAGT 15

1. Gangstörungen können völlig unterschiedliche Ursachen haben; welche Gründe kennen Sie?

2. Erläutern Sie die motorischen Störungen
    a) Ataxie
    b) Tremor
    c) Rigor
    d) Lähmung

3. Beschreiben Sie die Ursache und die Merkmale des Morbus Parkinson; was versteht man unter einem Parkinson-Plus-Syndrom?

4. Welche Symptome weist eine amyotrophe Lateralsklerose auf?

5. Muskelzuckungen treten in unterschiedlichen Formen auf; welche Formen kennen Sie?

6. Definieren Sie die Begriffe Arthrose und Arthritis

7. Wie entsteht eine rheumatoide Arthritis? Wie wird sie erkannt und wie wird die behandelt?

8. Was verbirgt sich hinter dem Krankheitsbild der Polymyalgia rheumatica?

9. Wie kommt es zu einer Osteoporose? Was sind ihre Komplikationen?

10. Welche Merkmale gehören zum Morbus Bechterew?

11. Was versteht man unter dem Krankheitsbild der Skoliose?

12. Erläutern Sie das Bild des Schultersyndroms

13. Wie kommt es zu einem Bandscheibenvorfall, wo ereignet es sich am häufigsten und wie zeigt er sich?

14. Was versteht man unter einer Myasthenia gravis?

LEXIKON 15

Könnnen Sie diese Begriffe erklären?
Lesen Sie im Lexikon in Übersicht 2 nach ...

A

Akinese
Ankylose
Arthritis
Arthrodese
Arthrose
Arthrosis deformans
Ataxie

C

Chorea
Chorea Huntington
Chorea minor

D

Dystonie

E

Erstes Motoneuron

F

Faszikulationen
Friedreich-Ataxie

G

Gangstörungen
Gicht

H

Horner-Syndrom

L

Lähmung
Lumboischialgie

M

Morbus Bechterew
Morbus Parkinson
Myasthenia gravis
Myoklonie

O

Osteomalazie
Osteoporose

P

Poliomyelitis

R

Restless legs
Rheumatoide Arthritis
Rigor

S

Schultersyndrom
Skoliose
Spastik
Spondylose

T

Tender Points
Tremor
Trendelenburg-Gang

W

Wernicke-Mann

Z

Zweites Motoneuron

Die Sinne 16

Lerneinheit 16

Sehen	**952**
Grundzüge der Optik	952
Aufbau des Auges	954
Physiologie des Sehens	961
Sehstörungen	963
Erkrankungen des Auges	967
Augenerkrankungen bei Kindern	970
Augenveränderungen im Alter	971
Hören und Gleichgewicht	**972**
Grundzüge der Akustik (Schall)	972
Aufbau des Ohres	973
Physiologie des Hörens	978
Physiologie des Gleichgewichts	979
Hörstörungen	980
Gleichgewichtsstörungen	984
Erkrankungen des Ohres	986
Im Fokus	**988**
Nachgefragt	**989**
Lexikon	**990**
Im Dialog	**991**

Lerneinheit 16

Die Sinne
LE 16

Die Sinneswahrnehmungen von Tasten und Fühlen, Wahrnehmung von Schmerzen sowie von Geruch und Geschmack sind in den vorausgehenden Lerneinheiten beschrieben worden und werden hier mit den anderen Sinnen nochmals zusammengestellt:

- **Geruch** (LE 8.1)
  - Sinnesorgan: Regio olfactorio im Dach der Nase (Siebbein, Os ethmoidale)
  - Nervenleitung: Riechbahn im N. olfactorius (I)
  - Wahrnehmung: Riechhirn (Rhinencephalon) im vorderen Teil des Großhirns
- **Geschmack** (LE 10.1)
  - Sinnesorgan: Geschmackspapillen der Zunge
  - Nervenleitung: N. glossopharyngeus (IX) und N. facialis (VII)
  - Wahrnehmung: sensibler Kortex in hinterer Zentralwindung (Gyrus postcentralis) im Zusammenspiel mit dem Riechen
- **Tasten und Fühlen** (LE 3)
  - Sinnesorgan: Druck über Merkel-Scheibe
    Berührung über Meissner- und Vater-Pacini-Körperchen, sowie über Genitalkörperchen und Ruffini-Körperchen
  - Nervenleitung: afferente Fasern in Spinalnerven und dorsale Bahnen im Rückenmark
  - Wahrnehmung: Hintere Zentralwindung nach Filtrierung im Thalamus
- **Oberflächenschmerzen (epikritische Schmerzen) und extreme Temperaturen** (LE 3)
  - Sinnesorgan: Freie Nervenendigungen (Nozizeptoren) in der Oberhaut, in Schleimhäuten und serösen Häuten (Pleura, Peritoneum, Perikard)
  - Nervenleitung: schnelle afferente Fasern und Tractus spinothalamicus des Rückenmarks
  - Wahrnehmung: Hintere Zentralwindung
- **Organschmerzen (viszerale Schmerzen)** (LE 14)
  - Sinnesorgan: Propriozeptoren in den Organen
  - Nervenleitung: marklose C-Fasern
  - Wahrnehmung: Hintere Zentralwindung nach Filtrierung im Thalamus
- **Sehen**
  - Sinnesorgan: Photorezeptoren der Netzhaut (Stäbchen und Zapfen)
  - Nervenleitung: Sehbahn im N. opticus (II)
  - Wahrnehmung: primäres und sekundäres Sehzentrum im Lobus occipitalis des Großhirns
- **Hören und Gleichgewicht**
  - Sinnesorgan: Gehör – Haarzellen des Corti-Organs im Innenohr

Nervenleitung:	Gleichgewicht – Sinneszellen mit Statolithen im Utriculus und Sacculus der Bogengänge des Labyrinths
	N. vestibulocochlearis (VIII)
Wahrnehmung:	Hören – Hörzentrum im Schläfenlappen
	Gleichgewicht – Kleinhirn und zahlreiche Kerngebiete in Zwischenhirn, Hirnstamm und Rückenmark, die in Verbindung mit den motorischen Zentren (LE 14) stehen

Sehen

Das Licht ist Teil des Lebens auf dieser Erde. Es beschäftigt den Menschen schon seit den Anfängen seiner bewussten Geschichte. So erzählt bereits die Genesis, wie Gott am ersten Schöpfungstag das Licht geschaffen habe. Die Sonne wird in vielen Religionen als Gott verehrt. Über die Eigenschaften des Lichtes wusste man bis vor 200 Jahren nahezu nichts. Die Bedeutung des Lichts formuliert → **J. W. Goethe** in seinen Urworten orphisch:

„Wär nicht das Auge sonnenhaft,
wie könnten wir das Licht erblicken;
lebt nicht in uns des Gottes eigne Kraft,
wie könnt uns Göttliches entzücken".

Grundzüge der Optik

Um Licht wahrzunehmen, muss es in die Augen einfallen. Sichtbare Lichtstrahlen müssen dabei direkt auf das Auge gerichtet sein. Fällt das Licht der Sonne nicht direkt auf die Erde, ist es Nacht. Dennoch ist das Licht vorhanden, es wird nur nicht wahrgenommen. Die Geschwindigkeit des Lichtes ist unvorstellbar hoch mit etwa 300000 km/s. Es ist wesentlich rascher als Schallwellen; bei jedem Gewitter sieht man den Blitz lange bevor der Donner wahrzunehmen ist. Die erste Messung der Lichtgeschwindigkeit erfolgte durch Galileo Galilei um das Jahr 1600.

Licht

Was Licht eigentlich ist, ist bis heute physikalisch nicht ganz geklärt. Licht ist zum einen Energie, denn das Sonnenlicht strahlt Wärme aus. Diese Wärme wird in den Kohlenwasserstoffen gespeichert und ist Grundlage für die Energiegewinnung im Atmungsprozess (LE 8.1). Licht wird aber auch über Impulse übertragen, was ein einfaches Experiment zeigt: Durch einen starken nach oben gerichteten Laserstrahl, kann eine kleine Glaskugel getragen werden. Licht weist also 2 physikalische Erscheinungen gleichzeitig auf: Teilchen und Wellen. Das Licht zählt zu den elektromagnetischen Wellen, von dem wir als sichtbares Licht nur ein kleines Spektrum wahrnehmen.

Durch Wellen werden Kräfte übertragen: eine Wasserwelle wird ein Boot zum Schwanken bringen und ebenso wird eine elektromagnetische Welle, die Antenne eines Radios in Schwingung versetzen. Die im Licht enthaltene Energie versetzt die Rezeptoren der Netzhaut des Auges wie kleine Antennen in Schwingung bzw. löst biochemische Reaktionen in den Rezeptoren der Netzhaut aus. Die elektrischen Kräfte die in elektromagnetischen Wellen enthalten sind, wurden erstmals von Heinrich Hertz 1888 in künstlich hergestellten Radiowellen gezeigt: Er löste Radiowellen durch elektrische Entladungen aus. Elektrische Entladungen, die von einem Körper auf den anderen überspringen, werden als Funken sichtbar, lassen sich in einem Radio als statisches Rauschen hören oder wirken „elektrisierend auf die Haut".

Die Natur des Lichts lässt sich als Frequenz bzw. Zahl der Schwingungen pro Sekunde darstellen. Eine Schwingung pro Sekunde entspricht einem Hertz. Während wir die Zahl der Schwingungen bei Schallwellen als Tonhöhe wahrnehmen, erzeugen die Lichtfrequenzen verschiedene Farben. Licht selbst ist farblos, in den Rezeptoren der Netzhaut werden unterschiedliche Lichtfrequenzen jedoch von den Rezeptoren in Nervenimpulse umgesetzt, die als Farbe wahrgenommen werden. Die Höhe der Wellenamplituden entspricht der Helligkeit des Lichts. Ist eine Lichtamplitude sehr klein, ist es dunkel. Lichtwellen mit großer Amplitude entsprechen einem hell leuchtenden Licht. Unser Gehirn ist imstande sich an die Helligkeit des Lichts anzupassen, so dass das Auge sowohl in der Dämmerung als auch bei gleißendem Sonnenlicht optische Eindrücke aufnehmen kann.

Das Spektrum elektromagnetischer Wellen

- Langwellen 10^4–10^5 Hz
- Mittelwellen 10^6 Hz
- Kurzwellen 10^7 Hz
- Ultrakurzwellen 10^7–10^8 Hz
- Mikrowellen 10^8–10^{12} Hz
- Infrarotspektrum 10^{13}–10^{14} Hz
- **Sichtbares Licht** 10^{14}–10^{15} Hz (400–700 nm)
- Ultraviolettes Licht 10^{15}–10^{17} Hz
- Röntgenstrahlen 10^{17}–10^{19} Hz (X-Rays)
- Gammastrahlung 10^{19}–10^{21} Hz

Hz: 1 Hz entspricht einer Schwingung pro Sekunde
nm: 1 nm entspricht einer Wellenlänge von 10^{-9} m (1 Milliardstel Meter)
Die Wellenbereiche überlappen teilweise in den Zuordnungen

Lichtbrechung

Trifft das Licht auf eine gekrümmte Fläche kann es fokussiert oder gestreut werden. Bei einer bikonkaven Linse werden die Lichtstrahlen gestreut. Bei einer Konvexlinse, wie sie im Auge vorliegt, wird das Licht in Bündeln gesammelt und im Brennpunkt der Linse fokussiert (Sammellinse). Die Lage dieses Punktes hängt von der Krümmung der Linsenfläche ab. Solche Linsen können als Lupe bzw. Brennglas das Sonnenlicht so stark fokussieren, dass eine Flamme erzeugt werden kann.

Leider ist es so, dass sich nicht alle Lichtstrahlen zu einem exakten scharfen Bündel vereinigen, sondern dass Lichtstrahlen, die am Rand einer Linse auftreffen, den Brennpunkt leicht verfehlen, so dass die Bilder am Rand verschwommen wirken. Man kennt dies von einfachen Photoapparaten mit nicht exakt geschliffenen Linsen. Diese Bildabweichungen nennt man Bildfehler oder Aberration. Die Aberration hängt von der Lichtquelle (Farbe) ab: *chromatische Aberration*. Entsteht ein Bildfehler durch Ungenauigkeiten der Linsenkrümmung, liegt eine *sphärische Aberration* vor. Über die Natur dieser Vorgänge ließe sich noch viel sagen, doch in diesem Buch soll das gesunde Auge als optischer Apparat auf die wesentlichen physikalisch optischen Eigenschaften reduziert und das Sehen als Sinn im Ganzen dargestellt werden. (Denn es liegt mir fern, Sie zu langweilen).

Aufbau des Auges

Augapfel

Der Augapfel (Bulbus oculi) liegt in der Orbita, wo er von Baufett umschlossen wird; dadurch kann sich das Auge reibungsfrei bewegen. Die → **Orbita** (Augenhöhle) weist die Form einer Pyramide auf, deren quadratische Basis nach vorn zeigt. Am Bau der Augenhöhle sind folgende Schädelknochen beteiligt (LE 4):
- **Dach**: Stirnbein (Os frontale) und Keilbein (Os spenoidale, kleiner Keilbeinflügel)
- **Boden**: Oberkiefer (Maxilla), Jochbein (Os zygomaticus) und Gaumenbein (Os palatinum)
- **Seitenwand**: Jochbein und Keilbein (großer Keilbeinflügel)
- **Mittelwand**: Oberkiefer, Tränenbein (Os lacrimale) und Siebbein (Os ethmoidale)

Die Orbita grenzt an die vordere Schädelgrube, wo sie nur durch eine dünne Knochenplatte vom Lobus frontalis des Großhirns getrennt wird. Vorn und medial grenzt sie an Stirnhöhle (Sinus frontalis), Siebbeinzellen (Cellulae ethmoidales) und Kieferhöhle (Sinus maxillaris), seitlich an die Schläfenregion und hinten an die mittlere Schädelgrube, durch die über den Canalis opticus der N. opticus (II) zieht.

Augenmuskeln

Das Auge wird von 6 Muskeln bewegt: 4 gerade und 2 schräg verlaufende Muskeln. Die geraden Augenmuskeln werden als M. rectus bezeichnet und entspringen zusammen mit dem oberen schrägen Augenmuskel (M. obliquus superior) von einem gemeinsamen Sehnenring im Bereich der Öffnung des Canalis opticus. Durch diese Öffnung ziehen auch
- N. opticus (II)
- N. oculomotoricus (III)
- N. abducens (VI)
- A. ophthalmica

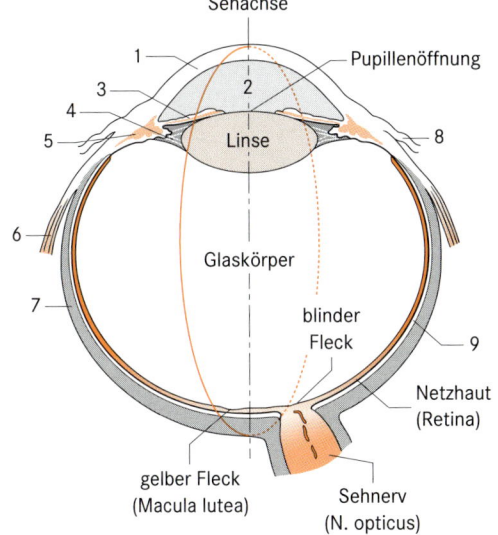

◀ **Abb. 16.1.**
Aufbau des Auges. Das Auge ist als optischer Apparat wie eine klassische Spiegelreflexkamera aufgebaut; durch die Linse wird das Licht so fokussiert, dass im gelben Fleck ein gestochen scharfes Bild entsteht; die bewusste Wahrnehmung dieses Bildes erfolgt erst im Sehzentrum. 1 = Hornhaut (Cornea), 2 = vordere Augenkammer, 3 = Regenbogenhaut (Iris), 4 = hintere Augenkammer mit Faserapparat (Zonulafasern des Ziliarkörpers) zur Aufhängung der Linse, 6 = äußerer gerader Augenmuskel, 7 = Lederhaut (Sklera), 8 = Bindehaut (Konjunktiva) am Übergang auf das Augenlid, 9 = Aderhaut (Choroidea), 10 = Dura mater des Auges

Die Muskeln des Auges sind in Abb. 16.4 dargestellt. Über den oberen und unteren geraden Augenmuskel, der vom N. oculomotorius (III) versorgt wird, kann das Auge den Blick maximal anheben bzw. absenken. Der mittlere gerade Augenmuskel, der ebenfalls über den III. Hirnnerv innerviert wird, dreht den Augapfel nach innen, der äußere gerade Augenmuskel, der vom N. abducens (VI) innerviert wird, nach außen. Die Lähmung des N. abducens ist die häufigste Verletzung eines Hirnnervens bei einer Schädelbasisfraktur. Eine Abducensschwäche mit der Unfähigkeit einer lateralen Blickwendung ist die häufigste Bewegungsstörung des Auges. Durch die schrägen Augenmuskeln kann der Augapfel nach oben bzw. nach unten mit einer Außen- bzw. Innenrotation bewegt werden. Der obere schräge Augenmuskel wird über den N. trochlearis (IV) versorgt. Wenn die Augenmuskeln beider Augen keine seitengleiche harmonische Bewegung durchführen, schielt der Mensch. Man spricht von einem Strabismus (s. u.).

Schichten des Augapfels

Die Form des Augapfels (Bulbus occuli) entspricht nahezu einer Kugel. Eine Ausnahme bildet die Region der Hornhaut mit einer stärkeren Krümmung. Das Auge ist wie ein Photoapparat gebaut, wobei die Augenlider wie die Klappe des Objektivs und die Iris mit der Pupille die Blende darstellen. Das Objektiv wird von der Hornhaut (→ **Cornea**) und der flexiblen Augenlinse (Lens) gebildet. Der empfindliche Film wird von der Netzhaut (→ **Retina**) gebildet (Abb. 16.1).

Entwicklungsgeschichtlich ist das Auge ein Teil des Gehirns. Seine Schichten entsprechen denen der Großhirnoberfläche. Die äußere Augenhaut, die Sklera besteht aus derben Gewebe. Im vorderen Bereich wird sie von der Bindehaut, → **Konjunktiva** überzogen, die in die Hornhaut (Cornea) übergeht (Abb. 16.2). Die Hornhaut selbst wird von mehrschichtigem unverhorntem Plattenepithel gebildet. Sie ist durchsich-

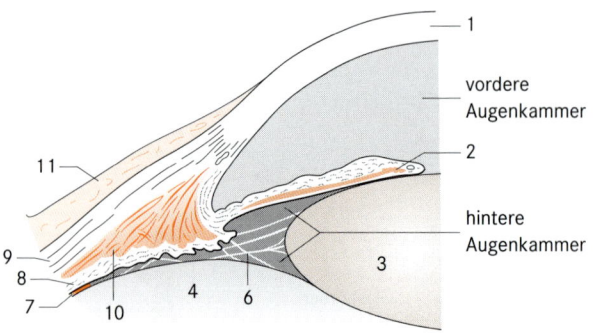

Abb. 16.2. ▲ **Linse und Ziliarkörper**. 1 = Cornea (aus unverhorntem Plattenepithel mit darunter liegendem Bindegwebe), 2 = innerer Ringmuskel der Iris (M. sphincter pupillae), 3 = Linse mit Linsenkapsel, 4 = Glaskörper, 5 = äußerer Ringmuskel der Iris (M. dilatator pupillae), 6 = Zonulafasern. 7 = Netzhaut (Retina), 8 = Aderhaut (Choroidea), 9 = Lederhaut (Sklera), 10 = Ziliarmuskel, 11 = Bindehaut (Conjunctiva)

tig und funktioniert wie eine optische Linse. An ihrer Innenschicht begrenzt sie mit dem Endothel der Hornhaut die vordere Augenkammer.

Mittlere Augenhaut

Die mittlere Augenhaut führt die Gefäße und regelt den Lichteinfall. Sie ist in drei Teile untergliedert
- Aderhaut (Choroidea)
- Iris (Regenbogenhaut)
- Ziliarkörper

In Höhe der Linse ist die mittlere Augenhaut zum → **Ziliarkörper** (Corpus ziliare), dem Strahlenkörper als Aufhängermechanismus für die Linse verdickt. Das vordere Ende der gefäßführenden Augenhaut bildet die → **Iris**, die Regenbogenhaut. Wie eine Ringblende umgibt sie die Pupille. In das Bindegewebe der Iris sind zwei Muskeln eingebaut
- M. sphincter pupillae verengt die Pupille und führt zu einer → **Miosis**
- M. dilatator pupillae öffnet die Pupille und führt zu einer → **Mydriasis**

Diese Muskeln werden über vegetative Fasern im N. oculomotorius (III) versorgt (Abb. 16.3). An ihrer Rückseite ist die Iris stark pigmentiert. Das Pigment schimmert als blaue Farbe durch die Iris hindurch und ist die anatomische Grundlage für blaue Augen. Braune oder andersfarbige Augen werden durch zusätzliche Pigmenteinlagerungen erzeugt.

Die Pupillenöffnung wird über die Helligkeit des Lichts geregelt. Bei starkem Lichteinfall kommt es über parasympathische Fasern im N. oculomotorius zur Aktivierung des M. sphincter pupillae mit einer Miosis, bei Dunkelheit und Ferneinstellung, aber auch durch Stressreaktionen zu einer Aktivierung des Sympathikus mit Pupillenerweiterung über den M. dilatator pupillae; es liegt eine Mydriasis vor.

Linse und Glaskörper

Die Augenlinse ist bikonvex und glasklar bei einem Durchmesser von rund 9 mm und 4 mm Dicke. Ihre vordere Krümmung ist weniger stark ausgeprägt als die Dorsalseite der Linse. Sie liegt direkt hinter der Iris und bildet mit ihrer Hinterwand die hintere Augenkammer. Die Vorderfläche wird von Kammerwasser umspült. Über feine Fasern ist sie am Strahlenkörper aufgehängt. Die Zonulafasern strahlen in die Kapsel der Linse ein. Die Linse selbst ist völlig frei von Gefäßen und Nerven. Trübungen der Augenlinse werden als grauer Star, Katarakt (s. u.) bezeichnet. Hinter der Linse liegt der Glaskörper, der größte Teil des Augapfels, der sich aus einer wässrigen, zähflüssigen Masse zusammensetzt. Der Durchmesser des Augapfels selbst muss exakt auf die Brechkraft der Augenlinse und der brechenden Medien vor der Linse abgestimmt sein, damit sich die Lichtstrahlen exakt in der → **Fovea centralis**, der Stelle des schärfsten Sehens der Netzhaut, brechen.

Über den M. ciliaris (Linsenmuskel) ziehen strahlenförmig die Zonulafasern zur Linsenkapsel und können die Brechkraft der Linse verändern. Die Alterssichtigkeit (Presbyopie, s. u. und LE 5) beginnt etwa um das 50. Lebensjahr und zeigt sich durch einen Verlust der Linsenelastizität. Die Brechkraft der Augenlinse ist damit stark reduziert und führt zur typischen Alterskurzsichtigkeit (Myopie). Der Ziliarmuskel wird über den N. oculomotorius (III) innerviert.

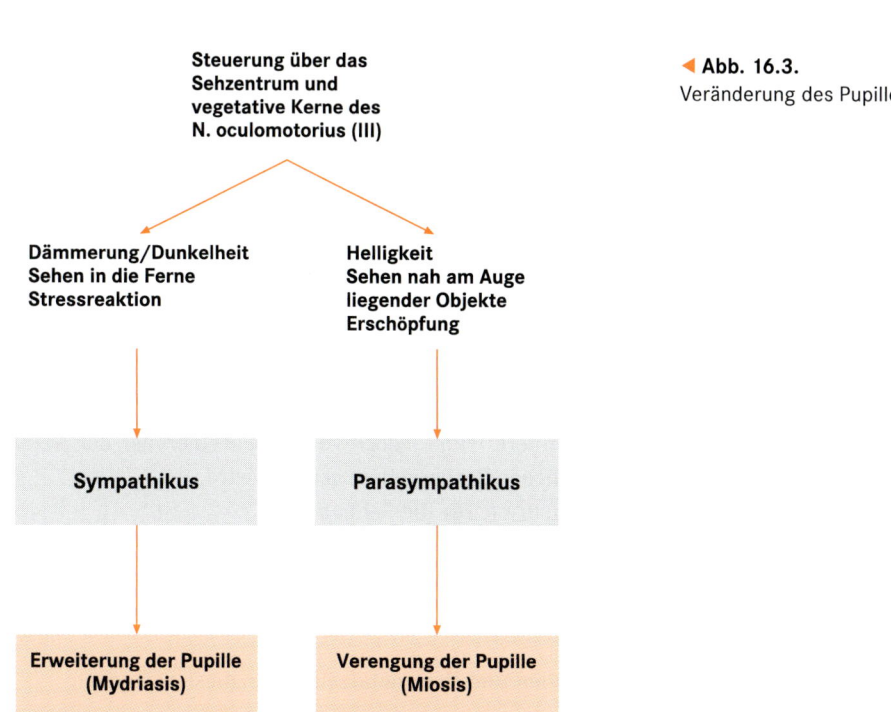

◀ Abb. 16.3.
Veränderung des Pupillendurchmessers

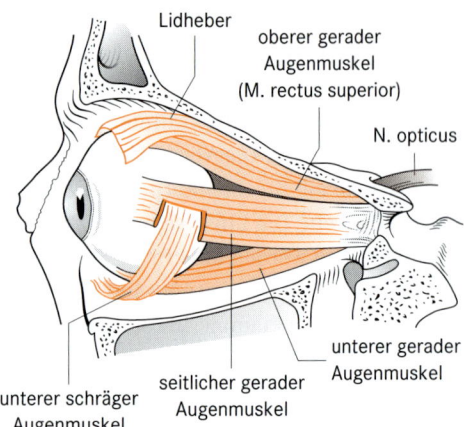

Abb. 16.4. ▶
Muskeln des Auges

Augenkammern

Zwischen Hornhaut und Iris liegt die vordere Augenkammer, zwischen Iris, Strahlenkörper und Linse die hintere Augenkammer (Abb. 16.2). Beide Augenkammern sind mit Kammerwasser gefüllt und über die Pupille verbunden. Das Kammerwasser ähnelt in seiner Zusammensetzung dem Liquor. Vor der Iris, im Winkel zwischen Iris und Hornhaut liegt der Kammerwinkel. Vergleichbar der Liquorbildung ist auch die Sekretion zur Bildung des Kammerwassers. Es wird über Strukturen, die den Adergeflechten der Hirnventrikel ähnlich sind, an der Hinterwand des Ziliarkörpers freigesetzt. Der Abfluss des Kammerwassers erfolgt zu einem kleinen Teil durch Verdampfung über die Oberfläche der Hornhaut, zum größten Teil jedoch über den Kammerwinkel. Hier sammelt es sich in einem netzartigem Geflecht (Fontana-Raum), von dem aus es über den Sinus venosus sclerae (Schlemm-Kanal) in die vorderen Ziliarvenen gelangt. Bei Verschluss des Schlemm-Kanals entsteht ein erhöhter Augeninnendruck, der ein Glaukom (grüner Star) auslösen kann. Physiologisch beträgt der Augeninnendruck rund 15–21 mm Hg. Ein Anstieg darüber ist pathologisch (s. u.).

Netzhaut (Retina)

Die innere Augenhaut setzt sich aus zwei Schichten zusammen, wobei die äußere Wand vom Pigmentepithel, die innere Wand jedoch von der Pars nervosa der Netzhaut, der Schicht mit den eigentlichen Sinneszellen, gebildet wird.

In der Netzhaut liegen drei Neurone für die Sehbahn:

- **Erstes Neuron**
  Es wird gebildet von den lichtempfindlichen Zellen, den Stäbchen und Zäpfchen als primären Sinneszellen
- **Zweites Neuron**
  Es enthält bipolare Nervenzellen und Horizontalzellen, die diese verbinden
- **Drittes Neuron**
  Es enthält multipolare Ganglienzellen, von denen aus die Nervenfasern zum N. opticus ziehen

Am Auge muss das Licht zuerst mehrere Schichten der → **Retina** mit den genannten Neuronen durchqueren, bevor es auf die Photorezeptoren trifft. Diese berühren direkt die Pigmentschicht der inneren Augenhaut.

Die Rezeptorzellen selbst sind bipolare Nervenzellen, deren Dendriten die eigentlichen lichtsensiblen Sinnesorgane darstellen. Es werden zwei Arten von optischen Sinneszellen unterschieden

- **Stäbchenzelle**
  Durch die → **Stäbchen** werden nur verschiedene Stufen der Helligkeit (Grautöne) vermittelt. Sie enthalten den Sehpurpur (Rhodopsin) der durch die in den Lichtquellen enthaltene Energie chemisch verändert wird. Rhodopsin ist eine chemische Form des Vitamin A. Durch Lichteinfluss wird die chemische Struktur umgebaut, mit der Folge, dass ein Aktionspotenzial ausgelöst wird.
- **Zapfenzellen**
  Die Zapfen sind farbempfindlich. Sie sind kürzer und dicker als die Stäbchen. Gegenüber rund 120 Millionen Stäbchen finden sich an der Netzhaut etwa 6-7 Millionen Zapfen. In ihnen werden durch unterschiedliche Lichtfrequenzen verschiedene Pigmente für die Wahrnehmung von Rot, Grün und Blau aktiviert und dadurch Nervenimpulse ausgelöst. Gegenüber dem Dämmerungssehen der Stäbchen erlauben sie das Farbsehen (phototopisches Sehen).

Augenhintergrund

Mittels der → **Ophthalmoskopie** (Augenspiegelung) lässt sich die Netzhaut betrachten. Dazu muss die Pupille durch dilatierende Tropfen, Mydriatikum, erweitert werden. Wegen ihrer starken Durchblutung leuchtet sie rot auf; man kennt dieses Phänomen von unerwünschten „roten Augen" beim Fotografieren mit Blitzlicht. Deutlich sichtbar ist, dass die Blutgefässe auf einen hellen kreisrunden Fleck, die Papille des Sehnerven zulaufen. Von hier aus verlassen die Nervenfasern als Sehnerv das Auge und ziehen in der Sehbahn des N. opticus (II) zum Zwischenhirn. Nun verlaufen sie, nachdem sie sich gekreuzt haben, im Tractus opticus zum Sehzentrum im Hinterhauptlappen des Großhirns. Die Sehnervenkreuzung, das Chiasma opticum, liegt in unmittelbarer Nachbarschaft der Hypophyse.

Die Sehnervenpapille ist die einzige Stelle der Retina, mit der das Auge keine Lichtempfindung wahrnehmen kann. Man spricht auch vom → **blinden Fleck**. Da sich das zum Sehzentrum weitergeleitete optische Bild aus beiden Augen zusammensetzt, wird diese blinde Stelle ausgeblendet. Die Stelle des schärfsten Sehens ist die → **Macula lutea**, der gelbe Fleck. Diese Region ist völlig frei von Blutgefässen und ausschließlich von Zapfen besetzt. Da für das Sehen bei Dämmerlicht oder Dunkelheit die Stäbchen notwendig sind, ist es im Dunkeln unmöglich, Dinge zu fokussieren und scharf zu erkennen. Uns allen ist bekannt, dass bei Dunkelheit die Konturen der Dinge am besten zu erkennen sind, wenn man an ihnen vorbeischaut.

Der Bereich von den Augen wahrgenommen werden kann, wird als Gesichtsfeld bezeichnet. In der Vermessung des Gesichtsfeldes wird zwischen einem monokularen und binokularen Gesichtsfeld unterschieden, wobei monokular das Gesichtsfeld eines Auges und binokular das Gesichtsfeld beider Augen betrifft. Das räumliche Sehen erfordert das Sehen mit beiden Augen. Die Gesichtsfelder überschneiden sich dann und werden im Sehzentrum zu einem räumlichen Effekt zusammengesetzt (Abb.16.6).

Tränenbildung

Die kontinuierliche Tränenproduktion ist für die Befeuchtung der Oberfläche des Augapfels und die Lichtdurchlässigkeit der Hornhaut wichtig. Jede Tränendrüse bildet etwa 2-3 ml Tränen/min. Die Tränendrüse, die etwa die Größe einer Haselnuss aufweist, besteht aus zwei Teilen, einem palpebralen Teil am Lid (*Palpebra* ist der Name für das Augenlid) und dem orbitalen Teil. Der Salzgehalt der Tränen ist darauf abgestimmt, dass der Quelldruck der Hornhaut konstant bleibt. Eine Veränderung dieser osmotischen Verhältnisse kann zu einer Trübung der Hornhaut führen. Die Sekretion der Tränendrüsen wird über den Parasympathikus stimuliert.

Mit jedem Lidschlag wird die Tränenflüssigkeit auf dem Auge verteilt. Der Abfluss der Tränenflüssigkeit erfolgt über Tränenkanälchen mit zwei kleinen Öffnungen am medialen Rand des Auges. Diese münden in den Tränensack, der sich in den Tränennasengang (Ductus nasolacrimalis) fortsetzt. Dieser mündet unterhalb der unteren Nasenmuschel in die Nasenhöhle (Abb. 16.5). Bei starkem Tränenfluss tropfen die Tränen über den Lidrand ab. Bei Verschlüssen der Tränenwege kommt es zur Epiphora (Tränenträufeln). Dies ist ebenfalls bei akuten oder chronischen Entzündungen des Tränensackes (Dacryozystitis) der Fall. Zur Einfettung und Gleitfähigkeit des Lidrandes wird über Talgdrüsen in den Augenlidern, → **Meibom-Drüsen** (Glandulae tarsales), ein fettiges Sekret abgesondert. Durch den Fettgehalt der Tränenflüssigkeit wird deren Verdunstung reduziert und die Haftung auf dem Epithel der Hornhaut verbessert.

Die Tränenproduktion kann durch den → **Schirmer-Test** bestimmt werden. Hierbei wird ein Lackmuspapierstreifen am Unterlid eingehängt. Bei geschlossenem Auge

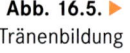
Abb. 16.5.
Tränenbildung

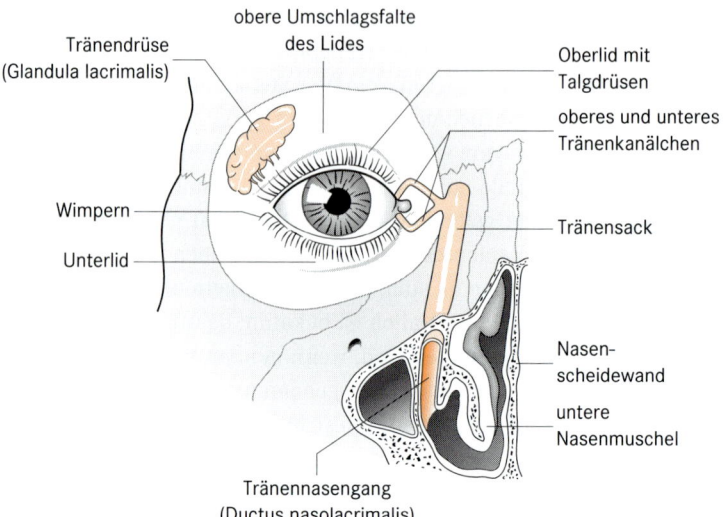

sollten sich nach 5 min eine 1,5 cm lange Strecke des Filterpapiers angefeuchtet haben. Bei einer Befeuchtung von weniger als 5 mm liegt ein Tränenmangel vor.

Physiologie des Sehens

Die Sehbahn

Auf rund 127 Millionen Rezeptoren treffen die Strahlen des Lichts in jedem Auge. Sie leiten die Erregung über bipolare Nervenzellen der Netzhaut wo sie sich zu 1,1 Millionen Ganglienzellen vereinigen; deren Axone bilden den Sehnerv (N. opticus, II). Dieser ist wie die Netzhaut ein Teil des Gehirns. Er wird von Dura und Pia mater umgeben und zieht durch das Foramen opticum der Orbita in das Innere des Schädels. Im Chiasma opticum wird ein Teil der Nervenfasern auf die Gegenseite gekreuzt, so dass im Tractus opticus der Sehbahn die Fasern aus entsprechenden Abschnitten der Netzhaut verlaufen. Im rechten Teil der → **Sehbahn** verlaufen die nicht gekreuzten Fasern der temporalen Hälfte der Netzhaut des rechten Auges und die gekreuzten Fasern der nasalen Netzhauthälfte des linken Auges. Das bedeutet, dass nur die Fasern der rechten Netzhauthälfte entsprechend dem linken Bereich des Gesichtsfeldes im rechten Tractus verlaufen (Abb. 16.6). Im linken Tractus ist dies umgekehrt. Die Fasern der Sehbahn werden im Mittelhirn umgeschaltet und ziehen von hier im Bereich der inneren Kapsel zum Hinterhauptlappen.

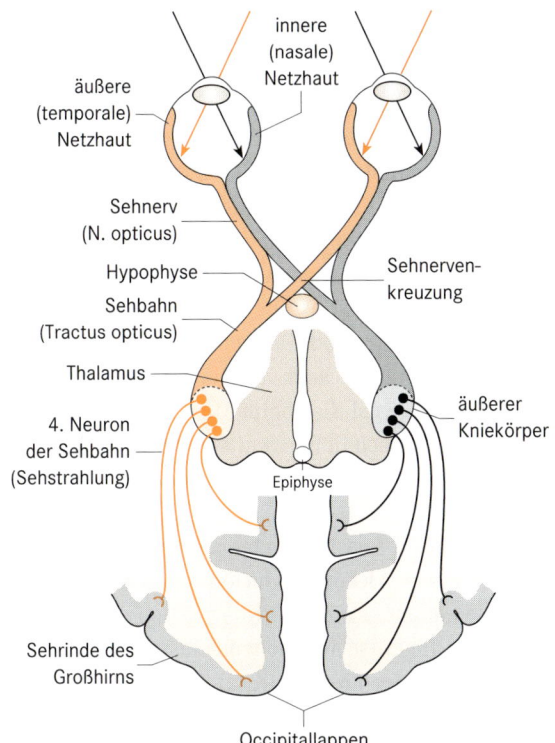

◀ **Abb. 16.6.**
Sehbahnen. Auf der Netzhaut bilden sich optische Eindrücke außen (temporales Gesichtsfeld) und innen (nasales Gesichtsfeld) ab; die Nerven des inneren Feldes verlaufen gekreuzt auf die Gegenseite; im äußeren Kniekörper des Gehirns wird die Sehbahn zur Sehrinde im Occipitallappen (Sehzentrum) umgeschaltet. Die Verarbeitung beidseitiger optischer Eindrücke ist Voraussetzung für das räumliche Sehen

Durch Tumoren im Bereich der Hypophyse bzw. der Sehbahnkreuzung kommt es zum Chiasma-Syndrom (Hypophysentumoren werden durch den Sinus sphenoidalis mikrochirurgisch entfernt):
- Bitemporale Gesichtsfeldausfälle
- Reduzierung der Sehschärfe (einseitig oder beidseitig)
- Opticusatrophie

Durch die Sehbahn wird die kleine Macula lutea auf rund 80% der Fläche der Sehrinde wiedergegeben. Diese große Bedeutung entspricht nicht einfach einer Bildvergrößerung, sondern das Bild, das im Sehzentrum entsteht, wird auch durch zentrale Schaltungen bearbeitet. Die eng zusammenstehenden Zapfen besitzen im Bereich der Macula lutea jeweils eigene Nervenfasern, während die Sinnesrezeptoren zur Peripherie hin in zu weniger Fasern gebündelt werden.

In der *primären Sehrinde* werden die als Nervenimpulse eingehenden Bilder zu den optischen Assoziationsfeldern (*sekundäre Sehrinde*) an der Seite der Hinterhauptlappen weitergeleitet. Wenn diese zerstört sind, ist der Patient zwar imstande Dinge zu sehen, kann die Bedeutung des Gesehenen aber nicht erkennen. Man spricht von → **Seelenblindheit** oder einer visuellen Agnosie. Das Sehzentrum steht in Verbindung mit dem Erinnerungszentrum für die Schrift, dem Lesezentrum. Bei Rechtshändern dominiert hier die linke Hirnhälfte, bei Linkshändern die rechte. Ist das Lesezentrum zerstört, kann der Patient Schriftzeichen erkennen, sie aber nicht lesen bzw. verstehen; man spricht von einer Wortblindheit, der Alexie.

Jedes wahrgenommene Bild wird vom Gehirn interpretiert und mit bekannten Eindrücken im Gehirn verglichen. Auf diese Weise können auch Irrtümer wie optische Täuschungen entstehen. Die Leistungen des Gehirns ermöglichen es, dass beide Augen getrennt Dinge wahrnehmen und bearbeiten können; dies ist beispielsweise beim Mikroskopieren mit einem Auge möglich, wobei beide Augen geöffnet sind. Der Seheindruck des anderen Auges wird dabei willkürlich vernachlässigt und im Gehirn unterdrückt. In der modernen Militärtechnologie wird dieses Prinzip verwandt, wenn z.B. Piloten optische Informationen in das Visier ihres Helms eingeblendet bekommen und dies mit einem Auge wahrnehmen, während sie mit dem anderen die Fluginstrumente im Auge behalten. Die optische Wahrnehmung stellt wie auch die anderen Sinneseindrücke ein teilweise unbewusstes Gestalten und Bewerten dar, wobei auch seelische, emotionelle Faktoren beteiligt sind. Das motorische Zusammenspiel beider Arme und Hände, das Musizieren, aber auch das Hören wird von visuellen Eindrücken geprägt. Besonders deutlich wird dies beim Musizieren, wenn das Notenbild nach entsprechender Übung automatisch in musikalisch-motorische Bewegungen umgesetzt wird.

Akkommodation. Die Anpassung des Auges an entfernt oder nah gelegene Gegenstände, um diese scharf zu sehen, wird als → **Akkommodation** betrachtet. Bei der Akkommodation nahe gelegener Objekte kommt es zu einer Kontraktion des M. ciliaris mit Entspannung der Zonulafasern. Ist die Linse ausreichend elastisch, kommt es zu einer stärkeren Krümmung mit Erhöhung der Brechkraft und scharfer Fokussierung des Objektes in der Macula lutea der Retina. Bei Akkommodation in die Ferne wird der M. ciliaris nicht beansprucht. Die Zonulafasern sind gespannt und die Linse steht unter einer Zugwirkung. Hierbei ist sie weniger abgerundet und die Brechkraft der Lichtstrahlen wird vermindert. Die Gesamtbrechkraft des Auges beträgt rund 60 Dioptrien (dpt). Eine Dioptrie ist die Brechkraft aus dem Quotienten von 1 geteilt durch Brennweite in Metern. Mit zunehmendem Alter wird die Elastizität der Linse herabgesetzt und damit die Akkommodation reduziert. Es kommt zur Altersweitsichtigkeit (Presbyopie).

Adaptation. Die Anpassung an unterschiedliche Helligkeit wird als Adaptation bezeichnet. Zu unterscheiden ist die → **Adaptation** an Dunkelheit oder Helligkeit. Die Anpassung an Dämmerlicht benötigt mehrere Minuten. Hierbei müssen sich zuerst die Zapfen, dann die Stäbchen anpassen. Eine maximale Anpassung an Dunkelheit kann über eine halbe Stunde dauern. Bei → **Nachtblindheit** (Hemeralopie) tritt die Anpassung durch Verlust an Stäbchen relativ rasch, innerhalb von rund 5 Minuten, ein. Die Ursache der Nachtblindheit ist in erster Linie ein Mangel an Vitamin A.

Beim Blick in sehr helles Licht wird das Auge zuerst geblendet. Bereits nach rund 15 s kommt es zu einer Anpassung der Photorezeptoren und über den N. oculomotorius zu einer Engstellung der Pupille (Abb. 16.3). Die Kodierung von Helligkeit bzw. Dämmerungssehen wird über das Sehzentrum koordiniert.

Auch für Bewegungsänderungen ist die Netzhautperipherie sehr empfindlich und nimmt feinste Bewegungen wahr ohne dass sie bewusst gesehen bzw. erkannt werden. Die Ausrichtung des Auges erfolgt dann automatisch (Fixation). Bei Ausfall der Netzhautperipherie, wie z.B. bei einer Retinitis pigmentosa der Fall ist, ist die ungestörte, freie Bewegung des Menschen nicht mehr möglich, weil er an jedes Hindernis anstoßen würde, auch wenn er eine gute zentrale Sehschärfe aufweist. Bei Dämmerung werden nur noch graue Schattierungen wahrgenommen, das Farbsehen ist dann nicht mehr möglich („Nachts sind alle Katzen grau").

Das Sehen bei Tageslicht wird als → **phototopisches Sehen** (Zapfensehen), das Sehen bei Nacht als → **skotopisches Sehen** (Stäbchensehen) bezeichnet. Im Dämmerlicht spricht man von einem mesopischem Sehen. Die Prüfung der Dunkeladaptation kann durch ein Adaptometer gemessen werden. Die Nachtfahrtauglichkeit hängt von der Blendungsempfindlichkeit ab. Diese kann mit einem Nyktometer gemessen werden. Hierbei wird die Dämmerungsschärfe für die Wahrnehmung mittelgroßer Objekte bei schwachem Kontrast und zusätzlicher Blendung getestet. Ist die Blendungsempfindlichkeit erhöht, weist der Patient keine Nachtfahrtauglichkeit mehr auf.

Sehstörungen

Glaukom

Unter dem Begriff Gaukom (grüner Star) werden verschiedene Krankheiten zusammengefasst. Ihnen gemeinsam ist eine Erhöhung des Augeninnendrucks mit Schädigung des Sehnervs und Beeinträchtigung des Gesichtsfeldes. Fast 2% aller Menschen >40 Jahren weisen einen zu hohen Augendruck auf; die Häufigkeit steigt ab dem 70. Lebensjahr auf rund 7% an. Die häufigsten → **Glaukome** sind die Winkelglaukome

(Offenwinkelglaukom), das in >90% und meist beidseitig auftritt. Seltenere Ursachen sind Winkelblockglaukome und andere sekundäre Formen.

Winkelglaukom. Beim Winkelglaukom bleibt die Einschränkung der Sehkraft lange Zeit unbemerkt, da der Sehnerv nur allmählich geschädigt wird. Erste Anzeichen sind eine Einschränkung des Gesichtsfeldes. Rasch tritt dann ein Sehverlust auf. Die Neigung für ein Glaukom wird familiär vererbt, weswegen bei Angehörigen von Patienten mit einem Glaukom der Augendruck untersucht werden muss.

Winkelblockglaukom. Bei Patienten mit besonders flacher Vorderkammer kann es zu einem Winkelblockglaukom kommen. Dieses macht sich durch Schmerzen und eine akute Sehstörung bemerkbar. Der Augapfel ist hart tastbar. Es handelt sich um einen
→ **Glaukomanfall**, der notärztlich behandelt werden muss.

Allen Glaukomformen gemeinsam ist die Behinderung des Abflusses des Kammerwassers, nicht dessen Überproduktion. Die Erhöhung des Augendruckes wird durch ein Aplanationstonometer bestimmt (Tonometrie). Bei der augenärztlichen Untersuchung lässt sich eine Veränderung der Pupille und eine Atrophie im Bereich des N. opticus erkennen. Durch die Diagnose der drei Leitsymptome des Offenwinkelglaukoms
- Erhöhung des Augendrucks
- Gesichtsfelddefekt
- Papillenexcavation

kann die Diagnose leicht gesichert werden. Man spricht von einem erhöhten Augendruck, wenn die Werte >21 mm Hg ansteigen. Erste Symptome treten meist bei Werten >26 mm Hg auf. Besteht ein Glaukom an einem Auge, kann es auch an der Gegenseite auftreten. Der Augendruck wird <20 mm Hg gesenkt durch Medikamente, die die Pupille verengen (Miotika), Betablocker und lokale Hemmer des Enzyms Karboanhydrase (z.B. Diamox®). Bei einer Abflussbehinderung durch ein Winkelblockglaukom (Glaukomanfall) muss der Patient stationär mit Pilocarpintropfen und durch Analgetika behandelt werden.

Akuter Sehverlust

Während die Abnahme der Sehkraft auf nur einem Auge oft wegen des binokularen Sehens über längere Zeit unbemerkt bleibt, stellt der plötzliche einseitige Sehverlust oder die akute einseitige Erblindung einen Notfall dar. Die Ursachen können Embolien oder Thrombosen bei Arteriosklerose, aber auch Gefäßspasmen bei Rauchern oder durch die Einnahme von Ovulationshemmern sein. Sehr häufig kommt es zu einem Zentralvenenverschluss, der sich durch einen rasch fortschreitenden, schmerzlosen Visusverlust kennzeichnet. Die Patienten müssen notfallmäßig in eine Augenklinik überwiesen werden. Dort wird einerseits eine isovolämische Hämodilution mit Reduktion des Hämatokrits (LE 13) auf rund 35% (z.B. durch HAES®) und eine Laserkoagulation durchgeführt. Häufig kommt ein Zentralvenenverschluss als hämorrhagischer Infarkt bei älteren Patienten vor.

Strabismus (Schielen)

Unter Schielen (→ **Strabismus**) versteht man die Abweichung der Sehachse eines Auges, das häufige bei Kindern bis zum 2. Lebensjahr ohne Therapiebedürftigkeit auftritt. Jedes länger anhaltende Schielen kann zur Sehschwäche, → **Amblyopie**, führen. Diese entsteht dadurch, dass das Abbild des schielenden Auges vom Gehirn unterdrückt wird. Das kindliche Schielen wird am Ende dieses Abschnitts beschrieben. Weisen die Sehachsen beim Schielen nach innen, liegt ein *Strabismus convergens* (Einwärtsschielen) vor. Beim *Strabismus divergens* (Auswärtsschielen) weisen die Sehachsen nach außen.

Beim Erwachsenen ist die Ursache des Schielens entweder eine Schädigung der Augenmuskelnerven oder der Muskeln (Abb. 16.4) selbst. Wenn die Sehachsen beider Augen sich nicht im Fixpunkt der Macula lutea schneiden, nimmt der Patient Doppelbilder wahr; diese können zu Störungen der Orientierung führen.

Augenmuskellähmung. Bei einer Augenmuskellähmung kommt es zu Schwindel und Übelkeit. Oft weist der Patient eine kompensatorische Kopfhaltung mit Blickrichtung auf die Seite des gelähmten Augenmuskels auf. Die Hirnnerven IV (N. trochlearis) und VI (N. abducens) werden häufig bei einem Schädel-Hirntrauma (LE 14) geschädigt. Durch ein Aneurysma im Bereich des Cirulus arteriosus cerebri (LE 7) kann es zu einer Lähmung des N. oculomotorius (III) mit Parese der Pupille kommen. Ist die Pupillenreaktion erhalten, liegt häufig eine Durchblutungsstörung des Nerven bei Diabetes mellitus vor. Rhythmisch ruckartige Augenbewegungen werden als → **Nystagmus** bezeichnet; sie sind pathologisch bei Hirnstamm- und Kleinhirnläsionen sowie bei vestibulären Störungen (LE 14).

Myopie (Kurzsichtigkeit)

Bei einer Kurzsichtigkeit ist das Auge im Verhältnis zur Brechkraft zu lang. Meist ist die Augachse verlängert, selten die Brechkraft der Linse erhöht. Durch die Korrektur mit einem Zerstreuungsglas wird der Brechpunkt auf die Netzhaut fokussiert. Der kurzsichtige Patient sieht ohne Korrekturlinsen in der Ferne unscharf. Die Zerstreuungslinsen werden als Minusglas bezeichnet. Die → **Myopie** wird mit derjenigen Linsenstärke korrigiert, die ein optimales Sehen in die Ferne ermöglicht. Oft tritt die eine Myopie erstmals im Schulalter mit etwa 10–12 Jahren auf und bleibt dann nach dem 20. Lebensjahr stabil. Die Ursache liegt im pubertären Wachstumsschub.

Hypermetropie (Weitsichtigkeit)

Hier ist das Auge im Verhältnis zur Brechkraft zu kurz. Meist liegt die → **Hypermetropie** bei höchstens 5 dpt. Bei einem Auge ohne Linse, z.B. nach Staroperation (aphakes Auge), muss eine Sammellinse von etwa 12 dpt implantiert werden. Bei einem hypermetropen Auge erfolgt die Korrektur durch Plusgläser (Sammellinsen). Die Weitsichtigkeit nimmt mit dem Alter der Patienten ab, da die Linse immer mehr an Elastizität verliert.

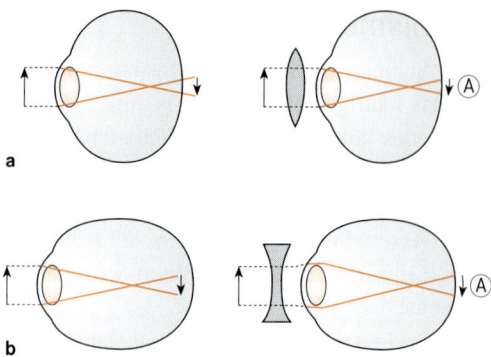

Abb. 16.7. ▲ **Sehfehler**. Links: Bei *Weitsichtigkeit (Hypermetropie)* wird das Objekt hinter dem Augenhintergrund abgebildet; der Augendurchmesser ist für die Brechung der Linse zu kurz; durch eine Brille mit positiver Dioptrienzahl (Sammelgläser) wird das Bild auf den gelben Fleck (A) korrigiert. Rechts: Bei *Kurzsichtigkeit (Myopie)* wird das Objekt vor dem Augenhintergrund abgebildet; der Augendurchmesser ist für die Brechung der Linse zu lang; durch eine Brille mit negativer Dioptrienzahl (Zerstreuungsgläser) wird das Bild auf den gelben Fleck (A) korrigiert

Astigmatismus. Sehstörungen können auch durch Krümmungsfehler der Hornhaut entstehen; man spricht von einem → **Astigmatismus**. Hierbei werden die Lichtstrahlen nicht zu einem Brennpunkt, sondern zu einer Brennlinie gebrochen. Die Korrektur eines Astigmatismus erfolgt durch Zylindergläser.

Störungen des Farbensehens

Zu unterscheiden sind Störungen im Bereich des Farbensehens und des Helligkeitssehens. Sehstörungen bei Dämmerung werden als → **Hemeralopie**, Nachtblindheit, bezeichnet. Oft ist eine Retinitis pigmentosa die Ursache (s. u.). Sie kann bereits im frühen Schulalter beginnen und zeigt sich durch eine tunnelartige Einengung des Gesichtsfeldes. Man spricht von einem → **Skotom**. Bei etwa 8% der Männer, aber nur 0,4% der Frauen sind Farbsinnstörungen angeboren. Man unterscheidet hier eine → **Protanopie** (Störung des Rotsehens) und eine → **Deuteranopie** (Störung des Grünsehens). Die Patienten verwechseln Rot und Grün. Abgeschwächte Formen werden als Protanomalie bzw. Deuteranomalie bezeichnet. Im Straßenverkehr können die Patienten die Ampelfarben verwechseln, wenn sie nicht darauf achten, dass das rote Licht stets oben angezeigt wird. Eine Störung des Blau-Gelbsinnes wird als → **Tritanopie** bzw. Tritanomalie bezeichnet. Die totale Farbenblindheit, eine *Achromatopsie*, entsteht bei Ausfall der Zapfen. Diese Patienten können bei Dämmerung normal sehen, haben aber tagsüber eine Sehschärfe von nur rund 10% durch ein Zentralskotom und einen Nystagmus, da das Auge nicht exakt fixieren kann. Diese Erkrankung wird familiär vererbt. Die Untersuchung des Farbensinns wird durch Farbtafeln mit Zahlen in unterschiedlichen Farbtupfen durchgeführt.

Erkrankungen des Auges

Erkrankungen der Retina

Relativ selten, aber von akuter Gefahr für die Erblindung ist die → **Ablatio retinae** (Netzhautablösung), die idiopathisch entstehen kann aber auch infolge einer Entzündung oder Verletzungen des Auges auftritt. Im Alter und bei Myopie kann es zu einer Lösung des Glaskörpers an seinen Anheftungsstellen kommen. Dadurch wird die Netzhaut verletzt. Die Symptome der Ablatio retinae sind Lichtblitze in der Peripherie des Gesichtfeldes. Darauf tritt ein „Schwarm schwarzer Mücken" auf, der durch die Glaskörpereinblutung entsteht. Oft bemerken die Patienten im Gesichtsfeld einen Schatten, der sich allmählich in das Zentrum des Sehfeldes vorschiebt. Die Therapie erfolgt durch spezielle Laserverfahren, die nur wirksam sind, wenn die Netzhaut nicht komplett abgelöst ist und durch spezielle ophthalmochirurgische Behandlungen.

Zu den besonders häufigen Gründen für eine Sehstörung, gehört die diabetische Retinopathie, die in LE 11.2 beschrieben wurde. In Europa und den Vereinigten Staaten ist sie die häufigste Ursache für eine Erblindung der Menschen vor dem 50. Lebensjahr. Bei einem schlecht eingestellten Diabetes mellitus (HbA1c!) kommt es nach rund 20 Jahren bei 70% der Patienten zur Abnahme der Sehkraft bis zur Erblindung. Durchschnittlich dauert das Auftreten einer diabetischen Retinopathie nach erstmaliger Diagnosestellung des Diabetes rund 10 Jahre. Die Ursache liegt in einer Mikroangiopathie. In Folge der Hypoxie der Netzhaut kommt es zu Gefäßneubildungen mit einem Netzhautödem. Eine begleitende Hypertonie verschlechtert die Situation erheblich. Am Augenhintergrund im Ophthalmoskop werden intraretinale punktförmige Blutungen, ödematöse Veränderungen und kleine Zysten nachgewiesen. Als Spätfolge kann es zu Einblutung in den Glaskörper kommen. Die Therapie besteht in der konsequenten Einstellung des Diabetes mellitus entsprechend dem HbA1c und der Behandlung mit dem Argon-Laser.

Retinitis pigmentosa

Hierbei handelt es sich um die häufigste degenerative Erkrankung der Netzhaut, die vererbt wird. Sie führt zu einer Nachtblindheit und einer hochgradigen konzentrischen Einschränkung des Gesichtsfelds. Die Sehschärfe ist massiv herabgesetzt. Es werden beide Augen gleichermaßen betroffen. Die Patienten gelten als blind. Erstes Zeichen ist bereits eine in der Kindheit einsetzende Hemeralopie (Dämmerungssehschwäche). Durch das Zentralskotom ist ein Zurechtfinden im Raum unmöglich. Bei einer Sonderform, dem Usher-Syndrom handelt es sich um eine rezessiv vererbte, rasch progrediente Retinitis pigmentosa mit fortschreitender Innenohrschwerhörigkeit. Die Patienten werden früh blind und taub und können sich nur noch durch Berührungen mit ihren Angehörigen verständigen.

> **Pupillenreaktionen**
>
> **Miosis**
> - Pupillen sind <2 mm (physiologische Reaktion auf Lichteinfall)
> - pathologisch einseitig beim Horner-Syndrom (Läsion des Sympathikus, LE 14) durch Tumoren oder Verletzungen im Mediastinum oder Pleurabereich
> - pathologisch beidseitig unter Morphin (iv-Drogenabusus), bei Intoxikationen (z.B. mit E 605) oder Enzephalitis
>
> **Mydriasis**
> - Pupillen sind >5 mm (physiologisch bei Dunkelheit)
> - pathologisch einseitig bei Blockade des Parasympathikus durch Augentropfen (Mydriaticum), Lähmung des N. oculomotorius (III), Glaukomanfall, subdurales Hämatom
> - pathologisch beidseitig bei Sympathikotonie (z.B. Stress, Erregungen, Schmerzen), durch Kokain u.a.
>
> **Anisokorie**
> - Pupillen haben verschieden großen Durchmesser
> - physiologisch bei einem Glasauge
> - pathologisch bei Glaukomanfall, Schädel-Hirntrauma und Iritis
>   Pupillenstarre
> - Bei Erblindung (Amaurose), Hirndrucksteigerung, multipler Sklerose, Enzephalitis
>
> **Entrundete Pupillen**
> - Bei Iritis, nach Augenverletzungen, im Sterben

Das rote Auge

Ein rotes Auge ist das Leitsymptom für eine Bindehautentzündung, die → **Konjunktivitis**. Meist geht diese Entzündung mit einer erhöhten Sekretion von Tränenflüssigkeit einher. Die Rötung ist die Folge einer vermehrten Durchblutung der Bindehautgefäße. Die Ursache kann in einer allergischen Konjunktivitis, z.B. bei Heuschnupfen oder durch Infektionen mit grampositiven Bakterien (Staphylokokken, Streptokokken und Pneumokokken) oder gramnegativen Erregern, wie Pseudomonas aeruginosa bestehen. Bei Erwachsenen kommt es häufiger zu einer Chlamydien-Konjunktivitis. Sehr selten tritt diese Infektion durch den Besuch von Schwimmbädern auf, so dass der Begriff „Schwimmbad-Konjunktivitis" irreführend ist. Besonders häufig tritt eine Konjunktivitis bei Virusinfekten auf. Eine epidemische Keratokonjunktivitis wird überwiegend durch ein Adenovieren ausgelöst. Hierbei empfindet der Patient ein starkes Jucken und ein Fremdkörpergefühl am Auge. Die Erkrankung klingt innerhalb von 2 Wochen von selbst ab. Weitere Ursachen eines roten Auges kann auch eine akute Iridozyklitis, die Entzündung von Linse und Ziliarkörper, sein. Sie tritt besonders häufig im Zusammenhang mit Immunerkrankungen auf.

Das tränende Auge

Erkrankungen der Tränendrüse werden als eine → **Dakryoadenitis** bezeichnet. Sie ist typisch für Viruserkrankungen und wird oft bei Mumps festgestellt. Durch eine

Schwellung im Bereich der Tränendrüse kommt es zu einer typischen Paragraphenform des Lides. Differentialdiagnostisch muss eine Hordeolum (s. u.) ausgeschlossen werden. Eine chronische Dakryoadenitis kann bei einer Sarkoidose (LE 8.2) begleitend auftreten. Immer müssen Verletzungen der Hornhaut, Allergien oder Entzündungen bei tränendem Auge ausgeschlossen werden. Tränenwegstenosen treten besonders häufig bei Kindern auf (s. u.). Allergische Ursachen des tränenden Auges sind meist mit starkem Juckreiz verknüpft.

Das trockene Auge

Im Schirmer-Test (s. o.) kann die Tränensekretion qualitativ beurteilt werden. Ein Mangel an Tränenflüssigkeit liegt vor, wenn die Benetzung des Teststreifens nach 5 min <5 mm beträgt. Eine physiologische Reduktion der Tränensekretion liegt im Alter vor, aber auch bei Immunerkrankungen, bei unvollständigem Lidschluss oder beim Diabetes Mellitus (vor allem durch Pilzbefall). Klassisch ist eine Keratokonjunktivitis sicca beim Sjögren-Syndrom, einer chronischen Polyarthritis mit Verminderung der Sekretion der Speicheldrüsen, der Sekretion der Nasenschleimhaut, Mundtrockenheit und mangelnder Funktion der Tränendrüsen. Die Therapie erfolgt neben der Behandlung der Grunderkrankung durch die Gabe von künstlichen Tränen um die Befeuchtung der Hornhautoberfläche konstant zu halten. Von kortisonhaltigen Tropfen oder Medikamenten mit einer Vasokonstriktion, die zwar die Beschwerden des Patienten lindern, ist zu warnen, da sie die Trockenheit verstärken.

Wirkungen und Nebenwirkungen von Medikamenten an den Augen	
■ Anticholinergika	akuter Glaukomanfall
■ Antidepressiva	Glaukom, Tränenfluss vermindert
■ Benzodiazepine	Doppelbilder, reversibler Nystagmus
■ Betablocker	Tränenfluss vermindert
■ Kortikosteroide	Katarakt, Glaukom
■ Digitalis	(bei Überdosierung) Farbsehen gestört
■ Morphin	Miosis
■ Neuroleptika	Glaukomanfall, Akommodationsstörung
■ Östrogene	Tränenfluss vermindert

Erkrankungen der Lider

Eine Lidschwellung kann im Rahmen einer Niereninsuffizienz als renales Ödem, aber auch bei einer schweren Herzinsuffizienz auftreten. Häufig findet sich ein Gerstenkorn (→ **Hordeolum**) durch Infektion mit Staphylokokken (seltener Streptokokken). Hierbei werden die Meibom-Drüsen am Lidrand befallen. Die Infektion ist stark schmerzhaft. Unter einem Hagelkorn (→ **Chalazion**) versteht man eine chronische Entzündung einer oder mehrerer Meibom-Drüsen. Im Bereich des Unterlides findet sich ein nicht schmerzhafter harter Knoten, der mehrere Millimeter Durchmesser erreichen kann. Kleinere Hagelkörner bilden sich von selbst zurück, größere müssen operativ entfernt werden. Lidschwellungen treten auch im Zusammenhang mit zahlreichen Allergien, bei Mollusca contagiosa der Kinder (LE 3 und 5) als entzündliches Lidödem und beim Zoster ophthalmicus auf. Bei einer Sinusitis maxillaris kann es zu einer Orbitalphlegmone mit prall schmerzhafter Schwellung der Augenlider und Exophthalmus kommen. Die Patienten müssen unbedingt stationär behandelt werden.

Augenerkrankungen bei Kindern

Tränenwegsstenose. Bei Neugeborenen oder Säuglingen kann es zu einem Verschluss des Tränengangs im Bereich der Nasenschleimhaut kommen. Bei den Kindern wird dann ein Tränenträufeln mit eitrigem Sekret am inneren Lidwinkel beobachtet. Durch eine Sondierung lässt sich der Gang nachhaltig öffnen.

Retinoblastom. Das Retinoblastom ist ein maligner Tumor der Netzhaut, der entweder angeboren ist oder in den ersten Lebensmonaten entsteht. In fast 30% sind beide Augen befallen. Die Krankheit wird oft erst bemerkt, wenn der Tumor so groß geworden ist, dass ein Auge in Schielstellung steht. Oft leuchtet ein Auge auch weiß auf, weil der Tumor einen großen Teil des Glaskörpers ausfüllt. Die Therapie erfolgt in Entfernung des Auges bei Resektion des N. opticus, um Tumorzellen im Bereich des Sehnerven mit zu entfernen. Ist der Sehnerv befallen, beträgt die Mortalität rund 65%.

Kindliches Glaukom. Das Glaukom des Kleinkindes wird als *Hydrophthalmie* bezeichnet. Es entsteht häufig als Folge einer intraokulären pränatalen Entzündung. Ein primäres Glaukom ist die Folge einer Entwicklungsstörung im Kammerwinkelbereich. Die Kinder fallen durch Lichtscheu und tränende Augen auf. In Folge eines Druckanstiegs im Auge kann es zu einer Trübung der Hornhaut bei einem Hornhautödem kommen. Immer sind die Augen hierbei vergrößert. Oft rühmen die Eltern die „schönen großen Augen" ihres Kindes. Die drohende Erblindung durch Hydophthalmie kann nur durch rechtzeitige Augendruckmessung erkannt werden. Die Therapie erfolgt ophthalmochirurgisch.

Schielen. Oft ist ein Grund für das Einwärtsschielen bei Kindern eine Hypermetropie, die dadurch zustande kommt, dass Akkommodation und Konvergenz der Augen miteinander verbunden sind. Muss ein Kind für die Fernsicht mit rund 4 dpt akkommodieren um scharf zu sehen, so kommt es zu einem Einwärtsschielen. Mit Ausgleich der Weitsichtigkeit durch eine Brille verschwindet das Schielen wieder. Wird das Begleitschielen (*Strabismus concomitans*) nicht korrigiert, droht eine Schwachsichtigkeit (Amblyopie). Diese wäre im Erwachsenenalter nicht mehr reversibel. Das frühkindliche Schielsyndrom tritt etwa in den ersten 6 Lebensmonaten auf. Die charakteristischen Zeichen sind
- Strabismus convergens
- Fehlendes Binokularsehen
- Latenter Nystagmus

Die Behandlung erfolgt durch eine Brille zum Ausgleich der eventuell bestehenden Hypermetropie oder durch eine Okklusionsbehandlung. Durch eine dicht anliegende Augenklappe wird das bessere Auge benachteiligt, um das schlechtere, schielende Auge zum Sehen zu zwingen. Diese Behandlung muss im frühen Kindesalter erfolgen, wobei die Okklusion intermittierend durchgeführt wird, d.h. das gute Auge wird für jeweils 1 Tag offen gelassen. Man spricht von einer alternierenden Okklusion.

Augenveränderungen im Alter

Zu den typischen Veränderungen im Alter gehört eine Erschlaffung der Orbitalfaszie mit der Ausbildung von Fetthernien neben dem Tarsus des Oberlids und im Bereich des Unterlids, die oft als „Tränensäcke" bezeichnet werden. Auf der Hornhaut kann sich ein *Arcus lipoides senilis* ausbilden. Bei verminderter Tränensekretion kommt es bei vielen älteren Menschen zu einem trockenen Auge (s. o.) Durch Reduktion des

---

Beteiligung der Augen bei anderen, nicht ophthalmologischen Erkrankungen

Bei Infektionen (LE 2, 5)
- Botulismus: Doppelbilder, Ptosis, Parese des N. oculomotorius (III)
- Masern: akute Konjunktivitis
- Röteln-Embryopathie: Linsentrübung
- Meningitis, Enzephalitis: Stauungspapille
- HIV: Retinitis

Bei Stoffwechselstörungen
- Diabetes mellitus (LE 11.2): Retinopathie, Myopie bei Linsenveränderungen (rasch ansteigender Bluzuckerspiegel)
- Fettstoffwechselstörungen: Xanthelasmen (gelbliche Cholesterinablagerung im Lidwinkel)
- Endokrine Orbitopathie (LE 12): Exophthalmus
- Morbus Wilson (Kupferspeicherkrankheit, LE 10.2): Kayser-Fleischer-Kornealring

Bei Gefäßkrankheiten (LE 7.2)
- Arteriosklerose: Optikusatrophie mit Entwicklung rascher Sehstörungen; typischer Veränderungen am Augenhintergrund (Fundus)
- Arterielle Hypertonie: Fundus hypertonicus mit Kaliberschwankungen der Gefäße und sog. Kreuzungszeichen

Bei rheumatischen Krankheiten
- Arteriitis temporalis (LE 14): Papillenödem, Gefahr der plötzlichen Erblindung
- Morbus Bechterew (LE 15): Skleritis, Iritis, Keratokonjunktivitis sicca

Bei hämatologischen Erkrankungen (LE 13)
- Leukämie: Leukämische Infiltrationen von N. opticus (II), Retina, Iris und Orbita
- Morbus Hodgkin: Netzhautblutungen
- Hämorrhagien: Netzhautblutungen
- Perniziöse Anämie: Sehschwäche

Bei neurologischen Erkrankungen
- Multiple Sklerose (LE 14): Doppelbilder, Pupillenträgheit
- Myasthenia gravis (LE 15): wechselnde Ptosis, die sich am Abend verschlechtert

Fettgewebes am Boden der Orbita tritt ein Altersenophthalmus auf. Mit Elastizitätsverlust der Linse geht die Presbyopie einher; in Kombination mit einer Reduktion der Ganglienzellen der Netzhaut führt sie zu einer abnehmenden Sehschärfe.

Linsentrübungen (Katarakt)

Der graue Altersstar (Cataracta senilis) ist eine der häufigsten Altersveränderungen des Auges. Er kann mit einer geringen Trübung beginnen und sich bis zum reifen Star (Kataracta matura) mit getrübter Linse ohne roten Fundusreflex entwickeln. Bei weiterem Fortschreiten sackt der harte Linsenkern ab. Die Staroperation wird individuell mit dem Patienten abgestimmt. Neben dem Altersstar (Cataracta senilis) kann die Ursache eines → **Katarakts** in der Therapie mit Kortikosteroiden liegen oder durch Diabetes mellitus, chronische Hypokalziämie (LE 12), Traumen oder Strahlenschäden ausgelöst werden. Bei Glasbläsern kann ein Feuerstar auftreten.

Altersweitsichtigkeit (Presbyopie)

Die Elastizität der Linse und damit die Akkommodationsfähigkeit des Auges sind mit 60 Jahren fast nicht mehr vorhanden. Der Elastizitätsverlust der Linse beginnt bereits kurz nach der Geburt. Subjektiv spürbar wird diese Einschränkung wenn sie auf 3 dpt reduziert wird. Dies zeigt sich daran, dass ein Leseabstand von noch 33 cm möglich ist, Kleingedrucktes aber nicht mehr an das Auge herangeführt werden kann. Für die meisten Menschen ist mit etwa 45 Jahren eine Lesebrille von 1 dpt und ab >50 Jahren von +2 dpt erforderlich. Die → **Presbyopie** ist als eine physiologische Erscheinung zu werten.

Hören und Gleichgewicht

Grundzüge der Akustik (Schall)

Im Griechischen bedeutet acusticós das Gehör betreffend; daher hat die Akustik als Wissenschaft vom Schall ihren Namen. Bei Schallwellen handelt es sich um Druck-Dichte-Schwankungen, also Wellen, die sich in materiellen Medien ausbreiten. Wellen zwischen 16 Hz und etwa 20 kHz werden als Laute hörbar. Bei Frequenzen <16 Hz spricht man vom Infraschall, >20 kHz von Ultraschall. Wie bei Lichtwellen werden auch durch Schallwellen mechanische Impulse und Energie übertragen. Die Ausbreitung der Schallwellen in der Luft hängt von Temperatur und Luftdruck ab. Im Durchschnitt beträgt sie etwa 340 m/s. Im Wasser dagegen breitet sich Schall mit rund 1460 m/s aus. Ein Maß für den Schalldruck ist der Wert Dezibel (dB).

   Erfolgt die Schallausbreitung in Schwingungen, nehmen wir einen Ton wahr oder auch einen Klang. So ist der erste Herzton als Hinweis auf den Schluss der Segelklappen ein Schwingungston, verursacht durch die Papillarmuskeln und die Sehnefäden. Sind die Frequenzen eines Schalls unkoordiniert zusammengesetzt, spricht man von einem Geräusch. Ein Beispiel hierfür ist der zweite Herzton, der Schluss der Taschenklappen. Um Töne oder Geräusche wahrzunehmen, müssen sie eine bestimmte Hörschwelle aufweisen. Unterhalb eines definierten Schalldruckpegels werden Töne nicht wahrgenommen. Es zeigt sich, dass das menschliche Ohr für bestimmte Bereiche sehr empfindlich, für andere unempfindlich ist. In der Hörschwellenkurve lässt sich dies messen: Die größte Empfindlichkeit weist das menschliche Gehör für einen Frequenzbereich zwischen 2000 und 5000 Hz auf. Im Alter nimmt die Empfindlichkeit des Hörens ab, man spricht von Altersschwerhörigkeit (Presbyakusis). Den zunehmenden Schalldruck empfinden wir als Lautstärke. Die Lautstärke wird in Phon angegeben. Die Energie, die hinter verschiedenen Tönen unterschiedlicher Frequenz bei gleicher Phonzahl liegt, ist jedoch verschieden. Die Hörkurve des Menschen zeigt, dass im Hauptsprachbereich zwischen 250–4000 Hz ein geringer Schalldruckpegel (gemessen in dB) notwendig ist, um Töne gleicher Lautstärke (gemessen in Phon) zu erzeugen. Der nutzbare Hörbereich des Menschen liegt zwischen 4 und 130 Phon, Lautstärken darüber werden als unangenehm oder gar schmerzhaft empfunden.

Lautstärkepegel	
▪ Hörschwelle	4 Phon
▪ Flüstern	10 Phon
▪ Normale Sprache	50–60 Phon
▪ Verkehrslärm	ca. 70 Phon
▪ Druckluftkompressor (ungedämpft, 1 m Entfernung)	bis 120 Phon
▪ Musik in der Disco	bis 130 Phon
▪ Schmerzgrenze	ab 130 Phon

Die Schallwahrnehmung erfolgt im Innenohr. Bevor der Schall das Innenohr erreicht, muss er über das äußere Ohr und das Mittelohr zu den Sinnesorganen des Ohres transportiert werden. Die Ohrmuscheln fangen den Schall wie einen Trichter auf und leiten die Schwingungen an das Trommelfell über den Gehörgang weiter. Die Gehörknöchelchen bilden dabei eine Schallbrücke. Über diese Schallbrücke wird der Schall als Schwingung in der Luft zu den Flüssigkeiten des Innenohres übertragen. Durch diese als Impedanzanpassung bezeichnete Übertragung des Schalls werden dämpfende Reflektionen vermieden. Das Gehör kann durch die Gehörknöchelchen je nach Frequenzbereich um 10–20 dB verstärkt werden. Dies erklärt die Schallleitungsstörungen des Gehörs bei Erkrankung des Mittelohrs.

Aufbau des Ohres

Es scheint, dass die Entwicklung beim Menschen die Ohren als überflüssige Organe ansieht, denn die Stellmuskeln, die bei vielen Tieren die Ohrmuschel auf die Schallrichtung einstellen können, sind beim Menschen fast völlig zurückgebildet. Die Ohrmuschel besteht aus elastischem Knorpel. Der äußere Rand des Ohres wird als Helix, die innere Krümmung des Ohrläppchens als Antihelix bezeichnet. An der Öffnung zum äußeren Gehörgang (Meatus acusticus externus) wölbt sich ein kleines Knorpelstück, der *Tragus*, vor. Der knöcherne Teil des Ohres wird vom Schläfenbein gebildet (Pars squamosa). Der Gehörgang ist etwa 3–4 cm lang und endet im Trommelfell. Sein Durchmesser liegt zwischen 5–10 mm. Am Übergang vom knorpeligen zum knöchernen Teil des Gehörganges weist er einen Knick auf. Die Talgdrüsen des Gehörganges (LE 3) produzieren das Ohrschmalz (→ **Cerumen**). Es wird durch Hornteile der Epithelzellen und Staub verdichtet.

Trommelfell. Zwischen dem äußeren Gehörgang und der Paukenhöhle des Mittelohres liegt das Trommelfell (Membrana tympanica, Abb. 16.8). Das Trommelfell ist etwa 0,1 mm dick und weist einen Durchmesser von rund 18 mm auf. Auf der Seite des Gehörgangs ist es mit Epidermis und Korium überzogen, auf der Seite der Paukenhöhle mit Schleimhaut. Ein Ring aus Fasernknorpeln verankert die Membran im Knochen. Der straffe Teil des Trommelfells ist aus radiären Fasern gespannt; im schlaffen Teil ist an zwei zarten Schleimhautfalten der Griff des Hammers (Malleus) verankert. Diese Strukturen sind bei der Spiegelung der Ohren (Otoskopie) zu sehen.

Mittelohr. Das Mittelohr mit der Paukenhöhle (Abb. 16.8) ist etwa 3–6 mm breit und enthält die drei Gehörknöchelchen. Im Bezug zur Lage des Trommelfells kann die Paukenhöhle in drei Etagen unterteilt werden:
- Mesotympanon: Raum hinter dem Trommelfell
- Hypotympanon (Paukenkeller): Raum unterhalb des Trommelfells
- Epitympanon (Kuppelraum): Raum oberhalb des Trommelfells

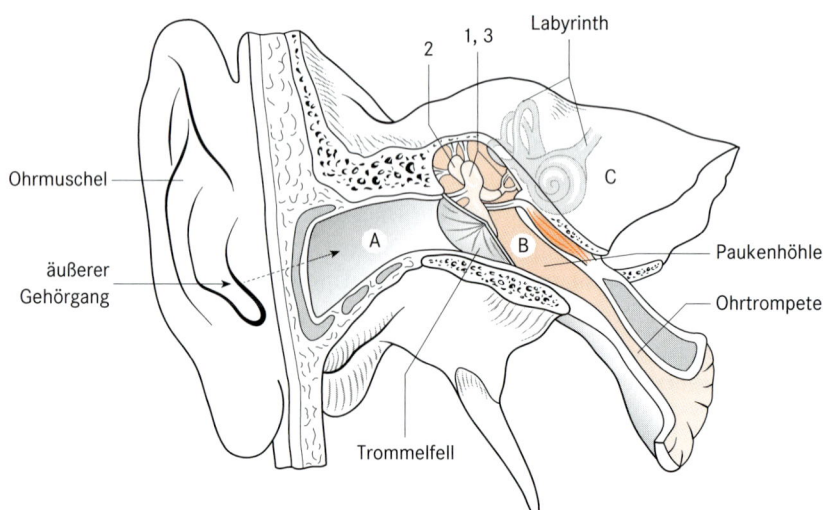

Abb. 16.8. ▲ **Schnitt durch das Ohr.** Das äußere Ohr (A) reicht von der Ohrmuschel bis zum Trommelfell, es schließt sich das Mittelohr (B) mit den Gehörknöchelchen an; über das runde Fenster und das ovale Fenster ist es mit dem Innenohr (C) mit den Sinnesrezeptoren für Gehör und Gleichgewicht verbunden. Gehörknöchelchen: 1 = Hammer (Malleus), 2 = Amboss (Incus), 3 = Steigbügel (Stapes)

Das Mittelohr ist mit einer dünnen und nicht von Hautdrüsen besetzten Schleimhaut überzogen. Sie schmiegt sich direkt an den Knochen an. Hinter der Wand der Paukenhöhle liegen die Cellulae mastoideae (Warzenfortsatzzellen), die ähnlich den Nasennebenhöhlen lufthaltig und mit Schleimhaut ausgekleidet sind. Diese Pneumatisierung des Processus mastoideus entwickelt sich erst nach der Geburt. Die Zellen stehen über kleine Gänge mit der Paukenhöhle in Verbindung. Entzündungen der Schleimhaut der Paukenhöhle bei einer Otitis media können sich auf den Processus mastoideus als Mastoiditis ausdehnen.

Gehörknöchelchen. Wie oben beschrieben, übertragen die Gehörknöchelchen den Schall aus der Luft über das Trommelfell auf den Endolymphraum im Innenohr. Die drei Gehörknöchelchen sind
- Hammer (Malleus)
- Amboss (Incus)
- Steigbügel (Stapes)

Durch Gelenke sind die 3 Gehörknöchelchen untereinander verbunden. Die Beweglichkeit der Gehörknöchelchen wird durch 2 kleine Muskeln beeinflusst: der Steigbügelmuskel (M. stapedius) und der Spannmuskel des Trommelfells (M. tensor tympani) können die Übertragung der Schallwellen verstärken, aber auch dämpfen. Der M. stapedius wird über einen Ast aus dem N. facialis (VII) versorgt. Bei einer Facialislähmung kann es so zu einer Hyperakusis (überlautem Hören) kommen. Fallen die Gehörknöchelchen aus, so besteht eine Schwerhörigkeit mit Verlust von etwa 26 dB. Die verstärkende Wirkung der Gehörknöchelchen hängt, wie oben gesagt wurde, von der Tonhöhe ab. Die beste Verstärkung erfolgt im Bereich der menschlichen Sprache zwischen 1000 und 2000 Hz, dem Haupthörbereich.

Ohrtrompete. Nach ihrem Entdecker, dem italienischen Anatomen und päpstlichen Leibarzt de Bartolomeo Eustach, der Mitte des 16. Jahrhunderts lebte, wird die Ohrtrompete (Tuba auditiva), als → **Eustach'sche Röhre** bezeichnet. Dieser 4 cm lange Kanal verbindet die Paukenhöhle mit dem Nasen-Rachenraum. Sie dient dem Druckausgleich für die Paukenhöhle. Das Trommelfell kann nur dann optimal schwingen, wenn in der Paukenhöhle und im äußeren Gehörgang der gleiche Luftdruck herrscht. Bei Überwindung großer Höhen bzw. Druckunterschieden, z.B. in Aufzügen oder im Flugzeug, wird das Trommelfell spürbar in die Paukenhöhle oder den Gehörgang gepresst. Durch Schlucken kann ein Druckausgleich herbeigeführt werden. Die Heber des Gaumensegels entspringen von der knorpeligen Wand der Ohrtrompete und ziehen bei ihrer Kontraktion deren Lichtung auseinander. Die Ohrtrompete ist wie im Nasopharynx mit respiratorischem Epithel ausgekleidet.

Innenohr. Seines komplexen Kanalsystems wegen wird das Innenohr auch als Labyrinth bezeichnet. Es liegt im Felsenbein, dem Pars petrosa des Schläfenbeins (Os temporale). Das Innenohr enthält die Sinnesorgane für das Hören (*Schneckenlabyrinth*, Labyrinthus cochlearis) und für das Gleichgewicht (*Vorhoflabyrinth*, Labyrinthus vestibularis). Das Gleichgewichtsorgan liegt seitlich und hinter dem Schneckenlabyrinth. Das Innenohr wird vollständig von Knochen umschlossen. Der knöcherne Hohlraum wird als **knöchernes** Labyrinth, das eigentliche Sinnesorgan als **häutiges** Labyrinth bezeichnet. Beim knöchernen Labyrinth können 4 Abschnitte unterschieden werden:

- **Cochlea** (Schnecke)
  der knöcherne Schneckenkanal ist in 2,5 Windungen spiralig aufgerollt, der Durchmesser beträgt etwa 9 mm, die Schneckenhöhe rund 5 mm
- **Vestibulum** (Vorhof)
  dieser etwa 5 mm große Hohlraum beinhaltet die Vorhofsäckchen: *Sacculus* und *Utriculus*
- **Knochenkanäle der Bogengänge**
  das Gleichgewichtsorgan wird von einem vorderen, hinteren und lateralen Bogengang gebildet; ihr Durchmesser liegt bei etwa 1 mm, die Länge bei 2 cm
- **Innerer Gehörgang** (Meatus acusticus internus)

Das häutige Labyrinth liegt dem Knochen nicht direkt an, sondern wird von ihm durch ein Flüssigkeitspolster getrennt. Diese Flüssigkeit wird als → **Perilymphe** bezeichnet. Die Flüssigkeit innerhalb des häutigen Labyrinths ist die → **Endolymphe**. Das Innenohr wird durch die A. labyrinthi (Innenohrarterie), die aus der A. basilaris entspringt, versorgt. Ihre Durchblutungsstörungen sind häufige Ursache eines plötzlichen Hörsturzes. Diese Arterie verläuft zusammen mit dem N. vestibulocochlearis (VIII) und Ästen des N. facialis (VII) durch den inneren Gehörgang.

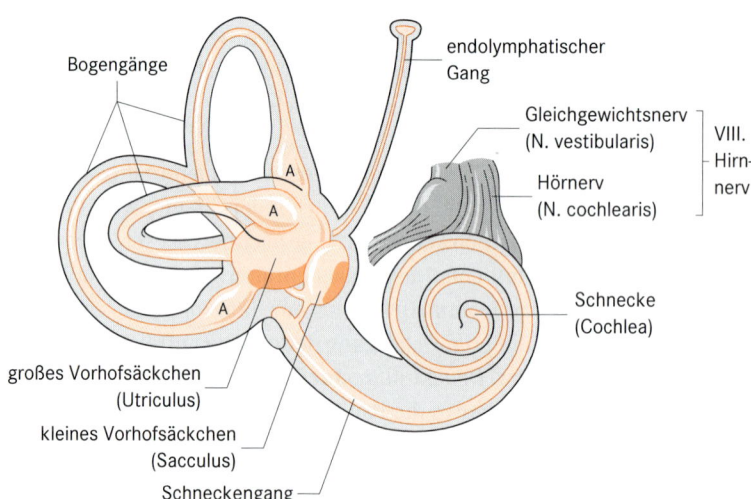

Abb. 16.9. ▲ **Knöcherne Strukturen des Innenohrs.** In den drei Bogengängen des Labyrinths wird die Perilymphe durch Beschleunigungen in den drei Raumdimensionen in Schwingungen versetzt und löst in den Ampullen einen Sinnesreiz aus; Beschleunigungen in vertikaler und horizontaler Richtung werden im kleinen und großen Vorhofsäckchen (Sacculus und Urticulus) wahrgenommen. Über den Schneckengang ist das Labyrinth mit der Schnecke verbunden; hier werden Schallwellen in Schwingungen der Endolymphe umgesetzt und lösen in den Haarzellen des Corti-Organs Nervenimpulse aus. Gleichgewicht und Gehör werden über den VIII. Hirnnerv (N. vestibulocochlearis) dem ZNS zugeleitet (A = Ampullen der Bogengänge)

Hörorgan

Das Hörorgan (Organum spirale) wird auch als → **Corti-Organ** bezeichnet. Es ist Teil des mit Endolymphe gefüllten heutigen Schneckenganges. Dieser Ductus cochlearis liegt im knöchernen Spinalkanal zwischen 2 Perilymphräumen: Der Vorhoftreppe (Scala vestibuli) und der Paukentreppe (Scala tympani) Zwischen beiden Perilymphgängen liegt der eigentliche Schneckengang als Ductus cochlearis (Abb. 16.10). Er ist mit Endolymphe gefüllt.

An der Basis des Schneckengangs spannt sich die Spiralmembran, die aus der äußeren Spiralwand und nach innen gespanntem radiären Bindegewebsfasern als Basilarmembran besteht. Die Basilarmembran ist etwa 3–4 cm lang und an der Schneckenbasis etwa 50 µm, an der Kuppel etwa 500 µm breit. Auf der Basilarmembran ruht das eigentliche Corti-Organ mit den Sinneszellen für das Hören. Hier ragen innere und äußere Haarzellen mit haarförmigen Fortsätzen (Stereozilien) in die Deckmembran hinein. Von den inneren Haarzellen weist fast jede eine eigene Nervenfaser auf, während die äußeren Haarzellen sich als Gruppen zu Fasern zusammenschließen. Dementsprechend ist die Sinneswahrnehmung über die inneren Haarzellen besonders ausgeprägt. Das Spiralorgan enthält nur etwa 20000 Sinnesrezeptoren, was gemessen am Auge mit über 1 Million Zapfen und Stäbchen sehr wenig zu sein scheint. Die Funktion des Corti-Organs wird unten beschrieben.

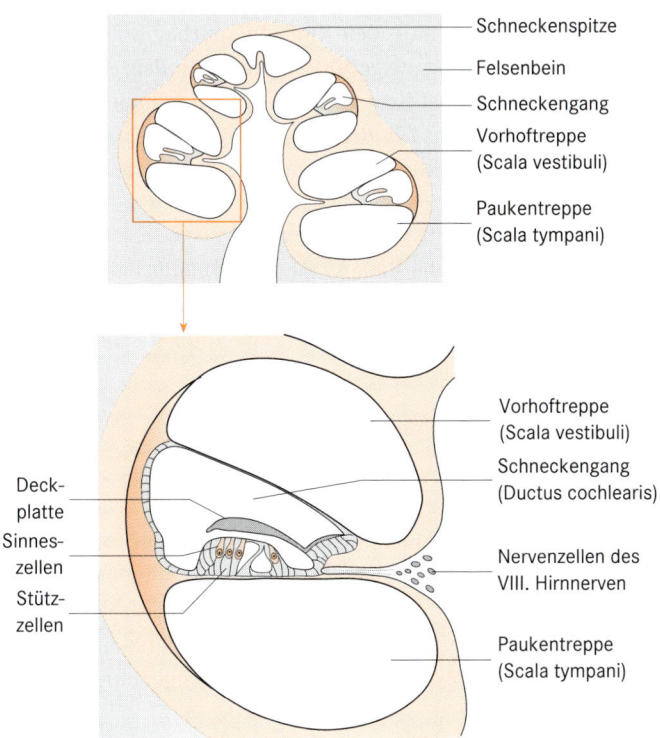

◀ **Abb. 16.10.**
Sinneswahrnehmung Hören.
Als Spirale windet sich der Gang in immer enger werdenden Windungen bis zur Spitze der Schnecke (Cochlea); durch die Perilymphe im Hohlraum der Vorhoftreppe (Scala vestibuli) und der Paukentreppe (Scala tympani) werden äußerst empfindliche Haarzellen im mit Endolymphe gefüllten Schneckengang (Ductus cochlearis) durch Schwingungen stimuliert (Corti-Organ) und über Nervenimpulse des VIII. Hirnnerven im Hörzentrum als Ton wahrgenommen; dabei können Frequenzen (Tonhöhe) und Lautstärke (Tonintensität) unterschieden werden

Gleichgewichtsorgan

Das Gleichgewichtsorgan setzt sich aus drei Strukturen zusammen:
- Zwei Vorhofsäckchen (Sacculus und Utriculus) mit den Sinnesfeldern (Maculae) für die Wahrnehmung von Beschleunigungen
- Drei Bogengängen für die Wahrnehmung von Winkelbeschleunigungen
- Ductus endolymphaticus für den Druckausgleich innerhalb des Systems

Sacculus und Utriculus. Die Vorhofsäckchen (Abb. 16.9) enthalten die Sinneshaare der Gleichgewichtszellen, die in eine gallertartige Schicht eingelagert sind. Hierauf liegen Kalkkörnchen, die als Statolithen oder → **Otolithen** bezeichnet werden. Entsprechend der Veränderung der Schwerkraft werden die Sinneshaare seitlich abgelenkt; diese Veränderungen lösen Aktionspotentiale aus. Die Sinneshaare im Sacculus stehen annähernd vertikal, diejenigen des Utriculus nahezu horizontal. Der Durchmesser der Sinnesfelder (Maculae) beträgt etwa 2–3 mm, der Durchmesser der Statolithen liegt bei etwa 2–5 μm; sie sind damit kleiner als Erythrozyten.

Bogengänge. Die Bogengänge sind mit Endolymphe gefüllt. Es ist bekannt, dass Flüssigkeiten träge sind und bei Bewegungen in einem Gefäß zunächst stehen bleiben (Überschwappen von Wasser in einem gefüllten Glas). Zwar kann die Endolymphe nicht überschwappen, denn die Bogengänge sind ja geschlossen, aber sie drückt gegen eine Kuppel im Bogengang. Diese Kuppeln sind in Abb. 16.9 mit „A" für Ampulla membranacea bezeichnet. Um Kräfte in den Kuppeln spürbar werden zu lassen, muss eine bestimmte Beschleunigung ausgeführt werden. Mit dem Ausmaß der Ablenkung der Sinneszellen in der Kuppel bzw. Ampulle (Cupula ampullaris) wird das Maß der Beschleunigung empfunden. Die drei Bogengänge selbst entspringen aus dem Utriculus. Durch ihre rechtswinklige Lage zueinander entsprechen sie den drei Raumdimensionen.

Als eine Art Druckausgleich funktioniert der Endolymphgang (Ductus endolymphaticus), der sich in einer Art Sackgasse erweitert. Dieser Saccus endolymphaticus liegt an der Hinterfläche des Felsenbeins. Eine Zunahme der endolymphatischen Flüssigkeit im Gleichgewichtsorgan führt zur Menière-Krankheit (s. u.).

Physiologie des Hörens

Den Prozess des Hörens kann man in folgenden Schritten beschreiben:
- Aufnahme der Schallwellen aus der Luft über Ohrmuschel und äußeren Gehörgang bis zum Trommelfell
- Aufnahme des Schalls durch das Trommelfell und Übertragung der Schwingungsenergie auf die Gehörknöchelchen bis zur Endolymphe des Innenohrs; Verstärkungsfaktor bis zu 26 dB
- Fortsetzung der Schwingung über die Platte des Steigbügels auf die Perilymphe im Innenohr, wobei die Wanderwellen in der Flüssigkeit ein Wellenmaximum entsprechend ihrer Frequenz aufweisen

- Erregung der Basalmembran im Corti-Organ; die Erregung der Sinnesfasern entspricht den Wellenmaxima bzw. den Frequenzen der Schallwellen. Damit werden unterschiedliche Töne wahrgenommen

Hat eine maximale Amplitude die Haarzellen so stark bewegt, dass sie ein Aktionspotenzial auslösen, wird dieses über den N. cochlearis im N. vestibulocochlearis (VIII) zum Gehirn in der Hörbahn weitergeleitet. Das erste Neuron der Hörbahn, das in den Sinneszellen beginnt, führt bis zum Rautenhirn. Dort werden die Axone an der sog. Vierhügelplatte geschaltet. In diesem Bereich bestehen Verbindungen mit der Sehbahn. Über weitere Schaltungen verläuft die Hörbahn zum Thalamus und von hier aus als Hörstrahl (Radiatio acustica) durch den unteren Teil der Capsula interna zum Hörzentrum.

Hörzentren. Das Hörzentrum als primäres Sinneszentrum liegt im Bereich der oberen Schläfenwindung. Seine Aufgabe ist die Analyse von Tönen bzw. Tonkombinationen einschließlich einer Bewertung in Richtung Gefälligkeit und Harmonie. Beim Hören gibt es keine Dominanz einer Hemisphäre, sondern die Hörbahnen beider Innenohre führen zu beiden Hörzentren. Von der primären auditorischen Rinde führen die Strahlen in die sekundären Assoziationsfelder. Dort liegt das akustische Gedächtnis, in dem Worte, Sprache und Melodie erkannt werden. In diesem Bereich liegt auch das sog. sensorische Sprachzentrum (Wernicke-Zentrum), das Hemisphären dominant ist und bei Rechtshändern meist in der linken Großhirnrinde sitzt. Das Verständnis des Gehörten und eine sinnvolle Sprache stehen also in einem engen Zusammenhang; Störungen des Gehörs wirken sich auf die Sprachbildung aus.

Räumliches Hören wird dadurch möglich, dass über die Hörbahn die Zeitverzögerung zwischen linkem und rechtem Ohr, die nur wenige Zehntausendstel Sekunden beträgt, registriert wird. Bei Stereoklängen werden diese Zeitverschiebung und unterschiedliche Lautstärken aus 2 Schallrichtungen zur Erzeugung eines Raumklanges benutzt.

Physiologie des Gleichgewichts

Wie oben ausgeführt, werden über die beiden mit Endolymphe gefüllten Säckchen Utriculus und Sacculus durch Krafteinwirkung auf die Otolithen geradlinige Beschleunigungen (sog. positive oder negative Linearbeschleunigungen) wahrgenommen. Die Drehbewegungen der Bogengänge haben auf diese Sinneszellen keinen Einfluss. Die Ampullen der Bogengänge werden durch Drehbewegungen erregt, wobei die drei Dimensionen des Raumes unterschieden werden können. Die Erregung wird hierbei über Scherkräfte auf die Sinneshaare der Kuppeln (Ampullen) in den Bogengängen ausgelöst. Die Sinnesimpulse werden über den N. vestibularis im VIII. Hirnnerv (N. vestibulocochlearis) geleitet.

Die Fasern für Gehör und Gleichgewicht führen zu unterschiedlichen Regionen des Gehirns. Der N. vestibularis nimmt seinen Weg zu Kerngebieten im Bereich der Medulla oblongata und des Hirnstamms. In den Kerngebieten des N. vestibularis werden Impulse aus dem Kleinhirn koordiniert. Die eingehenden Impulse aus dem Gleichgewichtsorgan beeinflussen die extrapyramidale Motorik, wie sie in LE 14 beschrieben wurde. Die Verbindung mit den Kerngebieten der Augenmuskeln erkennt man am vestibulären Nystagmus, der durch Drehbewegungen ausgelöst werden kann. Ungewohnte Erregungen des Gleichgewichtssinnes können als Reisekrankheit (Kinetose) zu ausgeprägter Übelkeit und Erbrechen führen. Diese zentralen Störungen werden über Impulse aus dem Hypothalamus erzeugt (s. u.).

Hörstörungen

Für eine Hörminderung können unterschiedliche Ursachen in Betracht kommen. Sie kann ein- oder beidseitig auftreten; man spricht von einer → **Hypakusis**. Dabei ist eine Schallleitungsstörung bei einer Mittelohrschwerhörigkeit von einer Schallempfindungsstörung bei einer Innenohrschwerhörigkeit zu unterscheiden. Dies gelingt durch die Stimmgabelprüfung nach Weber (s. u.). Die Untersuchung des Gehörs erfolgt durch einfache Ansprache des Patienten in Flüsterton und Umgangssprache mit der Frage aus welcher Entfernung das Gehörte wahrnehmbar ist.

Hörsturz

Hörstörungen (Hypakusis)

- Barotrauma
- Hörsturz
- Knalltrauma
- Lärmschädigungen, akut und chronisch
- Otitis media, akut oder chronisch
- Presbyakusis
- Tinnitus
- Trommelfellverletzungen
- Verlegung des Gehörgangs durch Cerumen

Hierunter versteht man eine plötzlich auftretende meist einseitige Schallempfindungsschwerhörigkeit bis zur Ertaubung ohne ersichtliche Ursache. In 90% bestehen Ohrgeräusche und bei jedem 2. Patienten ein Druckgefühl im Ohr. Erstaunlicherweise hat der Hörsturz einen Jahresgipfel im März und im Oktober und tritt mit 1/3000 Einwohner recht häufig auf. Ein Häufigkeitsgipfel findet sich um das 50. Lebensjahr bei Männern und Frauen gleichermaßen. Zum Ausschluss anderer als idiopathischen Ursachen muss eine HNO-ärztliche Untersuchung durchgeführt werden. Zusätzlich werden Blutbild, Rheumaserologie und Blutzuckerwerte bestimmt. Die Sonographie der Kopf- und Halsgefäße (auch A. vertebralis), eine neurologische Untersuchung und das CT sowie MRT des Kopfes sind erforderlich. Stressfaktoren des Patienten müssen hinterfragt werden und spielen in der Entstehung eine nicht weiter geklärte Rolle.

▶ **Therapie.** Die Therapie liegt in der Stabilisierung des Kreislaufes und Infusionen mit rheologisch wirksamen Substanzen, wie Pentoxyphillin (z.B. Trental®). Weiter werden Glukokortikoide gegeben. Kommt der Hörsturz nur in bestimmten Frequenzbereichen vor, ist die Prognose gut, bei einem kompletten Ausfall des Gehörs ist sie ungünstig. Bleibende Defekte liegen vor allem im Hochtonbereich. In rund 50% aller Patienten persistiert ein Tinnitus. Hörstürze haben eine hohe Rezidivhäufigkeit (bis 30%).

Tinnitus

Prüfung des Gehörs

Hörtest
Es werden beide Ohren nach einander getestet; das abgewandte Ohr hält der Patient zu; der Untersucher spricht viersilbige Zahlwörter, die der Patient wiederholt; die Entfernung aus der die Worte verstanden werden, ist ein Maß für die Schwerhörigkeit (Hypakusis)

- Geringgradige Schwerhörigkeit   4–6 m
- Mittelgradige Schwerhörigkeit   1–4 m
- Hochgradige Schwerhörigkeit   0,25–1 m
- Taubheit   <25 cm

Stimmgabelversuch nach Weber
Die Stimmgabel wird auf die Mitte der Stirn aufgesetzt

- Gesunde Ohren (oder bds. Schwerhörigkeit)
  Ton wird in der Kopfmitte lokalisiert
- Mittelohrschwerhörigkeit
  Ton wird in das kranke Ohr lokalisiert
- Innenohrschwerhörigkeit
  Ton wird in das gesunde Ohr lokalisiert

Ein Tinnitus bezeichnet ein spontan auftretendes, ein- oder beidseitiges Ohrgeräusch. Zwischen einem subjektiven und objektiven Tinnitus ist zu unterscheiden.

! **Merke**
Unter Tinnitus versteht man ein Symptom. Tinnitus ist keine medizinische Diagnose!

Der → **Tinnitus** kommt häufig vor. 5–7% aller Erwachsenen in jedem Lebensalter leiden an einem mehr oder weniger starken Tinnitus. Sicherlich kommt die Lärmbelastung vor allem im Freizeitbereich als Auslöserfaktor hinzu; man beobachtet, dass über 5% der Jugendlichen zwischen dem 20.–30. Lebensjahr über Tinnitus klagen. Eine Hörstörung muss mit Tinnitus nicht verbunden sein, oft besteht jedoch eine erhöhte Lärmempfindlichkeit (→ **Hyperakusis**). Die Ursache des Tinnitus ist bis heute unklar. In der Anamnese können Lärmschädigungen, ein Explosionstrauma, Entzündungen, Schädel-Hirntrauma und Infektionen im ZNS-Bereich ausgeschlossen werden. Beim Morbus Menière (s. u.) kann Tinnitus mit einer zunehmenden → **Hy-**

pakusis (Hörverlust) einhergehen. Zahlreiche Ohrgeräusche sind von psychosomatischen Faktoren abhängig. Tinnitus ist häufig ein begleitendes Symptom einer sich entwickelnden Depression. Nach Ausschluss aller möglichen Ursachen im internistischen, traumatologischen, neurologischen und HNO-ärztlichen Bereich ist das Gespräch mit dem Patienten und dessen Einsicht, dass keine ernsthafte Erkrankung, vor allem kein Hirntumor vorliegen, entscheidend.

▶ **Therapie.** Der Behandlungsversuch auch bei Tinnitus unbekannter Ursache erfolgt mit Glukokortikoiden und rheologischen Infusionen, (z.B. HAES®), isotoner Kochsalzlösung oder Pentoxyphillin. Zusätzlich werden leicht wirkende Sedativa und Gingko biloba (z.B. Tebonin®, Rökan®)gegeben. Zur Diskussion steht auch, wenn die medikamentös-rheologische Therapie versagt, die hyperbare Sauerstofftherapie. Zweifellos sind psychosomatische Therapien von herausragender Bedeutung. Die Prognose hängt von der Ursache des Tinnitus ab. Derzeit sind die Erfolge der hyperbaren Sauerstofftherapie im akuten Stadium am besten.

Unterscheidung von Mittelohr- und Innenohrschwerhörigkeit

Mittelohrschwerhörigkeit
- Höreindruck gedämpft
- Ohrgeräusche meist tieffrequent brummig
- Stimmgabelversuch nach Weber: Ton im kranken Ohr

Innenohrschwerhörigkeit
- Höreindruck verfremdet
- Ohrgeräusche meist hochfrequent hell
- Stimmgabelversuch nach Weber: Ton im gesunden Ohr

Lärmschädigung

Die chronische Belastung mit einem Schall von über 100–120 dB über eine Stunde oder mehr führt zu ultrastrukturellen Schäden im Bereich des Corti-Organs. In der Nähe von Start- und Landebahnen eines Flughafens, durch Baumaschinen, aber auch in Diskotheken wird dieser Schallpegel erreicht und überschritten. Der mittlere Musikpegel in deutschen Diskotheken liegt bei 102 dB; im Durchschnitt werden maximale Lautstärken von 111 dB über 15 Minuten anhaltend gemessen. Heavy Metal Rockkonzerte erreichen etwa 120 dB, normale Rock und Popkonzerte sind auf 110 dB in den Verstärkeranlagen angelegt. Der mittlere Musikpegel eines Walkmans liegt bei 90 dB, wobei jedoch 3% aller Nutzer die Musikempfindung mit 110 dB zu genießen scheinen. Der Lärm startender Flugzeuge liegt zwischen 120–125 dB.

Die Symptomatik einer Lärmschädigung entspricht der des Hörsturzes. Die Therapie ist dieselbe. Unbedingt müssen auslösende Faktoren vermieden werden. Ein bleibender Hörschaden und meist beidseitiger Tinnitus wären die Folgen. Deshalb werden in Deutschland zurzeit Lärm begrenzende Maßnahmen vom Gesetzgeber für den Freizeitbereich diskutiert.

Neben der *akuten* Lärmschädigung kommt es durch *chronische* Belastung über mehrere Stunden bei einer Intensität von über 80 dB zu einer Senkung im Bereich der hohen Frequenzen. Diese kann vor allem in der Audiometrie im Bereich von 4 kHz (C5-Senke) nachgewiesen werden. Ursache ist ein Schaden der Haarzellen im Corti-Organ. Meist besteht ein beidseitiger Tinnitus. Eine chronische Lärmschädigung wird bei unterschiedlichen Berufsgruppen beobachtet: Metallarbeiter, Arbeiter auf dem Flughafenvorfeld, Funker, Disc Jockies, Soldaten, Orchestermusiker u.a. Das zentrale Symptom der chronischen Lärmschädigung ist die progrediente beidohrige Schwerhörigkeit mit zunehmenden Schwierigkeiten der Sprachverständigung in geräuschvoller Umgebung. Die Patienten beklagen einen Tinnitus und eine Hyperakusis. Eine medikamentöse Therapie bei chronischer Lärmschwerhörigkeit ist wenig erfolgreich; rheologische Medikamente können versucht werden. Entscheidend sind die

Hörprothetik (Hörgeräte)

Hörgeräte gibt es in verschiedenen Techniken; überwiegend werden Luftleitungshörgeräte angewandt; bei Schallleitungsstörungen im Gehörgang werden Knochenleitungshörgeräte eingesetzt. Die Überwachung erfolgt durch den Hörgeräte-Akustiker

- Taschengeräte
- HdO-Geräte (Hinter-dem-Ohr-Geräte)
- IO-Geräte (Im-Ohr-Geräte)
- Knochenverankerte Hörgeräte (Cochlear-Implantate)

Indikationen
Hörgeräte werden erforderlich, wenn die Kommunikation wegen Schwerhörigkeit erschwert oder nicht mehr möglich ist

- Hörverlust bei Schwerhörigkeit auf beiden Ohren
  (30 dB bei 500–3000 Hz)
- Einsilbenverständlichkeit bei Sprachaudiometrie auf einem Ohr bei 65 dB <80%
- Hörweite für Umgangssprache <2 m
- Verbesserung des Richtungshörens
- Verbesserung des Sprachverständnisses bei Störgeräuschen um >10%

Lärmkarenz, ein wirksamer Hörschutz und die Anpassung eines Hörgeräts.

Presbyakusis

Unter der Altersschwerhörigkeit wird eine im Alter auftretende Abnahme des Hörvermögens verstanden. Der physiologische Alterungsprozess weist eine Abnahme des Hörvermögens etwa ab Mitte 50 auf. Die beidseitige Hypakusis kann von einem Tinnitus begleitet werden, der aber kein konstantes Begleitsymptom ist. Pathogenetisch wird eine Degeneration der Haarzellen im Corti-Organ und der cochleären Neuronen vermutet. Eine Arteriosklerose der Gefäße im Innenohr wird nicht dabei beobachtet. Eine genetische Disposition, sowie äußere Einflüsse, wie Lärmexposition, internistische oder neurologische Erkrankungen oder toxische Medikamente können die → **Presbyakusis** beschleunigen.

Im Vordergrund der Symptomatik steht die zunehmende Schwerhörigkeit, wobei höhere Frequenzen stärker betroffen sind als der Tieftonbereich. Vor allem bei Nebengeräuschen in öffentlichen Räumen entsteht ein eingeschränktes Wortverständnis. Dadurch wird eine psychosoziale Isolation bewirkt und es kommt zu depressiven Verstimmungen. Die Diagnose Presbyakusis ist immer eine Ausschlussdiagnose. Die Therapie erfolgt möglichst frühzeitig mit einem Hörgerät. Im häuslichen Bereich können Telefonverstärker und andere optische Signalhilfsmittel installiert werden.

Gleichgewichtsstörungen

Das Symptom Schwindel wurde in LE 14 bei Erkrankungen des Nervensystems beschrieben. Häufige Formen des Schwindels sind:
- Benigner paroxysmaler Lagerungsschwindel
- Akute Schwindelattacken
- Morbus Menière

Benigner paroxysmaler Lagerungsschwindel. Er wird überwiegend ausgelöst durch pathologische Kalziumkristallablagerungen auf der Copula des hinteren Bogenganges. Hierdurch kommt es zu irritierenden Sinnesreizungen bei bestimmten Kopfbewegungen. Die Schwindelattacken sind reproduzierbar und dauern meist weniger als 30 s. Sie gehen mit vegetativer Symptomatik wie Übelkeit, Schweißausbruch und Angstgefühl einher. Ein Hörverlust besteht nicht. Die medikamentösen Therapien sind hierbei völlig wirkungslos. Entscheidend ist ein Lagerungsmanöver zur Reposition der Otolithenpartikel (Canalitpositionsmanöver nach Epley) durch ausgebildete Physiotherapeuten. Beim benignen paroxysmalen Lagerungsschwindel besteht Fahruntüchtigkeit und die Patienten dürfen auf keinen Fall tauchen.

Akuter Schwindel. Ein Ausfall des N. vestibularis bzw. eine Polyneuropathie, die sich auf den VIII. Hirnnerv erstreckt, wird bei einseitigem Ausfall zu heftigstem Drehschwindel mit Übelkeit und Erbrechen führen. Die akuten Schwindelattacken treten bei jungen Erwachsenen und Frauen häufiger als bei Männern auf. Die Schwindelattacke klingt innerhalb von Stunden ab, kann aber auch Tage dauern. Am Übergang in den Dauerschwindel mit Ataxie ist selten. Differentialdiagnostisch kommen folgende Ursachen in Betracht:
- Migräne
- Verschluss der Labyrintharterie
- Akustikusneurinom
- Entzündung des Labyrinths
- Morbus Menière
- Multiple Sklerose
- Subarachnoidalblutung
- HWS Syndrom
- Explosionstrauma
- Alkoholabusus
- Therapie mit Aminoglycosiden
- Drogenabusus
- Leukämie

Wenn die Differentialdiagnosen ausgeschlossen sind, erfolgt die Therapie durch Antiemetika und entsprechend der des Morbus Menière (s. u.). Wichtig ist ein Gleichgewichtstraining um rasch eine Kompensation zu erzielen. Bettruhe ist in keinem Fall angezeigt. Die Prognose ist meist günstig, doch bei älteren Menschen können die Schwindelattacken trotz längerem Training über Monate anhalten.

Morbus Menière. Es handelt sich um eine ätiologisch nicht geklärte, in 70% einseitige Erkrankung des cochleovestibulären Organs. Die Diagnose des → **Morbus Meniére** ist immer eine Ausschlussdiagnose. Die charakteristischen Symptome sind
- Anfallsweise heftiger Drehschwindel von Minuten bis zu Stunden Dauer (Menière-Attacke)
- Hörschwankungen
- Tinnitus (meist rauschend und tieffrequent)
- Druckgefühl im betroffenen Ohr

Die Ursache dieser Symptome ist eine Volumenzunahme im endolymphatischen Raum infolge einer Resorptionsstörung der Endolymphe. Diskutiert wird eine Entzündungsreaktion durch Herpes simplex Viren, da in der Perilymphe bei den meisten Patienten ein hoher HSV-AK-Titer nachgewiesen werden kann. Die Erkrankung tritt bei beiden Geschlechtern zwischen 30.–50. Lebensjahr gleich häufig auf.

▶ **Therapie.** Die Patienten müssen Bettruhe einhalten werden und bedürfen oft auch einer Sedierung. Weiter werden Glukokortikoide über 3 Tage und rheologische Infusionen gegeben. Die weitere Therapie hängt vom Verlauf der Erkrankung und ihrer Ursache ab. Durch Gentomycin kann das Vestibularorgan medikamentös zerstört werden. Stressabbauende Massnahmen sind immer indiziert; ggf. kann ein Hörgerät als Tinnitusmasker eingesetzt werden. Die Prognose ist unberechenbar, da die ursächlichen Faktoren nicht bekannt sind.

Akustikusneurinom

Ein Tumor im Kleinhirnbrückenwinkel meist ausgehend von den Schwann'schen Zellen des N. vestibularis wächst langsam und führt zu einem einseitigen Tinnitus, einem Hörverlust und Drehschwindel. Meist imponiert er als inkonstanter Schwankschwindel oder als Gangabweichung. Wächst der Tumor kommt es zu Ausfällen im Bereich des N. facialis (VII) mit Lähmung, bei Befall des N. trigeminus (V) zu Gesichtschmerzen. Es können aber auch zerebellare Symptome wie Doppelbildsehen und schließlich eine Hirndrucksymptomatik auftreten. Die Erstsymptomatik eines Akustikusneurinoms kann an einem Hörsturz oder an den Morbus Menière erinnern. Die Diagnose erfolgt durch MRT und zerebrales CT. Prinzipiell sollte jedes Akustikusneurinom operativ entfernt werden. Der Allgemeinzustand des Patienten und die Komorbidität entscheiden über das operative Verfahren ebenso wie die Ausbreitung des Tumors. Alle unvollständig entfernten Tumoren neigen zu Rezidiven.

Kinetosen

Der Begriff Kinetose beschreibt eine Bewegungskrankheit oder Reisekrankheit. Durch Überstimulation oder ungewohnte Beschleunigungen im Bereich des Gleichgewichtsorgans bei gleichzeitiger Reizung vegetativer Hirnkerngebiete im Stammhirn kommt es in der Codierung der Sinnesreize zu einem Konflikt der Reizverarbeitung mit der Folge ausgeprägter vegetativer Überreaktionen mit Übelkeit, Brechreiz, Schweißausbruch, Blässe, Müdigkeit und einem Druckgefühl im Magen. Typische auslösende Faktoren einer Kinetose sind Autofahrten (bei schlechter Luft), Seereisen, Flugreisen aber auch Zugfahrten und Skifahren. Kinder <2 Jahren können noch keine Kinetosen entwickeln, da die zentralen Verbindungen erst nach dem 2. Lebensjahr entwickelt sind.

▶ **Therapie.** Die Therapie der Kinetose besteht entweder in der Vermeidung der Sinnestäuschung oder aber im Training, d.h. längere Exposition für die Reize. Es kommt dann zur Gewöhnung. Durch transdermal appliziertes Skopolamin (z.B. Skopoderm TTS®) können die Symptome wirkungsvoll unterdrückt werden. Nebenwirkungen sind jedoch parasympathikotone Wirkungen wie trockene Augen und eine relative Bradykardie. Andere Medikamente die gegen Reisekrankheiten eingesetzt werden, haben als Nachteil einen sedierenden Effekt.

Erkrankungen des Ohres

Otitis externa

Eine akute Otitis externa ist die häufigste schmerzhafte Erkrankung der äußeren Gehörgänge. Der Tragus der Ohrmuschel ist druckschmerzhaft und die Gehörgangshaut gerötet und geschwollen. Die Patienten weisen eine Hyperakusis auf. Die Therapie erfolgt durch Reinigung des Gehörganges und Gabe von Antiphlogistika; Antibiotika sind meist nicht notwendig. Bei einer Infektion durch Staphylokokken kann es zu einem Gehörgangsfurunkel kommen. Dieses muss HNO-ärztlich chirurgisch behandelt werden. Starker Juckreiz kann Hinweis auf eine Ohrmykose, also eine Pilzinfektion sein. Lokal wird eine Clotrimazol-Lösung eingebracht. Bei unterschiedlichen Hauterkrankungen kann es auch zu einem Ohrekzem kommen. Die Therapie richtet sich nach der Ursache des Ekzems (LE 3).

Ohrenschmerzen

- Entzündungen von Ohrmuschel und Gehörgang
- Lärmtrauma
- Neuralgien
- Otitis externa
- Otitis media
- Tubenventilationsstörungen
- Zoster oticus

Gehörgangverschluss

Durch ein Cerumen obturans können Ohrschmalztröpfe den Gehörgang verlegen. In der Regel entstehen sie durch den Versuch des Patienten, den Gehörgang selbst zu reinigen. Dabei werden die Talg und Schmutzpartikel oft zusammen mit kleinen Haaren durch das Wattestäbchen in der Tiefe des Gehörgangs festgestampft. Oft hilft das Einträufeln von Cerumen auflösenden Ohrentropfen, z.B. Cerumenex®. Dann lassen sich die verhärteten Tröpfe leicht ausspülen. Das zum Spülen benutzte Wasser muss auf 37° temperiert sein; der Spülvorgang wird mehrmals wiederholt. Ist das Wasser zu kalt oder zu warm, können die Bogengänge stimuliert und dadurch Schwindelattacken ausgelöst werden.

Otitis media

Die Entzündung der Paukenhöhle erfolgt meist durch aufsteigende Infektionen aus dem Nasopharynx. Häufigster Erreger ist der Streptokokkus pneumoniae, gefolgt von Hämophilus influenzae. β-hämolysierende Streptokokken treten nur in 10% der Fälle auf. Die Otitis media kann in jedem Lebensalter vorkommen, bevorzugt sind aber Kinder bis zum 6. Lebensjahr. Leichtere Mittelohrreizungen können auch bei einem Virusinfekt der oberen Luftwege auftreten. Dies ist besonders bei kleinen Kindern der Fall.

Die Symptome sind ein reduzierter Allgemeinzustand mit relativ hohem Fieber, pulsierenden und stechenden Ohrenschmerzen bei Hypakusis. Die Therapie erfolgt durch abschwellende Nasentropfen und gezielte Antibiotikatherapie wie bei bakteriellen Infektionen. Kommt es bei älteren Patienten zu einer Mitbeteiligung des Innenohrs werden Glukokortikoide und rheologisch wirksame Substanzen wie bei der Behandlung des Hörsturzes (s. o.) gegeben. Die akute Otitis media heilt bei korrekter Behandlung innerhalb von 10 Tagen folgenlos aus. In einigen Fällen kann ein Verlust der Hochtonwahrnehmung persistieren. Wird eine Otitis media chronisch, besteht fast immer eine Schwerhörigkeit. Weiter kann es zu einer Mastoiditis und/oder einer Fazialisparese kommen. Deshalb ist jede chronische Otitis media eine Operationsindikation, wobei vor allem die Beseitigung der Ursachen (Septumplastik, Sanierung der Nasennebenhöhlen) im Mittelpunkt steht.

IM FOKUS 16

In dieser Lerneinheit wurden die Sinnesphysiologie, der Aufbau und die wesentlichen Erkrankungen von Auge und Ohr beschrieben. Für das Sehen und Hören sollten die physikalischen Eigenschaften von Licht- und Schallwellen bekannt sein.

Für die Anatomie des Auges ist die Kenntnis der Orbita, der Augenmuskeln, der Schichten des Augapfels, der Aufbau von Linse und Ziliarkörper, der Augenkammern und von Funktion und Bau der Retina wichtig. In der Physiologie des Sehens wurde die Sehbahn beschrieben und die Akkommodation ebenso wie die Adaptation erklärt. Zu den häufigen Sehstörungen gehören das Glaukom mit dem häufigen Winkelglaukom, aber auch dem akuten Glaukomanfall. Gesichtsfeldeinschränkungen und Erhöhung des Augendrucks sind die zentralen Symptome des Glaukoms. Für die Störungen des Sehens sollten nun Kenntnisse vorhanden sein über das Schielen (Strabismus), Myopie, Hypermetropie, Störungen des Farbsehens, Erkrankungen der Retina und der Lider. Was sich hinter einem „roten Auge", einem „tränenden Auge" und einem „trockenen Auge" verbergen kann, ist nun sicher bekannt. Besonders im Alter treten der Katarakt und die Presbyopie auf.

Beim Aufbau des Ohres sind Kenntnisse über das Trommelfell, das Mittelohr und den Schallleitungsapparat der Gehörknöchelchen, die Verbindung zum Nasopharynx durch die Ohrtrompete und Kenntnisse über das Innenohr wichtig. Mit der Lage im Innenohr als knöchernes Labyrinth in der Pars petrosa des Schläfenbeins wurden das Corti-Organ für das Gehör und die Bogengänge mit Utriculus und Sacculus für das Gleichgewicht beschrieben. Für die Physiologie des Hörens und des Gleichgewichts sind die Kenntnis der Hörbahn und der Hörzentren sowie der Einfluss des Gleichgewichts auf die Motorik wichtig. Bei den Hörstörungen wurden eine Hypakusis, der Hörsturz, das Symptom Tinnitus, die Lärmschädigung und die Presbyakusis hervorgehoben.

Gleichgewichtsstörungen treten vor allem als Lagerungsschwindel, akute Schwindelattacke und Morbus Menière auf. Auch die Reisekrankheit (Kinetose) wurde beschrieben. Bei den Erkrankungen des Ohres wurde vor allem die Otitis externa und die akute wie chronische Otitis media und ihre Komplikationen hervorgehoben.

NACHGEFRAGT 16

1. Welche Knochen bilden die Orbita?

2. Nennen Sie Schichten der Augenhaut

3. Wie ist die Netzhaut aufgebaut?

4. Beschreiben Sie die Sehbahn

5. Was versteht man unter Akkommodation und Adaptation?

6. Was ist ein Glaukom?

7. Erklären Sie die folgenden Sehstörungen:
   a) Myopie
   b) Hypermetropie
   c) Presbyopie
   d) Protanopie

8. Erklären Sie die Aufgaben und Anatomie des Mittelohrs

9. Was bezeichnet das Corti-Organ? Wie arbeitet es?

10. Welche Ursachen können einer Hörstörung zugrunde liegen?

11. Wie wird die Hörfähigkeit untersucht?

12. Erklären Sie die Begriffe „Tinnitus" und „Morbus Menière"

LE 16

LEXIKON 16

Könnnen Sie diese Begriffe erklären?
Lesen Sie im Lexikon in Übersicht 2 nach ...

A
Ablatio retinae
Adaptation
Akkommodation
Amblyopie
Astigmatismus

B
Blinder Fleck

C
Cerumen
Chalazion
Cornea
Corti-Organ

D
Dakryoadenitis
Deuteroanopie

E
Endolymphe
Eustach'sche Röhre

F
Fovea centralis

G
Glaukom
Glaukomanfall
Goethe, Johann Wolfgang

H
Hemeralopie
Hordeolum
Hypakusis
Hyperakusis

I
Iris

K
Katarakt
Konjunktiva
Konjunktivtis

M
Macula lutea
Miosis
Morbus Menière
Mydriasis

N
Nachtblindheit
Nystagmus

O
Ophthalmoskopie
Orbita
Otolithen

P
Perilymphe
Phototopisches Sehen
Presbyakusis
Presbyopie
Protanopie

R
Retina

S
Schirmer-Test
Seelenblindheit
Sehbahn
Skotom
Skotopisches Sehen
Stäbchen
Strabismus

T
Tinnitus
Tritanopie

Z
Zapfen
Ziliarkörper

Im Dialog...

...Fünf Fragen an Sehen, Gehör und Gleichgewicht

1. Sind das Auge und das Ohr gesund?

2. Wie wird das Seh- und Hörvermögen untersucht?

3. Welche Leitsymptome weisen auf Erkrankungen des Auges oder des Ohres hin?

4. Gibt es andere Gründe für die Symptome, die in Frage 3 angesprochen wurden?

5. Wie werden Sehstörungen, Hörstörungen oder Störungen des Gleichgewichts behandelt?

Können Sie Ihrem Patienten auf diese Fragen antworten?
Sehen Sie in Übersicht 2 nach.

Übersicht 1

Leitsymptome	**995**
Anfälle	995
Blässe	995
Bradykardie	995
Durst	996
Dyspnoe	996
Erbrechen	997
Fieber	997
Herzstolpern	999
Husten und Auswurf	999
Inappetenz	1000
Juckreiz (Pruritus)	1000
Koma	1000
Müdigkeit, Erschöpfung	1001
Ödeme	1002
Schlafstörung	1002
Schmerzen	1003
Bauchschmerzen	1003
Gelenkschmerzen	1004
Knochenschmerzen	1004
Thoraxschmerzen	1005
Kopfschmerzen	1006
Schwindel	1007
Synkope	1008
Tachykardie	1009
Zyanose	1009
Laborwerte	**1011**
Abkürzungen	**1023**

Leitsymptome

ü 1

Besondere Leitsymptome bei Kindern sind in LE 5 beschrieben

Anfälle

Eine Ohnmacht oder ein Anfall von nur Sekunden- bis Minutendauer werden als Synkope bezeichnet. Bei länger dauernden Anfällen, die über Minuten bis zu Stunden anhalten können, liegen meist Epilepsien zugrunde. Die Ursachen sind
- Angeborene Störungen, die meist mit Debilität und spastischer Paralyse sowie Wachstumsstörungen einhergehen
- Symptomatische Epilepsien bei Tumoren oder Metastasen im Schädel, Entzündungen wie z.B. Meningitis oder Enzephalitis oder Malaria
- Nach Schädel-Hirntrauma
- Bei Thrombosen der Hirngefäße
- Nach Intoxikationen und Stoffwechselstörungen, z.B. Leberzirrhose, Hypoglykämie, Drogenentzug, Alkoholismus

Kurze Anfälle mit Lähmungen können bei Hypokaliämie und als transitorische ischämische Attacke (TIA) bei minor stroke auftreten. Oft sind kardiale Arrhythmien durch Embolisierung der Auslöser hierfür. Im Bereich psychischer Störungen kann eine plötzlich auftretende Panikattacke wie ein Anfall erscheinen.

Blässe

Die Blässe von Haut und v. a. von Schleimhäuten ist das wegweisende Merkmal für eine Anämie. Die Hautfarbe kann durch eine unterschiedliche Pigmentierung individuell sehr verschieden hell sein. Bei renaler Anämie ist die Haut nicht nur blass sondern auch ödematös verdickt. Bei Hypothyreose ist die Haus trocken, rau und kühl.

Bradykardie

Eine Bradykardie liegt vor, wenn die Herzfrequenz <60/min beträgt. Sie kann durch Training als Parasympathikotonie physiologisch auftreten und beträgt bei Spitzensportlern, z.B. Rennradfahrern 30-40/min. Die Differenzierung von Bradykardien erfolgt mittels des EKG.
- **Sinusbradykardie** durch Parasympathikotonie (Vagotonie), Medikamente wie Betablocker oder Digitalis

- **Sinuatrialer Block (SA-Block)** bei Ausfall der Erregungsbildung im Sinusknoten mit plötzlichem Frequenzabfall. Als gelegentliche Pause beim Pulsfühlen kann dies bei Gesunden auftreten, bei wiederholtem Auftreten liegt eine organische Störung vor, z.B. Sick-Sinus-Syndrom
- **Atrioventrikulärer Block (AV-Block)** bei Verzögerung der Überleitung von den supraventrikulären Erregungsbildungszentren auf die Kammern.
  - *AV-Block I°*: PQ-Zeit <0,2 s (2 x 5 mm im EKG bei 50 mm/s)
  - *AV-Block II°/1*: Über 4-6 Schläge wird die PQ-Zeit immer länger bis ein Schlag ausfällt (Wenckebach-Periodik)
  - *AV-Block II°/2*: Mehr als eine Vorhofferregung (P-Wellen) sind nötig, um eine Kammererregung (QRS-Komplex, R-Zacke) auszulösen
  - *AV-Block III°*: Die Erregungen aus den Vorhöfen erreichen die Kammern nicht mehr; man spricht vom totalen (kompletten) AV-Block, bei dem ein Kammereigenrhythmus (idioventrikulärer Rhythmus) mit langsamer Frequenz meist <40/min und die Gefahr der Synkope besteht
- Bradyarrhythmia absoluta bei Vorhofflimmern

Durst

Durst ist Ausdruck eines Natrium- und/oder eines extrazellulären Volumenmangels. Er gilt als Leitsymptom für Diabetes mellitus und löst gesteigertes Trinken (Polydipsie) und als dessen Folge eine Polyurie aus. Durstgefühl kann auch psychogen oder durch Psychopharmaka oder Anticholinergika ausgelöst werden. Beim Diabetes insipidus wird Durst durch Mangel an antidiuretischem Hormon (ADH) verursacht; Ursachen können neben sporadisch-idopathischem Auftreten, Schädeltraumen, Tumoren, Infektionen des ZNS und Zustand nach Bestrahlung oder OP der Hypophyse sein. Auch Medikamente wie Clonidin, Psychopharmaka, Entiepileptika und Alkohol hemmen die ADH-Sekretion. Bei Störung der ADH-Wirkung am Tubulus der Nieren spricht man vom renalen Diabetes insipidus; er wird durch chronische Nierenerkrankungen und einen Hyperparathyreoidismus ausgelöst.

Dyspnoe

Atemnot hat respiratorische, extrapulmonale und kardiale Ursachen und löst eine gesteigerte Atemarbeit aus.

An einer Meereshöhe von 3000 m kommt es bei mangelnder Anpassung zur Hyperventilation; ab 5000 m tritt eine schwere Hypoxämie auf. Unter schwerer körperlicher Belastung und bei Hyperthyreose nimmt der O_2-Bedarf zu und erhöht die Atemarbeit. Jeder Abfall des paO_2 führt ebenso zur Aktivierung des Atemzentrums wie eine Azidose (Kussmaul-Atmung). Die überwiegenden Ursachen der Dyspnoe sind in den LE 6.2 und 8.2 beschrieben.

Ursachen der Dyspnoe

Pulmonal
- Obstruktion der Atemwege durch Asthma bronchiale, obstruktive Bronchitis
- Verminderung der Gasaustauschfläche und der Dehnbarkeit bei Emphysem und Fibrose
- Störung der Durchblutung bei Lungenembolie oder Vaskulitis
- Deformation des Thorax bei schwerer Skoliose oder Kyphoskoliose
- Lähmung der Atemmuskeln bes. des Diaphragma

Extrapulmonal
- Hypoxie
- Anämie
- Metabolische Azidose
- Hyperthyreose
- Hohes Fieber
- psychisch

Kardial
- Reduktion des Herzzeitvolumens bei Stauungsinsuffizienz des linken Herzens oder Mitralvitien
- Pulmonalstenose
- Rechts-Links-Shunt bei Fallot-Tetralogie

Erbrechen

Das Symptom kann akut und chronisch auftreten. Es entsteht reflektorisch durch Kontraktionen der glatten Schluckmuskulatur, der Bauchmuskeln und des Diaphragmas. Durch Reflux der Magensäure und Drucksteigerung kann es zu Entzündungen und Einrissen im Bereich des Übergangs der Speiseröhre in den Magen kommen. Ursachen sind
- **Magenerkrankungen.** Pylorusstenose, Magenkarzinom, alkoholische Gastritis
- **Abdominelle Komplikationen.** Ileus, Pankreatitis, Cholezystitis, Gastroenteritis
- **Zentrale Auslöser.** Hirndrucksteigerung, Migräne, zentraler Schwindel, Enzephalitis, Frühgravidität
- **Metabolisch.** Hepatisches Koma, Hochdruckkrise bei Phäochromozytom, Morbus Addison, Hyperparathyreoidismus
- **Hinterwandinfarkt**
- **Intoxikationen**

Fieber

Fieber zählt zu den kompliziertesten Symptomen des Menschen und hat in den verschiedenen Lebensstufen unterschiedliche Ursachen. Es liegt vor, wenn die Körpertemperatur >37,8° oral gemessen und >38,2° rektal gemessen beträgt. Der Verlauf des Fiebers (Fiebertyp) und die Dauer des Fiebers sind für die Beurteilung entscheidend. Die Körpertemperatur wird im Hypothalamus zentral reguliert; der Sollwert des Wärmeregulationszentrums wird durch endogene und exogene Pyrogene verändert. Zeichen der gesteigerten Wärmeproduktion sind Zittern und Schüttelfrost bei peripherer Vasokonstriktion. Zu den endogenen Pyrogenen gehören die Entzündungsmediatoren (Zytokine Interleukin-1, Tumor-Nekrosefaktor (TNF) und Interferone). Exogene Pyrogene sind bakterielle Toxine und virale Pyrogene, die im unspezifischen Immunprozess durch die Abwehr von Monozyten entstehen. Die Fieberreaktion nimmt im Alter ab und kann bei rund 30% älterer Menschen bei Infekten nicht mehr vorhanden sein.

Ursachen von Fieber

- Infekte
- Maligne solide und systemische Tumoren
- Immunerkrankungen
- Erkrankungen des rheumatischen Formenkreises
- Endokrine Störungen und Stoffwechselkrankheiten (z.B. Hyperthyreose, Porphyrie)
- Neurologische Erkrankungen (z.B. Blutungen, Stroke, Erkrankungen des Hypothalamus)
- Externe Traumen wie Hitzschlag
- Narkosezwischenfall (maligne Hyperthermie)
- Andere Ursachen (z.B. Lungenembolie, Phlebotrhombose, Herzinfarkt, Leberzirrhose, Allergien, Transplantatabstoßung, chronic fatigue Syndrom)
- Unbekannte Ursache

Mit anhaltendem Fieber gehen häufig Ausschläge einher (Petechien, Purpura, makulopapulöses Exanthem, Bläschen, Erythem und Urtikaria). Weitere Begleitsymptome sind wie bei einer Virusgrippe
- Gelenk- und Knochenschmerzen
- Schwellungen der Lymphknoten
- Kopfschmerzen
- Splenomegalie

Fieber in Verbindung mit Kopfschmerzen und Nackensteifigkeit, Brechreiz, Lichtscheu und übersteigerter Reizbarkeit weist auf eine meningeale Reaktion hin. Eine Sepsis kann mit Hypothermie (<36,5°) oder mit Fieber einhergehen und wird diagnostiziert, wenn daneben eine Tachykardie oder Tachypnoe bestehen. Die Leukozyten können erhöht oder erniedrigt sein (Leukozytose >11000 oder Leukopenie <4000).

Herzstolpern

Die physiologische, gesunde Herzaktion wird in Ruhe subjektiv nicht wahrgenommen, erst unter körperlicher Aktivität mit erhöhtem Schlagvolumen und Belastungstachykardie wird der Puls gespürt. Die Wahrnehmung des eigenen Herzschlags wird meistens als unangenehme Palpitation beschrieben. Dieses als bedrohlich erlebte Gefühl im Hals entsteht wenn die Trikuspidalklappe geschlossen ist und sich der rechte Vorhof vorzeitig kontrahiert bzw. Kammerkontraktionen retrograd in die Jugularvenen geleitet werden. Die ist bei ventrikulären Extrasystolen und Knotenarrhythmien (junktionale Arrhythmien) der Fall. Neben Erkrankungen mit einem gesteigertem Herzzeitvolumen (erhöhter Cardiac Index) wie Aorten- oder Mitralinsuffizienz, hohes Fieber, ausgeprägte Anämie oder Hyperthyreose können auch psychische Störungen und „funktionelle Herzbeschwerden" zu Herzklopfen führen. Das Ruhe- und Langzeit-EKG führen in den meisten Fällen zur Abklärung attackenartiger Tachykardien (paroxysmale Tachykardien). Die weiterführende Abklärung von Rhythmusstörungen erfolgt nach Ausschluss internistischer Ursachen durch die elektrophysiologische Untersuchung. Jeder unregelmäßige Puls muss abgeklärt werden.

Ursachen eines unregelmäßigen Herzrhythmus

- Supraventrikuläre Extrasystolen
- Ventrikuläre Extrasystolen (VES)
- Absolute Arrhythmie bei Vorhofflimmern
- Unregelmäßige Blockbildungen
- Aktivität eines Herzschrittmachers

Bei unregelmäßigem Puls muss geklärt werden, ob VES vorliegen. Besonders bei Patienten mit Herzinsuffizienz durch koronare Herzkrankheit (KHK) sind VES Hinweise auf eine Gefährdung. Im klinischen Alltag treten VES am häufigsten auf durch
- KHK
- Hypokaliämie
- Digitalis

Bradykardien und Tachykardien sind als eigene Leitsymptome beschrieben.

Husten und Auswurf

Husten entsteht durch Stimulation von Rezeptoren im System von Trachea und Bronchien. Unterschieden werden ein *Reiz*husten ohne gesteigerte Sekretproduktion und ein *produktiver* Husten mit Auswurf. Reizhusten entsteht durch mechanische Reize (Fremdkörper, Staub), chemische Reize (Ammoniak) oder thermische Reize (kalte oder heiße Luft). Auch die Therapie mit ACE-Hemmern kann ein „Hüsteln" auslösen (s. Renin-Angiotensin-System, LE 9). Der produktive Husten ist ein Abwehrme-

chanismus bei Entzündungsprozessen der Atemwege. Das Sputum gibt Hinweise auf die Ursache der Erkrankung:
- Rostfarbener Auswurf bei Pneumonie (Pneumokokken) oder chronischer Linksherzinsuffizienz
- Maulvolle, stinkende morgendliche Expektorationen bei Bronchiektasien
- Blutiges Sputum bei Hämoptysen
- Rötlicher Schleim bei Lungenödem
- Eiterhaltiger Auswurf in gelb-grüner Farbe bei Pneumonie und Tuberkulose

Husten, der überwiegend nachts auftritt, weist auf eine pulmonale Stauung bei Linksherzinsuffizienz hin (Asthma kardiale). Ein Husten am Morgen ist Zeichen der chronischen Bronchitis oder mit Auswurf von Bronchiektasien. Ein postprandialer Husten (= Husten nach dem Essen) weist auf eine Hiatushernie oder Divertikel des Ösophagus hin.

Inappetenz

Bei Störungen des Appetits muss an folgende Ursachen gedacht werden:
- Magen- und kolorektales Karzinom oft verbunden mit Ekel gegen Fleisch; hepatische Erkrankungen
- Stoffwechselstörungen wie schlecht eingestellter Diabetes mellitus, chronischer Alkoholismus, Überfunktion der Nebenschilddrüse, Nebenniereninsuffizienz
- Zustand nach Strahlen- oder Chemotherapie
- Einnahme von Appetitzüglern
- Psychische Ursachen

Juckreiz (Pruritus)

Zu unterscheiden sind der *lokale* und der *generalisierte* Pruritus. Ursachen sind allergische Reaktionen, oft auf Medikamente, metabolische oder endokrine Störungen wie z.B. bei Cholestase, Hyperthyreose, Gicht und Diabetes mellitus. Er kann bei Morbus Hodgkin auftreten oder bei trockener Haut im Alter. Auch psychogene Ursachen und zahlreiche Hautkrankheiten lösen heftigen Juckreiz aus.

Koma

Bei einem Koma besteht über längere Zeit (Minuten bis Stunden und Tage) ein Zustand völliger Bewusstlosigkeit. Das Koma steht am Ende einer Entwicklung über Somnolenz und Sopor. Die Tiefe des Komas wird durch den *Glasgow-Coma-Scale* (GCS) ermittelt; ein tiefes Koma liegt bei 3 Punkten vor, ein völliger Wachzustand bei 15 Punkten.

Beurteilung des Komas im GCS

(Punkte)

Verbale Reaktion (Antwort auf Fragen)
(1) keine
(2) unverständliche Laute
(3) zusammenhangslose Worte
(4) desorientiert
(5) voll orientiert, klare Sprache

Reaktionen der Augen
(1) Augen bleiben geschlossen
(2) Augenreaktionen auf Schmerzreize
(3) Augenreaktion auf Ansprache
(4) spontanes Öffnen der Augen

Motorische Reaktion
(1) keine
(2) abnorme Streckbewegungen
(3) abnorme Beugebewegungen
(4) reflektorisches Zurückziehen (Fluchtreflexe)
(5) gezielte Abwehrbewegung auf Reiz
(6) motorisch koordinierte Bewegung auf Aufforderung

Am häufigsten tritt im klinischen Alltag ein Koma nach Intoxikationen und zerebrovaskulären Erkrankungen auf, dann folgt die Entgleisung des Diabetes mellitus (meist Ketoazidose), Epilepsie und am seltensten das hepatische Koma bzw. die Urämie.

Ursachen eines Komas

- **Intoxikationen**
  u. a. Drogen, Sedativa und Psychopharmaka, Alkohol, Analgetika
- **Zerebrovaskuläre Erkrankungen**
  u. a. Stroke, Tumoren, Infektionen wie Meningitis und Enzephalitis, Schädel-Hirntrauma
- **Metabolische Krankheiten**
  u. a. Hypo- und Hyperglykämie, hepatische Enzephalopathie, Urämie, Störungen des Säure-Basenhaushalts, thyreotoxische Krise, Myxödem-Koma, Addison-Krise

Müdigkeit, Erschöpfung

Der Komplex aus Symptomen von Müdigkeit, Erschöpfung und Leistungsknick kann erster Hinweis auf eine organische Krankheit wie einem malignen Tumor sein; es tritt auch bei chronischen Infektionen, Hepatitis, Urämie und Anämie und bei fast allen Stoffwechselkrankheiten auf. Als chronic-fatigue-Syndrom beschreibt es eine umfassende Erschöpfungsreaktion, der psychosoziale Störprozesse zugrunde liegen können. Ebenso schwer erklärlich ist der Begriff der „Wetterfühligkeit", die mit Erschöpfungsreaktionen einhergeht. Der Begriff „Biowetter" spiegelt selten eine logisch fassbare Störung wider und scheint eher einem gesellschaftlichen Trend zu entsprechen. Depressive Verstimmungen gehen häufig mit Müdigkeit und Erschöpfung einher, wobei die Symptomatik nach dem Aufstehen am ausgeprägtesten ist.

Ödeme

Unter einem Ödem versteht man eine krankhafte Ansammlung von Flüssigkeiten im Interstitium. Ursachen hierfür sind
- Erhöhung des hydrostatischen Drucks,
- Abnahme des kolloidosmotischen Drucks bei Störungen des Eiweißhaushalts,
- Endokrine Störungen (z.B. Hyperaldosteronismus) und
- Entzündungen der Gefäßwand mit Erhöhung der Kapillarpermeabilität.

Hydrostatische Ödeme entstehen bei Drucksteigerung in der Mikrozirkulation <25 mm Hg z.B. bei pulmonaler Stauung durch Linksinsuffizienz, bei venöser Insuffizienz, nach langem Stehen oder Sitzen und bei Immobilität bettlägeriger Patienten. Bei Herzinsuffizienz werden Ödeme durch den Renin-Angiotensin-Mechanismus und die Sekretion von Aldosteron zusätzlich begünstigt. Ödeme durch Eiweißmangel sind unabhängig von der Körperlage und treten ab der Reduktion des Gesamteiweiß auf 5 g/dl bzw. des Albumins <1,5-2,5 g/dl. Hierbei wird auch die Thromboseneigung durch Absinken von Antithrombin III erhöht. Eiweißmangel findet sich bei Eiweißverlustniere (nephrotisches Syndrom), durch Synthesestörungen der Leber bei Leberzirrhose oder bei Malassimilation (z.B. bei M. Crohn). Auch bei exzessivem Hungern oder Kachexie treten Ödeme auf. Übermäßiger Genuss von Lakritze kann zu hypokaliämischen Ödemen führen. Selten treten idiopathische Ödeme auf.

Schlafstörung

Das Empfinden einer unzureichenden Schlafdauer ist subjektiv und individuell sehr verschieden. Die Mehrzahl der Schlafstörungen ist psychisch bedingt und überwiegend eine Einschlafstörung bei funktionellen Störungen und affektiven Psychosen. Durchschlafstörungen sind in der Mehrzahl auf Lärm oder Probleme aus Beruf (Konflikte am Arbeitsplatz, Schichtarbeit) und Alltag zurückzuführen. Oft bestehen Angstträume, die zum Erwachen führen. Organische Störungen des Schlafs können begründet sein in zerebrovaskulärer Insuffizienz (bes. mit Befall des Zwischen- und Stammhirns), Herzinsuffizienz, COPD, Nykturie und durch Schmerzen. Alkoholismus, Kaffeegenuss am Abend und Medikamente wie Glukokortikoide oder antriebssteigernde Antidepressiva stören den Schlaf ebenfalls. Eine besondere Ursache der Schlafstörung ist das Schlafapnoe-Syndrom (SAS).

Schmerzen

Schmerzen stellen sowohl einen Sinneseindruck dar als auch ein emotionales, physisches Erlebnis; beides ist unangenehm und Hinweis auf eine Bedrohung bzw. Schädigung. Die individuelle *Schmerzschwelle* und die *Schmerztoleranz* sind bei jedem Menschen verschieden und vom sog. Schmerzgedächtnis des Menschen abhängig. Mit steigenden Schmerzen und zunehmender Schmerzdauer wird Schmerz intensiver und schneller verspürt. Die Wahrnehmung von Schmerz erfolgt im sensorischen Bereich der Hirnrinde in der hinteren Zentralwindung (Gyrus postcentralis), wo die Schmerzbahn (Tractus spinothalamicus) endet. Bevor Schmerzen wahrgenommen werden, passieren sie unterschiedliche zentrale Hirnbezirke, wo sie beeinflusst werden können. Sowohl körpereigene Morphine (Endorphine) als auch spezifische Neuropeptide (Enkephaline) hemmen die schmerzleitenden Synapsen. In diesen spielt Serotonin als Neurotransmitter eine zentrale Rolle.

Schmerzen können *akut* oder *chronisch* auftreten und als *Oberflächenschmerz* oder als *Tiefenschmerz* vermittelt werden. Hierbei wird zwischen direkt punktförmig lokalisierbaren Schmerzen (*somatischer* Schmerz) und diffus bohrenden, „dunklen" Schmerzen (*viszeralen* Schmerzen) unterschieden. Der somatische Schmerz wird über Schmerzrezeptoren (Nozizeptoren) ausgelöst und über markhaltige, schnell leitende Nervenfasern vermittelt. Viszerale Schmerzen werden über marklose Fasern langsam geleitet. Neben diesen beiden Schmerzarten gibt es sog. *neurogene* Schmerzen, die blitzartig und wie in den Körper einschießend durch freie Nervenendigungen ausgelöst werden. Ein typisches Beispiel sind Phantomschmerzen nach Amputation. Als Ausschlussdiagnose kann der Befund des *psychogenen* Schmerzes gestellt werden. Schmerzdiagnose und Therapie erfordern eine einfühlsame Diagnosestellung und seitens des Patienten, wenn möglich, die Dokumentation in einem Schmerztagebuch.

Bauchschmerzen

Viszerale Schmerzen betreffen die abdominellen Hohlorgane; sie werden durch Dehnung oder Spastik der glatten Muskulatur ausgelöst und als Krämpfe oder bohrend empfunden. Koliken weisen einen wellenförmigen Verlauf auf. Meist kann der Patient ihren Ursprung nur unbestimmt lokalisieren. Bewegung kann die Schmerzen lindern. Charakteristisch ist ihre Projektion auf die Körperoberfläche in den viszerokutanen Reflexzonen (Head-Zonen; s. LE 9.2). *Somatische* Schmerzen werden vor allem im parietalen Peritoneum und in der Bauchwand ausgelöst. Verursacht werden sie durch Entzündungen und Gewebsschädigungen. Die Schmerzqualität wird von dumpf bis scharf brennend angegeben. Bettruhe oder Schonhaltung lindert diese Schmerzen, während sie sich durch Niesen oder Bewegungen verschlimmern. Heftige, innerhalb weniger Stunden einsetzende Bauchschmerzen werden als akutes Abdomen zusammengefasst.

> **Ursachen des akuten Abdomens**
>
> - Akute Appendizitis
> - Akute Cholezystitis mit peritonealer Reizung
> - Mechanischer Ileus
> - Mesenterialgefäßverschluss
> - Perforationen bei Ulkus oder Divertikeln
> - Torsion einer Ovarialzyste oder Tubenruptur bei Extrauteringravidität
> - Trauma

Gelenkschmerzen

Schmerzen mit Projektion auf die Gelenke können auch vom umgebenden Bindegewebe ausgehen. Erkrankungen der Gelenke selbst gehen fast immer mit den klassischen Entzündungszeichen einher: Schmerzen (Dolor), Überwärmung (Calor), Rötung (Rubor), Schwellung (Tumor) und Störung der Gelenkfunktion (Functio laesa). Ist nur ein Gelenk isoliert entzündet, sollte auch an einen Infekt als Ursache gedacht werden. Besonders schmerzhaft sind Arthritiden bei Gicht. In 10-20% der Patienten gehen Morbus Crohn und Colitis ulcerosa mit Gelenkschmerzen einher. Die rheumatoide Arthritis, die früher als chronische Polyarthritis bezeichnet wurde, weist neben der typischen Morgensteifigkeit ein symmetrisches Befallsmuster der kleinen Handgelenke (PIPs und DIPs) auf. Bei nächtlichen, tief sitzenden Gelenkschmerzen muss eine Spondylarthritis, bes. ein Morbus Bechterew ausgeschlossen werden. Oft ist das HLA-B27 erhöht und es besteht eine Entzündung des Gelenkspalts zwischen Darmbeinschaufel und Kreuzbein (Sakroileitis). Degenerative Gelenkveränderungen, Arthrosen, nehmen mit dem Alter zu. Sie zeigen eine Schmerzhaftigkeit bei Beginn einer Belastung und nach längerer Dauer der Aktivitäten. Wird die Arthrose durch Entzündungsprozesse „aktiviert", treten nächtliche und Dauerschmerzen auf. Dies gilt auch für die Spondylarthrose der Wirbelsäule, die besonders an LWS und HWS auftritt.

Knochenschmerzen

Die meisten vom Patienten empfundenen Schmerzen, die er als Knochenschmerzen erlebt, stammen aus dem umgebenden Gewebe (Haut, Gelenkkapseln, Muskeln, Nerven). Deshalb ist diese Diagnose immer als Verdacht oder als Ausschlussdiagnose anzusehen. Knochenerkrankungen durch Stoffwechselstörungen wie Osteoporose oder Osteomalazie führen meist zu Schmerzen am Skelett des Körperstamms. Eine exakte Lokalisierung des Schmerzursprungs ist meist nicht möglich. Bei Osteoporose reagiert das Periost frühzeitig auf den erhöhten Knocheninnendruck. Hier lassen sich schon geringe Veränderungen durch die Osteodensitometrie erfassen. Schmerzen, die vom statisch belasteten Skelett ausgehen, lassen im Liegen nach. Erkrankungen des Knochen werden fast immer von einer Erhöhung des Enzyms alkalische Phosphatase (AP) begleitet. In der Diagnostik spielen die Bestimmung des Kalzium- und Phosphathaushalts und die Szintigrafie des Skeletts eine wichtige Rolle.

Unterschied Osteoporose – Osteomalazie

Osteoporose
- Serumkalzium im Normbereich
- Serumphosphat im Normbereich
- Alkalische Phosphatase im Normbereich
- Kalziumausscheidung im Urin leicht erhöht
- Knochendichte vermindert

Osteomalazie (Rachitis)
- Serumkalzium leicht erniedrigt
- Serumphosphat stark erniedrigt
- Alkalische Phosphatase erhöht
- Kalziumausscheidung im Urin erniedrigt

Bei plötzlich auftretenden Knochenschmerzen v. a. im Bereich der Wirbelkörper, des Beckens, der Oberschenkel und von Rippen oder Sternum muss an Metastasen gedacht werden. Besonders häufig treten sie bei Karzinomen der Bronchien, der Schilddrüse, der Mamma und der Prostata auf. Im Finalstadium lymphatischer wie myeloischer Leukämien kann eine Reizung des Periost schwere Knochenschmerzen auslösen.

Thoraxschmerzen

Bei Schmerzen, die vom Thorax ausgehen, muss eine koronare Herzkrankheit immer ausgeschlossen werden. Andererseits können thorakale Beschwerden eine Herzneurose auslösen. Bei jedem 5. Patienten sind Thoraxschmerzen nicht auf das Herz zurückzuführen. Eine **Angina pectoris** kann als stabile oder instabile AP auftreten. Bei stabiler AP lässt sich durch Nitrospray eine Schmerzreduktion erzielen. Anhaltende Schmerzen, verbunden mit Todesangst weisen auf einen Infarkt hin. Dabei können die Schmerzen in den linken Arm, die linke Schulter, Unterkiefer und Hals oder in den Oberbauch ausstrahlen. Die Diagnose wird durch das EKG, die Herzenzyme und die Koronarangiografie gesichert. Bei akuter **Perikarditis** werden die Schmerzen meist durch Husten oder tiefes Einatmen verstärkt, doch ist die Unterscheidung zum akuten Myokardinfarkt klinisch oft schwierig wenn kein typisches Perikardreiben (systolisches-diastolisches Maschinengeräusch) zu hören ist. Thoraxschmerzen, die durch eine **Pleurits** bedingt sind, weisen meist eine Atemabhängigkeit der Schmerzen auf. Auch hört man atemsynchron ein Reibegeräusch der Pleura. Der Patient atmet meist flach und neigt zur Tachypnoe. Ein **Spontanpneumothorax** ohne ersichtliche Ursache kommt meist bei jüngeren Patienten (unter 40 Jahren) vor. Bei älteren Patienten ist fast immer ein Asthma bronchiale, die Staublunge, ein Emphysem oder

Bronchiektasen oder eine Lungenfibrose die Ursache des nichttraumatischen Pneumothorax. Beschwerden, die sich auf lockernde Bewegungen der Wirbelsäule bessern, können auf ein **Vertebralsyndrom** oder eine *Interkostalneuralgie* hinweisen. Besonders nach einer Gürtelrose (Herpes zoster) können nach Abklingen des Ekzems hartnäckige Schmerzen bestehen.

Kopfschmerzen

Für alle Kopfschmerzen ist die Anamnese ein wichtiges Instrument zur Differenzierung ihrer Ursache. Neben dem Beginn der Kopfschmerzen ist nach deren Charakter, ihrer Dauer und der Begleitsymptomatik zu fragen.

Einsetzen der Kopfschmerzen

Sehr schnell (Sekunden bis Minuten)
- Subarachnoidalblutung
- Stroke
- Trigeminusneuralgie
- Hypertensive Krise
- Cluster-Kopfschmerz

Schnell bis Langsam (Minuten bis Stunden)
- Meningitis, Enzephalitis
- Sinusitis
- Glaukomanfall
- Intrazerebrale Blutung
- Migräne

Langsam (über mehrere Stunden)
- Subdurales Hämatom
- Thrombose der Hirnvenen
- Hirndrucksteigerung
- Karzinom im Pharynxbereich oder der Nasennebenhöhlen
- Arthralgie der Kiefergelenke
- Spannungskopfschmerzen

Ein „rasender" Kopfschmerz weist stark auf eine **Subarachnoidalblutung** hin, wobei meist die Ruptur eines Aneurysmas vorliegt. Die Patienten weisen Übelkeit und Erbrechen und oft fokale neurologische Zeichen auf. Im Gegensatz zu einer Meningitis haben die Patienten anfangs kein Fieber. Bei einer Meningitis nehmen die Kopfschmerzen durch Husten oder körperliche Anstrengung zu. Es bestehen die Zeichen des Meningismus. Bei Kopfschmerzen, die von den zarten Wirbelkörpern der Halswirbelsäule ausgehen, gehen die Beschwerden meist bewegungsabhängig von Nacken aus und strahlen bis in die Stirn und in die Augen aus. Man spricht auch vom

Zervikalsyndrom. Ein akutes **Glaukom** zeigt sich durch eine einseitig begrenzte Schmerzausstrahlung in Stirn und Gesicht, wobei das betroffene Auge oft gerötet ist. Natürlich muss bei jedem Kopfschmerz der Blutdruck gemessen werden; allerdings geht eine Erhöhung des Blutdrucks nicht automatisch mit Kopfschmerzen einher. Morgendliche pulsierende Kopfschmerzen müssen neben der arteriellen Hypertonie auch an eine **Migräne** denken lassen. Bei Migräne wird zwischen den Formen ohne Aura und mit Aura unterschieden.

Migräne

Migräne ohne Aura
- Periodisch sich wiederholende Anfälle von mehreren Stunden Dauer
- Einseitige pulsierende Kopfschmerzen, die durch körperliche Anstrengung verstärkt werden
- Übelkeit und Erbrechen
- Licht- und Lärmscheu
- Patient ist reagiert überempfindlich und ist stark reizbar

Migräne mit Aura
- Aura mit Kribbeln und Parästhesien, manchmal Sprachstörungen und Lähmungserscheinungen
- Dauer etwa eine Viertelstunde
- Begleitet von Augenflimmern und Halbseitenskotom (eingeschränktes Gesichtsfeld)
- Muster des Kopfschmerzes variabel und nicht immer einseitig
- Differenzialdiagnose: fokal epileptischer Anfall

Als Gegenstück zur Migräne treten am häufigsten *Spannungskopfschmerzen* auf. Sie unterscheiden sich durch den schleichenden Beginn und die meist mäßige Schmerzsymptomatik. Hier sprechen Analgetika rasch an. Zu unterscheiden ist auch der *Clusterkopfschmerz*. Hierbei treten die Kopfschmerzen in einem Cluster, d.h. in einer bestimmten Zeitperiode auf, die mehrere Wochen dauern kann. Die Attacken treten fast programmatisch auf, sind rasant und dauern kurz. Die Schmerzen sind gegen Medikamente hartnäckig und werden als unerträglich beschrieben; es besteht Suizidgefahr. Durch das Schmerztagebuch lassen sich der Verlauf und damit die Diagnose leicht stellen. Als messerscharfer Schmerz wird die **Trigeminus-Neuralgie** beschrieben. Sie tritt immer an derselben Stelle im Bereich eines der Trigeminusäste auf. Die Schmerzen können durch Sprechen oder Kauen ausgelöst werden. Zwischen den kurzen Schmerzattacken sind die Patienten schmerzfrei. Differenzialdiagnostisch muss bei jüngeren Patienten auch an die multiple Sklerose gedacht werden.

Schwindel

Unter Schwindel sind verschiedene Störungen zusammengefasst. Zum einen besteht eine Desorientierung im Raum oder im Zeitgefüge, zum anderen kommt es zu einer

Gleichgewichtsstörung mit Brechreiz und motorischen Störungen. Bei Drehschwindel besteht häufig ein Nystagmus. Kopfschmerzen und Sehstörungen können jede Form von Schwindel begleiten. Die Ursachen von Schwindel liegen in Störungen des Gleichgewichtsorgans oder in zentralen Fehlfunktionen des ZNS. Die Ursachen können teilweise aus der Dauer der Schwindelattacken geklärt werden:

- Über *Sekunden* bei orthostatischer Dysregulation oder TIA
- Über *Minuten* bei Morbus Menière
- Über *Stunden* bei Erkrankungen von Hirnstamm oder Kleinhirn
- Über *Tage* bei Ausfall der Funktion des N. vestibularis
- Über *Wochen* und länger bei Tumoren oder Verletzungen von Hirnstamm und Kleinhirn

Synkope

Ein plötzlicher Bewusstseinsverlust bzw. eine Ohnmacht kann kardiale, vaskuläre oder zerebrale Ursachen haben.

Ursachen von Synkopen

Kardial

- Bradykardie (z.B. höhergradiger AV-Block)
- Paroxysmale Tachykardie
- Aortenstenose
- Akuter Herzinfarkt
- Lungenembolie

Vaskulär

- Vagovasal
- Orthostatische Dysregulation
- Postpressorisch (Miktion, Husten)
- Karotissinussyndrom und Karotisstenose
- Transitorisch ischämische Attacke (TIA)
- Subclavian-Steal-Syndrom

Zerebral

- Epilepsie (komplexe Anfälle mit Bewusstseinsstörung und generalisierte Anfälle)
- Hysterie
- Eklampsie
- Narkolepsie (akut einsetzender Schlafzustand am Tag, meist idiopathisch)

Tachykardie

Wenn die Herzfrequenz >100/min liegt, besteht eine Tachykardie. Physiologisch tritt sie unter körperlicher Belastung oder emotionaler Stimulation (Sympathikus) auf. Plötzlich auftretende Tachykardien werden als **paroxysmal** bezeichnet. Im Zusammenhang mit Tachykardien muss eine Herzinsuffizienz (Belastungsdyspnoe, Stauungszeichen) ausgeschlossen werden. Sinustachykardien weisen meist einen allmählichen Anstieg und Abfall der Frequenz auf. Bei Vorhofflimmern besteht eine **absolute** Tachyarrhythmie. Ein Präexzitationssyndrom (z.B. Wolff-Parkinson-White-Syndrom) zeichnet sich durch ein schlagartiges Auftreten und ebenso plötzliches spontanes Ende der Tachykardie aus. Die Patienten empfinden Herzrasen und Angst. Die ventrikuläre Tachykardie (VT) wird in anhaltende (<30 s) und nichtanhaltende (>30 s) VT unterschieden und ist immer Hinweis auf eine Bedrohung bei KHK, schwerer Herzinsuffizienz oder Kardiomyopathie. Besonders gefährlich ist eine VT im Rahmen eines Herzinfarkts. Dann kann die VT spontan in Kammerflattern oder Kammerflimmern übergehen.

> **Ursachen von Tachykardien**
>
> - **Sinustachykardie**
>   Belastungsreaktion, psychische Erregung, vegetative Dystonie, Fieber, Volumenmangel, Alkoholabusus, Entzugssyndrom bei Drogenabhängigkeit
> - **Vorhoftachykardie**
>   paroxysmale supraventrikuläre Tachykardie, Vorhofflattern, Vorhofflimmern, Präexzitationssysndrom (z.B. WPW-Syndrom)
> - **Kammertachykardie**
>   Notfallsituation und bedrohlicher Hinweis bei KHK und Herzinsuffizienz; ein Übergang in Kammerflattern und –flimmern ist jederzeit möglich und löst Reanimationspflicht aus
> - **Medikamente**
>   v. a. Vasodilatatoren, Xanthinabkömmlinge
> - **Ernährung**
>   starker Kaffee oder Tee, Alkohol- und Nikotinabusus

Zyanose

Die bläulich dunkle Verfärbung der Haut und Schleimhäute wird als Zyanose bezeichnet. Sie wird sichtbar, wenn die Konzentration an nicht oxygeniertem Hämoglobin (reduziertes Hb) > 5g/100 ml beträgt. Dieser Wert ist unabhängig von der Hb-Konzentration des Bluts. Mit einer Zyanose gehen weitere Veränderungen einher:

- Polyglobulie: Anstieg der Erythrozyten auf >6-8 Mio/µl als Zeichen der Kompensation
- Erweiterung der Kapillaren (Spiegelung des Augenhintergrunds)
- Trommelschlegelfinger
- Uhrglasnägel

Bei *zentraler* Zyanose ist die arterielle Sauerstoffsättigung herabgesetzt. Ursachen sind überwiegend Lungenerkrankungen (z.B. blue bloater-Typ bei COPD) oder arteriovenöse Mischungen bei angeborenen Herzfehlern. Bei *peripherer* Zyanose ist der paO_2 normal, es tritt durch die reduzierte periphere Blutströmung eine erhöhte Sauerstoffausschöpfung auf. Der Gehalt an reduziertem Hb ist dann im kapillaren und venösen Blut reduziert. Ursachen sind eine Herzinsuffizienz, Blutveränderungen wie z.B. Kryoglobulinämie oder Polyglobulie bzw. lokale arterielle Durchblutungsstörungen.

Ursachen einer Zyanose

Zentrale Zyanose

- Pulmonale Erkrankung
  - Lungenemphysem
  - Cor pulmonale
  - Bronchiektasien
  - Lungenfibrose
  - COPD
- Kardiale Erkrankungen
  - angeborene Herzfehler mit Rechts-links-Shunt (zyanotische Vitien)
  - angeborene Herzfehler mit reduzierter Lungendurchblutung wie z.B. Fallot-Anomalien oder Pulmonalstenosen

Periphere Zyanose

- Herzinsuffizienz
- Polyglobulie
- Lokale Mikrozirkulationsstörungen, z.B. M. Raynaud
- Neurovaskuläre Brachialgie-Syndrome (z.B. Skalenus-Syndrom oder Halsrippe)
- Intoxikationen durch Nitroverbindungen, Analgetika oder Sulfonamide
- Hereditär (Methämoglobinämie)

Laborwerte

Informationen durch Laborwerte

Einteilung nach Schwerpunkten

Entzündungen		
BSG (nach 1 h) *Blutkörperchensenkungsgeschwindigkeit*	♀: <50 J: <20 mm >50 J: <30 mm ♂: <50 J: <15 mm >50 J: <20 mm	Erhöht bei Entzündungen (Zunahme der Immunglobuline) und bei Paraproteinämie
CRP *C-reaktives Protein*	<5 mg/l	Anstieg auf bis 1000fachen Wert 6-10 h nach Entzündung; bes. bei bakteriellen Infektionen

Hämatologie		
Hkt *Hämatokrit*	♀: 37–48% ♂: 45–52%	Erhöht bei Anämien, Blutungen, Dehydratation
Hb *Hämoglobin*	♀: 11,5–16,5 g/dl ♂: 13–18 g/dl	Erniedrigt bei Anämien; erhöht bei Hämolyse, Polyglobulie
Erys *Erythrozyten*	♀: 3,9–5,2 Mio/µl ♂: 4,5–5,9 Mio/µl	Erniedrigt bei Anämie und Panzytopenie; erhöht bei Polyglobulie
Lymphozyten T-Lymphozyten T-Helferzellen T-Suppressorzellen B-Lymphozyten	1000–4800/µl 750–1350/µl 500–900/µl 220–580/µl 70–210/µl	Spezifische zelluläre Abwehr Spezifische humorale Abwehr
Leukozyten Basophile Granulozyten Eosinophile Granuloz. Neutrophile Granuloz.	4–11 Tsd./µl <200/µl <450/µl 1800–7000/µl	Erniedrigt bei Leukopenie, erhöht bei Leukozytose
Differenzialblutbild ■ Stabkernige ■ Segmentkernige ■ Eosinophile ■ Basophile ■ Lymphozyten ■ Monozyten	■ 0–4% ■ 45–74% ■ 0–7% ■ 0–2% ■ 16–45% ■ 4–10%	(Siehe LE 12 Hämatologie/ Immunologie)

Hämatologie (Fortsetzung)

MCV *Erythrozytenvolumen*	83–100 µm³	Unterscheidung von mikrozytärer, normozytärer und makrozytärer Anämie
MCH (Hb$_E$) *Färbeindex, mittlere corpuskuläre Hb-Menge* (Hb-Menge/Ery)	28–34 pg	Unterscheidung von hypochromer (Tumor, Eisenmangel), normochromer (Blutung) und hyperchromer Anämie (B12-Mangel, Lebererkrankung)
MCHC *Mittlere corpuskuläre Hb-Konzentration* Hb-Konzentration/Ery	32–36 g/dl	
Thrombos *Thrombozyten*	150–450 Tsd./µl	
Retikulozyten	22–139 Tsd./µl 8–41/1000 Erys	Akute Blutung, megaloblast. Anämie, Zytostatikatherapie

Gerinnung

APTT *Aktivierte partielle Thromboplastinzeit*	<36 s	
Blutungszeit	2–8 min	
Quick-Wert Thromboplastinzeit (TPZ)	>70%	Plasmatische Gerinnungsstörungen und Überwachung der Antikoagulation mit Kumarinpräparaten (z.B. Marcumar®)
TZ *Thrombinzeit*	<21 s	
Antithrombin III	75–120%	Angeborener o. erworbener AT III-Mangel
Fibrinogen	180–450 mg/dl	Risikofaktor für KHK, in Verbindung mit Rauchen bes. bei Frauen

Blutgase

BE *Basenexzess*	−3 bis +3 mmol/l	
SO$_2$ *Sauerstoffsättigung*	95–98%	Bei Pulsoxymetrie
PaO$_2$ *Arterieller O$_2$-Partialdruck*	70–100 mm Hg	
PaCO$_2$ *Arterieller CO$_2$-Partialdruck*	36–44 mm Hg	
pH-Wert	7,36–7,44	
HCO$_3^-$ *Bikarbonat*	22–26 mmol/l	
Laktat	9–16 mg/dl (1–1,8 mmol/l)	Gewebshypoxie

Elektrolyte

Cl$^-$ *Chlorid*	98–112 mmol/l	Salzaufnahme, ausgeprägte Diurese
Ca *Kalzium* ▪ gesamt ▪ ionisiert	8,5–10,5 mg/dl 1,12–1,23 mmol/l	Wachstumsstörungen, Osteopoprose, Störung der Nebenschilddrüse
Fe *Eisen*	♀: 60–140 μg/dl ♂: 70–170 μg/dl	
Ferritin	30–400 ng/ml	Erniedrigt bei Eisenmangel
Transferrin	200–360 mg/dl	
K *Kalium*	3,5–5 mmol/l	Niereninsuffizienz, Hämolyse, Azidose, Flüssigkeitsverlust (Hypo- oder Hypokaliämie muss mit EKG-Veränderungen übereinstimmen)
Cu *Kupfer*	70–153 μg/dl	Tumoren ↑, M. Wilson
Coeruloplasmin	20–45 mg/dl	M. Wilson
Mg *Magnesium*	1,8–2,8 mg/dl	
Na *Natrium*	135–145 mmol/l	Wasserverlust, chronische Niereninsuffizienz ↑; Herzinsuffizienz ↓
Zn *Zink*	80–150 μg/dl	Gastrointestinale Resorptionsstörung; Polyzythämie↑
PO$_4^{2-}$ *Phosphat*	2,4–4,6 mg/dl	Niereninsuffizienz, Knochentumoren, Überfunktion der Epithelkörperchen (Hyperparathyreoidismus)

Ü 1 LABORWERTE

Proteine – Elektrophorese

Gesamteiweiß	6–8 g/dl
Albumin	3,5–5,5 g/dl
Globuline	
■ α_1-Globuline	0,1–0,4 g/dl = 2–5%
■ α_2-Globuline	0,5–0,09 g/dl = 7–10%
■ β-Globuline	0,6–1,1 g/dl = 9–12%
■ γ-Globuline	0,8–1,5 g/dl = 12–20%
α_1-*Antitrypsin*	0,19–0,35 g/dl
Immunglobuline	
■ IgG	700–1600 mg/dl
■ IgA	70–400 mg/dl
■ IgM	40–230 mg/dl

Enzyme

AP *Alkalische Phosphatase*	55–175 U/l	Gallengangsverschluss, gesteigerter Stoffwechsel des Knochens
Saure Phosphatase	<4,5 U/l	Prostatakarzinom, Knochenerkrankungen, Thrombosen
CHE *Cholinesterase*	3000–8000 U/l	Relevant zur Beurteilung der Relaxantien bei Narkose
CK *Kreatinkinase*	♀: 5–70 U/l ♂: 5–80 U/l	Muskelverletzungen
CK-MB *Troponin I*	<5 ng/ml 2 ng/ml	Herzinfarkt, Myokarditis
LDH *Laktatdehydrogenase*	40–240 U/l	Beurteilung der Ausdehnung von Herzinfarkt und Lungenembolie im Spätverlauf; Anstieg bei Zellzerfall unterschiedlicher Ursache, z.B. Hämolyse
GOT *Glutamat-Oxalazetat-Transaminase (ASAT)*	♀: 3–15 U/l ♂: 3–18 U/l	Differenzierung von hepatobiliären Erkrankungen
GPT *Glutamat-Pyruvat-Transaminase (ALAT)*	♀: 3–17 U/l ♂: 3–22 U/l	Differenzierung von hepatobiliären Erkrankungen
γ-GT *gamma-Glutamyl-Transpeptidase*	♀: 5–18 U/l ♂: 6–28 U/l	Differenzierung von hepatobiliären Erkrankungen
Lipase	<190 U/l	Akute/chronische Pankreatitis
α-*Amylase*	<120 U/l	Akute/chronische Pankreatitis

Fettstoffwechsel

Die genannten Werte sind Richtwerte unabhängig vom individuellen Risiko (s. LE 10)

Triglyzeride	<150 mg/dl
Gesamtcholesterin	<200 mg/dl
LDL-Cholesterin	<130 mg/dl
HDL-Cholesterin	>40 mg/dl
Lipoprotein (a)	<150 mg/dl
Quotient Ges.Chol./HDL-Chol.	<5,0

Niere

Albumin im Urin	<40 mg/24 h	
Erys im Urin	<5/µl	
Leukos im Urin	<5/µl	
Harnsäure i.S.	2,5–7 mg/dl	Hyperurikämie, Gicht
Harnstoff i.S.	8–26 mg/dl	Niereninsuffizienz
Kreatinin i.S.	0,5–1,4 mg/dl	Nierenfunktion
Kreatinin-Clearance (GFR, glomeruläre Filtrationsrate)	100–160 ml/min/1,73 m²	Dieser Wert ist altersbhängig
Osmolalität ■ Plasma ■ Urin	280–295 mOsm/l 750–1400 mOsm/l	
Spezif. Gewicht (Urin)	4,8–7,4	
pH (Urin)	4,8–7,4	
Eiweiß im Urin	<80 mg/24 h	
Renin (morgens liegend)	1–2,5 µg/l/h	

Ü 1 LABORWERTE

Gastrointestinaltrakt

Chymotrypsin (Stuhl)	>120 µg/g Stuhl	Pankreasinsuffizienz? Therapiekontrolle
Pankreasspezifische Amylase	13-64 U/l	Differenzierung von Erkrankungen der Parotis und des Pankreas
Elastase-1 (Stuhl)	>200 µg/g Stuhl	
Gastrin	40-200 pg/ml	Peptische Ulzera, Zollinger-Ellison-Syndrom, B-II-OP
Lipase	<160 U/l	Diagnose und Verlauf einer Pankreatitis: akuter Anstieg nach 5-6 h für ca. 1 Woche
Stuhlfett	<7 g/24 h	Steatorrhoe
Bilirubin ■ Gesamt ■ Direkt	 0,2-1 mg/dl <0,2 mg/dl	Verlaufskontrolle des Ikterus
Ammoniak	80-110 µg/dl	Hepatisches Coma

Endokrinologie

ACTH Adrenocortikotropes Hormon	9-52 ng/l	NNR-Insuffizienz, Cushing-Syndrom
Prolaktin	♀: <15 ng/ml ♂: <11 ng/ml	Erkrankungen von Hypothalamus und Hypophyse; Amenorrhoe; Prolactinom
STH somatotropes Hormon (basal)	<5 ng/ml	Minderwuchs
TSH Thyreoidea stimulierendes Hormon	0,4-4 mU/l	Autonome Struma; Schilddrüsenfunktionstest
T4 Thyroxin	5-12 µg/dl	
fT4 freies Thyroxin	1,2,3 µg/dl	
T3 Trijodthyronin	70-190 ng/dl	
Thyreoglobulin	<80 ng/ml	Schilddrüsen-Ca.; Radiojodtherapie
Calcitonin (basal)	<48 pg/ml	Medulläres Schilddrüsenkarzinom, neuroendokrine Neoplasie

Endokrinologie (Fortsetzung)

Parathormon (intakt)	1,2–6,5 pmol/l	
1,25-Dihydrocholecalciferol *Kalzitriol*	20–50 ng/ml	Vit. D-Aufnahme und renaler Stoffwechselbeitrag (D3)
25-OH-*Cholecalciferol* ■ im Sommer ■ im Winter	15-95 ng/ml 12-62 ng/ml	Störungen des Vit. D-Stoffwechsels
Kortisol ■ Um 8:00 Uhr ■ Um 16:00 Uhr	50-250 µg/l 30-120 µg/l	Diff.diagnose von Erkrankungen der NNR und Hypophyse
Freies Kortisol (Urin)	20-100 µg/24 h	M. Cushing ↑ NNR-Insuffizienz ↓
Aldosteron (morgens)	<8 ng/dl	
Adrenalin	48-124 ng/l (<20 µg/24 h)	
Noradrenalin	126-255 ng/l	Phäochromozytom
Insulin basal	8-24 µE/ml	
Glukagon	50-250 pg/ml	Pankreatitis, Niereninsuffizienz, Glucagonom
Glukose nüchtern (im Kapillarblut)	55-110 mg/dl	
Glukose postprandial (im Kapillarblut)	<200 mg/dl	Siehe OGTT
Glukose im Urin	50-300 mg/24 h	
C-Peptid (nüchtern)	1,1-3,6 µg/l	Hyperinsulinismus; Kontrolle Therapie Diabetes mellitus Typ 2
HbA1c	<6,4%	
Testosteron	♀: <1 ng/ml ♂: 3-10 ng/ml	Hoden- und Ovarialkarzinom, Virilismus
LH *Luteinisierendes Hormon* **FSH** *Follikel-stimulierendes Hormon Ístradiol*	Die Werte sind Zyklus- und altersabhängig	

Ü 1

Umweltmedizin und Gifte

Bitte nicht auswendig lernen! Diese Tabelle ist nur zum Nachschlagen für den Fall, dass das Gespräch auf dieses Thema kommt ...

Aluminium (Al)	<10 µg/l i. S. <20 µg/l im Urin	In Leichtmetallen, Antazida, Dialysat, Bauxit → Aluminiumosteopathie, Lungenfibrose
Antimon	<1,7 µg/l i. S. <1,2 µg/l im Urin	Bei Glas- und Keramikarbeiten, Bleischmelzen, in Batterien → Konjunktivits, Dermatitis, Pneumokoniose (ähnlich Arsen)
Arsen (As)	<10 µg/l i. S. <1 mg/g Haare <20 µg/l im Urin	In Rattengift → Arsenmelanose der Haut, Hyperkeratose, Haarausfall Neuropathie, Erbrechen, Diarrhoe, Leukozytose
Benzol	<0,2 µg/l i.S. (Nichtraucher) <,5 µg/l i. S. (Raucher) bis 10 µg/kg im Trinkwasser	Abgase, Benzindampf, Rohstoff für Kunststoffe → **Karzinogen!**, Reizung der Schleimhaut, Rauschzustände, hämatologische Schädigung, Arrhythmien
Blei (Pb)	<350 µg/l i. S. <70 µg/l im Urin	Farben, Insektizide, Bleibelastung im Verkehr → Kopfschmerzen, Koliken; Anämie, psychische Veränderungen, Hochdruck, Niereninsuffizienz
Cadmium (Cd)	<3 µg/l i. S. <5 µg/l im Urin	In Batterien und Korrosionsschutzmitteln → Anosmie, Bronchitis, Proteinurie, Infertilität, gelbliche Gingiva
Chloroform	<30 µg/l im Trinkwasser	Kühl- und Lösungsmittel → Rauschzustände, Leberschädigung, Kardiomyopathie, Hämolyse
Chrom	<5 µg/l i. S.	Zement → Allergie, Reizung der Schleimhäute, Nierenversagen, Asthma, *Karzinogen* für Bronchialkarzinom

DDT (Pestizid) (Dichlordiphenyläthan)	Normal kein Nachweis	Weltweiter Einsatz als Insektizid (in D seit 1991 verboten) → Neuropathie mit Dysästhesien, Paresen und Krämpfen; *karzinogen*!
E 605 (Parathion-Aethyl)	Normal kein Nachweis	→ Cholinesterase-Aktivität reduziert: starker Speichelfluss, Miosis, Krämpfe, Bradykardie, Bronchospastik mit Dyspnoe
Formaldehyd	Normal kein Nachweis	Spanplatten → Konjunktivitis, Schleimhautreizung, Hustenreiz, Schwindel, Ekzeme
HCB (Hexachlorbenzol)	<1,2 µg/l	Holzschutzmittel, Isolationsmaterial → Exantheme, Hepatopathie; als *Karzinogen* verdächtig
Isobutanol	<100 µg/l	Im Trinkalkohol, Lösungsmittel in Lacken und Farben → Neuropathien und ZNS-Schädigung; Nephro- und Hepatopathie
Isocyanat	<2 E	Schaumstoffe, Klebstoffe, Insektizide → Atemwegsreizungen, Asthma bronchiale (IgE!)
Lindan	<0,1 µg/l	Holzschutzmittel und Insektizid (heute verboten) → ZNS-Störungen, aplastische Anämie, Hepatopathie, gilt als *Karzinogen*
Mangan (Mn)	<0,3 µg/l i. S. <1,0 µg/l im Urin	Legierungen, Bleichmittel, Elektroschweißen → atypische Pneumonie, ZNS-Symptome wie Morbus Parkinson, Hepatopathie
Methanol (Methylalkohol)	<1 mg/l	Reinigungsmittel, Vergällung von Aethylalkohol, Kosmetika → Cephalgie, ZNS-Störungen, Dyspnoe, Sehstörung bis Optikusatrophie
Molybdän (Mo)	<140 µg/l im Urin <1,2 µg/l i. S.	Schmiermittel, Farben → Leber- und Nierenschaden, Gicht
Nickel (Ni)	<1,3 µg/l i. S. <1,7 µg/l im Urin	Legierungen, Emailleherstellung, Schmiermittel → *Karzinogen*; starkes Inhalationsgift, starke Allergie und Ni-Allergie (Dermatitis); ZNS-Störungen

Ü 1 LABORWERTE

PCB (polychlorierte Biphenyle)	Verschieden je nach Substanz	Kondensatoren, elektrische Geräte, Dichtungen → toxische Leberschädigung, Immunstörungen, Akne. Gilt als *karzinogen*
PCP (Pentachlorphenol)	<25 µg/l	Fungizide, Herbizide und Insektizide, Textilkonservierung → Schweißausbruch, Fieber, Kopfschmerzen, Cholrakne, Auslöser für Leukämie
PER (Perchlorethylen)	<2 µg/l	Industrielles Lösungsmittel (weit verbreitet), chemische Reinigung → Leber- und Nierenschaden; Chlorakne, Schleimhautreizung
Polyzyklische aromatische Kohlenwasserstoffe (PAK)	Normal kein Nachweis	Teer, Bitumenkleber → *Karzinogene* für verschiedene Karzinome (besonders Bronchialkarzinom)
Quecksilber (Hg)	<20 µg/l im Urin <7,2 µg/l i. S.	Farben, Medikamente, Thermometer, Klärschlamm → Übelkeit, Koliken, Niereninsuffizienz (rasch progredient), Haarausfall, trophische Dermatitis; EKG-Veränderungen, Tremor
Schwefel	<15 g/l im Urin <13 g/l i. S.	Erdgas, Industrieherstellung von Schwefelsäure und Derivaten → Durchfälle, Anosmie
Selen	<105 µg/l i. S.	Farbstoffe, Fotozellen → Konjunktivits, Bronchitis. Alopecie, Hepatopathie
Silicium (Si)	<470 µg/l i. S.	Asbest, Schleifmittel → Schleimhautreizung, Pneumokoniose (Silikose), Nephrolithiasis
Strontium	<20 µg/l i. S.	Kernkraftwerke → Vomitus, Diarrhoe, Koliken, gilt als *Karzinogen*
Tetrachlormethan	<2 µg/l i. S.	Lösungs- und Reinigungsmittel für Fette und Teer → Schleimhautreizung, Atemlähmung, Nephro- und Hepatopathie

Thallium	<0,3 µg/l i. S. <0,7 µg/l im Urin	Zementherstellung → Erbrechen, akutes Abdomen, kompletter Haarausfall, Apathie, Leberschädigung
Toluol	<1,2 µg/l i.S. (Nichtraucher) <2,0 µg/l i. S. (Raucher)	Lösungsmittel und Grundstoff zahlreicher Chemikalien → ZNS-Symptome, Schleimhautreizung
Vanadium	<1,1 µg/l	Müllverbrennung → Diarrhoe, Übelkeit, Bronchitis
Xylole	<1,4 µg/l i.S. (Nichtraucher) <1,8 µg/l i. S. (Raucher)	Industrielles Lösungsmittel → Schlafstörungen und ZNS-Symptome, Tachykardie, Koma, Lungenödem
Zink (Zn)	< 1500 µg/l im Urin <850 µg/ml i. S.	Legierungen, Theaternebel → Husten, Fieber, Dyspnoe, schwere Bronchtits
Zinn	<2 µg/l	Verzinnung, Al-Herstellung, Katalysatoren und Kunststoffe → gastrointestinale Symptome, ZNS-Schäden

ü 1

LABOR-WERTE

Abkürzungen

A

α	alpha
A	Arterie
Aa	Arterien
ACTH	Adrenocorticotropes Hormon
ACVB	Aortokoronarer Venenbypass
ADH	Antidiuretisches Hormon
ADP	Adenosindiphopshat
AEP	akustisch evozierte Potenziale
Ag	Antigen
AGS	Adrenogenitales Syndrom
AIDS	acquired immunodeficiency syndrome
AK	Antikörper
ALL	Akute lymphatische Leukämie
AMI	Akuter Myokardinfarkt
AML	Akute myeloische Leukämie
ant	Anterior, vorn
AP	alkalische Phosphatase *oder* Aktionspotenzial *oder* Angina pectoris
ANA	antinukleäre Antikörper
ANV	Akutes Nierenversagen
APD	Automatische Peritonealdialyse
ARDS	acute (adult) respiratory distress syndrome
ATP	Adenosintriphosphat
ASD	atrialer Septumdefekt (Vorhofseptumdefekt)
ASL	Antistreptolysintiter
ASS	Azetylsalizylsäure
AZ	Allgemeinzustand

B

β	beta
BCG	Bacille Calmette-Guérin (Lebendimpfstoff gegen Tuberkulose)
BE	Broteinheiten *oder* base exzess (Basenüberschuss im Säurebasenhaushalt)
BGA	Blutgasanalyse
BKS	Blutkörperchensenkung (dasselbe wie BSG)
BMI	Body Mass Index
BNS	Blitz-Nick-Saalam Epilepsie

BPH	Benigne Prostatahyperplasie
BSE	bovine spongioforme Enzephalopathie
BSG	Blutkörperchensenkungsgeschwindigkeit
BWK	Brustwirbelkörper
BWS	Brustwirbelsäule
BZ	Blutzucker

C

Ca^{2+}	Kalziumionen
CAPD	continous ambulant peritoneal dialysis
CCC	Cholangiozelluläres Karzinom (Gallenblasen- und Gallengangkarzinom)
CCK	Cholecystokinin (auch als CCK-PKZ bezeichnet: -Pankreomyzin)
CCPD	continous cyclic peritoneal dialysis
CCT	cerebrales Computertomogramm
CHE	Cholinesterase
CI	Cardiac Index
CJD	Creutzfeldt-Jakob Disease
CLL	Chronisch lymphatische Leukämie
CML	Chronisch myeloische Leukämie
CPAP	continous positive airway pressure
Cl^-	Chloridionen
CK	Kreatininkinase
CK-MB	herzmuskelspezifische CK
CO	Kohlenmonoxid
CO_2	Kohlendioxid
COLD	chronic obstructive lung disease
COPD	chronic obstructive pulmonary disease
CRH	Cortikotropes Releasinghormon
CRP	C-reaktives Protein
CT	Computertomogramm
Cu	Kupfer

D

δ	delta
DAT	Demenz vom Alzheimer-Typ
DIC	disseminierte intravasale Gerinnung
DIP	Distales Interphalangealgelenk
DNA	Desoxyribonukleinsäure
DNS	s. DNA
DSA	Digitale Subtraktionsangiografie
DSO	Deutsche Stiftung Organtransplantation

E

EBV	Epstein-Barr-Virus
EDV	Enddiastolisches Volumen
EEG	Elektroenzephalografie
EF	Ejection Fraction
EKG	Elektrokardiogramm
EMG	Elektromyografie
ENG	Elektroneurografie
EPH	EPH-Gestose mit *e*dema, *p*roteinuria und *h*ypertension
EPO	Erythropoeitin
EPU	Elektrophysiologische Untersuchung
ERCP	Endoskopische retrograde Cholangio-Pankreatografie
Ery	Erythrozyten
ES	Extrasystole
ESWL	Extrakorporale Stoßwellenlithotripsie
EZ	Ernährungszustand

F

Fe	Eisen
FEV_1	forced exspiratory volume 1 second (Sekundenkapazität)
FSH	Follikel-stimulierendes Hormon

G

γ	gamma
γ-GT	Gamma-Glutamyl-Transpeptidase
GABA	Gammaaminobuttersäure
GCS	Glasgow Coma Scale
G-CSF	Granulocytes colony stimulating factor
GERD	Gastroesophageal Reflux Disease
GFR	Glomeruläre Filtrationsrate
GN	Glomerulonephritis
GOT	Glutamat-Oxalat-Transaminase (engl. ASAT, AST)
GPT	Glutamat-Pyruvat-Transaminase (engl. ALAT, ALT)
GU	Grundumsatz
GvHD	Graft versus Host Disease

H

h	Stunde
H^+	Wasserstoffionen, Protonen

H₂O	Wasser
Hb	Hämoglobin
HCO₃⁻	Bikarbonat
HAV	Hepatitis-A Virus
HBV	Hepatitis-B Virus
HCV	Hepatitis-C Virus
HDL	High Density Lipoprotein
HELLP	*he*molytic anemia, *e*levated *l*iver enzymes, *l*ow *p*latelets – Syndrom
HHL	Hypophysenhinterlappen
Hg	Quecksilber
HIV	Human Immunodeficiency Virus
Hkt	Hämatokrit
HLA	Human Leucocyte Antigen
HMW	Herzminutenvolumen
HPV	Human Papilloma Virus
HUS	Hämolytisch-urämisches Syndrom
HVL	Hypophysenvorderlappen
HWI	Hinterwandinfarkt
HWK	Halswirbelkörper
HWS	Halswirbelsäule
Hz	Hertz (Schwingungen pro Sekunde)

I

ICR	Intercostalraum, Zwischenrippenraum
Ig	Immunglobulin
inf	inferior, unten
INR	International normalized ratio
int	internus, innen
ISDN	Isosorbiddintrat
ISMN	Isosorbidmononitrat
ITP	idiopathische thrombozytopenische Purpura (Morbus Werlhof)

K

K⁺	Kaliumionen
kg	Kilogramm
KG	Körpergewicht
KH	Kohlenhydrate
KHK	Koronare Herzkrankheit
KMT	Knochenmarkstransplantation
KO	Körperoberfläche

L

LAD	left anterior descendens (s. RIVA, Ast der linken Koronararterie)
lat	lateral, seitlich
LCA	left coronary artery
LDH	Laktatdehydrogenase
LDL	Low Density Lipoprotein
LH	Luteinisierendes Hormon
Lig	Ligamentum (Band)
LSB	Linksschenkelblock
LUFU	Lungenfunktion
LWK	Lendenwirbelkörper
LWS	Lendenwirbelsäule

M

m	Meter
mg	Milligramm (ein tausendstel Gramm)
min	Minute
ml	Milliliter
mm	Millimeter
µg	Mikrogramm (ein millionstel Gamm)
µm	Mikrometer (ein tausendstel mm)
µl	Mikroliter
M	Muskel (manchmal auch für *Morbus* verwandt)
MbpS	Münchhausen-by-proxy-Syndrom
Mm	Muskeln
MCH	mittlere corpuskuläre Hb-Menge (Färbeindex) der Ery
MCHC	mitlere corpuskuläre Hb-Konzentration
MCV	mittleres corpuskuläres Volumen der Ery
Med	medial, zur Mitte hin *oder* medizinisch
MEN	multiple endokrine Neoplasie *oder* engl. Männer
MEP	motorisch evozierte Potenziale
Mg	Magnesium
MHC	mature histocompatibility complex
Min	Minute
MOV	Multiorganversagen
mRNA	messenger-Ribonukleinsäure
MRT	Magnetresonanztomografie (Kernspin)
MS	multiple Sklerose

N

N^+	Natriumionen
N	Nerv *oder* Stickstoff
Nn	Nerven
nm	Nanometer (ein millionstel mm)
NaCl	Natriumchlorid, Kochsalz
NIPD	Nächtlich intermittierende Peritonealdialyse
NHL	Non-Hodgkin-Lymphom
NLG	Nervenleitgeschwindigkeit
NNM	Nebennierenmark
NNR	Nebennierenrinde
NSAR	Nichtsteroidale Antirheumatika
NUD	Non-Ulcer-Dyspepsia (Reizmagen)

O

O_2	Sauerstoff
OGTT	oraler Glukosetoleranztest
OPSI	overwhelming post splenectomy infection
osmol	Osmolalität

P

$paCO_2$	arterieller (Gas)Druck von Kohlendioxid
paO_2	arterieller (Gas)Druck von Sauerstoff
PBC	Primär biliäre Zirrhose
paVK	periphere arterielle Verschlusskrankheit
PCP	primär chronische Polyarthritis
PET	Positronen Emissionscomputertomografie
pH	pH-Wert
PHS	Periarthritis humeroscapularis
PIP	Proximales Interphalangealgelenk
PNL	PerkutaneNephrolitholapaxie
PO_4^{2-}	Phosphationen
post	posterior, hinten
pp	postprandial
PPH	Protonenpumpenhemmer
PRIND	prolongiertes reversibles ischämisches neurologisches Defizit
PSA	Prostataspezifisches Antigen
PSC	primär sklerosierende Cholangitis
PSR	Patellarsehnenreflex
PTA	Perkutane transluminale Angioplastie

PTCA	Perkutane transluminale coronare Angioplastie (koronare Ballondilatation)
PTD	perkutane transhepatische Cholangio-Drainage
PTH	Parathormon
PTS	Postthrombotisches Syndrom
PTT	partielle Thromboplastinzeit

R

RA	Rheumatoide Arthritis
RAS	Renin-Angiotensin-System
RAAS	Renin-Angiotensin-Aldosteron-System
RCA	right coronary artery
RDS	respiratory distress syndrome
RES	Retikuloendotheliales System
RIND	reversibles ischämisches neurologisches Defizit
RIVA	Ramus interventrikularis anterior (der linken Koronararterie)
RNA	Ribonukleinsäure
RNS	s. RNA
RSB	Rechtsschenkelblock

S

s	Sekunde
SAB	Subarachnoidalblutung
SAS	Schlafapnoe-Syndrom
SHT	Schädelhirntrauma
SIDS	Sudden Infant Death Syndrome
SIRS	systemic inflammatory response syndrome (septischer Schock)
SLE	systemischer Lupus erythematodes
SMA	spinale Muskelatrophie
SPECT	Single Photon Emissionscomputertomografie
SSEP	somatosensorisch evozierte Potenziale
STH	somatotropes Hormon
sup	superior, oben
svES	supraventrikuläre Extrasystole
SV	Schlagvolumen

T

T3	Trijodthyronin
T4	Thyroxin
Tbc	Tuberkulose

TBG	Thyroxin-bindendes Globulin
TCD	transcranielle Dopplersonografie
TEE	transesophageal echocardiography (transösophageale Echokardiografie)
TEP	Totalendoprothese
TIA	transitorisch ischämisch Attacke
TNM	TNM-Schema (Tumor – Nodulus – Metastasen) für die Beurteilung von Malignomen
TRH	Thyreotropin-Releasing Hormon
TSH	Thyreoidea-stimulierendes Hormon

U

UICC	Union internationale contre le Cancer
UKL	Udo Klaus Lindner

V

V	Vene
Vv	Venen
VEP	visuell evozierte Potenziale
VES	Ventrikuläre Extrasystole(n)
Vit	Vitamin
VSD	Ventrikelseptumdefekt
VT	ventrikuläre Tachykardie
VWI	Vorderwandinfarkt

W

WHO	World Health Organization (Weltgesundheitsorganisation)
WPW	Wolff-Parkinson-White-Syndrom

Z

ZBS	Zervikobrachialsyndrom
Zn	Zink
ZNS	Zentralnervensystem
ZVD	Zentraler Venendruck

Übersicht 2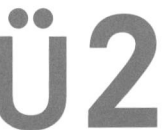

Lexikon	1033
Nachgefragt: die Antworten	1015
Im Dialog: die Antworten	1177

Lexikon

Stichworte von A–Z ü2

LEXIKON 1

Aktionspotenzial (AP). Antwort der erregbaren Zellmembran auf einen elektrischen Reiz oder durch → synaptische Erregung; das AP wird in Abhängigkeit des → Schwellenpotenzials leichter oder schwerer ausgelöst und über die Nerven und Muskelmembranen ausgebreitet; das AP ist das eigentliche Signal für Kommunikation in unserem Körper; wie in einem Computer schaltet es Nervenzellen ein oder aus bzw. veranlasst biochemisch-mechanische Prozesse

Alkalose. Reaktion im basischen Bereich bei Abfall des → pH-Werts durch reduziertes Angebot an Protonen (H^+-Ionen)

Apoptose. Programmierter Zelltod; Fähigkeit des Körpers, Zellen zu vernichten, wenn die Zellteilung (→ Mitose) unvollständig abgelaufen ist. Ein Modell von Altern meint, dass die Apoptosen vermehrt eintreten

Autosomen. Homologe Chromosomen (22 Paare im → Karyogramm) im Gegensatz zu den Geschlechtschromosomen (→ Gonosomen)

Axon. → Neurit

Azidose. Reaktion im sauren Bereich bei Anstieg des → pH-Werts durch vermehrtes Angebot an Protonen (H^+-Ionen)

Baufett. Fettspeicher als Polstermaterial für Muskeln und Organe

Braunes Fettgewebe. Sonderform von Fett bei Neugeborenen zur Wärmeproduktion

Chromatin. Im Mikroskop stellt sich die biochemische Masse aus DNS, Nukleotiden und Proteinen im Zellkern außerhalb der Mitose als uniforme Struktur dar

Chromosomen. 23 Paare im Zellkern als Träger der → Gene; 22 Paare → Autosomen und 1 Paar Gonosomen

Darwin. Charles Robert Darwin, 1809-1882; nach abgebrochenen Studien (zuerst Medizin, dann Theologie) reiste er 5 Jahre auf dem Schiff „Beagle" durch den Atlantik und Pazifik, lernte u.a. die damals noch nicht vom Tourismus erschlossenen Galapagosinseln kennen, studierte deren Vogelwelt und schrieb sein Lehrwerk über den „Ursprung der Arten durch natürliche Selektion". Die Evolutionstheorien der Biologie sind überwiegend auf seine Forschungen zurückzuführen

Dendrit. Verzweigtes „Astwerk" der Nervenzelle, die Impulse von anderen Nervenzellen aufnimmt

Depolarisation. Änderung des → negativen Membranpotenzials zu positiven Werten; wird das → Schwellenpotenzial erreicht, wird ein → ein Aktionspotenzial ausgelöst

diploid. Chromosomensatz mit 23 Paaren (46 Chromosomen); entsteht bei der Zellteilung durch → Mitose

Elastischer Knorpel. Liegt in Ohrmuschel und im Kehlkopf vor

Elektromechanische Koppelung. Reizung der Muskelzelle durch einen Nervenimpuls, der an der → motorischen Endplatte als → Synapse übertragen wird; als Transmitter dient Azetylcholin; die Erregungen werden über Einstülpungen der Zellmembran als T-System auf die → Sarkomere und das L-System geleitet; durch Freisetzung von Kalzium wird die Kontraktion ausgelöst

Endoplasmatisches Retikulum. (ER) Zellinneres, netzartiges Hohlraumsystem der Zelle, das dem internen Stofftransport dient; ist es reich mit Ribosomen besetzt, spricht man vom rauen ER

Endozytose. Transport von Stoffen in die Zelle hinein; dabei werden die Substanzen in Vesikel (kleine Bläschen) eingeschlossen und durch die Zellmembran geschleust

Epithelgewebe. Bildung der inneren (z.B. Atemwege, Darm) und äußeren Oberflächen, der exokrinen Drüsen (Abgabe der Sekrete über Drüsengänge) und Teile der Sinnesorgane; die Form des Epithels richtet sich nach seinen Aufgaben

Exzitatorisch. Erregende Wirkung einer →Synapse; durch Senkung des → Schwellenpotenzials wird leichter ein → Aktionspotenzial ausgelöst

Faserknorpel. Ist sehr druckbelastbar und kommt als Außenring der Bandscheiben (Anulus fibrosus) und in Menisken der Kniegelenke vor

Fibroblasten. Zellen des Bindegewebes, die im Gewebe fixiert sind, zu Fibrozyten differenzieren und u.a. der Wundheilung dienen

Gene. Träger der individuellen Informationen für die Proteinsynthese (Stoffwechsel, Bau) aller Zellen und Gewebe; durch Vererbung wird die genetische Information über Jahrmillionen weitergegeben; anscheinend treten nur <5% der Gene für das Individuum direkt in Erscheinung

Genetischer Code. Verschlüsselung der Sequenz der Aminosäuren zur Synthese von Eiweißen; der Code liegt darin, dass je 3 aufeinander folgende Basen in den → Nukleotiden für eine Aminosäure zuständig sind. Die Reihenfolge dieser → Triplets steuert den Bau komplexer Proteine und kontrolliert auch ihre Qualität und Funktionalität

Genom. Gesamtzahl der Gene eines Individuums

Gewebe. Zusammenschluss von Zellen, die eine gemeinsame Aufgabe wahrnehmen

Glia. Bindegewebe des zentralen Nervensystems (wird auch als Neuroglia bezeichnet); es bildet die → Markscheiden der Zellen im ZNS, stellt die Blut-Hirnschranke und produziert den Liquor

Golgi-Apparat. Teilstruktur der Zelle, die fortlaufend die Zellmembranen regeneriert und intrazellulär Stoffe transportiert

Gonosomen. 1 Paar Geschlechtschromosomen: ♂ = XY, ♀ = XX

haploid. Halbierter Chromosomensatz mit nur 23 statt 46 Chromosomen, der in der → Meiose entsteht

Hyaliner Knorpel. Überzug von Knochen im Gelenkbereich, an Rippen, im Septum der Nase und in Epiphysenfuge (Wachstumszone der Röhrenknochen); diese Form des Knorpels ist schwer zu regenerieren, so dass deren Verlust zur Arthose führen kann

Hyperplasie. Zunahme der Zellzahl

Hypertrophie. Zunahme der Zellgröße

Inhibitorisch. Hemmende Wirkung einer →Synapse; durch Anhebung des → Schwellenpotenzials wird ein → Aktionspotenzial schwerer ausgelöst; die meisten Synapsen im ZNS wirken hemmend

Interstitium. Entspricht dem Raum zwischen den Zellen und wird auch als Extrazellulärraum bezeichnet; er enthält rund 15% des Körperwassers

Karyogramm. Unterscheidung der → Chromosomen nach Länge und Einschnürungen

Karzinom. Bösartiger (maligner) Tumor, der vom → Epithelgewebe ausgeht

Kontraktile Proteine. Proteine, Aktin und Myosin, im Muskelgewebe, die unter Anwesenheit von freiem Kalzium die → Sarkomere verkürzen und die Länge des Muskelgewebes reduzieren können

Lysosomen. Teilstrukturen der Zelle; sie enthalten Enzyme, die zur Reparatur der Zelle oder „Verdauung" zelleigener Stoffe dienen; diese Enzyme spielen eine große Rolle bei entzündlichen Prozessen

Markscheide. Von Schwann'schen Zellen bei peripheren Nerven und Oligodendrozyten (→ Glia) im ZNS gebildete Myelinhülle um die → Neuriten; dadurch wird die Leitungsgeschwindigkeit der Nerven erheblich gesteigert; bei der multiplen Sklerose liegt eine „Entmarkung" der Nerven vor

Meiose. Reifungsteilung bei Bildung der Eizelle und der Spermien mit → haploidem Chromosomensatz und Rekombination der Gene

Membranpotenzial. Negatives elektrisches Potenzial im Zellinneren gegenüber dem Extrazellularraum, das durch Proteine der Zellmembran und die Konzentrationsunterschiede von Kalium (innen) und Natrium (außen) gebildet wird; jede Zelle weist ein Membranpotenzial auf

Mikrovilli. Mikroskopisch kleine Ausstülpungen der Zellmembran, dadurch Vergrößerung der Oberfläche z.B. für Resorptionsvorgänge im Darm

Mitochondrien. Kraftwerke der Zelle, in denen die Verbrennung (Zellatmung) mit ATP-Gewinnung stattfindet (s. LE 8)

Mitose. Zellteilung mit Replikation des Chromosomensatzes (→ diploid)

Motorische Endplatte. → Synapse zwischen Nerv und Muskel; als Transmitter liegt hier Azetylcholin vor; hier findet die → elektromechanische Koppelung statt

Neurit. Langer Teil der Nervenzelle, die Impulse von → Soma weiterleitet; der Neurit ist der eigentliche Nerv bzw. die Bahn im ZNS

Neurotransmitter. Überträgerstoffe der → Synapsen

Nukleotide. Basenpaare aus Thymin-Adenin oder Guanin-Cytosin in der DNS

Organsystem. Zusammenwirken mehrerer Organe in einem physiologischen Aufgabengebiet

Ossifikation. Knochenbildung
 a) direkt aus faserreichem Bindegewebe
 b) **indirekt über die Verknöcherung von Knorpel**

Osteozyten. Zellen des Knochens, die in wasserhaltige Extrazellularsubstanz eingebettet sind

Periost. Knochenhaut aus Bindegewebe mit Gefäßen und Nerven; hochsensibles Sinnesorgan am Schienbein (Tibia) zur Feststellung im Dunkeln, dass z. B. der Couchtisch verstellt wurde

pH-Wert. Wert, der durch die natürliche Dissoziation von Wasser (H2O) entsteht (bei 10000000 Molekülen – das sind **sieben** Nullen!) ist 1 Molekül aufgespalten und in OH- und ein Proton, H+, zerlegt; neutrale Flüssigkeit haben den pH-Wert 7; Erniedrigungen des pH-Werts kommen durch mehr Protonen zustande (→ Azidose), Erhöhungen des pH-Werts entstehen, wenn die Protonen abnehmen (→ Alkalose)

Phagozytose. Aufnahme ganzer Zellen in eine Fresszelle (Makrophage) durch → Endozytose

Primaten. In der Biologie werden sie als „Herrentiere" bezeichnet; sie beschreiben die Ordnung der Säugetiere zu denen neben den Affen auch der Mensch gehört

Repolarisation. Nach der → Depolarisation wird das Membranpotenzial wieder hergestellt; dieser Vorgang erfolgt durch einen Ausstrom von K+-Ionen aus dem Zellinneren; Störungen der Repolarisation durch Sauerstoffmangel oder eine Störung des Kaliumhaushalts führen v.a. zu Herzrhythmusstörungen

Rezeptoren. Komplexe Proteine in der Zellmembran mit der Funktion eines Schlosses; passt ein geeigneter Schlüssel ins Schloss, tritt eine Wirkung an der Zellmembran und dadurch in der Funktion der Zelle ein

Ribosomen. Sie sind im rauen → endoplasmatischen Retikulum als kleine Körnchen aufgereiht, enthalten ribosomale RNS (rRNS) und steuern über die → Triplets die Eiweißsynthese

Sarkomer. Kontraktile Einheit des Muskels, die → kontraktile Eiweiße enthält

Sarkoplasma. → Endoplasmatisches Retikulum des Muskelgewebes mit L-System als Kalziumspeicher

Schwellenpotenzial. In der Zellmembran gespeicherter Wert für die Empfindlichkeit der Membran; je geringer das Schwellenpotenzial vom → Membranpotenzial entfernt ist, desto leichter lässt sich ein → Aktionspotenzial auslösen

Soma. Bedeutet eigentlich der Körper im Vergleich zur Seele (Psyche); hier bedeutet es den Zellkörper einer Nervenzelle

Speicherfett. Energiespeicher in Form von Triglyzeriden bei überschüssiger Energiezufuhr mit der Folge von Übergewicht

Synapse. Biochemischer Schalter zwischen zwei Nerven oder zwischen Nerv und Muskel (→ motorische Endplatte); an der Synapse kann das → Aktionspotenzial nur in eine Richtung geleitet werden; der eingehende Impuls setzt präsynaptisch → Neurotransmitter frei, die postsynaptisch über →Rezeptoren erneut ein Aktionspotenzial auslösen

Triplet. Drei aufeinander folgende → Nukleotide, die eine Aminosäure für die Eiweißsynthese kodieren

Urothel. Übergangsepithel in den ableitenden Harnwegen und in der Blase; Schutz gegen den sauren, salzhaltigen Urin

Wachstum. Vergrößerung des Organismus oder einzelner Organe durch → Hyperplasie und/oder → Hypertrophie; das Wachstum wird über Hormone und genetische Bedingungen bestimmt

Zelle. Kleinste Einheit des Körpers mit allen Merkmalen des Lebens; im funktionalen Zusammenspiel bilden Zellen die → Gewebe; der lateinische Begriff „cellula" bedeutet ein Kämmerchen und weist darauf hin, dass man einen Organismus als ein Gebäude aus vielen Kammern verstand. In einem Lexikon von 1861 ist noch nachzulesen: „Eine Zelle ist ein mit den Eigenschaften des Lebens begabtes Klümpchen von Protoplasma, in welchem ein Kern liegt."

Zentriolen. Zentralkörperchen der Zelle, die bei der Zellteilung die Spindelfasern bilden; an diesen richten sich die Chromosomen neu aus

LEXIKON 2

Abhängigkeit bei Sucht. Sie kann physisch mit körperlichen Entzugssymptomen oder psychisch mit seelischer Abhängigkeit vom Suchtmittel sein; eine Abhängigkeit kann sich als → Toleranzentwicklung zeigen

Abszess. Abgekapselte Eiteransammlung in einem Hohlraum im Gewebe, der durch eine eitrige → Entzündung eingeschmolzen ist (im Gegensatz zu → Empyem)

Aktive Immunisierung. Impfung mit Antigenen; das können → Toxine sein, Bestandteile eines Erregers, tote oder abgeschwächte lebende Erreger; der Patient bildet darauf selbst (aktiv) Antikörper; es kann dadurch zu einer → Impfreaktion kommen

Amnesie. Erinnerungsstörung oder Gedächtnislücke; sie kann antegrad für einen Zeitraum nach dem auslösenden Ereignis oder retrograd für den Zeitraum davor vorliegen; durch unbewusste Verdrängung kann es zur psychogenen Amnesie kommen

Anamnese. Der Name wurde von der Göttin → Mnemosyne entliehen und bezeichnet die Erhebung der persönlichen Daten und Vorgeschichte zur bestehenden Krankheit

Apoptose. Programmierter Zelltod; Fähigkeit des Gewebes, geschädigte Zellen abzustoßen oder zu phagozytieren; die A. ist ein zentrales Mittel des Organismus sich gegen Krebs zu wehren

Aszites. Wässrige Flüssigkeitsansammlung in der freien Bauchhöhle, der charakteristisch ist für die Leberzirrhose mit Synthesestörung für Albumine und Erhöhung des Pfortaderdrucks (LE 10.2)

Ätiologie. Lehre von den Krankheitsursachen bzw. Beschreibung der Ursachen einer Krankheit

Auskultation. Abhören der Geräusche und Töne von Organen mit dem Stethoskop, das Herr R.T.H. Laennec 1819 erstmals als einfaches Hörrohr benutzte

Bakteriostatisch. Ergebnis einer antibiotischen Therapie, die zur Blockade der Wirkung der Erreger führt

Bakterizid. Ergebnis einer antibiotischen Therapie, die zum Abtöten der Erreger führt

Benigne. Bezeichnung für einen gutartigen Tumor im Gegensatz zu → maligne

Bipolare Störung. Affektstörung mit „zwei Polen", d.h. Abwechslung von Phasen einer → Manie mit depressiver Verstimmung

Borderline Störung. Persönlichkeitsstörung an der Grenze von Neurose zur Psychose; die Patienten sind emotional instabil und weisen impulsive Aktivitäten bei gestörtem Selbstbild auf, wodurch es oft zu autoaggressivem Verhalten kommt

B-Symptomatik. Unspezifische Krankheitszeichen bei einem Tumor mit Fieber >38°, Gewichtsverlust und Nachtschweißigkeit; fehlen diese Symptome, spricht von der A-Symptomatik

CRP. C-reaktives Protein, ein akute-Phase-Protein, das früh den Entzündungsprozess markiert und Signale für die Blutplättchen und das Komplementsystem gibt; Normwerte des CRP sprechen gegen ausgedehnte entzündliche Vorgänge

Delir. Lebensbedrohliches Krankheitsbild bei Sucht, v.a. Alkoholabhängigkeit mit Fieber, Schweißausbrüchen, Brechreiz, Diarrhö, Dyspnoe, Tachykardie und Blutdruckanstieg bei → Halluzinationen und Desorientierung; viele Patienten weisen dabei ein aggressives Verhalten auf

Dermatomykose. Hautpilz durch Dermatophyten; die Erkrankung wird auch als Tinea bezeichnet (LE 3)

Empyem. Ansammlung von Eiter in einem anatomisch vorgegebenen Hohlraum (im Gegensatz zum → Abszess)

Endemie. Lokal begrenzt auftretende Krankheit

Entzündung. Generelles Prinzip unseres Körpers um sich gegen Infektionen, Verletzungen, Überlastungen und andere → Noxen zu wehren, die Größe der Verletzung zu begrenzen und die Heilung einzuleiten; über Mediatoren werden die klassischen Merkmale der E. provoziert: Dolor, Rubor, Tumor, Kalor und Functio laesa

Epidemie. Lokal und zeitlich begrenztes Auftreten einer Krankheit

Exsudat. Eiweißreiche Flüssigkeitsansammlung bei einer serösen → Entzündung

Fibrose. Pathologische Zunahme von kollagenem Bindegewebe v.a. bei chronischer → Entzündung

Fieber. Erhöhung der Körpertemperatur über den Normwert durch → Pyrogene; diese beeinflussen den Sollwert im Wärmeregulationszentrum im Hypothalamus

Filiae. Töchter, gemeint sind die Metastasen eines → malignen Tumors; der Prozess der Metastasierung wird auch als Filialisierung bezeichnet

Freud, Sigmund. Der österreichische Nervenarzt wurde 1856 in Mähren geboren, war nach vielen Forschungsaufenthalten ab 1902 in Wien tätig und emigrierte 1938 nach London, wo er ein Jahr später starb; seinen Erkenntnissen nach wird alles psychische Geschehen von Triebenergien aus dem Unterbewussten bestimmt, im Mittelpunkt steht dabei die Libido, der Sexualtrieb, der durch Sublimierung alle kulturellen Leistungen bewirkt; die Freud'sche Psychoanalyse führte zu neuen Theorien über die Entstehung von Neurosen

Gangrän. Gewebsuntergang mit → Nekrose; früher wurde das Gangrän als „Brand" bezeichnet

Gesundheit. In alten Sprachen bedeutete das Wort „gisunt", dass man stark und rüstig war, vor allem aber ohne Verletzungen aus irgendeinem Scharmützel hervorgegangen war; nach der Definition der WHO von 1948 ist Gesundheit der Zustand des völligen körperlichen, seelischen und sozialen Wohlbefindens; physiologisch betrachtet, befindet sich der Organismus im Zustand des inneren Gleichgewichts, der → Homöostase; dem Ziel, die Gesundheit zu erhalten, dient die → Prävention

Halluzination. Wahrnehmungsstörung; Sinneseindrücke werden wahrgenommen, die gar nicht vorliegen; die H. muss von der → Illusion abgegrenzt werden

Homöostase. Konstanz des inneren Milieus eines Organismus, inneres Gleichgewicht z.B. als Funktionszustand einer Zelle oder von Geweben

Iatrogen. Hiermit werden Zustände und Wirkungen meist unerwünschter Art bezeichnet, die durch den Arzt bzw. medizinische Maßnahmen verursacht wurden

ICD-10. International Classification of Diseases in der 10. Auflage; Kode für alle Krankheiten, die nach geltendem Sozialrecht in Deutschland mit 4 Ziffern verschüsselt werden müssen

Idiopathisch. Das Wort bedeutet, dass eine Krankheit ohne erkennbare Ursache entstanden ist; in seinem griechischen Ursprung bezeichnet das Wort „idios" etwas Eigentümliches, Sonderbares; später wurde daraus die Beleidigung Idiot für einen sonderlichen, närrisch wirkenden Menschen

Illusion. Im Gegensatz zur → Halluzination ein falsch verstandener Sinneseindruck; das Wort stammt aus dem Lateinischen und meint eine Verspottung, Täuschung, woraus die trügerische Hoffnung der Illusion wurde; um so ernüchternder ist dann die Desillusionierung

Impfreaktion. Antwort des Organismus auf eine → aktive Immunisierung mit Rötung der Impfstelle, leichtem Fieber und grippalen Symptomen

Inkubationszeit. Zeitraum zwischen Infektion und Auftreten der Symptome

Katalepsie. Verharren in einer eingenommenen Körperhaltung; dies kann bei einer Enzephalitis (LE 14) oder bei Katatonie im Rahmen einer Schizophrenie der Fall sein

Kokken. Bezeichnung für kugelförmige Bakterien, z.B. Staphylokokken oder Streptokokken

Kolloidosmotischer Druck. Wasserbindung im Plasma durch Albumine über elektrostatische Kräfte mit 25 mm Hg; bei Eiweißmangel durch Hungern, Eiweißverluste über die Niere oder eine Synthesestörung der Leber wird diese Wasserbindungskapazität reduziert und Wasser tritt aus den Gefäßen ins Interstitium aus; → Ödem

Kurativ. Eine Behandlung, die eine komplette Heilung anstrebt und deshalb z.B. bei einer Chemotherapie bei Malignomen auch vorübergehende Nebenwirkungen in Kauf nimmt

Maligne. Bezeichnung für einen bösartigen Tumor, der metastasieren kann (→ Filiae), in das umgebende Gewebe infiltriert, es zerstört und sich durch bestimmte Leitsymptome und oft durch → Paraneoplasien bemerkbar macht; bestimmte maligne Tumoren weisen → Tumormarker auf

Manie. Ein Zustand mit euphorischer Stimmungslage, gesteigertem Antrieb, Denkstörungen, Ideenflucht und Wahnvorstellungen; die Patienten verlieren die Kontrolle bei alltäglichen Handlungen, verschulden sich und führen keine normalen sozialen Beziehungen bei oft sexuellen Exzessen

Mnemosyne. Die Göttin des Gedächtnisses, die aus der Ehe der älteren Götter in vorolympischer Zeit hervorging und nach der Worte wie → Amnesie und → Anamnese benannt wurden; die Sitten waren damals total verkommen: Uranos, der Gott des Himmels, und Gaia, die Muttergöttin der Erde, waren mit 12 Kindern, die sie Titanen nannten, recht fruchtbar; eine Tochter hieß Mnemosyne und hatte eine längere Beziehung mit ihrem Neffen (!) Zeus, mit dem sie neun Kinder hatte, die Musen; Zeus war ein Enkel von Uranos, sein Vater Kronos Mnemosynes Schwester; trotz allem Inzest waren die Musenmädels recht gescheit, denn sie bestimmten den weiteren Gang der Kultur der Antike

Mykoplasmen. Bakterien ohne Zellwand, die Teil der physiologischen Keimbesiedelung sind, aber bei Immunschwäche Auslöser von opportunistischen Infektionen sein können (z.B. Pneumonie durch Mycoplasma pneumoniae)

Nekrose. Lokaler Zelltod bzw. umschriebener Untergang von Gewebe v.a. durch O2-Mangel, physikalische → Noxen wie Hitze, Kälte oder Strahlen, ein mechanisches → Trauma, chemische Stoffe, Zellgifte oder Immunreaktionen

Neoplasie. Harmlos klingende Bezeichnung für einen → malignen Tumor

Nosologie. Systematik der Krankheiten

Noxe. Schadstoff oder schädigende Ursache einer Krankheit

Ödem. Flüssigkeitsansammlung im interstitiellen Gewebe durch Anstieg des Drucks in einem Gefäß (hydrostatisches Ödem), durch Eiweißmangel (abfallender → kolloid-osmotischer Druck) oder durch Veränderung der Gefäßwandpermeablität (→ Entzündung)

Palliativ. Eine Behandlung, die keine Heilung verspricht sondern bestrebt, die Lebensqualität des Patienten zu erhalten und die Symptome, v.a. Schmerzen und andere Beeinträchtigungen bei schweren Krankheiten zu mildern

Palpation. Befühlen und Abtasten von Haut, Bauchdecke, Pulsen, Lymphknotenregionen und tastbaren Organen bei der körperlichen Untersuchung

Pandemie. Örtlich unbegrenzte Infektion, die ganze Länder oder Kontinente betreffen kann

Paraneoplasie. Bezeichnung für tumorferne Symptome; häufig treten P. beim kleinzelligen Bronchialkarzinom auf und manifestieren sich als endokrine Störungen, rheumatische Beschwerden, Thromboseneigung oder Hautveränderungen

Passive Immunisierung. Im Gegensatz zur → aktiven Immunisierung werden dem Patienten als Impfung funktionsfähige Antikörper, Immunproteine, injiziert, die vom Menschen (homologes Serum) oder von einem Säugetier (heterologes Serum) stammen

Pathogenese. Entstehung und Entwicklung einer Krankheit (→ Ätiologie)

Pathogenität. Über die Ansteckungsgefahr entscheidet die Pathogenität eines Erregers

Pathologie. Lehre von Krankheiten und Funktionsstörungen einschließlich ihrer Ursachen und Folgen

Perkussion. Beklopfen von Organen unter der Körperoberfläche und Beurteilung von Organgrenzen und -dämpfungen durch die Resonanz des Klopfschalls

Phlegmone. Flächig ausgedehnte, diffuse, eitrige → Entzündung des interstitiellen Bindegewebes mit Ausbreitung entlang anatomisch vorgegebener Strukturen; die Patienten haben hohes → Fieber

Phobie. Krankhafte, zwanghafte Furcht; das Wort kommt aus dem Griechischen und bedeutet sich vor etwas zu scheuen; Hydrophobie bedeutet z.B. Wasserscheu, Agoraphobie Platzangst, Klaustrophobie Angst vor engen Räumen, Pyrophobie Angst vor Feuer, Iatrophobie Furcht vor Ärzten usw.

Prävention. Maßnahmen zur Verhinderung von Schädigungen der → Gesundheit (primär: Risikofaktoren beherrschen, sekundär: Krankheit vermeiden, tertiär: Krankheitsfolgen begrenzen)

Proliferation. Wucherung, Zell- oder Gewebevermehrung v.a. bei → Entzündung als Heilungsprozess

Prophylaxe. Präventivbehandlung zur Verhinderung einer Krankheit; eine Prophylaxe entspricht der sekundären Prävention; der Begriff stammt aus dem Griechischen und bedeutet „Behutsamkeit" oder „vor etwas Wache halten"

Pyrogene. Fieberauslösende Substanz

Schizophrenie, negative Symptome. Auch Minussyndrome genannt: Mangel an Emotionen und Affektlabilität bis zur völligen Apathie; es kann auch eine Parathymie auftreten, wenn die Gefühle nicht mit den Affekten übereinstimmen

Schizophrenie, positive Symptome. Auch Plussymptome genannt: Der Patient leidet unter Halluzinationen, die optisch, akustisch und körperlich als Kribbeln und Gefühlsstörungen (Dysästhesien) erlebt werden; es kann zu Gedankenentzug und Störungen der Personalisation kommen

Semimaligne. Ein solcher Tumor, z.B. das Basaliom (LE 3), weist alle Merkmale des → malignen Tumors auf, bildet aber keine Metastasen

Sepsis. Man kann auch von Blutvergiftung sprechen, wenn Erreger hämatogen gestreut werden und sich eine Infektion über den ganzen Organismus ausbreitet; am häufigsten tritt die bakterielle Sepsis auf: meist mit Fieber, Schüttelfrost, Tachykardie, Tachypnoe, Blutdruckabfall und Gefahr des Multiorganversagens

Spirochäten. Schraubenförmige, gramnegative Bakterien, die z.B. die Borreliose oder Syphilis auslösen

Staging. Beurteilung eines → malignen Tumors nach dem → TNM-Schema

Stupor. Zustand, bei dem jede körperliche oder geistige Aktivität fehlt, ohne dass der Patient bewusstlos ist

Symptom. Krankheitszeichen, das subjektiv oder objektiv bestehen kann; Leitsymptome weisen direkt auf einen Krankheitszusammenhang hin

Syndrom. Komplex verschiedener Symptome, die auf eine Erkrankung hinweisen; im aktuellen Sprachgebrauch steht ein Syndrom auch für definierte Krankheiten wie z.B. Down-Syndrom

TNM-Schema. Beschreibung eines → malignen Tumors nach Größe, Ausdehnung und Verhalten (T), dem Befall der regionalen Lymphknoten (N) und dem Nachweis von Fernmetastasen (M); nach Übereinkunft der UICC (Union internationale contre le Cancer) werden die Tumoren so in Stadien eingeteilt; die präoperative Beurteilung wird in pTNM-Stadien angegeben

Toleranzentwicklung. Anpassung oder Gewöhnung des Körpers an immer steigende Dosen einer Substanz bei einer Sucht im Sinne einer → Abhängigkeit

Tomografie. Röntgenbilder, die als Schichtaufnahmen angefertigt werden, wobei bestimmte Strukturen in einer definierten Tiefe scharf dargestellt werden (wie bei der Tiefenschärfe einer Fotografie); v.a. wird die T. heute bei der Computertomografie oder der Magnetresonanztomografie verwandt

Toxin. Gift, Giftstoff; der Begriff stammt wieder einmal aus dem Griechischen und bezeichnet die Gifte, mit denen Pfeile zur größeren Effektivität ausgerüstet wurden (tóxon meint in der Antike Bogen, Geschoß und Pfeil)

Trauma. Verletzung, Verwundung; der Begriff wird seit → Freud auch auf seelische Erschütterungen angewandt

Tumormarker. Stoffe, die durch einen Tumor gebildet werden und im Blut oder im Gewebe nachweisbar sind; das PSA spielt eine Rolle in der Früherkennung des Prostatakarzinoms; die meisten T. dienen zur Verlaufskontrolle eines Tumors

Ulkus. Lokale Entzündung von Haut oder Schleimhaut mit Substanzverlust; ein Ulkus ist eine besondere Form einer → Entzündung mit → Nekrosebildung

LEXIKON 3

Akne. Entzündung der Talgdrüsen v.a. in der Pubertät durch hormonellen Einfluss der Androgene

Alopezie. Haarausfall oft unklarer Genese, verursacht auch durch hormonelle Umstellung z.B. nach der Schwangerschaft, durch Medikamente oder durch chronische Entzündungen

Atopie. Genetische Veranlagung für atopische Ekzeme wie Neurodermatitis oder allergische Erkrankungen wie Asthma bronchiale; im Griechischen wurde unter einem Atopiker ein seltsamer Mensch verstanden (a-topos: ohne festen Platz)

Basaliom. Semimaligner Tumor (Malignom, das nicht metastasiert) aus den Basalzellen der → Epidermis, der häufig erst spät erkannt wird

Dekubitus. Je kräftiger ein Druck auf der Haut lastet und je weniger subkutane Fettpolster vorliegen, desto schneller kann sich die Schädigung der Haut entwickeln; Begleiterkrankungen und Medikamente bestimmen die Entwicklung der Wundentwicklung; der Schweregrad eines Dekubitus entspricht der Schädigung der Hautstrukturen:
Grad I: umschriebene, scharf begrenzte Rötung
Grad II = Blasenbildung
Grad III = Schädigung der Haut einschließlich der Subkutis mit
Nekrosenbildung
Grad IV = Mitschädigung subkutaner Strukturen

Effloreszenzen. Begriff, der Veränderungen der Haut bezeichnet; dazu gehören Blasen, Krusten, Erythem, Ekzem, Erosion, → Lichenifikation, Papeln, Pusteln, Rhagaden, Ulzerationen u.a.

Epidermis. Oberhaut mit unterschiedlich dick ausgeprägtem verhorntem Plattenepithel; die wasserabweichende Schicht enthält → Merkel-Zellen und Melanozyten, die der Haut durch das Pigment Melanin ihre Farbe geben

Erysipel. Wundrose; oberflächliche Entzündung der Haut meist durch Streptokokken, die in die Lymphspalten des → Korium eindringen; die Haut ist stark gerötet, heiß und schmerzempfindlich und die Patienten bekommen plötzlich Fieber mit Schüttelfrost und schwerer allgemeiner Krankheitssymptomatik; deutliche Entzündungszeichen im Labor; die Eintrittspforte, z.B. eine → Tinea pedis, muss immer saniert werden

Felderhaut. Haut des ganzen Körpers mit Hautanhangsgebilden im Gegensatz zur → Lederhaut an Handflächen und Fußsohlen

Furunkel. Eitrige Entzündung der Haarfollikel, die zu einem → Karbunkel zusammenfließen können

Hirsutismus. Verstärkte Behaarung an androgenabhängigen Regionen wie Oberlippe, Kinn, Brust und Oberschenkel; das Wort hirsutus bedeutet lateinisch struppig

Hypertrichose. Verstärkte Behaarung ohne Beteiligung der Regionen, die von Sexualhormonen abhängig sind

i.c.. Intrakutane Injektion, die vor allem bei Allergietests erfolgt

i.m.. Intramuskuläre Injektion von Medikamenten, die langsam in die Blutbahn abgegeben werden sollen

i.v.. Intravenöse Injektion durch Punktion einer Vene für Medikamente und Infusionen, die rasch wirksam werden sollen

Karbunkel. Zusammenfließen von → Furunkel zu einem ausgedehnten Entzündungsherd

Korium. Lederhaut mit Papillarschicht und Netzschicht, die der Haut ihre Reißfestigkeit und Elastizität geben; in der Netzschicht liegen kollagene und elastische Fasern, die Spaltlinien bilden (wichtig für die chirurgische Schnittführung); in der Papillarschicht liegen die → Meissner'schen Tastkörperchen

Leistenhaut. Haut der Handflächen (palmar) und der Fußsohlen (plantar) mit parallelen Furchen, die im Gegensatz zur → Felderhaut keine Hautanhangsgebilde, wie Haare und Talgdrüsen enthält, dafür aber reichlich mit Schweißdrüsen ausgestattet ist

Lichenifikation. Flächenhafte Verdickung der Haut mit groben Hautspaltlinien (im → Korium)

Lyell-Syndrom. Blasenbildendes Ekzem durch Arzneimittel (Epidermiolysis acuta toxica); in der Pädiatrie gibt es auch ein durch Staphylokokken ausgelöstes schweres Krankheitsbild mit großflächiger Hautablösung

Malignes Melanom. Zunehmender Hautkrebs, der einen Verdacht auslösen muss bei Pigmentstörungen, Asymmetrie, unscharfe Begrenzung und Durchmesser >5 mm gegenüber einem → Nävus; Risikofaktoren sind >100 Nävi auf dem Körper und intensivierte Sonnenexposition mit häufigen Sonnenbränden; die Prognose hängt von der Dicke des Tumors und seiner Eindringtiefe in die Haut ab

Meissner-Tastkörperchen. Druckrezeptoren (Nervenendkörperchen mit einer Kapsel) in den Papillen der Lederhaut, die besonders in den Finger- und Zehenspitzen vorkommen und Berührungen als feinen Tastsinn wahrnehmen

Merkel-Zellen. Sinneszellen in der Oberhaut, die in Gruppen die Merkel-Tastscheiben bilden und Berührungen (niederfrequente Mechanorezeptoren) wahrnehmen; benannt sind sie nach dem Anatom Friedrich Sigmund Merkel, der mit der ersten deutschen Bundeskanzlerin nicht verwandt ist

Nävus. Muttermal; unpräzise Bezeichnung für angeborene Veränderungen der Haut mit verstärkter Pigmentierung oder dunkler Färbung; bis <30 Nävi, die < 5 mm Durchmesser aufweisen, sind normal; wenn ein Nävus sich verändert, >5 mm Durchmesser aufweist oder >100 Nävi auftreten, muss ein → malignes Melanom ausgeschlossen werden

Neuner-Regel. Beschreibung der Größe einer Verbrennung in Prozent der Körperoberfläche (KOF) beim Erwachsenen (Abb. 3.7); für die obere Extremität wird die KOF mit 9%, für die untere Extremität, Rücken und Thorax/Bauch mit 18% angegeben, das Genitale und der Kopf machen 10% aus

Neurodermitis. Atopisches Ekzem auf dem Boden einer genetischen Disposition, Verdacht auf Mangel an Gamma-Linolensäure und unklaren Auslösemechanismen; typische Lokalisation an den Beugeseiten der großen Gelenke mit starkem Juckreiz bei chronisch rezidivierendem Verlauf; häufig Ekzem der Augenlider und „dirty neck"

Nozizeptoren. Freie Nervenendungen in der → Epidermis, in Haarfollikeln und in inneren Organen, die Schmerzen, Hitze und Kälte über schnelle Nervenfasern an das Zentralnervensystem leiten

Onychomykose. Pilzinfektion der Nägel durch Dermatophyten (hautpathogene Fadenpilze)

Pediculosis. Infektion durch Läuse mit starkem Juckreiz

Pemphigus vulgaris. Blasenbildende Dermatose durch Antikörper (Autoimmunkrankheit) oder als Paraneoplasie (LE 2)

Photodermatose. Entzündungsreaktion der Haut durch UV-Strahlung des Lichts, wobei bestimmte Substanzen, sogenannte Psoralene, die Lichtempfindlichkeit auslösen können

Psoriasis. Schuppenflechte; kreisförmige oder diffuse Hautareale mit Schuppung und Entzündungswall, die den ganzen Körper, die behaarte Haut und die Nägel befallen kann; die Ursache ist unklar, aber es bestehen familiäre Dispositionen; die Therapie erfolgt durch Keratolyse und Lichttherapie (Photochemotherapie)

s.c. Subkutane Injektion in das Unterhautfettgewebe; die injizierten Stoffe sollen, z.B. Insulin, langsam resorbiert werden.

Scabies. Infektion durch Krätzmilben bei mangelnder Körperhygiene; die Patienten weisen wegen des heftigen Juckreizes (Pruritus) deutliche Kratzspuren auf, die sich infizieren können

Seborrhoe. Vermehrte Talgsekretion der Haut

Striae distensae. Zerreißungsstreifen der Lederhaut (→ Korium) durch Risse der Netzschicht; sie können durch Überdehnung in der Schwangerschaft oder durch Kortikosteroide verursacht werden

Subkutis. Unterhaut aus Fett und Bindegewebe; Fixation der Haut an die darunter liegenden Körperteile und Polsterung; isoliert gegen Wärmeverluste und Fettspeicher; es enthält die Schweißdrüsen und die → Vater-Pacini-Körperchen

Teleangiektasie. Irreversible Erweiterung von kleinen Gefäßen in der Haut

Tinea pedis. Fußpilz durch Dermatophyten; er tritt besonders in den Zehenzwischenräumen (Interdigitalmykose) auf; bei Befall der Nägel spricht man einer → Onychomykose; die Pilzinfektion der Haut kann zur Eintrittspforte von Streptokokken werden und ein → Erysipel auslösen

Vater-Pacini-Körperchen. Lamellenkörperchen in der → Subkutis, in Sehnen, im Periost, in Faszien und in der Wand von Blutgefäßen, die hochfrequente Vibrationen und feine Scherkräfte wahrnehmen

Verbrennung, Schweregrad. Verbrennungen werden in 3 Grade eingeteilt: I° Rötung, II° Blasenbildung, III° Zerstörung der ganzen Haut einschließlich der → Subkutis; *leichte* Brandverletzungen liegen vor bei I° bis 20% der KOF (→ Neuner-Regel) beim Erwachsenen und 10% bei Kindern, *schwere* Verbrennungen bestehen bei II° und III° >20% KOF bei Erwachsenen und >10% bei Kindern; zur Abschätzung des Schweregrads wird auch der Verbrennungsindex aus Grad der Verbrennung, Ausmaß und Alter des Patienten bestimmt

Vitiligo. Weißfleckenkrankheit durch Pigmentverlust der Haut, die meist an den Handgelenken beginnt und mit steigendem Alter häufiger auftritt

LEXIKON 4

Atlas. Erster Halswirbel, der den Kopf (→ Caput) trägt wie der arme Kerl aus der griechischen Mythologie, der wegen seiner Teilnahme im Kampf gegen Gottvater Zeus den Himmel tragen musste; der Genitiv von Atlas lautet *Atlantos*; danach sind sowohl ein Ozean als auch Kartensammlungen benannt

Axis. Zweiter Halswirbel, der mit einem Zapfen (Dens axis) als Drehpunkt mit dem → Atlas verbunden ist; Axis bedeutet in der Mythologie die Weltachse, um die die Himmelskörper kreisen und in der Anatomie die Achse, um die sich der Arm dreht, nämlich die Axilla (Achsel)

Brachium. Arm (eigentlich Unterarm), mit dem man ziemlich roh brachiale Gewalt ausüben kann

Calcaneus. Fersenbein mit Absatz der Achillessehne (M. triceps surae); bildet zusammen mit dem → Talus das → untere Sprunggelenk

Caput. Das Wort für Kopf wird für alle runden Ecken eines Knochens (z.B. Caput humeri; →Humerus) oder das dicke Ende eines Organs (z.B. Caput pancreatis, LE 10) verwandt; das Wort bedeutet ursprünglich eine Trinkschale und weist in düsterer Anspielung darauf hin, wofür die Hirnschale bei unseren Vorfahren diente. Aus dem 30jährigen Krieg stammt das Wort *kaputt*, das einerseits meinte, dass man erschöpft war, andererseits aber auch, dass man jemanden getötet hatte, weil man ihn auf den Kopf schlug. Stecken Sie den Kopf niemals in den Sand und kapitulieren Sie nie ...

Clavicula. Knochen des Schultergürtels, der nach Ansicht der Anatomen wie ein Schlüssel aussieht

Cranium. Begriff für den knöchernen Schädel, kranial heißt kopfwärts und daher stammt wohl auch der Namen für den Kran als Hebemaschine

Diaphyse. Knochenschaft eines Röhrenknochens zwischen den → Metaphysen

DIP. Distales Interphalangelenk der Finger

Echte Rippen. Rippenpaare 1-7, die direkt mit dem Sternum (über Knorpel) verbunden sind

Epiphyse. Enden von Röhrenknochen; aber auch Zirbeldrüse (Lexikon LE 12)

Epiphysenfuge. Wachstumsfuge für die enchondrale Ossifikation in den → Epiphysen; verknöchert mit Abschluss des Längenwachstums

Extrapyramidales System. Motorisches System, das Handlungsprogramme und Bewegungsmuster regelt wie z.B. die Handschrift, Musizieren, Sport usw. in enger Zusammenarbeit mit der → Pyramidenbahn und dem Gleichgewichtssystem

Falsche Rippen. Die Rippenpaare 8-12 werden auch als Costae spuriae bezeichnet; *spuriae* war früher die Bezeichnung für uneheliche Kinder

Femur. Oberschenkelknochen; im alten Rom wurden gegen die Kälte Lappen um den Oberschenkel gebunden und als *femoralia* bezeichnet

Fibula. Wadenbein (lateraler Knochen des Unterschenkels, der den Außenknöchel bildet); im Lateinischen bedeutet die Fibel eine Spange, die Kleidungsstücke zusammenhält

Fontanelle. Große Lücken, die mit Bindegewebe verschlossen sind, zwischen den Schädelknochen des Neugeborenen; *große* (vordere) Fontanelle zwischen Stirn- und Scheitelbeinen, kleine (hintere) Fontanelle zwischen Scheitelbeinen und Hinterhauptbein; das Wort bedeutet „kleine Quelle", weil die Oberfläche mit dem Herzschlag wie eine Quelle rhythmisch pulsieren kann

Gyrus präcentralis. Vordere Zentralwindung des Großhirns, Ursprung der → Pyramidenbahn und Lokalisation für willkürmotorischen Bewegungen

Hüftbein. Os coxae; zusammengewachsener Knochen aus Darmbein (Os ilium), Schambein (Os pubis) und Sitzbein (Os ischii); die Knochen laufen in der Pfanne des Hüftgelenks zusammen

Humerus. Knochen des Oberarms; bei den Römern bezeichnete das *humerale* ein Tuch, das über die Schultern gelegt wurde

Kallus. Schutzgewebe bzw. Geflechtknochen, der bei einer Fraktur mit indirekter Heilung gebildet wird
  1. Entzündungsphase mit starker Durchblutung
  2. Granulationsphase mit Kollagenfasern und Knorpelzellen zur Knochenneubildung
  3. Kallushärtung durch Mineralisation
  4. Formgebung (Remodeling) des Knochens; das ganze dauert ca. 4 Monate; eigentlich heißt *callus* die Schwiele

Kompakta. Tragende Wand des Knochens, die in der → Diaphyse besonders kräftig ist und aus → Osteonen aufgebaut ist

Kontraktile Proteine. Eiweiße Aktin und Myosin in der Muskelfaser, die ein Sarkomer bilden; dieses kann sich unter Einfluss von freiem Kalzium verkürzen (→ Lexikon LE 1: elektromechanische Koppelung)

Kreuzbänder. Sie stabilisieren das Kniegelenk durch das vordere (von hinten seitlich oben) und hintere (von vorne medial oben) Kreuzband; beide Bänder verlaufen im rechten Winkel zueinander. Im gestreckten Zustand sind sie straff gespannt, bei gebeugtem Knie erlauben sie eine Rotation im Kniegelenk. Bei einem *Kreuzbandriss* kann der Unterschenkel wie eine Schublade bewegt werden: nach vorne bei Riss des vorderen, nach hinten bei Riss des hinteren Kreuzbandes

Kyphose. Nach hinten gerichtete Krümmung der BWS

Leistenbruch. Inguinalhernie, bei der v.a. beim bauchwandgeschwächten Mann das Peritoneum mit Darmschlingen und Teilen des großen Netzes im Leistenkanal eingeklemmt werden können

Lordose. Nach vorn gerichtete Krümmungen der HWS und LWS

Malleolengabel. Umklammerung des → Talus durch überwiegend → Tibia, die den Innenknöchel bildet und → Fibula am Außenknöchel mit Bildung des → oberen Sprunggelenks

Menisken. Halbmondförmige Ringe aus Faserknorpel im Kniegelenk zur Anpassung der großen Gelenkflächen zwischen Femur und Tibia; durch seine Fixation am inneren Längsband ist der mediale Meniskus besonders gefährdet

Metaphyse. Bei langen Röhrenknochen der Bereich zwischen → Diaphyse und Epiphyse

Muskelkater. Muskelschmerzen nach Überanstrengung einzelner Muskelgruppen; dauert ein Muskelkater länger als 1 Tag liegen kleine Muskelfaserrisse vor; auf englisch heißt er *charley horse*

Muskelspindel. Dehnungsrezeptor des Muskels (intrafusale Muskelfaser) über den die Muskelspannung reguliert und der monosynaptische Reflex ausgelöst wird, z.B. Patellarsehnenreflex

Oberes Sprunggelenk. Von → Maleolengabel und → Talus gebildet; hier kann der Fuß in dorsaler und plantarer Richtung bewegt werden

Olecranon. Tastbarer Fortsatz der → Ulna, der Streckung im Ellbogengelenk gegen den → Humerus blockiert; an ihm setzt der M. triceps brachii an

Osteoblasten. Zellen, die Knochen aufbauen

Osteoklasten. Zellen, die unter dem Einfluss von Parathormon (Lexikon LE 12) Knochen abbauen und auch als *Knochenfresserzellen* bezeichnet wurden

Osteon. Bauelement des Knochens mit zentralem Havers-Kanal und Lamellen mit Osteozyten

Patella. Kniescheibe, ein Sesambein, das in die Sehne des M. quadriceps femoris (Patellarsehne) eingelassen ist; das Wort bedeutet „Opferteller" oder „kleine Schüssel"

Periost. Knochenhaut, die als Bindegewebe den Knochen umhüllt und reichlich mit Gefäßen und Nerven versorgt ist; verantwortlich für das Dickenwachstum des Knochens

Phalangen. Knochenglieder von Finger und Zehen, die über → PIPs und → DIPs gelenkig verbunden sind; der Begriff stammt aus der kurzen, geraden Schlachtordnung antiker griechischer Truppen

PIP. Proximales Interphalangealgelenk der Finger

Promontorium. Vorsprung im Becken, der durch den Oberrand des Kreuzbeins gegenüber LWK 5 gebildet wird und dorsal die Beckeneingangsebene begrenzt (Abb. 4.7); griechisch bedeutet es Gebirgsvorsprung

Pyramidenbahn. Zentralnervöse Bahn, die an in der vorderen Zentralwindung (→ Gyrus präcentralis) beginnt und nach Kreuzung der Seiten in der Medulla oblongata zu den motorischen Vorderhornzellen im Rückenmark zieht; sie veranlasst willkürliche Bewegungen

Radius. Speiche, die zusammen mit der → Ulna die Knochen des Unterarms und überwiegend das Handgelenk zusammen mit der proximalen Reihe der Handwurzelknochen bildet (Eigelenk); das Wort bedeutete ursprünglich einen Strahl der Sonne, dann wurde es für die Speiche eines Rades, aber auch für den halben Durchmesser eines Kreises benutzt

Rigor mortis. Totenstarre, letale letzte Bewegung durch Freisetzung von Kalzium an den → kontraktilen Proteinen bei Zellnekrosen im Kreislaufstillstand

Sattelgelenk. Gelenk mit zwei sattelförmigen Gelenkflächen, das kreisende Bewegungen ermöglicht; Bsp.: Daumengrundgelenk (Karpometakarpalgelenk)

Scapula. Schulterblatt, das zusammen mit den Schlüsselbeinen (→ Clavicula) den Schultergürtel bildet; auf der Rückseite findet sich die Spina scapulae, die lateral im Acromion (Schultereck, Teil des Schultergelenks) ausläuft; über mehrere Muskeln ist das Schulterblatt beweglich

Skoliose. Seitliche Verkrümmung der Wirbelsäule

Spina bifida. Spaltwirbel, bei dem der Wirbelbogen ganz oder teilweise fehlt; am häufigsten tritt die Störung bei L 5/S 1 auf

Spina iliaca ant.sup. Oberer, vorderer Darmbeinstachel, der ein markanter topografischer Punkt für viele klinische Untersuchungen ist

Spongiosa. System aus Knochenbälkchen im Innenraum kurzer Knochen oder in der → Epiphyse von Röhrenknochen; hier findet die Bildung der Erythrozyten statt; das Wort bedeutet „Schwamm" und ist auch aus der Fernsehserie *sponge bob* bekannt

Sternum. Brustbein mit der Form des römischen Kurzschwerts, zusammengesetzt aus (Handgriff) Manubrium sterni, Körper und Schwertfortsatz (Processus xiphoideus; von griechisch xiphos „das Schwert")

Sutura. Knochennaht zwischen den Schädelknochen, Knochennähte kommen aber auch bei vielen anderen Knochenverbindungen (Synostosen) vor

Synovia. Gelenkschmiere; das Wort ist eine Schöpfung von Paracelsus (16. Jhdt.), der darunter einen „Ernährungssaft" für den Organismus verstand

Talus. Sprungbein, das zusammen mit der → Malleolengabel das → obere Sprunggelenk und mit dem Calcaneus das → untere Sprunggelenk bildet; in der Antike bedeutete das Wort „Würfel", weil aus den Sprungbeinen von Huftieren Würfel hergestellt wurden

Tetanus. (1) Muskelverkürzung, Muskelkrampf (2) Wundstarrkrampf (Infektion) bei einem physiologischen Tetanus des Skelettmuskels liegt eine isometrische Verkürzung des Muskels vor, der sich in vielen Einzelzuckungen verkürzt hält ohne dass er ein Gelenk bewegt; im griechischen heißt *tétanos* Spannung

Tibia. Schienbein; der am Unterschenkel dominierende Knochen von Kälbern wurde in der Antike von Hirten mit Löchern in der → Kompakta versehen und als Flöte benutzt; von dieser Hirtenflöte hat das Schienbein seinen Namen; Binden, die als Schutz gegen Kälte um den Unterschenkel gewickelt wurden, nannten die Römer *tibialia*

Türkensattel. Knöcherne Hülle in der Mitte des Os sphenoidale (Keilbein) für die Hypophyse (LE 12); seinen Namen hat diese Struktur von der Form eines typisch türkischen Sattels des 17. Jhdts. mit hohen Rändern

Ulna. Unterarmknochen, der mit dem → Humerus Beuge- und Streckbewegungen im Ellbogengelenk ausführt; als Elle wurde die Länge des Unterarms als Längenmaß benutzt, wobei durch verschieden lange Unterarme allein in Deutschland im 18. Jhdt. über 100 verschiedene Längenmaße zwischen 50-80 cm zur Anwendung kamen

Unteres Sprunggelenk. Fußgelenk zwischen → Talus und → Calcaneus, in dem eine Supinations- und Pronationsbewegung möglich ist

Vertebra prominens. 7. Halswirbel am Übergang der → Lordose der HWS zur → Kyphose der BWS; der deutliche „prominente" Dornfortsatz lässt sich als topografischer Referenzpunkt gut tasten

LEXIKON 5

Absence. Plötzlich einsetzender Bewusstseinsverlust ohne Ohnmacht; besonders häufig im Kindes- und Jugendalter als Zeichen einer Petit-Mal-Epilepsie; die Absence wird oft als Konzentrationsstörung fehl gedeutet

ALL. *Akute lymphatische Leukämie* mit überwiegend tumuröser Vermehrung unreifer B-Lymphozyten; im peripheren Blutbild Erhöhung der Leukos >50000/µl; akute Symptome durch Verdrängung des reifen Knochenmarks mit Anämie, Infektionen, Leber-, Milz- und Lymphknotenvergrößerung und Blutungen; weiter treten Gelenk- und Kopfschmerzen auf; mittleres Alter ca. 4,5 Jahre; durch Chemotherapie als Induktions-, Konsolidierungs- und Erhaltungstherapie und Bestrahlung des ZNS lässt sich eine Vollremmission von 70-90% erzielen; bei prognostischen ungünstigen Subtypen der ALL ist eine Knochenmarkstransplantation nötig

Alter. *Biografische* soziale Zuordnung v.a. nach Beendigung der Lebensarbeitsperiode oder *biologisches* Alter als Ausdruck eines irreversiblen Prozesses mit Verlust physiologischer Leistungsspitzen; dieser Prozess ist bereits ab ca. 30-32 Jahren zu beobachten und wird im alltäglichen Leben bei trainierten Menschen weniger sichtbar; der Begriff stammt aus dem Althochdeutschen und bedeutet Lebensabend und auch „zu den Wurzeln zurückkehren"; hieraus resultiert das altlat. Wort alterare = sich verändern

Alzheimer-Demenz. Morbus Alzheimer bzw. Demenz vom Alzheimer-Typ (DAT); Veränderungen der Großhirnrinde mit Einlagerung von senilen Plaques (Alzheimer Fibrillen) mit intellektuellem Abbau, Gedächtnisverlust und lange erhaltener Persönlichkeit; die Krankheit verläuft progredient bis zur völligen Desorientierung und Hilflosigkeit; benannt nach Alois Alzheimer, Neurologe in Breslau, 1864-1915

Apgar-Schema. Die amerikanische Kinderärztin Virginia Apgar setzte 1952 erstmals ein Schema zur Untersuchung Neugeborener ein; nach dem Apgar-Schema werden beurteilt:
A – Äußere Farbe, Hautfarbe
P – Puls, Herzfrequenz
G – Gegenreaktion, Reflexe, auf das Absaugen
A – Anspannung der Muskeln, Muskeltonus
R – Respiration, Atemtätigkeit
Die mit Punkten bewertete Beurteilung findet 1, 5 und 10 min nach der Geburt statt

Asperger-Syndrom. Im Schulalter auftretende Form des → Autismus v.a. bei Jungen mit normaler Sprachentwicklung und hoher Intelligenz (wobei das Spezialwissen nicht immer in den logischen Zusammenhang gebracht werden kann) bei verzögerter motorischer Entwicklung; benannt nach dem österreichischen Psychiater Hans Asperger

Autismus. Vollkommener Rückzug in die eigene Erlebnis und Gedankenwelt mit Ausschluss der Außenwelt bei starrem, emotionslosem Erscheinungsbild; eher ungünstige Prognose

BNS-Krämpfe. Säuglingskrämpfe zwischen 2. und 8. Monat mit *b*litzartiger Streckung der Arme nach oben, *N*ickbewegung des Kopfes und Beugung des Oberkörpers mit Verschränkung der Arme wie bei einem *S*alaam-Gruß

Demenz. Zusammenfassende Bezeichnung für Störungen des Gedächtnisses, der Konzentration und der Auffassungsgabe; diese Symptome gehen meist mit einer Veränderung der Persönlichkeit und motorischen Defiziten einher; überwiegend besteht eine → Alzheimer-Demenz

Down-Syndrom. Bei der Trisomie 21 finden sich 3 X-Chromosome im Karyogramm; die Folge ist eine unterschiedlich ausgeprägte geistige Behinderung der Kinder mit zahlreichen Fehlbildungen: Mongolenfalte, breite Nasenwurzel, gefurchter Zunge, offen stehendem Mund, breite Hände, kurze Finger, Sandalenlücke, häufig VSD; erstmals beschrieben wurde diese genetische Krankheit, die gehäuft bei höherem Alter der Mutter auftritt, durch John L. H. Down (London, 1828-1896)

Enkopresis. Unkontrollierte Entleerung des Darms nach dem 4 Lebensjahr

Enuresis. Einnässen tagsüber (*E. diurna*) oder nachts (*E. nocturna*) nach dem 4. Lebensjahr bei Reifungsverzögerung des Gehirns (*primäre E.*) oder als regressive Konfliktreaktion (*sekundäre E.*)

Ewing-Sarkom. Tumor der platten Knochen von Thorax und Becken

Fieberkrämpfe. Ca. 3% aller Kinder zwischen 1.-5. Jahr erleiden einen Fieberkrampf infolge eines raschen Temperaturanstiegs bei meist respiratorischen Infekten; oft besteht eine familiäre Bereitschaft; die Prognose ist gut, wenn sie nicht häufiger als 3 mal auftreten, <15 min dauern, keine Herdsymptome vorkommen und sie nicht vor dem ersten oder nach dem 5. Lebensjahr auftreten

Hypospadie. Mündung der Harnröhre (Urethra) bei Jungen an der Unterseite des Penis oder im Bereich der Hoden

Keuchhusten. *Pertussis*; Bakterielle kindliche Infektionskrankheit mit hoher Kontagiosität durch Tröpfcheninfektion; Verlauf in drei Stadien: a) Stadium katarrhale, b) Stadium konvulsivum mit stärkstem Husten, der bis zu 8 Wochen anhält und c) Stadium decrementi mit allmählicher Erholung; Gefahr von Sekundärpneumonien; eine Impfung ab dem 3. Monat ist dringend empfohlen

Kinderlähmung. Fäkal-orale Schmierinfektion mit 3 verschiedenen RNA-Viren; Befall der motorischen Vorderhornzellen im Rückenmark oder des Hirnstamms (*Poliomyelitis*); akut eintretende Lähmungen können sich zurückbilden oder persistieren; seit konsequenter Impfung seltenes Auftreten der Krankheit (überwiegend orale trivalente Schluckimpfung nach Sabin; Albert B. Sabin, amerikanischer Virologe, New York, 1906-1993)

Kryptorchismus. Fehlender Abstieg der Hoden (Maldescensus testis) bis zum 2. Lebensjahr; die Hoden liegen als Leistenhoden im Leistenkanal oder gleiten aus dem Scrotum nach oben (Pendelhoden); es besteht die Gefahr der Infertilität und der Malignität

Masern. *Morbilli*; Hochfebrile Erkrankung mit zweigipfligem Fieberverlauf, Exanthem und höchster Ansteckungsgefahr; als Prodromi treten Koplik'sche Flecken der Wangenschleimhaut auf (benannt nach dem amerikanischen Kinderarzt Henry Koplik, New York, 1858-1927); Gefahr von Komplikationen durch Enzephalitis (Letalität bis 20%), Laryngitis, Otitis media und durch Superinfektion einer Pneumonie

Meningitiszeichen. Hohes Fieber, Erbrechen, Kopfschmerzen, Nackensteifigkeit (bei älteren Kindern) und Krämpfen; eine Meningitis tritt sehr abrupt auf; gefürchtet ist Infektion mit Meningokokken, die zu Ohnmacht, Schock und Blutungen führen kann (Waterhouse-Friderichsen-Syndrom)

Moro-Reflex. Reaktion des Neugeborenen mit einer Umklammerungsreaktion, wenn es nach hinten bewegt wird: die Arme werden zuerst gestreckt und abgespreizt, dann gebeugt und wieder zum Körper geführt; nach 6 Monaten muss der Reflex verschwunden sein; benannt ist die Moro-Reaktion nach dem Heidelberger Pädiater Ernst Moro (1874-1971)

Mumps. Durch Viren ausgelöste Infektion der Speicheldrüsen, v.a. der Ohrspeicheldrüse (*Parotis*), deshalb auch Parotitis epidemica genannt; bevorzugtes Auftreten bei Jungen zwischen 4-10 Jahren; Gefahr der Infektion von Pankreas und der Hoden (Orchitis) mit späterer Infertilität

Münchhausen-by-proxy-Syndrom. Situation, bei der überwiegend medizinisch vorgebildete weibliche Sorgerechtspersonen Symptome bei Kindern erfinden oder erzeugen, um komplexe, z.T. invasive Untersuchungen und Therapien auszulösen

Neugeborenenikterus. Der Ikterus neonatorum tritt meist am 3. Tag nach der Geburt bei 50% der Neugeborenen und 80% der Frühgeborenen auf; Maximum am 4.-5. Tag, dann verschwindet er wieder; er tritt durch eine enzymatische Schwäche der Leber auf; bei hohen Bilirubinwerten (ab 16 mg/dl) muss eine Phototherapie mit blauem Licht zur Aufspaltung des Bilirubin durchgeführt werden

Osteoporose. Zustand und Bezeichnung für den Abbau der Knochenmasse mit erhöhter Frakturneigung; im Gegensatz zur Osteomalazie ist der Knochen dabei intakt; die Ursachen liegen in einer Altersatrophie des Skeletts oder durch den Einfluss von Medikamenten oder Hormonen

Osteosarkom. Maligner Tumor der Metaphysen von Röhrenknochen; am häufigsten sind distaler Femur und proximale Tibia befallen

Pavor nocturnus. Nächtliches Angst-Erschrecken besonders bei Kleinkindern, die mit Panik aus dem Schlaf erwachen; an die Phase bleibt keine Erinnerung zurück; ob der Situation eine krankhaft zu bewertende Störung zugrunde liegt, ist nicht sicher geklärt

Phimose. Verklebung der Vorhaut des Penis bei Jungen, die sich nicht über die Glans penis zurückschieben lässt; wenn Entzündungen (Balanitis) auftreten, wird eine Zirkumzision durchgeführt

Presbyakusis. Altersschwerhörigkeit; vor allem die hohen Frequenzen (ab 2000 Hz) werden im Alter nicht mehr wahrgenommen; da diese Frequenzen im Hauptsprachbereich liegen, ist oft ein Hörgerät die Lösung des Problems; die Vorsilbe „presby" bedeutet alt

Presbyopie. Altersweitsichtigkeit, die durch eine Akommodationsstörung der Linse (Verlust an Elastizität) entsteht

Pubertas präcox. Verfrühtes Auftreten pubertärer Merkmale durch erhöhte Spiegel der Gonadotropine LH und FSH (s. LE 12) mit Kleinwüchsigkeit und früher Fertilität

Pubertät. Entwicklungsphase von Beginn der Ausbildung sekundärer Geschlechtsmerkmale bis zur völligen Reife und Ausbildung der erwachsenen Persönlichkeit verbunden mit einem Wachstumsschub; Beginn bei Mädchen mit etwa 10 Jahren, bei Jungen rund 1,5 Jahre später

Respiratory Distress Syndrome. Akutes Atemnotsyndrom; hyalines Membransyndrom bei Frühgeborenen durch Mangel an Surfactant

Rheuma. Sammelbegriff für Erkrankungen des rheumatischen Formenkreises:
1. entzündlich-rheumatische Erkrankungen (rheumatisches Fieber; → Scharlach)
2. degenerative Gelenk- und Wirbelsäulenerkrankungen
3. Rheumatismus der Weichteile
4. Metabolische Knochenerkrankungen

Der Begriff greift eine antike Vorstellung auf, nach der Krankheiten durch Giftstoffe, die im Körper fließen, verursacht werden. Der griechische Philosoph Heraklit aus Ephesos (550-480 v. C.) formulierte es so „panta rhéi" und meinte „alles fließt"; daher stammt diese vielseitige Bezeichnung

Röteln. *Rubeolen*;Fieberhafte Erkrankung mit Exanthem und Schwellungen der Lymphknoten bei harmlosem Verlauf; gefährlich ist die Infektion des ungeborenen Kindes, da hier Taubheit, Herzfehler (v.a. Ventrikelseptumdefekt) und eine Erblindung sowie eine geistige Retardierung auftreten können

Scharlach. *Scarlatina*; Streptokokkeninfekt mit Tonsillitis, Rötung der Schleimhäute, Himbeerzunge und typischem Exanthem, das sich innerhalb 1 Woche schuppend ablöst; beim seltenen toxischen Scharlach kommt es unter hohem Fieber zu Krampfanfällen und zum Delir; als Folgen des Scharlach kann das → rheumatische Fieber mit Myokarditis, rheumatoider Arthritis und Glomerulonephritis (LE 8) auftreten; Therapie Penizillin

Sichere Todeszeichen. Totenflecken (Livores), Totenstarre (Rigor mortis) und späten Leichenveränderungen (Verwesungszeichen)

SIDS. *Sudden infant death syndrome*; plötzlicher Kindstod bei Säuglingen mit Häufung im 2.-4. Lebensmonat; Hauptursachen sind Mütter, die in der Schwangerschaft stark rauchen oder beide rauchende Eltern, sehr junge oder ältere Mütter, Ignoranz der Vorsorgeuntersuchungen, Bedeckung des kindlichen Kopfes mit Bettzeug, Bauchlage des Kindes und Schlafen des Kindes im Bett der Mutter

Somatogramm. Grafische Darstellung oder Schema zum prozentualen Vergleich der Körpergröße und anderer Parameter mit anderen Kindern; Messwerte zwischen 3% (3. Perzentile) und 97% (97. Perzentile) aller Kinder gelten als normal

Synkope. Plötzliche, kurzzeitige und meist spontan reversible Ohnmacht unterschiedlicher Ursachen (s. Leitsymptome, Übersicht 1); das Wort stammt aus dem Griechischen synkóptein, das „zusammenhauen" bedeutet und von syncopé, was eine plötzliche Erstarrung bezeichnet; in der Musik wird unter der Synkope ein Rhythmus gegen den Takt verstanden

Wilms-Tumor. *Nephroblastom*, häufigster maligner Tumor bei Kindern, die meist <5 Jahre alt sind; Leitsymptom Hämaturie; Prognose nur günstig, wenn keine Metastasen vorliegen

Windpocken. *Varizellen*; Tröpfcheninfektion durch Herpesviren mit stark juckendem Ekzem das Bläschen bildet; werden diese aufgekratzt, kann es zu Superinfektionen kommen; da der Virus in den Spinalganglien der peripheren Nerven lokalisiert bleibt, kann er in jedem Alter reaktiviert werden und die Gürtelrose, Herpes zoster, auslösen

LEXIKON 6

Absolute Arrhythmie. Völlig unregelmäßiger Rhythmus bei → Vorhofflimmern als Bradyarrhythmie oder Tachyarrhythmie

ACE-Hemmer. Medikamente, die dazu führen, dass weniger Angiotensin II gebildet wird; sie werden bei Hochdruck, Herzinsuffizienz und Niereninsuffizienz gegeben

Adams-Stokes-Anfall. Synkope bei plötzlicher Bradykardie, z.B. durch Kammereigenrhythmus bei → AV-Block III°; der Name weist auf Irland hin, wo Robert Adams (1791-1875) und William Stokes (1804-1878) in Dublin innere Medizin betrieben

Angina pectoris. Belastungsabhängige vom Herzen ausgehende Schmerzen, die oft in die linke Schulter oder in den linken Arm ausstrahlen bzw. als enger Ring empfunden werde, der sich um den Thorax legt; man spricht auch von Stenokardien

Aorta. Aus dem linken Ventrikel entspringendes größtes arterielles Gefäß des Körpers

Aorteninsuffizienz. Die Unfähigkeit der Klappe sich zu schließen, bleibt klinisch lange stumm; später Rechtsherzinsuffizienz und „Wasserhammerpuls" (große Blutdruckamplitude)

Aortenklappe. Taschenklappe zwischen linkem Ventrikel und der Aorta

Aortenstenose. Unzureichende Öffnung der Aortenklappe; Hinweise sind neben dem lauten → Systolikum eine Belastungsdyspnoe, Schwindel, Synkopen und → Stenokardien

Arrhythmie. Herzrhythmusstörung (Frequenzstörung oder Unregelmäßigkeiten)

Atrial. Bezeichnung, die auf die Vorhöfe oder die Vorhofebene des Herzens hinweist; bei den Herzrhythmusstörungen kann man auch supraventrikulär sagen

Atrium. Vorhof des Herzens, der linke Vorhof ist von der Kammer durch die Mitralklappe, der rechte durch die Trikuspidalklappe getrennt

Auskultation. Technik des Abhörens mit dem Stethoskop (Atemgeräusche, Herztöne, Korotkoff-Töne bei der Blutdruckmessung, Darmgeräusche, Strömungsgeräusche über den Gefäßen); Nikolai S. Korotkoff war übrigens ein russischer Chirurg (1874-1937), den man hierzulande auch Korotkow schreibt

AV-Block. Überleitungsstörung von den Vorhöfen auf die Kammern (Abb. 6.25)

AV-Knoten. Sekundärer Schrittmacher des Herzens, der eine Herzfrequenz von 40-60 Schlägen/min erzeugt, wenn der Sinusknoten ausfällt; durch den AV-Knoten, der auch als junktionales Gewebe bezeichnet wird, werden die Erregungsimpulse aus den Vorhöfen in die Kammern verzögert: PQ-Zeit im EKG

Betablocker. Medikamente, die je nach Wirkung auf spezifische Rezeptoren, die Effekte des Sympathikus hemmen (z.B. Senkung der Herzfrequenz und des peripheren Widerstands (Blutdruck). Betablocker werden v.a. bei Hypertonie, KHK und Herzinsuffizienz gegeben

Bigeminus. Form der ventrikulären Extrasystolie, bei der auf einen Normalschlag immer eine ventrikuläre → Extrasystole folgt (Abb. 6.26)

Chronotropie. Beeinflussung Herzfrequenz: *positiv chronotrop* = Erhöhung der Frequenz; *negativ chronotrop* = Senkung der Herzfrequenz

Cor pulmonale. Rechtsherzinsuffizienz durch erhöhten Widerstand im kleinen Kreislauf z.B. bei COPD oder nach Lungenembolie

Couplet. Zwei aufeinanderfolgende ventrikuläre → Extrasystolen (Abb. 6.26); das Wort stammt vom lat. *copula* ab, was, wir ahnen es schon, Verbindung bedeutet; im Deutschen meint der Begriff auch ein kleines, meist witziges Liedchen

Diastole. Erschlaffungs- bzw. Füllungsphase der Herzkammern; Zeitraum zwischen II. und I. Herzton

Diastolikum. Herzgeräusch, das während der Diastole (nach dem II. Herzton) auftritt

Digitalis. Herzglykoside (Digoxin oder Digitoxin), die zur Steigerung der Herzkraft führen (positive → Inotropie) und die Herzfrequenz senken (negative → Chronotropie)

Diuretika. Medikamente, die die renale Ausscheidung erhöhen (siehe Übersicht 2)

Dyskardie. Herzschmerzen oder Empfindungsstörungen, die auf das Herz projiziert werden

Dyspnoe. Luftnot; tritt sie unter Belastung auf, spricht man von Belastungsdyspnoe

Echokardiografie. Ultraschalluntersuchung des Herzens (→ TEE, → Stress-Echo)

Eisenmenger-Reaktion. Erhöhung des Drucks im Lungenkreislauf durch Verhärtung der pulmonalen Gefäße bei Herzfehlern mit Links-Rechts-Shunt; Victor Eisenmenger lebte und wirkte 1864-1932 als Internist in Wien

EKG. Elektrokardiogramm; wichtigste und unkomplizierte Methode, die Erregungsbildung und –leitung des Herzens aufzuzeichnen; auch Störungen der Durchblutung (koronare Herzkrankheit) zeigen sich häufig im EKG

Endokard. Innenauskleidung der Herzkammern (Ventrikel); die innerste Schicht besteht aus Endothelzellen; das Endokard überzieht auch die Herzklappen; es wird mit Sauerstoff überwiegend durch Diffusion aus dem strömenden Blut versorgt

Endokarditis. Meist bakteriell (Streptokokken) ausgelöste Entzündung des → Endokards mit Beteiligung der Herzklappen

Epikard. Schicht, die dem Myokard außen anliegt und in der die Herzkranzgefäße laufen

Ergometrie. EKG unter Belastung zum Nachweis der Belastbarkeit des Patienten und Fahndung nach Durchblutungsstörungen

Extrasystole (ES). Außerhalb des normalen Rhythmus einfallende Erregung; entsteht sie in den Vorhöfen, liegt eine supraventrikuläre ES (svES) vor, bei Impulsbildung in den Kammern eine ventrikuläre ES (VES); VES sind je nach ihrer Ursache und Häufigkeit gefährlich

Fallot-Tetralogie. Herzfehler mit Zyanose: (1) Ventrikelseptumdefekt, (2) Pulmonalstenose, (3) reitende Aorta, (4) Rechtshypertrophie; der französische Arzt Ètienne Louis Arthur Fallot lebte 1850-1911 in Marseille

Foramen ovale. Verbindung zwischen den Vorhöfen (Atriae) des Herzens, das sich nach der Geburt des Kindes verschließt oder auch offen bleiben kann (in fast 50% der Erwachsenen)

Herzgeräusche. Stets pathologische Geräusche bei Auskultation des Herzens, die auf einen Herzfehler (→ Vitium) hinweisen

Herzindex. Herzminutenvolumen, das auf die Körperoberfläche berechnet wird: Cardiac Index (ml/m^2)

Herzinfarkt. Plötzlicher Verschluss eines Herzkranzgefäßes; der akute Infarkt kann das erste Symptom einer langjährig bestehenden KHK sein; es besteht eine hohe Frühmortalität durch ein Pumpversagen des linken Ventrikels oder Rhythmusstörungen

Herzinsuffizienz. Missverhältnis zwischen dem Sauerstoffbedarf der Organe und der Muskulatur gegenüber der Unfähigkeit des Herzens ein ausreichendes Herzzeitvolumen bereitzustellen

Herzkatheter. Invasive Untersuchung des Herzens durch Messsonden oder Katheter, mit denen ein Kontrastmittel in die Kammern oder die Koronargefäße injiziert werden kann (Abb. 6.14)

Herzminutenvolumen. Menge Blut, die das Herz in einer Minute pumpt (Schlagvolumen x Frequenz); rund 5 l/min

Herzspitzenstoß. Tastbare Bewegung der Herzspitze, die im 5. Interkostalraum (Zwischenrippenraum) in der Medioklavikularlinie liegt

Herztöne. Töne, die durch den Schluss der Herzklappen entstehen; I. Herzton: Schluss der Segelklappen als Schwingungston der Papillarmuskeln und der Sehnenfäden, II. Herzton: Schluss durch Zusammenschlagen der Taschenklappen

His-Bündel. Überleitung der Impulse aus dem AV-Knoten auf die → Tawara-Schenkel; benannt nach Wilhelm His, Anatom in Berlin, 1863-1934

Inotropie. Bezeichnung für die Kraft des Herzmuskels: *positiv inotrop* = Kontraktilität wird erhöht; *negativ inotrop* = Herzkraft wird herabgesetzt (z.B. Nebenwirkung von Medikamenten)

Instabile Angina . Angina pectoris, die ohne Belastung aus der Ruhe heraus auftreten kann und nicht auf Nitrospray anspricht; dieser Zustand entspricht einem Herzinfarkt

Kammerflimmern. Chaotische und völlig zusammenhangslose Kontraktionen der Myokardfasern, wobei der Kreislauf still steht – Lebensgefahr! Reanimationspflicht!

Kammertachykardie. → ventrikuläre Tachykardie

Kardiomyopathie. Erkrankung des Myokards; am häufigsten kommt die dilatative Kardiomyopathie (DCM) vor, bei der der linke Ventrikel stark erweitert und die Auswurffraktion herabgesetzt ist; die hypertrophische Form (HCM) ist meist angeboren. Es besteht die Gefahr gefährlicher Rhythmusstörungen

Kammerseptum. Scheidewand zwischen den Ventrikeln; der Kammerseptumdefekt (VSD) ist der häufigste angeborene Herzfehler

Klappeninsuffizienz. Bei einem Herzfehler öffnet sich die betroffene Klappe nicht vollständig

Klappenstenose. Bei einem Herzfehler schließt sich die betroffene Klappe nicht vollständig

Körperkreislauf. Beginnt mit der Aortenklappe (linker Ventrikel) und endet im rechten Vorhof in den Hohlvenen

Koronarangiografie. Radiologische Darstellung der Herzkranzgefäße durch Kontrastmittel, die mittels eines → Herzkatheters injiziert werden

Koronare Herzkrankheit (KHK). Durchblutungsstörung des Herzens, die sich als → Angina pectoris oder als → Herzinfarkt manifestiert

Kritische Stenose. Verengung eines Herzkranzgefäßes durch eine Plaque um >70% mit der Folge, dass die KHK symptomatisch wird

Langzeit-EKG. Registrierung des EKG über 24-48 h zur Analyse von Herzrhythmusstörungen, Kontrolle einer antiarrhythmischen Therapie und Funktion eines implantierten Herzschrittmachers; es wird nach dem amerikanischen Biophysiker Norman J. Holter (1914-1983) auch als Holter-EKG bezeichnet

Linksversorgungstyp. Der Ramus interventricularis anterior (RIVA) der linken Koronararterie versorgt das Kammerseptum und einen Teil des rechten Ventrikels mit Blut

Lungenkreislauf. Beginnt mit der Pulmonalklappe (rechter Ventrikel) und endet in den Lungenvenen im linken Vorhof

Lungenödem. Erhöhung des hydrostatischen Drucks im kleinen Kreislauf mit Austritt von Wasser in das Interstitium zwischen Kapillaren und Alveolarraum; dadurch wird die Diffusionsstrecke für Sauerstoff massiv erhöht und der Patient leidet unter schwerer Dyspnoe. Im weiteren Verlauf tritt Wasser in die Alveolen aus. Hauptursachen sind eine Linksherzinsuffizienz NYHA IV oder eine Überwässerung bei Niereninsuffizienz

Mediastinum. Raum im Thorax, in dem das Herz liegt; Begrenzungen: unten Diaphragma, lateral Lungen, vorn Sternum, hinten Ösophagus und Wirbelsäule, oben Lungenhilus und große Gefäße

Mitralinsuffizienz. Tritt selten isoliert sondern meist als gemischtes Vitium mit gleichzeitiger Stenose auf; klinisch lange ohne Symptome, dann Zeichen der Linksherzinsuffizienz (und Galopprhythmus)

Mitralklappe. Segelklappe zwischen linkem Vorhof und linker Kammer; sie stellt die Grenze zwischen Hochdrucksystem und Niederdrucksystem dar und ist bei erworbenen Herzklappenfehlern am häufigsten betroffen

Mitralstenose. Als gemischter Herzfehler am häufigsten vorkommend: klinisch Linksinsuffizienz mit Zyanose (Facies mitralis) und häufig Vorhofflimmern

Myokard. Muskelschicht des Herzens; spezielle quergestreifte Muskulatur mit der Eigenschaft sich selbst zu erregen und ohne die Fähigkeit einer anhaltenden Kontraktion (Tetanus)

Myokarditis. Entzündung des Herzmuskels überwiegend durch Viren; die Erkrankung heilt fast immer gut aus und kann auch völlig symptomlos bleiben, in seltenen Fällen entwickelt sie sich jedoch zu einer → Kardiomyopathie

Myokardszintigrafie. Darstellung der Herzfunktion über radioaktive Nuklide, wobei besonders zwischen nekrotischem (abgestorbenem) und ischämischem Myokard, das sich wieder erholen wird, unterschieden werden kann

Nitrate. Medikamente in der Behandlung der KHK: Senkung der Vorlast und Erweiterung der Koronargefäße; im Angina-pectoris-Anfall werden sie als Spray verabreicht

NYHA-Stadien. Einteilung der Herzinsuffizienz nach Symptomen des Patienten entsprechend seiner Belastung (New York Heart Association)

Nykturie. Nächtliches Wasserlassen

Ödem. Verschiebung von Wasser aus dem Gefäßsystem in interstitielles Gewebe durch Erhöhung des hydrostatischen Drucks (z.B. Lungenödem), Verlust an Eiweißen oder Entzündungreaktionen

Orthopnoe. Luftnot im Liegen, die sich beim Aufrichten bessert; Hinweis auf fortgeschrittene Linksherzinsuffizienz

Palpation. Untersuchung durch Abtasten und Fühlen der Haut und subkutaner Schichten

Palpitationen. Die Patienten berichten, dass ihnen das Herz bis zum Hals schlagen würde; die Ursache liegt in Extrasystolen

Perikard. Äußeres Blatt des Herzbeutels, das in Höhe der großen Gefäße des Herzens aus dem Epikard entsteht; mit dem Perikard ist das Herz auf dem Diaphragma verwachsen

Perikarditis. Entzündung beider Blätter des Herzbeutels durch verschiedene Ursachen und im Rahmen anderer Krankheiten; Leitsymptom sind retrostrenale Schmerzen mit Lageabhängigkeit; bei chronischem Verlauf kann sich ein Panzerherz entwickeln

Primäre Risikofaktoren. Faktoren und Befunde, die das Risiko der KHK potenzieren: Hochdruck, Diabetes mellitus, Fettstoffwechselstörung (LDL-Cholesterin), Rauchen, familiäre Anamnese

Prinzmetal-Angina. Angina pectoris durch einen Spasmus der Koronargefäße; benannt nach dem amerikanischen Kardiologen Myron Prinzmetal, der von 1908-1994 lebte

Pulmonalklappe. Taschenklappe zwischen A. pulmonalis und rechter Herzkammer

Purkinje-Fasern. Rasche Erregungsbreitung der Impulse aus den → Tawara-Schenkeln; diese Fasern verzweigen sich in das Myokard; der tschechische Physiologe Johannes E. Purkinje, 1787-1869, lebte in Breslau und Prag

RAAS. Renin-Angiotensin-Aldosteron-System (s. LE 9.1 und Abb. 9.6)

R-auf-T. Dieses Phänomen liegt vor, wenn eine ventrikuläre → Extrasystole (VES) in die T-Welle des vorausgehenden Zyklus fällt; deshalb ist auf dem Monitorbild des EKG immer darauf zu achten, wie nahe eine VES an den vorausgehenden Zyklus heranrückt (Abb. 6.26)

Rechtsversorgungstyp. Die rechter Koronararterie versorgt die Hinterwand des linken Ventrikels und einen Teil des Kammerseptums mit Blut

Salve. Mehr als drei aufeinander folgende ventrikuläre → Extrasystolen; Salven sind potenziell bedrohlich! (Abb. 6.26) – Eigentlich bedeutet „Salve", dass man jemanden fröhlich begrüßt und ihm dabei Gesundheit wünscht; man sieht welchen Wortwandel die Begriffe mit den Jahren nehmen, denn Salve heißt ja auch, dass viele Gewehre oder Kanonen gleichzeitig schießen und das ziemlich lärmend

Schlagvolumen. Menge Blut, die das Herz mit einer systolischen Aktion auswirft (ca. 70 ml)

Segelklappen. Klappen zwischen den Vorhöfen und Kammern; ihr Klappenschluss erzeugt den I. Herzton; links Mitralklappe, recht Trikuspidalklappe

Sinusknoten. Primärer Schrittmacher des Herzens, der Sinusrhythmus bildet; er liegt im rechten Vorhof an der Einmündung der oberen Hohlvene

Stabile Angina. Unter Belastung und Kälte reproduzierbar auftretende → Angina pectoris, die auf Nitrospray anspricht

Stenokardie. → Angina pectoris

Stressechokardiografie. Ultraschalluntersuchung des Herzens unter Belastung (pharmakologisch durch Dopamin erzeugt); wichtige Diagnosemethode zur Feststellung einer KHK besonders bei Frauen

Synkope. Plötzlich auftretende Ohnmacht bzw. Kollaps durch plötzlichen Abfall des Herzzeitvolumens bei Bradykardie, als vasovagale Reaktion, durch neurologische Ereignisse u.a. (vgl. auch Lexikon LE 5)

Systole. Kontraktionsphase der Herzkammern zwischen I. und II. Herzton; zuerst kommt es zur Anspannungsphase mit Schluss der Segelklappen (I. Herzton), dann werden die Taschenklappen aufgedrückt und das Blut in Aorta bzw. Pulmonalarterie ausgeworfen. Mit Erschlaffung schließen sich die Taschenklappen wieder (II. Herzton)

Systolikum. Herzgeräusch, das während des Systole (zwischen I. und II. Herzton) auftritt

Taschenklappen. Klappen in den Ausflussbahnen der Ventrikel; links Aortenklappe, rechts Pulmonalklappe; ihr Klappenschluss erzeugt den II. Herzton

Tawara-Schenkel. Erregungsleitungsbahnen in den Herzkammern; sie gehen vom → His-Bündel aus und verzweigen sich in die → Purkinje-Fasern; der japanische Pathologe Suano Tawara, 1873-1952, lehrte in Tokio und Marburg

TEE. Transösophageale Echokardiografie; der Schallkopf wird endoskopisch in die Speiseröhre eingeführt und in Höhe des linken Vorhofs positioniert; übrigens weist TEE auch auf einen von 1957 bis 1988 verkehrenden hübschen und sehr bequemen Zug (Trans-Europa-Express) mit exzellentem Speisewagen hin, wo es auch ein Getränk gleichen Namens gab

Thrombolyse. Auch als Fibrinolyse bezeichnet: frische Fibrinbildungen können innerhalb von 4 h nach einem Infarkt durch Aktivatoren von Plasminogen (rt-PA, s. LE 13) rückgängig gemacht werden. Eine Lyse kann nicht mehr durchgeführt werden, wenn zuvor eine intramuskuläre Injektion gegeben wurde!

Trikuspidalklappe. Segelklappe zwischen rechtem Vorhof und rechter Kammer

Vitium, Vitien. Herzfehler; es werden angeborene und erworbene Herzfehler unterschieden; damit werden Kurzschlüsse im Blutstrom durch das Herz beschrieben oder Verengungen (Stenose) bzw. Restöffnungen in den geschlossenen Herzklappen (Insuffizienz) bezeichnet

Ventilebene. Ebene der Herzklappen, die alle auf einer Fläche liegen und Vorhöfe und Kammern voneinander trennen; die Herzklappen arbeiten wie Ventile und lassen die Mechanik der Herzarbeit mit einer Druck- und Saugpumpe vergleichen (Ventilebenenmechanismus)

Ventrikel. Herzkammern

Ventrikelseptumdefekt (VSD). Häufigster angeborener Herzfehler; eine Zyanose besteht nicht, da ein Links-Rechts-Shunt vorliegt; bei zunehmender Rechtsherzbelastung kann es durch eine → Eisenmenger-Reaktion aber zur Shuntumkehr kommen

Ventrikuläre Tachykardie. Bei der Kammertachykardie liegt immer eine ernste, bedrohliche Krankheit vor, meist eine KHK oder Elektrolytentgleisungen. Die Kammerfrequenz von bis zu 200/min und mehr kann jederzeit in Kammerflattern oder → Kammerflimmern übergehen

Vorhofflimmern. Ungeordnet chaotische und im EKG nicht mehr messbare Kontraktionen der Vorhöfe mit unregelmäßigem Puls (→ absolute Arrhythmie); Gefahr der Thrombenbildung!

Vorhofseptum. Scheidewand zwischen den beiden Vorhöfen des Herzens; bei angeborenen Herzfehlern kann es hier einen Vorhofseptumdefekt (ASD) geben. Die im fetalen Kreislauf bestehende Verbindung zwischen beiden Vorhöfen heißt Foramen ovale; dieses kann nach der Geburt auch offen bleiben

Zyanose. Bläuliche Hautverfärbung durch Zunahme des Hämoglobinanteils, der nicht mit Sauerstoff beladen ist; Ursachen sind Herzfehler mit Rechts-Links-Shunt oder Störungen im kleinen Kreislauf; eine anhaltende Zyanose führt zu Trommelschlegelfingern und Uhrglasnägeln

LEXIKON 7

Adventitia. Äußere Schicht der Gefäße

Akren. Hervorragende Körperteile wie Nase, Finger, Zehen, Ohren, bei denen die Körperwärme bei Kälte besonders stark herunter geregelt wird

Akuter arterieller Verschluss. Plötzlicher Verschluss meist einer Becken- oder Beinarterie, der durch die „6 P" charakterisiert ist: pain, paleness, pulselessness, paraesthesia, paralysis, prostration

Anaphylaktische Reaktion. Allergische Reaktion vom Sofort-Typ, meist durch iv eingebrachte Medikamente oder Kontrastmittel; durch die Freisetzung von Histamin aus Mastzellen treten die typischen Symptome auf: Juckreiz, Flush, Urtikaria, Bronchospastik, Dyspnoe und bei Fortschreiten Schocksymptome mit Tachykardie und Blutdruckabfall

Aneurysma. Umschriebene Ausbuchtung der Arterienwand

Angiografie. Röntgenologische Kontrastmitteldarstellung der Gefäße

Aorta. Größtes Gefäß des Körpers, das aus dem linken Ventrikel entspringt und von diesem durch die Aortenklappe getrennt ist; zu unterscheiden sind aufsteigende Aorta, Aortenbogen und absteigende Aorta sowie die Brust- und Bauchaorta; die größten Gefäße, die der Aorta entspringen sollten bekannt sein

Arterien (Aa.). Gefäße, die das Blut *vom Herzen weg* führen; Unterscheidung in Arterien vom elastischen Typ mit Windkesselfunktion und Leitung der Pulswelle und in Arterien vom muskulären Typ, den Widerstandsgefäßen, in denen der Blutdruck entsteht

Arteriosklerose. Systemerkrankung mit Bildung von Plaques und Einengung des Lumens in bestimmten Gefäßregionen: zerebrovaskuläre Insuffizienz, koronare Herzkrankheit, paVK u.a.; je mehr primäre Risikofaktoren vorliegen, desto häufiger tritt die Erkrankung auf

Arteriolen. Kleinste Arterien zwischen den muskulären Widerstandsgefäßen und den Kapillaren; in ihnen beträgt der Mitteldruck ca. 50 mm Hg; durch zahllose Ringmuskeln, den präkapillären Sphinktermuskeln, wird der Blutdruck gebildet

Blutdruck. Kraft, die das Blut auf die Gefäßwand ausübt; er entsteht in den Widerstandsgefäßen der Mikrozirkulation

Bluthochdruck. → essentielle Hypertonie; in 15% der Patienten liegt eine sekundäre Hypertonie vor; Ursachen sind überwiegend Störungen der Nierendurchblutung, seltener hormonelle Erkrankungen wie → Phäochromozytom oder erhöhte Spiegel an Aldosteron

Circulus arteriosus Willisii. Arterielle Durchblutung des Gehirns, die durch die beiden inneren Karotisarterien und die Vertebralarterien gespeist werden. Über die A. basilaris und Verbindungsarterien stehen die Gefäße untereinander in Verbindung und bilden einen arteriellen Kreislauf

Ductus Botalli. Verbindung zwischen Pulmonalarterie und Aorta beim ungeborenen Kind

Fetaler Kreislauf. Kreislauf des ungeborenen Kindes mit vier Kurzschlüssen (Shunts): Ductus venosus Arantii, Foramen ovale, Ductus arteriosus Botalli und Verbindungsgefäßen von Beckenarterien und Nabelarterien (Abb. 7.5)

Fontaine-Stadien. Einteilung des Schweregrades einer → paVK

Fundus. Untersuchung des Augenhintergrunds zur Feststellung der Komplikationen bei arterieller Hypertonie

Hochdrucksystem. Teilgebiet des Körperkreislaufs in dem das Blut mit hohem Druck fließt; es beginnt an der Mitralklappe und endet im Kapillargebiet der Mikrozirkulation; hier sind 15% des Blutvolumens enthalten

Hypertensive Krise. Lebensbedrohlicher Anstieg des Blutdrucks auf >230/120 mm Hg mit Gefahr der Herzinsuffizienz und neurologischen Komplikationen

Hypertonie, arterielle. → Bluthochdruck

Hypertonie, essentielle. Erhöhung des Blutdrucks auf Werte >130/85 mm Hg unbekannter Ursache

Hypotonie. Durch Störung des Sympathikus verursachter zu tiefer Blutdruck bzw. Regulationsstörung der → Orthostase

Intima. Innerste Schicht der Gefäßwand, die von Endothelzellen gebildet wird; die Wand der Kapillaren besteht nur aus einer Schicht von Endothelzellen

Kapillaren. Kleinste Gefäße des Körpers und Ort der Mikrozirkulation, in der der Stoff- und Gasaustausch stattfindet; der Druck in den Kapillaren beträgt ca. 25 mm Hg; der Durchmesser der Kapillaren ist etwa so groß wie ein Erythrozyt (4-8 μm)

Korotkow-Geräusch. Klopfendes, leiser werdendes Strömungsgeräusch bei der Blutdruckmessung (s. Abb. 7.16)

Kreislaufregulationszentrum. Region im verlängerten Mark (Medulla oblongata), das v.a. über den Sympathikus den peripheren Widerstand (Blutdruck), die Herzkraft und die Herzfrequenz regelt; es bekommt Informationen aus Rezeptoren in der A. carotis interna und im Aortenbogen

Lymphe. Eiweiß- und elektrolytreiche Flüssigkeit aus dem Interstitium

Lymphgefäže. Beginnen im Interstitium und nehmen ca. 10% der Flüssigkeit aus der Mikrozirkulation auf; in die Lymphgefäße sind Lymphknoten als biologische Filter eingebaut. Die Lymphe sammelt sich in immer größer werdenden und mit Klappen ausgerüsteten Gefäßen, die schließlich in den Venenwinkeln münden

Lymphödem. Abflussstörung der Lymphe durch angeborene Anomalien der Lymphbahnen (*primäres* Lymphödem) oder nach Verletzung des Lymphabflusses (*se-

kundäres Lymphödem) durch OP, nach Bestrahlung, traumatisch u.a. Der hohe Eiweißanteil der Lymphe begünstigt eine Fibrosierung der Haut

Media. Mittlere Schicht der Gefäße aus glatter Muskulatur oder elastischen Fasern je nach Gefäßtyp

Metabolisches Syndrom. Vernetzung von Risikofaktoren, die wegbereitend für die Arteriosklerose sind: Diabetes mellitus Typ 2, Fettstoffwechselstörung, Adipositas und Hochdruck; man spricht auch vom „tödlichen Quartett"

Mikroalbuminurie. Nachweis von Albumin im Urin (z.B. durch Teststreifen), wobei der Urin selbst ungetrübt ist; Ursachen sind erste Schädigungen des glomerulären Filters (s. LE 9)

Mikrozirkulation. Stromgebiet aus Gefäßen < 250 µm (Arteriolen und Kapillaren); hier findet der eigentliche Stoffwechsel und die „Gewebsatmung" statt

Nekrose. Sauerstoffversorgung in der Mikrozirkulation eines Gewebsbezirks reicht nicht mehr für den Stoffwechsel aus; besonders betroffen sind anfangs die Akren

Niederdrucksystem. Teilgebiet des Körperkreislaufs und des kleinen Kreislaufs; hier strömt das Blut mit geringem Druck; es beginnt in der Mikrozirkulation und endet nach dem Lungenkreislauf an der Mitralklappe; hier sind 85% des Blutvolumens enthalten

Ödeme. → Stichworte LE 6

Orthostase. Regulation des Blutdrucks bei Veränderungen der Körperhaltung, Nachweis einer orthostatischen Fehlregulation (Hypotonie) durch den Kipptisch oder im → Schellong-Test

paVK. Periphere arterielle Verschlusskrankheit; Einteilung in den → Fontaine-Stadien

Phäochromozytom. Adenom des Nebennierenmarks mit gesteigerter Produktion von Katecholaminen; die Folgen sind Tachykardien, Schweißausbrüche und eine schwere Hypertonie

Phlebografie. Radiologische Darstellung der Venen mit Kontrastmittel

Phlebothrombose. Thrombose im Bereich der tiefen Bein- oder Beckenvenen mit Gefahr der Lungenembolie; Leitsymptome sind Schwellung, Schmerzen und Zyanose

Postthrombotisches Syndrom. Durchblutungsstörung der Haut mehrere Jahre nach einer → Phlebothrombose mit Atrophie und Verhärtung der Haut und Auftreten des → Ulcus cruris

Präeklampsie. Schwangerschaftserkrankung (Gestose) im letzten Trimenon mit Hochdruck (>140/90 mm Hg) und Ödemen bei Proteinurie

Puls. Systolische Wirkung des Herzens auf die elastische Gefäßwand; der Wechsel von Dehnung (Windkesselfunktion) und Erschlaffung der Gefäßwand kann als Puls(welle) palpiert werden

Ratschow-Lagerungsprobe. Untersuchung der Arterien der unteren Extremität zum Ausschluss einer → paVK durch kreisende Bewegungen der Füße bei in die Luft gestreckten Beinen

Raynaud-Syndrom . Engstellung der Gefäße (Vasokonstriktion) bei gestörter Regulation v.a. der Fingerarterien mit auffallender Abblassung einzelner Finger

Schellong-Test. Prüfung der → Orthostase durch Messung von Puls und Blutdruck im Liegen und im Stehen

Schock. Missverhältnis zwischen dem Sauerstofftransport und dem Sauerstoffbedarf des Gewebes und der Zellen durch Volumenmangel, akutes Pumpversagen des Herzens, Sepsis oder eine → anaphylaktische Reaktion

Stammvarikosis. → Varikosis v.a. im Bereich der V. saphena magna mit Stauungsödemen, deren Ausmaß von der Funktion der Perforansvenen abhängt; diese verbinden die oberflächlichen mit den tiefen Venen

Thrombophlebitis. Entzündung und Thrombosierung oberflächlicher Venen

Ulcus cruris. Unterschenkelgeschwür infolge eines → postthrombotischen Syndroms

V. portae. Pfortader; Zufluss aus allen unpaarig angelegten Bauchorganen und Transport des Blutes zur Leber

Varikosis. Familiär gehäuft auftretendes „Krampfaderleiden" durch geringe Zahl von Venenklappen und/oder deren Insuffizienz

Vasodilatation. Gefäßerweiterung

Vasokonstriktion. Gefäßverengung

Venen. Gefäße, die das Blut *zum Herzen* leiten; die großen Venen weisen Klappen auf; kleine Venen heißen Venolen

Venenwinkel. Zusammenschluss von V. jugularis und V. subclavia, in dem die großen Lymphstämme münden

Virchow-Trias. Pathologische Faktoren, die das Entstehen einer Thrombose begünstigen: Wandfaktor, Blutfaktor und Zirkulationsfaktor

Windkessel. Elastische Kraft der großen Arterien, bei der diese elastischen Arterien in der Systole gedehnt werden und das so gespeicherte Blut während der Diastole kontinuierlich abgeben; die Elastizität wird als Pulswelle wahrgenommen

LEXIKON 8

Aerob. Verbrennung (Energiegewinnung) bei der → Zellatmung durch Verwendung von Sauerstoff; hierbei entstehen v.a. → ATP, CO_2 und H_2O

Alkalose. Zustand, bei dem die H^+-Konzentration vermindert und damit der pH-Wert erhöht ist (>7,44 im Plasma); bei vertiefter Atmung (→ Hyperventilation, → Kussmaul-Atmung) wird durch vermehrte Abatmung von CO_2 eine respiratorische Alkalose erzeugt

Alveolen. Rund 300 Mio. Lungenbläschen mit einem Durchmesser von rund 0,2 mm in denen auf einer Gesamtfläche von rund 100 m² der Gasaustausch in der → Lungenatmung erfolgt

Anaerob. Verbrennung (Energiegewinnung) bei der → Zellatmung wobei es im Gegensatz zur → aeroben Atmung an Sauerstoff mangelt; es entstehen saure Stoffwechselprodukte (z.B. Laktat), die eine metabolische → Azidose auslösen können

Apnoe. Atemstillstand

ARDS. Adult (acute) respiratory distress syndrome: Schocklunge bei Multiorganversagen (MOV), nach Aspiration, Rauchvergiftung, Polytrauma, Sepsis u.a.

Asbestose. Chronische Entzündung durch Inhalation von Weißasbest (Magnesiumsilikat) mit dem hohen Risiko eines → Bronchialkarzinoms

Asthma bronchiale. Chronisch entzündliche Atemwegserkrankung mit erhöhter Reagibilität der Bronchialschleimhaut und der glatten Muskulatur mit Beteiligung von Mastzellen und eosinophilen Granulozyten; die Reaktion kann exogen-allergisch oder als intrinsic Asthma über Reize oder Triggermechanismen ausgelöst werden; die Mechanismen Bronchialobstruktion, → Dyskrinie und entzündliche Schleimhautschwellung lösen Dyspnoe, Husten, Auswurf, trockene Rasselgeräusche und Giemen, Tachykardie und ein verlängertes Exspirium aus; der Schweregrad wird durch die → Sekundenkapazität bestimmt; wiederholte Anfälle können eine → COPD begünstigen

Atelektase. Verminderter Luftgehalt der Alveolen durch Kollaps der entsprechenden Bronchien

Atemhilfsmuskeln. *Inspiration*: M. sternocleidomastoideus, M. serratus, Mm. pectoralis major und minor; *Exspiration*: Muskeln der Bauchpresse

Atemzentrum. Neuronales Netzwerk zur Steuerung des Atemrhythmus und der Atemtiefe, das sich vom Mittelhirn bis zur Medulla oblongata erstreckt

Atmung. Ein- und Ausatmen (Atemmechanik), → Lungenatmung, → Gewebeatmung, → Zellatmung

ATP. Adenosintriphosphat, das bei der → Zellatmung durch oxidative Verbrennung von Glukose in den Mitochondrien entsteht

Azidose. Anstieg von Protonen (H^+-Ionen) mit Erniedrigung des pH-Werts durch respiratorische Insuffizienz oder metabolische Azidose z.B. bei Ketoazidose bei Diabetes mellitus (s. LE 11)

Belastungsdyspnoe. Dyspnoe bei körperlicher Anstrengung; Leitsymptom einer Linksherzinsuffizienz

Biot-Atmung. Regelmäßige Atmung mit Atempausen bei Hirnödem oder Meningitis

Bradypnoe. Absinken der Atemfrequenz auf <12 Atemzüge/min

Bronchialkarzinom. Eines der am häufigsten vorkommenden Karzinome (bes. bei Männern), wobei langjähriges Rauchen als Karzinogenese gilt; am häufigsten tritt ein Plattenepithelkarzinom auf; bei kleinzelligen Karzinomen tritt früh eine Metastasierung auf. Die Symptome sind hartnäckiger Husten und → Hämoptysen, die meistens schon ein spätes Stadium anzeigen

Bronchialsystem. Nach Aufteilung der → Trachea in die beiden Hauptbronchien verzweigen sich diese in die Lappenbronchien (links 2, rechts 3), in die Segmentbronchien (links 7-9, rechts 10), in die Endbronchien, die kleinen Bronchien (Bronchiolen) und zuletzt in respiratorische Bronchiolen und Alveolen; in den beiden Letztgenannten erfolgt der Gasaustausch der → Lungenatmung; der Übergang von Bronchien in Bronchiolen ist durch Verlust an Knorpeln und Zuwachs glatter Muskulatur charakterisiert

Bronchiektasen. Irreversible Erweiterung der kleinen Bronchien mit Husten und massivem Auswurf

Cheyne-Stokes-Atmung. Periodischer Anstieg und Abfall der Atemtiefe im Atemrhythmus, der oft von Pausen unterbrochen wird; Ursachen sind Störungen des → Atemzentrums durch Hypoxie oder Intoxikationen (Opiatvergiftung)

COPD. Chronic obstructive pulmonary disease (auch COLD: ... lung disease); eine über 2 Jahre bestehende Atemwegserkrankung mit rezidivierendem Husten und immer wieder auftretenden akuten Krankheitsphasen; der COPD liegen irreversible morphologische Umbauprozesse mit Einschränkung der → Sekundenkapazität zugrunde (→ obstruktive und → restriktive Ventilationsstörungen); kompliziert wird die COPD durch ein → Lungenemphysem

Cor pulmonale. Rechtsherzinsuffizienz bei COPD oder anderen Lungenerkrankungen mit Erhöhung des pulmonalen Gefäßwiderstands

Diphtherie. Akuter Infekt, meist als Rachendiphtherie, durch das Corynebacterium diphtheriae; durch Toxine kann es zur Myokarditis mit Herz-Kreislaufversagen und Lähmungen kommen

Dyskrinie. Bildung von glasartig hellem, zähem Schleim, der sich nicht abhusten lässt

Dyspnoe. Luftnot (s. Leitsymptome in Ü1)

Emphysem. s. Lungenemphysem

Epistaxis. Nasenbluten

Exspiration. Ausatmung

Gewebeatmung. Gasaustausch in der Mikrozirkulation des Organismus

Hämoptoe. Blutung aus der Lunge

Hämoptyse. Bluthusten

Hyperkapnie. Erhöhung des Partialdruckes von Kohlendioxid ($paCO_2$) im Plasma, z.B. bei → COPD

Hyperventilation. Willkürliche oder unwillkürliche Steigerung der Atmungsfrequenz und/oder der Atemtiefe mit der Folge einer Abnahme des $paCO_2$ und damit einer respiratorischen Alkalose; dadurch wird die Konzentration von Kalziumionen im Serum gesenkt und eine Tetanie v.a. mit Pfötchenstellung (Carpalspasmen) ausgelöst; die Hyperventilation beim Sport oder schwerer Arbeit führt zu einer metabolischen (Laktat)azidose

Influenza. Grippe durch Influenzaviren; Tröpfcheninfektion oder Hautkontakte mit Inkubation von 1-3 Tagen: Glieder- und Kopfschmerzen, Fieber und Atemwegssymptome, v.a. → Rhinitis; wegen hoher Variabilität der Oberflächenantigene des Virus können Patienten bei Abwehrschwäche wiederholt an Influenza erkranken oder es treten Epidemien auf

Inspiration. Einatmung

Kussmaul-Atmung. Normofrequente Atmung mit erhöhtem Atemzugvolumen bei metabolischer Azidose (z.B. bei diabetischer Ketoazidose)

Laryngitis. Entzündung der Schleimhaut von Kehlkopf und der Stimmbänder bei Virusinfekten der oberen Luftwege oder durch mechanische Überlastung der Stimme bzw. starkes Rauchen

Larynx. Kehlkopf: Verschluss der → Trachea, hier spielen sich das Schlucken und der Hustenreflex ab; im Kehlkopf erfolgt die Stimmbildung; der Larynx setzt sich zusammen aus Epiglottis, Schild- und Ringknorpel (Adamsapfel) und den Stellknorpeln, die das Spiel der Stimmbänder über den N. recurrens steuern

Lobärpneumonie. → Pneumonie, die auf einen Lungenlappen begrenzt ist

Lungenatmung. Gasaustausch in den → Alveolen

Lungenembolie. Komplikation v.a. der Phlebothrombose (s. LE 7.2); Leitsymptome sind → Dyspnoe, → Tachypnoe, Angst und Synkopen; je nach Schweregrad und Größe der verschlossenen Lungenarterie kommt es zu Hypoxie und Schock

Lungenemphysem. Typische und irreversible Folge einer → COPD oder genetisch vererbte Erkrankung; die Alveolen sind überbläht, die interalveolären Septen gehen verloren und die Gasaustauschfläche wird vermindert; die → Vitalkapazität ist verkleinert

Lungenfibrose. Bezeichnung für interstitielle Lungenerkrankungen unterschiedlicher Ursache; das Bindegewebe der Lunge wird umgebaut und die Dehnbarkeit der Lunge reduziert: → restriktive Ventilationsstörung; am häufigsten tritt eine →Sarkoidose auf

Lungeninfarkt. Verlegung größerer peripherer Abschnitte der Lunge durch eine große → Lungenembolie; meist kommt es zu einer Einblutung (hämorrhagischer Lungeninfarkt); klinisch entspricht das Bild einer schweren Lungenembolie

Mukoviszidose. Erbkrankheit mit Fehlen eines Gens, das die Wasserpermeabilität exkretorischer Drüsen steuert; in den Bronchien wird ein zäher Schleim gebildet, der nicht abgehustet werden kann; so kommt es zur rezidivierenden → Bronchitis, zur → Pneumonie und zu → Atelektasen. Im weiteren Verlauf entwickelt sich eine Pankreasinsuffizienz. Nachweis durch die Konzentration von Chlorid-Ionen im Schweiß

Nase. Gebildet vom Nasenbein und den Nasenflügeln aus Knorpeln; Aufgaben der Nase sind die Befeuchtung. Erwärmung und Reinigung der Atemluft sowie die Wahrnehmung von Düften

Nasennebenhöhlen. Mit Luft gefüllte paarig angelegte Hohlräume des Schädels, die mit respiratorischem Epithel ausgekleidet sind und eine Verbindung zur Nase haben und deren innere Oberfläche vergrößern; sie geben der Stimme Resonanz und verringern das Gewicht des Schädels; im Einzelnen
- Stirnhöhle (Sinus frontalis)
- Kieferhöhle (Sinus maxillaris)
- Keilbeinhöhle (Sinus sphenoidalis)
- Siebbeinzellen (Sinus ethmoidales)

Eine Entzündung der Schleimhaut der Nebenhöhlen ist eine → Sinusitis

Nosokomial. Bezeichnung für Krankheiten, die im Krankenhaus erworben wurden

Obstruktive Ventilationsstörung. Herabgesetzte Dynamik der Ausatmung bei → Asthma bronchiale oder → COPD mit eingeschränkter → Sekundenkapazität

Orthopnoe. Luftnot, die im Liegen auftritt; wegweisend für eine Lungenstauung bei Linksherzinsuffizienz

Pharynx. Rachen; hier teilt sich der Luft- und der Speiseweg (Mundrachen); Nasenrachen mit Ohrtrompete, Kehlkopfrachen mit dem → Larynx

Pleura. Seröse Häute, die einerseits die Lungen überziehen (Lungenfell, *Pleura visceralis*; nur der Lungenhilus ist nicht von der Pleura überzogen), andererseits den Brustraum auskleidet (Brustfell, *Pleura parietalis*); zwischen beiden Blättern der Pleura befindet sich Flüssigkeit und ein negativer Druck, der die Lungen durch Adhäsionskräfte an Thorax und Diaphragma anhaften lässt; bei Verletzungen des Pleuraspalts kommt es zum → Pneumothorax

Pleuritis. Entzündung der → Pleura meist in Folge einer → Pneumonie; die Entzündung kann schmerzhaft trocken (Pl. sicca) oder mit einem Erguss (Pl. exsudativa) auftreten. Bei eitrigem Erguss spricht man vom *Pleuraempyem*; oft muss eine Drainage angelegt werden

Pneumonie. Lungenentzündung durch Bakterien (Streptokokkus pneumoniae), Viren oder atypische Erreger; in 50% kein Erregernachweis möglich; Symptome: Husten, Auswurf, hohes Fieber, Dyspnoe, Atemschmerzen, Rasselgeräusche; im Röntgenbild Infiltrat; tritt eine Pneumonie innerhalb von 48 h nach stationärer Aufnahme auf, wird sie als → nosokomial bezeichnet

Pneumothorax. Luftansammlung im Thorax bei teilweise oder ganz kollabierter Lunge; ist der Pneumothorax geschlossen, kann ein *Spannungspneu* entstehen, wobei durch Überdruck Herz und Mediastinum auf die Gegenseite verlagert werden und den Rückstrom des Bluts durch die Hohlvenen behindert: Dyspnoe und eine Schocksymptomatik lassen den Notfall erkennen (sofort Drainage im 4. ICR in der vorderen Axillarlinie erforderlich)

Pneumozyten. Zellen im Epithel der Alveolen; Typ I (95%) bildet die Alveolarwand, Typ II (5%) bildet den → Surfactant

Pulmones. Lungen; links 2 Lappen, rechts 3 Lappen; je 10 Segmente (links meist nur 9 durch Verschmelzung von zwei Segmenten)

Reccurensparese. Lähmung des N. reccurens, der die Stimmmuskeln versorgt; der Stimmbandnerv entspringt dem N. vagus (X. Hirnnerv), wandert bis zum Aortenbogen links und Truncus brachiocephalicus rechts nach unten und kehrt dann zum Kehlkopf zurück; er tritt von dorsal in den Kehlkopf ein und kann bei Schilddrüsen-OP verletzt werden

Respiratorische Insuffizienz. Schwäche der Atemarbeit bei → COPD, die v.a. unter Belastung symptomatisch wird; im Akutfall kann sie zum → ARDS führen

Restriktive Ventilationsstörung. Verminderung der Gasaustauschfläche bei reduzierter → Vitalkapazität durch Lungenfibrose, → Lungenemphysem, Lungenembolie oder → Atelektasen

Rhinitis. Schnupfen im Rahmen eines Virusinfekts und oft im Rahmen einer → Influenza

Sarkoidose. Lungenfibrose unbekannter Ursache mit Vergrößerung der Hiluslymphknoten, Infiltraten der Lunge und Beteiligung von Haut, Augen, Leber, Nieren, Knochen und ZNS; akut: *Löfgren-Syndrom* mit Schmerzen in Sprunggelenken und Fieber; Sonderform: *Heerfordt-Syndrom* mit Parotitis und Fazialisparese

Schlafapnoesyndrom (SAS). Zentrale Atemstörung mit nächtlicher →Apnoe; häufiges Symptom ist lautes Schnarchen; tagsüber können Schlafattacken auftreten

Schnappatmung. Krampfartige, unregelmäßige Atmung in der Agonie

Sekundenkapazität. Prozentualer Anteil des Volumens, das nach maximaler Inspiration in einer Sekunde ausgeatmet werden kann; Normwert 70-80%; der Wert wird als FEV_1 angegeben (forced exspiratory volume in 1 sec)

Silikose. Steinstaublunge durch Einatmen von quarzhaltigem Staub (Pneumokoniose); Gefahr der → Tuberkulose

Sinusitis. Bakterielle Entzündung der → Nasennebenhöhlen, die zu 30% durch Zahnerkrankungen ausgelöst wird; die Schmerzen werden durch den Unterdruck bei Resorption der Luft nach Verschluss der Verbindung zur Nase ausgelöst

Spirometrie. Bestimmung der Lungenvolumina: Atemzugvolumen (350-500 ml), exspiratorisches (1000-1200 ml) und inspiratorisches (2000-3000 ml) Reservevolumen, → Vitalkapazität (ca. 3600 ml bei Frauen und 4500 ml bei Männern) und der → Sekundenkapazität (70-80%)

Sputum. Auswurf von Bronchialschleim

Status asthmaticus. Anhaltende Symptome des → Asthma bronchiale über 24 h; lebensbedrohlicher Notfall

Surfactant. Wasserlöslicher Film aus Protein, Lezithin und Lipiden, der die Alveolen auskleidet und verhindert, dass die feinen Strukturen bei Überdehnung platzen; die Störung der Synthese des Surfactant-Faktors ist Ursache des Atemnotsyndroms bei Frühgeborenen

Tachypnoe. Beschleunigte Atemfrequenz >18 Atemzüge/min bei Erwachsenen

Tonsillen. Lymphatisches Gewebe im Nasen-Rachenraum, das insgesamt als lymphatischer Schlundring bezeichnet wird: Gaumenmandel (T. palatina), Rachenmandel (T. pharyngea), Tubenmandel (T. tubaria) und Zungenmandel (T. lingualis); die Entzündung v.a. der Gaumenmandeln wird als Tonsillitis bezeichnet

Totraum. Volumen der Atemwege, das nicht am Gastaustausch teilnimmt

Trachea. Luftröhre zwischen Ringknorpel und Hauptbronchien im Mediastinum, stabilisiert durch 15-20 Knorpelspangen; Durchmesser variabel durch dorsalen M. trachealis

Tuberkulin-Test. Nachweis der Immunantwort durch T-Lymphozyten bei Tbc, der erstmals frühestens nach 5-6 Wochen positiv wird; beim Tine-Test® wird das Tuberkuloprotein intracutan mit einem Stempel injiziert, wobei nach 3 Tagen als positive Reaktion Quaddeln auftreten; allerdings schließt ein negativer Test eine Tbc nicht aus

Tuberkulose (Tbc). Infektion mit Myobacterium tuberculosis, die sich fast immer an den Atemwegen abspielt; der Primärherd heilt meist unbemerkt ab und ist nur im positiven → Tuberkulintest nachweisbar; bei Ausbreitung über die Lunge kommt es zur käsigen Pneumonie, bei lymphogener Aussaat zur Tbc der Lymphknoten, bei hämatogener Streuung zur Miliar-Tbc, die auch die Hirnhäute befallen kann; eine Tbc kann sich auch auf Haut, Knochen und Gelenke und das Urogenitalsystem ausbreiten; besonders gefährdet sind abwehrgeschwächte Patienten

Vitalkapazität. Summe aus maximal ein- und ausgeatmetem Volumen, das in der → Spirometrie bestimmt wird

Zellatmung. Prozess der Energiegewinnung durch „Verbrennung" von Glukose und der Bildung von →ATP; Sauerstoff wird hierbei als Oxidationsmittel benötigt; dieser Prozess wird als oxidative Phosphorylierung bezeichnet und über die Schilddrüsenhormone gesteuert; in der Zelle entstehen dabei u.a. CO_2 und H_2O als Oxidationswasser

Zyanose. Bläuliche Hautverfärbung durch Zunahme des Hämoglobinanteils, der nicht mit Sauerstoff beladen ist; Ursachen sind Herzfehler mit Rechts-Links-Shunt (s. LE 6.2) oder eine COPD mit reduziertem paO_2; eine anhaltende Zyanose führt zu Trommelschlegelfingern und Uhrglasnägeln

LEXIKON 9

ADH. Antidiuretisches Hormon, das im Hypothalamus gebildet wird; es bewirkt einen Wassertransport aus dem → Sammelrohr zurück ins Blut und reduziert so den → Sekundärharn auf die eigentliche Urinmenge; fehlt ADH kommt es zum → Diabetes insipidus (s. LE 12)

Akutes Nierenversagen, ANV. Über Tage bis mehrere Wochen sich entwickelndes, dann plötzlich auftretendes Versagen der Nierenfunktionen mit Überwässerung des Körpers; die → Dialyse wird erforderlich; überwiegend ist das ANV die Folge eines Volumenmangelschocks

Albumin. Eiweiße mit einer Molekulargröße, die nicht mehr durch die Filterporen des Glomerulus passen; Albumine sind Transportproteine und für den kolloidosmotischen Druck verantwortlich (s. LE 11)

Albuminurie. Nachweis von → Albumin im Urin als Hinweis auf eine Schädigung des glomerulären Filters, z.B. bei Glomerulonephritis oder diabetischer Nephropathie; große Mengen von Albumin im Urin werden als → Proteinurie bezeichnet

Aldosteron. Mineralokortikoid aus der → Nebennierenrinde, das durch → Renin aktiviert wird und durch Rückresorption von Na^+ im distalen Tubulus dieses Elektrolyt im Blut kontrolliert

Alkalose. Senkung der Konzentration an Protonen (H^+) mit Anstieg des pH-Wertes (s. a. → Azidose)

Androgene. Überbegriff für männliche Sexualhormone; Hauptvertreter ist das → Testosteron, das unter dem Einfluss von LH in den Leydig-Zwischenzellen des → Hodens gebildet wird; Androgene werden auch bei Frauen in der → Nebennierenrinde gebildet und sind hier Vorstufen für die → Östrogene

Anurie. Ausscheidungsmenge <200 ml/Tag; in anderen Literaturstellen wird eine Anurie ab <100 ml/Tag beschrieben

Äußere Geschlechtsorgane. *Frau*: Schamlippen, Klitoris und Scheidenvorhof; *Mann*: Penis und Hodensack

Azidose. Erhöhung der Konzentration von Protonen (H^+) und dadurch Senkung des pH-Werts; eine metabolische Azidose, z.B. bei der Ketoazidose bei Diabetes mellitus (s. LE 11) wird durch die Atmung (Kussmaul-Atmung) kompensiert; der Säurenbasenhaushalt wird überwiegend von Niere und Lunge geregelt

Bakteriurie. Nachweis von Keimen im Urin durch Teststreifen oder Urinkultur, wobei die sicherste Aussage durch den Mittelstrahlurin gewonnen wird; Werte ab 10000 Keime/ml sind kontrollbedürftig; ab 100000/ml muss eine Therapie erfolgen

BPH. Benigne Prostatahyperplasie bzw. Prostataadenom; eine gutartige Vergrößerung der → Prostata durch Vermehrung des Drüsengewebes mit der Folge, dass die → Urethra eingeengt und die Miktion erschwert wird; es kann zur Restharnbildung in der Blase mit Infektionsgefahr und → Hydronephrose führen; die Ursache dieser bei rund 50% aller Männer >50 Jahre vorkommt, ist unklar

Bowman-Kapsel. Umhüllung des Glomerulus mit Abfluss des → Primärharns in den proximalen Tubulus; das innere Blatt des Kapsel legt sich dicht an die Kapillarschlingen an und stellt die Membran für die → Filtration dar

CAPD. Kontinuierliche ambulante Peritonealdialyse, bei der das Dialysat über einen Katheter in die Peritonealhöhle eingebracht wird; als semipermeable Membran dient das Peritoneum selbst

Cimino-Fistel. Gefäßchirurgische Verbindung der V. cephalica am distalen Unterarm mit der A. radialis zur Herstellung einer stabilen Punktionsstelle für die → Dialyse

Chronische Niereninsuffizienz. Irreversible, fortschreitende Abnahme der Nierenfunktionen über mehrere Jahre bis Jahrzehnte durch → Glomerulonephritis, diabetische Nephropathie, → Pyelonephritis, Gefäßkrankheiten der Nieren, → Zystenniere u.a.; die Niereninsuffizienz wird symptomatisch manifest, wenn die → GFR <20% beträgt; das Muster der Symptome wird als → Urämie bezeichnet

Diabetes insipidus. Mangel von →ADH mit Ausscheiden des Sekundärharns, der 17-20 l betragen kann und zur Exsikkose führt

Dialyse. Das Blut des Patienten wird über eine semipermeable Kunststoffmembran per Diffusion in ein Dialysat von den Retentionswerten „entgiftet"; bei chronischer Dialyse muss eine → Cimino-Fistel angelegt werden; es liegen unterschiedliche Verfahren der Dialyse vor, v.a. die → CAPD u.a.

Dysurie. Schmerzen oder Brennen beim Wasserlassen; Hinweis auf → Zystitis

Eierstock. Ovar; hier reifen unter dem Einfluss von FSH und LH die Follikel und es werden die weiblichen Sexualhormone → Östrogene und → Progesteron gebildet

Eileiter. Tube; Verbindung von → Eierstock und → Gebärmutter; 10-20 cm langer muskulöser Schlauch; beim Eisprung wird die Eizelle in der Tube aufgefangen und noch auf dem Transport zur Gebärmutter befruchtet

Eiweißverlustniere. → Nephrotisches Syndrom

Erythropoetin. Renales Hormon, das die Reifung der Erythrozyten stimuliert und gern als Dopingmittel (EPO) missbraucht wird

ESWL. Extrakorporale Stoßwellenlithotripsie; Methode der Steinzertrümmerung bei → Nephrolithiasis

Filtration. Durch den Druck in den Arteriolen im Glomerulus werden alle Substanzen, die kleiner als etwa das → Albuminmolekül sind, durch die Membran des inneren Blattes der → Bowman-Kapsel gepresst, verlassen also die Blutbahn und werden dann zurück resorbiert; dabei besitzt der Tubulus die Fähigkeit, definierte Schwellenkonzentrationen zu erkennen (z.B. ca. 180 mg/dl bei Glukose)

Gebärmutter. Uterus, intraperitoneal hinter der Blase gelegen; in den Uterus münden die → Tuben; an der Cervix uteri (Gebärmutterhals) liegt die Umschlagfalte des Peritoneums; der vordere Teil des Uterus, die Portio, ragt in die Vagina hinein. – Erstaunlich ist es, dass die Fachsprache noch immer von einer Hysterektomie spricht, wenn der Uterus entfernt wird, denn im antiken Verständnis war die *hystéra*, eine zickige Eigenschaft, mit dem Besitz dieses Organs verknüpft ... Stimmt aber nicht mit der modernen Neurosenlehre überein

Glomerulonephritis. Sammelbegriff für alle entzündlichen Erkrankungen des Glomerulus, die akute bakteriell und chronisch durch sehr unterschiedliche Immunprozesse entstehen; Leitsymptome sind die → Albuminurie, → Hämaturie, Hochdruck und Ödeme

Glomerulus. Rund 30 Schlingen aus Arteriolen bilden in beiden Nieren 2 Millionen mal ein Gefäßknäuel, in das 25% des Herzzeitvolumen gepresst werden; hier spielt sich die → Filtration ab

Glomeruläre Filtrationsrate, GFR. Maß für die Nierenfunktion, das durch die → Kreatinin-Clearance ermittelt wird; sie beträgt für einen Erwachsenen rund 125 ml/min/1,73 m²; eine → Niereninsuffizienz wird symptomatisch erst bemerkbar, wenn die GFR um >80% eingeschränkt ist

Goodpasture-Syndrom. Chronische → Glomerulonephritis mit Beteiligung der Lungen durch Ablagerung von Immunkomplexen bei unbekannter Ursache; die Patienten versterben durch die Lungenblutung (Hämoptoe)

Graaf-Follikel. Reifer Primärfollikel, der zwischen Tag 12-15 im Menstruationszyklus als Eizelle den Follikelsprung (Ovulation) durchführt und im → Eileiter befruchtet werden kann

Hämaturie. Nachweis von Blut im Urin; eine *Mikro*hämaturie ist nur mittels Teststreifen nachzuweisen; bei einer Makrohämaturie ist das Blut ohne Hilfsmittel zu erkennen

Harninkontinenz. Unwillkürlicher Abgang von Urin als Stressinkontinenz, Dranginkontinenz, Reflexinkontinenz oder bei Überlaufblase

Harnstoff. Nierenretentionswert, der meist zusammen mit → Kreatinin bestimmt wird; Harnstoff ist ein Endprodukt aus dem Proteinstoffwechsel (Abbau der Aminogruppen); eine Erhöhung dieses Wertes weist auf eine Einschränkung der → GFR <25% hin

Henle-Schleife. U-förmiger Teil des Tubulussystems zwischen proximalem und distalem Teil; hier wird der Harn konzentriert; je länger diese Schleife ist, desto höher die Konzentration des Harns (biologischer Spitzenreiter ist hierbei die australische Wüstenspringmaus, die kaum Harn ausscheidet)

Hoden. Inneres männliches Geschlechtsorgan, das mit seinem Samenstrang durch den Leistenkanal absteigt und → Testosteron und die Spermien bildet

Hydronephrose. Abnorm erweitertes Nierenbecken durch eine Harnstauung, z.B. bei Tumoren oder einer angeborenen Fehlbildung (Sackniere)

Innere Geschlechtsorgane. *Frau*: Eierstöcke, Eileiter, Gebärmutter und Scheide; *Mann*: Hoden, Nebenhoden, Samenleiter, Samenstrang, Prostata, Samenbläschen

Juxtaglomerulärer Apparat. Region zwischen → Vas afferens und → Vas efferens am Gefäßpol des → Glomerulus, in dem sowohl das Herzzeitvolumen gemessen wird als auch die Na-Konzentration des Sekundärharns (in der → Macula densa); hier wird das Hormon → Renin gebildet

Kalzitriol. Das in der Niere aktivierte *Hormon* → *Vitamin D*, das für die Resorption von Kalzium im Jejunum verantwortlich ist

Kreatinin. Nierenretentionswert, der meist zusammen mit → Harnstoff bestimmt wird; Anstieg bei Einschränkung der → GFR <50%; das Kreatinin ist ein Abbauprodukt des Muskelstoffwechsels

Kreatinin-Clearance. Bestimmung der → glomerulären Filtrationsrate durch Messung der Konzentration von Kreatinin im Blut und im 24-h-Urin

Leukozyturie. Hinweis auf eine Entzündung bzw. bakterielle Infektion der Harnwege (ab >5 Leukos/µl); bei massivem Auftreten liegt eine → Pyurie vor

Mamma. Weibliche Brust bestehend aus Drüsenläppchen und Milchsäckchen mit Milchgängen, die in die Mamille münden

Mittelstrahlurin . Untersuchung des Harns, nachdem die erste Portion des Urins in die Toilette entleert wurde

Nebenhoden. Epididymis; Speicherung der Samenzellen in einem System kleiner Kanäle, wo sie ausreifen können und in den Ductus epididymis abgegeben werden; dieser geht in den → Samenleiter über

Nebenniere. Endokrine Drüse, die auf den Nierenpolen sitzt und sich aus → Nebennierenrinde und → Nebennierenmark zusammensetzt

Nebennierenmark. Innerer Teil der Nebenniere aus chromaffinen Zellen und präganglionären Fasern des Sympathikus in denen Katecholamine – Adrenalin (80%) und Noradrenalin (20%) – gebildet und direkt ins Blut abgegeben werden; das Nebennierenmark ist eine Schnittstelle zwischen der Regelung des Organismus durch Nerven (Noradrenalin als Neurotransmitter) und Hormonen

Nebennierenrinde. Äußerer Teil der Nebenniere, in dem die Rindenhormone (Kortikosteroide) gebildet werden: Ganz außen (Zona glomerulosa) werden Mineralokortikoide, v.a. das Aldosteron gebildet; in der folgenden Zona fasciculata werden Glukokortikoide, v.a. Kortison und Kortisol, gebildet, aber auch → Androgene und → Östrogene

Nephrolithiasis. Nierensteine; der genaue Mechanismus der Steinbildung ist ungeklärt; eine Rolle spielen die erhöhte Ausscheidung von Kalzium z.B. bei Hyperparathyreoidismus (s. LE 12), eine Hyperurikämie (Gicht) und Infekte

Nephron. Funktionelle Einheiten der Nieren: Über 2 Millionen Nierenkörperchen setzen sich zusammen aus:
- Vas afferens und efferens mit Glomerulus mit Bowman-Kapsel und dem juxtaglomerulären Apparat am Gefäßpol
- Tubulussystem mit proximalem Tubulus, Henle'scher Schleife und distalem Tubulus
- Zugehörigem Sammelrohr

Glomerulus und proximaler Tubulus liegen in der → Nierenrinde, die anderen Teile des Nephrons im → Nierenmark

Nephrotisches Syndrom. Sammelbegriff für alle Krankheiten, die mit → Proteinurie und Verschiebung des Proteinmusters in der Elektrophorese einhergehen; als Leitsymptom gelten Ödeme, v.a. an den Lidern der Augen

Nierenhilus. Nierenpforte: Ein- bzw. Austritt von A. renalis und V. renalis und des Ureters

Niereninsuffizienz. Einschränkung der Nierenfunktion, die mittels der → glomerulären Filtrationsrate quantifiziert werden kann und als *chronische* Form überwiegend auf eine chronische → Glomerulonephritis, eine → Pyelonephritis, die diabetische Nephropathie oder eine Zystenniere zurückzuführen ist; ein *akutes* Nierenversagen ist meist die Folge eines Volumenmangelschocks

Nierenmark. Hier liegen die Markpyramiden, die von der Rinde bis zum Hilus reichen; die 12-18 Markpyramiden werden vom Tubulussystem des → Nephron, Blutgefäßen und den Sammelrohren gebildet

Nierenrinde. Nur wenige Millimeter messende Schicht der Nieren unter der Nierenkapsel; hier liegen die Nierenkörperchen des → Nephron

Nierenzellkarzinom. Initial wenig symptomatisches Malignom des älteren Menschen mit schmerzloser Hämaturie, Flankenschmerzen und tastbarem Tumor im Nierenbereich; daneben treten die klassischen *Tumorleitsymptome* auf: Gewichtsverlust und Fieber

Nosokomiale Infektion. Infekt, der bei stationärem Aufenthalt erworben wird, z.B. → Zystitis bei Blasendauerkatheter

Nykturie. Gehäuftes nächtliches Wasserlassen; häufig bei globaler Herzinsuffizienz (aber auch nach einigen Sixpacks ...)

Oberer Harnwegsinfekt. → Pyelonephritis

Ödem. Wasseransammlung im Interstitium durch Eiweißmangel z.B. bei → Glomerulonephritis oder → nephrotischem Syndrom, durch Erhöhung des hydrostatischen Drucks oder lokal bei Entzündungen

Oligurie. Ausscheidungsmenge <500 ml/Tag

Östrogene. Hormone, die in Eierstock und Plazenta, aber auch in der Nebennierenrinde, Hoden und in der Leber gebildet werden; sie sind für die Ausbildung der weiblichen Geschlechtsmerkmale und den Menstruationszyklus verantwortlich; vor der Menopause ist Östradiol das wichtigste Hormon aus der Gruppe dieser Hormone

Ovarien. Eierstöcke, die intraperitoneal beidseits der → Gebärmutter an der Wand des kleinen Beckens liegen; hier reifen die Eizellen heran und werden für den Eisprung vorbereitet (s. → Graaf-Follikel)

Pollakisurie. Häufiger Harndrang bei nicht gefüllter Blase als Hinweis auf eine → Zystitis oder nervöse Störung („Konfirmandenblase")

Polydipsie. Krankhaft gesteigerter Durst v.a. bei Diabetes mellitus oder Diabetes insipidus

Polyurie. Ausscheidung von >3 l Harn am Tag; meist geht sie mit → Polydipsie einher

Primärharn. Durch die Filtration gebildetes Harnvolumen in der Bowman-Kapsel, das im proximalen Tubulus zu 90% zurück resorbiert wird; es beträgt rund 180 l/Tag und entspricht rund 10% der Blutmenge, mit der die Nieren durchströmt werden

Progesteron. Hormon des Gelbkörpers (Corpus luteum), das die Implantation des befruchteten Eies in die Uterusschleimhaut vorbereitet und die Schwangerschaft unterhält; durch Progesteron werden das Hypophysenhormon LH und die Ovulation während der Schwangerschaft gehemmt

Proteinurie. Ausscheiden größerer Mengen Eiweiß im Urin bei Glomerulonephritis (>150 mg/Tag)

Prostata. Rektal tastbare Vorsteherdrüse des Mannes, das die → Urethra nach Austritt aus der Blase umschließt; sie bildet ein alkalisches Sekret, das die Beweglichkeit der Spermien steigert; in der Prostata mündet der Ductus ejaculatorius in die Harnröhre

Pyelon. Nierenbecken; hier tropft der Urin aus den → Sammelrohren über die Papillen ab; am Übergang vom Pyelon zum → Ureter liegt die erste anatomische Engstelle des Ureters (Ureterstenose)

Pyelonephritis. Oberer Harnwegsinfekt der meist durch aufsteigende Infekte oder eine Harnabflussstörung entsteht; dabei ist das Interstitium der Niere mit betroffen und es resultiert ein akutes, hochfebriles Krankheitsbild mit → Dysurie,

Flankenklopfschmerz, Leukozyturie und deutlichen Entzündungszeichen im Blut; durch eine hämatogene Streuung kann eine Urosepsis entstehen

Pyurie. Nachweis von Eiter im Urin; Gefahr der Urosepsis

RAAS. Renin-Angiotensin-Aldosteron-System, das über Aktivierung von → Renin im → juxtaglomerulären Apparat in Gang gesetzt wird und zur Bildung von Angiotensin II mit Erhöhung des Blutdrucks und durch Aktivierung von → Aldosteron zu erhöhter Natriumrückresorption und damit Erhöhung des Blutvolumens führt

Reizblase. Krankheitsbild mit denselben Symptomen wie eine → Zystitis, obwohl diese ausgeschlossen ist; die Ursache dieses Phänomens ist unklar, aber psychische Ursachen können ebenso eine Rolle spielen wie ein Östrogenmangel

Renale Retentionswerte. → Kreatinin, → Harnstoff

Renin. Renales Hormon, das durch eine Verminderung der Nierendurchblutung oder Abfall der Na-Konzentration im Serum im juxtaglomerulären Apparat freigesetzt wird und das → RAAS anstößt

Retroperitoneal. Bezeichnung für die Lage von Bauch- und Beckenorganen, wenn sie nur an einer Seite vom Peritoneum berührt werden

Samenleiter. Ductus deferens; über 40 cm langer Gang, der sich aus dem Gang des → Nebenhodens fortsetzt und durch den Leistenkanal zur Prostata zieht; hier geht er in den Ductus ejaculatorius über

Sammelrohr. Letzter Teil des → Nephrons in den die Verbindung zum distalen Tubulus mündet; hier greift das Hormon → ADH an; die Sammelohre münden an den Papillen der Niere im Nierenbecken

Sediment. Mikroskopische Analyse der Harnbestandteile nach Zentrifugation

Sekundärharn. Urinmenge im Tubulussystem, die nach Rückresorption des → Primärharns übrig bleibt, in der → Henle-Schleife konzentriert und durch → Aldosteron entsprechend der Konzentration des Urins von Natrium befreit wird; durch → ADH wird der Sekundärharn auf die definitive Urinmenge reduziert

Testosteron. Männliches Sexualhormon, das in den Leydig'schen Zwischenzellen des → Hodens gebildet wird; es steuert die sexuelle Reifung und Differenzierung der Geschlechtsorgane des Mannes

Tuben. → Eileiter

Tubulussystem. Teil des → Nephrons; Rückresorption des → Primärharns im proximalen Tubulus, Konzentration des Sekundärharns in der Henle'schen Schleife; am distalen Tubulus greift das Hormon → Aldosteron an; der Sekundärharn wird in die → Sammelrohre abgegeben, wo durch → ADH die Wasserrückresorption erfolgt

Urämie. Symptommuster bei → chronischer Niereninsuffizienz

Ureter. Harnleiter, der sich retroperitoneal von den Nieren bis zur Blase zieht; er weist drei anatomische Engstellen auf:
1. Übergang → Pyelon in den Ureter
2. Kreuzung mit den großen Beckengefäßen, va. A. iliaca
3. Einmündung in die Blase

Urethra. Harnröhre: bei der *Frau* ist sie 3-5 cm lang und begünstigt ihres größeren Durchmessers wegen den Eintritt von Keimen in die Blase;

beim *Mann* ist sie als Harn-Samenröhre 20-30 cm lang und besteht aus 4 Abschnitten
- Harnröhrenöffnung in der Blasenwand
- Prostatateil; hier mündet der Ductus ejaculatorius
- Durchquerung der Muskulatur des Beckenbodens
- Verlauf im Penis, wo die Urethra in den Schwellkörper eingebettet ist

Uroflowmetrie. Bestimmung der Harnflussmenge (ml/s)

Urografie. Intravenöse Kontrastmitteldarstellung der ableitenden Harnwege im Röntgenbild zur Beurteilung der seitengleichen Ausscheidung nach 15-30 min bzw. einer Harnabflusstörung

Uterus. → Gebärmutter

Vas afferens. Zuführende Arteriole des → Nephrons; bildet zusammen mit dem → Vas efferens den Gefäßpol des Glomerulus

Vas efferens. Abführende Arteriole des Nephrons

Vitamin D. → Kalzitriol

Wanderniere. Erhöhte Beweglichkeit der Nieren, wenn sie nicht mehr von Speicher- und Baufett in ihrer anatomischen Position gehalten wird

Zystenniere. In der Niere finden sich zahlreiche kleine und große Hohlräume (polyzystische Niere), wobei die Nierenfunktion mit zunehmendem Alter abnimmt und häufig eine → Dialyse nötig wird

Zystitis. Unterer Harnwegsinfekt mit den Symptomen → Dysurie, → Pollakisurie und Spasmen

LEXIKON 10

Achalasie. Schluckstörung durch Fehlfunktion der Nervenfunktion im Gegensatz zur → Dysphagie

Akute Hepatitis. Entzündung der Leberzellen meist durch Hepatitis-Viren mit folgender Symptomatik:
- Prodromi mit Abgeschlagenheit und Müdigkeit
- Ikterus
- Flüchtiges Exanthem und Hepatomegalie
- Übelkeit
- Typisches Labormuster mit Anstieg der Transaminasen, bes. der GPT

Akutes Abdomen. Starke Bauchschmerzen ohne eindeutige Lokalisation mit Abwehrspannung und Symptomen des drohenden Schocks (Unruhe, Tachykardie, Kaltschweißigkeit)

Akutes Leberversagen. Plötzliches, heftiges Versagen der Funktion der zuvor nicht geschädigten Leber; man spricht von einem *fulminanten* Versagen oder vom *Leberzerfallskoma*; der Anstieg der → Transaminasen, die gestörte Syntheseleistung der Leber und die → hepatische Enzephalopathie bis zum Koma treten rasch ein

Anorexia nervosa. Seelische Krankheit mit Untergewicht durch selbst induziertes Erbrechen in Verbindung mit verzögerter Pubertätsentwicklung und Körperschemastörung (Angst zu dick zu werden); familiäre und soziokulturelle Faktoren spielen ebenso eine Rolle wie eine genetische Veranlagung

Anosmie. Unfähigkeit zu riechen und zu schmecken

Antrum. Magenausgang vor dem → Pylorus; das Antrum ist häufig der Ort einer regional begrenzten → Gastritis

Appendizitis. Entzündung des Appendix, die am häufigsten zwischen 5-30 Jahren auftritt und im höheren Alter meist symptomlos ist; Ursachen sind Kotsteine, unverdauliche Fremdkörper und virale wie bakterielle Infektionen

Appendix veriformis. Wurmfortsatz des Blinddarms, der mit lymphatischem Gewebe ausgestattet ist („Darmmandel"); bei vielen Menschen projiziert sich der Abgang des Appendix auf den → McBurney-Punkt; der Wurmfortsatz liegt intraperitoneal

Askariasis. Spulwurmerkrankung mit Kreislauf über Leber und Lunge; durch Massen von Würmern kann es zum → Ileus oder zum → Ikterus kommen

Aszites. Ansammlung freier Flüssigkeit im Bauchraum überwiegend im Spätstadium einer → Leberzirrhose durch die Verknüpfung von → Pfortaderhochdruck und Eiweißmangel

Bauhin'sche Klappe. Klappe am Übergang vom Ileum (Teil des → Dünndarms) zum Caecum (Blinddarm); der Übertritt von Bakterien in das Kolon wird verhindert

Bilirubin. Abbauprodukt des Blutfarbstoffes Hämoglobin, der über die Galle ausgeschieden wird und als Sterkobilin dem Stuhl seine Farbe gibt; eine erhöhte Bildung von Bilirubin oder eine mangelnde Ausscheidung durch Abflussstörungen führen zum → Ikterus

Bulimie. Hier liegen sowohl eine Komplikation der → Anorexia nervosa vor als ein seelisches Krankheitsbild, das sich durch einen Wechsel von Essattacken und induziertem Brechreiz auszeichnet; Störungen des Selbstwertgefühl und seelisch tief verankerte Konflikte sind die Ursache (seltener organische Hirnschäden)

Caput medusae. Medusenhaupt durch Erweiterung und Schlängelung der Venen der Bauchdecke mit strahlenartiger Anordnung um den Bauchnabel herum; wir erinnern uns vielleicht noch an den griechischen Schriftsteller Homer, denn dieser hat die Medusa als die „Königliche" unter den Gorgonen in seiner Ilias beschrieben: wirklich attraktiv war sie aber nicht, denn sie sah mit Locken aus Schlangen (ihr Medusenhaupt) und glühenden Augen so irritierend aus, dass ihr Anblick jeden Liebhaber versteinerte, bei ihm also unvermittelt die Leichenstarre einsetzte; bei Homer erfahren wir auch, dass Poseidon, der Gott des Meeres, blind gewesen sein muss, denn die Medusa bekam zwei Kinder von ihm

CCK-PKZ. Cholezystokinin-Pankreomyzin; Hormon aus der Dünndarmwand, das durch die Füllung des Duodenums stimuliert wird; es regt die Produktion der Galle und der Sekrete des Pankreas an und erhöht die Darmmotilität

Child-Pugh-Klassifikation. Klinische und prognostische Beurteilung der → Leberzirrhose nach folgenden Kriterien
- → Aszites
- → hepatische Enzephalopathie
- → Bilirubin im Serum
- Quick-Wert
- Albumin im Serum

Cholangitis. Entzündung der Gallengänge, die häufig durch Immunprozesse ausgelöst wird; bes. zwei Formen können zur → Leberzirrhose führen
- Primär biliäre Zirrhose (PBC)
- Primär sklerosierende Cholangitis (PSC)

Cholelithiasis. Erkrankung an Gallensteinen, deren Entstehung (Lithogenese) von genetischen und ethnischen Faktoren begünstigt wird; fettreiche Ernährung und Übergewicht begünstigen die Lithogenese; Leitsymptom ist die → Gallenkolik und der → Ikterus; die Erkrankung kann eine → Cholezystitis oder → Pankreatitis auslösen

Cholezystektomie. Operative Entfernung der Gallenblase

Cholezystitis. Entzündung der Wand der Gallenblase, die meist *akut* durch eine → Cholelithiasis ausgelöst wird und rasch durch → Cholezystektomie behoben werden muss; Leitsymptom ist die → Gallenkolik; tritt eine Cholezystitis wiederholt auf, kommt es zur *chronischen* Form mit Verkalkung („Porzellangallenblase"), die wegen der Gefahr der malignen Entartung ebenfalls operiert werden muss

Cholera. Infektion durch Choleravibrionen, die reiswasserartige Durchfälle mit sehr großem Wasserverlust und Schockgefahr erzeugen

Cholestase. Störung des Gallenabflusses durch Lebererkrankungen (intrahepatisch) oder Abflussbehinderung im Bereich der → Gallengänge (posthepatisch) mit → Ikterus

Chronische Hepatitis. Über 6 Monate und länger anhaltende Hepatitis bei ungenügender Immunreaktion des Körpers mit Entstehung einer → Leberzirrhose

Chylus. Darmlymphe, die in den Zotten der → Kerckring'schen Falten den → Chymus aufnimmt

Chymus. Durch die Verdauung aufbereiteter und resorbierbarer Speisebrei

Colon irritabile. → Reizdarmsyndrom

Colitis ulcerosa. Chronische Entzündung der kolorektalen Schleimhaut mit kontinuierlichem Verlauf (im Gegensatz zum → Morbus Crohn) über das ganze Kolon, die nur die beiden inneren Wandschichten Mukosa und Submukosa betrifft; die Krankheit tritt Schüben auf; besonders gefährlich ist die fulminante Entwicklung eines toxischen Megakolon; nach langer Zeit kommt es gehäuft zum → kolorektalen Karzinom

Dentition. Zahndurchbruch: die erste Dentition beschreibt die Entwicklung des Milchgebisses (→ Zahnformel) zwischen 6 Monaten und 2 Jahren, die zweite die definitive Zahnentwicklung zwischen 6 und 12 Jahren

Digestion. Verdauung als mechanischer und chemischer Prozess, der mit dem Essen beginnt und mit der Resorption des → Chymus v.a. im Jejunum endet

Divertikel. Schwachstellen des → Ösophagus: Pulsationsdivertikel nach dem Rachen (Gefahr, dass sich Speisereste ansammeln und im Schlaf aspiriert werden!) und Traktionsdivertikel im mittleren Abschnitt durch Zug von Lymphknoten oder angrenzender Organe bei Entzündungen.

Schwachstellen des → Kolon: Wandschwäche im Alter und bei Mangel an Ballaststoffen bes. an Stellen des Gefäßdurchtritts

Divertikulitis. Entzündung von → Divertikeln mit der Gefahr der Perforation; die Sigmadivertikulitis erinnert mit ihren Symptomen an die → Appendizitis („Linksappendizitis")

Dünndarm. Er besteht aus → Duodenum, Jejunum und Ileum

Duodenum. C-förmig geformter erster Teil des → Dünndarms, wobei sich das C zur linken Seite öffnet; in das Duodenum mündet v.a. die Vater'sche Papille, dem Ausgang des Ductus pancreaticus meist gemeinsam mit dem Ductus choledochus

Dysphagie. Schluckstörung durch ein mechanisches Hindernis im Gegensatz zur → Achalasie

Elektrophorese. Analyse von Plasmaeiweißen durch Auftrennung verschiedener Proteinfraktionen im elektrischen Feld nach Zahl ihrer elektrischen Ladungen; so können im Gesamteiweiß Albumine und Globuline (mit Untergruppen) unterschieden werden

EPH-Gestose. Schwangerschaftserkrankung mit Ödemen, Proteinurie und Hochdruck; in 20% tritt auch eine → Fettleber auf

Eradikation. Antibiotische Therapie in Kombination mit einem Protonenpumpenhemmer bei Infektion mit → Helicobacter pylori

Erbrechen. → Leitsymptome in Ü1

ERCP. Endoskopische retrograde Cholangio-Pankreatografie; wichtigste Methode, um Gallengänge, Pankreas und die Situation an der Vater'schen Papille im → Duodenum zu beurteilen, Gallensteine zu entfernen und die Ursache eines unklaren Ikterus zu klären

Fettleber. Umbau der Hepatozyten der Leber durch Fetteinlagerung meist durch übermäßigen Alkoholgenuß (z.B. wenn die Regel „a drink a day" nicht eingehalten wurde), bei Adipositas, Diabetes mellitus, Störungen des Fettstoffwechsels, als Komplikation in der Schwangerschaft oder beim Cushing-Syndrom

Forrest-Klassifikation. Einteilung der Blutungen im oberen Gastrointestinaltrakt

Fundus. Magenblase, die bei der Röntgenaufnahme eine Orientierung bietet; (Fundus heißt einfach der „Boden"; damit wird auch der Augenhintergrund bezeichnet)

Gallenblasenempyem. Eiteransammlung in der Gallenblase z.B. bei → Cholezystitis

Gallengänge. In den → Leberläppchen entstehen blind die Gallenkapillaren, die sich zu größer werdenden Gallenkanälen sammeln und als linker und rechter Lebergallengang zum *Ductus hepaticus* zusammenfließen; hier geht der *Ductus cysticus* zur Gallenblase ab; danach führt der *Ductus choledochus* zum Duodenum, wo er meist zusammen mit dem Gang der Bauchspeicheldrüse in der Vater'schen Papille mündet; der Abfluss der Galle wird über den Oddi-Sphincter unter Einfluss des Gewebshormons → CCK-PKZ geregelt

Gallenkolik. Wellenförmig auftretender heftiger Schmerz durch eine akute → Cholezystitis oder bei → Cholelithiasis; der Schmerz ist im rechten Oberbauch zu lokalisieren und strahlt in die rechte Schulter aus

Gallensäuren. In der Leber aus Cholesterin gebildet; sie tragen zur Aufspaltung und Resorption von Fetten bei und regulieren die Synthese von Cholesterin in der Leber; nach Freisetzung der Gallensäuren in das Duodenum werden 90% wieder resorbiert (enterohepatischer Kreislauf) und die Konzentration der Gallensäuren im Darm wird gering gehalten; in höherer Konzentration gelten Gallensäuren als kanzerogen; mit der Galle werden die Abbauprodukte des Blutfarbstoffes Häm (aus Hämoglobin) als → Bilirubin ausgeschieden

Gastrin. Gewebshormon, das in den G-Zellen des Magens im → Antrum gebildet wird; es steuert die Magenbeweglichkeit und regt die Haupt- und Belegzellen zur Sekretion an

Gastritis. Entzündung der Magenschleimhaut, wobei akute und chronische Symptome zu unterscheiden sind; eine *akute* Gastritis wird durch Rauchen, Alkohol, Stress, Infekte oder die Einnahme von NSAR ausgelöst: *chronischen* Symptomen liegen eine Infektion mit → Helicopbacter pylori, ein Gallenreflux, NSAR oder eine Autoimmunreaktion zugrunde

Geschmacksqualitäten. Über Papillen in der Zunge werden 4 verschiedene Geschmacksrichtungen wahrgenommen: *süß* an der Zungenspitze, *salzig* am Zungenrand, *sauer* an beiden Seiten der Zunge und *bitter* an der Zungenbasis

Gleithernie. Die Kardia des Magens gleitet reversibel durch die Öffnung im Diaphragma nach oben in das Mediastinum

Glisson-Trias. In den Periportalfeldern, die durch angrenzende → Leberläppchen gebildet werden, verlaufen drei Strukturen:
- Kapillare der A. hepatica
- Kapillare der Pfortader
- Gallenkapillare

Hämorrhoiden. Krampfaderartige Erweiterungen des Schwellkörpers des Analkanals, die thrombosieren und in den Analkanal distal vorfallen können; familiäre Disposition, Alkohol, fettreiche Nahrung, Schwangerschaft, überwiegend sitzende Tätigkeit und auch Stress können deren Entwicklung begünstigen; sie können massiv hellrot bluten

Haustra. Kugelige Ausbuchtungen der Dickdarmwand durch peristaltische Kontraktionen

Head-Zonen. Viszerokutane Reflexzonen: Innere Organe projizieren sich mit unterschiedlichem Schmerzcharakter auf die Körperoberfläche, z.B. Erkrankungen der Gallenblase in die rechte Schulter, ein Herzinfarkt in den linken Oberarm oder in den Unterkiefer u.a.

Helicobacter pylori. Erreger der chronischen → Gastritis und der gastroduodenalen Ulkuskrankheit; die chronische Infektion mit diesem säureresistenten Keim wird als mögliche Ursache des Magenkarzinoms angesehen; der Erreger ist durch den Harnstoff-Atemtest nachzuweisen

HELLP-Syndrom. Schwangerschaftskomplikation mit hämolytischer Anämie, Thrombopenie und Anstieg der → Transaminasen; es kommt auf dem Boden ungeklärter Mechanismen zur Thrombosierung kleiner Pfortaderäste und Lebernekrosen; die Gravidität muss unterbrochen werden; die Letalität der Mutter liegt bei 4%

Hepatische Enzephalopathie. Zunehmende Funktionsstörung des ZNS durch Intoxikation mit Ammoniak (NH_3), das beim Eiweißabbau (von Aminogruppen, NH_2) bei Funktionsstörung der Leber bei → Leberzirrhose ansteigt; der genaue Mechanismus dieses Symptomenkomplexes ist noch nicht bekannt; die Enzephalopathie wird in 4 Grade eingeteilt

Ikterus. Gelbsucht durch Anstieg von → Bilirubin im Blut; durch die Unterscheidung von indirektem und direktem Bilirubin und dem Muster der begleitenden Enzyme lässt sich die Ursache des Ikterus als prähepatisch, hepatisch oder posthepatisch unterscheiden

Ileus. Behinderung der Speisbreipassage im Darm als *mechanischer* Ileus durch Tumoren, Hernien u.a. oder als *paralytischer* Ileus mit Lähmung der Darmmotorik meist infolge von Entzündungen; Leitsysmptome beider Formen sind Übelkeit und Erbrechen, Meteorismus, und Entwicklung eines Schocks

Inselzellorgan. Es macht nur 3% des Pankreas aus und besteht aus den Langerhanns'schen Inseln:
- A-Zelle(20%) : Glukagon (Erhöhung des Blutzuckerspiegels)
- B-Zellen (70%): Insulin (s. LE 11)
- D-Zellen (10%): Somatostatin (Hemmung der Sekretion der A- und B-Zellen)

Kaumuskeln. M. masseter, M. temporalis und die Flügelmuskeln

Kerckring'sche Falten . Ringfalten des Jejunums, Teil des → Dünndarms, mit großer Oberfläche durch Zotten und Mikrovilli; v.a. durch diese Falten wird die innere Oberfläche des Dünndarms auf rund 200 m² ausgedehnt; hier findet die Resorption des → Chymus statt

Kiefergelenk. Es wird von Schläfenbein und Unterkiefer gebildet und weist drei Bewegungsarten auf
- Scharnierbewegung
- Gleitbewegung
- Mahlbewegung

Kolon. Der Dickdarm besteht aus drei Teilen:
- Caecum (Blinddarm) mit Appendix veriformis (Wurmfortsatz)
- Colon ascendens, transversum und descendens mit Colon sigmoideum
- Rectum

Im Mittelpunkt seiner Aufgaben steht der Wasserentzug des restlichen Speisebreis; charakteristisch für seine Anatomie sind Taenien (Längsmuskelstreifen) und Haustren (muskulöse Einschnürungen)

Kolorektales Karzinom. Dritthäufigstes Karzinom bei Frauen und Männern, wobei in 10% eine genetische Disposition vorliegt; Präkanzerosen können eine → Colitis ulcerosa, → Zöliakie oder eine → Polyposis sein; in 40% ist das Karzinom im Rektum lokalisiert; die Symptome sind anfangs sehr diskret und es besteht die Gefahr, dass ein → Reizdarmsyndrom diagnostiziert wird; Blut im Stuhl, Gewichtsverlust und ein plötzlicher Ekel gegen Fleisch müssen auf dieses Karzinom hin abgeklärt werden; der Tumor weist eine hohe Rezidivneigung auf

Kupffer'sche Sternzellen. Endothelzellen in den → Leberläppchen, es handelt sich um Makrophagen, die zum Abwehrsystem des Organismus gehören

Leber. Größtes Organ des Körpers aus vier Leberlappen; Blutzufuhr durch A. hepatica propria und → V. portae (Pfortader) Aufgaben der Leber sind:
- Abbau und Synthese von Proteinen
- Bildung von Glykogen und Triglyzeriden sowie Gluconeogenese im Stoffwechsel der Kohlenhydrate
- Bildung der Galle
- Entgiftung körpereigener und fremder Substanzen

Leberläppchen. Eine halbe Million kleiner sechseckiger Räume, aus denen sich die Leber zusammensetzt: in diese Läppchen fließen das Blut der Leberarterie und der → V. portae; die Eckpunkte der Läppchen sind die Periportalfelder mit der → Glisson-Trias; in den Läppchen werden die Aufgaben der → Leber erledigt; im Mittelpunkt stehen die Hepatozyten und die → Kupffer'schen Sternzellen

Leberzirrhose. Oberbegriff für chronische Lebererkrankungen (→ chronische Hepatitis) mit Verdrängung und Untergang des Funktionsgewebes durch Vermehrung des hepatischen Bindegewebes; es bildet sich ein → Pfortaderhochdruck aus; im Spätstadium ist die Leber klein und verhärtet tastbar; die Prognose wird durch die → Child-Pugh-Klassifikation erhoben

Magen. Äußerst formvariabler Muskelschlauch unterhalb des Diaphragma zwischen → Ösophagus und Duodenum zur Nahrungsspeicherung, portionsweisen Abgabe ins → Duodenum, Verdauung im sauren Bereich (→ Pepsin); Bildung des Intrinsic Faktors für die Resorption von Vitamin B12 und vor allem zur Desinfektion von Speisen (leider macht das dem Keim → Helicobacter pylori überhaupt nichts aus!); die Teile des Magens sind Kardia, → Fundus, Korpus, → Antrum und → Pylorus; die Schleimhaut des Magens setzt sich aus drei Zelltypen zusammen:
- *Belegzellen*: Bildung von Magensäure (HCl) und Intrinsic Faktor
- *Hauptzellen*: Bildung von Pepsinogen
- *Nebenzellen*: Bildung von gegen HCl schützendem Schleim
- *G-Zellen*: Bildung von → Gastrin

Magensaft. Täglich werden rund 2 l Magensaft gebildet; sie enthält
- Salzsäure zur Desinfektion
- → Pepsin zur Eiweißverdauung
- Magenschleim als Schutzfaktor
- Intrinsic Faktor für die Resorption von Vitamin B12

Magersucht. → Anorexia nervosa

Malassimilation. Störung der Verdauung (*Maldigestion*) oder der Resorption (*Malabsorption*) der zugeführten Nahrung mit der Folge von chronischer Diarrhö, Mangelerscheinungen und Gewichtsabnahme

McBurney-Punkt. Projektion des → Appendix veriformis auf die Bauchoberfläche; der Punkt liegt in der Mitte der Linie zwischen dem oberen Darmbeinstachel und dem Bauchnabel

Mesenterialwurzel. Umschlagfalte des → Peritoneum, in der die Bauchorgane an der dorsalen Bauchwand frei aufgehängt sind; hier verlaufen die Gefäße, Lymph- und Nervenbahnen der abdominellen Organe

Mesocolon. Mesenterium bzw. → Mesenterialwurzel des Kolons

Meteorismus. Blähungen durch vermehrte Gasbildung oder verminderten Gasabbau, → Leberzirrhose und → Malassimilation

Morbus Crohn. Entzündliche Erkrankung des gesamten Magendarmtrakts in unerwarteten Schüben bei diskontinuierlicher Ausbreitung (im Gegensatz zur → Colitis ulcerosa); es sind alle vier Schichten der Darmwand betroffen, so dass es gehäuft zu Fistelbildungen kommt; die Ursache ist unklar

Morbus Wilson. Genetisch bedingte Störung des Kupferstoffwechsels mit Erhöhung des Kupferspiegels im Serum und Erniedrigung des Enzyms Ceruloplasmin; es kommt zur → Leberzirrhose und zu ZNS-Symptomen

Ösophagus. Speiseröhre (übersetzt würde das griechische Wort „Schlingröhre" bedeuten; daraus kann aber nicht auf die Esskultur der Antike geschlossen werden);

muskulöse Verbindung zwischen Rachen und Magen mit drei anatomischen Engstellen: Übergang vom Rachen, Kreuzung mit dem Aortenbogen und Eingang in den Magen; der Ösophagusspinkter verschließt den Weg zum Magen

Ösophagusvarizen. Erweiterung der Venen der Speiseröhre meist als Folge eines → Pfortaderhochdrucks; die Venen sind überwiegend in den unteren 5 cm der Speiseröhre dilatiert und können massiv bluten; notfallmäßig wird die *Ösophagusvarizenblutung* durch eine Senkstaken-Blakemore-Sonde gestoppt

Oxyuriasis. Häufige Infektion mit Madenwürmern bei kleinen Kindern

Pankreas. Retroperitoneal gelegenes Organ mit rauer Oberfläche aus kleinen Läppchen, das sich mit dem Kopf an die Krümmung des → Duodenums schmiegt; es ist eine exokrine und endokrine Drüse; den endokrinen Funktionen liegt das → Inselzellorgan zugrunde; exokrin bildet das Pankreas rund 2 l alkalischen Bauchspeichel für die Verdauung von Eiweißen (v.a. Trypsin), Kohlenhydraten (Amylase) und Fetten (Lipase); durch Bikarbonat neutralisiert es den sauren Mageninhalt; die Sekretion des Pankreas wird durch → CCK-PKZ stimuliert

Pankreatitis. Plötzlich eintretende Entzündung der Bauchspeicheldrüse mit Selbstverdauung; die Hauptursachen sind →Cholelithiasis und Alkoholabusus; der Verlauf kann leicht sein (ödematöse Form) oder schwer (hämorrhagisch-nekrotisierende Form)

Paraösophageale Hernie. Der → Fundus des Magens stülpt sich nach oben in das Mediastinum und liegt neben der Speiseröhre

Pepsin. In den Hauptzellen des → Magens aus Pepsinogen durch die Magensäure gebildet; es fördert die Aufspaltung von Eiweißen

Peritoneum. Auskleidung der Bauchhöhle als Peritoneum *parietale*, das an der → Mesenterialwurzel umschlägt in das Peritoneum *viszerale*; dieses überzieht als Serosa die Bauchorgane; durch den Bezug zum Peritoneum wird die Lage der Bauch- und Beckenorgane beschrieben:

- *intraperitoneal* (Organ hat an zwei Seiten einen Bezug zum Peritoneum)
- *retroperitoneal* (Organ hat an einer Seite einen Bezug zum Peritoneum)
- *extraperitoneal* (Organ hat keinen Bezug zum Peritoneum)

Peritonitis. Lebensgefährliche Entzündung des → Peritoneums als hämatogen bakterielle Infektion oder sekundär durch Perforationen, Fistelbildungen oder lokalen Ischämien

Pfortader. → V. portae

Pfortaderhochdruck. Druckerhöhung in der → V. portae durch Behinderung des Blutflusses durch die Leber v.a. bei → Leberzirrhose; es bestehen ein → Caput medusae, eine → Splenomegalie, Erweiterung der Gefäße im Einzugsbereich der Pfortader und → Ösophagusvarizen durch Umgehungskreisläufe; bei Absinken der Eiweißsyntheseleistung tritt ein → Aszites auf

Pharynx. Rachen; Raum zwischen Mund und Nase und Grenze zum Larynx (Kehlkopf) und zur Speiseröhre; er wird von der Maxilla (Oberkiefer) und dem Os palatinum als „harter Gaumen" und von Schleimhaut und Muskelzügen als „weicher Gaumen" gebildet

Polyposis. Adenome, die in 50% im Rektum auftreten und familiär gehäuft auftreten können; jeder Polyp ist grundsätzlich als Präkanzerose für das → kolorektale Karzinom anzusehen

Portale Hypertension. → Pfortaderhochdruck

Pulpa. Bindegewebe der Zahnhöhle mit Gefäßen (aus A. maxillaris) und Nerven (Oberkiefer N. maxillaris, Unterkiefer N. mandibularis – beide aus N. trigeminus (V. Hirnnerv))

Pylorus. Sphinktermuskel zum Abschluss von Magen gegen das Duodenum

Reizdarmsyndrom. Diese psychosomatische Störung wird auch als spastisches oder irritables Kolon bezeichnet; es zeigt sich durch in Stärke und Lokalisation wechselnde Bauchschmerzen mit sowohl Obstipation als auch Diarrhö; bevor diese Diagnose gestellt wird, muss unbedingt ein kolorektales Karzinom ausgeschlossen werden

Reizmagen. Psychosomatische Erkrankung (funktionelle Dyspepsie, Non-Ulcer-Dyspepsie) mit träger Magenmotorik und reduzierter Schmerzempfindlichkeit

Refluxkrankheit. Reflux von saurem Magensaft in die Speiseröhre mit der Gefahr peptischer Stenosen und Entwicklung eines Ösophaguskarzinoms bei chronischer Symptomatik; wenn der untere Teil der Speiseröhre durch Entzündungen schrumpft, liegt ein *Barret-Ösophagus* vor

Ruhr. Typische Reisediarrhö durch Infektion mit Shigellen (meldepflichtig); nicht meldepflichtig ist eine Reise nach Duisburg, wo der 214 km lange, gleichnamige Nebenfluss des Rheins mündet (bes. empfehlenswert: Baldeney-See)

Schlucken. Über die als Schlundschnürer bezeichneten Muskeln werden reflektorisch drei Vorgänge gesteuert:
- Transport der Speise vom Rachen in die Speiseröhre
- Verschluss des Nasenrachenraums
- Verschluss der Luftröhre durch Anheben des Rachens und Zuklappen der Epiglottis (s. LE 8.1)

Dieser Mechanismus wird über das Schluckzentrum in der Medulla oblongata geregelt; die Hirnnerven IX und X sind daran beteiligt

Speichel. 1-1,5 l Flüssigkeit, die im Mund von den → Speicheldrüsen gebildet wird; Anregung des Speichelflusses durch den Parasympathikus, Hemmung durch den Sympathikus; der Speichel enthält Wasser, Salze, Enzyme und desinfizierende Substanzen; dickflüssiger Speichel ist *mukös*, dünnflüssiger *serös*

Speicheldrüsen. Paarig angelegte Drüsen: Ohrspeicheldrüse (Glandula parotis), deren Gang in Höhe des 2. Mahlzahns oben mündet; Unterzungen- und Unterkieferspeicheldrüse, deren Gänge unter der Zunge münden

Splenomegalie. Milzvergrößerung oder -schwellung; das Symptom weist auf Entzündungsreaktionen hin (z.B. bei → Typhus, Mononukleose, Sarkoidose u.a.), tritt auf bei → Leberzirrhose oder bei malignen Tumoren (z.B. chronisch lymphatische Leukämie)

Sprue. → Zöliakie

Steatorrhoe. Fettstuhl mit erhöhter Fettausscheidung (>7 g/Tag) bei Malassimilation oder chronischer Pankreatitis

Taenia. Der Begriff steht sowohl für „Bandwurm" als auch für die sichtbaren Längsmuskeln auf dem Dickdarm

Transaminasen. Enzyme, die für die Leber spezifisch sind: GOT, GPT, GLDH und -GT (s. Laborbefunde in Ü 2)

Typhus. Eine Sonderform von Salmonellen löst diese schwere Infektionskrankheit des Darms aus; neben hohem Fieber und Verwirrungszuständen treten kleine rote Flecken (Roseolen) am Bauch auf; die erbsbreiartigen Durchfälle können blutig werden; es kann zum Kreislaufversagen kommen; schon der Verdacht ist meldepflichtig

Ulkuskrankheit. Defekt der Schleimhaut von Magen (Ulkus ventrikuli) oder Duodenum (Ulkus duodeni) durch Ungleichgewicht von aggressiven Faktoren zum einen und Schutzfaktoren zum anderen; zu den Aggressoren gehören der → Helicobacter, Stress, Übersäuerung, Reflux von Galle u.a.; die defensiven Faktoren sind die Sekretion von Bikarbonat und der Schleimschutz, die seitens der Durchblutung des Magens stimuliert werden

V.portae. Venenstamm, der das Blut aus den nicht paarig angelegten Bauchorganen (Magen, Milz, Darm und Pankreas) über die Milz- und Mesenterialvenen sammelt und der Leber zuführt

Weisheitszahn. Der letzte der drei Mahlzähne, der erst am Ende der Pubertät durchbricht

Zahnbein. Dentium; Schicht unterhalb des Zahnschmelzes aus kollagenem Bindegewebe und Hydroxylapatit; diese anorganische Substanz gibt dem Zahn seine Härte

Zahnformel. *Erwachsene*: 2 Schneidezähne, 1 Eckzahn, 2 Backenzähne (Prämolaren) und 3 Mahlzähne (Molaren) *Kinder*: (Milchgebiss) 2 Schneidzähne, 1 Eckzahn, 2 Mahlzähne

Zahnschmelz. Weiße sichtbare Schichten des Zahnes; es handelt sich um die härteste Substanz des Organismus mit schlechter Regeneration bei Karies

Zöliakie. Unverträglichkeit für Gluten, das in allen Getreiden enthalten ist; es handelt sich um eine Immunreaktion, die zur Atrophie der Darmzotten der → Kerckring'schen Falten führt; lebenslang muss eine glutenfreie Diät eingehalten werden

LEXIKON 11

Adipositas. Übergewicht mit Erhöhung der Körperfettmasse; eine Adipositas liegt bei einem → Body Mass Index >30 vor

Aminosäuren. Grundbausteine der Proteine; es gibt 20 Aminosäuren, von denen 8 essentiell sind, also vom Organismus nicht selbst gebildet werden können

Androider Typ. Fettverteilung mit „Bierbauch"; das Verhältnis von Taillen- zu Hüftumfang (waist-hip-ratio) beträgt beim Mann >1,0, bei der Frau >0,85; ab diesen Werten besteht ein erhöhtes kardiovaskuläres Risiko

Arteriosklerose. Man spricht auch von Atherosklerose oder „Verkalkung" der Arterien; diese Krankheit entwickelt sich über Jahrzehnte an verschiedenen Arteriengebieten und führt zu Krankheiten wie Apoplex, koronare Herzkrankheit, periphere arterielle Verschlusskrankheit u.a.; für die Einengung der Gefäße sind arteriosklerotische Plaques verantwortlich; zwar ist der zündende Funke für deren Entstehung noch ungeklärt, aber Risikofaktoren erhöhen massiv die Ausbildung von Gefäßstenosen und Durchblutungsstörungen; deshalb müssen die Gefahren durch Rauchen, arterielle Hypertonie, erhöhte LDL-Cholesterinwerte und Diabetes mellitus erkannt und bekämpft werden

ATP. Adenosintriphosphat, wichtigster Energielieferant in der Zelle

B-Zellen. Bildung von Insulin im endokrinen Pankreas

Body Mass Index. BMI: Quotient aus Körpergewicht durch das Quadrat der Körpergröße zur Bestimmung des Grades einer → Adipositas; die Normwerte betragen <25 kg/m²; eine klinisch relevante Adipositas mit erhöhtem Risiko von Herzkreislaufkrankheiten betroffen zu werden, liegt ab >30 kg/m² vor; (der BMI wurde schon vor mehr als 100 Jahren von dem belgischen Astronom und Statistiker entwickelt und nach ihm früher als Quetelet-Index bezeichnet; die beliebte Bewertung des Körpergewichts durch den französischen Chirurgen Paul Broca, der Mitte des 19. Jhdt. in Paris wirkte – Broca-Index – ist medizinisch umstritten)

Broteinheit (BE). Berechnung der Kohlenhydrate in der Ernährung; eine BE entspricht 10-12 g Kohlenhydraten; für die meisten Lebensmittel liegen tabellarische Zusammenstellungen der BE vor

Cholesterin. Bestandteil der → Lipide; durch Labortechniken lassen sich verschieden „dichte" Fettmoleküle messen; durch die Zufuhr gesättigter Fettsäuren wird vor allem das *LDL-Cholesterin* erhöht (low densitiy lipoprotein), während mehrfach ungesättigte Fette keinen Einfluss auf das LDL haben; aus Cholesterin, das der Körper selbst herstellen kann, werden die Steroidhormone der Nebennierenrinde, die Gallensäuren und Bestandteile der Zellmembran gebildet

Chylomikronen. Hierbei handelt es sich um die Partikel, in denen die Fette in der Darmwand als Lipoproteine transportiert werden

Diabetes mellitus Typ 1. Der *juvenile* Diabetes (Hauptmanifestationsalter 15-25 Jahre) ist wahrscheinlich die Folge einer Autoimmunreaktion, die zur Zerstörung von >80% oder aller B-Zellen des Inselzellorgans führt (s. LE 10); zeitlebens muss der Insulinbedarf entsprechend der Energiezufuhr und dem –bedarf des Körpers durch Injektionen ersetzt werden

Diabetes mellitus Typ 2. Der *Altersdiabetes* tritt gehäuft erst nach dem 45. Lebensjahr auf, wird aber zunehmend immer früher beobachtet; Hauptursache ist wohl eine durch Bewegungsmangel und hyperkalorische Ernährung ausgelöste Insulinresistenz v.a. an der Muskelzelle

Diabetische Nephropathie. Allmähliche Einschränkung der Nierenfunktion (GFR, s. LE 9) durch → Mikroangiopathie der Nieren; Warnsignal vor weiteren Komplikationen ist die Albuminurie; besonders gefährlich ist die Verbindung mit einer arteriellen Hypertonie (40% der Dialysen werden durch den Diabetes mellitus verursacht)

Diabetische Retinopathie. Mikrozirkulationsstörungen mit Einblutungen in die Netzhaut und den Glaskörper und schließlich Netzhautablösung mit der Folge der Erblindung

Diabetischer Fuß. Kombination aus Durchblutungsstörungen und Neuropathie mit schlechter Wundheilung und Schmerzfreiheit selbst bei großen Läsionen; es besteht ein hohes Amputationsrisiko

Dyslipoproteinämie. → Hyperliproproteinämie

Elektrophorese. Methode, nach der Eiweiße in einem elektrischen Feld nach Zahl ihrer Ladungen und Größe der Moleküle getrennt und in Albumine und Globuline unterschieden werden

Fettlösliche Vitamine. EDeKA: die Vitamine E, D, K und A sind fettlöslich

Gestationsdiabetes. Typ 1-Diabetes durch Antikörper während der Schwangerschaft; nach der Entbindung verschwindet die Krankheit wieder; 15% der Frauen entwickeln später einen Typ 2-Diabetes

Gicht. Folge erhöhter Harnsäurespiegel (→ Hyperurikämie) mit akuter Arthritis, → Tophi der Haut und Progredienz der → Arteriosklerose; zwar liegt meist ein Enzymdefekt zugrunde, doch handelt es sich um eine typische „Wohlstandskrankheit", die gehäuft zusammen mit dem → metabolischen Syndrom auftritt; besonders schmerzhaft ist der Gichtanfall

Glukoneogenese. Synthese des Körpers von Glukose aus → Triglyzeriden

Glukose. Kohlenhydrat aus 6 C-Atomen, auch Traubenzucker oder Dextrose genannt; wichtigster und reinster Brennstoff für die Energiegewinnung (→ ATP); das Gehirn, die Erythrozyten und das Nebennierenmark können nur Glukose verbrennen

Glukosetoleranz. Reaktion des Körpers auf die Zufuhr von Kohlenhydraten bzw. der Anstieg des → postprandialen Blutzuckerspiegels

Glukosurie. Nachweis von Glukose im Urin z.B. durch Teststreifen; die renale Schwelle für den Blutzucker beträgt bei Menschen <50 Jahren 180 mg/dl, > 50 Jahren 200 mg/dl

Grundumsatz. Energiebedarf des Menschen in Ruhe, morgens vor dem Frühstück bei einer Umgebungstemperatur, in der er sich wohl fühlt

Gynäkoider Typ. Bei der → Adipositas liegt die Fettverteilung überwiegend an Hüften und Oberschenkeln vor

HbA1c. Zielwert für die Einstellung des Diabetes mellitus; beim Gesunden beträgt er <6,4% des Gesamt-Hämoglobins; der Wert spiegelt einen erhöhten Blutzucker in den zurückliegenden 2 Monaten wider

Hyperlipoproteinämie. Erhöhter Gehalt von Lipoproteinen im Plasma; besonders die Erhöhung von LDL-Cholesterin geht mit einem gesteigerten Risiko für → Arteriosklerose einher; dieser Risikofaktor kommt familiär gehäuft vor

Hyperosmolares Koma. Anstieg des Blutzuckerspiegels auf 700 mg/dl und mehr über mehrere Wochen; die Folgen sind Verschiebungen im Wasserhaushalt mit der Folge eines Volumenmangelschocks, wobei der Patient eine warme, trockene Haut aufweist

Hyperurikämie. Erhöhung der Harnsäurewerte (>7 mg/dl) durch vermehrte Zufuhr von → Purinen oder erhöhten Anfall im Körper; die Harnsäure entsteht durch den Abbau von Nukleinsäuren

Hypervitaminose. Erkrankung, die durch erhöhte Zufuhr von Vitaminen hervorgerufen wird; häufig vorkommende Hypervitaminosen sind
- *Vit-A-Hypervitaminose:*
  Haarausfall, Hautveränderungen, Abmagerung durch Appetitlosigkeit, Knochenschmerzen
- *Vit-D-Hypervitaminose*:
  Müdigkeit, Knochenschmerzen, Anstieg des Kalziums im Serum

Hypoglykämie. Abfall des Blutzuckerspiegels; die Symptomatik wird durch eine Gegenregulation des Sympathikus geprägt, zeigt neurologische Merkmale und hängt von der Geschwindigkeit der Glukosesenkung ab; Zittern, Schwitzen, Heißhunger und Aggressivität können durch Betablocke verschleiert werden bzw. es kommt zur plötzlichen Ohnmacht

Hypovitaminose. Mangelerscheinungen bei unzureichender Zufuhr von Vitaminen

Insulinresistenz. a) eine der wesentlichen Ursachen für den Diabetes Typ 2: fehlerhafte Wirkung des Insulins an den Rezeptoren im Gewebe b) durch Antikörper hervorgerufener erhöhter Bedarf an Insulin

Ketoazidotisches Koma. Bewusstseinseintrübung innerhalb von Stunden bis Tagen bei Anstieg des Blutzuckers auf 300 mg/dl und mehr; häufiges Erstsymptom bei Typ 1-Diabetes; Leitsymptome sind der Azetongeruch und die Kussmaul'sche Atmung

Komplikationen des Diabetes mellitus. *Akutkomplikationen*: Hyperglykämie mit → ketoazidotischem oder → hyperosmolarem Koma *Spätkomplikationen*: → Mikroangiopathien oder → Makroangiopathien treten mit großer Wahrscheinlichkeit auf, wenn das → HbA1c dauerhaft erhöht ist

LDL-Cholesterin. → Cholesterin

Lipidapherese. Unter einer Apherese versteht man die Entfernung einzelner Bestandteile aus dem Blut; die Lipidapherese ist spezielle Form der Dialyse und wird bei familiären Hyperlipoproteinämien zur extrakorporalen Elimination von LDL-Cholesterin und Triglyzeriden angewandt

Lipide. Fette; diese Gruppe der Nährstoffe setzt sich zusammen aus → Triglyzeriden (Neutralfetten), → Cholesterin und Phosphoplipiden

Lipoproteine. Molekül, das aus Fett und Eiweiß zusammengesetzt ist; der Eiweißanteil wird als *Apolipoprotein* bezeichnet; die Lipoproteine werden in der Darmwand und in der Leber synthetisiert; ihre Aufgabe ist der Transport von Cholesterin, Lipiden und → fettlöslichen Vitaminen im Blut

Makroangiopathie. Oberbegriff für Erkrankungen größerer Gefäße v.a. bei Diabetes mellitus; klinisch liegen vor z.B. eine koronare Herzkrankheit (LE 6), eine periphere arterielle Verschlusskrankheit (LE7) oder ein Stroke (LE 14)

Metabolisches Syndrom . Kombination von → androider Adipositas, erhöhten Triglyzeridspiegeln, arterieller Hypertonie und Diabetes mellitus Typ 2; häufig liegt auch eine → Hyperurikämie vor; dieses Syndrom wird als „tödliches Quartett" bezeichnet, da es bei kardiovaskulären Erkrankungen gehäuft vorkommt

Mikroangiopathie. Nichtentzündliche Erkrankungen kleiner Arterien und Arteriolen, v.a. bei Diabetes mellitus (diese Gefäßbezirke werden als Mikrozirkulation zusammengefasst und meinen alle Gefäße <250 µm)

Mizellen. Kleinste, resorbierbare Fettmoleküle, die in der Darmwand zu → Lipoproteinen umgebaut und als → Chylomikronen in die Lymphe des Darms aufgenommen und der Pfortader (s. LE 10) zugeführt werden

Polydipsie. Starker Durst bzw. erhöhte Trinkmenge

Polyneuropathie. Störungen peripherer oder vegetativer Nerven als häufigste Komplikation des Diabetes mellitus: Sensibilität, Schmerzempfindung und Reflexe sind eingeschränkt; „stumme" Herzinfarkte und Inkontinenz treten oft auf

Polyurie. Erhöhte Harnmenge (<3 l tgl.); vor allem in Verbindung mit starkem Durst (→ Polydipsie) besteht Verdacht auf einen Diabetes mellitus

postprandial. (pp) bedeutet nach dem Essen; der Blutzuckerspiegel darf pp nicht auf >140-160 mg/dl ansteigen; sonst ist die → Glukosetoleranz negativ, d.h. es liegt ein → Diabetes mellitus 2 vor

Purine. Bestandteile der Nukleinsäuren, die als Harnsäure abgebaut und ausgeschieden werden

Triglyzeride. Überwiegender Anteil der Nahrungsfette, das aus Glyzerin mit 3 Fettsäuremolekülen besteht; durch Insulin wird überschüssige → Glukose in Triglyzeride umgebaut und gespeichert; umgekehrt kann der Körper aus Triglyzeriden in der → Glukoneogenese Glukose bilden und den Blutzuckerspiegel konstant halten

Tophi. Es handelt sich um Hautknoten, die bei → Gicht durch Ablagerung von Harnsäure entstehen; meist treten sie an Ohrmuscheln, Ellbogen, Händen und Füßen auf

Xanthelasmen. Gelbliche Plaques in der Haut durch Einlagerung von Cholesterin v.a. in den Augenlidern

Xanthome. Gutartige Tumore der Haut, die gelbe Lipidspeicherzellen enthalten und bei → Hyperliopoproteinämien auftreten

LEXIKON 12

Addisonkrise. Die akute Form des → Morbus Addison weist die Symptome des Volumenmangelschocks mit Tachykardie und Hypotonie, Erbrechen, Diarrhö und zunehmender Bewusstseinsstörung bis zum Koma auf

Adenohypophyse. → Hypophysenvorderlappen

Akromegalie. Bei Vermehrung des Wachstumshormons Somatotropin (STH) durch ein Adenom der → Hypophyse kommt es zum gesteigerten Wachstum der Akren (Ohren, Nase, Finger und Hände, Kinn, Füße); nach Schluss der Wachstumsfugen können dadurch ein Diabetes mellitus, ein Hirsuitismus (männliche Behaarung bei Frauen) und eine Amenorrhoe bzw. Impotenz auftreten

Aldosteron. Hormon der → Nebennierenrinde, das über das Renin-Angiotensin-System freigesetzt wird und in der Niere zu einer Rückresorption von Natriumionen ins Blut führt (und durch die Wasserbindung von Na^+ das Volumen im Plasma erhöht)

Androgene. Bezeichnung für die männlichen Sexualhormone (Hauptvertreter ist das Testosteron), die zu einem kleinen Teil in der → Nebennierenrinde, überwiegend in den Leydig-Zellen der Hoden durch Stimulation mit luteinisierendem Hormon (LH) gebildet werden; sie sind Vorstufen der → Östrogene; Androgene werden überwiegend in der Leber abgebaut; bei Funktionsstörungen der Leber, z.B. bei Leberzirrhose (s. LE 10.2) kann durch Östrogenüberschuss beim Mann die Entwicklung einer Mamma (Gynäkomastie) ausgelöst werden

Antidiuretisches Hormon (ADH). Hormon aus dem → Durstzentrum des Hypothalamus, das den Wasserhaushalt des Körpers durch Angriff am Sammelrohr des Nephron steuert (aktive Wasserrückresorption); bei Mangel an ADH kommt es zum Krankheitsbild des → Diabetes insipidus

Autonomie der Schilddrüse. Wenn die Follikelzellen der Schilddrüse nicht auf → TSH ansprechen, produziert die Schilddrüse unkontrolliert ihre Hormone; im Szintigramm ist entweder ein heißer Knoten (nur ein Teil der Schilddrüse ist aktiv) oder eine disseminierte Autonomie (das ganze Gewebe reagiert nicht mehr auf TSH); unterschiedlich schnell entwickelt sich eine → Hyperthyreose

Cushing-Syndrom. Symptommuster durch die Wirkung erhöhter Spiegel von → Glukokortikoiden; besonders häufig sind:
- Vollmondgesicht
- Arterieller Hochdruck
- Stammesfettsucht mit Striae distensae
- Diabetes mellitus
- Ödeme
- Osteoporose

Diabetes insipidus. Durch Mangel an → antidiuretischem Hormon wird der Sekundärharn in der Niere (s. LE 9) nicht ausreichend konzentriert; es kommt zur massiven Polyurie mit bis zu 20 l Ausscheidung am Tag

Endokrin. Bezeichnung der Funktion von Drüsen, die ihre Sekrete bzw. Hormone direkt in die Blutbahn abgeben

Epiphyse. 1. endokrine Drüse im ZNS (Hinterwand des III. Ventrikels; s. LE 14), die → Melatonin produziert und den Tag-Nacht-Rhythmus des Organismus steuert 2. Gelenkende eines Röhrenknochens

Erektile Dysfunktion. Erektionsstörung des Mannes, die überwiegend durch Durchblutungsstörungen bei Arteriosklerose, bei Diabetes mellitus oder Zustand nach Prostata-OP; auch neurologische oder psychologische Ursachen sind möglich, aber seltener

Euthyreose. Normale Hormonspiegel bzw. physiologische Funktion der Schilddrüse

Exokrin. Bezeichnung der Funktion von Drüsen, die ihre Sekrete über spezielle Gangsysteme abgeben (z.B. Schweißdrüsen, exokrines Pankreas über Ductus pancreaticus u.a.)

Gewebshormone. Hormone, v.a. des Verdauungssystems, die eine parakrine Wirkung erzielen, d.h. in unmittelbarer Nähe ihrer Drüsenzellen effektiv sind

Glukokortikoide. Steroidhormone der → Nebennierenrinde, die durch das Hypophysenhormon ACTH stimuliert werden; → Kortisol und Kortison fördern die Gluconeogenese, die Lipolyse, wirken katabol, erhöhen die Kalziumausscheidung und steigern die Aktivitäten des ZNS; ihre übersteigerten Wirkungen bzw. eine therapeutische Überdosierung zeigen sich im → Cushing-Syndrom

Gynäkomastie. Brustentwicklung beim Mann durch Störung des Abbaus der → Androgene bei Leberzirrhose oder durch hormonbildende Tumoren; sie kann auch bei Hormontherapie eines Prostatatumors auftreten

Hashimoto. Japanischer Chirurg und Pathologe (1881-1934), nach dem die → Thyreoiditis Typ Hashimoto benannt wurde; es handelt sich um eine chronisch atrophische, mit → Hypothyreose einhergehende Immunerkrankung der Schilddrüse, die oft mit anderen Immunkrankheiten verknüpft ist

Homöostase. Gleichgewicht der Stoffe in einem Gewebe bzw. einem Organismus

Hyperparathyreoidismus. Überschießende Wirkung von → Parathormon mit der Folge von
- Nierensteinen (Nephrolithiasis)
- Osteomalazie (Erweichung der Knochen)
- Ulkus ventrikuli/duodeni

Ein *primärer* H. entsteht durch ein Adenom der → Nebenschilddrüsen, ein *sekundärer* H. bei chronischer Niereninsuffizienz durch Mangel an aktivem Hormon Vitamin D3 (s. LE 9.2)

Hyperthyreose. Wirkung vermehrter Schilddrüsenhormone im Organismus durch
- → Autonomie der Schilddrüse
- Immunhyperthyreose (→ Morbus Basedow)
- → Thyreoiditis
- unkontrollierte Einnahme von Schilddrüsenhormonen
- Tumoren (Paraneoplasie)

Hyperventilationstetanie. V.a. Carpalspasmen („Pfötchenstellung") und tetanische Muskelkrämpfe bei Abnahme von freiem Kalzium im Plasma; durch die gesteigerte Atmung wird vermehrt CO_2 abgeatmet und es kommt zur Alkalose (s. LE 1), wodurch die Konzentration von freiem Ca^{2+} sinkt

Hypoparathyreoidismus. Durch Mangel an Parathormon treten Muskelspasmen auf; ursächlich sind familiäre Unterfunktionen der → Nebenschilddrüsen oder deren operative Entfernung bei → Strumektomie häufig; die Symptome sind durch die Hypokalziämie zu erklären

Hypophysenhinterlappen (HVL). Die Neurohypophyse speichert die Hormone des → Hypothalamus

Hypophysenhinterlappen (HHL). Die Adenohypophyse bildet die glandotropen Hormone, z.B. → TSH u.a.; die Releasing-Hormone des → Hypothalamus werden hier wirksam

Hypothalamus. Oberstes Zentrum der hormonellen Steuerung und der Regulation vegetativer Funktionen im Zwischenhirn; direkt werden hier die Hormone → ADH und Oxytocin gebildet und über den → Hypophysenhinterlappen in die Blutbahn abgegeben; durch seine Releasing-Hormone wird die Funktion des → Hypophysenvorderlappens gesteuert

Hypothyreose. Mangel an Schilddrüsenhormonen bzw. mangelhafte Wirkung im Organismus; die H. kann angeboren, die Folge von Jodmangel oder einer Autoimmunthyreoiditis sein; eine H. tritt auch bei mangelnder Substitution von Hormonen nach → Strumektomie oder nach Radiojodtherapie auf; das Muster der Krankheitsmerkmale zeigt sich im → Myxödem

Jod. Chemisches Element als zentraler Bestandteil der Schilddrüsenhormone; der Tagesbedarf beträgt 100-200 μg täglich

Kalzitonin. Hormon der C-Zellen der →Schilddrüse, das den Kalziumspiegel im Plasma senkt und die Freisetzung von Kalzium aus den Knochen hemmt; es ist der Gegenspieler des → Parathormons

Katecholamine. Biogene Amine, die zu Dopamin (Neurotransmitter im ZNS), Noradrenalin und Adrenalin umgebaut werden; diese Synthese findet in den adrenergen Synapsen des Sympathikus und im → Nebennierenmark statt; durch Katecholamine wird die Freisetzung von ACTH in der Adenohypophyse gesteigert

Kennedy, John F. 35. Präsident der USA, geboren 1917, ermordet unter bis heute ungeklärten Umständen in Dallas am 22.11.1963; berühmtester Patient mit → Morbus Addison

Klimakterium virile. Durch Abnahme des Testosteronspiegels kommt es beim Mann zu Verlust der Libido, Störungen der Erektion, depressiven Verstimmungen und Leistungsknick; man spricht auch vom *aging male*

Kortisol. → Glukokortikoide

Melatonin. Hormon der → Epiphyse, das den Tages-Nacht-Rhythmus steuert; bei längerem Überschreiten der Zeitzonen kommt es zur Entkoppelung von Melatoninspiegeln im Plasma und der inneren Uhr – man spricht vom *Jet-lag*; in USA ist hiergegen Melatonin im Handel frei erhältlich

Merseburger Trias. Symptomenkomplex von Struma, Exophthalmus und Tachykardie bei → Morbus Basedow; in Merseburg am Ufer der Saale in Sachsen-Anhalt lebte Karl Adolph von Basedow; nach Merseburg ist nicht nur die Trias benannt sondern auch die Merseburger Zaubersprüche, mit denen man im 9. Jhdt. Gefangene befreien und Frakturen bei Pferden heilen konnte

Morbus Addison. Chronische Insuffizienz der → Nebennierenrinde, die oft mit einem Diabetes Typ 1 einhergeht und wegen Hyperpigmentierung der Haut auch als „Bronzediabetes" bezeichnet wird; bei überwiegendem Mangel an Aldosteron tritt ein Salzhunger auf (unter dem z.B. → Kennedy litt); die Patienten fühlen sich schwach und neigen ohne Salzzufuhr zur orthostatischen Hypotonie; (schon an der Schreibweise des Namens sieht man, dass es sich hier nicht um Thomas Alva Edison handelt, der u.a. das Telefon, das Grammophon und die Glühbirne erfunden hatte)

Morbus Basedow. Immunhyperthyreose durch Bildung von Antikörpern gegen den TSH-Rezeptor; klinisch finden sich neben den Symptomen der → Hyperthyreose eine Struma und in 60% ein Exophthalmus; dieser wird als eigenständige Krankheit (endokrine Orbitopathie) unbekannter Ursache angesehen; Karl Adolph von Basedow war „Physikus" in Merseburg und beschrieb die Erkrankung erstmals 1840

Myxödem. Teigige Veränderungen der Haut durch → Hypothyreose; als Myxödem-Koma wird die lebensgefährliche hypothyreote Krise bezeichnet (Bewusstseinsstörung, Hypothermie, Bradykardie, Hypoxie und Hypoglykämie)

Nebennierenmark. Zentrales Gewebe der Nebennieren, in denen Fasern des Sympathikus enden; in chromaffinen (phäochromen) Zellen wird Adrenalin (80%) und Noradrenalin (20%) gebildet; ein Adenom des N. wird als → Phäochromozytom bezeichnet

Nebennierenrinde. Äußere Schichten der Nebennieren, die am oberen Pol der Nieren sitzen; in drei Schichten werden die Rindenhormone (Steroide, Kortikoide) gebildet:
- → Aldosteron und andere Mineralokortikoide (Zona glomerulosa)
- → Glukokortikoide (→ Kortisol und Kortison in der Zona fasciculata und Zona reticularis)
- → Androgene und → Östrogene (in geringem Maß in Zona reticularis)

Nebenschilddrüsen. Meist liegen vier Epithelkörperchen hinter der → Schilddrüse und bilden das → Parathormon

Nervus recurrens. Überwiegend motorischer Nerv für die stimmbildenden Muskeln im Kehlkopf, der aus dem N. vagus (X. Hirnnerv) entspringt und sich um den Aortenbogen links bzw. die A. subclavia rechts schlingt; bei Schilddrüsenoperationen kann es verletzt werden und zur →Rekurrensparese führen

Neurohypophyse. → Hypophysenhinterlappen

Östrogene. Hormone der Eierstöcke und der Plazenta sowie in geringer Menge auch in der → Nebennierenrinde und in den Hoden; sie prägen die weiblichen Geschlechtsmerkmale und den Menstruationszyklus

Parathormon. Hormon der → Nebenschilddrüsen, das entscheidend den Kalziumspiegel im Blut steuert und im Zusammenspiel mit → Kalzitonin und dem aktiven Vitamin D der Niere wirkt; Parathormon fördert die Aktivität der Osteoklasten und setzt so Kalzium aus dem Skelett frei; es hemmt die Kalziumausscheidung der Nieren und fördert die Kalziumaufnahme aus dem Darm ins Blut; Störungen werden als → Hypoparathyreoidismus oder → Hyperparathyreoidismus manifest

Phäochromozytom. Tumor der phäochromen Zellen des → Nebennierenmarks mit erhöhter Freisetzung der → Katecholamine; leitende Merkmale der Erkrankung sind Kopfschmerzen, Schweißausbrüche und Tachykardie

Rekurrensparese. Lähmung des N. recurrens nach Struma-OP oder bei Tumoren der Schilddrüse; bei einseitiger Lähmung beklagt der Patient Heiserkeit, kann nicht mehr singen und es besteht eine Stimmermüdung

Renin. Hormon, das im juxtaglomerulären Apparat der Nephrone gebildet wird (s. LE 9.1); über das Renin-Angiotensin-Aldosteron-System (RAAS) regelt es Blutdruck und Salz- und Wasserhaushalt

Schilddrüse. Die Glandula *thyreoidea* gibt den → Schilddrüsenhormonen ihren Namen und liegt vor dem Schildknorpel; sie besteht aus zwei Lappen, die meist mit einem Isthmus (Engstelle) verbunden sind, ist 20-25 g schwer, sehr stark durchblutet und variabel in der Form; mikroskopisch besteht sie aus Follikelzellen und parafollikulären Zellen (C-Zellen); die Hormone der Follikel werden in Kolloiden gespeichert

Schilddrüsenhormone. Nach Zahl der → Jodatome wird Trijodthyronin (T3) und Thyroxin (T4) unterschieden; T4 ist im Plasma 10fach mehr konzentriert, aber weniger effektiv als T3; die Hormone werden über →TSH stimuliert; sie steuern den Grundumsatz, d.h. den Energieumsatz des Organismus bzw. in den verschiedenen Geweben; ein Mangel an Hormonen wird als → Hypothyreose manifest, ein Überschuss zeigt sich als → Hyperthyreose

Stress. „Leben ohne Stress ist Tod"; Stress bedeutet die Stimulation der Stresshormone (→ Glukokortikoide und → Katecholamine) durch externe Herausforderungen, also eine endokrine Anpassung als → Stress-Adaptationssyndrom; unter physiologisch gesunden Bedingungen besteht ein *Eustress*, kann der Organismus sich den Belastungen nicht mehr anpassen, kommt es zum schädigenden *Distress* (Kopfschmerzen, Erhöhung des Muskeltonus, Schlafstörungen, Konzentrationsstörungen, Immunstörungen)

Stress-Adaptationssyndrom. Verlauf der Anpassung des Organismus bei → Stress in drei Phasen
  1. Alarmphase (ACTH, Kortikoide, Katecholamine)

2. Widerstandsphase (Blutzuckeranstieg, Wirkung der Katecholamine an den Gefäßen wird verstärkt, die Schilddrüsenfunktion dagegen geschwächt)
3. Erschöpfungsphase (Abwehrschwäche, Leistungsabfall, Auftreten von Ulzera im Magen oder Duodenum)

Struma. Vergrößerung der → Schilddrüse durch Mangel an → Jod oder Autoimmunerkrankung (→ Morbus Basedow); die Größe der Schilddrüse lässt sich sonografisch ermitteln und durch Palpation feststellen; eine sichtbare Struma wird nach WHO als Grad II bezeichnet, bei Grad III treten Kompressionssyndrome der Luftröhre auf; die Struma kann knotig (Struma *nodosa*) oder als Struma *diffusa* auftreten; die Größe der Schilddrüse sagt nichts über ihre Funktion aus

Strumektomie. Operative Entfernung einer → Struma, wobei der → Nervus recurrens und die → Nebenschilddrüsen dargestellt werden müssen, um eine → Recurrensparese oder einen → Hypoparathyreoidismus zu vermeiden

Thyreotoxische Krise. Exzessiver Anstieg der Schilddrüsenhormone mit lebensbedrohlicher Symptomatik: hohes Fieber, Tachykardie >150/min und Delir

Thyreoiditis. Entzündliche Erkrankung der Schilddrüse; am häufigsten tritt hier die nach → Hashimoto benannte *chronisch* lymphozytäre, immunbedingte T. auf; eine *akute* T. ist die Folge bakterieller Infekte durch Streptokokken oder Staphylokokken; Leitsymptom ist die druckschmerzhafte Schilddrüse des febrilen Patienten

TSH. Hormon der → Adenohypophyse, das die Freisetzung von →Schilddrüsenhormonen stimuliert; TSH wird wiederum durch TRH, thyreotropes Releasing-Hormon aus dem Hypothalamus stimuliert; TSH und TRH werden in Abhängigkeit der Hormonspiegel der Schilddrüse freigesetzt

Zollinger-Ellison-Syndrom. Durch einen Gastrin bildenden Tumor der Inselzellen des Pankreas wird exzessiv Magensäure freigesetzt; dadurch kommt es zu hartnäckigen Ulzerationen im Magen und Duodenum

LEXIKON 13

Abwehrsystem. Das Immunsystem des Körpers kann unterschieden werden in ein unspezifisches und spezifisches System zum einen und in ein humorales und zelluläres System zum anderen.

■ **Unspezifisches System.** Allgemeine Mechanismen im pH-Wert von Haut und Schleimhäuten, von Magensäure oder in der Urethra, durch Darmbakterien und das retikuloendotheliale System; die humorale Abwehr liegt hier im → Komplementsystem und wird von Zytokinen und Lysozymen getragen. Die zelluläre Komponente liegt bei neutrophilen Granulozyten und Makrophagen.

■ **Spezifisches System.** Die spezifische Abwehr muss erworben werden. Hier liegt die humorale Abwehr in der Wirkung von Antikörpern (→ Immunglobulinen), die durch B-Lymphozyten gebildet werden. Die zelluläre Abwehr wird von T-Lymphozyten garantiert.

AIDS. Das *a*cquired *i*mmuno*d*eficiency *s*yndrome ist die Folge der HIV-Infektion, die T-Lymphozyten und Zellen des ZNS befällt. Die Krankheit wird manifest, wenn die Viruserbanlage nach mehreren Jahren aktiviert wird; Schädigungen des →

Abwehrsystems lösen opportunistische Infektionen aus: Pneumonie durch Pneumocystis carinii, Infektionen mit Toxoplasmose, Candida-Infektionen der Speiseröhre und der oberen Luftwege, Kaposi-Sarkom, Lymphome und HIV-Enzephalopathie. Die Therapie kann die Symptome lindern und das Überleben verlängern, die Krankheit aber nicht heilen

Albumin. Wasserlösliches Eiweiß, das in der Leber gebildet wird und rund 60% der Plasmaeiweiße ausmacht; das kugelige Molekül kommt in allen Flüssigkeiten des Körpers vor und bindet kleinmolekulare Substanzen, wie Kalzium, Vitamine, Fettsäuren, Bilirubin u.a.; durch seine Wasserbindung garantiert es den kolloidosmotischen Druck; mit einem Molukulargewicht von rund 69000 kann es die Filterporen des Glomerulus gerade nicht mehr passieren (Lexikon LE 9); der Nachweis von Albumin im Urin (Albuminurie) mit Teststreifen weist auf eine Schädigung des Glomerulus hin

Allergie. Krankheitsbild, das durch eine Überempfindlichkeitsreaktion verursacht wird, wobei sich deren Ursachen nicht immer eindeutig identifizieren lassen. Die Allergien werden in 4 Typen eingeteilt:

I: Soforttyp; Reaktion über Mastzellen und IgE; → anaphylaktische Reaktion
II: Zytotoxische Reaktion unter Beteiligung der → Immunglobuline IgG und IgM
III: Reaktion durch Immunkomplexe
IV: Spätreaktion; Reaktion über T-Lymphozyten
(Beispiele für diese Allergien s. im Text)

Anämie. Verminderung der Sauerstoffkapazität des Blutes durch Abnahme der Zahl der → Erythrozyten oder der Konzentration von → Hämoglobin. Die Einteilung der Anämien kann nach morphologischen Gesichtspunkten (z.B. hypochrome A. oder megaloblastäre A.) oder nach ihrer Ursache (z.B. Eisenmangelanämie oder hämolytische A.) richten. Im Labor weisen die Werte MCV und MCH auf die Form der Anämie hin. Die gemeinsamen Symptome alle Anämien sind
- Schwäche und Müdigkeit
- Kopfschmerzen
- Schwindel, Orthostasestörung, Ohrensausen
- Dyspnoe
- Tachykardie
- Blässe von Haut und Schleimhäuten

Anaphylaktische Reaktion. Reaktion bei einer → Allergie Typ I durch wiederholte Antigenexposition, z.B. durch Medikamente oder iv-Kontrastmittel; ein anaphylaktischer Schock kündigt sich durch Atemnot bei Bronchospastik, Blutdruckabfall, Tachykardie und Schweißausbruch an

Blutgruppen. Spezifische Antigene auf der Oberfläche der → Erythrozyten; im klinischen Alltag sind die Blutgruppen A und B (bzw. deren Fehlen als Blutgruppe Null) und die Rhesusfaktoren wichtig; beim AB0-System finden sich im → Blutplasma Antikörper (Agglutinine) für die gegenteilige Blutgruppe: A hat Anti-B, B hat Anti-A, 0 weist Anti-A und Anti-B auf; beim Rhesus-System werden die Antikörper bei einem rh-negativen Patienten nach Kontakt mit Rh-positivem Blut erst gebildet

Blutplasma. Das universelle Transportmedium des Körpers für Kohlenhydrate, Proteine, Fette, Salze, Vitamine, Hormone, Stoffwechselprodukte und für Wasser, das 90% des Plasmas ausmacht. Das prozentuale Verhältnis von Zellen und Flüssigkeit ist der → Hämatokrit. Plasma ohne → Fibrinogen wird als → Blutserum bezeichnet

Blutserum. Plasma ohne → Fibrinogen; Serum kann deshalb nicht mehr gerinnen

Blutstillung. Bei Verletzungen oder Entzündungen des Gefäßendothels tritt die Blutstillung (Hämostase) in drei aufeinanderfolgenden Schritten auf:
1. Vasokonstriktion durch Aktivierung der glatten Gefäßmuskulatur und Reduktion der Blutströmung (v.a. durch Faktoren der → Thrombozyten)
2. Bildung eines Thrombozytenpfropfes mit einem Fibrinnetz zunächst, dann Festigung des → Thrombus
3. Aktivierung der Faktoren der → Gerinnung

Die Blutstillung erfolgt somit *primär* durch Aktivierung der Thrombozyten, *sekundär* durch die Aktivierung der Gerinnungskaskade (Abb. 13.8)

Erythrozyten. Die roten Blutkörperchen sind kernlose Scheiben mit einem Durchmesser von 6-8 µm, die → Hämoglobin enthalten und damit Sauerstoff im Blut transportieren; auf ihrer Oberfläche sitzen Erythrozytenantigene als → Blutgruppen; die Lebensdauer der Erythrozyten beträgt 100-120 Tage; der Abbau dieser Zellen findet im retikuloendothelialen System, vor allem in der Milz, statt. Erkrankungen der E. zeigen sich als → Anämie

Fibrinogen. Gerinnungsfaktor I, der aus Vitamin K in der Leber gebildet wird; aus Fibrinogen entsteht über Thrombin (Faktor II) Fibrin; zusammen mit dem → Blutserum bildet Fibrinogen das → Blutplasma

Gammopathie. Erkrankung durch monoklonal oder polyklonal vermehrte → Immunglobuline; ein Beispiel ist das multiple Myelom (Plasmozytom), bei dem ein sich unkontrolliert teilender Plasmaklon vor allem IgG erzeugt; Leitsymptome hierbei sind Knochenschmerzen; im Röntgenbild fällt der Schrotschuss-Schädel mit zahlreichen Osteolysen auf; es besteht eine hohe Frakturgefahr; weiter weisen die Patienten eine Anämie auf, zeigen Symptome der Urämie und haben rezidivierende Infekte

Gerinnung. (englisch: Coagulation) Sie tritt als zweiter Schritt der → Blutstillung auf und wird in ein intrinsic (intravasales) und extrinsic (extravasales) System unterschieden. Das intrinsic Sytem wird langsam über Faktoren der Virchow-Trias (Lexikon LE 7) ausgelöst, das extrinsic System innerhalb weniger Sekunden; beide Wege treffen sich in der Aktivierung von Faktor X (Abb. 13.5)

Graft versus Host. Immunreaktion eines transplantierten Organs gegen den Organempfänger, die als → Allergie Typ IV auftritt; die Symptome sind vielfältig und können sich zeigen als Ekzeme, Hepatitis, interstitielle Lungenerkrankung, Myokarditis oder Symptome des ZNS

Hämatokrit. Anteil der Zellen, vor allem der → Erythrozyten, am Blutvolumen; prozentual beträgt er bei Männern im Mittel 47%, bei Frauen 42%; der bei Männern erhöhte Hkt. könnte u.a. die verkürzte Lebenserwartung von Männern gegenüber Frauen erklären (Frage: Sind Männer nicht zu bedauern?)

Hämatopoese. Begriff für die Blutbildung (griechisch bedeutet „poiesis" dichten, gestalten - ein Wort, das in der Sprache für Poesie, die Kunst der Versdichtung benutzt wird); beim Embryo wird das Blut in Leber und Milz gebildet, ab dem 7. Schwangerschaftsmonat übernimmt das Knochenmark diese Aufgabe; das Blut wird aus einer pluripotenten Stammzelle gebildet: aus dieser gehen Stammzellen für die → Leukozyten (Granulozyten und → Lymphozyten), für die → Erythrozyten, Monozyten und → Thrombozyten hervor; die Differenzierung und Reifung der einzelnen Zellen wird über Wachstumsfaktoren gesteuert

Hämoglobin. Farbstoff in den → Erythrozyten, der sich aus einem Eiweißanteil (Globin) und Häm, einem Fe-haltigen Porphyrin zusammensetzt; ein Erwachsener mit 70 kg Körpergewicht besitzt etwa 800 g Hämoglobin (Hb), wobei täglich 6-8 g abgebaut bzw. neu synthetisiert werden. Die Bindung von Sauerstoff an Hb wird als Oxygenierung bezeichnet; die Farbe des oxygenierten Hb wird im Bereich von rotwelligem Licht in der Pulsoxymetrie gemessen und spiegelt die Sauerstoffsättigung des Blutes wider; beim Erwachsenen liegt ein Teil des Hb in glykierter Form als HbA1c vor (Lexikon LE 11); bei hohen Blutzuckerspiegeln ist dieser Anteil erhöht; ein Wert >6,5% weist auf einen Diabetes mellitus hin; das HbA1c gilt als Qualitätsmerkmal für die Einstellung eines Diabetes mellitus

Hämolyse. Gesteigerter Abbau der → Erythrozyten gegenüber ihrer Bildung; Ursachen sind eine Hämolyse bei → Anämien, chronischen Entzündungen oder durch künstliche Herzklappen. Eine Hämolyse kann zu einem prähepatischen Ikterus (Lexikon LE 10) führen

Hämophilie. Vererbte Störungen der → Gerinnung: Bei Hämophilie A Mangel an Faktor VIII, bei Hämophilie B an Faktor IX; überwiegend tritt die Hämophilie A auf; beide Formen werden X-chromosomal rezessiv übertragen, d.h. die Mutter ist Überträger, während die Krankheit fast nur bei Jungen auftritt. Die Blutungen treten fast immer in den großen Gelenken (Hämarthros) auf oder manifestieren sich als Hämaturie. Durch Gelenkeinblutungen kommt es zur entzündlichen Reaktion mit der Folge des Gelenkumbaus und Fehlstellungen. Schwere Hämophilien treten als Weichteil- und innere Blutungen in Erscheinung

HIT-Syndrom. Durch *H*eparin *i*nduzierte *T*hrombozytopenie, die in zwei Formen auftritt: Typ I erscheint als mäßiger Abfall der Thrombozyten <100000/µl; durch Absetzen des unfraktionierten Heparin klingen die Veränderungen spontan ab. *Typ II* ist ein lebensbedrohlicher Abfall der Thrombozyten bis 100/µl durch Bildung von Antikörpern gegen den Komplex auf Heparin und Proteinen

Hodgkin-Lymphom. Beim Morbus Hodgkin liegen tumoröse Veränderungen der B-Lymphozyten vor; die Ursache ist ungeklärt; die Diagnose erfolgt durch Histologie; die klinische Einteilung nach der Ann-Arbor-Klassifikation beschreibt die Zahl und den Ort befallener Lymphknoten, v.a. ober- und unterhalb des Diaphragmas und das Vorliegen von A- oder B-Symptomen; Juckreiz, Schwäche, Appetitverlust und alkoholbedingte Schmerzen der Lymphknoten sind die typischen Merkmale eines Morbus Hodgkin. Alle bösartigen Lymphome, die nicht zur Hodgkin-Gruppe gehören, werden in der Gruppe der Non-Hodgkin-Lymphome zusammengefasst.

Human Leucocyte Antigen (HLA). Oberflächenantigene auf → Leukozyten und anderen Zellen, die für die Immunerkennung nötig sind; T-Lymphozyten können fremde Antigene erst nach Präsentation eines HLA erkennen; von besonderer Bedeutung ist das HLA B27, das charakteristisch für Morbus Bechterew (Lexikon

LE 15) ist; in der Immunologie sind HLA-Moleküle auch als MHC (mature histocompatibility complex) bekannt

Immunglobuline. In der Elektrophorese sind sie als γ-Globuline nachweisbar; sie werden in → B-Lymphozyten gebildet in 5 Gruppen in IgA, IgD, IgE, IgG und IgM eingeteilt.

- IgA: wichtige Rolle bei Abwehrprozessen von Haut und Schleimhäuten; wird beim Stillen übertragen
- IgD: Antigenrezeptor auf B-Lymphozyten
- IgE: Teil der Membran von Mastzellen (basophile Granulozyten), spielt eine Rolle bei → Allergie Typ I und in der Abwehr von Parasiten
- IgG: kommt am häufigsten im Plasma vor; kann bei einem zweitem Kontakt Antikörper neutralisieren und Phagozytose über Makrophagen einleiten; es schützt das Neugeborene vor Infektionen
- IgM: stärkster Aktivator des → Komplimentsystems; es wird bei erstem Kontakt mit einem Antigen gebildet

Komplementsystem. Rund 30 Plasmaproteine, die in 9 Faktorengruppen zusammengefasst werden können und Träger der unspezifischen, humoralen → Abwehr sind. Das K. fördert die Phagozytose, löst eine Vasodilatation aus, führt zur Chemotaxis, bei der weitere K.faktoren an den Ort der Entzündung erreichen, markiert Zellen für eine Zytolyse

Leukämie. Häufigste Malignome des hämatologischen Systems; bei Kindern stellt die akute lymphatische Leukämie (Lexikon LE 5) die häufigste maligne Erkrankung dar. Die Einteilung der L. erfolgt in myeloische (Reihe der Granulozyten) und lymphatische Formen; bei den chronischen Formen der L. zählt die CML zu den myeloproliferativen Erkrankungen, die CLL zu den → Hodgkin-Lymphomen; allen L. gemein ist die klinische Symptomatik mit

- Anämie
- Blutungen (Thrombopenie)
- Infektneigung (Mangel an abwehrfähigen Granulozyten)

Leukopenie. Verminderung der Leukozytenzahl im Blut <4000/µl, wobei vor allem die neutrophilen Leukozyten betroffen sind (Neutropenie)

Leukozyten. Oberbegriff für weiße Blutkörperchen, die alle dem → Abwehrsystem dienen; nur 5% der L. befinden sich im peripheren Blut, der Rest ist im Gewebe, im Knochenmark und den lympahtischen Organen verteilt; Normwert im Blut 4000-11000/µl; L. können sich verformen und die Gefäßwand passieren; sie werden eingeteilt in Granulozyten (neutrophile, basophile und eosinophile), Monozyten (Makrophagen) und Lymphozyten (s. Abb. 13.2)

Leukozytose. Erhöhung der Leukozytenzahl im Blut >11000/µl

Linksverschiebung. Hierbei treten im Blut vermehrt unreife Vorstufen und Stabkernige der Granulozyten auf; Ursachen sind akute Infekte, schwere körperliche Arbeit, Leukämien und Lymphome

Lymphknoten. Biologische Filter in den Lymphbahnen als Knötchen mit bis 25 mm Durchmesser, die beim Gesunden nicht zu tasten sind; sie bestehen aus einer Kapsel mit Stützbalken und dem lymphatischen Sinus (Abb. 13.10); die Mehrzahl der → Lymphozyten hält sich in den L. auf: in der Mitte liegen die Lymphfollikel mit überwiegend B-Lymphozyten, am Rand sind T-Lymphozyten angesiedelt

Lymphozyten. Unterschieden werden T- und B-Lymphozyten, deren Aufgabe im spezifischen → Abwehrsystem liegen.
- B-Lymphozyten: (15% der L.) Bildung von Antikörpern (→ Immunglobuline) nach Umwandlung in Plasmazellen
- T-Lymphozyten: (80% der L.) Unterscheidung u.a. in Helferzellen (aus ihnen gehen CD4-Zellen hevor; s. → AIDS), Suppressorzellen und natürliche Killerzellen

Morbus Werlhof. Idiopathische thrombozytopenische Purpura mit Nachweis von Antikörpern gegen Thrombozyten (in 80%), wodurch die → Thrombozyten beschleunigt abgebaut werden. Die *akute* Form tritt meist bei Kindern zwischen 2-14 Jahren auf infolge eines Virusinfekts; die Thrombozyten können bis <2000/µl sinken. Bei Erwachsenen wird häufiger das *chronische* Krankheitsbild beobachtet; es tritt schleichend auf bei Petechien an Haut und Schleimhäuten, Nasenbluten und Menorrhagien; therapeutisch muss hier eine → Splenektomie durchgeführt werden, wenn die Krankheit durch Kortikosteroide nicht beherrschbar ist

Perniziöse Anämie. Megaloblastäre Anämie (MCV ↑) durch Mangel an Vitamin B12; Ursachen sind Autoimmunstörungen oder Mangel an Intrinsic Faktor, der in den B-Zellen der Magenschleimhaut gebildet wird. Häufig geht die p.A. mit einer → Leukopenie und Rechtsverschiebung im weißen Blutbild (Hypersegmentierung durch Überalterung der Granulozyten) einher; die Patienten beklagen eine Glossitis und weisen Parästhesien auf

Plasminsystem. Dem System der → Gerinnung ist die physiologische Fibrinolyse durch Plasmin entgegengesetzt; seine Vorstufe, Plasminogen, ist ein Protein, das in der Leber gebildet wird. Plasminogen wird durch Enzyme im Plasma oder im Gewebe „aktiviert" (Plasminogenaktivator, PA). Therapeutisch wird der rekombinierte (gentechnologisch hergestellte) Gewebsplasminogenaktivator (rt-PA; Gewebe heißt englisch „tissue") zur Fibrinolyse (Thrombolyse) eingesetzt. Das entstandene Plasmin spaltet Fibrinmoleküle auf und zersetzt auch andere Gerinnungsfaktoren; dadurch wirkt es gerinnungshemmend

Plethora. „Blutfülle" durch Zunahme des Blutvolumens, v.a. der Blutzellen bei Polyglobulie (Erhöhung der Zahl der → Erythrozyten)

Splenektomie. Operative Entfernung der Milz z.B. bei → Morbus Werlhof; postoperativ besteht vorübergehend eine erhöhte Infektanfälligkeit

Thrombophilie. Genetische Disposition zur Bildung eines → Thrombus; meist liegt ein Mangel an Antithrombin III oder Protein-C zugrunde; klinisch zeigen sich Merkmale der Arteriosklerose v.a. eine paVK, aber auch arterielle Verschlüsse der Baucharterien

Thrombozyten. Die Blutplättchen sind kleine, kernlose Scheiben mit einem Durchmesser von 1-4 µm, die mit 150000-rund 400000/µl im Blut vorkommen; nach rund 10 Tagen werden sie abgebaut. Im Blut verharren sie in einem Ruhezustand und werden bei Verletzungen oder durch die Faktoren der → Gerinnung aktiviert; unter dem Einfluss von Faktor VIII tritt eine Adhäsion der T. auf, die zum → Thrombus führt; durch Freisetzung von Serotonin und Thromboxan wird bei der → Blutstillung eine Gefäßkonstriktion ausgelöst

Thrombus. Blutgerinnsel in einem Gefäß; zuerst besteht der T. aus einem Fibrinnetz, das durch → Thrombozyten gefestigt wird und sich nach rund 4-6 h zu einem stabilen, festen T. umwandelt

Verbrauchskoagulopathie. Bezeichnung für eine disseminierte intravasale Gerinnung mit Aktivierung der → Gerinnung, wodurch Mikrothromben entstehen; parallel tritt eine gesteigerte Fibrinolyse auf mit Verbrauch von Gerinnungsfaktoren und Thrombozyten und der Folge einer erhöhten Blutungsneigung; Ursachen sind häufig eine Sepsis aber auch Tumoren; durch Thrombosen in der Mikrozirkulation kann es zum Organversagen kommen; therapeutisch gibt man Heparin, fresh frozen Plasma und AT III, in der späten Phase auch Fibrinogen und Thrombozytenkonzentrate

LEXIKON 14

Afferent. Bezeichnung für ein Gefäß oder einen Nerv, der auf ein Ziel zuführt; im Zusammenhang mit dem Nervensystem führen afferente Nerven(fasern) sensible oder sensorische Impulse von den Sinnesrezeptoren zum Rückenmark

Apallisches Syndrom. Durch Trennung der Funktionen von Großhirn und Stammhirn kommt es zum Wachkoma; der Patient ist wach, nimmt aber nicht wahr, d.h. er reagiert nicht mit den Augen auf bewegliche Objekte, sondern weist unkoordinierte Augenbewegungen und refelxartige Massenbewegungen des Körpers auf; der Verlauf hängt von der Ursache der Störung und dem Alter des Patienten ab; besteht ein Wachkoma >1 Jahr, ist die Prognose ungünstig

Aphasie. Sprachstörung durch eine Hirnschädigung; *motorische* A. durch Störung des → Broca-Zentrums; hier liegen eine verlangsamte Sprache und meist kurze telegrammartige Sätze vor; *sensorische* A. durch Störung des → Wernicke-Zentrums mit gestörtem Sprachverständnis; die Sprache wirkt flüssig, die Äußerungen sind aber oft sinnlos; *globale* A. ist eine Kombination aus motorischer und sensorischer Aphasie, bei der sich der Patient oft durch Wortneuschöpfungen (Neologismen) oder durch ständige Wiederholung von Worten (Stereotypien) äußert; *amnestische* A. mit Wortfindungsstörungen bei normalem Sprachverständnis; der Patient kann durch Gestik und Umschreibungen das Defizit gut kompensieren und ist in seiner Kommunikation kaum eingeschränkt

Arachnoidea. Die fast gefäßlose Spinngewebshaut schmiegt sich eng an die → Dura mater an. Zwischen Dura mater und Arachnoidea liegt der Subduralraum (→ Subduralblutung); in die venösen Blutleiter des Subduralraums stülpen sich kleine Zotten der Archnoidea und resorbieren den Liquor, der in den Adergeflechten der Ventrikel gebildet wird; *Meningeome* sind maligne Tumoren des ZNS, die von Zellen der Arachnoidea ausgehen; unter der Bezeichnung *Arachnida* werden alle Spinnentieren von Skorpionen über echte Spinnen bis zu den Milben zusammengefasst: es gibt über 35000 verschiedene Spinnen, davon allein Europa mehr als 1100 Formen. Alle Spinnen weisen sich durch ein ausgiebiges Vorspiel vor der Begattung aus, aber dem Männchen nützt das wenig, weil es manchmal anschließend von der Geliebten gefressen wird (Merke: Spinnen haben sich zum Fressen gern)

Assoziationsbahnen. Verbindungen der Assoziationszentren innerhalb einer Hälfte des Großhirns (Hemisphäre); sie ermöglichen die Bewertung von Sinneseindrücken und sind die morphologische, operative Grundlage des Denkens; Verbindungen mit dem limbischen System verleihen den Wahrnehmungen und Gedanken die emotionale Tönung (der Begriff Assoziation stammt vom lat. *associare* = sich beigesellen und bedeutet die Verknüpfung von Vorstellungen und Wahrnehmungen)

Babinski-Zeichen. Nach dem französischen Neurologen J. F. Félix Babinski (Paris, 1857-1932) wird die pathologische Reflexantwort bezeichnet, die bei einer Schädigung der → Pyramidenbahn auftritt: wird der äußere Fußrand mit einem Spatel bestrichen, tritt eine Dorsalbewegung der großen Zehe, die vom Spreizen der anderen Zehen begleitet wird

Basalganglien. Sie werden auch als Stammganglien bezeichnet und werden von Kerngebieten des extrapyramidalen Systems gebildet; im Querschnitt des Gehirns zeigen sie sich als → graue Substanz in der → weißen Substanz der Nervenbahnen; zu ihnen gehören der Nucleus caudatus, Nucleus lentiformis, Corpus striatum, Putamen und die Substantia nigra (Abb. 14.5)

Broca-Sprachzentrum. Nach dem französischen Anatomen und Chirurgen Pierre Paul Broca (Paris, 1824-1880) ist das motorische Sprachzentrum benannt; es liegt am unteren Rand der → vorderen Zentralwindung in der Nähe des Hörzentrums (Schläfenlappen) und koordiniert die Bewegungen von Kehlkopf und Mund beim Sprechen; es ist jeweils nur in einer Hirnhälfte aktiv und liegt in 95% aller Menschen auf der linken Seite (bei der Hälfte der Linkshänder und bei allen Rechtshändern); bei Schädigung des motorischen Sprachzentrums kann der Patient keine verständlichen Worte formulieren (Dysarthrie)

Commotio cerebri. Akute Funktionsstörung des Gehirn durch Schädelprellung; Leitsymptom ist die kurze Bewusstlosigkeit (<5 min) mit retrograder Amnesie; → Glasgow-Coma-Scale 13-15

Contusio cerebri. Quetschung des Gehirns mit deutlichen Funktionsstörungen, wobei nach dem GCS und der Dauer der Bewusstlosigkeit zwischen leichter (<30 min) und schwerer (>30 min) Contusio unterschieden wird; akut können epileptische Anfälle auftreten; klinisch muss auf das Auftreten von Hirndruckzeichen geachtet werden: erste Zeichen sind Schwindel, Brechreiz und Störungen der Pupillenmotorik

Cortex cerebri. Graue, außen liegende Substanz der Großhirnrinde, die von Zellkörpern der Nervenzellen im Großhirn mit Tausenden von synaptischen Verbindungen gebildet wird; sie ist zwischen 2 mm in der Sehrinde im Hinterhauptlappen und 5 mm in der → vorderen Zentralwindung dick; die Fläche der Großhirnrinde beträgt rund 1800 cm²

Dura mater. Die harte Hirnhaut (übersetzt müsste es „harte Mutter" heißen) liegt an der Innenseite des Schädels dicht am Periost an; sie ist sehr stabil und besteht aus kollagenem Bindegewebe; als Falx cerebri (Hirnsichel) ragt sie zwischen beide Hirnhälften; in der Flax verlaufen die venösen Blutleiter des Gehirns; die Dura mater ist im Gegensatz zur → Arachnoidea stark durchblutet

Efferent. Bezeichnung für ein Gefäß oder einen Nerv, der von einem Zielpunkt wegführt (im Gegensatz zu → afferent); die efferenten Fasern des peripheren Nervensystems sind die motorischen Fasern, die von den motorischen Vorderhornzellen zu den Skelettmuskeln ziehen und mit ihren Synapsen die motorischen Endplatten bilden

Eigenreflex. Ein → Reflex, bei dem der Rezeptor für die Reizaufnahme und die motorische Reizantwort im selben Organ liegen; im Reflexbogen liegt nur eine Synapse (monosynaptischer Reflex); ein Beispiel ist der Patellarsehnenreflex

Enzephalitis. Häufig mit einer → Meningitis verknüpft; frühzeitig treten zerebrale Herdsymptome mit Sprachstörungen und fokaler Epilepsie sowie eine Eintrübung des Bewusstseins auf; häufigste Erreger sind Viren, die E. kann aber auch bei Masern, Mumps und Röteln auftreten (Lexikon LE 5)

Epidurales Hämatom. Blutung zwischen Schädelknochen und → Dura mater meist nach Schädelhirntrauma; Leitsymptom für die vitale Gefährdung ist die oft erst nach Tagen auftretende Anisokorie, eine ungleiche Öffnung der Pupillen

Epikritische Sensibilität. Sensible Empfindungen, die sich eindeutig auf die Körperoberfläche lokalisieren lassen; durch Nozizeptoren und andere Sinnesorgane der Haut (Merkel-Scheiben, Meissner-Tastkörperchen u.a.; s. LE 3 und Lexikon LE 3) werden die Empfindungen über schnell leitende Nervenfasern zum Thalamus und dann zur → hinteren Zentralwindung geleitet

Epilepsie. Die epileptischen Anfälle entstehen durch plötzliche Entladungen von Neuronengruppen im Gehirn mit der Folge des motorischen Kontrollverlusts und von Bewusstseinsstörungen; von fokalen Anfällen sind generalisierte Anfälle zu unterscheiden; auch die Absencen gehören hierzu; die Ursachen einer E. sind vielfältig; je nach Verlauf wird zwischen einem → Grand Mal und der Petit Mal Epilepsie unterschieden (detaillierte Angaben im Text der Lerneinheit)

Evozierte Potenziale. Reizantwort des ZNS im Elektroenzephalogramm auf visuelle (VEP), akustische (AEP), somatisch-sensible (SSEP) oder motorisch (MEP) ausgelöste Stimuli

Fremdreflex. Im Gegensatz zum → Eigenreflex erfolgt die motorische Antwort nach Reizungen von Sinnesrezeptoren, die nicht im gleichen Organ liegen; im Reflexbogen liegen mehrere Synapsen (polysynaptischer Reflex); Beispiele sind der Bauchhautreflex oder der Kremasterflex

Glasgow Coma Scale (GCS). Internationales Bewertungsschema zur Beurteilung von bewusstlosen Patienten durch Prüfung der Reaktion auf Schmerzreiz und Ansprache; maximal sind 15 Punkte, minimal 3 Punkte zu erreichen (detaillierte Angaben im Text der Lerneinheit)

Grand Mal. Diese dramatisch verlaufende Form der → Epilepsie beginnt mit einem Initialschrei und plötzlicher Bewusstlosigkeit des Patienten; es folgt eine tonische Phase mit gestreckten Extremitäten und lichtstarr weiten Pupillen, darauf folgen klonische Krämpfe (→ Myoklonie) mit starker Speichelbildung und Inkontinenz; es folgt der Terminalschlaf; nach dem Erwachen erinnert sich der Patient nicht mehr an den Anfall; dauert der Anfall >5 min, spricht man vom → Status epilepticus

Graue Substanz. Zellkörper des ZNS, die die Großhirnrinde (→ Cortex cerebri), die → Basalganglien und die Kerngebiete in der Schmetterlingsfigur im Rückenmark bilden (Abb. 14.10)

Hintere Zentralwindung. Im Gyrus postcentralis werden die sensiblen und sensorischen Erregungen aus den inneren Organen und von der Körperpberfläche mit

Ausnahme von Sehen, Hören, Riechen und Gleichgewicht verarbeitet; wie bei der → vorderen Zentralwindung präsentiert sich der Mensch als „Homunkulus": die Sinnesrezeptoren von Fingerspitzen, Handfläche, Lippen, Zähnen und Rachen nehmen den größten Raum ein

Hirnnerven. Alle Nerven oder nervenähnliche Strukturen, die oberhalb des Rückenmarks aus dem Gehirn austreten, werden als zwölf Hirnnervenpaare (I bis XII) bezeichnet

- I N. olfactorius: Hirnteil mit Riechzellen und Riechbahn
- II N. opticus: Hirnteil mit Fasern der Sehbahn aus der Retina
- III N. oculomotorius: → parasympathische Fasern für Pupillenverengung und Steuerung der Augenmuskeln
- IV N. trochlearis: Augenmuskelsteuerung (LE 16)
- V N. trigeminus: weist drei Äste auf; Sensibilität für Gesicht, Mund, Zähne und → Dura mater; motorisch für Kaumuskeln
- VI N. abducens: Augenmuskelsteuerung (LE 16)
- VII N. facialis: Gesichtsnerv, der die Mimik steuert
- VIII N. vestibulocochlearis: Nerv für Gehör und Gleichgewicht LE 16)
- IX N. glossopharyngeus: Sensibilität für Gaumen, Rachen und Zäpfchen (Würgereiz) und hinteres Drittel der Zunge; motorisch für Schlundmuskulatur (Schlucken, zusammen mit X)
- X N. vagus: Wie ein Vagabund „schweift" dieser Nerv im Bereich der HWS herum; motorisch für Gaumensegel (Schlucken) und mit abgehendem N. recurrens für Kehlkopfmuskeln (Sprache); enthält → Parasympathikus für Herz, Atemwege, Verdauungssystem und Nieren
- XI N. accessorius: Motorik für M. trapezius und M. sternocleidomastoideus (LE 4)
- XII N. hypoglossus: Motorik der Zunge

Karnofsky-Index. Der amerikanische Onkologe David A. Karnofsky (1914-1970) stellte den Index zur Bewertung des Allgemeinbefindens und der Aktivität des Patienten auf (Performance Index), der eine orientierende Therapieplanung ermöglicht; in Prozentwerten zwischen 100% (keine Beschwerden oder Einschränkung) bis 10% (moribunder Patient) wird die Hilfsbedürftigkeit beschrieben (detaillierte Angaben im Text der Lerneinheit)

Karpaltunnelsyndrom. Kompression des N. medianus durch die Haltebänder im Handgelenk (Retinaculum flexorum); zuerst tritt ein nächtliches Kribbeln der Finger auf, das sich auf den ganzen Arm erstrecken kann (Brachialgia paraesthetica nocturna), dann bestehen die Beschwerden auch tagsüber; der Daumenballen zeigt eine Atrophie und die Daumenmuskeln werden paretisch (→ Parese); bei Ausfall des N. mediasnus besteht eine Schwurhand (Abb. 14.23a)

Kleinhirn. Hirnteil (Cerebellum) in der hinteren Schädelgrube, der über Informationen aus Muskel- und Sehnenspindeln Steuerimpulse für den Erhalt des Gleichgewichts und räumliche sowie seitengleiche, harmonische Bewegungen beider Körperhälften gibt

Kommissurenbahnen. Verbindungen zwischen den Hemisphären des Großhirns; diese → Bahnen ziehen durch den Balken (Corpus callosum)

Medulla oblongata. Im verlängerten Mark, dem Übergang von Rückenmark zum Gehirn, kreuzen die → Pyramidenbahn; hier finden sich extrapyramidal motorische Kerne, Reflexzentren für Atmung und Kreislauf sowie der Austritt der → Hirnnerven X, XI und XII

Meningismus. Komplex von Symptomen, die durch Reizung der Hirnhäute entstehen: (1) die passive Kopfneigung wird als schmerzhaft empfunden; der Patient reagiert mit Widerstand, (2) Brudzinski-Zeichen: wenn der Kopf passiv gebeugt wird, beugt der Patient im Hüft- und Kniegelenk, (3) Kernig-Zeichen: bei gebeugter Hüfte treten starke Scherzen auf, wenn das Knie gestreckt wird, (4) Lasègue-Zeichen: dem passiven Anheben des Beines wird ein Widerstand entgegengesetzt; die Bewegung ist schmerzhaft

Meningitis. Entzündung der Hirn- bzw. Rückenmarkshäute durch hämatogene Streuung v.a. von Meningkokken, lokale Ausbreitung von Pneumokokken oder Staphylokokken bei Entzündungen von Mittelohr oder Nasennebenhöhlen oder durch direkte Infektion bei Verletzungen mit Liquoraustritt; Symptome treten rasch auf mit Fieber, Kopfschmerzen, Erbrechen, Lichtscheu und Somnolenz; es bestehen die Zeichen des → Meningismus

Migräne. Ein Kopfschmerzsyndrom unbekannter Ursache mit individuell verschiedenen Auslösern. Die M. *ohne* Aura ist die häufigste Form, kündigt sich langsam an, erreicht nach meist 1-2 Stunden ihren Höhepunkt mit bohrenden Schmerzen im Stirn- und Schläfenbereich und klingt ab, wenn sich die Patienten, die sehr lärm- und lichtscheu reagieren, zurückziehen und schlafen. Bei einer M. *mit* Aura kommt es häufig zu Sehstörungen mit Skotom und Hemianopsie (Lexikon LE 16) und oft Parästhesien der oberen Extremitäten. Bei der Basilarismigräne treten Drehschwindel, Tinnitus, Sprach- und Gangstörung und Hörschwäche auf. Immer gehen die Schmerzen mit vegetativen Zeichen und Übelkeit/Brechreiz einher. Die vielschichtige Bedeutung der M. spiegelt sich in der Literatur wider, wo Honoré de Balzac es so formulierte: „Die Migräne ist die Königin aller Krankheiten, die merkwürdigste Waffe und die furchtbarste in der Hand der Frau gegen den Eheherrn". Allerdings hilft diese These wenig weiter ...

Morbus Menière. Trias aus Tinnitus, Hörverlust und akuter Drehschwindelattacke (Lexikon LE 16)

Multiple Sklerose. Die Encephalomyelitis disseminata ist eine schubförmige oder chronisch verlaufende Erkrankung des ZNS durch Verlust des Myelins in den Markscheiden unklarer Ursache mit folgenden Frühsysmptomen: Doppelbildsehen, Blickrichtungsnystagmus, Strabismus (Schielen) durch Augenmuskellähmung, abgeschwächter Kornealreflex, Sprach- und Schluckstörung, Heiserkeit und Intentionstremor; Hauptmanifestationsalter zwischen 20-40 Jahren; je nach Beteiligung des Rückenmarks kommt es zum Bild der zentralen Lähmung bis zum kompletten Querschnittssyndrom

Myoklonie. Schnelle, kurze, unwillkürliche Zuckungen einzelner Muskeln, von Muskelgruppen oder des ganzen Körpers unterschiedlicher Ursache, z.B. bei Epilepsien, Intoxikationen, nach Enzephalitis u.a.; physiologisch treten Myoklonien beim Einschlafen oder Aufwachen auf, aber auch wenn man erschrickt (unter einem *Klonus* versteht man rhythmisch krampfende Muskelkontraktionen)

Narkolepsie. Plötzliche Schlafattacken, die mit Stürzen verbunden sein können; die Patienten werden von einem unkontrollierbaren Schlafbedürfnis überfallen; manchmal kommt es zu motorischen Automatismen oder zu einer Erschlaffung der Muskeln, wobei der Patient z.B. unfähig ist zu sprechen, dabei aber wach ist; andere Erscheinungsformen sind Schlaflähmungen (Wachanfälle), wobei der Patient reaktionsunfähig ist, seine Situation aber bewusst wahrnimmt und dabei quälenden Halluzinationen ausgeliefert sein kann

Parasympathikus. Teil des vegetativen Nervensystems, der anatomisch als Kopfteil im Hirnstamm, distal im Sakralmark und in den → Hirnnerven III (Pupillenweite), VII (Tränen), IX (Speichel) und X (Thorax- und Bauchorgane) liegt; im ersten und zweiten Ganglion werden die Synapsen (Lexikon LE 1) über Azetylcholin geschaltet; die Bezeichnung „Vagus" für den Parasympathikus sollte vermieden werden; *Funktion*: der Parasympathikus stimuliert den Aufbau der Gewebe auf, speichert Energie und begünstigt Entspannungsprozesse (zur Funktion gegenüber dem → Sympathikus siehe die Tabelle im Text der Lerneinheit)

Parese. Lähmung oder motorische Schwäche, die auch unvollständig sein kann

Pia mater. Die weiche Hirnhaut liegt direkt auf dem Gehirn, dessen Windungen (Gyri) und Furchen (Sulci) sie in die Tiefe folgt; über diese Oberflächenstrukturen spannt sich die → Arachnoidea; zwischen beiden Häuten liegt der Subarachnoidalraum (→ Subarachnoidalblutung), der mit Liquor gefüllt ist

Plegie. In Unterscheidung zur → Parese bezeichnet die Plegie (oder Paralyse) eine vollständige Lähmung

Polyneuropathie. Erkrankung mehrerer peripherer Nerven durch eine Systemerkrankung, z.B. Stoffwechselstörungen (v.a. Diabetes mellitus), Infektionen, Intoxikationen oder durch genetische Ursachen; überwiegend bestehen distale Schmerzen und Parästhesien bei symmetrischem Befall; bei einer Urämie (Lexikon LE 9) sind die *restless legs* typisch

Projektionsbahnen. Verbindungen des Großhirns mit untergeordneten Teilen des ZNS; eine Projektionsbahn ist z.B. die → Pyramidenbahn

Propriozeptoren. Rezeptoren, die auch als Mechanorezeptoren bezeichnet werden; sie übermitteln als Spindelorgane in Muskeln, Gelenkkapseln und Sehnen dem Kleinhirn Informationen zur Körperlage und dem Erhalt des Gleichgewichts

Protopathische Sensibilität. Tiefensensibilität für Schmerz- und Temperaturreize, die nicht eindeutig lokalisierbar sind, z.B. Bauchschmerzen oder Rückenschmerzen, Druckbelastungen oder extreme Temperaturen; die Impulsleitung wird neben schnellen markhaltigen Fasern (A-Fasern) auch über langsame, marklose C-Fasern zum ZNS geleitet

Pyramidenbahn. (Tractus corticospinalis) Willkürmotorische Bahn, die in der → vorderen Zentralwindung entspringt, durch die innere Kapsel zieht, sich größtenteils in der Medulla oblongata auf die andere Seite kreuzt und an den motorischen Vorderhornzellen des Rückenmarks endet

Reflex. Automatische Reaktion des Organismus auf einen Reiz; in der Neurologie versteht man darunter durch Reizungen ausgelöste motorische Antworten eines oder mehrer Muskeln als → Eigenreflex oder → Fremdreflex

REM Phasen. Schlafperioden mit „rapid eyes movements": in den Traumphasen bewegen sich die Augen rasch und ruckartig; durch vegetative Impulse werden Herz-

und Atemfrequenz beschleunigt; die Bedeutung der REM Phasen liegt in der Stabilisierung des Langzeitgedächtnisses bei Erwachsenen und in Lernleistungen bei Kindern; die Steuerung der Schlafphasen liegt in Kerngebieten der Formatio reticularis, einem Gebiet aus netzartig verzeigten Neuronen, die sich vom Mittelhirn bis zur Medulla oblongata erstrecken

Schmerzanamnese. In der Schmerzanamnese muss Antwort auf folgende Fragen gegeben werden: Schmerzqualität?, Lokalisation und Ausstrahlung des Schmerzes?, Schmerzbeginn?, Dauer und Intervalle der Schmerzen?, Intensität der Schmerzen?, welche Faktoren lösen die Schmerzen aus?, welche Begleitsymptome treten auf?

Schmerztherapie. Jede Schmerztherapie richtet sich nach der Ursache des Schmerzes; nach dem Stufenschema der WHO werden drei Stufen der medikamentösen Therapie unterschieden: 1 = Nichtopioidanalgetika, 2 = schwache Opioide und 3 = starke Opioide; die Steigerung der Medikamente erfolgt erst, wenn die tiefere Stufe erfolglos ist; alle Schritte werden durch supportive Maßnahmen (Physiotherapie, regionale Anästhesie, manuelle Verfahren, Psychotherapie u.a.) unterstützt

Status epilepticus. Epilepsieanfall über mehr als 5min; oft liegt ein → Grand Mal mit kurz aufeinander rezidivierenden Anfällen vor, zwischen denen der Patient nicht voll orientiert ist; auch hier sind die Ursachen vielfältig; besonders häufig kommen jedoch schwere Hirnerkrankungen und ein Alkoholentzugssyndrom infrage

Stroke. Meist schlagartig treten die Symptome des Infarkts einer arteriellen Hirngefäßes auf – ein Schlaganfall; diesem können als *minor stroke* transitorisch ischämische Attacken (TIA) vorausgehen; die häufigste Ursachen liegen in thromboembolischen Ereignissen und arteriosklerotischen Veränderungen der Hirngefäße; vor allem kardiale Embolien (z.B. durch Rhythmusstörungen, v.a. Vorhofflimmern) gelten als zentrale Risikofaktoren; bei Verdacht auf eine zerebrale Ischämie muss der Patient unverzüglich einer *stroke unit* zugewiesen werden

Subarachnoidalblutung (SAB). Blutung in den Liquorraum; Leitsymptom sind heftigste Schmerzen, die in den Nacken ausstrahlen; liegt kein Trauma (Verletzung) vor, ist meist die Ruptur eines Aneurysmas die Ursache der SAB; der Schweregrad der SAB wird in 5 Graden angegeben; diese variieren zwischen Grad I, asymptomatisch bis lichte Zeichen des → Meningismus, bis Grad V, tiefes Koma (detaillierte Angaben im Text der Lerneinheit)

Subduralblutung. Blutung zwischen → Dura mater und → Arachnoidea; die Bewusstseinstrübung nimmt mit dem Ausmaß der Blutung zu; die Symptome können sich akut oder auch nur schleichend entwickeln; das Leitsymptom ist die einseitige Mydriasis (Lexikon LE 16)

Sympathikus. Sympathischer Teil des vegetativen (autonomen) Nervensystems; Verlauf zu den Rückenmarksegmenten Th1-L4, deren Fasern in den Vorderwurzeln der Spinalnerven zu den Grenzstrangganglien ziehen und den Truncus sympathicus (der Grenzstrang erstreckt sich vom ersten HWK bis zum Sakralmark) bilden; hier erfolgt die Umschaltung des ersten Neurons, das im ZNS beginnt über den Transmitter Azetylcholin auf das zweite, marklose Neuron, das zu den Organen zieht; die Wirkung des Sympathikus auf die Zielorgane wird nun über Noradrenalin vermittelt; im Bauchraum verflechten sich sympathische Fasern des

Ganglion coeliacum und der Mesenterialganglien zum Plexus solaris (Sonnengeflecht); *Funktion*: über den Sympathikus wird die körperliche Leistung gesteigert, werden Energiereserven mobilisiert, wird der Glukoseverbrauch gesteigert und es werden Sauerstoffreserven bereitgestellt; (zur Funktion gegenüber dem → Parasympathikus siehe die Tabelle im Text der Lerneinheit)

Synkope. Plötzlicher Bewusstseinsverlust bzw. Ohnmacht, die kardiale, vaskuläre oder zerebrale Ursachen haben kann (siehe Übersicht 1: Leitsymptome); der Begriff stammt vom griechischen „synkóptein" und bedeutet „zusammenschlagen"; in der Musik ist eine Synkope ein Rhythmus bzw. eine Note, die gegen den Takt gespielt wird

Thalamus. Die größte Struktur des Zwischenhirns (Diencephalon) grenzt an den III. Ventrikel des Gehirns; in seinen rund 100 verschiedenen Kerngebieten werden akustische und optische Bahnen umgeschaltet und die Intensität von Sensorik und Motorik kontrolliert; als „Tor des Bewusstseins" steuert er die Qualität individueller Sinneseindrücke und verknüpft sie durch Verbindungen mit dem limbischen System zu Gefühlen; gleichermaßen wird die Feinmotorik beeinflusst

Vordere Zentralwindung. Der Gyrus praecentralis ist der Ursprung der → Pyramidenbahn; auf seiner Oberfläche sind die Muskelgruppen des ganzen Körpers in unterschiedlicher Ausprägung verteilt (Abb. 14.7); je ausgeprägter die Muskeln abgebildet sind, desto höher ist deren Feinmotorik: Handmuskeln, Sprache und mimische Muskulatur beanspruchen rund 80% der Fläche der vorderen Zentralwindung; die hier abgelegten Bewegungsprogramme sind auch von visuellen und akustischen Informationen abhängig; die Willkürmotorik wird deshalb auch als Sensomotorik bezeichnet

Wachkoma. → apallisches Syndrom

Weiße Substanz. Die markhaltigen Axone der Nervenzellen bilden die weiße Substanz im ZNS; die Nerven des ZNS werden als Bahnen (Assoziationsbahnen, → Kommissurenbahnen, → Projektionsbahnen) bezeichnet

Wernicke-Zentrum. Nach dem deutschen Neurologen Karl Wernicke (Berlin und Halle, 1848-1905) ist das sensorische Sprachzentrum in dem Schläfenlappen, der an das → Broca-Zentrum grenzt, lokalisiert; es liegt neben dem Hörzentrum; fällt dieses Zentrum aus, kann der Patient Worte zwar hören, er versteht sie aber nicht (sensorische Aphasie)

LEXIKON 15

Akinese. Eine Akinese bedeutet das Unvermögen, Bewegungen auszuführen; oft tritt sie in milderer Ausprägung als *Hypokinese* (Bewegungsarmut) auf; sie tritt bei → Morbus Parkinson, im Koma oder bei einer Schrecklähmung auf; typisch für eine Hypokinese sind ein trippelnder Gang, ein Schriftbild mit kleinen zittrigen Buchstaben, Sprachstörungen (Dysarthrie) und eine reduzierte Mimik (Maskengesicht)

Ankylose. Versteifung eines Gelenks durch feste Verbindung (Verwachsung) der Gelenkflächen als knöcherne oder fibröse Ankylose (durch Bindegewebe)

Arthritis. Hierunter versteht man eine entzündliche Gelenkerkrankung durch degenerative Prozesse bei aktivierter → Arthrose, durch Bakterien oder bei Immunerkrankungen; iatrogen kann eine bakterielle Arthritis nach Punktionen von Knie- oder Hüftgelenk auftreten; bei einem Gelenkempyem sind die Weichteile des Gelenks angeschwollen; im fortschreitenden Prozess kann das Gelenk versteifen (→ Ankylose)

Arthrodese. Operative Gelenkversteifung, die am häufigsten an der Wirbelsäule (als Spondylodese), am Handgelenk, Daumensattelgelenk oder den Fingergelenken (z.B. bei → rheumatoider Arthritis) durchgeführt wird

Arthrose . Chronisch degenerative Gelenkveränderung durch Fehlbelastungen, Entzündungen, Durchblutungsstörungen oder andere Erkrankungen des Gelenkknorpels; erste Zeichen sind Reiben und Knirschen bei der Bewegung des Gelenks, das sich entzünden kann (aktivierte Arthrose) und bei chronischem Verlauf Fehlstellungen aufweist (→ Arthtosis deformans)

Arthrosis deformans. Durch Fehlbelastung des Knorpels im Gelenk tritt ein Verlust an kollagenen Fasern auf mit reaktiver Reizung der Knochensubstanz und Entzündung der Gelenkkapsel; im Verlauf der Gelenkreizung werden die Gelenkflächen zerstört und das Gelenk deformiert; ein klassisches Beispiel ist die Coxarthrose

Ataxie. Störung der motorischen Koordination durch Schädigungen im Rückenmark (spinale A.) oder im Kleinhirn (cerebellare A.); zu den vererbten Krankheiten mit Ataxie gehört die → Friedreich-Ataxie

Chorea. Eine choreatische Bewegungsstörung, die unwillkürliche, nicht zu unterdrückende Bewegungen bei hypotoner Muskulatur beschreibt; die Zuckungen können sich immer wieder wiederholen und unter emotionaler Belastung zu einem regelrechten Bewegungssturm steigern; Ursachen sind extrapyramidale Schädigungen; der Begriff leitet sich vom griechischen „choreia", der Reigen, ab und bezeichnete im Mittelalter einen Tanz (Allemande, Pavane); heute finden wir den Begriff in Choreografie wieder

Chorea Huntington. Die choreatische Bewegungsstörung wird autosomal dominant vererbt und weist erste Symptome im 4. Lebensjahrzehnt auf; neben den muskulären Störungen fällt der rasch fortschreitende geistige Verfall der Patienten auf; erste Zeichen sind ein blitzartiges Grimassieren und Zuckungen der distalen Muskulatur; die Krankheit verläuft über rund 10-15 Jahre, wobei die Patienten selten älter als 60 Jahre werden; Schluckstörungen begünstigen eine Aspirationspneumonie; benannt ist die Krankheit nach dem Neurologen George Summer Huntington (New York, 1851-1916)

Chorea minor. Die nach dem englischen Arzt Thomas Sydenham (London, 1624-1698) auch als Chorea *Sydenham* benannte Minorform der Chorea ist die Folge einer Streptokokkeninfektion und zählte früher zum Symptomenkomplex des → rheumatischen Fiebers (Arthritis, Endokarditis, Glomerulonephritis); heute tritt sie sehr selten auf

Discusprolaps. Ein Bandscheibenvorfall kommt am häufigsten im Segment L5/S1 vor und führt zur → Lumboischialgie; Ursachen ist eine Schwäche des Anulus fibrosus der Bandscheibe, wodurch der Gallertkern (Nucleus pulposus) in den Wirbelkanal gepresst wird und dort den Spinalnerven (meist N. ischiadicus) schädigt;

selten tritt ein Prolaps im Bereich der HWS auf und führt dann zu Schmerzen, die in die Arme ausstrahlen (Brachialgie) oder zu sensiblen Ausfällen

Dystonie. Unwillkürliche, andauernde Muskelkontraktionen, die von einem → Tremor begleitet sein können und v.a. bei Krämpfen der Gesichts- oder Halsmuskeln und bei Befall von Hand- und Fußmuskulatur schmerzhaft sind; die Ursachen liegen in Störungen der Basalganglien (Lexikon LE 14)

Erstes Motoneuron. Nervenbahn, die von der vorderen Zentralwindung als Pyramidenbahn (Lexikon LE 14) oder extrapyramidalen Kernen ausgeht und in den motorischen Vorderhornzellen des Rückenmarks endet; bei Störungen des ersten Motoneurons ist der Muskel selbst intakt, sein Bewegungsprogramm jedoch gestört; es tritt eine spastische Erhöhung des Muskeltonus auf, klinisch ist eine Hyperreflexie (gesteigerte Reflexantwort) festzustellen

Faszikulationen. Unkontrollierte, ziellose, blitzartige Muskelzuckungen, die besonders bei Erkrankungen der Vorderhornzellen des Rückenmarks auftreten, z.B. bei spinaler Muskelatrophie

Friedreich-Ataxie. Durch degenerative Veränderungen des Kleinhirns, der Hinterstränge im Rückenmark und der Hinterwurzeln der spinalen Nerven treten eine Gangataxie, Reflexstörungen und Muskelatrophien auf; der Fuß ist plantar gebeugt, die Zehen sind in Krallenstellung fixiert; im Lauf der Erkrankung zeigen sich eine cerebellare Ataxie, Skelettdeformierungen, Hörstörungen und eine Kardiomyopathie, die häufig die Todesursache ist; die Krankheit wird autosomal-rezessiv vererbt; sie ist nach Nikolaus Friedreich (1825-1882) benannt, dem Nachfolger von Rudolf Virchow auf dessen Pathologielehrstuhl in Heidelberg

Gangstörungen. Beeinträchtigung des harmonischen Bewegungsablaufs durch Erkrankung von Nerven, Muskeln, Gelenken, Bändern, Knochen oder Schmerzen, die durch Durchblutungsstörungen oder Stoffwechselerkrankungen ausgelöst werden (die verschiedenen Gangstörungen sind im Text der Lerneinheit beschrieben)

Gicht. Wenn zwei der folgenden Kriterien vorliegen, besteht eine Gicht: typische Gelenkschmerzen, Erhöhung der Harnsäure im Serum, Gichttophi oder Nachweis von Uraten in der Gelenkflüssigkeit (s. Lexikon LE 11)

Horner-Syndrom. Bei Schädigung des Halsteils des Sympathikus tritt eine typische Trias auf: Pupillenverengung (*Miosis*) durch Lähmung des M. dilatator pupillae, Lidsenkung (*Ptosis*), in die Orbita eingesunkener Augapfel (*Enophthalmus*) und Schweißsekretionsstörung des Gesichts; das Syndrom ist nach dem schweizerischen Augenarzt Johann Friedrich Horner (Zürich, 1831-1886) benannt

Lähmung. Funktionsverlust eines Muskels (Lexikon LE 14: → Parese, → Plegie) durch zentrale Schädigungen, periphere Läsionen der Spinalnerven oder im Rahmen eines psychogenen Prozesses

Lumboischialgie. Die auch nur als Ischialgie bezeichneten Schmerzen ziehen vom Kreuzbein über das Gesäß bis in die Fußspitze aus; sie entstehen meist durch eine Kompression des N. ischiadicus (Abb. 14.15) bei einem → Discusprolaps zwischen L5/S1; charakteristisch ist ein positives Lasègue-Zeichen (Schmerzen bei Anheben des gestreckten Beins des Patienten in Rückenlage) und eine Fehlhaltung der Wirbelsäule mit → Skoliose; der N. ischiadicus ist in seinem gesamten Verlauf druckschmerzhaft

Morbus Bechterew. Chronisch entzündliche Erkrankung der Wirbelgelenke und der Iliosakralfugen, die zur → Ankylose führt mit dem Bild des Bambusstabes der Wirbelsäule im Röntgen; für die Erkrankung liegt eine familiäre Disposition vor (HLA B27 positiv); begleitend können eine Iritis und Urethritis auftreten (nähere Informationen im Text der Lerneinheit); die Krankheit ist nach dem russischen Neurologen Wladimir von Bechterew (St. Petersburg, 1857-1912) benannt

Morbus Parkinson. Durch einen degenerativen Prozess der Substantia nigra im Hirnstamm, bei dem es zu einem Mangel des Neurotransmitters Dopamin kommt, bildet sich die klassische Symptomatik mit → Trermor als *Plus*symptom und → Akinese bzw. Hypokinese und → Rigor als *Minus*symptome heraus; oft sind Schmerzen in den Extremitäten die Vorboten der ätiologisch unklaren Erkrankung; die neuromuskulären Zeichen werden von vegetativen Merkmalen begleitet: erhöhter Speichelfluss, Schwitzen und vermehrte Talgsekretion, die zum Bild des Salbengesichts führt; die verlangsamten Reaktionen des Patienten lösen bei ihrem Umfeld das Vorurteil einer dementen Entwicklung aus, ein Vorwurf, den die Patienten oft nur schwer ertragen; liegt eine begleitende Demenz vor, spricht man vom Parkinson-Plus-Symptom (zur Therapie siehe den Text dieser Lerneinheit); die Erkrankung wird nach ihrem Entdecker James Parkinson (London, 1755-1824) benannt

Myasthenia gravis. Autoimmunerkrankung mit Schädigung der motorischen Endplatten durch Antikörper gegen die Rezeptoren für Azetylcholin; erste Symptome zeigen sich als Muskelschwäche unter Belastung und Dopppelbildsehen, dann treten Ptosis, Sprech-, Kau- und Schlickstörungen und eine Erschlaffung der Mimik auf; die Muskelschwäche breitet sich über die Extremitäten, dann auf die Rumpfmuskulatur aus und kann zu einer respiratorischen Insuffizienz (myasthenische Krise) führen

Myoklonie. Dem Symptom rascher unwillkürlicher Muskelzuckungen liegen viele Störungen zugrunde; ein *Aktions*myoklonus wird durch willkürliche Bewegungen ausgelöst, ein *Reflex*myoklonus durch äußere Reize (s.a. Lexikon LE 14)

Osteomalazie. Stoffwechselstörung des Knochens ("Rachitis der Erwachsenen") durch ungenügenden Kalziumeinbau in den Knochen bei Resorptionsstörungen von Kalzium oder Mangel an aktivem Vitamin D3 bei Niereninsuffizienz, Malassimilation u.a.

Osteoporose. Erkrankung, die durch Verlust an Knochenmasse und Zerstörung der Mikroarchitektur des Knochens definiert ist und mit einem erhöhten Frakturrisiko einhergeht; zu den Ursachen gehören die physiologische Altersatrophie des Skeletts oder die langjährige Nebenwirkung von Glukokortikoiden; die Menopause der Frau begünstigt den Abbauprozess: erste Hinweise ergeben sich aus der Ausbildung eines Rundrückens mit vorstehendem Bauch und einem „Tannenbaumphänomen" der Hautfalten, die von der Wirbelsäule zur Taille ziehen; zur Prävention der Osteoporose ist auf ausreichende Bewegung und Ernährung mit Zufuhr von Vitamin D und Kalzium zu achten

Poliomyelitis. Die spinale Kinderlähmung (s. Lexikon LE 5) ist die Folge einer heute seltenen Virusinfektion der Vorderhornzellen des Rückenmarks; Symptome sind Muskelschwäche, Reflexverlust und schlaffe Paresen der betroffenen Muskulatur

Restless legs. Über die restless legs, das quälende Unvermögen, die Beine nachts und in Ruhe still zu halten, wurde im Zusammenhang mit der chronischen Niereninsuffizienz (Urämie, LE 9.2) berichtet; die Ursachen sind Funktionsausfälle im Thalamus, Kleinhirn und Nucleus ruber

Rheumatoide Arthritis. Der akute Gelenkrheumatismus wird durch eine Immunreaktion ausgelöst; typisch sind die Morgensteifigkeit der Gelenke, ein symmetrisches Befallsmuster der Hand- und Fingergelenke, Zeichen der akuten Entzündung und der Nachweis des Rheumafaktors; die Entzündungen führen unbehandelt zu einer Zerstörung der betroffenen Gelenke mit Fehlformierung der Hände (ulnare Luxationsstellung der Finger)

Rigor. Erhöhter Muskeltonus mit Widerstand bei passiver Dehnung; durch die rhythmische Unterbrechung des Muskelwiderstands entsteht das charakteristische Zahnradphänomen; Ursachen sind Erkrankungen des extrapyramidalen Systems, v.a. bei → Morbus Parkinson

Schultersyndrom. Überbegriff für Schmerzen, die vom Schultergelenk in den Arm ausstrahlen (Periarthritis humeroscapularis) oder im Bereich der HWS auftreten (zervikobrachiales Syndrom); im Mittelpunkt stehen degenerative oder entzündliche Prozesse des Schultergelenks

Skoliose. Seitliche Verbiegung der Wirbelsäule, überwiegend idiopathischer Ursache, aber auch durch Muskelerkrankungen, Lähmung der Rumpfmuskulatur oder bei Erkrankungen bzw. Verletzungen der Wirbelkörper; die Mehrzahl der Skoliosen wird erstmals während der pubertären Wachstumsschübe diagnostiziert

Spastik. Erhöhter Muskeltonus bei eingeschränkter Beweglichkeit; typisch tritt eine Spastik bei zentraler Lähmung, z.B. durch einen Stroke, auf

Spondylolisthesis. Wirbelgleiten nach vorn bei → Spondylose; meist sind die Veränderungen asymptomatisch

Spondylose. Degenerative Veränderung der Wirbelkörper, die zu Bewegungseinschränkung und unbehandelt zur Versteifung der Wirbelsäule führt; erste Anzeichen einer → Spondylolisthesis können zwischen dem 12.-17. Lebensjahr auftreten; Fehlbelastung z.B. durch Kunstturnen im Wachstumsalter können eine Umbaureaktion der Wirbelgelenke v.a. an der unteren LWS verursachen

Tender Points. Punkte, an denen Druckschmerzen bei Fibromyalgie ausgelöst werden können; die typischen Druckpunkte wurden im Text der Lerneinheit geschildert

Tremor. Rhythmisches Zittern, das meist unwillkürlich ausgelöst wird und grob- oder feinschlägig auftreten kann; ein *Intentionstremor* besteht v.a. bei Erkrankungen des Kleinhirns, der *Ruhetremor* kommt beim → Morbus Parkinson vor; zu den Stoffwechselursachen eines T. gehören u.a. die Schilddrüsenüberfunktion, Alkoholismus und die Hypoglykämie

Trendelenburg-Gang. Der typische Watschelgang ist auf eine beidseitige Schwäche der tiefen Hüft- und proximalen Beinmuskeln (v.a. M. gluteus medius und des N. gluteus sup.) zurückzuführen; bei jedem Schritt muss das Becken rotiert und der Oberkörper zur Seite geneigt werden, um das Bein zu heben (Friedrich Trendelenburg, 1844-1924, arbeitete als Chirurg in Rostock, Bonn und Leipzig)

Wernicke-Mann. Gangbild bei spastischer Hemiparese: Der *Arm* der betroffenen Seite ist adduziert, im Ellbogengelenk gebeugt und in Pronationsstellung nach innen rotiert, Handgelenk und Finger sind gebeugt; das *Bein* ist dabei im Knie gestreckt und bei Plantarflexion des Fußes nach innen rotiert; dieses Bild weist auf eine Schädigung der Pyramidenbahn hin (Nach dem deutschen Neurologen Karl Wernicke ist auch das Wernicke-Sprachzentrum, s. Lexikon LE 14) benannt

Zweites Motoneuron. Im Anschluss an das → erste Motoneuron beginnt das zweite Motoneuron an den motorischen Vorderhornzellen im Rückenmark und endet in den motorischen Endplatten des Muskels bzw. der Muskelgruppen; seine Funktionsstörung zeigt sich als schlaffe Lähmung und rasch auftretende Atrophie der betreffenden Muskulatur; zu Beginn der Erkrankung können noch → Faszikulationen des Muskels beobachtet werden; diese sind typisch für eine amyotrophe Lateralsklerose

LEXIKON 16

Ablatio retinae. Ablösung der Netzhaut durch Verletzungen, bei hochgradiger Myopie, bei Entzündungen, im Alter oder idopathisch; an der Peripherie des Gesichtsfelds treten Lichtblitze auf; Einblutungen in den Glaskörper erscheinen als „Mückenschwarm" oder Russ im Auge

Adaptation. Anpassung des Auges an Helligkeit (rasch in wenigen Sekunden) oder an Dunkelheit (langsam bis zu 30 min) über die Weite der Pupille, über Prozesse der Neurone in der Retina und durch zentrale Schaltung in der Sehrinde

Akkommodation. Anpassung des Auges an nah oder entfernt gelegene Objekte durch den → Ziliarkörper der Linse; die Akkommodationsfähigkeit nimmt im Alter ab (→ Presbyopie)

Amblyopie. Schwachsichtigkeit

Astigmatismus. Stabsichtigkeit; Sehstörung durch Krümmungsfehler der Hornhaut, bei der kein Brennpunkt, sondern eine Brennlinie entsteht; Ausgleich durch Zylindergläser („*stigma*" bedeutet auf griechisch „Punkt"; Astigmatismus heißt daher „Punktlosigkeit")

Blinder Fleck. Eintritt des Sehnerven und der großen Gefäße in die → Retina; an dieser als *Papille* (Papilla nervi optici) bezeichneten Stelle finden sich keine Sinneszellen, weswegen er als „blind" bezeichnet wird; er liegt seitlich nasal am Augenhintergrund; bei Steigerung des Hirndrucks ist beidseits ein akute Stauungspapille zu beobachten; bei einer chronischen Stauungspapille tritt eine Atrophie der Sehbahn ein mit der Folge von Sehschwäche und Gesichtsfeldausfällen

Cerumen. Ohrschmalz, das durch die Talgdrüsen des Gehörgangs produziert wird

Chalazion. Hagelkorn; Vergrößerung einer oder mehrerer Meibom-Drüsen bei chronischer Entzündung

Cornea. Hornhaut des Auges;, vorderster lichtdurchlässiger Teil der Sklera, der äußersten Schicht des Auges; sie besteht aus unverhorntem Plattenepithel und ist Teil des lichtbrechenden optischen Systems des Auges (durch die Krümmung wirkt die Cornea wie eine Sammellinse von +40 dpt)

Corti-Organ. Das eigentliche Hörorgan, das im Ductus cochlearis, der Schnecke, sitzt; der Schneckengang liegt zwischen zwei mit Periplymphen gefüllten Räumen, der Vorhoftreppe und der Paukentreppe (Abb. 16.10); auf seiner Basilarmembran sitzen die Sinneszellen des Hörens (der italienische Anatom Marquis Alfonso Corti, 1822-1888, lebte in Wien, Utrecht und Turin)

Dakryoadenitis. Entzündung der Tränendrüse; akut typisch bei Mumps und Masern, chronisch bei Virusinfektionen; durch die Schwellung der Drüse entsteht die charakteristische Paragrafenform des Lids

Deuteroanopsie. Grünblindheit; Verwechslung von Rot und Grün und Störung der Wahrnehmung grüner Farben

Endolymphe. Flüssigkeit innerhalb des häutigen Labyrinths

Eustach'sche Röhre. Ohrtrompete; Verbindung von Paukenhöhle im Mittelohr mit dem Nasopharynx zum Druckausgleich

Fovea centralis. Stelle des schärfsten Sehens auf der → Retina; wird auch als gelber Fleck, → Macula lutea, bezeichnet; hier sind nur → Zapfenzellen lokalisiert (deshalb ist bei Dunkelheit ein scharfes Sehen nicht möglich)

Glaukom. Oberbegriff für zahlreiche Krankheiten mit Schädigung der Papille und Einschränkung des Gesichtsfeldes bei erhöhtem Innendruck des Auges; früher wurde dafür der Begriff „grüner Star" benutzt; Ursachen sind Abflussstörungen des Kammerwassers; Symptome treten bei Winkelglaukom allmählich auf, wenn der Augendruck >26 mm Hg ansteigt; wird der Kammerwinkel akut verlegt, tritt ein → Glaukomanfall auf

Glaukomanfall. Bei konstitutionell engem Kammerwinkel oder vergrößerter Linse kann es durch Pupillenerweiterung plötzlich zur Abflussbehinderung des Kammerwassers kommen; mit Anstieg des Augendrucks auf 50 mm Hg und mehr treten starke Schmerzen und Sehstörungen auf; hierbei ist der Augapfel steinhart, die Pupille des betroffenen Auges ist entrundet und lichtstarr – es handelt sich um einen Notfall

Goethe, Johann Wolfgang von. Der universelle Dichter beschäftigte sich nebenbei auch mal mit der Optik und verfasste 1808-1810 seine zweibändige Farbenlehre, die er als das wichtigsten seiner Werke bezeichnete, eine These, die seine Zeitgenossen und Nachfahren bis heute nicht teilen; für G. war weiß eine reine Farbe und nicht das Resultat der Mischung der Grundfarben; er wurde geboren in Frankfurt am 28. August 1749 und verstarb in Weimar am 22. März 1832

Hemeralopie. → Nachtblindheit

Hordeolum. Gerstenkorn; schmerzhafte Entzündung und Abszess der Lidranddrüsen (→ Meibom-Drüsen) mit Durchbruch nach außen

Hypakusis. Hörminderung, Hörschwäche

Hyperakusis. Lärmempfindlichkeit bzw. krankhaft übersteigertes Hörvermögen bei → Tinnitus, aber auch bei Fazialisparese mit Beteiligung des M. stapedius (Steigbügelmuskel für Spannung der Gehörknöchelchen)

Hypermetropie. Weitsichtigkeit; das Auge ist im Verhältnis zur Brechkraft zu kurz; Korrektur durch Sammellinsen (Plusgläser)

Iris. Die Regenbogenhaut als vorderer Teil der mittleren Augenhaut wird wie die Blende einer Kamera durch zwei Muskeln geöffnet oder geschlossen: Öffnung bis zur → Mydriasis durch M. dilatator pupillae (innerviert über Sympathikus); Verengung bis zur → Miosis durch M. sphincter pupillae (innerviert über Parasympathikus); die Weite der Pupille passt den Lichteinfall in das Auge an die Helligkeit an (Adaptation)

Katarakt. Trübung der Linse (grauer Star), bes. häufig als Altersstar (Cataracta senilis)

Konjunktiva. Bindehaut des Auges, die die Hinterseite der Lider und den Vorderteil des Augapfels überzieht und in die → Cornea übergeht

Konjunktivitis. Bindehautentzündung mit gesteigerter Tränensekretion und dem Bild des „roten Auges"; Ursachen sind Infekte durch Viren oder Bakterien oder allergische Reaktionen (z.B. bei Heuschnupfen)

Macula lutea. Der gelbe Fleck ist die Stelle des schärfsten Sehens im Auge; er bildet die → Fovea centralis

Meibom-Drüsen. Talgdrüsen der Augenlider, die ein fettiges Sekret abgeben und dadurch die Gleitfähigkeit der Lider sichern; der Fettgehalt der Tränenflüssigkeit reduziert deren Verdunstung und verbessert die Haftung auf der Hornhaut; ihre Entzündung kann zum → Hordeolum führen (Heinrich Meibom war im 17. Jhdt. Arzt und Anatom im Helmstedt)

Miosis. Engstellung der Pupille (→ Iris)

Morbus Menière. Erkrankung des cochleovestibulären Organs mit Volumenzunahme der → Endolymphe meist unklarer Genese und in 70% einseitig; Symptome sind attackenartiger Drehschwindel über mehrere Minuten bis zu Stunden anhaltend, Hörschwankungen, → Tinnitus und Druckgefühl im betroffenen Ohr (Merke: SOS = Schwindel, Ohrensausen, Schwerhörigkeit)

Mydriasis. Weitstellung der Pupille (→ Iris)

Myopie. Kurzsichtigkeit; das Auge ist im Verhältnis zur Brechkraft zu lang; Korrektur mit einem Zerstreuungsglas (Minusglas) bis max. -15 dpt (darüber hinaus müssen Kontaktlinsen eingesetzt werden)

Nachtblindheit. Eingeschränktes Dämmerungssehen durch gestörte Anpassung an die Dunkelheit bei Mangel an Vitamin A und Retinitis pigmentosa

Nystagmus. Rhythmisch ruckende oder pendelnde Augenbewegungen physiologisch bei Fixierung sich im Sehfeld bewegender Objekte (optokinetischer N., Eisenbahnnysragmus), bei Erkrankungen des Gleichgewichtsorgans (vestibulärer N.) und Störungen im Bereich von Hirnstamm und Kleinhirn

Ophthalmoskopie. Augenspiegelung mit optischen Instrumenten und Lupenvergrößerung bei dilatierter Pupille (→ Mydriasis); bei Hochdruck und Diabetes mellitus muss zur Beurteilung der Gefäße der Augenhintergrund (Fundus) untersucht werden

Orbita. Knöcherne Augenhöhle mit Durchtritt für Gefäße und Nerven; an der Bildung ihrer Wände sind beteiligt: Stirnbein, Keilbein, Oberkiefer, Jochbein, Gaumenbein, Tränenbein und Siebbein; in der Orbita liegt hinter dem Auge Baufett

Otolithen. Kleine Kalkkörnchen (<5 μm) auf den Sinneshaaren der Gleichgewichtszellen im Sacculus und Utriculus des Gleichgewichtsorgans; durch Veränderungen der Schwerkraft werden die Körnchen abgelenkt und lösen Erregungsimpulse in den Sinneshaaren aus

Perilymphe. Von der Konsistenz her lymphähnliche Flüssigkeit, die das häutige Labyrinth vom Knochen des Felsenbeins trennt

Phototopisches Sehen. Sehen bei Tageslicht mit den Zapfen der Retina: Scharfsehen über Fokussierung der Lichtstrahlen in der → Fovea centralis

Presbyakusis. Altersschwerhörigkeit bzw. physiologische Hörminderung ab rund 55 Jahren durch degenerative Veränderungen im → Corti-Organ; eine familiäre Disposition scheint zu bestehen; äußere Einflüsse wie chronische Lärmexposition können die Presbyakusis beschleunigen

Presbyopie. Die Altersweitsichtigkeit ist ein physiologischer Vorgang durch Verlust der Elastizität der Augenlinse; ab 45-50 Jahren muss diese → Hypermetropie mit Plusgläsern von +1 bis +2 dpt korrigiert werden

Protanopie. Rotblindheit; die Farben Rot und Grün können nicht unterschieden werden; bei einer *Protanomalie* lassen sich die beiden Farben bei Dämmerlicht schwer unterscheiden

Retina. Netzhaut als innere Augenhaut und Sitz der Sinnesrezeptoren für das Sehen; außen liegt die Pigmentschicht, innen die Pars nervosa mit den Sinneszellen (→ Stäbchen und → Zapfen) als erstem Neuron, das über zwei weitere Neurone zur Sehbahn im N. opticus umgeschaltet wird; Besonderheiten sind der → blinde Fleck und die → Macula lutea

Schirmer-Test. Untersuchung der Tränensekretion durch Lackmuspapier zwischen den Augenlidern

Seelenblindheit. Zerstörung der sekundären Sehrinde; der Patient kann Dinge zwar sehen, versteht aber deren Bedeutung nicht (visuelle Agnosie)

Sehbahn. Erregungen der rund 127 Millionen Sinnesrezeptoren der → Retina werden zu über 1 Million Nervenfasern gebündelt und im N. opticus über die Sehbahnkreuzung (Chiasma opticum; teilweise Wechsel der Nervenfasern auf die Gegenseite: rechtes und linkes Gesichtsfeld beider Augen werden jeweils gemeinsam geleitet) zum Mittelhirn geleitet; nach Umschaltung in der Hügelplatte zieht die Sehbahn zur Sehrinde im Lobus occipitalis

Skotom. Gesichtsfeldausfall; je nach Lage spricht man einem Zentralskotom mit „Tunnelblick" oder einem Bogenskotom; der Ausfall einer Gesichtsfeldhälfte wird als *Hemianopie* bezeichnet

Skotopisches Sehen. Sehen bei Dunkelheit über die peripher im Gesichtsfeld liegenden Stäbchen; hierbei werden Bewegungen wahrgenommen, nicht aber scharfe Objekte

Stäbchen. Sinnesrezeptoren für Helligkeit bzw. Grautöne; die Stäbchen sind mehr am Rand des Sehfeldes und nicht in der → Macula lutea lokalisiert; sie ermöglichen das → skotopische Sehen und die Anpassung an die Dämmerung (→ Hemeralopie); Voraussetzung für ihre Funktion ist der aus Vit. A umgebaute Sehpurpur Rhodopsin; in jedem Auge gibt es etwa 120 Millionen Stäbchen

Strabismus. Wenn die Sehachsen der Augen voneinander abweichen, spricht man von Schielen oder Strabismus; die Gefahr liegt darin, dass ein Auge, das auf Dauer keine scharfen Bilder liefert, vom Gehirn „abgeschaltet" wird und schlechter sieht (→ Amblyopie); häufig tritt ein leicht durch Okklusion zu behandelndes Schielen bei Kindern bis zum 2. Jahr auf; oft sind Lähmungen der Augenmuskeln die Ursache, am häufigsten liegt eine Abducensparese mit Konvergenzschielen vor; stehen die Schielachsen nach innen spricht man vom Strabismus convergens, beim Auswärtsschielen von Strabismus divergens

Tinnitus. Hierunter versteht man ein Symptom: Tinnitus ist keine Diagnose! Das Symptom zeigt sich als spontan auftretendes, ein- oder beidseitiges Ohrgeräusch mit → Hyperakusis oder → Hypakusis; die Ursachen sind vielfältig

Tritanopie. Blaublindheit

Zapfen. Farbempfindliche Rezeptoren der → Retina für das → photopische Sehen, bei dem unterschiedliche Lichtfrequenzen die Wahrnehmung für Rot, Blau und Grün auslösen und in der Sehrinde ein farbiges Bild erzeugen; jede Netzhaut enthält rund 7 Millionen Zapfen, die sich vor allem an der Stelle des schärfsten Sehens, der → Macula lutea konzentrieren

Ziliarkörper. Die mittlere Augenhaut verdickt sich in Höhe der Pupille zum Corpus ciliare, an dem die Linse des Auges an den Zonulafasern aufgehängt ist; diese Fasern werden über den M. ciliaris gespannt; wenn er erschlafft, lockert sich die Spannung der Fasern wodurch sich die Linse dank ihrer Eigenelastizität stärker krümmt und eine stärkere Brechung erzeugt (→ Akkommodation)

# Nachgefragt

Antworten

NACHGEFRAGT 1

1. Zu den Kriterien des Lebens gehören Bewegung, Stoffwechsel, Vermehrung, Änderung des Erbguts, Wachstum und Differenzierung, Reizaufnahme und Reizbeantwortung. Diese Kriterien weist die Zelle als kleinste Einheit des Lebens auf.

2. Unter einem Gen versteht man die Erbanlage, die in einem Erbfaktor kodiert ist. Das menschliche Erbgut, das Genom, besteht aus schätzungsweise 80000 Genen, die aus aneinander gereihten Nukleotiden in der DNS bestehen. Unter dem Mikroskop sind die Chromosomen, Ort der Gene im Zellkern, sichtbar.

3. Zu den Bestandteilen der Zelle gehört neben Zellkern und Zellmembran das Zytoplasma mit seinen Zellorganellen; diese sind endoplasmatisches Retikulum, Ribosomen, Golgi-Apparat, Lysosomen, Zentriolen und Mitochondrien. Die Aufgaben der Zelle sind Durchführung des Stoffwechsels für den Bau der Zelle selbst und ihren Energiebedarf, die Durchführung der Zellteilung und Kommunikation mit anderen Zellen im Gewebsverband.

4. Die Mitose ist die häufigste Form der Zellteilung, bei der der Chromosomensatz verdoppelt wird (diploider Chromosomensatz). Man spricht von einer Replikation. Unter der Meiose versteht man die Reifeteilung, bei der nach der Zellteilung nur ein halber (haploider) Chromosomensatz vorliegt. Die Meiose findet zur Bildung von Eizelle und Spermien statt.

5. Bei den Geweben werden Epithelgewebe, Binde- und Stützgewebe, Muskelgewebe und Nervengewebe unterschieden. Aufgabe eines Epithelgewebes ist die Bildung innerer und äußerer Oberflächen, sowie von Drüsen und Teilen der Sinnesorgane. Die Aufgaben des Bindegewebes sind vielfältig; dazu gehört die Verbindung der Organteile untereinander und deren Stabilisierung, die Mitwirkung im Stoffwechsel und die Funktion als Wasserspeicher, die Mitwirkung bei der Wundheilung und in den Abwehrfunktionen. Sonderformen des Binde- und Stützgewebes sind das Fettgewebe sowie das Knochen- und Knorpelgewebe. Das Muskelgewebe als glatte, quergestreifte und Herzmuskulatur hat die Fähigkeit sich zu verkürzen. Das Nervengewebe bildet die Strukturen für die Aufnahme und Beantwortung von Reizen im zentralen, peripheren Nervensystem.

6. Das Muskelgewebe kommt im Körper als glatte Muskulatur, quer gestreifte Muskulatur und Herzmuskulatur vor. Die glatte Muskulatur kann einen anhal-

tenden hohen Muskeltonus vor allem in den Blutgefässen und Hohlorganen halten. Die quer gestreifte Muskulatur ist die typische Skelettmuskulatur, die beim Menschen fast die Hälfte seines Körpergewichtes ausmacht. Eine Sonderform stellt die Herzmuskulatur dar, deren Verkürzung das Herzschlagvolumen erzeugt.

7. Eine Synapse entspricht einem biochemischen Schalter, bei dem eine elektrische Erregung (Aktionspotenzial) durch Freisetzung von Neurotransmittern aus dem präsynaptischen Ende der Synapse an der postsynaptischen Membran erneut ein Aktionspotenzial auslöst. Synapsen leiten die Erregung nur in einer Richtung weiter. Ihre Funktion hängt von spezifischen Rezeptoren ab. Als Synapsen sind auch die motorischen Endplatten anzusehen, die Verbindungen von Nerven und Muskelgewebe.

8. Unter Supination versteht man die Drehung von Hand oder Fuß nach außen, unter Pronation die Drehung von Hand oder Fuß zur Innenseite hin.

9. Eine Azidose bedeutet das Sauerwerden eines Milieus. Ursache hierfür ist eine Steigerung freier Protonen (H+-Ionen), wodurch der pH-Wert absinkt. Bei einer Alkalose ist die Protonenmenge erniedrigt und der pH-Wert steigt. Im Organismus, vor allem im Plasma wird der pH-Wert durch Pufferungsprozesse exakt geregelt, um die Funktion der Enzyme zu gewährleisten.

10. Das Wärmeregulationszentrum des Menschen sitzt im Hypothalamus. Veränderungen der Stellgrößen führen bei Temperaturerhöhung zu Fieber bzw. bei einer Hypothermie zur Temperaturerniedrigung des Körpers. Die durch Stoffwechselprozesse in der Leber und der Skelettmuskulatur entstandene Wärme muss wieder abgeführt werden. Dies erfolgt durch Steigerung der Hautdurchblutung und Abgabe der Wärme an die Umgebungsluft bzw. durch Erzeugung von Verdunstungskälte durch Schwitzen. Für den Körper steht im Mittelpunkt die Konstanz der Kerntemperatur mit einem Wert von 37 Grad, wobei die Schalentemperatur soweit gesenkt werden kann, dass es sogar zu Erfrierungen kommt.

NACHGEFRAGT 2

1. Gesundheit ist nach der Definition der WHO ein Zustand des völligen körperlichen, seelischen und sozialen Wohlbefindens. Nach moderner Rechtsprechung schließt der Anspruch auf Gesundheit auch soziale und berufliche Faktoren mit ein. Gesundheit lässt sich vor allem durch deren Störfaktoren von Krankheit abgrenzen. Diese Störfaktoren beeinträchtigen das interne Gleichgewicht, die Homöostase bzw. beschreiben Störungen der Anpassungsprozesse.

2. Krankheit bedeutet eine subjektive oder objektive Störung in körperlich oder geistig seelischem Sinn der Gesundheit und des Wohlbefindens. Weiter ist Krankheit ein Zustand der die Erwerbsfähigkeit beeinträchtigt bzw. Pflege notwendig macht. Darüber hinaus wird Krankheit auch als Bezeichnung für einen bestimmten Komplex von Krankheitsmerkmalen verstanden. Die Systematik der Krankheiten wird als Nosologie beschrieben.

3. Prävention bedeutet Vorbeugung. Die Maßnahmen der Prävention werden als Prophylaxe bezeichnet und haben das Ziel akute Krankheiten zu vermeiden. Die Prävention wird in verschiedenen Schritten durchgeführt: primäre Prävention bedeutet Risikofaktoren zu erkennen und zu beseitigen, sekundäre Prävention das erneute Auftreten einer akuten Erkrankung zu verhindern und tertiäre Prävention Krankheitsfolgen zu begrenzen. Beispiele für die Prävention sind: Pneumonieprophylaxe, Thromboseprophylaxe, Obstipationsprophylaxe oder Dekubitusprophylaxe.

4. Die häufigsten Erkrankungen, die eine stationäre Behandlung auslösen, sind Herz- und Gefäßerkrankungen, vor allem die Herzinsuffizienz, die koronare Herzerkrankung mit Herzrhythmusstörungen und die Folgen der arteriellen Hypertonie. Weiter spielen eine wesentliche Rolle neurologische Erkrankungen, v.a. die zerebrovaskuläre Insuffizienz und der Schlaganfall sowie Suchterkrankungen. And dritter Stelle stehen gastroenterologische Erkrankungen mit Ulkuskrankheit, Gastritis, entzündlichen Darmerkrankungen sowie Erkrankungen von Gallenblase und Pankreas. Diese Krankheiten machen zusammen rund 70% der Erkrankungshäufigkeit (Morbidität) bei älteren Menschen aus.

5. Typische Krankheitszeichen sind: Veränderungen der Größe eines Gewebes mit Atrophie, Hypertrophie und Hyperplasie, Entzündungszeichen, Ablagerungen, Nekrosebildungen, Ödeme und Fibrose.

6. Entzündungen treten im Sinne eines Heilungsprozesses auf, der bei Schädigungen durch innere Störungen und durch äußere Verletzungen eingeleitet wird. Die Kardinalsymptome sind Dolor, Rubor, Kalor, Tumor und Functio laesa. Jede Entzündung beginnt als umschriebener Prozess mit lokaler Schwellung durch ein Ödem. Wenn die auslösende Ursache ausreichend groß ist, kommt es zu einer Reaktion des gesamten Organismus mit Aktivierung der neutrophilen Granulozyten, der Aktivierung von Immunglobulinen aus Plasmazellen und dem Anstieg des CRP. Über Entzündungsmediatoren wird die Sollwerteinstellung des Wärmezentrums im Hypothalamus geändert, so dass Fieber entsteht. Mit Eliminierung der Ursache der Entzündung bilden sich diese Zeichen wieder zurück.

7. Ödeme bezeichnen eine Verschiebung von freiem Wasser in das Interstitium, wo es im Bindegewebe gebunden wird. Die Ursachen sind
    1. ein hydrostatisches Ödem durch Druckanstieg im Gefäß

2. Einweißmangel bei Eiweißverlust oder Mangelzuständen bzw. gestörter Synthesefähigkeit der Leber und
3. Entzündungen mit Veränderung der Gefäßpermeabilität

8. Ein Symptom ist ein Zeichen, mit dem ein Krankheitsprozess sichtbar wird. Symptome können subjektiv auftreten, objektiv sichtbar werden oder als Leitsymptom direkt auf eine Krankheit hinweisen. Das Zusammenspiel von verschiedenen Symptomen, die charakteristisch für eine Erkrankung sind, wird als Syndrom bezeichnet.

9. Die Methoden der körperlichen Untersuchung sind die Inspektion des Patienten nach AZ und EZ, die Palpation von Haut, Pulsen, Lungen und Bauchdecke, die Perkussion der Lungen und die Auskultation von Herz, Gefäßen und Lungen.

10. Die wichtigsten Bild gebenden Verfahren sind Sonografie, Röntgenaufnahmen einschließlich CT, Magnetresonanztomografie und Szintigrafie. Die Sonografie wird mit Ultraschallwellen durchgeführt und stellt eine reproduzierbare, völlig gefahrlose Untersuchung dar. Röntgenstrahlung entsteht als sog. X-Strahlen bzw. Bremsstrahlen bei Hochspannung in einer Kathodenstrahlröhre. Diese Strahlung ist hochenergetisch und stellt je nach Verfahren eine Strahlenbelastung für den Patienten dar. Besonders CT-Aufnahmen und Kontrastmitteluntersuchungen sind strahlenintensiv. Der Kernspin (Magnetresonanztomografie) ist nicht strahlenbelastend, da hier die Ausrichtung von Protonen in den Körperzellen in einem Magnetfeld gemessen wird. Allerdings ist die Untersuchung für den Patienten durch den hohen Lärmpegel und die Enge des Untersuchungstunnels beängstigend. Unter Szintigrafie versteht man die nuklearmedizinische Darstellung von Geweben, das radioaktive Nuklide aufnimmt und sie als Szintillationen entsprechend einem Geigerzähler darstellen lässt. Nuklearmedizinische Methoden finden vor allem in der Schilddrüsendiagnostik, der Skelettszintigrafie, der Myokardszintigrafie usw. statt.

11. ICD 10 bedeutet International Classification of Diseases in der 10. Auflage. Es handelt sich um einen Diagnoseschlüssel der WHO, nach dem alle Erkrankungen in einem vierstelligen Zahlencode verschlüsselt werden müssen.

12. Maligne Tumoren wachsen meist schneller als gutartige Neubildungen. Sie nehmen keine Rücksicht auf die Organgrenzen und infiltrieren in das umgebende Gewebe. Die Organfunktion fällt zunehmend aus. Sie weisen klinisch allgemeine Symptome auf, die auf einen Tumor hinweisen: Kachexie, Anämie, Eisenmangel, Fieber und Paraneoplasien. Grundsätzlich besteht bei bösartigen Tumoren Lebensgefahr. Gutartige Tumoren sind eher abgekapselt und gut verschieblich bei erhaltener Organfunktion. Die Auswirkungen auf den Organismus sind gering, meist besteht keine Lebensgefahr; gutartige Tumoren metastasieren nicht.

13. Als Möglichkeiten für die Krebsentstehung gelten folgende Ursachen: Genetisch, z.B. Mammakarzinom oder kolorektales Karzinom, chronische Entzündungen, z.B. kolorektales Karzinom bei Colitis Ulcerosa oder Magenkarzinom bei chronischer Gastritis, chemische Einflüsse wie Rauchen beim Bronchialkarzinom oder Alkoholabusus beim Speiseröhrenkarzinom, physikalische Ursachen wie UV-Strahlung für den Hautkrebs, Bakterien wie Helicobacter pylori für das Magenkazinom oder Viren wie Hepatitis-C Virus für das Leberzellkarzinom, Human Papilloma Virus für das Zervixkarzinom oder Epstein-Barr-Virus für Lymphome.

14. Tumormarker sind Stoffe, die von Krebszellen gebildet werden und über die Aktivität eines Tumors Kenntnis geben. Für die Diagnostik sind sie mit Ausnahme des PSA beim Prostatakarzinom nicht geeignet, sondern sie dienen der Verlaufskontrolle.

15. Die häufigsten Formen von Krebs sind bei Frauen Mammakarzinom, Uteruskarzinom und kolorektales Karzinom, bei Männern Bronchialkarzinom, Prostatakarzinom und kolorektales Karzinom.

16. Das TNM-Schema beschreibt die Größe und das Verhalten eines Tumors, seiner regionalen Lymphknoten und von Metastasen. Es wird durch die UICC immer wieder aktualisiert. Das TNM-Schema ist wichtig für die Beurteilung der Ausmaße eines Karzinoms, seiner Prognose, des therapeutischen Vorgehens und der Therapieerfolge.

17. Symptome, die auf eine Krebserkrankung hinweisen können, sind Leistungsknick, Gewichtsabnahme (Tumorkachexie), unklare Schmerzen, Ekel vor Fleisch, veränderte Stuhlgewohnheiten, Blut im Stuhl oder im Urin, menopausale Blutungen, anhaltender Husten, Knoten in der Brust, nicht verschiebliche Lymphknoten, Wundheilungsstörungen, hypochrome Anämie und anhaltendes, atypisches Fieber.

18. Symptome des Mammakarzinoms sind sicht- oder tastbare Knoten in der Brust, Veränderungen der Haut, Einziehungen der Brustwarze, Sekretion aus der Mamille, Schmerzen, sowie tastbare axilläre Lymphknoten.

19. Die Therapie von Krebserkrankungen erfolgt in multimodalen Konzepten durch operative Reduktion der Tumormasse, Strahlentherapie, Chemotherapie und wenn möglich Hormontherapie. Operationen können hierbei durch eine adjuvante oder neoadjuvante Therapie begleitet werden. Es wird möglichst eine kurative Therapie angestrebt. Ist eine Heilung nicht möglich, so gilt als Ziel der palliativen Therapie die Erhaltung der Lebensqualität und die Milderung der Krankheitssymptome.

20. Ein semimaligner Tumor weist alle Kriterien des bösartigen Tumors auf, metastasiert aber nicht. Ein Beispiel hierfür ist das Basaliom.

21. Eine Paraneoplasie beschreibt ein tumorfernes Symptom, d.h. dass Krankheitszeichen entstehen, die keinen direkten Zusammenhang mit dem Tumor haben. Besonders häufig gibt es Paraneoplasien beim kleinzelligen Bronchialkarzinom, das z.B. das Hormon ACTH bildet und dadurch ein Cushing-Syndrom auslösen kann. Viele Paraneoplasien gehen der Diagnosestellung eines bösartigen Tumors voraus.

22. Formen eines Wahns sind Verfolgungswahn, Schuldwahn, Hypochondrie, Ängste, aber auch Zwänge. Wahnstörungen sind wie Zwangsvorstellungen Teil der Denkstörungen, die formal oder inhaltlich sein können.

23. Allgemeine Symptome eines psychovegetativen Syndroms sind Müdigkeit und Erschöpfung, Schlafstörungen, Angst, Schwindelattacken, Depressionen und Kopfschmerzen. Darüber hinaus kommt es zu organspezifischen Symptomen. Vor Stellung der Diagnose einer funktionellen Störung müssen organische Erkrankungen konsequent ausgeschlossen worden sein.

24. Nach Jellinek wird das alkoholische Trinkverhalten in 5 mit griechischen Buchstaben bezeichnete Trinkertypen unterschieden: Alpha-Trinker sind Problemtrinker, die bei Konflikten zum Alkohol greifen, ohne die Kontrolle zu verlieren. Beta-Trinker sind typische Stammtischtrinker, die trinken, weil es andere auch tun, ohne dabei zu übertreiben. Gamma-Trinker sind Suchttrinker und seelisch wie körperlich vom Alkohol abhängig. Hier kommt es zu Entzugssymptomen, wenn Abstinenz erzwungen wird. Meist bestehen Organkomplikationen. Delta-Trinker trinken regelmäßig, sind aber selten betrunken. Sie sind zwar vom Alkohol abhängig, kennen ihre Grenzen noch. Epsilon-Trinker sind Quartalssäufer, die in periodischen Abständen zu exzessivem Alkoholkonsum mit schweren Rauschzuständen neigen.

25. Ein Delir ist charakterisiert durch mehrere körperliche Merkmale: Fieber, Schweißausbrüche, Brechreiz, Diarrhö, Luftnot, Tachykardien und Blutdruckanstieg. Es besteht eine Gangunsicherheit mit Sturzgefahr. Die Patienten sind desorientiert und haben Halluzinationen, oft reagieren sie sehr aggressiv. Bei einem Entzug kann dem Delir das Prädelir vorausgehen und sich durch einen Tremor der Hände, starkes Schwitzen und hohe Reizbarkeit äußern. Ein Delir stellt einen lebensbedrohlichen Zustand dar.

26. Unter einer Toleranzentwicklung bei Sucht versteht man eine psychische oder physische Abhängigkeit der zugeführten Stimulantien. Das heißt für den gleichen Effekt muss der Patient immer höhere Dosen einnehmen. Eine besonders schnelle Toleranzentwicklung zeigen Schlafmittel und Schmerzmittel.

27. Plussymptome oder positive Symptome bei psychischen Erkrankungen sind Wahrnehmungsstörungen wie Halluzinationen, die optisch und akustisch auftreten können, Körperhalluzinationen wie Kribbeln oder auch Berührungen. Die Sinneswahrnehmungen werden als unrealistisch empfunden (Illusionen). Häu-

fig berichten die Patienten dabei über Gedankenentzug und Personalisationsstörungen.

28. Eine Parathymie bedeutet, dass die Gefühlserlebnisse nicht mit den erlebten Affekten übereinstimmen und ihnen auch paradox entgegen gerichtet sein können.

29. Die zentralen Symptome einer Manie sind Ideenflucht, Wahnvorstellungen bis zum Größenwahn, gesteigerter Antrieb mit Bewegungsdrang und Redeschwall, Realitätsverlust, Kontrollverlust über alltägliche Handlungen, sexuelle Exzesse, Gefahr finanzieller Verschuldung und Störung von sozialen Kontakten.

30. Die Nebenwirkungen von Neuroleptika hängen ab von ihrer pharmakologischen Potenz. Bei hochpotenten Neuroleptika sind es vor allen Dingen Störungen im Bereich des extrapyramidalen Systems (pharmakogener Parkinson); mittelstarke Neuroleptika können Störungen der Blutbildung (Agranulozytose) auslösen; niedrig potente Neuroleptika zeigen Störungen im vegetativen Bereich mit Mundtrockenheit oder verstärkter Speichelbildung, Akkomodationsstörungen der Linse, Obstipation und Schweißausbrüche.

31. Eine bipolare Störung beschreibt eine affektive Störung, in der sich manische und depressive Phasen abwechseln.

32. Eine Infektion bedeutet die Auseinandersetzung des Organismus mit einem Erreger. Ob die Infektion zur Krankheit führt, hängt von der Pathogenität des Erregers und dem Funktionieren des Immunsystems des Menschen ab. Die Zeit zwischen Infektion und Auftreten der Erkrankung nennt man die Inkubationszeit. Eine direkte Infektion bedeutet, dass der Erreger von einem Menschen auf den anderen übertragen wird. Bei einer indirekten Infektion kommt die Übertragung durch Schmierinfektionen, die Ernährung, Insektenstiche u.a. zustande.

33. Unter einer Epidemie versteht man eine räumlich und zeitlich begrenzte Infektion, bei einer Endemie ist die Erkrankung regional begrenzt und bei einer Pandemie kommt es zu einer die Länder übergreifenden Epidemie.

34. Fieber entsteht durch die Einwirkung von Fieber erzeugenden Stoffen, den Pyrogenen. Diese können Zerfallsprodukte von Erregern oder deren Toxine, aber auch körpereigene Zytokine, z.B. Interferon, sein. Diese Substanzen wirken auf eine Verstellung des Sollwerts im Körperwärmezentrum des Hypothalamus, worauf der Organismus mit einer gesteigerten Wärmebildung reagiert. Als Ausdruck der erhöhten Herzkreislaufarbeit besteht eine Tachykardie. Der Verlauf des Fiebers ist für viele Erkrankungen charakteristisch. Wenn der Sollwert im Hypothalamus wieder herabreguliert wird, gibt der Organismus über die Haut verstärkt Wärme ab, diese ist gerötet und der Patient schwitzt stark. Diese Phase kann mit ausgeprägten Kreislaufregulationsstörungen einherge-

hen; die Patienten sind müde und erschöpft. Ein rascher Fieberabfall wird als Crisis bezeichnet.

35. Bei Infektionen reagiert der Körper mit einer typischen Immunantwort, wobei als erstes sog. akute-Phase-Proteine nachweisbar sind. Im Mittelpunkt steht das CRP (C-reaktives Protein). Weniger spezifisch ist eine Beschleunigung der Blutkörperchensenkung. Die Zahl der Leukozyten kann ansteigen (Leukozytose) oder abfallen (Leukopenie). Bei chronischen Infekten tritt eine Linksverschiebung auf.

36. Bei einem Virus handelt es sich um einen mikroskopisch kleinen Erreger, der für seine Vermehrung eine Wirtszelle benötigt. Viren sind nur aus einem Proteinfaden aus RNA oder DNA aufgebaut und von einer Eiweißhülle, dem Kapsid umschlossen.

37. Die wichtigsten humanpathogenen Viren sind Adenoviren, die zu akuten Infekten der Atemwege führen, Rhinoviren, die Schnupfen auslösen, Grippeviren, die zur Influenza führen (hierbei wird Typ A und Typ B unterschieden), Rotaviren, die vor allem bei kleinen Kindern zu zum Teil heftigen Durchfallserkrankungen führen, Herpesviren, die Infekte von Haut und Schleimhaut auslösen, aber auch Genitalinfektionen verursachen können, der Epstein-Barr-Virus, der das Pfeiffer'sche Drüsenfieber verursacht, Hepatitisviren (vor allem Typ A, B und C), die zur Entzündung der Hepatozyten führen und der HIV-Virus, durch den AIDS ausgelöst wird.

38. Bakterien sind Zellen, bei denen sich an Stelle des Zellkerns ein Kernäquivalent aus DNA befindet. Einige Bakterien haben Geißeln, die ihnen eine selbständige Fortbewegung ermöglichen. Bakterien ohne Zellwand werden als Mykoplasmen bezeichnet. Sind die Bakterien kugelförmig, nennt man sie Kokken, sind sie stäbchenförmig oder schraubenförmig, werden sie als Spirochäten bezeichnet. Entsprechend der Anfärbung nach Gram werden sie als grampositiv und gramnegativ unterschieden.

39. Parasitäre Erkrankungen können durch Protozoen, Würmer oder Arthropoden ausgelöst werden. Beispiele für Protozoenerkrankungen sind Infektionen mit Amöben oder Plasmodien; letztere führen zur Malaria. Für Wurmerkrankungen sind charakteristisch die Bandwürmer, Spulwürmer oder Egelerkrankungen. Infektionen durch Arthropoden entstehen z.B. durch Läuse, Milben oder Flöhe.

40. Bei der passiven Immunisierung werden funktionsfähige Antikörper injiziert, die entweder vom Menschen stammen (homologes Serum) oder von anderen Säugetieren produziert worden sind (heterologes Serum). Der Nachteil der passiven Impfung ist ihre relativ kurze Wirkung, die aber nicht immer 100%ig bestehen muss; ein Beispiel hierfür ist die Gabe von Tetagam® nach Verletzungen. Bei der aktiven Immunisierung: wird die Antikörperbildung von der Impfperson selbst provoziert. Die aktive Impfung kann mit lebenden (abgeschwäch-

ten) Erregern erfolgen, mit toten Erregern, mit Erregerbestandteilen oder mit Erregertoxinen. Beispiele hierfür sind die Impfung gegen Tetanus, Diphtherie, Hepatitis B, Keuchhusten u.a.

NACHGEFRAGT 3

1. Die Haut besteht aus Oberhaut (Epidermis), Lederhaut (Korium oder Dermis) und Unterhaut (Subkutis). Die Oberhaut tritt als Leistenhaut oder Felderhaut auf. Sie enthält unter der Hornschicht die Merkel'schen Zellen und die Pigment gebenden Melanozyten. Die Lederhaut besteht aus der Papillarschicht mit einer reichlichen Durchblutung und der Netzschicht mit kollagenen und elastischen Fasern. Sie enthält die Meissner'schen Tastkörperchen. Die Unterhaut besteht aus Fett und Bindegewebe, dient der Wasser- und Energiespeicherung (Fettspeicher) und enthält Schweißdrüsen, sowie Vater-Pacini-Körperchen.

2. Zu den Hautanhangsgebilden gehören Schweißdrüsen, Talgdrüsen, Duftdrüsen, Haare und Nägel.

3. Über die Haut können unterschiedliche Sinnesqualitäten wahrgenommen werden, dazu gehören Druck über Merkelscheiben in der Oberhaut, über Meissner'sche Tastkörperchen in der Lederhaut, Genitalnervenkörperchen und Vater-Pacini-Körperchen in der Unterhaut in der feinste Scherkräfte registriert werden. Berührungen werden auch über die Haare wahrgenommen. Schmerzen und Temperatur werden über Nozizeptoren registriert.

4. Mechanischer Schutz, Wärmeschutz, Strahlenschutz, Schutz vor Flüssigkeitsverlust, Infektionsschutz, Energiespeicher, Sinnesorgan.

5. Die Schädigungsgrade bei Verbrennungen werden unterschieden in Grad 1 Rötung, Grad 2 Blasenbildung und Grad 3 Gewebszerstörung bis in die Subkutis. Eine weitere Einteilung erfolgt nach der Ausdehnung der Verbrennung bezogen auf die Körperoberfläche. Für Erwachsene gilt hier die Neun-Prozent-Regel. Entsprechend dem Grad der Verbrennung und der Ausdehnung werden leichte und schwere Brandverletzungen unterschieden. Durch den Verbrennungsindex, in den auch das Alter des Patienten einfließt, lässt sich die Prognose ermitteln.

6. Voraussetzungen für eine primäre Wundheilung sind glatte Wundränder, die eng aneinander liegen müssen, eine frische Wunde, eine saubere Wunde und eine gut durchblutete Wunde.

7. Für das atopische Ekzem gibt es Major- und Minor-Kriterien. Zu den Major-Kriterien gehören Juckreiz, Lokalisation an den Beugeseiten der großen Gelenke,

chronisch rezidivierender Verlauf und eine entsprechende Familienanamnese. Zu den Minor-Kriterien gehören trockene Haut, Ekzem der Augenlider, Allergie gegen Nickel, Unverträglichkeit für Wolle, schwitzende Hände und das Auftreten einer Rhinokonjunkivitis bzw. eines Asthma bronchiale.

8. Die auch als Wundrose bekannte Infektion entsteht durch Eindringen besonders von Streptokokken in die Lymphspalten der Haut. Die Haut ist heiß, rot und schmerzempfindlich. Die Patienten sind schwer krank bei hohem Fieber. Die Therapie erfolgt durch Penicillin bis zur Ausheilung.

9. Bei der Akne kommt es zu einer Entzündungsreaktion der Talgdrüsen der Haare. Die Infektion wird durch die natürlichen Proprionibakterien der Haut, die sich bei einer Störung des Talgabflusses stark vermehren, ausgelöst. Die vermehrte Talgbildung (Seborrhoe) wird vor allem durch Hormone in der Pubertät ausgelöst. Bei Verschluss der Talgdrüsengänge kommt es zu Komedonenakne. Bei einer Ausdehnung der Entzündungsreaktion auf die Haut mit bindegewebigem Umbau, entstehen die bleibenden Narben der Akne conglobata.

10. Risikofaktoren für das maligne Melanom sind >100 Nävi auf der Haut, das Vorliegen atypischer Nävi mit unscharfer Begrenzung und nicht homogener Färbung, häufige Sonnenbrände in der Anamnese und die Abnahme der Ozonschicht. Man muss an ein malignes Melanom denken, wenn Pigmentstörungen eines Nävus vorliegen, seine Farbe variiert, seine Form asymmetrisch ist, seine Begrenzungen unscharf sind und sein Durchmesser >5 mm beträgt.

NACHGEFRAGT 4

1. Unter regelmäßiger, aktiver Bewegung wird das Schlagvolumen des Herzens vergrößert, der Ruhepuls gesenkt, der Puls steigt unter Belastung weniger an, die Durchblutung von Herz und Organen wird verbessert, die Sauerstoffaufnahme und die Atemkapazität werden gesteigert, das Risiko für Arteriosklerose wird gesenkt, im Alter kommt es weniger zu Osteoporose und psychisch führt Muskelbewegung zu Entspannung.

2. Die Knochen des Hirnschädels sind Stirnbein (Os frontale), Siebbein (Os ethmoidale), Keilbein (Os sphenoidale), Hinterhauptsbein (Os occipitale) und Schläfenbein (Os temporale).

   Die Knochen des Gesichtsschädels sind Maxilla, Mandibula, Gaumenbein (Os palatinum), Jochbein (Os zygomaticum), untere Nasenmuschel (Concha nasalis inferior), Nasenbein (Os nasale), Tränenbein (Os lacrimale) und Pflugscharbein (Vomer).

3. Die Schädelnähte heißen:
   Lamdanaht (Sutura lambdoidea), sie verbindet das Hinterhauptsbein mit den Scheitelbeinen
   Schuppennaht (Sutura squamosa) verbindet das Schläfenbein mit dem Scheitelbein
   Pfeilnaht (Sutura sagittalis) verbindet die Scheitelbeine
   Kranznaht (Sutura coronalis) verbindet das Stirnbein mit den Scheitelbeinen

FRAGEN
ü 2
LE 4

4. Die Wirbelsäule dient der Stütze des Körpers oberhalb des Beckengürtels und ermöglicht durch ihre senkrechte Ausrichtung den Sinnenorganen des Kopfes eine umfassende Wahrnehmung. Sie bildet ein Federsystem, das das ZNS vor Erschütterungen schützt. Die Wirbel selbst schützen das Rückenmark als Teil des ZNS. Wie alle Plattenknochen sind die Wirbelkörper an der Blutbildung beteiligt. Die Wirbelsäule selbst setzt sich aus HWS, BWS und LWS zusammen. Die HWS besteht aus 7 Wirbelkörpern, wobei der erste Halswirbelkörper, Atlas, mit dem Kopf gelenkig verbunden ist; sie weist eine Lordose auf. Die BWS setzt sich aus 12 Brustwirbelkörpern zusammen und ist in einer Kyphose nach dorsal gekrümmt. 5 Lumbalwirbelkörper bilden die LWS, die ebenfalls eine Lordose aufweist. An die LWS schließt sich das Kreuzbein (Os sacrum) aus 5 zusammengewachsenen Sakralwirbeln an, darunter liegt das Steißbein (Os coccygis) mit 3-5 zusammengewachsenen Coccygealwirbeln. Jeder Wirbel besteht aus einem Wirbelkörper, Wirbelbogen und Gelenkfortsätzen, wobei außer bei Atlas und Axis jeweils 7 Fortsätze vorhanden sind: 1 Dornfortsatz (Processus spinosus), 2 Querfortsätze und 4 Gelenkfortsätze.

5. Der Oberarm wird proximal des Ellenbogengelenks von Humerus und distal durch Ulna und Radius gebildet.

6. DIP und PIP bezeichnen die Fingergelenke zwischen den kurzen Fingerknochen (Phalangen). DIP bedeutet distales Interphalangealgelenk, PIP proximales Interphalangealgelenk. Obwohl diese Gelenke als Kugelgelenke angelegt sind, wird ihnen durch straffe Seitenbänder nur eine Scharnierbewegung ermöglicht.

7. Das Becken wird vom Kreuzbein, den beiden Hüftbeinen aus Darmbein, Sitzbein und Schambein gebildet (Os coxae aus Os ilium, Os ischii und Os pubis). Vorne sind die Schambeine über die Symphyse miteinander verbunden.

8. Das obere Sprunggelenk wird von der Malleolengabel aus Tibia (Innenknöchel) und Fibula (Außenknöchel) und dem Sprungbein (Talus) gebildet. Es ermöglicht die Beugung des Fußes nach unten (Plantarflexion) und eine Hebung des Fußrückens (Dorsalextension).

9. Das untere Sprunggelenk wird vom Fersenbein (Calcaneus) und dem Talus gebildet. Hier ist eine Supination und Pronation des Fußes möglich.

10. **Epiphyse:** Beim Knochen bedeutet Epiphyse das Ende des Röhrenknochens. Metaphyse: Sie liegt zwischen den Epiphysen und dem Knochenschaft, der Diaphyse.
    Osteoklasten sind große knochenabbauende Zellen.
    Kompakta: Sie ist die tragende Schicht im Bereich der Diaphyse und hier besonders kräftig ausgebildet.
    Spongiosa: Sie besteht aus zarten Knochenbälkchen (Trabekeln), die von der Kompakta in die Markhöhle einstrahlen und die Kräfte von Zug und Druck im Inneren des Knochens aufnehmen.

11. Zu einem echten Gelenk gehören die durch einen Gelenkspalt, der mit Synovia gefüllt ist, getrennten Gelenkkörper. Diese sind mit hyalinem Knorpel überzogen. Das Gelenk wird über eine Gelenkkapsel aus straffem Bindegewebe fixiert. Zur Verstärkung des Gelenks können Gelenkbänder, Gelenklippen zur Vergrößerung der Gelenkkapsel, Gelenkscheiben, (z.B. Menisken), Schleimbeutel als Ausstülpung der Gelenkkapsel und Gelenkmuskeln zur Straffung der Kapsel dienen.

12. **Syndesmose:** Knochenverbindung durch Bindegewebe; Beispiele sind Sehnenplatten zwischen den Knochen der Unterarme oder der Unterschenkel, aber auch die Schädelnähte.
    Synostose: Hier sind einzelne Knochen zusammen gewachsen und bilden ein einziges Skelettteil; Beispiel hierfür ist das Os coxae aus Os ilium, Os pubis und Os ischii.
    Synchondrosen: Die Knochen werden durch Knorpelgewebe verbunden; Beispiel sind die Bandscheiben oder die Symphyse.
    Amphiarthrose: Ein echtes Gelenk, das durch straffes Bindegewebe in seiner Beweglichkeit stark eingeschränkt ist; Beispiel Sakroiliakalgelenk.

13. Bei einer isotonischen Kontraktion spannt sich der Muskel an und verkürzt sich. Bei der isometrischen Kontraktion ist die Muskelanspannung vorhanden, es tritt jedoch keine sichtbare Bewegung auf. Die isometrische Kontraktion ist das Ergebnis vieler einzelner Muskelzuckungen mit dem Ziel eine Bewegung zu halten. Diese Dauerkontraktion wird als Tetanus bezeichnet.

14. Zu den Muskeln, die am Thorax ansetzen, gehören der große Brustmuskel (M. pectoralis major), der kleine Brustmuskel (M. pectoralis minor), der Sägezahnmuskel (M. serratus), der Treppenmuskel (M. scalenus), der Trapezmuskel (M. trapezius), der Schultermuskel (M. deltoideus) u.a.

15. Die Bauchwand wird vom geraden Bauchmuskel (M. rectus abdominis), den schrägen Bauchmuskeln (M. obliquus internus und externus) und dem quer verlaufenden Bauchmuskel (M. transversus abdominis) gebildet. Vom Unterrand des M. obliquus internus zieht der M. cremaster (Hodenheber) zum Samenstrang.

16. Die Anteversion des Armes wird vor allem durch den M. pectoralis major und den M. deltoideus bewirkt.

17. Ein Grund für einen schnellenden Finger können Sehnenknötchen des tiefen Fingerbeugers (M. flexor digitorum profundus) sein; dessen Sehne zieht sich durch engen, knopflochartigen Schlitz in der Sehne des oberflächlichen Fingerbeugers und kann sich hier verhaken.

18. Die Beugung im Hüftgelenk wird durch den Darmbeinlendenmuskel (M. iliopsoas), den geraden Oberschenkelmuskel (M. rectus femoris) und den vierköpfigen Oberschenkelmuskel (M. quadrizeps femoris) bewirkt. Die Streckung im Hüftgelenk erfolgt vor allem durch den großen Gesäßmuskel (M. gluteus maximus) und den zweiköpfigen Oberschenkelmuskel (M. bizeps femoris).

19. Die Tuberositas tibiae ist ein rauer, tastbarer Knochenvorsprung unterhalb der Kniescheibe: sie wird durch den Ansatz des kräftigen M. quadrizeps femoris mit der Patellarsehne gebildet. Dieser Muskel streckt das Kniegelenk.

20. Voraussetzungen für eine willkürliche Bewegung ist die Funktion der Pyramidenbahn, d.h. Impulse werden in der vorderen Zentralwindung des Großhirns gebildet und wirken von hier aus auf definierte Muskelgruppen. Die Erregung verläuft über die Pyramidenbahn, die von einer Hemisphäre in Höhe der Medulla oblongata auf die andere Seite kreuzt, im Rückenmark bis zum entsprechenden Segment des dazu geschalteten Spinalnerv. Die Pyramidenbahn endet hier an den motorischen Vorderhornzellen. Weitere Voraussetzung für die gezielte Muskeltätigkeit ist die physiologische Leitung zur entsprechenden Muskelfaser und dort die Vermittlung des Nervenimpulses über die motorische Endplatte auf den Muskel. Die eigentliche Kontraktion wird als elektromechanische Koppelung durch die kontraktilen Proteine ausgelöst.

NACHGEFRAGT 5

1. Zu den Reflexen des Neugeborenen gehören die Moro-Reaktion und der Greifreflex. Bei der Moro-Reaktion wird der Säugling aus der sitzenden Stellung rasch um etwa 30 Grad nach hinten oder unten bewegt. Dabei streckt er die Arme, abduziert sie, um sie anschließend zu beugen und an den Körper heranzuführen. Der Greifreflex wird ausgelöst durch Druck auf die Innenfläche der Hände und führt zu einer Beugung der Finger bzw. bei plantarer Berührung der Zehen.

2. Das Down-Syndrom beschreibt die Trisomie 21, ein dreifaches Vorkommen des Chromosoms 21. Diese genetische Störung tritt vor allem bei Müttern, die älter als 38 Jahre sind, auf. Hierbei finden sich Fehlbildungen im Bereich des

Kopfes mit Mongolenfalte, verbreitertem Augenabstand, flacher Nasenwurzel, offen stehendem Mund, gefurchter Zunge und häufig kurzem Hals. Die Hände sind breit gestaltet, die Finger kurz und am Fuß besteht eine Sandalenlücke. Die Kinder sind geistig behindert und weisen verzögerte Reflexe und eine muskuläre Hypotonie auf. Häufig finden sich angeborene Herzfehler.

3. Die Herzfrequenz eines Neugeborenen beträgt über 130 Schläge/min, bei einem 12Jährigen rund 80–85/min. Die Atemfrequenz des Neugeborenen liegt bei etwa 45 Atemzügen/min, eines 12jährigen Kindes bei etwa 20/min. Beim Erwachsenen sinkt sie auf etwa 16/min ab.

4. Häufige Ursachen für das Erbrechen beim Neugeborenen sind eine Ösophagusstenose oder eine Lähmung des unteren Ösophagussphinkters (Achalasie der Kardia). In Verbindung mit akuten Krankheitssymptomen können sie auf Infektionen unterschiedlicher Lokalisation hinweisen. Bei älteren Kindern muss auch an die Bulämie gedacht werden. Das spastische Erbrechen im Schwall findet sich bei der hypertrophischen Pylerusstenose (Kinder bis 6 Monate). Erbrechen tritt auch auf bei Störungen des ZNS, Schädel-Hirntrauma, Medikamentenintoxikationen, Migräne und beim diabetischen Koma.

5. Für Kinder und Erwachsene sind Röteln eine harmlose fieberhafte Erkrankung. Die Infektion des ungeborenen Kindes führt jedoch in bis zu 50% zu einer schwersten Embryopathie mit Taubheit, Herzfehlern und Erkrankung des Auges (Katarakt). Meist sind die Kinder geistig retardiert.

6. a) Mumps, Parotitis epidemica, ist eine durch Viren ausgelöste Erkrankung der Speicheldrüsen, wobei vor allem die Ohrspeicheldrüse, Parotis, befallen ist. Nach einer mehr einer mehrwöchigen Inkubationszeit kommt es zur erst einseitigen, oft beidseitigen Schwellung der Ohrspeicheldrüse. Die Infektion kann auch klinisch stumm erfolgen. Zu den Komplikationen gehören eine Pankreaserkrankung (Anstieg von Amylase und Lipase) und die Entzündung der Hoden (Orchitis), die Hauptursache der männlichen Infertilität. Gegen Mumps wird geimpft.

   b) Masern. Der Masernvirus löst eine akute febrile Erkrankung mit ausgeprägtem Befall der Atemwege aus. Der Virus ist höchst ansteckend. Nach kurzen Prodromi kommt es zu hohem Fieber mit Konjunktivitis; die Kinder beklagen Lichtscheu. Am dritten Tag treten an der Schleimhaut des Mundes die Koplik'schen Flecken auf. Anschließend kommt es zum Ausbruch des Masernexanthems. Mit Ausbruch des Exanthems steigt das Fieber erneut bis 40∞. Komplikationen treten durch Superinfektionen und Befall des Mittelohres, aber auch als Enzephalitis auf. Deren Letalität beträgt rund 20%. Gegen Masern wird zusammen mit Mumps geimpft.

   c) Windpocken. Die Infektion durch den Windpockenvirus erfolgt über Tröpfcheninfektion, wobei bereits vor Auftreten des Hautausschlages die betroffenen Patienten infektiös sind. Das Exanthem ist stark juckend; aus den kleinen roten Effloreszenzen bilden sich kleine Bläschen. Innerhalb von 10

Tagen verkrusten die Bläschen und fallen ab. Werden sie aufgekratzt, kann es zu Narben kommen. Der Virus selbst verbleibt zeitlebens im Körper, ist im Bereich der Spinalganglien lokalisiert und kann durch Stress, Infektionen oder Verletzungen reaktiviert werden. Dann löst er beim Erwachsenen das Bild der Gürtelrose (Herpes Zoster) aus.

7. Der Verlauf des Keuchhustens, Pertussis, erfolgt in drei Stadien: Stadium katharale, Stadium convulsivum und Stadium decrementi. Das Stadium katharale kann bis zu 2 Wochen anhalten, der eigentliche Keuchhusten sich dann über 8 Wochen erstrecken. Erst im Stadium decrementi, das 4 Wochen dauern kann, lässt der Husten nach. Die häufigsten Komplikationen der Pertussis sind Pneumonien.

8. Der Autismus ist definiert als ein vollkommener Rückzug in die eigene Erlebnis- und Gedankenwelt, bei vollkommener Abgrenzung zur Außenwelt. Die Kinder kommunizieren nicht mit ihrer Umgebung. Die Sprache entwickelt sich verzögert und das Sprachverständnis ist herabgesetzt. Beim Asperger-Syndrom ist die Sprachentwicklung normal und die Kinder weisen eine hohe Intelligenz auf. Überwiegend sind Jungen betroffen. Gegenüber der Sprache ist die motorische Entwicklung verzögert, so dass die Kinder zu sprechen lernen bevor sie zu laufen beginnen. Die Kinder weisen ein hohes Spezialwissen auf, das selten im logischen Zusammenhang steht.

9. Bei der ALL kommt es durch eine massive Zunahme der Leukozytenzahlen zu einer Verdrängung anderer Blutzellen mit der Folge einer Anämie, petechialen und Zahnfleischbluten, häufig Gelenkschmerzen, Kopfschmerzen und Symptomen der Hirndrucksymptomatik. Die Therapie richtet sich nach ihrem zellulären Subtyp, der durch Punktion des Knochenmarks erkannt wird. Im Mittelpunkt steht eine Chemotherapie, die als Induktionstherapie, anschließender Konsolidierung, Erhaltungstherapie und ggf. Therapie der Rezidive erfolgt. Im Rahmen der Konsolidierung bzw. bei ungünstigen Subtypen einer Leukämie wird eine Knochenmarkstransplantation durchgeführt.

10. Erste Pubertätsmerkmale bei Mädchen ist die Pubesbehaarung und die Brustentwicklung (Telarche). Die Pubertät beginnt bei Mädchen etwa mit 10 Jahren, die Telarche setzt mit etwa 11 Jahren ein. Die erste Regelblutung (Menarche) liegt bei etwa 13 Jahren. Bei Jungen ist das erste Zeichen der Pubertät die Vergrößerung der Hoden, gefolgt von der Behaarung von Schambereich und der Achselhöhlen. Die Entwicklung der pubertären Merkmale ist bei Jungen gegenüber Mädchen sehr vielfältig. Vorübergehend kann sich bei ihnen eine Gynäkomastie entwickeln.

11. Eine Pubertas praecox bezeichnet das verfrühte Auftreten von Pubertätsmerkmalen. Ursächlich ist die Ausschüttung von den gonadotropen Hormonen LH und FSH aus der Hypophyse. Durch verfrühten Schluss der Epiphysenfugen sind die Erwachsenen kleinwüchsig. Die Diskrepanz zwischen seelischer und

körperlicher Entwicklung kann zu großen Spannungen in der Familie und in der Schule führen. Eine Pubertas tarda bezeichnet eine verspätete Entwicklung der Pubertät. Ob hier ein Krankheitswert besteht, ist offen. Die ersten Pubertätszeichen treten bei Mädchen hierbei nach dem 14., bei Jungen nach dem 15. Lebensjahr ein.

12. Zu den physiologischen Veränderungen im Alter gehören Abnahme des Gehirngewichts und sinkende kognitive Leistungen, Abnahme der Hirndurchblutung und der Nervenleitgeschwindigkeit, Abnahme der maximalen Herzfrequenz mit reduzierter körperlicher Belastung, Einschränkung des Herzindex und der glomerulären Filtrationsrate als Maß für die Nierenfunktion, Abnahme der maximalen Sauerstoffaufnahme und der Vitalkapazität, Auftreten einer Osteoporose, Reduktion der Muskelmasse und des Gesamtkörperwassergehaltes.

13. Im Alter sinkt der Energiebedarf des Körpers durch Abnahme des Grundumsatzes und zusätzlich durch die geringere körperliche Aktivität. Die Kalorienzufuhr eines 60Jährigen beträgt rund ein Drittel weniger als bei einem 30Jährigen. Zu den Grundprinzipien der gesund erhaltenden Ernährung älterer Menschen gehört die Einnahme vielseitiger und abwechslungsreicher Lebensmittel, die sich aus allen Lebensmittelgruppen zusammensetzen sollen. Reichlicher Verzehr von Getreideprodukten, Obst und Gemüse sollte im Mittelpunkt stehen. Auf die Zufuhr von Milchprodukten muss geachtet werden, ebenso auf ausreichende Flüssigkeitszufuhr bei mindestens 1,5–2 l täglich. Fleisch und Eier sollten maßvoll zugeführt, Fette und Öle sparsam verwandt werden.

14. Der Begriff Rheuma umschließt unterschiedliche Erkrankungen des Stütz- und Bewegungsapparates:
    a) Entzündlich-rheumatische Erkrankungen
    b) Degenerative Gelenk- und Wirbelsäulenerkrankungen
    c) Rheumatismus der Weichteile und
    d) metabolische Knochenerkrankungen.
    Zu den häufigsten rheumatischen Erkrankungen des älteren Menschen zählen die Polymyalgia rheumatica, die chronische Polyarthritis und die Gicht.

15. Die Merkmale einer Demenz sind Störungen von Merkfähigkeit, Konzentration und Auffassungsgabe. Die Hirnleistungsschwäche zeigt sich als Verlust der intellektuellen Fähigkeiten. Dabei sind diese Symptome häufig mit einer Störung von Antrieb und Emotionalität verbunden. Der Beginn einer Demenz ist schleichend, lässt sich aber durch die Fremdanamnese deutlich nachvollziehen. Bei der Demenz wird die Demenz vom Alzheimertyp unterschieden von der vaskulären Demenz und dem seltenen Morbus Pick. Der Morbus Alzheimer zeichnet sich durch den intellektuellen Abbau bei lang erhaltener Persönlichkeit und progredientem Verlauf aus. In der Großhirnrinde lagern sich Amyloidkristalle als Alzheimer Fibrillen (senile Plaques) ab. Bei der vaskulären Demenz entwickeln sich die Symptome langsamer und in Abhängigkeit der Grunderkrankung, meist als Schlaganfall. Der Morbus Pick bedeutet eine Atrophie von Stirn- und

Schläfenlappen unklarer Ursache. Diese Patienten weisen Störungen des Sozialverhalten und eine ausgeprägte Vernachlässigung ihres Lebensraumes auf.

16. Zu den sicheren Todeszeichen gehören die Totenflecken, die Totenstarre und späte Leichenveränderungen. Erste Totenflecken, Livores, setzen nach etwa 30 min ein, die Totenstarre bildet sich innerhalb von 30–120 min in Abhängigkeit der Umgebungstemperatur aus und löst sich ebenfalls temperaturabhängig nach 48–72 h wieder. Die Geschwindigkeit der Verwesung eines Organismus hängt von den Umgebungsbedingungen ab.

FRAGEN

ü 2

LE 6.1

NACHGEFRAGT 6.1

1. Bei den Herzklappen werden Segelklappen und Taschenklappen unterschieden. Die Segelklappen liegen zwischen den Vorhöfen und den Kammern. Auf der linken Seite liegt die Mitralklappe, auf der rechten Seite liegt die Trikuspidalklappe. Die Taschenklappen liegen in der Ausflussbahn der Herzkammern: die Aortenklappe im linken Ventrikel und die Pulmonalklappe im rechtem Ventrikel.

2. Von innen nach außen sind die Schichten der Herzwand: Endokard, Myokard, Epikard und Perikard. Das Endokard überzieht auch die Herzklappen; seine Besonderheit ist, dass es durch Diffusion aus dem strömenden Blut der Kammern versorgt wird. Das Myokard ist der eigentliche Herzmuskel. Das Epikard ist die äußere Schicht des Herzens; hier verlaufen die Herzkranzgefäße und es entspricht dem inneren Blatt des Herzbeutels. Zwischen Epikard und Perikard, dem äußeren Blatt des Herzbeutels, befindet sich die Perikardflüssigkeit.

3. Mitralis – linker Ventrikel – Aortenklappe – Aorta – Arterien des Körperkreislaufes – Mikrozirkulation – Venensystem – obere und untere Hohlvene – rechter Vorhof – Trikuspidalklappe – rechter Ventrikel – Pulmonalklappe – A. pulmonalis – Lungenarterien – Mikrozirkulation der Lunge und Alveolen – Lungenvenen – linker Vorhof – Mitralklappe

4. Der primäre Schrittmacher des Herzens ist der Sinusknoten. Hier gehen die Impulse auf den AV-Knoten (sekundärer Schrittmacher) über. Sie werden durch das Herzskelett, das die Vorhöfe von den Kammern trennt, auf das His-Bündel, die Tawara-Schenkel und die Purkinje-Fasern übergeleitet.

5. Das EKG setzt sich aus der P-Welle, der PQ-Strecke, dem Kammerkomplex (QRS-Komplex), der ST-Strecke und der T-Welle zusammen. Der Kammerkomplex entspricht der Depolarisation, die T-Welle und ST-Strecke der Repolarisation des Myokards.

6. Die Ableitungen des Standard-EKG werden in Extremitätenableitungen und Brustwandableitungen unterschieden. Es gibt sechs Extremitätenableitungen: Ableitungen nach Einthoven I, II und III und Ableitungen nach Goldberger aVR, aVL und aVF. Die Brustwandableitungen (Wilson-Ableitungen) werden mit V1-V6 bezeichnet.

7. Das Herz wird über zwei Koronararterien mit Blut versorgt: rechte und linke Koronararterie (RCA, LCA). Die linke Koronararterie teilt sich in zwei Äste auf: Ramus interventricularis anterior (RIVA) und Ramus circumflexus (RCX). Das venöse Blut strömt im Sinus coronarius in den rechten Vorhof zurück.

8. Um die Herzfunktion klinisch zu beurteilen wird ein Echokardiogramm durchführt. Dieses zeigt das enddiastolische Volumen, das Schlagvolumen und die Auswurffraktion des Herzens. Über diese Werte lassen sich das Herzminutenvolumen und der Herzindex berechnen.

NACHGEFRAGT 6.2

1. Angina pectoris, Dyspnoe v.a unter Belastung, Schwindel und Synkopen, Palpitationen, Erschöpfung und Leistungsschwäche, Ödeme, Zyanose

2. Stenokardien bei stabiler Angina, Myokardinfarkt, Perikarditis, Aortendissektion, Lungenembolie, Pleuritis, Spontanpneumothorax, Vertebralsyndrom, Gallenkolik, obere Nierenkolik links, Ulkuskrankheit, Pankreatitis, Reflux aus dem Magen in die Speiseröhre

3. Ein Ödem bezeichnet die Zunahme des Wassergehalts interstitieller Flüssigkeit; es kann auftreten durch eine Störung des Eiweißhaushaltes mit Abfall des kolloidosmotischen Drucks, durch eine Stauung im Blutfluss mit Anstieg des hydrostatischen Drucks oder durch eine Entzündung mit Erhöhung der Gefäßpermeabilität.

4. Beim Standard-EKG werden 10 Elektroden angelegt: 4 an den Extremitäten und 6 an der Brustwand; bei den Extremitätenableitungen liegt die schwarze Elektrode am rechten Fuß, die rote am rechten Arm, die gelbe am linken Arm und die grüne am linken Fuß. Die Brustwandableitungen werden an definierte Punkte im 4. Interkostalraum rechts und links parasternal (V1 und V2), im 5. Interkostalraum im Schnitt mit der Medioklavikularlinie (V4) und im 5. Interkostalraum in Höhe von V4 in der mittleren Axillarlinie (V6) angelegt. Die Ableitungen für V3 und V5 liegen zwischen den jeweiligen Elektroden. Mit diesem Standard-EKG werden die Extremitätenableitungen nach Einthoven und Goldberger und die Brustwandableitungen registriert.

5. Herzhypertrophie, stabile Angina, akuter oder alter Infarkt, Herzrhythmusstörungen

6. Verdacht auf instabile Angina pectoris, fortgeschrittene Herzinsuffizienz (ab NYHA III), akuter Herzinfarkt, ausgeprägte Hypertonie >210/120 mm Hg, Aortenklappenstenose, höhergradiger AV-Block, komplexe ventrikuläre Arrhythmien, entzündliche Herzerkrankungen

7. Subjektive Palpitationen, Zustand nach einer Synkope oder Schwindelattacken, typische Herzerkrankungen, die häufig mit Herzrhythmusstörungen verbunden sind, wie eine KHK oder Vitien, bekannte Herzrhythmusstörungen (hier Diagnostik und Kontrolle der Therapie), Risikobeurteilung für einen plötzlichen Herztod

8. Die Rechtsherzkatheterisierung ermöglicht die Bestimmung der Drucke in den Lungengefäßen und Bestimmung des zentralen Venendrucks; die Linksherzkatheteruntersuchung ermöglicht die ventrikuläre Angiografie, die elektrophysiologische Untersuchung und eine intravaskuläre Ultraschalluntersuchung; mittels des Herzkatheters kann auch der arterielle Mitteldruck bestimmt werden.

9. Eine Herzinsuffizienz bedeutet, dass das Herz nicht im Stande ist den Sauerstoffbedarf der Organe und der Muskulatur zu erfüllen, d.h. das Herzzeitvolumen kann nicht ausreichend gesteigert werden. Bei einer dekompensierten Herzinsuffizienz besteht eine Leistungseinschränkung bei alltäglicher Belastung (NYHA III) oder eine bestehende Herzinsuffizienz hat sich verschlechtert.

10. Man spricht von den NYHA-Stadien;
    - Stadium I: Herzinsuffizienz ohne Symptome
    - Stadium II: die Symptome treten nur bei überdurchschnittlich körperlicher Belastung auf
    - Stadium III: der Patient hat Beschwerden bei alltäglicher Belastung
    - Stadium IV: Ruhesymptomatik

11. Linksherzinsuffizienz: Belastungsdyspnoe, Tachykardie, Orthopnoe, Husten v.a. unter Belastung und mit rötlichem Sputum verbunden, basale Rasselgeräusche über der Lunge und im fortgeschrittenen Stadium eine Zyanose.
    Rechtsherzinsuffizienz: obere und untere Einflussstauung mit gefüllten Jugularvenen bzw. Unterschenkelödem, Vergrößerung der Leber mit Aszites, Gewichtszunahme, Stauungsgastritis und Pleura- oder Perikarderguss.

12. Allgemeine Maßnahmen: körperliche Schonung, wobei keine absolute Bettruhe eingehalten werden soll; Trinkmenge muss unter Gewichtskontrolle begrenzt werden; Kochsalzzufuhr muss eingegrenzt sein: unter Belastung sollte sich die Ruheherzfrequenz um nicht mehr als 50% erhöhen.

FRAGEN
Ü 2
LE 6.2

Medikamente: ACE-Hemmer, Betablocker, Aldosteronantagonisten, Diuretika, Digitalis und Nitrate

13. Arterielle Hypertonie, Diabetes mellitus, Fettstoffwechselstörung, vor allem mit Erhöhung des LDL-Cholesterins, inhalatives Rauchen und eine familiäre Anamnese.

14. Bei einer stabilen Angina pectoris treten kurze, durch Belastung akuten Stress oder Kälte ausgelöste Engegefühle in der Brust auf. Die Symptome sprechen auf Nitroglyzerin an und bilden sich beim Patienten im gleichen Muster reproduzierbar zurück. Die instabile Angina bezeichnet eine pektanginöse Symptomatik, die unter Ruhebedingungen und ohne erkenntliche auslösende Faktoren auftritt. Sie lässt sich von einem Myokardinfarkt nicht sicher abgrenzen. Nitroglyzerin wirkt nicht.

15. Die Leitsymptome des akuten Herzinfarktes sind anhaltende Brustschmerzen, die nicht auf Nitrospray ansprechen und eine unterschiedliche Ausstrahlung aufweisen. Der Patient weist häufiger eine Dyspnoe auf und zeigt vegetative Begleitreaktionen mit Übelkeit, Brechreiz, Kaltschweißigkeit und Blässe. Bei Vorliegen einer Polyneuropathie durch Diabetes können diese Symptome auch diskret ausgeprägt sein. Sehr häufig steht die Todesangst im Vordergrund.

16. Ruhe bewahren, enge Kleidung öffnen, Körperhaltung bei Orthopnoe unterstützen, Fenster öffnen, Sauerstoff geben, Herzalarm auslösen, Vitalzeichen prüfen, Nitrogabe (bei systolischem Druck >100 mm Hg), EKG und Notfallkoffer bereitstellen, iv-Zugang legen.

17. Im EKG durch Hebung der ST-Strecke oder Ausbildung einer pathologischen Q-Zacke; durch die Herzenzyme mit Anstieg von Troponin T und CK-MB (nach frühestens 2 Std. bzw. 4 Std.); durch das Echokardiogramm und durch die Koronarangiografie.

18. Der Verschluss eines Koronargefäßes bei einem akuten Infarkt muss schnellstmöglichst beseitigt werden. Hierbei stehen zur Verfügung die Fibrinolyse, die PTCA und die Bypass-Operation. Nach einem Infarkt muss der Patient auf seine Ernährung achten, darf nicht mehr als 30% Fett und >6 g Kochsalz/Tag zuführen. Er muss auf regelmäßige körperliche Bewegung achten und sollte an einer Koronarsportgruppe teilnehmen; er darf auf keinen Fall weiter rauchen und muss die Medikamente einnehmen, die einerseits ein erhöhtes LDL-Cholesterin senken (Statine) und andererseits den Sauerstoffverbrauch des Herzens reduzieren (Betablocker); weiter wird ASS gegeben.

19. Am häufigsten kommt ein Ventrikelseptumdefekt, VSD, vor.

20. Ventrikelseptumdefekt, Pulmonalstenose, reitende Aorta und Rechtsherzhypertrophie

21. Die Leitsymptome einer Aortenstenose sind Belastungsdyspnoe, Schwindelattacken und Synkopen und häufige Stenokardien. Bei Auskultation, vor allem über dem 2. Interkostalraum rechts parasternal hört man ein lautes systolisches Geräusch, das in die A. carotis fortgeleitet wird.

22. Eine Endokarditis beschreibt eine Entzündung des Endokards, wobei häufig die hiervon überzogenen Herzklappen mit betroffen sind. Fast 90% aller erworbenen Herzklappenfehler sind auf eine Endokarditis zurückzuführen (überwiegend durch Streptokokken). Die Symptome sind Fieber, allgemeine grippale Symptome, Nachtschweißigkeit, pathologisches Herzgeräusch, Entzündungszeichen im Labor, hypochrome Anämie, oft positiver Rheumafaktor.

23. Unter einer Bradykardie versteht man die Absenkung der Herzfrequenz <60 Schläge/min. Ursachen sind: Parasympathikotonie bei Training, Hypothyreose, Karotis-Sinus-Syndrom, Hinterwandinfarkt, Hirndrucksymptomatik, höhergradige AV-Blöcke.

24. Vorhofflimmern zeigt sich durch einen absolut unregelmäßig tastbaren Puls. Die Ursache liegt in einer chaotischen Kontraktion der Vorhöfe mit einer Frequenz von >300/min. Die Herzfrequenz kann dabei tachykard, normofrequent oder bradykard sein. Das Problem ist die Thrombenbildung: Vorhofflimmern stellt ein extremes Risiko für einen Schlaganfall dar.

25. Ventrikuläre Extrasystolen sind umso bedrohlicher je eingeschränkter die Funktion des Herzens ist bzw. je deutlicher der Patient unter einer Herzinsuffizienz leidet. Vor allem polymorphe ventrikuläre Extrasystolen, gekoppelte Extrasystolen als Couplets, Salven oder ein R-auf-T-Phänomen sind als bedrohlich anzusehen.

FRAGEN

Ü 2

LE 7.1

NACHGEFRAGT 7.1

1. Prinzipiell besteht die Gefäßwand aus drei Schichten. Von innen nach außen sind das: Intima, Media mit elastischen oder muskulären Fasern und Adventitia. Die Intima ist mit Endothelzellen ausgekleidet, die Adventitia kann eigene Gefäße (Vasa vasorum) enthalten.

2. Der tastbare Puls ist das Ergebnis der Windkesselfunktion. Die Kraft, mit der der linke Ventrikel das Blut in die Aorta und die daraus abgehenden großen Gefäße auswirft, führt zu einer Dehnung der elastischen Fasern der herznahen Gefäße, d.h. ein Teil der systolischen Energie wird in der Arterienwand gespeichert und während der Diastole wieder an das Gefäßsystem abgegeben. Die Ausbreitung dieser elastischen Schwingung wird als Puls wahrgenommen.

3. Arterien sind Gefäße, die das Blut vom Herzen wegführen. Im Körperkreislauf führen sie sauerstoffreiches Blut, im Lungenkreislauf sauerstoffarmes Blut.

4. Der Körperkreislauf wird als großer Kreislauf bezeichnet. Er beginnt in der linken Herzkammer an der Mitralklappe, führt über die linke Kammer und Aortenklappe, durch die Aorta bis zu den großen Körperarterien wo das Blut in die Widerstandsgefäße und die Mikrozirkulation von Organen und Muskeln geleitet wird. Zu ihm gehört auch die Durchblutung des Gehirns. Nach der Mirkozirkulation wird das Blut im venösen Gebiet gesammelt und der oberen und unteren Hohlvene zugeführt. Diese münden in den rechten Vorhof. Nach Passage der Trikuspidalklappe und Erreichen des rechten Ventrikels ist der Körperkreislauf geschlossen.

5. Zu den Besonderheiten des fetalen Kreislaufes gehören mehrere arteriovenöse Kurzschlüsse. Unter Umgehung der Leber fließt das Blut aus der Nabelvene durch den Ductus venosus Arantii direkt in die untere Hohlvene. Ein zweiter Kurzschluss ist das Foramen ovale, wo ein Drittel des Blutes aus dem rechten Vorhof direkt in den linken Vorhof geleitet wird. Der dritte Kurzschluss ist die Verbindung zwischen der Pulmonalarterie und der Aorta (Ductus arteriosus Botalli).

6. Die ersten, aus der Aorta entspringenden Gefäße sind die Koronararterien. Dann folgen von rechts nach links der Truncus brachiocephalicus, die A. carotis communis sinistra und die A. subclavia sinistra.

7. Von kranial nach kaudal (von oben nach unten) lassen sich an folgenden Stellen Pulse fühlen:
an der Schläfe – A. temporalis
am Hals – A. carotis communis
in der Achselhöhle – A. axillaris
am Oberarm – A. brachialis
am Handgelenk – A. radialis und A. ulnaris
in der Leiste – A. femoralis
in der Kniekehle – A. poplitea
am Innenknöchel hinten – A. tibialis posterior
am Fußrücken – A. dorsalis pedis.

Die Herztätigkeit kann auch palpatorisch auch als „Puls" direkt an der Herzspitze gefühlt werden. Auch die Pulsationen der Aorta sind bei vorsichtiger Palpation durch die Bauchdecken tastbar.

8. Das Gehirn wird über die beiden inneren Karotisarterien und die beiden Vertebralarterien mit Blut versorgt (A. carotis interna sinistra und dextra und A. vertebralis sinistra und dextra). Die Vertebralarterien entspringen der A. subclavia. Die von hinten in das Gehirn eintretenden Vertebralarterien vereinigen sich zur A. basilaris. Die Basilaris ist über Kommunikansarterien mit der A. ce-

rebri posterior und A. cerebri media an die A. carotis interna angekoppelt. Auf diese Weise entsteht ein arterieller Kreislauf, der Circulus arteriosus Willisii.

9. Der venöse Rückfluss des Herzens erfolgt im Wesentlichen über drei Mechanismen: (1) Durch Druckunterschiede zwischen Brust- und Bauchraum wird besonders beim ruhenden, liegenden Menschen die Saugkraft des Herzens zur treibenden Kraft des venösen Rückflusses. Es handelt sich um eine abdominell-thorakale Saugpumpe. (2) Bei Aktivierung der Beinmuskeln werden die Venen in Herzrichtung ausgepresst; hier arbeitet eine Muskel-Faszien-Pumpe. (3) Zwischen dem arteriellen und venösen Schenkel der Mikrozirkulation besteht eine Druckdifferenz von rund 10 mm Hg, die in diesem Bereich die Fließrichtung und -geschwindigkeit des Blutes unterstützt.

10. Das Lymphgefäß beginnt als blinde Kapillaren im Interstitium. Die kleinen Gefäße werden immer größer und enthalten den Venen entsprechend Klappen um die Flussrichtung des Lymphstroms zu definieren. Die Lymphbahnen sammeln sich als große Lymphgefäße. In der linken Körperhälfte sammelt sich die Lymphe als Brustmilchgang (Ductus thoracicus), rechts liegt der Hauptmilchgang (Ductus lymphaticus dexter). Diese großen Gänge münden im Venenwinkel beidseits zwischen V. jugularis interna und V. subclavia. Hier fließt die Lymphe, die überschüssige interstitielle Flüssigkeit aufgenommen hat, wieder in das venöse System zurück.

11. Der Blutdruck ist diejenige Kraft, die das strömende Blut auf die Gefäßwand ausübt. Er entsteht im Widerstandsgebiet der Mikrozirkulation durch die Widerstandsgefäße (kleine muskuläre Arteriolen).

12. Die Regulation des Blutdrucks erfolgt im Wesentlichen durch eine Änderung des Durchmessers der Gefäße. Hier spielt der Sympathikus die entscheidende Rolle. Seine Impulse bekommt er aus dem Kreislaufregulationszentrum. Dieses wiederum erfährt über Rezeptoren im Aortenbogen und in der A. carotis interna die wesentlichen Informationen über den bestehenden Druck. Neben der vegetativen Regulation erfolgt eine anhaltende Steuerung des Blutdrucks über das Protein Angiotensin II, das den peripheren Widerstand erhöht. Es bildet sich im Renin-Angiotensin-System. Zusätzlich spielt noch das Hormon der Nebennierenrinde Aldosteron durch die Na-Rückresorption mit einer Erhöhung des zirkulierenden Volumens eine Rolle (Renin-Angiotensin-Aldosteron-System, RAAS).

NACHGEFRAGT 7.2

1. Beginnend von Kopf bis Fuß können die Pulse an folgenden Stellen palpiert werden: A. temporalis, A. carotis, A. subclavia, A. axillaris, A. brachialis, A. radialis, A. ulnaris, Aorta, A. femoralis, A. poplitea, A. tibialis post. und A. dorsalis pedis. Der Puls kann auch als Herzspitzenstoß getastet werden.

2. Die Lagerungsprobe nach Ratschow vermittelt die Information, ob eine arterielle Durchblutungsstörung der unteren Extremität vorliegt. Dies ist sicher nicht der Fall, wenn der Patient zwei Minuten mit in die Luft gestreckten Beinen kreisende Bewegungen der Fußgelenke durchführen kann und wenn die Haut des Fußrückens sich nach wenigen Sekunden nach Herabhängen wieder rötet.

3. Eine Angiografie kann Komplikationen durch das Kontrastmittel auslösen. Dies sind allergische Reaktionen bis hin zum anaphylaktischen Schock, Beeinträchtigung der Nierenfunktion und Auslösen einer Hyperthyreose durch jodhaltige Kontrastmittel. Die Untersuchung selbst kann zu Blutungen führen, eine Thrombose auslösen oder Gefäßkomplikationen verursachen.

4. Die Stadien nach Fontaine beschreiben die paVK. Stadium I gilt für einen Patienten ohne charakteristische Beschwerden. Im Stadium II liegt die Schaufensterkrankheit vor, hierbei ist die Gehstrecke nach >200 m eingeschränkt (Stadium IIa) oder sie beträgt <200 m (Stadium IIb). Im Stadium III hat der Patient Schmerzen in Ruhe, in Stadium IV liegt eine Nekrose vor.

5. Die Symptome des akuten arteriellen Verschlusses zeigen sich in den sog. „sechs P": pain = Schmerzen, paleness = Blässe, paraesthesia = Sensibilitätsstörung, paralysis = Lähmung, pulselessness = Pulslosigkeit und prostration = Schock.

6. Die Symptome einer gestörten Orthostase sind rasche Ermüdung, Gedächtnis- und Konzentrationsstörungen, Kopfschmerzen und Schwindel. Bei einer Hypotonie zeigt der Patient eine Blässe, Kollapsneigung, Tachykardie und Schweißausbrüche. Manchmal kommt es zu einem Tinnitus. Die Überprüfung einer gestörten Orthostase erfolgt im Schellong-Test durch Messen von Blutdruck und Puls vom Liegen zum Stehen. Charakteristisch für eine physiologische Kreislaufregulation sind ein Anstieg der Pulsfrequenz und des diastolischen Blutdrucks.

7. Ab 160/100 mm Hg . Man spricht dann von der milden Hypertonie

8. Vor allem handelt es sich um eine Herzinsuffizienz auf dem Boden einer linksventrikulären Hypertrophie die zu einer eingeschränkten Durchblutung führt. Sehstörungen weisen auf eine Retinopathie hin. Eine verstärkte Eiweißausscheidung (Proteinurie) kann Hinweis auf die eingeschränkte Nierenfunktion

sein. In fortgeschrittenen Stadien kommt es auch zu neurologischen Ausfällen im Sinne der zerebrovaskulären Insuffizienz.

FRAGEN
ü 2
LE 7.2

9. Nierenarterienstenose oder Nephrosklerose, erhöhte Werte von Aldosteron z.B. bei Conn-Syndrom, erhöhte Werte von Glukokortikoiden beim Cushing-Syndrom, erhöhte Werte von Katecholaminen beim Phäochromozytom. Auch einige Medikamente wie Ovulationshemmer, Steroide, Antirheumatika oder Sympathikomimetika können eine sekundäre Hypertonie auslösen.

10. Es handelt sich um eine Entzündung und Thrombosierung oberflächlicher Venen. Die Therapie erfolgt durch Mobilisation und Bewegung, Anlegen einer Kompression und lokale Kühlung, ggf. durch Unterstützung mit nicht steroidalen Antirheumatika.

11. Hierbei liegt eine tiefe Venenthrombose fast immer im Bereich der tiefen Bein- und Beckenvenen vor. Die Phlebothrombose muss umgehend beseitigt werden, um eine Lungenembolie zu vermeiden und einem postthrombotischen Syndrom entgegenzuwirken. Es wird eine Heparinisierung durchgeführt (Cave Hit-Syndrom), wenn möglich wird eine Thrombolyse angeschlossen oder der Thrombus muss chirurgisch entfernt werden. Im Anschluss an eine Phlebothrombose ist die Umstellung auf Marcumar erforderlich

12. Die Virchow'sche Trias beschreibt die pathogenetischen Faktoren, die zur Entstehung einer Thrombose führen. Es handelt sich um eine Schädigung der Gefäßwand (Wandfaktor), eine Reduktion der Strömungsgeschwindigkeit des Blutes (Kreislauffaktor) oder eine Veränderung der Zusammensetzung des Blutes (Blutfaktor)

13. Warnsymptom einer Lungenembolie sind eine plötzlich auftretende Tachykardie, Dyspnoe, Husten und Schocksymptomatik, vor allem bei immobilen, bettlägerigen Patienten

14. Das postthrombotische Syndrom beschreibt vor allem Veränderungen der Haut als Folge einer Phlebothrombose. Zwischen dem thrombotischen Ereignis können mehrere Jahre liegen. Den Hautveränderungen nach wird es in mehrere Stadien eingeteilt. Am Anfang stehen eine Erweiterung kleiner Venen mit einem leichten Ödem. Darauf folgt eine Stauungsdermatose mit Pigmentverlust der Haut und Verhärtung. Es kann ein chronisches Ekzem vorliegen. Die Folge von Umgehungskreisläufen können oberflächliche Varizen oder eine Stammvarikosis sein. Im nächsten Schritt kommt es zu einem Ulcus cruris und einer zunehmenden Klappeninsuffizienz, wobei das Ulcus immer schlechter abheilt

15. Ein Schock beschreibt den Zustand bei dem der Sauerstofftransport in das Gewebe bzw. dessen Sauerstoffbedarf nicht mehr übereinstimmen. Bei allen Schockformen kommt es zu einem Abfall des systolischen Blutdrucks und einem Anstieg der Herzfrequenz. Der hypovolämische Schock entsteht durch ei-

nen Volumenmangel, sei es durch Blutverlust oder Verschiebungen von Wasser aus der Zelle in das Interstitium und die Blutbahn. Das Ausmaß zeigt sich am deutlichsten im Schockindex. Beim kardiogenen Schock, dessen Ursache fast immer ein akuter Herzinfarkt ist, kommt es zu einem plötzlichen Abfall des Blutdrucks und einem dramatischen Kreislaufversagen mit sehr hoher Mortalität. Beim septischen Schock, der als „warmer" Schock bezeichnet wird, sinkt der Blutdruck bei zunehmender Tachykardie. Der Patient hat Fieber bzw. auch eine Hypothermie. Es tritt eine Tachypnoe >20/min auf. Beim anaphylaktischen Schock, der als Überempfindlichkeitsreaktion von Typ I entsteht, kommt es initial zu einer Urtikaria, dann zu einer zunehmenden Haut- oder Schleimhautreizung mit Globusgefühl und Bronchospastik. Bedrohlich wird der anaphylaktische Schock wenn sich die Bronchospastik entwickelt und eine Bewusstseinsstörung auftritt

NACHGEFRAGT 8.1

1. a) äußerer Gasaustausch bei der Lungenatmung
   b) innerer Gasaustausch bei der Gewebeatmung
   c) Zellatmung zur Energiegewinnung (aerobe oxidative Verbrennung)
   d) Atemarbeit über Atemmuskulatur und Atemhilfsmuskeln

2. Nase, Nasennebenhöhlen, Rachen, Kehlkopf, Trachea, Bronchien, Lunge mit Alveolen, Thorax, Pleura, Atemmuskeln, Diaphragma

3. a) Stirnhöhle, Kieferhöhle, Keilbeinhöhle, Siebbeinzellen
   b) Gewichtseinsparung, Erwärmung der Atemluft, Resonanzorgan

4. Trachea ist ca. 12 cm lang und besteht aus 15–20 hufeisenförmigen Knorpelspangen, die durch eine Membran und glatte Muskulatur zusammengehalten werden. Sie teilt sich in die beiden Hauptbronchien auf und ist mit respiratorischem Epithel ausgekleidet.
   Die beiden Hauptbronchien teilen sich in die Lappenbronchien (rechts 3, links 2) und dann in die Segmentbronchien auf (rechts 10, links meist 9). Aus den Bronchioli mit glatter Muskulatur gehen die Alveolen hervor.

5. Atemzugvolumen (350-500 ml), inspiratorisches Reservevolumen (2000-3000 ml), exspiratorisches Reservevolumen (1000-1200 ml), Vitalkapazität, Sekundenkapazität

6. Einatmung: Diaphragma, äußere Zwischenrippenmuskeln
   Ausatmung: überwiegend passiv und durch innere Zwischenrippenmuskeln
   Atemhilfsmuskeln: Bauchpresse, Treppenmuskeln, großer und kleiner Brustmuskel, Kopfnicker (M. sternocleidomastoideus)

7. Regulation im Atemzentrum (Hirnstamm, Rautenhirn von der Brücke bis zum Rückenmark); Steuerung über Dehnungs- und Chemorezeptoren, die den arteriellen Gasdruck von CO_2, O_2 und den pH-Wert messen. Wichtigste Atemgröße ist das Kohlendioxid

FRAGEN
ü2
LE 8.2

NACHGEFRAGT 8.2

1. Bei obstruktiven Ventilationsstörungen ist der Widerstand der Luft in den Atemwegen erhöht. Das Exspirium ist verlängert. Die Sekundenkapazität (FEV1) in der Spirometrie ist vermindert. Bei restriktiven Ventilationsstörungen ist die Dehnbarkeit der Lunge herabgesetzt. Spirometrisch ist die Vitalkapazität erniedrigt.

2. Der arterielle Sauerstoffgehalt ist unter 70 mm Hg erniedrigt. Typisch ist eine Zyanose. Im Fortschreiten der respiratorischen Insuffizienz kommt es zur Hyperkapnie (Anstieg des $paCO_2$ >45 mm Hg). Der Patient setzt dann die Atemhilfsmuskulatur ein.

3. Tachypnoe: Beschleunigung der Atemfrequenz >18/min (Erwachsene)
   Bradypnoe: Absinken der Atemfrequenz <12/min
   Hyperventilation: Erhöhung des Atemvolumens, typisch in der Kussmaul-Atmung beim ketoazidotischen Koma bei Diabetes mellitus
   Hyperkapnie: Anstieg des CO_2 im arteriellen Blut

4. hohes Fieber, Husten mit Auswurf, Dyspnoe, atemabhängiger Schmerz, Rasselgeräusche bei der Auskultation, Verschattung im Röntgenbild, Leukopenie oder Leukozytose

5. Lymphknoten-TB, Miliar-TB, käsige Pneumonie, TB von Urogenitalsystem, Haut oder Knochen, tuberkulöse Sepsis

6. Nachweis der Immunantwort des Körpers durch T-Lymphozyten. Test wird erst nach 5-6 Wochen positiv. Positiv ist der intrakutane Test, wenn ein Knötchen nachgewiesen werden kann. Ein negativer Test schließt eine Tb allerdings nicht aus.

7. Erhöhte Reagibilität der Bronchialschleimhaut (Dyskrinie)und der glatten Muskulatur (Parasympathikotonie) mit Obstruktion sowie Entzündung der Alveolarwand mit verlängerter Diffusionsstrecke; ursächlich sind Allergene oder extrinsische Triggermechanismen.

8. Beta-2-Mimetika zur Bronchienerweiterung, Bronchodilatoren wie Theophyllin, inhalative Kortikoide, Cromogylcinsäure, Mucolytika, Sauerstoff bei Bedarf

9. Chronisch obstruktive Lungenerkrankung. Die COPD liegt vor, wenn ein Patient über 2 Jahre immer wieder hustet und akute Atemwegserkrankungen aufweist. Sie ist irreversibel und lässt sich nur aufhalten, wenn die Risikofaktoren vermieden werden, v. a. Rauchen. Typische Komplikationen sind das Lungenemphysem und eine Rechtsherzinsuffizienz (Cor pulmonale). Die pathologischen Bilder bei der Krankheit sind sehr unterschiedlich („blue bloater" und „pink puffer").

10. Typische Folge der COPD, wobei die Alveolen überbläht sind und die Septen zwischen den Alveolen zerstört werden. Dadurch wird die Gasaustauschfläche der Lunge reduziert. Der Elastizitätsverlust der Aveolen ist irreversibel.

11. Die Embolie hat zu >80% ihren Ursprung in einer Thrombose der tiefen Bein- und Beckenvenen. Symptome sind Dyspnoe, Tachypnoe und Angst. Je größer das verschlossene Gefäß in der Lunge ist, desto schwerer erkrankt der Patient. Dann treten auch Schmerzen und Hämoptysen auf. Mit abnehmendem O_2-Partialdruck sinkt der Blutdruck bis schließlich ein Schock droht.

12. Irreversible Erweiterungen von Bronchien mit Husten und massiver Schleimproduktion. Gehäuft treten Pneumonien auf und es entwickelt sich ein Cor pulmonale.

13. Durch absinkenden paO_2 im Schlaf bei Apnoe (Atemstillstand) kommt es zur Sauerstoffunterversorgung mit Polyglobulie und Herzinsuffizienz. Der Patient wacht nachts immer wieder auf, ohne es zu bemerken, und ist morgens müde und vermindert belastbar. Schlafattacken tagsüber stellen gefährliche Risiken bes. im Straßenverkehr dar.

14. Die auftretenden Symptome werden fast immer erst in späten Stadien mit schlechterer Prognose registriert: Hartnäckiger Husten über Wochen hinweg, Hämoptysen, rezidivierende Bronchitiden ohne Ansprache auf die Therapie. Dann folgen oft Heiserkeit und ein Pancoast-Tumor mit Horner-Syndrom. Häufig macht sich der Tumor durch Paraneoplasien bemerkbar.

15. Pleuritis sicca = trockene Rippfellentzündung; Pleuritis exsudativa = feuchte Rippfellentzündung. Bei der Pl. sicca hat der Patient atemabhängige Schmerzen, die sich mit Ergussbildung bei der Pl. exsudativa lindern

NACHGEFRAGT 9.1

1. - Ausscheiden harnpflichtiger Substanzen (u.a. Harnstoff, Harnsäure und Kreatinin)
   - Entgiftung von Fremdstoffen (z.B. Medikamente)
   - Regulation von Wasserhaushalt (Volumenregulation)
   - Regulation von Salzhaushalt
   - Regulation Säure-Basen-Haushalt (im Zusammenspiel mit der Lunge)
   - Regulation des Blutdrucks
   - Hormonbildung: Renin, Erythropoeitin, Kalzitriol (akt. Vit. D)

2. Beidseits der Wirbelsäule retroperitoneal vor dem M. psoas gelegen; obere Pole reichen bis an 11/12. Rippe, wobei rechte Niere tiefer liegt; untere Pole reichen bis Höhe 3. LWK; am oberen Pol liegen die Nebennieren. Die rechte Niere berührt vorn die Leber, die linke den Magen und das Pankreas

3. a) Nierenkapsel: kollagenes, straffes Bindegewebe; enthält Schmerzfasern
   b) Nierenrinde: Nierenkörperchen sind als Punkte erkennbar
   c) Nierenmark: Markpyramiden reichen von der Rindenregion bis zum Nierenhilus (Gefäßpforte), dazwischen liegen die Bertini-Säulen; das Mark beinhaltet die Sammelrohre und die geraden Teile des tubulären Systems sowie die dazugehörenden Gefäße
   d) Nierenbecken: Das Pyelon wird variabel aus 5-20 Nierenkelchen gebildet, in die der Sekundärharn abtropft. Es ist mit der Niere fest verwachsen.

4. Morphologisch-funktionelle Einheit der Niere an dem alle Aufgaben außer den aktiv hormonellen Prozessen durch Kalzitriol und Erythropoeitin ablaufen. Insgesamt gibt es rund 2 Millionen Nephrone, die sich zusammen aus (1) Glomerulus mit Vas afferens und efferens und Bowman-Kapsel, (2) Tubulus mit proximalem Konvolut, Henle-Schleife und distalem Konvolut, (3) juxtaglomerulärem Apparat und (4) Sammelrohr. Letzteres zählt anatomisch zwar nicht zum Sammelrohr, muss aber funktionell zugerechnet werden. – Am Nephron spielen sich Filtration des Primärharns, Rückresorption der Schwellensubstanzen und aktive Sekretion ab. In der Henle-Schleife wird der Harn konzentriert. Rund 20% des Primärharns von ca. 170 l täglich fließen als Sekundärharn in den distalen Tubulus und die Sammelrohre, wo durch aktive Wasserrückresorption und Einfluss des antidiuretischen Hormons (ADH) der eigentliche konzentrierte Harn gebildet wird.

5. Rund ein Viertel des HZV durchfließt die Nieren; bei einer durchschnittlich täglichen Pumpmenge von 8000 l Blut in Ruhe sind das fast 2000 l. Zufluss über A. renales aus der Aorta, A. interlobaris, A. arcuata und A. interlobularis, von der die Vasa afferentia abgehen und rund 2 Millionen Glomeruli versorgen. Dann Austritt durch Vasa efferentia und Bildung des eigentlichen renalen Kapillarnetzes. Abfluss in V. interlobularis, V. arciata, V. interlobaris und V. rena-

lis, die in V. cava inferior mündet. Zwischen arterieller und venöser Durchblutung bestehen im Mark zahlreiche Anastomosen.

6. Durch Filtration im Glomerulus. Der Filter besteht aus dem Kapillarendothel der Glomerulumschlingen und dem inneren (viszeralen) Blatt der Bowman-Kapsel. Alle Stoffe unter einem Molekulargewicht von 64000 werden filtriert. Der Filtrationsdruck beträgt effektiv 15 mm Hg und entsteht durch den arteriellen Druck im Vas afferens von 50 mm Hg, dem der Druck in der Bowman-Kapsel und der kolloid-osmotische Druck in den Gefäßschlingen entgegengesetzt sind.

7. Das Nierenbecken (Pyelon), die Harnleiter (Ureter), die Harnblase und die Harnröhre (Urethra).

8. Abfluss des im Glomerulus gebildeten Primärharns und Bildung des Sekundärharns durch aktive Rückresorption (transmembranäre Transportmechanismen) unter Einfluss von Mineralokortikoiden und als Schwellensubstanzen. Je nach Aufgabe im proximalen Teil, der Henle-Schleife oder distal ist der Tubulus mit verschiedenem Epithel ausgekleidet. Im distalen Tubulus Bildung der Macula densa (Renin-Mechanismus).

9. Bei Dehnung des Blasenmuskels (M. detrusor, glatte Muskulatur) werden afferente Impulse an Rückenmarkszentren (S2-4) und in höhere Hirnzentren abgegeben. Daraufhin relaxiert der innere Sphincter der Harnröhre. Seitens des autonomen Nervensystems wird die Blase durch den Sympathikus erschlafft und durch den Parasympathikus angespannt. Bei Kleinkindern und bei Lähmungen entleert sich die Blase reflektorisch. Willkürlich wird der äußere M.sphincter urethrae über den N. pudendus gesteuert; er erhält seine Impulse über ein Miktionszentrum im Mittelhirn.

10. Urethra weiblich: 3–5 cm lang mit größerem Durchmesser und dadurch höhere Infektionsneigung. Urethra männlich: über 20 cm lang und Verbindung von Harn- und Samenweg. Der längste Teil ist die Pars spongiosa, die in den Schwellkörper des Penis eingebettet ist, davor Durchquerung des Beckenbodens in der Pars membranacea, Pars prostatica und Pars intramuralis der Blasenwand. Im Verlauf der Urethra bei beiden Geschlechtern Übergang des Urothels in verhorntes Plattenepithel.

11. In erster Linie über das im Hypothalamus gebildete und in der Neurohypophyse (Hinterlappen) gespeicherte Hormon ADH (antidiuretisches Hormon). Die Freisetzung von ADH wird über Osmorezeptoren (Durstmechanismus) gesteuert und führt zu einer veränderten Permeabilität der Sammelrohre für Wasser. Weiter spielt das Nebennierenrindenhormon Aldosteron eine Rolle (s. Frage 12).

12. Aldosteron löst eine aktive Rückresorption von Na+ aus und scheidet dafür K+ aus. Über Natrium wird auch Wasser zurückgeholt und so das Volumen im

Körper erhöht. Die Aktivierung des Mineralokortikoids Aldosteron erfolgt über Angiotensin II (Renin-System) oder über die Natriumkonzentration im distalen Tubulus. Weiter spielen Osmorezeptoren und Dehnungsmechanismen in den Gefäßen (Aorta) und im linken Vorhof eine Rolle. Aldosteron wird zentral durch das glandotrope Hormon ACTH (adrenocorticotropes Hormon) der Adenohypophyse in der Zona glomerulosa der Nebennierenrinde freigesetzt.

13. Aufgabe des Säuren-Basen-Haushalts ist die Konstanterhaltung des pH-Werts im Plasma und den Körperflüssigkeiten durch Pufferung bei Alkalose (pH <7,36) bzw. bei Azidose (pH >7,44). Renal kann Bikarbonat (HCO_3^-) zurück resorbiert und dadurch H+ ausgeschieden werden. Der Urin wird saurer. Bei Alkalose des Plasmas wird vermehrt Bikarbonat ausgeschieden. Niere und Lunge (Abatmung von CO_2) arbeiten eng zusammen. Die chemische Reaktion von H+ und Bikarbonat wird über das Enzym Carboanhydrase gesteuert.

14. Natrium (Na^+): extrazelluläres Ion, bestimmt Osmolalität des Plasmas und des Interstitiums
    Kalium (K^+): intratelluläres Ion, steuert die Repolarisation des Aktionspotenzials
    Kalzium ($Ca2^+$): (1) Knochen- und Zahnfestigkeit, (2) neuromuskuläre Erregung durch Aktivierung der kontraktilen Proteine Aktin und Myosin, (3) Aktivierung der Gerinnungsfaktoren und (4) Stabilisierung der Mastzellenmembran
    Phosphat: Baustein im Energiestoffwechsel von ADP und ATP sowie im Knochenstoffwechsel
    Magnesium ($Mg\ 2^+$): überwiegend intrazelluär, Relaxation der kontraktilen Systeme
    Chlorid (Cl^-): Steuerung der extrazellulären Osmolalität zusammen mit Natrium

15. Renin: in Polkissen des Vas afferens gebildet, Enzymwirkung: über Angiotensinogen und Angiotensin wird durch das „Converting Enzyme" das stark vaskonstriktorisch wirksame Angiotensin II gebildet und neben dem Filtrationsdruck auch der Blutdruck erhöht; Hormonwirkung: Freisetzung von Aldosteron aus der Nebennierenrinde (Kontrolle des Na-Haushalts)
    Erythropoeitin: Stimulation der Bildung roter Blutkörperchen
    Kalzitriol: aktives Hormon Vitamin D; Resorption von Kalzium im Jejunum

NACHGEFRAGT 9.2

1. a) Ausscheidung von Eiweiß im Urin in geringen Mengen (>30 mg/Tag) durch Störungen des inneren Blatts der Bowman-Kapsel; früher Warnhinweis auf diabetische Nephropathie
   b) Proteinausscheidung in größerer Konzentration (>150 mg/Tag) mit Ödemen und bei nephrotischem Syndrom Folgen für den Eiweißstoffwechsel (Dyslipoproteinämie); Symptom auch bei Glomerulonephritis
   c) mehr als 5 Leukos/μl im Spontanurin bei Entzündungen

2. Einschränkung der glomerulären Filtrationsrate bis 50 ml/min bei noch grenzwertigem Spiegel von Kreatinin im Plasma (bis 1,8 mg/dl)

3. Dysurie, Pollakisurie und Spastik bei der Miktion. Therapie bes. Steigerung der Trinkmenge und lokale Wärme; bei Steinleiden, Rezidiven und bei Diabetes mellitus medikamentöse Behandlung mit Trimetoprim oder Gyrasehemmern.

4. Einzelniere, Hufeisenniere, Nierenzysten

5. Abakterielle Entzündung verschiedener Ursache mit Störungen der Mikrostruktur und der Funktion des Glomerulums – meist durch immunologische Prozesse. Die Einteilung erfolgt in akute und chronische Verlaufsformen. Zur chronischen Form gehört auch das nephrotische Syndrom

6. Hämaturie, Proteinurie mit Ödemen und Hypertonie

7. Stark erhöhte Permeabilität des Glomerulums mit Proteinverlust >3,5 g täglich unterschiedlicher Ursache. Hierdurch kommt es zu massiver Ödembildung. Die gesteigerte Proteinbiosynthese der Leber löst eine Verschiebung in der Elektrophorese aus: atherogene Lipoproteine treten vermehrt auf und erhöhen das Risiko für Arteriosklerose. Weitere Komplikationen liegen in der erhöhten Thromboseneigung, in einer Hypothyreose, in Osteomalazie und Anämie.

8. Als überwiegende Folge eines Schockereignisses treten vier Phasen auf: (1) Schädigungsphase, die bis zu mehreren Tagen anhält, (2) oligurische/anurische Phase bis zu 2 Monaten mit Dialysepflicht, (3) Phase der Polyurie über Tage bis Wochen und (4) Heilungsphase bis zu einem Jahr.

9. Überwässerung mit Lungenödem (fluid lung), Hyperkaliämie mit Herzrhythmusstörungen, renale Azidose, Perikarditis, Gastritis, neurologische Störungen mit Übererregbarkeit, Anämie, Thrombozytopenie und Infektionen.

10. Überwiegend durch Glomerulonephrits oder interstielle Nephritis bei Pyelonephritis, Zystennieren oder diabetische Nephropathie. Symptome machen sich erst spät bemerkbar. Im Stadium II (kompensierte Retention) kann ein Hochdruck auftreten. Symptome der Urämie finden sich erst im präterminalen Sta-

dium III bei Anstieg des Kreatinin >6-7 mg/dl und einer auf <20% eingeschränkten GFR.

11. Müdigkeit und Leistungsminderung; Hypertonie, Überwässerung, Perikarditis und Arrhythmien; Pleuritis und Pneumonie; Übelkeit, Diarrhoe, Gastritis; Psychosyndrom und Neuropathien mit Dysästhesien und Gangstörung; Pruritus, Anämie, Ostemalazie

12. Dialyse als klassische Dialyse oder Hämofiltration in einem Zentrum oder als Heimdialyse, Peritonealdialyse (CAPD) mit unterschiedlichen Unterstützungstechniken als APD, CCPD oder NIPD und die Nierentransplantation.

13. Orthostatische Dysregulation mit Flüssigkeitsentzug; Kopfschmerzen, Schwindel und Bewusstseinsstörungen durch ein passageres Hirnödem; Hypokaliämie, Allergie, Blutungsneigung durch die Heparinisierung und Shuntinfektionen.

14. Bei Nephrolithiasis muss der Patient seine Trinkmenge auf mehr ca. 3 l täglich steigern, sich ausreichend bewegen, ein Übergewicht senken und auf lokale Wärme achten. Harnwegsinfekte müssen effektiv behandelt werden und bei Ca-haltigen Steinen muss der Harn alkalisiert werden. – Die Therapie besteht im Versuch den Stein durch forciertes Trinken und Spasmolyse zum Abgang zu bringen; bei Einklemmungen muss der Stein zystoskopisch entfernt oder durch ESWL zertrümmert werden. In speziellen Fällen kommen invasive Verfahren wie PNL in Betracht.

15. Leider finden sich keine Frühsymptome. In späten Stadien macht sich ein Nierentumor durch klassische Tumorzeichen wie Gewichtsverlust, Leistungsknick und Fieber bemerkbar. Spezifische Zeichen sind eine schmerzlose Hämaturie, Flankenschmerzen und ein tastbarer Flankentumor. Weitere Symptome treten als paraneoplastische Symptome auf.

16. 1. Erhöhung des hydrostatischen Drucks: Linksherzinsuffizienz mit Belastungsdyspnoe bis zum Lungenödem

    2. Abfall des kolloidosmotischen Drucks durch Eiweißverlust oder –mangel: Glomerulonephritis, Leberzirrhose
    3. Steigerung der Gefäßpermeablität: entzündliche Schwellung

17. Über periphere Druck- und Volumenrezeptoren und Freisetzung des atrialen natriuretischen Peptids zum einen und über zentrale Osmorezeptoren zum anderen wird im Hypothalamus das antidiuretische Hormon ADH freigesetzt und über die Neurohypophyse (HHL) abgegeben. ADH bewirkt eine Wasserrückresorption in den Sammelrohren. Weiter wird über eine hypothalamische Stimulation in der Adenohypophyse (HVL) ACTH gebildet, das in der Nebennieren-

rinde u. a. Aldosteron freisetzt, wodurch Na+ und Wasser resorbiert werden. Über das Durstzentrum wird die Trinkmenge erhöht.

18. Die Osmolalität von Plasma und Urin wird durch die Konzentration an freien Na-Ionen und die Wassermenge bestimmt. Der Wasseranteil des Plasmas kann bei Überschuss eine Hyperhydratation (Überwässerung) oder bei Mangel eine Dehydratation (Exsikkose) bewirken. Beide Zustände können hypoosmolar oder hyperosmolar entstehen. Eine hyperosmolare Dehydratation entsteht durch Flüssigkeitsmangel wie starkes Schwitzen, Dursten oder übermäßige Diurese.

19. Ein erniedrigter Plasmakaliumspiegel besteht ab Werten <3,5 mmol/l und zeigt sich im EKG als Repolarisationsstörung (Abflachung der T-Welle und Auftreten von U-Wellen). Gefährlich sind die hierdurch ausgelösten Rhythmusstörungen. Ursachen sind v. a. Diuretika, Laxantienmissbrauch, chronisches Erbrechen, Hungern und ein Hyperaldosteronismus. – Eine Hyponatriämie (ab <135 mmol/l) kommt bei anhaltender Diarrhoe oder starkem Erbrechen vor. Auch Fieber, generalisierte Ödeme, schwere körperliche Arbeit und eine Salzverlust-Nephritis können einen Abfall des Na-Spiegels auslösen. Es besteht dann eine isoosmolare oder hypoosmolare Dehydratation

20. Durch den pH-Wert, den Partialdruck des Kohlendioxids im arteriellen Blut, das Standdard-Bikarbonat und den Basenüberschuss. – Bei einer metabolischen Azidose kommt es zu einem Anstieg an H^+ mit pH-Abfall <7,36 durch eine diabetische Ketoazidose, bei Sepsis, zellulärer Hypoxie im Schock oder durch eine Niereninsuffizienz.

NACHGEFRAGT 10.1

1. Nach Nahrungsaufnahme über Lippen und Mund wird die Nahrung von den Zähnen zerkleinert und über die Speicheldrüsen mit Speichel verflüssigt. Dabei wird sie durch die Zunge im Mund hin- und her bewegt. Sobald die Nahrung verschluckt werden kann, wird sie über Rachen und Speiseröhre durch peristaltische Bewegungen in den Magen befördert. Hier erfolgen die Verdauung, die Vorverdauung und die portionsweise Abgabe an das Duodenum. Im Duodenum münden die Gangsysteme von Galle und Bauchspeicheldrüse. Die Nahrung wird hier chemisch zersetzt und im oberen Dünndarm in die Blutbahn aufgenommen. Nicht resorbierte Speisereste werden im Dünndarm über die Bauhin'sche Klappe in den Dickdarm befördert. Hier wird dem Stuhl das Wasser entzogen. Die Ausscheidung erfolgt im Rectum.

2. Die Aufgaben der Zunge sind: Unterstützung im Kauen und Saugen, Sprachbildung und Sinnesorgan für Tast-, Schmerz- und Geschmacksinn. Die Ge-

schmacksempfindungen, die über die Papillen der Zunge ermittelt werden, sind süß, salzig, sauer und bitter.

3. Das Gebiss des Erwachsenen besteht aus 4 x 8 = 32 Zähnen; davon sind zwei Schneidezähne, ein Eckzahn, zwei Backenzähne und drei Mahlzähne.

4. Der Speichel wird in den Speicheldrüsen gebildet; sie produzieren etwa 1–1,5 Liter täglich. Unterschieden wird zwischen einem mukösen und serösen Speichel. Die Aufgabe des Speichels ist die Vorverdauung von Zuckern, die Verflüssigung von Speisen und die Desinfektion. Die größte Speicheldrüse ist die Ohrspeicheldrüse (Glandula parotis); weitere Speicheldrüsen sind die Unterzungenspeicheldrüse und Unterkieferspeicheldrüse.

5. Der Ösophagus besteht aus drei Teilen: Halsteil, Brustteil und Bauchteil. Sie weist drei anatomische Engstellen auf: am Übergang des Rachens in die Speiseröhre, an der Kreuzung zum Aortenbogen und am Eingang in den Magen. Der Verschluss zum Magen wird von der Speiseröhre gebildet. Das obere Drittel der Speiseröhre besteht aus glatter Muskulatur, im unteren Drittel befindet sich glatte Muskulatur.

6. Der Magen hat die Form eines gekrümmtem Schlauches und weist auf der rechten Seite eine kleine Krümmung, auf der linken Seite die große Krümmung auf. Der Übergang der Speiseröhre in den Magen ist die Kardia, darüber liegt die Magenblase, der Fundus. Der Hauptteil des Magens wird als Corpus bezeichnet; dieser reicht bis zum Pförtnermuskel, Pylorus. Der Teil des Corpus, der zum Pylorus führt, ist das Antrum. Die Magenschleimhaut besteht aus Belegzellen (Bildung von Magensäure und Intrinsic-Faktor), aus Hauptzellen (Bildung des eiweißspaltenen Enzyms Pepsinogen) und den Nebenzellen (Bildung des Magenschleims).

7. Intraperitoneale Lage haben folgende Organe: Magen, Leber, Milz, Jejunum, Ileum, Caecum mit Appendix, Colon transversum, Colon sigmoideum, Ovarien, Tuben und Corpus uteri
Retroperitoneal gelegen sind Duodenum, Pankreas, Colon ascendens, Colon descendens, Niere, Harnleiter und Harnblase
Eine extraperitoneale Lage haben Prostata, Zervix uteri und das Rektum

8. Die chemisch aufgespaltene Nahrung wird im Jejunum, dem ersten Teil des Dünndarms resorbiert. Hier sind mit bloßem Auge hohe Ringfalten, Kerckring'sche Falten sichtbar. Durch Mikrovilli hat dieser Teil des Darms eine enorme Oberfläche von über 100 m^2. Die Zotten weisen über glatte Muskulatur eine peristaltische Bewegung auf und können den Speisebrei, Chymus, in die Zottenlymphgefäße aufnehmen. Hier gelangen sie über das Pfortadersystem zur Leber.

9. Der Dickdarm besteht aus drei Abschnitten, dem Caecum (Blinddarm), dem eigentlichen Colon und dem Rektum. Das Colon besteht aus dem aufsteigenden, quer liegenden und absteigenden Teil. Das Caecum mit Appendix veriformis, der quer liegende Dickdarm und das Colon sigmoideum liegen intraperitoneal. Der aufsteigende und absteigende Teil des Dickdarms und das Rektum liegen retro- bzw. extraperitoneal. Im Colon sind Längsmuskeln (Taenien) und durch Peristaltik entstehende Ringfalten (Haustren) sichtbar.

10. Den Reiz zum Stuhlgang verspüren wir, wenn die Ampulla recti durch Faeces gedehnt wird. Unwillkürlich öffnet sich der innere Schließmuskel, während der äußere Schließmuskel willkürlich kontrahiert bleibt. Er steuert die bewusste Entleerung des Darms.

11. Die Leberpforte bildet an der Unterseite der Leber eine H-förmige Figur. Dieses H wird vom breiten Leberband auf der einen Seite, von der Gallenblase und der V. cava inf. auf der anderen Seite und den großen Gefäßen der Leber als Querbalken des H gebildet.

12. Die Durchblutung der Leber erfolgt zu drei Vierteln durch die Pfortader und zu einem Viertel durch die A. hepatica propria (Leberarterie), die aus dem Truncus coeliacus der Aorta stammt.

13. Die Glisson'sche Trias entspricht drei Kapillargefäßen in den Periportalfeldern der Leber. Diese drei Kapillaren sind Teile der A. hepatica, der V. portae und eine Gallenkapillare.

14. Innerhalb der Leber sammeln sich Gallenkapillare zu größer werdenden Gallengängen. Sie vereinigen sich im rechten und linken Lebergallengang zum gemeinsamen Lebergallengang, dem Ductus hepaticus communis. Von diesem geht der Ductus cysticus zur Gallenblase ab. Ductus cysticus und Lebergallengang vereinigen sich zum Ductus choledochus, der überwiegend gemeinsam mit dem Gang der Bauchspeicheldrüse, Ductus pankreaticus, im Duodenum an der Vater'schen Papille mündet.

15. Die Bauchspeicheldrüse hat eine endokrine und exokrine Funktion. Die endokrine Funktion wird durch das Inselzellorgan erfüllt. Hier werden in den B-Zellen das Hormon Insulin und in den A-Zellen das Hormon Glucagon produziert. Beide dienen der Blutzuckerregulation. Das exokrine Pankreas bildet den alkalischen Bauchspeichel, der wesentlich für die Verdauung von Proteinen, Kohlenhydraten und Fetten ist.

NACHGEFRAGT 10.2

FRAGEN

Ü2

LE 10.2

1. a) Übelkeit (Nausea) und Erbrechen (Vomitus, Hyperemesis) als Schutzreflex oder zentral im Brechzentrum des Hirnstamms ausgelöst.
   b) Schluckstörung als Dysphagie (Passagestörung) oder als Achalasie (motorische Störung des Ösophagussphinkters)
   c) Sodbrennen durch Reflux von Magensäure
   d) Meteorismus
   e) Diarrhoe
   f) Obstipation
   g) Bauchschmerzen
   h) Ikterus

2. Reizdarmsyndrom (Ausschlussdiagnose), Colitis ulcerosa, Divertikulose, Morbus Crohn, Malabsorption, Pankreatitis, Laxantien, Hyperthyreose

3. Anstieg des Bilirubins im Serum, der ab <2 mg/dl zuerst in den Skleren sichtbar wird
   a) prähepatisch, z.B. Hämolyse
   b) hepatisch durch Leberparenchymschaden
   c) posthepatisch durch Verschluss der Gallengänge in der Leber oder in den ableitenden Gallengängen bei z.B. Cholelithiasis

4. Ansammlung freier Flüssigkeit im Bauchraum. Ursache ist fast immer eine Leberzirrhose im Spätstadium bei Abfall der Albumine und Anstieg des portalen Drucks

5. Krankheitsbild mit heftigen Bauchschmerzen, Abwehrspannung und beginnender Schocksymptomatik. Ursachen sind Peritonitis, Ileus (mechanisch), akute Cholezystitis oder Pankreatitis, Mesenterialinfarkt u.a.

6. Verlagerung der oberen Teile des Magens in das Mediastinum als unkomplizierte Gleithernie oder paraösophageale Hernie mit Einstülpen des Magenfundus neben die Speiseröhre. Komplikationen können durch Durchblutungsstörungen auftreten; eine operative Behandlung wird dann nötig

7. Überwiegend durch Infektion mit Helicobacter pylori, seltener durch Reflux von Gallensaft oder autoimmunologisch

8. Bakterielle Ruhr; typische Reisediarrhoe nach Besuch der Tropen

9. Aufnahme von Finnen in infiziertem Fleisch oder von Zystizerken durch von Fäkalien verseuchtes Gemüse. Der Bandwurm vom Schwein als Zwischenwirt (Taenia solium) oder vom Rind (Taenia saginata) wächst im Darm des Menschen als Endwirt und wird hier als Endglieder wieder ausgeschieden. Besonders ge-

fährlich ist die Infektion mit Hundebandwurm und Fuchsbandwurm wegen Bildung von Leberzysten (Hydatide).

10. Behinderung der Passage des Speisebreies durch den Darm. Unterschieden werden mechanischer und paralytischer Ileus. Mechanische Ursachen sind Tumoren, Hernien, Invaginationen oder Verwachsungen (Briden) von Darmschlingen; beim paralytischen Ileus ist die glatte Muskulatur der Darmwand gelähmt durch Entzündungen, toxische Einflüsse oder Durchblutungsstörungen.

11. Reduzierte Verwertung oder Aufnahme der Nahrung im Darm (Maldigestion oder Malabsorption) mit der klassischen Symptomatik aus Gewichtsverlust, chronischer Diarrhoe und Mangelerscheinungen

12. Beim Morbus Crohn sind alle Wandschichten des Darms befallen, bei der Colitis ulcerosa nur die Mukosa und Submukosa. Der Crohn befällt diskontinuierlich den ganzen Magendarmtrakt und kann zur Fistelbildung führen. Die Colitis erfolgt kontinuierlich im Kolon und im Rektum.

13. Prodromi sind Abgeschlagenheit, Müdigkeit und Erschöpfung; es folgen Ikterus und flüchtiges Exanthem, Hepatomegalie, leichtes Fieber, Übelkeit und ggf. Symptome außerhalb der Leber wie z.B. Gelenkschmerzen. Im Labor steigen die Leberwerte an, wobei besonders die GPT stark erhöht ist.

14. a) Hepatitis A. Orale Infektion mit HAV in Krankenhäusern, Kindergärten oder als typische Reisekrankheit. Akute Symptome nach 2–6 Wochen Inkubation (milder bei Kindern), die höchstens 2–3 Monate anhalten. Gute Prognose und Ausheilung bei lebenslanger Immunität. Impfung mit befristetem Schutz möglich.
    b) Hepatitis B. Infektion parenteral mit Risiko für medizinische Berufe, iv-Drogenabhängige, Homosexuelle u. a. Hoher Durchseuchungsgrad im Mittelmeerraum. Inkubation über mehrere Monate, dann schweres Krankheitsbild über rund 3 Monate. In rund 10% Übergang in chronischen Verlauf. Variable Verläufe erklären sich durch die verschiedenen Reaktionen der zellulären Abwehr durch T-Lymphozyten. Die Prognose ist günstig; bei Abfall der Syntheseleistung der Leber kann sich aber ein Leberversagen entwickeln. Impfung ist möglich.

15. Wird auch als Leberzerfallskoma bezeichnet; rasche und schwere Symptomatik wie bei Hepatitis, aber dann Folgen der gestörten Syntheseleistung der Leber mit hepatischer Enzephalopathie. Ursachen sind Virusinfekte (Hepatitis, Zytomegalie, EBV), Morbus Wilson, Intoxikation mit Knollenblätterpilz oder Paracetamol, autoimmune Erkrankung, Lebermetastasen oder hepatische Gefäßerkrankungen.

16. Anfangs unspezifisches Schwächegefühl und Druck im Oberbauch, dann Muskelschmerzen, Hepatomegalie, Spider Naevi, Ikterus, Palmarerythem, Mund-

winkelrhagaden, Symptome der portalen Hypertension (Caput medusae, Aszites), Gastropathie, Hautblutungen (Sugillationen), Panzytopenie, Arthralgien und Gynäkomastie bei Hodenatrophie

17. Symptome wie bei chronischer Hepatitis (s. Frage 16); zusätzlich Abfall des Albuminspiegels und Störung der Syntheseleistung mit Aszites. Vollbild des Pfortaderhochdrucks mit Caput meduase und Ösophagusvarizen mit Gefahr der massiven Blutung

18. Klassifikation von Child-Pugh mit Punktesystem, bei dem Aszites, Enzephalopathie, Bilirubin, Quick-Wert und Albuminspiegel beurteilt werden.

19. Alkoholtoxische Grenze liegt bei Männern bei Alkoholzufuhr von <60 g/Tag, bei Frauen >30 g/Tag über längere Zeit; allerdings sind die Toleranzbereiche individuell variabel. Folgen sind die Fettleber und Leberzirrhose. Im Labor sind Erhöhung der g-GT und Makrozytose charakteristisch. Letalität der alkoholischen Leberzirrhose beträgt 50% in 4 Jahren.

20. Ursache der akuten Entzündung der Gallenblasenwand durch Enterobakterien sind fast immer Gallensteine. Leitsymptom ist die Gallenkolik mit heftigem lokalisierbarem Schmerz im rechten Oberbauch und oft Ausstrahlung in die rechte Schulter. Im Labor bestehen Erhöhung der BKS und Leukozytose.

21. Gallensteine entstehen auf dem Boden ethnischer und genetischer Faktoren („5-F": female, fair, fat, fourty, fecund) sowie durch fettreiche Ernährung. Meist liegen Cholesterinsteine vor, wobei der Spiegel des Serumcholesterins keine Bedeutung zu haben scheint. Die meisten Gallensteine lösen keine Symptome aus. Diese entstehen als Gallenkolik bei entzündlicher Reaktion oder Einklemmung eines Steins (posthepatischer Ikterus mit Anstieg der g-GT, des Bilirubins und der alkalischen Phosphatase). Vor einem Ikterus beklagen die Patienten ausgeprägten Meterorismus. Fieber weist auf Komplikationen wie Cholangitis, Cholecystitis oder Pankreatitis hin. Die Diagnose wird durch Sonografie und ERCP gesichert. Als Therapie wird die Gallenkolik durch spasmolytisch und analgetisch wirksame Medikamente bekämpft; eingeklemmte Steine müssen sofort entfernt werden (Papillotomie mittels ERCP); sonst medikamentöse Litholyse oder ESWL.

22. Plötzlich auftretende Entzündung der Bauchspeicheldrüse mit Funktionsstörung und Eigenverdauung; zwei Verlaufsformen können vorliegen: leichter Verlauf mit ödematöser Anschwellung und meist völliger Heilung oder schwerer Verlauf mit hämorrhagisch-nekrotisierender Entzündung; hierbei können Schock und Sepsis auftreten. Die häufigsten Ursachen sind Alkoholismus (Alter <40) oder Cholelithiasis (Alter 40–60 Jahre). In 10% kann keine Ursache nachgewiesen werden. Die Symptome sind heftigste Schmerzen (DD Herzinfarkt) im Epigastricum oder linken Oberbauch mit Ausstrahlung in die linke Schulter oder Rücken. Oft besteht eine typische Rötung des Gesichts.

23. Hyposplenismus: Funktionsstörung der Milz mit Störung der Immunantwort (bei Kindern und Jugendlichen) bei Zustand nach Splenektomie, durch Tumore (Lymphome, Plasmozytom). Bei Colitis ulcerosa oder Kollagenosen (SLE) und nach Milzinfarkten.

    Hypersplenismus: Chronische Entzündung der Milz mit Splenomegalie bei hämatologischen Autoimmunkrankheiten und durch Herzinsuffizienz oder bei Leberzirrhose

24. Projektion von thorakalen oder abdominellen Organschmerzen auf die Körperoberfläche.

NACHGEFRAGT 11.1

1. Unter dem Grundumsatz versteht man den Energiebedarf eines gesunden Menschen in Ruhe und bei Wohlfühltemperatur, d.h. morgens nüchtern liegend und in angenehmer Umgebung.

2. Der BMI errechnet sich aus dem Quotienten aus Körpergewicht, das durch das Quadrat der Körpergröße multipliziert wird. Wesentlich besser als der heute nicht mehr akzeptierte Broca-Index gibt er ein Maß für das Übergewicht an. Der normale Broca-Index beträgt <als 25 kg/m^2. Ein BMI über 30 kg/m^2 ist behandlungsbedürftig bzw. muss Anlass für eine Reduktionsdiät sein.

3. Die optimale Ernährung setzt sich aus knapp 60% Kohlenhydrate, rund 30% Fette und 10–15% Eiweiße zusammen. An der Basis der Ernährungspyramide stehen Getreideprodukte, Kartoffeln und Reis, darüber Gemüse und Obst. Milchprodukte, Fleisch, Eier, Nüsse sollten weniger als ein Viertel der Ernährung ausmachen. Die wohlschmeckenden Süßigkeiten sollten auf ein Minimum begrenzt bleiben.

4. Kohlenhydrate sind überwiegend Zucker und stellen die am häufigsten vorkommenden organischen Verbindungen dar. Sie liefern im Wesentlichen die Energie für die Verbrennung in den Mitochondrien. Die Zucker werden in Monosaccharide, Disaccharide und Polysaccharide eingeteilt.

5. Gemessen in mg/dl beträgt der physiologische Nüchternbereich des Blutzuckers 50–100 mg/dl. Ein Anstieg auf über 110 mg/dl im Kapillarblut und auf über 126 mg/dl im Vollblut ist pathologisch. Beim Gesunden steigt der Blutzucker postprandial nicht über 140 mg/dl an.

6. Eine Aminosäure ist der kleinste Baustein der Proteine. Es gibt 20 Aminosäuren, von denen acht essentiell sind. Die Verbindung der Aminosäuren erfolgt

über Peptidbindungen. Aminosäuren bestehen aus einer Aminogruppe (NH_2) und einer Karboxylgruppe (COOH). Der Abbau erfolgt über den Harnstoff.

7. In der Elektrophorese werden die Proteine des Plasmas entsprechend ihrem Verhalten im elektrischen Feld aufgetrennt. Die Elektrophorese differenziert in Albumine und Globuline. Zu den Globulinen zählen auch die γ-Globuline, die Immunglobuline.

8. Die Verdauung der Eiweiße beginnt im Magen; im sauren Bereich durch Pepsin. Die wesentliche Aufspaltung der Proteine erfolgt dann im Duodenum durch das Trypsin des Pankreas. Neben Trypsin wirken Chymotrypsin und Peptidasen auf die Auftrennung verschiedener Aminosäurenverbindungen. Die aufgespaltenen Proteine werden als Aminosäuren im Jejunum resorbiert.

9. **Vitamin A:** Im Wesentlichen steuert dieses Vitamin die Bildung des Sehpurpurs Rhodopsin, das wichtig für das Helldunkelsehen ist. Es wird als Provitamin in Form von β-Carotin aufgenommen. Daneben steuert Vitamin A das zelluläre Wachstum und die Zelldifferenzierung.
   Vitamin C: Vit. C kommt in Obst, Gemüse, Kartoffeln und Zitrusfrüchten vor und steuert im intermediären Stoffwechsel zahlreiche Prozesse. Es ist wichtig für die zelluläre Abwehr. Eine Hypovitaminose macht sich vor allem als Skorbut mit schmerzhaften Blutungen in die Gelenke und Zahnfleischbluten bemerkbar.
   Vitamin K: Dieses Vitamin steuert die Synthese der Gerinnungsfaktoren, vor allem des Protrombins und anderer Faktoren. Sein Mangel zeigt sich durch eine verlängerte Blutungszeit. Durch Kumarinpräparate, z.B. Marcumar®, wird die Wirkung des Vitamins blockiert.

10. Eine verminderte Nahrungszufuhr im Alter entsteht vor allem durch einen Appetitmangel älterer Menschen auf Grund reduzierter thalamischer Funktionen. Probleme mit den dritten Zähnen spielen eine wesentliche Rolle, dazu kommt die Demenz im Alter, Depressionen und häufig verbreiteter Alkoholismus. Die soziale Isolation und Armut im Alter tragen ebenso dazu bei. Auch Medikamente, wie Sedativa führen zu einem reduzierten Appetit.

NACHGEFRAGT 11.2

1. Diabetes mellitus Typ 1 (früher auch IDDM genannt) entsteht durch absoluten Mangel an Insulin bei Zerstörung <80% der B-Zellen des Pankreas durch eine Autoimmunreaktion. Auftreten <40 (überwiegend 15-25 Jahre). Erstes Symptom oft plötzlich die ketoazidotische Hyperglykämie. Der IDDM ist von Anfang an insulinpflichtig. Diabetes mellitus TYP 2 (früher auch NIDDM genannt) entsteht nicht durch Mangel an Insulin, sondern durch dessen begrenzte Wirksam-

keit: Insulinresistenz. Risikofaktoren liegen in den Symptomen des metabolischen Syndroms (s. Frage 34). Die Symptome (s. Frage 26) treten langsam auf und oft sind die Komplikationen (s. Frage 33) die ersten Hinweise auf einen Diabetes mellitus. Die Therapie besteht in der konsequenten Reduktion der Risikofaktoren und Steigerung der körperlichen Aktivität. Zielwert für die Einstellung ist das HbA1c. Erst ab HbA1c >7% sind medikamentöse Maßnahmen indiziert.

2. Durst und Polydispsie, Polyurie und Nykturie, Zeichen der Exsikkose, Müdigkeit und Einschränkung der Belastbarkeit, Gewichtsverlust, Visusschwäche, Muskelschmerzen und –krämpfe, Potenz- und Libidostörungen. Infektanfälligkeit, Wundheilungsstörungen und andere Komplikationen (s. Frage 33)

3. Blutzuckerspiegel zufällig >200 mg/dl, Nüchternwerte im Kapillarblut >110 mg/dl oder im Vollblut >126 mg/dl, pathologischer Anstieg des Blutzuckers im oralen Glukosetoleranztest, Auftreten einer Glukosurie, Auftreten von Komplikationen des Diabetes mellitus

4. Ketoazidose: Anstieg des Blutzuckers >300 mg/dl, schnelle Entwicklung innerhalb von Stunden bis Tagen mit Eintrübung und charakteristischem Azetongeruch und Kussmaul'scher Atmung als Kompensation der metabolischen Azidose. Oft Bauchschmerzen (Pseudoperitonitis). Häufig erstes Symtom eines IDDM

   Hypersomolares Koma: Anstieg des Blutzuckerspiegels >700 mg/dl und mehr, Entwicklung langsam über Tage bis Wochen; ausgeprägte osmotische Volumenverschiebung mit Zeichen der Dehydratation und Gefahr des Volumenmangelschocks, Symptome sind neben der Eintrübung eine trockene warme Haut, Tachykardie, Druckabfall und Exsikkose

5. Die Symptome entstehen durch die Gegenregulation des Sympathikus bei abfallenden Blutzuckerspiegeln: Heißhunger, Tachykardie, Tremor, kalte, feuchte Haut, Desorientierung, Kopfschmerzen, Bewusstlosigkeit, Krampfanfälle. Ursächlich besteht eine Überdosierung von Sulfonylharnstoffen oder von Insulin bzw. ein zu langer Spritz-Essabstand; Alkohol und erhöhte körperliche Belastung kann ebenfalls eine Unterzuckerung auslösen

6. Basismassmahmen: Risikofaktoren beseitigen und Gewicht senken. Körperliche Bewegung steht im Mittelpunkt. Bei HbA1c >7% orale Antidiabetika in geeigneter Kombination. Wenn diese Strategie erfolglos bleibt (HbA1c weiterhin >7%), muss eine intensivierte Insulintherapie eingeleitet werden.

7. Mischungsfehler, falscher Einstichort, schräger Einstich, Hautfalte zu stark gequetscht, Lieblingsstellen mit Lipidatrophie, Insulin verwechselt

8. sehr lang wirkende Insulinanaloga, z.B. Lantus, lang wirkende Verzögerungsinsuline, Normalinsulin (Altinsulin)

9. Makroangiopathien wie koronare Herzkrankheit mit Infarkt, paVK mit arteriellem Verschluss und hoher Amputationsrate, Apoplex; Mikroangiopathien mit Polyneuropathie, Mikrozirkulations-störungen mit Wundheilungsstörung und diabetischem Fuß, Retinopathie, diabetische Nephropathie

10. Syndrom aus Diabetes mellitus Typ 2, abdominelle Adipositas, Fettstoffwechselstörung mit Hypertriglyzeridämie, Hochdruck und häufig Hyperurikämie

11. Ab Bodymass-Index >30 kg/m^2

12. Neutralfette <150 mg/dl, HDL-Choletserin >40 mg/dl, LDL-Cholesterin <160 mg/dl, Gesamtcholesterin <250 mg/dl

13. Ursache ist die Kristallisation von Harnsäure bei Hyperurikämie. Die Patienten weisen eine Erbstörung des Purinstoffwechsels (Abbau der Nukleinsäuren) auf. Alkohol hemmt die renale Ausscheidung von Harnsäure und kann so einen Gichtanfall auslösen. Diese treten extrem schmerzhaft bes. am Großzehengrundgelenk auf, können aber alle Gelenke befallen und Urate können als Tophi in der Haut eingelagert werden. Der Patient muss sich in seiner Ernährung auf die Störung einstellen (keine Innereien und Vorsicht bei entsprechenden Wurstwaren) und Alkohol maßvoll trinken.

14. Störung des Pigmentstoffwechsels durch Enzymdefekt der Hämbiosynthese. Die Krankheit manifestiert sich unterschiedlich als chronisch hepatische, akut intermittierende oder erythropoetische Porphyrie. An der Haut entstehen unter Lichtexposition Blasen und Schädigungen. Bei der akuten Form stehen abdominelle und neurologische Symptome im Vordergrund.

15. Bildung der Gerinnungsfaktoren in der Leber und Steuerung des Eiweißstoffwechsels im Knochen; klinisch ist Vitamin K Antagonist für Kumarinderivate

16. Morbus Wilson; diese Kupferspeicherkrankheit lässt sich durch erniedrigte Plasmawerte von Cu und des Transportproteins Coeruloplasmins nachweisen; Symptome sind Leberzirrhose und neurologische Ausfälle sowie Blutbildveränderungen

NACHGEFRAGT 12

1. Hormone sind Botenstoffe aus endokrinen Drüsen zur Regulierung spezifischer Stoffwechselprozesse; sie werden über die Blutbahn abgegeben. An den Zielorganen wirken sie über bestimmte Rezeptoren. Biochemisch werden die Hormone in Peptidhormone, Aminohormone und Steroide unterschieden.

2. Sie werden in Kerngebieten des Hypothalamus gebildet und stimulieren den Hypophysenvorderlappen, die Adenohypophyse, zur Freisetzung glandotroper Hormone. Zu diesen Releasing-Hormonen gehören u. a. das Corticotropin Releasing Hormon (CRP) und das Thyrotropin Releasing Hormon (TRH), die die Freisetzung von adrenocorticotropem Hormon (ACTH) bzw. Thyreoidea-stimulierendem Hormon (TSH) bewirken. Die Releasing Hormone sind in den Regelkreis der Hypophysen- und peripheren Hormone eingebunden und werden durch die peripher endokrinen Hormone in ihrer Sekretion gehemmt.

3. Oberstes Zentrum für die endokrine Regulation ist der Hypothalamus. Seine hypophysären Kerngebiete setzen die unter Frage 2 beschriebenen Releasing Hormone frei; die nichthypophysären Kerne bilden das antidiuretische Hormon (ADH) und Oxytocin. In der endokrinen Hierarchie nachgeordnet ist die Adenohypophyse, die glandotrope Hormone zur Stimulation peripherer Drüsen abgibt. Diese Drüsen, z.B. Schilddrüse, Nebennierenrinde und Gonaden, produzieren Hormone, die an ihren Zielgeweben über Rezeptoren spezifische Wirkungen auslösen.

4. Gespeichert werden in der Neurohypophyse (Hinterlappen) die Hormone ADH und Oxytocin. Gebildet werden in Abhängigkeit der Plasmaspiegel peripherer Hormone und der Releasing Hormone in der Adenohypophyse (Vorderlappen) die Hormone TSH, ACTH, FSH, LH, STH, MSH und Prolaktin.

5. Sie besteht aus Stroma und Parenchym, dem eigentlichen Drüsengewebe. Das Gewebe ist von der inneren und äußeren Kapsel umschlossen. Hinten und außerhalb der inneren Kapsel liegen die Nebenschilddrüsen. Von der Dorsalseite her treten die Gefäße ein. Hier verläuft auch der N. recurrens. Die Schilddrüse bildet in den follikulären Zellen die Schilddrüsenhormone T3 (Trijodthyronin) und T4 (Thyroxin) und in den parafollikulären C-Zellen Kalzitonin. T3 und T4 wirken regulierend auf den zellulären Energieumsatz, Kalzitonin wirkt antagonistisch zu Parathormon und senkt den Kalziumspiegel im Blut.

6. Eine Struma beschreibt die Vergrößerung der Schilddrüse unabhängig von ihrer Funktion. Sie kann homogen (Struma diffusa) oder knotig (Struma nodosa) vergrößert sein. Die Größe der Schilddrüse lässt sich sonografisch leicht ermitteln und liegt normal bei Frauen <18 ml und bei Männern <25 ml. Überwiegende Ursachen sind ein Jodmangel, der in Deutschland endemisch vorkommt.

7. Über das TSH der Adenohypophyse und diese durch TRH des Hypothalamus; in einem negativ gekoppelten Regelkreis werden beide zentralen Hormone durch T4 und T3 blockiert.

8. Anamnese, Palpation, Laborwerte (TSH, freies T3 und T4, Antikörper), Sonografie, Feinnadelaspirationszytologie, Szintigrafie und Trachea-Aufnahme im Röntgen

9. a) Autonomie der Schilddrüse, d.h. fehlendes Ansprechen auf TSH
   b) Immunhyperthyreose (Morbus Basedow)
   c) Thyreoiditis
   d) Überdosis an zugeführten Schilddrüsenhormonen
   e) Tumor

10. Steigerung des Grundumsatzes mit starkem Schwitzen, Wärmeintoleranz und Gewichtsabnahme, Tachkardie, Diarrhö, Muskelschmerzen, Tremor, Schlaflosigkeit, Haarausfall, Zyklusstörungen

11. Symptomatik oft schleichend und v. a. bei älteren Menschen verkannt; Kälteintoleranz, Schwäche, Gewichtszunahme, Antriebslosigkeit, Obstipation, Muskelschwäche und rheumatische Beschwerden, Zyklusstörungen bei Kindern verzögertes Wachstum und Retardierung, später Pubertas praecox

12. Sie entsteht bei ausgeprägter Stressreaktion durch Operationen, Traumen, Herzinfarkt u.a. durch starken Anstieg der Schilddrüsenhormone. Die bedrohliche Situation zeigt sich in starker Unruhe mit Angstattacken, Tachykardie >150/min und Flüssigkeitsverlust durch starkes Schwitzen sowie hohes Fieber

13. Ausgeprägte, lebensbedrohliche Unterfunktion der Schilddrüse mit Bewusstseinsstörung, Hypothermie, Bradykardie, Hypoglykämie, Hypoxie und Hyperkapnie

14. Die Entfernung der Schilddrüse wird als Strumaresektion, Strumektomie oder Thyreoidektomie bezeichnet. Komplikationen der OP sind Blutungen, Hypoparathyreoidismus durch Entfernung der Nebenschilddrüsen oder Heiserkeit durch Stimmbandlähmung bei Verletzung des N. recurrens

15. Die vier linsengroßen Epithelkörperchen liegen dorsal hinter der inneren Kapsel der Schilddrüse an. Sie bilden das Parathormon, das entscheidend den Kalziumspiegel reguliert durch Stimulation der renalen Kalziumausscheidung und Aktivierung der Osteoklasten im Knochengewebe

16. Bei Mangel an Parathormon kommt es zu Muskelspastik (Tetanie) und Symptomen, die einer Hypokalziämie entsprechen. Bei chronischem Verlauf treten Beschwerden wie bei Pankreatitis und Ulkus ventriculi oder duodeni auf. Häu-

fig kommt es zu einem Psychosyndrom. Charakteristisch sind auch EKG-Veränderungen und Arrhythmien; die Reflexe sind verstärkt auslösbar

17. Die Symptome entsprechen der Hyperkalziämie: Durst und Polyurie, Appetitlosigkeit, Brechreiz, Bradykardie, schwache Reflexe, Myopathie und Psychosyndrom mit Stimmungsschwankungen (Dysphorie) und Desorientierung. Ursachen eines Hyperparathyreoidismus sind meist Adenome der Nebenschilddrüsen. Man spricht vom primären H. Ein sekundärer H. tritt auf, wenn z.B. durch chronische Niereninsuffizienz eine Kalziumresorptionsstörung auftritt.

18. Sie liegen retroperitoneal oberhalb und wie Kappen auf den Nieren, sind von diesen aber völlig unabhängig. Lediglich ein Teil ihrer arteriellen Durchblutung stammt aus der Nierenarterie. Die Nebennieren setzen sich aus zwei verschiedenen Geweben zusammen: Rinde und Mark. Die Rinde ist eine komplexe endokrine Drüse mit drei Zellzonen und verschiedenen Kortikoiden, während sich das Mark aus präganglionären Fasern des Sympathikus zusammensetzt. Die drei Schichten der Rinde weisen altersabhängig unterschiedliche Ausprägungen auf.

19. Mineralokortikoide, v. a. Aldosteron, in der äußeren Schicht (Zona glomerulosa), in der Mitte (Zona fasciculata) Glukokortikoide und innen (Zona reticularis) Sexualhormone, Androgene. Die Stimulation der drei Hormone ist unter physiologischen Bedingungen unterschiedlich: Aldosteron wird im Renin-Mechanismus stimuliert; es bewirkt eine Na+-Rückresorption und erhöht über die Hypernatriämie den Wasserhaushalt des Körpers. Glukokortikoide (s. Frage 20) werden über die Achse CRH-ACTH aus Hypothalamus und Adenohypophyse stimuliert. Bei den Sexualhormonen spielen besonders Androgene und Östrogene eine Rolle.

20. Förderung der Glukoneogenese, Katabolismus, Lipolyse, Wirkung als Mineralokortikoid, Erhöhung der renalen Kalziumausscheidung, Steigerung zentralnervöser Aktivitäten, Polyzytose, antiproliferative und entzündungshemmende Wirkung sowie Immunsuppression

21. Ein Cushing-Syndrom beschreibt die übermäßige Wirkung von Glukokortikoiden. Es entsteht bei einem Adenom der Nebennierenrinde, durch Paraneoplasien oder erhöhter chronischer Zufuhr von Steroidhormonen. Das klinische Bild ist die Folge der gesteigerten Wirkung der Hormone: Lipolyse und Fettumverteilung führen zum Mondgesicht und zur Stammesfettsucht mit Striae distensae. Es kommt zum Hochdruck und Ödemen durch die Mineralokortikoidwirkung, zur Osteoporose durch erhöhte Kalziumausscheidung; weiter treten Virilismus und Zyklusstörungen sowie Potenz- und Libidostörungen auf. Eine diabetische Stoffwechsellage wird zum Vollbild des Diabetes entwickelt. Blutungsneigung, psychische Auffälligkeiten und ein Stiernacken können ebenfalls auftreten

22. Morbus Addison. Ursachen sind Erkrankungen der Nebennierenrinde selbst (z.B. durch zerstörende Tumoren, Tuberkulose oder nach Bestrahlungen) oder ein Mangel an ACTH bei Hypophyseninsuffizienz. Die Symptome hängen vom jeweiligen Mangel an Mineralo- oder Glukolortikoiden ab. Bei Mangel an Kortisol sind die Patienten müde, geschwächt, reizbar und weisen eine Hyperpigmentierung auf. Übelkeit und Hypoglykämie treten auf. Mangel an Aldosteron zeigt sich in Hypotonie, Salzhunger und Arrhythmie durch Hyperkaliämie

23. Es liegt eine angeborene Störung der Synthese der Steroidhormone vor mit Anstieg des Testosterons. Die Krankheitssymptome sind altersabhängig. Früh tritt die Pubertät bei Jungen auf, bei Mädchen Virilisierung und Amenorrhö. Das Wachstum ist anfangs beschleunigt, dann aber verzögert, so dass die Erwachsenen klein sind. Bei Mangel an Aldosteron kann besonders bei Neugeborenen ein Addison-Bild (s. Frage 22) auftreten

24. Es entsteht durch Überproduktion an Katecholaminen, besonders Adrenalin, und weist als klassische Trias Tachykardie, Schwitzen und Kopfschmerzen auf. In 50% besteht ein Hypertonus. Ursache ist meist ein Adenom der chromaffinen Zellen, das eine Adrenalektomie erfordert.

25. Stress ist eine physiologische Reaktion des Körpers und läuft in drei Phasen ab:
    a) Alarmreaktion mit sympathischer Erregung und Anstieg von ACTH und Kortikoiden
    b) Widerstandsphase mit u. a. Anstieg des Blutzuckers
    c) Erschöpfungsphase mit Versagen der Immunabwehr und reduzierter Möglichkeit Energie zu mobilisieren; gehäufte Infekte und Ulkus in Magen und Duodenum treten auf

NACHGEFRAGT 13

1. Die Aufgaben des Blutes sind der Transport der Atemgase, die Funktion als Träger der Körperabwehr, die Steuerung der Blutgerinnung und der Transport der Blutzellen sowie der im Plasma enthaltenen Substanzen. Weiter besteht eine Mitwirkung an der Wärmeregulation und der Stabilisierung des konstanten pH-Wertes im Plasma. Im Blut sind als spezifische Antigene und Antikörper die Blutgruppenmerkmale enthalten.

2. Das Blut setzt sich aus dem Plasma und den Blutzellen zusammen. Der prozentuale Anteil der Zellen wird als Hämatokrit bezeichnet. Zu den festen Bestandteilen des Blutes, den Blutzellen, gehören Erythrozyten, Leukozyten und Thrombozyten. Die Erythrozyten sind Träger der Blutgruppen und des Hämoglobins zum Transport des Sauerstoffs, die Leukozyten repräsentieren das zelluläre Abwehrsystem und die Thrombozyten wirken entscheidend an der Blut-

gerinnung mit. Das Blutplasma besteht zu 90% aus Wasser und zu 10% aus gelösten Substanzen. Diese wiederum bestehen aus Eiweißen, niedermolekularen Stoffen und Elektrolyten. Plasma, das kein Fibrinogen enthält, wird als Blutserum bezeichnet.

3. Die Blutgruppen sind Glykolipide oder Glykoproteine auf der Oberfläche der Erythrozyten. Man spricht auch von Blutgruppenantigenen. Die beiden klinisch wichtigen Blutgruppsysteme sind das AB0- und das Rhesus-System. Beim AB0-System sind Antikörper gegen andere Blutgruppen vorhanden. Nur Patienten mit der Blutgruppe AB weisen keine Antikörper auf. Beim Rhesus-System werden die Antikörper nach dem ersten Kontakt mit Rhesus-positivem Blut bei bestehender Rhesusnegativität erzeugt und kommen erst dann zur Wirkung. Dies ist v.a. bei der Erythroblastose in der Schwangerschaft relevant.

4. Die Blutstillung erfolgt durch einen interaktiven Prozess zwischen Gefäßwand, Thrombozyten und den plasmatischen Gerinnungsfaktoren. Bei einer Verletzung des Gefäßendothels erfolgt zuerst eine Vasokonstriktion durch Aktivierung der glatten Gefäßwandmuskulatur. Hieran wirken entscheidend die Blutplättchen durch Freisetzung von Serotonin und Thromboxan mit. Im zweiten Schritt entsteht ein Thrombozytenpfropf mit Bildung eines Fibrinnetzes; dieser weiße Thrombus wird durch eingelagerte Thrombozyten und Bindegewebszellen rasch gefestigt. In weiteren Schritten werden die Gerinnungsfaktoren aktiviert. Die Gerinnung lässt sich damit in 2 Schritte unterteilen: primäre Gerinnung mit Blutstillung durch Aktivierung der Thrombozyten und sekundäre Blutstillung durch Aktivierung der Gerinnungskaskade.

5. Unter einer Anämie versteht man die Verminderung der Sauerstofftransportkapazität des Blutes. Ursächlich können hierfür eine Reduktion der Zahl der Erythrozyten oder eine Abnahme der Konzentration des Hämoglobins sein. Die Symptome von Anämien sind Schwäche und Müdigkeit, Kopfschmerzen, Schwindel und Ohrensausen, Dyspnoe, Tachykardie sowie Blässe von Haut und Schleimhäuten.

6. Zu den Ursachen einer hypochromen Anämie zählen Eisenmangel durch z.B. chronischen Blutverlust oder durch Malassimilation, Eisenverwertungsstörung, Gravidität, die Wachstumsphase, Tumoren oder chronische Entzündungen.

7. Die Ursache einer perniziösen Anämie ist ein Mangel an Vitamin B12, der weniger durch eine Ernährungsstörung als durch Mangel des Intrinsic Faktors hervorgerufen wird. Der Intrinsic Faktor wird in den B-Zellen der Magenschleimhaut gebildet. Die Hauptursache der perniziösen Anämie ist eine chronische (atrophische) Gastritis. Zu den Symptomen der Perniziosa gehören Schwäche, Zungenbrennen, Parästhesien, Gangstörungen und Gewichtsabnahme.

8. Eine Polyglobulie bezeichnet die Zunahme der Erythrozytenzahl. Eine Polyglobulie geht mit einem Anstieg des Hämatokrits einher. Ursachen können einer-

seits Volumenmangel, andererseits eine Polyzythämia vera, Sauerstoffmangel oder Tumoren sein. Die klinischen Merkmale sind ein rotes Gesicht und Rötung der Extremitäten (Plethora), Zyanose bei Anstieg des Hämatokrits und möglicherweise das Auftreten von Urglasnägeln.

9. Leukämien werden unterschieden nach akuten und chronischen Leukämien zum einen und myeloischen und lymphatischen Leukämien zum anderen. Die akute lymphatische Leukämie ist die am häufigsten vorkommende Neoplasie bei Kindern. Die chronisch lymphatische Leukämie ist den Non-Hodgkin-Lymphomen zuzuordnen.

10. Beim Plasmozytom, das auch als multiples Myelom bzw. Morbus Kahler bezeichnet wird, manifestiert sich der Tumor durch eine unkontrollierte Produktion von Immunglobuline aus einem Zellstamm (monoklonal). Häufig sind sie als Benz-Jones Proteine im Blut oder Urin nachweisbar sind. Klinisch finden sich eine Anämie bei rezidivierenden Infekten, häufig Zeichen der Niereninsuffizienz (Urämie) und Osteolysen, die zu pathologischen Frakturen führen können. Im Röntgenbild des Schädels fallen massive Veränderungen auf, die als Schrotschussschädel bezeichnet werden. Die Eiweißelektrophorese ist charakteristisch verändert

11. Die häufigsten Gerinnungsstörungen sind Hämophilie A und B sowie das von-Willebrand-Jürgens-Syndrom. Die beiden Hämophilien werden X-chromosomal rezessiv vererbt. Hämophilie A entsteht durch einen Mangel an Faktor VIII, Hämophilie B durch Mangel an Faktor IX. Beim von-Willebrand-Jürgens-Syndrom liegt eine autosomal dominant vererbte Blutungskrankheit vor. Der Defekt liegt ebenfalls im Faktor VIII.

12. Das Abwehrsystem setzt sich aus einem unspezifischen und spezifischen System einerseits und einem humoralen und zellulären System andererseits zusammen. Unter humoralen Mechanismen versteht man die im Plasma vorhandenen Abwehrproteine. Die unspezifische humorale Abwehr wird vom Komplementsystem, den Zytokinen und Lysozymen getragen. Die unspezifische zelluläre Abwehr erfolgt durch Makrophagen und neutrophile Granulozyten. Beim spezifischen Abwehrsystem wird die humorale Abwehr über Immunglobuline (Antikörper) aus B-Lymphozyten (Plasmazellen), die zelluläre Abwehr durch T-Lymphozyten gewährleistet.

13. Die Abwehrreaktionen, die auch als Überempfindlichkeitsreaktionen oder Allergien bezeichnet werden, unterscheiden sich in 4 Typen. Typ I ist die Allergie vom Soforttyp, bzw. die Anaphylaxie, die durch Mastzellen und IgE ausgelöst wird. Ein Beispiel hierfür ist das Asthma bronchiale. Beim Typ II erfolgt eine zytotoxische Reaktion, z.B. eine Blutgruppeninkompatibilität, Typ III ist eine Immunkomplexreaktion, bei der zirkulierende Antigen-Antikörperkomplexe, z.B. eine chronische Glomerulonephritis auslösen können. Typ IV ist die Spätreak-

tion, die über T-Lymphozyten vermittelt wird. Ein Beispiel ist eine Abstoßungsreaktion nach Organtransplantation.

14. Unter einer Graft-versus-Host-Reaktion versteht man die Immunreaktion eines Organs gegen den Organempfänger. Am häufigsten tritt eine akute Abstoßung 4-5 Tage nach Transplantation – durch Infiltration des Transplantates mit T-Lymphozyten – auf. Die chronische Abstoßung verläuft über Wochen, Monate oder Jahre und löste eine schleichende Zerstörung des Transplantates aus.

15. Die Primärinfektion mit HIV verläuft klinisch meist ohne Symptome. Zu den Merkmalen der Stadiums Klinik B, die noch nicht das Vollbild von AIDS aufweisen, gehören Infektionen durch Candida albicans, Fieber über 38°, eine anhaltenden Diarrhö, Polyneuropathien, Nierenerkrankungen, Myopathien, eine thrombozytopenische Purpura und eine Retinopathie. Im Vollbild von AIDS (klinisches Stadium C) kommt es zu Pneumonien durch Pneumocystis carinii und anderen opportunistischen Infektionen, wie Toxoplasmose oder Candidainfektion der Speiseröhre und der oberen Luftwege. Weiter können das Kaposi-Sarkom, maligne Lymphome und eine HIV-Enzephalopathie auftreten. Die Prognose der Erkrankung lässt sich durch die klinischen Merkmale zum einen, aber auch durch die Zahl der CD4-Zellen, bzw. deren Verhältnis zu den CD8-Zellen abschätzen. Hierunter versteht man das Verhältnis von T-Helferzellen zu T-Suppressorzellen.

NACHGEFRAGT 14

1. Das Nervensystem besteht aus drei Teilen:
   - zentrales Nervensystem
   - vegetatives Nervensystem
   - peripheres Nervensystem.

   Zum zentralen Nervensystem gehören Gehirn mit all seinen Abschnitten, das Rückenmark und die Hirnnerven. Das vegetative Nervensystem wird von Sympathikus und Parasympathilus gebildet, das periphere Nervensystem von den Spinalnerven mit motorischen und sensorischen Fasern.

2. Das Großhirn wird von weißer und grauer Substanz gebildet. Die graue Substanz, die im Großhirn außen die Großhirnrinde bildet, enthält die Zellkörper (Soma) der Hirnzellen. Die weiße Substanz versammelt die Neurone der Hirnzelle, die im ZNS als Bahnen bezeichnet werden. Ansammlungen von grauer Substanz inmitten der Bahnen sind die Basalganglien. Das Gehirn ist über Windungen und Furchen (Gyri und Sulci) in Lappen unterteilt; dieses sind der Stirnlappen (Lobus frontalis), der Scheitellappen (Lobus parietalis), der Schläfenlappen (Lobus temporalis) und der Hinterhauptlappen (Lobus occipitalis).

Unterschiedliche Wahrnehmungszentren, primäre und sekundäre Projektions- und Assoziationszentren und Zentren, die das Erscheinungsbild unserer Persönlichkeit prägen, sind in diesen Regionen topografisch angesiedelt.

Das Gehirn ist in zwei Hälften (Hemisphären) geteilt. Diese werden über Kommissurenbahnen durch den Balken verbunden. Verbindungen innerhalb einer Hirnhemisphäre werden als Assoziationsbahnen bezeichnet, Verbindungen des Großhirns mit untergeordneten Hirnteilen sind die Projektionsbahnen. Von der Krümmung der Hirnhemisphäre bis zur Seitenfurche zieht sich eine Längsfurche, die zwischen der vorderen und hinteren Zentralwindung liegt. Die vordere Zentralwindung ist Ursprung der Pyramidenbahn und des motorischen Systems, die hintere Zentralwindung nimmt alle sensiblen und sensomotorischen Impulse (sensomotorischer Cortex) auf.

3. Die Willkürmotorik liegt in der vorderen Zentralwindung, die Ursprung der Pyramidenbahn ist. Hier ist das gesamte Muskelsystem des Körpers repräsentiert. Um einer Muskelbewegung auszuführen, ist jedoch nicht allein ein Bewegungsimpuls auf einen Muskel notwendig, sondern die Durchführung eines Bewegungsprogramms. Hierzu werden pyramidale Impulse zusammen mit dem extrapyramidalen unwillkürlich motorischen System verbunden und als Feinmotorik in Bewegungsmuster umgesetzt. Die Pyramidenbahn zieht durch die innere Kapsel und kreuzt auf Höhe der Medulla oblongata auf die Gegenseite. Das extrapyramidale System hat seinen Ursprung in den Basalganglien, den Ganglien des Zwischenhirns, die bis zum Hirnstamm reichen. Störungen der Funktion der Basalganglien führen zu Bewegungserkrankungen, die sich einerseits als hyperkinetische Erkrankungen wie die Chorea Huntington oder durch Tremor, Rigor und Hypokinese wie beim M. Parkinson zeigen.

4. Die Aufgaben des Kleinhirns (Cerebellum) ist die Steuerung des Muskeltonus in Regelkreisen, die vom Rückenmark zum Kleinhirn ziehen. Das Kleinhirn empfängt sensorische Impulse von Muskelspindeln. Es steuert und erhält unser Gleichgewicht und ermöglicht den harmonischen Ablauf für zeitliche und räumliche gezielte Bewegungen. Auch die Koordination von oberer und unterer Extremität oder beider Körperhälften wird hierdurch gewährleistet. Im Verhältnis zum Großhirn hat es eine sehr stark gefältete Oberfläche: der Cortex cerebelli umfasst nahezu Dreiviertel des Cortex cerebri.

5. Zu den Schutzmechanismen des Gehirns gehören die Hirnhäute und der Liquor. Die Hirnhäute sind
   - Dura mater
   - Arachnoidea und
   - Pia mater.

Die Dura mater sitzt an der Innenseite des Schädels und ist mit dem Periost verankert. Es ragt als Falx cerebri zwischen beide Hirnhemisphären. Innerhalb des Schädels schmiegt sich an die Dura mater die Arachnoidea an. Der Raum zwischen Arachnoidea und Dura mater wird als subduraler Raum bezeichnet. Die Pia mater liegt direkt auf dem Gehirn auf und ist eine sehr empfindliche, weiche Haut. Sie umschließt alle Gyri und Sulci. Die Arachnoidea spannt sich dagegen über die Windungen hinweg. Zwischen Pia mater und Arachnoidea liegt der Subarachnoidalraum, der mit Liquor gefüllt ist. Der Liquor ist einer wasserklare Flüssigkeit, der in den Adergeflechten in den Ventrikeln gebildet wird. Seine Resorption und Rückführung in das Venensystem erfolgt durch kleine Zotten der Arachnoidea, die sich in den Subduralraum wölben.

6. Am Auge greifen folgende Hirnnerven an: N. opticus (II), N. oculomotorius (III), N. trochlearis (IV) und N. abducens (VI). Der zweite Hirnnerv ist Teil des Gehirns selbst und führt die Sehbahn. Über sie laufen optische Eindrücke von der Netzhaut zum Sehzentrum. Der dritte Hirnnerv steuert die Pupillenweite über parasympathische Fasern und nimmt an der Bewegung des Auges teil. Der vierte Hirnnerv bewegt die oberen und schrägen Augenmuskeln, der sechste Hirnnerv ist verantwortlich für die äußeren geraden Augenmuskeln.

7. Im Folgenden wird Parasympathikus mit (P) und Sympathikus mit (S) bezeichnet.
   - Pupillen : (P) Miosis, (S) Mydriasis
   - Schleimhaut im Magen-Darmtrakt: (P) Steigerung der Sekretion, (S) Verminderung der Sekretion
   - Peristaltik im Magen-Darmtrakt: (P) Erhöhung von Peristaltik und Darmtonus bei entspannten Schließmuskeln, (S) Abnahme von Peristaltik und Darmtonus bei Kontraktion der Schließmuskeln
   - Speichelbildung: (P) Vermehrter Speichelfluss, (S) trockener Mund
   - Bronchien: (P) Bronchobstruktrion, (S) Bronchodilatation
   - Herz: (P) Bradykardie, negative Dromotropie, (S) Tachykardie, positive Inotropie und positive Dromotropie

8. Ein Eigenreflex wird auch als propriozeptiver Reflex bezeichnet. Hierbei liegen die Sinneszellen, die zur Reflexauslösung führen, im betreffenden Muskel selbst. Zu den häufig im klinischen Alltag untersuchten Eigenreflexen gehören der Bizepssehnenreflex, der auf die Schaltfunktion im Segment C5/C6 hinweist, oder der Patellarsehnenreflex, der eine Funktionsstörung in Höhe von L3/L4 aufzeigen kann.

9. Zu den bildgebenden Verfahren in der Neurologie gehört die (1) Sonografie zur Untersuchung der großen Halsgefäße oder transkraniell für Gefäße im Bereich der Orbita bzw. hinter dem Schläfenbein. Die (2) Angiografie stellt Gefäße aus den Abgängen im Arcus aortae dar. Überwiegend wird eine digitale Substraktionsangiografie (DSA) durchgeführt. Bei der (3) Myelografie wird zur Röntgendarstellung ein Kontrastmittel in den Duralraum der Wirbelsäule eingebracht. Das (4) zerebrale CT ist die zentrale Methode zum Nachweis von Tumoren, Blutungen, Abszessen oder einer Atrophie des Gehirns. Besonders beim Stroke

nimmt es eine zentrale Rolle ein. Die (5) Magnetresonanztomografie (MRT) wird vor allem zum frühen Nachweis zerebraler Ischämien eingesetzt.

Zu den elektrophysiologischen Untersuchungsmethoden gehört vor allem das (1) Elektroenzephalogramm (EEG), mit dem auch evozierte Potentiale untersucht werden können. Weitere Methoden sind die (2) Elektromyographie, zur Untersuchung der Skelettmuskulatur und die (3) Elektroneurografie zur Messung der Nervenleitgeschwindigkeit.

10. Merkmale einer Meningitis sind die Nackensteifigkeit, die in schweren Fällen bis zur Überstreckung des Rumpfes (Opisthotonus) führen kann. Die Patienten sind bewusstseinseingetrübt und haben hohes Fieber. Die Laborbefunde im Liquor sind pathologisch (massive Vermehrung von Leukozyten und Eiweiß bei vermindertem Blutzuckergehalt; der Liquor ist nicht mehr wasserklar, sondern eitrig trüb). Klinisch weist der Patient einen Meningismus, ein Brudzinski-Zeichen, ein Kernig-Zeichen und ein Lasègue-Zeichen auf.

11. Zu den Frühsymptomen der MS gehören Doppelbildsehen, ein Blickrichtungsnystagmus, Augenmuskellähmungen mit Schielstellung der Augen, abgeschwächte Kornealreflexe, Sprach- und Schluckstörung und Heiserkeit.

12. Das Schädel-Hirntrauma (SHT) wird entsprechend der Glasgow-Coma-Scale (GCS) in drei Schweregrade eingeteilt. Die Glasgow-Coma-Scale bewertet die Reaktion eines Patienten auf Ansprache und Schmerzreize zwischen minimal 3 und maximal 15 Punkten.
    - SHT Grad 1 (GCS 13-15): Hier liegt ein leichtes SHT mit Commotio cerebri und Bewusstlosigkeit unter 5 min vor
    - SHT Grad 2 (GCS 9-12): Es besteht ein mittelschweres SHT mit geringer Contusio cerebri und Bewusstlosigkeit <30 min
    - SHT Grad 3 (GCS <9): Man spricht von einem schweren SHT mit ausgeprägter Contusio cerebri bei Bewusstlosigkeit >30 min

13. Leitmerkmal einer Subarachnoidalblutung (SAB) sind heftigste Kopfschmerzen. Die SAB wird in 5 Grade eingeteilt.
    - Grad 1: asymptomatisch mit leichten Kopfschmerzen und leichten Zeichen eines Meningismus
    - Grad 2: Kopfschmerzen mit deutlichem Meningismus und häufig Pupillenstörungen als Zeichen der Schädigung des III. Hirnnerven
    - Grad 3: Somnolenz und neurologische Herdsymptome
    - Grad 4: Sopor oder Koma mit neurologischen Ausfällen und Streckphänomenen
    - Grad 5: tiefes Koma.

14. In der Erhebung einer Schmerzanamnese müssen folgende Faktoren berücksichtigt werden:
    - Schmerzqualität
    - Schmerzlokalisation und Ausstrahlung des Schmerzes
    - Schmerzbeginn

- Schmerzdauer
- Schmerzintervalle
- Intensität des Schmerzes
- Auslösende Faktoren des Schmerzes
- Begleitende Faktoren bei Schmerzen

15. Im Wesentlichen wird die Migräne unterschieden in Migräne ohne oder Migräne mit Aura. Die Migräne ohne Aura ist die häufigste Form. Sie baut sich langsam über 1-2 Stunden als hämmernder oder bohrender Schmerz, meist im Bereich von Stirn und Schläfe auf. Die Patienten klagen auch über einen retroorbitalen Druck und sind ausgesprochen Licht- und Lärm empfindlich.
Bei der Migräne mit Aura ist die Migräne mit neurologischen Symptomen vergesellschaftet. Diese Form der Migräne kündigt sich häufig als Sehstörungen an, die bis zu einem Skotom reichen können. Oft ist das Gesichtsfeld eingeschränkt (Hemianopsie). Neben einem Flimmerskotom kann es zu Parästhesien im Bereich von Gesicht und oberer Extremität kommen. Als Sonderform gilt die Basilarismigräne mit Drehschwindel, Sprachstörung, Gangstörung, Tinnitus und Hypakusis. Ein Status migränosus ist eine Migräne, die über 72 Stunden und länger anhält. Weitere Sonderformen sind die ophthalmoplegische Migräne mit Kopfschmerzen und Lähmung der das Auge versorgenden Hirnnerven III, IV und VI und die retinale Migräne, die vorübergehend zu einem einseitigen Sehverlust führen kann.

16. Nach dem Stufenschema der WHO sollen Schmerztherapien immer mit der ersten Stufe beginnen, um erst bei nicht ausreichender Ansprache die nächste Stufe einzuleiten. Diese Stufen sind
    - Stufe 1: Gabe von Nichtopioidanalgetika
    - Stufe 2: Gabe von schwachen Opioiden
    - Stufe 3: Gabe von starken Opioiden

    Alle 3 Stufen sollen durch eine supportive Therapie unterstützt werden.

17. Die Epilepsie vom Grand Mal Typ beginnt mit einem Initialschrei und plötzlicher Bewusstlosigkeit. Es kommt zu einer tonischen Phase mit gestreckten Extremitäten, weiten lichtstarren Pupillen und ggf. einer Zyanose. Dann folgen klonische Krämpfe mit schaumigem Speichel vor dem Mund, Inkontinenz und Gefahr des Zungenbisses. Kurz darauf tritt der Terminalschlaf mit langsamem Eintreten des Bewusstseins auf. Es besteht eine retrograde Amnesie.

18. Beim Morbus Meniére handelt es sich um eine Erkrankung des Gleichgewichtsorgans im Innenohr. Überwiegend tritt er einseitig auf. Er ist mit folgenden 3 Symptomen charakterisiert:
    - Tinnitus
    - Hörverlust
    - akuter Anfall von Drehschwindel.

    Der Drehschwindel löst eine erhöhte Sturzgefährdung aus. Die Patienten schwitzen meist stark. Der Tinnitus kann über einen längeren Zeitraum anhal-

ten. Die Ursachen der Erkrankung sind nicht eindeutig geklärt. Vermutlich liegt eine Abflussstörung im Bereich des endolymphatischen Systems vor.

19. Die Risikofaktoren für einen Schlaganfalls sind prinzipiell die gleichen wie für die koronare Herzerkrankung oder die paVK. Besonders gefährdet sind Patienten mit Herzrhythmusstörungen, vor allem therapieresistentem Vorhofflimmern, Hypertonie, besonders im höheren Lebensalter, inhalatives Rauchen, Diabetes mellitus, Fettstoffwechselstörungen, Einnahme von Ovulationshemmern und Alkoholabusus. Auch eine Polyglobulie kann den Schlaganfall auslösen. Hauptursachen sind zerebrale Ischämien, überwiegend durch Thromboembolien der Hirngefäße. In 15% ist ein intrazerebrales Hämatom oder eine Subarachnoidalblutung die Ursache.

20. Das Karpaltunnelsyndrom ist Ausdruck einer Schädigung des N. medianus. Die Druckschädigung tritt überwiegend im Bereich des Carpus durch die Haltebänder im Retinaculum flexorum auf. Leitsymptom ist nächtliches Kribbeln der Finger, das sich auf den gesamten Arm erstrecken kann. Die Finger sind morgens geschwollen und steif. Im weiteren Verlauf treten diese Störungen auch tagsüber auf, begleitet von trophischen Störungen der Haut und der Nägel. Typisch sind eine Atrophie der Daumenballen und eine Parese im Bereich der Daumenmuskeln. Besonders häufig tritt das Karpaltunnelsyndrom bei Diabetes mellitus als Folge der diabetischen Polyneuropathie auf.

NACHGEFRAGT 15

1. Gründe für eine Gangstörung können sein
   - Lähmungen durch Schädigungen des ersten oder zweiten Motoneurons (motorische Bahn im zentralen Nervensystem oder im Bereich der motorischen peripheren Nervenfasern)
   - Degenerative Erkrankungen, z.B. bei amyotropher Lateralsklerose
   - Zentrale motorische Störungen, wie z.B. bei Morbus Parkinson
   - Bewegungseinschränkung durch Schmerzen
   - Arthrosen oder Arthritis
   - Erkrankungen des Skeletts oder der Wirbelsäule
   - Erkrankungen der Muskeln oder der neuromuskulären Verbindung, z.B. bei Myasthenia gravis
   - Periphere Nervenerkrankungen als Polyneuropathie, z.B. bei Diabetes mellitus oder Niereninsuffizienz

2. a) **Ataxie:** Störung der Koordination auf Höhe von Rückenmark oder Kleinhirn. Ursache können vererbte Erkrankungen, wie Friedreich'sche Ataxie oder Atrophien durch Alkoholabusus, Vitamin B-Mangel oder auch bei Paraneoplasien sein. Bei Ataxien ist das Vibrationsempfinden gestört.

- b) **Tremor:** Unwillkürliches rhythmisches Zittern, das als grob oder feinschlägig auftreten kann. Zu unterscheiden sind ein Intentionstremor bei zielgerichteten Bewegungen oder ein Ruhetremor, wie er für den Morbus Parkinson typisch ist.
- c) **Rigor:** Erhöhter Muskeltonus bei erhöhtem Dehnungswiderstand bei passiver Bewegung. Typisch ist das Zahnradphänomen bei passiver Überdehnung. Die Ursache sind Störungen im extrapyramidalen System.
- d) **Lähmung:** Funktionsausfall eines Muskels völlig unterschiedlicher Ursache. Neurologisch lassen sich eine zentrale Lähmung, eine periphere Lähmung und eine psychogene Lähmung unterscheiden.

3. Als Ursache des Morbus Parkinson kann ein Mangel an Dopamin in der Substantia nigra nachgewiesen werden. Häufig fehlen auch andere Neurotransmitter, wie Noradrenalin, Serotonin oder GABA. Deren Mangel erklärt die Begleiterscheinungen wie Demenz oder Depressionen. Die Leitsymptome des Morbus Parkinson sind Tremor (ein Plussyndrom), sowie Hypokinese, Akinese und Rigor (Minussymptomatik). Oft treten als Frühsymptome Extremitätenschmerzen auf. Ein Parkinson-Plussyndrom liegt vor, wenn der Patient Symptome aufweist, die nicht auf eine Störung der Stammganglien zurückzuführen sind. Hierbei scheinen sich andere Störungen mit dem Morbus Parkinson zu verknüpfen.

4. Die Symptome einer amyotrophen Lateralsklerose, einer progredient degenerativen Erkrankung unbekannter Ursache mit Degeneration von ersten und zweiten motorischen Neuron, sind:
   - Atrophie und Lähmung der kleinen Handmuskeln
   - Atrophie der Unterarmmuskulatur
   - Lähmung der Waden mit allmählichem Übergang auf die Oberschenkel
   - rasche Ermüdung
   - Bewegungseinschränkungen
   - Lähmung von Gesichtsmuskeln, einschließlich von Zungen-, Gaumen- und Kehlkopfmuskulatur mit Dysphagie und Dysarthrie
   - Atemstörungen mit Hyperkapnie und Faszikulationen

5. Zu den Muskelzuckungen gehört die Myoklonie, eine abrupt einsetzende Muskelzuckung, die durch willkürliche Bewegungen oder durch äußere Reize ausgelöst werden kann. Unter einer Chorea versteht man unwillkürliche, nicht zu unterdrückende Bewegungen bei einer allgemeinen Muskelhypotonie. Die Bewegungsstörung kann sich bis zu einem choreatischen Bewegungssturm steigern; typisches Beispiel ist die Chorea Huntington. Unwillkürlich anhaltende Muskelkontraktionen können bei Dystonie von einem Tremor begleitet sein. Dystonische Veränderungen können in Gesicht- und Halsmuskulatur aber auch distal an den Extremitäten vorkommen. Die Bewegungen sind häufig schmerzhaft. Sonderformen der fokalen Dystonie sind Schreibkrämpfe oder andere Beschäftigungskrämpfe. Zu den Erkrankungen, die mit Muskelzuckungen einher-

gehen, gehört die Chorea Huntington, die Chorea Sydenham und das Tourette-Syndrom.

6. Unter einer **Arthrose** versteht man eine degenerative Veränderung des Gelenks vor allem im Bereich des Gelenkknorpels durch Fehlbelastungen, Fehlstellung, Entzündung oder Durchblutungsstörungen. Typisch sind Reibegeräusche und eine tastbare Crepitatio beim Bewegen der Gelenke. Die Schmerzen sind belastungsabhängig. Wird eine Arthrose aktiviert, reagiert sie durch Entzündungen mit Anschwellen der Gelenkkapsel, Überwärmung und einem Gelenkerguss. Über längere Zeit kann eine Arthrose zu einer Fehlstellung führen (Arthrosis deformans).
Eine **Arthritis** kann die Folge eines degenerativen Prozesses wie oben beschrieben, aber auch eine Entzündungsreaktion sein. Die Entzündung ergreift die Synovialmembran und geht dann auf Knochen und Knorpel über. Häufig findet sich dann ein Gelenkempyem mit Schwellung der Gelenkkapsel, die zur Kapselphlegmone führen kann. Unbehandelt führt eine rezidivierende Arthritis zu einer Gelenkversteifung (Ankylose).

7. Die rheumatoide Arthritis ist überwiegend Folge einer Typ III Immunreaktion durch AG-AK-Komplexe. Ihr typisches Merkmal ist die Morgensteifigkeit bei symmetrischem Befallsmuster der Gelenke. An drei oder mehr Gelenken von Hand oder Fingern ist eine Arthritis nachzuweisen, der Rheumafaktor ist positiv und im Röntgenbild zeigen sich Veränderungen der Gelenke mit einer Begleitosteoporose. Die Therapie der rheumatoiden Arthritis ist die Beseitigung der Entzündung, der Morgensteifigkeit, der begleitenden hypochromen Anämie und der Schmerzen. Akut werden Glukokortikoide gegeben, die Basistherapie liegt in der Gabe von Antimalaria-Medikamenten, Goldinjektionen, aber auch von Immunsuppressiva. Selten sind operative Maßnahmen erforderlich.

8. Die Polymyalgia rheumatrica ist eine chronisch verlaufende entzündliche Multiorganerkrankung vor allem älterer Menschen mit einer familiären Disposition. Die häufigsten Symptome sind symmetrische Schmerzen und Morgensteifigkeit im Bereich der Schultern, Oberarm, Nacken und Becken. Es liegt fast immer ein Gewichtsverlust vor, die Patienten haben Kopfschmerzen und eine begleitende Depression. Häufig tritt auch eine Riesenzellarteriitis im Bereich der A. temporalis auf. Die Therapie erfolgt durch Kortikosteroide bis zur Beschwerdefreiheit.

9. Unter einer Osteoporose versteht man eine Erkrankung mit Verlust an Knochenmasse und Zerstörung der Mikroarchitektur des Knochens bei erhöhtem Frakturrisiko. Die Ursachen sind vielfältig und reichen von einer Langzeitkortikoidtherapie über Alkoholabusus und verstärktes Rauchen bis zu Morbus Crohn, Kalziumstoffwechselstörung; Hyperthyreose und jeder Form der Immobilität. Zwischen Muskelfunktion und Knochenaufbau besteht eine enge Korrelation. Bei Immobilität werden die stimulierenden Reize für die Osteoblasten im Vergleich zum Knochenabbau durch die Osteoklasten unterdrückt. Zu den

häufigsten Komplikationen gehören Frakturen, vor allem im Bereich des Oberschenkelhalses, aber auch Einbrüche der Wirbelkörper. Die Prävention der Osteoporose besteht vor allem im Erhalt der Mobilität und ausreichender Ernährung mit Kalzium und Vitamin D. Nikotin und überhöhte Alkoholzufuhr müssen vermieden werden. Therapeutisch werden heute Bisphosphonate gegeben.

10. Beim M. Bechterew liegt eine primär chronische rheumatische Erkrankung mit Entzündung der kleinen Wirbelgelenke und der Iliosakralfuge vor. Typisch ist ein positives Schober'sches Zeichen, d.h. eine verminderte Beweglichkeit der Wirbelsäule, wobei der Abstand zwischen den Dornfortsätzen, zwischen L5 und einem Punkt 10 cm oberhalb sich um weniger als 3-4 cm vermindert. Die frühen diagnostischen Symptome sind ein positives HLA B27, Schmerzen der Wirbelsäule, eine spontane Ischialgie, spontane oder Kompressionsschmerzen des Thorax, eine verminderte Atemexkursion des Thorax, periphere Arthritis oder Fersenschmerzen, sowie eine begleitende Iritis oder Iridozyklitis. Die Senkung ist stark erhöht, die Beweglichkeit von HWS oder LWS in allen Bewegungsebenen eingeschränkt.

11. Unter einer Skoliose versteht man die fixierte Seitverbiegung der Wirbelsäule. Ist die Verbiegung nicht fixiert, liegt eine skoliotische Fehlhaltung vor. Ursachen einer Skoliose können Myopathien, Neuropathien oder Osteopathien sein. In 90% liegt allerdings eine idiopathische Form vor.

12. Unter einem Schultersyndrom versteht man unterschiedliche Erkrankungen, die sowohl als Periarthropathia humeroscapularis, aber auch als Zervikobrachialsyndrom vorliegen können. Es handelt sich um ein degeneratives Syndrom im Bereich des Schultergelenkes, wobei vor allem Verschleißerscheinungen im Bereich der Rotatorenmanschette und der langen Bizepssehne bestehen. Bei der **Periarthritis humeroscapularis** lokalisiert sich der Schmerz auf den Bereich der Schulter; er strahlt diffus in den Arm ohne Lähmungserscheinungen oder Missempfindungen aus, ist schmerzabhängig von Bewegungen und tritt nachts nur auf, wenn der Patient auf der kranken Schulter liegt. Beim **zervikobrachialen Syndrom** finden sich diffuse Schulter- und Nackenschmerzen sowie Schmerzen, die bewegungsabhängig im Bereich der HWS auftreten. Nächtliche Schmerzen treten lageunabhängig auf.

13. Die Ursache eines Bandscheibenvorfalls liegt in der Überlastung des Anulus fibrosus der Bandscheibe, wodurch der Gallertkern (Nucleus pulposus) in den Wirbelkanal oder das Foramen intervertebrale gepresst wird und dort eine Kompression der Nervenwurzel auslöst. Die meisten Prolapse ereignen sich in Höhe von L4/L5 (95%). Leitsymptom des lumbalen Diskusprolaps ist die Lumboischialgie: heftige Kreuzschmerzen, die über das Gesäß ins Bein ausstrahlen. Der N. ischiadicus ist im gesamten Verlauf druckschmerzhaft. Das Laségue-Zeichen ist positiv.

14. Bei einer Myasthenia gravis liegt eine Autoimmunerkrankung im Bereich der motorischen Endplatten vor. Zirkulierende Antikörper gegen die Azetylcholinrezeptoren sind nachweisbar. Meist ist das erste Symptom ein Doppelsehen wie bei der multiplen Sklerose. Erst später tritt eine ein- oder doppelseitige Ptosis auf, dann kommt es zu Sprech-, Kau- und Schluckstörungen. Die mimische Muskulatur erschlafft. Im weiteren Prozess werden die Muskeln der proximalen Extremitäten, dann der Rumpf und Atemmuskulatur betroffen, so dass es im Rahmen einer myasthenischen Krise zu einer respiratorischen Insuffizienz kommen kann.

NACHGEFRAGT 16

1. Am Bau der Orbita sind folgende Knochen beteiligt
   - **oben** das Stirnbein und der kleine Keilbeinflügel
   - am **Boden** Oberkiefer, Jochbein und Gaumenbein
   - **seitlich** das Jochbein und der große Keilbeinflügel
   - **innen** Oberkiefer, Tränenbein und Siebbein

2. Die Schichten des Auges sind als äußere Augenhaut die Lederhaut (Sklera), die vorn in die Hornhaut (Cornea) übergeht. Die mittlere Augenhaut wird als Aderhaut bezeichnet; sie weist zahlreiche Blutgefässe auf und enthält das Pigment des Auges. Die Aderhaut geht im vorderen Bereich in den Ziliarkörper über, dessen Zonulafasern die Linse in Spannung halten. Die innere Augenhaut wird von der Retina, der Netzhaut, gebildet. Sie enthält die Sinnesrezeptoren und das Pigmentepithel.

3. In der Netzhaut kann man eine äußere Schicht mit dem Pigmentepithel und eine innere Schicht mit der eigentlichen Netzhaut, der Pars nervosa, unterscheiden. Die Pars nervosa weist drei Neurone für die Sehbahn auf:
   1. **Neuron**: lichtempfindliche Rezeptoren, Stäbchen und Zapfen
   2. **Neuron**: bipolare Nervenzellen und verbindende Horizontalzellen
   3. **Neuron**: Ganglienzellen, von denen aus dann die Nervenfasern in die Sehbahn des N. opticus ziehen

4. Die Netzhaut selbst ist bereits ein Teil des Gehirns. Die Fasern des 3. Neurons der Netzhaut ziehen im N. opticus (II) durch das Foramen opticum der Orbita zum Großhirn. Im Chiasma opticum, der Sehnervenkreuzung, kreuzen ein Teil der Nervenfasern auf die Gegenseite: beide Gesichtshälften, rechte und linke Seite, werden durch eine eigenen Sehbahn abgebildet. Die Fasern der Sehbahn verlaufen zum Mittelhirn, werden hier mit anderen Bahnen (v.a. motorischen Fasern) geschaltet und ziehen dann im Bereich der Capsula interna zum primären Sehzentrum im Hinterhauptlappen. Die relativ kleine Macula lutea repräsentiert hier rund 80% des Sehfeldes. Die Nervenimpulse, die in der primären

Sehrinde verarbeitet werden, werden im sekundären optischen Assoziationszentrum in bewertbare, bekannte Bilder umgesetzt.

5. Die **Akkommodation** des Auges beschreibt die Anpassung der brechenden Medien des Auges, vor allem der Linse durch den Ziliarkörper, an entfernt oder nahe gelegene Gegenstände. Bei entspanntem M. ciliaris sind die Zonulafasern gespannt und die Linse steht unter einer Zugwirkung. Bei Anpassung an Objekte in der Nähe kontrahiert sich der M. ciliaris und die Linse verändert durch ihre Eigenelastizität die Krümmung. Mit zunehmendem Alter verliert der Mensch diese Fähigkeit, es kommt zur Altersweitsichtigkeit (Presbyopie).
Die **Adaptation** beschreibt die Anpassung des Auges an unterschiedliche Helligkeit. Die Anpassung an Dunkelheit kann über mehrere Minuten dauern. Ist der Mensch unfähig, sich an Dämmerung oder Dunkelheit anzupassen, spricht man von einer Nachtblindheit (Hemeralopie). Die Ursache dafür liegt in erster Linie in einem Mangel an Vitamin A der Stäbchen. Die Anpassung an Helligkeit erfolgt sehr rasch über die Photorezeptoren (Zapfen) und eine Engstellung der Pupille über den N. oculomotorius (parasympathischer Anteil). Die Empfindung von Hell und Dunkel wird darüber hinaus im Sehzentrum zentral gesteuert.

6. Bei einem Glaukom liegt eine Erhöhung des Augeninnendrucks mit Schädigung des Sehnervs und Beeinträchtigung des Gesichtsfeldes vor. Das häufigste Glaukom ist das Winkelglaukom bzw. Offenwinkelglaukom, das fast immer beidseitig auftritt. Seine Ursache ist eine Behinderung des Abflusses des Kammerwassers. Durch Messung des Augeninnendrucks (Tonometrie) kann ein Glaukom früh erkannt werden. Ein erhöhter Augendruck liegt bei Werten >21 mm Hg vor. Symptome treten bei Werten >26 mm Hg auf. Bei einer akuten Abflussstörung kann es zum Winkelblockglaukom mit akutem Glaukomanfall kommen.

7. a) Myopie: Kurzsichtigkeit, bei der das Auge im Verhältnis zur Brechkraft zu lang ist. Die Korrektur erfolgt durch Zerstreuungslinsen (Minusgläser)
   b) Hypermetropie: Weitsichtigkeit, bei der das Auge im Verhältnis zur Brechkraft zu kurz ist. Die Korrektur erfolgt durch eine Sammellinse (Plusgläser)
   c) Presbyopie: Physiologischer Elastizitätsverlust der Linse im Alter und damit verminderte Akkommodation. Sie tritt ab etwa 45 Jahren auf und erfordert die Benutzung einer Lesebrille von +1 dpt (ab 50 Jahren +2 dpt)
   d) Protanopie: Störung des Rotsehens, die erworben wird oder angeboren sein kann. Eine abgeschwächte Form wird als Protanomalie bezeichnet. Diese Menschen können vor allem im Straßenverkehr die Farbsignale verwechseln

8. Im Mittelohr, in der Paukenhöhle, liegen die drei Gehörknöchelchen: Hammer, Amboss und Steigbügel. Sie setzen die von der Luft getragenen Schallwellen vom Trommelfell um auf die Flüssigkeitswellen der Endolymphe im Innenohr, wobei sie durch Muskeln angespannt werden können und eine Verstärkung bis

zu 26 dB erzielen. Vor allem im Haupthörbereich zwischen 1000 und 2000 Hz wirken sie am effektivsten.

Das Mittelohr selbst unterteilt sich in den Raum hinter dem Trommelfell als Mesotympanon, in den Kuppelraum (Epitympanon) und in den Paukenkeller (Hypotympanon). Es ist mit Schleimhaut überzogen, enthält aber keine Hautdrüsen. An der dorsalen Wand der Paukenhöhle liegen die Zellen des Warzenfortsatzes. Die Ohrtrompete, Eustach'sche Röhre, verbindet das Mittelohr mit dem Nasopharynx. Hierdurch sind eine Belüftung und ein Druckausgleich möglich.

9. Das Corti-Organ ist das Hörorgan. Es ist der Teil des mit Endolymphe gefüllten Schneckengangs. Dieser liegt zwischen den beiden mit Perilymphe gefüllten Räumen, der Vorhoftreppe und der Paukentreppe. An der Basis des Schneckengangs spannt sich die Spiralmembran; sie besteht aus gespannten radiären Bindegewebefasern. Auf ihr ruhen die Sinneszellen des Corti-Organs für das Hören: In die Endolymphe ragen Haarzellen mit Rezeptoren, die entsprechend der Schwingung der Endolymphe, ausgelöst durch die Schallwellen, die Nervenimpulse für das Hören vermitteln.

10. Ursachen einer Hörstörung (Hypakusis) können ein Drucktrauma, ein plötzlicher Hörsturz, z.B. durch Blutungsstörungen oder Stoffwechselerkrankungen, ein Knalltrauma, Lärmschädigungen, eine Mittelohrentzündung, Altersveränderungen, einen Tinnitus, Verletzungen des Trommelfells aber auch eine Verlegung des Gehörgangs durch Ohrschmalz sein.

11. Der Hörtest erfolgt durch Bestimmung der Entfernung, in der ein Patient Umgangssprache und Flüstersprache versteht. Eine geringgradige Schwerhörigkeit liegt vor, wenn die Umgangssprache in 4-6 Metern nicht mehr gehört wird, eine Taubheit, wenn viersilbige Zahlwörter in weniger als 25 cm Entfernung nicht mehr verstanden werden. Die Unterscheidung zwischen einer Innenohrschwerhörigkeit und Mittelohrschwerhörigkeit kann durch den Stimmgabelversuch nach Weber ermittelt werden. Eine Mittelohrschwerhörigkeit liegt vor, wenn die Stimmgabel, die an der Mitte des Kopfes oder der Stirn aufgesetzt wird, in das kranke Ohr lokalisiert wird, bei einer Innenohrschwerhörigkeit wird der Ton in das gesunde Ohr lokalisiert.

12. Der Begriff **Tinnitus** bezeichnet ein Symptom und keine Krankheit. Auslösend für diese sehr häufige Störung ist die Lärmbelastung mit der Folge einer erhöhten Lärmempfindlichkeit. Symptomatisch ist ein spontan auftretendes, ein- oder beidseitiges Ohrgeräusch. Beim **Morbus Menière** geht der Tinnitus mit einem zunehmenden Hörverlust einher. Die Ursache des Morbus Menière ist nicht bekannt. Neben Tinnitus und Hörverlust kommt es in Attacken zu Drehschwindel und einem Druckgefühl im betroffenen Ohr. Ursächlich wird eine Volumenzunahme der Endolymphe vermutet.

Im Dialog

Antworten

IM DIALOG 2

Bin ich krank? Habe ich Krebs? Leide ich an einer Infektion?

◀ Antwort 1

Krankheit bedeutet, dass eine subjektive oder objektive Störung der Gesundheit, d.h. des Wohlbefindens vorliegt. Die Frage impliziert, ob der Mensch ernsthaft krank ist, d.h. ob die Beeinträchtigung auf nachvollziehbare Auslöser zurückzuführen ist, ob sie durch ein bestimmtes Gesundheitsverhalten wieder beseitigt werden kann oder ob sie einer Therapie bedarf. Die Frage nach Krankheit impliziert auch die Frage nach den Faktoren, die die Gesundheit beeinträchtigen können, den Risikofaktoren. Deshalb muss auch ohne dass der Patient krank ist, nach den Risikofaktoren gesucht werden. Vor allem trifft dies auf die kardiovaskulären Erkrankungen zu, die den Löwenanteil an Krankenhausaufenthalten ausmachen. Zu diesen Risikofaktoren gehören familiäre Disposition, ein Bluthochdruck, der Diabetes mellitus, der Blutfettspiegel (vor allem die LDL-Cholesterinkonzentration) und die Frage, ob der Patient raucht.

Bei anhaltender Krankheit verändern sich die Organe; liegen weder eine Atrophie noch eine Größenzunahme als Hypertrophie oder Hyperplasie vor, finden sich keine Zeichen der Entzündung, Hinweise auf Ablagerungen oder Ödeme vor, dann besteht sicher keine chronisch manifeste Erkrankung. Allerdings müssen auch subjektive Symptome, wie Erschöpfung, Müdigkeit, Schwindel, Leistungsknick und allgemeine körperliche Symptome, die auf eine lavierte Depression oder eine funktionelle Störung hinweisen, ernst genommen werden.

Die Frage, ob ein Malignom vorliegt, kann auch nach den Maßnahmen zur Früherkennung nicht sicher beantwortet werden, da ein Tumor eine bestimmte Größe braucht, um klinisch sichtbar zu werden. Leider kann sich ein Tumor auch nur durch eine Paraneoplasie bemerkbar machen. Gerade deswegen ist eine frühe Diagnostik durch konsequente Vorsorgemaßnahmen unverzichtbar. Für das Mammakarzinom bei Frauen bedeutet dies das Abtasten der Brust und der Achselhöhle nach Lymphknoten, dem Blick auf Hautveränderungen oder einem mamillären Ausfluss. Zur Vorsorge besonders des Zervixkarzinoms müssen regelmäßig gynäkologische Untersuchungen mit Zytologie und Nachweis des HPV durchgeführt werden. Bei Störungen des Stuhlverhaltens oder gar Nachweis von Blutspuren im Stuhl ist eine Koloskopie erforderlich. Ein Bronchialkarzinom zeigt sich leider selten durch frühe Symptome: Husten, Heiserkeit und Auswurf stellen meist Spätsymptome dar. Beim Mann sind die regelmäßige rektale digitale Untersuchung des Mastdarms zur Früherkennung eines Prostatakarzinoms und Bestimmung des PSA durchzuführen.

Ob eine schwelende Infektion vorliegt, zeigt sich vor allem im Leitsymptom Fieber. Weitere andere Frage stellen sich nach Entzündungsparametern im Labor und nach den spezifischen Symptomen einer Organinfektion. Da Infektionen sehr zahlreich sind, muss mit Blick auf die jeweilige Risikosituation des Patienten (Exposition, Freizeitgestaltung, Lebensführung und Beruf) nach den spezifischen Symptomen gesucht werden.

Antwort 2 ▶ Wie wird nach Krebs gefahndet? Wie werden Infektionen untersucht?

Wie in Frage 1 beantwortet, ist die wichtigste Suche nach Krebs die Früherkennung durch die entsprechenden Vorsorgeuntersuchungen, durch bildgebende Diagnostik und mittels der Laboranalysen. Dies gilt auch für den Verdacht auf eine Infektion, wobei die Immunantwort des Körpers sich als Anstieg des CRP, Veränderung der Leukozytenzahl, der BKS und spezifischer Immunglobuline zeigt.

Antwort 3 ▶ Welche Symptome weisen auf eine bösartige Erkrankung oder eine Infektion hin?

Symptome, die auf eine bösartige Krankheit hinweisen, sind vor allem ein unerklärlicher Leistungsknick, der häufig lange Zeit verkannt wird, ein Gewichtsverlust von mehr als 10% des Ausgangsgewichts in 6 Monaten ohne dass besondere diätetische oder sportliche Aktivitäten vorliegen, unklare Schmerzen, ein plötzlicher Ekel vor Fleisch oder Wurst, veränderte Stuhlganggewohnheiten, Blut im Stuhl oder im Urin, anhaltender Husten, tastbare Lymphknoten, Wundheilungsstörungen, leichtes Fieber und die Hinweise auf eine Anämie (Störungen des Gleichgewichts, Ohrensausen, Luftnot, Schwäche und Tachykardie).

Infektionen zeigen sich je nach Erregertyp durch Fieber (vor allem bei bakteriellen Infektionen), Anstieg des C-reaktiven Proteins, typischen Blutbildveränderungen und organspezifischen Merkmalen. Jede Infektion erfordert deshalb eine organspezifische Untersuchung.

Antwort 4 ▶ Welche Erkrankungen könnten es sonst sein?

Gerade die unspezifischen Merkmale der Tumorerkrankungen führen oft zu Fehldiagnosen bzw. Verkennung des Ernstes der Situation. Oft unterlassen die Patienten auch aus Angst die diagnostischen frühen Maßnahmen. Natürlich kann ein Leistungsknick immer auf eine Erschöpfung, wie ein Burn-out-Syndrom, eine lavierte Depression oder eine allgemeine Überbeanspruchung darstellen. Bei einem Gewichtsverlust müssen in erster Linie immer ein Diabetes mellitus und eine Hyperthyreose, sowie Erkrankungen wie bei einer Malassimilation ausgeschlossen werden. Befunde eines Schmerzsyndroms erfordern die spezielle anästhesiologische und neurologische Abklärung, Blut im Stuhl sollte immer zu einer Rektoskopie zum Ausschluss von Hämorrhoiden führen. Bei einer Hämaturie muss durch die nephrologisch-urologische Diagnostik eine Glomerulonephritis oder ein Nierensteinleiden ausgeschlossen werden. Hautveränderungen erfordern die spezifische dermatologische Diagnostik. Wundheilungsstörungen können immer auf einen Diabetes mellitus hinweisen oder Hinweis auf eine Vaskulitis sein. Eine Eisenmangelanämie kann durch Eisenverwertungsstörungen, durch chronische latente Infekte, chronische Darmerkrankungen u.a. ausgelöst werden. Bei Verdacht auf eine Infektion muss das Leitsymptom Fieber nicht nur konsequent dokumentiert, sondern auch durch Laboruntersuchungen abgeklärt werden. Entscheidend für fast alle Fragen ist hier die präzise Anamnese. Fast immer geht anhaltendes Fieber mit Begleitsymptomen mit Gelenk- oder Knochenschmerzen, einer vergrößerten Milz und Blutbildveränderungen einher.

Wie wird Krebs behandelt?
Was unternimmt man gegen Infektionen?

◂ Antwort 5

Voraussetzung für die Behandlung von bösartigen Tumoren ist das Staging, d.h. die diagnostische Untersuchung nach dem TNM System mit Beurteilung des Primärtumors (Größe und Ausdehnung), der regionalen Lymphknoten und der Frage, ob Fernmetastasen vorliegen. Hier sind die bildgebenden Verfahren, wie CT, MRT und Szintigrafien indiziert. Die Therapie erfolgt dann je nach Tumortyp in einer Kombination aus Operation, Strahlentherapie, Chemotherapie und wenn möglich Hormontherapie. Jeder bösartige Tumor reagiert unterschiedlich auf Zytostatika bzw. eine Strahlentherapie. Neben diesen therapeutischen Standards wird eine supportive Therapie zur Bekämpfung der Nebenwirkungen durchgeführt; hierzu zählt vor allem die Therapie gegen Übelkeit und gegen Schmerzen. Jede Tumortherapie ist an sich kurativ, in fortgeschrittenen Stadien kann eine Tumorbeseitigung jedoch nicht mehr möglich sein, so dass die palliative Therapie mit dem Ziel des Erhaltes der Lebensqualität und Reduktion der Symptome im Vordergrund steht.

Die Therapie bei Infektionen ist der Einsatz von Antibiotika bei bakteriellen Erkrankungen und Unterstützung der Immunabwehr bei Viruserkrankungen. Bei vielen Viruserkrankungen ist eine spezifische Therapie nicht möglich. Pilzerkrankungen und parasitäre Infektionen erfordern spezifische Medikationen. Wichtig für Infektionen ist nicht nur deren Vermeidung durch hygienische Maßnahmen, sondern auch die aktive Impfung bzw. im Erkrankungsfall so rasch wie möglich die passive Immunisierung. Die Auffrischung von Impfungen gilt als das sicherste Mittel epidemische Infektionen zu vermeiden.

IM DIALOG 6

Antwort 1 ▶ Wie können Sie feststellen, dass Herz und Kreislauf gesund sind?

- Ist der Patient ganz normal belastbar? D.h. kann er mehrere Etagen Treppensteigen ohne stehen bleiben zu müssen? Ohne Luftnot zu bekommen? Ohne dass die Herzfrequenz um mehr als 50% ansteigt?
- Ist er so fit wie die Gleichaltrigen? Treibt er Sport?
- Kann er draußen in der Kälte körperlich arbeiten, wenn er aus der warmen Wohnung kommt, z.B. Schneeschippen?
- Wird es ihm manchmal eng um den Brustkorb oder spürt er ein Brennen hinter dem Brustbein?
- Wird ihm manchmal plötzlich schwindlig?
- Ist sein Blutdruck normal?
- Ist der Puls regelmäßig und normofrequent?
- Hört man Herzgeräusche?
- Verspürt er Palpitationen?
- Hat er Unterschenkelödeme?
- Gab es Herzkrankheiten v.a. eine koronare Herzkrankheit in der Familie?

Wenn diese Fragen eindeutig und günstig für den Patienten beantwortet werden können, sind eine Herzinsuffizienz, eine koronare Herzkrankheit, Vitien oder Arrhythmien nahezu auszuschließen. Sicherheitshalber sollte durch ein EKG in Ruhe und unter Belastung und durch eine Echokardiografie eine klinisch asymptomatische Herzerkrankung ausgeschlossen und die Belastbarkeit des Patienten objektiviert werden.

Antwort 2 ▶ Wie wird das Herzkreislaufsystem untersucht?

- **Auskultation**
  Beurteilung der Herztöne; Herzgeräusche – Fortleitung? Lautstärke? Systolikum oder Diastolikum, Stauungszeichen über der Lunge?
- **Palpation**
  Pulse –seitengleich an den typischen Stellen tastbar? Ist jeder Herzschlag als Puls fühlbar?; Herzspitzenstoß – Lage im 5. ICR in Medioklavikularlinie?
- **EKG**
  Herzrhythmus regelrecht? Hinweise auf KHK, frischen oder alten Infarkt?
- **Ergometrie**
  Wie ist die Belastbarkeit des Patienten? Treten Stenokardien oder eine Dyspnoe unter Belastung auf? Wie verhält sich der Blutdruck? Kommt es zu Veränderungen der EKG-Kurve? Konnte die Belastbarkeit oder die pektanginöse Schwelle durch die Therapie gebessert werden?
- **Langzeit-EKG**
  Liegen Herzrhythmusstörungen vor? Wie oft? Welche Form?

- **Echokardiografie** (ggf. als TEE)
  Größe der Herzhöhlen? Wanddicke? Funktion der Klappen? Thromben? Perikarderguss?
- **Stress-Echo** (überwiegend mit Dopamin-Injektion)
  Hinweise auf Wandbewegungsstörungen unter Belastung? Hohe Aussagekraft für eine KHK besonders bei Frauen
- **Bildgebende Verfahren**
  - Röntgen-Thorax: Orientierende erste Untersuchung Herzgröße? Verlaufskontrolle bei Therapie
  - Computertomografie: Aortenaneurysma?
  - MRT: Ergänzung zur Echokardiografie
  - Myokardszintigrafie: Narbengewebe? Ischämische Bezirke?
- **Herzkatheter**
  Messung des ZVD, arterielle Mitteldrucke, intensivmedizinische Überwachung, Koronarangiografie, elektrophysiologische Untersuchung (EPU)

IM DIALOG
Ü 2
LE 6

Welche Symptome weisen auf eine Erkrankung des Herzens hin?

◀ Antwort 3

- Dyspnoe, v.a. unter Belastung
- Angina pectoris (Stenokardie) unter Belastung und bei Kälte
- Schwindel und Synkopen als Hinweis auf v.a. bradykarde Herzrhythmusstörungen
- Erschöpfung und Schwäche bei bestimmter Belastungsstufe (s. NYHA-Stadien der Herzinsuffizienz)
- Ödeme, auch pulmonale Stauung
- Palpitationen
- Zyanose

Welche Erkrankungen können auch zu kardialen Symptomen führen?

◀ Antwort 4

- **Dyspnoe** u.a. bei:
  Asthma bronchiale, obstruktive Lungenerkrankungen und COPD, Emphysem, Anämie, Hyperthyreose, psychische Störungen
- **Symptome**, die als Angina pectoris erlebt werden u.a. bei
  Perikarditis, Pleuritis, Lungenembolie, Erkrankungen der Brustwirbelsäule und Verspannungen der Rückenmuskulatur, Gallen- oder Nierenkolik, Pankreatitis, Ulkuskrankheit
- **Schwindel** u.a. bei
  Orthostasestörung, zentrale Gleichgewichtsstörung, TIA, Morbus Menière
- **Synkopen** u.a. bei
  vagovasaler Synkope, Karotissinus-Syndom, Epilepsie

- **Erschöpfung** u.a. bei
  Tumorerkrankungen, Infektionen, Anämie, Hepatitis, Niereninsuffizienz, Depressionen
- **Ödeme** u.a. bei
  Varikosis, Lymphabflussstörungen, Eiweißmangel, Malassimilation, Glomerulonephritis, erhöhten Aldosteronspiegeln
- **Zyanose** u.a. bei
  COPD, Polyglobulie, Intoxikationen

Antwort 5 ▶ Wie werden Herzerkrankungen behandelt?

Chronische Herzinsuffizienz
- **Allgemeinmaßnahmen:** Angemessene, aber keine vollständige körperliche Schonung, Gewichtsabnahme, Beschränkung von Trinkmenge und Kochsalzzufuhr
- **Medikamente:** ACE-Hemmer, Betablocker, Digitalis, Diuretika, Aldosteronantagonisten, Nitrate

Koronare Herzkrankheit
- **Stabile Angina:** Risikofaktoren abbauen (LDL-Cholesterin <130 mg/dl, HbA1c bei Diabetes <7%, Blutdruck <130/85 mm Hg, nicht Rauchen); Betablocker, ASS, Nitropräparate, Kalziumantagonisten
- **Instabile Angina:** Notfall! Erstbehandlung wie beim akuten Infarkt, Heparinisierung, Intensivstation
- **Akuter Herzinfarkt:** Erstmaßnahmen (Ruhe bewahren) mit O_2-Gabe, Nitrospray (wenn Blutdruck >110 mm Hg) und lockern enger Kleidung; dann iv-Gabe von ASS und Morphin sowie Behandlung akuter Komplikationen (akutes Pumpversagen, Herzrhythmusstörungen v.a. Kammertachykardie und -flimmern), wenn möglich wird noch im Rettungswagen die Thrombolyse eingeleitet; stationär erfolgen Lyse, PTCA oder die Bypass-OP; in der Anschlussheilbehandlung muss der Patient lernen, seine Risikofaktoren zu vermeiden und sich angemessen zu bewegen (Koronarsportgruppe); die Medikamente entsprechen denen bei stabiler Angina

Erworbene Herzfehler
- **Mitralinsuffizienz:** ACE-Hemmer, Nitrate und Diuretika; Digitalis bei tachykardem Vorhofflimmern; bei Herzinsuffizienz III operativer Klappenersatz
- **Mitralstenose:** körperliche Schonung; Diuretika oder Digitalis (bei Vorhofflimmern; dann auch Emboliprophylaxe mit Marcumar®); chirurgisch Klappensprengung oder Einbau mechanischer Klappenprothese
- **Aorteninsuffizienz:** Endokarditisprophylaxe; Behandlung eines arteriellen Hochdrucks; bei Linksherzinsuffizienz Klappenersatz
- **Aortenstenose:** jede hohe Belastung muss vermieden werden; die medikamentöse Therapie wird mit dem Patienten abgestimmt; immer Endokarditisprophylaxe, bei Synkopen, Stenokardien oder Linksinsuffizienz ist Klappen-OP nötig

Entzündliche Herzkrankheiten und Kardiomyopathie
- **Endokarditis:** Antibiotika in Kombination über 4-6 Wochen; bei Klappenzerstörung Klappenersatz; immer Endokarditisprophylaxe
- **Myokarditis:** wenn akut symptomatisch, muss Patient intensivmedizinisch behandelt werden
- **Perikarditis:** Behandlung ist von Ursache abhängig; Komplikationen in Form von Verwachsungen oder Kalkauflagerungen werden chirurgisch behandelt
- **Dilatative Kardiomyopathie:** wie chronische Herzinsuffizienz; bei paroxysmaler Kammertachykardie Versorgung mit AICD; in schweren Fällen mechanische Pumpunterstützung des Herzens und Herztransplantation

Herzrhythmusstörungen
- **Bradykardie:** auslösende Faktoren vermeiden; sonst Herzschrittmacher
- **Tachyarrhythmie:** Versuch der medikamentösen Rhythmisierung oder Kardioversion; bei chronischem tachykardem Vorhofflimmern Marumarisierung
- **Präexzitationssyndrom:** Katheterablation während der EPU
- **Kammertachykardie:** Notfall; medikamentöse oder elektrische Therapie
- **Kammerflimmern:** Defibrillation

IM DIALOG 7

Antwort 1 ▶ Wie können Sie annehmen, dass die Gefäße gesund sind?

Dass keine Erkrankungen der arteriellen oder venösen Durchblutung bestehen, ist anzunehmen, wenn folgende Befunde und Fakten vorliegen:
- Die Haut ist beidseits gleichmäßig warm, nicht verhärtet und nicht krankhaft verfärbt
- Es liegen keine Ödeme vor
- Die Pulse sind seitengleich tastbar
- Die Lagerungsprobe nach Ratschow ist unauffällig
- Der Blutdruck ist bei mehrmaliger Messung normal
- Der Schellong-Test ist unauffällig
- Die Gehstrecke des Patienten ist nicht eingeschränkt und der Patient beklagt keine Schmerzen
- Es bestehen keine Risikofaktoren für die Arteriosklerose

Antwort 2 ▶ Wie wird das Gefäßsystem untersucht?

- Anamnese v.a. auf familiäre Vorkommnisse, Schmerzen, Gehstrecke
- Palpation der Pulse
- Inspektion der Haut auf Wärme, Beschaffenheit und Ödeme
- Lagerungsprobe nach Ratschow
- Schellong-Test und Kipptisch-Untersuchung
- Apparativ
  Dopplersonografie
  Angiografie, z.B. digitale Subtraktionsangiografie
  Phlebografie
- Laufbandergometrie
- Langzeit-Blutdruckmessung

Antwort 3 ▶ Welche Symptome weisen auf eine Erkrankung der Gefäße hin?

- Ödeme der Unterschenkel
- Pulsdifferenzen im Seitenvergleich
- Fehlende Pulse
- Veränderungen der Haut nach Dicke, Farbe und Temperatur
- Schmerzen und Nekrosen
- Eingeschränkte Gehstrecke
- Kreislaufregulationsstörungen v.a. Schwindel und Benommenheit

Welche Erkrankungen können ebenfalls zu Gefäßsymptomen führen?

◀ Antwort 4

- **Hautveränderungen**
  Anämie, Pigmentstörungen, Nierenfunktionsstörungen, chronische Hepatitis, Ekzeme, Erkrankungen der Haut, Hypothyreose
- **Ödeme**
  Störungen des Eiweißstoffwechsels, Herzinsuffizienz, Lymphabflussstörungen, lokale allergische Reaktionen, Entzündungen
- **Schmerzen**
  Arthrosen, Entzündungen der Gelenke bei systemischen Erkrankungen (Kollagenosen, Morbus Crohn u.a.), Osteoporose, Osteomalazie, Neuropathien, Tumore
- **Pulsdefizite**
  Herzrhythmusstörungen, bes. nicht als Pulswelle weitergeleitete Extrasystolen
- **Schwindel**
  Linksherzinsuffizienz, Bradykardien u.a. Arrhythmien, Gleichgewichtsstörungen, Erkrankungen von Hirnstamm oder Kleinhirn

Wie werden Erkrankungen der Gefäße behandelt?

◀ Antwort 5

Periphere arterielle Verschlusskrankheit
- **Stadium IIa:** Gehtraining, vasoaktive Medikamente
- **Stadium IIb und III:** Angioplastie (Ballonkatheter), Infusionstherapie mit Prostanoiden, Hämodilution
- **Stadium IV:** absolute Bettruhe (auch im Stadium III), Schmerzmittel, keine Kompressionsmaßnahmen; Therapie wie beim akuten arteriellen Verschluss; es droht der Verlust der Extremität

Akuter arterieller Verschluss
- Tieflagerung des Beines, Watteverbände, lokale Wärme, Morphin, Heparin, Thrombolyse, chirurgische Maßnahmen

Orthostase-Störung
- Ausreichende Bewegung, ausreichende Flüssigkeitszufuhr, Essen in kleinen Mahlzeiten, Vermeiden von zu langem Stehen; reichen diese Maßnahmen nicht aus, müssen Antihypotonika gegeben werden

Arterielle Hypertonie
- **Allgemeine Maßnahmen:** Verzicht auf orale Kontrazeptiva, keine Sympathikomimetika einnehmen, Lakritze meiden, Kochsalz pro Tag <5 g; ausreichende Bewegung ohne Kraftsport; Stressabbau
- **Medikamente:** Diuretika, Betablocker, Kalziumantagonisten, ACE-Hemmer, AT-2-Antagonisten – beginnend als Monotherapie, dann ggf. Kombinationen

Thrombophlebitis
- Kompressionsmaßnahmen und unbedingt Bewegung, lokal kühlende Umschläge, NSAR

Phlebothrombose
- Schnellste Beseitigung des Thrombus wegen Gefahr der Lungenembolie; Heparingabe, Thrombolyse oder chirurgische Thrombektomie; anschließend Marcumarisierung

Chronisch venöse Insuffizienz und postthrombotisches Syndrom
- Physikalische Therapie mit Wechselgüssen und Kompressionsmaßnahmen, ausreichende Bewegung, ggf. chirurgische Entfernung oder Sklerosierung von Stammvarizen

Lymphödem
- **Primäres Lymphödem:** physikalische Entstauungstherapie mit manueller Lymphdrainage, Kompressionstherapie mit Kurzzugbinden und Kompressionsstrümpfen; Bewegungstherapie – keine Diuretika
- **Sekundäres Lymphödem:** Behandlung der Ursache und physikalische Entstauungstherapie, Übergewicht senken, nicht Barfuss-Gehen

Schock
- **Allgemeinmaßnahmen:** Schocklagerung oder stabile Seitenlage in der Erstversorgung, Atemwege freihalten, venösen Zugang legen und Volumengabe (außer bei manifester Herzinsuffizienz)
- **Hypovolämischer Schock:** Beseitigung des Volumenmangels und Anheben des Hb auf 10-12 g/l
- **Kardiogener Schock:** Intensivmedizinische Behandlung mit Katecholaminen, Therapie der Herzrhythmusstörungen; ggf. aortale Ballonpulsation
- **Septischer Schock:** Unterbrechung der Endotoxinzufuhr und Antibiotika nach Resistenzprüfung; Volumengabe und Behandlung der Verbrauchskoagulopathie
- **Anaphylaktischer Schock:** Volumengabe, Kortikosteroide, Antihistaminika und Adrenalin; Betamimetika bei Bronchospastik

IM DIALOG 8

Wie ist festzustellen, dass das Atmungssystem gesund ist?

◀ Antwort 1

Wenn ...
- ... der Atemrhythmus (Atemtiefe und Frequenz der Atemzüge) normal sind
- ... in der Anamnese weder Husten noch Auswurf oder wiederholte Infekte der Luftwege vorliegen
- ... keine auffälligen Atemgeräusche zu hören sind
- ... der Patient nicht heiser ist
- ... der Patient uneingeschränkt belastbar ist
- ... die Werte der Spirometrie (Vitalkapazität, Sekundenkapazität) im Normbereich liegen

dann liegt kein Hinweis auf eine Erkrankung der Atemwege vor.

Wie werden die Atmungsorgane untersucht?

◀ Antwort 2

- Röntgen Thorax
- CT
- MRT
- Spezielle Bildgebende Verfahren (Lungenperfusionsszintigrafie, Pulmonalisangiografie)
- Spirometrie
- Bronchoskopie
- EKG (Cor pulmonale?)
- Labor: Diffenzialblutbild, Blutgasanalyse

Welche Leitsymptome weisen auf eine Erkrankung der Atmungsorgane hin?

◀ Antwort 3

- Dyspnoe
- Husten mit oder ohne Auswurf
- Störungen des Atemrhythmus (Tachypnoe, Bradypnoe, Hyperventilation, Hypoventilation)
- Pathologische Atemgeräusche wie Rasselgeräusche, Stridor oder Giemen bei der Auskultation
- Seitenungleiche Dämpfung bei der Perkussion oder seitenungleicher Stimmfremitus
- Heiserkeit
- Zyanose
- Respiratorische Insuffizienz mit Einsatz der Atemhilfsmuskulatur

Antwort 4 ▶ **Welche Erkrankungen können mit Atemstörungen einhergehen?**

- Fieber
- Anämie
- Thoraxverletzungen
- Koma (z.B. ketoazidotisches Koma mit Kussmaul-Atmung bei Diabetes mellitus)
- Herzinsuffizienz (Belastungsdyspnoe, Orthopnoe)
- Intoxikationen
- Schädelhirntrauma (Cheyne-Stokes-Atmung)
- Schlafapnoesyndrom
- Hyperthyreose
- Psychische Ausnahmesituation mit Hyperventilation

Antwort 5 ▶ **Wie werden Erkrankungen der Atemwege behandelt?**

- **Asthma bronchiale**
  Betamimetika, Bronchodilatatoren, Glukokortikoide, Mukolytika, O_2 nach Bedarf, Hyposensibilisierung
- **COPD**
  O_2 nach Bedarf und entsprechend dem paO_2, Bronchodilatatoren, Parasympathikolytika, Glukokortikoide nach Bedarf
- **Pneumonie**
  Antibiotika, Mukolytika, O_2-Gabe, Antitussiva
- **Tuberkulose**
  Tuberkulostatika
- **Sarkoidose**
  Glukokortikoide, Therapie der Symptome
- **Bronchialkarzinom**
  Je nach TNM-Stadium und Histologie chirurgische Intervention, Bestrahlung und Chemotherapie
- **Lungenembolie**
  Sauerstoff, Heparinisierung, Thrombolyse; falls diese nicht möglich ist chirurgische Embolektomie

IM DIALOG 9

IM DIALOG
ü 2
LE 9

Wie ist festzustellen, dass die Nieren normal arbeiten?
◀ Antwort 1

Man bestimmt die Kreatinin-Clearance aus der Konzentration von Kreatinin im Plasma und im 24-h-Sammelurin; daraus ermittelt das Labor die glomeruläre Filtrationsrate (GFR). Dieser Wert beträgt 125 ml/min im Durchschnitt (100-160 ml/min/1,73 m²). Er hängt vom Alter ab.

Wie wird die Niere untersucht?
◀ Antwort 2

- Anamnese mit der Frage besonders nach Gewichtsveränderungen, Änderungen der Leistungsfähigkeit und nach Vorerkrankungen
- Inspektion auf Hautveränderungen und Ödeme
- Ultraschall von Blase, Nieren, Suche nach Steinschatten, Beurtelung des Nierensaums, Seitenvergleich beider Nieren, Frage nach Stauungszeichen, und nach Zysten
- Röntgen mit orientierender Übersicht Orientierung und Suche nach Fehlbildungen
- Infusionsurografie mit der Frage nach Steinen und der seitengleichen Ausscheidung
- CT bei Verdacht auf Tumore
- Szintigrafie zur Beurteilung der Ausscheidung
- Zystoskopie mit Biopsie für histologischen Befund
- Blutuntersuchung: Retentionswerte (Kreatinin, Harnstoff), Antikörper, Elektrolyte
- Urinuntersuchung: Menge, Konzentration, Sediment, Steinanalyse und vor allem Teststreifen auf Leukozyten, Albumin, Glukose und Erythrozyten u.a.

Welche Leitsymptome machen auf eine Nierenerkrankung aufmerksam?
◀ Antwort 3

Leitsymptomatik
- Dysurie + Pollakisurie
- Dysurie + Fieber
  + Flankenklopfschmerz
  + Leukozyturie + Hämaturie
- Erythrozyturie + Albuminurie
  + Ödeme + Hochdruck
- Symptome der Glomerulonephritis
  + Bluthusten (Hämoptysen)

Krankheitsbild
- unterer Harnwegsinfekt (Zystitis)
- oberer Harnwegsinfekt (Pyelonephritis)
- Glomerulonephritis
- Goodpasture-Syndrom

Leitsymptomatik	Krankheitsbild
■ Proteinurie + Lipidurie + massive Ödeme + Thromboseneigung	■ Nephrotisches Syndrom
■ Plötzliche Oligurie/Anurie + Eintrübung + Hyperhydratation + Anstieg des Kreatinin i.S.	■ Akutes Nierenversagen
■ Leistungsschwäche + Hypertonie + Hyperhydratation + Psychosyndrom + Pruritus + Uringeruch + Anämie + restless legs + Knochenschmerzen	■ Chronische Niereninsuffizienz (Urämie)
■ Kolik + Hämaturie	■ Nierensteine
■ Ausgeprägte Hypertonie	■ Nierenarterienstenose
■ Schmerzlose Hämaturie + Flankenschmerz + tastbarer Tumor	■ Nierenkarzinom

Antwort 4 ▶ Wenn nicht die Nieren erkrankt sind – was könnte sonst vorliegen?

Bei allen „renalen" Symptomen, vor allem beim Auftreten von Ödemen, muss eine Herzinsuffizienz, ein venöses Stauungsödem bzw. ein Lymphödem ausgeschlossen werden. Ödeme können auch bei Leberzirrhose und allen Störungen des Eiweißstoffwechsels auftreten. Weiter sind eine Hypothyreose, eine Störung der Sekretion von ADH (s. LE 12) oder Ödeme auslösende Medikamente auszuschließen.

Antwort 5 ▶ Welche Therapien stehen zur Verfügung?

- **Zystitis**
  Trinkmenge erhöhen, lokale Wärme
- **Pyelonephritis**
  Trimetoprim/Sulfomethoxazol oder Gyrasehemmer oder Cephalosporine, Spasmolytika, Trinkmenge steigern, Ursache beseitigen
- **Glomerulonephritis**
  Je nach Ursache Immunsuppression, Ödeme ausschwemmen (Kaliumkontrolle), Zufuhr von Kochsalz reduzieren, Eiweißarme Diät, Hochdruck und Diabetes mellitus einstellen, Lipidsenkung, ACE-Hemmer, Thromboseprophylaxe
- **Akutes Nierenversagen**
  Dialyse (Hämofiltration); Infusionstherapie in der polyurischen Phase
- **Niereninsuffizienz**
  Maßnahmen wie bei chronischer Glomerulonephritis; vor allem Therapie der Ursache
- **Nierensteine**
  Schmerzbekämpfung, ESWL oder urologische Steinentfernung

IM DIALOG 10

Wie ist festzustellen, dass das Verdauungssystem gesund ist?

◀ Antwort 1

IM DIALOG
Ü 2
LE 10

Das Verdauungssystem setzt sich aus verschiedenen Organeinheiten zusammen und kann mit einer komplexen mechanisch-chemischen Anlage verglichen werden, bei der ein Modul wie ein Zahnrad das andere in Aktion bringt. Die Frage lautet daher, ob alle Module des Systems einwandfrei arbeiten oder ob Symptome vorliegen, die auf eine Erkrankung hinweisen. Wenn Symptome bestehen, muss nach dem erkrankten Modul gesucht werden. Ein gesundes, einwandfrei funktionierendes Verdauungssystem liegt mit hoher Wahrscheinlichkeit vor, wenn die folgenden Fragen in der Anamnese mit „nein" beantwortet werden können oder nachstehende Befunde nicht vorliegen.

Anamnestische **Fragen** an den Patienten, die verneint werden müssen:
- Leiden Sie manchmal an Übelkeit oder müssen Sie sich übergeben?
- Haben Sie an Gewicht verloren?
- Haben Sie keinen Appetit mehr?
- Können Sie alles essen?
- Können Sie einwandfrei schlucken?
- Haben Sie Sodbrennen?
- Fühlen Sie sich nach dem Essen gebläht oder haben Sie unabhängig von den Mahlzeiten ein Völlegefühl?
- Können Sie regelmäßig und ohne Beschwerden auf die Toilette gehen? Müssen Sie manchmal mit Abführmitteln nachhelfen?
- Haben Sie Durchfall?
- Sieht Ihr Stuhl normal aus?
- Hatten Sie schon einmal den Verdacht, dass Blutspuren im Stuhl waren?
- Haben Sie irgendwelche Beschwerden oder Schmerzen im Bauchbereich? Andere Schmerzen?
- Spüren Sie manchmal einen unerklärlichen Juckreiz?
- Fühlen Sie sich kraftlos? Müde?
- Waren Sie in den letzten Monaten im Ausland gewesen?
- Trinken Sie mehr als ein Bier oder ein Glas Wein am Tag?

Befunde, die nicht vorliegen dürfen:
- Ikterus bzw. Sklerenikterus
- Aszites
- Hämorrhoiden
- Kratzspuren auf der Haut
- Blutungen im Bereich von Haut oder Schleimhaut
- Rhagaden der Mundwinkel
- Hautveränderungen jedwelcher Art
- Gespannte, harte Bauchdecken
- Bild einer Verhaltens- oder Persönlichkeitsstörung

Antwort 2 ▶ Wie wird das Verdauungssystem untersucht?

- Körperliche Untersuchung mit Beachtung der in Frage 1 genannten Befunde
- Ultraschall mit Blick auf Leber und Gallensystem, Pankreas, Milz und abdominelle Lymphknoten
- Röntgenübersicht des Abdomens
- Endoskopische Verfahren
  Ösophago-Gastro-Duodenoskopie (ÖGD), endoskopische retrograde Cholangio-Pankreatografie (ERCP), Koloskopie, Rektoskopie und Proktoskopie, Endosonografische Methoden
- Labor bes. in der Leberdiagnostik: GPT, GOT, GLDH, γ-GT, CHE, alkalische Phosphatase, Bilirubin (Gesamt-, direktes und indirektes Bilirubin), Albumin, Quick-Wert, Lipase und α-Amylase (s. Ü 1: Laborwerte)
- Funktionsdiagnostik: Lactosetoleranz-Test, Harnstoff-Atemtest, H2-Atemtest, Schilling-Test, Langzeit-pH-Messung, Ösophagusmanometrie
- Stuhluntersuchung, bes. Hämoccult-Test, Kulturen aus warmem Stuhl, Fettgehalt bei Steatorrhoe

Antwort 3 ▶ Welche Leitsymptome liegen bei Erkrankungen des Verdauungssystems vor?

- Übelkeit
- Erbrechen von Nahrung
- Erbrechen von Blut (Hämatemesis)
- Schluckstörungen (Dysphagie, Achalasie)
- Sodbrennen
- Meteorismus
- Diarrhöe
- Obstipation
- Blut im Stuhl
- Bauchschmerzen (s. au. Ü 1: Leitsymptome)
- Ikterus
- Gewichtsverlust
- Aszites

Antwort 4 ▶ Welche Erkrankungen können dieselben Symptome aufweisen wie Krankheiten des Verdauungssystems?

Die Symptome und Befunde von Erkrankungen des Verdauungssystems können sich in fast allen Fällen dem Gastrointestinaltrakt zuordnen lassen und werden durch gezielte Diagnostik auf bestimmte Organe des Systems abgegrenzt. Bei den folgenden vier Symptomen besteht diese Klarheit jedoch nicht

Erbrechen
Gastrointestinal: Erkrankungen des Magens, Ileus, Pankreaserkrankungen, Cholezystitis
Neurologisch: Migräne, zentraler Schwindel, Hirndrucksteigerung, Enzephalitis, Schwangerschaft
Kardial: Hinterwandinfarkt, Hochdruckkrise
Intoxikationen

Bauchschmerzen
Appendizitis, Cholezystitis mit Reizung des Peritoneums, Ileus (mechanisch), Ulkuskrankheit, Pankreatitis, Herzinfarkt (Hinterwandbereich), Ovarialzyste, Extrauteringravidität, Verletzungen (stumpfes Bauchtrauma), Erkrankungen der ableitenden Harnwege

Müdigkeit und Erschöpfung
Funktionelle Ursachen, chronic fatigue Syndrom, Schlafapnoe-Syndrom, (larvierte) Depressionen, Tumore, chronische Infektionen, Anämie, Niereninsuffizienz

Gewichtsverlust
Mangelernährung, Diäten, Diabetes mellitus, Malassimilation, Tumore, alle Erkrankungen, die mit verminderter Nahrungszufuhr oder gestörter Verdauung einhergehen, Essstörungen, Hyperthyreose, COPD (Typ pink puffer, chronische Infektionen mit Auszehrungssyndrom (z.B. AIDS)

Wie werden Erkrankungen des Verdauungssystems behandelt?

◀ Antwort 5

Immer steht die Beseitigung der Ursachen im Vordergrund: Fehlernährung, Alkohol, Stress und soziale Faktoren, Begleiterkrankungen und andere Auslöser

Ösophagus
Hernien und Divertikel erfordern die chirurgische Intervention; auch bei Refluxösophagitis muss die Ursache meist durch OP beseitigt werden

Magen
Im Vordergrund stehen Medikamente gegen die Bildung von Säure oder Antazida neben Medikamenten zur Verbesserung der Magenmotorik; bei Nachweis des Helicobacter pylori muss dieser mit Protonenpumpenhemmern und Antibiotika behandelt werden (Eradikation); Tumoren oder Komplikationen der Ulkuskrankheit müssen chirurgisch behandelt werden

Ileus
Sofortige OP bei mechanischem Ileus; Behandlung der Ursache beim paralytischen Ileus und Unterstützung der Darmmotorik (Infusionen mit Prostigmin)

Gastroenteritis
Bekämpfung des Erregers, Volumensubstitution, ggf. prophylaktische Impfungen; Antihelmetika bei Wurmerkrankungen

Malassimilation
Vermeidung von unverträglicher Ernährung, Vermeidung von Fehlernährung, Substitution mangelnder Nährstoffe

Morbus Crohn
Im akuten Schub 5-Aminosalizylsäure (5-ASA) und Glukokortikoide, wenn nötig auch Immunsuppressiva; bei Fisteln OP und Antibiotikagabe; Volumen und Elektrolyte nach Bedarf; begleitende Psychotherapie und Unterstützung durch Selbsthilfegruppen

Colitis ulcerosa
5-ASA und Glukokortikoide entsprechend dem klinischen Verlauf; chirurgische Maßnahmen (Kolektomie und Anlage eines Pouch) wenn Medikamente nicht reichen

Kolonkarzinom
Chirurgische Entfernung des Tumors und ggf. der Metastasen; wenn nötig Anlage eines Enterostomas; adjuvante Chemotherapie und konsequente Nachsorge wegen Rezidivgefahr

Akute Hepatitis
Eine spezifische Therapie gibt es nicht; stationäre Versorgung (Diät, Flüssigkeitssubstitution), wenn die GPT ansteigt

Chronische Hepatitis B und C
Gabe von α-Interferon in Kombination mit Virostatika (Ribavirin) je nach Höhe der Transaminasen

Leberzirrhose
Behandlung hängt vom Ausmaß der Symptome ab:
- Pfortaderhochdruck mit Betablocker und Nitraten
- Aszites: NaCl-arme Diät, Diuretika (Lasix®) und Aldosteronantagonisten (Aldactone®); Gabe von Albumin; bei Bedarf Punktion; ggf. Anlage eines peritoneovenösen Shunts
- Ösophagusvarizen: notfallmäßig Blakemore-Sengstaken- oder Linton-Nachlass-Sonde anlegen
- Lebertransplantation, wenn möglich und keine Kontraindikationen vorliegen

Cholezystitis
- **Akute Cholezystitis:** schnellst mögliche Cholezystektomie;

Cholelithiasis
- konservativ Magensonde, parenterale Ernährung, Antibiotika
- **Chronische Cholezystitis:** Cholezystektomie
- **Cholelithiasis:** akut Spasmolytika und Analgetika, über ERCP oder selten operativ Entfernung eingeklemmter Steine; medikamentöse Litholyse bei kalkfreien Cholesterinsteinen; alternativ ESWL

Pankreatitis
- Akute Pankreatitis: Intensivstation, Duodenalablaufsonde, parenterale Ernährung und Volumengabe nach ZVD, Analgetika, Antibiotika; ERCP mit Papillotomie; wenn Klinik besser, vorsichtiger Nahrungsaufbau
- Chronische Pankreatitis: Alkoholkarenz, kleine fettarme Mahlzeiten, Analgetika nach Bedarf; ggf. Blockade der Schmerzleitung

IM DIALOG 11

Antwort 1 ▶ Wie ist festzustellen, dass ein normal funktionierender Stoffwechsel vorliegt?

In jedem Fall sind Laboruntersuchungen nötig, um frühzeitig Störungen der Stoffwechselprozesse im Organismus zu erkennen – bevor sie zu Symptomen oder zu Organschäden führen. Die Vorsorgeuntersuchungen beim Erwachsenen und Kind schließen immer den Ausschluss von Fehlfunktionen im Stoffwechsel ein. Wenn die Familienanamnese keine besonderen Hinweise liefert, keine übermäßige Adipositas vorliegt, die Kriterien des metabolischen Syndroms und besonders eines Diabetes mellitus ausgeschlossen sind, das Blutbild und die Leberwerte normal sind – dann kann von einem normal funktionierenden Stoffwechsel ausgegangen werden.

Antwort 2 ▶ Wie werden die Stoffwechselfunktionen untersucht?

Im Mittelpunkt steht das klinische Labor:
- **Diabetes mellitus**
  Nüchternblutzucker, ggf. oraler Glukosetoleranztest, HbA1c
- **Fettstoffwechselstörungen**
  Bestimmung von Gesamtcholesterin, Triglyzeriden und der Lipoproteine LDL und HDL; bei kardiovaskulären Krankheiten werden auch die Apo-Proteine und das Homozystein bestimmt
- **Gicht**
  Harnsäurespiegel im Serum
- **Eisenstoffwechsel**
  Serum-Fe, Ferritin, Blutbild
- **Kupferstoffwechsel**
  Leberenzyme (Transaminasen), Bilirubin, Cu-Spiegel, Ceruloplasmin
- **Porphyrie**
  Analyse der verschiedenen Schritte der Hämoglobinsynthese

Antwort 3 ▶ Welche Leitsymptome weisen auf eine Stoffwechselerkrankung hin?

- **Diabetes mellitus**
  Polydipsie, Polyurie, Hinweise auf Exsikose (erhöhter Hämatokrit), eingeschränkte Belastbarkeit und frühe Ermüdung, Muskelkrämpfe, Gewichtsabnahme, Komplikationen des Diabetes mellitus wie Wundheilungsstörungen, Neuropathie und Sehschwäche. Beim Typ-1-Diabetes ist das ketoazidotische Koma häufig das Erstsymptom der Krankheit

- **Fettstoffwechselstörungen**
  Es besteht fast immer ein Übergewicht mit BMI 30 oder höher; wegweisende Symptome liegen aber nicht vor. Bei Gefäßkrankheiten, v.a. Makroangiopathien wie Herzinfarkt, Schlaganfall oder peripherer Verschlusskrankheit wirf oftmals eine Fettstoffwechselstörung erkannt
- **Gicht**
  Akute, stark schmerzhafte Entzündung des Großzehengrundgelenks
- **Eisenstoffwechsel**
  Hypochrome Anämie
- **Kupferstoffwechsel**
  Leberzirrhose und zentralnervöse Störungen (Tremor, Sprachstörung, Verhaltensstörung)
- **Porphyrie**
  Erhöhte Lichtsensibilität mit blasenbildenden Dermatosen und Veränderungen im Urin; neurologische Symptome

Welche Erkrankungen können mit Stoffwechselstörungen einhergehen?

◀ Antwort 4

Diese Frage lässt sich nicht einfach beantworten, da fast alle nicht traumatischen Erkrankungen von Veränderungen des Stoffwechsels begleitet werden

Wie werden Erkrankungen des Stoffwechsels behandelt?

◀ Antwort 5

- **Diabetes mellitus**
  Typ 1: Insulinzufuhr entsprechend dem Bedarf, der sich aus der Zufuhr von Kohlenhdyraten (auf Diät achten) und der körperlichen Belastung ergibt
  Typ 2: Reduktion der Risikofaktoren, die vor allem im metabolischen Syndrom zusammengefasst sind. Die Umstellung der Ernährung und konsequente Bewegung stehen im Mittelpunkt der Behandlung – und natürlich die Einsicht und Mitwirkung des Patienten an seiner Erkrankung. In Abhängigkeit des HbA1c werden orale Antibiotika oder/und Insulin als konventionelle oder intensivierte, konventionelle Insulintherapie gegeben
- **Fettstoffwechselstörungen**
  Reduktion von Übergewicht und Vermeidung unnötiger Fettzufuhr; Lipdsenkung durch Statine und andere Medikamente; ggf. Lipidapherese
- **Gicht (Hyperurikämie)**
  Konsequente Diät mit Vermeidung von tierischen Produkten, v.a. Innereien, Hülsenfrüchten und Alkohol, v.a. Bier; im Anfall Gabe von Colchizin und NSAR, ggf. Glukokortikoide; als Dauertherapie bei erhöhten Harnsäurespiegeln Gabe von Allopurinol
- **Eisenstoffwechsel**
  Behandlung der Ursache
- **Porphyrie**
  Keine spezifische Therapie; die Behandlung hängt von der Art der Porphyrie ab

IM DIALOG 12

Antwort 1 ▶ **Ist das Hormonsystem gesund?**

Diese Frage lässt sich nicht mit einer einfachen Antwort erklären. Das System der Hormone ist vielseitig und wird von vielen Hormondrüsen getragen. Die Wirkung der Hormone ist spezifisch für verschiedene Organe und unterschiedlich in den verschiedenen Lebensstufen. Deshalb fragen wir nach den einzelnen Hormonsystemen:

- Liegt eine **Struma** vor?
  Wenn die Palpation und Inspektion des Halses unauffällig sind, besteht keine Struma.
- Besteht eine **Unterfunktion der Schilddrüse**?
  Hat der Patient an Gewicht zugenommen? Friert er leicht? Neigt er zu Obstipation? Ist die Herzfrequenz herabgesetzt? Wirkt er verlangsamt und hat er Denkschwächen? Ist die Pubertät zu früh eingetreten? Liegen Zyklusstörungen vor oder ist die Libido gestört? – Wenn all diese Fragen unauffällig beantwortet werden könne, ist eine Hypothyreose, d.h. die Unterfunktion der Schilddrüse, unwahrscheinlich.
- Besteht eine **Überfunktion der Schilddrüse**?
  Neigt der Patient zum Schwitzen? Ist er körperlich wenig belastbar und weist einen beschleunigten Puls auf? Ist es ihm immer zu warm? Zittern seine Hände? Ist er auffallend nervös? – Ein Ausschluss dieser Befunde macht eine Hyperthyreose unwahrscheinlich
- Funktioniert das **Nebennierenmark** richtig?
  Wenn der Patient weder unter Kopfschmerzen, Schweißausbrüchen und einer starken Pulsbeschleunigung in Ruhe leidet, ist eine übermäßige Ausschüttung von Katecholaminen unwahrscheinlich.
- Liegt eine **Störung der Nebennierenrinde** vor?
  a) Hat der Patient einen zu hohen Blutdruck, Muskelschmerzen und einen unregelmäßigen Puls? Ist das nicht der Fall, dann ist eine übermäßige Produktion von Mineralokortikoiden unwahrscheinlich.
  b) Wenn der Blutdruck normal ist, kein Vollmondgesicht und keine Stammesfettsucht bestehen, keine Hinweise auf einen Diabetes mellitus vorliegen und der Patient keine Ödeme aufweist, sind die Werte für Kortisol wahrscheinlich normal bzw. die Dosis an zugeführten Glukokortikoiden nicht zu hoch.
  c) Wenn der Patient keinen Hunger nach Salz hat, der Puls regelmäßig tastbar und der Blutdruck normal ist, der Patient keine Übelkeit und keine unerklärliche Erschöpfung beklagt und seine Haut unauffällig ist, dann liegt wahrscheinlich keine Insuffizienz der Nebennierenrinde vor.
- Ist der **Kalziumhaushalt** in Ordnung?
  a) Hier stellt sich die Frage nach Durst und gesteigerter Harnausscheidung, nach Brechreiz, Gliederschmerzen und Muskelschwäche. Weiter muss gefragt werden, ob der Patient an einem Magengeschwür leidet oder Niere- oder Gallensteine bekannt sind. Ist das alles ausgeschlossen, dürfte kein erhöhter Kalziumspiegel vorliegen und damit auch keine Störung der beteiligten Hormone bestehen.

b) Ein erniedrigtes Kalzium würde sich durch gesteigerte muskuläre Erregbarkeit zeigen. Bestehen weder Muskelkrämpfe oder Sensibilitätsstörungen sind eine Hypokalziämie und ein Mangel an Vitamin D unwahrscheinlich.

IM DIALOG

Ü 2

LE 12

Wie wird das Hormonsystem untersucht?

◀ Antwort 2

- **Schilddrüse**
  Anamnese, Klinik, Labor (Thyroxin und Trijodthyronin als f-T4 und f-T3, TSH, Antikörper), Szintigrafie, Sonografie, Feinnadelbiopsie
- **Nebenschilddrüsen**
  Kalzium i. S., Kalziumausscheidung im Urin, Bestimmung des Parathormons; Aktivität des Knochenstoffwechsels durch alkalische Phosphatase
- **Nebennierenmark**
  Katecholamine im Plasma und im Urin; Bildgebende Verfahren
- **Nebennierenrinde**
  Klinik, Bestimmung des Kortisols im Plasma und im 24-h-Urin, Na- und K-Spiegel i. S.; bildgebende Verfahren; Dexamethason-Test

Gibt es Leitsymptome für eine hormonelle Erkrankung?

Die Antwort auf diese Frage findet sich in den Überlegungen der Frage 1. ◀ Antwort 3

Welche anderen Krankheiten könnten vorliegen?

Diese Frage lässt sich nicht einfach beantworten. Wenn hormonelle Störungen als Grund für bestimmte Beschwerden ausgeschlossen sind, müssen die jeweiligen Organsysteme auf ihre Krankheiten hin untersucht werden. ◀ Antwort 4

Welche Therapien stehen bei Erkrankungen des Hormonsystems zur Verfügung?

◀ Antwort 5

- **ADH-Mangel** (Diabetes insipidus)
  Gabe des antidiuretischen Hormons als Nasenspray
- **Hypophyseninsuffizienz**
  Ersatz der fehlenden Hormone
- **Struma**
  Jodprophylaxe bei endemischem Vorkommen
- **Hyperthyreose**
  Thyreostatika, Strumektomie mit lebenslanger Gabe von Schilddrüsenhormon; ggf. Radiojod-Therapie

- **Thyreoiditis**
  entzündungshemmende Medikation, Antibiotika; ggf. Betablocker
- **Hypothyreose**
  Gabe von Schilddrüsenhormon
- **Schilddrüsenkarzinom**
  Thyreoidektomie und Radiojodtherapie
- **Störungen des Kalziumstoffwechsels**
  Therapie der Grundkrankheit
- **Überschuss an Aldosteron** (Conn-Syndrom)
  Entfernung der Nebenniere oder Gabe von Aldosteronantagonisten
- **Überschuss an Glukokortikoiden** (Cushing-Syndrom)
  Therapie der Grundkrankheit
- **Unterfunktion der Nebennierenrinde** (Morbus Addison)
  Substitution der fehlenden Rindenhormone
- **Überfunktion des Nebennierenmarks** (Phäochromozytom)
  Adrenalektomie

IM DIALOG 13

Sind das Blut und das Abwehrsystem des Patienten gesund?

◀ Antwort 1

Eine Störung der Funktion von Blut und Immunsystem würde sich in einer mangelhaften Funktion der einzelnen Blutbestandteile zeigen. Eine ausreichende, gemessen an den Normwerten durchschnittliche bis überdurchschnittliche Belastbarkeit weist auf einen ausreichenden Sauerstofftransport und Kohlendioxydabtransport durch die roten Blutkörperchen hin. Störungen im Bereich der weißen Blutkörperchen würden sich durch eine erhöhte Infektanfälligkeit zeigen. Liegt keine erhöhte Infektanfälligkeit vor, können wesentliche Störungen der Funktion der weißen Blutkörperchen ausgeschlossen werden. Kommt es bei Verletzungen zu einem raschen Stillstand der Blutung und Einsetzen der Gerinnung (Blutstillung) kann von einem normal funktionierendem Gerinnungssystem und gesunden Thrombozyten ausgegangen werden.

Wie werden das Blut und seine Parameter untersucht? ◀ Antwort 2

Blutbild

Zur Untersuchung des Blutes wird ein Blutbild angefertigt und mittels des Autoanalysers im Labor werden die Normwerte des Blutes errechnet. Das Blutbild beschreibt die Zusammensetzung der Zellen des Blutes nach Erythrozyten, Thrombozyten und der Differenzierung der Leukozyten. Die Fragestellung dieser Untersuchungen richtet sich nach den Normwerten von

- Hämatokrit
- Wert des Hämoglobins
- Zahl der Erythrozyten und Retikulozyten
- Zahl der Thrombozyten
- Zahl der Leukozyten

Zum großen Blutbild gehört auch die Bestimmung von MCV, MCH und MCHC – Werte mit denen die Anämien unterschieden werden. Weitere labormedizinische Untersuchungen gelten dem Eisenstoffwechsel (Eisen und Ferritin), aber auch dem Eisentransportprotein Transferrin, den Blutgruppen, den Plasmaproteinen, die in der Elektrophorese untersucht werden und der Frage nach Entzündungsparametern, wie Blutkörperchensenkungsgeschwindigkeit oder C-reaktives Protein.

Gerinnung

Gerinnung und Blutstillung werden durch Nachweis der Gerinnungsfaktoren zum einen, aber auch durch Prüfung der Gerinnung über den Quick-Test (Thromboplastinzeit) oder die PTT (partielle Thromboplastinzeit) untersucht. Diese Ergebnisse werden in die INR (International Normalized Ratio) umgerechnet. Bei Verdacht auf Blutbildungsstörungen muss eine Knochenmarksbiopsie (Punktion des Beckenkamms) durchgeführt werden. Bei Verdacht auf Erkrankungen des weißen Blutbildes, vor allem Lymphomen oder myeloproliferativen Erkrankungen werden ein CT, eine Knochenszintigrafie, Oberbauchsonografie und eine Röntgenübersicht durchgeführt.

Immunsystem
Immunstörungen oder auch Schwächen des Abwehrsystems durch Erkrankungen im HLA-System (Human Leucoyte Antigene) lassen sich durch spezifische immunologische Untersuchungen nachweisen. Daneben werden wichtige Informationen aus dem weißen Differenzialblutbild, den Entzündungsparametern und der Eiweißelektrophorese gewonnen.

Antwort 3 ▶ Welche Leitsymptome weisen auf eine Erkrankung des Blutes oder des Immunsystems hin?

Anämie
Die Leitsymptome einer Anämie, also einer Verminderung der Sauerstofftransportkapazität des Blutes, sind
- Schwäche und Müdigkeit
- Kopfschmerzen
- Schwindel (wobei sogar Synkopen auftreten können)
- Ohrensausen
- Dyspnoe
- Tachykardie bis zur Angina pectoris
- Blässe von Haut und Schleimhäuten

Häufig berichten die Patienten über Zungenbrennen oder Mundwinkelrhagaden, wobei sich das Symptommuster nach der Ursache der Anämie richtet

Polyglobulie
Bei einer Polyglobulie, der Zunahme der Erythrozyten, zeigt sich eine Gesichtsrötung und Blutfülle der Extremitäten (Plethora). Bei einem erhöhten Hämatokrit (>55%) tritt eine Zyanose mit der Ausbildung von Uhrglasnägeln auf.

Aplastische Anämie
Eine aplastische Anämie oder Panzytopenie zeigt sich durch massive Leistungseinschränkung, Fieber, Infekt und Blutungsneigung.

Leukämie
Leukämien haben gemeinsam das Symptommuster von
- Erschöpfung und Müdigkeit mit Anämie
- Einblutungen in die Schleimhäute oder die Haut bei Thrombozytopenie
- gehäufte Infekte durch Mangel an abwehrfähigen Granulozyten

Der Hinweis auf die Form der Leukämie ergibt sich durch ihre Verlaufscharakteristik.

Lymphome
Beim Morbus Hodgkin gehört zur Allgemeinsymptomatik ein leichter Juckreiz, Schwäche, Appetitverlust und alkoholbedingter Lymphknotenschmerz. Die Diagnose eines Morbus Hodgkin lässt sich aber nur durch Lymphknotenbiopsie sichern. Unterschieden werden hierbei auch eine A- und B- Symptomatik, wobei die B-Symptomatik sich zeigt durch
- Abnahme des Körpergewichts um 10% in 6 Monaten
- starkes nächtliches Schwitzen
- leichtes Fieber >38°

Gerinnungsstörungen
Störungen der Thrombozytenfunktionen zeigen sich vor allem durch Petechien oder eine Purpura. Es kann bei Abfall der Thrombozyten auf <1000/µl zu bedrohlichen Spontanblutungen kommen. Die Blutungszeit ist bei einer Thrombozytopenie verringert. Störungen der Bildung von Gerinnungsfaktoren lassen sich im Quickwert oder in der PTT erkennen.

Immunstörungen
Erkrankungen des Immunsystems zeigen sich als Allergien, d.h. Störungen der Abwehrreaktion bzw. als Überempfindlichkeitsreaktion. Diese Überempfindlichkeit können sich auf verschiedene Weise manifestieren:
- **Typ I** bei Asthma bronchiale, Neurodermitis, anaphylaktischen Reaktionen oder Arzneimittel bzw. Nahrungsmittelallergien auftreten (IGE vermittelt)
- **Typ II** bei einer Blutgruppenunverträglichkeit oder hämolytischen Anämien und vor allem als Arzneimittelnebenwirkungen
- **Typ III** bei chronischer Glomerulonephritis, rheumatoider Arthritis oder bei zahlreichen allergischen Lungenerkrankungen durch zirkulierende Komplexe von Antigen und Antikörpern
- **Typ IV** als T-Zellreaktion bei Organtransplantationen, Tuberkulose oder AIDS

Zahlreiche Immunerkrankungen zeigen sich als Autoimmunstörungen mit einem alterstypischen und geschlechtsabhängigen Verlauf. Bei einer Autoimmunerkrankung werden Antikörper gegen eigene Antigene gebildet.

Wenn die Gründe der Symptome in Frage 3 nicht durch Erkrankungen des Blutes verursacht werden – was könnte sonst vorliegen?

◀ Antwort 4

Die Leitmerkmale von Erkrankungen des Blutes und seiner Bestandteile zeigt sich meist in typischen Mustern, deren Verbindung auf die Erkrankung hinweist. Eine verlängerte Blutung ist immer eine Störung des blutstillenden Systems aus Fehlern der Thrombozytenfunktion und mangelhafter Wirkung der Gerinnungsfaktoren, so dass die diagnostische Richtung vorgegeben ist. Problematisch sind die oft wenig ausgeprägten initialen Symptome, vor allem bei Erkrankungen des myeloproliferativen Systems und der weißen Blutbildung. Bei Erkrankungen des Blutes lässt sich durch ein Blutbild und die Untersuchungen von Gerinnungsfaktoren und Plasmaproteinen eine hämatologische Störung rasch ausschließen. Die anderen benannten Erkrankungsursachen erfordern die spezielle bildgebende und Funktionsdiagnostik.

Blässe
Eine Blässe kann auf Nierenfunktionsstörungen oder eine Hypothyreose hinweisen.

Dyspnoe und Müdigkeit
Atemnot und Erschöpfung müssen auf kardiale und pulmonale Erkrankungen in erster Linie untersucht werden. Veränderungen der Thoraxform oder des Skeletts sind leicht zu erkennen, auch Muskelfunktionsstörungen.

Fieber
Leichtes Fieber in Verbindung mit Gewichtsverlust weist auf ein malignes Geschehen hin. Verbunden mit Lymphknotenschwellungen lässt sich durch Histologie ein Morbus Hodgkin oder Non-Hodgkin-Lymphom sichern.

Schmerzen
Schmerzen erfordern die eingehende Schmerzanamnese, die rasch auf die organischen Ursachen hinweist bzw. bestimmte Erkrankungen ausschließen kann.

Antwort 5 ▶ Welche Therapien stehen bei Erkrankungen des Blutes zur Verfügung?

Anämien
Die Therapie einer Anämie besteht in der Beseitigung ihrer Ursache, d.h. Zufuhr von Eisen bei Eisenmangel oder der Gabe von Erythrozytenkonzentraten; die kausale Behandlung liegt in der Therapie von Tumoren oder entzündlichen Erkrankungen. Bei hyperchromen Anämien muss Vitamin B12 oder Folsäure zugeführt werden; auch hier stehen die Grunderkrankungen im Vordergrund: eine atrophische Gastritis, Malassimilationssyndrome wie Zöliakie oder Morbus Crohn. Bei zahlreichen hämolytischen Anämien ist eine Splenektomie, die Entfernung der Milz, erforderlich. Frühzeitig müssen die Patienten dann mit Antibiotika zur Infektprophylaxe versorgt werden.

Polyglobulie
Bei einer Polyglobulie bestehen die Ursachen vor allem in einer COPD, starkem Rauchen, Volumenmangel oder infolge der Therapie mit Diuretika. Die kausalen Störungen müssen beseitigt werden. Bei starkem Anstieg des Hämatokrits auf >55% wird ein Aderlass durchgeführt.

Aplastische Anämie
Eine aplastische Anämie wird durch eine Knochenmarkstransplantation behandelt.

Leukämien und Lymphome
Im Mittelpunkt der Therapie von Leukämien steht die Chemotherapie oder bei einem bestimmten hämatopoetischen Subtypus die Knochenmarktransplantation. Hodgkin-Lymphome und Lymphome vom Non-Hodgkin-Typ werden chemotherapeutisch und durch Strahlentherapie nach Standardprotokollen behandelt. Therapie und Prognose hängen vom histologischen Typ, Ausdehnung, Lokalisation, Alter des Patienten und Komorbidität ab.

Koagulopathien
Erkrankungen der Blutgerinnung werden kausal behandelt. Störungen der Gerinnungsfaktoren bedürfen häufig einer Substitution von Plasmakonzentraten oder der Gabe von Frischplasma. Immer ist die kausale Ursache in den Mittelpunkt der Therapie zu stellen. Der Abfall der Thrombozyten (Thrombozytopenie, $<50000/\mu l$) erfordert die Beseitigung der Ursache zum einen und die Gabe von Thrombozytenkonzentrationen zum anderen. Bei idiopathischen thrombozytopenischen Formen einer Purpura, wie z.B. Morbus Werlhof werden Kortikosteroide gegeben oder eine Splenektomie durchgeführt. Bei erhöhter Thromboseneigung wird lebenslang eine orale Antikoagulation mit Kumarinen durchgeführt.

Immunstörungen
Störungen des Immunsystems (Allergien) werden entsprechend ihrer Ursache therapiert. Bei Allergien vom Soforttyp (Typ I) muss die Ursache beseitigt oder der Allergenkontakt vermieden werden. Therapeutisch werden Antihistaminika, Glukokortikoide und bei bedrohlicher Kreislaufsymptomatik Adrenalin verabreicht. Bei allen Überempfindlichkeitsreaktionen werden Glukokortikoide und Immunsuppressiva eingesetzt. Auch hier sind die auslösenden Faktoren unbedingt zu meiden. Je nach symptomatischen Muster bei Typ III Reaktionen werden Basistherapien (bei der rheumatoiden Arthritis z.B. die Therapie mit Gold oder Antimalariamedikamenten) durchgeführt.

IM DIALOG 14

Antwort 1 ▶ Ist das Nervensystem des Patienten gesund?

Diese Frage zu beantworten, ist eine echte Herausforderung. Von traumatologischen Ereignissen abgesehen, kann sicher von einem gesunden unversehrten Nervensystem gesprochen werden, wenn alle Sinneseindrücke, Empfindungen, sozialen Interaktionen, motorischen Fähigkeiten, die Willensbildung und die vegetativen Funktionen des Körpers unbeeinträchtigt sind oder scheinen. Störungen der Gesundheit, vor allem im Bereich des Nervensystems, zeigen sich in Ausfallserscheinungen oder einer gestörten Motorik. Es sind besonders die motorischen Fähigkeiten, wie der Erhalt des Gleichgewichts, die Durchführung harmonische Bewegungsabläufe, wie Musizieren, Schreiben oder die manuelle Umsetzung künstlerischer Ideen, die für ein gesundes Nervensystem sprechen. Wenn sich das „Nervenkostüm" dann als stabil und sich die Nerven „wie Stahlseile" erweisen, sind neben der Motorik wahrscheinlich auch die psychischen Faktoren ohne Beeinträchtigung.

Bei einem gesunden Nervensystem sollten folgende **Fragen** mit einem klaren „Nein" beantwortet werden können:

- Sind Geruch oder Geschmack gestört?
- Ist das Lesen oder Schreiben beeinträchtigt?
- Leidet der Patient unter Konzentrationsstörungen?
- Liegen Störungen des Gedächtnisses oder der Orientierung vor?
- Sind die harmonische Bewegung beider Augen und die Reaktion der Pupillen auf Licht beeinträchtigt?
- Beklagt der Patient Kopfschmerzen oder Schmerzen im Bereich des Gesichts?
- Ist die Schmerzempfindung herabgesetzt oder verstärkt?
- Ist die Mimik des Patienten beeinträchtigt?
- Beklagt der Patient Schwindelattacken?
- Ist die Sprache verwaschen oder undeutlich?
- Hat der Patient Wortfindungsstörungen?
- Verschluckt sich der Patient öfters?
- Sind die vegetativen Funktionen von Blase und Darm, die Aktivitäten von Herz und Kreislauf, der Atmung oder der Speichelbildung beeinflusst?
- Kann sich der Patient schmerzfrei bewegen?
- Liegen bestimmte Bewegungseinschränkungen vor?
- Sind die Reflexe nicht physiologisch auslösbar?
- Nimmt er Berührungen oder Temperaturänderungen wahr?
- Liegt eine Störung des Bewusstseins –jedweder Art – vor?

Wenn all diese Fragen mit „nein" beantwortet worden sind, ist das Nervensystem gesund.

Wie wird das Nervensystem untersucht?

◀ Antwort 2

IM DIALOG

Ü 2

LE 14

Im Mittelpunkt der Untersuchung des Nervensystems stehen die Anamnese und die orientierende neurologische Untersuchung. Hierbei werden die Motorik, der Muskeltonus, die Reflexe und die Sensibilität geprüft. Auch die Prüfung des Bewusstseins, des Gedächtnisses und der Orientierung gehören hierzu.

Durch einfache Reflexe, angefangen vom Bizepssehnenreflex, der eine Aussage über das Rückenmarkssegment C5/6 liefert, bis zum Achillessehnenreflex (segmentale Störungen bei S1/2), kann das Rückenmark untersucht werden. Die Rezeptoren der Haut können durch Bewegungen mit einem Pinsel oder der Nadel (Schmerzempfindung) untersucht werden, hierzu gehört auch die Empfindung für Temperatur, Vibration und Bewegung.

Bei Verdacht auf entzündliche Erkrankungen des ZNS wird nach Lumbalpunktion der Liquor untersucht. Über Entzündungsreaktionen gibt neben dem Liquorbefund auch das Entzündungsmuster im Blutbild Auskunft. Zur weiteren Diagnostik gehören spezielle augenärztliche und HNO-ärztliche diagnostische Verfahren.

Zu den bildgebenden Verfahren der Neurologie gehören
- Sonografie
- Angiografie
- Myelografie
- zerebrales CT
- MRT
- Verfahren durch Isotopendiagnostik (PET und SPECT)

Elektrophysiologische Untersuchungen sind vor allem
- EEG (Elektroenzephalographie), die auch die Untersuchung evozierter Potentiale, die Reizantwort des ZNS auf unterschiedliche Reize, feststellen lässt. Diese Reize lösen visuell, akustisch, somatosensibel und motorisch evozierte Potentiale aus
- (EMG) Elektromyografie zur Untersuchung der Skelettmuskulatur
- (ENG) Elektroneurografie zur Messung der Nervenleitgeschwindigkeit der peripheren Nerven

Bei Verletzungen gilt der Glasgow-Coma-Scale zur Beurteilung von Ansprache und Reaktion auf Schmerzempfindung bei Verletzungen (Schädel-Hirntrauma) als Golden Standard.

Welche Leitsymptome weisen auf eine Erkrankung der verschiedenen Teile des Nervensystems hin?

◀ Antwort 3

Ausfälle der Hirnnerven
- I: Störung des Geruchssinns
- II: Einschränkung der Sehschärfe (Visus) bis zur Erblindung
- III: Pathologische Pupillenreaktion, überwiegend Anisokorie (einseitige Pupillenstarre)

1207

- IV: Auswärtsschielen
- V: Gesichtsschmerzen und Sensibilitätsstörungen im Versorgungsbereich der Äste des 5. Hirnnervs, Lähmung der Kaumuskulatur und abgeschwächte Korneareflexe
- VI: Schielen mit Augenwendung zur Seite der Nervenschädigung
- VII: Mimische Störung (fehlendes Stirnrunzeln, unvollständiger Lidschluss)
- VIII: Hörminderung, Tinnitus, Nystagmus, Schwindelattacken mit Brechreiz
- IX: Fehlender Würgreiz und Geschmackstörung, besonders für bittere Stoffe
- X: Schluckstörung bei einseitig hängendem Gaumensegel und Stimmverlust, vegetative Zeichen, vor allem Tachykardie
- XI: Atrophie oder Lähmung des M. sternocleidomastoidius und M. trapezius
- XII: Lähmung der Zunge mit Sprachstörung

Vegetative Störungen

Vegetative Störungen zeigen sich in Pupillenstörungen, vermehrter Tränenbildung (Parasympathikus), Störungen von Peristaltik und Darmtonus, sowie Störungen der Schließmuskeln im Magen-Darmtrakt, Störungen der Speichelbildung, Bronchoobstruktion bei Parasympathikotonie und vegetativen Zeichen am Herzen, vor allem Bradykardie oder Tachykardie. Die Schweißbildung kann selektiv untersucht werden (Sympathikusstörung)

Zentrale Störungen
- **Meningitis.** Bei einer Meningitis finden sich ein Meningismus, ein positives Brudzinski-Zeichen, ein positives Kernig-Zeichen und ein positives Lasègue-Zeichen
- **Enzephalitis.** Bei einer Enzephalitis treten frühzeitig zerebrale Herdsymptome mit Sprachstörungen und fokaler Epilepsie auf
- **Hirnabszess.** Ein Hirnabszess zeigt sich durch starke Kopfschmerzen (meist erst nach einer Latenzzeit nach 1-2 Wochen), Erbrechen, Fieber, Somnolenz und fokalen Epilepsien
- **Multiple Sklerose.** Hier finden sich Doppelbildsehen, Blickrichtungsnystagmus, Augenmuskellähmungen mit Schielen, abgeschwächte Kornealreflexe, Sprach- und Schluckstörungen und eine Heiserkeit
- **Tumore.** Tumore des ZNS zeigen sich häufig initial durch psychische Veränderungen, z.B. eine Antriebsstörung, dann aber treten rasch Zeichen des erhöhten Hirndrucks auf:
    - Kopfschmerzen
    - Übelkeit
    - Brechreiz
    - Singultus
    - eingetrübtes Bewusstsein
- **Schädel-Hirntrauma.** Das Ausmaß eines SHT kann durch den Glasgow-Coma-Scale bewertet werden
- **Hirnblutung.** Bei einem **epiduralen Hämatom** kommt es nach einem kurzen Intervall zwischen Traumaereignis zu Kopfschmerzen, Erbrechen und Unruhe. Beim **subduralen Hämatom** kommt es akut innerhalb weniger Stunden zur Eintrübung

und Pupillenerweiterung, bei einer Hemiparese der Gegenseite. Bei einem chronischen Verlauf korreliert die Bewusstseinseintrübung mit dem Ausmaß der Blutung. Bei der **subarachnoidalen Blutung** sind heftigste Kopfschmerzen das Leitsymptom. Hierbei werden jedoch unterschiedliche Grade unterschieden.

- **Migräne.** Bei einer Migräne **ohne Aura** sind Patienten licht- und lärmempfindlich und empfinden einen langsam ansteigenden hämmernden Kopfschmerz, der nach 1-2 Stunden sein Maximum erreicht hat. Bei einer Migräne **mit Aura** kündigt diese sich mit Sehstörungen bis zu einem Skotom an. Es kann zu Parästhesien im Gesicht und nach Abklingen der Augensymptome zum akuten Kopfschmerz kommen. Individuell werden Sprachstörungen, Schwindelattacken und Gangstörungen, Tinnitus oder Hörstörungen beschrieben.
- **Clusterkopfschmerz.** Hier treten Schmerzen aus dem Schlaf heraus auf, dauern dann zwischen 30 min und 2 h. Sie werden extrem quälend empfunden und sind mit vegetativen Zeichen verknüpft; dazu gehören verstärkter Tränenfluss, Rötung der Stirn, verstärktes Schwitzen, Symptome, wie bei akutem Schnupfen und manchmal einem Horner-Syndrom (Enophthalmus, Ptosis und Miosis)
- **Trigeminusneuralgie.** Diese Tic douloureux zeigt sich in einem attackenförmigen, einseitig heftigen einschießenden Gesichtsschmerz, der durch besondere Bewegungen, wie Kauen, Sprechen oder Kälte ausgelöst wird.
- **Epilepsie.** Der Verlauf einer Grand Mal Epilepsie mit Initialschrei, Bewusstlosigkeit, tonisch-klonischen Krämpfen und Terminalschlaf ist charakteristisch. Eine Petit Mal Epilepsie kann sich in Absencen und durch kurze Myoklonien zeigen; vor allem bei Kindern gibt es hier individuelle Verlaufsmuster.
- **Narkolepsie.** Plötzlich auftretende Schlafattacken mit Stürzen oder eine akut auftretende massive Müdigkeit weisen auf die Narkolepsie hin. Sie kann mit kataplektischen Attacken verbunden sein: darunter versteht man den akuten Tonusverlust der Muskulatur, wobei der Patient z.B. unfähig zu sprechen, aber wach ist.
- **Schwindel.** Diese Krankheit ist auch ein Symptom, das durch zahlreiche Störungen ausgelöst werden kann (siehe Leitsymptome in Übersicht 1). Er zeigt sich vor allem durch Tinnitus, Hörverlust und einem akuten Anfall von Drehschwindel beim Morbus Menière, aber auch durch Lagerungsänderungen beim benignen paroxysmalen Lagerungsschwindel.
- **Stroke.** Die Symptome einer zerebralen Ischämie durch Thromboembolien, arteriosklerostische Verschlüsse oder Blutungen hängen vom jeweils betroffenen Gefäß ab. Jedes neurologische Defizit, Muskelschwäche, Denkstörungen oder Gedächtnislücken müssen auf die Möglichkeit eines Schlaganfalls (minor stroke) untersucht werden. Vor allem Sprachstörungen, die zu 75% aller neuropsychologischen Symptome gehören, können durch zerebrale Ischämien ausgelöst werden.

Periphere Nerven

Bei jeder motorischen und sensibel-sensorischen Störung muss über Reflexprüfungen die periphere Schaltung im Rückenmark geprüft werden. Bandscheibenvorfälle weisen ihr charakteristisches Muster auf und lassen sich durch gezielte Untersuchungen dokumentieren. Am häufigsten ist ein Diskusprolaps bei L4/5 mit ausgeprägter Lumboischialgie. Seitens der peripheren Nerven kommt es häufig zu einem Karpaltunnelsyndrom mit Schädigung des N. medianus bei Kompression im Handgelenk mit nächtlichem Kribbeln, angeschwollenen und steifen Fingern am Morgen, zunehmenden Sensibilitätsstörungen und Atrophie im Bereich des Daumenballens. Periphere sensible Nervenstörungen zeigen sich durch eine Dysästhesie, Hyperästhesie, Hyperalgesie oder auch eine Anästhesie.

Antwort 4 ▶ Wenn die Gründe der Symptome in Frage 3 nicht durch Erkrankungen des Nervensystems verursacht werden – was könnte sonst vorliegen?

Diese Frage setzt eine komplexe Ausschlussdiagnostik vor allem durch internistische Untersuchungen mit Blick auf Stoffwechselstörungen voraus. Eine Arteriosklerose, die Folgen von Niereninsuffizienz (Urämie) und die Leberzirrhose und chronische Hepatitis, der Diabetes mellitus, akut vor allem durch Hypoglykämie, Dogenentzug und Alkoholismus, aber auch zahlreiche Viruserkrankungen können Anfälle hervorrufen. Vegetative Störungen werden sowohl bei Hypo- als auch Hyperthyreose beobachtet. Zahlreiche Störungen des Bewusstseins können durch Herzinsuffizienz, COPD, Alkoholabusus, aber auch durch Medikamente verursacht werden. Sowohl Schmerzen als auch Bewegungsstörungen können psychogene Ursachen haben. Diese Aussage ist jedoch immer der letzte Verdacht nach eingehender Diagnostik.

Antwort 5 ▶ Welche Therapien stehen bei Erkrankungen des Nervensystems zur Verfügung?

In jedem Fall muss die Grunderkrankung erkannt werden, um eine gezielte Therapie durchzuführen.

- **Meningitis.** Hier muss frühzeitig und hoch dosiert intravenös mit Antibiotika behandelt werden. Wenn möglich sollte das Antibiotikum auf den Erreger abgestimmt werden.
- **Enzephalitis.** Oft werden die Patienten frühzeitig und kontrolliert beatmet. Ein Hirnödem muss durch hyperosmolare Substanzen behandelt werden. Über etwa 2 Wochen wird ein Virostatikum gegeben.
- **Multiple Sklerose.** Derzeit ist die MS noch nicht heilbar. Im Schub gibt man hoch dosiert Kortikosteroide und kann die Schubrate durch die Gabe von Interferon-β 1B um rund 30% senken. Wichtig ist eine frühzeitige Bewegungstherapie zum Erhalt der Feinmotorik.
- **Hirntumoren.** Die Therapie eines Hirntumors besteht in der Operation, Bestrahlung und Chemotherapie. Die Operationsmöglichkeiten werden so gewählt, um postoperative neurologische Ausfälle zu begrenzen. Die Frage einer Chemotherapie hängt von der Liquorgängigkeit der Zytostatika ab.
- **Hirnblutung.** Bei Hirnblutungen entscheiden die Lokalisation und das Ausmaß über die therapeutischen Maßnahmen. Wenn möglich werden größere subdurale Hämatome durch eine Trepanation entleert, bei einer subarachnoidalen Blutung wird frühzeitig operiert, Aneuyrismen können durch einen Clip verschlossen werden. Gleichzeitig werden vasoselektive Kalziumantagonisten gegeben.

- **Schmerzen.** Für Formen der Schmerzen gilt die Stufentherapie nach WHO, mit der Gabe von Nichtopioiden, leichten Opioiden oder starken Opioiden in der dritten Stufe. Die Entscheidung über die Schmerzmedikation und supportive Maßnahmen erfolgt nach eingehender Diagnostik und in Zusammenarbeit mit speziell ausgebildeten Schmerztherapeuten.
- **Migräne.** bei einer unkomplizierten Migräne (ohne Aura) ist das Mittel der Wahl die frühzeitige Gabe von ASS oder Paracetamol. Nur in schweren Fällen wird zu Ergotamin geraten. Hier muss aber von einer chronischen Anwendung abgesehen werden, da diese zum Dauerkopfschmerz führen kann. Begleitend werden Antiemetika gegeben.
- **Trigeminusneuralgie.** Die Gabe von Carbamazepin, einem Antiepilektikum, hat sich als effektiv erwiesen. Selten können auch chirurgische Methoden zur Unterbrechung der Nervleitung notwendig werden.
- **Spannungskopfschmerzen.** Die Therapie richtet sich individuell auf die Ausschaltung der Triggermechanismen und setzt Entspannungsübungen in den Mittelpunkt. Medikamente sollten nur bei dringender Notwendigkeit empfohlen werden.
- **Arteriitis temporalis.** Bei dieser rheumatischen Entzündung müssen hoch dosiert Kortikosteroide gegeben werden. Unbehandelt droht die Gefahr der Erblindung wegen Ausbreitung auf die A. ophthalmica.
- **Epilepsie.** Die Therapie erfolgt durch Antiepileptika, beginnend als Monotherapie, bei Rezidiven in entsprechender individueller Steigerung. Sowohl die Art der Epilepsie als auch das Spektrum der Nebenwirkungen müssen vom Neurologen in Betracht gezogen werden. Weiter sind Bofeedbackverfahren, Psychotherapie und eine Anfallskupierung durch Stimulation des N. vagus möglich. Jeder Epilepsiepatient sollte sich einer Selbsthilfegruppe anschließen.
- **Schwindel.** Auch hier richtet sich die Therapie nach der Ursache. Ein Morbus Menière kann mit Sedativa und Antiemetika behandelt werden. Selten muss operiert werden.
- **Stroke.** Jeder Verdacht auf Stroke ist eine Notfallsituation, die eine akute Intervention und Verlegung in eine Stroke-Unit erfordert. Die Therapie besteht in dem langsamen Absenken erhöhter Blutdruckwerte, Normalisierung des Blutzuckers und Entlastung von Herz und Kreislauf. Begleitende Hirnödeme, die bei allen größeren Ischämien auftreten, werden durch osmotisch wirksame Substanzen therapiert. Effektiv wird frühzeitig die systemische Thrombolyse die besten Erfolge haben. Wichtig in der Therapie ist die Sekundärprävention.
- **Schädigung peripherer Nerven.** Bei jeder Therapie einer Polyneuropathie steht die Beseitigung der Ursache im Vordergrund. Vor allem muss der Diabetes mellitus effektiv auf ein HbA1c <6,5% eingestellt werden; auch sind die Patienten zu einer Veränderung des Konsumverhaltens von Alkohol zu bewegen. Ein Karpaltunnelsyndrom erfordert die operative Entlastung des eingeklemmten Nerven.

IM DIALOG 16

Antwort 1 ▶ **Sind das Auge und das Ohr gesund?**

Ist das Auge gesund?
Erkrankungen können sicher ausgeschlossen werden, wenn folgende **Fragen** mit „Nein" beantwortet werden können:
- Kann der Patient entfernt liegende Objekte nicht mehr scharf sehen?
- Kann er nicht ohne Brille lesen? (ab 45 Jahren kann eine Lesebrille physiologischerweise notwendig werden)
- Kann er bei hellem Licht nur unscharf sehen?
- Kann er in der Dämmerung nicht mehr scharf sehen und strengt ihn nachts das Autofahren an?
- Kann er die Farben nicht eindeutig erkennen?
- Bilden sich zuviel Tränen oder ist das Auge zu trocken?
- Strengt ihn das Lesen auf Dauer an?

Wenn diese Fragen alle mit „Nein" beantwortet wurden, scheint eine Störung des Sehsinnes und des Auges ausgeschlossen. Zusätzlich sollte der Augendruck gemessen werden.

Ist das Ohr gesund?
Störungen der Sinnesorgane im Ohr, des Hörens und des Gleichgewichtssinns, sind sicher ausgeschlossen, wenn folgende **Fragen** mit „Nein" beantwortet werden.
- Kann der Patient leise Musik nicht mehr hören?
- Versteht er kaum oder nicht die Flüstersprache?
- Kann er sich bei starken Umgebungsgeräuschen nicht mehr unterhalten?
- Empfindet er Geräusche als unangenehm oder schmerzhaft?
- Treten Ohrgeräusche auf?
- Treten Schmerzen im Ohr auf?
- Leidet der Patient unter Schwindel?
- Kann der Patient mit geschlossenen Augen und zusammengestellten Füssen ruhig stehen?
- Weist er Gangunsicherheiten auf?

Wenn diese Fragen mit „Nein" beantwortet wurden, scheint es, dass Gehör und Gleichgewichtssinn gesund sind.

Antwort 2 ▶ **Wie werden das Seh- und Hörvermögen untersucht?**

Untersuchungen des Auges
Die Untersuchungen des Auges werden durch Ophthalmoskopie bei dilatierter Pupille (Mydriasis) durchgeführt. Der Augeninnendruck kann durch die Tonometrie gemessen werden. Zur Überprüfung der Tränenproduktion wird der Schirmer-Test durchge-

führt. Die Sehschärfe wird als Visustest nach standardisierten Sehtafeln untersucht, die Farbtüchtigkeit durch das Erkennen von Zahlen in farbigen Punktfeldern. Durch Prüfung der Akkommodation mit unterschiedlichen Linsen kann eine Myopie oder Hypermetropie ausgeschlossen bzw. quantitativ bestimmt werden. Eine genaue Untersuchung der Linse ist durch die Spaltlampe möglich.

Untersuchungen des Gehörs
Im Mittelpunkt der Untersuchung des Gehörs steht der Hörtest mit Nachweis der Hörfähigkeit aus einer definierten Entfernung und der Stimmgabelversuch nach Weber zur Wahrnehmung des Tones im kranken Ohr (bei Mittelohrschwerhörigkeit) oder im gesunden Ohr (bei Innenohrschwerhörigkeit). Über phonometrische Untersuchungen kann die Hörschwelle des Patienten ermittelt werden. Die Hörschwelle wird über die Tonschwellenaudiometrie geprüft. Neben der normalen Hörprüfung werden auch Richtungshörtests durch horizontal oder vertikal im Halbkreis angeordnete Lautsprecher durchgeführt. Zur speziellen Diagnostik gehören auch die Otoskopie bzw. Ohrmikroskopie, Röntgenaufnahmen des Mittelohrs und Innenohrs mit den Bogengängen und das CT zur Darstellung von Gehörgängen, Cochlea und Vestibulum.

Untersuchungen des Gleichgewichts
Für die Untersuchung bei Schwindel ist der Romberg-Versuch und der Unterberger Tretversuch (Patient führt mit geschlossenen Augen und vorgestreckten Armen 30 Schritte auf der Stelle aus. Die Abweichung von der Ausgangsposition sollte nicht mehr als 40 Grad betragen). Störungen des Gleichgewichts können durch unterschiedliche Stimuli, die einen Nystagmus auslösen, objektiviert werden.

Welche Leitsymptome weisen auf Erkrankungen des Auges oder des Ohres hin?

◀ Antwort 3

Leitsymptome für Augenerkrankungen
- **Glaukom.** Beeinträchtigung des Gesichtsfeldes mit zunehmender Sehstörung durch erhöhten Augeninnendruck. Im Glaukomanfall tritt eine akute Sehstörung bei hart tastbarem Augapfel auf.
- **Strabismus.** Hinweis auf eine Fehlfunktion der Augenmuskeln bzw. der diese versorgenden Hirnnerven
- **Myopie** und **Hypermetropie.** Störungen der Elastizität der Linse bzw. eines Missverhältnisses von Brechkraft des Auges und des Augendurchmessers.
- **Ablatio retinae.** Lichtblitze in der Peripherie des Gesichtsfeldes und „Mückenschwarm" durch Glaskörpereinblutung
- **Retinitis pigmentosa.** Nachtblindheit und hochgradig konzentrische Einschränkung des Gesichtsfeldes bei massiver Reduktion der Sehschärfe. Hierbei werden beide Augen betroffen. Erstes Zeichen kann eine Dämmerungssehschwäche (Hemeralopie) sein.
- **Konjunktivitis.** Leitsymptom ist das rote Auge
- **Dakryoadenitis.** Leitsymptom ist das tränende Auge

- **Katarakt.** Hierbei ist die Linse getrübt und es fehlt der rote Fundusreflex beim Lichteinfall in das Auge
- **Presbyopie.** Verlust der Elastizität der Linse ab etwa 45 Jahren. Dieser physiologische Prozess kann durch Sammellinsen von +1-2 dpt ausgeglichen werden

Leitsymptome bei Hörstörungen
- **Hörsturz.** Einseitige Schallempfindungsschwerhörigkeit bis zur Ertaubung, oft ohne eindeutige Ursache, aber meist mit Ohrgeräuschen und Druckgefühl verbunden
- **Tinnitus.** Hier liegt weniger eine Erkrankung als ein Symptom vor. Oft besteht eine erhöhte Lärmempfindlichkeit. Ein Morbus Menière muss ausgeschlossen werden.
- **Lärmschädigung.** Symptomatik wie beim Hörsturz
- **Morbus Menière.** Verknüpfung von attackenartigem Drehschwindel, Hörschwankungen, Tinnitus und Druckgefühl
- **Presbyakusis.** Physiologische Abnahme des Hörvermögens im Alter etwa ab 50 Jahren. Typisch ist, dass höhere Frequenzen schlechter gehört werden können, als tiefe. Dadurch haben die Patienten vor allem bei Nebengeräuschen in öffentlichen Räumen ein eingeschränktes Wortverständnis

Symptom Schwindel

Akute Schwindelattacken und chronisch rezidivierender Schwindel geben oft keine eindeutigen Hinweise auf eine grundlegende Erkrankung. Differenzialdiagnostisch können Tumoren, Migräne, Durchblutungsstörungen, Morbus Menière, multiple Sklerose, Blutungen, aber auch ein HWS-Syndrom, Lärmtraumata, Alkoholabusus, Diabetes mellitus und Leukämie ursächlich sein. Kreislaufstörungen bei orthostatischer Dysregulation oder Herzinsuffizienz müssen ausgeschlossen werden.

Antwort 4 ▶ ## Gibt es andere Gründe für die Symptome, die in Frage 3 angesprochen wurden?

Die Leitsymptome von Seh-, Hör- und Gleichgewichtsstörungen sind recht charakteristisch. Die Ursachen dieser Wahrnehmungsstörungen können nicht nur im Sinnesorgan selbst, sondern auch in Durchblutungsstörungen oder Stoffwechselprozessen liegen. Der Diabetes mellitus nimmt hierfür eine Spitzenstellung ein. Da die Komplikationen der Manifestation des Diabetes oft vorausgehen, muss er durch gezielte Diagnostik ausgeschlossen werden.

Antwort 5 ▶ ## Wie werden Sehstörungen, Hörstörungen oder Störungen des Gleichgewichts behandelt?

Sehstörungen

Akkommodationsstörungen des Auges bzw. eine Myopie bzw. Hypermetropie werden durch die Verordnung einer Brille therapiert. Bei einer Myopie werden Zerstreuungsgläser, bei einer Hypermetropie Sammellinsen als Brillengläser verordnet. Dies gilt auch für die Presbyopie. Bei einem Glaukom muss der Augeninnendruck durch Pupillen verengende Medikamente, Betablocker oder Hemmer des Enzyms Karboanhydrase gesenkt werden. Bei akutem Sehverlust durch Verschluss der Zentralvene am Augenhintergrund wird eine isovolämische Hämodilution durchgeführt. Bei Ablatio retinae werden spezielle Laserverfahren oder ophthalmochirurgische Therapien. Angewandt. Das Schielen der Kinder kann durch Okklusionsbehandlungen gebessert werden. Die alternierende Okklusion durch eine dicht anliegende Augenklappe muss immer für einige Tage am besseren Auge mit steter Unterbrechung frühzeitig durchgeführt werden um Sehstörungen zu vermeiden. Beim Altersstar wird eine Staroperation durchgeführt.

Hörstörungen und Schwindel

Bei einem akuten Hörsturz wird der Kreislauf stabilisiert und es werden rheologisch wirksame Substanzen gegeben. Auch Glukokortikoide können zum Einsatz kommen. Die weitere Therapie richtet sich nach der Ursache. Bei Tinnitus kann die hyperbare Sauerstofftherapie wirksam sein. Bei Lärmschädigung sind Medikamente wenig hilfreich; entscheidend ist die Lärmkarenz ggf. die Anpassung eines Hörgerätes. Dies gilt auch für die Presbyakusis. Der benigne paroxysmale Lagerungsschwindel kann durch Lagerungsmanöver mit dem Ziel der Reposition der Otolithen geheilt werden. Andere Formen des akuten Schwindels erfordern die Abklärung der Ursache und gezielte Therapie. beim Morbus Menière ist Bettruhe einzuhalten; oft bedürfen die Patienten auch einer Sedierung. Über die ersten Tage werden rheologische Infusionen und Glukokortikoide gegeben. Hier ist ein Stressabbau entscheidend; Hörgeräte können als Tinnitusmasker eingesetzt werden. Eine Otitis externa oder Otitis media wird ihrer Ursache nach behandelt, d.h. Beseitigung einer Pilzinfektion durch Clotrimazol bzw. die Antibiose bei Otitis media. Spezifische operative Eingriffe sind bei Schallleitungsstörungen möglich, werden hier aber nicht beschrieben.

Anhang

Literaturverzeichnis	1219
Sachverzeichnis	1221
Danksagung	1235

Literaturverzeichnis

ANHANG

Zur Realisierung dieses Büchleins wurden im Lauf der letzten 5 Jahre rund 100 Kilogramm Literatur gekauft, geliehen, verlegt, benutzt, recherchiert, gelesen und manchmal auch verstanden. Zur Vertiefung sind diese Titel zu empfehlen. Die Literatur aus Fachartikeln wurde im Text zitiert.

Arnold, W. und U. Ganzer: Hals-Nasen-Ohren-Heilkunde. Thieme 4. Auflage 2005

Begemann, H. und J. Rastetter (Hrsg.): Klinische Hämatologie. Thieme 4 Auflage 1993

Berlit, P. (Hrsg.): Neurologie. Springer 1999

Biesalski, H. K. und P. Grimm: Taschenatlas der Ernährung. Thieme 3. Auflage 2004

Braun-Falco, O., G. Plewig und H. H. Wolff (Hrsg.): Dermatologie und Venerologie. Springer 5. Auflage 2005

Brinkmann, B. und B. Madea: Handbuch gerichtliche Medizin. Springer 2004

Caspary, W. F. und J. Stein (Hrsg.): Darmkrankheiten. Springer 1999

Erdmann, E. (Hrsg.): Klinische Kardiologie. Springer 6. Auflage 2006

Etymologisches Wörterbuch des Deutschen. Deutscher Taschenbuch Verlag 3. Auflage 1997

Faller, A.: Der Körper der Menschen. Thieme 14. Auflage 2004

Fölsch, U. R., K. Kochsiek und R. F. Schmidt (Hrsg.): Pathophysiologie. Springer 2000

Gerlach, U., H. Wagner und W. Wirth: Innere Medizin für Pflegeberufe. Thieme 5. Auflage 2000

Grehn, F.: Augenheilkunde. Springer 29. Auflage 2005

Greten, H. (Hrsg.): Innere Medizin. Thieme 12. Auflage 2005

Gunst, S. und A. Schramm (Hrsg.): Neurologie Psychiatrie. Urban & Fischer 2. Auflage 2003

Harrison, T. R. (Ed.): Harrison's Principles of Internal Medicine. McGraw-Hill 16th Edition 2005

Hautmann, R. E. und H. Huland (Hrsg.): Urologie. Springer 2. Auflage 2001

Henne-Bruns, D., M. Dürig und B. Kremer (Hrsg.): Chirurgie. Thieme 2. Auflage 2003

Isermann, H. und M. Bonse: Neurologie und neurologische Pflege. Kohlhammer 7. Auflage 2001

Klinke, R. und S. Silbernagl (Hrsg.): Lehrbuch der Physiologie. Thieme 3. Auflage 2001

Klischies, R., U. Kaiser und V. Singbeil-Grischkat: Hygiene und medizinische Mikrobiologie. Schattauer 3. Auflage 2001

Koch, K.-M. (Hrsg.): Klinische Nephrologie. Urban & Fischer 2000

Koletzko, B. (Hrsg.): Kinderheilkunde. Springer 11. Auflage 2000

König, B, D. Reinhardt und H.-P. Schuster (Hrsg.): Kompendium der praktischen Medizin. Springer 2000

Krämer, J. und J. Grifka: Orthopädie. Springer 6. Auflage 2002

Lentze, M. J., F. J. Schulte, J. Schaub und J. Spranger (Hrsg.): Pädiatrie. Springer 2001

Lindner, U. K.: Schnellinterpretation des EKG. Springer 8. Auflage 2004

Lippert, H.: Lehrbuch Anatomie. Urban & Fischer 5. Auflage 2000

Masuhr, K. F. und M. Neumann: Neurologie. Thieme 5. Auflage 2005

Menche, N. und T. Klare (Hrsg.): Innere Medizin. Urban & Fischer 2005

Miehle, W, K. Fehr, M. Schattenkirchner und K. Tillmann (Hrsg.): Rheumatologie in Praxis und Klinik. Thieme 2. Auflage 2000

Möller, H.-J., G. Laux und H.-P. Kapfhammer (Hrsg.): Psychiatrie und Psychotherapie. Springer 2000

Nikolaus, T. (Hrsg.): Klinische Geriatrie. Springer 2000

Paetz, B. und B. Benzinger-König: Chirurgie für Pflegeberufe. Thieme 20. Auflage 2004

Pflege Heute. Urban & Fischer 3. Auflage 2004

Renz-Polster, H., S. Krautzig, und J. Braun: Basislehrbuch Innere Medizin. Urban & Fischer 3. Auflage 2004

Rieger, H. und W. Schoop (Hrsg.): Klinische Angiologie. Springer 1999

Roskamm, H., F.-J. Neumann, D. Kalusche und H.-P. Bestehorn (Hrsg.): Herzkrankheiten. Springer 5 Auflage 2004

Schmidt, R. F. und G. Thews (Hrsg.): Physiologie des Menschen. Springer 29. Auflage 2005

Schumacher, G., J. Hess und K. Bühlmeyer (Hrsg.): Klinische Kinderkardiologie. Springer 3. Auflage 2001

Scriba, P. C. und A. Pforte (Hrsg.): Taschenbuch der medizinisch-klinischen Diagnostik. Springer 73. Auflage 2000

Siegenthaler, W. (Hrsg.): Differenzialdiagnose innerer Krankheiten. Thieme 18. Auflage 2000

Siegenthaler, W., W. Kaufmann, H. Hornbostel und H. D. Waller (Hrsg.): Lehrbuch der inneren Medizin. Thieme 3. Auflage 1992

Siewert, J. R. (Hrsg.): Chirurgie. Springer 8. Auflage 2006

Sökeland, J., H. Schulze und H. Rübben: Urologie. Thieme 12. Auflage 2001

Spornitz, U. M.: Anatomie und Physiologie. Springer 3. Auflage 2002

Thews, G., E. Mutschler und P. Vaupel: Anatomie, Physiologie, Pathophysiologie des Menschen. Wissenschaftliche Verlagsgesellschaft 5. Auflage 1999

Thiemes Pflege. Thieme 10. Auflage 2004

Tillmann, B. N.: Atlas der Anatomie des Menschen. Springer 2005

Triepel, H.: Die anatomischen Namen. Bergmann 27. Auflage 1965

Willig, W. und T. Kommerell (Hrsg.): Psychologie, Sozialmedizin, Rehabilitation. Willig 2. Auflage 2002

Sachverzeichnis

ANHANG

A

A-Symptomatik 78
A. axillaris 388
A. basilaris 389
A. brachialis 388
A. carotis 385, 389
A. cerebri 389
A. femoralis 387, 414
A. fibularis 388
A. gastrica 387
A. hepatica 387
A. hepatica propria 590
A. iliaca 387, 507
A. lienalis 387
A. mesenterica 387, 584
A. poplitea 388
A. pulmonalis 290, 384, 454
A. radialis 388
A. renalis 387, 503
A. subclavia 385, 388
A. tibialis 388
A. ulnaris 388
A. vertebralis 386, 388
AB0 System 784
ABCDE-Regel 157
Abhängigkeit 90
Ablatio retinae 967
Absence 241
absolute Tachyarrhythmie 366
Abszess 58
Abwehrsystem 791
ACE-Hemmer 331, 422, 540, 544
Acetabulum 180
Achalasie 113, 576, 602
Achillessehne 208
Acromion 176
Adams-Stokes-Anfall 366
Adaptation 963
Adduktorenkanal 206
ADH 506, 511
Adipositas 678, 679, 721
Adiuretin 511
Adrenalin 26

aerobes Training 261
Agglutinine 785
AICD 361, 368, 370
AIDS 103, 106, 476, 477, 820
Akinese 908
Akkommodation 962
Akne 151
Aktin 22
Aktionspotenzial 28
Akustikusneurinom 985
akuter Herzinfarkt 339
akutes Abdomen 610
akutes Nierenversagen 541
Akute lymphatische Leukämie 245, 800
Alara-Prinzip 70
Albumin 786
Albuminurie 505, 509, 525, 537
Aldosteron 499, 505, 512
Aldosteronantagonisten 331
Alexie 962
Alien-Limb-Syndrome 893
Alkalose 38, 469, 512
Alkoholismus 90
Alkoholkonsum 91
Allergie 143
Allergien 816
Allgemeinzustand 66
Alopezie 84, 152
Alter 257
Alterspigment 838
Altersschwerhörigkeit 983
Alterssichtigkeit 957
Altersstar 972
Alterungsprozess 258
Alveolen 456
Alzheimer Fibrillen 272
Aminosäuren 12, 685
Amöben 106, 618
Amphiarthrose 190
Amylase 572, 595
Amyotrophe Lateralsklerose 919
Anaerobier 111

Anämie 329, 794
Anamnese 63, 64
anaphylaktische Reaktion 816
Anaphylaxie 437
Anaplasie 80
Anästhesie 860
Anatomie 29
Androgene 516
Aneurysma 417
angeborene Herzfehler 346
Angina pectoris 311, 318
Angiografie 407
Angiologie 31
Anisokorie 877
Ankylose 925
Anorexia nervosa 636
Anosmie 473, 569
Anschlussheilverfahren 346
Anspannungsphase 303
Antibiotika 116
Antidepressiva 95
Antimykotika 150
Antrum 577
Anurie 527
Aorta 290, 385
Aortendissektion 416
Aorteninsuffizienz 354, 356
Aortenisthmustenose 351
Aortenklappe 290
Aortenstenose 351, 354, 356
Apallisches Syndrom 876
Apgar 220
Aphasien 894
Aphonie 452, 474
aplastische Anämie 798
Apnoe 467, 492
Aponeurosis plantaris 184
Apoproteine 335, 689
Apoptose 4, 59, 76
Appendix veriformis 584
Appendizitis 586, 633
Arachnodaktylie 355
Arachnoidea 848
Arcus pubis 180
ARDS 437, 490

Arschbackmäuslein 190
arterieller Verschluss 414
arterielle Hypertonie 263, 419
Arterien 381
Arteriitis temporalis 415, 884
Arteriolen 383, 395
Arteriosklerose 333, 335, 408
Arthritis 925
Arthropoden 107
Arthrose 922
Arzneimittelexanthem 146
Asbestose 486
Asperger-Syndrom 242
Aspergillus 150
Asthma bronchiale 143, 480
Asthma kardiale 329
Astigmatismus 966
Astrozytom 247, 872
Aszites 61, 67, 606, 650
Ataxie 908
Atelektasen 461, 491
Atemgase 445
Atemhilfsmuskulatur 199, 329, 458
Atemnot-Syndrom 456
Atemregulation 462
Atemtest 609
Atemzentrum 462
Ätiologie 47, 63
Atlas 171
Atmung 445
Atopie 143, 148
Atopisches Ekzem 143
ATP 14, 25, 39, 445, 684
Atrium 287
Atrophie 54
Auerbach-Plexus 583
Augapfel 954
Augenmuskeln 954
Ausgleichssport 422
Auskultation 67, 290, 316
Austreibungsphase 303
Auswurffraktion 292, 304
Autismus 241
Autoimmunerkrankungen 818
Autoimmunhepatitis 647
Automatie 296
Autosomen 11
AV-Block 290, 364
AV-Knoten 295
Axis 171

Axon 26
Azetycholin 26, 195
Azetylsalizylsäure 343
Azidose 38, 467, 469, 512, 542

B

B-Lymphozyten 789
B-Symptomatik 78
B-Zellen 705
Babinski-Zeichen 212, 859
Bahnen 837
Bakterien 104
Bandscheibe 173
Bandscheibenvorfall 936
Bandwurm 621
Barorezeptoren 395
Basalganglien 212, 841
Basaliom 157
Bauchpresse 459
Bauchspeichel 594
Bauhin'sche Klappe 586
BCG-Impfung 479
Becken 178
Beckenboden 204
Beckenbodenmuskulatur 507
Belastungsdyspnoe 311, 471
Benigne 75
Besenreiservarizen 425
Betablocker 331, 343, 422
Betazellen 595
Bewegung 165
Bigeminus 369
Bikarbonat 38, 512
bildgebende Verfahren 68
Bilharziose 622
Bilirubin 593, 606
Biliverdin 593
Bindegewebe 19, 60
Bing-Horton-Syndrom 882
Biot-Atmung 467
Blinddarm 584
Blue Bloater 483
Blutdruck 395, 419, 514
Blutgruppen 785
Bluthochdruck 334
Blutkultur 99
Blutliquorschranke 849
Blutplasma 780

Blutserum 780
Blutstillung 790
Blutungszeit 791
BNS-Krämpfe 241
Body Mass Index 680
Borderline-Störung 89
Borreliose 108
Bowman-Kapsel 504, 509
Brachium 176, 202
Brachytherapie 82
Bradykardie 363, 365
Bradypnoe 470
Brechreiz 601
Bressloff-Index 158
Broca-Index 679
Broca'sches Sprachzentrum 839
Bronchialkarzinom 74, 486
Bronchialsystem 454
Bronchiektasie 491, 468
Bronchiolen 454
Bronchitis 475
Brudzinski-Zeichen 867
Brustwirbelsäule 171
BSE 869
Bulimie 637

C

Caecum 584
Calcaneus 184
Canalis opticus 954
Candida albicans 104, 149
CAPD 546
Capsula interna 841
Caput medusae 646
Carboanhydrase 512
Carcinoma in situ 81
Carpus 177
Cataracta senilis 972
Chalazion 969
Chemotherapie 83, 137
Cheyne-Stokes-Atmung 467
Chiasma-Syndrom 962
Chiasma opticum 959
Child-Pugh-Klassifikation 649
Cholangitis 653
Cholelithiasis 653, 660
Cholera 619
Cholestase 606

Cholesterin 15, 689
Cholesterol 690
Cholezystitis 660
Cholezystokinin-Pankreomyzin 593
Chorea 842, 909
Chorea Huntington 917
Chorea Sydenham 917
Chromatin 11
Chromosomen 10, 17
chronische Hepatitis 645
chronische Niereninsuffizienz 537, 542
chronisch lymphatische Leukämie 804
Chronotropie 332
Chylus 583
Chymotrypsin 595
Chymus 565, 583
Ciclosporin 547
Cimino-Fistel 545
Circulus arteriosus 389
Clark-Level 158
Claudicatio intermittens 411
Clavicula 175
Cluster-Kopfschmerz 882
Colitis ulcerosa 631
Colon irritabile 628
Commotio cerebri 874
Computertomografie 68, 69
Conjugata vera 180
Contusio cerebri 874
COPD 329, 480, 483
Cornea 955
Corti-Organ 977
Cor pulmonale 328, 329, 483
Couplet 370
Coxarthrose 923
Coxa valga 180
Credé-Prophylaxe 108
Cremasterreflex 200
Creutzfeldt-Jakob-Krankheit 869
CRP 57, 99, 792

D

Dakryoadenitis 969
Darmbein 178
Darmbeinstachel 179
Darwin 5
Daumen 203
Defektheilung 47
Defibrillation 368
Dehydratation 499
Dekubitus 14, 142
Dekubitusprophylaxe 142
Delir 92
Dellwarzen 149
Demenz 271
Dendrit 26
Denkstörung 87
Dentition 571
Depolarisation 28
Depressionen 94
Dermatitis 142
Dermatologie 31
Dermatom 149, 862
Dermatomykose 105, 150
Dermatomyositis 155
Dermatophyten 150
Dermatotherapie 135
Deuteranomalie 966
Dezibel 972
de Ritis-Quotient 639
Diabetes insipidus 511
Diabetes mellitus 58, 132, 150, 265, 334, 404, 409, 410, 705, 706
diabetischer Fuß 719
Dialyse 39, 542, 544
Diaphragma 286, 455, 458
Diaphragma pelvis 204
Diaphyse 186
Diarrhö 603
Diastole 289, 302, 382
Dickdarm 584
Differentialblutbild 788
Differenzialdiagnose 63
Digitalis 328, 331
Dioptrie 963
Diphtherie 238, 474
dirty neck 144
Disability 64
Discusprolaps 897
Disease 64
dissoziative Störung 89
Diurese 511
Diuretika 331, 422, 540, 544
Divertikel 612
Divertikulitis 612, 634
DNS 11
Dopamin 26, 843
Doppler 68
Dornwarzen 148
Down-Syndrom 17, 225
Dreitagefieber 238
Dromotropie 332
DSM IV 87
Ductus Botalli 385
Ductus choledochus 592
Ductus cysticus 592
Ductus hepaticus 592
Ductus pancreaticus 594, 735
Ductus thoracicus 394
Dünndarm 582
Duodenum 582
Dura mater 848
Durchleuchtung 69
Durstgefühl 260, 511
Dysästhesie 860
Dyskrinie 480
Dysphagie 577, 602
Dysphonie 452
Dysplasie 59
Dyspnoe 312, 314, 456, 471
Dystonie 909
Dysurie 527

E

Echokardiografie 68, 292, 304, 319
Effloreszenzen 142
Eierstock 517
Eigenreflex 833
Eileiter 517
Eisen 462
Eisenmangel 795
Eisenmenger-Reaktion 333, 347
Eiter 58
Eiweißelektrophorese 785
Eiweißmangel 61
Eiweißverlustniere 540
Eizelle 518
Ejakulation 517
EKG 24, 72, 173, 296, 297, 317
EKG-Elektroden 298
Eklampsie 424
Ekzem 142

Elektroenzephalogramm 865
Elektromyografie 866
Elektroneurografie 866
Elemente 37
Elephantiasis 432
Elle 176
Ellenbogengelenk 177
Embolus 414
Emphysem 468, 484
Empyem 58
Endarterien 302, 503
enddiastolisches Volumen 292
Endemie 97
Endokard 289, 291
Endokarditis 292, 351, 352, 357
Endokarditisprophylaxe 356, 358
Endokrinologie 32
Endolymphe 977
endoplasmatischen Retikulum 13, 23
Endorphine 880
Endoskopie 71
Endothelzellen 381
Enkopresis 244
enterohepatischer Kreislauf 593
Entzündung 56, 97
Enuresis 243
Enzephalitis 868
Eosinophilie 99, 788
EPH-Gestose 424
Epicondylen 176
Epidemie 97
Epidermis 157
Epiduralanästhesie 880
Epidurales Hämatom 876
Epiduralraum 848
Epiglottis 21, 451
Epikard 293
Epikutantest 817
Epilepsien 240, 886
Epiphora 960
Epiphyse 185
Epiphysenfuge 185
Epistaxis 424, 448
Epithelgewebe 18
EPU 295, 323
Eradikation 615
Erb-Lähmung 945

Erbrechen 601
ERCP 71, 638
Ergometrie 72, 297, 317, 337
Ernährung 677, 681
Ernährungszustand 66
Erregung 26
Erstickungs-T 340
Erysipel 148, 432
Erythema nodosum 485
Erythropoeitin 515, 544
Erythropoese 515
Erythrozyten 383, 781
ESWL 549
evozierte Potenziale 865
Ewing-Sarkom 248
Exanthem 98
Exspiration 457
Exsudat 58, 650
extrapyramidales System 212
Extrasystolen 313, 368

F

Fallot-Tetralogie 349
Farbdoppler 68
Felsenbein 168
Felty-Syndrom 927
Femur 180
Ferritin 654, 783
fetaler Kreislauf 385
Fettgewebe 21
Fettleber 58, 655, 657
Fibrin 58
Fibrinogen 410, 780
Fibrinogenspiegel 335
Fibrinolyse 430, 790
Fibrinolytika 344
Fibroblasten 19
Fibrom 157
Fibromyalgie 929
Fibrose 61
Fibula 183
Fieber 40, 57, 97, 231
Fieberkrämpfe 240
Filtration 505, 509
Finger 203
Flimmerepithel 18
Follikel 517
Fontaine-Klassifikation 411
Fontanellen 166

Foramen ovale 287, 348, 385, 414
Formatio reticularis 844
Forrest-Klassifikation 601
Frakturheilung 188
Framingham-Studie 419
Frank-Starling-Mechanismus 304, 325
Friedreich-Ataxie 919
FSME 107
Fundus 421
Funktionsdiagnostik 72
Furunkel 148
Fußskelett 938

G

Galle 593
Gallenblase 592
Gallengänge 592
Gallensäuren 593
Galopprhythmus 353
Gammakamera 71
Gammopathie 805
Ganglion Gasseri 883
Gangrän 58
Gangstörung 269, 907
Gasaustausch 454
Gasbrand 111
Gastritis 614
Gastroenterologie 34
Gaukom 963
Gaumen 574
Gaumenbein 170
Geflechtknochen 22
Gehirn 6
Gehirnvolumen 7
Gehörknöchelchen 975
Gehtraining 412
gemischte Vitien 352
Gene 10, 12
genetischer Code 10, 12
Genom 10
GERD 612
Gerinnung 790
Geruchssinn 449
Geschlechtsorgane 516
Geschmacksqualitäten 569
Gesichtsfeld 959

Gestationsdiabetes 713
Gesundheit 47
Gewebe 4
GFR 509, 529
Gicht 59, 269, 726
Gichtanfall 925
Glasgow-Coma-Scale 874
Glasknochenkrankheit 228
Glaskörper 957
Glaukomanfall 964
Gleithernie 611
Gleithoden 255
Glia 25, 27
Glisson-Trias 590
Globuline 786
Glomerulonephritis 423, 536
Glucagon 595
Glucosurie 510
Glukoneogenese 685
Glukose 446, 677, 682
Gluten 628
Glykogen 683
Golgi-Apparat 14
Gonokokken 108
Gonorrhoe 108
Gonosomen 11
Goodpasture-Syndrom 491, 536, 538
GOT 639
GPT 639
Graaf-Follikel 518
Grading 79
Grand-Mal-Epilepsie 887
Grand Mal 240
Grenzstrang 852
Grippe 101, 474
Großhirn 835
Grundumsatz 40, 678
Guillain-Barré-Syndrom 620
Gürtelrose 102, 149
GvHD 799
Gynäkologie 30
Gynäkomastie 646
Gyrus postcentralis 837
Gyrus präcentralis 837
Gyrus praecentralis 211

H

Haare 130

Halswirbelsäule 171
Hämatemesis 601
Hämatokrit 395, 779
Hämatologie 31
Hämatopoese 780
Hämaturie 526
Hämodilution 413, 779
Hämofiltration 545
Hämoglobin 462, 781, 784
Hämolyse 796
Hämophilie 808
Hämoptoe 472, 491, 538
Hämoptyse 472, 486, 538
Hämorrhoiden 204, 588
Handicap 64
Handknöchel 177
Handwurzel 177
Handwurzelknochen 177
Hanrinkontinenz 528
Harnblase 507
Harninkontinenz 274
Harnleiter 507
Harnstoff 529, 687
Harnwegsinfekt 531
Hauptbronchien 454
Haustren 585
Haut 127
Hautanhangsgebilde 128
Hauttumoren 157
HbA1c 709, 784
HDL-Cholesterin 689
Head-Zonen 605, 607
Heberden-Arthrose 923
Heerfordt-Syndrom 485
Helicobacter pylori 609, 614
Hemisphäre 7
Henle-Schleife 506
Heparin 343, 429
Hepatische Enzephalopathie 652
Hepatitis 102
Hepatitis A 640
Hepatitis B 641
Hepatitis C 642
Hepatitis D 643
Hepatitis E 643
Hepatologie 34
Hepatomegalie 646
Hepatozyten 590
Herpes zoster 102
Herz 285

Herzfehler 316
Herzfehlerzellen 457
Herzfrequenz 295
Herzgeräusche 316
Herzglykoside 331
Herzindex 304
Herzinfarkt 328
Herzinsuffizienz 266, 292, 324, 326, 361, 421
Herzkammern 288
Herzminutenvolumen 304
Herzmuskel 24
Herzmuskelzellen 24
Herzrhythmus 295
Herzrhythmusstörung 28, 313, 329, 363
Herzskelett 290, 296
Herzspitzenstoß 67
Herztöne 290, 316
Herztransplantation 361
Hinterhauptsbein 168
Hippokrates 73
Hirnabszess 868
Hirnnerven 849
Hirntod 277
Hirntumore 871
Hirnventrikel 849
Hirsutismus 131, 153
His-Bündel 295
HIT-Syndrom 429, 811
HIV 103, 820
HIV Enzephalopathie 868
HLA B27 153
HNO 34
Hochdrucksystem 394
Hoden 516
Hohlfuß 940
Homöostase 47
Homozystein 335
Hordeolum 969
Hörminderung 980
Hormone 735
Hormontherapie 83, 85
Horner-Syndrom 247, 487
Hörsturz 980
Hörzentrum 839
Hüftbein 178
Hüftgelenk 205
Hüftgelenksdysplasie 229
Human Papilloma Virus 83
Humerus 176

ANHANG

SACH-
VERZEICHNIS

Hungern 684
Husten 459, 472
Hustenreiz 453
Hydatide 622
Hydronephrose 226, 507, 535
Hydrophthalmie 970
Hydrozephalus 228, 878
Hyperakusis 983
Hyperalgesie 860
Hyperästhesie 155, 860
Hyperkaliämie 541, 556
Hyperkalziämie 556
Hyperkapnie 462, 469
hyperkinetisches Syndrom 242
Hyperlipoproteinämie 334, 724
Hypermetropie 965
Hypernatriämie 556
Hyperparathyreoidismus 515
Hyperplasie 4, 55
Hypersplenismus 668
hypertensive Krise 424
Hyperthyreose 67, 364
Hypertonie 329, 334, 409, 419
Hypertrophie 4, 25, 55, 421
Hyperventilation 470, 557
Hyperventilationstetanie 470
Hypoglykämie 710
Hypogonadismus 255
Hypokaliämie 331, 556
Hypokalziämie 556
Hypokinese 908
Hyponatriämie 554
Hyposensibilisierung 482
Hypospadie 226
Hypotonie 417
Hypoventilation 470

I

iatrogen 52
ICD-10 73
idiopathisch 52, 57
Ikterus 59, 232, 606, 646
Ikterus neonatorum 224
Ileum 582
Ileus 68, 623
Iliosakralgelenk 178
Immunglobuline 787
Immunologie 32

Impairment 64
Impfreaktion 116
Impfungen 115
Infarktzeichen 340
Infektionen 97
Influenza 473, 474
Influenzavirus 101, 474
Injektion 133
Inkubationszeit 97
Innenohr 975
Inotropie 332
INR 357
Inselzellorgan 595
Inspiration 457
instabile Angina pectoris 336, 338
Insulin 595, 677, 713
Insulinresistenz 706
Intelligenzquotient 243
Interdigitalmykose 148
Interferon 646
Interkostalneuralgie 311
Interphalangealgelenk 178
Interstitium 14
intrakutan 133
intramuskulär 134
intravenös 133
Intrinsic Faktor 797
Iris 956
Ischämie 302

J

Jejunum 582
Jendrassik-Handgriff 859
Jochbein 170
juxtaglomerulärer Apparat 506

K

Kahnbein 177
Kalium 28
Kallus 187
Kalorien 678
Kaltschweißigkeit 855
Kalzitriol 515
Kalzium 23
Kalziumantagonisten 343, 422

Kammereigenrhythmus 296, 366
Kammerflattern 368
Kammerflimmern 342, 368
Kammerseptum 288
Kammertachykardie 368
Kapillaren 383
Karbunkel 148
kardiogener Schock 328, 342, 435
Kardiologie 31
Kardiomyopathien 360
Karnofsky-Index 872
Karotissinus 386
Karpaltunnelsyndrom 896
Karzinom 18, 76
Kaumuskel 573
Kausalgie 879
Keilbein 168
Kerckring'sche Falten 582
Kernig-Zeichen 867
Kernspin 68
Keuchhusten 237
KHK 333, 335
Kiefergelenk 573
Kinderlähmung 237
Kindesmisshandlung 249
kindliche Entwicklung 219
Kindstod 251
Kinetose 985
kissing disease 102, 236
Klappeninsuffizienz 352
Klappenstenose 352
Kleinhirn 212, 844
Kniegelenk 181
Knochen 21
Knochenmarkstransplantation 246
Knochennekrosen 922
Knorpel 21
Kochsalz 420
Kohlenhydrate 39, 682
Kollagenosen 154
Kollodiaphysenwinkel 180
kolloidosmotischer Druck 61
Kolon 584, 586
kolorektales Karzinom 635
Komedonen 151
Kompakta 186
Kompartmentsyndrom 208

ANHANG
SACHVERZEICHNIS

Komplementsystem 814
Kompressionsstrümpfe 426, 431
Kompressionsverband 136
Konduktion 40
Konjunktivitis 968
Kontaktekzem 146
Kontraktion 24, 195
Kontrastmittel 69
Konvektion 40
Konversionsstörung 89
Kopfschmerzen 232
Korium 128
Koronarangiographie 338
Koronararterien 301
koronare Herzkrankheit 265, 333
Koronargefäße 333
Koronarsyndrom 297, 338
Korotkoff-Geräusch 397
Körperfettmasse 679
Körperkreislauf 287, 294, 383
Körpertemperatur 40
Korsakov-Syndrom 875
Kortikosteroide 135, 437
Krampfanfall 239, 886
Krankheitsursachen 51
Krankheitszeichen 53
Kreatinin 529, 539
Kreatinin-Clearance 266, 509, 529
Krebs 73
Kreislauf 285
Kreislaufregulationszentrum 395
Kreuzbein 171
kritisches Herzgewicht 292
Kryptorchismus 255
Kupferspeicherkrankheit 654
Kupffer'sche Sternzellen 591
Kussmaul-Atmung 467, 470
Kyphose 171

L

Laborwerte 72
Labyrinth 975
Lachen 459
Lagerungsschwindel 984
Lähmungen 909
Lamellenknochen 22, 186
Landry-Paralyse 620
Langerhans'sche Inseln 595
Langzeit-EKG 72, 319
Langzeitblutdruckmessung 420
Lärm 982
Lärmschädigung 982
Laryngitis 473
Larynx 8, 450
Larynxkarzinom 488
Lasègue-Zeichen 867
Läuse 156
LDL-Cholesterin 334, 335, 410, 688
Lebenserwartung 257, 419
Lebensmittelvergiftung 620
Leber 589
Leberläppchen 590
Leberlappen 590
Leberpforte 590
Lebersinusoide 590
Lebertransplantation 650
Leberversagen 644
Leberzirrhose 19, 61, 645, 648
Lederhaut 128
Leichenstarre 25
Leistenbruch 200
Leistenhoden 255
Leistenkanal 200, 516
Leistungsknick 313
Leitsymptom 62
Lendenwirbelsäule 171
Lepra 109
Leptospiren 109
Leukozyten 787
Leydig-Zwischenzellen 516
Le Fort 875
Lichttherapie 153
Limbisches System 836
Linea terminalis 180
Linksherzinsuffizienz 60, 313, 456
Linksherzkatheter 323
Linksverschiebung 99, 788
Linksversorgungstyp 301
Linse 957
Lipase 595
Lipide 688
Lipofuszin 838
Lipoproteine 689

Liquor 27, 849
Liquorrhoe 876
Lithium 94
Lithotripsie 549
Löfgren-Syndrom 485
Lordose 171
Lues 111
Luft 457
Lumbalisation 172
Lumbalpunktion 863
Lumboischialgie 936
Lunatummalazie 177
Lunge 455
Lungenembolie 311, 328, 329, 429, 488
Lungenfibrose 484
Lungenhilus 455
Lungeninfarkt 489
Lungenkreislauf 287, 294, 384
Lungenödem 314
Lungenvenen 287
Lupus erythematodes 154, 359
Lyell-Syndrom 146
Lymphe 393
Lymphgefäße 381, 393, 431
Lymphknoten 789
Lymphödem 432
Lymphozyten 788
Lysosomen 14

M

M. bizeps brachii 202
M. brachialis 202
M. brachioradialis 202
M. cremaster 200
M. deltoideus 199, 202
M. detrusor 507
M. erector spinae 199
M. flexor carpi radialis 202
M. flexor carpi ulnaris 202
M. flexor digitorum profundus 203
M. flexor digitorum superficialis 202
M. gastrocnemius 208
M. glutaeus maximus 205
M. iliacus 205
M. iliopsoas 205, 507

M. latissimus dorsi 200
M. levator scapulae 201
M. masseter 573
M. opponens pollicis 203
M. orbicularis oris 571
M. palmaris longus 202
M. pectoralis 458
M. pectoralis major 199
M. pectoralis minor 201
M. pronator teres 202
M. quadriceps femoris 181, 205
M. rectus abdominis 200
M. rectus femoris 205
M. rhombdoideus 201
M. scalenus 199, 458
M. serratus 199, 458
M. serratus anterior 201
M. soleus 208
M. sternocleidomastoideus 197, 458
M. temporalis 573
M. trapezius 199
M. triceps surae 208
M. trizeps brachii 202
Macula densa 506
Macula lutea 962
Madenwürmer 623
Magen 577
Magenkarzinom 615
Magnesium 24, 194
Magnetresonanztomografie 68
Malaria 106, 109, 796
Malassimilation 626
maligne 75
malignes Melanom 157
Malignom 77
Malleolengabel 184
Mamma 519
Mammakarzinom 80, 519
Manibula 169
Manie 88, 94
Männlich 11
Marfan-Syndrom 355, 417
Marmorknochenkrankheit 228
Masern 236
Maskengesicht 155, 908
Mastzellen 788
Maxilla 168
MCH 783
MCV 783

Mediastinum 286, 453
Medulla oblongata 845
Meiose 15, 17
Meissner Plexus 583
Membranpotenzial 27, 28
Menarche 254
Meningismus 867
Meningitis 238, 866
Meningocele 172
Menisken 181
Mennell-Zeichen 933
Menstruation 517
Meshgraft 139
Mesocolon 581
metabolisches Syndrom 409, 707, 720
Metaphyse 186
Metaplasie 59
Metastasen 77
Meteorismus 602
Migräne 232, 241, 881
Mikrovilli 18
Mikrozirkulation 383
Milben 156
Milz 668
Milzbrand 111
Mimik 196
Mineralien 37
Miosis 956
Miserere 601
Mitochondrien 14
Mitose 15
Mitralinsuffizienz 353, 356
Mitralklappe 289
Mitralklappenprolaps 353
Mitralstenose 316, 352, 356
Mitralvitium 352, 366
Mittelohr 975
Mizellen 593
Mobitz 365
Molaren 5, 571
Mondbein 177
Morbus Alzheimer 272
Morbus Bechterew 933
Morbus Crohn 629
Morbus Hirschsprung 225
Morbus Hodgkin 74, 802
Morbus Horton 884
Morbus Menière 890, 985
Morbus Paget 932

Morbus Parkinson 27, 212, 842, 914
Morbus Raynaud 404, 415
Morbus Still 927
Morbus Werlhof 811
Morbus Wilson 232, 654
Mororeaktion 222
Morphin 343
Motoneuron 195, 846, 910
motorische Endplatte 26
MRSA 110, 118
Mukoviszidose 490, 667
mukoziliäre Clearance 454, 467, 476
Multiorganversagen 437
Multiple Sklerose 869
Mumps 235
Münchhausen-by-proxy-Syndrom 249
Muskelfaser 194
Muskelfaszie 23
Muskelkater 195
Muskelkraft 261
Muskeln 22
Muskelspindel 195, 211
Myasthenia gravis 941
Mydriasis 877, 956
Myelocele 172
Myelografie 864
Mykotoxine 150
Myokard 288, 292
Myokarditis 329, 358
Myokardszintigrafie 322
Myoklonie 239, 858, 909
Myopie 965
Myosin 22

N

N. cochlearis 979
N. facialis 196
N. femoralis 207
N. hypoglossus 568
N. mandibularis 570
N. maxillaris 570
N. medianus 895
N. olfactorius 449, 568
N. phrenicus 458
N. pudendus 275
N. radialis 895

N. recurrens 451
N. tibialis 209
N. trigeminus 570
N. ulnaris 897
N. vagus 451, 578
N. vestibularis 979
Nabelarterien 385
Nabelvene 385
Nachtblindheit 963
Nägel 6, 131
Narkolepsie 889
Nase 448
Nasennebenhöhlen 449
Natrium 15, 28, 512
Nävus 157
Neandertaler 8
Nebenhoden 517
Nebennierenmark 853
Nekrose 59, 404
Neoplasie 75
Nephroblastom 248
Nephrolithiasis 528, 547
Nephrologie 33
Nephron 502
Nephropathie 719
nephrotisches Syndrom 540
Nervenfasern 834
Nervenleitgeschwindigkeit 834
Nervensystem 735, 831
Nervenzelle 25
Netzhaut 958
Netzhautablösung 967
Neugeborene 221
Neunerregel 137
Neuralgie 879
Neurit 26
Neuroblastom 247
Neurodermitis 143, 149
Neuroglia 27
Neuroleptika 93
Neurologie 32
Neurose 87
Neurotransmitter 26
Neutralnullmethode 176
Niederdrucksystem 394
Nieren 500
Nierenarterienstenose 423, 550
Nierenbecken 507
Nierenersatzverfahren 544
Nierenhilus 500

Niereninsuffizienz 266, 329, 423
Nierenkolik 548
Nierenkörperchen 502
Nierentransplantation 546
Nierenzellkarzinom 550
Nierenzyste 535
Niesen 459
Nitrate 332, 336, 343
Nitrospray 328, 340, 343
NK-Zellen 789
Non-Hodgkin-Lymphome 803
Noradrenalin 26
nosokomial 475
Noxen 57
Nozizeptoren 132, 137, 879
NSAR 427
Nucleus ruber 843
Nukleotid 10
NYHA 326
Nykturie 313, 528

O

Oberarm 176
oberes Sprunggelenk 184
Oberkiefer 168
Obstipation 604
Oddi-Sphinkter 593
Ödem 20, 57, 60, 314, 536, 551
Ödeme 404
Odontoblasten 570
Ohrtrompete 975
Olecranon 176
Oligophrenie 242
Oligurie 527
Omentum majus 582
Onychomykose 105, 150
Ophthalmologie 34
Opisthotonus 867
Orbita 954
Organe 29
Organsysteme 30
Orthopädie 34
Orthopnoe 312, 327, 472
Orthostase 417
Osmolalität 511, 552
Ösophagus 576
Ösophagusdivertikel 601

Ösophaguskarzinom 613
Ösophagusvarizen 652
Ossifikation 186
Osteoblasten 186
Osteodensitometrie 267, 931
Osteoklasten 186, 515
Osteomalazie 515, 544, 932
Osteon 186
Osteoporose 258, 267, 930
Osteosarkom 248
Osteozyten 21
Östrogen 517
Os ethmoidale 448
Os nasale 448
Otitis externa 986
Otitis media 987
Ovar 517
Ovulation 518
Oxidationswasser 446

P

Palmarerythem 646
Palpation 67, 316
Palpitation 313
Pandemie 97
Pankreas 593
Pankreaskarzinom 667
Pankreatitis 663
Papillarmuskeln 289, 296
Papilla Vateri 593
paradoxe Embolie 414, 488
Paraneoplasie 78, 137, 154, 155, 359, 427, 487, 550
Parasiten 106, 155
Parasympathikus 851
Parathormon 515
Paratyphus 619
Paravasat 84
Parkinson-Plus-Syndrom 916
Parotis 572
Patella 181
Patellarsehne 206
Patellarsehnenreflex 211
Pathogenese 48, 63
Pathologie 48
Pathomorphologie 63
Pathophysiologie 63
Paukenhöhle 974
paVK 410

ANHANG

SACH-
VERZEICHNIS

Pavor nocturnus 229
peak flow 480
Pemphigus vulgaris 154
Pendelhoden 226
Penis 517
Penizillin 116
Perforansvenen 430
Periarthritis humeroscapularis 936
Peridualraum 848
Perikard 293
Perikardbeutel 293
Perikarderguss 293, 342, 359
Perikarditis 311, 359
Perikardtamponade 360
Perilymphe 978
Perimyokarditis 359
Periost 21, 186
Periportalfeld 590
Peritonealdialyse 546
Peritoneum 580
Perkussion 67
perniziöse Anämie 797
persistierender Ductus Botalli 348
Persönlichkeit 839
Pertussis 237
Pest 111, 619
PET 865
Petit-Mal-Epilepsie 888
Petit Mal 240
Peyer'sche Plaques 583
Pfeiffer'sches Drüsenfieber 102, 110, 236
Pfortader 294, 390, 590
Pfortaderhochdruck 648
pH-Wert 37, 512, 554
Phagozytose 40
Phalangen 178
Pharyngitis 450, 473
Pharynx 450, 567
Pheromone 130
Philadelphia-Chromosom 800
Phimose 226
Phlebografie 407, 430
Phlebothrombose 428
Phlegmone 58
Phon 973
Phosphodiesterasehemmer 332
Photodermatose 147

Pia mater 848
Pilze 5, 104, 149
Pink Puffer 483
Pityriasis versicolor 150
Plantaraponeurose 210
Plaques 320, 334, 335, 409
Plasmazellen 789
Plasmin 791
Plasmozytom 805
Plattfuß 939
Platysma 197
Plethora 798
Pleura 455
Pleuraempyem 493
Pleuritis 58, 311, 455, 492
Plexusläsionen 945
Plexus solaris 853
plötzlicher Herztod 368
Pneumonie 454, 475, 492
Pneumothorax 455, 493
Pneumozyten 456
Pocken 111
Podagra 726
Poliomyelitis 237, 943
Pollakisurie 527
Polydipsie 511
Polyglobulie 492, 806
Polymyalgia rheumatica 928
Polymyositis 942
Polyneuropathie 718, 897
Polyposis 635
Polyposis-Syndrom 634
Polyurie 511, 527
Polyzythämia vera 806
Poplitea 207
Porphyrie 728
postthrombotisches Syndrom 430
PQ-Zeit 295
Präeklampsie 423
Präkanzerosen 59
Prämolaren 5, 571
Prävention 48
Presbyakusis 258, 983
Presbyopie 258, 963, 972
Prick-Test 817
Primärharn 505
Primärherd 478
Primärkomplex 478
Primaten 6
Prinzmetal-Angina 343

Prionen 103, 869
Processus spinosus 171
Processus styloideus 177
Progesteron 517
Progressive Muskeldystrophie 943
Pronation 202
Prophylaxe 49
Propriozeptoren 832
Prostata 517
Prostatakarzinom 82
Protanomalie 966
Proteine 9, 12, 685
Proteinurie 526, 539
Protonenpumpenhemmmer 615
Pruritus 144
PSA 82
Psoralene 147, 153
Psoriasis 153
Psychiatrie 32
Psychoanalyse 96
Psychose 87, 92
Psychotherapie 63, 95
psychovegetativ 89
PTCA 344
Pubertas praecox 254
Pubertas tarda 255
Pubertät 253
Pubertätseintrittsalter 222
Pulmologie 30
pulmonale Hypertonie 329
Pulmonalinsuffizienz 355
Pulmonalklappe 290
Pulmonalstenose 355
Pulpa 570
Puls 317, 382, 388, 404
Pulsdefizit 317
Pulswelle 382
Purkinje-Fasern 296
Purpura Schoenlein-Henoch 810
Pyelon 507
Pyelonephritis 423, 528, 532
Pylorus 577
Pylorusstenose 226
Pyramidenbahn 212
Pyrogene 57, 97
Pyurie 526, 533

ANHANG

SACHVERZEICHNIS

Q

QRS-Komplex 299
Quincke-Ödem 145

R

R-auf-T-Phänomen 370
RAAS-System 325, 396, 420, 506, 515
Rachen 574
Radikuläre Syndrome 944
Radionuklide 71
Radius 176
Ranvier-Schnürringe 26
Rasselgeräusche 471
Ratschow-Lagerungsprobe 405
Raynaud-Symptomatik 155
Rechtsverschiebung 788
Rechtsversorgungstyp 301
Recurrensparese 451
Reentry-Tachykardie 367
Reflex 859
Reflexe 211, 833
Refluxkrankheit 612
Regio olfactoria 837
Reizblase 532
Reizdarm 625
Reizmagen 613
Rekombination 17
Rektum 584, 586
REM Dissoziation 890
REM Phasen 844
Renin 513
Replikation 15
Repolarisation 28
Resistenzprüfung 99
respiratorische Insuffizienz 469
restless legs 543
Restless legs Syndrom 920
retikuloendotheliales System 788
Retikulozyten 782
Retina 958
Retinitis pigmentosa 967
Retinoblastom 970
Retinopathie 719
Retroperitonealraum 580
Rezeptoren 831
Rhesussystem 784
rheumatisches Fieber 352
Rheumatismus 268
rheumatoide Arthritis 926
Rheumatologie 34
Rhinitis 448, 473
Rhodopsin 691, 959
Rhythmusstörungen 361
Ribosomen 13
Riesenzellarteriitis 268
Rigor 908
Ringelröteln 234
Rippen 173
Risikofaktoren 333
Riva-Rocci 396
Röntgen 68, 69
Röntgenstrahlung 69
Röntgenthorax 321
Rotaviren 230
Röteln 234
rt-PA 344
Rückresorption 505
Ruhr 618

S

Sakralisation 172
Salmonellen 618
Salve 370
Samenleiter 517
Samenstrang 200
Sarkoidose 485
Sarkomere 24
sarkoplasmatisches Retikulum 194
Säuren-Basenhaushalt 512, 554
Scabies 156
Scapula 175
Schädel 165
Schädel-Hirn-Trauma 873
Schall 972
Schaltlamellen 187
Schambein 178
Schambeinwinkel 180
Scharlach 238
Schaufensterkrankheit 411
Schellong-Test 313, 393, 406, 418
Schienbein 183
Schilddrüsenhormone 27
Schilling-Test 797
Schimmelpilze 150
Schirmer-Test 960
Schizophrenie 92
Schlafapnoesyndrom 492, 890
Schläfenbein 168
schlaffe Lähmung 858
Schlaganfall 264, 288, 421, 892
Schlagvolumen 292, 304
Schlemm-Kanal 958
Schlucken 571
Schlundring 569
Schlüsselbein 175
Schmerzen 878
Schmerzgedächtnis 880
Schmerzrezeptoren 879
Schmerzsyndrom 90
Schmerztherapie 884
Schmerzwahrnehmung 880
Schnarchen 471, 492
Schneckengang 977
schnellender Finger 203
Schnupfen 473
Schoberzeichen 933
Schock 139, 433
Schockindex 434
Schrittmacher 296
Schrittmacherimplantation 366
Schulter-Arm-Syndrom 202
Schulter-Hand-Syndrom 935
Schulterblatt 176
Schultergelenk 176
Schultergürtel 174
Schuppenflechte 153
Schwangerschaft 423, 695
Schwann-Scheide 26
Schweißdrüsen 128, 129
Schweißsekretion 854
Schweißtest 491
Schwellenpotenzial 28
Schwindel 313, 890, 984
Schwindelattacken 984
Schwindsucht 478
Scratch-Test 67, 330
Seborrhoe 151
seborrhoischen Ekzem 146
Segelklappen 288

Sehbahn 959, 961
Sehnen 195
Sehnenscheiden 196
Sehverlust 964
Sehzentrum 839
Sekundärharn 505
Sekundenkapazität 461, 468, 480
Semilunarklappen 290
semimaligne 157
Sensibilität 861
Sentinel-Lymphknoten 158
Sepsis 97
septischer Schock 436
Septumdeviation 448
Serotonin 844
Serumferritin 795
Sesambein 181
Seufzen 459
Shigellen 618
Sichelfuß 940
Sichelzellanämie 796
sichere Todeszeichen 277
Sick Sinus Syndrom 363
SIDS 251
Siebbein 168
Silikose 486
Sinusbradykardie 363
Sinusitis 58, 450, 473
Sinusknoten 288, 295
Sitzbein 178
Sjögren-Syndrom 969
Skelettalter 187
Skelettmuskel 190
Sklerodermie 155
Skoliose 934
Soma 26
Somatostatin 595
Somatotropin 187
Sonografie 68
Soor 150
Spannungskopfschmerz 884
Spannungspneumothorax 493
Spastik 24, 908
spastische Lähmung 858
Spastische Spinalparalyse 920
SPECT 865
Speiche 176
Speichel 572, 683

Speicheldrüsen 572
Speiseröhre 286, 576
Sperma 517
Sphärozytose 796
Spider Naevi 646
Spinalanästhesie 881
spinale Muskelatrophie 941
Spinalnerven 855
Spina bifida 172
Spiral-CT 69
Spirometrie 460, 468
Splenomegalie 668
Spondylose 922
Spongiosa 186
Spreizfuß 939
Sprue 628
Sprungbein 184
Spulwurm 622
Spurenelemente 37, 694
Sputum 467, 472
ST-Strecke 318
stabile Angina pectoris 335
Staging 79
Stammvarikosis 425
Staphylokokken 148
Statine 346, 544
Status asthmaticus 480
Status epilepticus 889
Steißbein 171
Stellknorpel 452
Stenokardie 311
Stenokardien 337
Stenose 317
Sterben 276
Sternum 173
Stimmbänder 451
Stimmbruch 451
Stimmfremitus 67
Stirnbein 168
Stottern 244
Strabismus 965
Strahlendosis 70
Strahlenschutz 69
Strahlentherapie 83, 85, 136, 433
Streptokokken 148, 352, 357
Stressechokardiographie 338
Stressinkontinenz 274
Stridor 471

Stroke 288, 892
Strömungsgeräusche 67
Struma 55
Strumektomie 451
Stuhlgang 588
Stuhlinkontinenz 275
Stupor 88
Stürze 270
Subarachnoidalblutung 877
Subdurales Hämatom 877
subkutan 133
Subkutis 129
Substantia nigra 843
Sucht 90
Sugillationen 646
Supination 202
supportive Therapie 86
supraventrikuläre Tachykardien 367
Surfactant 224, 456, 490
Suturen 166
Sympathikus 851
Symphyse 179
Symptom 61
Synapsen 26
Synchondrose 189
Syndesmose 189
Syndrom 63
Synkope 296, 313, 407, 891
Synostose 189
Synovia 188
Syphilis 112
Systole 289, 302, 382
Szintigrafie 68

T

T-Lymphozyten 788
Tachykardie 328, 363, 366
Tachypnoe 329, 462, 470, 483
Taenie 585
Takayasu-Syndrom 415
Talgdrüsen 129, 151
Talus 184
Taschenklappen 288, 290
Tawara-Schenkel 288, 296
TEE 320, 576

Teleangiektasien 135, 352, 810
teratogen 152
Testosteron 82, 516
Tetanus 113, 195, 292
Thalamus 840
Thelarche 254
Therapie 63
Thorax 173, 455
Thrombangiitis obliterans 415, 427
Thrombektomie 430
Thrombin 789
Thrombolyse 328, 343, 344
Thrombophilie 812
Thrombophlebitis 148, 427
Thrombozyten 789
Thrombozytopenie 810
Thrombus 790
Tibia 181, 183
Tinea 105, 150
Tinnitus 981
TNM-Klassifikation 79
Tod 4, 277
Toleranzentwicklung 92
Tollwut 113
Tomografie 69
Tonometrie 964
Tonsilla palatina 569
Tonsillektomie 113
Tonsillen 450
Tonsillitis 113, 352, 357, 473
totaler AV-Block 366
Totalkapazität 460
Totenflecken 277
Totenstarre 194, 277
Totraum 461
Tourette-Syndrom 244
Toxoplasmose 106, 115
Trachea 453
Tractus iliotibialis 207
Tränendrüse 960
Tränenflüssigkeit 960
Transaminasen 639
Transfusionsreaktion 819
transösophageale Echokardiografie 68, 320, 576
Transplantationen 819
Transposition der großen Gefäße 349
Transsudat 650

Tremor 907
Trendelenburg'scher Gang 912
Trichinen 623
Trichomonaden 107
Trichophytie 151
Trichotilomanie 152
Trigeminusneuralgie 883
Trikuspidalinsuffizienz 355, 356
Trikuspidalklappe 289
Trikuspidalstenose 355, 356
Trinkverhaltens nach Jellinek 90
Triplet 12
Trisomie 21 17, 225
Tritanomalie 966
Trochanter major 180
Trommelfell 974
Troponin-T 340
Troponin-T-Test 338
Truncus coeliacus 387
Trypsin 595, 663
Tube 517
Tuberkulintest 478
Tuberkulose 477, 486
Tuberositas tibiae 206
Tubulus 506
Tumorkachexie 78
Tumormarker 79
Türkensattel 168
Typhus 619

U

Übergewicht 679
Überwässerung 499, 541, 552
Ulcus cruris 430
Ulkus 58, 614
Ulkuskrankheit 614
Ulna 177
Unterarm 177
unteres Sprunggelenk 184
Unterkiefer 169
Untersuchung 67
Urämie 542, 543
Ureter 500
Ureterstenosen 507, 548
Urethra 508
Urin 515
Uroflowmetrie 531

Urografie 549
Urologie 32
Urosepsis 532
Urothel 18
Urtikaria 58, 145
Usher-Syndrom 967
Uterus 517, 518

V

V. azygos 391
V. basilica 391
V. cava inferior 391
V. cava superior 391
V. cephalica 391, 545
V. femoralis 391
V. iliaca 391
V. jugularis 391
V. portae 390, 584
V. renalis 503
V. saphena magna 391, 425
Vagina 517
Varikosis 60, 425
Varizellen 102
Varizen 425
Vaskulitis 146
Vasodilatation 395
Vasokonstriktion 395
Vas afferens 503
Vas efferens 503
vegetative Nerven 735
Venen 381, 390, 425
Venenklappen 426
Venenwinkel 393
Venolen 383
Ventilationsstörungen 461, 468
Ventilebene 290, 304
Ventrikel 288
Ventrikelseptumdefekt 288, 347
Ventrikuläre Extrasystolen 369
Verbrauchskoagulopathie 436, 809
Verbrennung 137
Verbrennungsindex 140
Verdauung 565
Verhaltenstherapie 96
Vernichtungsschmerz 339
Verrucae vulgares 148

Vertebra prominens 171
Verwesung 279
Virchow'sche Trias 427
Viren 100
Vitalkapazität 460
Vitamine 691
Vitamin A 691
Vitamin E 690
Vitamin K 691
Vitiligo 147
Vollremission 82
Volumenmangelschock 434
vom-Willebrand-Jürgens-Syndrom 809
Vomer 448
Vorhöfe 287
Vorhofflattern 367
Vorhofflimmern 366
Vorhofseptumdefekt 348
Vulva 519

Warn-Venen 429
Warzen 148
Waschbrettbauch 190
Wasser 38
Wasserhaushalt 499
Waterhouse-Friderichsen-Syndrom 238
Weiblich 11
Weißkittelhochdruck 421
Wenckebach 365
Wernicke-Mann 858
Wernicke-Zentrum 840, 979
WHO 47
Wilms-Tumor 248
Windeldermatitis 150
Windkesselfunktion 382
Windpocken 102, 149, 234
Wirbelkörper 4, 5, 170
Wirbelsäule 170
Wundheilung 140
Wundstarrkrampf 112

Z

Zähne 569
Zahnformel 570
Zecken 107
Zellatmung 684
Zelle 3, 9, 12
Zellkern 14
Zentralskotom 966
Zentralvene 590
Zentriolen 14
Zervixkarzinom 83
Zigarettenrauchen 409
ZNS 27
Zöliakie 154, 628
Zottenpumpe 583
Zunge 568
Zungenbeinmuskulatur 197
ZVD 323, 330
Zwischenrippenmuskeln 458
Zyanose 315, 468, 571
Zystenniere 535
Zystitis 508, 532
Zystizerkose 621
Zytokine 814
Zytomegalie 236
Zytostatika 84, 136

W

Wachkoma 876
Wachstum 4
Wadenbein 183
waist-hip-ratio 680

X

X-Rays 69
Xanthelasmen 724

Danksagung

ANHANG

Ohne die Unterstützung, den Rat und die Kritik von Freunden und Kollegen und vor allem von den Lesern, für die ich diese Krankheitslehre geschrieben habe, hätte das Buch nie entstehen können. Die letzten vier Jahre, die das Buch in Anspruch genommen hat, erforderten den perfekten Leberstoffwechsel (LE 10, 11) durch einige Drinks an Lebenswasser (keltisch: single scotch malt whiskey) und eine hinreichend stabile mukoziliäre Clearance des respiratorischen Epithels (LE 8) durch rund ein Dutzend Kisten Zigarren als Versuch des kompensatorischen Lustgewinns. Dadurch aber lässt sich kein Buch schreiben.

Von Anfang an hat die Idee und das Konzept mein Freund Jörg Künkel begleitet und immer wieder den zündenden Funken für das typografische Konzept und die funktionale Führung durch das Layout geliefert. Ohne sein Zutun wären diese 1200 Seiten unübersichtlich und das Werk unhandlich geworden. Danke, wir haben schon manche Schlacht zusammen geschlagen, aber das war die erfolgreichste. Frau Andrea Mehlem hat sich unermüdlich an die Umsetzung der komplexen Texte in das Layout gemacht und Stunden am PC zugebracht um eine Form zu bilden, in die die Worte nur noch einzufließen brauchten. Besonders spannend war die Phase als die Abbildungen entstanden. Das Buch hat durch die künstlerische Hand von Frau Rose Baumann seinen wahren Glanz erhalten. Ihre Virtuosität am Computer und ihr medizinischer Sachverstand, mit dem sie mich bei jeder Besprechung überzeugte, stehen mir fest in der Erinnerung. Zu meinen Freunden darf ich auch den Hersteller des Buches, Bernd Reichenthaler und sein Team, vor allem seinen Sohn Tim, zählen. Ihnen ist es zu verdanken, dass alle Ideen zu Papier und vor allem zum Druck gebracht werden konnten. Reichenthalers souveräner Überblick über 1200 Seiten Text, seine Zuverlässigkeit und die Präzision des künstlerischen Blicks, wenn es um die Einheit von Text, Bildern und Legenden ging, zogen sich als roter Faden durch die Entstehungszeit der Drucklegung. In der Reihe der eindrucksvollen Partner dieses Buchs darf auch Michael Grüterich nicht ungenannt bleiben; mit Intellekt und Humor schafft er es immer wieder, mir die Geheimnisse des Internets zu vermitteln, die mir wie eine fremde Welt erscheinen. Ohne all ihre Namen nennen zu können, danke ich meinen Kollegen aus der Klinik und aus den Verlagen für ihre Bereitschaft, mit mir dieses Buch zu diskutieren. Über drei Jahre haben Schülerinnen und Schüler in der Krankenpflege die Texte gelesen und konstruktiv kritisiert. Danke Ihnen allen: Sie haben mir sehr geholfen. Auf große Resonanz stieß das Buch im Vorfeld seiner Entstehung bei Pädagoginnen und Pädagogen in der Ausbildung der Krankenpflege, bei Schulleitungen und bei Behörden. Die freundliche Art und die Ermutigung, die immer mit Nachdruck übermittelt wurde, haben entscheidend zum Gelingen des Titels beigetragen.

Der größte Dank, der kaum in Worte gefasst werden kann, gilt aber meiner Frau Jeannette und meinen Kindern, Thomas und Christopher mit seiner Freundin Julia, die ohne zu murren Verzicht leisteten, wenn ich mich ihnen über die Wochen und Jahre an meinen Schreibtisch entzog. Unermüdlich sorgte Jeannette dafür, dass das Buch vorankam und es mir an nichts fehlte. Unermüdlich schrieb sie die Diktate und kontrollierte die Texte in der Schlussredaktion. Sie sah alle Fehler, die ich übersehen hatte. Sie hat einen langen, manchmal schweren Weg geteilt. Das ist Glück. Sie ist der Geist des Buches.

Neckargemünd im Juni 2006　　　　　　　　　　　　　　　　　　　　　　　　　UKL

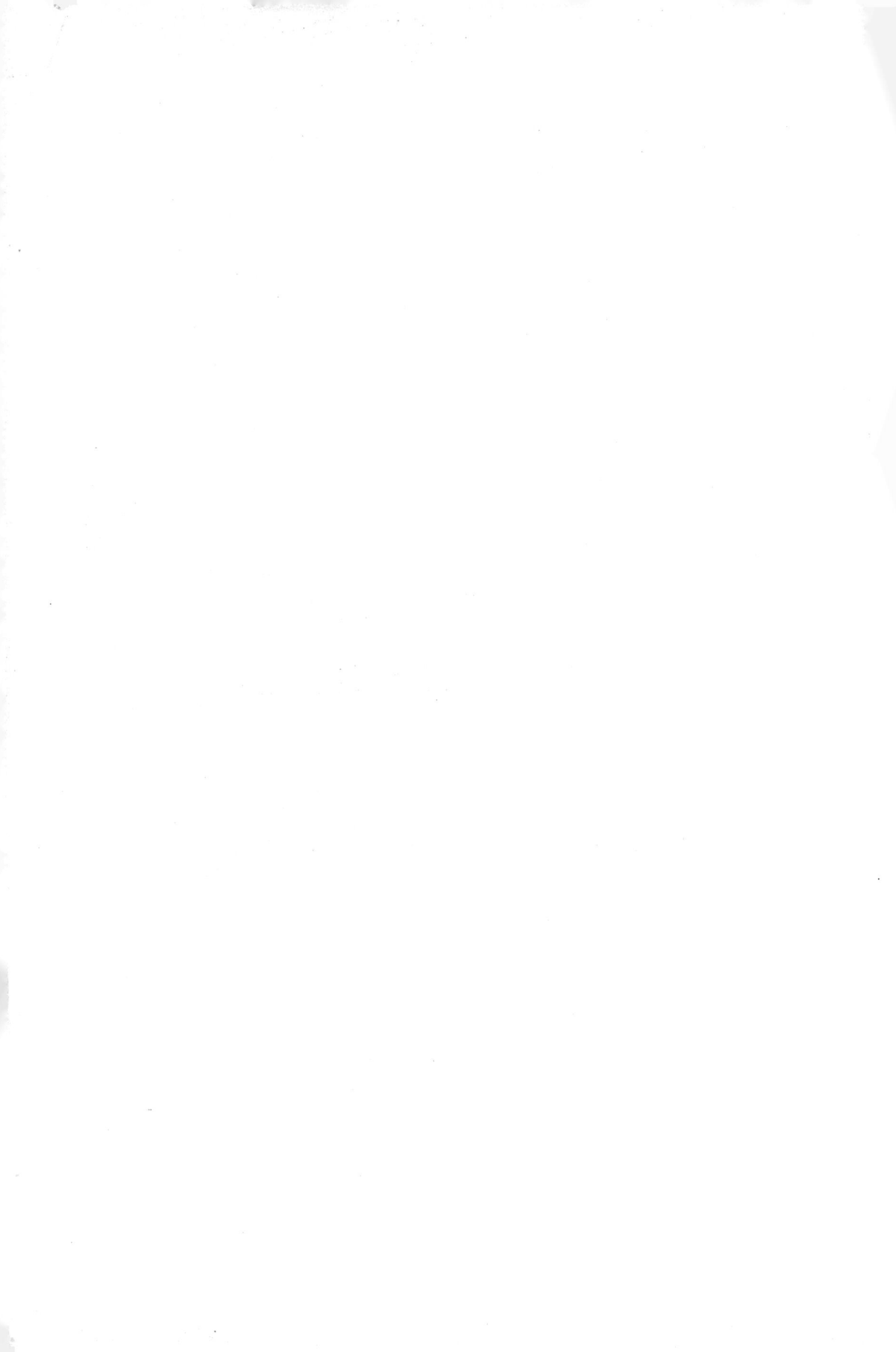